RADIOLOGIA

MANUAL DE REVISÃO

RADIOLOGIA

MANUAL DE REVISÃO

3ª Edição

Wolfgang Dähnert, MD
Department of Radiology
Good Samaritan Regional Medical Center
Phoenix, Arizona

REVINTER

Título original em inglês:
Radiology Review Manual

ISBN 85-7309-466-4

Tradução:
Elington Simões

Revisão Técnica:
Sérgio Augusto Pinho de Oliveira
Título de Ultra-Sonografia da CBR/FEBRASGO
Membro da "International Society of Ultrassound in Obstetrics and Gynecology"
Membro da "American Institute of Ultrassound in Medicine"
TEGO – Título de Especialista em Ginecologia e Obstetrícia
Residência em Ginecologia e Obstetrícia no Hospital Pedro Ernesto — UERJ
Médico Militar do Exército Brasileiro

Livraria e Editora REVINTER Ltda.
Rua do Matoso, 170 — Tijuca
20270-130 — Rio de Janeiro, RJ
Tel.: (21) 563-9700
Fax: (21) 563-9701
E-mail: livraria@revinter.com.br
http://www.revinter.com.br

"Nada no mundo pode substituir a persistência.
O talento não pode; nada é mais comum que
homens talentosos e malsucedidos.
Os gênios não podem; um gênio não premiado é
quase um provérbio.
A educação não pode; o mundo está repleto de
educadores desamparados.
A persistência e a determinação sozinhas são
onipotentes."

Calvin Coolidge 1872–1933
Vice President 1921–1923
President 1923–1929

À minha querida esposa Sue
e às nossas crianças Mathias e Patrick,
que significam muito para mim.

SOBRE O AUTOR

Wolfgang Dähnert nasceu em Hamburgo, Alemanha. Estudou medicina nas Universidades de Düsseldorf e Mainz, onde graduou-se em 1975. Após o internato e um curto treinamento como residente em cirurgia, iniciou um programa de quatro anos de residência médica, radiologia e recebeu seu certificado alemão para exercer a Radiologia em 1982. Em 1984 começou a especialização de dois anos em ultrasonografia e tomografia computadorizada no Hospital Johns Hopkins, em Baltimore, e foi nomeado instrutor clínico na mesma instituição em 1986. Durante seus anos no Hopkins, ocupou a posição como examinador para o exame FLEX e para o exame de especialista em radiologia da Sociedade Americana de Radiologia. Durante esses anos fora fundado e lançado o Manual de Revisão Radiológica. Entre 1987 e 1989 trabalhou como professor assistente de radiologia e ultra-som no Hospital Thomas Jefferson, Philadelphia. Durante estes três anos, o Manual de Revisão Radiológica forneceu seus frutos. Desde dezembro de 1989 associou-se com um grupo de Radiologia Clínica Diagnóstica e Medicina Nuclear, um grande grupo de radiologia subespecializado em Phoenix, Arizona, proporcionando um serviço de radiologia no hospital Good Samaritan Regional Medical Center, um hospital de nível terciário, no Children's Hospital of Phoenix.

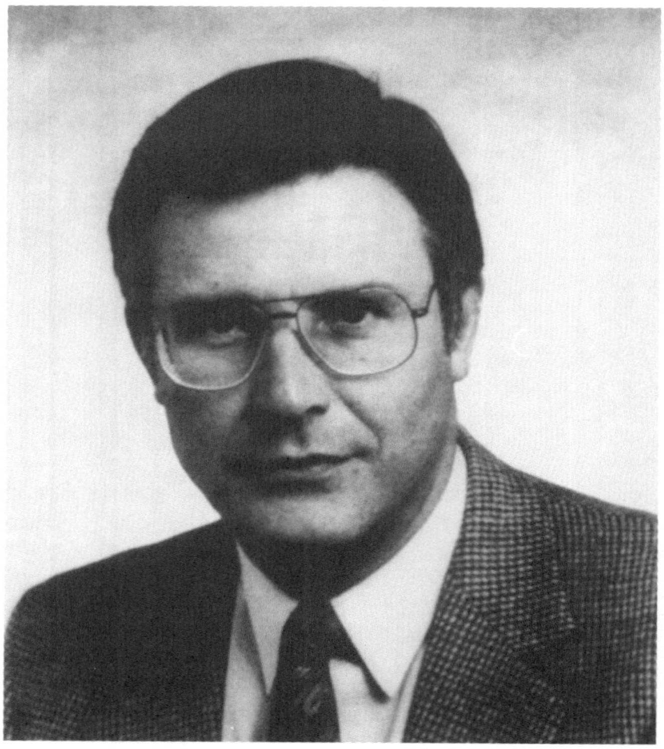

PREFÁCIO DA TERCEIRA EDIÇÃO

Em meio aos sucessos dos livros de radiologia mais vendidos, Radiologia: Manual de Revisão continua em alta posição.[9] Sua popularidade e as revisões favoráveis de sua segunda edição solidificaram minha promessa em manter seu conteúdo atualizado. Sinceramente, esta promessa é auto-suficiente. Em meus apontamentos diários, mantenho o "Livro Verde" dentro do alcance e fico irritado se não encontro a última informação sobre um dado assunto. O texto foi modificado novamente pela introdução de novos e relevantes conceitos e classificações. Existem agora mais desenhos, diagnósticos diferenciais, mnemônicos e entidades nosológicas, adicionando outros 15 por cento ao volume da segunda edição. Enquanto mais não é necessariamente o melhor, deixo para o leitor fazer esta avaliação.

Peço desculpas pela minha tentativa vencida de erradicar todos os erros tipográficos da segunda edição – inesperadamente não por falha humana, mas por falha na cópia eletrônica. Após cuidadosa revisão, esta etapa inocente foi responsável pelo apagamento de letras e alteração de formatos desconhecidos de todos na cadeia de produção. Os erros não foram descobertos até que o produto encadernado estivesse nas mãos. Para esta edição, tentaremos antecipar e corrigir as falhas do passado.

Meus especiais agradecimentos vão para Flavius ("Buddy") Guglielmo, quem me forneceu provavelmente a maior coleção de mnemônicos existentes. Enquanto completava seu treinamento no Thomas Jefferson University Hospital, ele compilou uma longa lista de jargões mnemônicos, juntamente com Tom Helinek e Les Folio, com contribuições de Barbara McComb, Barry Tom e Ron Wachsberg. Buddy não conseguiu encontrar um editor e solicitou-me para passar seus esforços para o benefício de todos. Também estou satisfeito de ter ao meu lado a mente aguda e os olhos vigilantes de Thomas S. Chang, de Montefiori University Hospital, em Pittsburg. Ele é uma fonte contínua de valorosas sugestões para o aperfeiçoamento.

Phoenix

PREFÁCIO DA SEGUNDA EDIÇÃO

O sucesso da primeira edição do Manual de Revisão Radiológica ultrapassou a expectativa do autor e editor. O maior indicador disto foi o número de volumes vendidos. A presença de selos estrangeiros em meio a minha correspondência atestam o apelo que este livro representa para os radiologistas em outras partes do mundo. O Manual de Revisão Radiológica encontrou um lugar nas estantes e ambientes de trabalho de muitos radiologistas, mesmo para aqueles não relacionados aos residentes de radiologia. Alguns professores acadêmicos consultam o Manual de Revisão Radiológica para se tornarem familiarizados com as diretrizes de estudo de seus residentes ou para estarem preparados para os irritantes desafios trazidos por um residente sagaz. Espero que as discussões que se sigam intensifiquem o processo mútuo de aprendizado.

Estou especialmente agradecido pelos muitos comentários agradecendo-me pelo conteúdo entre as duas capas verdes. O reforço positivo incentivou meus esforços para melhorar o conteúdo para a segunda edição. Quase todas as seções foram reformuladas e renovadas durante os dois últimos anos. As adições largamente refletem minhas necessidades pessoais que surgiram no despertar da minha mudança da prática acadêmica para a clínica privada. Por exemplo, será notado um aumento da seção de ORL e muitos acréscimos novos na seção de SNC. O terrível fantasma da impressão esteve à espreita na primeira edição. Espera-se que agora a maioria dos erros tipográficos tenha sido banida. Os mnemônicos (os quais pessoalmente detesto) foram expandidos segundo solicitações. Algumas das pérolas de alguns outros excelentes tratados foram acrescentados: Barkovich AJ: *Pediatric Neuroimaging*; Harnsberger HR: *Handbooks in Radiology, Head and Neck Imaging*; Margulis AR, Burhenne HJ: *Alimentary Tract Radiology*; Megibow AJ, Balthazar EJ: *Computed Tomography of the Gastrintestinal Tract*; Mittelstaedt CA: *Abdominal Ultrasound*; Newton TH, Hasso NA, Dilon WP: *Computed Tomograhy of the Head end Neck in Modern Neuroradiology*; Resnick D, Niwayama G: *Diagnosis of Bone and Joint Disorders*; Romer R, Pilu G, Jeanty P, Hobbins JC: *Prenatal Diagnosis of Congenital Anomalies*; Tabár L, Dean PB: *Teaching Atlas of Mammography*. Contudo, as fontes mais significativas são jornais dedicados às técnicas de imagem, bem como resumos de vários cursos CME. Como resultado, o Manual de Revisão Radiológica cresceu muitas páginas. Infortunadamente, chegamos ao ponto em que o tamanho e o manejo cruzam. Não poderia conduzir-me a sacrificar ou descartar algo de seu conteúdo

Como autor, é minha prerrogativa não seguir toda recomendação oferecida. Existem diferenças de opinião sobre a tarefa e o lugar deste livro. Tal qual anteriormente, esta edição não lidará com a física da ressonância magnética, ultra-som com Doppler, tomografia computadorizada ou radiografia. Você deve procurar estes dados em outras fontes! Alguns candidatos à Sociedade solicitaram uma seção pediátrica separada. A separação da pediatria, contudo, violaria a organização do livro por sistemas orgânicos. Da mesma forma, adicionaria muitas páginas com dados repetidos, pois muitas doenças pediátricas estendem sua relevância através da vida adulta. Meus argumentos chaves continuam: o exame cobre todos os tópicos no mesmo dia. Assim, não existe necessidade para isolar a pediatria – a menos que estejam condicionados.

Meus agradecimentos ao colega Ross Levatter pela sua completa revisão na seção de medicina nuclear e para aqueles dos seus que tiveram tempo para deixar-me uma nota ou falar comigo pessoalmente. Esses comentários têm sido o suporte de vida para esta segunda edição e o ingrediente vital para o crescimento e reestrutura – sinais de um organismo vivo.

Phoenix, outubro de 1992

PREFÁCIO DA PRIMEIRA EDIÇÃO

Ao fim de um intenso programa de quatro anos de treinamento, o residente de radiologia está geralmente bem equipado para provar sua habilidade diagnóstica. Embora a maior parte dos programas de residência preparem bem para o exame escrito e oral, o candidato ao título que se sente confortável com o conhecimento acumulado ainda está para nascer. Diante de uma grande quantidade de material a ser revisto em um curto período de tempo, os residentes freqüentemente encontram-se em estado de paralisia mental, que logo é substituído por uma intensa atividade de estudo.

Na preparação para o exame, naturalmente, centenas de livros podem ser encontrados na biblioteca e muitos foram, esperançosamente, lidos durante o programa de residência. Dia e noite, porém, não teriam sido o bastante para absorver somente uma fração destes no pouco tempo que resta. Existem aqueles livros-texto que são especialmente populares para a revisão de certos tópicos. Naturalmente, são consultados quando se necessita deles, e poucos residentes têm os recursos para poder comprá-los. Os livros de muitos volumes cobrindo todos os aspectos de uma especialidade continuam em repouso. Quem possui agora tempo para lê-los de capa a capa?

Isto tem me surpreendido de forma peculiar, pois não fui capaz de encontrar um tratado de revisão completo para ajudar na preparação para o exame, em contraste com a maioria das outras especialidades, para as quais tal material está disponível. Ao contrário, encontrei várias gerações anteriores de examinadores diante da mesma rotina: a típica sala de estudos apinhada de anotações, artigos de revisão, vários livros-texto, resumos de congressos, notas escritas à mão tomadas durante conferências etc. Tudo isto temperado por montanhas de cópias contendo anotações à mão, ou datilografadas, de exames prévios cuidadosamente preparadas para retornar aos candidatos ao título de especialista, os quais proporcionam muito mais questões que respostas. Todas essas fontes são organizadas em várias pilhas e normalmente espalhadas no chão por falta de espaço na mesa. Constitui formidável tarefa, além de tudo, tentar procurar por algum apontamento, provavelmente sem importância e irrelevante para a atuação em um dado momento, mas aparentemente tão vital em um momento particular. Tempo valioso é perdido folheando-se pilhas de papel num esforço para encontrar o trivial. Quão frustrante é a experiência de ficar de mãos vazias. Tempo precioso maior ainda é perdido organizando listas de diagnóstico diferencial ou etiologias em grupos memorizáveis de categorias, possivelmente na forma de acrônimos ou mnemônicos. Para encurtar, muito do esforço é direcionado para a tarefa de coletar e caçar em vez de digerir. Todo residente de 3º ou 4º ano está fazendo novamente essas coisas, que gerações de candidatos ao título de especialista passaram – mas suas coleções e recoleções nunca passaram para o próximo de uma maneira facilmente disponível e organizada.

O Manual de Revisão Radiológica foi criado durante a preparação para o exame da especialidade como "o livro para ficar debaixo do travesseiro". Serviu para mim como uma rápida revisão para um grande número de tópicos. Em seu conceito original, gerado como impressões a partir de um computador no formato de arquivos, representa uma escolha muito pessoal e inclui tópicos que não eram familiares para mim ou com os quais eu tive de me esforçar. Contudo, aprendi que minhas escolhas foram apropriadas para muitos examinados.

Devo creditar a idéia de publicar este material a alguns residentes que me convenceram a fazê-lo. Com o passar dos anos, esse material foi continuamente alterado, atualizado e expandido – mesmo à medida que falamos. Nosso volumoso campo de diagnóstico radiológico torna-o necessário para o uso no formato de manual, com a finalidade de conservar espaço e, assim, proporcionar somente a essência da informação, a quintessência, se assim o preferir. Isto pode, às vezes, arriscar o completo sentido das afirmações quando tomadas fora do contexto. Deve ser lembrado que este livro não pretende ser direcionado ao novato e que requer familiaridade com a radiologia e informação de base dos grandes tratados. Em adição, proporciona tal densidade de informação que torna-se impróprio lê-lo de capa a capa.

Como usar este livro:

A organização do livro causou grande dor de cabeça, pois qualquer tópico pode ser visto de vários pontos de vista. Selecionei apenas uma de muitas possibilidades para evitar redundância. O material é apresentado de uma maneira que está de acordo com os tópicos do exame corrente para o título de especialista. Infelizmente, este tipo de organização é inconsistente, subdividido por idade (Radiologia Pediátrica) e modalidade de imagem (Medicina Nuclear, Ultra-Som). Com o intuito de evitar repetição, as entidades nosológicas pediátricas são incluídas dentro dos sistemas orgânicos. O ultra-som e a medicina nuclear são usados da cabeça aos pés e, conseqüentemente, são mencionados em todas as seções corporais. No entanto, a medicina nuclear é tratada em capítulo à parte, no qual a ênfase está na técnica e nos aspectos funcionais não cobertos em outras fontes. Um capítulo sobre ouvido, nariz e garganta é colocado ao final da seção sobre desordens do sistema nervoso central. O crânio e a coluna são tratados como primeira parte da seção sobre o sistema nervoso.

A organização dentro dos capítulos individuais segue a abordagem prática de leitura dos filmes. A etapa inicial da interpretação de um filme é a descrição dos padrões radiológicos que servem para identificar categorias a que pertencem. Assim, os padrões radiológicos para o diagnóstico diferencial são encontrados na primeira porção de um capítulo. Como as possibilidades diagnósticas foram revistas em breve resumo, podemos procurar por informação detalhada sobre uma entidade nosológica no último segmento de um capítulo. As doenças são apresentadas em ordem alfabética, ambos segmentos separados por algumas páginas de aspectos funcionais, anatômicos ou embriológicos. Ocasionalmente, importantes sinais clínicos e seus diagnósticos diferenciais são incluídos na primeira porção de um capítulo.

A espinha dorsal do livro é constituída pelas entidades nosológicas, sintomas radiológicos, bem como listas de diagnósticos diferenciais. As doenças são encabeçadas pelos seus nomes normalmente mais utilizados, com outras designações listadas abaixo. Como o diagnóstico radiológico deve ser realizado no contexto de acordo com as suas probabilidades de estar correto, as porcentagens em relação às freqüências de sinais e sintomas são incluídas liberalmente, amiúde dando o menor e o maior valor encontrado na literatura. A verdade deve estar em algum ponto entre uma população não selecionada. As escolhas arbitrárias devem ser feitas em situações em que resultados diferentes ou contraditórios são encontrados na literatura – infelizmente uma ocorrência nem sempre tão infreqüente.

As listas de diagnósticos diferenciais são apresentadas de muitas maneiras. Não existe um caminho certo nem errado, mas certamente existe uma abordagem organizada *versus* caótica. Um processo completamente ordenado representa familiaridade com o problema. Os examinados sempre têm sentido que decorar o diagnóstico é secundário, mas levá-lo em consideração é importantíssimo para um exame bem-sucedido. Da mesma forma, uma tentativa é feita para categorizar as considerações diagnósticas diferenciais ou etiologias de certas doenças numa maneira digestiva para a recapitulação. É uma experiência comum que isto nem sempre seja possível, satisfatório ou completo.

Um quadro de conteúdo e abreviações usados através do livro é encontrado na frente. Um índice de fácil utilização, o qual refere-se seletivamente àquelas páginas com informação significativa conclui o manual. Note que a maioria das doenças sistêmicas será mencionada em mais de um capítulo, com alguma redundância inevitável. Contudo, são enfatizadas aquelas manifestações de doenças que ocorrem dentro de um órgão sob o qual está listado. O índice também inclui as chamadas "gírias" que são miraculosamente associadas às doenças.

O *Manual de Revisão Radiológica* não é exclusivo do residente quase formado. Ele continua a refrescar meu banco de memória por anos além do exame para a especialidade. De fato, o estímulo para continuar com este projeto tem sido o desfio encontrado na prática diária, bem como com meus encontros no treinamento de residentes e radiologistas em pós-graduação. Da mesma forma que os casos apresentados no exame oral aplicam-se ao mundo real do radiologista, os tópicos neste livro também o fazem. Assim, recomendo-o a todo radiologista praticante. Sinceramente espero que o Manual de Revisão Radiológica sirva aos seus usuários da mesma maneira que me ajudou na preparação para o exame de título de especialista e, além desse objetivo, na prática diária e no ensino.

Agradecimentos:

A informação contida aqui foi reunida durante anos e deriva de várias fontes. Os dados de numerosos artigos radiológicos e livros-texto foram incorporados e contribuições aleatórias não podem ser mais traçadas. Reconheço, em retrospecto, que isto pode apresentar um problema quando certas colocações parecem improváveis e sua verificação deve ficar a cargo do usuário. Para o meu apoio, posso dizer que tentei extrair todos os dados o mais cuidadosamente possível. Gostaria de agradecer a colaboração de numerosos professores, residentes, *fellows*, candidatos antigos e presentes ao título de especialista no Johns Hopkins Hospital, Baltimore, e Thomas Jefferson University Hospital, Philadelphia.

Os seguintes livros-texto foram particularmente úteis e merecem menção: Burgener, FA, Kormano M: *Differential Diagnosis in Conventional Radiology*; Chapman S, Nakielny R: *Aids to Radiological Differential Diagnosis*; Davidison AJ: *Radiology of the Kidney*; Eideken J: *Roentgen Diagnosis of Diseases of Bone*; Fraser RG, Pare JAP: *Diagnosis of Diseases of the Chest*; Gedgaudas E, Moller JH, Castaneda-Zuniga WR, Amplatz K: *Cardiovascular Radiology*; Kadir S: *Diagnostic Angiography*; Kirks DR: *Practical Pediatric Imaging*; Reed JC: *Chest Radiology*; *Plain Film Patterns ans Differential Diagnosis*; Reeder MM, Felson B: *Gamuts in Radiology*; Sanders RC, James AE: *Ultrasonography in Obstetrics and Gynecology*; Swischuk LE: *Plaim Film Interpretation in Congenital Heart Disease*; Taveras JM, Ferruti JT: *Radiology – Diagnosis – Imaging – Intervention*

Estou particularmente em débito com as seguintes pessoas pela revisão das seções separadas deste livro: Christopher Canino, Thoms Chang, Adam E. Flandres, Keith Haidet, Charles Intenzo, David Karasick, Stephen Karasick, Alfred B. Kurtz, Esmond M. Mapp, Joel Raichlen, Paul Spirm, Robert M. Steiner e C. Amy Wilson.

Phoenix, setembro de 1990

Eu apreciaria todos os comentários e sugestões que você sente que melhoraria o *Manual de Revisão Radiológica*. Sua contribuição é de valor para mim e será considerada em futuras edições.

Wolfgang Dähnert, M.D.

c/o Williams & Wilkins

351 West Camden Street

Baltimore, MD 21202-2436

ABREVIATURAS

√	sinal radiológico
•	sinal clínico, sintoma
◊	comentário importante
@	localização anatômica de
+	e, mais, com
<	menor que
=	igual a
>	maior que, acima
±	com ou sem
AAM	anticorpo antimitocondrial
AAS	ácido acetil salicílico
ACA	artéria cerebral anterior
ACC	artéria carótida comum
ACE	artéria carótida externa
ACI	artéria carótida interna
ACM	artéria cerebral média
ACMA	albumina coloidal minimicroagregada
ACoA	artéria comunicante anterior
ACoP	artéria comunicante posterior
ACP	artéria cerebral posterior
ACrD	artéria coronária direita
ACrE	artéria coronária esquerda
ACrECX	artéria coronária esquerda circunflexa
ACTH	hormônio adrenocorticotrófico
AD	átrio direito
ADH	hormônio antidiurético
AE	átrio esquerdo
AFP	alfafetoproteína
AFS	artéria femoral superficial
AICA	artéria cerebelar anterior inferior
AIDS	síndrome da imunodeficiência adquirida
AMA	albumina macroagregada
AMI	artéria mesentérica inferior
AML	angiomiolipoma
AMS	artéria mesentérica superior
ANAV	artéria do nodo atrioventricular
Angio	angiografia
ANSA	artéria do nodo sinoatrial
ANT	antecedentes
ANT	anterior
Ao	aorta
AP	ântero-posterior
AP	artéria pulmonar
APC	ângulo cerebelopontino
APD	artéria pulmonar direita
APE	artéria pulmonar esquerda
APUD	precursor da captação de aminas e descarboxilação
AqMP	aquisição de múltiplas portas (MUGA)
AR	artrite reumatóide
ARA-C	arabinosídeo C
ASC	área de superfície corporal
ASH	albumina sérica humana
ASI	articulação sacroilíaca
ATR	acidose tubular renal
AV	atrioventricular
AV	arteriovenoso
AVC	acidente cerebrovascular
Ba	bário
BCDDP	projeto de detecção e demonstração do câncer de mama
BCG	bacilo Calmette-Guérin
BIDA	ácido butil iminodiacético
BK	tuberculose
Bp	biópsia
bpm	batimentos por minuto
Ca	cálcio
CA	circunferência abdominal
CaCK	carcinoma da célula de Kulchitzky
CaCR	carcinoma de células renais
CaCT	carcinoma de células transicionais
CAE	canal auditivo externo
CAI	canal auditivo interno
CAP	contração atrial prematura
CAVPC	canal arterioventricular persistente completo
CC	craniocaudal
CCK	colecistoquinina
CDC	centro para o controle de doenças
CDIS	carcinoma ductal *in situ*
CGO	colecistograma oral
CHO	cardiomiopatia hipertrófica obstrutiva
CID	coagulação intravascular disseminada
CIUR	crescimento intra-uterino retardado
CLIS	carcinoma lobular *in situ*
CMC	carpometacárpico
CMD	criança de mãe diabética
CMV	citomegalovírus
CO	monóxido de carbono
CoA	coarctação da aorta
COA	cisto ósseo aneurismático
Cp	complicação
CPPD	pirofosfato diidratado de cálcio
CPT	capacidade pulmonar total
CPT	colangiografia percutânea transhepática
CRE	colangiografia retrógrada endoscópica
CRF	capacidade residual funcional
CV	capacidade vital
D	direita
DAC	doença da artéria coronária
DAE	descendente anterior esquerda
DAP	ducto arterioso patente
DBC	ducto biliar comum
DBP	diâmetro biparietal
DCC	defeito cardíaco congênito
DCE	defeito do coxim endocárdico
DD	diagnóstico diferencial
DES	dietilestilbestrol
DF	diastólico final
Dg	diagnóstico
DH	doença de Hodgkin
DHA	diarréia aquosa, hipocalemia, acloridria
DHC	ducto hepático comum
DHH	diarréia aquosa, hipocalemia, hipocloridria
DIDA	ácido dietil iminodiacético
DISIDA	ácido diisopropil iminodiacético
DIT	diiodotirosina
DIU	dispositivo intra-uterino
DMSA	ácido dimercaptosuccínico
DP	artéria descendente posterior
DP	desvio-padrão
DPOC	doença pulmonar obstrutiva crônica
DRP	doença renal policística
DSV ou CIV	defeito septal ventricular ou comunicação interventricular

DTN	defeito do tubo neural
DTPA	ácido dietilenotriamina penta-acético
E	esquerda
EA	estenose aórtica
EAS	encefalopatia arteriosclerótica subcortical
EB	enema baritado
EBS	endocardite bacteriana subaguda
ECA-I	enzima conversora da angiotensina-I
ECB	estreptococo do grupo B
ECG	eletrocardiograma
ECN	enterocolite necrotizante
ECO	ecocardiograma
EDA	encefalomielite disseminada aguda
EEG	eletroencefalograma
EEI	esfíncter esofagiano inferior
EF	encurtamento fracionado
EGR	eco de gradiente reenfocado
EHDP	hidroxidifosfonato de etileno
EHS	encefalite por herpes simples
EP	estenose pulmonar
EPI	enfisema pulmonar intersticial
EPV	ecogenicidade periventricular
ESP	esclerose sistêmica progressiva
ETLD	estimulação tireoidiana de longa duração
F	feminino
FAN	anticorpo antinuclear
FAV	fístula arteriovenosa
FaVM	folheto anterior da valva mitral
FaVT	folheto anterior da valva tricúspide
FDA	Federal Drug Administration
FDG	fluorodeoxiglicose
FE	fração de ejeção
FIGO	Federação Internacional de Ginecologia e Obstetrícia
FLASH	*fast low-angle shot*
FM	foto multiplicador
FMP	fibrose maciça progressiva
FN	falso negativo
FN	falso negativo
FP	falso positivo
FP	falso positivo
FPG	fotopletismografia
FPI	fibrose pulmonar idiopática
FPR	fluxo plasmático renal
FpVM	folheto posterior da valva mitral
FpVT	folheto posterior da valva tricúspide
FSH	hormônio folículo estimulante
FSP	fluxo sangüíneo pulmonar
FT	fístula transesofagiana
Gd	gadolínio
GE	granuloma eosinofílico
GE	gastroesofagiano
GI	gastrintestinal
GIG	grande para a idade gestacional
GN	glomerulonefrite
GU	geniturinário
Hb	hemoglobina
hCG	gonadotrofina coriônica humana
HDA	história
HEDI	hiperostose esquelética difusa idiopática
HFM	histiocitoma fibroso maligno
HIAA	ácido hidroxiindoleacético
HIB	hipertensão intracraniana benigna
HIDA	ácido hepático 2,6-dimetil iminodiacético
Histo	histologia
HIV	vírus da imunodeficiência humana
HNF	hiperplasia nodular folicular
HNP	herniação do núcleo pulposo
HPB	hiperplasia prostática benigna
HPI	hemossiderose pulmonar idiopática
HPN	hidrocefalia de pressão normal
HPT	hiperparatireoidismo
HRMG	hemorragia relacionada à matriz germinal
HSA	hemorragia subaracnóide
HSG	histerosalpingografia
HSpA	hipertrofia septal assimétrica
HSV	vírus herpes simples
HTA	histerectomia total abdominal
HTLV	vírus linfotrópico da célula T humana
HU	unidade Housefield
HV	hemorragia ventricular(intra)
HVP	hipertensão venosa pulmonar
IC	índice cardiotorácico
ICC	insuficiência cardíaca congestiva
ID	interfalangiana distal
IDA	ácido iminodiacético
IDP	iminodifosfonato
IFC	imagem de fluxo colorida
IG	idade gestacional
IM	intramuscular
IMe	idade menstrual
In	índio
IP	interfalangina proximal
IPDEP	investigação prospectiva da detecção de êmbolos pulmonares
IPE	infiltrado pulmonar com eosinofilia
IS	ileossacral
ITU	infecção do trato urinário
IV	intravenoso
JUP	junção ureteropélvica
JUV	junção ureterovesical
LAT	lateral
LAV	vírus associado à linfadenopatia
LCMM	largura completa à metade máxima
LCR	líquido cefalorraquidiano
LDH	desidrogenase láctica
L-DOPA	3-(3,4-diidroxifenil)-levo-alanina
LE	lúpus eritematoso
LEC	líquido extracelular
LES	lúpus eritematoso sistêmico
LEUCO	leucócitos
LH	hormônio luteinizante
LH	linfoma Hodgkin
LI	lobos inferiores
LID	lobo inferior direito
LID	lúpus eritematoso induzido por drogas
LIE	lobo inferior esquerdo
LLA	leucemia linfoblástica aguda
LLC	leucemia linfocítica crônica
LM	lobo médio
LMA	leucemia mieloblástica aguda
LMC	leucemia mielóide crônica
LMD	lobo médio direito

LMP	leucoencefalopatia multifocal progressiva
LNH	linfoma não Hodgkin
Lnn	linfonodos
LPV	leucomalacia periventricular
LS	lobo superior
LSD	ácido lisérgico dietilamina
LSD	lobo superior direito
LSE	lobo superior esquerdo
M	masculino
MAG	mercaptoacetilglicina
MAI	*Mycobacterium avium intracellulare*
MASV	movimento anterior sistólico da valva mitral
MAV	malformação arteriovenosa
MAVO	malformação vascular oculta
MAVP	malformação arteriovenosa pulmonar
MCA	malformação cística adenomatosa
MCCA	malformação cística congênita adenomatosa
MCF	metacarpofalangiana
MDP	metilenodifosfato
MEA	adenomas endócrinos múltiplos
MEN	neoplasmas endócrinos múltiplos
MIBG	metaiodobenzilguanidina
MID	demência multiinfarto
Mielo	mielografia
MIT	monoiodotirosina
MN	medicina nuclear
mpp	músculo papilar posterior
MPS	mucopolissacaridose
MS-AFP	alfafetoproteína do soro materno
MTP	metatarsofalangiana
N.B.	*nota bene*
NA	necrose avascular
NBS	National Bureau of Standarts
NCM	nefroma cístico multilocular
neo	neoplasia
NST	cardiotocografia basal
NTA	necrose tubular aguda
OAD	oblíqua anterior direita
OAE	oblíqua anterior esquerda
OEJ	osteonecrose espontânea do joelho
OHP	*orthogonal-hole test pattern*
OID	obstrução do intestino delgado
OIH	ortoiodohipurato
OML	oblíqua médio-lateral
OPD	oblíqua posterior direita
OPE	oblíqua posterior esquerda
OSA ou CIA	comunicação ou interatrial
P	fósforo
PA	pressão arterial
PA	póstero-anterior
PAH	para-aminohipurato
PAP	proteinose alveolar pulmonar
PAP	pneumonia atípica primária
PAS	ácido periódico de Schiff
Pat	patologia
PB	perfil biofísico
PBO	pneumonia e bronquiolite obliterante
PC	perímetro cefálico
PCH	pressão capilar hepática
PCIR	precessão constante com imagem rápida
PCWP	pressão capilar pulmonar em cunha
PEEP	pressão expiratória final positiva
PET	tomografia por emissão de pósitrons
PFE	peso fetal estimado
pHPT	hiperparatireoidismo primário
PI	padrão internacional
PICA	artéria cerebelar posterior inferior
PID	pneumonia descamativa intersticial
PIG	pequeno para a idade gestacional
PIL	pneumonia intersticial linfocítica
PIPIDA	ácido paraisopropil iminodiacético
PIU	pneumonia intersticial usual
PIV	pielograma intravenoso
PLES	*parallel-line-equal spacing*
PMN	polimorfonuclear
PNET	tumor neuroectodérmico primitivo
POST	posterior
PPC	pneumonia por *Pneumocistis carinii*
PPD	derivado de proteína purificada
PPE	período de pré-ejeção
PPLO	organismo semelhante ao da pleuropneumonia
PRI	preparação de referência internacional
PSS	plano de seguro saúde
PTC	pneumoconiose dos trabalhadores de carvão
PTH	hormônio paratireoidiano
PTU	propiltiouracil
PVC	polivinilclorito
PXG	pielonefrite xantogranulomatosa
PYP	pirofosfato
QID	quadrante inferior direito
QIE	quadrante inferior esquerdo
QSE	quadrante superior esquerdo
RBC	célula vermelha sangüínea
RCP	ressuscitação cardiopulmonar
RDI	região de interesse
RDM	rim displásico multicístico
RDT	radioterapia
RGE	refluxo gastroesofagiano
RI	recuperação em inversão
RIND	déficit neurológico isquêmico reversível
RISA	albumina sérica radioiodada
RM	rim multicístico
RMN	imagem por ressonância magnética
ROC	*receiver operating characteristic*
RTU	ressecção transuretral de próstata
RVP	registro do volume de pulso
RVPA	retorno venoso pulmonar anômalo
RVPPA	retorno venoso pulmonar parcialmente anômalo
RVPTA	retorno venoso pulmonar totalmente anômalo
RxT	raios X de tórax
S\P	*status post*
SAG	sagital
SAR	síndrome da angústia respiratória
SARA	síndrome da angústia respiratória do adulto
SC	subcutâneo
SE	spin eco
SF	sistólico final
SGIS	série gastrintestinal superior

SHO síndrome da hiperestimulação ovariana
sHPT hiperparatireoidismo secundário
SI septo interventricular
SIV septo intraventricular
Sn stannum
SNC sistema nervoso central
SPECT tomografia computadorizada por emissão de fóton único
SPO salpingo-ooforectomia
SRE sistema retículo endotelial
SSHI estenose subaórtica hipertrófica idiopática
STIR *short tau inversion recovery*
SV *stroke volume*
SVNP sinovite vilonodular pigmentada
T1WI imagem ponderada em T1
T2WI imagem ponderada em T2
TBG globulina ligadora de tiroxina
TBPA pré-albumina ligadora de tiroxina
TC tomografia computadorizada
TCAR tomografia computadorizada de alta resolução
TCCC tomografia computadorizada com contraste
TCNC tomografia computadorizada não contrastada
TELVE tempo de enchimento lento ventricular esquerdo
TEP tromboembolismo pulmonar
TERVE tempo de enchimento rápido ventricular esquerdo
TEVE tempo de ejeção ventricular esquerdo
TF tetralogia de Fallot
TFG taxa de filtração glomerular
TFM tubo fotomultiplicador
TFMM taxa de fluxo medioexpiratório máximo
TGV transposição dos grandes vasos
tHPT hiperparatireoidismo terciário
TIA ataque isquêmico transitório
TORCH toxoplasmose, rubéola, citomegalovírus, herpes vírus
TR tempo de repetição
TRC tubo de raios catódios
TRH hormônio liberador da tireotrofina
TRV transverso
TSC teste do estresse contrátil
TSH hormônio tireóide-estimulante
TVP trombose venosa profunda
ULDT unidade lobular ductal terminal
US ultra-som
US-OB ultra-som obstétrico
USPxx United States Pharmacopeia 20th edition
V/P ventilação/perfusão
VB vesícula biliar
VC volume corrente
VCI veia cava inferior
VCS veia cava superior
VD ventrículo direito
VDF volume diastólico final
VE ventrículo esquerdo
VEF volume expiratório forçado
VFVE via de fluxo ventricular esquerdo
VHS velocidade de hemossedimentação
VIP peptídeo intestinal vasoativo
VM valva mitral
VMA ácido vanilmandélico
VMS veia mesentérica superior
VO via oral
VR volume residual
VSF volume sistólico final
VSVD via de saída ventricular direita

ACRÔNIMOS E MNEMÔNICOS

SUMÁRIO

RADIOLOGIA

MANUAL DE REVISÃO

SISTEMA MUSCULOESQUELÉTICO

DIAGNÓSTICO DIFERENCIAL DAS DESORDENS MUSCULOESQUELÉTICAS

Gama de diagnóstico diferencial das desordens ósseas

Condições a serem consideradas
"DITA TOM"
Displasia + Distrofia
Infecção
Trauma
Anomalias do desenvolvimento
Tumor + condições que mimetizam tumores
Osteocondrite + necrose isquêmica
Metabólico (distúrbio)
DISPLASIA = distúrbio do crescimento ósseo
DISTROFIA = distúrbio da nutrição

Idade óssea atrasada

A. CONSTITUCIONAL
1. Familiar
2. CIUR

B. METABÓLICO
1. Hipopituitarismo
2. Hipotireoidismo
3. Hipogonadismo (síndrome de Turner)
4. Doença de Cushing, terapia com esteróides
5. *Diabetes mellitus*
6. Raquitismo
7. Desnutrição

C. DOENÇAS SISTÊMICAS
1. Cardiopatia congênita
2. Doença renal
3. Doenças gastrintestinais (GI): doença celíaca, doença de Chron, colite ulcerativa
4. Anemia

D. SÍNDROME
1. Trissomias
2. Doença de Noonan
3. Cornélia de Lange
4. Displasia cleidocranial
5. Doença de Lesch-Nyan
6. Nanismo metatrópico

ESCLEROSE ÓSSEA

Osteoesclerose difusa

Mnemônico: "5 M'S To PROoF"
***M**etastasis*
***M**yelofibrosis*
***M**astocytosis*
***M**elorheostosis*
***M**etabolic: hypervitaminosis D, fluorosis, hypothyroidism, phosphorus poisoning*
***S**ickle cell anemia*
***T**uberous sclerosis*
***P**yknosysostosis, Paget disease*
***R**enal osteodystrophy*
***O**steopetrosis*
***F**luorosis*

N.T.: Neste caso mnemônico, foi mantida a expressão original pela impossibilidade de adaptação para a língua portuguesa.

Metástase
Mielofibrose
Mastocitose
Melorreostose
Metabólico: hipervitaminose D, fluorose, hipotireoidismo, envenenamento por fósforo
Anemia falciforme
Esclerose tuberosa
Picnodisostose, doença de Paget
Osteodistrofia renal
Osteopetrose
Fluorose

Doença óssea esclerosante constitucional

1. Doença de Engelmann-Camuratti
2. Hiperostose cortical infantil
3. Melorreostose
4. Osteopatia estriada
5. Osteopetrose
6. Osteopoiquilose
7. Paquidermoperiostose
8. Picnodisostose
9. Doença de van Buchem
10. Síndrome de Williams

Lesão osteoesclerótica solitária

A. DESENVOLVIMENTO
1. Ilha óssea

B. VASCULAR
1. Infarto ósseo antigo
2. Necrose avascular asséptica/isquêmica

C. LESÃO ÓSSEA CICATRICIAL
(a) <u>trauma:</u> formação de calo
(b) <u>tumor benigno:</u> defeito cortical fibroso/fibroma não ossificante, tumor marrom, cisto ósseo
(c) <u>tumor maligno:</u> metástase lítica após rádio, químio ou hormonoterapia

D. INFECÇÃO/INFLAMAÇÃO
(reação inflamatória de baixo grau/infecção em regressão)
1. Osteoma osteóide
2. Osteomielite cicatrizada/crônica: bacteriana, tuberculosa, fúngica
3. Osteomielite esclerosante de Garré
4. Granuloma
5. Abscesso de Brodie

E. TUMOR BENIGNO
1. Osteoma
2. Fibroma ossificante
3. Encondroma/osteocondroma
4. Osteoblastoma

F. TUMOR MALIGNO
1. Metástases osteoblásticas (próstata, mama)
2. Linfoma
3. Sarcoma: ósteo, condro, sarcoma de Ewing

G. OUTROS
1. Fase esclerótica da doença de Paget
2. Displasia fibrosa

Múltiplas lesões osteoescleróticas

A. FAMILIAR
1. Osteopoiquilose
2. Encondromatose = doença de Ollier
3. Melorreostose
4. Osteomas múltiplos: associados à síndrome de Gardner
5. Osteopetrose
6. Picnodisostose
7. Osteopatia striata
8. Condrodistrofia calcificante congênita = epífises pontilhadas congênitas
9. Displasia epifisária múltipla = doença de Fairbank

B. DOENÇAS SISTÊMICAS
1. Mastocitose = urticária pigmentosa
2. Esclerose tuberosa

Bandas metafisárias densas

Mnemônico: "**M**uitos **C**onseguem **S**e **E**xibir **S**em **R**ecursos"
Metais pesados (envenenamento: chumbo, bismuto, fósforo)
Cretinismo
Sífilis
Escorbuto
Sistêmica, doença
Raquitismo
também: variante normal; terapia com metotrexate

Mnemônico: "DANE-SE CHICARA do Leucêmico"
D (intoxicação por vitamina D)
Arsênico elementar, bismuto e fósforo
Normal (variante)
Estrogênio materno durante a gravidez
Sistêmica (doença)
Escorbuto
Chumbo (intoxicação por metais pesados)
Hipotireoidismo precoce
Infecção (TORCH)
Cálcio (hipercalcemia idiopática)
Raquitismo
Anemia falciforme
Leucemia

Osso dentro de aparência óssea

= nova formação óssea endosteal
(1) Normal
  (a) vértebra torácica + lombar (em crianças)
  (b) restabelecimento das linhas de crescimento (depois da infância)
(2) Hiperostose cortical infantil (Caffey)
(3) Anemia falciforme/talassemia
(4) Sífilis congênita
(5) Osteopetrose/oxalose
(6) Radiação
(7) Acromegalia
(8) Doença de Paget

Mnemônico: "COBRE LTTDD"
Chumbo (ingestão)
Osteopetrose
Bismuto (ingestão)
Raquitismo
Escorbuto
Leucemia
Tuberculose
Tório (ingestão)
D (vitamina)
Distrofia simpático reflexa

OSTEOPENIA

= diminuição na densidade óssea
Categorias:
(1) Osteoporose = diminuição da produção osteóide
(2) Osteomalacia = submineralização do osteóide
(3) Hiperparatireoidismo
(4) Mieloma múltiplo/metástases difusas

Osteoporose

= massa óssea reduzida, mas de composição normal secundária a:
(a) reabsorção osteoclástica (85%) (trabecular, endosteal, intracortical, subperiosteal)
(b) reabsorção osteocítica (15%)

Incidência: 7% de todas as mulheres entre as idades de 35–40 anos; 1 em cada 3 mulheres > de 65 anos

Etiologia:

A. Desordens congênitas
1. Osteogênese imperfeita (a única osteoporose com deformidade)
2. Homocistinúria

B. Idiopática (a perda óssea começa mais cedo, mas evolui mais rapidamente em mulheres)
1. Osteoporose juvenil: < 20 anos
2. Osteoporose do adulto: 20–40 anos
3. Osteoporose pós-menopausa: > 50 anos (densidade óssea mineral trabecular 40%–50% mais baixa nos idosos que em mulheres jovens)
4. Osteoporose senil: > 60 anos. A densidade óssea diminui progressivamente a uma taxa de 8% em mulheres e 3% em homens

C. Distúrbios nutricionais
Escorbuto; deficiência de proteínas (desnutrição, nefrose, doença hepática crônica, alcoolismo, anorexia nervosa, kwashiokor, inanição), deficiência de cálcio

D. Endocrinopatia
Doença de Cushing, hipogonadismo (síndrome de Turner, eunucoidismo), hipertireoidismo, hiperparatireoidismo, acromegalia, doença de Addison, *diabetes mellitus* e gravidez

E. Osteodistrofia renal
Aumento/inalterada/diminuição no osso trabecular espinhal; rápida perda do esqueleto apendicular

F. Imobilização = osteoporose difusa

G. Doença do colágeno, artrite reumatóide

H. Substituição da medula óssea
Infiltração por linfoma/leucemia, mieloma múltiplo, metástases difusas, hiperplasia da medula óssea secundária à anemia hemolítica

I. Terapia com fármacos
Heparina (15.000–30.000 U por > 6 meses), metotrexate, corticosteróides, vitamina A

J. Radioterapia

K. Osteoporose localizada
Distrofia de Sudeck, osteoporose transitória do quadril, osteoporose regional migratória das extremidades inferiores

- cálcio sérico, fósforo, fosfatase alcalina freqüentemente normais
- hidroxiprolina pode estar elevada durante o estágio agudo

Técnica:

(1) Absormetria de fóton único
Mede primariamente a cortical de ossos apendiculares; fontes de radioisótopos de I-125 de energia única.
Local: rádio distal (= densidade óssea do punho), *os calcis*
Dose: 2–3 mrem; acurácia: 1%–3%

(2) Absormetria de fóton duplo
Fonte de energia radioativa com dois picos de fótons; deve ser reservada para pacientes < 65 anos de idade por causa da interferência da osteoporose + calcificações vasculares
Local: vértebra e colo femoral
Dose: 5–10 mrem; acurácia: 2%–4%

(3) Tomografia computadorizada quantitativa
Alto *turnover* de osso esponjoso + baixo *turnover* de osso compacto podem ser medidos separadamente
Local: vértebra L1-L3 e outros locais
(a) energia única: 300–500 mrem; 6%–25% de acurácia
(b) energia dual: 750–800 mrem; 5%–10% de acurácia

(4) Radiografia de energia dual = radiografia digital quantitativa = absormetria dual da energia dos raios X. O tubo de raios X produz um espectro de energia de dois picos
Local: vértebra e colo femoral
Dose: < 3 mrem; acurácia: 1%–2%

◊ As radiografias são insensíveis antes de perda óssea de 25% a 30%
◊ As varreduras ósseas NÃO mostram um aumento difuso na atividade

Localização: esqueleto axial (torácica inferior + coluna lombar), úmero proximal, colo do fêmur, punho, costelas

√ redução no número + espessura das trabéculas
√ adelgaçamento cortical (endosteal + reabsorção intracortical)
√ osteopenia justarticular com predominância do osso trabecular
√ fratura tardia cicatrizando com formação defeituosa do calo (DD: formação abundante de calo na osteogênese imperfeita + síndrome de Cushing)

@ Coluna
√ densidade radiográfica diminuída
√ estriações verticais (= afinamento marcante das trabéculas transversas, com relativa acentuação dos trabéculos verticais ao longo das linhas de estresse)
√ proeminência das placas terminais
√ "aspecto em quadros" (= acentuação dos contornos corticais com preservação das dimensões externas secundárias à endosteal + reabsorção intracortical)
√ deformidades por compressão com protrusão dos discos intervertebrais
√ vértebra bicôncava
√ nódulos de Schmorl
√ pinçamentos
√ diminuição da altura das vértebras
√ ausência de osteófitos

Cp:

(1) Fraturas em locais ricos em osso trabecular lábil (por exemplo, vértebra, punho) na osteoporose pós-menopausa
(2) Fraturas em locais contendo osso cortical = trabecular (quadril) na osteoporose senil

Trat: calcitonina, fluoreto de sódio, difosfonatos, suplementos de hormônio paratireoidiano, reposição de estrogênios

Osteomalacia

= acúmulo de quantidades excessivas de osteóide não calcificado com amolecimento ósseo + mineralização insuficiente do osteóide devido a:
(a) alta taxa de remodelamento: excessiva formação do osteóide + normal/pouca mineralização
(b) baixa taxa de remodelamento: produção de osteóide normal + mineralização reduzida

Etiologia:

(1) Dieta deficiente em vitamina D_3 + falta de irradiação solar

(2) Deficiência no metabolismo da vitamina D:
— doença tubular renal crônica
— administração crônica de fenobarbital (via hepática alternada)
— difenilhidantoína (interfere com a ação da vitamina D pelo intestino)

(3) Diminuição da absorção da vitamina D:
— síndromes de má absorção (mais comum)
— gastrectomia parcial (auto-restrição de alimentos gordurosos)

(4) Diminuição da deposição de cálcio nos ossos:
— difosfonatos (para o tratamento da doença de Paget)

Histo: excesso de osteóide assemelha-se + diminuída em relação à taxa de aposição

- dor óssea/sensibilidade
- fraqueza muscular
- cálcio sérico levemente baixo/normal
- fósforo sérico reduzido
- fosfatase alcalina sérica elevada

√ osteopenia uniforme
√ detalhes trabeculares indistintos e nebulosos da superfície endosteal
√ córtex dos ossos longos delgados
√ trabéculas grosseiras e desgastadas diminuídas em tamanho + número
√ deformidade óssea resultante do amolecimento: tórax em ampulheta, arqueamento dos ossos longos, fraturas/pelve comprimida
√ aumento da incidência de fraturas, corpos vertebrais bicôncavos
√ crânio mosqueado
√ pseudofraturas

Osteopenia localizada

1. Atrofia por desuso
   Etiologia: imobilização local secundária a:
   (1) Fratura (mais pronunciada distal ao local da fratura)
   (2) Paralisia neural
   (3) Paralisia muscular
2. Distrofia reflexa simpática = distrofia de Sudeck
3. Osteoporose regional migratória, osteoporose transitória do quadril
4. Tumor osteolítico
5. Fase lítica da doença de Paget
6. Inflamação: artrite reumatóide, osteomielite, tuberculose
7. Fase precoce do infarto ósseo e hemorragia
8. Queimaduras + geladuras

Edema da medula óssea

√ intensidade do sinal diminuída em T1W1 + aumento em T2W2
(1) Osteoporose transitória do quadril
  √ evidência radiográfica de osteopenia focal oito semanas antes do início da dor
(2) Síndrome do edema transitório da medula óssea autolimitada? relacionada à osteoporose transitória
√ osteopenia nunca aparece radiograficamente
(3) Osteonecrose
(4) Trauma
  (a) abrasão óssea
  (b) fratura radiograficamente oculta em mulheres idosas
(5) Infecção
(6) Neoplasma infiltrativo

Linhas metafisárias lucentes transversas

Mnemônico: "NNSSLL"
Normal (variante)
Neuroblastoma
Sífilis
Sistêmica (doença)
Linhas de crescimento
Leucemia

OSTEÓLISE

1. Acrosteólise
2. Osteólise maciça
3. Osteólise essencial
4. Doença de Ainhum

Acroosteólise idiopática familiar

= SÍNDROME DE HAJDU-CHENNEY
entidade rara e bizarra de origem desconhecida
Localização: pode ser unilateral

• as unhas continuam intactas; alterações sensoriais + úlceras plantares raras

√ pseudobaqueteamento digital + hálux com osteólise da falange terminal + mais proximal
√ múltiplas anormalidades esqueléticas: *genu varo/valgo*, hipoplasia da extremidade proximal do rádio, subluxação da cabeça radial, escafocefalia, separação das suturas, sutura metópica persistente, ossos de Wormiam, impressão basilar, seios mal desenvolvidos, cifoescoliose, grave osteoporose + fraturas em múltiplos locais (especialmente da coluna), acetábulo protruso

Acroosteólise adquirida

Causas:
Queimaduras; geladuras; choque elétrico; PVC; siringomielia, insensibilidade congênita à dor; lepra; doença de Raynaud; tromboangeíte obliterante; doenças do colágeno; sarcoidose; psoríase; epidermólise bolhosa; síndrome de Ehlers-Danlos; HPT; sarcoma de Kaposi; progeria; picnodisostose; paquidermoperiostose

Mnemônico: "Há TERRAS, Há PAPEL PAPEL"
Hanseníase
Tromboangeíte obliterante
Ergot (terapia com)
Raynaud (doença de)
Reiter (síndrome de)
Artrite reumatóide
Sarcoidose
Hiperparatireoidismo
Psoríase
Arterioesclerose obliterante
Polivinilcloreto (trabalhadores de)
Epidermólise bolhosa
Lesch-Nyan (síndrome de)
Progeria, picnodisostose
Ausência de dor
Porfiria
Esclerodermia, Ehlers-Danhos (síndrome de)
Lesão térmica (+ queimadura elétrica, geladura)

√ processo lítico destrutivo envolvendo falanges distais + médias
√ nenhuma reação periosteal
√ a epífise resiste à osteólise até tardiamente

Metáfises desgastadas

Mnemônico: "HERDAI"
Hipofosfatasia
Escorbuto
Raquitismo
Disostose metafisária
Acondroplasia
Infecções congênitas (rubéola, sífilis)

REAÇÃO PERIOSTEAL

1. Trauma, hemofilia
2. Infecção
3. Inflamação, artrite
4. Neoplasma
5. Congênito: fisiológico no recém-nascido
6. Metabólico: osteoartropatia hipertrófica, hipervitaminose A
7. Vascular: estase venosa

Reação periosteal sólida

= reação a um irritante periosteal
√ mesmo + uniforme > 1 mm
√ persistente + inalterada por semanas

Padrões:
(a) fino: granuloma eosinofílico, osteoma osteóide
(b) denso: doença vascular
(c) fino ondulante: osteoartropatia pulmonar

(d) denso elíptico: osteoma osteóide; doença maligna de longa duração (com destruição)
(e) em capa: doença do armazenamento; infeção crônica

Reação periosteal interrompida

= processo rapidamente progressivo e pleomórfico, sujeito a constantes alterações
(a) lamelar = "pele de cebola": osteomielite aguda; tumor maligno (osteossarcoma, sarcoma de Ewing)
(b) perpendicular = "queimaduras de sol": osteossarcoma; sarcoma de Ewing; condrossarcoma; fibrossarcoma; leucemia; metástases; osteomielite aguda
(c) amorfo: malignidade (depois podem representar extensão do tumor/resposta periosteal; osteossarcoma)
(d) tríade de Codman: hemorragia; malignidade (osteossarcoma, sarcoma de Ewing); osteomielite aguda; fratura

Reação periosteal simétrica no adulto

1. Insuficiência vascular
2. Osteoartropatia hipertrófica
3. Paquidermoperiostose
4. Acropatia tireoidiana
5. Fluorose
6. Artrite reumatóide
7. Artrite psoriática
8. Síndrome de Reiter
9. Idiopática degenerativa

Reação periosteal na infância

(a) benigno
  (1) Fisiológico (até 35%): envolvimento simétrico das diáfises durante os primeiros 1–6 meses de vida
  (2) Síndrome da criança espancada
  (3) Hiperostose cortical infantil < 6 meses de idade
  (4) Hipervitaminose A
  (5) Escorbuto
  (6) Osteogênese imperfeita
  (7) Sífilis congênita
(b) maligno
  (1) Osteossarcoma multicêntrico
  (2) Metástases de neuroblastoma + retinoblastoma
  (3) Leucemia aguda

Mnemônico: "SÓ CONFETES E PALHA"
Sífilis
Osteomielite
Criança espancada
Osteossarcoma
Neuroblastoma
Fisiológico
Ewing (sarcoma de)
Trauma
Eosinofílico (granuloma)
Síndrome do "cabelo retorcido"
Escorbuto
Prostaglandinas
A (hipervitaminose)
Leucemia
Hiperostose cortical infantil
Anemia falciforme

TUMOR ÓSSEO

Incidência etária de tumores malignos ósseos

◊ 80% dos tumores ósseos são corretamente determinados baseados somente na idade!

Idade (anos)	Tumor
0,1	Neuroblastoma
0,1–10	Tumor de Ewing em ossos tubulares (diáfises)
10–30	Osteossarcoma (metáfises); sarcoma de Ewing; tumor em ossos chatos
30–40	Sarcoma reticulocelular (histologia similar ao tumor de Ewing); Fibrossarcoma; Tumor maligno de células gigantes (histologia similar ao do fibrossarcoma); Sarcoma periosteal; Linfoma;
> 40	Carcinoma metastático; mieloma múltiplo; condrossarcoma

SARCOMA SEGUNDO A IDADE:
Mnemônico: "**E**very **O**ther **R**unner **F**eels **C**rampy **P**ain **O**n **M**oving"

Ewing, sarcoma de	0–10 anos
Osteogênico, sarcoma	10–30 anos
Reticulocelular, sarcoma	20–40 anos
Fibrossarcoma	20–40 anos
Condrossarcoma	40–50 anos
Periosteal, sarcoma	40–50 anos
Osteossarcoma	60–70 anos
Metástases	60–70 anos

TUMORES DE CÉLULAS REDONDAS:
surgem na metade óssea; osteolíticos; formação reativa de novo osso; novo osso sem tumor
Mnemônico: "MONGE LL"
Mieloma múltiplo Leucemia, linfoma
Osteossarcoma
Neuroblastoma
Granuloma eosinofílico
Ewing (sarcoma de)
Linfoma
Leucemia

MALIGNIDADE COM ENVOLVIMENTO DE TECIDOS MOLES
Mnemônico: "**M**inha **M**ãe **E**spancou **c**om **F**orça **O**ntem"
Metástases
Mieloma
Ewing (sarcoma de)
Condrossarcoma
Fibrossarcoma
Osteossarcoma

Tumores ósseos da matriz tumoral

Tumores formadores de cartilagem

A. BENIGNOS
1. Encondroma
2. Condroma periosteal
3. Condroblastoma
4. Fibroma mixóide
5. Osteocondroma

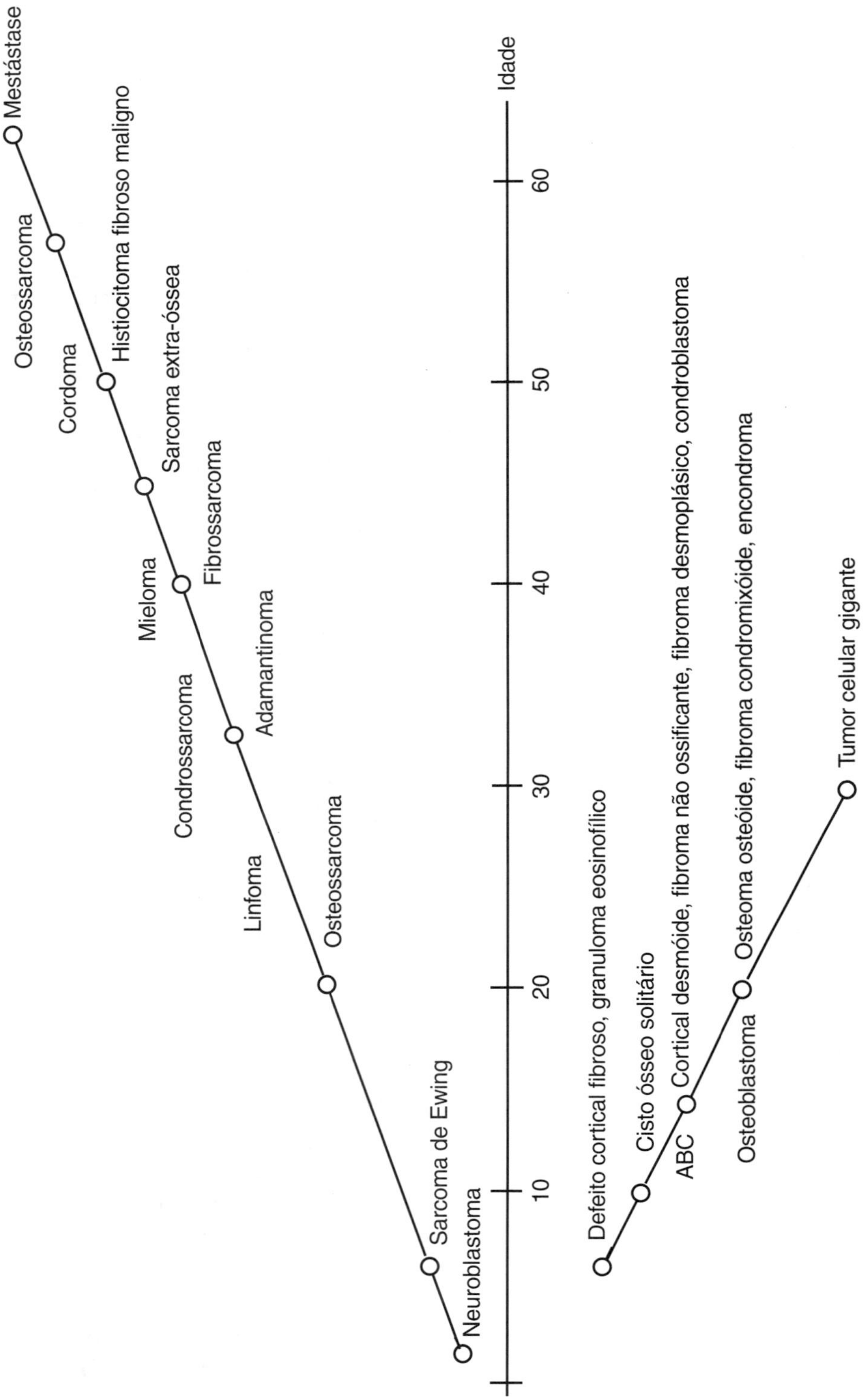

Média de idade para aparecimento de tumores ósseos benignos e malignos

B. MALIGNOS
   1. Condrossarcoma
√ localizados centralmente/floculares/ou como manchas radiodensas

Tumores formadores de osso

A. BENIGNOS
   1. Osteoma
   2. Osteoma osteóide
   3. Osteoblastoma
   4. Fibroma ossificante
B. MALIGNOS
   1. Sarcoma osteogênico
√ coleções radiodensas não homogêneas/homogêneas de tamanho variável + extensões

Tumores do tecido conectivo fibroso

A. LESÕES ÓSSEAS FIBROSAS BENIGNAS
   (a) cortical
      (1) Defeito cortical benigno
      (2) Irregularidade cortical por avulsão
   (b) medular
      (1) Herniação por um forame
      (2) Fibroma não ossificante
      (3) Fibroma ossificante
      (4) Fibromatose generalizada congênita
   (c) corticomedular
      (1) Fibroma não ossificante
      (2) Fibroma ossificante
      (3) Displasia fibrosa
      (4) Querubismo
      (5) Fibroma desmoplásico
      (6) Fibromixoma
B. MALIGNO
   1. Fibrossarcoma

Tumores de origem histiocítica

A. LOCALMENTE AGRESSIVOS
   1. Tumor de células gigantes
   2. Histiocitoma fibroso benigno
B. MALIGNOS
   1. Histiocitoma fibroso maligno

Tumores de origem do tecido gorduroso

A. BENIGNOS
   1. Lipoma intra-ósseo
   2. Lipoma periosteal
B. MALIGNOS
   1. Lipossarcoma intra-ósseo

Tumores de origem vascular

< 1% de todos os tumores ósseos

A. BENIGNOS
   1. Hemangioma
   2. Tumor glômico
   3. Linfangiomas
   4. Angiomatose cística
   5. Hemangiopericitoma
B. MALIGNOS
   1. Hemangiopericitoma maligno
   2. Angiossarcoma = hemangioendotelioma
      locais de metástases: pulmão, cérebro, linfonodos, outros ossos

Tumores de origem neural

A. BENIGNOS
   1. Neurofibroma solitário
   2. Neurilemoma
B. MALIGNOS
   1. Sarcoma osteogênico = Schwannoma maligno

Padrões de destruição óssea

A. Destruição óssea geográfica:
   Indicativa de crescimento lento, geralmente tumores benignos
   √ bem definidos/margem irregular
   √ zona de transição curta
B. Destruição óssea "roída por traças"
   Indicativa de um crescimento mais rápido como em tumores ósseos malignos/osteomielite
   √ menos bem definida/margem lesional demarcada
   √ não apresenta mais zona de transição
   Mnemônico: "H LEMMON"
      ***H**istiocytosis X*
      ***L**ymphoma*
      ***E**wing sarcoma*
      ***M**etastasis*
      ***M**ultiple mieloma*
      ***O**steomyelitis*
      ***N**euroblastoma*

      Histiocitose X
      Linfoma
      Sarcoma de Ewing
      Metástases
      Mieloma múltiplo
      Osteomielite
      Neuroblastoma
C. Destruição óssea infiltrativa
   Lesão óssea agressiva com rápido potencial de crescimento (por exemplo, sarcoma de Ewing)
   √ lesão pobremente demarcada, imperceptível se confundinda com osso não infiltrado
   √ longa zona de transição
D. Tamanho da lesão
   Tumores malignos primários são maiores que os tumores benignos
E. Lesão alongada
   √ O maior diâmetro lesional é >1 ½ vez o menor diâmetro
      Sarcoma de Ewing, sarcoma reticulocelular, condrossarcoma, angiossarcoma

Posição do tumor no plano transverso

A. LESÃO MEDULAR CENTRAL
   1. Encondroma
   2. Cisto ósseo solitário
B. LESÃO MEDULAR EXCÊNTRICA
   1. Tumor de células gigantes
   2. Sarcoma osteogênico, condrossarcoma
   3. Fibroma condromixóide
C. LESÃO CORTICAL
   1. Fibroma não ossificante
   2. Osteoma osteóide
D. LESÃO PERIOSTEAL/JUSTACORTICAL
   1. Condroma justacortical
   2. Osteocondroma
   3. Sarcoma osteogênico periosteal

Posição tumoral no plano sagital

A. LESÃO EPIFISÁRIA
   1. Condroblastoma
   2. Gânglio intra-ósseo
   3. Tumor de células gigantes (originando na metáfise)

   Mnemônico: "AGITE o C"

   Aneurismático (cisto ósseo)
   Geode
   Infecção
   Tumor de células gigantes
   Eosinofílico (granuloma)
   Condroblastoma

   [(após 40 anos de idade descarte "CEA" e insira metástases/mieloma)]

B. LESÃO METAFISÁRIA
   1. Fibroma não ossificante
   2. Fibroma condromixóide
   3. Cisto ósseo solitário
   4. Osteocondroma
   5. Abscesso de Brodie
   6. Sarcoma osteogênico, condrossarcoma

C. LESÃO DIAFISÁRIA
   1. Tumor de células redondas (por exemplo, sarcoma de Ewing)
   2. Fibroma não ossificante
   3. Cisto ósseo solitário
   4. Cisto ósseo aneurismático
   5. Encondroma
   6. Osteoblastoma
   7. Displasia fibrosa

   Mnemônico: "FEMALE"

   Fibrosa (displasia)
   Ewing (sarcoma de)
   Metástase
   Adamantinomas
   Leucemia, linfoma
   Eosinofílico (granuloma)

Condições semelhantes a tumores

1. Cisto ósseo solitário
2. Cisto justarticular ("sinovial")
3. Cisto ósseo aneurismático
4. Fibroma não ossificante; defeito cortical; desmóide cortical
5. Granuloma eosinofílico
6. Granuloma reparador de células gigantes
7. Displasia fibrosa
8. Miosite ossificante
9. "Tumor marrom" do hiperparatireoidismo
10. Osteólise maciça

LESÃO INTRA-ÓSSEA

Lesão óssea bolhosa

Mnemônico: "FOG MACHINES"

Fibrosa (displasia), defeito cortical fibroso
Osteoblastoma
Gigante (tumor de células)
Mieloma (plasmocitoma), metástases de rim, tireóide e mama
Angioma/cisto ósseo aneurismático
Condroblastoma/fibroma condromixóide
Histiocitose X, tumor marrom do hiperparatireoidismo, hemofilia
Infecção (abscesso de Brodie, equinococo, coccidioidomicose)
Não ossificante (fibroma)
Encondroma, cisto de inclusão epitelial
Simples (cisto ósseo unilocular)

Lesão infecciosa bolhosa

1. Abscesso de Brodie (*Staph. aureus*)
2. Coccidioidomicose
3. *Equinococcus*
4. Micobactéria atípica
5. Tuberculose cística

Lesão "em explosão" (*blowout*)

A. METÁSTASES
   Carcinoma da tireóide, rim, mama
B. TUMOR ÓSSEO PRIMÁRIO
   1. Fibrossarcoma
   2. Mieloma múltiplo (algumas vezes)
   3. Cisto ósseo aneurismático
   4. Pseudotumor hemofílico

Defeito ósseo não expansivo unilocular e bem demarcado

1. Defeito cortical fibroso
2. Fibroma não ossificante
3. Cisto ósseo simples unicâmara
4. Tumor de células gigantes
5. Tumor marrom do HPT
6. Granuloma eosinofílico
7. Encondroma
8. Cisto de inclusão epidermóide
9. Cisto pós-traumático/degenerativo
10. Pseudotumor da hemofilia
11. Gânglio intra-ósseo
12. Histiocitoma
13. Lesão artrítica
14. Sinovite vilonodular endosteal pigmentada
15. Displasia fibrosa
16. Lesão infecciosa

Defeito ósseo não expansivo multilocular e bem demarcado

1. Cisto ósseo aneurismático
2. Tumor de células gigantes
3. Displasia fibrosa
4. Cisto ósseo simples

Osteólise expansiva unilocular bem demarcada

1. Cisto ósseo simples unicâmara
2. Encondroma
3. Cisto ósseo aneurismático
4. Condroma justacortical
5. Fibroma não ossificante
6. Granuloma eosinofílico
7. Tumor marrom do HPT

Lesão osteolítica pobremente demarcada sem reação periosteal

A. NÃO EXPANSIVA
1. Metástase de qualquer neoplasma primário
2. Mieloma múltiplo
3. Hemangioma

B. EXPANSIVA
1. Condrossarcoma
2. Tumor de células gigantes
3. Metástases de rim/tireóide

Lesão osteolítica pobremente demarcada + reação periosteal

1. Osteomielite
2. Sarcoma de Ewing
3. Osteossarcoma

Lesão mista lítica e esclerótica

A. COM SEQÜESTRO
1. Osteomielite

B. SEM SEQÜESTRO
1. Osteomielite
2. Tuberculose
3. Sarcoma de Ewing
4. Metástase
5. Osteossarcoma

Lesão óssea trabeculada

1. Tumor de células gigantes: trabéculas finas e delicadas
2. Fibroma condromixóide: trabéculas grosseiras e espessas
3. Fibroma não ossificante loculado
4. Cisto ósseo aneurismático: trabéculas delicadas, horizontalmente orientadas
5. Hemangioma: trabéculas radiando estriadamente

Lesão lítica circundada por marcada esclerose

Mnemônico: "O FATO"

Osteoblastoma
Fratura de estresse
Abscesso de Brodie
Tuberculose
Osteoma osteóide

Múltiplas lesões líticas

Mnemônico: "GEM DHI"

Granuloma eosinofílico
Encondromas
Metástases, mieloma múltiplo
Displasia fibrosa
Hiperparatireoidismo (tumores marrons), Hemangiomas
Infecção

Lesões líticas em pacientes < 30 anos de idade

Mnemônico: "CACIFE"

Condroblastoma
Aneurismático (cisto ósseo)
Cisto ósseo solitário
Infecção
Fibroma não ossificante
Eosinofílico (granuloma)

Lesão lítica em ambos os lados da articulação

Mnemônico: "SAL"

Sinovioma
Angioma
Lesão condróide

Lesão destrutiva do sacro

Mnemônico: "COM PANES"

Cordoma
Osteomielite
Metástase
Plasmocitoma
Aneurismático (cisto ósseo)
Neuroblastoma
Ependimoma
Sarcoma

NANISMO

CLASSIFICAÇÃO

1. **Osteocondrodisplasia**

= anormalidades da cartilagem/crescimento ósseo e do desenvolvimento

(a) identificável ao nascimento:
— geralmente letal: acondrogênese, fibrocondrogênese, displasia tanatofórica, síndrome da costela curta
— geralmente não letal: condrodisplasia puntiforme, displasia cantomélica, acondroplasia, displasia diastrófica, displasia condroectodérmica, síndrome de Jeune, displasia espondiloepifisária congênita, displasia mesomélica, displasia cleidocranial, síndrome otopalatodigital

(b) identificável tardiamente na vida: hipocondrodisplasia, discondroesteose, displasia espondilometafisária, displasia acromícrica

(c) densidade óssea anormal: osteopetrose, picnodisostose, síndrome de Melnick-Needles

2. **Disostose**

= malformação dos ossos individuais únicos ou em combinação

(a) com envolvimento craniano + facial: craniossinostose, disostose facial (Crouzon), acrocefalossindactilia, síndromes do arco branquial (Treatcher-Collins, Franceschetti), disostose acrofacial, disostose oculoauriculovertebral, microssomia hemifacial, síndrome oculomandibulofacial

(b) com envolvimento axial predominante: defeitos da segmentação vertebral (Klippel-Feil), anomalia de Sprengel, disostose espondilocostal, síndrome oculovertebral

(c) com envolvimento predominante de extremidades: aqueiria (= ausência de mãos), apodia (= ausência de pés), polidactilia, sindactilia, camptodactilia, síndrome de Rubinstein-Taby, síndrome pancitopenia-dismelia (Fanconi), anemia de Blackfan-Diamond com anomalia no polegar, síndrome aplasia trombocitopenia-radial, síndromes cardiomélicas (Holt-Oram), deficiência femoral focal, sinostoses múltiplas

3. **Osteólise idiopática**
   = desordens associadas à reabsorção multifocal de osso
4. **Aberração cromossomial**
5. **Desordem metabólica primária**
   (a) cálcio/fósforo: hipofosfatasia
   (b) carboidratos complexos: mucopolissacaridoses

TERMINOLOGIA

Micromelia = o encurtamento envolve o membro inteiro (isto é, úmero, rádio + ulna, mão)
Rizomelia = o encurtamento envolve o segmento proximal (isto é, úmero)
Mesomelia = o encurtamento envolve o segmento intermediário (isto é, rádio + ulna)
Acromelia = o encurtamento envolve o segmento distal (isto é, a mão)

Nanismo micromélico

= encurtamento desproporcional da perna inteira

A. Nanismo micromélico leve
   1. Síndrome de Jeune
   2. Síndrome de Ellis-van Creveld
      = displasia condroectodérmica
   3. Nanismo Diastrófico
B. Nanismo micromélico curvo leve
   1. Displasia camptomélica
   2. Osteogênese imperfecta, tipo III
C. Nanismo micromélico severo
   1. Displasia tanatópica
   2. Osteogênese imperfeita, tipo II
   3. Acondroplasia homozigótica
   4. Hipofosfatasia
   5. Síndrome da costela curta e sindactilia
   6. Fibrocondrogênese

Nanismo acromegálico

= encurtamento distal (mãos, pés)

(1) Displasia torácica asfixiante

Nanismo rizomélico

= encurtamento dos segmentos proximais (úmero, fêmur)

Mnemônico: "CADA N"

Condrodisplasia puntiforme (autossômica recessiva)
Acondroplasia heterozigótica
Displasia tanatofórica
Acondrogênese (encurtamento mais severo)
Nanismo metatrófico

Osteocondrodisplasia

A. Insuficiência de:
   (a) cartilagem articular: displasia espondiloepifisária
   (b) centro de ossificação: displasia múltipla epifisária
   (c) cartilagem proliferante: acondroplasia
   (d) formação esponjosa: hipofosfatasia
   (e) absorção esponjosa: osteopetrose
   (f) osso periosteal: osteogênese imperfeita
   (g) osso endosteal: osteoporose idiopática
B. Excesso de:
   (a) cartilagem articular: displasia epifiseal hemimélica
   (b) cartilagem hipertrófica: encondromatose
   (c) esponjosa: exostose múltipla
   (d) osso periosteal: displasia diafisária progressiva
   (e) osso endosteal: hiperfosfatemia

Displasia óssea letal

Em ordem de freqüência:

(1) Displasia tanatofórica
(2) Osteogênese imperfeita tipo II
(3) Acondrogênese tipo I + II
(4) Síndrome de Jeune (pode ser não letal)
(5) Hipofosfatasia, forma letal congênita
(6) Displasia condroectodérmica (usualmente não letal)
(7) Condrodisplasia puntiforme, tipo rizomélico
(8) Displasia camptomélica
(9) Síndrome da costela curta e sindactilia
(10) Acondroplasia homozigótica

Nanismo não-letal

1. Acondroplasia (heterozigota)
2. Displasia torácica asfixiante
3. Displasia condroectodérmica
4. Condrodisplasia puntiforme
5. Displasia espondiloepifisária (congênita)
6. Nanismo diastrófico
7. Nanismo metatrófico
8. Hipocondroplasia

Nanismo de início tardio

1. Displasia espondiloepifisária tardia
2. Displasia epifisária múltipla
3. Pseudo-acondroplasia
4. Condrodisplasia metafisária
5. Discondroesteose
6. Disostose cleidocranial
7. Displasia diafisária progressiva

Tórax estreito no feto

1. Síndrome da costela curta e sindactilia
2. Displasia torácica asfixiante
3. Displasia condroectodérmica
4. Displasia camptomélica
5. Displasia tanatofórica
6. Acondroplasia homozigota
7. Acondrogênese
8. Hipofosfatasia

Desmineralização da coluna no feto

1. Acondrogênese

Macrocefalia no feto

1. Acondroplasia
2. Displasia tanatofórica

Ossos longos curvos no feto

1. Displasia camptomélica
2. Osteogênese imperfeita
3. Displasia tanatofórica
4. Hipofosfatasia

Fraturas ósseas no feto

1. Osteogênese imperfeita
2. Hipofosfatasia
3. Acondrogênese

ANOMALIAS DE REDUÇÃO DOS MEMBROS

Amelia = ausência de membros
Hemimelia = ausência das partes distais
Focomelia = redução da porção proximal com as partes distais conectadas ao tronco

Aplasia/hipoplasia do rádio

Mnemônico: "**H**oje **M**eu **N**ariz **A**rde **C**om **S**al"
- **H**olt-Oram (síndrome de)
- **M**iosite ossificante progressiva (hálux apenas)
- **N**anismo diastrófico
- **A**nemia de Fanconi
- **C**ornellia de Lange (síndrome de)
- **S**índrome da trombocitopenia-ausência de rádio

Mal desenvolvimento do osso pubiano

Mnemônico: "IH SEDE"
- **I**diopático
- **H**ipospádia
- **S**iringomielia
- **E**pispádia
- **D**isostose cleidocranial
- **E**xtrofia de bexiga

SUPERCRESCIMENTO ÓSSEO

Superdesenvolvimento ósseo

1. Síndrome de Marfan
2. Síndrome de Klippel-Trenaunay
3. Macrodistrofia lipomatosa

Deformidade do frasco Erlenmeyer

= expansão da extremidade distal dos ossos longos, geralmente fêmur

(1) Doença de Gaucher, doença de Niemann-Pick
(2) Raquitismo
(3) Anemia
(4) Displasia fibrosa
(5) Osteopetrose
(6) Envenenamento por metais pesados
(7) Displasia metafisária
(8) Síndrome de Down
(9) Acondrodisplasia
(10) Artrite reumatóide

Mnemônico: "TÔ PAGO"
- **T**alassemia
- **O**steopetrose
- **P**yle (doença de)
- **A**clasia diafisária
- **G**aucher (doença de)
- **O**llier (doença de)

ARTICULAÇÕES

Abordagem à artrite

Mnemônico: "O CADET"
- **Ó**ssea (mineralização)
- **C**artilagem (perda de)
- **A**linhamento
- **D**istribuição
- **E**rosão
- **T**ecidos moles

Sinais de artrite

Prevalência da artrite: 15% da população nos Estados Unidos

Raios X convencional:
- √ estreitamento do espaço articular: radiológico
  (a) uniforme = artrite inflamatória
  (b) não uniforme = artrite degenerativa
- √ evidência de doença em ambos os lados da articulação:
  - √ osteopenia
  - √ esclerose subcondral
  - √ erosão
  - √ formação cística subcondral
  - √ mal-alinhamento
- √ efusão articular
- √ corpos articulares

MN:
- √ aumento no fluxo sangüíneo regional (doença ativa)
- √ distribuição da doença

RNM:
- √ irregularidade + estreitamento da cartilagem articular
- √ efusão articular
- √ reforço da sinóvia com Gd-DTPA (doença ativa)

Classificação das artrites

A. ARTRITE SÉPTICA
1. Tuberculose
2. Piogênica
3. Artrite de Lyme
4. Artrite fúngica: *Candida, Coccidioides immites, Blastomyces dermatitidis, Histoplasma capsulatum, Sporotrix schenckii, Cryptococcus neoformans, Aspergillus fumigatus*

B. ARTRITE DE DOENÇA DO COLÁGENO/SIMILAR À DOENÇA DO COLÁGENO
1. Artrite reumatóide
2. Espondilite anquilosante
3. Artrite psoriática
4. Febre reumática
5. Sarcoidose

C. ARTRITE BIOQUÍMICA
1. Gota
2. Condrocalcinose
3. Ocronose
4. Artrite hemofílica

D. DOENÇA DEGENERATIVA DA ARTICULAÇÃO = Osteoartrite

E. TRAUMÁTICA
1. Osteoartrite secundária
2. Artrite neurotrófica
3. Sinovite vilonodular pigmentada

F. ARTRITE DA DOENÇA INFLAMATÓRIA INTESTINAL
1. Colite ulcerativa (em 10%–20%)
2. Doença de Chron (em 5%)
a artrite periférica aumenta com a doença colônica
3. Doença de Whipple (em 60%–90% poliartrite intermitente transitória: sacroileíte, espondilite)
◊ A ressecção do intestino doente está associada à regressão da sintomatologia artrítica!

ESPONDILOARTRITE + COMPLEXO DE HISTOCOMPATIBILIDADE HLA-B 27

Teste positivo em:

(1)	Espondilite anquilosante	95%
(2)	Doença de Reiter	80%
(3)	Espondilite psoriática	70%
(4)	Artropatia da doença inflamatória intestinal	70%
(5)	População normal	10%

Osteoartrite prematura

Mnemônico: "MACHADO T"
Marfan (síndrome de)
Artropatia por pirofosfato de cálcio diidratado
Charcot (articulação de) = neuroartropatia
Hemofílico (artropatia do)
Acromegalia
Displasia epifisária
Ocronose
Trauma

Artrite com periostite

1. Artrite reumatóide juvenil
2. Artrite psoriática
3. Síndrome de Reiter
4. Artrite infecciosa

Artrite com desmineralização

Mnemônico: "LEOAH"
Lúpus eritematoso sistêmico
Esclerodermia
Osteomielite
Artrite reumatóide, síndrome de Reiter
Hemofilia

Artrite sem desmineralização

1. Gota
2. Artropatia neuropática
3. Psoríase
4. Doença de Reiter
5. Sinovite vilonodular pigmentada

Mnemônico: "PONGS"
Psoriática (artrite)
Osteoartrite
Neuropática (articulação)
Gota
Sarcoidose

Desordens articulares da mão + punho

1. Osteoartrite = doença articular degenerativa
= estresse anormal com episódios traumáticos menores + maiores
Áreas-alvo: ID, IP primeira CMC, trapezioescafóide
√ esclerose + osteófitos
2. Osteoartrite erosiva = osteoartrite inflamatória
Idade: predominantemente meia idade/mulheres pós-menopausadas
• episódios inflamatórios agudos
Áreas-alvo: ID, IP, primeira CMC, trapezioescafóide
√ erosões subcondrais em "asa de gaivota"
√ anquilose rara
3. Artrite psoriática
= variante reumatóide/soronegativa espondiloartropatia; manifestações periféricas na monoartrite/oligoartrite assimétrica/poliartrite simétrica
Áreas-alvo: toda a mão + articulações do punho (comumente distais)
√ erosões marginais em "orelhas de rato"
√ nova formação óssea
4. Artrite reumatóide
= tecido de granulação sinovial proliferativo = *pannus*
Áreas-alvo: IP, MCF, todas as articulações do punho, ulnar e estilóide
√ erosões marginais pobremente definidas
√ deformidades articulares
5. Artrite gotosa
• cristais de urato monossódico no líquido sinovial
• períodos assintomáticos de meses a anos
Áreas-alvo: comumente CMC + todas as articulações da mão
√ desenvolvimento da gota tofácea crônica
√ erosões bem definidas com bordas muito salientes (amiúde periarticular)
√ estreitamento do espaço articular
6. Deposição de cristais de pirofosfato diidratado de cálcio = CPPD
Áreas-alvo: MCF, radiocárpica
√ condrocalcinose
√ "alterações degenerativas" em localizações não usuais
√ nenhuma erosão
7. LES
= miosite, poliartrite simétrica, artropatia não erosiva deformante, osteonecrose
Áreas-alvo: IP, MCF
√ deformidades reversíveis
8. Esclerodermia = esclerose sistêmica progressiva (ESP)
Áreas-alvo: ID, IP, primeira CMC
√ reabsorção em "ramalhete"
√ calcificações dos tecidos moles

Artrite envolvendo as articulações interfalangianas distais

Mnemônico: "PORO"
Psoriática (artrite)
Osteoartrite
Reticulohisticiocitose multicêntrica
Osteoartrite erosiva

Sacroileíte

Anatomia:
somente o aspecto anterior inferior da aposição sacroilíaca é coberta com cartilagem (1 mm de espessura de cartilagem hialina no lado ilíaco, 3–5 mm de espessura de cartilagem fibrosa no lado sacral); 2–5 mm de largura articular normal

Posicionamento: incidência de Ferguson = projeção AP com angulação de 23° em direção à cabeça

A. BILATERAL SIMÉTRICA

1. Espondilite anquilosante
   √ pequena erosão regular = perda de definição da linha branca cortical no lado ilíaco
   √ anquilose
   √ ossificação dos ligamentos intra-ósseos
2. Artrite reumatóide (em estágios tardios)
   √ estreitamento do espaço articular sem reparação
   √ osteoporose
   √ anquilose pode ocorrer
3. Artropatia de deposição: gota, CPPD, ocronose, acromegalia
   √ perda lenta da cartilagem
   √ osso reparativo subcondral + osteófitos
4. Enteropática

B. BILATERAL ASSIMÉTRICA

1. Artrite psoriática
   √ processo reparativo + grande + extensamente erosiva
   √ anquilose ocasional
2. Síndrome de Reiter
3. Artrite reumatóide juvenil

C. UNILATERAL

1. Infecção
2. Osteoartrite proveniente de estresse mecânico anormal
   √ estreitamento irregular do espaço articular com reparo ósseo subcondral
   √ osteófitos no aspecto ântero-superior/inferior da articulação (pode lembrar anquilose)

DD: Hiperparatireoidismo
   √ reabsorção óssea subcondral no lado ilíaco lembrando erosão + alargamento da articulação

Alargamento da articulação sacroilíaca

Mnemônico: "CRAP TRAP"
Colite
Reumatóide (artrite)
Abscesso (infecção)
Paratireóide (doença da)
Trauma
Reiter (síndrome de)
Anquilosante (Espondilite)
Psoríase

Fusão da articulação sacroilíaca

Mnemônico: "AEREI"
Artrite psoriática
Espondilite colítica
Reiter (síndrome de)
Espondilite anquilosante
Infecção (BK)

Alargamento da sínfise púbica

Mnemônico: "DOSE H"
Disostose cleidocranial
Osteogênese imperfeita
Síndrome do "ventre pendente" (NR: Prune Belly)
Extrofia da bexiga
Hipotireoidismo

Acetábulo protruso

= protrusão do assoalho acetabular para dentro da pelve
√ cruzamento da medial + componentes laterais pelve "em gota"

A. UNILATERAL
1. Artrite tuberculosa
2. Trauma
3. Displasia fibrosa

B. BILATERAL
1. Artrite reumatóide
2. Doença de Paget
3. Osteomalacia

Mnemônico: "PATO"
Paget (doença de)
Artrite reumatóide
Trauma
Osteomalacia (HPT)

Artrite da articulação interfalangiana do hálux

1. Artrite psoriática
2. Doença de Reiter
3. Gota
4. Doença degenerativa articular

Anquilose das articulações interfalangianas

Mnemônico: "PESO"
Psoriática (artrite)
Espondilite anquilosante
Still (doença de)
Osteoartrite erosiva

Doença sinovial com diminuição da intensidade do sinal

= deposição de hemossiderina
(1) Sinovite vilonodular pigmentada
(2) Artrite reumatóide
(3) Hemofilia

Corpos livres intra-articulares

1. Osteocondrose dissecante
2. Osteocondromatose sinovial
3. Fratura cominutiva traumática
4. Doença articular degenerativa severa
5. Artropatia neuropática

Cisto subcondral

= CISTO SINOVIAL = PSEUDOCISTO SUBARTICULAR = PSEUDOCISTO NECRÓTICO = GEODES

Etiologia: a necrose óssea permite a introdução induzida por pressão de líquido sinovial dentro do osso subcondral; em condições com inflamação sinovial

Causas:
(1) Osteoartrite
(2) Artrite reumatóide
(3) Osteonecrose
(4) CPPD
√ tamanho do cisto usualmente 2–35 mm
√ pode ser grande + expansivo (especialmente no CPPD)

DDx:
(1) Tumor de células gigantes
(2) Sinovite vilonodular pigmentada
(3) Metástases
(4) Gânglio intra-ósseo
(5) Hemofilia

Condrocalcinose

Mnemônico: "Wilson, PAGODI e 6Hs"
Wilson (doença de)
Pseudogota (CPPD)
Artrite (reumatóide, pós-infecciosa, traumática, degenerativa), **A**miloidose, **A**cromegalia
Gota
Ocronose
D*iabetes melitus*
Idiopático (envelhecimento)
Hemocromatose, **H**emofilia, **H**ipotireoidismo, **H**iperparatireoidismo primário (15%), **H**ipofosfatasia, **H**ipomagnesemia familiar

Mnemônico: "3 C's"

Cristais	CPPD
	urato de sódio (gota)
Cátions	cálcio (qualquer causa de hipercalcemia)
	cobre
	ferro
Cartilagem (degeneração da)	osteoartrite
	acromegalia
	ocronose

Entesopatia

Entese = inserção óssea de um tendão composta de quatro zonas, ou seja, o tendão propriamente dito + fibrocartilagem não mineralizada + cartilagem mineralizada + osso

Causa:
(1) Desordem degenerativa
(2) Artropatias soronegativas: espondilite anquilosante, doença de Reiter, artrite psoriática
(3) Hiperostose esquelética difusa idiopática
(4) Acromegalia
(5) Artrite reumatóide (ocasionalmente)

Localização: no ponto de inserção do tendão + ligamentos
√ proliferação óssea (entesófito)
√ calcificação do tendão + ligamento
√ erosão

EPÍFISE

Epífises "pontilhadas"

1. Variante normal
2. Necrose avascular
3. Hipotireoidismo
4. Condrodisplasia puntiforme
5. Displasia epifisária múltipla
6. Displasia espondiloepifisária
7. Hipoparatireoidismo
8. Síndrome de Down
9. Trissomia do 18
10. Síndrome fetal devido à warfarina
11. Homocistinúria (radial distal + epífise ulnar = patognomônico)
12. Síndrome hepatorrenal de Zellweger

Supercrescimento epifisário

1. Artrite reumatóide juvenil
2. Hemofilia
3. Doença de Legg-Perthes cicatrizada
4. Artrite tuberculosa
5. Artrite piogênica (crônica)
6. Artrite fúngica
7. Displasia epifisária hemimélica
8. Displasia fibrosa da epífise
9. Síndrome de Winchester

Epífise em "anel"

1. Osteoporose grave
2. Raquitismo cicatrizado
3. Escorbuto

Epifisiólise

= EPÍFISE "PONTILHADA" (zona de cartilagem hipertrófica madura afetada, não é zona de proliferação)
(1) Idiopática/epifisiólise juvenil
Idade: 12–15 anos (? desregulagem hormonal relacionada à puberdade)
• tipo adiposogenital; alta estatura
(2) Osteodistrofia renal
(3) Hiperparatireoidismo em doença renal crônica
(4) Hipotireoidismo
(5) Radioterapia

Obliqüidade tibiotalar

= obliqüidade inferior do platô tibial medial
(1) Hemofilia
(2) Doença de Still
(3) Anemia falciforme
(4) Displasia epifisária
(5) Trauma

TRAUMA

Trauma na infância

1. Fratura em galho verde
   = fratura incompleta de osso em crescimento e não rígido, com periósteo intacto
2. Fratura em curvatura
3. Epifisiólise traumática
4. Síndrome da criança espancada
5. Lesão da placa epifisária

Pseudo-artrose de ossos longos

1. Não união de fraturas
2. Displasia fibrosa
3. Neurofibromatose
4. Osteogênese imperfeita
5. Congênita: pseudo-artrose clavicular

Formação de calo excessiva

1. Corticoterapia/síndrome de Cushing
2. Artropatia neuropática
3. Osteogênese imperfeita
4. Insensibilidade congênita à dor
5. Paralisia
6. Osteodistrofia renal
7. Mieloma múltiplo

PUNHO & MÃO

Reabsorção de *tufos* terminais

A. TRAUMA
   1. Amputação
   2. Queimaduras, lesões elétricas
   3. Geladuras
   4. Envenenamento por cloreto de vinil

B. NEUROPÁTICO
   1. Indiferença congênita à dor
   2. Siringomielia
   3. Mielomeningocele
   4. *Diabetes melitus*
   5. Lepra

C. DOENÇA DO COLÁGENO/VASCULAR
   1. Esclerodermia
   2. Dermatomiosite
   3. Doença de Raynaud

D. METABÓLICO
   1. Hiperparatireoidismo

E. HERDADA
   1. Acroesteólise familial
   2. Picnodisostose
   3. Progeria = Síndrome de Werner
   4. Paquidermoperiostose

F. OUTROS
   1. Sarcoidose
   2. Artropatia psoriática
   3. Epidermólise bolhosa

Ângulo carpiano

= ângulo de 130° formado pelas tangentes, proximal à seqüência de ossos carpianos

A. DIMINUIÇÃO DO ÂNGULO CARPIANO (< 124°)
   1. Síndrome de Turner
   2. Síndrome de Hurler
   3. Síndrome de Morquio
   4. Deformidade de Madelung

B. AUMENTO DO ÂNGULO CARPIANO (> 139°)
   1. Síndrome de Down
   2. Artrogripose
   3. Displasia óssea com envolvimento epifisário

Sinal metacarpiano

= tangente entre o quarto e quinto metacarpianos interceptando o terceiro metacarpiano = encurtamento do quarto metacarpiano

(1) Idiopático
(2) Disgenesia gonadal: síndrome de Turner, síndrome de Klinefelter
(3) Pseudopseudo e pseudo-hipoparatireoidismo
(4) Displasia ectodérmica = síndrome de Cornelia de Lange
(5) Exostose múltipla hereditária
(6) Disostose periférica
(7) Síndrome do nevo celular basal
(8) Melorreostose

Mnemônico: "3 Ts e PIP"
Trauma
Turner (síndrome de)
Trissomia 13–18
Pseudo-hipoparatireoidismo
Idiopático
Pseudopseudo-hipoparatireoidismo

Braquidactilia

= encurtamento/alargamento dos metacarpianos ± falanges

(1) Idiopática
(2) Trauma
(3) Osteomielite
(4) Artrite
(5) Síndrome de Turner
(6) Osteocondrodisplasia
(7) Pseudo-hipoparatireoidismo
Pseudopseudo-hipoparatireoidismo
(8) Mucopolissacaridoses
(9) Síndrome de Cornellia de Lange
(10) Síndrome do nevo basal celular
(11) Exostose múltipla hereditária

Sindactilia

= fusão cutânea dos dedos ± ossos

(1) Síndrome de Apert
(2) Síndrome de Carpenter
(3) Síndrome de Down
(4) Neurofibromatose
(5) Síndrome de Poland
(6) Outros

Polidactilia

Freqüentemente associada a

(1) Síndrome de Carpenter
(2) Síndrome de Ellis-van Creveld
(3) Síndrome de Meckel-Gruber
(4) Síndrome polissindactilia
(5) Síndrome da costela curta-polidactilia
(6) Trissomia do 13

Clinodactilia

= curvatura do dedo no plano mediolateral

(1) Variante normal
(2) Síndrome de Down
(3) Displasia múltipla
(4) Trauma, artrite, contraturas

Lesão lucente no dedo

A. TUMOR BENIGNO
   1. Tumor de células gigantes
   2. Cisto ósseo aneurismático
   3. Tumor marrom
   4. Pseudotumor hemofílico
   5. Cisto de inclusão epidermal
   6. Tumor glômico
   7. Cisto ósseo solitário

8. Osteoblastoma
9. Encondroma

B. TUMOR MALIGNO
1. Osteossarcoma
2. Fibrossarcoma
3. Metástase dos pulmões, mama, melanoma maligno

Mnemônico: "TEM CAPETAS"
Tumor glômico
Encondroma
Metástase
Cisto simples (inclusão)
Artrite reumatóide, gota
Pancreatite
Epidermóide
Tumor de células gigantes
Aneurismático (cisto ósseo)
Sarcóide

Acroosteosclerose
= áreas focais e opacas + espessamento endosteal
(1) Incidental em mulheres de meia idade
(2) Artrite reumatóide
(3) Sarcoidose
(4) Esclerodermia
(5) Lúpus eritematoso sistêmico
(6) Doença de Hodgkin
(7) Desordens hematológicas

Calcificações nas pontas dos dedos
1. Esclerodermia/síndrome CREST
2. Doença de Raynaud
3. Lúpus eritematoso sistêmico
4. Dermatomiosite
5. Calcinose circunscrita universal
6. Hiperparatireoidismo

COSTELAS

Lesões costais
A. TUMOR COSTAL BENIGNO
1. Displasia fibrosa (lesão benigna mais comum)
√ predominantemente de localização posterior
2. Granuloma eosinofílico
3. Defeito cortical benigno
4. Hemangioma do osso
5. Encondroma: na junção costovertebral/costocondral
6. Osteocondroma: na junção costovertebral/costocondral
7. Tumor de células gigantes
8. Cisto ósseo aneurismático

B. TUMOR COSTAL PRIMÁRIO MALIGNO
1. Condrossarcoma (matriz calcificada)
2. Osteossarcoma (raro)
3. Fibrossarcoma

C. TUMOR COSTAL SECUNDÁRIO MALIGNO
— em adulto:
(1) Metástases (lesão maligna mais comum)
(2) Mieloma múltiplo
(3) Tumor desmóide
— em criança:
(1) Sarcoma de Ewing
(2) Neuroblastoma metastático

Veja também: Lesões da parede torácica

D. DESORDEM COSTAL TRAUMÁTICA
1. Fratura em cicatrização
(a) fraturas da tosse: quarta-nona costela na linha axilar anterior
(b) fraturas de fadiga: primeira costela (após carregar uma carga pesada no dorso)
2. Osteíte por radiação

E. Infecções granulomatosas agressivas
= osteomielite

Impressão costal anormal na margem inferior
A. VASCULAR
(a) aorta: trombose, coarctação
(b) artéria subclávia: *shunt* de Blalock-Taussig
(c) artéria pulmonar: estenose pulmonar, tetralogia de Fallot, artéria pulmonar ausente
(d) fístula AV
(e) obstrução da veia cava inferior

B. NEUROGÊNICO
1. Neuroma intercostal
2. Neurofibromatose
3. Poliomielite/quadriplegia/paraplegia

C. ÓSSEO
1. Hiperparatireoidismo
2. Talassemia
3. Síndrome de Melnick-Needles

Impressão costal anormal na margem inferior
1. Artrite reumatóide
2. Esclerodermia
3. Lúpus eritematoso sistêmico
4. Hiperparatireoidismo
5. Doença pulmonar restritiva
6. Síndrome de Marfan

Costela "em fita"
1. Osteogênese imperfeita
2. Neurofibromatose

Aumento bulboso da junção costocondral
1. Rosário raquítico
2. Escorbuto
3. Acondroplasia

Costelas alargadas
1. Hiperplasia da medula óssea (anemias)
2. Displasia fibrosa
3. Doença de Paget
4. Acondroplasia
5. Mucopolissacaridoses

Lesão costal expansiva
Mnemônico: "FEDELHA TEM Pé Limpo"
Fibroma condromixóide
Eosinofílico (granuloma)
Displasia fibrosa
Encondroma
Leucemia
Hematopoiese
Aneurismático (cisto ósseo)

Tuberculose
Ewing (sarcoma de)
Metástase
Plasmocitoma
Linfoma

Costelas curtas

1. Acondroplasia
2. Acondrogênese
3. Displasia tanatofórica
4. Displasia torácica asfixiante
5. Nanismo mesomélico
6. Síndrome da costela curta-polidactilia
7. Displasia espondiloepifisária
8. Encondromatose
9. Displasia condroectodérmica (Ellis-van Creveld)

Costelas densas

1. Osteopetrose
2. Mastocitose
3. Fluorose

Costelas hiperlucentes

1. Osteopetrose
2. Doença de Cushing
3. Acromegalia
4. Escorbuto

CLAVÍCULA

Ausência da extremidade externa da clavícula

1. Artrite reumatóide
2. Hiperparatireoidismo
3. Osteólise pós-traumática
4. Metástases/mieloma múltiplo
5. Displasia cleidocranial

Extremidade distal da clavícula afilada

Mnemônico: "APITEH"
Artrite reumatóide
Progeria
Infecção
Trauma
Esclerodermia
Hiperparatireoidismo

Destruição da extremidade medial da clavícula

Mnemônico: "GIM com SAL"
Granuloma eosinofílico
Infecção
Metástases
Sarcoma
Artrite reumatóide
Linfoma

PÉ

Posições anormais do pé

A. PORÇÃO ANTERIOR
1. Varo = adução
   = eixo do primeiro metatarsiano desviado medialmente relativo ao eixo do talo
2. Valgo = abdução
   = eixo do primeiro metatarsiano desviado lateralmente relativo ao eixo do talo
3. Inversão = supinação
   = rotação para dentro da sola do pé
4. Eversão = pronação
   = rotação para fora da sola do pé

B. PORÇÃO POSTERIOR
talipe (talo) = qualquer anormalidade do tornozelo e da porção posterior do pé
1. Eqüino
   = anormalidade da porção posterior do pé com reversão do grau de inclinação do calcâneo, de modo que o calcanhar não pode tocar o solo
2. Pé calcâneo
   = ângulo de inclinação do calcâneo muito alto de modo que a parte anterior do pé não toca o solo
3. Pé plano
   = ângulo de inclinação do calcâneo baixo + (geralmente) calcanhar valgo + eversão da parte anterior do pé
4. Pé cavo
   = ângulo de inclinação do calcâneo alto (arco fixo em posição mais alta)

Pé torto congênito = *talipes eqüinovarus*

Deformidade grave e comum caracterizada por:
- calcanhar eqüino (reversão do ângulo de inclinação do calcâneo)
- calcanhar varo (ângulo talocalcaneal de quase zero em visão AP com ambos os ossos paralelos entre si)
- *metatarsus aductus* (eixo do primeiro metatarso desviado medialmente, em relação ao eixo do talo)

(1) Artrogripose múltipla congênita
(2) Condrodisplasia puntiforme
(3) Neurofibromatose
(4) Espinha bífida
(5) Mielomeningocele

Pé chato em gangorra = talo vertical

√ talo orientado verticalmente com aumento do ângulo talocalcâneo em incidência lateral
√ deslocamento navicular dorsal na articulação talonavicular
√ calcanhar eqüino
√ deformidade rígida

Associada a: artrogripose múltipla congênita; espinha bífida; trissomia do 13–18

Espessamento dos tecidos moles do calcanhar

= espessamento dos tecidos moles do calcanhar > 25 mm (normal (< 21 mm)

Mnemônico: "MODA CE"
- **M**ixedema
- **O**besidade
- **D**ifenilhidantoína
- **A**cromegalia
- **C**alo
- **E**dema periférico

TECIDOS MOLES

Classificação histológica das lesões de tecidos moles

A. GORDUROSA
1. Lipoma
2. Angiolipoma
3. Lipossarcoma

B. FIBROSO
1. Fibroma
2. Fasciite nodular
3. Fibromatose agressiva/desmóide
4. Fibrossarcoma

C. MÚSCULO
1. Rabdomioma
2. Leiomioma
3. Rabdomiossarcoma
4. Leiomiossarcoma

D. VASCULAR
1. Hemangioma
2. Hemangiopericitoma
3. Hemangiossarcoma

E. LINFA
1. Linfangioma
2. Linfangiossarcoma
3. Linfadenopatia no linfoma/metástase

F. SINOVIAL
1. Sinovite nodular
2. Sinovite pigmentar vilonodular
3. Sarcoma sinovial

G. NEURAL
1. Neurofibroma
2. Neurilemoma
3. Ganglioneuroma
4. Neuroblastoma maligno
5. Neurofibrossarcoma

H. CARTILAGEM E OSSO
1. Miosite ossificante
2. Osteoma extra-esquelético
3. Condroma extra-esquelético
4. Condrossarcoma extra-esquelético
5. Osteossarcoma extra-esquelético

Massas de tecidos moles contendo tecido gorduroso

A. TUMORES LIPOMATOSOS BENIGNOS
1. Lipoma
2. Lipoma intra/intermuscular
3. Lipoma sinovial
4. *Lipoma arborescens* = lipoma sinovial difuso
5. Fibrolipoma neural = tumor fibrolipomatoso do nervo
6. Macrodistrofia lipomatosa

B. VARIANTES DE LIPOMA
1. **Lipoblastoma** (exclusivamente na infância + pré-escolar)
2. **Lipomatose** = supercrescimento difuso de tecido adiposo maduro infiltrando através de tecidos moles da extremidade afetada/tronco
3. **Hibernoma** = tumor benigno raro da gordura marrom; freqüentemente na região peri/interescapular, axila, coxa, parede torácica
   - √ hipervascularidade acentuada

C. TUMOR LIPOMATOSO MALIGNO
1. Lipossarcoma

D. OUTROS TUMORES CONTENDO GORDURA
1. Hemangioma
2. Elastofibroma

E. LESÕES MIMETIZANDO TUMORES CONTENDO GORDURA
1. Tumores mixóides: mixoma intramuscular, condrossarcoma mixóide extra-esquelético, histiocitoma fibroso mixóide maligno
2. Tumores neurais: neurofibroma, neurilemoma, schwannoma maligno
   - √ 73% possuem atenuação tecidual menor que a do músculo
3. Hemorragia

Tumores extra-esqueléticos ósseos + cartilaginosos

A. TUMORES ÓSSEOS DE TECIDOS MOLES
- √ calcificação em nuvem, em forma de "cumulus"
1. Miosite ossificante
2. Fibrodisplasia ossificante progressiva
3. Osteoma de tecidos moles
4. Osteossarcoma extra-esquelético
5. Miosite ossificante variante
   - (a) paniculite ossificante
   - (b) Fasciite ossificante
   - (c) Pseudotumor fibro-ósseo dos dedos

B. TUMORES CARTILAGINOSOS DE TECIDOS MOLES
- √ calcificações em espículas e flocos, arcos e anéis
- (1) Osteocondromatose sinovial
- (2) Condroma de tecidos moles
- (3) Condrossarcoma extra-esquelético

DD:
- (1) Sarcoma sinovial
- (2) Mesenquimoma benigno
  - = lipoma metaplasia condróide/óssea
- (3) Mesenquimoma maligno
  - = dois ou mais componentes sarcomatosos não acionados
- (4) Tofo de gota calcificado/ossificado
- (5) Massas de tecidos moles ossificadas da melorreostose
- (6) **Pilomatrixoma** = epitelioma calcificante de Malherbe
  - • a lesão surge de células da matriz pilosa com crescimento lento confinada ao tecido subcutâneo da face, pescoço e extremidades superiores
  - √ calcificações centrais "em sanduíche"(84%)
  - √ ossificação periférica (20%)
- (7) Calcinose tumoral

Calcificação de tecidos moles

Calcificação metastática

= depósitos de sais de cálcio em tecidos previamente normais
(1) Como resultado da elevação do produto do Ca × P acima de 60–70
(2) Com produto de Ca × P normal após transplante renal

Localização: pulmão (septo alveolar, parede brônquica, parede vascular), rim, mucosa gástrica, coração, vasos periféricos

Causas:

(a) ossificação esquelética
  (1) HPT primário
  (2) Produção ectópica de paratormônio (tumor pulmonar/renal)
  (3) Osteodistrofia renal + HPT secundário
  (4) Hipoparatireoidismo
(b) destruição óssea maciça
  (1) Metástases ósseas disseminadas
  (2) Mieloma de células plasmáticas
  (3) Leucemia
(c) aumento da absorção intestinal
  (1) Hipervitaminose D
  (2) Síndrome leite-álcalis
  (3) Excesso de ingestão/administração EV de sais de cálcio
  (4) Imobilização prolongada
  (5) Sarcoidose
(d) hipercalcemia idiopática

Calcificação distrófica

= na presença de níveis séricos normais de Ca + P, secundária a alterações locais dos eletrólitos/enzimas, em áreas de lesão tecidual

(a) desordem metabólica sem hipercalcemia
  (1) Osteodistrofia renal com HPT secundário
  (2) Hipoparatireoidismo
  (3) Pseudo-hipoparatireoidismo
  (4) Pseudopseudo-hipoparatireoidismo
  (5) Gota
  (6) Pseudogota = condrocalcinose
  (7) Ocronose = alcaptonúria
  (8) *Diabetes melitus*
(b) desordem do tecido conjuntivo
  (1) Esclerodermia
  (2) Dermatomiosite
  (3) Lúpus eritematoso sistêmico
(c) trauma
  (1) Calcificações neuropáticas
  (2) Geladura
  (3) Miosite ossificante progressiva
  (4) Tendinite/bursite calcificante
(d) infestação
  (1) Cisticercose
  (2) Dracunculose (verme da Guine)
  (3) Loiase
  (4) Filaríase de Bancroft
  (5) Doença hidática
  (6) Lepra
(e) doença vascular
  (1) Aterosclerose
  (2) Esclerose média (Mönckenberg)
  (3) Calcificações venosas
  (4) Infarto tecidual (isto é, infarto do miocárdio)
(f) miscelânea
  (1) Síndrome de Ehlers-Danlos
  (2) Pseudoxantoma elástico
  (3) Síndrome de Werner = Progeria
  (4) Calcinose (circunscrita, universal, calcinose tumoral)
  (5) Tumor necrótico

Calcinose generalizada

(a) desordens vasculares do colágeno
  (1) Esclerodermia
  (2) Dermatomiosite
(b) calcinose tumoral idiopática
(c) calcinose universal idiopática

Calcinose intersticial

Calcinose circunscrita

1. Acroesclerose: depósitos granulares em torno das articulações dos dedos das mãos, pés e ponta dos dedos
2. Esclerodermia: acroesclerose + absorção da extremidade das falanges distais
3. Dermatomiosite: extensos depósitos subcutâneos
4. Varicosidades: particularmente na panturrilha
5. Hiperparatireoidismo primário: calcinose periarticular infreqüente
6. Osteodistrofia renal com hiperparatireoidismo secundário: extensos depósitos vasculares mesmo em indivíduos jovens
7. Hipoparatireoidismo: ocasionalmente em torno das articulações; simetricamente nos núcleos da base
8. Intoxicação por vitamina D: periarticular na artrite reumatóide (em forma de "massa"); depósitos de cálcio nos tofos

Calcinose universal

Doença progressiva de origem obscura
Idade: crianças + adultos jovens
√ depósitos em forma de placas na pele + tecidos subcutâneos; algumas vezes em tendões + músculos
√ NENHUMA verdadeira formação de osso

Ossificação de tecidos moles

= formação de osso trabecular
(1) Miosite ossificante progressiva/circunscrita
(2) Paraosteoartropatia
(3) Osteossarcoma de tecidos moles
(4) Osteossarcoma periosteal
(5) Periostite pós-traumática = periosteoma
(6) Cicatriz cirúrgica
(7) Paciente gravemente queimado

Doença do tecido conectivo

= DTC = grupo de desordens que têm em comum várias características clínicas + laboratoriais
• características:
  (a) relativamente específicas: artrite, miosite, fenômeno de Raynaud com ulceração digital, pele ancorada nas extremidades + tronco, *rash* malar poupando o sulco nasolabial, rigidez matinal

(b) relativamente não específicas: poliartralgias (sintoma inicial mais comum), mialgias, fraqueza muscular + sensibilidade

- achados laboratoriais:
  (a) relativamente específicos: FAN no anel periférico/padrão nucleolar, anti-DNA, enzimas musculares elevadas
  (b) relativamente não específicas: FAN em padrão homogêneo, anti-DNA de cadeia única, fator reumatóide positivo

Tipos e padrões mais distintivos

(1) Artrite reumatóide
fator reumatóide positivo, rigidez matinal proeminente, artrite erosiva simétrica

(2) Lúpus eritematoso sistêmico
rash malar, fotossensibilidade, serosidade, desordens renais com anemia hemolítica, leucopenia, linfopenia, trombocitopenia, anticorpo antinuclear positivo (FAN)

(3) Síndrome de Sjögren
olhos + boca seca, teste de Schirmer anormal

(4) Esclerodermia
Fenômeno de Raynaud, espessamento da pele das extremidades distais, continuando até incluir extremidades proximais + tórax + abdome, FAN positivo com um padrão nucleolar

(5) Polimiosite/dermatomiosite
rash heliotrópico acima dos olhos, fraqueza muscular proximal, enzimas musculares elevadas, inflamação à biopsia muscular

DOENÇA MISTA DO TECIDO CONJUNTIVO

= desordem que decide características distintivas de ≥ 2 doenças do tecido conjutivo no mesmo paciente (isto é, características sobrepostas de LES, ESP, polimiosite)

- hipertensão pulmonar (devido à fibrose intersticial pulmonar/proliferação intimal das arteríolas pulmonares)

DISPOSITIVOS DE FIXAÇÃO

Dispositivos de fixação interna

A. Parafusos
1. Parafuso cortical = rosqueado por todo o seu comprimento, roscas estreitas e proximamente espaçadas, ponta romba
2. Parafuso esponjoso = diâmetro da rosca amplo com comprimento variável, com haste lisa entre a cabeça + roscas
3. Parafuso maleolar = parcialmente rosqueado
4. Parafuso de interferência = curto, totalmente rosqueado, padrão de rosca canelado, ponta auto-impacto, cabeça com arruela
5. Parafuso canulado = rosca oca inserida sobre um pino-guia
6. Parafuso de Herbert = parafuso canulado com roscas em ambas as extremidades, porém com diferentes pontas, sem cabeça

B. *Washer*
1. *Washer* achatado = aumenta a superfície da área sobre a qual a força é distribuída
2. *Washer* serrilhado = bordas em cavilhas usada para a fixação de ligamentos arrancados

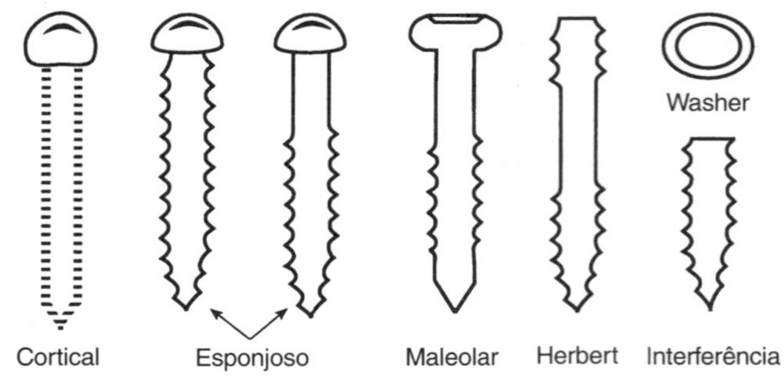

Parafusos

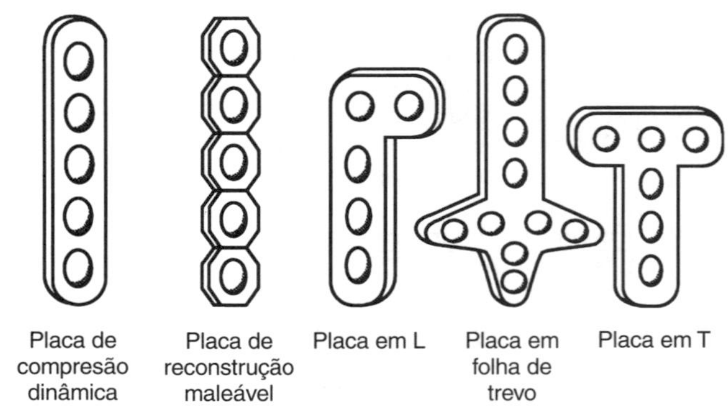

Placas

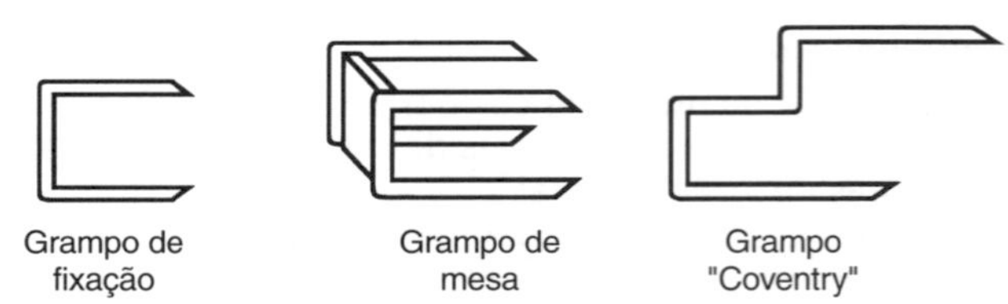

Grampos

C. Placas
— placa de compressão = usada para compressão de fraturas estáveis
— placa de neutralização = protege as fraturas de encurvamento, rotação + carga de forças axiais
— placa de reforço = suporte de fraturas instáveis em cargas de compressão/axiais

(1) Placa reta
  (a) placa reta com orifícios circulares
  (b) placa de compressão dinâmica = orifícios ovais
  (c) placa tubular = placa dobrável fina com superfície interna côncava
  (d) placa de reconstrução = placa dobrável para permitir o recurvamento, torção e contornos

(2) Placas especiais
Em forma de T, em forma de L, em forma de Y, em folha de trevo, colher, cobra, placa do platô condilar, sistema de parafuso de compressão dinâmica

D. Grampos
Fixação = osso = epífise = grampos de fratura com superfície lisa/rugosa
— *Coventry* = grampo de osteotomia progressiva
— *stone* = grampo "em mesa"

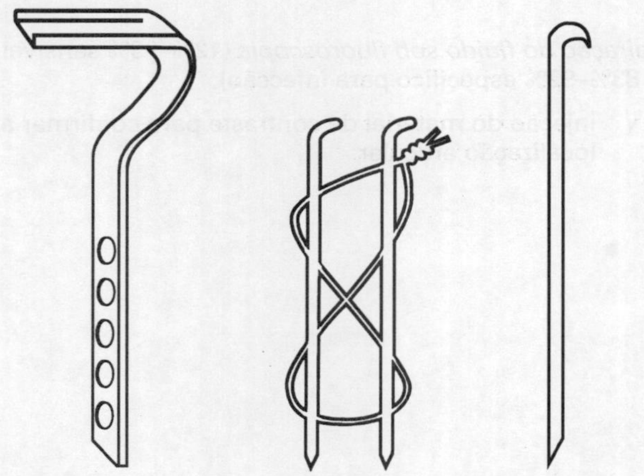

Placa em lâmina — Pinos + cerclagem em 8 — Pino "Rush"

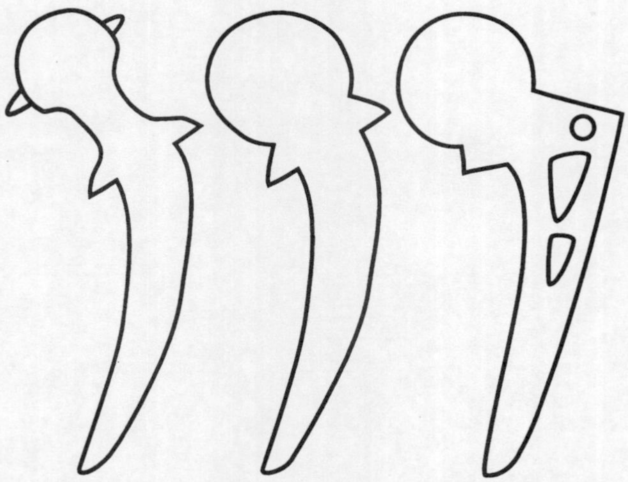

Charnley-Mueller — Thompson — Austin-Moore

Próteses do Quadril

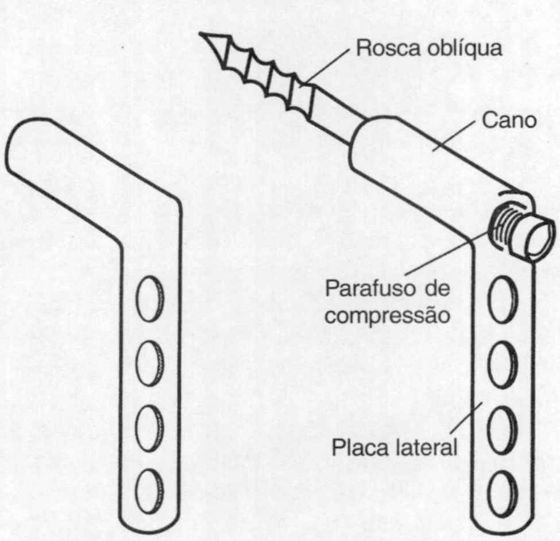

Prego de Jewett — Compressão dinâmica do parafuso

E. Fios de metal
1. Fios K = segmentos não rosqueados de fios de metal de espessura variável
2. Fios de cerclagem = fios posicionados em torno do osso
3. Cerclagem em banda de tensão = cerclagem de tensão em "8" lateral ao osso

Dispositivos de fixação externa

= pinos lisos/rosqueados atados a uma armação externa
(a) pino unilateral = entra no osso somente de um lado
(1) Pino de Steinman = fio de aço de grande calibre com ponta aguda
(2) Pino "Rush" = pino liso intramedular
(3) Parafuso de Schanz = pino rosqueado em uma das extremidades, para fixar o córtex; liso na outra extremidade, para conectar ao sistema de fixação externa
(4) Pino de Knowles (para fratura do colo femoral)
(b) pino transfixante = passa através da extremidade, suportado pelo sistema de fixação externa em ambas as extremidades

Dispositivos de fixação intramedulares

(a) garra = introduzido dentro do osso sem alargar o furo
(b) haste = dispositivo sólido/oco com ponta romba dentro de um canal alargado
(c) garra de interfixação = pinos acessórios/parafusos/barbatanas desdobráveis posicionadas para impedir rotação
(1) Pino "Rush" = extremidade biselada + extremidade em gancho
(2) Garra de Ender = oval na secção transversa
(3) Haste de Sampson = haste rígida, levemente curva, com superfície pregueada
(4) Garra de Küntscher = em forma de folha de trevo na secção transversa e de extremidade arredondada

Dor com próteses de quadril

Aproximadamente 120.000 próteses de quadril por ano nos Estados Unidos
(1) Ossificação heterotópica
(2) Bursite trocanteriana
(3) Fratura protética/fratura periprotética/fratura do cimento
(4) Deslocamento
(5) Afrouxamento (10%–30% após 10 anos)
(a) afrouxamento asséptico (mais comum)
Causa: desgaste mecânico + laceração
(b) afrouxamento séptico (1%–9%)
Organismo: Staphylococcus epidermidis (50%); *Staphylococcus aureus, Peptostreptococcus*

Raios X simples:
√ diminuição da prótese
√ área de lucência > 2 mm na interface osso-cimento
√ área focal lítica (devido a um granuloma de corpo estranho/abscesso)
√ rápida reabsorção óssea (devido a debris particulados/infecção)
√ extensa periostite (na infecção, mas é raro)

MN (83% sensível, 88% específico):
- √ captação aumentada do agente ósseo, gálio-67, leucócitos marcados com índio-111, colóide sulfúrico complementar marcado com tecnécio + combinações

Artrografia:
- √ irregularidade da pseudocápsula articular
- √ preenchimento dos espaços não bursais/tratos sinusais/cavidades de abscessos

Aspiração do fluido sob fluoroscopia (12%–93% sensível, 83%–92% específico para infecção):
- √ injeção do material de contraste para confirmar a localização articular

ANATOMIA E METABOLISMO DO OSSO

Cálcio

A. 99% no osso
B. Cálcio sérico
 (a) fração ligada à proteína (albumina)
 (b) iônico (pH-dependente), 3% como citrato de cálcio/fosfato no soro

Absorção: facilitada pela vitamina D

Excreção: relacionado à ingestão da dieta; > 500 mg/24h = hipercalciúria

Fósforo

Absorção: requer sódio: diminuída por gel de hidróxido de alumínio no intestino

Excreção: aumentada por estrogênio, diminuição do paratormônio pela vitamina D, hormônio do crescimento, glicocorticóides

Paratormônio

Estímulo maior: baixos níveis séricos de íons cálcio (a ação requer a presença de vitamina D)

Órgãos-alvo:

(a) OSSO: aumento na atividade osteocítica + atividade osteoclástica mobiliza o cálcio + fosfato = reabsorção óssea
(b) RIM:
 (1) Aumento na reabsorção tubular de cálcio
 (2) Diminuição na reabsorção tubular de fosfato (+ aminoácidos) = diurese de fosfatos
(c) INTESTINO: absorção aumentada de cálcio + fósforo

Função maior:

- aumento dos níveis séricos de cálcio
- aumento na fosfatase alcalina sérica (50%)

Metabolismo da vitamina D

Necessária para

(1) Absorção adequada de cálcio pelo intestino
(2) Síntese da proteína ligadora de cálcio na mucosa intestinal
(3) Efeitos do paratormônio (estimulação da reabsorção osteoclástica + osteocítica do osso)

Bioquímica:

Forma inativa da vitamina D_3 presente na dieta/exposição à luz do sol; vitamina D_3 é convertida em 25-OH-vitamina D_3 pelo fígado e então é convertida em 1,25-OH vitamina D_3 (= hormônio) pelo rim

Estímulo para a conversão:
(1) Hipofosfatemia
(2) Elevação no PTH

Ação:

(a) INTESTINO:
 (1) Aumento da absorção do cálcio no intestino
 (2) Aumento na absorção do fosfato no intestino delgado distal
(b) OSSO:
 (1) Mineralização apropriada do osteóide
 (2) Mobilização do cálcio + fosfato (potencializa a ação do PTH)
(c) RIM:
 (1) Aumento da absorção de cálcio no túbulo renal
 (2) Aumento na absorção de fosfato no túbulo renal

Calcitonina

Secretada pelas células parafoliculares da tireóide

Estímulo maior: aumento no cálcio sérico

Órgãos-alvo:

(a) OSSO:
 (1) Inibe a osteoclase induzida pelo paratormônio, reduzindo o número de osteoclastos
 (2) Aumenta a deposição de fosfato de cálcio; responsável pela esclerose na osteodistrofia renal
(b) RIM: inibe a reabsorção de fosfatos no túbulo renal
(c) INTESTINO: aumenta a excreção de sódio + água na luz intestinal

Função maior: diminui o cálcio sérico + fosfato

Fise

Quatro zonas distintas de cartilagem em camadas longitudinais

(1) Zona germinal = células pequenas adjacentes ao centro de ossificação epifisário
(2) Zona de proliferação = células achatadas arranjadas em colunas
(3) Zona hipertrófica = células vacuoladas inchadas
(4) Zona de calcificação provisória

	Ação do PTH	Efeito Líquido	
Principal:	(1) diurese de fosfato (2) reabsorção de Ca diminuição + P do osso no P	(1) Sérico:	aumento no Ca diminuição no P
Secundário:	(3) reabsorção do intestino no Ca (4) reabsorção do Ca no túbulo renal	(2) Urina:	aumento no Ca aumento no P

Músculos manguitos rotadores

Mnemônico: *"SIRS"*

Supra-espinhoso
Infra-espinhoso
Redondo menor
Subescapular

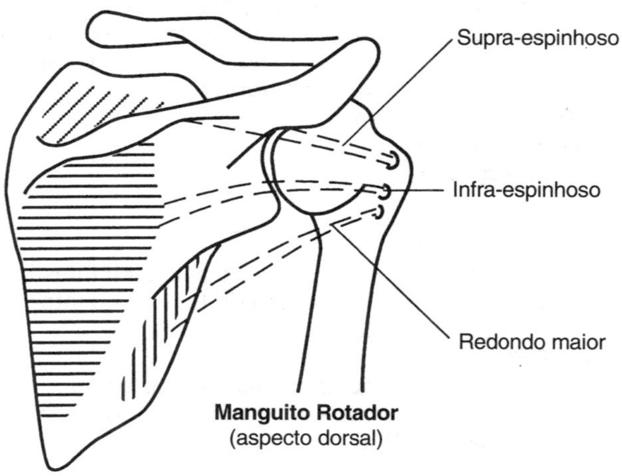

Manguito Rotador
(aspecto dorsal)

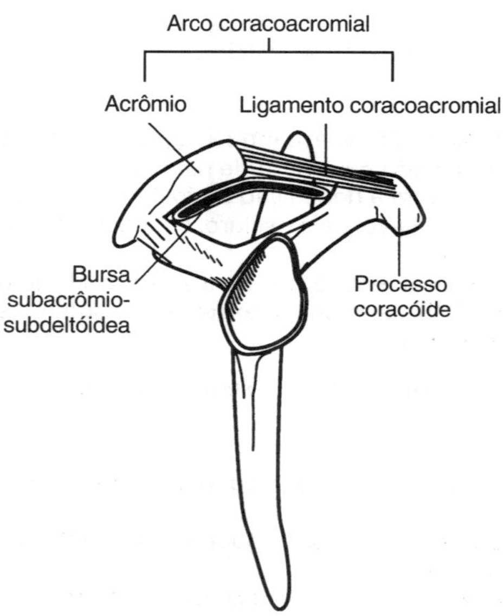

Ocorrência de centros ósseos no cotovelo

Capítulo	1 ano	(3–6 meses)
Cabeça radial	4 anos	(3–6 anos)
Epicôndilo medial	7 anos	(4–6 anos, último a fundir)
Tróclea	10 anos	(9–10 anos)
Olécrano	10 anos	(6–10 anos)
Epicôndilo lateral	11 anos	(9–12 anos)

N.T.: Suprimi o mnemônico, pois neste exemplo é importante manter a ordem cronológica, o que torna impossível a adaptação do recurso usado pelo autor para o português.

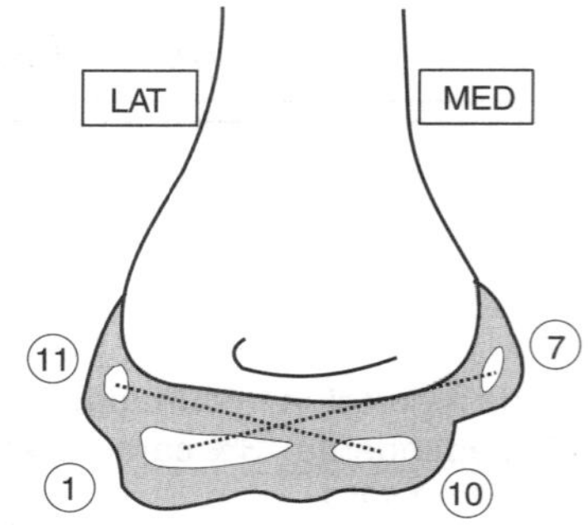

Mnemônico: "X de Nelson: 1,7,10,11 anos"

Ossos do carpo

mnemônico: "**E**u **L**i **P**ara **P**oder **T**irar **T**ais **C**onclusões **H**ipercríticas"

Fileira proximal	Fileira distal
Escafóide	**T**rapézio
Lunar	**T**rapezóide
Piramidal	**C**apitato
Pisiforme	**H**amato

◊ Lembre-se que mesmo no dicionário, trapézio vem antes de trapezóide

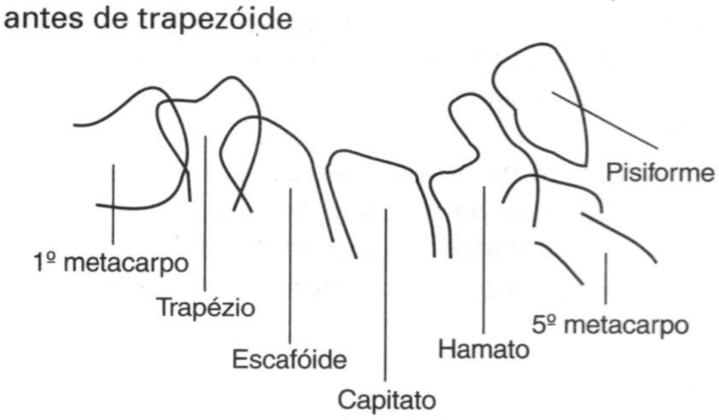

Vista do Túnel do Carpo

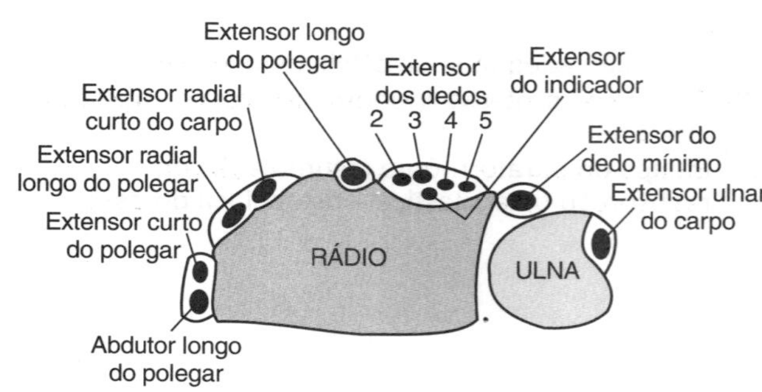

Secção Transversa do Punho na Articulação Radioulnar com os Seis Compartimentos Extensores

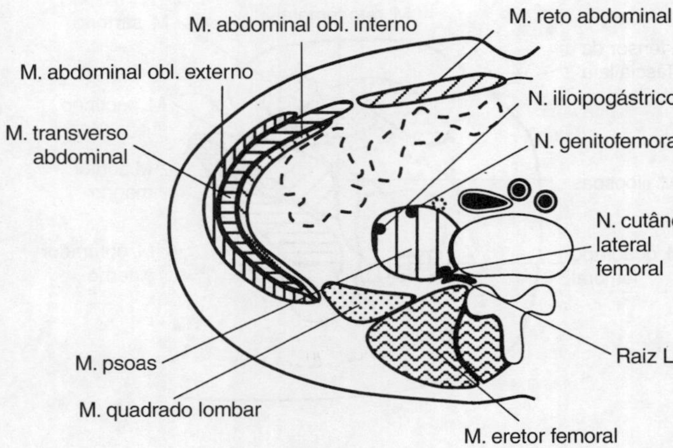

Secção Transversa através L4-L5

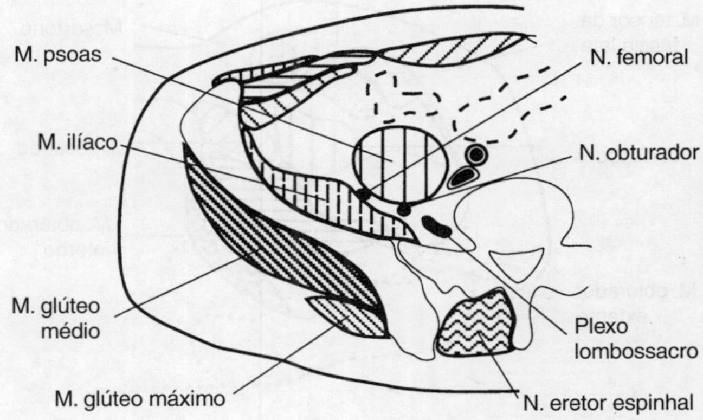

Secção Transversa através L5-S1

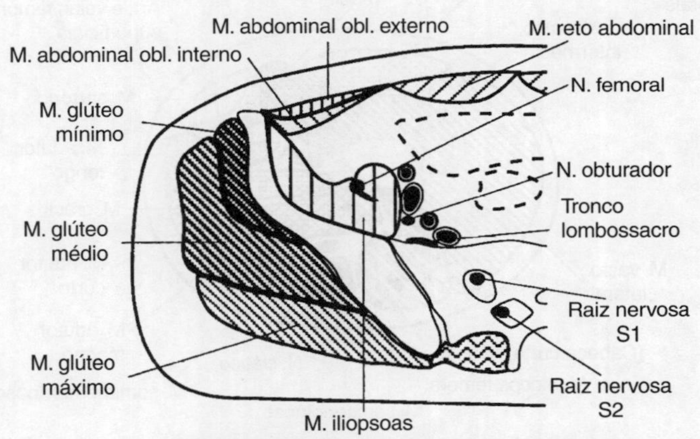

Secção Transversa através de S1-S2

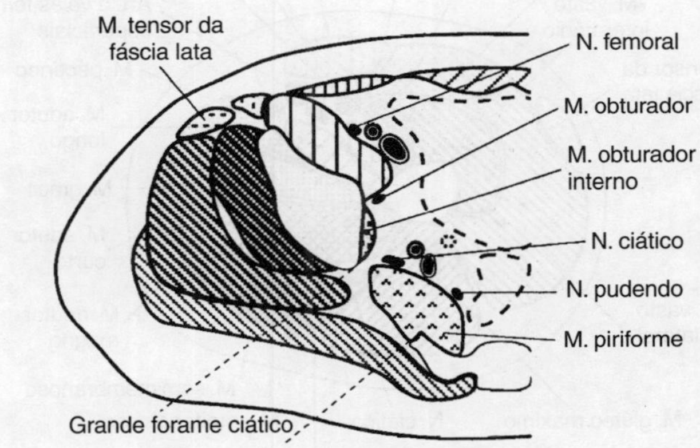

Secção Transversa através de S4

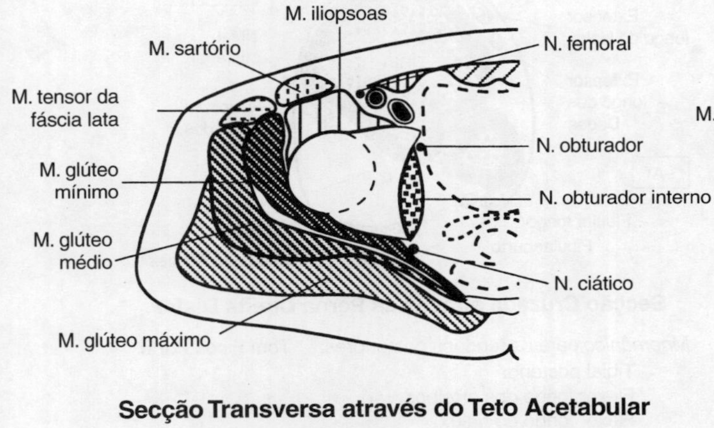

Secção Transversa através do Teto Acetabular

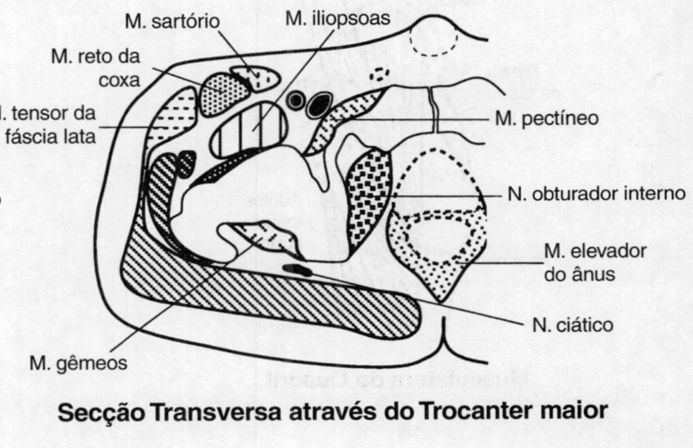

Secção Transversa através do Trocanter maior

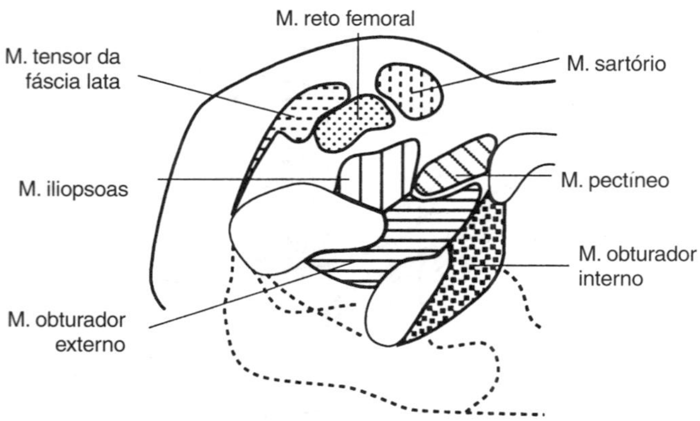

Secção Transversa ao Nível do Forame Obturatório

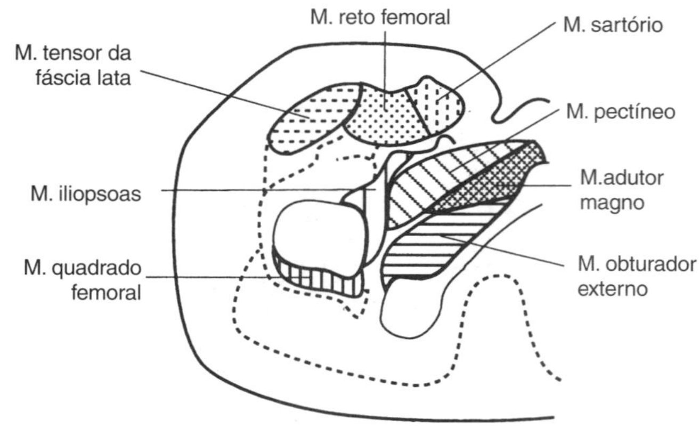

Secção Transversa ao Nível do Trocante Menor

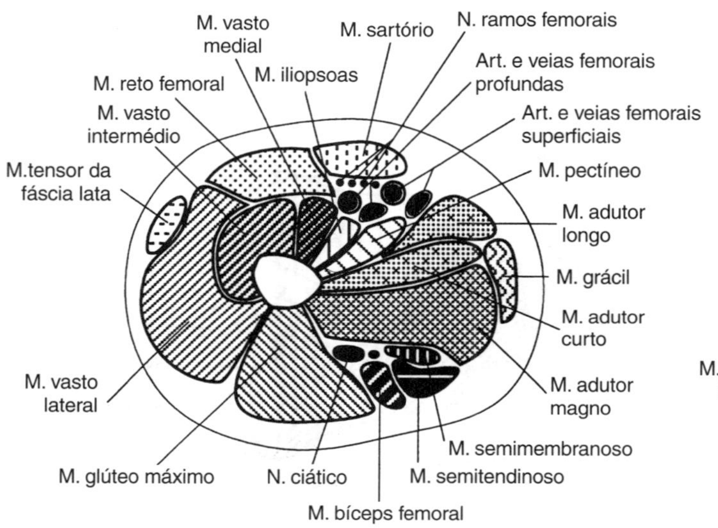

Secção Transversa através da Coxa Proximal

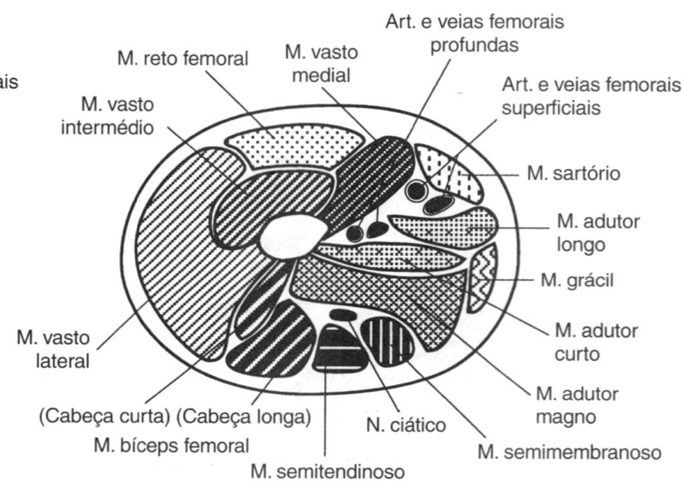

Secção Transversa através da Perna Direita

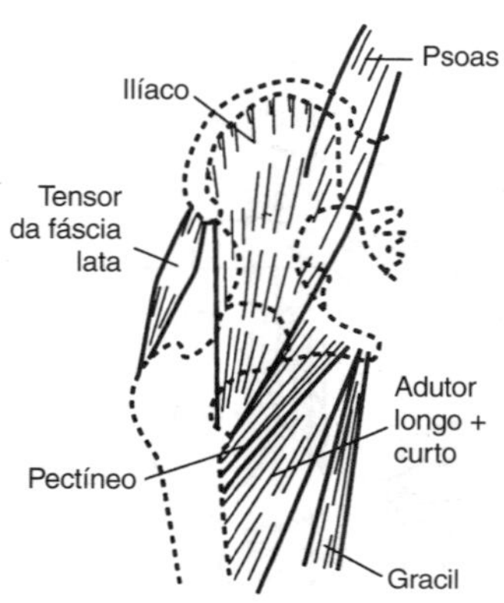

Musculatura do Quadril

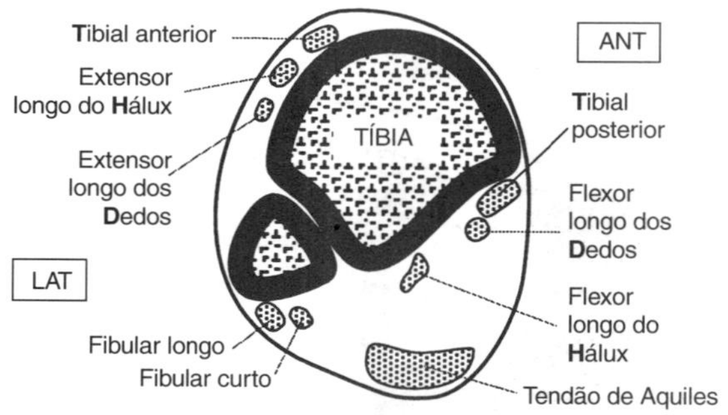

Secção Cruzada através da Perna Direita Distal

Mnemônico para os tendões posteriores: " **T**om **F**icou **F**orte"

Tibial posterior
Flexor longo dos artelhos
Flexor longo do hálux

Inserções musculares da coxa

	Origem	*Inserção*
Gracil	ramo púbico inferior	pés anserinos
Semimembranoso	tuberosidade isquial	côndilo tibial medial
Semitendinoso	tuberosidade isquial	pés anserinos
Bíceps femoral		
— cabeça longa	tuberosidade isquial	cabeça fibular
— cabeça curta	linha áspera lateral	cabeça fibular
Adutor		
— longo	ramo púbico superior	linha áspera medial
— magno	ramo púbico inferior	linha áspera medial
Sartório		
Quadríceps	espinha ilíaca ant. sup.	pés anserinos
— reto	espinha ilíaca ant. inf.	tendão patelar
— vasto	medial grande trocânter	tendão patelar
— vasto	medial linha intertrocantérica	tendão patelar
Iliopsoas		
— ilíaco	ílio	trocânter menor
— psoas	espinha lombar	trocânter menor
Tensor da fáscia lata	espinha ilíaca ant. sup.	tíbia ântero-lateral

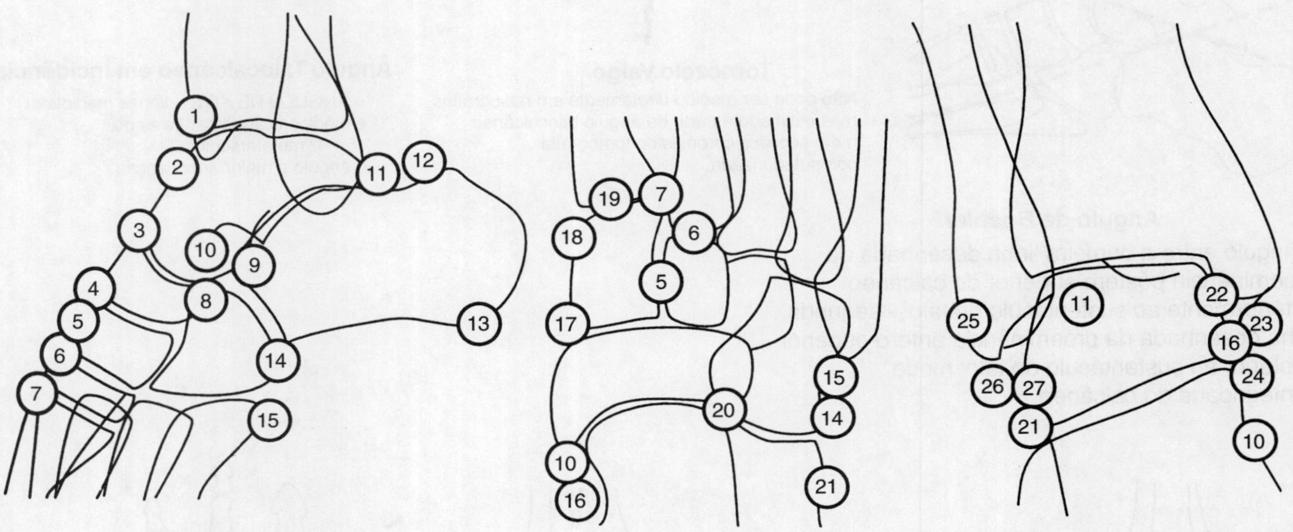

Ossículos acessórios do pé e tornozelo

1. Osso talotibial
2. Osso supratalar
3. Osso supranavicular
4. Osso infranavicular
5. Osso intercuneiforme
6. Osso cuneometatarsal II dorsal
7. Osso intermetatarsal
8. Cubóide secundário
9. Calcâneo secundário
10. Osso tibial externo
11. Trígono
12. Osso acessório supracalcâneo
13. Osso subcalcâneo
14. Osso fibular
15. Osso vessaliano
16. Talo acessório
17. Osso cuneonavicular medial
18. Sesamóide tibial anterior
19. Osso cuneometatarsiano plantar
20. Cubóide secundário
21. Osso troclear calcâneo
22. Sesamóide do talo - maléolo interno
23. Osso subtibial
24. Osso sustentáculo
25. Osso retináculo
26. Osso subfibular
27. Talo secundário

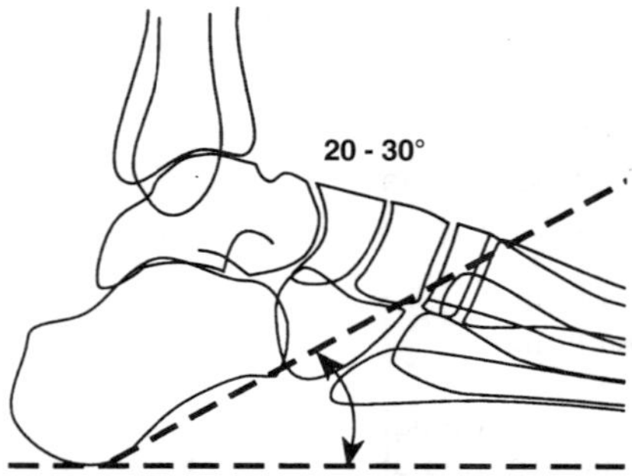

Angulação Calcaneana
= Ângulo de Inclinação do Calcâneo
= determina o arco longitudinal do pé; ângulo entre a linha desenhada ao longo da borda inferior do calcâneo, conectando as proeminências anterior e posterior + linha representando a superfície horizontal

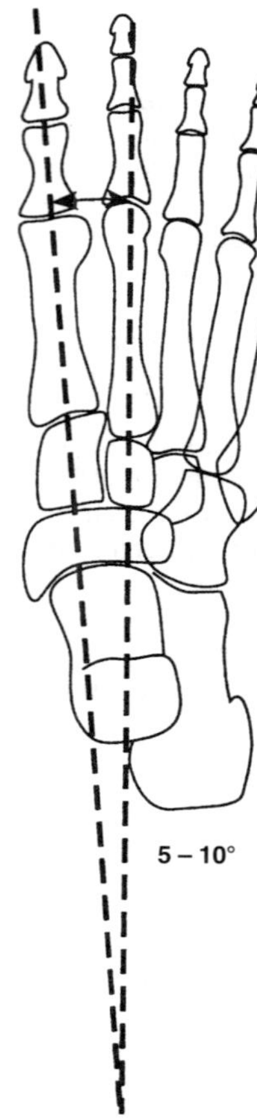

Tornozelo Valgo
Não pode ser medido diretamente em radiografias mas estimado a partir do ângulo talocalcâneo e em secções coronais do tomografia computadorizada.

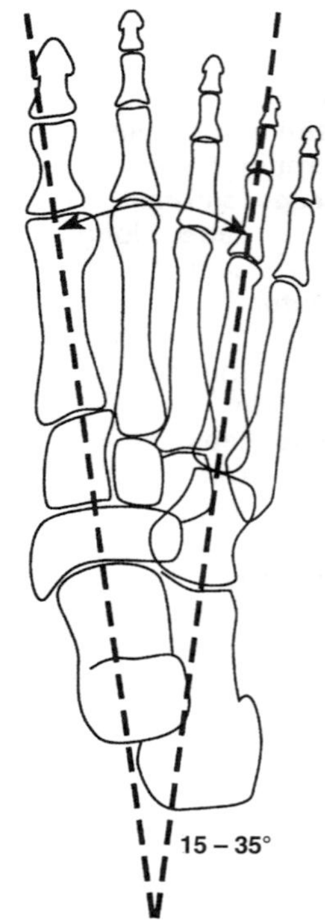

Ângulo Talocalcâneo em Incidência AP
= ÂNGULO DE KITE = linhas mediotalar e mediocalcâneo paralelas ao 1º + 4º metatarsianos; o ângulo é maior em crianças

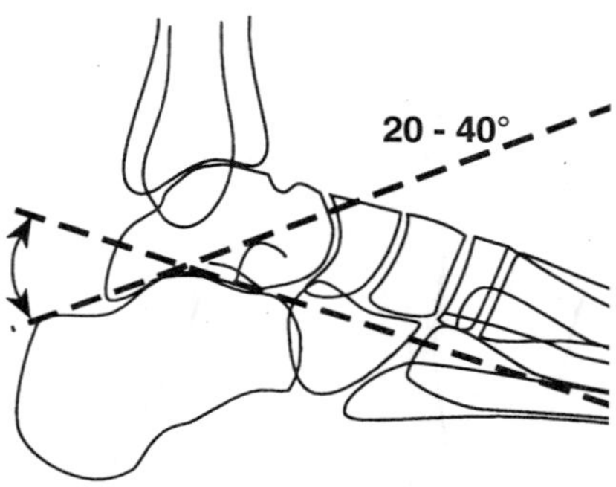

Ângulo de Boehler
= ângulo entre a primeira linha desenhada da proeminência póstero-superior do calcâneo anteriormente ao sustentáculo do talo + segunda linha desenhada da proeminência ântero-superior posterior ao sustentáculo do talo; mede a integridade do calcâneo

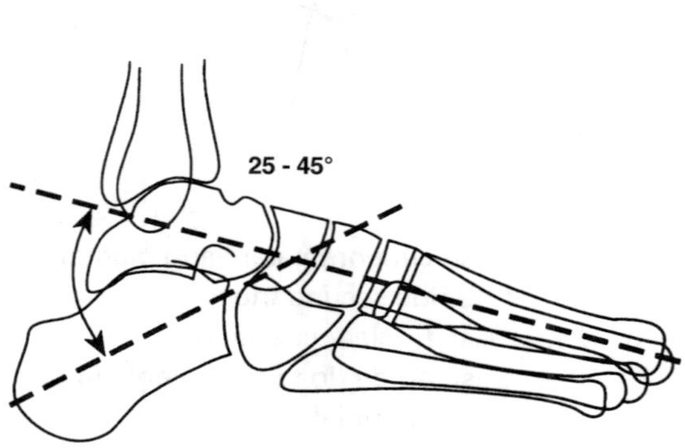

Ângulo Talocalcâneo em Visão Lateral
= ângulo entre as linhas desenhadas através dos planos mediotransversos do talo + calcâneo; a linha mediotalar paralela ao eixo longitudinal do primeiro metatarsiano.

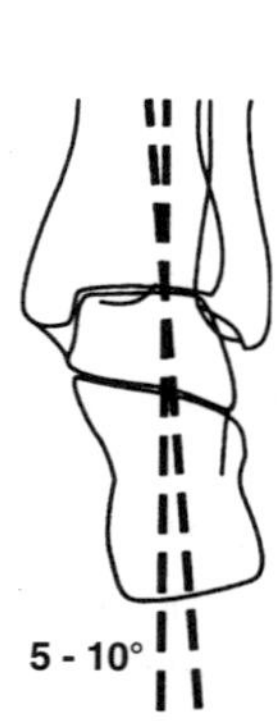

Ângulo Intermetatarsal
quantidade em que o primeiro e o segundo metatarsiano divergem entre si.

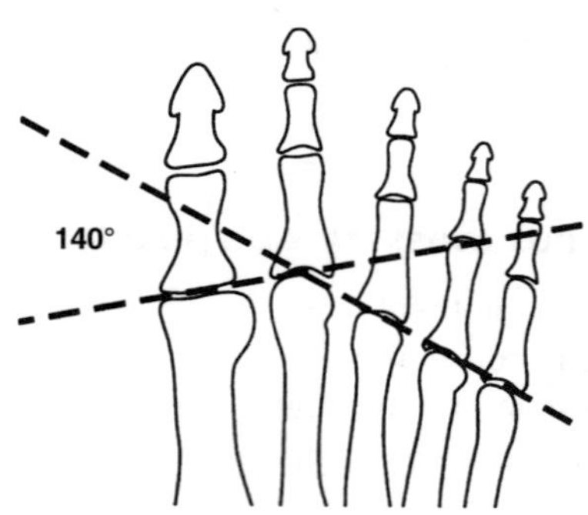

Ângulo das Cabeças dos Metatarsianos
= ângulo obtuso formado por linhas tangenciais às cabeças dos metatarsianos.

DESORDENS ÓSSEAS E DOS TECIDOS MOLES

ACONDROGÊNESE

= condrodistrofia letal autossômica recessiva caracterizada por extrema micromelia, tronco curto e grande crânio

TRÍADE

1. Grave nanismo de membros curtos
2. Falta de calcificação vertebral
3. Grande cabeça com ossificação da calota normal/diminuída

Prevalência ao nascimento: 2,3:100.000

Pat: desorganização da cartilagem

A. TIPO I = Parenti-Fraccaro

= ossificação encondral defeituosa + membranosa
- √ completa falta de ossificação da calota + coluna + pelve
- √ sacro ausente + osso pubiano
- √ ossos longos extremamente curtos sem encurvamento, especialmente o fêmur, rádio, ulna
- √ costelas finas com múltiplas fraturas (freqüente)

B. TIPO II = Langer-Saldino

= somente ossificação encondral defeituosa
- √ boa ossificação da calota craniana
- √ não ossificação das vértebras lombares inferiores + sacro
- √ costelas horizontais curtas + espessas sem fraturas

- • freqüentemente edema subcutâneo
- √ metáfises irregulares e alargadas (especialmente úmero)
- √ tronco curto com tórax estreito + abdome protruso
- √ tecidos moles redundantes
- √ polidramnia (comum)
- √ aumento da relação PC:CA

Prognóstico: letal amiúde no útero/dentro de poucas horas ou dias após o nascimento (insuficiência respiratória)

DD: freqüentemente confundido com nanismo tanatofórico

ACONDROPLASIA

Acondroplasia heterozigota

= doença autossômica dominante/esporádica (80%) com formação óssea encondral quantitativamente defeituosa; relacionada à idade paterna avançada; protótipo do nanismo rizomélico; maturação epifisária + ossificação não acometida

Incidência: 1:26.000–66.000 nascimentos, displasia óssea não letal mais comum; M < F

- • inteligência + função motora normais
- • defeitos neurológicos
- • classicamente anões de circo

@ Crânio
- • base do nariz recuada (base do crânio hipoplásica)
- • braquicefalia com grande proeminência da fronte (hidrocefalia não progressiva)
- • prognatismo relativo
- √ calota espessa com bossa frontal
- √ mandíbula alargada
- √ base do crânio encurtada + forame magno pequeno
- √ hidrocefalia comunicante causada por obstrução das cisternas da base + aqueduto secundária a um pequeno forame magno

@ Tórax e coluna
- • abdome protuberante
- • nádegas proeminentes
- √ margem escapular inferior "em quadrado"
- √ tórax estreito
- √ vértebra hipoplásica "em bala"/em cunha
  = formação de "bicos" arredondados anteriormente na coluna lombar superior (DD: doença de Hurler)
- √ recorte vertebral posterior
- √ estreitamento do canal espinhal (ventrodorsal + espaço interpedicular) na coluna lombar
- √ forames intervertebrais amplos
- √ cifose angular lombar (giba) + lordose sacral

@ Pelve
- • marcha "em rebolado" em função da inclinação posterior da pelve e articulações do quadril
- √ ossos pélvicos não alargados, achatados e em forma de "quadrado" com configuração em "lápide"
- √ asas ilíacas achatadas ("copo de champanhe")
- √ acetábulo horizontal (diminuição do ângulo acetabular)
- √ goteira sacroisquiática pequena

@ Extremidades
- • mão "em tridente" = separação do segundo + terceiro dígitos e inabilidade de aproximar o terceiro e quarto dedos
- √ braquidactilia (comprimento uniforme dos ossos curtos da mão)+ dedos em "tridente" divergentes
- √ aparência "em trompete" com ossos longos curtos, mas com largura metafisária normal
- √ encurtamento predominantemente rizomélico dos ossos longos (fêmur, úmero)
- √ encurvamento dos membros
- √ epífise em "bola na cesta" = metáfise alargada em V, na qual a epífise é incorporada
- √ posição alta da cabeça fibular (fíbula menos curta)
- √ ulna curta com extremidade proximal espessa + distal delgada

US-OB (diagnóstico > 21–27 semanas IG):
- √ encurtamento dos ossos longos proximais: comprimento femoral < 99 percentil entre 21 e 27 semanas de amenorréia
- √ DBP, PC, PC:CA aumentados
- √ relação fêmur:DBP diminuída
- √ mineralização normal, nenhuma fratura
- √ tórax normal + relação cardiotorácica normal
- √ mão "em garfo"("em tridente") = 2º + 3º + 4º dedos de comprimento similarmente curto sem a aproximação completa uns dos outros (=PATOGNOMÔNICO)

Cp:

(1) Hidrocefalia + siringomielia (forame magno pequeno)

(2) Infecção de ouvido recorrente (ossos faciais mal desenvolvidos)

(3) Complicações neurológicas (compressão medular)
(4) Dentição apinhada + maloclusão

DD: várias mucopolissacaridoses

Acondroplasia homozigótica

= doença hereditária autossômica dominante com características graves da acondroplasia (encurtamento desproporcional dos membros, mais marcado proximalmente que distalmente)

Risco: casamento entre dois acondroplatas

√ crânio grande com base curta + face pequena
√ costelas curtas com extremidades alargadas
√ corpos vertebrais hipoplásicos
√ diminuição da distância interpedicular
√ ossos inonimados encurtados em "em quadrado"
√ teto acetabular achatado
√ goteira ciática pequena
√ ossos dos membros curtos com metáfises alargadas
√ ossos tubulares das mãos largamente espaçados, alargados e curtos

Prognóstico: geralmente natimorto; letal no período neonatal (de insuficiência respiratória)

DD: displasia tanatofórica

ACROCEFALOSSINDACTILIA

= síndrome caracterizada por:
(1) Aumento da altura da calota craniana devido à craniossinostose generalizada (= acrocefalia, oxicefalia)
(2) Sindactilia dos dedos/pododáctilos

Tipo I: Síndrome de Apert = acrocefalossindactilia

Tipo II: Cefalossindactilia de Vogt

Tipo III: Acrocefalossindactilia com assimetria do crânio + leve sindactilia

Tipo IV: Tipo Wardenburg

Tipo V: Tipo Pfeiffer

ACROMEGALIA

Etiologia: excesso de hormônio de crescimento devido ao adenoma eosinofílico/hiperplasia

- gigantismo em crianças (DD: gigantismo cerebral da **síndrome de Soto** = crânio grande, retardo mental, atrofia cerebral, idade óssea avançada)

√ aumento ósseo (tufos falangianos, vértebras)
√ extremidades alargadas dos ossos longos
√ alterações císticas no carpo, trocânteres femorais
√ osteoporose

@ Mão
- mão "em pá"
√ alargamento dos tufos falangianos

@ Crânio
√ prognatismo (= alongamento da mandíbula) em poucos casos
√ aumento selar + erosão
√ aumento dos seios paranasais: grandes seios frontais (75%)
√ hiperostose da calota (especialmente tábua interna)
√ aumento da protuberância occipital

@ Vértebras
√ recorte posterior em 30% (secundário à pressão dos tecidos moles aumentados)
√ novo osso anterior
√ perda dos espaços discais (enfraquecimento da cartilagem)

@ Tecidos moles
√ coxim calcâneo > 25 mm

@ Articulações
√ osteoartrite prematura (comum nos joelhos)

ACROPATIA TIREOIDIANA

Início: após 18 meses de uma tireoidectomia para hipertireoidismo (não ocorre com a medicação antitireoidiana)

Incidência: 1%–10%

- deformidade, edema de tecidos moles
- estado eu/hipo/hipertireoidiano

Localização: diáfises das falanges + metacarpianos das mãos; menos comum nos pés, pernas, antebraços reação periosteal espessa e espiculada

DD:
(1) Osteoartropatia pulmonar (dolorosa)
(2) Paquidermoperiostose
(3) Fluorose (calcificações ligamentares)

ACROSTEÓLISE FAMILIAR

Herança dominante

Idade: início na segunda década; M:F = 3:1

- alterações sensoriais nas mãos + pés
- destruição das unhas
- hipermobilidade articular
- edema da planta do pé com grande úlcera profunda + ejeção de fragmentos ósseos

@ Crânio
√ ossos vermianos
√ craniossinostose
√ impressão basilar
√ occipital protuberante
√ reabsorção dos processos alveolares + perda dos dentes

@ Coluna
√ osteoporose espinhal ± fratura
√ cifoescoliose + diminuição progressiva na altura

ACTINOMICOSE

Organismo:
Actinomyces israelii, pequena bactéria anaeróbica, Gram-positiva e pleomórfica, com atividade proteolítica, superficialmente lembrando a morfologia de um fungo com hifas; estreitamente relacionado a micobactérias

Histo: forma micelial nos tecidos: forma de bastonete na orofaringe (cárie dentária, margens gengivais, criptas tonsilares) + trato gastrintestinal

Predisposição: indivíduos com higiene dentária precária, pacientes imunossuprimidos

Localização: mandibulofacial > intestinal > pulmões

Tipos:
(1) Actinomicose mandíbulo/cervicofacial (comum)
Causa: pobre higiene oral
- cavidades cutâneas drenando
- "grânulos de enxofre" no escarro/exsudato = colônias de organismos arranjados de maneira circular = acúmulos de micélias com hifas delgadas de 1–2 mm de diâmetro

√ osteomielite da mandíbula (osso mais freqüentemente envolvido) com destruição da mandíbula em torno do alvéolo dentário
√ nenhuma nova formação óssea
√ disseminação para os tecidos moles no ângulo da mandíbula + intracervical

(2) Actinomicose abdominal/ileocecal
Causa: ruptura ou cirurgia do apêndice
Localização: inicialmente localizada no ceco/apêndice
• cavidade crônica na virilha
√ espessamento e dobras + ulcerações (lembrando a Doença de Crohn)
√ ruptura de víscera oca abdominal (geralmente o apêndice)
√ formação de fístula
√ abscesso no fígado, retroperitônio, músculo psoas (contendo grânulos de enxofre amarelos)

(3) Actinomicose pleuropulmonar
Causa: disseminação hematogênica/inalação
@ Pulmão
• cavidades da parede torácica drenando (disseminação através dos planos fasciais)
√ consolidação se estendendo através das fissuras interlobares (rara pneumonia com espaços aéreos agudos)
√ lesão cavitária (abscessos)
√ pleurite + empiema
@ Vértebra + costelas
√ destruição da vértebra com preservação do disco + pequeno abscesso paravertebral sem calcificação (DD: com a tuberculose: disco destruído, grande abscesso com cálcio)
√ espessamento das vértebras cervicais em torno das margens
√ destruição/espessamento das costelas
@ Ossos tubulares das mãos
√ lesão destrutiva do tipo miliar e infiltrativa
√ destruição da cartilagem + defeitos erosivos subarticulares nas articulações (simulando BK)

Trat.: debridamento cirúrgico + penicilina

ADAMANTINOMA

= (MALIGNO) ANGIOBLASTOMA = lesão agressiva localmente/maligna

Histo: massas celulares pseudo-epiteliais com células colunares periféricas num padrão em paliçada, com variada quantidade de estroma fibroso; áreas de transformação vascular/escamosa/tubular/alveolar; vascularização proeminente; lembra ameloblastoma da mandíbula

Idade: 25–50 anos, mais comum na terceira e quarta décadas
• história de trauma infreqüente
• edema local ± dor

Localização: terço médio da tíbia (90%), fíbula, ulna, carpo, metacarpo, úmero, corpo do fêmur
√ lesão osteolítica circular e excêntrica com margem esclerótica, podendo ter focos adicionais em continuidade com a lesão maior (CARACTERÍSTICO)
√ pode mostrar densidade miliar
√ expansão óssea freqüente
√ amiúde múltiplas

Prognóstico: tendência a recorrer após excisão local; após algumas recorrências, as metástases pulmonares podem se desenvolver

DD.: displasia fibrosa (possivelmente relacionada)

AMILOIDOSE

= acúmulo + infiltrado de um grupo quimicamente diverso de proteína e polissacarídeos nos tecidos corporais; tende a formar-se em torno de capilares + células endoteliais de grandes vasos sangüíneos causando, ao final, obliteração vascular com infarto

Pat: cora-se com vermelho Congo
• dor óssea
• edema dos tecidos moles periarticulares + rigidez (ombros, quadris, dedos)
• proteína de Bence-Jones (sem mieloma)
√ edema dos tecidos moles periarticulares (amilóide depositado na sinóvia, cápsula articular, tendões, ligamentos) ± erosão óssea extrínseca
√ subluxação do úmero proximal + colo do fêmur
√ osteoporose
√ padrão trabecular grosseiro (DD: sarcoidose)
√ lesão lítica focal medular com recorte endosteal (± secundário à invasão + erosão do osso articular)
√ pode ocorrer fratura patológica (fratura vertebral)

ANEMIA DE FANCONI

= doença autossômica recessiva com anemia hipoplásica severa + pigmentação cutânea + anomalias esqueléticas e urogenitais
• pigmentação cutânea (depósitos de melanina) em 74% (tronco, axila, prega inguinal, pescoço)
• anemia que se inicia entre 17 meses e 22 anos de idade
• tendência hemorrágica (pancitopenia)
• hipogonadismo (40%)
• microftalmia (20%)
√ anomalias do componente radial da extremidade superior (fortemente sugestivo): polegar ausente/hipoplásico/supranumerário; rádio hipoplásico/ausente; navicular hipoplásico/ausente/osso maior e multiangular
√ nanismo leve/moderado
√ microcefalia mínima
√ anomalias renais (30%): aplasia renal, ectopia, rim em ferradura

Prognóstico: fatal dentro de cinco anos após o início da anemia; a família do paciente mostra alta tendência para leucemia

ANEMIA POR DEFICIÊNCIA DE FERRO

Idade: infantes afetados
Causas:
(1) Reservas de ferro inadequadas ao nascimento
(2) Deficiência de ferro na dieta
(3) Prejuízo na absorção gastrintestinal de ferro
(4) Excessiva demanda de ferro pela perda sangüínea
(5) Policitemia vera; (6) DCC cianótica
√ alargamento da díploe + adelgaçamento das tábuas, poupando o occipto (não há medula vermelha)
√ aspecto do "cabelo na extremidade" no crânio

√ osteoporose dos ossos longos (mais proeminente nas mãos)
√ ausência de envolvimento dos ossos faciais

ANGIOMATOSE CÍSTICA

= LINFANGIOMATOSE/HEMANGIOMATOSE
Histo: cistos ósseos com atapetamento endotelial
Idade: pico 10–15 anos; variação de 3 meses-55 anos
Localização: ossos longos e chatos, crânio
√ múltiplas lesões osteolíticas metafisárias de 1-2 mm a alguns centímetros com margens finamente escleróticas + relativa preservação da cavidade medular
√ pode mostrar supercrescimento de ossos longos
√ espessamento endosteal
√ algumas vezes associada a massas dos tecidos moles ± flebolitos
√ derrame pleural quilosa sugere um prognóstico fatal
DD: outras doenças pilostóticas como histiocitose X, displasia fibrosa, metástase, doença de Gaucher, fibromatose congênita, neurofibromatose, encondromatose, síndrome de Maffucci

ARTRITE DE LYME

Agente: espiroqueta *Borrelia burgdoferi*; transmitida pelo carrapato *Ixodes dammnini*
Histo: fluido sinovial inflamatório, sinóvia hipertrófica com proliferação vascular + infiltrado celular
- história de eritema crônico migratório
- áreas endêmicas: Lyme, Connecticut, primeira localidade reconhecida; agora também por todos os Estados Unidos, Europa, Austrália
- ataques recorrentes de artralgias com dias a dois anos após a picada do carrapato (80%)

Localização: mono/poliartrite de grandes articulações (especialmente joelhos)
√ erosão da cartilagem/osso (4%)
Trat: antibióticos
DD:
(1) Febre reumática
(2) Artrite reumatóide
(3) Artrite gonocócica
(4) Síndrome de Reiter

ARTRITE PSORIÁTICA

Doença incomum envolvendo a sinóvia + inserções ligamentares com propensão para sacroileíte/espondilite, classificados como espondilopatia soronegativa 6/c
Incidência: < 5% dos pacientes com psoríase
Pat: inflamação sinovial (menos proeminente que na artrite reumatóide) com fibrose precoce da sinóvia proliferativa
Tipos:
(1) Artrite psoriática verdadeira (31%)
(2) Artrite psoriática lembrando a artrite reumatóide (38%)
(3) Artrite reumatóide + psoriática concomitantes (31%)

- erosões, descoloração, hiperqueratose, separação subungueal, enrugamento das unhas (81%)
- HLA-B27 positivo em 80%
- fator reumatóide negativo

Localização: distribuição largamente variável + assimetria com envolvimento das extremidades inferiores + superiores
√ NENHUMA/mínima osteoporose justa-articular
√ reação periosteal freqüente
@ Mãos + pés
Áreas-alvo: ID, IP, MCF
√ destruição assimétrica das articulações interfalangianas distais (poliartrite erosiva) + anquilose
√ deformidade em "lápis dentro da taça" = erosões com margens mal definidas + proliferação adjacente no novo osso periosteal (CARACTERÍSTICO)
√ falange de marfim
√ destruição da articulação interfalangiana do primeiro dedo com exuberante reação periosteal + proliferação óssea na base falangiana distal (PATOGNOMÔNICO)
√ acrosteólise (ocasionalmente)
@ Esqueleto axial
√ formação de sindesmófito assimétrico + incompleto e não marginal = ossificações paravertebrais volumosas orientadas verticalmente, envolvendo o ânulo discal (não as placas terminais)
Localização: coluna cervical inferior, torácica, lombar superior
√ quadratura das vértebras na região lombar
√ calcificações dos tecidos moles paravertebrais, separadas das bordas vertebrais
√ sacroileíte = alargamento bilateral da articulação sacroilíaca, aumento da densidade, fusão
√ estreitamento da articulação apofisária + esclerose
√ subluxação atlantoaxial + anormalidades do odontóide

DD:
(1) Síndrome de Reiter (afeta somente a extremidade inferior)
(2) Artrite reumatóide (erosões simétricas bem definidas e bilaterais, osteoporose justa-articular)

ARTRITE REUMATÓIDE

= doença generalizada do tecido conjuntivo
Idade: incidência mais alta em 40–50 anos; M:F = 1:3 se < 40 anos; M:F = 1:1 se > 40 anos
Patogênese: sinovite com hipertrofia sinovial leva à nutrição inadequada com condronecrose, estreitamento articular, subluxação e anquilose

Critérios diagnósticos da Associação Americana de Reumatismo (pelo menos quatro critérios devem estar presentes):
(1) Rigidez matinal
(2) Edema de ≥ 3 articulações, particularmente punho, articulações metatarsofalangianas ou interfalangianas proximais por > 6 semanas
(3) Edema simétrico
(4) Alterações radiológicas típicas
(5) Nódulos reumatóides
(6) Fator reumatóide positivo

- rigidez matinal
- fadiga, perda ponderal
- síndrome do túnel do carpo

- fator reumatóide positivo (94%)
- teste de floculação do látex positivo

Localização: envolvimento simétrico das articulações diartrodiais

Áreas-alvo:

Todas as cinco MCF, IP, articulação interfalangiana do polegar, todos os compartimentos do punho (especialmente radiocarpal, radioulnar inferior, articulações pisisforme-triquetal); aspecto medial da MTP + articulações interfalangianas do pé (especialmente hálux); alterações mais precoces vistas na segunda e terceira articulações MCF, terceira IP

SINAIS PRECOCES:

√ edema fusiforme periarticular de tecidos moles (resultante de efusão)
√ osteoporose regional (desuso + hipertermia local)
√ espaço articular alargado
√ erosões ósseas marginais + centrais (menos comuns nas grandes articulações); o local da primeira erosão é classicamente a base da base da falange proximal do quarto dedo
√ alterações na articulação estilóide ulnar + radioulnar distal
√ subluxação atlantoaxial > 2,5 mm (em > 6%)
√ cisto sinovial gigante

SINAIS TARDIOS:

√ perda difusa do espaço interósseo
√ contraturas em flexão + extensão com subluxação ulnar + deslocamento
√ marcante destruição + fraturas do espaço articular
√ extensa destruição das extremidades ósseas
√ fusão óssea
√ elevação das cabeças umerais (ruptura/atrofia do manguito rotador)
√ reabsorção da clavícula distal
√ erosão das margens superiores das porções posteriores das costelas 3–5
√ destruição + estreitamento dos espaços discais + contornos irregulares dos corpos vertebrais + ausência de osteofitose
√ destruição das articulações zigoapofisárias sem formação de osteófitos
√ reabsorção dos processos espinhosos
√ "aspecto em escada portátil" da coluna cervical devido as subluxações subaxiais
√ acetábulo protruso (pela osteoporose)
√ herniação + cistos sinoviais (isto é, cisto poplíteo)
√ esporão de calcâneo

Artrite reumatóide cística

= lesões císticas intra-ósseas como característica dominante

Patogênese: a pressão aumentada no espaço sinovial pela efusão articular, descomprime-se através de microfraturas do córtex marginal enfraquecido para dentro do osso subarticular

◊ Aumento do tamanho + extensão dos cistos correlaciona-se com o nível aumentado de atividade + ausência de cistos sinoviais

Idade: como acima; M:F = 1:1

- soronegativos em 50%

√ lesões líticas subcorticais justarticulares com margens escleróticas bem definidas
√ relativa falta de perda de cartilagem, osteoporose, ruptura de articulações

DD: gota (presença de cristais de urato), sinovite pigmentada vilonodular (monoarticular)

MANIFESTAÇÕES EXTRA-ARTICULARES (76%)

A. **Síndrome de Felty** (< 1%)
   = artrite reumatóide (presente por > 10 anos) + esplenomegalia + neutropenia
   Idade: 40–70 anos; F > M; raro em negros
   - rápida perda ponderal
   - úlceras de perna refratárias à terapia
   - pigmentação marrom nas superfícies expostas das extremidades

B. SÍNDROME DE SJÖGREN (15%)
   = queratoconjuntivite + xerostomia + artrite reumatóide

C. MANIFESTAÇÕES PULMONARES
   √ derrame pleural, na maioria unilateral, sem alterações por meses, usualmente não associadas à doença parenquimatosa
   √ fibrose intersticial com predominância para os lobos inferiores
   √ nódulos reumatóides (30%): bem circunscritos, periféricos, com cavitação freqüente
   √ síndrome de Caplan (= reatividade hiperimune à inalação da sílica com nódulos pulmonares de desenvolvimento rápido)
   √ hipertensão pulmonar secundária à arterite

D. NÓDULOS SUBCUTÂNEOS
   (em 5%–35% com artrite ativa) sobre as superfícies extensoras do antebraço + outros pontos de pressão (isto é, olécrano), sem calcificações (DD com gota)

E. ENVOLVIMENTO CARDIOVASCULAR
   1. Pericardite (20%–50%)
   2. Miocardite (arritmia, bloqueio cardíaco)
   3. Aortite (5%) da aorta ascendente ± insuficiência da valva aórtica

F. VASCULITE REUMATÓIDE
   Mimetiza a periarterite nodosa;
   - polineuropatia, ulceração cutânea, gangrena, polimiopatia, infarto do miocárdio/visceral

G. SEQÜELAS NEUROLÓGICAS
   1. Neuropatia distal (relacionada à vasculite)
   2. Aprisionamento de nervos (subluxação atlantoaxial, síndrome do túnel do carpo, cisto de Baker)

H. LINFADENOPATIA (até 25%)
   √ esplenomegalia (1%–5%)

Artrite reumatóide juvenil

= artrite reumatóide em pacientes < 16 anos de idade; M < F

Classificação:

(1) Início juvenil — tipo adulto (10%)
   - fator IgM AR positivo; idade 8–9 anos; prognóstico ruim

   √ alterações erosivas; reação periosteal difusa; doença da articulação do quadril com protrusão

(2) Poliartrite do tipo espondilítico anquilosante
   - iridociclite; garotos na idade de 9–11 anos

   √ artrite periférica; fusão do grande trocânter; fusão completa de ambos os quadris; esporão de calcâneo

(3) **Doença de Still**
  (a) sistêmica, (b) poliarticular, (c)pauciarticular + iridociclite (30%)
  - febre, *rash*, linfadenopatia, hepatosplenomegalia; pericardite, nanismo
  - doença renal fatal em 20%

  Idade: 2–4 e 8–11 anos de idade; M < F
  Localização: envolvimento das articulações carpometacárpicas ("carpo esmagado" no adulto), parte posterior do pé, quadril (40%–50%)
  √ reação periosteal das falanges; alargamento dos ossos; maturação óssea acelerada + fusão precoce (parada do crescimento)

- rigidez matinal, artralgia
- nódulos subcutâneos (10%)
- *rash* cutâneo (50%)
- febre, linfadenopatia

Localização: envolvimento precoce das grandes articulações (quadris, joelhos, tornozelos, punhos, cotovelos); mais tarde das mãos + pés
√ sinais radiológicos similares à artrite reumatóide (exceto pelo envolvimento primeiro de grandes articulações, início tardio de alterações ósseas, mais anquilose, metáfises alargadas)
√ edema dos tecidos moles periarticulares
√ adelgaçamento da cartilagem articular
√ grandes lesões semelhantes a cistos removidos da superfície articular (invasão do osso por *pannus* inflamatório); raras em crianças
√ erosões articulares nos locais de inserções ligamentares + tendinosos
√ a destruição articular pode lembrar articulações neuropáticas
√ osteoporose justarticular
√ "epífises em balão" + "ossos graciosos" (supercrescimento epifisário + fusão precoce com encurtamento ósseo secundário à hiperemia)
@ Mão + pé
  √ falanges "retangulares"(periostite + espessamento cortical)
  √ anquilose nas articulações carpais
@ Esqueleto axial
  √ anquilose da coluna cervical (articulações apofisárias), articulações sacroilíacas
  √ subluxação da articulação atlantoaxial (66%)
  √ fraturas torácicas com compressão medular
@ Tórax
  √ costelas estreitas
  √ derrames pleurais + pericárdicas
  √ lesões pulmonares intersticiais (simulando esclerodermia, dermatomiosite)
  √ nódulos pulmonares solitários podem cavitar

Prognóstico: recuperação completa (30%); amiloidose secundária

ARTRITE SÉPTICA

Organismo:
Mais amiúde devido ao S. aureus; Gonorréia (indistinguível da artrite tuberculosa, porém de evolução mais rápida); artrite Brucelar (indistinguível da tuberculose, infecção lenta); Salmonela (associação comum com anemia falciforme/doença de Gaucher)
  (a) < 4 anos de idade: *Streptococcus pyogenes, S. aureus, Haemophilus influenzae*
  (b) > 4 anos de idade: *S. aureus*
  (c) > 10 anos de idade: *S. aureus, Neisseria gonorrheae*

Localização: extremidade inferior (75%) com envolvimento do quadril + joelho em 90%
- dor, coxeadura, pseudoparalisia
- calor local, edema
- quadro clínico séptico
- bacteremia, leucocitose

SINAIS AGUDOS:
  √ radiografias iniciais freqüentemente normais
  √ edema de tecidos moles (primeiro sinal secundário à hiperemia local + edema)
  √ distenção articular (efusão) ± subluxação do quadril e úmero em crianças
  √ estreitamento do espaço articular = rápido desenvolvimento de destruição da cartilagem articular (não na artrite tuberculosa)

SINAIS SUBAGUDOS após 8–10 dias
  √ pequenas erosões no córtex articular/perda de todo o contorno cortical (erosões marginais na tuberculose)
  √ esclerose óssea reativa no osso subjacente
  √ destruição óssea subcondral (pela proliferação sinovial)
  √ reparação defeituosa/anquilose (se toda a cartilagem é destruída)
  √ atrofia óssea local (imobilidade)
  √ destruição óssea metafisária (se a osteomielite é a fonte da artrite séptica)

Dg: pronta artrocentese + cultura de sangue
Cp:
  (1) Distúrbio do crescimento ósseo (alongamento, encurtamento, angulação)
  (2) Artrite degenerativa crônica
  (3) Anquilose
  (4) Osteonecrose

ARTROGRIPOSE

= ARTROGRIPOSE MÚLTIPLA CONGÊNITA
= complexo sindrômico congênito não progressivo, caracterizado por músculos pobremente desenvolvidos + contraídos, articulações deformadas com cápsula periarticular espessada e sistema sensorial intacto

Etiologia:
Defeito da unidade motora congênito/adquirido (células do corno anterior, raízes nervosas, nervos periféricos, placas motoras terminais, músculo), precocemente na vida fetal com imobilização das articulações em vários estágios de seus desenvolvimentos

Causa: ? agentes neuropáticos, produtos químicos tóxicos, uso de drogas, hipertermia, bloqueio neuromuscular, anormalidades mitóticas, imobilização mecânica

Incidência: 0,03% das crianças recém-nascidas; 5% de risco de recorrência em um irmão

Pat: diminuição do tamanho das fibras musculares + depósitos gordurosos nos tecidos fibrosos

Associada a:
(1) Desordens neurogênicas (90%)
(2) Desordens miopáticas
(3) Displasias esqueléticas
(4) Pobreza dos movimentos intra-uterinos (miomatose, banda amniótica, gêmeo, oligoidrâmnio)
(5) Desordem dos tecidos conectivos

Distribuição: todas as extremidades (46%), extremidades inferiores somente (43%), extremidades superiores somente (11%); articulações periféricas > articulações proximais; simétrica

- pé torto congênito
- deslocamento congênito do quadril
- mão em garra
- diminuição da massa muscular
- tramas cutâneas

√ contraturas em flexão + extensão
√ osteopenia ± fraturas patológicas
√ deslocamento congênito do quadril
√ coalizão carpal
√ talo vertical
√ deformidade valga do calcâneo

ARTROPATIA DE JACCOUD

Após a subsistência de ataque freqüentes e severos de febre reumática

Pat: fibrose periarticular fascial + tendões sem sinovite

- doença valvular reumática

Localização: envolvimento primário das mãos; ocasionalmente no hálux

√ atrofia muscular
√ edema periarticular de pequenas articulações das mãos + pés
√ desvio ulnar + flexão das articulações MF mais marcadas nos 40 e 50
√ NENHUM estreitamento articular/erosão

ARTROPATIA NEUROPÁTICA

= ARTICULAÇÃO DE CHARCOT = alterações nos nervos sensitivos associadas com trauma

Patogênese:
(1) Diminuição da sensação da dor produz trauma repetitivo
(2) Disfunção simpática + reabsorção óssea

Causas:
A. Congênita
  1. Mielomeningocele
  2. Indiferença congênita à dor = assimbolia
B. Adquirida
  (a) neuropatia central
    1. Lesão cerebral/medula espinhal
    2. Siringomielia (em 1/3 dos pacientes): articulação do ombro afetada
    3. Neurossífilis = *tabes dorsalis*)em 15%–20% dos pacientes): joelhos afetados, quadris, tarso, tornozelos
    4. Tumores da medula espinhal/infecção
  (b) neuropatia periférica
    1. *Diabetes mellitus* (causa mais comum, embora a incidência seja baixa): mãos + pés afetados
    2. Lepra
    3. Lesão de nervo periférico
  (c) outros
    1. Esclerodermia, doença de Raynaud, síndrome de Ehlers-Danlos
    2. Artrite reumatóide, psoríase
    3. Infiltração amilóide dos nervos, hipercortisolismo adrenal
C. Iatrogênica
  uso prolongado de drogas para alívio da dor

Mnemônico: "DESTES E"
Diabetes
Esteróides
Sífilis
Trauma medular
Esclerodermia
Siringomielia
Espinha bífida

√ efusão articular persistente
√ estreitamento do espaço articular
√ esporões hipertróficos
√ aumento da densidade do osso subcondral
√ calcificação da membrana sinovial
√ fragmentação do osso subcondral
√ subluxação articular (frouxidão dos tecidos moles periarticulares) + deslocamentos
√ reabsorção rápida e progressiva da cabeça + colo do fêmur e úmero
√ deformidade das cabeças dos metatarsianos em "ponta de lápis"
√ NENHUMA osteoporose justaarticular
√ efeito da "bosa de ossos" nos estágios tardios (= deformidades acentuadas em torno da articulação)

mnemônico: "5 Ds"
Denso osso subcondral
Destruição do córtex articular
Deformidade (ponta de lápis)
Debris (corpos livres)
Deslocamento

BRUCELOSE

= zoonose multissistêmica de distribuição mundial; endêmica na Arábia Saudita, Península Arábica, América do Sul, Espanha, Itália (secundária à ingestão de leite não pasteurizado/produtos do leite)

Organismo: pequeno cocobacilo Gram-negativo não móvel, não espoliante, aflagelado e não encapsulado: *Brucella abortus, B. suis, B. canis, B. melitensis*

Histo: pequenos patógenos intracelulares difundidos nas excreções de animais infectados (urina, fezes, produtos da concepção) causa pequeno granuloma não caseante dentro do SRE

Localização: o local mais comum de envolvimento é o sistema reticuloendotelial; sistema musculoesquelético

- 1–3 semanas entre a infecção inicial + sintomas

◊ Evidência radiológica de doença em 69% dos locais sintomáticos!

@ Espondilite brucelar (53%)
Idade: a idade média no início é 40 anos
- dor, sensibilidade localizada, radiculopatia, mielopatia

Localização: lombar (71%) > toracolombar (10%) > lombossacra (8%) > cervical (7%) > torácica (4%)

(a) forma local
√ destruição do osso na junção discovertebral (aspecto anterior da placa epifisária superior)
√ associada com esclerose óssea + formação anterior de osteófitos + pequena quantidade de gás

(b) forma difusa: acometimento de toda a placa vertebral epifisária/corpo vertebral com disseminação para os discos adjacentes + corpos vertebrais
√ destruição óssea associada à esclerose
√ pequena quantidade de gás intradiscal (25%-30%)
√ obliteração dos planos gordurosos da musculatura paraespinhal
√ nenhuma/mínima extensão epidural

DD.: BK (abscesso paraespinhal, gibosidade)

@ Doença extra-espinhal
(a) sinovite brucelar (81%)
Localização: joelho > junção sacroilíaca > ombro > quadril > articulação esternoclavicular > tornozelo > cotovelo
Local: organismo localizado na membrana sinovial
• efusão articular estéril serossanguinolenta
(b) artrite destrutiva brucelar (9%)
√ indistinguível da artrite tuberculosa/piogênica
(c) osteomielite brucelar (2%)
• dor, edema, sensibilidade
(d) miosite brucelar (2%)

Dg.: testes sorológicos (ELISA, contra-imunoeletroforese, teste da rosa de begala)
Tra.: combinação de aminoglicosídeos + tetraciclinas
DD.: displasia fibrosa, tumor benigno, osteoma osteóide

CALCINOSE TUMORAL

= LIPOCALCINOGRANULOMATOSE
= rara doença com massas de tecido mole calcificadas justarticulares grandes nodulares e progressivas, em pacientes com cálcio + fósforo séricos normais e nenhuma evidência de doença renal, metabólica ou do colágeno vascular

Etiologia:
Autossômica dominante (1/3), com expressividade clínica variável; defeito bioquímico desconhecido do metabolismo do fósforo responsável pela reabsorção anormal de fosfato + formação de 1,25-diidroxi-vitamina D

Pat:
Lesões císticas multiloculares com fluido branco cremoso (hidroxiapatita) + muitas células gigantes (reação granulomatosa a corpo estranho), circundada por cápsula fibrosa

Idade: início principalmente dentro da primeira/segunda década (variação de 1–79 anos); M:F = 1:1; predominantemente em negros

• massa de tecido mole de crescimento progressivo e dolorosa/indolor, com ulceração cutânea suprajacente + trato sinusal drenando fluido leitoso
• edema
• limitação dos movimentos
• hiperfosfatemia + hipervitaminose D
• cálcio sérico normal, fosfatase alcalina, função renal e hormônio paratireoidiano

@ Tecidos moles
Localização:
Paraarticular nos quadris > cotovelos > ombros > pés, costelas, espinhas isquiáticas; única/múltiplas articulações; QUASE NUNCA joelhos; usualmente ao longo da face extensora das articulações (inicialmente uma bursite calcificada?)
√ massa de tecido mole densa, loculada e homogeneamente calcificada, de 1–20 cm de tamanho
√ septos radiolúcidos (= tecido conectivo)
√ ± níveis fluido-fluido com consistência de "leite de cálcio"
√ ossos subjacentes NORMAIS
√ captação aumentada do traçador pelos tecidos moles na cintigrafia óssea

@ Osso
√ reação periosteal diafisária (diafisite)
√ áreas irregulares de calcificação na cavidade medular (mielite calcifica)

@ Dentes
√ aumento bulboso da raiz
√ pedras na polpa = calcificações intrapolpa

@ Características semelhantes ao pseudoxantoma *elasticum*
√ *calcinosis cutis* = calcificações cutâneas
√ calcificações vasculares
√ raias angióides na retina

Prognóstico: tendência para recorrência após excisão incompleta
Trat: depleção de fosfato
DD: Insuficiência renal crônica em hemodiálise, CPPD, paraosteoartropatia, hiperparatireoidismo

CISTO DE INCLUSÃO EPIDERMÓIDE

= CISTO DE QUERATINA INTRA-ÓSSEO = CISTO DE IMPLANTAÇÃO

Idade: segunda e quarta década; M > F
Histo: epitélio escamoso estratificado, queratina, cristais de colesterol (conteúdo macio e branco "perolado")

• história de trauma (implante do epitélio sob a pele com erosão óssea secundária)
• assintomático

Localização: ossos situados superficialmente como a calota craniana (tipicamente nos ossos frontal/parietal), falanges (geralmente tuberosidades terminais do dedo médio), E > D, mão, ocasionalmente no pé

√ osteólise circular bem definida com margem esclerótica
√ córtex freqüentemente expandido + adelgaçado
√ NENHUMA calcificação/reação periosteal/edema de tecidos moles
√ fratura patológica freqüentemente sem reação periosteal

DD:
(a) no dedo: tumor glômico, encondroma (raro na falange terminal)
(b) no crânio: infecção, metástases (mal definida), granuloma eosinofílico (margem biselada)

CISTO ÓSSEO ANEURISMÁTICO

= lesão expansiva do osso contendo cavidades císticas de paredes finas preenchidas por sangue; nome derivado da aparência ao raios X

Etiologia:
(a) lesão não neoplásica primária (2/3)
(b) surgindo em tumor preexistente (1/3): tumor de células gigantes (39%), angioma, osteoblastoma,

condroblastoma, osteossarcoma telangiectásico, cisto ósseo solitário, displasia fibrosa, xantoma, fibroma condromixóide, fibroma não ossificante, carcinoma metastático

Histo: "malformação arteriovenosa intra-óssea" com espaços em favo de mel cheios de sangue + revestidos com tecido de granulação/osteóide; áreas de hemorragia livre; algumas vezes com células gigantes multinucleadas

Tipos:

(1) COA INTRA-ÓSSEO
= tumor primário cístico/telangiectásico da família das células gigantes, originando-se da cavidade da medula óssea, com lenta expansão do córtex, raramente relacionado à história de trauma

(2) COA EXTRA-ÓSSEO
= cisto hemorrágico pós-traumático, originando-se na superfície dos ossos, erodindo através do córtex até a medula

Idade: pico etário aos 16 anos (média 10–30 anos); em 75% < 20 anos; F > M

- dor de início relativamente agudo com aumento rápido na gravidade durante 6–12 semanas
- ± história de trauma
- sinais neurológicos (radiculopatia ou quadriplegia), se na coluna

Localização:

(a) coluna (30%) com leve predileção para os elementos posteriores + coluna lombar, coluna cervical (22%); envolvimento do corpo vertebral (40%); pode envolver duas vértebras contíguas (25%)

(b) ossos longos: excêntrico na metáfise do fêmur, tíbia, úmero, fíbula; pelve

√ radiolucência excêntrica puramente lítica
√ lesão expansiva em balonamento com padrão em "bolha de sabão" + finas trabeculações internas
√ rápida progressão dentro de 6 semanas a 3 meses
√ porção interna esclerótica
√ córtex delgado, quase invisível (TC mostra integridade)
√ o tumor respeita a placa epifisária
√ nenhuma reação periosteal (exceto quando fraturada)

TC:

√ níveis líquido-líquido devido à formação de camadas do sangue em 10%–30%

RNM:

√ múltiplos cistos de diferentes intensidades de sinal representando diferentes estágios dos produtos de degradação do sangue

Cintigrafia óssea:

√ aumento da captação

Cp:

(1) Fratura patológica (freqüente)
(2) Bloqueio extradural com paraplegia

DD:

(1) Tumor de células gigantes (particularmente na coluna)
(2) Cisto hemorrágico (extremidade do osso/epífise, não expansivo)
(3) Encondroma
(4) Metástases (carcinoma renal + carcinoma tireoidiano)
(5) Plasmocitoma
(6) Condro e fibrossarcoma
(7) Displasia fibrosa
(8) Pseudotumor hemofílico
(9) Cisto hidático

CISTO ÓSSEO SOLITÁRIO

= CISTO ÓSSEO UNICAMERAL/SIMPLES

Etiologia: Trauma? (aprisionamento sinovial na reflexão capsular), anomalia vascular? (bloqueio da drenagem intersticial)

Histo: cisto preenchido com líquido claro e amarelado, freqüentemente sob pressão, paredes revestidas de tecido fibroso + hemossiderina, podendo estar presentes células gigantes

Idade: 3–19 anos (80%); ocorre durante a fase ativa do crescimento ósseo; M:F = 3:1

- assintomático; a menos que fraturado

Localização: fêmur proximal + úmero proximal (60%–75%), fíbula, na base do colo do calcâneo (4%, > 12 anos de idade), talo; raro nas costelas, ílio, pequenos ossos das mãos + pés (raro), NÃO na coluna/calvária

Locais: cêntricos metafisários, adjacentes à cartilagem epifisária (durante a fase ativa)/migrando para dentro da diáfise com o crescimento (durante a fase latente), não cruza a placa epifisária

√ radiolucência oval de 2–3 cm com o eixo longo paralelo ao eixo longitudinal do osso acometido
√ fina margem esclerótica
√ irregularidades + erosão do aspecto interno do córtex subjacente
√ área fotopênica na varredura óssea (se não fraturada)
√ sinal do "segmento caído", se não fraturado

Prognóstico: regressão espontânea mais provavelmente

DD:

(1) Encondroma (pontilhado calcificado)
(2) Displasia fibrosa (lucência mais irregular)
(3) Granuloma eosinofílico
(4) Condroblastoma (epifisário)
(5) Fibroma condromixóide (Mais excêntrico + expansivo)
(6) Tumor de células gigantes
(7) Cisto ósseo aneurismal (excêntrico)
(8) Cisto hemorrágico
(9) Tumor marrom

CISTO POPLÍTEO

= CISTO DE BAKER = cisto sinovial no aspecto posterior da articulação do joelho

Fisiopatologia:

formado pelo escape de fluido sinovial para dentro de uma das bursas; o fluido é aprisionado por um mecanismo valvular unidirecional

(a) válvula tipo Bunsen = o cisto em expansão comprime o canal comunicante
(b) válvula tipo novelo = novelo composto de fibrina + debris celulares tamponam o canal comunicante

Etiologia:

(1) Artrite (artrite reumatóide mais comum)
(2) Desarranjo interno
(3) Sinovite vilonodular pigmentada

- síndrome de pseudoflebite (= dor + edema na panturrilha)

Localização:

(a) bursa gastrocnêmio-semimembranosa = posterior ao músculo gastrocnêmio ao nível do côndilo medial

(b) bursa supralateral = entre a cabeça lateral do músculo gastrocnêmio + extremidade distal do músculo bíceps, superior ao côndilo lateral (incomum)
(c) bursa poplítea = entre o menisco lateral + anterior ao músculo poplíteo (incomum)

√ comunicação com a bursa (documentada na artrografia)
√ coleção hipointensa em T1WI + hiperintensa em T2WI
√ o cisto pode dissecar para baixo entre o gastrocnêmio + sóleo

Cp: pode romper (dor aguda severa)

DD: outros cistos sinoviais na região do joelho:
(1) Cisto meniscal (no lado lateral/medial da linha articular; associada a rupturas de clivagem horizontais)
(2) Cisto tibiofibular (na articulação tibiofibular proximal, que comunica-se com a articulação do joelho em 10%)
(3) Cisto cruciforme (circundando os ligamentos cruzados anterior/posterior após uma lesão ligamentar)

COALIÇÃO TARSAL

Problema congênito do calcâneo mais importante clinicamente

- assintomático/pé plano doloroso com espasmo peroneal

Idade: coalição fibrosa ao nascimento, ossificação durante a segunda década de vida

√ barras ósseas nas radiografias laterais entre o calcâneo, talo e navicular
√ ambos os pés afetados em 20%

Tipos:
(1) Calcaneonavicular (50%)
  √ cabeça talar hipoplásica
  √ articulação calcaneonavicular estreitada com margens articulares indistintas
  √ talocalcaneal (35%)
  √ "bico" dorsal proeminente (66%)
  √ articulação talocalcaneal anterior assimétrica

DD: anquilose adquirida intertarsal (infecção, trauma, artrite, cirurgia)

COCCIDIOIDOMICOSE

Histo: processo granulomatoso crônico nos ossos, articulações e estruturas periarticulares

Localização:
(a) ossos: local mais freqüente na extremidade do osso/proeminências ósseas dos tubérculos tibiais, tornozelos, acrômio, extremidade medial da clavícula, coluna, costelas, pelve
(b) articulações de suporte de peso: joelho, tornozelo, punho, cotovelo
(c) tenossinovite: mão

√ áreas focais de destruição, formação de cavidades (precocemente), seguido de esclerose do osso circunjacente (tardiamente)
  = lesão óssea bolhosa
√ proliferação do periósteo suprajacente
√ destruição da vértebra com preservação do espaço discal
√ abscesso do psoas indistinguível do abscesso da tuberculose; pode calcificar
√ articulações raramente infectadas (geralmente monoarticular, proveniente da extensão direta de um foco de osteomielite); efusão sinovial, osteopenia, estreitamento do espaço articular, destruição óssea, anquilose
√ abscessos de tecidos moles comuns

CONDROBLASTOMA

= TUMOR DE CODMAN = CONDROBLASTOMA BENIGNO = TUMOR DE CÉLULAS GIGANTES CONTENDO CARTILAGEM

Incidência: 1% dos neoplasmas ósseos primários (700 casos na literatura mundial)

Idade: pico na segunda década (faixa de 8–59 anos); 5–25 anos (88%); M:F = 2:1; ocorre antes da cessação do crescimento ósseo encondral

Histo: condroblastos poliédricos + células gigantes multinucleadas + nódulos de material amorfo róseo (= condróide) = tumor celular gigante condromatoso epifisário (lembra o fibroma condromixóide); calcificação em "rede de arame" = deposição pericelular de calcificação é virtualmente PATOGNOMÔNICA

- sintomática por meses ou anos antes do tratamento
- leve dor articular, sensibilidade, edema (efusão articular)
- limitação do movimento

Localização: fêmur proximal + grande trocânter (23%), fêmur distal (20%), tíbia proximal (17%), úmero proximal (17%), ossos tarsais; 2/3 extremidades inferiores, em torno de 50% nos joelhos, > 75% nos ossos longos; pode ocorrer nas apófises (trocânter menor + maior, patela, grande tuberosidade do úmero), próximo à cartilagem triirradiada do osso inonimado

Local: localização excêntrica, medular, subarticular com placas de crescimento abertas (98% começa na epífise); o crescimento tumoral pode continuar até envolver a metáfise + raramente a diáfise

√ lesão lítica oval/circular da epífise excentricamente posicionada
√ 1–4 cm de diâmetro ocupando < metade da epífise
√ margem esclerótica bem definida, lobulada em 50%
√ calcificações punctiformes/irregulares em 25%-50% (grupamentos cartilaginosos melhor visualizados pela TC)
√ borda cortical intacta
√ ± reação periosteal/envolvimento articular
√ periostite da metáfise adjacente/diáfise (30%–50%)
√ placa de crescimento aberta na maioria dos pacientes

RNM:
  ◊ RNM tende a superestimar a extensão + agressividade!
  √ intensidade do sinal intermediária a baixa em T2WI em relação à gordura
  √ anomalia do sinal extensas intramedulares consistentes com edema da medula óssea
  √ alterações hipointensas em T1WI + hiperintensas em T2WI nos tecidos moles adjacentes (edema muscular) em 50%
  √ ± efusão articular

Trat.: curetagem + tamponamento com esquírolas ósseas

DD.:
(1) Necrose isquêmica da cabeça femoral (pode ser indistinguível, de configuração mais irregular)

(2) Tumor de células gigantes (geralmente maiores + menos bem demarcados, não calcificados, grupo etário mais velho com placa de crescimento fechada)
(3) Fibroma condromixóide
(4) Encondroma
(5) Osteomielite
(6) Cisto ósseo aneurismático
(7) Gânglio intra-ósseo
(8) Granuloma eosinofílico
(9) Sarcoma ósseo primário

CONDRODISPLASIA METAFISÁRIA

= grave nanismo de membros curtos
√ alargamento gradual da metáfise (deformidade do frasco Erlenmeyer) estendendo pela diáfise

A. **Tipo Schmid** (mais comum)
autossômico dominante
- marcha com bamboleio, gingado

Distribuição: mais marcada nos membros inferiores; leve envolvimento das mãos + punhos
√ ossos longos encurtados e curvos
√ placas de crescimento epifisário alargadas
√ metáfises alargadas, irregulares e "em taça"
√ coxa vara
√ genu varo
DD: raquitismo refratário à vitamina D

B. **Tipo McKusick**
autossômico recessivo (isto é, em "Amish")
- cabelos quebradiços e esparsos, pigmentação deficiente
- inteligência normal

√ encurtamento dos ossos longos com largura normal
√ metáfises em taça + alargadas com defeitos radiolúcidos
√ falanges médias curtas +falanges distais estreitas, tornando-se triangulares e em forma de "projetil" (mais freqüente nas mãos que nos pés)
√ junções costocondrais alargadas + lucências císticas

C. **Tipo Jansen** (menos comum)
ocorrência esporádica com amplo espectro
- inteligência normal/retardada
- níveis séricos do cálcio amiúde elevados

Distribuição: envolvimento simétrico de todos os ossos longos + ossos tubulares curtos
√ alargamento das placas epifisárias
√ metáfises expandidas e irregulares + fragmentadas
(cartilagem não ossificada se estendendo para dentro da diáfise)
DD: raquitismo

D. **Doença de Pyle** = displasia metafisária
- freqüentemente altos
- amiúde assintomáticos

Distribuição: ossos longos maiores, ossos tubulares das mãos, extremidade medial da clavícula, extremidade external das costelas, osso inominado
√ achatamento e encurvamento das extremidades proximais + distais dos ossos longos com córtex adelgaçado
√ constrição relativa da porção central da diáfise
√ hiperostose craniofacial
√ geno valgo

CONDRODISPLASIA PUNTIFORME

= EPÍFISE PONTILHADA CONGÊNITA
= DISPLASIA EPIFISÁRIA PUNCTATA
= CONDRODISTROFIA CALCIFICANTE CONGÊNITA
= nanismo mesomélido/proporcional
Etiologia: desordem peroxissomalcaracterizada por deficiência do plasmalogênio fibroblástico
Incidência: 1:110.000 nascimentos

A. CONDRODISPLASIA PUNTIFORME AUTOSSÔMICA RECESSIVA = TIPO RIZOMÉLICO
Associada a: DHC (comum)
- face achatada
- catarata congênita
- espessamento cutâneo ictiótico
- retardo mental
- fenda palatina

√ múltiplas e pequenas calcificações puntiformes de vários tamanhos nas epífises (joelho, quadril, ombro, punho), na base do crânio, nos elementos posteriores das vértebras, na cartilagem respiratória dos tecidos moles (pescoço, extremidades costais) antes do surgimento dos centros de ossificação
√ encurtamento proeminente simétrico do fêmur + úmero (raramente todos os membros simetricamente afetados)
√ luxação congênita do quadril
√ contraturas em flexão das extremidades
√ pé torto congênito
√ divergência metafisária dos ossos tubulares proximais (em particular próximo ao joelho)
√ espessamento das diáfises
√ calcificações vertebrais + calcificações paravertebrais proeminentes
√ fendas coronais nos corpos vertebrais
Prognóstico: morte usualmente < 1 ano de idade
DD.: síndrome de Zellweger

B. DOENÇA DE CONRADI-HUNERMANN
= TIPO NÃO-RIZOMÉLICO
variedade mais comum mais leve e não letal; autossômica dominante
- inteligência normal

√ mais disseminada, porém com envolvimento mais leve, como acima
Prognóstico: sobrevida amiúde até a vida adulta

Cp.: insuficiência respiratória (grave subdesenvolvimento das costelas), estenose traqueal, compressão medular
DD.:
(1) Cretinismo (pode mostrar fragmentação epifisária, calcificações muito maiores dentro da epífise)
(2) Embriopatia pelo uso do Warfarin
(3) Síndrome de Zellweger

CONDROMA DE TECIDOS MOLES

= CONDROMA EXTRA-ESQUELÉTICO
= CONDROMA DE PARTES MOLES
Incidência: 1,5% de todos os tumores benignos de partes moles
Idade: 30–60 anos (variação 1–85 anos); M:F = 1.2:1
Histo: cartilagem hialina tipo adulto com áreas de calcificação + ossificação; alterações mixóides; região de celularidade aumentada + atipia citológica
- massa de tecido mole de crescimento lento
- ocasionalmente dor + sensibilidade

Localização: mão (54%–64%) + pé (20%–28%)
√ massa extra-esquelética lobulada e bem definida < 2 cm de tamanho
√ pode conter calcificações/ossificações (33%–70%) com aspecto em anel
√ irregularidades do osso adjacente com reação esclerótica

RMN:
√ alta intensidade de sinal em T2WI
√ sinal intermediário em T1WI

Trat: excisão local
Prognóstico: 15%–25% de taxa de recorrência
DD:
(1) Condrossarcoma mixóide extra-esquelético (profundamente localizado nos grandes músculos + extremidades inferiores, cintura pélvica e escapular)
(2) Condroma periosteal

CONDROMALACIA PATELAR

= amolecimento patológico da cartilagem patelar
Causa: trauma, anormalidade da posição da patela
• dor no joelho anterior
• assintomático (diagnóstico artroscópico acidental)

CONDROSSARCOMA

A. CONDROSSARCOMA PRIMÁRIO
B. CONDROSSARCOMA SECUNDÁRIO
como complicação de uma anormalidade esquelética preexistente como:
(1) Osteocondroma
(2) Encondroma
(3) Condroma periosteal

Condrossarcoma periférico

= CONDROSSARCOMA EXOSTÓTICO = degeneração maligna de múltiplas exostoses e raramente de uma exostose solitária (começando pela capa cartilaginosa do osteocondroma)
Pico etário: quinta-sexta década; M:F = 1,5:1
• assintomático/dor + edema
Localização: pelve, escápula, esterno, costela, extremidades do úmero/fêmur, crânio, ossos faciais
√ geralmente grandes massas de tecidos moles aderidos ao osso
√ calcificação condróide flocular/raiada (CARACTERÍSTICO)
√ centro radiopaco denso com radiações direcionadas à periferia (não marginados)
√ espessamento do córtex no local de implante
√ destruição tardia do osso

DD.:
(1) Osteocondroma (densamente calcificado com múltiplas calcificações puntiformes)
(2) Sarcoma periosteal (osteóide calcificado de densidade mais homogênea)

Condrossarcoma central

= CONDROSSARCOMA ENDOSTEAL
Incidência: terceiro tumor ósseo primário mais comum (primeiro mieloma múltiplo, segundo osteossarcoma)
Histo: surge dos condroblastos (o osteóide tumoral nunca é formado)
Idade: Mediana 45 anos; 50% > 40 anos; 10% em crianças (rapidamente fatal); M:F = 2:1
• hiperglicemia como síndrome paraneoplásica (85%)
Localização: cabeça do fêmur, ramo púbico, úmero proximal, ângulo pontocerebelar, mandíbula), esterno
Local: central + meta/diáfise
√ lesão expansiva osteolítica 1 – alguns centímetros de tamanho
√ curta zona de transição ± margem esclerótica (bem definida do osso acometido)
√ ± pequena e irregular/calcificação em floco de neve/múltipla
√ tardio: perda de definição + quebra do córtex
√ espessamento endosteal cortical, algumas vezes à distância do tumor
√ presença de grandes massas de tecido tumoral

DD.: encondroma benigno, osteocondroma, osteossarcoma, fibrossarcoma

Condrossarcoma de células claras

◊ Geralmente confundido com o condroblastoma por causa da malignidade de baixo grau (pode estar relacionado)!
Histo: pequenos lóbulos de tecido compostos de células com núcleos vesiculares centralmente preenchidos, circundados por um grande citoplasma claro
Idade: 19–68 anos, predominantemente após a fusão epifisária
Localização: fêmur proximal, úmero proximal, ulna proximal, lâmina das vértebras (5%); ramo púbico
Local: epífise

Classificação da Condromalacia Patelar

Grau	Patologia Artroscópica	T1WI da RNM
1	amolecimento + edema da cartilagem articular	áreas focais hipointensas não se estendendo à superfície da cartilagem/osso subcondral
2	formação de bolhas da cartilagem articular produzindo deformidades na superfície	áreas focais hipointensas estendendo-se à superfície da cartilagem com preservação das margens articulares nítidas
3	irregularidade de superfície + fibrilação com extensão mínima ao osso subcondral ("sinal da borda em pincel")	áreas focais hipointensas estendendo-se à superfície da cartilagem, mas não à superfície óssea; perda da nítida
4	ulceração com exposição do osso subcondral	áreas focais hipointensas estendendo-se do osso subcondral à superfície da cartilagem; cartilagem adelgaçada até o osso subcondral

√ lesão única lobulada e oval/circular, de margens nítidas 1–2 cm de tamanho
√ densidade óssea circundante aumentada
√ crescimento ósseo rápido e agressivo acima dos 3 cm
√ pode conter calcificações
√ osso geralmente aumentado
√ indistinguível do condrossarcoma convencional/condroblastoma (crescimento lento durante os anos)

Condrossarcoma extra-esquelético

Incidência: 2% de todos os sarcomas de tecidos moles

1. **Condrossarcoma extra-esquelético mixóide** (mais comum)
   Histo: circundado por uma cápsula fibrosa + dividido em múltiplos lóbulos por septos fibrosos; feixes delicados de pequenos condroblastos alongados são suspensos em uma abundante matriz mixóide; focos de cartilagem hialina madura são raras
   Idade média: 50 anos (faixa de 4–92 anos); M > F
   • massa de tecido mole de crescimento lento
   • dor + sensibilidade (33%)
   ◊ Metastático em 40%–45% no momento da apresentação!
   Localização: extremidades (a coxa é mais comum)
   Local: tecidos moles profundos; subcútis (25%)
   √ massa de tecido mole lobulada SEM calcificação/ossificação
   √ geralmente entre 4–7 cm de diâmetro
   RNM:
   √ aproximadamente igual ao músculo em T1WI + igual à gordura em T2WI
   √ pode mimetizar um cisto/mixoma
   Prognóstico: 45% – 10 anos de sobrevida; 5–15 anos de sobrevida após o desenvolvimento de metástases

2. **Condrossarcoma mesenquimal extra-esquelético**
   50% de todos os condrossarcomas mesenquimais surgem em tecidos moles
   Histo: proliferação de pequenas células primitivas mesenquimais com ilhas dispersas de cartilagem; padrão vascular semelhante ao hemangiopericitoma
   Distribuição etária bimodal: M = F
   (a) tumores da cabeça + pescoço 3ª década (comum): meninges, região periorbital
   (b) tumores da coxa + tronco na 5ª década
   • freqüentemente dão metástases para os pulmões + linfonodos
   √ matriz de mineralização (50%–100%) caracterizadas como anéis + arcos/floculares + calcificação puntiformes/mineralização densa
   RNM:
   √ aproximadamente igual ao músculo em T1WI + igual à gordura em T2WI
   √ sinais nulos das calcificações
   √ reforço homogêneo
   Prognóstico: 25% com índice de sobrevida em dez anos

DEFEITO CORTICAL BENIGNO

= defeito ósseo intracortical congênito
Idade: geralmente 1ª–2ª década; incomum em meninos < 2 anos de idade; incomum em meninas < 4 anos de idade
• assintomático
Local: metáfise de ossos longos
√ lucência oval/circular bem definidas intracortical
√ usualmente < 2 cm de comprimento
√ margens escleróticas
Cp.: fratura patológica/avulsão após trauma leve (infreqüente)
Prognóstico:
(1) Cicatrização espontânea resultando em esclerose/desaparecimento
(2) Balonamento da superfície endosteal do córtex = defeito fibroso cortical
(3) Extensão medular resultando em fibroma não ossificante

DEFEITO FIBROSO CORTICAL

Incidência: 30% das crianças; M:F = 2:1
Idade: pico etário em 7–8 anos (variação 2–10 anos); principalmente antes do fechamento epifisário
Histo: tecido fibroso por invasão pelo periósteo do córtex subjacente
• assintomático
Localização: córtex metafisário de ossos longos; aspecto medial posterior do fêmur distal, tíbia proximal, fêmur proximal, úmero proximal, costelas, ílio, fíbula
√ circulares quando pequenas, diâmetro médio de 1-2 cm
√ oval, estendendo paralelamente ao eixo longitudinal do osso acometido
√ pode ocorrer adelgaçamento cortical + expansão
√ margens suaves bem definidas/recortadas
√ grandes lesões são multiloculares
√ involução acima de 2–4 anos
Prognóstico:
(a) potencial para crescer e invadir a cavidade medular, levando ao fibroma não ossificante
(b) ilhas ósseas no adulto podem ser o resíduo de um defeito cortical incompletamente involuído

DEFORMIDADE DE SPRENGEL

= insuficiência na descida na escápula secundária à conexão omovertebral fibrosa/óssea
Associada a: síndrome de Klippel-Feil, anomalias renais
• pescoço alado
• deformidade do ombro
√ elevação da escápula

DERMATOMIOSITE

= POLIMIOSITE = sulfato de condroitina destruído, não mais inibindo a calcificação
Histo: atrofia dos feixes musculares seguido por edema e necrose de coagulação; degeneração mucóide com infiltrado de linfócitos concentrados em torno dos vasos sangüíneos
Idade: quarta a sexta década, F > M
@ Esqueleto
√ calcificações lineares + confluentes nos tecidos moles (extremidades, mãos, parede abdominal, parede torácica, axila, região inguinal)
√ aguçamento das tuberosidades terminais
√ artrite lembrando artrite reumatóide (raro)
√ sinal do "polegar em bambu"
@ Tórax
√ infiltrados pulmonares disseminados (remanescentes de escleroderma)

@ Miocárdio
 √ alterações similares aos músculos esqueléticos
@ Trato gastrintestinal
 √ atonia + dilatação do esôfago
 √ atonia do intestino delgado + cólon

FORMA AGUDA
• febre, dor articular, linfadenopatia, esplenomegalia, edema subcutâneo
 Prognóstico: morte dentro de poucos meses

FORMA CRÔNICA
• febre de baixa intensidade, dores musculares + cãibras, fraqueza muscular, edema, eritema cutâneo

Cp.: alta incidência de neoplasmas malignos no trato gastrintestinal, pulmões, rins, ovário, mama

DESMÓIDE CORTICAL

= IRREGULARIDADE CORTICAL AVULSIVA
= DESMÓIDE PERIOSTEAL/SUBPERIOSTEAL
= ABRASÃO CORTICAL/SUBPERIOSTEAL
= DEFEITO CORTICAL SUBPERIOSTEAL
= rara lesão fibrosa do periósteo

Idade: pico em 14–16 anos (faixa 3–17 anos); M:F = 3:1
Histo: defeito raso preenchido com fibroblastos em proliferação, pequenos e múltiplos fragmentos de ossos em reabsorção (microavulsões)nas inserções tendinosas
• nenhum sinal/sintoma de localização

Localização: aspecto póstero-medial do epicôndilo medial ao longo da borda medial da linha áspera, na inserção da aponeurose do adutor magno; 1/3 bilateral
√ área de espessamento cortical
√ cratera côncava e em forma de pires, com margem nítida, irregular e rasa de 1–2 cm
√ reação periosteal lamelada
√ hiperostose cortical localizada proximalmente (fase de cicatrização)
◊ Pode ser confundida com um tumor maligno (isto é, osteossarcoma)/osteomielite!

DESORDENS MIELOPROLIFERATIVAS

= desordem clonal autônoma iniciada por uma célula tronco hematopoiética pluripotencial adquirida

Tipos:
1. Policitemia vera
2. Leucemia granulomatosa crônica = leucemia mielóide crônica
3. Trombocitopenia idiopática essencial
4. Metaplasia mielóide agnogênica (= mielofibrose primária + hematopoiese extramedular no fígado + baço)

Fisiopatologia:
— proliferação celular hematopoiética intra e extramedular, autoperpetuante sem estímulo
— pan-mielose trilinear (hemácias, leucócitos, plaquetas)
— mielofibrose com progressão para mieloesclerose
— metaplasia mielóide = hematopoiese extramedular (anemia normocítica, anemia leucoeritroblástica, reticulocitose, contagem baixa de plaquetas, contagem leucocitária normal/baixa)

DISCONDROESTEOSE

= SÍNDROME DE LÉRI-LAYANI-WEILL = encurtamento mesomélico dos ossos longos (antebraço + perna); autossômico dominante

M:F = 1:4
• movimento limitado do cotovelo + punho
√ deformidade de Madelung bilateral
√ encurtamento radial em relação à ulna
√ encurvamento do rádio lateralmente + dorsalmente
√ subluxação dorsal da extremidade distal da ulna
√ encunhamento entre o rádio e a ulna (devido à forma triangular da epífise distal radial + subdesenvolvimento da ulna)

DD: pseudodeformidade de Madelung (por trauma/infecção)

DISOSTOSE CLEIDOCRANIAL

= DISPLASIA CLEIDOCRANIAL = DISOSTOSE MUTACIONAL
= ossificação tardia das estruturas da linha média (particularmente do osso membranoso)

Doença autossômica dominante

@ Crânio
 • cabeça aumentada
 √ diminuição/ausência de ossificação do crânio (na tenra infância)
 √ ossos vermianos
 √ fontanelas alargadas + suturas com fechamento retardado
 √ persistência da sutura metópica
 √ braquicefalia + bossa proeminente
 √ mandíbula grande
 √ palato alto e estreito (± fenda)
 √ seios paranasais hipoplásicos
 √ dentição tardia/defeituosa
@ Tórax
 √ hipoplasia/ausência das clavículas (10%) (desenvolvimento defeituoso geralmente da porção lateral, D > E)
 (DD.: pseudo-artrose congênita da clavícula)
 √ tórax pode estar estreitado + em forma de sino
 √ costelas supranumerárias
 √ esterno incompletamente ossificado
 √ hemivértebra, espondilose (freqüente)
@ Pelve
 √ ossificação tardia dos ossos que formam a sínfise púbica (DD.: exostrofia vesical)
 √ ossos ilíacos hipoplásicos
@ Extremidades
 √ rádio curto/ausente
 √ segundo metacarpiano alongado
 √ pseudo-epífises das bases metacarpianas
 √ falanges distais das mãos encurtadas e hipoplásicas
 √ extremidades distais pontiagudas
 √ epífises em cone
 √ coxa vara = colo femoral ausente/deformado
 √ epífises acessórias nas mãos + pés (comum)

US-OB:
 √ desproporção cefalopélvica (grande cabeça fetal + canal do parto estreito da pelve materna afetada), necessitando de cesariana

DISPLASIA CAMPOMÉLICA

= nanismo esporádico/autossômico recessivo

Incidência: 0,05:10.000 nascimentos

Associada a:

1. Hidrocefalia (23%)
2. Doença cardíaca congênita (30%): CIV, CIA, tetralogia, EA
3. Hidronefrose (30%)

- mácula pré-tibial

√ macrocefalia, fenda palatina, micrognatia (90%-99%)

@ Tórax e coluna
- √ escápula hipoplásica (92%)
- √ tórax estreito em forma de sino
- √ corpos vertebrais hipoplásicos + pedículos não mineralizados (especialmente coluna cervical inferior)

@ Pelve
- √ ossos ilíacos estreitados verticalmente
- √ inclinação vertical do ísquio
- √ sínfise alargada
- √ ossos ilíacos estreitados com pequenas asas
- √ acetábulo raso

@ Extremidades (extremidade inferior mais gravemente afetada)
- √ deslocamento dos quadris + joelhos
- √ encurvamento anterior dos ossos longos (= campo): marcado na tíbia + moderado no fêmur
- √ fíbula hipoplásica
- √ pequeno centro de ossificação secundário do joelho
- √ pequeno centro de ossificação secundário do talo
- √ pé torto congênito

US-OB:
- √ encurvamento da tíbia + fêmur
- √ diminuição da circunferência torácica
- √ escápula hipoplásica
- √ ± fenda palatal

Prognóstico: morte usualmente < 5 meses de idade (dentro do primeiro ano em 97%)devido à insuficiência respiratória

DISPLASIA CONDROECTODÉRMICA

= SÍNDROME DE ELLIS-VAN-CREVELD = DISPLASIA MESODÉRMICA

= nanismo acromesomélico autossômico recessivo

Incidência: 120 casos; em comunidades fechadas

Associada a: cardiopatia congênita em 50% (átrio único, CIV, CIA)

- displasia ectodérmica:
  - — unhas em forma de baqueta hipoplásicas e quebradiças
  - — dentes irregulares + pontiagudos, anodontia parcial, os dentes podem estar presentes ao nascimento
  - — cabelos finos e escassos
- obliteração do espaço mucobucal maxilar (frênulo espesso entre a mucosa alveolar + lábio superior)
- estrabismo
- malformações genitais: epispádia, hipospádia, genitália externa hipoplásica, não descida dos testículos

√ hepatosplenomegalia

√ maturação esquelética acelerada

√ coluna normal

@ Crânio
- √ ossos vermianos
- √ fenda labial

@ Tórax
- √ tórax longo e estreito em AP + dimensões transversas
- √ costelas horizontais + clavículas elevadas

@ Pelve
- √ ílio pequeno e achatado
- √ acetábulo em forma de tridente com indentação no teto + esporão ósseo (quase patognomônico)
- √ exostoses acetabular + tibial

@ Extremidades
- √ espessamento + encurtamento de todos os ossos longos, mais grave nos antebraços + pernas (rádio + tíbia > úmero + fêmur)
- √ excessivo encurtamento da fíbula
- √ alargamento da diáfise proximal tibial + desenvolvimento tardio do platô tibial
- √ deslocamento da cabeça radial (devido ao encurtamento da ulna)
- √ coalizão carpal/tarsal = fusão freqüente de dois/mais carpinatos (hamato + capitato) + ossos tarsais
- √ ossos do carpo supranumerários
- √ hipoplasia/ausência das falanges terminais + epífises em forma de cone
- √ polidactilia pós-axial comum (geralmente dedos, raramente hálux) ± sindactilia das mãos + pés
- √ fusão do carpo (após a ossificação completa)

US-OB:
- √ encurtamento proporcional dos ossos longos
- √ tórax pequeno com diminuição da circunferência
- √ aumento do índice cardiotorácico
- √ CIA
- √ polidactilia

Prognóstico: morte dentro do primeiro mês de vida em 33% (devido à insuficiência respiratória/complicações cardíacas)

DD.: Displasia torácica asfixiante (distinção difícil); acondroplasia rizomélica

DISPLASIA CONGÊNITA DO QUADRIL

= DISPLASIA DO DESENVOLVIMENTO DO QUADRIL (DDQ)

Etiologia:

Frouxidão ligamentar anormal; efeito do estrogênio materno não sendo inativado pelo fígado fetal imaturo; a hiperflexão da apresentação pélvica resulta em encurtamento do músculo iliopsoas (pelve:vértice = 6:1); hereditariedade (6% de risco para um filho subseqüente de pais normais; 36% de risco para um filho subseqüente de um dos pais afetados; 12% de risco para os filhos do próprio paciente)

Incidência: 1,3:1.000 nascimentos

Risco aumentado: crianças nascidas em posição pélvica, com deformidades da modelagem craniana, desordens neuromusculares (isto é, mielodisplasia), torcicolo congênito, deformidades do pé (metatarso aduzido, pé torto congênito), história familiar de ICC)

Prevalência aumentada: mulheres, primeiro filho, gravidez com oligoidramnia

Idade: a maioria dos deslocamentos ocorre após o nascimento; M:F = 1:8, brancos > negros

Classificação:

Tipo 1 = QUADRIL DESLOCÁVEL INSTÁVEL

Incidência: 0,25%–0,85% de todas as crianças recém-nascidas; 2/3 são do primeiro nascimento

√ leve aumento da anteversão femoral

√ moderadas anomalias marginais na cartilagem acetabular

√ eversão da estrutura labial precoce

Prognóstico: 60% irá se tornar estável após uma semana; 88% na idade de 2 meses

Tipo 2 = QUADRIL SUBLUXADO

√ perda de esfericidade da cabeça femoral

√ aumento da anteversão femoral

√ inversão da estrutura labial precoce

√ acetábulo raso

Tipo 3 = LUXAÇÃO DO QUADRIL

√ achatamento acentuado da cabeça femoral

√ acetábulo raso

√ formação de limbo (= crescimento para dentro + hipertrofia do lábio)

- teste de Ortolani positivo = redução do fêmur proximal para dentro do acetábulo pela abdução progressiva
- teste de Barlow positivo = deslocamento do fêmur proximal pela adução progressiva, com o quadril fletido

Localização: esquerda:direita:bilateral = 11:1:4

Linhas radiológicas:

(1) Linha de Hilgenreiner
= linha conectando as margens súpero-laterais das cartilagens trirradiais

(2) Ângulo acetabular/índice
= ângulo entre a linha de Hilgenreiner e uma linha desenhada da borda ossificada mais superior do acetábulo até a margem súpero-lateral da cartilagem trirradial
√ > 30% fortemente sugere displasia

(3) Linha de Perkins
= linha vertical até a linha de Hilgenreiner através da borda lateral do acetábulo

(4) Linha de Shenton
= arco formado pela superfície medial da metáfise femoral proximal + superfície inferior do ramo púbico superior
√ descontinuidade da linha (DD.: coxa valga)

(5) Ângulo centro-borda
= ângulo formado por uma linha desenhada da borda acetabular ao centro da cabeça femoral + segunda linha perpendicular à linha conectando os centros da cabeça femoral
√ < 250% sugere instabilidade da cabeça femoral

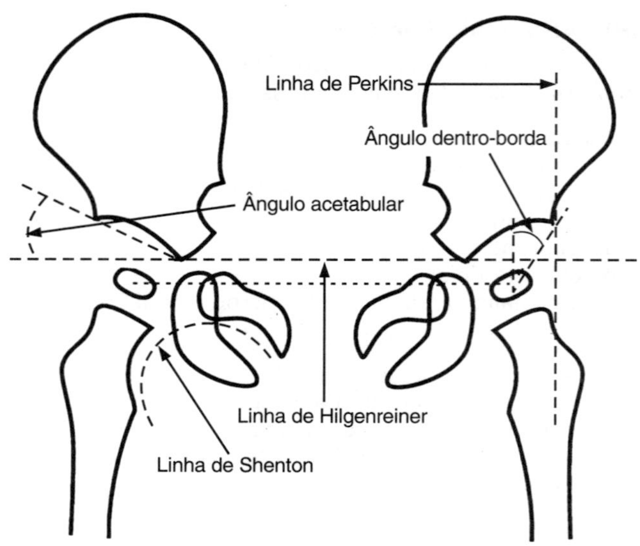

Tipos sonográficos de quadris

Tipo	Descrição	Ângulo alfa/beta	
1	quadril maduro	> 60°	
1A	teto cartilaginoso estreito		< 55°
1B	teto cartilaginoso amplo		> 55°
2	acetábulo ósseo deficiente		
2A	fisiológico	50–59°	
2B	ossificação retardada > 3 meses		
2C	concêntrico, mas instável; *variação crítica*	43–49°	70–77°
2D	descentrado = subluxado > 77°		
3	excêntrico = deslocado	< 43°	
4	displasia severa com lábio invertido		

(1) **ângulo alfa** = ângulo entre a borda lateral reta do ílio + margem acetabular óssea (em visão coronal); determina o tipo sonográfico de quadril

(2) **ângulo beta** = ângulo entre a borda lateral reta do ílio + acetábulo fibrocartilaginoso; determina as nuanças sonográficas do tipo de quadril

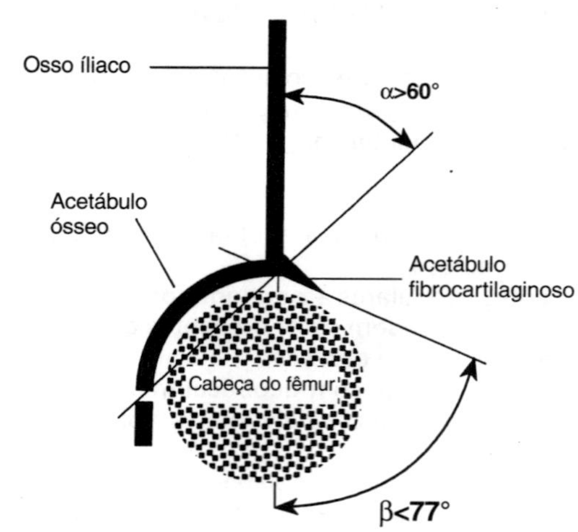

Visão Coronal do Quadril Esquerdo

Radiografia pélvica em AP:
√ linha desenhada ao longo do eixo da diáfise femoral não passará através da borda do acetábulo, mas intersectará a espinha ilíaca ântero-superior (durante a manobra de Barlow)
√ diáfise femoral acima da linha horizontal desenhada através da sincondrose em Y
√ ápice da metáfise lateral à borda do acetábulo
√ posição excêntrica da epífise femoral (posição estimada por um círculo desenhado com um diâmetro equivalente à largura do colo femoral)
√ migração proximal + lateral do colo femoral adjacente ao ílio
√ displasia acetabular = acetábulo raso desenvolvido incompletamente
√ desenvolvimento de falso acetábulo
√ arco descontínuo da linha de Shenton
√ núcleo de ossificação femoral/proeminência medial da metáfise femoral fora do quadrante inferior interno das coordenadas estabelecidas pelas linhas de Perkin + Hilgenreiner
√ migração proximal do fêmur = encurtamento lateral da distância vertical a partir do núcleo de ossificação femoral/metáfise femoral até a linha de Hilgenreiner
√ ossificação tardia da epífise femoral (geralmente evidente entre o segundo e oitavo meses de vida)

US (prático somente até 8–10 meses de idade):
√ visualização direta da cabeça não ossificada
√ posição da cabeça femoral em repouso em posição neutra: normal/subluxada = descentrada/deslocada = excêntrica
√ instabilidade do quadril durante o movimento + manobras de estresse: normal/relaxado = subluxável/subluxado/deslocável = instável/deslocável reduzível/deslocável não reduzível
◊ Subluxalibilidade até 6 mm é normal em neonatos (ainda sob influência dos hormônios maternos);
diminui para 3 mm em torno do segundo dia de vida
◊ O exame deve ser feito > 1–2 semanas de idade!
√ o quadril deslocável (= concêntrico, mas instável) pode ser empurrado para fora da articulação do quadril (Barlow positivo)
√ deslocamento posterior + superior da cabeça contra o ílio
√ o quadril deslocado (= excêntrico) pode ser reduzido (Ortolani positivo)
√ cabeça femoral hipoecóica não centrada sobre a cartilagem trirradiada entre o púbis + ísquio (em visão transversa)
√ aumento da quantidade de ecos de tecidos moles ("pulvinar") entre a cabeça femoral e o acetábulo
√ lábio cartilaginoso acetabular interposto entre a cabeça femoral e o acetábulo (lábio invertido)
√ disparidade na presença + tamanho do núcleo de ossificação
√ disparidade no tamanho da cabeça femoral
√ sinal do equador = < 50% da cabeça femoral localizada medialmente à linha traçada ao longo da crista ilíaca (em incidência coronal); de 58% a 33% a cobertura é indeterminada, < 33% a cobertura é anormal
√ retardo na ossificação do ângulo acetabular
√ contorno ondulado do acetábulo ósseo somente com uma leve curvatura
√ ângulo alfa anormalmente agudo (= ângulo entre a borda reta lateral do ílio + margem acetabular óssea)
◊ 40° a 60° de variação entre observadores!

Prognóstico:
Ângulo alfa < 50° ao nascimento/50°–59° após 3 meses indica risco significativo de deslocamento sem tratamento; acompanhe em intervalos de 4 semanas

Cp.: necrose avascular da cabeça femoral

Tra:
(1) Ortose em flexão-abdução-rotação externa (colete de Harness)/tala/molde
N.B.: a redução bem sucedida pode ser impossibilitada por:
(a) lábio invertido
(b) pulvinar hipertrofiado
(c) conflito do tendão iliopsoas sobre a cápsula articular anterior
(2) Osteotomia femoral vara
(3) Rotação acetabular pélvica (Salter)
(4) Aumento da profundidade acetabular (Pemberton)
(5) Medialização da cabeça femoral (Chiari)

DISPLASIA DIASTRÓFICA

= NANISMO DIASTRÓFICO = DISOSTOSE EPIFISÁRIA
= grave nanismo rizomélico autossômico recessivo secundário a uma desordem generalizada da cartilagem, seguida por cicatrizes fibrosas + ossificações
• diastrófico = aspecto corporal contorcido "twisted habitus"
• "orelha em couve-flor" = deformidade da orelha por deformação do pavilhão
• laringomalacia
• articulações rígidas + flácidas com contraturas
• desenvolvimento intelectual normal

@ Esqueleto axial
√ fenda palatina (25%)
√ espinha bífida cervical oculta
√ hiplopasia do odontóide
√ grave cifoescoliose progressiva da coluna lombar (não presente ao nascimento)
√ estreitamento do espaço interpedicular na coluna lombar
√ ossos pélvicos curtos + alargados
√ inclinação posterior do sacro

@ Extremidades
√ micromelia grave (predominantemente rizomélica = úmero + fêmur mais curtos que os ossos longos distais)
√ epífise achatada (retardo da ossificação epifisária) com invaginação dos centros de ossificação para dentro das extremidades distais do fêmur
√ múltiplas contraturas articulares em flexão (notavelmente das grandes articulações)
√ deslocamento de uma ou mais das grandes articulações (quadril, cotovelo), deslocamento lateral da patela

√ coxa vara (comum)
√ metatarso medialmente encurvados
√ pé torto congênito = grave talipe eqüinovaro
√ desvio ulnar das mãos
√ 1º osso metacárpico hipoplásico + oval + polegar posicionado proximalmente e abduzido = "polegar do caroneiro" (CARACTERÍSTICO)
√ ossos carpais bizarros com centros supranumerários
√ dedos largamente espaçados

US-OB:
√ ossos longos proporcionalmente encurtados
√ polegar do caroneiro
√ pé torto congênito
√ contraturas articulares
√ curvatura espinhal anormal

Prognóstico: morte na infância (devido ao amolecimento anormal da cartilagem traqueal)

DISPLASIA EPIFISÁRIA HEMIMÉLICA

= DOENÇA DE TREVOR = ACLASIA TARSOEPIFISÁRIA
= supercrescimento cartilaginoso excêntrico e geralmente epifisário medial de uma/mais epífises; ocorrência espontânea

Idade: 2–4 anos; M > F
Pode ser associada a: hemi-hipertrofia

- limitação da motilidade articular (devido a uma massa localizada e indolor)

Localização: localizada no tarso, carpo, joelho, tornozelo; ocasionalmente generalizado
√ crescimento semelhante ao osteocondroma de um dos lados da epífise
Cp: genu valgo
DD: osteocondroma

DISPLASIA EPIFISÁRIA MÚLTIPLA

= DOENÇA DE FAIRBANK = forma tardia da condrodistrofia calcificante congênita?
√ leve encurtamento dos membros
√ calcificações irregulares mosqueadas das epífises (na infância e adolescência)
√ irregularidades epifisárias + doença articular degenerativa prematura, especialmente dos quadris (no adulto)
√ falanges curtas

DD: doença de Legg-Perthes, hipotireoidismo

DISPLASIA ESPONDILOEPIFISÁRIA

Displasia espondiloepifisária congênita

Autossômica dominante/esporádica (maioria)

- nanismo desproporcional à coluna + quadris mais envolvidos que as extremidades
- marcha "bamboleante" + fraqueza muscular
- fascies achatada
- pescoço curto
- surdez

√ fenda palatina
@ Esqueleto axial
√ corpos vertebrais ovóides + severa platispondilia (fusão incompleta dos centros de ossificação + achatamento dos corpos vertebrais)
√ hipoplasia do processo odontóide (Cp: mielopatia cervical)
√ cifoescoliose progressiva (tronco curto) envolvendo a coluna torácica + lombar
√ estreitamento dos espaços discais (resultando em tronco curto)
√ bases ilíacas alargadas + ossificação deficiente do púbis
√ teto acetabular baixo
@ Tórax
√ tórax em forma de sino
√ peito em quilha
@ Extremidades
√ membros normais/levemente encurtados
√ coxa vara severa + geno valgo
√ múltiplas epífises acessórias nas mãos + pés
√ talipes eqüinovaro

Cp:
(1) Decolamento da retina, miopia (50%)
(2) Artrite secundária nas articulações de sustentação de peso

Displasia espondiloepifisária tardia

Forma ligada ao sexo com manifestações mais sutis + início clínico tardio

Idade: aparente em torno dos 10 anos de idade; exclusivo dos homens
√ novo osso hiperostótico ao longo dos 2/3 posteriores da placa terminal vertebral (PATOGNOMÔNICO)
√ platispondilia com depressão do 1/3 anterior do corpo vertebral
√ estreitamento com calcificação dos espaços discais + formação de pontes ósseas espondilíticas
√ tronco curto
√ articulações displásicas (isto é, cabeças femorais aplainadas)
√ osteoartrite prematura

DD: Ocronose

DISPLASIA FIBROSA

= DOENÇA DE LICHTENSTEIN-JAFFE
= anomalia fibro-óssea benigna do desenvolvimento do precursor mesenquimatoso do osso, manifestada como um defeito da diferenciação e maturação osteoblástica

Idade: primeira e segunda década (incidência mais alta entre 3 e 15 anos), 75% antes da idade dos 30 anos; progride até cessar o crescimento; M:F = 1:1

Histo: cavidade medular substituída por trabéculas mixofibrosas + trama óssea, contendo células fusiformes e cistos repletos de líquido

Tipos:

A. <u>FORMA MONOSTÓTICA</u> (70%–80%)
   - geralmente assintomática até a segunda e terceira décadas

   Localização: costelas (28%), fêmur proximal (23%), ossos craniofaciais (10%–25%)

B. <u>FORMA POLIOSTÓTICA</u> (20%–30%)
   Idade: idade média de 8 anos
   Localização: unilateral + ossos longos assimetricamente
   - 2/3 sintomáticos em torno de 10 anos de idade
   - dor na perna, fratura patológica (75%)
   - sangramento vaginal anormal (25%)

Localização: fêmur (91%), tíbia (81%), pelve (78%), pé (73%), costelas, crânio + ossos faciais (50%), extremidades superiores, coluna lombar (14%), clavícula (10%), coluna cervical (7%)
Local: metadiáfise
√ discrepância no comprimento das pernas (70%)
√ deformidade do "cajado de pastor" (35%)
√ assimetria facial
√ encurvamento tibial
√ deformidade costal

C. FORMA CRANIOFACIAL = LEONTÍASE ÓSSEA
Incidência: em 10%–25% da forma monostótica/em 50% da forma poliostótica/isolada
• assimetria craniana
• deformidade facial
• exoftalmia
• prejuízo visual
Localização: osso esfenóide, frontal, maxilar, etmóide > occipital, temporal
√ supercrescimento unilateral dos ossos faciais + calota craniana (NENHUMA lesão extracraniana)
√ expansão para fora da tábua externa mantendo a convexidade (DD: doença de Paget com destruição da tábua interna + externa)
√ proeminência da protuberância occipital externa
Cp: déficit neurológico secundário ao estreitamento dos forames cranianos (por exemplo, cegueira)

D. QUERUBISMO (variante especial)
= desordem autossômica dominante de penetrância variável
Idade: infância; mais grave em homens
√ envolvimento simétrico da mandíbula + maxila
Prognóstico: regressão após a adolescência

Pode ser associado a:
(a) desordens endócrinas:
— puberdade precoce em meninas
— hipertireoidismo
— hiperparatireoidismo
— acromegalia
— *diabetes mellitus*
— síndrome de Cushing
(b) mixoma de tecidos moles (raro); tipicamente múltiplos

VARIANTE: síndrome de McCune Albright (10%)
(1) Displasia fibrosa unilateral poliostótica
(2) "Costa do Maine" manchas "café com leite" (35%)
(3) Disfunção endócrina: puberdade precoce meninas (20%), hipertireoidismo

• edema + sensibilidade
• coxeadura, dor (± fratura patológica)
• aumento da fosfatase alcalina
• maturação esquelética avançada + somática (precoce)
• manchas do tipo costa do Maine, "café com leite" = manchas amareladas a castanhas de pigmentação cutânea com borda irregular/serrilhada, predominantemente na região dorsal do tronco (30%–50%), nádegas, pescoço, ombros; freqüentemente ipsolateral às lesões ósseas (DD: "manchas da costa da Califórnia" da neurofibromatose)

Localização comum:
gradil costal (30%), ossos craniofaciais (calota, mandíbula) (25%), colo femoral + tíbia (25%), pelve

Local: a metáfise é o seu local primário com extensão para dentro da diáfise (raramente no comprimento inteiro do osso)
√ arquitetura normal do osso alterada + remodelada
√ lesões na cavidade medular: radiolúcidas/aparência opaca/aumento da densidade
√ aparência trabeculada devido ao reforço das bordas ósseas periosteais na parede da lesão
√ expansão dos ossos (costelas, crânio, ossos longos)
√ margem esclerótica bem definida de osso reativo = casca
√ recorte endosteal com afinamento/perda do córtex (costelas, ossos longos)
√ lesão pode sofrer calcificação + formação de osso encondral = displasia fibrocartilaginosa
√ aumento da atividade ao *scan* ósseo durante a perfusão precoce + nas imagens tardias

@ Crânio
• deformidade craniana com comprometimento dos nervos cranianos
• proptose
Localização: osso frontal > osso esfenóide; envolvimento hemicraniano (DD: doença de Paget é bilateral)
√ base do crânio esclerótica, pode estreitar os forames neurais (perda visual + auditiva)
√ espaço diplóico alargado com deslocamento da tábua externa, tábua interna poupada (DD: doença de Paget, tábua interna envolvida)
√ obliteração do seio esfenoidal + frontais devido à invasão por osso displásico fibroso
√ deslocamento ínfero-lateral da órbita
√ esclerose da placa orbital + órbita pequena + hipoplasia dos seios frontais (DD: doença de Paget, meningioma em placa)
√ espessamento occipital
√ lesões calvarianas císticas, comumente cruzando suturas
√ lesão mandibular cística (muito comum)
= osteocementoma, fibroma ossificante

@ Pelve + costelas
√ lesões líticas (extremamente comuns)
√ acetábulo protruso

@ Extremidades
• estatura curta quando adulto/nanismo
√ fusão prematura dos centros de ossificação
√ epífises raramente afetadas por causa do fechamento da placa epifisária
√ deformidades em curvatura + discrepância no comprimento do membro (tíbia, fêmur)
√ deformidade do "cajado do pastor" do colo femoral = coxa vara
√ pseudo-artrose na infância = displasia osteofibrosa (DD: neurofibromatose)

Cp:
(1) transformação em ósteo/condro/fibrossarcoma ou histiocitoma maligno fibroso (0,5–1%, mais amiúde na forma poliostótica)
• dor crescente
√ massa de tecido mole em crescimento
√ lesão previamente mineralizada torna-se lítica
(2) Fraturas patológicas

DD:
(1) HPT (alterações químicas, desossificação generalizada, reabsorção subperiosteal)
(2) Neurofibromatose (lesões ósseas raramente líticas, raro neurofibroma intra-ósseo cístico, manchas "café com leite" suaves, doença familiar)
(3) Doença de Paget (padrão histológico em mosaico, radiograficamente idêntico à lesão monostótica craniana)
(4) Displasia osteofibrosa (quase exclusivamente na tíbia de crianças, monostótica, lesão benigna no córtex)
(5) Fibroma não ossificante
(6) Cisto ósseo simples
(7) Tumor de células gigantes (nenhuma margem esclerótica)
(8) Encondromatose
(9) Granuloma eosinofílico
(10) Osteoblastoma
(11) Hemangioma
(12) Meningioma

DISPLASIA FOCAL FIBROCARTILAGINOSA DA TÍBIA

Associada a: tíbia vara
Idade: 9–28 meses
Histo: tecido fibroso denso e hipocelular lembrando tendão, com formação de lacuna
• leve encurtamento da perna afetada
Localização: inserção da pata de ganso (= inserção tendinosa dos músculos grácil, sartório e semitendinoso) distal à fise tibial proximal, envolvimento unilateral
√ tíbia vara unilateral
√ defeito lucente elíptico orientado obliquamente e bem definido no córtex metadiafisário tibial medial
√ esclerose ao longo da borda lateral da lesão
√ ausência de margem óssea súpero-medialmente
Trat: ortose externa
Prognóstico: resolução em 1–4 anos
DD:
(1) Doença de Blount unilateral (tipicamente bilateral em crianças, angulação vara da porção superior da tíbia, diminuição na altura da metáfise tibial medial, fise irregular)
(2) Fibroma condromixóide, granuloma eosinofílico, osteoma osteóide, osteoma, fibroma, condroma (não associado à tíbia vara, massa de tecido mole)

DISPLASIA METATRÓFICA

= ACONDROPLASIA HIPERPLÁSTICA
= NANISMO METATRÓFICO
metatrófico = "variável" (altera-se na proporção entre o tronco e membros com o tempo secundário ao desenvolvimento de cifoescoliose na infância)
• dobra cutânea dupla longitudinal sobre o cóccix
√ ossos longos curtos com configuração em haltere/trompete (alargamento metafisário exagerado)
√ falanges "em ampulheta" (curta com terminações alargadas)
√ ampla separação dos espaços articulares maiores (espessamento da cartilagem articular)
√ ossificação retardada das epífises chatas irregulares
@ Tórax
  √ tórax cilíndrico, estreitado e alongado
  √ costelas curtas + alargadas
  √ peito em quilha
@ Vértebra
  √ hipoplasia do odontóide com instabilidade atlantoaxial
  √ cifoescoliose progressiva
  √ platispondilia + espaços intervertebrais muito separados
  √ corpos vertebrais em cunha/quilha
@ Pelve
  √ apêndice coccígeo similar a uma cauda (raro, porém CARACTERÍSTICO)
  √ ossos ilíacos curtos e quadrangulares + acetábulo irregular
  √ goteira isquiática maior estreitada
Prognóstico: compatível com a vida, aumento da incapacidade pela cifoescoliose
DD: acondroplasia, mucopolissacaridoses

DISPLASIA OSTEOFIBROSA

= entidade previamente confundida com a displasia fibrosa
Idade: recém-nascido até os 5 anos
Histo: tecido fibroso circundando as trabéculas num padrão turbilhonado
Localização: normalmente confinada à tíbia (médio-diáfise em 50%), a lesão começa no córtex anterior; fíbula ipsolateral afetada em 20%
√ aumento da tíbia com encurvamento anterior
√ córtex fino/invisível
√ expansão periosteal
√ margem esclerótica (DD: fibroma não osteogênico, fibroma condromixóide)
√ regressão espontânea em 1/3
Cp: fratura patológica em 25%, as fraturas cicatrizarão com a imobilização; infreqüentemente complicada por pseudo-artrose
DD: displasia fibrosa, doença de Paget

DISPLASIA TANATOFÓRICA

= displasia esporádica esquelética e letal caracterizada por rizomelia grave (nanismo micromélico)
Incidência: 6.9: 100.000 nascimentos; 1:6.400–16.700 nascimentos; displasia óssea letal mais comum
• crianças hipotônicas
• abdome protuberante
• braços estendidos + coxas rodadas e abduzidas externamente
@ Cabeça
  √ grande cabeça com base do crânio curta + osso frontal proeminente
√ ocasionalmente crânio trilobado = "Kleeblattschädel"
@ Tórax
  √ tórax estreito
  √ costelas horizontais curtas com extremidades anteriores em cúpula
  √ escápula pequena + clavículas normais
@ Coluna
  √ comprimento normal do tronco
  √ redução do espaço interpedicular das últimas vértebras lombares

√ platispondilia generalizada extrema = grave vértebra em H plana
√ excessiva altura do espaço intervertebral

@ Pelve
√ cristas ilíacas pequenas + quadradas (encurtamento vertical, porém amplas horizontalmente)
√ acetábulo plano
√ goteira sacroisquiática estreita
√ ossos púbicos curtos

@ Extremidades
√ grave micromelia + encurvamento das extremidades
√ adelgaçamento metafisário = aspecto dos ossos longos em "alça de telefone"
√ projeções espinhosas na área metafisária

US-OB (os achados podem ser vistos muito precocemente na gravidez):
√ poliidramnia (71%)
√ nanismo de membros curtos com fêmures extremamente curtos + encurvados e em forma de "*receiver* de telefone"
√ tórax hipoplásico e extremamente pequeno com costelas curtas + dimensão ântero-posterior estreitadas
√ abdome protuberante
√ macrocrania com bossa frontal ± hidrocefalia (aumento da relação PC:CA)
√ crânio trilobado (em 14%) (DD: encefalocele)
√ platispondilia difusa
√ tecidos moles redundantes

Prognóstico: amiúde natimorto; uniformemente fatal dentro de poucas horas/dias após o nascimento (insuficiência respiratória)

DD:
(1) Síndrome de Ellis-van Creveld (dígito extra, membros curtos acromesomélicos)
(2) Displasia torácica asfixiante (encurtamento ósseo menos marcante, poupa vértebras)
(3) Síndrome da costela curta — polidactilia
(4) Acondroplasia homozigota (ambos pais afetados)

DISPLASIA TORÁCICA ASFIXIANTE

= DOENÇA DE JEUNE = desordem autossômica recessiva

Incidência: 100 casos

Associada a: anomalias renais (hidroureter), DAP

- mobilidade torácica reduzida (respiração abdominal)+ infecções pulmonares freqüentes
- insuficiência renal progressiva + hipertensão

@ Tórax
√ tórax marcadamente estreito + alongado e em forma de sino
√ tamanho normal do coração deixando pouco espaço para os pulmões
√ clavículas horizontais ao nível da sexta vértebra cervical
√ costelas curtas e horizontais + junção costocondral irregular e bulbosa

@ Pelve
√ pelve em tridente (retardo da ossificação da cartilagem trirradiada)
√ crista ilíaca pequena e alargada + encurtada no diâmetro cefalocaudal (pelve em "taça de vinho")
√ ísquio curto + púbis
√ ângulo acetabular reduzido
√ ossificação prematura da epífise da cabeça femoral

@ Extremidades
√ braquimelia rizomélica (úmero, fêmur) = ossos longos mais curtos + mais largos que o normal
√ irregularidade metafisária
√ hexadactilia pós-axial
√ encurtamento das falanges distais + epífises das mãos e pés em forma de cone

@ Rins
√ aumento dos rins com contorno linear ao nefrograma

US-OB:
√ encurtamento proporcional dos ossos longos
√ tórax pequeno com diminuição da circunferência
√ índice cardiotorácico aumentado
√ polidactilia ocasional
√ polidramnia

Prognóstico: morte neonatal em 80% (insuficiência respiratória + infecções)

DD.: síndrome de Ellis-van-Creveld

DISTROFIA SIMPÁTICO REFLEXA

= CAUSALGIA = SÍNDROME OMBRO-MÃO
= OSTEOPOROSE PÓS-TRAUMÁTICA
= DISTROFIA DE SUDECK
= condição séria + potencialmente debilitante de causa + origem pobremente conhecida

Etiologia:
(1) Trauma em > 50% (fratura, geladura; pode ser trivial)
  ◊ Afeta 0,01% de todos os pacientes vítimas de trauma
(2) Idiopática em 27% (imobilização, infecção)
(3) Isquemia miocárdica em 6%
(4) Desordens do SNC em 6%
  ◊ Afeta 12%–21% dos pacientes com hemiplegia
(5) Doença discogênica em 5%

- dor em queimação, sensibilidade, alodínia, hiperpatia
- edema dos tecidos moles ± edema fora das proporções do grau de injúria
- pele distrófica + alterações nas unhas
- alterações sudomotoras: hiperidrose + hipertricose
- instabilidade vasomotora (fenômeno de Raynaud, vasoconstrição/vasodilatação local)
- estágio terminal (após 6–12 meses): contratura, atrofia da pele + tecidos moles

Localização: mãos e pés distal à injúria
√ edema dos tecidos moles periarticulares
√ osteopenia irregular (50%) tão precoce quanto 2–3 semanas após o início dos sintomas (DD: osteopenia por desuso)
√ osteopenia generalizada = aspecto em vidro opaco (escavação endosteal + intracortical; reabsorção do osso subperiosteal; lise do osso justarticular + subcondral)

MN: (cintigrafia em três fases):
√ aumento do fluxo + aporte sangüíneo aumentado + aumento na captação periarticular nas imagens tardias na porção afetada (60%)
√ diminuição do fluxo/captação retardada (15–20%)

Trat: bloqueios simpáticos, agentes bloqueadores alfa e beta adrenérgicos, radioterapia, hipnose, acupuntura, acupressão, estimulação nervosa transcutânea, fisioterapia, calcitonina, corticosteróides, mobilização precoce

DOENÇA DA DEPOSIÇÃO DO PIROFOSFATO DIIDRATADO DE CÁLCIO

= CPPD = PSEUDOGOTA = CONDROCALCINOSE FAMILIAR

Tipos:
(1) Forma osteoartrítica (50%)
(2) Pseudogota = sinovite aguda (20%)
(3) Forma reumatóide (5%)
(4) Artropatia neuropática
(5) Assintomática com pseudogota tofácea (comum)

M:F = 3:2

- cristais de pirofosfato de cálcio no líquido sinóvia + dentro de leucócitos (padrão birrefringente de difração caracteristicamente fraco)

Localização:
(a) joelho (especialmente menisco + cartilagem da articulação patelo-femoral)
(b) punho (fibrocartilagem triangular na articulação radioulnar bilateralmente)
(c) pelve (articulação sacroilíaca, sínfise)
(d) coluna (ânulo fibroso dos discos intervertebrais lombares; NUNCA no núcleo pulposo como na ocronose)
(e) articulações do ombro, quadril, cotovelo, tornozelo, acrômio clavicular

√ condrocalcinose poliarticular (na cartilagem fibro e hialina)
√ envolvimento dos tendões, bursa, cartilagem auricular
√ artropatia por pirofosfato lembra osteoartrite: estreitamento do espaço articular, formação de cistos, eburnificação subcondral
√ corpos intra-articulares numerosos (fragmentação do osso subcondral)

DOENÇA DAS CÉLULAS FALCÊMICAS

Hemoglobinas anormais:
Hb S = mutação do DNA substituindo o ácido glutâmico na posição 6 na cadeia beta com valina
Hb C = mutação do DNA substituindo o ácido glutâmico na posição 6 da cadeia beta com lisina
(a) homozigoto = Hb SS com anemia falciforme
Incidência: 1:500–600 crianças negras
(b) heterozigoto: = Hb SA com traço falcêmico, mas sem anemia
= Hb SC com doença de célula falcêmica S-C (forma menos severa)
= Hb S-talassemia, vista ocasionalmente
Incidência:
8%–13% dos americanos negros são portadores do fator falcêmico (Hb S); 1:40 com traço falcêmico manifestarão a anemia falciforme (Hb SS); 1:20 com traço falcêmico manifestarão a doença Hb SC

Patogênese:
alteração da forma + plasticidade das hemácias sob baixa de tensão de oxigênio, levando a um aumento da viscosidade sangüínea, estase, oclusão por impactação de pequenos vasos (como toras no rio), infarto, necrose, superinfecção; a falcemização ocorre em áreas de (a) fluxo lento (baço, fígado, medula renal) (b) rápido metabolismo (cérebro, músculo, placenta fetal)

- anemia hemolítica crônica (seqüestração aumentada das hemácias falcêmicas no baço), icterícia
- úlceras de perna crônicas, priapismo
- crise abdominal
- dores articulares tipo reumáticas
- dores esqueléticas (osteomielite, celulite, infarto de medula óssea)
- esplenomegalia (em crianças + lactentes), mais tarde, atrofia do órgão

Cp: alta incidência de infecção (pulmão, osso, cérebro)
Prognóstico: morte < 40 anos

(1) DEOSSIFICAÇÃO DEVIDO À HIPERPLASIA DA MEDULA ÓSSEA
√ diminuição porosa na densidade óssea do crânio (25%)
√ alargamento da díploe com diminuição na espessura da tábua externa (22%)
√ estriações verticais em pelos de escova (5%)
√ osteoporose com adelgaçamento das trabéculas
√ "vértebra de peixe" bicôncavas (amolecimento ósseo) em 70%
√ alargamento do espaço medular + afinamento dos córtices
√ padrão trabecular grosseiro nos ossos longos + chatos
√ formação de sulcos nas costelas
√ fraturas patológicas

(2) TROMBOSE E INFARTO
Localização: nas diáfises de pequenos ossos tubulares (crianças); nas metáfises + subcôndrio de ossos longos (adultos)
√ osteólise (no infarto AGUDO)
√ calcificação medular distrófica
√ reação periosteal (aspecto de osso dentro do osso)
√ esclerose justacortical
√ "Lincoln log" = sinal de Raynaud = vértebra em H = depressão da placa terminal formando degrau
√ desintegração articular
√ colapso da cabeça femoral (DD: Perthes com envolvimento das metáfises)

RMN:
√ sinal da medula óssea difusamente diminuído nas imagens TR/TE curtas + longas (medula hematopoiética substituindo medula gordurosa)
√ áreas focais de intensidade de sinal diminuída no TR/TE curto + aumento da intensidade de sinal no TR/TE longo (= infarto medular agudo)
√ áreas focais de diminuição da intensidade de sinal nas imagens em TR/TE curto + TR/TE longo (= infarto antigo/fibrose)

(3) OSTEOMIELITE SECUNDÁRIA
Organismo: Salmonella em freqüência não usual; também o *Staphylococcus*
√ periostite (DD: indistinguível do infarto ósseo)
√ dactilite = síndrome mão-pé

(4) EFEITOS NO CRESCIMENTO (secundário ao suprimento de sangue diminuído)
Localização: particularmente nos metacarpianos/falanges
√ encurtamento ósseo = fusão epifisária prematura
√ deformidade epifisária com metáfises em cúpula
√ defeito no fêmur distal em cúpula/buraco de prego
√ diminuição da altura vertebral (encurtamento da estatura + cifoescoliose)

@ Tórax
√ cardiomegalia + ICC
@ Vesícula
√ colelitíase
@ Cérebro
Fisiopatologia:
a anemia crônica produz hiperemia cerebral, hipervolemia, prejuízo na auto-regulação
(a) o fluxo sangüíneo cerebral não pode ser aumentado levando ao infarto no momento da crise
(b) o fluxo sangüíneo cerebral aumentado produz hiperplasia epitelial dos grandes vasos intracranianos resultando em formação de trombos
• acidente vascular cerebral isquêmico (5%–17%)
√ síndrome de Moyamoya
√ infarto cerebral (idade média de 7,7 anos)
√ acidente vascular cerebral hemorrágico (idade média de 25 anos)
@ Rim
• hematúria
• hipostenúria
• síndrome nefrótica
• acidose tubular renal (distal)
• hiperuricemia
• insuficiência renal progressiva
√ urograma normal (70%)
√ necrose papilar (20%)
√ fibrose renal focal (20%)
√ aumento difuso renal (4%)
RMN:
√ diminuição do sinal cortical nas imagens ponderadas em T2
@ Baço
√ esplenomegalia < idade de 10 anos (em pacientes com doença heterozigota das células falcêmicas)
Cp: ruptura esplênica
√ infarto esplênico
√ hemossiderose

Asplenia funcional

= baço não funcional, porém anatomicamente presente
• corpos de Howell-Jolly, siderócitos, anisocitose, células falcêmicas irreversíveis
√ baço normal/aumentado na TC
cintigrafia com Tc-99 m enxofre coloidal
√ ausência de captação do traçador

Auto-esplenectomia

= auto-infarto do baço com a doença de células falcêmicas homozigota (função perdida em torno da idade dos 5 anos)
Histo: extensa fibrose perivascular com deposição de hemossiderina + cálcio
√ baço pequeno (tão pequeno quanto 5–100 mm) densamente calcificado

Crise aguda de seqüestração esplênica

= aprisionamento súbito de grande quantidade de sangue dentro do baço
Causa: obstrução das pequenas veias/sinusóides esplênicos
Idade:
(a) homozigoto: infância/pré-escolar
(b) heterozigoto: qualquer idade
• súbito aumento esplênico
• rápida queda no hematócrito + elevação dos reticulócitos
√ baço aumentado
√ múltiplas lesões na periferia do baço: hipoecóico ao US, de baixa atenuação à TC, hiperintenso em T1WI + T2WI (devido à hemorragia)
Prognóstico: em 50% morte < 2 anos de idade (devido ao choque hipovolêmico)
Cintigrafia de medula óssea:
√ geralmente marcante expansão simétrica da medula hematopoiética além da idade de 20 anos, envolvendo o todo o fêmur, calvária, pequenos ossos das mãos + pés (normalmente somente no esqueleto axial + fêmur e úmero proximais)
√ defeitos na medula óssea indicativo de infarto agudo/antigo
Varredura com Tc-99 difosfonato:
√ aumento global da captação esquelética (alta relação entre osso-tecido mole)
√ atividades proeminentes nos joelhos, tornozelos, úmero proximal (atraso no fechamento epifisário/aumento no fluxo sangüíneo para a medula óssea)
√ expansão da medula óssea (espessamento da calvária com diminuição relativa na atividade ao longo da inserção da foice)
√ captação diminuída/normal na varredura óssea dentro de 24 horas no infarto agudo/fase pós-cicatricial após o infarto (formação de cisto)
√ captação aumentada na varredura óssea após 2–10 dias persistente por algumas semanas no infarto em cicatrização
√ captação aumentada na varredura óssea dentro de 24–48 horas na osteomielite
√ atividade aumentada da coleção sangüínea + imagem tardia normal nas varreduras ósseas na celulite
√ aumento renal com marcante retenção do traçador no parênquima renal (isquemia medular + insuficiência no sistema de contracorrente) em 50%
√ persistente captação esplênica (secundária a degeneração, atrofia, fibrose, calcificações)

TRAÇO FALCÊMICO
Portador do Hb SA; doença leve com poucos episódios de crise + infecção; a falcemização é provocada somente sob estresse extremo (aeronaves não pressurizadas, anoxia com DCC, anestesia prolongada, corrida de maratona)
Incidência: em 8%–10% dos negros americanos
• pode ter contagem sangüínea normal
• hematúria maciça recorrente
√ infarto esplênico

DOENÇA SC
Portador na Hb SC
Incidência: 3% dos negros americanos
• hemorragias retinianas
• hematúria devido a múltiplos infartos
√ necrose asséptica da articulação do quadril

DOENÇA FALCÊMICA-TALASSÊMICA
Lembrando clinicamente os pacientes Hb SS
• anemia (sem hemoglobina normal)
√ esplenomegalia persistente

DOENÇA DE AINUM

= DACTILÓLISE ESPONTÂNEA

ainum = fissura, serra, espada

Etiologia: desconhecida

Histo: epiderme hiperceratótica, com espessamento fibrótico dos feixes de colágeno abaixo; pode estar presente uma reação inflamatória crônica linfocítica; as paredes arteriais podem estar espessadas com o lúmen dos vasos estreitados

Incidência: até 2%

Idade: geralmente em homens na quarta ou quinta décadas; negros (África ocidental) + seus descendentes Americanos; M > F

- formação de profundos sulcos nos tecidos moles no aspecto medial da superfície plantar da falange proximal, com edema distalmente
- pode desenvolver ulceração plantar

Localização: principalmente no quinto/quarto pododáctilo (raramente quirodáctilo); próximo à articulação interfalangiana; principalmente bilateral

√ reabsorção óssea progressiva nitidamente demarcada da falange média/distal com adelgaçamento da falange proximal, até a completa amputação (após uma média de duração de cinco anos)

√ osteoporose

Trat.: ressecção cirúrgica precoce do sulco com Zetaplastia

DD.:

(1) Desordens neuropáticas (diabetes, lepra, sífilis)
(2) Trauma (queimaduras, geladuras)
(3) Acrosteólise da artrite inflamatória, infecção, exposição ao polivinilcloreto
(4) Bandas constritoras congênitas na síndrome da banda amniótica

DOENÇA DE BLOUNT

= TÍBIA VARA

= necrose avascular do côndilo tibial medial

Idade: > 6 anos

- coxeadura, encurvamento lateral da perna

√ aumento do côndilo tibial medial + deformação (DD.: síndrome de Turner)

√ irregularidade da metáfise (prolongada medialmente + posteriormente com forma de bico)

DOENÇA DE CAISSON

= SÍNDROME DA DESCOMPRESSÃO

Etiologia:

Durante a descompressão muito rápida = redução da pressão circundante (ascensão de um mergulho, saída de uma câmara de Caisson/hiperbárica, ascensão à altitude) bolhas de nitrogênio se formam (o nitrogênio é mais solúvel na gordura do panículo adiposo, medula espinhal, cérebro, ossos contendo medula óssea)

- "the bends" (NR: mal dos mergulhadores que soltam bolhas compostas em parte de nitrogênio) = dor local nos joelhos, cotovelo, ombro, quadril
- sintomas neurológicos (parestesia, envolvimento importante espinhal/cerebral)
- "chokes" (afogar-se) = desconforto subesternal + tosse (embolia dos vasos pulmonares)

Localização: principalmente nos ossos tubulares longos das extremidades inferiores (extremidade distal da diáfise + porção epifisária); lesões simétricas

√ precocemente: área de rarefação

√ fase de cicatrização: formação irregular de novo osso com maior densidade

√ zona periférica de calcificação/ossificação

√ necrose isquêmica da superfície articular com osteoartrite secundária

DOENÇA DE CALVÉ-KUMMEL-VERNEUIL

= OSTEOCONDROSE VERTEBRAL = VÉRTEBRA PLANA = necrose avascular do corpo vertebral

Idade: 2–15 anos

√ colapso uniforme do corpo vertebral em um disco fino e achatado

√ aumento da densidade da vértebra

√ arcos neurais NÃO afetados

√ os discos são normais com espaço intervertebrais normais

√ sinal da fenda em vácuo intravertebral (PATOGNOMÔNICO)

DD.: Granuloma eosinofílico, doença metastática

DOENÇA DE CROUZON

= SINOSTOSE/DISOSTOSE CRANIOFACIAL

= Doença de Apert, sem sindactilia

= caracterizada por deformidades do crânio + base do crânio secundárias à craniossinostose, hipoplasia maxilar, órbitas pequenas e proptose ocular

Prevalência: 1:25.000

Etiologia: herança autossômica dominante (em 67%)

- nariz em bico de papagaio
- estrabismo
- surdez
- retardo mental
- anomalias mentais

√ acro(oxi) cefalia/braquicefalia/escafocefalia/ trigonocefalia/ turricefalia (craniossinostose prematura)

√ hipertelorismo + exoftalmo

√ maxila hipoplásica (proeminência relativa da mandíbula)

US-OB:

√ aparência em turricefalia (visão coronal) + indentações frontais bilaterais (visão axial) do crânio

√ aumento da distância interorbital

√ proptose ocular

√ ventriculomegalia moderada

DOENÇA DE ENGELMANN-CAMURATI

= DISPLASIA DIAFISÁRIA PROGRESSIVA

= DOENÇA DE ENGELMANN = DOENÇA DE RIBBING (como forma frusta)

Autossômica dominante

Idade: 5–15 anos, M > F

- distrofia neuromuscular = atraso na deambulação (18–24 meses) com marcha instável e de base alargada; freqüentemente diagnosticada erroneamente como distrofia muscular/poliomielite
- fraqueza + fatigabilidade fácil
- dor óssea + sensibilidade geralmente na diáfise dos ossos longos

- desenvolvimento retardado dos músculos secundário à má nutrição
- valores laboratoriais NORMAIS

Localização: geralmente assimétrica; NENHUM envolvimento das mãos, pés, costelas, escápula

@ Crânio (inicialmente afetado)
  √ aumento amorfo na densidade da base do crânio

@ Ossos longos (distribuição bilateral simétrica)
  √ aumento fusiforme das diáfises com espessamento cortical (endosteal + adição de novo osso mosqueado) e obliteração progressiva da cavidade medular; envolvimento simétrico
  √ progressão das lesões ao longo do eixo longitudinal dos ossos em direção às extremidades
  √ demarcação abrupta das lesões (metáfises + epífises poupadas)
  √ alongamento relativo das extremidades

√ epífises + metáfises NORMAIS
√ mãos + pés NÃO AFETADOS

DD:
(1) Osteomielite crônica (único osso)
(2) Hiperfosfatasemia (altos níveis de fosfatase alcalina)
(3) Doença de Paget (idade, nova formação de osso, aumento da fosfatase alcalina)
(4) Hiperostose cortical infantil (febre, mandíbula, clavícula, costela; regride < 1 ano de idade)
(5) Displasia fibrosa (predominantemente unilateral, novo osso subperiosteal)
(6) Osteopetrose (muito pouco aumento ósseo)
(7) Envenenamento pela vitamina A

DOENÇA DE FARBER

= LIPOGRANULOMATOSE DISSEMINADA

Histo: granulomas de células em espuma, armazenamento no tecido neural de lipídeos (acúmulo de ceramídeos + gangliosídeos)

- choro fraco e rouco
- edema das extremidades, edema generalizado das articulações
- granulomas subcutâneos + periarticulares
- febre e dispnéia intermitentes
- linfadenopatia

√ distensão capsular de múltiplas articulações (mão, cotovelo, joelho)
√ erosões ósseas justarticulares pelos granulomas dos tecidos moles
√ subluxação/deslocamento
√ deossificação por esteróides/desuso

Prognóstico: morte por insuficiência respiratória em 2 anos

DOENÇA DE FRAIBERG

= osteocondrose da cabeça do segundo metatarsiano

Idade: 10 = 15 anos; garotas

√ compressão da cabeça do segundo metatarsiano

DOENÇA DE GAUCHER

= rara desordem autossômica recessiva/dominante (em poucos) comumente judeus Ashkenazi; M < F

Etiologia: deficiência da hidrolase ácida betaglicosidase lisossomal (= glicocerebrosidase), levando ao acúmulo de glucosil ceramida dentro das células do SRE (fígado, baço, medula óssea, pulmão, linfonodos)

Histo: aspirado de medula óssea mostra células de Gaucher (histiócitos carregados de queratina)

Tipos:
(1) Forma infantil rapidamente fatal = tipo 2: 1–12 meses
  - início precoce de significativa hepatosplenomegalia
  - sintomas neurológicos progressivos e severos: convulsões, retardo mental, espasticidade

  Prognóstico: fatal durante os primeiros 2 anos de vida
(2) Forma juvenil = tipo 3: 2–6 anos
  - leve envolvimento neurológico

  Prognóstico: sobrevida até a adolescência
(3) Forma adulta = tipo 1 (forma mais comum nos Estados Unidos)

  Prognóstico: maior tempo de sobrevida; envolvimento pulmonar/insuficiência hepática pode levar à morte precocemente

- hepatosplenomegalia, prejuízo da função hepática, ascite
- fosfatase ácida sérica elevada
- pancitopenia, anemia, leucopenia, trombocitopenia (hiperesplenismo)
- hemocromatose (pigmentação castanho-amarelada da conjuntiva + pele)
- dor óssea profunda; envolvimento ósseo em 75%

Localização: esqueleto axial, fêmur distal, pelve, predominantemente proximal + outros ossos longos

√ osteopenia generalizada (diminuição na densidade óssea trabecular)
√ marcante adelgaçamento cortical + alargamento ósseo
√ recorte endosteal (devido à compactação medular)
√ deformidade do frasco de Erlenmeyer do fêmur distal + tíbia proximal
√ numerosas lesões líticas e nitidamente circunscritas lembrando metástases/mieloma múltiplo (substituição da medula óssea)
√ reação periosteal = encapamento
√ enfraquecimento do osso subcondral + artrite degenerativa
√ infarto ósseo nas metáfises de ossos longos (comum)
√ vértebra em forma de H/bicôncava "em boca de peixe"

@ Baço
  √ múltiplas lesões nodulares de baixa atenuação sem reforço à TC/hipoecóicas ou hiperecóicas ao US (= agrupamentos de células do SRE carregadas com glucosil ceramida)

@ Pulmão
  √ infiltrados difusos reticulonodulares nas bases pulmonares (= infiltrado com células de Gaucher)

Cp:
◊ > 90% têm complicações ortopédicas em algum momento
(1) Fraturas patológicas + fraturas de compressão das vértebras
(2) Osteonecrose da cabeça femoral, cabeça umeral, punho, tornozelo (comum)
(3) Osteomielite (incidência aumentada)
(4) Mieloesclerose na doença de longa duração
(5) Infecções pulmonares de repetição

Prognóstico: curso clínico altamente variável; forte relação entre o volume esplênico e a gravidade da doença

DOENÇA DE KIENBÖCK

= LUNATOMALACIA
= necrose avascular do osso lunar
Predisposição: indivíduos envolvidos em trabalho manual com episódios repetidos/únicos de trauma
Idade: 20–40 anos
Associado a: ulna minus variant (ulna curta) em 75%
• dor progressiva + edema dos tecidos moles do punho
Localização: uni > bilateral (geralmente mão direita)
√ inicialmente radiografias normais
√ fratura/osteonecrose do lunar
√ aumento da densidade + forma alterada + colapso do ulnar
Cp: separação escapuloumeral, desvio ulnar do triqueto, doença degenerativa articular nos compartimentos radiocarpais/mediocarpais
Trat: alongamento ulnar/encurtamento radial, substituição do lunar

DOENÇA DE KÖHLER

= necrose avascular do escafóide tarsal
Idade: 3–10 anos; garotos
√ contornos irregulares
√ fragmentação
√ compressão em forma de disco na direção AP
√ aumento da densidade
√ espaço articular mantido
√ captação diminuída/aumentada ao estudo por radionuclídeos

DOENÇA DE LEGG-PERTHES-CALVÉ

= COXA PLANA = necrose avascular idiopática da cabeça do fêmur em crianças; um dos locais mais comuns de NA; 10% bilateral
Idade:
(a) 4–7 anos: mais freqüente em mulheres
(b) vida adulta: doença de Chandler
Causas:
trauma 30% (fratura subcapital, epifiseólise, esp. deslocamento posterior), redução incruenta da luxação congênita do quadril, intervalo prolongado entre a injúria e a redução
Fisiopatologia:
insuficiente suprimento à cabeça femoral (a placa epifisária age como uma barreira em idades de 4–10; os vasos do ligamento redondo tornam-se não funcionais; o suprimento sangüíneo vem da artéria circunflexa medial + artéria epifisária lateral somente!
Estágios:

Estágio I	=	diagnóstico histológico + clínico sem achados radiográficos
Estágio II	=	esclerose ± alterações císticas com preservação do contorno + superfície da cabeça femoral
Estágio III	=	perda da integridade estrutural da cabeça femoral
Estágio IV	=	em adição

• uma semana a seis meses (média 2,7 meses) é a duração dos sintomas antes da apresentação inicial

MN: (pode ajudar no diagnóstico precoce):
√ captação diminuída (precocemente) na cabeça femoral = interrupção do aporte sangüíneo
√ captação aumentada (tardiamente) na cabeça femoral =
(a) revascularização + reparo ósseo
(b) osteoartrite degenerativa
√ aumento da atividade acetabular com doença articular degenerativa associada

Raios X:
Sinais precoces:
√ epífise femoral menor que a do lado contralateral (96%)
√ esclerose da epífise da cabeça femoral (seqüestração + compressão)(82%)
√ leve alargamento do espaço articular devido ao espessamento da cartilagem, insuficiência no crescimento epifisário, presença de fluido articular, frouxidão articular (60%)
√ desmineralização óssea ipsolateral (46%)
√ alteração no contorno do tecido mole pericapsular devido à atrofia dos tecidos moles periarticulares ipsilaterais (73%)
√ rarefação das áreas metafisárias laterais + mediais do colo
√ NUNCA há destruição do córtex articular como na artrite bacteriana

Sinais tardios:
√ maturação óssea retardada de grau leve
√ "linha radiolúcida semilunar" de fratura subcondral = pequena lucência em forma de arco subcortical (32%)
√ fratura subcortical na superfície articular anterior (mais bem vista em visão de abdução das pernas)
√ fragmentação da cabeça femoral
√ cistos do colo femoral (pela hemorragia intramedular em resposta às fraturas de estresse)
√ fragmentos livres (somente em homens)
√ coxa plana = coleção achatada de fragmentos escleróticos (acima de 18 meses)
√ coxa magna = remodelação da cabeça femoral até se tornar mais larga + aplainada com configuração "em cogumelo" para se encaixar na metáfise alargada + placa epifisária

TC:
√ "sinal do asterisco" = osso trabecular compacto remodelado

RNM:
√ intensidade de sinal normal na medula óssea da epífise femoral, substituída por baixa intensidade de sinal em T1WI + alta intensidade de sinal em T2WI = sinal "do asterisco"
√ sinal "da dupla linha" (80%) = halo esclerótico sem sinal, produzindo uma linha entre o osso necrótico + viável, limitado por um intenso halo de tecido de granulação
√ fluido dentro do plano de fratura
√ incongruência da articulação do quadril: exposição da cabeça femoral lateral, inversão labral, deformidade da cabeça femoral

Cp: doença degenerativa severa articular no início da vida adulta

DOENÇA DE PAGET

= OSTEÍTE DEFORMANTE = doença esquelética crônica multifocal provavelmente de etiologia viral

Incidência: 3% dos indivíduos > 40 anos; altas incidências nas latitudes nórdicas

Idade: > 55 anos (em 3%); > 85 anos (em 10%); não usual < 40 anos; M:F = 2:1

Histo: reabsorção óssea aumentada + formação; o osso neoformado é anormalmente macio com padrão trabecular desorganizado ("padrão em mosaico"), causando deformidade

(a) FASE ATIVA = FASE OSTEOLÍTICA
  = reabsorção óssea agressiva com lesões líticas, substituição da medula óssea hematopoiética por tecido conjuntivo fibroso com canais vasculares grandes e numerosos

(b) FASE INATIVA = FASE QUIESCENTE
  = diminuição da renovação óssea com esclerose esquelética + acreção cortical + perda da vascularização excessiva

(c) PADRÃO MISTO (comum) = as fases líticas + escleróticas usualmente coexistem

- assintomático (1/5)
- fadiga
- aumento do tamanho do chapéu
- compressão de nervos periféricos
- desordens neurológicas pela compressão do tronco cerebral (invaginação basilar)
- perda auditiva, cegueira, paralisia facial (estreitamento dos forames neurais) — raro
- dor (a) pelo processo primário da doença — raro (b) fratura patológica, (c) transformação maligna, (d) doença articular degenerativa/desordem reumática agravada por deformidade esquelética
- hipertermia local da pele adjacente
- insuficiência cardíaca congestiva de alto débito pela perfusão marcadamente aumentada (raro)
- aumento da fosfatase alcalina (formação óssea aumentada)
- hidroxiprolina aumentada (reabsorção óssea aumentada)
- cálcio sérico normal + fósforo

Locais: usualmente poliostótico + assimétrico; pelve (75%) > coluna lombar > coluna torácica > fêmur proximal > calvário > escápula > fêmur distal > tíbia proximal > úmero proximal

Sensibilidade:
  cintigrafia + radiografia (60%)
  cintigrafia somente (27%)
  radiografia somente (13%)

√ trabéculas grosseiras e espessadas + espessamento cortical

√ áreas semelhantes a cistos (cavidade medular preenchida com gordura/sinusóides cheios de sangue/degeneração com liquefação + necrose do tecido fibroso proliferativo)

@ Crânio (envolvimento em 29%–65%)
  √ tábua interna + tábua externa envolvidas
  √ alargamento diplóico
  √ osteoporose circunscrita = lise bem definida, mais comumente na calvária anteriormente, ocasionalmente em ossos longos (estágio ativo destrutivo)
  √ aspecto "em fibras de algodão" = padrão misto lítico + blástico de espessamento da calota (estágio tardio)
  √ invaginação basilar com compactação do forame magno
  √ deossificação + esclerose da maxila
  √ esclerose da base do crânio

@ Ossos longos (quase invariável na extremidade do osso; raramente na diáfise)
  √ lise em "chama de vela"/"folha de grama" = defeito lítico progressivo com ponta em forma de V, na diáfise do osso longo, originando em localização subarticular (CARACTERÍSTICO)
  √ curvatura lateral do fêmur, curvatura anterior da tíbia (comumente resultando em fratura)

@ Ossos pequenos/chatos
  √ destruição bolhosa + sucessivas camadas periosteais

@ Pelve
  √ trabéculas espessadas no sacro, ílio; rarefação na porção central do ílio
  √ espessamento da linha iliopectínea
  √ protrusão acetabular (DD: doença metastática não deformante) + doença articular degenerativa secundária

@ Coluna (cervical superior, dorsal inferior, médio lombar)
  √ trabeculações líticas/grosseiras na periferia do osso
  √ "vértebra em quadro emoldurado" = aspecto do osso dentro do osso = corpo vertebral quadrado e aumentado com trabéculas periféricas reforçadas + aspecto interno radiolúcido, tipicamente na coluna lombar
  √ "vértebra de marfim" = vértebra blástica com densidade aumentada
  √ ossificação dos ligamentos espinhais, tecidos moles paravertebrais, espaços discais

Cintigrafia óssea:
  √ geralmente captação marcantemente aumentada (lesões sintomáticas fortemente positivas)
  √ varreduras normais em algumas lesões escleróticas extintas
  √ captação marginal nas lesões líticas
  √ aumento + deformidade dos ossos

Cintigrafia da medula óssea:
  √ a captação pela medula óssea do colóide sulfuroso está diminuída (substituição da medula óssea por tecido fibrovascular celular)

RMN:
  √ área hipointensa/área de sinal nulo em T1WI + T2WI (espessamento cortical, trabeculação grosseira)
  √ alargamento do osso
  √ redução do tamanho + intensidade de sinal da cavidade medular (substituição da medula óssea gordurosa de alta intensidade de sinal por formação óssea medular aumentada)
  √ áreas focais de alta intensidade de sinal maior que a medula óssea gordurosa (= espaços semelhantes a cistos preenchidos com gordura)
  √ áreas de diminuição da intensidade de sinal dentro da medula óssea em T1WI + aumento da intensidade de sinal em T2WI (= tecido fibrovascular lembrando tecido de granulação)

Cp:
  (1) Transformação sarcomatosa em osteossarcoma, fibrossarcoma, histiocitoma fibroso maligno em < 5%

(2) Fratura: "fratura da banana" = diminutas infrações corticais horizontais nas superfícies convexas da extremidade inferior dos ossos longos (encurvamento lateral do fêmur, encurvamento anterior da tíbia); fraturas compressão das vértebras (osso mole a despeito da densidade aumentada)
(3) Bloqueio espinhal extradural (fase de deformidade óssea/fratura compressão) com déficits neurológicos
(4) Tumor de células gigantes, especialmente no crânio + ossos faciais
(5) Osteoartrite de início precoce

Trat: calcitonina, difosfonato, mitramicina

Detecção da recorrência:
(a) em 1/3 detectado por cintigrafia óssea
(b) em 1/3 detectado por biomarcadores (fosfatase alcalina, hidroxiprolina urinária)
(c) em 1/3 por cintigrafia + biomarcadores simultaneamente
√ aumento difuso (mais comum)/focal na captação do traçador
√ extensão da captação além dos limites da lesão inicial

DD: Metástases osteoescleróticas, doença de Hodgkin, hemangioma vertebral

DOENÇA DE PANNER

= osteonecrose do capítulo

DOENÇA DE SINDING-LARSEN-JOHANSSON

= osteocondrose do pólo inferior da patela, freqüentemente bilateral (NÃO é osteonecrose/epifisite/osteocondrite)

Causa: tração com contusão + tendinite subseqüente/avulsão traumática do osso; subluxação repetida ± deslocamento da patela

Idade: adolescentes (amiúde entre 10–14 anos)

Predisposição: crianças cérebro-espásticas

• sensibilidade + edema dos tecidos moles sobre o polo inferior da patela
√ edema dos tecidos moles peripatelares
√ calcificação/ossificação do tendão patelar
√ pequenos fragmentos ósseos no pólo inferior da patela (visão lateral)

RMN:
√ área hipointensa em T1WI + hiperintensa em T2WI no pólo inferior da patela + tecidos moles circundantes

DOENÇA DE VAN BUCHEM

= HIPEROSTOSE CORTICAL GENERALIZADA pode estar relacionada à hiperfosfatasemia

• paralisia do nervo facial
• distúrbios auditivos + oculares (tardiamente na adolescência, secundário à estenose dos forames)
• aumento da fosfatase alcalina

Localização: crânio, mandíbula, clavículas, costelas, diáfises de ossos longos

√ esclerose generalizada simétrica + espessamento do córtex endosteal
√ obliteração da díploe
√ processos espinhosos espessados + escleróticos

DD:
(1) Osteopetrose (esclerose de todos os ossos não confina às diáfises)
(2) Hiperostose generalizada com paquidermia (envolve os ossos longos por inteiro, dor considerável, alterações cutâneas)
(3) Hiperfosfatasia (infância, ossos aumentados mas com densidade cortical diminuída)
(4) Doença de Engelmann (raramente generalizada, envolve os membros inferiores)
(5) Doença de Pyle (não envolve as mediodiáfises)
(6) Displasia fibrosa poliostótica (generalizada, raramente simetricamente, seios paranasais anormais, envolvimento craniano)

DOENÇA DE WILSON

= DEGENERAÇÃO HEPATOLENTICULAR
= doença autossômica recessiva com retenção excessiva de cobre (= toxicose pelo cobre)

Prevalência: 1:33.000–200.000; 1:90 das pessoas é um portador heterozigoto

Causa:
Alteração no cromossomo 13 resultando num defeito da excreção biliar do cobre, hipoteticamente devido a:
(a) defeito lisossomal nos hepatócitos, ou
(b) deficiência das proteínas biliares carreadoras de cobre, ou
(c) persistência do metabolismo fetal do cobre, ou
(d) síntese hepática de proteínas com alta afinidade para o cobre

Idade de início: 7–50 anos; as manifestações hepáticas predominam nas crianças; as manifestações neuropsiquiátricas predominam nos adolescentes + adultos

Histo: deposição de gorduras macrovesiculares nos hepatócitos, degeneração do glicogênio do núcleo do hepatócito, hipertrofia da célula de Kupffer

Estágio 1: acúmulo assintomático de cobre no citoplasma do hepatócito

Estágio 2: redistribuição do cobre dentro dos lisossomas hepáticos + circulação a partir dos citoplasmas hepatocíticos saturados
(a) a redistribuição gradual é assintomática
(b) a redistribuição rápida causa insuficiência hepática fulminante/hemólise intravascular aguda

Estágio 3: a cirrose, disfunção renal, neurológica, oftalmológica podem ser reversíveis com a terapia

• tremor, rigidez, disartria, disfagia (excessiva deposição de cobre na região lenticular do cérebro)
• prejuízo intelectual, distúrbios emocionais
• anel de Kayser-Fleisher (pigmentação verde circundando o limbo da córnea) é DIAGNÓSTICO
• icterícia/hipertensão porta (cirrose hepática)
• concentração elevada de cobre na ceruloplasmina sérica (MELHOR TESTE DE TRIAGEM)
• diminuição na incorporação de cobre oral marcado radioativamente em nova ceruloplasmina sintetizada

Manifestações esqueléticas (em 2/3):
√ a deossificação generalizada pode produzir fraturas patológicas

@ Articulações: ombro (freqüente), joelho, quadril, punho, articulações MCF 2 e 4
• sintomas articulares em 75%: dor, rigidez, limitação articular

√ cistos subarticulares
√ osteoartrite prematura (estreitamento do espaço articular + formação de osteófitos)
√ osteocondrite dissecante
√ condrocalcinose
√ osteoartrose prematura da coluna, proeminentes nódulos de Schrmol, irregularidades das vértebras e das placas vertebrais

@ Cérebro
Localização: núcleos da base, raramente tálamo
√ atrofia da substância branca
√ hipodensidades, prolongamento de T1 + T2

Cp: raquitismo + osteomalacia (secundária à disfunção tubular renal) na minoria dos pacientes

Trat: terapia farmacológica de longa duração com agentes quelantes (penicilamina/trientina/zinco); transplante hepático

ELASTOFIBROMA

= lesão benigna semelhante a tumor que se forma como uma reação à fricção mecânica

Incidência: em 24% das mulheres + 11% dos homens > 55 anos (estudo de autópsia)

Idade: idosos; M:F = 1:2

Histo: fibras elásticas hipereosinofílicas, aumentadas, irregulares e serrilhadas, fibroblastos dispersos, lóbulos ocasionais de tecido adiposo

- assintomático
- pode continuar clinicamente inaparente

Localização: entre a margem inferior da escápula + parede torácica posterior; bilateral em 25%

√ lesão mal definida não homogênea do tecido mole, com atenuação similar a do músculo
√ lesão bem definida com intensidade de sinal intermediário, com áreas interpenetradas de sinal com intensidade da gordura em T1WI + T2WI

ENCONDROMA

= crescimento cartilaginoso benigno na cavidade medular; ossos pré-formados na cartilagem são afetados (NÃO o crânio)

Idade: 10–30 anos; M:F = 1:1

Histo: lóbulos de cartilagem hialina

- geralmente assintomáticos, edema indolor

Localização: (freqüentemente múltipla = encondromatose)
(a) em 40% ossos pequenos do punho + mão (tumor mais freqüente aqui), distal + aspectos intermediários dos metacárpicos, falanges proximais/médias
(b) fêmur, tíbia, rádio, ulna, pé, costela

Local: central + diafisário, epífise afetada somente após o fechamento da placa de crescimento

√ lucência oval/circular próxima à epífise com fina linha marginal
√ endósteo recortado
√ calcificação: padrão em cabeça de alfinete, pontilhada, flocular, "anéis e arcos"
√ expansão bulbosa do osso com afinamento do córtex
√ deformidade de Madelung = encurvamento dos membros, comprimento discrepante
√ NENHUMA ruptura cortical/reação periosteal

Cp:
(1) Fratura patológica
(2) Degeneração maligna nos ossos longos encondromas em 15%–20%

DD:
(1) Cistos de inclusão epidermóides (tuberosidades falangianas, história de trauma, mais lucentes)
(2) Cisto ósseo unicâmara (raro nas mãos, mais radiolúcidos)
(3) Tumor de células gigantes da bainha dos tendões (geralmente causam erosão óssea, massa de tecidos moles fora do osso)
(4) Displasia fibrosa (raro nas mãos, principalmente poliostótica)
(5) Infarto ósseo
(6) Condrossarcoma

ENCONDROMATOSE

= DOENÇA DE OLLIER = DISCONDRODISPLASIA
= ENCONDROMATOSE MÚLTIPLA = insuficiência não hereditária na ossificação da cartilagem

Idade: apresentação precocemente na infância

- disparidade no crescimento com encurtamento da perna/braço
- deformidade da mão + pé

Localização: predominantemente de distribuição unilateral monomélica
(a) localizada (b) regional (c) generalizada

√ massas circulares/raias colunares de densidade diminuída da placa epifisária para dentro das diáfises de ossos longos = restos cartilaginosos
√ esporões ósseos apontando para a articulação (DD: exostoses apontam para longe delas)
√ áreas cartilaginosa mostram calcificações puntiformes com a idade
√ associada a nanismo dos ossos envolvidos devido ao prejuízo da fusão epifisária
√ deformidade como no pé torto da região metafisária
√ expansão cartilaginosa metafisária com expansão cortical + adelgaçamento + ruptura
√ deformidades em encurvamento dos ossos dos membros
√ discrepância no comprimento = deformidade de Madelung (rádio, ulna)
√ ossos dos pés + mãos pequenos: tumores agressivos deformantes que podem romper e invadir o córtex, secundário a uma tendência para continuar a proliferação
√ radiação centrípeta da cartilagem do centro da crista ilíaca

Cp.: transformação sarcomatosa (em 25%–50%): osteossarcoma (adultos jovens); condro/fibrossarcoma (em pacientes mais velhos)

Síndrome de Maffucci

= encondromatose não hereditária + múltiplos hemangiomas cavernosos de tecidos moles

Idade: geralmente não antes da puberdade

- múltiplos nódulos, particularmente nos dedos + extremidades (hemangiomas cavernosos)
- inteligência normal

Localização: envolvimento unilateral/assimetria marcada; distinta predileção para mãos + pés

√ flebolitos podem estar presentes
√ marcante tendência para os encondromas serem muito grandes, projetando-se para dentro de tecidos moles
√ distúrbio do crescimento dos ossos longos (comum)

Cp: transformação maligna mesmo maior que na doença de Ollier

ENCURVAMENTO TIBIAL ANTERIOR

= SÍNDROME DE WEISSMAN-NETTER = encurvamento anterior da perna, congênito não progressivo bilateral e indolor

Idade: começa na tenra infância

• pode ser acompanhada de retardo mental, bócio, anemia

√ encurvamento anterior da tíbia + fíbula, bilateralmente, simetricamente na mediodiáfise

√ espessamento do córtex tibial posterior + córtex fibular

√ encurvamento radioulnar mínimo

√ cifoescoliose

√ extensa calcificação dural

DD.: "tíbia em sabre" luética (encurvamento da extremidade inferior da tíbia + espessamento cortical anterior)

ENVENENAMENTO POR CHUMBO

= PLUMBISMO

Pat: o chumbo se concentra nas metáfises de ossos em crescimento (fêmur distal > ambas extremidades da tíbia > rádio distal) levando à insuficiência na remoção das trabéculas cartilaginosas calcificadas na zona provisional

• perda do apetite, vômitos, constipação, cãibras abdominais

• neurite periférica (adultos), meningoencefalite (crianças)

• anemia

• linha de chumbo nas gengivas

√ bandas de densidade aumentada nas metáfises de ossos tubulares (somente nos ossos em crescimento)

√ linhas de chumbo podem persistir

√ deformidade se o envenenamento é severo (anemia)

√ aspecto de osso no osso

DD:

(1) Raquitismo curado

(2) Aumento da densidade normal em crianças < 3 anos de idade

ENVENENAMENTO POR FÓSFORO

Etiologia:

(1) Ingestão de fósforo metálico (fósforo amarelo)

(2) Tratamento do raquitismo ou BK óleo de fígado de bacalhau fosforilado

Localização: ossos tubulares longos, ílio

√ múltiplas linhas transversas (tratamento intermitente com fósforo)

√ as linhas desaparecem após alguns anos

EPIFISIÓLISE DA CABEÇA FEMORAL

= DESLIZAMENTO DA EPÍFISE DA CABEÇA FEMORAL Lesão epifisária Salter — Harris tipo I

Idade: em adolescentes obesos do sexo masculino

Etiologia: trauma, osteodistrofia renal, raquitismo, irradiação na infância, terapia com hormônio do crescimento

• dor no joelho/quadril

Localização: geralmente unilateral

√ alargamento da placa epifisária + leve irregularidade de suas margens

√ reabsorção subperiosteal bilateral medial

√ irregularidade + rarefação da metáfise do colo femoral

√ apagamento da junção entre a metáfise e a epífise

√ diminuição do ângulo entre o colo e a diáfise com alteração no alinhamento na placa de crescimento para uma orientação mais vertical

√ deslocamento póstero-medial (visão da "perna de sapo!")

Trat.:

(1) Limitação da atividade

(2) Prótese metálica profilática

EQUINOCOCOSE DO OSSO

Ocorre ocasionalmente nos EUA; geralmente em indivíduos estrangeiros; envolvimento ósseo em 1%

Histo: nenhuma barreira do tecido conjuntivo; os cistos filhos se estendem diretamente ao osso

@ Pelve, sacro, raramente ossos tubulares longos

√ regiões de rarefações irregulares/circulares

√ lesão multiloculada (cacho de uvas)

√ nenhuma demarcação nítida (DD: condroma, tumor de células gigantes) com infecção secundária

√ espessamento das trabéculas com condensação generalizada perifocal

√ perda da integridade cortical com massas em tecidos moles

@ Vértebra

√ esclerose sem fratura patológica

√ discos intervertebrais não afetados

√ lâmina vertebral freqüentemente envolvida

√ envolvimento freqüente de costelas adjacentes

ESCAVAÇÃO DE HERNIAÇÃO

= DEFEITO DE CONVERSÃO

= erosão óssea localizada pela herniação da sinóvia de uma articulação adjacente

Histo: tecido fibroalveolar

Idade: geralmente em indivíduos mais velhos

• assintomático

• nenhum significado clínico

Localização: aspecto súpero-lateral do colo femoral proximal

Local: subcortical

√ lucência circular bem circunscrita

√ geralmente < 1 cm de diâmetro

√ fina borda esclerótica reativa

ESCORBUTO

= DOENÇA DE BARLOW = deficiência de vitamina C com osteogênese defeituosa pela função osteoblástica anormal

Idade: 6–9 meses (a vitamina C materna protege pelos primeiros 6 meses)

• irritabilidade

• sensibilidade + fraqueza dos membros inferiores

• rosário escorbútico nas costelas

• sangramento das gengivas (dentição)

• pernas enrijecidas = pseudoparalisia

Localização: fêmur distal (especialmente lado medial), tíbia proximal e distal + fíbula, rádio distal + ulna, úmero proximal, extremidade esternal das costelas

√ anel de Winberger = anel esclerótico em torno das epífises, indicando perda da densidade epifisária
√ linha clara de Fränkel = zona metafisária de calcificação preparatória (DD: envenenamento por chumbo/fósforo, tratamento com bismuto, raquitismo em processo de cura)
√ zona de Trümmerfeld = zona radiolucente no lado diafisário da linha clara de Fränkel (local de infração subepifisária)
√ sinal do canto de Parke = infração subepifisária/cominução resultando em formações como cogumelos/deformação em cúpula da epífise (DD: sífilis, raquitismo)
√ esporões de Pelkan = esporões metafisários projetando-se em ângulos retos em relação ao eixo da diáfise
√ aspecto "em vidro opaco" da osteoporose (CARACTERÍSTICO)
√ afinamento cortical
√ hematoma subperiosteal com calcificação do periósteo elevado (sinal radiográfico seguro de cicatrização)
√ edema de partes moles (raro)

ESFEROCITOSE HEREDITÁRIA

= anemia hemolítica congênita autossômica dominante

Idade: a anemia começa na tenra infância até tardiamente na vida adulta

- anemia raramente severa
- icterícia
- esferócitos no esfregaço periférico

√ alterações ósseas raras (devido à leve anemia); ossos longos raramente afetados
√ alargamento da díploe com deslocamento + adelgaçamento da tábua externa
√ aspecto com "pelos nas extremidades"

Trat: esplenectomia corrige a anemia mesmo que os esferócitos persistam
√ melhora nas alterações esqueléticas após a esplenectomia

ESPONDILITE ANQUILOSANTE

= doença inflamatória crônica de origem desconhecida primariamente afetando a coluna

Idade: 15–35 anos; M:F = 4:1–10:1
Brancos: Negros = 3:1

Associada a:
(1) Colite ulcerativa, enterite regional
(2) Irite em 25%
(3) Insuficiência aórtica + defeito de condução atrioventricular

- HLA-B 27 positivo em 96%
- início incidioso de dor lombar baixa + rigidez

Localização: esqueleto axial; a MARCA REGISTRADA é o envolvimento da articulação sacroilíaca; esqueleto periférico (10%–20%)

@ Mão (30%)
Áreas-alvo: MCF, IP, ID
√ proliferação óssea exuberante
√ osteoporose, estreitamento do espaço articular, erosões ósseas (as deformidades são menos marcantes que na artrite reumatóide)

@ Sacroilíaca/sínfise púbica
√ inicialmente, esclerose das margens articulares primariamente no lado ilíaco (bilateral + simétrico tardiamente na doença, pode ser unilateral + assimétrico no início da doença)
√ tardiamente, irregularidades + alargamento da articulação (destruição da cartilagem)
√ fusão óssea

@ Coluna
√ retificação/quadratura das margens vertebrais anteriores = osteíte das bordas anteriores
√ esclerose reativa dos cantos dos corpos vertebrais
√ erosões assimétricas das lâminas + processos espinhosos ao nível da coluna lombar
√ formação de sindesmófito marginal = espículas finas verticais e radiodensas ligando os corpos vertebrais = ossificação das fibras externas do ânulo fibroso (NÃO é o ligamento longitudinal anterior)
√ sinal do "trilho de carrinho trolley" na incidência AP = linha central de ossificação (ligamento supra-espinhoso + interespinhoso) com duas linhas laterais de ossificação (articulações apofisárias)
√ coluna "em bambu" na incidência AP = contorno ondulante devido aos sindesmófitos; tendência à fratura resultando em pseudo-artrose
√ balonamento discal ± calcificação discal
√ anquilose apofisária + costovertebral
√ "whiskering" periostítico: tuberosidade ísquia, crista ilíaca, ramo isquiopúbico, grande trocânter femoral, protuberância occipital externa, calcâneo
√ divertículo aracnóideo dorsal na coluna lombar com erosão dos elementos posteriores (Cp: síndrome de cauda eqüina)
√ subluxação atlantoaxial

@ Tórax
√ fibrose pulmonar bilateral do lobo superior (1%) com retração superior do hilo (DD.: tuberculose)

@ Cardiovascular
(1) Aortite (5%) da aorta ascendente ± insuficiência da valva aórtica
√ estreitamento do espaço da articulação temporomandibular, erosões, osteofitose

Prognóstico: 20% progride para debilidade significante; ocasionalmente morte por fratura cervical/aortite

DD.:
(1) Síndrome de Reiter (envolvimento assimétrico e unilateral da articulação sacroilíaca, ossificações paravertebrais)
(2) Artrite psoriática (envolvimento assimétrico e unilateral da articulação sacroilíaca, ossificações paravertebrais)
(3) Doença inflamatória intestinal

EXOSTOSES MÚLTIPLAS HEREDITÁRIAS

= ACLASIA DIAFISÁRIA

Herança: autossômica dominante (a mulher não afetada pode ser carreadora)

Idade: descoberta entre 2 e 10 anos; M:F = 2:1

Pat: restos cartilaginosos ectópicos na metáfise + defeito no periósteo; capa de cartilagem hialina; freqüentemente há formação de bursa sobre a capa

- massa geralmente indolor próximo às articulações
- tendões, vasos sangüíneos, nervos podem estar acometidos
- limitação mecânica no movimento articular

Localização: múltipla + geralmente bilateral; locais comuns são joelho, cotovelo, escápula, pelve, costelas

Local: metáfise de ossos longos próximo à placa epifisária (a distância da linha epifisária aumenta com o crescimento)

√ exostose do córtex + osso esponjoso contígua ao osso acometido
√ inclinação da placa epifisária = ângulo reto no lado diafisário do talo = pontos longas da articulação + em direção ao centro da diáfise
√ ocasionalmente pequenas calcificações puntiformes na capa cartilaginosa
√ encurtamento do quarto e quinto metacarpianos
√ dedos/artelhos supranumerários
√ deformidade de Madelung/Madelung reversa = rádio geralmente mais longo + encurvado
√ resulta ocasionalmente em encurtamento desproporcional de uma extremidade, sinostose radioulnar, deslocamento da cabeça radial

Prognóstico: a exostose começa na infância; o crescimento pára quando o centro epifisário mais próximo se funde

Cp:
(1) Compressão medular secundário ao envolvimento dos elementos espinhais posteriores
(2) Transformação maligna em condrossarcoma em 5%; osso ilíaco é o local mais comum; crescimento com irregularidade no contorno + indistinto; arranco súbito e doloroso do crescimento

FENILCETONÚRIA

Alta incidência de alterações radiológicas nas crianças com restrição à fenilalanina

√ deformação em taça das metáfises dos ossos longos (30%–50%), especialmente no punho
√ espículas calcificadas estendendo verticalmente da metáfise para dentro da cartilagem epifisária (DD com raquitismo)
√ margens metafisárias escleróticas
√ osteoporose
√ maturação esquelética retardada

DD: Homocistinúria

FIBROCONDROGÊNESE

= displasia esquelética de membros curtos letal, autossômica recessiva

Incidência: cinco casos

√ micromelia grave + metáfises alargadas em forma de haltere
√ corpos vertebrais achatados + fendidos e em forma de pêra
√ costelas curtas + em taça
√ bossa frontal
√ orelhas mal formadas e com implantação baixa

Prognóstico: natimorto/morte logo após o nascimento

DD:
(1) Displasia tanatofórica
(2) Displasia metatrópica
(3) Displasia espondiloepifisária

FIBRODISPLASIA OSSIFICANTE PROGRESSIVA

= MIOSITE OSSIFICANTE PROGRESSIVA (nome errôneo já que os tecidos conjuntivos são primariamente afetados)

= doença rara progressiva e esporádica/autossômica dominante com penetração variável caracterizada por remissões + exacerbações da proliferação fibroblástica, calcificação subseqüente + ossificação da gordura subcutânea, tendões, aponeuroses, ligamentos

Histo: edema com proliferação de fibroblastos em uma matriz mixóide frouxa; deposição subseqüente de colágeno mais calcificação + ossificação do tecido fibroso colagenizado no centro dos nódulos

Idade: apresentação em torno da idade de 2 anos (50%)

- inicialmente massas subcutâneas dolorosas no pescoço, ombros, extremidades superiores
- envolvimento progressivo da musculatura restante das costas, tórax, abdome, extremidades inferiores
- as lesões podem ulcerar e sangrar
- músculos dorsais + extremidade proximal tornam-se rígidos, seguido por cifose torácica
- inanição secundária ao trismo mandibular (masseter, músculo temporal)
- "pescoço torto" = torcicolo
- insuficiência respiratória (músculos torácicos afetados)

A. OSSIFICAÇÃO ECTÓPICA
√ calcificação circular/linear no pescoço/ombros, região paravertebral, quadris, extremidade proximal, tronco, fáscia palmar + plantar formando barras ossificadas + pontes ósseas
√ ossificação dos músculos voluntários, completa em 20–25 anos (poupando os esfíncteres + cabeça)

B. ANOMALIAS ESQUELÉTICAS
podem aparecer antes da ossificação ectópica
√ microdactilia dos háluces (90%) e polegares (50%) = geralmente e somente uma só grande falange presente/sinostose do metacarpiano + falange proximal (primeiro sinal)
√ encurtamento falangiano da mão + pé (falange média do quinto dedo)
√ hálux valgo
√ colo femoral curto e alargado
√ fusão progressiva dos arcos posteriores da coluna cervical
√ diâmetro AP estreitado dos corpos vertebrais cervicais + lombares
√ ± anquilose óssea

FIBROMA APONEURÓTICO JUVENIL

Raro tumor benigno fibroso

Histo: tecido fibroso denso e celular com elementos condrais focais infiltrando as estruturas adjacentes (= tumor cartilaginoso)

Idade: crianças + adolescentes; preponderância masculina

Localização: fáscia palmar profunda das mãos + punho

√ massa de tecidos moles cobrindo a bursa inflamada (freqüentemente confundida com bursite calcificada)
√ calcificações pontilhadas
√ massa de tecido mole interósseo no antebraço + punho
√ pode ocorrer erosão óssea

DD: Sarcoma sinovial, condroma, fibrossarcoma, osteossarcoma, miosite ossificante

FIBROMA CONDROMIXÓIDE

Tumor cartilaginoso raro e benigno, inicialmente surgindo no córtex

Incidência: < 1% de todos os tumores ósseos

Histo: tecido mixóide + condróide + fibroso (relacionado ao condroblastoma); pode ser confundido com o condrossarcoma

Idade: pico na segunda e terceira décadas (faixa de 5–79 anos) M:F = 1:1

- dor local lentamente progressiva, edema, restrição dos movimentos

Localização:

(a) ossos longos (60%): próximo ao joelho (50%), tíbia proximal (82% das lesões tibiais), fêmur distal (71% das lesões femorais), fíbula

(b) ossos tubulares curtos da mão + pés (20%)

(c) ossos chatos: pelve, costelas (clássico, mas incomum)

Local: metafisário excêntrico (47%–53%), metadiafisário (20%–43%), metaepifisário (26%), diafisário (1%–10%), epifisário (3%)

√ lesão ovóide expansiva com centro radiolúcido + forma oval em cada extremidade da lesão

√ maior eixo paralelo ao eixo longo do osso acometido (1–10 cm de comprimento e 4–7 cm de largura)

√ destruição óssea geográfica (100%)

√ margem esclerótica bem definida (86%)

√ cápsula expandida = córtex suprajacente adelgaçado + protruso (68%)

√ erosão cortical parcial (68%)

√ margem recortada (58%)

√ septações (57%) podem mimetizar trabeculações

√ calcificações pontilhadas dentro do tumor em lesões avançadas (7%)

√ NENHUMA reação periosteal (a menos que fraturada)

Prognóstico: 25% de recorrência após curetagem

Cp.: degeneração maligna distintamente não usual

DD.:

(1) Cisto ósseo aneurismático
(2) Cisto ósseo simples
(3) Fibroma não ossificante
(4) Displasia fibrosa
(5) Encondroma
(6) Condroblastoma
(7) Granuloma eosinofílico
(8) Defeito fibroso cortical
(9) Tumor de células gigantes

FIBROMA DE TECIDO MOLE

Histo: tumor colagênico altamente hipocelular

Idade: terceira e quarta década; M > F

Localização: bainha dos tendões da extremidade superior distalmente

√ lesão de crescimento lento 1–5 cm de tamanho

RMN:

√ pequeno nódulo com baixa intensidade de sinal em todas as seqüências de pulso

FIBROMA DESMOPLÁSICO

= TUMOR DESMÓIDE INTRA-ÓSSEO

= neoplasma raro, benigno e localmente agressivo do osso com malignidade limítrofe, lembrando desmóides de tecidos moles/fibromatose musculoaponeurótica

Incidência: 107 casos na literatura mundial

Histo: material colágeno intracelular nos fibroblastos, com pequenos núcleos

Idade: média de 21 anos (variação de 15 meses a 75 anos); em 90%, 30 anos; M:F = 1:1

- dor lentamente progressiva + sensibilidade local
- massa palpável

Localização: mandíbula (26%), ílio (14%), > 50% em ossos longos (fêmur [14%], clavícula), escápula, vértebra, calcâneo

Local: central meta/diafisário (se com placa de crescimento aberta); pode estender-se para dentro da epífise com localização subarticular (se placa de crescimento estiver fechada)

√ destruição óssea geográfica (96%)/"comido por traça"(4%) sem matriz de mineralização

√ zona de transição estreita (96%) e mal definida (4%)

√ nenhuma esclerose marginal (94)

√ colunas residuais de osso com "pseudotrabéculas" são CLÁSSICAS (91%)

√ expansão óssea (89%); pode crescer até um tamanho maciço (simulando cisto ósseo aneurismático/carcinoma renal metastático)

√ ruptura do córtex + massa de tecido mole (29%)

Cp.: fratura patológica (9%)

Prognóstico: 52% de recorrência local

Trat.: excisão alargada

DD:

(1) Tumor de células gigantes (circulares em vez de ovais, podem se estender para dentro da epífise + pala óssea subcondral)

(2) Displasia fibrosa (ocupa os ossos longos, contém matriz mineralizada, freqüentemente com anel esclerótico)

(3) Cisto ósseo aneurismático (aparência excêntrica em explosão em vez de fusiforme)

(4) Fibroma condromixóide (excêntrico com margem esclerótica delicada + borda recortada)

FIBROMA NÃO-OSSIFICANTE

= FIBROXANTOMA

= FIBROMA NÃO OSTEOGÊNICO = XANTOMA

= XANTOGRANULOMA DO OSSO

= DEFEITO FIBROSO METAFISÁRIO-DIAFISÁRIO

= DEFEITO MEDULAR FIBROSO

Incidência: até 40% de todas as crianças > 2 anos de idade

Etiologia: lesão resultante da atividade proliferativa de um defeito cortical fibroso que expandiu para dentro da cavidade medular

Histo: feixes em turbilhão de fibroblastos em forma de fuso + células gigantes multinucleadas espalhadas + células xantomatosas esponjosas

Idade: 8–20 anos; 75% na segunda década de vida

- usualmente assintomático

Localização: diáfise de ossos longos; principalmente nos ossos da extremidade inferior, especialmente próximo ao joelho (fêmur distal + tíbia proximal); tíbia distal; fíbula

Local: metafisário excêntrico, alguns centímetros pela diáfise da epífise, principalmente intramedular, raramente puramente diafisário

Fibroxantomas múltiplos (em 8%–10%)

Associados a: neurofibromatose, displasia fibrosa, síndrome de Jaffe-Campanacci

√ área osteolítica multilocular ovóide e bolhosa

√ alinhamento ao longo do eixo longitudinal do osso, em torno de 2 cm de comprimento

√ densa borda esclerótica em direção à medula; em forma de V ou U em uma das extremidades

√ irregularidades endosteais + adelgaçamento ± protrusão suprajacente

√ migra em direção ao centro da diáfise

√ resolve com a idade

√ captação à cintigrafia mínima/leve

Prognóstico: cicatrização espontânea na maioria dos casos

Cp:

(1) Fratura patológica (não incomum)

(2) Raquitismo hipofosfatêmico resistente à vitamina D + osteomalacia (o tumor pode secretar uma substância que aumenta a reabsorção tubular renal de fósforo)

DD:

(1) Adamantinoma (mediodiáfise da tíbia)

(2) Fibroma condromixóide (protrusão do córtex mais marcante)

SÍNDROME DE JAFFE-CAMPANACCI

= fibroma não ossificante com manifestações extra-esqueléticas em crianças

- retardo mental
- hipogonadismo
- defeito ocular
- defeito congênito cardiovascular
- manchas "café com leite"

FIBROMA OSSIFICANTE

Estreitamente relacionado à displasia fibrosa + adamantinoma

Idade: 2ª a 4ª década; M < F

Histo: maturação celular de células fibrosas fusiformes com atividade osteoblástica, produzindo muitas densidades cartilaginosas + ósseas

Localização: freqüentemente na face

@ Mandíbula, maxila

- expansão indolor da porção alveolar da mandíbula

√ tumor oval/circular de 1–5 cm bem circunscrito

√ expansão moderada do córtex intacto

√ matriz tumoral homogênea

√ deslocamento dos dentes

@ Tíbia

√ lesão excêntrica opaca (lembrando a displasia fibrosa)

Cp: recorrências freqüentes

FIBROMATOSE

= TUMOR DESMÓIDE

= lesão benigna de crescimento agressivo

Localização: ombro, pelve, abdome, coxa

Local: fáscia dentro e em torno do músculo

√ principalmente < 10 cm de diâmetro

RMN:

√ mal definida (com invasão da gordura/músculo)/lesão lobulada bem definida

√ isointensa com o músculo em T1WI

√ hiperintensa (hipercelular)/hiperintensa com áreas de baixa intensidade (intermisturadas com componentes fibrosos)/hipointensa (hipocelular) em T2WI

Cp: comprime/engolfa estruturas adjacentes

FIBROMATOSE CONGÊNITA GENERALIZADA

= FIBROMATOSE MÚLTIPLA INFANTIL

= desordem rara de origem fibroblástica

Tipo 1: FIBROMATOSE CONGÊNITA GENERALIZADA

envolvimento do osso + órgãos viscerais (pulmões, intestinos, fígado, pâncreas, rim)

Idade: as lesões se apresentam ao nascimento/primeiros 4 meses com crescimento progressivo

√ múltiplas lesões fibrosas focais em qualquer local do corpo

Prognóstico: 80% morrem dentro de 4 meses

Tipo 2: FIBROMATOSE CONGÊNITA DIFUSA

= FIBROMATOSE CONGÊNITA MÚLTIPLA

Envolvimento predominante do osso, nenhum envolvimento visceral (ocasionalmente colo)

Prognóstico: bom, regressão espontânea pode ocorrer

Localização: bilateral, simétrico

Local: metafisário em ossos longos

√ lesões ósseas destrutivas com margens suaves de 0,5-1 cm de tamanho

√ margens escleróticas bem definidas ocasionalmente

√ qualquer osso pode estar envolvido

DD.:

(1) Doença de Lettere-Siwe (lesões cutâneas)

(2) Neurofibromatose (massas múltiplas)

(3) Hemangiomas ósseos/linfangiomatose/lipomatose

(4) Neuroblastoma metastático

FIBROSSARCOMA

Incidência: 4% de todos os tumores ósseos primários

Etiologia:

A. FIBROSSARCOMA PRIMÁRIO (70%)

B. FIBROSSARCOMA SECUNDÁRIO (30%)

1. Após radioterapia para tumores de células gigantes/linfoma/câncer mamário
2. Lesão benigna subjacente: doença de Paget (comum); tumor de células gigantes, infarto ósseo, osteomielite, fibroma desmoplásico, encondroma, displasia fibrosa (raro)
3. Dediferenciação de condrossarcoma de baixo grau

Histo: espectro de proliferação de tecido fibroso de bem a pobremente diferenciado; não produzirá osteóide/condróide/matriz óssea

Idade: predominantemente na terceira e quinta décadas (variação 8–88 anos); M:F = 1:1

Metástases para: pulmão, linfonodos

- massa localizada e dolorosa

Localização: ossos tubulares nos jovens, ossos chatos nos pacientes mais velhos; fêmur (40%), tíbia (16%) (em torno do joelho em 30%-50%), mandíbula, pelve (9%); raro nos pequenos ossos da mão + pés ou coluna espinhal

Local: excêntrico na junção diafisária-metafisária dentro da metáfise; intramedular/periosteal

A. FIBROSSARCOMA CENTRAL
= intramedular
√ lesão óssea lucente bem definida
√ córtex expandido e delgado
√ osteólise agressiva com destruição óssea geográfica e infiltrante/desigual + grande zona de transição
√ ocasionalmente grande lesão osteolítica com destruição cortical, reação periosteal + invasão de tecido mole
√ pode estar presente seqüestração do osso (DD: granuloma eosinofílico, granuloma bacteriano)
√ disseminação intramedular descontínua
√ nenhuma calcificação

DD: histiocitoma maligno fibroso, mieloma, osteossarcoma telangiectásico, linfoma, fibroma desmoplásico, metástase osteolítica

B. FIBROSSARCOMA PERIOSTEAL
= tumor raro originando-se do tecido conjuntivo periosteal

Localização: ossos longos da extremidade inferior, mandíbula
√ irregularidade do contorno da borda cortical
√ pode estar presente reação periosteal com formação óssea perpendicular
√ raramente extensão para dentro da cavidade medular

Cp: fratura patológica (incomum)
Prognóstico: 20%-10 anos de sobrevida
DD:
(1) Sarcoma osteolítico (2ª e 3ª década)
(2) Condrossarcoma (geralmente contém calcificações características)
(3) Cisto ósseo aneurismático (aparência excêntrica em explosão com rápida progressão)
(4) Tumor maligno de células gigantes (começa na metáfise se estendendo para a articulação)

FÍSTULA ARTERIOVENOSA DO OSSO

Etiologia:
(a) adquirida (geralmente ferida por arma de fogo)
(b) congênita

Localização: extremidade inferior é a mais freqüente
√ massa de tecido mole
√ presença de grandes vasos
√ flebolitos (DD.: varicosidades de longa duração)
√ crescimento ósseo acelerado
√ defeito osteolítico cortical (= via para grandes vasos em direção à medula)
√ aumento da densidade óssea

FRATURA

= lesão de tecidos moles na qual houve uma quebra de continuidade do osso ou cartilagem

Terminologia

Ft simples	=	pele intacta
Ft aberta	=	ferimento da pele
Ft completa	=	todas as superfícies corticais rotas
Ft incompleta	=	ruptura focal do córtex
Ft de estresse		
Ft em galho verde	=	fratura de um córtex somente com ramificação da fratura para dentro da medula
Ft *toro*	=	ruptura somente de córtex
Ft em encurvamento	=	deformidade plástica do osso
Ft "lead pipe" (cachimbo)	=	combinação de galho verde e *torus*
Ft cominutiva	=	> 2 fragmentos
Ft segmentar	=	segmento isolado da diáfise
Ft avulsão	=	fragmento arrancado pelo tendão ou ligamento do osso acometido
Ft transcondral	=	superfície cartilaginosa envolvida
Ft condral	=	cartilagem somente envolvida
Ft osteocondral	=	cartilagem + osso subjacente envolvido

<u>Direção da linha de fratura</u>
transversa, oblíqua, oblíqua-transversa, espiral

<u>Alinhamento dos fragmentos</u>
(= relação longitudinal dos fragmentos entre si)
— alinhamento anatômico/quase anatômico
— angulado (normalmente se refere ao fragmento distal): medial/lateral, ventral/dorsal

<u>Posição dos fragmentos</u>
(= relação dos fragmentos da fratura comparados com o normal, exclusivo da angulação)
— não deslocado
— deslocado
— impactado (= fragmentos comprimidos uns contra os outros)
— sobrepostos (deformidade em baioneta)
— rodados

MN:
Evolução típica:
1. Fase aguda (3–4 semanas)
Anormal em 80% < 24 horas, em 95% < 72 horas
◊ Pacientes idosos mostram scan positivo tardiamente
√ grande área de aumento da captação do traçador (maior que a linha de fratura)
2. Fase subaguda (2–3 meses) = tempo de acúmulo mais intenso do traçador
√ aumento mais focal da captação do traçador correspondendo à linha de fratura
3. fase crônica (1–2 anos)
√ lento declínio no acúmulo do traçador
√ em 65 % normal após 1 ano; > 95% normal após 3 anos

Retorno ao normal:
◊ Os ossos que sustentam peso voltam ao normal mais rapidamente que os ossos que não sustentam peso

◊ As fraturas de costela retornam ao normal mais rapidamente
◊ As fraturas complicadas com dispositivos de fixação ortopédicos demoram mais para retornar ao normal

1. Fraturas simples : 90% normal em 2 anos
2. Redução aberta/fixação : < 50% normal em 2 anos
3. União tardia : mais lento que o normal para o tipo de fratura
4. Não união : captação persistente e intensa em 80%
5. União complicada (pseudo-artrose verdadeira, interposição de tecidos moles, prejuízo do suprimento sangüíneo, presença de infecção)
   √ captação intensa nas extremidades da fratura
   √ diminuição da captação no local da fratura
6. Fraturas de compressão vertebral: 60% normal em 1 ano; 90% em 2 anos; 97% em 3 anos

Fratura de estresse

A. FRATURA DE INSUFICIÊNCIA = estresse fisiológico normal aplicado ao osso com resistência elástica anormal/mineralização deficiente
   Causa:
   1. Osteoporose
   2. Artrite reumatóide
   3. Osteomalacia/raquitismo
   4. Doença de Paget
   5. Hiperparatireoidismo
   6. Osteodistrofia renal
   7. Radioterapia
   8. Osteopenia induzida por esteróides
   Localização: extremidade inferior, sacro, ílio, osso púbico
B. FRATURA DE FADIGA = estresse muscular anormal aplicado ao osso com resistência elástica normal
   1. **Fratura de Clay Shoveler:** processo espinhoso de vértebras cervicais inferiores/coluna torácica superior
   2. **Clavícula:** pós-operatória (dissecção radical do pescoço)
   3. **Processo coracóide da escápula:** tiro ao alvo
   4. **Costelas:** carregar peso, golfe, tosse
   5. **Diáfise distal do úmero:** arremesso de peso
   6. **Processo coronóide da ulna:** arremesso de peso, dardo, trabalho com foice, propulsão de cadeira de rodas
   7. **Gancho do hamato:** girar taco de golfe/raquete de tênis/taco de beisebol
   8. **Espondilólise:** = porção interarticular da vértebra lombar: balé, levantamento de objetos pesados
   9. **Colo femoral:** balé, corrida de longa distância
   10. **Diáfise femoral:** balé, marcha, corrida de longa distância, ginástica
   11. **Anel obturador da pelve:** pendurar-se, boliche, ginástica
   12. **Patela:** corrida com barreira (ou saltar obstáculos)
   13. **Diáfise tibial:** balé, *jogging*
   14. **Fíbula:** corrida de longa distância, saltos, pára-quedismo
   15. **Calcâneo:** saltos, pára-quedismo, posição de pé prolongada, imobilização recente
   16. **Navicular:** pisar com força, marcha, posição de pé prolongada, balé
   17. **Metatarso:** (comum segundo MT): marcha, pisar com força, posição de pé prolongada, balé, bunionectomia pós-operatória
   18. **Sesamóides do metatarso:** posição de pé prolongada

Raios X:
(a) fratura compressão no osso esponjoso (notoriamente difícil de detectar)
(b) fratura deslocamento no osso compacto
√ esclerose devido à compressão trabecular + formação de calo
√ lucência através do córtex/área focal de esclerose (precocemente)
√ espessa reação periosteal lamelar + endosteal (tardiamente)

RNM:
padrão de intensidade de sinal consistente com edema nos tecidos moles adjacentes à fratura + no espaço subperiosteal
√ diminuição da intensidade do sinal da medula óssea em T1WI
√ aumento da intensidade do sinal da medula óssea em T2WI

MN:
√ *scan* ósseo positivo 3–4 semanas antes da anomalia radiográfica
√ área fusiforme focal de acúmulo aumentado do traçador com extensão para dentro do espaço da medula óssea, no angiograma por radionuclídeos, imagem de seqüência sangüínea e imagens tardias

DD:
(1) Tala tibial
   √ longa captação linear no córtex tibial póstero-medial (músculo sólio)/ântero-lateral (músculo tibial anterior) nas imagens tardias pelo estresse ao periósteo no local de inserção muscular
(2) Osteoma osteóide (excêntrico, sem reação periosteal)
(3) Osteomielite esclerosante crônica (densa, esclerótica, envolvendo a circunferência por inteiro)
(4) Osteomalacia (zonas frouxas, aparência esfumaçada das trabéculas)
(5) Sarcoma osteogênico (reação periosteal metafisária agressiva)
(6) Tumor de Ewing (aparência destrutiva lítica)

Lesão da placa epifisária

Prevalência: 6%–18%–30% das lesões ósseas em crianças < 16 anos de idade
Pico etário: 12 anos
Localização: rádio distal (28%), falanges da mão (26%), tíbia distal (10%), falanges distais do pé (7%), úmero distal (7%), ulna distal (4%), rádio proximal (4%), metacarpo (4%), fíbula distal (3%)
Mecanismo: 80% força de estiramento; 20% compressão
Resistência ao trauma: ligamento > osso > fise (zona hipertrófica mais vulnerável)

Classificação de Salter-Harris (considerando a probabilidade de distúrbio de crescimento)
◊ O prognóstico é pior nas extremidades inferiores (tornozelo + joelho) independentemente do tipo Salter-Harris!

Tipo 1 (6%–8,5%)
= escorregamento da epífise devido à força de estiramento separando a epífise da fise
Linha de clivagem: confinada à fise
Localização: mais comum nas falanges, rádio distal (inclui: avulsão apofiseal, deslizamento da epífise da cabeça femoral)
√ deslocamento do centro de ossificação epifisário
Prognóstico: favorável independentemente da localização

Tipo 2 (73%–75%)
= forças de estiramento forçam a rachadura da placa de crescimento
Linha de fratura: através da fise = estendendo-se através da margem da metáfise, separando um fragmento metafisário triangular (= "sinal do canto")
Localização: rádio distal (33%–50%), tíbia distal + fíbula, falanges
Prognóstico: bom, pode resultar em encurtamento mínimo

Tipo 3 (6,5%–8%)
= fratura intra-articular, freqüentemente ocorrendo após o fechamento parcial da fise
Linha de fratura: verticalmente/obliquamente através da epífise + estendendo horizontalmente para a periferia da fise
Localização: tíbia distal, falange distal, raramente fêmur distal
√ epífise fendida verticalmente
Prognóstico: mediano (a redução imprecisa leva à alteração na linearidade da placa articular)

Tipo 4 (10%–12%)
Localização: côndilo lateral do úmero, tíbia distal
√ a fratura envolve a metáfise + fise + epífise
Prognóstico: reservado (pode resultar em deformidade + angulação)

Tipo 5 (< 1%)
= lesão de esmagamento com lesão do suprimento vascular
Localização: fêmur distal, tíbia proximal. tíbia distal
Freqüentemente associada a: fratura da diáfise adjacente
√ nenhum achado radiográfico imediato
√ encurtamento do osso + cone da epífise/deformidade angular no acompanhamento
Prognóstico: ruim (prejuízo do crescimento em 100%)

Fratura em triplano (6%)
Localização: tíbia distal, côndilo lateral do úmero distal
√ fratura vertical da epífise + plano de clivagem horizontal dentro da epífise + fratura oblíqua da metáfise adjacente

RNM:
√ área linear escura focal (= linha de clivagem) dentro da fise brilhante em imagens de gradiente eco (EGR)

Mnemônico: "5 As"

Alteração na posição da fise	= tipo I
Acima da fise	= tipo II
Abaixo da fise	= tipo III
Através da fise	= tipo IV
Assentamento da fise (impactação)	= tipo V

Cp:
(1) Deformidade angular progressiva em função da paralisação segmentar da zona de crescimento germinal, com formação de uma ponte óssea através da fise = "barra óssea"
(2) Discrepância com comprimento do membro pela cessação total do crescimento
(3) Incongruência articular pela interrupção da integridade da superfície articular
(4) Infarto ósseo na metáfise/epífise

Lesão apofisária

◊ A fise sob o centro de ossificação secundária é o ponto mais fraco!
Mecanismo: força de avulsão
Em risco: corredores de obstáculos, velocistas, animadores de torcidas (adução/abdução repetitiva de vaivém + flexão/extensão)
• dor, pontos dolorosos, edema

Localização	Origem/inserção muscular
espinha ilíaca anterior superior	m. sartório + tensor da fáscia lata
espinha ilíaca anterior inferior	m. reto femoral
trocânter menor	m. psoas
tuberosidade isquial	m. da pata de ganso
grande trócânter	m. glúteo
crista ilíaca	m. abdominal
sínfise púbica	m. adutor

√ irregularidade no local da avulsão
√ peças de osso deslocados de tamanho variável
√ focos anormais de ossificação

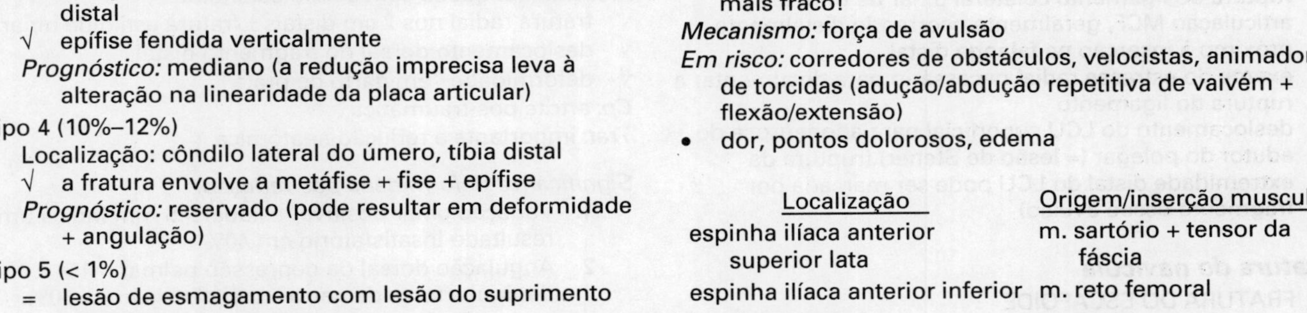

Classificação de Salter-Harris das Lesões da Placa Epifisária

Fraturas da mão

Fratura de Bennett

Mecanismo: abdução forçada do polegar
√ fratura intra-articular/deslocamento da base do primeiro metacarpiano
√ pequeno fragmento do primeiro metacarpiano continua a articular com o trapézio
√ retração lateral da diáfise do primeiro metacarpiano pelo abdutor longo do polegar
Trat: importante a redução anatômica, difícil para manter em alinhamento
Cx: Pseudo-artrose

Fratura do boxeador

Mecanismo: pancada direta com o punho cerrado
√ fratura transversa do metacarpo distal (geralmente o quinto)

"Polegar do guarda-caça"

= POLEGAR DO ESQUIADOR; originalmente descrita como lesão crônica em caçadores que estrangulavam coelhos
Incidência: 6% de todas as lesões do esqui; 50% das lesões na mão na prática do esqui
Mecanismo: abdução violenta do polegar com lesão do ligamento colateral ulnar (LCU) no 1º MCF (falha no manuseio do bastão do esqui)
√ ruptura do ligamento colateral ulnar da primeira articulação MCF, geralmente ocorrendo distalmente próximo à inserção na falange distal
√ exame do estresse radial necessário para documentar a ruptura do ligamento
√ deslocamento do LCU superficial para aponeurose do adutor do polegar (= lesão de Stener) (ruptura da extremidade distal do LCU pode ser marcada por fragmento ósseo avulso)

Fratura do navícula

= FRATURA DO ESCAFÓIDE
de todos os ossos do carpo é o mais freqüentemente fraturado
Mecanismo: queda com a mão em dorsiflexão e estendida
• dor + sensibilidade na tabaqueira anatômica
N.B.: se a radiografia inicial é negativa, reexamine em duas semanas após o tratamento com gesso antebraquial curto! Se a radiografia no segmento ainda for negativa, um *scan* ósseo regional/tomografia podem estar indicados!
Prognóstico: depende de:
- √ fratura deslocada = > 1 mm de compensação/angulação/rotação dos fragmentos (menos favorável)
- √ localização (suprimento sangüíneo derivado da parte distal)
  - √ terço distal (10%) = fragmentos geralmente reunidos
  - √ terço médio (70%) = insuficiência de união em 30%
  - √ terço proximal (20%) = insuficiência de união em 90%
- √ orientação da fratura
  - √ transversa/horizontal/oblíqua = relativamente estável
  - √ oblíqua vertical (menos comum) = instável
  - ◊ Bom prognóstico com fratura distal + nenhum deslocamento + sem lesão ligamentar!
  - ◊ Prognóstico menos favorável com fratura cominutiva deslocada + fratura do pólo proximal!

Cp: necrose avascular do fragmento proximal

Fratura de Rolando

√ fratura intra-articular cominutiva através da base do polegar
Prognóstico: pior que o da fratura de Bennett (difícil de reduzir)

Fratura do antebraço

Fratura de Barton

Mecanismo: queda com a mão estendida
√ fratura oblíqua intra-articular do lábio dorsal do rádio distal
√ o carpo se desloca com o fragmento distal para cima e posteriormente ao rádio

Fratura de Chauffer

Mecanismo: dorsiflexão aguda + abdução da mão
√ fratura triangular do processo estilóide radial

Fratura de Colles

Fratura mais comum nesta região
Mecanismo: queda com a mão estendida
√ fratura radial nos 2 cm distais ± fratura estilóide ulnar
√ deslocamento dorsal do fragmento distal
√ deformidade "em garfo de prata"
Cp: artrite pós-traumática
Trat: importante a redução anatômica

Significativa deformidade pós-redução:
1. Variação ulnar positiva residual > 5 mm indica um resultado insatisfatório em 40%
2. Angulação dorsal da depressão palmar > 15º diminui a força da garra + resistência em > 50%

Fratura de Galeazzi

Mecanismo: queda com a mão estendida e o cotovelo fletido
√ fratura radial no terço distal + subluxação/deslocamento da articulação radioulnar distal
√ angulação distal
√ variação ulnar maior (= encurtamento radial) de > 10 mm implica completa ruptura da membrana interóssea = instabilidade completa da articulação radioulnar
Cp:
(1) Alta incidência de não união, união tardia, má união (fratura instável)
(2) Limitação da pronação/supinação

Fratura de Smith

= FRATURA DE COLLES REVERSA
Mecanismo: hiperflexão com queda sobre o dorso da mão
√ fratura radial distal
√ deslocamento ventral do fragmento
√ desvio radial da mão
√ deformidade em "pá de jardim"
Cp: função alterada do carpo

Fratura de Monteggia

Mecanismo: queda com a mão estendida, com o cotovelo fletido

√ fratura ulnar proximal angulada posteriormente + deslocamento anterior da articulação radioumeral

√ pode ter lesão do punho associada

Cp: não união, limitação do movimento no cotovelo, anormalidades nervosas

FRATURA DE MONTEGGIA REVERSA
fratura ulnar proximal angulada + deslocamento posterior da cabeça radial

Fratura pélvica

Fratura de Malgaigne

Mecanismo: trauma direto

- encurtamento da extremidade envolvida

√ fraturas verticais através de um dos lados do anel pélvico
(1) Superior ao acetábulo
(2) Inferior ao acetábulo
(3) ± deslocamento sacroilíaco/fratura

Fratura da cavalgadura

√ dupla fratura vertical através dos ramos púbicos superior e inferior + deslocamento sacroilíaco no lado contralateral

Fraturas do joelho

Fratura de Segond

Mecanismo: rotação externa + strees varo causando tensão excessiva no ligamento capsular lateral

Associada a: lesão do ligamento cruzado anterior (75%–100%), ruptura meniscal (67%)

√ fratura avulsão cortical da tíbia proximal lateral, imediatamente distal ao platô lateral

Fraturas do platô tibial (classificação de Schatzker)

Mecanismo: força valga ("pára-choque/pela força lateral do automóvel contra os joelhos fixos do pedestre)/força compressiva amiúde em extensão

Tipo I	=	fratura de clivagem pura em forma de cunha	6%
Tipo II	=	combinação de fratura de clivagem + compressão mediana	25%
Tipo III	=	fratura em compressão pura	36%
Tipo IV	=	fratura do platô medial com uma ruptura/cominuição deprimida	10%
Tipo V	=	fratura bicondilar freqüentemente com aparência em Y invertido	3%
Tipo VI	=	fratura transversa/oblíqua com separação da metáfise da diáfise	20%

◊ Fraturas do platô lateral (tipo I-III) são as mais comuns!

◊ Fraturas do platô medial são associadas a maior violência e mais alta percentagem de lesões associadas!

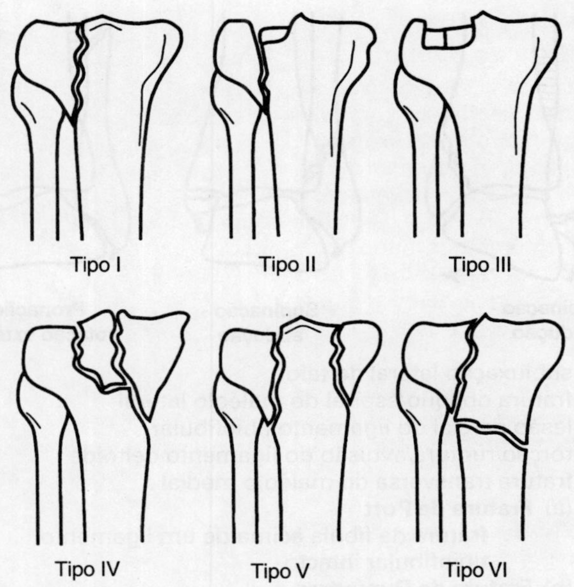

Fraturas do pé

Fraturas do tornozelo

Incidência: lesões do tornozelo correspondem a 10% de todos os atendimentos de emergência; 85% de todas as torções envolvem os ligamentos laterais

Conexões ligamentares no tornozelo:
(a) ligando a tíbia + fíbula
1. Ligamento tibiofibular anterior inferior (= sindesmose tibiofibular)
2. Ligamento tibiofibular posterior inferior
3. Ligamento tibiofibular transverso
4. Membrana interóssea

(b) maléolo lateral
85% de todas as torções do tornozelo envolvem esses ligamentos:
1. Ligamento talofibular anterior
2. Ligamento talofibular posterior
3. Ligamento calcaneofibular

(c) maléolo medial = ligamento deltóide com:
1. Porção navicular
2. Porção do sustentáculo
3. Porção talar

A. <u>SUPINAÇÃO-ADUÇÃO</u>
= LESÃO POR INVERSÃO-ADUÇÃO

Mecanismo:
(1) Forças de avulsão afetando as estruturas laterais do tornozelo
(2) Forças de impacto secundárias ao deslocamento de estresse das estruturas talares mediais

√ torção/ruptura do ligamento colateral lateral

√ avulsão transversa do maléolo poupando os ligamentos tibiofibulares

√ fratura oblíqua do maléolo medial ± fratura do lábio posterior

B. <u>SUPINAÇÃO-ABDUÇÃO</u>
= EVERSÃO/ROTAÇÃO EXTERNA

Mecanismo:
(1) Forças de avulsão nas estruturas mediais
(2) Forças de impacto nas estruturas laterais (impacto talar)

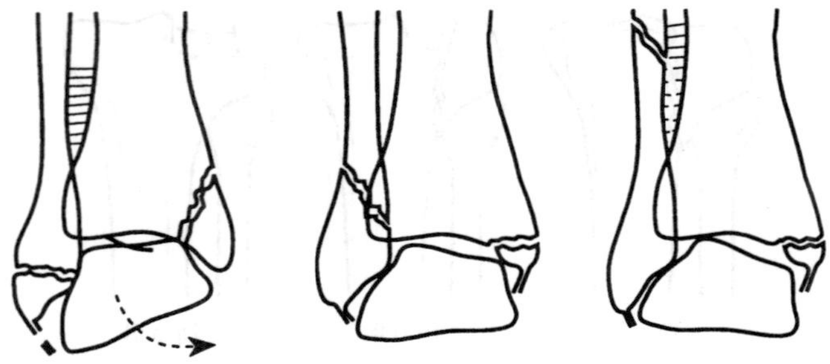

Supinação - adução Supinação - abdução Pronação rotação externa

√ subluxação lateral do talo
√ fratura oblíquo/espiral do maléolo lateral
√ lesão parcial do ligamento tibiofibular
√ torção/ruptura/avulsão do ligamento deltóide
√ fratura transversa do maléolo medial
  (a) **Fratura de Pott**
    √ fratura da fíbula acima de um ligamento tibiofibular intacto
  (b) **Fratura de Dupuytren**
    √ fratura da fíbula acima de um ligamento tibiofibular roto

C. PRONAÇÃO-ROTAÇÃO EXTERNA
  = EVERSÃO + ROTAÇÃO EXTERNA
  √ ruptura do ligamento tibiofibular/avulsão do tubérculo anterior (Tillaux-Chaput)/avulsão do tubérculo posterior (Volkman)
  √ ruptura da membrana interóssea = instabilidade lateral
  √ fratura fibular mais alta que a articulação do tornozelo (fratura de Maisonneuve se próxima ao joelho)

Fratura de Chopart
√ fratura/deslocamento através da articulação mediotarsal (calcaneocubóide + talonavicular)
√ comumente associada a fraturas dos ossos debordando os ossos

Fratura de Jones
Mecanismo: flexão plantar + inversão (passo em falso)
√ fratura transversa em avulsão da base do quinto metatarsiano (inserção do tendão do peroneiro curto)

Fratura de Lisfranc
Mecanismo: fixação da cabeça do metatarsiano e flexão plantar forçada da porção posterior do pé, estando em rotação
√ fratura/deslocamento das articulações tarsometatársicas

Fratura do calcâneo
Incidência: osso tarsal fraturado mais comumente; 60% de todas as fraturas tarsais; 2% de todas as fraturas do corpo; geralmente bilateral
Mecanismo: queda de alturas
Pode ser associada a: fratura vertebral lombar
Idade: 95% em adultos; 5% em crianças
  — adultos: intra-articular (75%), extra-articular (25%)
  — infância: extra-articular (63%–92%)
Classificação:
  (a) fratura extra-articular da tuberosidade do calcâneo; em forma de bico, vertical, horizontal, avulsão medial
  (b) fratura intra-articular
    — envolvimento subtalar: não deslocada, deslocada, cominutiva
    — envolvimento da articulação calcaneocubóide
√ o ápice do processo talar lateral não aponta para o "ângulo crucial" de Gissane
√ ângulo de Boehler diminuído abaixo de 28%–40%

GÂNGLIO

Gânglio	=	cistos que contêm mucina surgindo das bainhas dos tendões/cápsulas articulares/bursa/osso subcondral revestidos de células achatadas e fusiformes
Cisto Sinovial	=	cisto contíguo com a cápsula articular revestido por células sinoviais (o termo é usado por alguns sinonimamente com gânglio)

Gânglio de tecidos moles
= lesão cística semelhante a um tumor aderida à bainha de um tendão
Origem: herniação sinovial/coalescência de pequenos cistos formados pela degeneração mixomatosa de tecido conjuntivo periarticular
• edema uni/multilocular
Localização: mão, punho, pé
Local: surge do tendão, músculo, cartilagem semilunar
√ massa de tecido mole com reabsorção óssea na superfície
√ nova formação óssea periosteal
√ a artrografia pode demonstrar comunicação com a bainha articular/tendão
√ septações internas
Trat: injeção de esteróides podem melhorar a sintomatologia

Gânglio intra-ósseo
= lesão radiolúcida subcondral SEM artrite degenerativa
• leve dor localizada
Idade: meia idade
Origem:
  (1) Degeneração mucóide do tecido conjuntivo intra-ósseo talvez devido ao trauma/isquemia
  (2) Gânglio de tecido mole penetrando para dentro do osso (ocasionalmente)
Pat: cisto uni/multilocular circundado por revestimento fibroso, contendo material gelatinoso
Localização: epífise de ossos longos (maléolo medial, cabeça femoral)/osso chato subarticular (acetábulo)
√ lesão lítica solitária bem demarcada de 0,6–6 cm
√ margem esclerótica
√ NENHUMA comunicação com a articulação
DD: cisto pós-traumático/degenerativo

Gânglio periosteal
= estrutura cística com conteúdo viscoso/mucinoso
Incidência: 11 casos na literatura
Idade: 39–50 anos; M > F
• edema, leve sensibilidade

Localização: ossos tubulares longos das extremidades inferiores
√ erosão cortical/recorte/formação óssea reativa
√ NENHUM componente intra-ósseo (superfície endosteal intacta)

TC:
√ massa de tecido mole bem definida adjacente ao córtex ósseo com conteúdo fluido

RNM:
√ sinal homogêneo e isointenso ao músculo em T1WI
√ sinal homogêneo e hiperintenso à gordura em T2WI
√ NENHUMA septação interna (DD com gânglio de tecido mole)

DD: condroma periosteal sem matriz calcificante, desmóide cortical, cisto ósseo aneurismático subperiosteal, hematoma subperiosteal agudo (história de trauma/discrasia sangüínea), abscesso subperiosteal (envolvimento da medula óssea adjacente)

Trat: excisão cirúrgica (recorrência local possível)

GELADURA

Causa:
(1) Lesão celular + necrose pelo processo de congelamento
(2) Cessação da circulação secundário à formação de agregados celulares + trombos como resultado da exposição a temperaturas abaixo de -130° Celsius (geralmente ar frio)

• áreas firmes e esbranquiçadas na pele (separação da interface epiderme/derme)

Localização: pés, mãos (geralmente poupa o polegar por causa da posição do punho cerrado)

Alterações precoces:
√ edema de partes moles + perda dos tecidos nas pontas dos dedos

CRIANÇAS
√ fragmentação/fusão prematura/destruição das epífises das falanges distais
√ infecção secundária, lesão da cartilagem articular, estreitamento do espaço articular, esclerose, osteofitose da ID
√ encurtamento + desvio/deformidade dos dedos

ADULTOS
√ osteoporose (4–10 semanas após a injúria)
√ periostite
√ acromutilação (secundária à osteomielite + remoção cirúrgica) reabsorção da tuberosidade distal (resultante da perda de tecidos moles)
√ pequenas áreas circulares e lucentes próximas à borda da articulação
√ anomalias das articulações interfalangianas (simulando osteoartrite)
√ calcificação/ossificação da pinna

Angio:
√ vasoespasmo, estenose, oclusão
√ proliferação de colaterais arteriais/venosos (na fase de recuperação)

Cintigrafia óssea:
√ ausência persistente de captação (= falta de perfusãovascular) indica tecido não viável

Trat: angiografia seletiva com reserpina intra-arterial

GOTA

= deposição de cristais de urato monoidratado monossódico positivamente birrefringentes em tecidos pobremente vascularizados (membranas sinoviais, cartilagem articulares, ligamentos, bursas), levando à destruição da cartilagem

Idade: > 40 anos; homens (em mulheres a gota pode ocorrer após a menopausa)

Causas:
A. Gota idiopática:
Incidência: 0,3%; M:F = 20:1
(1) Superprodução de ácido úrico (deficiência da fosforibosil transferase)
(2) Anomalia na excreção renal de urato
B. Gota secundária:
raramente causa doença radiograficamente aparente
(1) Desordens mieloproliferativas + seqüelas de seus tratamentos: policitemia vera, leucemia, linfoma, mieloma múltiplo
(2) Discrasias sangüíneas
(3) Endocrinológico: mixedema, hiperparatireoidismo
(4) Insuficiência renal crônica
(5) Defeitos enzimáticos: doença do armazenamento do glicogênio
(6) Vascular: infarto do miocárdio, hipertensão
(7) Envenenamento por chumbo

Estágios:
(1) Hiperuricemia assintomática
(2) Gota aguda monoarticular
(3) Gota poliarticular
(4) Grandes depósitos múltiplos de urato

Localização:
(a) articulações: mãos + pés (primeira articulação MF mais comumente afetada = podagra), cotovelo, punho, (compartimento carpometacárpico especialmente comum), joelho, ombro, quadril, articulação sacroilíaca (15% unilateral)
(b) ouvido > ossos, tendões, bursa
envolvimento do quadril + coluna é raro

◊ As características radiológicas geralmente não são vistas até 6–12 anos após o ataque inicial
◊ Características radiológicas presentes em 50% dos pacientes acometidos
√ depósitos calcificados da gota tofosa em 50% (cristais de urato de sódio não radiopacos, somente após a deposição de cálcio)
√ massas de tecidos moles lobulados justarticulares (mãos + pés)
√ lesão óssea lítica em "saca-bocado" = "mordida de camundongo/rato" pela erosão do tofo de tecido mole de longa duração
√ margem saliente = espícula óssea elevada nos locais de formação dos tofos, associada à erosão do osso adjacente (nas localizações intra e extra-articulares) (MARCA REGISTRADA)
√ erosão das margens articulares (lembrando artrite reumatóide), porém com esclerose
√ cistos subarticulares circulares/ovais até de 3 cm
√ preservação do espaço articular (pista importante!)
√ ausência de desmineralização periarticular (DD: artrite reumatóide)
√ destruição da cartilagem (tardio)

√ edema periarticular
√ condrocalcinose (meniscos, cartilagem articular do joelho), resultando em artrite secundária
√ efusão bilateral das bursas olecranianas (PATOGNOMÔNICO)
√ calcificação aural
√ necrose isquêmica da cabeça femoral/umeral
√ infarto ósseo devido a depósitos na membrana basal vascular (DD: ilha óssea)

Desordens coexistentes:
1. Psoríase
2. Doença do armazenamento do glicogênio Tipo I
3. Hipo ou hiperparatireoidismo
4. Síndrome de Down
5. Síndrome de Lesch-Nyhan (coreoatetose, espasticidade, retardo mental, automutilação dos lábios + pontas dos dedos)

◊ NÃO associada à artrite reumatóide!

Trat: colchicina, alopurinol

GRANULOMA REPARADOR DE CÉLULAS GIGANTES

= REAÇÃO DE CÉLULAS GIGANTES

Histo: numerosas células gigantes numa matriz fibrosa exuberante, formação de osteóide, áreas de hemorragia

Pico etário: segunda e terceira década (variação da infância até 76 anos); M:F = 1:1

Localização: mandíbula, maxila, pequenos ossos das mãos + pés

• dor + massa nos ossos afetados
√ defeito lítico expansivo com adelgaçamento do córtex suprajacente
√ pode estar presente reação periosteal
√ edema de tecidos moles/extensão além do córtex
√ nenhuma matriz de calcificação

Cp: fratura patológica

Trat: curetagem (50% de taxa de recorrência)/excisão local

DD:
(1) Encondroma (mesma localização, matriz de calcificação)
(2) Cisto ósseo aneurismático (raro em ossos pequenos da mão + pés, tipicamente antes do fechamento epifisário)
(3) Tumor de células gigantes (aparência mais agressiva)
(4) Infecção (clínica)
(5) Tumor marrom do HPT (reabsorção do osso periosteal, níveis anormais de cálcio e fósforo)

HEMANGIOMA DO OSSO

Incidência: 10%

Histo: principalmente cavernoso; o tipo capilar é raro

Idade: quarta e quinta década; M:F = 1:2

Localização:
(a) corpo vertebral na coluna torácica baixa/lombar alta
(b) calota craniana com predileção para o osso frontal

@ Vértebra (30%)

Incidência: em 5%–11% das autópsias

Histo: canais vasculares anormais intercalados com matriz gordurosa

Idade: > 40 anos; mulheres

√ vértebra em "acordeão"/"veludo cotelê"/"favo de mel" = trabéculas verticais exageradas (também no mieloma múltiplo, linfoma e metástases)
√ abaulamento posterior do córtex
√ extensão extra-óssea além da lesão óssea (com compressão medular)
√ extensão para os tecidos moles paravertebrais

RNM:
√ padrão mosqueado com intensidade aumentada em T1WI + T2WI (CARACTERÍSTICO)

Cp: colapso vertebral (não usual), compressão medular

@ Calota craniana
√ lesão circular osteolítica < 4 cm
√ aspecto em raios de sol sem margem definida
√ pode ocorrer na díploe, produzindo um abaulamento palpável, secundário ao alargamento da díploe

@ Ossos chatos e ossos longos (raro)
costelas, clavícula, mandíbula, zigoma, ossos nasais, extremidades metafisárias dos ossos longos (tipo de hemangioma freqüentemente capilar)

HEMANGIOMA DOS TECIDOS MOLES

= grande variedade de neoplasmas benignos que lembram estreitamente os vasos sangüíneos normais ao exame histológico

Elementos não vasculares: gordura, músculo liso, tecido fibroso, osso

Categorias:
(1) Hemangioma cavernoso = vasos de grande calibre
(2) Hemangioma capilar = vasos de pequeno calibre

Idade: primariamente em crianças

Localização: comum na cabeça e pescoço

√ massa de tecido mole não específico
√ pode conter flebolitos (ESPECÍFICO)
√ pode conter uma quantidade tão grande de gordura que poderá ser indistinguível do lipoma

TC:
√ massa mal definida com atenuação similar a do músculo
√ áreas de atenuação diminuída aproximando da gordura subcutânea

RNM:
√ massa pobremente marginada isointensa ao músculo em T1WI
√ áreas com intensidade de sinal aumentada (gordura)
√ áreas de margens bem definidas marcantemente hiperintensas em T2WI (aumento do conteúdo de água livre em sangue estagnado)
√ áreas lineares de diminuição do sinal (septos fibrogordurosos)
√ estruturas tubulares com características de fluxo sangüíneo (*flow void*/*inflow enhancement*). (N.R.: esvaziamento do fluxo/aumento do fluxo de entrada).

N.T.: Aqui, dois termos consagrados, melhor mantê-los no original.

√ flebolitos como áreas de baixa intensidade de sinal dentro da lesão

HEMANGIOPERICITOMA

= tumor limítrofe com comportamento benigno/localmente agressivo/maligno (correspondente ao tumor glômico)

Idade: quarta e quinta década; M:F = 1:1

@ Osso

Localização: extremidades inferiores, vértebra, pelve, crânio (dura similar ao meningioma)

√ lesões osteolíticas nas metáfises de ossos longos/chatos

√ grande lesão superiosteal em explosão (similar ao cisto ósseo aneurismático)

@ Tecidos moles

= lesão profunda bem circunscrita surgindo no músculo

Histo: células agrupadas em torno dos canais vasculares contendo áreas císticas + necróticas

Localização: extremidade inferior, cavidade pélvica, retroperitônio

• massa indolor de crescimento lento até 20 cm

Angio:

√ deslocamento da artéria principal

√ artérias no pedículo nutridor do tumor

√ arranjamento em forma de aranha dos vasos em torno do tumor

√ pequenas artérias "saca-rolhas"

√ denso contrastamento do tumor

HEMATOPOIESE EXTRAMEDULAR

= resposta compensatória à produção celular deficiente da medula óssea

Etiologia: deficiência prolongada de eritrócitos devido a:

(1) Destruição das células vermelhas: anemia hemolítica adquirida, anemia falciforme, talassemia, esferocitose hereditária, anemia idiopática severa, eritroblastose fetal

(2) Inabilidade dos órgãos formadores de sangue de produzir eritrócitos: anemia por deficiência de ferro, anemia perniciosa, mielofibrose, mieloesclerose, policitemia, substituição carcinomatosa/linfomatosa da medula óssea (leucemia, doença de Hodgkin)

◊ NENHUMA doença hematológica em 25%

• ausência de dor, erosão óssea, calcificação

• anemia crônica

Locais: em áreas de eritropoiese

@ Baço, fígado, linfonodos

@ Glândulas adrenais

@ Mediastino, coração, timo

@ Pulmão

@ Pelve renal

@ Linfáticos gastrintestinais

@ Dura-máter (foice cerebral e sobre a convexidade cerebral)

@ Cartilagem, ligamentos largos

@ Trombos, tecido adiposo

√ freqüente massas paraespinhais bilaterais com margens circulares + lobuladas entre T8 e T12

√ a hematopoiese extramedular pode comprimir a medula espinhal

√ esplenomegalia/baço ausente

√ falta de calcificação/erosão óssea

HEMOCROMATOSE

1. HEMOCROMATOSE PRIMÁRIA

= herança autossômica recessiva/indeterminada (gene fixador do ferro anormal) na talassemia, anemia sideroblástica

2. HEMOCROMATOSE SECUNDÁRIA

= excessiva absorção do ferro em anemias, mielofibrose, *shunt* portocava, administração exógena de ferro, porfiria cutânea tardia, fermento da cerveja em recipientes de ferro + deposição excessiva de ferro no fígado, pâncreas, baço, trato gastrintestinal, rim, gônadas, coração, glândulas endócrinas (hipófise, hipotálamo)

Idade: > 40 anos; M:F = 10:1 (as mulheres são protegidas pela menstruação)

• cirrose

• "diabete bronzeado"

• insuficiência cardíaca congestiva

• pigmentação cutânea

• hipogonadismo

• sintomas artríticos (30%)

• aumento do ferro sérico

@ Esqueleto

Local: mais comum nas mãos (cabeça dos metacarpianos, particularmente segunda + terceira articulação MF), articulações carpais + interfalangianas, joelhos, quadris

√ osteoporose generalizada

√ pequenas rarefações subcondrais semelhantes a cistos, com fino halo de esclerose (cabeças dos metacarpianos)

√ artropatia em 50% com deposição de ferro na sinóvia

√ estreitamento uniforme do espaço articular

√ aumento da cabeça dos metacarpianos

√ eventual formação de osteófitos

√ condrocalcinose em > 60%, joelhos mais comumente afetados

(a) deposição do pirofosfato de cálcio (inibição da enzima pirofosfatase dentro da cartilagem que hidrolisa o fosfato a ortofosfato solúvel)

(b) calcificação da cartilagem triangular no punho, meniscos, ânulo fibroso, ligamento amarelo, sínfise púbica, tendão de Aquiles, fascia plantar

@ Cérebro

RNM:

√ marcante perda da intensidade do sinal do lobo anterior da hipófise anterior (deposição de ferro)

Cp: hepatoma (em 30%)

Prognóstico: morte por ICC (30%), morte por insuficiência hepática (25%)

DD:

(1) Pseudogota (sem artropatia)
(2) Artrite psoriática (alterações cutâneas + unhas)
(3) Osteoartrite (predominantemente articulações distais das mãos)
(4) Artrite reumatóide
(5) Gota (pode haver também condrocalcinose)

HEMOFILIA

= deficiência ligada ao X/anormalidade funcional do fator de coagulação VIII (= hemofilia A) em > 80%/fator IX (= hemofilia B = doença de Christmas)

Incidência: 1:10.000 homens

@ Hemartrose (mais comum)
Histo: membrana sinovial hipertrófica com formação de *pannus* que erode a cartilagem, perda da placa óssea subcondral, formação de cistos subcondrais
- articulação quente, vermelha e tensa com diminuição na amplitude dos movimentos (espasmo muscular)
- febre, leucocitose (DD: artrite séptica)

Localização: nos joelhos, tornozelo, cotovelo
√ edema de tecidos moles da articulação
√ aumento da epífise (secundário à hiperemia sinovial)
√ afinamento da cartilagem articular (particularmente a patela), secundária à destruição da cartilagem
√ erosão da superfície articular com múltiplos cistos subcondrais
√ doença articular degenerativa superposta
√ patela "quadrada"
√ alargamento da goteira intercondilar
√ obliqüidade medial da articulação tibiotalar
√ osteoporose justarticular

@ Pseudotumor hemofílico (1%–2%)
= edema cístico pós-hemorrágico dentro do músculo + osso caracterizado por necrose de pressão + destruição
(a) forma juvenil = geralmente lesão expansivas múltiplas intramedulares sem massas de tecidos moles nos pequenos ossos das mãos/pés (antes do fechamento epifisário)
(b) forma adulta = usualmente lesão única expansiva intramedular com grande massa de tecido mole no ílio/fêmur
(c) envolvimento de tecidos moles do retroperitônio (músculo psoas), parede do cólon, sistema coletor renal
√ lesão expansiva cística mista
√ erosão óssea + fratura patológica

TC:
√ algumas vezes, massa encapsulada contendo áreas de baixa atenuação + calcificações

RNM:
√ hemorragias de várias idades

N.B.: Aspiração por agulha/biopsia/excisão podem causar fístula/infecção/sangramento incontrolado!

Trat: radioterapia paliativa (destrói os vasos que tendem a sangrar) + transfusão de concentrado de fatores da pró-coagulação

HIPERFOSFATASIA HEREDITÁRIA

= "DOENÇA DE PAGET JUVENIL" = rara doença autossômica recessiva com níveis séricos mantidos elevados de fosfatase alcalina, especialmente em indivíduos de descendência porto-riquenha

Histo: rápido *turnover* do osso lamelar sem formação de osso cortical; o osso imaturo é rapidamente deixado em repouso, mas a destruição rápida e simultânea evita a maturação normal

Idade: 10 e 20 anos; geralmente natimorto
- rápido aumento da calota craniana + ossos longos
- nanismo
- déficit de nervos cranianos (cego, surdo)
- hipertensão
- infecções respiratórias freqüentes
- pseudoxantoma elástico
- fosfatase alcalina elevada

√ desossificação = diminuição da densidade dos ossos longos com padrão trabecular grosseiro
√ deficiência do crescimento metafisário
√ linhas epifisárias irregulares e largas (lembrando raquitismo na infância), defeitos metafisários persistentes (40% dos adultos)
√ encurvamento dos ossos longos + fraturas com calo irregular
√ canal medular alargado com afinamento cortical (córtex modelado a partir do osso trabecular)
√ crânio grandemente espessado com tábuas espessas, aparência em fibras de algodão
√ vértebra plana

US-OB:
√ suspeita de diagnóstico no útero de 20%

Cp: fraturas patológicas; vértebra plana *universalis*

DD:
(1) Osteogênese imperfeita
(2) Displasia fibrosa poliostótica
(3) Doença de Paget (> idade de 20 anos, não generalizada)
(4) Doença de Pyle (poupa a médio-diáfise)
(5) Síndrome de van Buchem (somente diáfises > 20 anos de idade, NENHUM encurvamento dos ossos longos)
(6) Síndrome de Engelmann (membros inferiores)

HIPEROSTOSE CORTICAL INFANTIL

= DOENÇA DE CAFFEY
= doença óssea incomum proliferativa e autolimitada da infância; esporádica (rara)/autossômica dominante com expressão variável + penetrância incompleta; remissão + exacerbações são comuns

Idade: < 6 meses, relatada intra-útero; M:F = 1:1
- edema de tecidos moles sobre o osso súbito, duro e extremamente sensível
- irritabilidade, febre

Localização: mandíbula (80%) > clavícula > ulna + outros (exceto falanges + vértebras)

Local: a hiperostose afeta a diáfise de ossos tubulares assimetricamente, epífises poupadas
√ maciça formação periosteal de novo osso + edema de tecidos moles perifocais
√ costelas "duplamente expostas"
√ expansão óssea com remodelamento do córtex antigo

Prognóstico: geralmente recuperação completa em 30 meses

Trat: analgésicos leves, esteróides

HIPEROSTOSE INFANTIL CRÔNICA
A doença pode persistir ou recorrer intermitente por anos
√ deformidades em encurvamento, pontes ósseas, expansão diafisária
- desenvolvimento muscular retardado, deformidades mutilantes

DD:
(1) Periostite da prematuridade
(2) Raquitismo cicatrizado
(3) Escorbuto (incomum < 4 meses de idade)
(4) Hipervitaminose A (raramente < 1 ano de idade)
(5) Sífilis (destruição focal)

(6) Criança maltratada
(7) Administração de prostaglandinas (usualmente após 4–6 semanas de terapia)
(8) Osteomielite
(9) Leucemia
(10) Neuroblastoma
(11) Síndrome do "cabelo retorcido"
(12) Hiperfosfatasia hereditária

HIPEROSTOSE DIFUSA ESQUELÉTICA IDIOPÁTICA

= HDEI = DOENÇA DE FORESTIER = HIPEROSTOSE ANQUILOSANTE
= diátese ossificante comum caracterizada por proliferação de osso em locais de inserção tendinosos + ligamentosos (entese)

Etiologia:
(1) Pode ser causada por metabolismo alterado da vitamina A (níveis plasmáticos elevados de retinol não ligado)
(2) Ingestão a longo prazo de derivados do retinol para desordens dermatológicas (isto é, Accutne®)
? variante hipertrófica da espondilose deformante

Idade: > 50 anos, M:F = 3:1

- dor, sensibilidade nas localizações extra-espinhais
- movimento restrito da coluna vertebral
- hiperglicemia
- HLA-B27 positivo em 34%

Localização: coluna torácica inferior > coluna cervical > toda a coluna lombar

√ osteófitos anteriores + laterais, do lado direito da coluna vertebral (não à esquerda por causa da aorta)
√ espaços discais bem preservados, sem anquilose apofisária, sem sacroileíte
√ ossificação contínua ao longo do aspecto anterior/ântero-lateral de <u>pelo menos</u> quatro corpos vertebrais contíguos
√ "whiskering" na crista ilíaca, tuberosidade ísquia, trocânteres
√ esporões do processo olecraniano da ulna + calcâneo (superfície plantar + superfície posterior)+ superfície anterior da patela
√ osteófitos largos na borda acetabular lateral, porções das articulações sacroilíacas, aspecto superior da sínfise púbica
√ ossificação dos ligamentos iliolombar + sacrotuberal + sacroilíaco (alta probabilidade de presença de HDEI) DD: fluorose
√ ossificação do ligamento coracoclavicular, ligamento patelar, tuberosidade tibial, membranas interósseas
√ aumento da incidência da hiperostose frontal interna

DD:
(1) Fluorose (aumento da densidade esquelética)
(2) Acromegalia (características cranianas)
(3) Hipoparatireoidismo
(4) Cepas ligados ao × hipofosfatêmicos resistentes à vitamina D
(5) Espondilite anquilosante (quadratura dos corpos vertebrais, sindesmófitos grosseiros, sacroileíte, alteração apofisária)
(6) Osteocondrose intervertebral (fenômeno do vácuo, esclerose vertebral óssea marginal, diminuição da altura do disco intervertebral)

HIPERPARATIREOIDISMO

= produção descontrolada de paratormônio

Idade: meia idade; M:F = 1:3

Histo: massa óssea reduzida secundária ao aumento de osteoclastos, aumento do volume osteóide (defeito na mineralização), número de osteoblastos levemente aumentado

- aumento no hormônio da paratireóide (100%)
- aumento na fosfatase alcalina sérica (50%)
- elevação no cálcio sérico (devido ao *turnover* ósseo acelerado e absorção aumentada de cálcio)+ diminuição na fosfatase sérica (30%)
- hipotonicidade dos músculos, fraqueza, constipação, dificuldade na deglutição, úlcera péptica duodenal/gástrica (secundária à hipercalcemia)
- poliúria, polidipsia (hipercalciúria + hiperfosfatúria)
- cólica renal + insuficiência renal (nefrocalculose + nefrocalcinose)
- dor óssea reumática + sensibilidade (particularmente no local do tumor marrom), fratura patológica secundária ao tumor marrom

A. <u>REABSORÇÃO ÓSSEA</u>
(a) <u>subperiosteal</u> (achado mais constante/específico; virtualmente PATOGNOMÔNICO do hiperparatireoidismo):
√ irregularidade em forma de laço da margem cortical; pode progredir para recorte/formação de espículas (pseudoperiostite)
Local: tuberosidade falangiana (envolvimento mais precoce), aspecto radial da falange média do segundo + terceiro dedos, começando na região metafisária proximal (envolvimento precoce) zona em banda de reabsorção a região média/basal da tuberosidade terminal, extremidade distal das clavículas, platô tibial medial, colo umeral medial, colo femoral medial, ulna distal, margens superiores + inferiores das costelas na linha medioclavicular, lâmina dura do crânio e dentes
(b) <u>subcondral</u>
√ pseudo-alargamento do espaço articular
√ colapso do osso cortical + cartilagem suprajacente com desenvolvimento de erosão, cisto, estreitamento da articulação (similar à artrite reumatóide)
Local: articulação ID (mais comumente quarto + quinto dígito), articulação MF, articulação IP, clavícula distal, articulação acromioclavicular (lado clavicular), "pseudo-alargamento" da articulação sacroilíaca (lado ilíaco), articulação esternoclavicular, sínfise púbica, "recorte" da superfície posterior da patela, nódulos de Schmorl; tipicamente poliarticular
(c) <u>cortical</u> (devido à atividade osteoclástica dentro do canal haversiano)
√ tunelização intracortical
√ recorte ao longo da superfície cortical interna (reabsorção endosteal)
(d) <u>trabecular</u>
√ deossificação múltipla com padrão trabecular indistinto + grosseiro
√ crânio granular de "sal e pimenta"
√ perda da distinção entre a tábua interna e externa
√ aparência opaca

(e) subligamentar
√ reabsorção óssea com margens suaves e recortadas/pobremente definidas
Local: superfície inferior do calcâneo (tendões plantares longos + aponeurose), aspecto inferior da clavícula distal (ligamento coracoclavicular), grande trocânter (abdutores do quadril), trocânter menor (iliopsoas), espinha ilíaca ântero-inferior (reto femoral), tuberosidade umeral (manguito rotador), tuberosidade isquial (pata de ganso), superfície extensora proximal da ulna (ancôneo), Olécrano posterior (tríceps)

B. AMOLECIMENTO ÓSSEO
√ impressão basilar do crânio
√ vértebra em cunha, cifoescoliose, deformidades vertebrais bicôncavas
√ encurvamento dos ossos longos
√ deslocamento da epífise da cabeça femoral

C. TUMOR MARROM
= OSTEOCLASTOMA
Causa: atividade osteoclástica estimulada pelo PTH (mais freqüente no HPT primário; em 1,5% no HPT secundário)
Pat: substituição localizada do osso por tecido fibroso vascular (osteíte fibrosa cística) contendo células gigantes; as lesões podem se tornar císticas após a necrose + liquefação
Localização: mandíbula, pelve, costelas, metáfises de ossos longos (fêmur), ossos faciais, esqueleto axial
Local: amiúde excêntrica/cortical; freqüentemente solitária
√ lesão cística lítica, expansiva e bem definida (DD: tumor de células gigantes)
√ recorte endosteal
√ destruição das porções médias das falanges distais com *telescoping*

D. OSTEOSCLEROSE
Causa mais freqüente de HPT secundária
Causa: atividade osteoblástica estimulada pelo PTH? papel da calcitonina? (pobremente conhecida)
Local: forte predileção para o esqueleto axial, pelve, costelas, clavículas, metáfises + epífises do esqueleto apendicular
√ coluna dos "jogadores de futebol americano do Jersey" (lembrando as listras das camisas dos jogadores de rúgbi do Jersey) = esclerose das placas terminais intercalado por densidade óssea normal

E. CALCIFICAÇÃO DOS TECIDOS MOLES
Mais freqüente no HPT secundário; calcificação metastática quando o produto Ca × P > 70 mg/dl
(a) córnea, víscera (pulmão, estômago, rim)
(b) periarticular no quadril, joelho, ombro, punho
(c) parede arterial (lembrando o diabetes mellitus)
(d) condrocalcinose (15%–18%) = calcificação da cartilagem hialina/fibrosa nos meniscos, punho, ombro, quadril, cotovelo

F. ARTROPATIA EROSIVA
• assintomática
√ simula a artrite reumatóide com espaços articulares preservados

G. FORMAÇÃO DE NOVO OSSO PERIOSTEAL
Causa: estimulação pelo PTH dos osteoblastos
Local: ramo púbico ao longo da linha pectínea (mais freqüente), úmero, fêmur, tíbia, rádio, ulna, metacarpianos, metatarso, falanges
√ novo osso linear paralelo à superfície cortical; pode ser laminado; freqüentemente separado do córtex por uma zona radiolúcida
√ aumento da espessura cortical (se a reação periosteal se torna incorporada ao osso adjacente)

Seqüelas:
1. Cálculos renais/nefrocalcinose (70%)
2. Aumento na atividade osteoblástica (25%)
   • aumento na fosfatase alcalina
   (a) osteíte fibrosa cística
      √ reabsorção óssea subperiosteal + tunelização cortical
      √ tumores marrons (HPT primário)
   (b) amolecimento ósseo
      √ fraturas
3. Doença péptica ulcerativa (aumento da secreção gástrica pelo gastrinoma)
4. Calcificações pancreáticas
5. Calcificações nos tecidos moles (HPT secundário)
6. Erosões marginais articulares + colapso subarticular (ID, IP, MF)

Hiperparatireoidismo primário

= HPTp = HPT primário = hipercalcemia devido à secreção incontrolada de paratormônio por um ou mais glândulas paratireóideas hiperfuncionantes, apresentando
(1) Tumor marrom
(2) Condrocalcinose (20%–30%)
◊ Requer tratamento cirúrgico
Incidência: 25/100.000 casos por ano; incidência das lesões ósseas no HPT é 25%–40%
Etiologia:
(a) adenoma paratireóideo (87%); único (80%); múltiplo (7%)
(b) hiperplasia paratireóidea (10%); célula principal (5%); célula clara (5%)
(c) carcinoma paratireóideo (3%)
Histo: aumento no número de osteoclastos, aumento no volume de osteóides (defeito na mineralização), leve aumento dos osteoblastos = massa óssea reduzida
Idade: terceira a quinta década; M:F = 1:3
Associado com:
(a) síndrome de Wermer = MEA I (+ adenoma hipofisário + tumor da célula da ilhota pancreática)
(b) síndrome de Sipple = MEA II (+ carcinoma medular da tireóide + feocromocitoma)

Raios X (envolvimento esquelético em 20%):
√ córtices delgados com padrão cortical rendado (reabsorção óssea subperiosteal)
√ tumor marrom (particularmente na mandíbula + ossos longos)
√ osteíte fibrosa cística (= tecido conjuntivo fibroso intertrabecular)
MN:
√ cintigrafia óssea normal em 80%
√ focos de captação anormais: calota (especialmente na periferia), mandíbula, esterno, articulação acromioclavicular, epicôndilos umerais laterais, mãos

√ aumento da captação nos tumores marrons
√ captação extra-esquelética: córnea, cartilagem, cápsulas articulares, tendões, áreas periarticulares, pulmões, estômago
√ excreção renal normal (exceto na doença calculosa/nefropatia cálcica [10%])

Trat: glândulas patológicas identificadas por cirurgiões experimentados em 90%–95% em explorações iniciais do pescoço (glândulas ectópicas + supranumerárias freqüentemente ignoradas na operação)

Hiperparatireoidismo secundário

= HPTs = HPT secundário = hiperplasia difusa/adenomatosa de todas as quatro glândulas paratireóideas com um mecanismo compensatório em todo estado de hipocalcemia mostrando (1) calcificações de tecidos moles (2) osteoesclerose

◊ Requer tratamento clínico

Etiologia:
(a) osteodistrofia renal (insuficiência renal + osteomalacia/raquitismo)
(b) deprivação de cálcio, hipoparatireoidismo materno, gravidez, hipovitaminose D
(c) aumento no fosfato sérico levando à diminuição no mecanismo de retroalimentação do cálcio

- níveis de cálcio baixo a normais
- produtos de solubilidade do Ca^{2+} $PO_4{}^{2-}$ freqüentemente em excesso

MN:
√ *superscan* no HPT secundário:
√ ausência do sinal renal
√ aumento da relação de captação entre osso e tecido mole
√ aumento da captação na calota, mandíbula, região acromioclavicular, esterno, vértebra, terço distal dos ossos longos, costelas
√ captação difusa do Tc-99 m MDP nos pulmões (60%)

Hiperparatireoidismo terciário

= HPTt = HPT terciário = desenvolvimento de adenoma secretor de PTH autônomo em pacientes com glândulas paratireóideas cronicamente superestimuladas (insuficiência renal);

◊ Requer tratamento cirúrgico

Pista:
(a) hipercalcemia intratável
(b) inabilidade para controlar a osteomalacia pela administração de vitamina D

Produção ectópica de paratormônio

= pseudo-hiperparatireoidismo como uma síndrome paraneoplásica no carcinoma broncogênico + carcinoma de células renais

HIPERVITAMINOSE A

Idade: geralmente infantes + crianças

- anorexia, irritabilidade
- perda de cabelo, pele seca, prurido, fissura nos lábios
- icterícia, aumento do fígado

√ separação das suturas cranianas secundária à hidrocefalia (coronal > lambdóidea) em crianças < 10 anos de idade, pode aparecer em poucos dias
√ formação de novo osso sólido periosteal e simetricamente ao longo das diáfises de ossos longos + curtos (ulna, clavícula)
√ fechamento epifisário prematuro + adelgaçamento das placas epifisárias
√ aceleração do crescimento
√ calcificações tendinosas, ligamentares, periarticulares
√ as alterações geralmente desaparecem após a cessação da ingestão de vitamina A

DD: hiperostose cortical infantil (mandíbula envolvida)

HIPERVITAMINOSE D

= excessiva ingestão de vitamina D (grandes doses agem como o paratormônio)

- perda do apetite, sonolência, cefaléia
- poliúria, polidipsia, dano renal
- anemia
- diarréia
- convulsões
- fosfatúria excessiva (o paratormônio diminui a absorção tubular)
- hipercalcemia + hipercalciúria

√ desossificação
√ alargamento da zona provisional de calcificação
√ espessamento cortical + trabecular
√ bandas alternantes de densidade aumentada + diminuída próximas/dentro das epífises (zona de calcificação provisional)
√ vértebra contornada por densa banda óssea + linha adjacente radiolúcida dentro
√ calota espessa
√ calcinose metastática na (a) paredes arteriais (entre a idade de 20 e 30 anos) (b) rins = nefrocalcinose (c) tecido periarticular (tal qual uma massa) (d) calcificação prematura da foice cerebral (sinal mais característico!)

HIPOFOSFATASIA

= doença congênita autossômica recessiva com baixa atividade da fosfatase alcalina óssea, sérica e hepática, resultando em mineralização pobre (geração deficiente de cristais de osso)

Incidência: 1:100.000

Histo: indistinguível do raquitismo

- fosfoetanolamina na urina como precursor da fosfatase alcalina
- cálcio + fósforo séricos normais

A. <u>GRUPO I = neonatal = forma letal congênita</u>
√ marcante desmineralização da calota (*caput membranaceum* = crânio mole)
√ falta de calcificação das extremidades metafisárias de ossos longos
√ margens de calcificações irregulares, raiadas e focais
√ metáfises em conchas
√ fraturas anguladas das diáfises com abundante formação de calo
√ costelas curtas e pobremente ossificadas
√ vértebras pobremente ossificadas (especialmente os arcos neurais)
√ pequenos ossos pélvicos

US-OB:
√ alta incidência de morte intra-uterina

√ aumento da ecogenicidade da foice (aumento da transmissão do som secundário à pobre mineralização da calota craniana)
√ ossos tubulares curtos encurvados e pobremente mineralizados + fraturas múltiplas
√ coluna mal mineralizada
√ costelas curtas e pobremente ossificadas
√ poliidrâmnio

Prognóstico: morte dentro de 6 meses

B. GRUPO II = forma juvenil severa
início dos sintomas dentro de semanas a meses
- nanismo moderado/severo
- atraso do ganho de peso

√ lembra o raquitismo
√ suturas cranianas separadas; cranioestenose no segundo ano

Prognóstico: 50% de mortalidade

C. GRUPO III = forma adulta leve
reconhecida tardiamente na infância/adolescência/vida adulta
- nanismo

√ pé torto, geno valgo
√ desmineralização dos centros de ossificação (ao nascimento/3–4 meses de idade)

Prognóstico: excelente; após um ano nenhuma progressão

D. GRUPO IV = forma latente
estado heterozigoto
- níveis normais/limítrofes de fosfatase alcalina
- pacientes são pequenos para a idade
- distúrbios da dentição primária

√ fragilidade óssea + fraturas cicatrizadas
√ aumento das extremidades condrais das costelas
√ formação de goteiras nas metáfises de ossos longos
√ deformidade do frasco de Erlenmeyer do fêmur

HIPOPARATIREOIDISMO

Etiologia:

A. Hipoparatireoidismo idiopático
= condição rara de causa desconhecida
- face de lua cheia, baixa estatura, obesidade
- retardo mental
- catarata
- pele seca e quebradiça, atrofia das unhas
- hipoplasia dentária (erupção tardia dos dentes, impactação dos dentes, dentes supranumerários)

B. Hipoparatireoidismo secundário
= remoção acidental/dano às glândulas paratireóideas durante a cirurgia da tireóide/dissecção cervical radical (5%); terapia com I-131 (raro); radioterapia externa; hemorragia; infecção; carcinoma da tireóide; hemocromatose (deposição de ferro)

- tetania = excitabilidade neuromuscular (dormência, câibras, espasmo carpopedal, estridor laríngeo, convulsões generalizadas)
- hipocalcemia +hiperfosfatemia
- fosfatase alcalina sérica normal/baixa

√ fechamento prematuro das epífises
√ hipoplasia do esmalte dentário + dentina; raízes dentárias rombas
√ aumento generalizado na densidade óssea em 9%
  √ espessamento localizado do crânio
  √ esclerose sacroilíaca
  √ densidade em bandas nas metáfises de ossos longos (25%), crista ilíaca, corpos vertebrais
  √ espessamento da lâmina dura (tábua interna) + alargamento da díploe
  √ quadris deformados com espessamento + esclerose da cabeça femoral + acetábulo

@ Tecidos moles
  √ calcificações intracranianas nos núcleos da base, plexo coróide, ocasionalmente no cerebelo
  √ calcificações nos ligamentos espinhais e outros ligamentos
  √ calcificações subcutâneas
  √ ossificação das inserções musculares
  √ formação ectópica de osso

HIPOTIREOIDISMO

A. Infância = CRETINISMO:
Freqüência: 1:4.000 nascimentos vivos tem hipotireoidismo congênito
Causa: hipoplasia esporádica/ectopia da tireóide

√ atraso da maturação esquelética (aparecimento + crescimento dos centros de ossificação, fechamento epifisário)
√ epífises fragmentadas
√ suturas amplas/fechamento tardio das fontanelas
√ atraso na dentição
√ pneumatização tardia/diminuída dos seios + mastóides
√ hipertelorismo
√ margens vertebrais densas

	HipoPT	*Pseudo-hipoPT*	*Pseudo-pseudo-hipoPT*
Ca-sérico	baixo	baixo	normal
P-sérico	alto	alto	normal
FosfAlc	baixa/norm	baixa/norm	normal

Resposta à injeção de PTH	*Normal/HipoPT*	*Pseudo-hipoPT*
AMP-urina	alto	normal
P-urina	alto	normal
AMP-plasma	alto	normal

√ desmineralização
√ falanges hipoplásicas do quinto dedo

RNM:
√ mielinização reduzida do cérebro (usualmente começa nos meados da gestação)

US-OB:
√ bócio fetal (especialmente nas mães com hipertireoidismo tratadas com metimazole/propiltiouracil, I-131)

B. Adulto:
√ espessamento da calota craniana/esclerose
√ encunhamento dos corpos vertebrais dorsolombares
√ coxa vara com achatamento da cabeça femoral
√ aterosclerose prematura

Nenhuma alteração esquelética com início na vida adulta!

HISTIOCITOMA FIBROSO

Histiocitoma fibroso benigno

Incidência: 0,1% de todos os tumores ósseos
Histo: feixes entrelaçados de tecido fibroso em padrão tumultuoso (redemoinhos/entrelaçados), intercalados com células mono/multinucleadas lembrando histiócitos, células benignas gigantes e macrófagos carregados de lipídeos; lembra o fibroma não ossificante/fibroxantoma
Idade: 23–60 anos
• tecido macio localizado e edemaciado e intermitentemente doloroso
Localização: ossos longos, pelve, vértebra (raro)
Local: tipicamente na epífise/equivalente epifisário
√ lesão radiolúcida bem definida com septos/aparência em bolha de sabão/nenhuma matriz definida
√ pode haver halo de reação esclerótica
√ zona de transição estreita (= lesão não agressiva)
√ nenhuma reação periosteal
Trat: curetagem
DD: fibroma não ossificante (infância/adolescência, assintomático, localização excêntrica metafisária)

Histiocitoma fibroso benigno atípico

Histo: "características "atípicas e agressivas" = figuras mitóticas presentes
√ defeito lítico com bordas irregulares
Prognóstico: pode metastatizar

Histiocitoma fibroso maligno

= HFM = XANTOMA FIBROSO MALIGNO
= XANTOSSARCOMA = HISTIOCITOMA MALIGNO = VARIANTE DE FIBROSSARCOMA

Histo:
neoplasma de células fusiformes com uma mistura de fibroblastos + células gigantes lembrando histiócitos com atipia nuclear e pleomorfismo em arranjo de "raios de roda de bicicleta"; lembrando muito o fibrossarcoma de alto grau (= células fibroblásticas arranjadas em padrão uniforme, separadas por fibras colágenas)
(a) subtipo pleomórfico-tumultuoso (50%–60%)
(b) subtipo mixóide (25%)
(c) subtipo gigantocelular (5%–10%)
(d) subtipo inflamatório (5%–10%)
(e) subtipo angiomatóide (< 5%)

Idade: 10–90 anos (média 50); pico de prevalência na quinta década; mais freqüente em brancos; M:F = 3:2
Localização: potencial para surgir em qualquer órgão (tecido mesenquimal onipresente); tecidos moles > osso

@ HFM DE TECIDOS MOLES
Incidência: 20%–30% de todos os sarcomas de tecidos moles; mais comum tumor maligno primário de tecidos moles na idade adulta avançada
◊ Qualquer massa intramuscular profunda e invasiva em paciente > 50 anos de idade mais provavelmente será HFM!
Localização: extremidades (75%), (extremidade inferior [50%], extremidade superior [25%]), retroperitônio (15%), cabeça e pescoço (5%)
Local: dentro de grandes grupos musculares
• grandes massas indolores de tecidos moles com aumento progressivo durante alguns meses
√ massa geralmente 5–10 cm de tamanho com aumento durante meses/anos
√ calcificações mal definidas curvilíneo/puntiformes periféricas (em 5%–20%)
√ erosão cortical do osso adjacente (CARACTERÍSTICA ALTAMENTE SUGESTIVA)

TC:
√ massa de tecido mole bem definida com área hipodensa central = HFM mixóide (DD: hemorragia, necrose, leiomiossarcoma com necrose, lipo/condrossarcoma mixóide
√ reforço dos componentes sólidos

RNM:
√ lesão não homogênea pobremente definida iso/hiperintensa em relação ao músculo em T1WI + hiperintensa em T2WI

DD:
(1) Lipossarcoma (paciente jovem, presença de gordura em > 40%, calcificações raras)
(2) Rabdomiossarcoma
(3) Sarcoma sinovial (erosão cortical)

@ HFM ÓSSEO
Prevalência: 5% de todos os tumores malignos ósseos primários
• massa dolorosa, sensível, que cresce rapidamente
• fratura patológica (20%)
Associado a: radioterapia prévia, infartos ósseos, doença de Paget, displasia fibrosa, osteonecrose, fibroxantoma (= fibroma não ossificante), encondroma, osteomielite crônica
◊ 20% de todos os HFM ósseos surgem em áreas de osso anormal!
Localização: fêmur (45%), tíbia (20%), 50% próximo ao joelho; úmero (10%); ílio (10%); coluna; esterno, clavícula; raramente nos ossos pequenos das mãos + pés
Local: metáfise central de ossos longos (90%); excêntrico na diáfise de ossos longos (10%)
√ defeito radiolúcido com margens mal definidas (2,5–10 cm de diâmetro)
√ extensa mineralização/pequenas áreas de calcificação focal metaplásica
√ permeação + destruição cortical
√ expansão em pequenos ossos (costelas, esterno, fíbula, clavícula)

√ ocasionalmente reação periosteal lamelar (especialmente na presença de fratura patológica)
√ extensão para os tecidos moles

Cp: fratura patológica (30%–50%)

DD:
(1) Metástases
(2) Fibrossarcoma (freqüentemente com seqüestro)
(3) Sarcoma reticulocelular
(4) Osteossarcoma
(5) Tumor de células gigantes
(6) Plasmacitoma

@ HFM PULMONAR (extremamente raro)
√ nódulo pulmonar solitário sem calcificação
√ infiltrado difuso

MN:
√ aumento da captação de Tc-99 m MDP (mecanismo não conhecido)
√ aumento da captação de Ga-67 citrato

US:
√ massa bem definida com áreas hiperecóicas + hipoecóicas (necrose)

TC:
√ massa de densidade muscular com áreas hipodensas (necrose)
√ invasão da musculatura abdominal, mas não VCI/veias renais (DD com o carcinoma renal)

Angio:
√ hipervascularidade + retorno venoso precoce

Prognóstico para o HFM de tecidos moles:
os tumores maiores e mais profundamente localizados possuem um prognóstico pior; 2 anos de sobrevida de 60%; taxa de sobrevida de 5 anos em 50%; taxa de recorrência local de 44%; metástases em 42% (pulmões, linfonodos, fígado, osso)

HISTIOCITOSE X

= HISTIOCITOSE DE CÉLULAS DE LANGERHANS

Pat: influxo de leucócitos eosinófilos simulando inflamação; células reticulares acumulam colesterol + lipídeos (= células esponjosas); bainhas ou nódulos de histiócitos podem formar células gigantes, cujo citoplasma contém corpos de Langerhans

Doença de Letterer-Siwe

= forma aguda disseminada e fulminante da histiocitose X

Incidência: 1:2.000.000; 10% das histiocitoses X

Idade: algumas semanas após o nascimento até os 2 anos

Pat: envolvimento generalizado das células retículo endoteliais; pode ser confundida com leucemia

• hemorragia; púrpura
• anemia severa e progressiva
• febre intermitente
• atraso do crescimento

√ hepatosplenomegalia + linfadenopatia

@ Envolvimento ósseo (50%):
√ lesões líticas múltiplas e disseminadas; padrão em "gotas de chuva" na calota craniana

Prognóstico: 70% de taxa de mortalidade

Doença de Hand-Schüller-Christian

= forma crônica disseminada da histiocitose X (15%–40%) em 10% caracterizada por uma tríade de:
(1) Exoftalmia
(2) *Diabetes insipidus*
(3) Lesões líticas no crânio

Pat: proliferação de histiócitos, pode simular sarcoma de Ewing

Idade no início: 5–10 anos (variação do nascimento até os 40 anos); M:F = 1:1

• *diabetes insipidus* (30%–50%) freqüentemente com grandes lesões líticas no osso esfenóide
• otite média com invasão do mastóide + ouvido interno
• exoftalmia (33%), algumas vezes com destruição da parede orbitária
• lesões cutâneas eczematóides generalizadas (30%)
• úlceras das membranas mucosas

@ Osso
√ lesões cranianas osteolíticas com nódulos de tecidos moles suprajacentes
√ "crânio geográfico" = destruição ovóide/serpiginosa de uma grande área
√ "dentes flutuantes" com envolvimento mandibular
√ destruição da borda do petroso + mastóides + sela turca

@ Órbita
√ doença orbital difusa com múltiplas lesões ósseas osteolíticas

@ Tecidos moles
√ hepatosplenomegalia (raro) com granulomas esparsos
√ linfadenopatia (pode ser maciça)

@ Pulmão
√ cisto + formação de bolha com pneumotórax espontâneo (25%)
√ infiltrado nodular difuso pobremente definido freqüentemente progredindo para fibrose + pulmão em favo de mel

Prognóstico: remissões espontâneas + exacerbações

Granuloma eosinofílico

= variedade mais benigna da histiocitose X (60%–80%) localizada no osso

Idade: 5–10 anos (freqüência mais alta); variação: 2–30 anos; < 20 anos (em 75%); M:F = 3:2

Pat.: erosões ósseas que surgem dentro do canal medular (SRE)

Histo: proliferação de histiócitos + infiltrados por número variável de células inflamatórias (eosinófilos, linfócitos, neutrófilos, células plasmáticas)

• eosinofilia no sangue + LCR

Localização: envolvimento monostótico em 50%–75%; calota > mandíbula > coluna > costelas > grandes ossos

@ Crânio (50%)
• otite média intratável com drenagem crônica pelo ouvido (envolvimento do osso temporal)

Local: espaço diplóico do osso parietal (mais comumente envolvido) + osso temporal (borda do rochedo, mastóide)

√ lesão em saca bocado ovóide/circular com borda serrilhada + biselada
√ bem definida sem halo esclerótico (DD: epidermóide sem esclerose óssea)
√ margem esclerótica durante a fase de cicatrização (50%)
√ aspecto do" buraco dentro do buraco" = envolvimento desigual da tábua interna + tábua externa
√ "seqüestro do botão" = densidade óssea central dentro de uma lesão lítica
√ massa de tecido mole cobrindo o processo lítico na calota (amiúde palpável)

√ lesão destrutiva próxima ao antro mastóideo (lembrando colesteatoma)
√ infiltração da mandíbula
√ massa realçando homogeneamente no hipotálamo/hipófise

@ Órbita
√ massa focal benigna ± infiltração dos ossos orbitários

@ Esqueleto axial (25%)
√ "vértebra plana" = "moeda na borda" = Doença de Calvé (6%) = colapso da vértebra (mais comum na torácica); espaço discal preservado; raro o envolvimento dos elementos posteriores; nenhuma cifose; causa mais comum de vértebra plana em crianças
√ lesão lítica na região supra-acetabular

@ Ossos longos proximais (15%)
• lesão óssea dolorosa

Local: principalmente diafisário, lesões epifisárias são incomuns
√ lesão lítica expansiva com bordas mal definidas/escleróticas
√ erosão do córtex + massa de tecido mole
√ reação periosteal laminada (freqüente), pode mostrar interrupções
√ pode aparecer rapidamente dentro de 3 semanas
√ lesões respeitam o espaço articular + placa de crescimento

@ Envolvimento pulmonar (20%)

Incidência: 0,05 a 0,5/100.000 anualmente
Idade: pico entre 20 e 40 anos
√ nódulos de 3–10 mm
√ padrão reticulonodular com predileção para os ápices
√ pode evoluir para o pulmão em favo de mel
√ pneumotórax recorrentes (25%)
√ lesões costais com fratura (comum)
√ derrame pleural, adenopatia hilar (não usual)

MN:
√ cintigrafias ósseas negativas (radiografias mais sensíveis)
√ lesões ósseas geralmente não são ávidas pelo Ga-67
√ o Ga-67 pode ser útil para a detecção de processos não ósseos

Prognóstico: excelente com resolução espontânea das lesões ósseas em 6–18 meses

HOMOCISTINÚRIA

Desordem autossômica dominante
Etiologia: deficiência da cistationina B sintetase resulta no metabolismo defeituoso da metionina, com acúmulo de homocistina + hemocisteína no sangue e na urina; causa um defeito na estrutura do colágeno/elastina
• fenômenos tromboembólicos devido à viscosidade das plaquetas
• frouxidão ligamentar
• deslocamento inferior e interno do cristalino (DD: deslocamento superior e externo da síndrome de Marfan)
• leve/moderado retardo mental
• cavalgamento dos dentes maxilares e protrusão dos incisivos
• rubor malar
√ aracnodactilia em 1/3 (DD: síndrome de Marfan)
√ microcefalia
√ aumento dos seios paranasais
√ osteoporose das vértebras (bicôncava/achatada/vértebra alargada)
√ escoliose
√ peito escavado/em quilha (75%)
√ osteoporose dos ossos longos (75%) com encurvamento + fraturas
√ crianças: metáfises em concha (50%); aumento dos centros de ossificação em 50% (joelho, ossos do carpo); calcificações epifisárias (especialmente no punho, lembrando fenilcetonúria); ossificação retardada
√ linhas de Harris = múltiplas linhas de crescimento
√ geno valgo, coxa valga, coxa magna, pé cavo
√ calcificação prematura vascular

Prognóstico: morte por doença oclusiva vascular/trauma vascular minor

ILHA ÓSSEA

= ENOSTOSE = ILHA COMPACTA = ESCLEROSE FOCAL = ILHA ÓSSEA ESCLERÓTICA = DEFEITO MEDULAR CALCIFICADO
= lesão focal de osso densamente esclerótico (compacto) localizada dentro da esponjosa
• assintomático

Idade: qualquer idade (principalmente 20–80 anos de idade); cresce mais rapidamente em crianças
Histo: ninhos de trabéculas compactas de osso maduro lamelar com sistema harversiano interposto
Patogênese:
? hematoma cortical deslocado,? erro do desenvolvimento da ossificação endocondral como uma coalescência de trabéculas óssea maduras, com insuficiência para desenvolver remodelamento

Localização: ílio + fêmur proximal (82%–92%), costelas, úmero, falanges (não no crânio)
√ osso solitário densamente esclerótico e circular/oval, contido dentro da esponjosa
√ eixo longo das ilhas ósseas paralelas ao eixo longo do osso

	Síndrome de Marfan	Homocistinúria
Herança:	autossômica dominante	autossômica recessiva
Defeito bioquímico:	não conhecido	cistationina sintetase
Osteoporose:	não	sim
Coluna:	escoliose	vértebra bicôncava
Deslocamento do cristalino:	para cima	para baixo
Aracnodactilia:	100%	33%

√ geralmente 2 mm–2 cm em tamanho; lesão > 2 cm no maior eixo = ILHA ÓSSEA GIGANTE
√ margens em "borda de pincel" = margens nitidamente demarcadas com radiações periféricas plumosas/espinhosas (MARCA DE DISTINÇÃO)
√ pode mostrar atividade na varredura óssea
√ pode mostrar crescimento lento (32%)
√ NENHUM envolvimento do córtex/radiolucências/reação periosteal

Prognóstico: pode aumentar para 8–12 cm com o passar dos anos (40%); pode diminuir/desaparecer

DD.:
(1) Metástase osteoblástica (agressiva destruição do córtex, reação periosteal)
(2) Osteossarcoma de baixo grau (espessamento cortical, extensão além da cavidade medular)
(3) Osteoma osteóide (dor aliviada por aspirina, ninho)
(4) Osteoblastoma benigno
(5) Fibroma não ossificante involuntário substituído por densa cicatriz óssea
(6) Foco excêntrico de displasia fibrosa monostótica
(7) Osteoma (lesão de superfície)

INFARTO ÓSSEO

Etiologia:

A. Oclusão do vaso:
(a) trombo: doença tromboembólica, anemia falciforme (hemoglobina SS + SC), policitemia vera
(b) gordura: pancreatite (necrose gordurosa intramedular pela lipase circulante), alcoolismo
(c) gás: doença de Caisson, astronautas

B. Doença da parede vascular:
1. Arterite: ESP, artrite reumatóide, poliarterite nodosa, sarcoidose
2. Arteriosclerose

C. Compressão vascular por deposição de:
(a) gordura: terapia corticóide (isto é, transplantado renal, doença de Cushing)
(b) sangue: trauma (fraturas + luxações)
(c) células inflamatórias: osteomilelite, infecção, histiocitose X
(d) edema: radioterapia, hipotireoidismo, geladura
(e) substâncias: doença de Gaucher (compressão vascular por histiócitos cheios de lipídeos), gota

D. Outros: idiopático, hipopituitarismo, feocromocitoma (doença trombótica microscópica), osteocondroses

Infarto medular

◊ A nutrição arterial é o único suprimento sangüíneo para a diáfise

Localização: fêmur distal, tíbia proximal, cristas ilíacas, costelas, úmero

(a) fase aguda:
√ NENHUMA alteração radiográfica sem cortical envolvimento
√ área de rarefação
√ *scan* da medula óssea: diminuição da captação pelo SRE por longo período de tempo
√ cintigrafia óssea: lesão fotodeficiente dentro de 24–48 horas; aumento da captação após estabelecimento de circulação colateral

(b) fase de cicatrização:(completa cicatrização/fibrose/calcificação)
√ demarcação por zona de calcificação serpiginosa/linear + ossificação paralela ao córtex
√ revascularização densa indicativa de osso

Infarto cortical

◊ Requer comprometimento de (a) artéria nutridora e (b) vasos periosteais!

Idade: particularmente na infância quando o periósteo é facilmente elevado por edema
√ necrose avscular = osteonecrose
√ osteocondrose dissecante

Cp.:
(1) Distúrbios do crescimento
√ epífises em cone/triangular/em concha
√ corpos vertebrais "em H"
(2) Fibrossarcoma (mais comum) maligno
(3) Osteoartrite

INSENSIBILIDADE CONGÊNITA À DOR COM ANIDROSE

= rara desordem autossômica recessiva, presumivelmente com base no desenvolvimento anormal da crista neural

Idade: desde o nascimento

Incidência: 15 casos publicados

Pat.: ausência dos gânglios da raiz dorsal + gânglios simpáticos, deficiência das fibras neurais < 6 micra de diâmetro + número desproporcional de fibras de 6–10 micras de diâmetro

- história de lesões indolores + queimaduras (DD: disautonomia familiar, neuropatia sensorial congênita, neuropatia sensorial adquirida, siringomielia)
- dor anormal + percepção da temperatura
- queimaduras, escoriações, infecções são comuns
- lesões em mordeduras dos dedos, lábios, língua
- ausência de sudorese
- retardo mental

CRITÉRIOS:
(1) O defeito deve estar presente ao nascimento
(2) Insensibilidade geral à dor
(3) Retardo mental global/físico

√ separação epifisária na infância (lesões epifisárias resultam em problemas do crescimento)
√ fraturas metafisárias na tenra infância
√ fraturas diafisárias tardiamente da infância
√ articulações de Charcot = articulações neurotróficas (geralmente articulações de sustentação de peso) com efusões + espessamento sinovial
√ frouxidão ligamentar
√ deformidades bizarras + deslocamento grosseiro + hemorragia considerável (fraturas não descobertas + deslocamentos)
√ osteomielite + artrite séptica pode ocorrer + progressão extensa

DD:
(1) Neuropatias sensoriais (isto é, *diabetes melitus*)
(2) Histeria
(3) Sífilis
(4) Deficiência mental
(5) Siringomielia
(6) Doença organocerebral

LEPRA

= DOENÇA DE HANSEN

Organismo: Mycobacterium leprae

Tipos:

(1) Lepromatosa: na pele, membranas mucosas, vísceras

(2) Neural: troncos nervosos endurecidos, nodulares e aumentados; anestesia, atrofia muscular, alterações neurotróficas

(3) Forma mista: alterações ósseas em 15%–54% dos pacientes

SINAIS ESPECÍFICOS

Localização: centro da extremidade distal das falanges/excêntrica

√ áreas mal definidas de descalcificação, padrão trabecular reticulado, pequenas lesões circulares osteolíticas, erosões corticais

√ espaços articulares preservados

√ fase cicatricial: resolução completa/defeito ósseo com margem esclerótica + espessamento endosteal

√ absorção da espinha nasal + destruição da maxila, ossos nasais, crista alveolar

√ forames nutrícios aumentados na mão em forma de garra

√ alterações erosivas nas tuberosidades ungueais

SINAIS NÃO-ESPECÍFICOS

√ edema de tecidos moles; calcificações dos nervos

√ contraturas/ulcerações profundas

√ articulações neurotróficas (falanges distais nas mãos, MF nos pés, articulações de Charcot no tarso)

LESÃO DO LIGAMENTO CRUZADO

A. RUPTURA COMPLETA

√ impossibilidade de identificar o ligamento

√ áreas amorfas de alta intensidade de sinal em T1WI + T2WI com inabilidade para identificar as fibras ligamentares

√ ruptura completa, focal e discreta de todas as fibras visíveis

B. RUPTURA PARCIAL/INTRA-SUBSTÂNCIA

√ intensidade de sinal anormal dentro da substância do ligamento com algumas fibras intactas + algumas descontínuas

Lesão do ligamento cruzado posterior (LCP)

Prevalência: 2%–23% de todas as lesões do joelho

√ a substância média do LCP é mais freqüentemente envolvida (imagens sagitais são melhores)

Mecanismo:

(1) Trauma direto na tíbia anterior e proximal com o joelho fletido (acidente com painel de instrumentos)

√ ruptura da substância média do LCP

√ lesão da cápsula articular posterior

√ contusão óssea no platô tibial anterior + côndilos femorais mais distante posteriormente

(2) Hiperextensão dos joelhos

√ avulsão da inserção tibial do LCP (com preservação da substância do LCP)

√ ± ruptura do LC anterior

√ contusão óssea no platô tibial anterior + aspecto anterior dos côndilos femorais

(3) Graves forças de ab/adução + rotacionais

√ lesão dos ligamentos colaterais

Associada a: lesão ligamentar coexistente em 70%:

ligamento cruzado anterior	38%
ligamento colateral medial	23%
ligamento colateral lateral	6%
ruptura meniscal medial	32%
ruptura meniscal lateral	30%
lesão da medula óssea	36%
efusão	64%

- frouxidão tibial anterior
- dificuldade para avaliar artroscopicamente, a menos que haja ruptura do ligamento cruzado anterior

LESÃO DO OSSO POR RADIAÇÃO

Patogênese: comprometimento vascular com endarterite obliterativa + periarterite seguida por dano aos osteoblastos, com diminuição da produção da matriz (osso em crescimento + novo osso periosteal mais sensíveis à lesão)

Efeitos das doses:

> 300 *rads*:	alterações microscópicas
> 400 *rads*:	retardo do crescimento
< 600–1.200 *rads*:	manutenção da recuperação histológica
> 1.200 *rads*:	dano celular pronunciado aos condrócitos; atrofia da medula óssea + degeneração da cartilagem após > 6 meses; fibrose vascular

A. DISTÚRBIOS DO CRESCIMENTO ÓSSEO

√ alargamento da placa de crescimento em 1–2 meses, amiúde retornando ao normal dentro de 6 meses

√ alargamento do espaço articular após 8–10 meses

√ encurvamento metafisário

√ irregularidades lembrando o raquitismo + desgaste das metáfises

√ tubulação anormal + fusão prematura das fises

B. OSTEÍTE POR IRRADIAÇÃO

= lesões ósseas devido à osteopenia + trabeculação grosseira + aumento focal da densidade óssea

√ osteopenia aproximadamente depois de um ano pós-irradiação

√ periostite

√ fragilidade aumentada com esclerose

√ necrose avascular

√ osteorradionecrose

RMN:

√ aumento da intensidade de sinal da medula óssea espinhal em T1WI + T2WI correspondendo ao portal de irradiação (infiltração gordurosa)

DD: malignidade recorrente, sarcoma induzido por radiação, infecção

C. NEOPLASMA BENIGNO

Mais provavelmente em pacientes < 2 anos de idade no tratamento; com doses de 1.600–6.425 rads

Período latente: 1,5–14 anos

1. Exostose = Osteocondroma
2. Osteoblastoma

D. NEOPLASMA MALIGNO
= SARCOMA INDUZIDO POR RADIAÇÃO
Período latente: 4–55 anos (média 11–14 anos)
Dose mínima: 3.000 rads
Critérios:
(a) malignidade ocorrendo dentro do campo irradiado
(b) período latente > 5 anos
(c) histologia de sarcoma
(d) evidência microscópica de histologia alterada da lesão original
Histo:
1. Osteossarcoma (90%) = 5,5% de todos os sarcomas osteogênicos
2. Fibrossarcoma > condrossarcoma > histiocitoma fibroso maligno

• dor, massa de tecido mole, rápida progressão da lesão

LESÕES DO MANGUITO ROTADOR

SÍNDROME DE DOR SUBACROMIAL
(1) Síndrome de conflitos
(2) Tendinite do manguito rotador
(3) Degeneração sem conflito
(4) Instabilidade do ombro com conflito secundário
(5) Instabilidade sem conflito

Síndrome do conflito

= Dor na região lateral do ombro com abdução; causa comum de rupturas do manguito rotador; NÃO é diagnóstico radiográfico
Idade: processo de longa duração; primeiro estágio < 25 anos; segundo estágio 25–40 anos; ruptura completa do manguito rotador > 40 anos
Fisiopatologia:
o movimento do úmero empurra os tendões do manguito rotador contra o arco coracoacromial, resultando em microtrauma, que causa inflamação da bursa subacromial (= espessamento fibroso da bursa subacromial)/manguito rotador (zona crítica do manguito rotador = tendão do supra-espinhoso 2 cm de sua inserção no úmero)
◊ A fisiopatologia do conflito pode ser secundária à instabilidade primária!
Anatomia do conflito:
estreitamento do espaço subacromial secundário a:
(1) Osteófitos subacromiais adquiridos de
(a) excrescências ósseas ao longo do ligamento coracoacromial
(b) osteoartrite da articulação coracoacromial
(2) Gancho subacromial congênito do acrômio anterior (= esporão subacromial)
◊ A síndrome do conflito pode existir sem a anatomia do conflito!
Cp:
(1) Ruptura parcial/completa (pode ser precipitada por um evento traumático agudo ou alterações degenerativas preexistentes)
(2) Tendinite do manguito/tendinose degenerativa
Dg: teste com lidocaína (= injeção subacromial de lidocaína alivia a dor)
Trat: acromioplastia (= remoção de uma porção do acrômio), remoção de osteófitos subacromiais, remoção/lise/debridamento do ligamento coracoacromial, ressecção da clavícula distal, remoção dos osteófitos da articulação acromioclavicular

Instabilidade glenoumeral

A estabilidade glenoumeral é dependente de uma unidade anatômica funcional (= mecanismo capsular anterior) formada por: labro glenóide, cápsula articular, ligamentos glenoumerais superior + médio + ântero-inferior + póstero-inferior, ligamento coracoacromial, tendão subescapular, manguito rotador
Idade: < 35 anos
Freqüência: aguda, recorrente, fixa
Causa: traumática, microtraumática, atraumática
Direção: anterior > multidirecional > inferior > posterior
Grau de instabilidade
Tipos de lesões:
anormalidades labrais (compressão, avulsão, estiramento), ruptura capsular/ligamentar/avulsão, fratura de Hill-Sachs, através da linha de fratura, fratura de glenóide

Ruptura do manguito rotador

Etiologia:
(1) Alteração relacionada ao atrito + degeneração do tendão devido ao envelhecimento, microtrauma repetido como resultado de conflitos entre a cabeça umeral + arco coracoacromial, superuso do ombro por atividades profissionais/atléticas
(2) Trauma agudo (raro)
Idade: mais comumente > 50 anos
Localização: "zona crítica" do tendão do supra-espinhoso 1 cm medial à inserção do tendão (área de hipovascularidade relativa)
Classificação:
(a) ruptura completa = ruptura na espessura completa ligando a bursa subacromial à articulação glenoumeral
— ruptura transversa pura
— ruptura vertical pura/longitudinal
— ruptura com retração das bordas do tendão
— ruptura global = avulsão maciça do manguito
(b) ruptura incompleta = ruptura parcial envolvendo a superfície bursal/sinovial ou continua intratendinosa

Artrografia (71%–100% sensível, 71%–100% específico para rupturas combinadas completas + rupturas de espessura parcial)
IRM (41%–100% sensível e 79%–100% específico para rupturas combinadas completas + espessura parcial):
√ intensidade de sinal marcadamente aumentada focal/generalizada em T2WI (= fluido dentro do defeito do manguito em 50%)
√ intensidade de sinal baixa/moderada em T2WI (= tendão gravemente degenerado, superfície bursal/sinovial intacta, tecido de granulação/cicatricial preenchendo a região das fibras tendinosas)
√ defeito do manguito com irregularidades no contorno
√ critérios adjuntos:
√ fluido dentro da bursa subacromial-subdeltóidea (MAIS SENSÍVEL)
√ retração da junção musculoesquelética
√ alteração abrupta na característica dos sinal nos limites da lesão
√ atrofia do músculo supra-espinhoso (MAIS ESPECÍFICO)

US (varreduras em posição hiperestendida, 75%–100% sensível, 43%–97% específica, 65%–95% valor preditivo negativo, 55%–75% valor preditivo positivo):
√ não visualização do manguito rotador (grande ruptura), sinal mais confiável
√ descontinuidade unilateral manifestada como foco hipoecóico sem aposição do músculo deltóideo à cabeça umeral (defeito preenchido com fluido/tecido reativo), sinal confiável
√ adelgaçamento focal e abrupto + nitidamente demarcado
√ área unilateral de hiperecogenicidade anormal (pequena ruptura preenchida com tecido de granulação/sinóvia hipertrofiada)
Falsos negativos: ruptura longitudinal, ruptura parcial
Falsos positivos: tendão intra-articular do bíceps, calcificação de tecidos moles, pequena cicatriz/tecido fibroso

Bursite subacromial-subdeltóidea

Achado comum nas lesões do manguito rotador
√ gordura peribursal totalmente/parcialmente obliterada + substituída por tecido de baixa intensidade de sinal em todas as seqüências de pulso
√ acúmulo de fluido dentro da bursa

Tendinite supra-espinhal/tendinose

Causa: conflito, estresse agudo/crônico
√ aumento da intensidade de sinal no tendão nas imagens de densidade protônica sem ruptura do tendão
√ aumento tendinoso + padrão de sinal não homogêneo

LEUCEMIA DO OSSO

A. INFÂNCIA
malignidade mais comum das crianças
Histo: leucemia linfoblástica aguda (em 75%)
• artralgias migratórias paraarticulares (25%–50%) devido às lesões metafisárias adjacentes (pode ser confundida com febre reumática aguda/artrite reumatóide)
• febre, taxa de sedimentação eritrocitária elevada
• hepatosplenomegalia, ocasionalmente linfadenopatia
◊ Os esfregaços periféricos do sangue podem ser negativos nas formas aleucêmicas!
Manifestações esqueléticas em 50%–90%:
(a) osteopenia difusa (padrão mais comum)
√ desmineralização difusa da coluna + ossos longos (= infiltração leucêmica da medula óssea + catabolismo protéico/metabolismo mineral)
√ trabeculação grosseira da esponjosa (devido à destruição das finas trabéculas)
√ múltiplas vértebras bicôncavas/parcialmente colapsadas (14%)
(b) "linhas leucêmicas"(40%–53% na leucemia linfoblástica aguda):
√ bandas metafisárias transversas radiolúcidas + regulares através da largura das metáfises (= infiltração leucêmica da medula óssea/osteoporose em locais de rápido crescimento)
Localização: grandes articulações (tíbia proximal, fêmur distal, úmero proximal, rádio distal + ulna)
√ bandas horizontais curvilineares nos corpos vertebrais + bordas das cristas ilíacas
√ densas linhas metafisárias após o tratamento
(c) destruição focal de ossos chatos/tubulares
√ múltiplas lesões osteolíticas claramente definidas ovóides/esferóides (destruição da esponjosa, mais tarde o córtex) em 30%–60%
√ aspecto "mordido por traças", alargamento das suturas, proeminentes impressões dos giros no crânio (impressões digitiformes)
◊ Lesões líticas distais ao joelho/cotovelo em crianças são sugestivas de leucemia (em vez de metástases)!
(d) periostite isolada dos ossos longos (infreqüente):
√ padrão suave/lamelado/em raios de sol da reação periosteal (penetração cortical por camadas de células leucêmicas dentro do subperiósteo) em 12%–25%
(e) osteosclerose metafisária + lesão osteoblástica focal (muito rara)
√ lesões osteoescleróticas (tardiamente na doença devido à proliferação osteoblástica reativa)
√ lesões mistas (líticas + formadoras de osso) em 18%
Dg: aspirado de medula óssea/esfregaço sangüíneo periférico
Cp: proliferação das células leucêmicas na medula óssea leva à hematopoiese extra-esquelética
DD: neuroblastoma metastático, histiocitose de células de Langerhans

B. ADULTOS
Morte usualmente ocorre antes que as anormalidades esqueléticas se manifestem
√ osteoporose
√ focos radiolúcidos solitários (colapso vertebral)
√ lesões líticas radiolúcidas infiltrantes (úmero proximal)

LINFOMA DO OSSO

= SARCOMA RETÍCULO-CELULAR = LINFOMA HISTIOCÍTICO = LINFOMA PRIMÁRIO DO OSSO (a forma generalizada do sarcoma retículo-celular é o linfoma); 2%–6% de todos os tumores primários malignos ósseos em crianças
Incidência de envolvimento da medula óssea:
5%–15% na doença de Hodgkin;
25%–40% no linfoma não-Hodgkin
◊ O envolvimento da medula óssea indica progressão da doença
◊ Biopsia da medula óssea guiada por imagens!
MN: 40% de sensibilidade; 88% de especificidade
RNM: 65% de sensibilidade; 90% de especificidade
Histo: camadas de células reticulares, maiores que aquelas do sarcoma de Ewing (DD: mieloma, inflamação, osteossarcoma, granuloma eosinofílico)
Idade: qualquer idade: pico etário na 3ª e 5ª décadas; 50% < 40 anos; 35% < 30 anos; M:F = 2:1
• contraste marcante entre o tamanho da lesão e o bom estado geral do paciente
Localização: fêmur inferior, tíbia superior (40% próximo ao joelho), úmero, pelve, escápula, costelas, vértebras

Local: dia/metáfise
√ erosão do osso esponjoso (sinal mais precoce)
√ padrão infiltrante mosqueado das áreas coalescentes separadas
√ destruição cortical tardia
√ resposta periosteal lamelada/em raios de sol (menor que no sarcoma de Ewing)
√ formação lítica/reativa de novo osso
√ massa de tecido mole associada sem calcificação
√ sinovite da articulação do joelho é comum
Cp: fratura patológica (mais comum entre os tumores malignos ósseos)
Prognóstico: 50% de sobrevida em 5 anos
DD:
(1) Osteossarcoma (menor extensão medular, pacientes mais jovens)
(2) Tumor de Ewing (sintomas sistêmicos, debilidade, pacientes mais jovens)
(3) Malignidade metastática (múltiplos envolvimento ósseo, mais destrutivo)

LIPOBLASTOMA

= proliferação pós-natal de células mesenquimais com um espectro de diferenciação variando desde prelipoblastos (células em fuso) a adipócitos maduros
Pat: tecido adiposo imaturo separado por septos em múltiplos lóbulos
Histo: lipoblastos uni ou multivacuolados intercalados entre as células mesenquimais em feixe/estreladas; suspensas em um estroma mixóide
Idade: < 3 anos de idade; M:F = 2:1
Localização: tecido subcutâneo das extremidades, pescoço, tronco períneo, retroperitônio
√ tumor de tecido gorduroso com reforço do componente de tecido mole
DD: lipossarcoma (extremamente raro em crianças)

LIPOMA DO OSSO

= LIPOMA INTRA-ÓSSEO
Incidência: < 1:1.000 dos tumores ósseos primários
Idade: qualquer (4ª–6ª década); M:F = 1:1
Pode ser associado a: hiperlipoproteinemia
• assintomático/dor óssea localizada
Localização: calcâneo, extremidades (fêmur proximal > tíbia, fíbula, úmero), íleo, crânio, mandíbula, maxila, costelas, vértebras, sacro, cóccix, rádio
Local: metáfises
√ lesão radiolúcida não agressiva e expansiva
√ aspecto loculado/septado (trabéculas)
√ borda esclerótica fina e bem definida
√ ± córtex afinado (NENHUMA destruição cortical)
√ NENHUMA reação periosteal
√ pode conter um acúmulo de calcificação centralmente (= calcificação distrófica pela necrose da gordura)
◊ VIRTUALMENTE DIAGNÓSTICO:
@ Calcâneo
√ na região triangular entre os grupos de trabéculas maiores (projeção lateral)
√ nido calcificado/ossificado
@ Fêmur proximal
√ na/acima da linha intertrocantérica
√ marcante ossificação nas margens da lesão
◊ Aspecto radiográfico similar ao cisto ósseo unicameral (lipoma infartado = cisto ósseo unicameral?)

DD: displasia fibrosa, cisto ósseo simples, cisto pós-traumático, tumor de células gigantes, fibroma desmoplásico, fibroma condromixóide, osteoblastoma

LIPOMA DOS TECIDOS MOLES

Tumor mesenquimal mais comum composto de tecido adiposo maduro
Histo: células fetais maduras (adipócitos) que são uniformes no tamanho + forma, ocasionalmente têm septações de tecido conjuntivo; gordura não disponível para o metabolismo sistêmico
• estável após um período inicial de crescimento perceptível
Idade: 5ª–6ª década; M > F
Localização:
(a) superficial = lipoma subcutâneo (mais comum) no tronco posteriormente, pescoço, extremidades proximais
(b) lipoma profundo do retroperitônio, parede torácica, tecidos moles profundos das mãos + pés; múltiplos em 5%–7% (até algumas centenas de tumores)
√ massa com opacidade da gordura/densidade/intensidade idêntica à da gordura subcutânea
√ espessamento cortical (com o lipoma adjacente ao periósteo)
TC:
√ tumor bem definido + homogêneo com baixo coeficiente de atenuação (-65 a -120 HU)
√ nenhum reforço após contraste EV
RMN:
√ bem definido + homogêneo, amiúde com septações
√ intensidade de sinal caracteristicamente similar à da gordura subcutânea: hiperintensa em T1WI + moderadamente intensa em T2WI
√ diferenciação de outras lesões pela técnica de supressão da gordura

Angiolipoma

= lesão composta de gordura separada por pequenos ramos vasculares
Idade: 2ª e 3ª década; 5% de incidência familiar
• macio
Localização: extremidade superior, tronco
√ características de sinal da gordura + mista com variável número de grandes/pequenos vasos
√ lesão principalmente encapsulada, pode infiltrar

Mesenquimoma benigno

= lipoma de longa duração com metaplasia condróide + óssea

Lipoma infiltrante

= LIPOMA INTRAMUSCULAR = tumor benigno lipomatoso relativamente comum estendendo-se entre as fibras musculares, que se tornam variavelmente atróficas
Pico etário: 5ª–6ª década; M > F
Localização: coxa (50%), ombro, braço

Lipoma arborescente

= LIPOMA SINOVIAL DIFUSO = lesão semelhante ao lipoma composta de vilos hipertróficos sinoviais

distendidos com gordura, processo reativo pela sinovite crônica
Localização: joelho; monoarticular
Freqüentemente associado a:
doença degenerativa articular, artrite reumatóide crônica, trauma pregresso

Fibrolipoma neural

= HAMARTOMA FIBROLIPOMATOSO DO NERVO
Idade: adultos jovens
• massa de crescimento lento e macia
• dor, sensibilidade, diminuição da sensação, parestesia
Localização: aspecto volar da mão, antebraço + macrodactilia (em 1/3) = **macrodistrofia lipomatosa**

LIPOSSARCOMA

Tumor maligno de origem mesenquimal com massa de tecido tumoral diferenciando em tecido adiposo
Incidência: 12%–18% de todos os tumores malignos dos tecidos moles; segundo sarcoma de tecidos moles mais comum em adultos (após o histiocitoma fibroso maligno)
Idade: 5ª–6ª década
Histo:
(a) bem diferenciado
(b) mixóide em 40%–50% (mais comum): fibroblastos proliferantes, padrão plexiforme capilar, matriz mixóide, quantidade de gordura < 10%
(c) células circulares = mixóide pobremente diferenciado
(d) pleomórfico
• massa usualmente indolor (pode ser dolorosa em 10%–15%)
Localização: tronco (42%), extremidade inferior (41%), extremidade superior (11%), cabeça + pescoço (6%), particularmente na coxa + retroperitônio
Disseminação: hematogênica para os pulmões, órgãos viscerais; lipossarcoma mixóide mostra tendência para superfícies serosas + superfícies pleurais, tecido subcutâneo, osso
√ massa não específica de tecido mole (freqüentemente é radiologicamente não detectável)
√ massa não homogênea com componentes de tecido mole + gordura
√ reforço após contraste EV (contradistinção ao lipoma)
√ massa concomitante no retroperitônio/coxa (em até 10% dos lipossarcomas mixóides) como lesões multicêntricas/metástases
√ massa com densidade próxima a da água/hipoecóica/hipointensa em T1WI + hiperintensa em T2WI no lipossarcoma mixóide (alto conteúdo de células mixóides)

LUXAÇÃO

Luxação patelar

LUXAÇÃO PATELAR LATERAL TRANSITÓRIA
Incidência: 2%–3% de todas as lesões do joelho
Mecanismo: durante a tentativa de desacelerar um movimento anterior enquanto girando medialmente com o pé estático; a rotação interna do fêmur e a contratura do quadríceps produzem uma força lateral líquida
Associada a: ruptura meniscal medial/grande lesão ligamentar em 31%

Idade: pessoas jovens fisicamente ativas
• hemartrose (causa mais comum de hemartrose em jovens recrutas)
• edema + sensibilidade do retináculo medial
◊ > 50% não inicialmente diagnosticados clinicamente!
√ aumento da intensidade do sinal/espessamento/ruptura do retináculo medial patelar
√ inclinação patelar lateral
√ contusão/microfratura/lesão osteocondral da superfície não articular do côndilo femoral lateral + superfície articular medial da patela
√ hemartrose
Trat.:
(1) Imobilização temporária + reabilitação; bem sucedidos em 75%
(2) Cirurgia: fixação dos fragmentos osteocondrais, reparo da cápsula medial, liberação do retináculo lateral, rearranjo do vasto medial e lateral, *reefing* (encurtamento) do retináculo medial

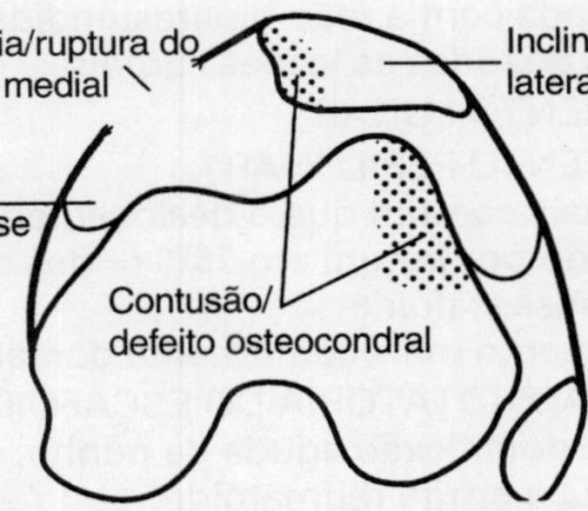

Sinais à RNM da Luxação Patelar

Luxação do ombro

Deslocamentos das articulações glenoumerais compreendem até > 50% de todos os deslocamentos
A. LUXAÇÃO ANTERIOR DO OMBRO/SUBCORACÓIDE (96%)
Mecanismo: rotação externa + abdução; 40% recorrente
Idade: em indivíduos jovens
Pode ser associada a:
√ fratura da grande tuberosidade (15%)
√ lesão de Bankart = fratura da borda glenóide inferior (destacamento do labrum)
√ fratura da borda anterior da glenóide
√ defeito de Hill-Sachs (50%) = fratura depressão da superfície póstero-lateral da cabeça umeral (impacto contra a borda glenóide)
B. LUXAÇÃO POSTERIOR DO OMBRO (2%-4%)
Causa:
(a) traumática: desordens convulsivas/eletroconvulsoterapia
(b) não-traumática: voluntária/involuntária, congênita, em relação ao desenvolvimento
◊ Em > 50% não reconhecida inicialmente + diagnosticada erroneamente subseqüentemente como ombro congelado!
◊ Intervalo médio entre o trauma e o diagnóstico é de um ano!
√ sinal do anel (66%) = distância entre a borda medial da cabeça umeral + borda glenóide anterior < 6 mm

Pode ser associada a:
- √ sinal da gamela (75%) = "Hill-Sachs reverso" = fratura compressão da cabeça umeral ântero-medial (incidência tangencial da glenóide de Grashey)
- √ fratura da borda glenóide posterior
- √ fratura avulsão da tuberosidade menor

C. <u>DESLOCAMENTO ÂNTERO-INFERIOR DO OMBRO = *LUXATIO ERECTA*</u>
Tipo raro com a extremidade mantida acima da cabeça e em posição fixa
Mecanismo: hiperabdução severa do braço resultando em conflito da cabeça umeral contra o acrômio
- √ a superfície articular umeral aponta inferiormente

Cp.: ruptura do manguito rotador; fratura do acrômio ± fossa glenóide inferior ± grande tuberosidade, lesão neurovascular

Luxação do punho

Mecanismo: queda com a mão hiperestendida
Incidência: 10% de todas as lesões carpais

A. DESLOCAMENTO LUNAR

B. DESLOCAMENTO PERILUNAR
2–3 vezes mais comum que o deslocamento lunar acompanhado por fratura em 75% (= deslocamento perilunar transescafóide)
- √ deslocamento mais comumente dorsal

C. SUBLUXAÇÃO ROTATÓRIA DO ESCAFÓIDE
Mecanismo: dorsiflexão aguda da punho; pode ser associada à artrite reumatóide
- = ruptura dos ligamentos interósseos do lunar, escafóide e captato
- √ fenda > 4 mm entre o escafóide + lunar (radiografia em PA)
- √ encurtamento anterior do escafóide
- √ sinal do anel do pólo distal do escafóide

D. DESLOCAMENTO MEDIOCARPAL

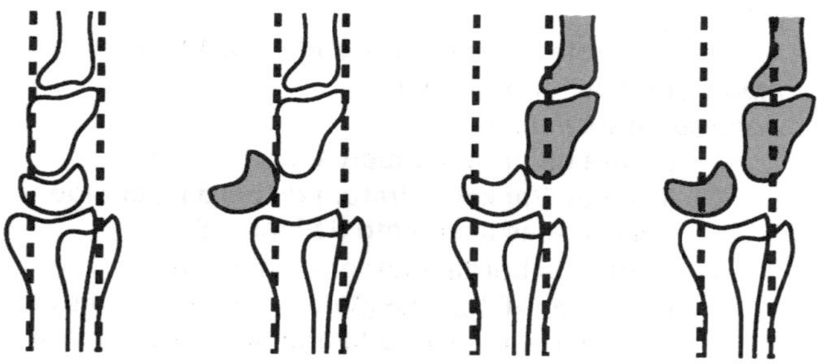

Normal | Deslocamento lunar | Deslocamento perilunar | Deslocamento mediocarpal

MACRODISTROFIA LIPOMATOSA

- = fibrolipoma neural com macrodactilia = aumento no tamanho de todos os elementos + estruturas dos dígitos

Histo: infiltração do epineuro + perineuro por tecido fibrogorduroso
Idade: o crescimento pára na puberdade
Localização: segundo e terceiro dedo da mão/pé; múltiplos dedos podem estar envolvidos
- √ supercrescimento ósseo da falange recurvamento distal
- √ desvio dorsal
- √ clinodactilia
- √ supercrescimento da gordura
- √ falanges longas, alargadas e recurvadas

DD: síndrome de Klippel-Trenaunay, neurofibromatose, estimulação vascular crônica, síndrome de Proteus

MASTOCITOSE

- = URTICÁRIA PIGMENTOSA
- = acúmulo de células mastóideas em múltiplos órgãos

Idade: < 6 meses (50%)
Associado com: leucemia
- • lesões cutâneas
- • hepatomegalia
- • linfadenopatia
- • pancitopenia

@ Envolvimento esquelético (70%)
- √ osteoporose
- √ trabéculas grosseiras e espessadas
- √ focos escleróticos esparsos bem definidos com envolvimento focal/difuso; freqüentemente alternando com áreas de rarefação óssea

Locais de predileção: crânio, coluna, costelas, pelve, úmero, fêmur

MELORREOSTOSE

Doença não hereditária de etiologia desconhecida; freqüentemente é achado incidental
Idade: mostra curso crônico em adultos; progressão rápida em crianças
Associada a: osteopoiquilose, osteopatia estriata, tumores/malformações dos vasos sangüíneos (hemangioma, nevo vascular, tumor glômico, MAV, aneurisma, linfedema, linfangiectasia)
- • dor severa + limitação do movimento articular (o osso pode comprimir nervos, vasos sangüíneos ou articulações)
- • espessamento + fibrose da pele suprajacente (lembrando esclerodermia)
- • atrofia muscular (freqüente)

Localização:
diáfise, usualmente monomélica, pelo menos dois ossos envolvidos em distribuição dermatomérica (segue os esclerótomos de nervos sensoriais espinhais); córtex inteiro/limitado a um dos lados do córtex; mais comum no membro inferior; crânio, coluna, costelas raramente envolvidas
- √ "gotas de vela de cera" = fileiras/corredeiras contínuas/interrompidas de esclerose ao longo dos ossos tubulares começando na extremidade proximal e estendendo distalmente, com progressão lenta
- √ pode cruzar uma articulação com efusão articular
- √ pequenas opacidades na escápula + hemipelve (similares à osteopoiquilose)
- √ crescimento discrepante dos membros
- √ contraturas em flexão do quadril + joelho
- √ *genu varo/valgo*
- √ luxação da patela
- √ massas de tecidos moles ossificadas (27%)

DD:
(1) Osteopoiquilose (generalizado)
(2) Displasia fibrosa (estrutura óssea normal, nem perdida nem densa)
(3) Doença de Engelmann

(4) Hiperostose da neurofibromatose, esclerose tuberosa, hemangiomas
(5) Osteoartropatia

METÁSTASES ÓSSEAS

◊ 15–100 vezes mais comuns que os neoplasmas primários esqueléticos!

Freqüência:

se o primário conhecido		se o primário desconhecido	
mama	35%	próstata	25%
próstata	30%	linfoma	15%
pulmão	10%	mama	10%
rim	5%	pulmão	10%
útero	2%		
tireóide	2%		
estômago	2%		
cólon	1%		
outros	13%		

LESÃO ÓSSEA SOLITÁRIA

◊ De todas as causas, somente 7% são devidas às metástases

◊ Em pacientes com malignidades conhecidas devido às metástases (55%), trauma (25%), infecção (10%)

Localização: esqueleto axial (64%–68%), costelas (45%), extremidades (24%), crânio (12%)

METÁSTASES EM TUMORES ÓSSEOS PRIMÁRIOS

1. Osteossarcoma: 2% com metástases distantes, a terapia adjuvante alterou a história natural da doença de maneira que as metástases ósseas ocorrem em 10% dos osteossarcomas sem metástases para o pulmão
2. Sarcoma de Ewing: 13% com metástases à distância

Mnemônico: **E**xistem **R**ealmente **M**uitos **T**ipos de **N**eoplasmas **H**orríveis e **P**avorosos **T**omando o **O**sso de **P**acientes **S**ofridos

Escamoso (carcinoma de células)
Renal (tumor)
Mama (câncer)
Tireóide (câncer)
Neuroblastoma
Hodgkin
Pulmão (câncer)
Testicular (câncer)
Ovariano (câncer)
Próstata (câncer)
Sarcoma

Câncer de mama:	extensas lesões osteolíticas; envolvimento de todo o esqueleto; comum as fraturas patológicas
Tireóide + rim:	freqüentemente solitários; rápida progressão com expansão óssea (bolhosa); freqüentemente associados a massas de tecidos moles (distintivo)
Reto + cólon:	pode lembrar o osteossarcoma com o padrão em raios de sol + reação osteoclástica
Tumor de Hodgkin:	coluna lombar superior + torácica inferior, pelve, costelas; lesões osteolíticas/ocasionalmente osteoblásticas
Neuroblastoma:	destruição extensa, lembra a leucemia (banda de rarefação metafisária), destruição mosqueada do crânio + aumento da pressão intracraniana, espículas perpendiculares de osso
Tumor de Ewing:	reação extensa osteolítica/osteoblástica
Modo de disseminação	através da corrente sangüínea/linfáticos/extensão direta

Localização: predileção por esqueleto contendo medula óssea (crânio, coluna, costelas, pelve, úmero, fêmur)

√ lesões únicas/múltiplas de vários tamanhos
√ usualmente não expansiva
√ espaços articulares + espaços intervertebrais preservados (cartilagem é resistente à invasão)

(a) OSTEOLÍTICA

Causa mais comum: neuroblastoma (na criança); câncer de pulmão (no homem adulto); câncer de mama (na mulher adulta), câncer de tireóide; rim; cólon

√ pode começar no osso esponjoso (associada com massa de tecido mole nas costelas)
√ pedículos vertebrais freqüentemente envolvidos (não no mieloma múltiplo)

(b) OSTEOBLÁSTICA

= evidência de neoplasma de crescimento lento

Primário:

Próstata, mama, linfoma, carcinóide maligno, meduloblastoma, adenocarcinoma mucinoso do TGI, CaCT da bexiga, pâncreas, neuroblastoma

Causa mais comum: câncer de próstata (no homem adulto); câncer de mama (na mulher adulta)

Mnemônico: "5 **B**ees **L**ick **P**ollen"

***B**rain (medulloblastoma)*
***B**ronchus*
***B**reast*
***B**owel (especially carcinoid)*
***B**ladder*
***L**ymphoma*
***P**rostate*

(N.T.: neste caso mnemônico, foi mantida a expressão original pela impossibilidade de adaptação para a língua portuguesa.)

Cérebro (meduloblastoma)
Brônquio
Mama
Cólon (especialmente carcinóide)
Bexiga
Linfoma
Próstata

√ freqüentemente na vértebra + pelve
√ pode ser indistinguível da doença de Paget

(c) MISTO: mama, próstata, linfoma

(d) EXPANSIVO/BOLHOSO: rim, tireóide

(e) INFILTRANTE: linfoma de Burkitt, micose fungóide

(f) Reação periosteal "em raios de sol" (infreqüente): carcinoma prostático, retinoblastoma, neuroblastoma (crânio), trato GI

(g) Massa de tecido mole: tireóide, rim

(H) Metástases calcificantes:
mnemônico: "TOMTOM"
Testículo
Osteossarcoma
Mama
Tireóide
Ovário
Mucinoso (adenocarcinoma do trato GI)

MN:
Fisiopatologia: Acúmulo do traçador nos locais de formação óssea reativa
Cintigrafia falso negativa: metástases muito agressivas
Cintigrafia falso positiva: degeneração, fraturas em cicatrização, desordens metabólicas

Cintigrafia basal:
(a) alta sensibilidade para muitos tumores metastáticos para o osso (particularmente o carcinoma de mama, pulmão, próstata); 5% das metástases tem cintigrafia normal; 5%–40% ocorrem no esqueleto apendicular
(b) substancialmente menos sensível que as radiografias nas lesões infiltrativas da medula óssea (mieloma múltiplo, neuroblastoma, histiocitose)
(c) avaliação de pacientes assintomáticos
— útil em: câncer de próstata, câncer de mama
— não útil em: carcinoma broncogênica não de pequenas células, malignidade ginecológica, câncer de cabeça e pescoço

√ múltiplas áreas assimétricas de captação aumentada
√ esqueleto axial > apendicular (dependente da distribuição da medula óssea); vértebra, costelas e pelve envolvidos em 80%
√ *superscan* nas metástases ósseas difusas

Cintigrafia de acompanhamento:
√ cintigrafia estável = sugestivo de prognóstico relativamente bom
√ aumento da atividade em:
(a) aumento das lesões ósseas/surgimento de novas lesões indica progressão da doença
(b) fenômeno do "reforço da cicatrização" (em 20%–61%) = aumento transitório na atividade da lesão secundário à cicatrização sob tratamento antineoplásico, concomitante com esclerose aumentada, detectada em 3,2 ± 1,4 meses após o início da quimioterapia/tratamento hormonal; de nenhum valor prognóstico favorável adicional
(c) necrose avascular particularmente dos quadris, joelhos, ombros causada pela terapia com esteróides
(d) osteorradionecrose/osteossarcoma radioinduzido

√ diminuição da atividade em:
(a) destruição predominantemente osteolítica
(b) metástases sob radioterapia; tão precoces quanto 2–4 meses, com um mínimo de 2.000 rads

PAPEL DA CINTIGRAFIA NO CÂNCER DE MAMA
Cintigrafia pré-operatória de rotina não justificada:
Estágio I: metástases não suspeitadas em 2%, principalmente em lesão única
Estágio II: metástases não suspeitadas em 6%
Estágio III: metástases não suspeitadas em 14%

Cintigrafia óssea de acompanhamento:
Em 12 meses sem novos casos; em 28 meses em 5% novas metástases; em 30 meses em 29% novas metástases

Conversão para o normal:
Estágio I: em 7%
Estágio II: em 25%
Estágio III: em 58%

◊ Com envolvimento de linfonodos axilares, a taxa de conversão é de 2,5 vezes daqueles sem esse envolvimento!
◊ Exames de acompanhamento seriado são importantes para a avaliação da eficácia terapêutica + prognóstico!

PAPEL DA CINTIGRAFIA ÓSSEA NO CÂNCER DE PRÓSTATA
Estágio B: 5% com metástases esqueléticas
Estágio C: 10% com metástases esqueléticas
Estágio D: 20% com metástases esqueléticas
Sensibilidade dos testes para detecção de metástases ósseas:
(a) cintigrafia 1,0
(b) avaliação radiográfica 0,68
(c) fosfatase alcalina 0,5
(d) fosfatase ácida 0,5

DD: metástase pulmonar (o SPECT é útil na distinção entre o acometimento do pulmão da captação costal adjacente)

RNM:
ideal para a imagem da medula óssea devido ao alto contraste entre a gordura da medula óssea + depósitos metastáticos contendo água
(1) Lesão lítica focal:
√ hipointensa em T1WI + hiperintensa em T2WI
(2) Lesão esclerótica focal:
√ hipointensa em T1WI + T2WI
(3) Lesão não homogênea difusa:
√ hipointensas e não homogêneas em T1WI + hiperintensa em T2WI
(4) Lesão homogêneas difusas:
√ homogeneamente hipointensas em T1WI + hiperintensa em T2WI

Metástases esqueléticas em crianças

1. Neuroblastoma (mais freqüente)
2. Retinoblastoma
3. rabdomiossarcoma embrionário
4. Hepatoma
5. Tumor de Ewing

Metástases esqueléticas em adultos

Mnemônico: "**T**umores **C**ancerosos **R**ecidivantes e **C**omuns **P**odem **M**atar o **P**aciente
Tireóide
Carcinóide
Rins
Cólon
Próstata
Mama
Pulmão

MIELOESCLEROSE

= METAPLASIA MIELÓIDE AGNOGÊNICA
= SÍNDROME MIELOPROLIFERATIVA

= PSEUDOLEUCEMIA
= desordem hematológica de origem desconhecida com substituição gradual dos elementos da medula óssea por fibrose

Caracterizada por:
(1) Hematopoiese extramedular
(2) Esplenomegalia progressiva
(3) Anemia
(4) Alterações variáveis no número dos granulócitos + plaquetas; amiúde antecedidas pela policitemia vera

Idade: usualmente > 50 anos
Pat: substituição fibrosa/óssea da medula óssea; hematopoiese extramedular
Associada a:
carcinoma metastático, envenenamento químico, infecção crônica (BK), leucemia mielóide aguda, policitemia vera, síndrome de McCune-Albright, histiocitose

- dispnéia, fraqueza, fadiga, perda de peso, hemorragia
- anemia normocrômica normocítica; a policitemia pode preceder a mieloesclerose em 59%
- aspirado seco de medula óssea

Localização: ossos que contém medula vermelha em 40% (caixa torácica, pelve, fêmures, diáfise umeral, coluna lombar, crânio, ossos periféricos)

√ esplenomegalia
√ aumento difuso e disseminado na densidade (opaco)
√ costelas em "grades de prisão"
√ coluna em "sanduíche/*rugger jersey (N.T.: lembrando as camisas listradas do time de futebol americano dos "Jerseys")*
√ aumento generalizado da densidade óssea no crânio + obliteração do espaço diplóico; pequenas lesões radiolúcidas circulares e esparsas; ou combinação de ambas

MN:
√ aumento difuso da captação do traçador ósseo no esqueleto afetado, possivelmente *superscan*
√ aumento da captação nas extremidades dos ossos longos

DD:
(a) com esplenomegalia: leucemia crônica, linfoma, mastocitose
(b) sem esplenomegalia: metástases osteoblásticas, envenenamento por flúor, osteopetrose, doença renal crônica

MIELOMA MÚLTIPLO

Neoplasma maligno primário mais comum do adulto
Histo: células plasmáticas normais/pleomórficas (não patognomônico), pode ser confundido com linfócitos (linfossarcoma, sarcoma retículo celular, tumor de Ewing, neuroblastoma)
(a) infiltração difusa: células do mieloma intimamente misturadas com células hematopoiéticas
(b) nódulos tumorais: deslocamento das células hematopoiéticas por massas inteiramente compostas por células do mieloma

Idade: usualmente 5ª–8ª década; 98% > 40 anos; raro < idade dos 30 anos; M:F = 2:1
(a) FORMA DISSEMINADA: > 40 anos de idade (98%); M:F = 3:2
(b) FORMA SOLITÁRIA: idade média de 50 anos

- dor óssea (68%)
- anemia normocrômica normocítica (62%)
- formação de "rouleau" na contagem das células vermelhas
- insuficiência renal (55%)
- hipercalcemia (30%–50%)
- proteinúria (88%)
- proteinúria de Bence-Jones (50%)
- aumento da produção de globulinas (gamopatia monoclonal)

Localização:
A. FORMA DISSEMINADA:
esparsa; esqueleto axial é o local predominante; vértebras (50%) > costelas > crânio > pelve > ossos longos (a distribuição correlaciona com os locais normais de medula óssea vermelha)
B. FORMA SOLITÁRIA:
vértebras > pelve > crânio > esterno > costelas
C. MIELOMA ESPINHAL DE CÉLULAS PLASMÁTICAS
√ poupando os elementos posteriores
√ massas paraespinhais de tecidos moles com extensão extradural
√ irregularidades nas margens anteriores dos corpos vertebrais (pressão óssea exercida pelos linfonodos adjacentes aumentados)

√ osteoporose generalizada com acentuação do padrão trabecular, especialmente na coluna (precocemente)
√ áreas osteolíticas em "saca bocado" disseminadas (crânio, ossos longos), com irregularidades endosteais e tamanho uniforme
√ osteólise difusa (pelve, sacro)
√ lesões expansivas osteolíticas (balonamento) nas costelas, pelve, ossos longos
√ massas de tecidos moles adjacentes à destruição óssea (= massa extrapleural + paraespinhal adjacente primeiras costelas/coluna vertebral)
√ formação periosteal de novo osso excessivamente rara
√ envolvimento da mandíbula (raramente afetada por doença metastática)
√ pedículos vertebrais geralmente poupados (sem medula vermelha) (DD: doença metastática)
√ a esclerose pode ocorrer após a quimioterapia, radioterapia, administração de fluoreto
√ forma esclerótica do mieloma múltiplo (1%–3%)
(a) lesão esclerótica solitária: freqüentemente na coluna
(b) esclerose difusa
associada à síndrome "POMPA"
Polineuropatia
Organomegalia
M (proteína)
Pele (alterações da pele)
Anormalidades endócrinas

RNM: reconhecimento dependente do conhecimento da variação normal da aparência da medula óssea de acordo com a idade)
√ áreas focais hipointensas em T1WI (25%)
√ áreas focais hiperintensas em T2WI (53%)
√ ausência de infiltração gordurosa (não específica)

SENSIBILIDADE DA CINTIGRAFIA *VS.* RADIOGRAFIA
Radiografias: em 90% dos pacientes e 80% dos locais
Cintigrafias: em 75% dos pacientes e 24%–54% dos locais
Cintigrafia com Gálio: em 55% dos pacientes e 40% dos locais

◊ 30% das lesões somente são detectadas em radiografias
◊ 10% das lesões somente são detectadas em cintigrafias

Cp:
(1) Envolvimento renal
(2) Predileção por pneumonias recorrentes (leucopenia)
(3) Amiloidose secundária em 6%–15%
(4) Fraturas patológicas freqüentemente ocorrem

Prognóstico: 20% de sobrevivem cinco anos; morte por insuficiência renal, infecção bacteriana, tromboembolismo

DD:

— com osteopenia	(1) Osteoporose pós-menopausal
	(2) Hiperparatireoidismo
— com lesão lítica	(1) Doença metastática
	(2) Amiloidose
	(3) Metaplasia mielóide
— com lesão esclerótica	(1) Osteopoiquilose
	(2) Linfoma
	(3) Metástase osteoblástica
	(4) Mastocitose
	(5) Mieloesclerose
	(6) Fluorose
	(7) Linfoma
	(8) Osteodistrofia renal

MIELOMATOSE
√ deossificação generalizada sem tumores localizados
√ achatamento vertebral

MIOSITE OSSIFICANTE

= TUMOR ÓSSEO PSEUDOMALIGNO DO TECIDO MOLE = FORMAÇÃO EXTRA-ÓSSEA LOCALIZADA NÃO NEOPLÁSICA DE OSSO E CARTILAGEM = MIOSITE OSSIFICANTE CIRCUNSCRITA
= OSSIFICAÇÃO HETEROTRÓPICA
= massa de tecido mole de ossificação autolimitada, benigna e solitária, tipicamente ocorrendo dentro do músculo esquelético

Idade: adolescentes, adultos jovens atléticos; M > F

Pat: lesão limitada por tecido conectivo compressivo + circundada por músculo esquelético atrófico (miosite = nome errôneo, pois não está presente inflamação do músculo)

Histo:
(a) precocemente: hemorragia focal + degeneração + necrose do músculo lesado; invasão histiocítica; núcleo central não ossificado de fibroblastos benignos em proliferação + miofibroblastos; células mesenquimais contidas na substância basal assumem características de osteoblastos com mineralização subseqüente + formação óssea periférica
(b) idade intermediária: (3–6 semanas): "fenômeno de zona", com área central de variação celular e figuras mitóticas atípicas (impossível de se diferenciar do sarcoma de tecidos moles); zona intermediária de osteóide imaturo; zona externa de osso denso maturo, trabeculado e bem formado

- história de trauma direto (75%)
- dor, sensibilidade, massa de tecido mole

Localização: grandes músculos das extremidades (80%)
(a) dentro do músculo: aspecto ântero-lateral da coxa + braço; músculo temporal; pequenos músculos das mãos; músculos glúteos; "osso do cavaleiro" (adutor longo); "osso do esgrimista"(braquial); "osso do dançarino"(sóleo); mama, cotovelo, joelho
(b) periosteal na inserção do tendão: doença de Pellegrini-Stieda (ligamento colateral medial do joelho)

√ calcificações indistintas desenvolvem-se em 2–6 semanas após o início dos sintomas
√ massa de tecido mole bem definida e parcialmente ossificada, aparente em torno de 6–8 semanas, tornando-se menor + madura em 5–6 meses
√ zona radiolúcida separando a lesão do osso (DD: sarcoma periosteal no talo)
√ ± reação periosteal

TC:
√ mineralização bem definida na periferia da lesão após 4–6 semanas + centro lucente menos distinto (DD: sarcoma com periferia mal definida + centro calcificado)
√ ossificação difusa na lesão madura

RMN:

Fase precoce:
√ massa com margens pobremente definidas
√ não homogênea e hiperintensa em relação à gordura em T2WI
√ isointensa ao músculo em T1WI
√ reforço com contraste

Fase intermediária:
√ núcleo isointenso/levemente hiperintenso em T1WI, aumentando de intensidade em T2WI
√ halo de áreas curvilineares de intensidade de sinal diminuída circundando a lesão (= mineralização/ossificação periférica)
√ intensidade de sinal peritumoral aumentada em T2WI (= edema da miosite difusa)
√ anormalidade focal do sinal dentro da medula óssea (= edema da medula óssea)

Fase madura:
√ massa bem definida não homogênea com intensidade de sinal próxima à da gordura
√ intensidade de sinal diminuída circundando a lesão + dentro (densa ossificação + fibrose, hemossiderina pela hemorragia prévia)

MN:
√ intenso acúmulo do traçador na cintigrafia óssea (diretamente relacionada à deposição de cálcio no músculo lesado)
√ na fase de ossificação madura, a atividade torna-se reduzida + a cirurgia pode ser executada com pouco risco de recorrência

Angio:
√ *blush* tumoral difuso + fina neovascularidade na fase ativa precoce
√ massa avascular na fase de cicatrização madura

Prognóstico: reabsorção em um ano?

DD:
◊ Nos estágios precoces é difícil de se diferenciar histologicamente + radiologicamente os sarcomas de tecidos moles!
(1) Osteossarcoma
(2) Sarcoma sinovial

(3) Fibrossarcoma
(4) Condrossarcoma
(5) Rabdomiossarcoma
(6) Sarcoma periosteal (usualmente metafisário dentro da inserção no osso espessada e densamente mineralizada)
(7) Periostite pós-traumática (ossificação do hematoma subperiosteal com inserção de base alargada no osso)
(8) Osteomielite aguda (substancial edema de tecidos moles + reação periosteal precoce)
(9) Calcinose tumoral (massas cálcicas periarticulares de padrão lobular com septos radiolúcidos intercalados)
(10) Osteocondroma (talo contíguo com o córtex normal adjacente + espaço medular)

VARIANTES DA MIOSITE OSSIFICANTE

1. **Panículo ossificante**
Localização: subcútis principalmente das extremidades superiores
√ fenômeno de zona menos proeminente
2. **Fasciite ossificante**
Localização: fáscia
3. **Pseudotumor fibroósseo dos dedos**
= PERIOSTITE REATIVA FLORIDA
Idade: idade média de 32 anos (variação 4–64 anos); M:F = 1:2
• edema fusiforme/massa
Localização: predominantemente dedos (20 > 30 > 50), ocasionalmente haluces
Local: falange proximal > distal > média
√ massa de tecido mole radiopaca com banda radiolúcida entre a massa + córtex
√ calcificações visíveis (50%)
√ espessamento periosteal focal (50%)
√ erosão cortical (ocasionalmente)

MUCOPOLISSACARIDOSES

= desordem do armazenamento lipídico pela deficiência de enzimas lisossomais específicas, envolvidas na degradação de mucopolissacarídeos

Tipo I	=	Hurler	Tipo V	=	Scheie
Tipo II	=	Hunter	Tipo VI	=	Maroteaux-Lamy
Tipo III	=	Sanfilipo	Tipo VII	=	Sly
Tipo IV	=	Morquio			

◊ Todas são autossômicas recessivas exceto Hunter (ligada ao X!)

Associadas com: doença cardíaca valvular
• opacificação da córnea
• retardo (proeminente nos tipos I, II, III, VII)
• o envolvimento esquelético domina nos tipos IV e VI
√ escafocefalia, macrocefalia; calota espessada; hipertelorismo
√ platispondilia com cifose + nanismo
√ irregularidade do aspecto anterior dos corpos vertebrais
√ subluxação atlantoaxial (frouxidão do ligamento transverso/hipoplasia ou ausência do odontóide)
√ contraturas dos membros
√ mãos grandes
√ hepatosplenomegalia

@ Cérebro
√ atrofia cerebral
√ hidrocefalia em grau variado
√ múltiplas alterações da substância branca dentro dos hemisférios cerebrais (áreas hipodensas difusas, prolongamento de T1 e T2)

Cp: Compressão medular na articulação atlantoaxial (Tipos IV + VI)
Dg: combinação das características clínicas, anormalidades radiográficas correlacionados com estudos genéticos + bioquímicos
Dg: pré-natal: análise ocasionalmente bem sucedida de fibroblastos cultivados do líquido amniótico

Síndrome de Hurler

= GARGULISMO = DOENÇA DE PFAUNDLER-HURLER
= MPS I-H; doença autossômica recessiva
Causa: homozigota para o gen MPS III com excesso de condroitim sulfato B devido à iduronidase X-L deficiente (= fator corretivo de Hurler)
Incidência: 1:10.000 nascimentos
Idade: usualmente aparece > 10 anos
• nanismo
• deterioração mental progressiva após 1–3 anos
• cabeça grande; ponte nasal aplainada; hipertelorismo
• opacificação corneana precoce progredindo para a cegueira
• face gargúlica = lábios evertidos + língua protrusa
• dentes amplamente separados + malformados
• estreitamento progressivo das vias aéreas nasofaríngeas
• abdome protuberante (secundário à cifose dorsolombar + hepatosplenomegalia)
• excreção urinária de condroitim sulfato B (dermatam sulfato) + heparam sulfato
• corpos de Reilly (grânulos metacromáticos) nos leucócitos ou nas células da medula óssea

@ Crânio (alterações mais precoces > 6 meses de idade)
√ bossa frontal
√ espessamento da calota
√ fusão prematura das suturas sagital + lambdóide
√ aprofundamento do quiasma óptico
√ sela alargada em forma de "J" (destruição do processo clinóide anterior)
√ ossos faciais pequenos
√ ângulo mandibular alargado + subdesenvolvimento dos côndilos
√ hidrocefalia comunicante

@ Extremidades
√ espessamento da cobertura periosteal das diáfises dos ossos longos (alterações precoces)
√ edema das diáfises + afinamento progressivo de ambas as extremidades: úmero distal, rádio, ulna, extremidades proximais dos metacarpianos, costelas
√ aumento das diáfises devido à dilatação do canal medular com adelgaçamento cortical
√ deossificação
√ deformidades em flexão dos joelhos + quadris
√ mãos em tridentes; garra (ocasional)
√ maturação retardada dos ossos carpianos irregulares

@ Coluna
√ cifose toracolombar com giba lombar

Mucopolissacaridoses

Tipo	Epônimo	Herança	Enzima-Deficiência	Glicossaminoglicano urinário	Sinais neurológicos
I-H	Hurler	autossômica recessiva	alfa-L-iduronidase	dermatan sulfato	marcantes
II	Hunter	ligada ao X recessiva	iduronato sulfatase	dermatan/heparan sulfato	leve a moderado
III	Sanfilipo	autossômica recessiva		heparan sulfato	deterioração mental
	A		heparan sulfato sulfatase		
	B		N-acetil-alfa-D-glucosaminidase		
	C		alfa-glucosamino-N-acetil-transferase		
	D		N-acetilglucosamino-6-sulfato-sulfatase		
IV	Morquio A-D	autossômica recessiva	N-acetilglucosamino-6-sulfato-sulfatase	queratan sulfato	nenhum
I-S(V)	Scheie	autossômica recessiva	alfa-L-iduronidase	heparan sulfato	nenhum
VI	Maroteaux-Lamy	autossômica recessiva	arilsulfatase B	dermatan sulfato	nenhum
VII	Sly	autossômica recessiva	beta-glucuronidase	dermatan sulfato heparan sulfato	variável

√ centro oval com altura normal/aumentada + formação de "bico" anteriormente em T12/L1/L2
√ pedículos longos e delgados
√ configuração costal espatulada

@ Pelve
√ asas ilíacas amplamente alargadas
√ constrição dos ossos ilíacos
√ coxa valga

Prognóstico: morte em torno dos 10–15 anos

Síndrome de Morquio

= QUERATOSSULFATÚRIA = MPS IV; autossômica recessiva; excesso de queratossulfato

Incidência: 1:40.000 nascimentos

Etiologia: deficiência da N-acetilgalactosamina-6-sulfatase, resultando na degradação defeituosa do queratina sulfato (principalmente na cartilagem, núcleo pulposo e córnea)

Idade: normal no nascimento; alterações esqueléticas se manifestam dentro de 18 meses

- excessiva excreção urinária de queratan sulfato
- inteligência normal
- fraqueza + hipotonia
- nanismo com tronco curto (< 1,20 m de altura)
- cabeça deslocada para frente + "afundada" entre os ombros mais altos
- inteligência normal
- opacidades corneanas evidentes em torno dos 10 anos de idade
- surdez progressiva
- nariz curto, boca larga, espaçamento entre os dentes
- postura de semiagachamento + joelhos golpeados pelas deformidades em flexão dos joelhos + quadris

@ Crânio
√ leve dolicocefalia
√ hipertelorismo
√ pobre desenvolvimento das células mastóideas
√ nariz curto + depressão da ponte nasal
√ maxila proeminente

@ Tórax
√ diâmetro A-P aumentado + marcante peito em quilha
√ leve lordose com costelas amplas e curtas
√ junções costocondrais bulbosas
√ insuficiência na fusão dos segmentos esternais

@ Coluna
√ hipoplasia/ausência do processo odontóide de C2
√ instabilidade de C1-C2 com subluxação anterior
√ corpo de C2 espessado com estreitamento do canal vertebral
√ atlas próximo ao occipital/arco posterior de C1 dentro do forame magno
√ platispondilia = vértebra plana universal esp. afetando a coluna lombar (DD: altura normal da síndrome de Hurler)
√ corpos vertebrais ovóides com bico central anterior/proeminência nas vértebras torácicas inferiores/lombares superiores
√ pequena giba na transição toracolombar = cifose dorsal baixa
√ lordose lombar exagerada
√ alargamento dos espaços discais intervertebrais

@ Pelve
√ pelve "em taça"/"taça de vinho" = ossos ilíacos constritos + hiato pélvico alongado + asas ilíacas separadas
√ tetos acetabulares oblíquos e hipoplásicos

@ Fêmur
√ epífises da cabeça femoral inicialmente bem formadas, involução + fragmentação em torno de 3–6 anos
√ subluxação lateral das cabeças femorais; mais tarde, deslocamento do quadril
√ colo femoral amplo + deformidade em coxa valga

@ Tíbia
√ ossificação retardada da epífise tibial lateral proximal
√ sobreposição da margem superior do platô tibial lateralmente + geno valgo severo

@ Mão e pé
- √ ossos do antebraço curtos com alargamento das extremidades proximais
- √ surgimento retardado + irregularidade dos ossos do carpo
- √ ossos do carpo pequenos e irregulares
- √ metacarpianos 2–5 curtos e proximalmente pontiagudos
- √ articulações aumentadas; deformidades da mão + pé (pé plano)
- √ desvio ulnar da mão

Cp: mielopatia cervical (quadriplegia traumática/dores na perna/anormalidade neurológica sutil) causa de morte mais comum secundária à anormalidade de C2; infecções respiratórias freqüentes (pela paralisia respiratória)

Trat: fusão precoce de C1-C2

Prognóstico: pode viver até a vida adulta

DD:
(1) Síndrome de Hurler (altura vertebral normal/aumentada; proeminência vertebral inferior)
(2) Displasia espondiloepifisária (autossômica dominante, presente ao nascimento, ausência da separação ilíaca/ossificação acetabular deficiente, pequeno ângulo acetabular, ossificação deficiente dos ossos púbicos, deformidade vara do colo femoral, mínimo envolvimento da mão + pé, miopia)

NANISMO MESOMÉLICO

= displasia óssea herdável com encurtamento dos segmentos intermediários (raio + ulna ou tíbia + fíbula)

A. **Tipo Langer** autossômico recessivo
- • retardo mental
- √ encurtamento mesomélico dos membros
- √ hipoplasia da ulna + fíbula
- √ hipoplasia da mandíbula com côndilos curtos

B. **Tipo Nievergelt** autossômico dominante
- √ grave encurtamento mesomélico dos membros inferiores
- √ marcante espessamento da tíbia + fíbula na porção central
- √ pé eqüinovaro (freqüente)

C. Tipo Reinhardt: autossômico dominante
D. Tipo Robinow: autossômico dominante
E. Tipo Werner: autossômico dominante
F. **Tipo Lamy-Bienenfeld,** autossômico dominante
- • frouxidão ligamentar
- √ encurtamento do rádio + ulna + tíbia
- √ fíbula ausente
- √ fêmur normal + úmero

- √ encurtamento de todos os ossos longos no nascimento, mais pronunciado na tíbia + rádio
- √ deformidade modeladora com alargamento da diáfise
- √ encurvamento leve a moderado
- √ hipoplasia da fíbula com maléolo lateral ausente
- √ ulna curta + grossa com extremidade distal hipoplásica
- √ deformidade de Madelung no punho
- √ hipoplasia do corpo vertebral pode estar presente

NECROSE AVASCULAR

= NA = OSTEONECROSE = NECROSE ASSÉPTICA
= conseqüência da interrupção do suprimento sangüíneo ao osso com morte dos elementos celulares

Histo:
(a) isquemia celular levando à morte das células hematopoiéticas (em 6–12 horas), osteócitos (em 12–48 horas) + lipócitos (em 2–5 dias)
(b) debris necróticos nos espaços intertrabeculares + proliferação e infiltração por células mesenquimais + capilares
(c) células mesenquimais se diferenciam em osteoblastos na superfície da trabécula morta, sintetizando novas camadas de osso + resultando em espessamento trabecular

Patogênese:
(1) Obstrução dos vasos extra e intra-ósseos por embolismo arterial, trombose venosa, lesão traumática, compressão externa (aumento da pressão no espaço da medula óssea)
(2) Estresse cumulativo em função de fatores citotóxicos

Causas:

Mnemônico: "A CARETA GLACIAL PG"

Alcoolismo
Caisson (doença de)
Aterosclerose
Radioterapia
Esteróides
Trauma (fratura do colo do fêmur, luxação do quadril)
Artrite reumatóide
Gaugher (doença de)
Legg-Perthes (doença de)
Amilóide
Colágeno (esclerodermia)
Idiopático (doença de Legg-Perthes), Infecção
Anemia falciforme
Lúpus eritematoso sistêmico
Pancreatite
Gravidez

Mnemônico: "CRIVA GIGANTA"

Caisson (doença de)
Renal (insuficiência + diálise)
Irradiação
Vasculite (ESP, poliarterite nodosa, artrite reumatóide)
Ambiental (queimadura, geladura)
Gaucher (doença de)
Idiopática (Legg-Calvé-Perthes, Köhler, Chandler)
Gordura (uso prolongado de corticóide aumenta a gordura da medula óssea)
Anemia falciforme
Neoplasia (coagulopatia associada)
Trauma (fratura do cólon de fêmur, luxação do quadril)
Alcoolismo

Nenhum fator predisponente em 25% dos casos

Localização: cabeça femoral (mais comum), cabeça umeral, côndilos femorais

Necrose avascular do quadril

◊ Envolvimento de um quadril aumenta o risco de envolvimento contralateral em até 70%!

Idade: 20–50 anos

- dor no quadril/virilha/coxa/joelho
- limitação da amplitude dos movimentos

Raios X simples (positivo somente alguns meses após os sintomas)

Estágio 0	=	normal
Estágio I	=	normal/padrão miliar trabecular pouco detectável
Estágio IIA	=	esclerose focal + osteopenia
Estágio IIB	=	esclerose distinta + osteoporose + sinal do crescente precoce
Estágio IIIA	=	submineração subcondral ("sinal da crescente") + formação cística
Estágio IIIB	=	leve alteração no contorno da cabeça femoral/fratura subcondral + espaço articular normal
Estágio IV	=	colapso acentuado da cabeça femoral + significativo envolvimento acetabular
Estágio V	=	estreitamento do espaço articular + alterações acetabular degenerativas

MN (80%–85 % de sensibilidade):

◊ Imagens da medula óssea (com radiocolóides) mais sensível que as imagens ósseas (com difosfonatos)

◊ Mais sensíveis que radiografias simples na NA precoce (evidência de isquemia vista até um ano antes)

◊ Menos sensível que a RNM

Técnica: melhoria da imagem com contagem dupla e colimação com orifícios estreitos

√ precoce: frio = defeito fotopênico (interrupção do suprimento sangüíneo)

√ tardio: "sinal da rosquinha" = *spot* frio circundado por aumento na captação secundária a:
  (a) revascularização capilar + síntese de novo osso
  (b) osteoartrite degenerativa

TC (utilizada para estagiamento de doença conhecida):

√ o estagiamento melhora em 30% se comparado com radiografias simples

RNM (90%–100% de sensibilidade para doença sintomática):

Prevalência de doença clinicamente oculta: 6%

◊ Imagens sagitais particularmente úteis!

NECROSE AVASCULAR PRECOCE

◊ Necrose focal da medula óssea gordurosa iniciando reação tecidual em tecido vivo não é visualizada!

√ área central de alta intensidade de sinal (= osso necrótico + medula óssea não invadida por capilares + tecido mesenquimal) não distinguível do osso normal em T1WI

√ Lesão de necrose avascular demarcada dentro de 12–48 horas pela banda de baixa intensidade de sinal com uma interface interna nítida + margem externa nebulosa em T1WI (= tecido de cicatrização fibroso + mesenquimal, debris celulares amorfos, osso trabecular espessado) como:
  (a) banda estendendo à placa óssea subcondral
  (b) anel completo (menos freqüente)

√ "sinal da dupla linha" em T2WI (MAIS ESPECÍFICO)
  = justaposição da banda hiperintensa interna (tecido de granulação) + banda hipointensa externa (artefato químico/fibrose + esclerose)

√ reforço do sinal em T1WI contrastado (característica vascular da interface reativa)

NECROSE AVASCULAR AVANÇADA

√ "padrão de edema pseudo-homogêneo" = grandes áreas não homogêneas de intensidade de sinal principalmente diminuídas em T1WI

√ lesão hipo ou hiperintensa em T2WI

√ reforço com contraste na interface + medula óssea circundante + dentro da lesão

FRATURA SUBCONDRAL

√ predileção para a porção ântero-superior da cabeça femoral (imagens sagitais)

√ fenda de baixa intensidade de sinal correndo paralela à placa óssea subcondral, dentro de áreas de sinal de intensidade semelhante ao da gordura em T1WI

√ banda hiperintensa (= fenda de fratura preenchida com líquido articular/edema) dentro da medula óssea necrótica de sinal intermediário ou de baixa intensidade em T2WI

√ falta de reforço dentro + em torno da fenda da fratura

COLAPSO EPIFISÁRIO

√ depressão focal do osso subcondral

Cp.: osteoartrite precoce em todo o colapso da cabeça femoral + incongruência articular em 3–5 anos se não tratada

Tra.: descompressão interna/osteotomia (para graus 0 e II), artroplastia/artrodese/prótese total de quadril (para grau > III)

DD.: edema da medula óssea (alterações na medula óssea pobremente definidas, nenhuma interface reativa); fratura epifisária (áreas salpicadas/hipointensas lineares, depressão focal do contorno epifisário)

NECROSE ESPONTÂNEA DO JOELHO

= OEJ

Causas: ?lesão meniscal (78%), trauma com resultante microfraturas, insuficiência vascular, doença degenerativa articular, condromalacia severa, gota, artrite reumatóide, corpos articulares, injeção intra-articular de esteróides (45%–85%)

Idade: sétima década (variação de 13%–83 anos)

- início agudo de dor

Localização: côndilo medial mais em direção ao epicôndilo (95%), côndilo lateral (5%), pode envolver o platô tibial

√ radiografias usualmente normais (dentro de 3 meses após o início)

√ cintigrafia óssea positiva dentro de 5 semanas (mais sensível)

√ achatamento do segmento sustentador de peso do epicôndilo medial femoral

√ foco radiolucente no osso subcondral + zona periférica de osteosclerose

√ fratura horizontal subcondral (dentro de 6–9 meses)+ fragmento osteocondral

√ reação periosteal ao longo do lado medial da diáfise femoral (30%–50%)
Cp: osteoartrite

OCRONOSE

= ALCAPTONÚRIA = ausência herdada da oxidase do ácido homogentísico com produção excessiva de ácido homogentísico + deposição nos tecidos conectivos incluindo cartilagem, sinóvia e osso
Histo: cartilagem anormalmente pigmentada submetidas à deterioração, resultando em calcificação + desnudação do tecido cartilaginoso
M:F = 2:1
- pigmento negro nos tecidos moles (na segunda década): pele amarelada; pigmentação cinzenta da esclera; tingimento azulado da cartilagem das orelhas + nasal
- alcaptonúria com tingimento negro das fraldas
- insuficiência cardíaca, insuficiência renal (deposição do pigmento)

@ Coluna
Idade: meia idade
Local: região lombar com ascensão progressiva
√ calcificação laminada de múltiplos discos intervertebrais
√ espaço discal drasticamente estreitados
√ múltiplos fenômenos de vácuo (comum)
√ osteoporose das vértebras adjacentes
√ osteofitose maciça = anquilose da coluna (em pacientes mais velhos)
√ calcificações localizadas nos tecidos anteriores aos corpos vertebrais

@ Articulações
√ alterações hipertróficas da cabeça umeral
√ graves alterações osteoartríticas prematuras e progressivas no ombro, joelho, coluna de pacientes jovens
√ corpos ósseos intra-articulares
√ pequenas calcificações nos tecidos moles pararticulares + inserções de tendões

OSTEÍTE CONDENSANTE DO ÍLIO

Incidência: 2% da população
Causa: estresse crônico pela instabilidade da sínfise púbica
Idade: mulheres jovens e multíparas
- associada com dor lombar baixa quando a instabilidade da sínfise púbica está presente

√ área triangular de esclerose ao longo do aspecto inferior do ílio, adjacente à articulação SI (espaço articular não envolvido)
√ triângulo similar de osso reparativo no lado sacral
√ usualmente bilateral + simétrico; ocasionalmente unilateral
√ a esclerose desaparece em 3–20 anos após estabilização da sínfise púbica

DD:
(1) Espondilite anquilosante (afeta o ílio + sacro, espaço articular estreitado, envolvimento de outros ossos)
(2) Artrite reumatóide (destruição articular, assimétrica)
(3) Doença de Paget (padrão trabecular espessado)

OSTEOARTRITE

= DOENÇA ARTICULAR DEGENERATIVA
= a diminuição do sulfato de condroitina com a idade cria fibrilas de colágeno fracas seguido por degeneração da cartilagem
√ estreitamento do espaço articular
√ esclerose/abrasão do osso subcondral em áreas de estresse
√ formação subcondral de cistos (geodes)
√ osteofitose na margem articular/áreas não estressadas

@ Mão + pé
Áreas-alvo: primeira MCF; trapezioescafóide; ID > IP; primeira MTP
√ subluxação radial da primeira base metacarpiana
√ nódulos de Bouchard = osteófitos na articulação IP
√ nódulos de Heberden = osteófitos na articulação ID: M:F = 1:10

@ Quadril
√ migração superior da cabeça femoral (menos freqüentemente medial/axial)
√ osteófitos femorais + acetabulares, esclerose, formação de cistos
√ espessamento/reforço do córtex femoral medial

@ Joelho
√ compartimento femorotibial medial usualmente primeiramente envolvido
√ deformidade vara

@ Coluna
√ esclerose + estreitamento das articulações apofisárias intervertebrais
√ osteófitos usualmente associados com doença discogênica

OSTEOARTRITE EROSIVA

= forma inflamatória da osteoartrose
Predispostos: mulheres pós-menopausadas
Local: articulações ID + IP das mãos; bilateral + simétrica
√ configuração da articulação em "asa de pássaro"/"gaivota" = erosões centrais
√ pode levar à anquilose óssea
DD: artrite reumatóide, doença de Wilson, doença hepática crônica, hemocromatose

OSTEOARTRITE PRECOCE

Mnemônico: "DOA"
Displasia epifisária múltipla
Ocronose
Acromegalia

OSTEOARTROPATIA HIPERTRÓFICA

= OSTEOARTROPATIA HIPERTRÓFICA PULMONAR
Etiologia:
(1) Liberação de vasodilatadores que não são metabolizados pelo pulmão
(2) Aumento do fluxo através de *shunts* A-V
(3) Vasodilatação reflexa periférica (impulsos vagais)
(4) Hormônios: estrogênios, hormônio do crescimento, prostaglandinas

A. CAUSAS TORÁCICAS
(a) tumor maligno (0,7%–12%): carcinoma broncogênico (88%), mesotelioma, linfoma,

metástases pulmonares de sarcoma osteogênico, melanoma, carcinoma de células renais, câncer de mama
(b) tumores benignos: fibroma pleural benigno, tumor das costelas, leiomioma esofágico, hemangioma pulmonar, cisto pulmonar congênito
(c) infecção/inflamação crônicas: abscesso pulmonar, bronquiectasias, blastomicoses, BK (muito raro); fibrose cística, fibrose intersticial
(d) doença cardíaca congênita com *shunt* direito-esquerdo

B. CAUSAS EXTRATORÁCICAS
(a) trato GI: colite ulcerativa, disenteria amebiana + bacilar, BK intestinal, doença de Whipple, doença de Chron, úlcera gástrica, linfoma intestinal, carcinoma gástrico
(b) doença hepática: cirrose biliar + alcoólica, cirrose pós-hepática, hepatite crônica ativa, carcinoma do ducto biliar, estenose benigna do ducto biliar, amiloidose, abscesso hepático
(c) carcinoma nasofaríngeo indiferenciado, carcinoma pancreático, leucemia mielóide crônica

- dor em queimação, edema doloroso dos membros inferiores e rigidez das articulações: tornozelos (53%), joelhos (75%), cotovelos (17%), ombros (10%), dedos (7%)
- desordens vasculares periféricas: cianose local, áreas de sudorese aumentada, parestesias, eritema crônico, rubor + palidez da pele
- dedos hipocráticos + artelhos (deformação)
- hipertrofia das extremidades (edema dos tecidos moles)

Localização: tíbia + fíbula (75%), rádio + ulna (80%), falanges proximais (60%), fêmur (50%), metacarpo + metatarso (40%), úmero + falanges distais (25%), pelve (5%); unilateral (raro)
Local: nas regiões diametafisárias
√ proliferação periosteal de novo osso, primeiramente lisa, após ondulante + rugosa, mais evidente na concavidade de ossos longos (aspectos dorsais + mediais)
√ regressão da reação periosteal após toracotomia
√ edema de tecidos moles (deformação) das falanges distais

Cintigrafia óssea (revela alterações precoces com maior sensibilidade + clareza):
√ aumento difuso e simétrico da captação ao longo das margens corticais das diáfises + metáfises de ossos tubulares das extremidades, com irregularidades
√ captação periarticular aumentada (= sinovite)
√ envolvimento escapular em 2/3 dos casos
√ mandíbula + maxila anormais em 40%

OSTEOBLASTOMA

= OSTEOMA OSTEÓIDE GIGANTE = FIBROMA OSTEOGÊNICO DO OSSO
= FIBROMA OSSIFICANTE
= tumor benigno raro com potencial de crescimento ilimitado + capacidade de transformação maligna

Incidência: < 1% de todos os tumores ósseos primários; 3% de todos os tumores ósseos benignos
Idade: idade média de 16–19 anos; 6–30 anos (90%); segunda década (55%); terceira década (20%); M:F = 2:1
Pat: lesão > 1,5 cm; lesões menores são classificadas como osteoma osteóide
Histo: numerosas células gigantes multinucleadas (osteoclastos), osteóide + osso irregularmente arranjados; estroma de tecido conectivo muito vascular; trabéculas mais largas + mais longas que no osteoma osteóide

- assintomático em < 2%
- dor profunda de início insidioso (84%), pior à noite em 7%–13%
- respostas aos salicilatos em 7%
- edema localizado, sensibilidade, diminuição da amplitude dos movimentos (29%)
- escoliose em 50% (com posição espinhal/costal) secundária ao espasmo muscular
- leve fraqueza muscular até paraplegia devido à compressão medular
- toxicidade sistêmica ocasional (leucocitose, febre)

Localização: (raramente multifocal)
(a) coluna (33%–37%): 62%–94% nos elementos dorsais, extensão secundária para dentro do corpo vertebral (28%); coluna cervical (31%), coluna dorsal (34%), coluna lombar (31%), sacro (3%)
(b) ossos longos (26%–32%): fêmur (50%), tíbia (19%), úmero (19%), rádio (8%), fíbula (4%), não usual no colo do fêmur
(c) pequenos ossos das mãos + pés (15%–26%): colo dorsal do talo (62%), calcâneo (4%), escafóide (8%), metacarpianos (8%), metatarsianos (8%)
(d) calota + mandíbula (= cementoblastoma)

Local: diafisário (58%), metafisário (42%), excêntrico (46%), intracortical (42%), cêntrico (12%), pode ser periosteal

√ nido radiolúcido > 2 cm (variação de 2–12 cm) em tamanho
√ pode ser demarcado (83%)
√ pequenas manchas em anel/± pontilhadas de matriz de calcificação
√ matriz tumoral radiolúcida (25%–64%)/ossificada (36%–72%)
√ esclerose reativa (22%–91%)/nenhuma esclerose (9%–56%)
√ expansão cortical (75%–94%)/destruição (20%–22%)
√ lesão expansiva progressiva que pode rapidamente aumentar de tamanho (25%)
√ componente de tecido mole nitidamente definido
√ fina casca de novo osso periosteal (58%–77%)/nenhuma reação periosteal
√ escoliose (35%)
√ osteoporose pelo desuso + hiperemia em localização talar
√ rápida calcificação após radioterapia

MN:
√ intenso acúmulo focal do agente ósseo (100%)

Angio:
√ *blush* tumoral na fase capilar (50%)

RMN:
√ intensidade baixa à intermediária em T1WI
√ intensidade mista à alta em T2WI
√ edema circunjacente

Prognóstico: 10% de recorrência após a excisão; curetagem incompleta pode afetar a cura devido à produção de cartilagem + aprisionamento de osso lamelar hospedeiro

DD:
(1) Ósteo/condrossarcoma (novo osso periosteal)
(2) Osteoma osteóide (densa calcificação + halo de esclerose óssea, < 2 cm devido ao limitado potencial de crescimento)
(3) Tumores cartilaginosos (calcificação grumosa da matriz)
(4) Tumor de células gigantes (sem calcificação, envolvimento epifisário)
(5) Cisto ósseo aneurismal
(6) Osteomielite
(7) Hemangioma
(8) Lipoma
(9) Epidermóide
(10) Displasia fibrosa
(11) Metástases
(12) Tumor de Ewing

OSTEOCONDROMA SOLITÁRIO

= EXOSTOSE OSTEOCARTILAGINOSA = distúrbio ósseo hiperplásico/displásico originando de cartilagem aberrante deslocada da placa de crescimento; o crescimento cessa quando as placas epifisárias mais próximas se fundem; crescimento benigno mais comum do esqueleto

Idade: 1ª e 2ª década; M:F = 1:1

Histo: capa de cartilagem contendo uma superfície basal com ossificação encondral

- massa usualmente indolor; dolorosa com o contato e compressão de nervos/vasos sangüíneos

Localização: metáfises longas do fêmur, úmero, rádio proximal, tíbia (50% próximo ao joelho); escápula; costelas; pelve; coluna (1%–5% comumente torácico); em qualquer osso que desenvolva calcificação endocondral

Tipo:
(a) forma pediculada
(b) forma de base alargada
(c) forma calcificada

√ osso cortical com capa cartilaginosa
√ cresce em ângulos retos + em direção à diáfise (estiramento do tendão)
√ continuidade entre o córtex do osso e o osso acometido
√ continuidade entre o espaço da medula óssea e o osso acometido
√ alargamento metafisário

Cp:
(1) Compressão de nervos/vasos sangüíneos
(2) Transformação maligna em condro/osteossarcoma (< 1%)
Sinais de degeneração maligna
Mnemônico: "MELADE"
Massa de tecido mole
Espessamento da capa cartilaginosa
Lucência (nova radiolucência)
Atividade cintigráfica adicional
Dor
Epifisária (crescimento após fusão)

OSTEOCONDROMATOSE SINOVIAL

= CONDROMATOSE SINOVIAL
= CONDROMA ARTICULAR
= alterações metaplásicas proliferativa autolimitada na sinóvia, com formação de nódulos intra-sinoviais cartilaginosos/osteocartilaginosos

Causa: sinóvia hiperplásica com metaplasia cartilaginosa (focos < 2–3 cm); corpos soltos podem continuar livres flutuando/conglomerar com outros corpos soltos em grandes massas/retardar à sinóvia, tanto evoluindo com reabsorção ou crescimento contínuo

Histo: focos de cartilagem abaixo da superfície sinovial + dentro do tecido conectivo sinovial; hipercelularidade + atipia nuclear pode ser confundida com malignidade

Idade: presente na 4ª década; M:F = 2–4:1

- massa de tecido mole de crescimento lento na articulação
- dor articular progressiva com limitação do movimento/travamento

Localização: dentro da articulação/bainha do tendão/gânglio/bursa

Locais: joelho (mais comum com > 50%, em 10% bilateral) cotovelo > quadril > ombro > tornozelo > punho; usualmente monoarticular, ocasionalmente bilateral

√ múltiplos corpos livres ossificados/calcificados numa única articulação (é rara a presença de casca óssea de osso lamelar remodelado)
√ o tamanho dos nódulos varia desde poucos milímetros a alguns centímetros
√ vários graus de mineralização óssea (1/3 dos condromas mostram radiopacidade)
√ erosão de pressão do osso adjacente nas articulações com cápsula firme (isto é, quadril)
√ alargamento dos espaços articulares (pelo acúmulo de corpos livres)
√ NÃO há osteoporose

Cp: doença de longa duração pode levar à doença articular degenerativa

Trat: remoção dos corpos livres (a recorrência é comum)

DD:
(1) Sarcoma sinovial, condrossarcoma
(2) Fratura osteocondral (história de trauma), osteocondrite dissecante, osteonecrose
(3) Desintegração da superfície articular (artrite reumatóide, artropatia neuropática, artrite tuberculosa, doença articular degenerativa)
(4) Sinovite pigmentada vilonodular, hemangioma, lioma arborescente

OSTEOCONDROSE DISSECANTE

= OSTEOCONDRITE DISSECANTE
= FRATURA OSTEOCONDRAL
= fragmentação + possível separação de uma porção da superfície articular

Etiologia:
(1) Fratura subcondral de fadiga como resultado de estiramento, forças de impacto alinhadas de forma rotatórias/tangencialmente
(2) Traço autossômico dominante associado com a estatura, disfunção endócrina, doença de Scheuermann, doença de Osgood-Schlatter, tíbia vara, síndrome do túnel do carpo?

Idade: adolescência; M > F

- assintomático/queixas vagas
- cliques, travas, limitação dos movimentos
- edema, dor agravada por movimentos

Localização:
(a) joelho: côndilo femoral medial (lateral em 10%) próximo à fossa intercondilar; bilateral em 20%–30%
(b) cabeça umeral
(c) capítulo do cotovelo
(d) talo

√ fragmento puramente cartilaginoso não reconhecido em raios X simples
√ linhas de fratura paralelas à superfície articular
√ camundongo = fragmento osteocondrótico
Localização: região posterior da articulação do joelho, fossa olecraniana, recesso axilar/subescapular da articulação glenoumeral
√ leito do camundongo = fossa esclerosadas na superfície articular
√ edema de tecidos moles, efusão articular

OSTEODISTROFIA RENAL

= conjunto de anormalidades musculoesqueléticas que ocorrem com a insuficiência renal crônica
= combinação de (a) osteomalacia (adultos)/raquitismo (crianças), (b) HPT secundário com osteíte fibrosa cística + calcificações de tecidos moles, (c) osteosclerose, (d) calcificações de tecidos moles + vasculares

Classificação:
(1) Forma glomerular = doença renal adquirida: glomerulonefrite crônica (comum)
(2) Forma tubular = osteodistrofia renal congênita:
1. Raquitismo resistente à vitamina D = raquitismo hipofosfatêmico
2. Síndrome de Fanconi = prejuízo da reabsorção de glicose, fosfatos, aminoácidos, bicarbonato, ácido úrico, sódio, água
3. Acidose tubular renal

Patogênese:
(a) a insuficiência renal causa uma diminuição na conversão de vitamina D na forma ativa 1,25 $(OH)_2D_3$ (feita pela 25-OH-D-1-alfa-hidroxilase, que é exclusiva da mitocôndria do tecido renal); a deficiência de vitamina D alentece a reabsorção intestinal de cálcio; a resistência à vitamina D predomina e os níveis de cálcio mantém-se baixos (o produto de Ca × P continua quase normal, secundário à hiperfosfatemia); os baixos níveis de cálcio levam à OSTEOMALACIA; fatores adicionais responsáveis pela osteomalacia são os inibidores da calcificação produzidos no estado urêmico, toxicidade pelo alumínio, disfunção do sistema enzimático hepático
(b) a insuficiência renal com diminuição da filtração resulta em retenção de fosfato; manutenção do produto Ca × P baixa o cálcio sérico diretamente, o qual por sua vez aumenta a produção de PTH (HPT secundário); o HPT secundário predomina, associado com leve resistência à vitamina D e leva a um aumento no produto de Ca × P com CALCIFICAÇÃO DE TECIDOS MOLES nos rins, pulmões, articulações, bursas, vasos sangüíneos, coração, bem como OSTEÍTE FIBROSA
(c) combinação de (a) e (b): o fosfato sérico aumentado inibe a ativação da vitamina D via regulação retrógrada

- retenção de fosfato
- hipocalcemia

A. OSTEOPENIA (em 0%–25%–83%)
= diminuição no número de trabéculas + espessamento das trabéculas estressadas = aumento da padrão trabecular
Causa: efeito combinado de:
(1) Osteomalacia (mineralização óssea reduzida devido à insensibilidade adquirida à vitamina D/fator antivitamina D)
(2) Osteíte fibrosa cística (reabsorção óssea)
(3) Osteoporose (diminuição na quantidade óssea)
Fatores contribuintes:
acidose metabólica crônica, pobre estado nutricional, azotemia pré e pós-transplante, uso de esteróides, hiperparatireoidismo, níveis baixos de vitamina D
Cp: predisposição às fraturas (diminuição da força estrutural) com trauma mínimo/espontaneamente; a prevalência de fraturas aumenta com a duração da hemodiálise + continua inalterada após o transplante renal
Local: corpo vertebral (3%–15%), ramo púbico, costela (5%–25%)
√ fratura de Milkman/zonas mais fracas (em 1%)
√ fraturas metafisárias
Prognóstico: a osteopenia pode continuar inalterada/piorar após o transplante renal + durante hemodiálise

B. RAQUITISMO (crianças)
Causa:
no raquitismo os vasos normais não se desenvolvem ordenadamente ao longo das colunas de cartilagem na zona de calcificação provisional; isto resulta em proliferação desorganizada da zona de maturação + hipertrofia da cartilagem e distúrbio da maturação endocondral
Localização: mais aparente nas áreas de rápido crescimento, tais como articulações dos joelhos
√ desmineralização óssea difusa
√ alargamento da placa de crescimento
√ zona irregular de calcificação provisional
√ metáfises em cúpula + desgaste
√ encurvamento dos ossos longos, escoliose
√ impressão côncava difusa em múltiplas placas terminais vertebrais, invaginação basilar
√ deslocamento da epífise (10%): cabeça femoral, úmero proximal, fêmur distal, rádio distal, cabeças dos metacarpianos + metatarsianos
√ atraso geral na idade óssea

C. HPT SECUNDÁRIO (em 6%–66%)
Causa:
inabilidade dos rins em excretar o fosfato adequadamente leva à hiperplasia das células principais da paratireóide (HPT secundário); o excesso de PTH afeta o desenvolvimento de osteoclastos, osteoblastos e osteócitos

- hiperfosfatemia
- hipocalcemia
- aumento dos níveis de PTH

√ reabsorção óssea subperiosteal, subcondral, trabecular, endosteal, subligamentar
√ osteoclastoma = tumor marrom = osteíte fibrosa cística em 1,5–1,7% (devido à atividade osteoclástica estimulada por PTH; mais comum no HPT primário)

√ formação de novo osso periosteal (8%–25%)
√ condrocalcinose (mais comum no HPT primário)

D. OSTEOSCLEROSE (9%–34%)
Uma das mais comuns manifestações radiológicas; mais comumente com a glomerulonefrite crônica; pode ser a única manifestação da osteodistrofia renal
√ densidade difusa semelhante a giz: coluna toracolombar em 60% ("coluna dos jogadores do Jersey"); também na pelve, costelas, ossos longos, ossos faciais, base do crânio (crianças)
Prognóstico: pode aumentar/regredir após o transplante renal

E. CALCIFICAÇÕES DE TECIDOS MOLES
(a) metastática secundária à hiperfosfatemia (solubilidade do produto para o cálcio + fosfato [Ca^{2+} PO_4^{-2}] excede 60–75 mg/dl no fluido extracelular), hipercalcemia, alcalose com precipitação de sais
(b) distróficas secundária à lesão tecidual local

Localização:
(a) arterial (27%–83%): na túnica média + íntima
Localização: artéria dorsal do pé, antebraço, mão, punho, perna
√ aspecto em tubo sem envolvimento luminal proeminente
(b) periarticular (0%–52%): multifocal, freqüentemente simétrico, pode se estender para dentro da articulação adjacente
• fluido/material semelhante ao giz
• resposta inflamatória no tecido tenossinovial adjacente
√ densas áreas destacadas e enevoadas
√ nível líquido-líquido na calcinose tumoral
Prognóstico: freqüentemente regride com o tratamento
(c) visceral (79%): coração, pulmão, estômago, rim
√ calcificação amorfa "fofa" "tumoral"

Trat:
1. Diminuição da absorção de fósforo no intestino (na hiperfosfatemia)
2. Administração de vitamina D_3 (se a resistência à vitamina D predomina)
3. Paratireoidectomia para o HPT terciário (= HPT autônomo)

Osteodistrofia renal congênita

Raquitismo resistente à vitamina D

= DIABETES FOSFATÊMICO
= HIPOFOSFATEMIA PRIMÁRIA
= RAQUITISMO HIPOFOSFATÊMICO FAMILIAL
anormalidade tubular renal dominante ligada ao X, caracterizada por:
(1) Prejuízo da reabsorção de fosfato no túbulo renal proximal
(2) Reabsorção intestinal de cálcio + fosfato diminuídas

Idade: < 1 ano
• hipofosfatemia + hiperfosfatúria
• fosfatase alcalina aumentada
• hipocalcemia (secundária à má absorção intestinal)
√ alterações raquíticas clássicas, ocasionalmente nanismo

Trat: infusão de fosfato + altas doses de vitamina D

Síndrome de Fanconi

Tríade de:
(1) Hiperfosfatúria
(2) Aminoacidúria
(3) Glicosúria renal (glicose sangüínea normal)

Etiologia: defeito tubular renal
√ raquitismo, osteomalacia, osteíte fibrosa, osteosclerose
Prognóstico: prejuízo funcional renal provavelmente quando as alterações renais ocorrem
Trat: altas doses de vitamina D + alcalinização

Acidose tubular renal

• acidose sistêmica, lesões ósseas
√ raquitismo, osteomalacia, pseudofraturas, nefrocalcinose, osteíte fibrosa (raro)
(a) síndrome de Lightwood = nefrite perdedora de sal (forma autolimitada)
• SEM nefrocalcinose
(b) síndrome de Butler-Albright (forma severa)
• nefrocalcinose

OSTEOGÊNESE IMPERFEITA

= PSATIROSE = *FRAGILITAS OSSIUM* = DOENÇA DE LOBSTEIN
= grupo heterogêneo de uma desordem generalizada do tecido conjuntivo levando ao nanismo micromélico, caracterizado por fragilidade óssea, escleras azuis e dentinogênese imperfeita

Incidência: global em 1:28.500 (20.000–60.000) nascimentos vivos; M:F = 1:1
Histo: matriz de colágeno imatura
Tipos clínicos:
1. OSTEOGÊNESE IMPERFEITA CONGÊNITA
= doença que se manifesta ao nascimento (ocorrendo intra-útero); autossômica dominante; corresponde ao tipo II; variedade letal
2. OSTEOGÊNESE IMPERFEITA TARDIA
= usualmente não manifestada ao nascimento; recessiva/esporádica, corresponde ao tipo I + IV; variedade não letal

• crânio mole (*caput membranaceum*)
• hiperfrouxidão das articulações
• escleras azuis
• dentição ruim
• otosclerose
• pele fina e frouxa
√ desmineralização difusa, estrutura trabecular deficiente, adelgaçamento cortical
√ osso cortical defeituoso: aumento no diâmetro das terminações proximais dos úmeros + fêmures; osso delgado e frágil; múltiplas áreas semelhantes a cistos
√ múltiplas fraturas + pseudo-artrose com deformidade (corpos vertebrais, ossos longos)
√ formação de calo ósseo normal/exuberante
√ afinamento costal/formação de goteiras
√ calota delgada
√ aumento dos seios + mastóides
√ cápsula ótica pouco mineralizada e espessada (= otosclerose)
√ ossos wormianos persistindo na vida adulta

√ impressão basilar (= platibasia)
√ corpos vertebrais bicôncavos + nódulos de Schmorl, altura do espaço intervertebral discal aumentada
√ deformidades arqueadas após quando a criança começa a caminhar

Cp:
(1) Audição prejudicada/surdez pela otosclerose (20%–60%)
(2) Morte por hemorragia intracraniana (função plaquetária anormal)

Dg: amostra de vilo coriônico

Osteogênese imperfeita tipo I

Autossômica dominante: compatível com a vida
Idade na apresentação: 2–6 anos
• escleras azuis
• surdez pré-senil
• dentinogênese normal/anormal
√ crianças com peso + comprimento normais
√ osteoporose
√ fraturas nos neonatos (ocorrendo durante o delivramento)

US-OB:
√ marcante encurvamento dos ossos longos
√ não há retardo do crescimento intra-uterino

Osteogênese imperfeita tipo II

= OI CONGÊNITA LETAL
Autossômica recessiva/esporádica; forma letal perinatal
Incidência: 1:54.000 nascimentos; variedade mais freqüente
• escleras azuis
• frouxidão ligamentar + pele frouxa
√ ossos longos curtos, enrugados e alargados
√ angulações ósseas, encurvamento, desmineralização
√ espessamento ósseo localizado pela formação de calo
√ costelas finas e em rosário ± fraturas tornando o tórax em forma de sino/ou estreitando-o
√ crânio fino e pobremente ossificado
√ osteopenia espinhal
√ platispondilia

US-OB:
Um ultra-som normal após 17 semanas de amenorréia exclui o diagnóstico!
  √ transmissão através do crânio aumentada (mineralização extremamente pobre)
    √ usualmente boa visualização da superfície cerebral
    √ usualmente boa visualização das órbitas
    √ visualização aumentada das pulsações arteriais intracranianas
  √ compressibilidade anormal da calota craniana com o transdutor
  √ visualização diminuída do esqueleto
  √ múltiplas fraturas fetais dos ossos fetais + ossos longos + costelas
    √ aparência enrugada do osso (= mais de uma fratura em um único osso)
    √ costelas em rosário (formação de calos em torno das fraturas)
  √ membros anormalmente curtos
  √ tórax pequeno (colapso da caixa torácica)
  √ diminuição dos movimentos fetais
  √ crianças pequenas para a idade gestacional (freqüente)
  √ poliidramnia

Prognóstico: natimorto/morte logo após o nascimento devido à hipoplasia pulmonar
DD: hipofosfatasia congênita, acondrogênese tipo I

Osteogênese imperfeita tipo III

= OI GRAVE E PROGRESSIVAMENTE DEFORMANTE
Autossômica recessiva/dominante; desordem progressivamente deformante compatível com a vida
• escleras azuladas durante a infância que se tornam pálidas com o tempo
• hiperfrouxidão articular (50%)
√ ossificação do crânio diminuída
√ vértebras normais + pelve
√ deformidades progressivas dos membros + coluna na vida adulta
√ ossos longos encurtados + encurvados
√ ± fraturas costais
√ múltiplas fraturas presentes ao nascimento em 2/3 dos casos
√ as fraturas consolidam-se bem

US-OB:
  √ ossos longos curtos + encurvados
  √ fraturas
  √ úmero quase normal na forma
  √ circunferência torácica normal

Prognóstico: deformidades progressivas dos membros + coluna durante a infância/adolescência

Osteogênese imperfeita tipo IV

Autossômica dominante; forma mais leve com melhor prognóstico
• cor da esclera normal
• pouca tendência para desenvolver perda de audição
√ ossos tubulares de comprimento normal; pode ocorrer leve encurvamento femoral
√ osteoporose

US-OB:
√ encurvamento dos ossos longos

OSTEÓLISE ESSENCIAL

Doença de reabsorção progressiva do osso
Histo: proliferação + hiperplasia das células musculares lisas das arteríolas sinoviais
√ Osteólise progressiva dos ossos carpais + tarsais
√ terminação proximais afiladas dos metacarpianos + metatarsianos
√ cotovelos mostram o mesmo tipo de destruição
√ depressão batirocefálica da base do crânio

DD:
(1) Osteólise maciça = doença de Gorham (destruição local de ossos contíguos, geralmente poupando as mãos e os pés)
(2) *Tabes dorsalis*
(3) Lepra
(4) Siringomielia
(5) Esclerodermia
(6) Doença de Raynaud
(7) Osteólise regional pós-traumática
(8) Acropatia úlcero-mutilante
(9) Formas mutilantes de artrite reumatóide
(10) Acrodinia mutilante (não hereditária)

OSTEÓLISE MACIÇA

= DOENÇA DE GORHAM = SÍNDROME DO "OSSO QUE DESAPARECEU" = OSSO FANTASMA = HEMANGIOMA DO OSSO

Desordem infreqüente de etiologia desconhecida com curso + progressão imprevisíveis

Histo: proliferação maciça de tecido hemangiomatoso/linfangiomatoso com grandes espaços sinusóides + fibrose

Idade: crianças + adultos < 40 anos

Associada com: hemangiomas de tecidos moles sem calcificações

- história freqüente de trauma grave
- pouca/nenhuma dor

Localização: qualquer osso; mais comum nos maiores ossos longos, osso inominado, coluna, tórax, ossos tubulares curtos das mãos + pés (não usual)

√ lenta e progressiva destruição do osso
√ falta de reação (nenhuma reação periosteal, nenhum reparo)
√ borda progressiva de destruição não nitidamente delineada
√ diminuição gradual de espessura das margens das extremidades ósseas nos locais de osteólise, com espículas ósseas em forma de cone (alterações precoces)
√ não respeita articulações
√ pode destruir todos os ossos de uma área em particular

OSTEOMA

= tumor benigno do osso membranoso (hamartoma)

Idade: vida adulta

Associado a: síndrome de Gardner (osteomas múltiplos + polipose colônica)

Localização: tábua interna/externa da calota (usualmente da tábua externa), seios paranasais (frontal/seios etmoidais), ossos nasais

√ lesão sem estrutura bem circunscrita, circular e extremamente densa, usualmente < 2 cm de tamanho

OSTEOMA FIBROSO

Provavelmente uma forma de displasia fibrosa

Idade: infância

√ menos densa que o osteoma/radiolúcido
√ expande a tábua externa sem afetar a tábua interna

DD: enostoma, ilha óssea, infarto ósseo (localizado na medula)

OSTEOMA DE TECIDOS MOLES

= OSTEOMA DE PARTES MOLES (extremamente raro)

Histo: osso lamelar maduro com sistema haversiano bem definido; medula óssea, tecido conjuntivo mixóide, vascular e fibroso entre as trabéculas ósseas; cápsula de colágeno fundida com a cartilagem hialina

Localização: cabeça (geralmente parte posterior da língua), coxa

√ massa ossificada

MN:

√ intenso acúmulo do traçador, maior que no osso adjacente

OSTEOMA OSTEÓIDE

= neoplasma esquelético benigno composto de osteóide + osso ondulado, por definição menor que 1,5 cm em diâmetro

Incidência: 12% dos neoplasmas benignos esqueléticos

Etiologia: resposta inflamatória?

Histo: pequenos nidos altamente vascularizados de osteóide carregados de trabéculas, circundados por zona de esclerose óssea reativa; formação de anel circunjacente osteoblástico; indistinguível do osteoblastoma

Idade: 10–20 anos (51%); segunda e terceira décadas (73%); 5–25 anos (90%); variação 19 meses — 56 anos; incomum < 5 e > 40 anos de idade; M:F = 2:1; incomum em negros

- sensível ao toque
- dor local (95%-98%), semanas ou anos de duração, pior à noite, diminuída pela atividade
- os salicilatos dão alívio em 20–30 minutos em 75%–90%
- prostaglandina E2 elevada 100–1.000 o normal dentro do nido (provável causa da dor e da vasodilatação)

Localização:

(a) meta/diáfise de ossos longos (73%): extremidade superior do fêmur (43%), mãos (8%), pés (4%); infreqüente na tíbia proximal + colo femoral, fíbula, úmero; nenhum osso está isento
(b) coluna (14%): predominantemente nos elementos posteriores (50% nos pedículos + lâmina + processo espinhoso; 20% no processo articular) da coluna torácica baixa + coluna lombar alta
(c) crânio, costela, ísquio, mandíbula, patela

Classificação:

Osteoma osteóide cortical (mais comum)

= nido dentro do córtex
√ reação periosteal sólida/laminada
√ espessamento cortical esclerótico e fusiforme na diáfise de ossos longos
√ área radiolúcida dentro do centro de osteosclerose

Osteoma osteóide do osso esponjoso (freqüência intermediária)

= intramedular
◊ Lesão intra-articular difícil de identificar, com atraso no diagnóstico de até 4 meses-5 anos!

Local: justa/intra-articular no colo femoral, elementos vertebrais posteriores, pequenos ossos das mãos + pés

√ pouco córtex osteosclerótico/esclerótico distante do nido (diferença funcional do periósteo intra-articular)
√ espaço articular ampliado (efusão, sinovite)

Osteoma osteóide subperiosteal (raro)

= massa de tecido mole esférica adjacente ao osso

Local: justa/intra-articular no aspecto medial do colo femoral, mãos, pés (colo do talo)

√ massa justacortical escavando o córtex (atrofia por pressão óssea) com quase nenhuma esclerose reativa

√ nido radiolúcido (75%) < de 1,5 cm de tamanho
√ escoliose côncava dolorosa para o lado da lesão/cifoescoliose/hiperlordose/torcicolo com a localização espinhal (devido ao espasmo)

√ pode mostrar extensa sinovite + efusão + perda prematura da cartilagem com localização intra-articular (sinovite linfofolicular)
√ osteoartrite (50%) com localização intra-articular 1,5–22 anos após o início da sintomatologia
√ osteoporose regional (provavelmente devido ao desuso)
◊ Áreas radiograficamente difíceis: coluna vertebral, colo femoral, pequenos ossos das mãos + pés

MN:
- √ captação intensamente aumentada do radiotraçador (fluxo sangüíneo aumentado + formação de novo osso)
- √ sinal da dupla densidade = pequena área de atividade focal (nido), superposta numa grande área de aumento da captação do traçador

TC (para detecção + precisa localização do nido):
- √ nido pequeno circular/oval e bem definido, circundado por quantidade variável de osso denso
- √ o nido realça na varredura dinâmica
- √ nido com quantidade variável de mineralização (50%): puntiforme/amorfo/em anel/denso

RMN: (detecção diminuída da lesão se comparada à TC):
- √ nido isointenso ao músculo em T1WI
- √ em T2WI a intensidade do sinal aumenta para entre a do músculo + gordura/continua baixa
- √ inflamação perinidal da medula óssea (63%)
- √ inflamação perinidal dos tecidos moles/edema (47%)
- √ sinovite + efusão articular com a localização intra-articular

Angio:
- √ nido altamente vascular com vermelhidão (*blush*) intensa e circunscrita, surgindo na fase arterial precoce + persistindo durante a fase venosa

Prognóstico: nenhuma progressão do crescimento, regressão infreqüente

Trat: excisão cirúrgica completa do nido (o osso reativo regride subseqüentemente)

DD:
(1) Osteoma osteóide cortical: abscesso de Brodie, osteomielite esclerosante, sífilis, ilha óssea, fratura de estresse, osteossarcoma, sarcoma de Ewing, metástase, cisto ósseo aneurismal subperiosteal, osteoblastoma (crescimento progressivo)
(2) Osteoma osteóide intra-articular: artrite reumatóide/inflamatória/séptica/tuberculosa, sinovite não específica, doença de Legg-Calvé-Perthes

OSTEOMIELITE

Osteomielite aguda

Idade: afeta mais comumente as crianças

Organismos:
(a) recém-nascidos: S. *aureus*, *Streptococcus* do grupo B, *Escherichia coli*
(b) crianças: *S. aureus* (culturas do sangue positivas em 50%)
(c) adultos: *S. aureus* (60%), espécies entéricas (29%), *Streptococcus* (8%)
(d) viciados em drogas: *Pseudomonas* (86%), *Klebsiella*, Enterobactérias; (média de 57 dias de atraso no diagnóstico)
(e) anemia falciforme: *Salmonella*

Causa:
(1) Infecção do trato genitourinário (72%)
(2) Infecção pulmonar (14%)
(3) Infecção dermatológica (14%)

Patogênese:
(a) disseminação hematogênica
(b) implante direto por uma fonte traumática/iatrogênica
(c) extensão a partir de uma infecção vizinha de tecidos moles

Locais:
- @ Extremidade inferior (75%)
- @ Vértebras (53%): lombar (75%) > torácica > cervical
- @ Estilóide radial (24%)
- @ Articulação sacroilíaca (18%)

• leucocitose + febre (66%)

A. <u>OSTEOMIELITE NEONATAL AGUDA</u>
Idade: início < 30 dias de idade
- • pouco/nenhum distúrbio sistêmico
- √ envolvimento multicêntrico mais comum; freqüentemente envolvimento articular
- √ cintigrafia óssea negativa/equívoca em 70%

B. <u>OSTEOMIELITE AGUDA NA FASE LACTENTE</u>
Idade: < 18 meses de idade
Mecanismo patológico:
disseminação para a epífise porque os vasos transfisários cruzam a placa de crescimento para dentro da epífise
- √ marcante componente de tecidos moles
- √ abscesso subperiosteal com extenso novo osso periosteal

Cp: envolvimento articular freqüente
Prognóstico: cicatrização rápida

C. <u>OSTEOMIELITE AGUDA DA INFÂNCIA</u>
Idade: 2–16 anos de idade
Mecanismo patológico:
vasos transfisários fechados; os vasos metafisários adjacentes à placa de crescimento voltam-se em direção à metáfise, localizando o foco primário da infecção dentro da metáfise; formação de abscesso na medula com envolvimento da córtex
- √ seqüestração freqüente
- √ elevação periosteal (com interrupção do suprimento sangüíneo periosteal)
- √ área osteolítica pequena e única/múltiplas na metáfise
- √ extensa reação periosteal paralela à diáfise (após 3–6 semanas); pode ser "lamelar nodular" (DD: osteoblastoma, granuloma eosinofílico)
- √ encurtamento do osso com destruição da cartilagem epifisária
- √ estimulação do crescimento por hiperemia + maturação prematura da epífise adjacente
- √ a osteomielite da médio diáfise é o local menos freqüente
- √ trato serpiginoso com pequena margem esclerótica (PATOGNOMÔNICO)

D. <u>OSTEOMIELITE AGUDA NO ADULTO</u>
- √ novo osso periosteal delicado
- √ envolvimento articular comum

Radiografias:
- √ radiografias iniciais amiúde normais (notoriamente pobres na face aguda de infecção por até 10 dias)

√ edema localizado dos tecidos moles adjacentes à metáfise, com obliteração dos planos gordurosos usuais (após 3–10 dias)
√ área de destruição óssea (dura de 7–14 dias antes das alterações patológicas)
√ invólucro = capa de reação periosteal lamelada/espiculada (desenvolve-se após 20 dias)
√ seqüestro = osso cortical necrótico destacado (desenvolve-se após 30 dias)
√ formação de cloaca = espaço no qual o osso morto reside

RMN:
√ medula óssea hipointensa em T1WI + hiperintensa em T2WI (= tecido inflamatório rico em água); SINAL NÃO ESPECÍFICO
√ envolvimento cortical focal/linear hiperintenso em T2WI
√ halo hiperintenso circundando o córtex em T2WI = infecção subperiosteal
√ linha hiperintensa em T2WI estendendo do osso até a superfície cutânea + reforço das bordas (= trato sinusal)

Características do abscesso:
√ borda de reforço hiperintenso (= zona hiperêmica) em torno de um foco central de baixa intensidade (= tecido necrótico/desvitalizado) em T1WI contrastado
√ coleção fluida hiperintensa circundada por pseudocápsula hipointensa em T2WI + reforço com contraste do tecido de granulação
√ tecidos moles adjacentes hiperintensos em T2WI
√ imagem contrastada por contraste com supressão da gordura (88% sensível + 93% específica comparada com 79% + 53% para uma imagem de RMN não contrastada)

MN (acurácia aproximada de 90%):
(1) Varreduras com Ga-67: 100% de sensibilidade; aumento da captação um dia mais cedo se comparada ao Tc-99 MDP
◊ O gálio é útil para a osteomielite crônica!
(2) Tc-99 difosfonato estático: 83% de sensibilidade, 5%–60% de taxa de falsos negativos em neonatos + crianças por causa de (a) efeito mascarador das placas epifisárias, (b) fluxo sangüíneo precocemente diminuído com a infecção, (c)espectro de padrão de captação que vai do frio ao quente
(3) Três fases de cintigrafia esquelética: 92% de sensibilidade, 87% de especificidade
Fase 1: angiografia por radionuclídeos = fase de perfusão do fluxo sangüíneo regional
Fase 2: imagens em "agrupamentos sangüíneos"
Fase 3: "captação óssea"
Limitações: dificuldades diagnósticas na criança em estados pós-traumáticos/pós-operatórios, neuropatia diabética, neoplasia, artrite séptica, doença de Paget, osteomielite cicatrizada, processo inflamatório não infeccioso
DD: Celulite (diminuição na atividade com o tempo)
(4) Varredura de leucócitos:
(a) em leucócitos marcados com In-111: melhor agente para infecções agudas
(b) leucócitos marcados com Tc-99 m: preferido às imagens com In-111 especialmente nas extremidades
◊ As varreduras leucocitárias grandemente suplantaram as imagens com gálio para a osteomielite aguda devido ao melhor influxo de fótons + melhorias na dosimetria (altas doses permitidas relativas ao In-111), permitindo imagens mais rápidas + melhor resolução

√ área "fria" no início da osteomielite subseqüentemente tornando-se "quente", se localizada em ossos longos/pelve (não vistas nos corpos vertebrais)
√ aumento local na captação do radiofármaco (positivo dentro de 24–72 horas)

Cp:
(1) Abscesso de tecido mole
(2) Formação de fístula
(3) Fratura patológica
(4) Extensão para dentro da articulação
(5) Distúrbio do crescimento devido ao envolvimento epifisário
(6) Neoplasia
(7) Amiloidose
(8) Deformidade severa com o atraso no tratamento

Osteomielite crônica

√ osso espessado, irregular e esclerótico com radiolucências, periósteo elevado, seio com drenagem crônica

Osteomielite esclerosante de Garré

= infecção de baixo grau, sem exsudato purulento
Localização: mandíbula (mais comumente)
√ protrusão focal do córtex espessado (reação periosteal esclerosante)
DD: Osteoma osteóide, fratura de estresse

Osteomielite crônica recorrente multifocal

= doença benigna e autolimitada de etiologia desconhecida
Idade: crianças + adolescentes; M:F = 1:2
Histo: osteomielite não específica subaguda/crônica
• dor edema de tecidos moles, limitação dos movimentos
Localização: tíbia > fêmur > clavícula > fíbula
Local: metáfises de ossos longos; amiúde simétrica
√ pequenas áreas de lise focal, amiúde confluentes

Abscesso de Brodie

= osteomielite piogênica subaguda (infecção indolente latente)
Organismo: S. aureus (mais comum)
Histo: tecido de granulação + eburnificação
Idade: mais comum em crianças; M > F
Localização: predileção para as extremidades dos ossos tubulares (metáfises tibiais proximais/distais mais comuns); carpo + ossos do tarso
Local: metáfises, raramente atravessando a placa de crescimento aberta; epífise (crianças + lactentes)
√ área central de lucência circundada por densa margem de esclerose reativa
√ configuração lucente em forma de canal/tortuosa estendendo em direção à placa de crescimento (PATOGNOMÔNICO)
√ formação periosteal de novo osso
√ ± edema adjacente de tecidos moles
√ pode persistir por muitos meses

RMN:
- √ efeito da "dupla linha" = alta intensidade de sinal do tecido de granulação circundado pela baixa intensidade de sinal da esclerose óssea em T2WI
- √ lesão bem definida com sinal baixo a intermediário, delineado pela borda de baixo sinal em T1WI

DD: osteoma osteóide

Carcinoma epidermóide

Etiologia: complicação da osteomielite crônica (0,5%–1,6%)
Histo: carcinoma de células escamosas (90%); ocasionalmente: carcinoma de células basais. adenocarcinoma, fibrossarcoma, angiossarcoma, sarcoma retículo celular, sarcoma da célula em fuso, rabdomiossarcoma, sarcoma periosteal, plasmocitoma
Idade: 30–80 anos (média 55); M >> F; após 20 anos de osteomielite
- exacerbação dos sintomas com aumento da dor, massa expansiva
- alteração na característica/quantidade de drenagem sinusal

Localização: no local de um seio que drena intermitentemente/cronicamente; tíbia (50%), fêmur (20%)
- √ lesão lítica superimposta em alterações de osteomielite crônica
- √ massa de tecido mole
- √ fratura patológica

Prognóstico:
(1) Metástases precoces em 20% (dentro de 18 meses)
(2) Nenhuma recorrência em 80%

OSTEOPATIA ESTRIADA

= DOENÇA DE VOORHOEVE
- usualmente assintomática (similar à osteopoiquilose)

Localização: todos os ossos longos afetados; a única esclerose óssea primariamente envolvendo metáfises (com extensão para dentro da epi e diáfise)
- √ estriações longitudinais de osso denso na metáfise
- √ densidades radiantes em "raios de sol", surgindo do acetábulo para dentro do íleo

OSTEOPETROSE

= DOENÇA DE ALBERS-SCHÖNBERG
= DOENÇA DO OSSO DE MÁRMORE
= desordem raramente hereditária

Pat:
função osteoclástica defeituosa com insuficiência da absorção apropriada + remodelação do esponjoso primário; osso esclerótico + grosso, mas estruturalmente fraco + quebradiço

A. TIPO INFANTIL AUTOSSÔMICO RECESSIVO
- insuficiência no crescimento
- aparência senil prematura da face
- anemia, leucopenia, trombocitopenia (grave depressão da medula óssea)
- compressão de nervo craniano (atrofia óptica, surdez)
- hepatosplenomegalia (hematopoiese extramedular)
- linfadenopatia
- hemorragia subaracnóidea (devido à trombocitopenia)

Pode ser associado a:
acidose tubular renal + calcificação cerebral
Prognóstico:
sobrevida além da meia-vida é comum (morte devido à infecção recorrente, hemorragia maciça, leucemia terminal

B. TIPO ADULTO BENIGNO AUTOSSÔMICO DOMINANTE
- 50% assintomático
- fraturas recorrentes, leve anemia
- ocasionalmente paralisias de nervos cranianos

Prognóstico: expectativa de vida normal
- √ osteosclerose difusa = ossos com estrutura amorfa, densa e generalizada com obliteração do padrão trabecular normal; mandíbula menos freqüentemente envolvida
- √ espessamento cortical com compactação medular
- √ deformidade do frasco de Erlenmeyer = ossos deformados devido à falta de tubulização + alargamento na extremidade
- √ aspecto de osso dentro do osso
- √ vértebra "em sanduíche"
- √ linhas metafisárias alternantes escleróticas + radiolúcidas transversas (falanges, ossos ilíacos) como indicadores do curso flutuante da doença
- √ estriações metafisárias longitudinais
- √ obliteração das células mastóideas, seios paranasais, forames basais pela osteosclerose
- √ esclerose predominantemente envolvendo a base do crânio; calota geralmente poupada

Cp:
(1) Usualmente fraturas transversas (comum por causa dos ossos quebradiços) com abundante calo + cicatrização normal
(2) Compactação da medula óssea (anemia mieloftísica + hematopoiese extramedular)
(3) Freqüentemente termina em leucemia aguda

Trat: transplante de medula óssea
DD:
(1) Envenenamento por metais pesados
(2) Melorreostose (limitada a uma extremidade)
(3) Hipervitaminose D
(4) Picnodisostose
(5) Displasia fibrosa do crânio/face

OSTEOPOIQUILOSE

= OSTEOPATIA CONDENSANTE DISSEMINADA
Amiúde autossômica dominante; M > F
- assintomática

Histo: ilhas de osso compacto
Localização: na maioria das metáfises + epífises (raramente se estendendo para dentro da médio-diáfise); concentrada na glenóide + acetábulo, punho, tornozelo, pelve, raro no crânio, costelas, centro vertebral, mandíbula
- √ pequenos focos de opacificação ovóide/lenticular no osso esponjoso (2–10 mm)
- √ eixo longo das lesões paralelo ao eixo longitudinal do osso

Prognóstico: não progressiva, nenhuma alteração após a cessação do crescimento
DD:
(1) Displasia epifisária (metáfise normal)
(2) Melorreostose (envolvimento diafisário)

OSTEOPOROSE REGIONAL TRANSITÓRIA

Causa: desconhecida; superatividade do sistema nervoso simpático + hiperemia local similar à distrofia simpático-reflexa, trauma, sinovite, isquemia transitória?

Osteoporose regional transitória

= início rápido de episódios autolimitados de grave osteoporose localizada e dolorosa, porém ocorrência repetitiva dos mesmos sintomas em outras regiões da mesma extremidade ou extremidade oposta

- início rápido de dor local
- eritema difuso, edema, calor local
- debilidade significativa devido à dor severa na sustentação do peso

Idade: homens de meia idade

Localização: usualmente extremidade inferior (isto é: tornozelo, joelho, quadril, pé)

√ osteoporose rápida e localizada dentro de 4–8 semanas após o início da migração de uma articulação para outra; pode afetar o osso trabecular/cortical

√ reação periosteal linear/ondulada

√ preservação do osso cortical subcondral

√ nenhum estreitamento do espaço articular ou erosão óssea RMN:

√ a área afetada tem baixa intensidade de sinal em T1WI, alta intensidade de sinal em T2WI (= edema de medula óssea)

MN:

√ atividade aumentada

Prognóstico: persiste por 6–9 meses em uma área; o ciclo de sintomas pode durar or alguns anos

Trat: resposta variável aos analgésicos/corticosteróides

OSTEOPOROSE PARCIAL TRANSITÓRIA

= variante da osteoporose migratória regional com padrão mais focal de osteoporose, que pode, eventualmente, tornar-se mais generalizada

(a) forma zonal = porção do osso envolvida, ou seja, um côndilo femoral/um quadrante da cabeça femoral

(b) forma radial = somente uma/dois raios da mão/pé envolvidos

Osteoporose transitória do quadril

= doença autolimitada de etiologia desconhecida

Idade: tipicamente em homens de meia idade/em mulheres no terceiro trimestre de gravidez; M > F

- início espontâneo de dor no quadril e virilha, geralmente progressiva durante algumas semanas
- edema doloroso da articulação seguida de desmineralização progressiva
- rápido desenvolvimento de debilidade, coxeadura, diminuição da amplitude dos movimentos

Local: quadril mais comumente afetado; geralmente uma articulação de cada vez

√ marcante osteoporose progressiva da cabeça femoral, colo, acetábulo (3–8 semanas após o início da doença)

√ perda importante virtualmente PATOGNOMÔNICA do córtex subcondral da cabeça femoral + região do colo

√ NENHUM estreitamento do espaço articular/colapso do osso subcondral

MN:

√ captação grandemente aumentada no *scan* ósseo sem *spots* frios/inomogeneidades (positivo antes da radiografia)

RMN:

√ edema difusa da medula óssea + região intertrocanteriana por vezes

√ pequena efusão articular

Cp: comum a fratura patológica

Prognóstico: recuperação espontânea dentro de 2–6 meses; possível a recorrência em 2 anos em outra articulação

DD:

(1) NA (alterações císticas + escleróticas, precoce destruição subcondral
(2) Artrite séptica/tuberculosa (aspiração articular)
(3) Artrite reumatóide monoarticular
(4) Metástase
(5) Distrofia simpático-reflexa
(6) Atrofia por desuso
(7) Condromatose sinovial
(8) Sinovite vilonodular

OSTEOSSARCOMA

Prevalência: 4–5:1.000.000

TIPOS E FREQÜÊNCIA

A.	<u>Osteossarcoma convencional</u> osteoblástico/condroblástico/fibroblástico		72%
B.	<u>Variantes</u>		
	(a) Variantes clínicas		
		1. Osteossarcoma da mandíbula	6%
		2. Osteossarcoma pós-irradiação	4%
		3. Osteossarcoma na doença de Paget	3%
		4. Osteossarcoma multifocal	< 1%
		5. Osteossarcoma em condições benignas (displasia fibrosa, osteoblastoma)	< 1%
	(b) Variantes de superfície		
		1. Osteossarcoma periosteal	4%
		3. Osteossarcoma periosteal	< 1%
		3. Osteossarcoma periosteal	< 1%
		4. Osteossarcoma de superfície de alto grau	< 1%
	(c) Variantes morfológicas		
		1. Osteossarcoma telangiectásico	3%
		2. Condrossarcoma desdiferenciado	3%

Prognóstico:

dependente da idade, sexo, tamanho do tumor, classificação; melhor previsor é o grau de necrose tecidual no espécime pós-ressecção após a radioterapia (91% de sobrevida com necrose tumoral > 90%, 14% de sobrevida com < 90% de necrose tumoral)

Osteossarcoma da mandíbula

Idade média: 34 anos (1–2 décadas mais velhos que o osteossarcoma convencional)

Histo: predominância condroblástica (~50%), predominância osteoblástica (~25%); melhor diferenciado (grau 2 ou 3) que o osteossarcoma convencional (grau 3 ou 4)

- simulando doença periodontal; massa, fleimão, edema
- parestesia (se nervo alveolar inferior envolvido)
- dentes dolorosos/frouxos, gengiva sangrante

√ padrão osteolítico/osteoblástico/misto

√ quantidade variável de reação periosteal

√ ± massa de tecido mole

Prognóstico: mais favorável (probabilidade mais baixa de metástases, grau mais baixo)

DD: doença metastática, mieloma múltiplo, invasão direta por tumor contíguo a partir da cavidade oral, sarcoma de Ewing, linfoma primário do osso, condrossarcoma, fibrossarcoma, osteomielite aguda, ameloblastoma, histiocitose de células de Langerhans, granuloma reparador de células gigantes, "tumor marrom" do HPT

Osteossarcomatose

= SARCOMA OSTEOGÊNICO ESCLEROSANTE
= SARCOMA OSTEOGÊNICO OSTEOBLÁSTICO
= SARCOMATOSE OSTEOGÊNICA ESCLEROSANTE

Etiologia:
(a) tipo multicêntrico de osteossarcoma
(b) lesões ósseas metastáticas múltiplas

Classificação (Amstutz)

Tipo I:	lesões ósseas múltiplas e sincrônicas ocorrendo dentro de 5 meses + paciente < = 18 anos de idade
Tipo II:	múltiplas lesões ósseas assincrônicas ocorrendo dentro de 5 meses + paciente > 18 anos de idade
Tipo IIIa:	osteossarcoma metastático metacromático precoce
Tipo IIIb:	osteossarcoma metastático metacromático tardio ocorrendo > 24 meses após o diagnóstico

Idade:
Amstutz tipo I = 4–18 anos (média 11)
Amstutz tipo II = 19–63 anos (média 30)

Local: metáfises de ossos longos; pode se estender para dentro das placas epifisárias/começar na epífise
√ lesões multicêntricas surgindo simultaneamente
√ densamente opaco (osteoblástico)
√ lesões bilaterais + simétricas
√ precocemente: ilhas ósseas
√ tardiamente: a metáfise por inteiro é preenchida com lesões escleróticas invadindo o córtex
√ as lesões são do mesmo tamanho
√ metástases pulmonares (62%)

Prognóstico: uniformemente pobre com morte precoce

DD: envenenamento com metais pesados, osteíte esclerosante, displasia epifisária progressiva, melorreostose, osteopoiquilose, infarto ósseo, osteopetrose

Osteossarcoma central

Tumor ósseo primário maligno mais comum nos adultos jovens + crianças; segundo tumor ósseo maligno primário mais comum após o mieloma múltiplo

Histo: surgindo de tecido mesenquimal indiferenciado; formação de matriz fibrosa/cartilaginosa/óssea (principalmente mista)que produz osteóide/osso imaturo

Idade: distribuição bimodal 10–25 anos e > 60 anos; 21% < 10 anos; 68% < 15 anos; 70% entre 10 e 30 anos; M:F = 3:2; > 35 anos: relacionados a condições preexistentes (Doença de Paget, osso pré-irradiado)

- edema doloroso (1–2 meses de duração)
- febre (freqüente)
- leve elevação da fosfatase alcalina
- *diabetes mellitus* (síndrome paraneoplásica) em 25%

Localização: ossos longos, fêmur (40%), tíbia (16%); 50%–75% no joelho; úmero proximal (15%); ossos cilíndricos < 30 anos; osso chato (ílio) > 50 anos

Local: meta/diáfise
√ usualmente grande lesão óssea > 5 cm quando primeiramente detectada
√ lesão óssea osteolítica/de densidade quase normal/extremamente densa (50%)
√ reação periosteal em "raios de sol"/"pele de cebola" + triângulo de Codman
√ destruição óssea "roída de traças" + ruptura cortical
√ massa de tecido mole com novo osso tumoral (tipo ósseo/cartilaginoso)
√ disseminação transepifisária antes do fechamento da placa (75%–88%); a fise NÃO age como uma barreira para a disseminação tumoral
√ pneumotórax espontâneo (devido às metástases subpleurais)

MN:
√ atividade intensamente aumentada à cintigrafia óssea (hipervascularidade, formação de osso novo)
√ extensão para os tecidos moles demonstrada, especialmente com SPECT
√ a cintigrafia óssea estabelece extensão local (extensão facilmente superestimada devido à intensidade da captação), "salta" lesões, metástases para o osso + tecidos moles

RMN (modalidade preferida):
√ claramente define a extensão do envolvimento da medula óssea (melhor em T1WI), envolvimento vascular, componente de tecidos moles (melhor em T2WI)

Metástases (em 2% na apresentação):
(a) metástases pulmonares hematogênicas (15%): calcificantes; pneumotórax espontâneo a nódulos subpleurais cavitantes que se rompem para o espaço pleural
(b) linfonodos, fígado, cérebro (podem ser calcificadas)
(c) metástases esqueléticas incomuns (diferentemente do sarcoma de Ewing); focos de tumor descontínuos na cavidade da medula óssea em até 10%

Cp:
(1) Fratura patológica (número significativo)
(2) Osteossarcoma induzido por irradiação (30 anos de atraso)

Prognóstico:
(1) Amputação: 20% com cinco anos de sobrevida; 15% desenvolve metástases esqueléticas; 75% morrem dentro de < 2 anos
(2) Quimioterapia com múltiplas drogas: 55% com quatro anos de sobrevida; lesões mais proximais possuem mortalidade mais alta (0% com dois anos de sobrevida para axiais primários)

Previsão de prognóstico ruim:
metástases na apresentação, massa de tecido mole > 20 cm

Previsão de resposta ruim à quimioterapia:
nenhuma alteração/aumento do tamanho da massa de tecido mole, aumento na destruição óssea

DD: Osteoma osteóide, osteomielite esclerosante, articulação de Charcot

Sarcoma periosteal

1% de todos os osteossarcomas
Histo: osteóide centralmente maligno com lóbulos periféricos de cartilagem estendendo-se perpendicularmente a partir da superfície cortical
Idade: pico aos 10–20 anos (variação de 13–70 anos)
Localização: tíbia proximal, fêmur distal nos aspectos mediais/anterior, úmero, fíbula, íleo
Local: metáfises/diáfises de ossos longos; limitada à periferia do córtex com margem endosteal normal + canal medular (lembra o sarcoma periosteal)
√ crescimento elíptico e séssil no periósteo
√ espícula curtas de osso em ângulos retos à diáfise
√ tumor com comprimento de 7–12 cm, 2–4 cm de largura
√ pequeno componente de tecido mole não calcificado além das margens calcificadas
√ base tumoral intimamente aderida ao córtex por toda a extensão do tumor
√ NENHUMA destruição cortical/invasão da cavidade medular
√ pode estar numa aparente depressão na superfície óssea
Prognóstico: 80%–90% de cura (melhor prognóstico que o osteossarcoma central com sobrevida em cinco anos de 50%)
DD: condrossarcoma justacortical

Sarcoma periosteal

= OSTEOSSARCOMA JUSTACORTICAL; 4% dos osteossarcomas; lesão de crescimento lento com curso fulminante se o tumor alcança o canal medular
Histo: capa freqüentemente cartilaginosa (como no ósteo-/condroblastoma benigno)
Idade: pico etário aos 38 anos (variação de 12–58 anos); 50% > idade de 30 (para o osteossarcoma central 75% < 30 anos de idade); M:F = 2:3
Localização: aspecto posterior do fêmur distal (50%), qualquer das extremidades da tíbia, úmero proximal, raro em outros ossos longos
Local: adjacente ao córtex metafisário em estreita relação com o periósteo
√ densas massas de novo osso homogêneo estendendo além do córtex
√ periferia tumoral lobulada e esférica
√ podem estar presentes pequenas trabéculas
√ sinal "do colar" = inicialmente fina linha radiolúcida separando a massa tumoral do córtex (30%–40%)
√ o talo tumoral cresce com o tumor obliterando a linha radiolúcida
√ periferia tumoral menos densa que o centro (DD: miosite ossificante com periferia mais densa)
√ grande componente de tecido mole com elementos ósseos + cartilaginosos
Prognóstico: 80%–90% tratados bem-sucedidamente (melhor prognóstico de todos os osteossarcomas)
DD: osteocondroma, miosite ossificante, hematoma justacortical, osteossarcoma extra-ósseo

Osteossarcoma extra-esquelético

= localizado dentro dos tecidos moles sem aderência ao osso/periósteo
Incidência:
1% de todos os sarcomas de tecidos moles
4% de todos os osteossarcomas
Causa:
(1) Seqüela de irradiação (4%–13%) 2–40 anos atrás (histiocitoma fibroso maligno mais comum; fibrossarcoma é o terceiro mais comum)
(2) Trauma (12%–31%): na miosite ossificante preexistente/local de injeção intramuscular
Histo: quantidades variáveis de osteóide + osso + cartilagem; muito similar ao histiocitoma fibroso maligno
Idade média: 50 anos; 94% > 30 anos de idade; M > F
Localização: extremidade inferior (coxa em 42%), extremidade inferior (12%–23%), retroperitônio (8%–17%), nádega, dorso, órbita, submento, axila, abdome, pescoço, rim, mama
• massa de tecido mole em crescimento
• dor + sensibilidade (25%–50%)
√ grande tumor de tecido mole, freqüentemente de localização profunda + fixo
√ > 50% calcificado
Prognóstico:
(1) Múltiplas recorrências locais (em 80%–90%) após intervalos de 2 meses a 10 anos
(2) Metástases após um intervalo de 1 mês a 4 anos: pulmões (81%–100%); subcutis, fígado, osso, linfonodos (25%)
(3) Morte dentro de 2–3 anos (> 50%) tendo o tamanho tumoral como o maior previsor

OXALOSE

Raro erro inato do metabolismo
Etiologia: excessivas quantidades de ácido oxálico combinam-se com o cálcio e depositam-se por todo o corpo (rins, tecidos moles, osso)
• hiperoxalúria = excreção urinária de ácido oxálico > 50 mg/dia
• insuficiência renal progressiva
√ osteoporose = rarefação cística + margens escleróticas nos ossos tubulares no lado metafisário, podendo se estender pela diáfise
√ erosões no lado côncavo das metáfises próximas à epífise (DD: hiperparatireoidismo)
√ aspecto de osso dentro do osso na coluna
√ nefrocalcinose (HPT secundário: reabsorção subperiosteal, coluna dos "rugger jersey"*, bandas metafisárias escleróticas)

**N.T.:* lembrando as listras das camisas dos jogadores de rúgbi do "Jersey"
Cp: fraturas patológicas

PAQUIDERMOPERIOSTOSE

= OSTEODERMOPATIA HIPERTRÓFICA (TOURAINE-SOLENTE-GOLE)
OSTEOARTROPATIA HIPERTRÓFICA PRIMÁRIA
Autossômica dominante
Idade: 3–38 anos com progressão para os últimos 20/30 anos; M >> F
• grandes pregas na face + escalpo
Localização: epífises + região diametafisária dos ossos tubulares; terço distal dos ossos das pernas + antebraços (precocemente); falanges distais raramente envolvidas
√ aumento dos seios paranasais

√ proliferação periosteal irregular das falanges + região distal dos ossos longos (mão + pé), começando na região epifisária no tendão/inserções ligamentares
√ córtex espessado, PORÉM NENHUM estreitamento da medula óssea
√ deformidade
√ pode ter acrosteólise

Prognóstico: a progressão cessa após alguns anos
DD: osteoartropatia pulmonar, acropatia tireoidiana

PARAOSTEOARTROPATIA

= FORMAÇÃO ÓSSEA HIPERTRÓFICA = OSSIFICAÇÃO ECTÓPICA = MIOSITE OSSIFICANTE

Complicação comum após manipulação cirúrgica, prótese total de quadril (62%) e imobilização crônica (trauma medular/desordens neuromusculares)

Mecanismo: células mesenquimais pluripotenciais originam uma matriz para a formação de osso heterotópico similar ao osso endosteal

Causas: Para/quadriplegia (40%–50%), mielomeningocele, poliomielite, trauma craniano severo, doença cerebrovascular, infecções do sistema nervoso central (tétano, raiva), cirurgia (comum após prótese total de quadril)

Evolução: calcificações vistas 4–10 semanas após o insulto; progressão por 6–14 meses; trabeculações em 2–3 meses; anquilose óssea lamelar em 5% em 12–18 meses

√ maior quantidade de calcificações em torno das articulações, especialmente quadril e ao longo dos planos fasciais
√ osteoporose difusa das extremidades inferiores
√ cálculos renais (elevação dos níveis de cálcio sérico)

Sistema de gradação radiográfico (Brooker):

0	nenhuma ossificação de tecidos moles
I	pequenos focos separados de calcificação
II	espaço > 1 cm entre as superfícies ósseas opostas das ossificações heterotópicas
III	espaço < 1 cm entre as superfícies ósseas
IV	ossificação formando pontes

Cintigrafia óssea:
√ acúmulo do traçador no osso ectópico
√ avaliação da maturidade para o momento ótimo para a ressecção cirúrgica (indicada pela mesma quantidade de captação como no osso normal)

Cp: Anquilose em 5%
Trat: 1.000–2.000 rads dentro de quatro dias após a remoção cirúrgica

PICNODISOSTOSE

= doença autossômica recessiva; provavelmente uma variante da disostose cleidocranial

Idade: crianças; M:F = 2:1

• nanismo (lembrando osteopetrose)
• retardo mental (10%)
• mãos + pés largos
• unhas distróficas
• descoloração amarelada dos dentes
• face característica (nariz em bico, mandíbula recuada)

√ braquicefalia + platibasia
√ suturas cranianas amplas, ossos wormianos
√ base do crânio espessa
√ hipoplasia da mandíbula + ângulo mandibular obtuso
√ hipoplasia + não pneumatização dos seios paranasais
√ não segmentação de C1/2 e L5/S1
√ aumento generalizado da densidade dos ossos longos com córtices espessados
√ displasia clavicular
√ tuberosidades terminais dos dedos hipoplásicas e com afinamento progressivo
√ múltiplas fraturas espontâneas

DD:
(1) Osteopetrose (nenhuma anormalidade mandibular/craniana, não há hipoplasia falangiana, não há bandas metafisárias transversas, anemia, deformidade do frasco Erlenmeyer; aspecto do "osso dentro do osso")
(2) Disostose cleidocranial (não há ossos densos/hipoplasia das falanges terminais, baixa estatura)

PLASMOCITOMA SOLITÁRIO

= representa o estágio precoce do mieloma múltiplo, precedendo o mieloma múltiplo por 1–20 anos

Idade: 5ª–7ª década

• aspirado de medula óssea negativo; nenhum pico monoclonal IgG no soro/urina

A. MIELOMA SOLITÁRIO DO OSSO
Locais: coluna torácica/lombar (mais comum) > pelve > costelas > esterno, fêmures, úmeros (comum)
√ lesão solitária osteolítica "bolhosa" e grosseiramente expansiva
√ margens pobremente definidas, padrão em "queijo suíço"
√ freqüentes fraturas patológicas (colapso de vértebra)
DD: Tumor de células gigantes, cisto ósseo aneurismático, osteoblastoma, metástases solitárias do carcinoma renal/carcinoma de tireóide

B. PLASMOCITOMA EXTRAMEDULAR
Localização: maioria na cabeça + pescoço; 80% na cavidade nasal, seios paranasais, vias aéreas superiores da traquéia, parênquima pulmonar

POLICONDRITE REINCIDENTE

= inflamação recorrente generalizada + destruição da cartilagem nas articulações, orelhas, nariz, laringe, vias aéreas

Etiologia: desordem metabólica adquirida (?metabolismo anormal do mucopolissacarídeo ácido/hipersensibilidade/alteração na imunidade)

Histo: perda do citoplasma nos condrócitos; infiltração de células plasmáticas + linfócitos

• deformidade do nariz em sela
• orelhas edemaciadas + sensíveis, orelhas em "couve-flor"
• perda de audição (obstrução do meato acústico externo)
• tosse, rouquidão, dispnéia (colapso da traquéia)
• artralgia

@ Cabeça
√ calcificação do lóbulo da orelha

@ Tórax
√ ectasia + colapsabilidade com estreitamento da traquéia e brônquios principais
√ enfisema generalizado + localizado

√ aneurisma aórtico (10%), principalmente na aorta ascendente, pode ser múltiplo/dissecante
√ costocondrite

@ Osso
√ osteoporose periarticular
√ alterações erosivas nos ossos do carpo lembrando a artrite reumatóide
√ edema de tecidos moles em torno das articulações + processo estilóide da ulna
√ irregularidades erosivas nas articulações sacroilíacas
√ erosão do espaço discal + aumento da densidade dos platôs articulares

Trat: corticosteróides

POLIOMIELITE

√ osteoporose
√ calcificação de tecidos moles/ossificação
√ calcificação do disco intervertebral
√ erosão costal comumente na margem superior da terceira e quarta costelas (secundária à pressão exercida pela escápula)
√ coluna de "bambu" (lembrando a espondilite anquilosante)
√ estreitamento da articulação sacroilíaca

PROGERIA

= SÍNDROME DE HUTCHINSON-GILFORD
= herança autossômica recessiva; mais comumente nas populações com casamentos consangüíneos (japoneses, judeus)

Idade: logo após a adolescência; M:F = 1:1

Hábito característico + estatura:
- retardo simétrico do crescimento
- ausência do estirão de crescimento da adolescência
- anão com baixa estatura + peso corporal leve
- extremidades compridas e magras com tronco atarracado
- nariz em forma de bico + órbitas rasas

Senescência prematura:
- aspecto "como um pássaro"
- cabelos grisalhos + calvície prematura
- hiperpigmentação
- alteração da voz
- arteriosclerose
- catarata bilateral
- osteoporose

Alterações cutâneas que lembram a esclerodermia:
- pele + músculo atróficos
- hiperceratose circunscrita
- telangiectasia
- pele rígida
- ulcerações cutâneas
- calcificações localizadas de tecidos moles

Anormalidades endócrinas:
- diabetes
- hipogonadismo

√ Osteoporose generalizada

@ Crânio
√ calota craniana fina
√ fechamento retardado das suturas + ossos wormianos
√ ossos faciais hipoplásicos (maxila + mandíbula)

@ Tórax
√ tórax estreito + costelas delgadas
√ reabsorção progressiva com substituição fibrosa das porções externas das clavículas afinadas (MARCA REGISTRADA)
√ calcificações na artéria coronária + valvas cardíacas com dilatação cardíaca

@ Extremidades e articulações
√ ossos longos curtos + delgados
√ coxa valga
√ deformidade valga da cabeça umeral
√ acrosteólise das falanges terminais (ocasionalmente)
√ deformidades em flexão + extensão dos háluces (hálux valgo, pé plano)
√ doença articular degenerativa excessiva das articulações maiores + periféricas
√ lesões articulares neurotróficas (pés)
√ osteomielite disseminada + artrite séptica (mãos, pés, membros)

@ Tecidos moles
√ atrofia dos tecidos moles das extremidades
√ calcificações dos tecidos moles em torno das proeminências ósseas (tornozelo, punho, cotovelo, joelho)
√ calcificações vasculares periféricas = arteriosclerose prematura

Prognóstico:
a maioria dos pacientes morre nos seus 30/40 anos pelas complicações da arteriosclerose (infarto do miocárdio, acidente vascular cerebral) ou neoplasia (sarcoma, meningioma, carcinoma tireoidiano)

DD: Síndrome de Cockayne (retardo mental, atrofia retiniana, surdez, história familiar)

PSEUDO-ACONDROPLASIA

- face + cabeça normais

√ encurtamento dos membros
√ epífises irregulares
√ escoliose
√ coxa vara
√ marcante encurtamento dos ossos nas mãos + pés

PSEUDOFRATURAS

= LINHAS TÊNUES = ZONAS TÊNUES = "JUNÇÃO OSTEÓIDE" = SÍNDROME DE MILKMAN
= fraturas de estresse insuficientes + não união (cicatrização incompleta devido a uma deficiência mineral)

Pat: áreas de osso entrelaçados e não mineralizados ocorrendo nos locais de estresse mecânico/entrada de vasos nutrícios

Associadas a:
(1) Osteoblastoma/raquitismo
(2) Doença de Paget ("fratura de banana")
(3) Osteogênese imperfeita tardia
(4) Displasia fibrosa
(5) Doença renal orgânica em 1%
(6) Disfunção tubular renal
(7) Hipofosfatasia congênita

(8) Hiperfosfatasia congênita ("doença de Paget juvenil")
(9) Mábsorção/deficiência de vitamina D
(10) Neurofibromatose

Mnemônico: "PODO"
Paget
Osteomalacia
Displasia fibrosa
Osteogênese imperfeita

Locais comuns:
escápula (margem axilar, lateral + margem superior), colo femoral medial + diáfise, ramo púbico + ísquio, costelas, trocânter menor, tuberosidade isquial, terço proximal da ulna, terço distal do rádio, falanges, metatarsianos, metacarpianos, clavícula

√ tipicamente bilateral + simétrica nos ângulos retos em relação à margem óssea
√ paralelada pela esclerose marginal nos estágios tardios
√ fratura cicatrizante com pouca ou nenhuma formação de calo
√ faixa de lucência de 2–3 mm em ângulos retos com o córtex (= junções osteóides formadas dentro das violações induzidas pelo estresse (PATOGNOMÔNICO) + não união (= cicatrização incompleta devido à deficiência mineral)

PSEUDO-HIPOPARATIREOIDISMO

= PHipoPT = anormalidade congênita ligada ao X e dominante com resistência renal + esquelética ao PTH devido a (1) resistência do órgão alvo, (2) presença de antienzimas, (3) hormônio defeituoso

Pode ser associado a: hiperparatireoidismo devido à hipocalcemia; F > M

- baixa estatura e obesidade
- retardo mental
- opacificação corneana + cristalino
- dentição anormal (hipoplasia, erupção tardia, excesso de cáries)
- hipocalcemia + hiperfosfatemia (resistente à injeção de PTH)
- níveis normais de PTH

√ braquidactilia nos ossos nos quais as epífises surgem por último (metacarpianos, ossos metatarsianos I, IV, V) (75%)
√ maturação epifisária acelerada resultando em nanismo + coxa vara/valga
√ exostoses diafisárias múltiplas (ocasionalmente)
√ calcificação dos núcleos da base + núcleo denteado
√ calcificação/ossificação da pele + tecido subcutâneo

PSEUDOPSEUDO-HIPOPARATIREOIDISMO

= PPHipoPT = expressão diferente do mesmo distúrbio familial com características clínicas + radiográficas idênticas, como no pseudo-hipoparatireoidismo

- baixa estatura, fáscie redonda
- NENHUMA alteração química do sangue (cálcio + fósforo normais)
- resposta normal à injeção de PTH

√ braquidactilia

RAQUITISMO

= osteomalacia durante o crescimento ósseo endocondral

Idade: 4–18 meses

Histo: a zona de calcificação preparatória não se forma, acúmulo de células cartilaginosas em maturação; insuficiência da mineralização osteóide também nas diáfises, de maneira que a produção de osteóide eleva o periósteo

- irritabilidade, dor óssea, sensibilidade
- craniotabes
- rosário raquítico
- pernas encurvadas
- dentição retardada
- edema dos punhos + tornozelos

Localização: são particularmente envolvidas as metáfises de ossos longos submetidas a estresses (punhos, tornozelos, joelhos)

√ centros epifisários pobremente mineralizados com surgimento tardio
√ placas epifisárias alargadas e irregulares (osteóide aumentado)
√ aumento da distância entre a extremidade da diáfise e o centro epifisário
√ deformidade em cúpula + perda da nitidez das metáfises com sombras em formas de faixas para dentro da cartilagem epifisária (ossos de sustentação de peso)
√ esporões corticais projetando-se em ângulos retos em relação às metáfises
√ trabeculação grosseira (NENHUM padrão opaco, como no escorbuto)
√ pode estar presente reação periosteal
√ comum as deformidades (encurvamento da diáfise macia, moldagem da epífise, fraturas)
√ encurvamento de ossos longos
√ bossa frontal

Mnemônico: "RICKETS"* (RAQUITISMO)
***R**eaction of periosteum may occur*
***I**ndistinct cortex*
***C**oarse trabeculation*
***K**nees + wrists, ankles mainly affected*

	PHipoPT	PPHipoPT
√ calcificação dos núcleos da base	44%	8%
√ calcificações dos tecidos moles	55%	40%
√ encurtamento metacárpico (4 + 5 sempre envolvidas)	75%	90%
√ encurtamento metatársico (3 + 4 envolvidos)	70%	99%

***E**piphyseal plates widened + irregular*
***T**remendous metaphysis (fraying, aplaying, cupping)*
***S**pur (metaphyseal)*

*(*N.T.:* neste caso mnemônico, foi mantida a expressão original pela impossibilidade de adaptação para a língua portuguesa.)

Pode ocorrer reação periosteal
- Córtex indistinto
- Trabeculação grosseira
- Joelhos + punhos + tornozelos afetados
- Placas epifisárias alargadas + irregulares
- Metáfises aumentadas (indistintas, encurvadas, com deformidade em cúpula)
- Esporão (metafisário)

Causas e classificação do raquitismo

I. ANORMALIDADE NO METABOLISMO DA VITAMINA D
Associado com hiperparatireoidismo reativo
A. Deficiência de vitamina D
(a) falta dietética de vitamina D
= osteomalacia carencial
(b) falta de exposição ao sol
(c) má-absorção da vitamina D
= raquitismo gastrintestinal
1. pancreatite + doença do trato biliar
2. esteatorréia + doença celíaca, pós-gastrectomia
3. doença inflamatória intestinal
B. Conversão defeituosa da vitamina D para 25-OH-colecalciferol no fígado
1. Doença hepática
2. Terapia com drogas anticonvulsivantes (= indução das enzimas hepáticas que aceleram a degradação de metabólitos biologicamente ativos da vitamina D)
C. Conversão defeituosa do 25-OH-D3 em 1,25-OH-D3 no rim
1. Insuficiência renal crônica = osteodistrofia renal
2. Raquitismo dependente de vitamina D = defeito autossômico recessivo da enzima 1-OHase
II. ANORMALIDADE NO METABOLISMO DO FOSFATO
não associado a hiperparatireoidismo secundário ao cálcio sérico normal
A. Deficiência de fosfato
1. Mábsorção intestinal de fosfato
2. Ingestão de sais de alumínio [$Al(OH)_2$] formando complexos insolúveis com fosfato
3. Baixa alimentação de fosfato em neonatos prematuros
4. Estado de malaborção severa
5. Hiperalimentação parenteral
B. Desordens da reabsorção tubular renal de fosfato
1. Acidose tubular renal (perda renal de alcali)
2. Síndrome de Toni-Debré-Fanconi
= hipofosfatemia, glicosúria, aminoacidúria
3. Raquitismo resistente à vitamina D
4. Cistinose
5. Tirosinose
6. Síndrome de Lowe
C. Hipofosfatemia com tumores não endócrinos
= Raquitismo oncogênico = elaboração de substância umeral que inibe a reabsorção tubular renal de fosfatos
1. Hemangioma esclerosante
2. Hemangiopericitoma
3. Tumor mesenquimal ossificante
4. Fibroma não ossificante
D. Hipofosfatasia
III. DEFICIÊNCIA DE CÁLCIO
1. Raquitismo dietético = dieta sem leite (extremamente raro)
2. Má-absorção
3. Consumo de substância formando quelatos com cálcio

CLASSIFICAÇÃO DO RAQUITISMO
I. Raquitismo primário com deficiência de vitamina D
II. Má-absorção intestinal
A. Gastrectomia parcial
B. Doença do intestino delgado: enteropatia sensível ao glúten/enterite regional
C. Doença hepatobiliar: obstrução biliar crônica/cirrose biliar
D. Doença pancreática: pancreatite crônica
III. Hipofosfatemia primária: raquitismo com deficiência de vitamina D
IV. Doença renal
A. Insuficiência renal crônica
B. Desordens tubulares renais: acidose tubular renal
C. Múltiplos defeitos renais
V. Hipofosfatasia + pseudo-hipofosfatasia
VI. Fibrogênese imperfeita óssea
VII. Osteomalacia axial
VIII. Miscelânea
Hipoparatireoidismo, hiperparatireoidismo, tireotoxicose, osteoporose, doença de Paget, ingestão de fluoretos, ureterossigmoidostomia, neurofibromatose, osteopetrose, macroglobulinemia, malignidade

RUBÉOLA

Idade: crianças
- nanismo neonatal (retardo do crescimento)
- parada no desenvolvimento
- catarata, surdez
- deficiência mental
- púrpura trombocitopênica

√ sinal do "talo de aipo" (50%) = margens metafisárias irregulares + trabeculação grosseira estendendo longitudinalmente da epífise; extremidade distal do fêmur > extremidade proximal da tíbia, úmero
√ nenhuma reação periosteal
√ doença cardíaca congênita (DAP)
√ estenose periférica da artéria pulmonar
√ hepatosplenomegalia
√ pneumonia
√ necrose do miocárdio

Prognóstico: manifestações ósseas desaparecem em 1–3 meses

DD:
(1) CMV (calcificações cerebrais, não vistas na rubéola)
(2) Sífilis congênita (diafisite + epifisite)
(3) Toxoplasmose

RUPTURA DE MENISCO

Tipo de ruptura:
1. Ruptura em clivagem horizontal, primariamente envolvendo o plano horizontal central do menisco (mais comum): usualmente degenerativa

2. Ruptura em bico de papagaio = desgaste da borda livre, usualmente ruptura degenerativa no corpo do menisco lateral, próximo à junção do corpo + corno posterior
3. Ruptura "da cavalgadura" = ruptura longitudinal vertical com um fragmento interno deslocado e instável, usualmente no menisco medial, raramente no lateral: traumática
4. Ruptura em *flap* (*Flap tear*) = ruptura oblíqua + incompleta: traumática, às vezes degenerativa
5. Ruptura periférica = ruptura vertical no terço periférico do menisco: traumática
6. Separação meniscocapsular = ruptura da inserção periférica do menisco

Classificação pela RNM			
Grau	Tipo	Achado na RNM	PPV
0	0	menisco normal	1%
1	I	sinal intrameniscal globular/puntiforme	2%
2	II	sinal não linear não estendendo até a superfície	5%
	III	ápice do menisco curto	23%
	IV	ápice do menisco truncado/rombo	71%
3	V	sinal estendendo a somente uma das superfícies	85%
3	VI	sinal estendendo a ambas as superfícies	95%
3	VII	padrão de sinal cominutivo reticulado	82%

Local da injúria:
(a) menisco medial em 45%: nenhuma ruptura isolada do corpo/corno anterior
(b) menisco lateral em 22%: corno posterior envolvido em 80% de todas as rupturas meniscais laterais
(c) ambos os meniscos envolvidos em 33%

Acurácia da RNM:
59%–84% para as rupturas meniscais mediais;
87%–92% para as rupturas meniscais laterais;
91%–96% para as rupturas do ligamento cruzado anterior;
até 99% para as rupturas do ligamento cruzado posterior

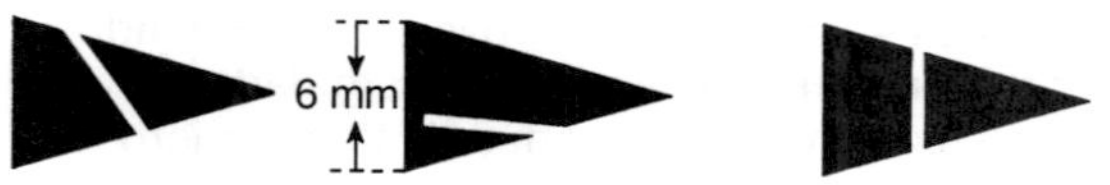

Ruptura oblíqua   Ruptura transversa   Ruptura longitudinal

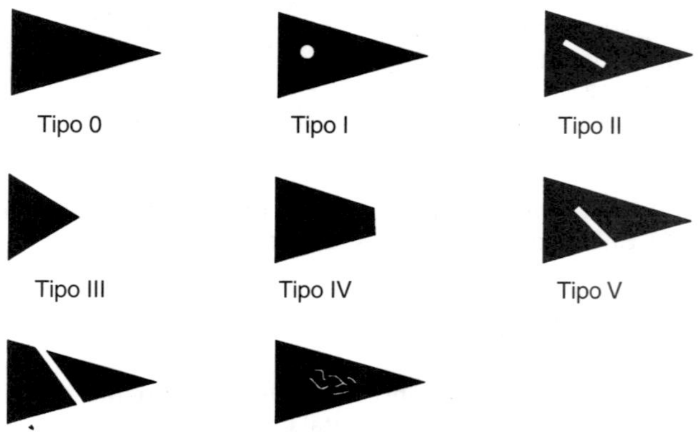
Tipo 0   Tipo I   Tipo II
Tipo III   Tipo IV   Tipo V
Tipo VI   Tipo VII

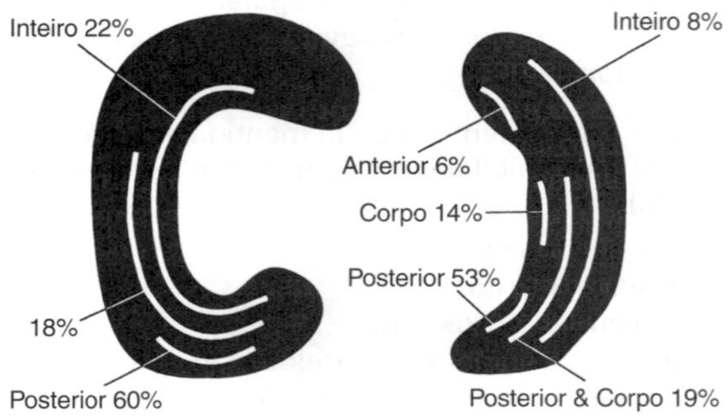

Rupturas Meniscais Mediais   Rupturas Meniscais Laterais

60%–97% para a artrografia
84%–99% para a artroscopia (pobre no corno posterior do menisco medial)
◊ A RNM tem um alto valor preditivo negativo

Associado com: lesão ligamentar
• assintomáticas em até 20% dos indivíduos mais velhos
√ sinal se estendendo à superfície articular (tipo V + VI)
√ sinal da goteira = intensidade de sinal linear tornando-se mais amplo à medida que se estende em direção à superfície meniscal, indicando um achado do tipo V (desaparecimento gradual em direção à superfície = achado tipo II)

ARMADILHAS:
A. Variantes normais simulando rupturas:
   1. Recesso superior no corno posterior do menisco medial
   2. Hiato poplíteo
      √ hiato do tendão poplíteo separa o menisco lateral da cápsula articular
      ◊ Visto acima do aspecto posterior do menisco lateral no corte sagital mais superficial!
      ◊ O tendão move-se posteriormente + inferiormente ao menisco em secções adjacentes mais profundas!
   3. Ligamento transverso
      Curso: conecta os cornos anteriores de ambos os meniscos
      √ corre no aspecto superior dos meniscos antes de se fundir completamente aos meniscos
      ◊ Siga a secção transversa do ligamento transverso através da gordura infrapatelar nas imagens mais centrais!
   4. Ligamentos meniscofemorais
      Origem: aspecto superior do corno posterior do menisco lateral
      Inserção: côndilo femoral medial
      √ demonstrado em 1/3 dos casos em imagens sagitais
      (a) Ligamento de Wrisberg
         √ posterior ao ligamento cruzado posterior
      (b) Ligamento de Humphry
         √ anterior ao ligamento cruzado posterior
      ◊ Achados usualmente limitados à única imagem mais medial!
   5. Tecido mole entre cápsula + menisco medial
B. Menisco cicatrizado
   √ sinal de grau 3 persistente pelo menos até 6 meses
   √ S/P meniscectomia (achado falso positivo de tipo IV)

C. Alterações degenerativas
√ sinal de grau I = aumento globular na intensidade
√ sinal de grau II = sinal linear não estendendo até a superfície articular
√ sinal de tipo IV em criança = pode ser causado por vasos perfurantes

D. Menisco discóide
Prevalência: em 1,5%–15,5%
Local: lateral > menisco medial
√ fragmento centralmente deslocado + menisco de tamanho normal

SARCOIDOSE

Envolvimento ósseo em 6% – 15% – 20%
• função articular não prejudicada, as articulações são raramente envolvidas

Localização: pequenos ossos das mãos (falanges médias + distais)
√ padrão trabecular reticulado "entrelaçado" nas extremidades metafisárias das falanges médias + distais, metacarpianos, metatarsianos
√ lesões bem definidas semelhantes a cistos de vários tamanhos
√ destruição semelhante à neuropática das falanges terminais (DD: esclerodermia)
√ esclerose endosteal falangiana + novo osso periosteal (infreqüente)
√ envolvimento vertebral não usual: lesões destrutivas com margem esclerótica
√ esclerose difusa de múltiplos corpos vertebrais
√ massa paravertebral de tecidos moles (DD: indistinguível da tuberculose)
√ alterações osteolíticas no crânio

SARCOMA DE EWING

= TUMOR DE EWING = 4%–10% de todos os tumores ósseos (menos comum que o ósteo/condrossarcoma); tumor ósseo maligno mais comum em crianças

Histo:
Pequenas células, uniformemente do mesmo tamanho + solidamente agrupadas (DD: linfoma, osteossarcoma, mieloma, neuroblastoma, carcinoma, granuloma eosinofílico), invadindo a cavidade medular e entrando no subperiósteo via canais harvesianos, produzindo periostite, massas de tecidos moles, osteólise; grânulos de glicogênio presentes (DD com o sarcoma retículo celular); ausência de fosfatase alcalina (DD com o osteossarcoma)

Idade: pico em 15 anos (variação 5 meses-54 anos); em 30% < 10 anos; em 39% 11–15 anos; em 31% > 15 anos; em 50% < 20 anos; em 95% 4–25 anos; M:F = 2:1; brancos em 96%
• dor óssea severa e localizada
• massa de tecido mole
• febre, leucocitose, anemia (nas metástases precoces, simulando infecção)

Localização:
fêmur (25%), pelve-ílio (14%), tíbia (11%), úmero (10%), fíbula (8%), costelas (6%)
(a) ossos longos em 60%:
metadiáfise (44%), médio-diáfise (33%), metáfise (15%), metaepifisária (6%), epifisário (2%); geralmente nenhum envolvimento da epífise, pois o tumor origina-se na cavidade medular com invasão do sistema harvesiano
(b) ossos chatos em 40%: pelve, escápula, crânio, vértebra (sacro > lombar > torácico > coluna cervical); costelas (em 7% >; em 30% < idade 10 anos)
◊ > 20 anos de idade predominantemente em ossos chatos
◊ < 20 anos de idade predominantemente em ossos cilíndricos (tumor derivado da medula vermelha)

√ Lesão lítica longa de 8–10 cm na diáfise do osso (62% lítica, 23% densidade mista, 15% densa)
√ lesão mosqueada "comida de traça" destrutiva e infiltrante (72%) (achado tardio)
√ penetração nos tecidos moles (55%) com preservação dos planos teciduais (DD: osteomielite com edema difuso dos tecidos moles)
√ reação periosteal precoce lamelada em "pele de cebola" (53%)/espiculada = "raios de sol"/"com pontas de cabelo"(23%), triângulo de Codman
√ espessamento cortical (16%)
√ destruição cortical (18%)
√ ± seqüestração cortical
√ novo osso esclerótico reativo (30%)
√ expansão óssea (12%)
√ sarcoma de Ewing da costela: massa de tecido mole desproporcionada e não homogênea com grande componente intratorácico + mínimo componente extratorácico

Metástases para: pulmão, ossos, linfonodos regionais em 11%–30% no momento do diagnóstico, em 40%-45% dentro de dois anos do diagnóstico

Cp: fratura patológica (5%–14%)
Prognóstico: 60%–75% sobrevida em cinco anos

DD:
(1) Mieloma múltiplo (grupo etário mais velho)
(2) Osteomielite (duração da dor < 2 semanas)
(3) Granuloma eosinofílico (reação periosteal sólida)
(4) Osteossarcoma (ossificação dos tecidos moles, em torno da idade dos 20 anos, nenhuma reação periosteal lamelar)
(5) Sarcoma retículo celular (clinicamente saudáveis, entre 30–50 anos, não tem glicogênio)
(6) Neuroblastoma (< 5 anos)
(7) Carcinoma metastático anaplásico (> 30 anos)
(8) Osteossarcoma
(9) Doença de Hodgkin

SARCOMA GRANULOCÍTICO

= CLOROMA = MIELOBLASTOMA
= Tumor sólido consistindo de precursores primitivos da série granulocítica leucocitária (mieloblastos, promielócitos, mielócitos)

Associado a: LMA (3%–8%), LMC (1%), policitemia rubra vera, mielofibrose com metaplasia mielóide, síndrome hipereosinofílica
• 60% são da cor verde (cloroma) devido aos altos níveis de mieloperoxidase (30% são brancos/cinza/marrom, dependendo da preponderância do tipo celular + estado oxidativo da mieloperoxidase)

Localização: órbita, tecido subcutâneo, seio paranasal, linfonodos, osso, órgãos; amiúde múltiplo

Local: propensão para a medula óssea (surge da medula óssea viajando pelo canal haversiano + alcançando o periósteo), tecido epineural + epidural
√ osteólise com margens mal definidas
√ reforço homogêneo na TC/RNM (DD com hematoma/abscesso)

RNM:
√ isointenso em relação ao cérebro/medula óssea/músculo em TiWI + T2WI

Prognóstico: resolução sob quimioterapia ± radioterapia; taxa de recorrência de 23%

DD: osteomielite, histiocitose X, neuroblastoma, linfoma, mieloma múltiplo

SARCOMA HEMANGIOENDOTELIAL

= ANGIOSSARCOMA = HEMANGIOENDOTELIOMA
= HEMANGIOEPITELIOMA

Histo: canais anastomosantes irregulares revestidos por uma/algumas camadas de células endoteliais anaplásicas atípicas

Idade: quarta–quinta década; M:F = 2:1
• história de trauma/irradiação

Localização: fêmur, tíbia, úmero, pelve, crânio; lesões multicêntricas em 30%, freqüentemente com distribuição regional (menos agressivo)
√ lesões excêntricas nas metáfises de ossos longos
√ área destrutiva agressivamente osteolítica com margens indistintas (alto grau)
√ margens bem demarcadas com trabécula ósseas esparsas (baixo grau)
√ área osteoblástica na vértebra, contígua por algumas vértebras

Metástases para: pulmão (precocemente)

Prognóstico: 26% taxa de sobrevida em 5 anos

DD: cisto ósseo aneurismático, fibrossarcoma pobremente diferenciado, metástases altamente vasculares, rabdomiossarcoma alveolar

SÍFILIS ÓSSEA

Sífilis congênita

A transmissão transplacentária não pode ocorrer em < 16 semanas de idade gestacional
• reagina plasmática rápida positiva (mede a quantidade de anticorpos para acessar nova infecção/eficácia da terapia)
• teste de microaglutinação positivo para *Treponema palidum* (continua reativo pelo resto da vida)
√ pneumonia alba hepatomegalia

Localização: osteomielite bilateral simétrica envolvendo múltiplos ossos (MARCA REGISTRADA)

A. Fase precoce
   ◊ Radiografias esqueléticas anormais em 19% dos recém-nascidos infectados sem doença clínica
   1. Metafisite
   √ banda metafisária lucente adjacente à zona delgada/alargada de calcificação provisional (distúrbio do crescimento encondral)
   √ desgaste da junção metafisária-fisária (osteocondrite) = erosões + defeitos líticos
   2. Periostite diafisária = "diafisite luética"
   √ crescimento de novo osso sólido/lamelado = aspecto de osso dentro de osso
   3. Fraturas epifisárias espontâneas causando a pseudoparalisia de Parrot (DD: síndrome da criança espancada)
   4. Destruição óssea
   √ destruição marginal da esponjosa + córtex ao longo da diáfise juntamente com alargamento do canal medular (em ossos tubulares curtos)
   √ rarefação irregular na diáfise
   5. Sinal de Winberger
   √ destruição óssea focal da porção medial da metáfise tibial proximal (QUASE PATOGNOMÔNICO)
B. Fase tardia
   • tríade de Hutchinson = anormalidade dentária, ceratite intersticial, surdez (acometimento do oitavo nervo)
   √ bossa frontal de Parrot = espessamento difuso da tábua externa
   √ nariz em sela + palato alto (condrite sifilítica + rinite)
   √ maxila curta (osteíte maxilar)
   √ espessamento da extremidade distal da clavícula
   √ deformidade da "tíbia em sabre" = encurvamento convexo anterior dos 2/3 superiores da tíbia com espessamento ósseo

Sífilis adquirida

= SÍFILIS TERCIÁRIA lembra a osteomielite crônica
√ densa esclerose óssea de ossos longos
√ proliferação periosteal irregular + espessamento endosteal com medula delgada
√ extensa proliferação óssea calvarial com padrão mosqueado (metade anterior + crânio lateral) na tábua externa
(DD: displasia fibrosa, doença de Paget)
√ lesão lítica destrutiva pobremente definida no crânio, coluna, ossos longos (formação de goma)
√ aumento da clavícula (novo osso cortical + endosteal)
√ artropatia de Charcot = articulações neuropáticas (extremidades inferiores + coluna)

SÍNDROME DA COSTELA CURTA-POLIDACTILIA

= grupo de desordens autossômicas recessivas caracterizadas por displasia de membros curtos, tórax constricto, polidactilia pós-axial (no lado ulnar/fibular)

TIPO I = SÍNDROME DE SALDINO-NOONAN
TIPO II = TIPO MAJEWSKI
TIPO III = TIPO NAUMOFF
TIPO BEEMER
√ micromelia grave
√ fêmur pontiagudo em ambas as extremidades (tipo I); metáfises alargadas (tipo III)
√ tórax estreito
√ membros extremamente curtos e orientados horizontalmente
√ corpos vertebrais subossificados e distorcidos + fendas coronais incompletas
√ polidactilia
√ fenda labial/palatal

Prognóstico: uniformemente letal

SÍNDROME DA CRIANÇA ESPANCADA

= SÍNDROME DE CAFFET-KEMPE = ABUSO DE CRIANÇAS = SÍNDROME DO ESTRESSE TRAUMÁTICO INFANTIL/FAMILIAR = TRAUMA NÃO ACIDENTAL

◊ Causa mais comum de lesões intracranianas sérias em crianças < 1 ano de idade; terceira causa mais comum de morte em crianças após a síndrome de morte súbita infantil + acidentes verdadeiros

Prevalência:
1.7 milhões de casos publicados + 883.000 comprovados nos Estados Unidos em 1990 (45% crianças negligenciadas, 25% fisicamente maltratadas, 16% sofreram abuso sexual; resultando em 2.500–5.000 mortes a cada ano; 5%-10% das crianças atendidas em serviços de emergência

Idade: geralmente < 2 anos

- queimaduras cutâneas, abrasões, lacerações, hematomas (trauma acidental não suspeito)

@ Trauma esquelético (50%–80%)
Local: múltiplas costelas, esterno, separação costocondral/costovertebral, clavículas, escápulas, crânio, compressão vertebral, tíbia, metacarpo
√ múltiplas fraturas assimétricas em diferentes estágios de reparo
√ separação das epífises distais
√ irregularidade marcante + fragmentação das metáfises (DD.: estágio de osteocondrite da sífilis congênita; infrações do escorbuto)
√ fratura do "canto" (11%) = fratura "bucket-handle" = avulsão de um fragmento metafisário arqueado suprajacente à cartilagem epifisária lucente, secundária a um movimento de torção da extremidade em torno do joelho, cotovelo, tíbia distal, fíbula, rádio, ulna
√ fratura em espiral isolada (15%) secundária a uma força rotatória externa aplicada ao fêmur/úmero
√ extensa reação periosteal proveniente de hemorragia subperiosteal (DD.: escorbuto, deficiência de cobre)
√ exuberante formação de calo nos locais de fratura
√ hiperostose cortical se estendendo às placas epifisárias (DD.: não na hipoerostose cortical infantil)
√ fratura avulsão da inserção ligamentar; freqüentemente vista sem reação periosteal

@ Trauma craniano (13%–25%)
Causa mais comum de morte + debilidade física
(1) Lesão de impacto com forças transacionais: fratura de crânio (calvária flexível + redução das meninges como possibilidade de fraturas do crânio), hematoma subdural, contusão cerebral, hemorragia cerebral, infarto, edema generalizado
(2) Lesão em chicote com força rotacional: lesões de estiramento + hemorragia subaracnóide
- fontanelas abauladas, convulsões

Raios X de crânio (fratura associada em 1%):
√ fratura linear > fratura cominutiva > diastase (notavelmente ausentes)

TC:
√ hemorragia subdural (mais comum): localização inter-hemisférica mais comum
√ hemorragia subaracnóide
√ hemorragia epidural (incomum)
√ edema cerebral (focal, multifocal, difuso)
√ contusão cerebral aguda como coleção ovóide de sangue intraparenquimatoso com edema circundante

RNM: mais sensível na identificação de hematomas em diferentes estágios
√ lesões de estiramento da substância branca visualizadas como áreas de T1 + T2 prolongados na junção corticomedular, centro semi-oval, corpo caloso

@ Víscera (3%)
Segunda causa importante de morte na criança espancada
Causa: trauma fechado no abdome (soco, chute)
Idade: geralmente > 2 anos
√ ruptura gástrica/intestino delgado
√ hematoma do duodeno/jejuno
√ laceração/contusão do pulmão, pâncreas, fígado, baço, rim
√ pseudocisto traumático pancreático

Cp:
(1) Atrofia cerebral (até 100%)
(2) Infarto (50%)
(3) Higroma subdural
(4) Encefalomalacia
(5) Porencefalia

SÍNDROME DA TRISSOMIA DO GRUPO D

= síndrome da trissomia do grupo 13–15

Etiologia: cromossomo adicional no grupo D; idade materna elevada

- grave retardo mental
- criança hipertônica
- fenda labial + palato

Associada a: hemangiomas capilares da face + tronco superior

- hipotelorismo
- coloboma, catarata, microftalmia
- orelha malformada com canal auditivo externo hipoplásico
- unhas hiperconvexas

√ polidactilia pós-axial

@ Crânio
√ ossificação deficiente do crânio
√ ausência/fenda das estruturas da linha média dos ossos faciais
√ órbita pobremente formadas
√ obliqüidade dos ossos frontais
√ microcefalia
√ arrinencefalia
√ holoprosencefalia

@ Tórax
√ costelas finas e malformadas
√ hérnia diafragmática (freqüente)
√ doença cardíaca congênita

Prognóstico: morte dentro de seis meses de idade

SÍNDROME DA TRISSOMIA DO GRUPO E

= Síndrome da trissomia do grupo 16–18

Etiologia: cromossomo adicional 18 ou em localização no grupo

Sexo: usualmente mulheres

- criança hipertônica
- retardo mental + psicomotor
- fascies típica: micrognatia, palato alto e estreito com pequena cavidade bucal, orelhas malformadas e de implantação baixa
- dedos fletidos e desviados para o lado ulnar + polegar curto e aduzido
- segundo dedo sobrepondo-se ao terceiro (CARACTERÍSTICO)

Associado com: doença cardíaca congênita em 100% (DAP, CIV); hérnias; anomalias renais; eventração do diafragma
√ epífises mosqueadas
@ Crânio
 √ calota delgada
 √ sutura metópica persistente
 √ occipital proeminente
 √ mandíbula + maxila hipoplásicas (característica mais constante)
@ Tórax
 √ aumento no diâmetro AP do tórax
 √ esterno hipoplásico
 √ clavículas hipoplásicas (DD: disostose cleidocranial)
 √ costelas delgadas + tênues
 √ eventração diafragmática (comum)
@ Pelve
 √ pelve pequena com rotação para adiante das cristas ilíacas
 √ aumento da obliqüidade do acetábulo
@ Mão e pé
 √ polegar aduzido = primeiro metacarpiano + falange curtos (DIAGNÓSTICO)
 √ sobreposição do segundo e terceiro dedos (DIAGNÓSTICO)
 √ dedos fletidos e com desvio ulnar
 √ hálux pequeno
 √ deformidade vara da porção anterior do pé + dorsiflexão dos pododáctilos
 √ "pé de cadeira de balanço"/pé plano extremo (freqüente)

US-OB:
 √ hidrocefalia
 √ higroma cístico
 √ hérnia diafragmática
 √ pé eqüinovaro
 √ sobreposição do dedo indicador
 √ cisto de plexo coróide (30%)

Prognóstico: a criança raramente sobrevive além dos 6 meses de idade

SÍNDROME DE APERT

Autossômica dominante; pode ser mentalmente retardado
@ Crânio
 √ crânio oxicefálico + occipital achatado
 √ hipertelorismo + exoftalmia bilateral
 √ seios paranasais mal desenvolvidos
 √ mal desenvolvimento da maxila com prognatismo
 √ arco do palato alto
 √ crista proeminente vertical medianamente na fronte (aumento da pressão intracraniana)
 √ fossa anterior em forma de "V" devido à elevação das margens laterais da asa menor do esfenóide
 √ a sela pode estar aumentada
 √ coluna cervical pode estar fusionada
@ Mãos e pés
 √ fusão das porções distais das falanges, metacarpianos/carpo (2º, 3º + 4º quirodáctilos)
 √ ausência de falanges médias
 √ falta/supernumerários/ossos do carpo e tarso
 √ pseudo-artroses

SÍNDROME DE CARPENTER

= ACROCEFALOPOLISSINDACTILIA tipo 2 autossômica recessiva
• retardo
• hipogonadismo
√ ducto arterioso patente
√ acro(oxi)cefalia
√ polissindactilia pré-axial + sindactilia dos tecidos moles

SÍNDROME DE CORNELLIA DE LANGE

= nanismo de Amsterdam
• retardo mental (QI < 50)
• hirsutismo, genitália hipoplásica
• choro em grunhido fraco
• fronte alta; pescoço curto
• palato arqueado
• sobrancelhas espessas encontrando na linha média + cílios longos e curvados
• nariz pequeno com a ponte deprimida; narinas desviadas para cima; excessiva distância entre o nariz e o lábio superior
√ crânio pequeno + braquiocefálico
√ hipoplasia dos ossos longos (extremidade superior mais acometida)
√ os ossos do antebraço podem estar ausentes
√ radio curto + deslocamento do cotovelo
√ polegar implantado proximalmente (primeiro metacarpiano hipoplásico)
√ falanges curtas + clinodactilia do quinto dedo

SÍNDROME DE DOWN

= MONGOLISMO = TRISSOMIA DO 21 (95% não disjunção, 5% translocação)

Incidência: 1:800 nascimentos
• retardo mental
• hipotonia na infância
• face característica
• prega simiesca
@ Crânio
 √ hipotelorismo
 √ sutura metópica persistente (40%–79%) após a idade de 10 anos
 √ hipoplasia dos seios + ossos faciais
 √ microcrania (braquicefalia)
 √ fechamento tardio das suturas + fontanelas
 √ anormalidades dentárias (subdesenvolvimento do segundo dente)
 √ nariz com a base achatada
@ Esqueleto axial
 √ subluxação atlantoaxial (25%)
 √ escalonamento anterior dos corpos vertebrais
 √ "quadratura dos corpos vertebrais" = centro alto e estreito = índice lombar lateral positivo (relação entre os diâmetros horizontais e verticais de L2)
@ Tórax
 √ doença cardíaca congênita (40%); defeito do coxim endocárdico
 √ hipersegmentação do manúbrio = 2–3 centros de ossificação (90%)
 √ 11 pares de costelas (25%)

@ Pelve
√ alargamento das cristas ilíacas (diminuição do ângulo ilíaco + índice) = "orelhas de Mickey Mouse"/"orelhas de elefante"
√ diminuição gradual da espessura do ramo ísquio
@ Extremidades
√ alargamento metafisário
√ clinodactilia (50%); espaço alargado entre os dois primeiros dígitos das mãos + pés
√ falanges médias hipoplásicas e triangulares + falanges distais do quinto dedo = acromicria (DD: indivíduos normais, cretinos, anões acondroplásicos)
√ pseudoepífises do 10º e 20º metacárpicos
@ Gastrintestinal
√ hérnia umbilical
√ sinal da "dupla bolha" = atresia duodenal/estenose/pâncreas anular
√ fístula traqueoesofágica
√ anomalias anorretais
√ doença de Hirschsprung

US-OB:
- alfafetoproteína baixa (20%–30%)
- idade materna avançada
◊ Em 1:385 nascimentos vivos para mulheres > 35 anos de idade
◊ 20% dos fetos com síndrome de Down são nascidos de mães com mais de 35 anos de idade
◊ 80% dos fetos com síndrome de Down são nascidos de mães com menos de 35 anos de idade
√ espessamento da pele occipitonucal > 6 mm (em 40%–70%) em incidência pelo diâmetro transcerebelar (valor positivo preditivo em 69% no segundo trimestre, 0,1% de falsos positivos)
√ higroma cístico
√ relação entre o comprimento femoral medido e esperado < = 0,91 (comprimento femoral esperado: 9,3105 + 0,9028 DBP) (sensibilidade de 40%, especificidade de 95%, valor positivo preditivo de 3,1%, taxa de falsos positivos de 5%)
√ relação entre o comprimento medido do úmero e esperado < = 0,90 (comprimento umeral esperado: 7,9404 + 0,8492 DBP)
√ DBP elevado/relação femoral (secundário ao fêmur encurtado)
√ hipoplasia da falange média do quinto dedo resultando em encurvamento para dentro (60%)
√ separação do grande artelho (45%)
√ CIV/canal AV completo (50%)
√ dupla bolha da atresia duodenal (8%), não aparente antes de 22 semanas de IG
√ onfalocele
√ cólon hiperecogênico em < 20 semanas de IG
√ leve dilatação ventricular
√ CIUR

Cp: leucemia (aumento de 3–20 × na freqüência)

SÍNDROME DE EHLERS-DANLOS

= grupo de doenças autossômicas dominantes dos tecidos conjuntivos caracterizadas por síntese anormal de colágeno

Tipos: dez tipos que foram descritos diferem clínica, bioquímica e geneticamente

Idade: presentes ao nascimento: predominantemente em homens
- hiperelasticidade da pele
- pele frágil e quebradiça com feridas em fenda e cicatrização ruim
- pseudotumores molusculóides sobre os pontos de recessão
- hiperextensibilidade das articulações
- contraturas articulares com a idade avançada
- tendência ao sangramento (fragilidade dos vasos sangüíneos)
- esclera azulada, microcórnea, miopia, *ceratoconus*, ectopia do cristalino

√ múltiplas calcificações ovóides (2–10 mm) na subcútis/em cistos gordurosos ("esferóides"), mais freqüentes nas áreas periarticulares das pernas
√ formação ectópica de osso
√ hemartrose (particularmente no joelho)
√ mal-alinhamento/subluxação/deslocamento das articulações em radiografias de estresse
√ deslocamentos recorrentes (quadril, patela, ombro, rádio, clavícula)
√ osteoartrose precoce (predominantemente nos joelhos)
√ sinostose ulnar
√ cifoescoliose
√ espondilolistese
√ espinha bífida oculta
√ hérnia diafragmática
√ aneurismas dos grandes vasos, dissecção aórtica, tortuosidade do arco, ectasia das artérias pulmonares
√ ectasia do trato gastrintestinal
◊ AORTOGRAFIA CONTRA-INDICADA!

(Cp: após aortografia: ruptura aórtica, hematomas)

SÍNDROME DE GARDNER

= síndrome autossômica dominante caracterizada por:
(1) Osteomas
(2) Tumores de tecidos moles
(3) Pólipos colônicos

Localização dos osteomas: seios paranasais; tábua externa do crânio (freqüente); mandíbula (ângulo)
√ espessamento cortical endosteal/osteomas em qualquer osso
√ pode haver espessamento sólido cortical periosteal
√ osteomas/exostoses podem protruir para a superfície periosteal
√ espessamento cortical ondulado do aspecto superior das costelas
√ pólipos: cólon, estômago, duodeno, ampola de Vater, intestino delgado

Cp: alta incidência de carcinoma do duodeno/ampola de Vater

SÍNDROME DE HOLT-ORAM

= Autossômica dominante; M < F

Associada a DCC: CIA do segundo tipo (mais comum), CIV, persistente VCS esquerda, tetralogia, coarctação
- arritmia cardíaca intermitente
- bradicardia (50–60/min)

Localização: somente extremidade inferior envolvida; a simetria das lesões é a regra; o lado esquerdo pode ser mais gravemente afetado

- √ aplasia/hipoplasia das estruturas radiais; polegar, primeiro metacarpiano, ossos do carpo, rádio
- √ polegar hipoplásico "dedilhado"/polegar trifalangeado
- √ ossos do carpo delgados, hipoplásicos e alongados + metacarpianos
- √ rádio hipoplásico; estilóide radial ausente
- √ fossa glenóide rasa (comum o deslocamento voluntário do ombro)
- √ clavícula hiploplásica
- √ palato alto e arqueado
- √ escoliose cervical
- √ peito escavado

SÍNDROME DE KLINEFELTER

47, XXY (raramente XXYY), anormalidade cromossomial

Incidência: 1:750 nascimentos vivos (provavelmente a aberração cromossomial mais comum)

- atrofia testicular (hialinização dos túbulos seminíferos) = testículos pequenos/ausentes, esterilidade (azoospermia)
- constituição eunucóide: ginecomastia; falta de pelos na face + tórax; arranjo feminino dos pêlos pubianos
- leve retardo mental
- altos níveis de gonadotrofinas urinárias + baixos níveis de 17-cetosteróides após a puberdade

◊ NENHUM achado radiológico distintivo!

- √ pode apresentar maturação óssea retardada
- √ insuficiência do desenvolvimento do seio frontal
- √ pequena sela turca
- √ ± escoliose, cifose
- √ ± coxa valga
- √ ± sinal do metacarpiano (quarto metacarpiano curto)
- √ epífises acessórias dos segundos metacarpianos, bilateralmente

47, XXX = SÍNDROME DA SUPER FÊMEA

- geralmente acima de 1,80 m de altura; inteligência subnormal; comportamento antisocial freqüente

SÍNDROME DE KLIPPEL-TRÉNAUNAY

= rara anormalidade mesodérmica esporádica que geralmente afeta um único membro inferior, caracterizada por uma tríade de:

(1) Nevo do vinho do porto = hemangioma plano cutâneo unilateral, amiúde em distribuição dermatomérica no membro afetado; pode desaparecer na segunda–terceira décadas

(2) Supercrescimento do membro (especialmente durante o estirão da adolescência)

(3) Veias varicosas no aspecto lateral do membro afetado; usualmente ipsolateral ao angioma

Patogênese:

canais venosos laterais superficiais de grande calibre, provavelmente representam veias embrionárias laterais do membro fetal que não regrediram; o supercrescimento é secundário ao prejuízo do retorno venoso

Idade: usualmente em crianças; M:F = 1:1

Associado com:

- — polidactilia, sindactilia, clinodactilia, oligodactilia, ectrodactilia, deslocamento congênito do quadril
- — hemangiomas do cólon/bexiga (3%–10%)
- — hemangiomas espinhais + MAV
- — hemangiomas do fígado/baço
- — linfangiomas dos membros

Localização: extremidade inferior (10–15 vezes mais comum que a extremidade superior); bilateralmente em < 5%

- √ aumento do tamanho da falange metatársica/metacárpica
- √ espessamento cortical
- √ calcificações puntiformes (flebolitos) na pelve (parede do cólon, bexiga urinária)
- √ varicosidades das veias pulmonares
- √ lesões císticas pulmonares

Venograma:

- √ aplasia/hipoplasia das veias das extremidades inferiores (18%–40%):? fluxo seletivo do material de contraste até o canal venoso lateral pode não tornar opaco o sistema venoso profundo
- √ canais venosos colaterais desprovidos de válvulas (veias embrionárias laterais dos membros persistentes?)

Doppler US colorido:

- √ veias profundas normais

DD:

(1) **Síndrome de Parkes-Weber**
  = persistência congênita de múltiplas fístulas AV microscópicas
  - supercrescimento secundário do membro + varicosidades

(2) Neurofibromatose (manchas café com leite, manchas axilares, neurofibromas cutâneos, macrodactilia secundária a neurofibromas plexiformes, reação cortical ondulante, fusão precoce das placas de crescimento, hipertrofia dos membros não tão extensa/bilateral)

(3) Síndrome de Beckwith-Wiedemann (aniridia, macroglossia, criptorquidismo, tumor de Wilms, metáfises largas, córtex de ossos longos espessado, idade óssea avançada, formação periosteal de novo osso, hemi-hipertrofia)

(4) Macrodistrofia lipomatosa (hiperlucência da gordura, falanges distais mais comumente afetadas, o supercrescimento cessa com a puberdade, usualmente limitado aos dedos)

(5) Síndrome de Maffucci (hemangiomas cavernosos, hipertrofia de tecidos moles, flebolitos, múltiplos encondromas)

SÍNDROME DE LAURENCE-MOON-BIEDL

- retardo
- obesidade
- hipogonadismo
- √ craniossinostose
- √ polissindactilia

SÍNDROME DE MARFAN

= ARACNODACTILIA = desordem familiar autossômica dominante do tecido conjuntivo (entrelaçamento anormal das fibras do colágeno) com alta penetrância, mas com expressão extremamente variável; novas mutações em 15%

Prevalência: 5:100.000; M:F = 1:1

A. MANIFESTAÇÕES MUSCULOESQUELÉTICAS
  - estatura alta; magro com membros longos, envergadura dos braços maior que a altura
  - hipoplasia muscular + hipotonicidade

- escassez da gordura subcutânea (aspecto emaciado)

√ osteopenia generalizada

@ Crânio
- face alongada
  - √ dolicocefalia
  - √ mandíbula proeminente
  - √ palato alto e arqueado

@ Mão
- sinal de Steinberg = protrusão do polegar além dos confins do punho fechado (encontrado em 1,1% da população normal)
- índice metacárpico (média entre os quatro comprimentos do segundo ao quinto metacarpianos divididos pelas suas respectivas larguras das mediodiáfises) > 8,8 (homens) ou 9,4 (mulheres)
  - √ aracnodactilia = alongamento das falanges + metacarpianos
  - √ deformidade em flexão do quinto dedo

@ Pé
- √ pé plano
- √ pé torto (eqüinovaro)
- √ hálux valgo
- √ hálux em martelo
- √ alongamento desproporcional do primeiro dedo do pé

@ Coluna
- relação das medidas entre a sínfise e o assoalho + vértice e o piso > 0,45
  - √ peito em quilha/escavado (comum)
  - √ escoliose/cifoescoliose (45%–60%)
  - √ aumento da incidência da doença de Scheuermann e espondilose
  - √ ectasia dural
    - √ aumento da distância interpeduncular
    - √ recorte posterior
    - √ meningoceles pré-sacrais + sacrais laterais
    - √ expansão do canal sacral espinhal
    - √ aumento dos forames sacrais
    - √ escápula alargada

@ Articulações
- frouxidão ligamentar + hipermobilidade + instabilidade
  - √ osteoartrite prematura
  - √ patela alta
  - √ *genu recurvatum*
  - √ luxação recorrente da patela, quadril, clavícula, mandíbula
  - √ deslocamento da epífise da cabeça femoral
  - √ protrusão progressiva do acetábulo (50%), bilateral > unilateral, F > M

B. MANIFESTAÇÕES OCULARES
- ectopia bilateral do cristalino, geralmente para cima + para fora (secundária à enfraquecida inserção zonula)
- glauma, macroftalmia
- hipoplasia da íris + corpo ciliar
- pupilas contraídas (ausência dos músculos dilatadores)
- miopia, descolamento de retina
- estrabismo, ptose
- esclera azul
- megalocórnea = córnea espessada, achatada e aumentada

C. MANIFESTAÇÕES CARDIOVASCULARES (60%)

◊ Causa de morte em 93%!
- dor torácica, palpitações, respiração curta, fadiga
- murmúrio sistólico médio a tardio + um/ou mais estalidos

Associado com: defeito cardíaco congênito (33%): coarctação incompleta, CIA

@ AORTA (causa de morte em 55%)
- √ dilatação da raiz aórtica/aneurisma da aorta ascendente (necrose medial cística) sem calcificações
- √ "bulbo em tulipa" = dilatação simétrica dos seios aórticos de Valsalva (58%)
- √ degeneração mixomatosa do ânulo aórtico

@ VALVA MITRAL
- √ "síndrome da valva flexível" (95%) = cordas tendíneas redundantes com prolapso da valva mitral

Cp:
(1) Dissecção aórtica
(2) Regurgitação aórtica (em 81% se o diâmetro da raiz > 5 cm; em 100% se o diâmetro da raiz > 6 cm)
(3) Regurgitação mitral
(4) Cor pulmonare (secundário à deformidade do tórax)
(5) Ruptura aórtica

D. MANIFESTAÇÕES PULMONARES
- √ doença pulmonar cística
- √ pneumotórax espontâneos recorrentes

E. MANIFESTAÇÕES ABDOMINAIS
- √ obstrução biliar recorrente

DD:
(1) Homocistinúria (osteoporose)
(2) Síndrome de Ehlers-Danlos
(3) Aracnodactilia contractural congênita (deformidades no ouvido, NENHUMA anormalidade ocular/cardíaca)
(4) MEN tipo III (carcinoma medular da tireóide, neuromas mucosos, feocromocitoma, hábito marfanóide)

SÍNDROME DE NOONAN

= PSEUDOTURNER
= SÍNDROME DE TURNER DO HOMEM
= fenótipo similar ao da síndrome de Turner, porém com cariótipo normal (ocorre tanto em homens + mulheres)

Marcante incidência familial
- altura baixa/pode ser normal
- pescoço palmado
- agonadismo/gônadas normais
- puberdade retardada
- retardo mental

√ osteoporose
√ idade óssea retardada
√ cúbito valgo

@ Crânio
- √ hipoplasia mandibular com maloclusão dentária
- √ hipertelorismo
- √ forames biparietais
- √ dolicocefalia, microcefalia/aumento craniano
- √ pescoço alado

@ Tórax
 √ deformidade esternal: peito escavado/quilha
 √ doença cardíaca congênita direita (estenose pulmonar valvar, CIA, hipertrofia excêntrica do ventrículo esquerdo, DAP, CIV)
 √ fendas coronais da coluna
 √ pode haver linfangiectasias pulmonares
@ Trato gastrintestinal
 √ linfangiectasia intestinal
 √ eventração do diafragma
 √ má-rotação renal, duplicação renal, hidronefrose, grande pelve extra-renal redundante
DD: Síndrome de Turner (retardo mental raro, anomalias renais freqüentes)

SÍNDROME DE OSGOOD-SCHLATTER

= ruptura traumaticamente induzida da inserção do ligamento patelar na tuberosidade tibial (NÃO osteonecrose); bilateral em 25%
Idade: 10–15 anos; M > F
• dor local + sensibilidade à pressão
• edema dos tecidos moles adjacentes
√ edema dos tecidos moles adiante da tuberosidade = edema da pele + tecido subcutâneo)
√ margem indistinta do tendão patelar
√ aumento da radiodensidade do coxim gorduroso infrapatelar
√ avulsão com separação dos pequenos ossículos do centro de ossificação em desenvolvimento da tuberosidade tibial
√ única/múltiplas ossificações no fragmento arrancado
√ comparação com o outro lado (desenvolvimento irregular normal)
DD: padrão normal de ossificação da tuberosidade tibial entre as idade de 8–14 anos (nenhum sintoma)

SÍNDROME DE PIERRE-ROBIN

Pode ser associada a: DCC, defeitos dos olhos e ouvidos, hidrocefalia, microcefalia
• glossoptose
√ micrognatia = mandíbula retraída e hipoplásica
√ palato arqueado + fendido
√ pseudo-artrose das costelas
Cp: obstrução das vias aéreas (língua relativamente grande), aspiração

SÍNDROME DE POLAND

Pode ser associada com: aplasia do mamilo/mama; Autossômico recessivo
√ ausência unilateral da cabeça esternocostal do músculo peitoral maior
√ sindactilia + braquidactilia ipsolateral
√ anomalias costais

SÍNDROME DE REITER

= tríade de (1) artrite, (2) uveíte, (3) uretrite; 98% homens
Tipos:
 (1) endêmica (venérea)
 (2) epidêmica (pós-disentérica)
• História de exposição sexual/diarréia 3–11 dias antes do início da uretrite
• lesões mucocutâneas (ceratose, blenorragia, balanite circinada seca)
• uveíte, conjuntivite
• HLA-B27 em 76%
Localização: assimétrica mono/pauciarticular
√ poliartrite
√ edema das partes moles articulares + estreitamento do espaço articular 50% (particularmente joelhos, tornozelos, pés)
√ aumento + inflamação do tendão de Aquiles + tendões patelares
√ reação periostal "fofa" (DISTINTIVA)nos colos dos metatarsianos, falanges proximais, esporão de calcâneo, tíbia + fíbula, no tornozelo e joelho
√ osteoporose justarticular (raro no estágio agudo)

ALTERAÇÕES CRÔNICAS
• ataques recorrentes de artralgias em poucos casos
√ esporão de calcâneo na inserção da fascia plantar + tendão de Aquiles
√ deossificação periarticular
√ erosões marginais, perda do espaço articular
√ alterações sacroilíacas bilaterais indistingüíveis da espondilite anquilosante/psoriática
√ osteófito isolado usualmente na área toracolombar, separado do corpo vertebral
Cp: úlcera gástrica + hemorragia; incompetência aórtica; bloqueio cardíaco; amiloidose

SÍNDROME DE TREACHER-COLLINS

= DISOSTOSE MANDIBULOFACIAL
autossômico dominante
• obliqüidade do olho antimongolóide, cílios deficientes na pálpebra inferior, coloboma
• orelhas displásicas, surdez
√ craniossinostose
√ órbitas em forma de ovo = queda do rebordo orbital inferior externo
√ marcante hipoplasia dos arcos zigomáticos, maxila, seios paranasais
√ hipoplasia mandibular com curvatura côncava e alargada na borda inferior do corpo

SÍNDROME DE TURNER

= devido à não-desunião dos cromossomos sexuais como (1) monossomia completa (45, XO), (2) monossomia parcial (segundo cromossomo X estruturalmente alterado), (3) mosaicismo (XO + outro cariótipo sexual)
Incidência: 1:3.000–5.000 nascimentos vivos
Associado a: coarctação, estenose aórtica, rim em ferradura (mais comum)
• infantilismo sexual: amenorréia primária, ausência das características sexuais secundárias
• baixa estatura; ausência do estirão de crescimento pré-puberal
• pescoço alado; linha nucal do cabelo de implantação baixa
• tórax em escudo + mamilos amplamente separados
• deficiência mental (ocasionalmente)
• palato alto; tireomegalia
• múltiplos nevos pigmentados; formação de quelóide
• hipertensão idiopática; gonadotrofinas urinárias elevadas
@ Geral
 √ maturação esquelética normal comparada do crescimento esquelético na idade de 15 anos

√ fusão retardada das epífises > idade de 20 anos
√ osteoporose durante/após a segunda década (deficiência de hormônio gonadal)
√ coarctação da aorta (10%); estenose aórtica
√ ectopia renal/rim em ferradura
√ linfedema

@ Crânio
√ impressão basilar; ângulo basal > 140 graus
√ afinamento parietal
√ sela pequena e unida por ponte óssea
√ hipertelorismo

@ Esqueleto axial
√ hipoplasia do processo odontóide + C1
√ osteocondromas das placas vertebrais
√ vértebras lombares quadradas; cifoescoliose
√ desossificação das vértebras
√ asas ilíacas pequenas; fusão tardia das cristas ilíacas
√ antro pélvico andróide com arco púbico estreitado + pequenas goteiras sacroisquiáticas

@ Tórax
√ adelgaçamento do aspecto lateral das clavículas
√ costelas delgadas + estreitas com formação de pseudogoteiras

@ Braço e mão
√ sinal metacarpiano positivo = encurtamento relativo do quarto metacarpiano = linha tangencial ao longo das cabeças do quinto + quarto metacarpianos intersecta o terceiro metacarpiano
√ sinal carpal positivo = estreitamento do ângulo escafóide — lunar — *triquetum* < 117°
√ preponderância falangiana = comprimento da falange proximal + distal excede o comprimento do quarto metacarpiano em > 3 mm
√ encurtamento da segunda + quinta falanges médias (também na síndrome de Down)
√ falanges distais em baquetas de tambor = diáfise delgada + grande cabeça distal
√ implantação das epífises para dentro das bases das metáfises adjacentes (falanges + metacarpianos)
√ deformidade de Madelung = encurtamento da ulna/ausência do processo estilóide ulnar
√ cúbito valgo = encurvamento radial bilateral da superfície articular da tróclea
√ deossificação dos ossos carpais

@ Joelhos
√ tíbia vara = côndilo femoral medial aumentado + depressão do platô medial tibial (DD: doença de Blount)
√ pequenas projeções semelhantes a exostoses da borda medial da metáfise tibial proximal

@ Pé
√ deossificação dos ossos tarsais
√ encurtamento do primeiro, quarto e quinto metatarsianos
√ pé cavo

US-OB:
√ grande higroma cístico nucal
√ linfangiectasia com hidropsia generalizada
√ edema simétrico do dorso do pé
√ DCC (20%): coarctação da aorta (70%), lesões cardíacas esquerdas
√ Rim em ferradura

SÍNDROME DE BONNEVIE-ULLRICH
= forma infantil da síndrome de Turner
(1) Pescoço alado congênito
(2) Mamilos largamente separados
(3) Linfedema das mãos + pés

SÍNDROME DE WILLIAMS

= HIPERCALCEMIA IDIOPÁTICA DA INFÂNCIA
• fascies de duende, dentição displásica
• hipercalcemia neonatal
• retardo mental

@ Manifestações esqueléticas
√ osteosclerose (secundária ao espessamento trabecular)
√ zona larga densa de calcificação provisional
√ bandas metafisárias radiolúcidas
√ placas terminais vertebrais + tetos acetabulares densos
√ ilhas ósseas na esponjosa
√ calcificação metastática
√ cranioestenose

@ Manifestações cardiovasculares
√ estenose aórtica supravalvular, hipoplasia aórtica
√ estenose pulmonar
√ estenose dos grandes vasos (inonimada, carótida, artérias renais)

@ Trato GI e urinário
√ divertículo colônico
√ divertículo vesical

Prognóstico: resolução espontânea após um ano na maioria
Trat: retirar vitamina D + cálcio
DD: hipervitaminose D

SÍNDROME DO "CRI-DU-CHAT"

= deleção do braço curto do quinto cromossomo (5p)
• nanismo generalizado devido a um grande retardo do crescimento
• insuficiência no desenvolvimento
• choro peculiar como um miado de gato ("cri-du-chat") (laringe hipoplásica)
• fissuras palpebrais antimongolóides
• estrabismo
• profundo retardo mental
• face circular
• implantação baixa das orelhas

Associada a: doença cardíaca congênita (obter RxT!)
√ agenesia do corpo caloso
√ microcefalia
√ hipertelorismo
√ mandíbula pequena
√ desenvolvimento defeituoso dos ossos longos
√ 3º, 4º e 5º metacarpenatos curtos
√ 2º, 3º, 4º e 5º falanges proximais longas
√ rim em ferradura

Dg: feito clinicamente

SÍNDROME DO NEVO BASAL CELULAR

= SÍNDROME DE GORLIN = síndrome de herança autossômica dominante caracterizada por:
(1) Múltiplos carcinomas basocelulares cutâneos
(2) Cistos da mandíbula
(3) Calcificações ectópicas
(4) Anomalias esqueléticas

- múltiplos carcinomas nevóides basais (nariz, boca, tórax, dorso) em idade média de 19 anos; após a puberdade, agressivo, pode dar metástases
- pequenas defeitos em depressões nas palmas + solas

Associada a: alta incidência de meduloblastomas em crianças

√ múltiplos cistos mandibulares + maxilares (cistos dentários + dentição ectópica)
√ anomalias das cinco costelas superiores: bífidas, fundidas, displásicas
√ processo espinhoso bífida; espinha bífida
√ escoliose (cervical + torácica superior)
√ hemivértebra + vértebra em bloco
√ deformidade de Sprengel (escápula elevada, hipoplásica, encurvada)
√ braquidactilia
√ extensa calcificação da foice + tentório
√ calcificações ectópicas do tecido subcutâneo, ovários, ligamentos sacrotuberosos, mesentério
√ pontes ósseas da sela turca

SÍNDROME DO TÚNEL DO CARPO

= síndrome de encarceramento causada pela pressão crônica no nervo mediano no túnel do carpo

Causa: provavelmente isquemia com congestão venosa (estágio 1), edema do nervo pelo dano anóxico ao endotélio capilar (estágio 2), prejuízo do retorno venoso + suprimento arterial (estágio 3)

RNM:

√ "pseudoneuroma" do nervo mediano = edema do nervo mediano proximal ao túnel do carpo
√ edema do nervo dentro do túnel do carpo
√ aumento da intensidade do sinal do nervo em T2WI
√ encurvamento volar do retináculo dos flexores
√ edema da bainha dos tendões (devido à tenossinovite)
√ massa(s) dentro do túnel do carpo
√ reforço marcante (edema do nervo = quebra da barreira sangue-nervo)
√ nenhum reforço (isquemia) provocado pela posição viciosa do punho em extensão/flexão

SÍNDROME OROFACIODIGITAL

= SÍNDROME OROFACIODIGITAL

Etiologia: trissomia autossômica do cromossomo 1 com 47 cromossomos; ligada ao X dominante

Sexo: padrão feminino de cromatina nuclear (letal no homem)

Associada a: doença renal policística

- retardo mental
- hipertelorismo
- fenda labial + língua

√ fenda no palato + osso mandibular
√ hipoplasia da mandíbula + occipital no crânio
√ dentição anormal
√ clinodactilia, sindactilia, braquidactilia (os metacarpianos podem estar alongados)

SÍNDROME TROMBOCITOPENIA-RÁDIO-AUSENTE

= SÍNDROME TAR = rara desordem autossômica recessiva

Idade: apresentação ao nascimento

Pode estar associada com: DCC (33%) — DAS, tetralogia

- contagem de plaquetas < 100.000/mm^3 (diminuição da produção pela medula óssea)

√ usualmente aplasia/hipoplasia radial bilateral
√ ulna/úmero hipoplásicos uni/bilateralmente/ausentes
√ defeitos nas mãos, pés, pernas

Prognóstico: morte em 50% na tenra infância (hemorragia)

SÍNDROME UNHA-RÓTULA

= DOENÇA DE FONG = CORNOS ILÍACOS
= ONICO-OSTEODISPLASIA FAMILIAR
= ÓSTEO-ONICODISOSTOSE
= anomalias simétricas meso e ectodérmicas

- aplasia/hipoplasia do polegar + unhas dos indicadores
- insuficiência renal tardiamente na vida

√ hipoplasia/ausência da patela
√ cornos ilíacos bilaterais e posteriores em 80% (centro de ossificação independente) DIAGNÓSTICO
√ crista ilíaca alargada progressivamente com espinhas ilíacas anteriores proeminentes
√ hipoplasia da cabeça radial/capitel (DD: deslocamento congênito da cabeça radial)
√ clinodactilia
√ quinto metacarpiano curto
√ cistos mandibulares (ocasionalmente)

SÍNDROMES TALASSÊMICAS

HEMOGLOBINAS FISIOLÓGICAS

(a) na vida adulta:
  Hb A (98% = 2 cadeias alfa e 2 beta);
  Hb A_2 (2% = 2 cadeias alfa e 2 delta)
(b) na vida fetal, rapidamente decrescente até 3 meses no período neonatal:
  Hb F (= 2 cadeias alfa e 2 cadeias gama)

A. TALASSEMIA ALFA

= síntese diminuída das cadeias alfa levando ao excesso de cadeias beta + cadeias gama (Hb H = 4 cadeias beta; Hb Bart = 4 cadeias gama)

- a doença começa na vida intra-uterina, pois nenhuma hemoglobina fetal é produzida
- a homozigozidade é letal (falta de transporte de oxigênio)

B. TALASSEMIA BETA

= síntese diminuída de cadeias beta levando ao excesso de cadeias alfa + cadeias gama (= hemoglobina fetal)

- a doença manifesta na tenra infância

(a) defeito homozigoto = talassemia major = anemia de Cooley
(b) defeito heterozigoto = talassemia minor

Talassemia major

= ANEMIA DE COOLEY = ANEMIA DO MEDITERRÂNEO = LEPTOCITOSE HEREDITÁRIA
= talassemia beta; traço herdado de ambos os pais (= homozigoto)

Incidência: 1% dos negros americanos; 7,4% da população grega; 10% para certas populações italianas

Idade: desenvolve-se após o período pós-natal

- crescimento retardado
- bilirrubina sérica elevada
- hiperpigmentação da pele
- hiperuricemia

- caracteres sexuais secundários retardados, rara a menstruação normal (insuficiência primária da gonadotrofina pela sobrecarga de ferro na hipófise)
- anemia microcítica hipocrômica (Hb 2–3 g/dl), células vermelhas nucleadas, células em alvo, reticulocitose, redução na sobrevida das hemácias, leucocitose
- suscetível à infecção (leucopenia secundária à esplenomegalia)
- diátese hemorrágica (secundária à trombocitopenia)

@ Crânio
- √ alargamento dos espaços diplóicos com trabeculações grosseiras e deslocamento + adelgaçamento da tábua externa (pela hiperplasia da medula óssea)
- √ aspecto avançado de "pêlo de escova" (osso frontal, NÃO inferior à protuberância occipital interna)
- √ impedimento na pneumatização do antro maxilar + células mastóides
- √ deslocamento lateral das órbitas
- √ "face de roedor" = deslocamento ventral dos incisivos (supercrescimento da medula óssea no osso maxilar) com maloclusão dentária

@ Esqueleto periférico
- √ alterações mais precoces nos ossos das mãos + pés (> 6 meses de idade)
- √ espaços medulares alargados com adelgaçamento dos córtices
- √ osteoporose = atrofia + engrossamento das trabéculas (hiperplasia da medula óssea)
- √ deformidade do frasco Erlenmeyer = proeminência dos contornos normalmente côncavos das metáfises
- √ fusão prematura das epífises (10%), geralmente no úmero proximal + fêmur distal
- √ artropatia (secundário à hemocromatose + CPPD + artrite por gota aguda)
- √ regressão das alterações esqueléticas periféricas (tão logo a medula vermelha torne-se amarela)

@ Tórax
- √ aumento cardíaco + insuficiência cardíaca congestiva (secundária à anemia)
- √ massas paravertebrais (= hematopoiese extramedular)
- √ osteomas costais = aspecto posterior das costelas expandido com córtices delgados

@ Abdome
- √ hepatosplenomegalia
- √ cálculos vesiculares

Cp:
(1) Fraturas patológicas
(2) Seqüelas da sobrecarga de ferro pelas transfusões (puberdade ausente, *diabetes mellitus*, insuficiência adrenal, insuficiência miocárdica)

Prognóstico: geralmente morte dentro da primeira década

Talassemia minor

= traço de talassemia beta herdado de um dos pais (= heterozigoto)
- geralmente assintomático, exceto nos períodos de estresse (gravidez, infecção)
- anemia microcítica hipocrômica (Hb 9–11 g/dl)
- icterícia ocasional + esplenomegalia

SINOVIOMA

≠ SARCOMA SINOVIAL
= tumor maligno expansivo de crescimento lento, originando-se do revestimento sinovial/bursa/bainha do tendão; incomumente intra-articular

Incidência: 10% dos sarcomas de tecidos moles
Histo: fibrossarcomatoso + componente sinovial
Idade: 3ª e 4ª década; M:F = 2:3
- massa de tecido mole dolorosa

Localização: joelho (mais comum), quadril, cotovelo, tornozelo, punho, mãos, pés; geralmente solitário
- √ grande massa de tecido mole esferóide e bem definida
- √ lesão em torno de 1 cm removida da cartilagem articular
- √ calcificações amorfas (1/3), freqüentemente na periferia
- √ envolvimento do osso adjacente (11%–20%)
  - √ reação periosteal
  - √ remodelamento ósseo (pressão exercida pelo tumor)
  - √ invasão do córtex com larga zona de transição
- √ osteoporose justarticular

IRM:
- √ baixa intensidade de sinal em T1WI
- √ aumento não homogêneo da intensidade de sinal em T2WI
- √ aparência multilocular com septações internas
- √ níveis fluido-fluido (hemorragias prévias)

Trat: excisão local/amputação + radiação/quimioterapia

SINOVITE NODULAR

= TUMOR DE CÉLULAS GIGANTES DA BAINHA DO TENDÃO

Histo: tumor muito celular com uma cápsula que separa o tumor em lóbulos
Localização: tecidos moles da mão, ocasionalmente extremidade inferior
- √ lesão lobulada com nódulos bem definidos com até 4 cm de tamanho
- √ ao longo da bainha do tendão (CARACTERÍSTICO)

RMN:
- √ baixa intensidade de sinal em T1WI + T2WI (deposição de hemossiderina)

SINOVITE TRANSITÓRIA DO QUADRIL

= QUADRIL DE OBSERVAÇÃO = SINOVITE TRANSITÓRIA
= SINOVITE TÓXICA = COXITE FUGAZ
= reação inflamatória não específica; causa não traumática mais comum de coxeadura aguda em criança

Etiologia: desconhecida
Idade: 5–10 anos (média 6); M:F = 2:1
- desenvolvimento da coxeadura em 1–2 dias
- dor no quadril, coxa, joelho
- história de doença viral recente (65%)
- febre leve (25%)

- √ radiografia usualmente normais
- √ efusão articular
- √ deslocamento do fêmur do acetábulo
- √ deslocamento da linha do psoas

√ deslocamento lateral da linha glútea (menos sensível + mais confiável)
√ osteoporose regional (hiperemia, desuso?)
Prognóstico: recuperação completa dentro de poucas semanas
Dg: por exclusão
Trat: repouso de não sustentação de peso
DD: trauma, doença de Legg-Perthes, artrite reumatóide aguda, febre reumática aguda, artrite séptica, tuberculose, malignidade

SINOVITE VILONODULAR PIGMENTADA

= SVNP
Histo:
(1) Hiperplasia de tecido conjuntivo indiferenciado com grandes células que captam hemossiderina/lipóide (células em esponja/gigantes)
(2) Aspecto vilonodular da membrana sinovial ± fibrose
(3) Erosão por pressão/invasão do osso adjacente
Idade: principalmente segunda e quarta década (variação de 12–68 anos); 50% < 40 anos; M < F
- efusão hemorrágica "chocolate" sem trauma
- dor de longa duração, diminuição da amplitude dos movimentos, travamento articular

Localização: joelho, tornozelo, quadril, cotovelo, ombro, articulações do tarso + carpo; predominantemente monoarticular (DD: artrite degenerativa)
√ edema dos tecidos moles em torno da articulação (efusão + proliferação sinovial)
√ tecidos moles densos (depósitos de hemossiderina)
√ erosão de pressão subcondral nas margens da articulação
√ múltiplos locais de deossificação aparecendo como cistos
√ SEM calcificações, osteoporose, estreitamento do espaço articular (até tardiamente)
RMN:
√ massas de tecido sinovial numa articulação com efusão
√ intensidade de sinal predominantemente baixa em todas as seqüências (devido à presença de ferro) é CARACTERÍSTICO
√ amiúde, baixa + alta intensidade de sinal heterogênea em T2WI (depósitos de hemossiderina nas massas + gordura pararticular)
√ DD: depósitos de hemossiderina em outras doenças (isto é, artrite reumatóide)
DD: Sarcoma sinovial (massas calcificadas solitárias fora da articulação)

SINOVITE NODULAR LOCALIZADA INTRA-ARTICULAR
= revestimento sinovial sem hemossiderina

TUBERCULOSE ÓSSEA

Incidência: 3%–5% dos pacientes tuberculosos, 30% nos pacientes com tuberculose extrapulmonar
Idade: qualquer, raro no primeiro ano de vida, M:F = 1:1
- teste cutâneo negativo exclui o diagnóstico
- história de tuberculose pulmonar ativa (em 50%)

Localização: coluna vertebral, quadril, joelho, punho, cotovelo
Patogênese:
1. Disseminação hematogênica de:
   (a) infecção primária do pulmão (particularmente em crianças)
   (b) local primário pulmonar quiescente/foco extra-ósseo
2. Reativação: especialmente no quadril

Artrite tuberculosa

= envolvimento articular usualmente secundário à osteomielite adjacente
Incidência: 84% da tuberculose esquelética
Fisiopatologia: sinovite com formação de *pannus* levando à condronecrose
Idade: meia idade/idosos
- dor crônica, fraqueza, atrofia muscular
- edema de tecidos moles, drenagem de seios
- fluido articular: alta contagem de leucócitos, baixo nível de glicose, pobre formação de coágulo de mucina (similar à artrite reumatóide)

Localização: quadril, joelho > cotovelo, punho, articulação sacroilíaca, glenoumeral, articulações das mãos + pés
√ Tríade de Phemister:

1. Estreitamento do espaço articular devido à lenta destruição da cartilagem (DD: a destruição da cartilagem na artrite piogênica é muito mais rápida)
2. Erosões ósseas perifericamente localizadas (= marginal)
3. Osteoporose justa-articular

Radiografias precoces:
√ efusão articular (quadril em 0%, joelho em 60%, cotovelo em 80%)
√ extensa osteopenia (deossificação) adjacente às articulações sustentadoras de peso
√ tecidos moles normais
Radiografias tardias:
√ pequenas erosões em forma de cistos ao longo das margens articulares nas linhas de não sustentação de peso, opondo-se umas às outras (DD: a artrite piogênica erode a cartilagem articular)
√ nenhum estreitamento do espaço articular por meses
√ destruição do osso cortical articular mais precoce nas articulações com poucas superfícies não opostas (quadril, ombro)
√ infecção do osso subcondral formando seqüestros
√ aumento da densidade com extensas calcificações dos tecidos moles na falsa de cicatrização
Cp: anquilose fibrosa, encurtamento da perna
Dg: biopsia sinovial (positiva em 90% dos casos)
Cultura do líquido sinovial (positiva em 80%)

Osteomielite tuberculosa

Incidência: 16% da tuberculose esquelética
Idade: criança < 5 anos de idade (0,5%–14%), raro em adultos
- edema indolor da mão/pé

Localização: qualquer osso
Local:
(a) epífise com disseminação para a articulação/disseminação a partir da articulação afetada (mais comum)

(b) metáfise com disseminação transfisária (em criança) (DD: a infecção piogênica usualmente não se estende através da fise)
(c) diáfise (< 1%)

√ lesão lítica inicialmente oval/circular pobremente definida com esclerose circundante mínima/ausente
√ quantidade variável de abrasão + periostite
√ maturidade epifisária avançada/supercrescimento (devido à hiperemia)± encurtamento do membro pela fusão fisária prematura
√ tuberculose cística = lesões ósseas bem delimitadas
(a) em crianças (freqüente): no esqueleto periférico ± distribuição simétrica, nenhuma esclerose
(b) em adultos: no crânio/ombro/pelve/coluna, com esclerose

√ "spina ventosa" = dactilite tuberculosa = dedo com exuberante formação de novo osso periosteal, de aspecto fusiforme secundário à erosão do córtex endosteal, com espessamento periosteal lamelado/sólido nas mãos + pés

Espondilite tuberculosa

= DOENÇA DE POTT
= destruição do corpo vertebral + disco intervertebral pelo *Mycobacterium tuberculosis*

Incidência: < 1% dos pacientes com tuberculose; 25%–60% de todas as tuberculoses esqueléticas
Idade: crianças/adultos; M > F

• início insidioso de dor na região dorsal, rigidez
• sensibilidade local
• NENHUMA lesão pulmonar em 50%

Localização: área toracolombar (L1 mais comum), envolvimento freqüente de múltiplos segmentos contíguos
Local: corpo vertebral (82%) > elementos posteriores (18%)
Disseminação:
(a) disseminação hematogênica via plexo venoso de Batson: foco separado em 1%–4%
(b) contígua para dentro do disco pela placa óssea penetrante subcondral + placa terminal cartilaginosa
(c) disseminação subligamentar debaixo dos ligamentos paraespinhais para os corpos vertebrais adjacentes

√ erosão e colapso das placas terminais vertebrais leva ao estreitamento dos interespaços vertebrais (primeira alteração)

N.B.: o espaço discal vertebral é mantido por mais tempo na artrite piogênica (o disco por si só é preservado porém fragmentado)

√ destruição do núcleo
√ vértebra plana em criança
√ deformidade cifótica angular (= giba) em adultos
√ vértebra dentro da vértebra (= crescimento das linhas de recuperação)
√ "vértebra em marfim" (= reossificação como resposta de cicatrização à osteonecrose)
√ grande abscesso fusiforme frio nas goteiras paravertebrais/psoas, comumente bilateral, ± irregularidades ântero-laterais dos corpos vertebrais
√ calcificação amorfa/"em lágrima" na área paraespinhal entre L1+ L5 (DD: os abscessos não tuberculosos raramente calcificam)
√ "defeito de goiva" = leve irregularidade do contorno do aspecto anterior e lateral do corpo vertebral (= erosão pela extensão subligamentar do abscesso tuberculoso)

Cp: cifose angular (= deformidade em giba), escoliose, anquilose, osteonecrose, paralisia (compressão medular pelo abscesso, tecido de granulação, fragmentos ósseos, aracnoidite)
Prognóstico: 26%–30% de taxa de mortalidade
DD:

1. Espondilite piogênica (destruição rápida, múltiplas cavidades de abscessos, nenhum espessamento/calcificação da borda do abscesso, pouca formação de novo osso, elementos posteriores não envolvidos)
2. Neoplasia (múltiplas lesões não contíguas, nenhuma destruição dos discos, pouco envolvimento dos tecidos moles)

TUMOR DE CÉLULAS GIGANTES

= OSTEOCLASTOMA = provavelmente surge de zona de intensa atividade osteoclástica em pacientes esqueleticamente imaturos

Incidência: 4,2% de todos os tumores ósseos primários; 21% dos tumores benignos esqueléticos
Histo: células gigantes multinucleadas dentro de um estroma fibróide (as células gigantes são características de todas as doenças ósseas reativas, vistas na sinovite pigmentada vilonodular, condroblastoma benigno, fibroma não osteogênico, fibroma condromixóide, displasia fibrosa)
Idade: em 98,3% após (em 1,7% antes) da fusão da placa epifisária; 14% < idade de 20; 70%–80% entre 20–40 anos; M:F = 1:1

• sensibilidade + dor no lado afetado

Localização:
(a) 85% nos ossos longos
— extremidade inferior (50%–60% próximo ao joelho): extremidade distal do fêmur > proximal da tíbia
— extremidade superior (longe do cotovelo): extremidade distal do rádio > extremidade proximal do úmero
(b) 15% nos ossos chatos: pelve, sacro, próximo a ASI (comum, segundo somente ao cordoma), coluna (5%), costela (extremidade anterior/posterior), crânio

Local: excêntrico na metáfise de ossos longos, adjacente a/na linha epifisária ossificada, subarticular se a placa epifisária estiver fechada (MAIS TÍPICO)

√ lesão radiolúcida solitária expansiva ("bolha de sabão"), grande no diagnóstico
√ trabéculas conspícuas periféricas sem matriz tumoral
√ nenhuma esclerose/reação periosteal (crescimento rápido e agressivo) na ausência de fratura
√ pode romper através do córtex ósseo com adelgaçamento cortical e invasão de tecidos moles (25%), fratura patológica (5%)
√ destruição do corpo vertebral com invasão secundária dos elementos posteriores
√ pode cruzar o espaço articular (excessivamente raro)

Cp: 15% malignos dentro dos primeiros 5 anos (M:F = 3:1); metástases para o pulmão

DD:
(1) Cisto ósseo aneurismático (nos elementos posteriores da coluna com invasão do corpo vertebral)
(2) Tumor marrom do HPT (valores laboratoriais)
(3) Tumor da cartilagem, condroblastoma, encondroma (não epifisário), fibroma condromixóide, condrossarcoma
(4) Abscesso ósseo
(5) Hemangioma
(6) Displasia fibrosa

TUMOR GLÔMICO DO OSSO

= lesão benigna rara composta de células derivadas do glomo neuromioarterial

Idade: maioria na 4ª–5ª década
- doloroso

Localização: aspecto distal da falange terminal do dedo
√ lembra encondroma

VARÍOLA

5% das crianças

Localização: cotovelos bilateral; metáfises de ossos longos
√ rápida destruição óssea espalhando-se pela diáfise
√ reação periosteal
√ esclerose endosteal + cortical freqüente
√ fusão epifisária prematura com deformidade severa
√ a anquilose é freqüente

SISTEMA NERVOSO CENTRAL

DIAGNÓSTICO DIFERENCIAL DAS DESORDENS DO CRÂNIO E DA COLUNA

MANDÍBULA & MAXILA

Hipoplasia mandibular

1. Síndrome de Pierre-Robin
2. Síndrome de Treacher-Collins
3. Anomalias cromossomiais
4. Picnodisostose

Destruição da articulação temporomandibular

Mnemônico: "HITA"

Hiperparatireoidismo
Infecção
Trauma
Artrite reumatóide

Lesão radiolúcida da mandíbula

E. LESÃO DE MARGENS DEFINIDAS
- (a) em torno do ápice do dente
  1. Cisto radicular
  2. Cementinoma
- (b) em torno do dente que ainda não eclodiu
  1. Cisto dentigeroso
  2. Ameloblastoma
- (c) não relacionado ao dente
  1. Cisto ósseo simples
  2. Doença de Fong
  3. Síndrome do nevo basal celular

B. LESÕES DE MARGENS MAL DEFINIDAS
- √ "dentes flutuantes"; sugestivo de malignidade primária/secundária
- √ reabsorção da raiz dentária: marca registrada dos processos benignos
- (a) infecção
  1. Osteomielite: actinomicose
- (b) radioterapia
  1. Osteorradionecrose
- (c) neoplasma maligno
  1. Osteossarcoma (1/3 lítico, 1/3 esclerótico, 1/3 misto)
  2. Invasão local de neoplasmas gengivais/bucais (mais comum)
  3. Metástases de mama, pulmão, rim em 1% (em 70% adenocarcinoma)
- (d) <u>outros</u>
  1. Granuloma eosinofílico: "dente flutuante"
  2. Displasia fibrosa
  3. Osteocementoma
  4. Fibroma ossificante (muito comum)

Massa dentária

A. LESÃO CÍSTICA
1. **Cisto radicular** (mais comum)
   Causa: cárie profunda/obturação profunda/trauma
   Local: intimamente associada ao ápice de dente não vital
   √ lucência apical
2. **Ameloblastoma = adamantinoma da mandíbula**
   Lesão localmente agressiva de elementos epiteliais teciduais do tipo esmalte em torno do dente; 1/3 surge de cisto dentigeroso
   Idade: 4ª–5ª década; M:F = 1:1
   Localização: mandíbula (75%), maxila (25%), região bicúspide + molares (ângulo da mandíbula comumente afetado)
   √ lesão lítica uni/multiloculada com margem irregular + expansão cortical
   √ pode estar associado a dente impactado/reabsorção da raiz de um dente
   Prognóstico: freqüentemente há recorrência local até mais agressiva após a excisão
3. **Cisto primordial**
   Surge do folículo dentário que nunca se desenvolveu
   √ dente ausente
4. **Granuloma reparador de células gigantes**
   Não relacionado ao dente (não odontogênico)
   √ lesão lucente multiloculada e imprecisa
5. **Cisto ósseo traumático**
   Em associação com o dente vital
   √ lesão radiolúcida de margens bem delimitadas com projeções digitiformes entre as raízes
6. **Cisto dentigeroso**
   = cisto com revestimento epitelial originado do epitélio odontogênico, desenvolvendo-se em torno de um dente que ainda não eclodiu
   Localização: maxila (pode expandir para dentro do seio maxilar), mandíbula posterior
   √ lesão cística expansiva contendo dente
   Cp: pode degenerar em ameloblastoma (raro)

B. LESÃO ESCLERÓTICA
1. **Cementinoma** = fibrosteoma = displasia periapical cemental
   Histo: proliferação fibroblástica com células em fuso + cemento
   Idade: 30–40 anos de idade; mais comum nas mulheres
   Localização: na porção anterior da mandíbula, no ápice de dentes vitais
   √ freqüentemente multicêntrico
   √ lucência mista + lesão esclerótica com pouca expansão, calcifica-se com o tempo
   DD: fibroma ossificante, displasia fibrosa, doença de Paget
2. Cementoma verdadeiro = cementoblastoma benigno
3. Cementoma gigante
4. **Hipercementose**
   = aumento bulboso de uma raiz
   (a) idiopática
   (b) associada à doença de Paget
5. Lesões fibro-ósseas benignas
   (a) fibroma ossificante: adultos jovens; mandíbula > maxila
   (b) displasia fibrosa monostótica: M < F, pacientes jovens
   (c) osteíte condensante = osteíte focal esclerosante crônica
   √ próxima ao ápice de dente não vital

6. Doença de Paget
   Envolvimento da mandíbula em 20%; maxila > mandíbula
   Localização: envolvimento simétrico bilateral
   √ crista alveolar aumentada
   √ palato achatado
   √ enfraquecimento dos dentes
   √ hipercementose
   √ pode causar destruição da lâmina dura
7. ***Torus mandibularis*** = exostose
   Local: linha média do palato duro; superfície lingual da mandíbula na região das bicúspides

CRÂNIO

Anomalias suturais

Suturas alargadas

= > 10 mm ao nascimento, > 3 mm aos 2 anos, > 2 mm aos 3 anos de idade; (as suturas são separáveis até a idade de 12–15 anos; fechamento completo em torno dos 30 anos)

A. VARIANTE NORMAL
   Em neonatos + prematuros; o estirão do crescimento ocorre aos 2–3 anos e 5–7 anos
B. SUBOSSIFICAÇÃO CONGÊNITA
   Osteogênese imperfeita, hipofosfatasia, raquitismo, hipoparatireoidismo, picnodisostose, displasia cleidocranial
C. DOENÇA METABÓLICA
   Hipoparatireoidismo; intoxicação por chumbo; hipo/hipervitaminose A
D. ELEVAÇÃO DA PRESSÃO INTRACRANIANA
   Causa:
   (1) Tumor intracerebral
   (2) Hematoma subdural
   (3) Hidrocefalia
   Idade: vista somente se < 10 anos de idade
   Localização: sutura coronal > sagital > lambdóide > escamosa
E. INFILTRAÇÃO DAS SUTURAS
   Causa: metástases para as meninges de:
   (1) Neuroblastoma
   (2) Leucemia
   (3) Linfoma
   √ margens pobremente definidas
F. RECUPERAÇÃO
   De:
   (1) Nanismo carencial
   (2) Doença crônica
   (3) Prematuridade
   (4) Hipotireoidismo

Craniossinostose

= CRANIOESTENOSE = fechamento prematuro das suturas (normalmente em torno de 30 semanas)
Idade: amiúde presente ao nascimento; M:F = 4:1
Etiologia:
A. Craniossinostose primária
B. Craniossinostose secundária
   (a) hematológica: anemia falciforme, talassemia
   (b) metabólica: raquitismo, hipercalcemia, hipertireoidismo, hipervitaminose D
   (c) displasia óssea: hipofosfatasia, acondroplasia, displasia metafisária, mongolismo, doença de Hurler, hiperostose craniana, síndrome de Rubinstein-Taybi
   (d) síndromes: Crouzon, Apert, Carpenter, Treacher-Collins, crânio bífido, displasia craniotelencefálica, arrinencefalia
   (e) microcefalia: atrofia cerebral/disgenesia
   (f) após procedimentos de *shunt*

Tipos:
A sutura sagital é mais amiúde acometida seguida da sutura coronal
1. **Escafocefalia = dolicocefalia** (55%)
   Fechamento prematuro da sutura sagital (crânio longo)
2. **Braquicefalia = Turricefalia** (10%)
   Fechamento prematuro das suturas coronal/lambdóide (crânio curto e alto)
3. **Plagiocefalia (7%)**
   Fusão precoce unilateral da sutura coronal + lambdóide (crânio assimétrico)
4. **Trigonocefalia**
   Fechamento prematuro da sutura metópica (crânio pontiagudo anteriormente)
5. **Oxicefalia:** fechamento prematuro das suturas coronal, sagital e lambdóide
6. **Crânio trilobado =** Kleeblattschädel:
   Fechamento intra-uterino prematuro das suturas sagital, coronal e lambdóide

√ margens das suturas agudamente definidas espessadas e escleróticas
√ crescimento retardado do diâmetro biparietal no início da gravidez

Ossos wormianos

= ossículos intra-suturais nas suturas lambdóides, sagital posterior e temporoescamosas; normais até 6 meses de idade (mais freqüentemente)

Mnemônico: "PPD ADH PORSOI"
Picnodisostose
Progeria
Disostose cleidocranial
Acrosteólise primária (Hajdu-Cheney)
Down (síndrome de)
Hipotireoidismo/hipofosfatasia
Paquidermoperiostose
Osteogênese imperfeita
Raquitismo
Síndrome do cabelo retorcido
Otopalatodigital (síndrome)
Idiopático

Espessura do crânio aumentada

A. Generalizada
   1. Anemia crônica severa (exemplo: talassemia, doença de células falcêmicas)
   2. Atrofia cerebral após derivação para hidrocefalia
   3. Doença de Engelman: principalmente base do crânio
   4. Hiperparatireoidismo
   5. Acromegalia
   6. Osteopetrose

A. Focal
1. Meningioma
2. Displasia fibrosa
3. Doença de Paget
4. Síndrome de Dyke-Davidoff-Mason
5. Hiperostose frontal interna
   = densa hiperostose da tábua interna do osso frontal; M < F

Mnemônico: "HAPDIM"
Hiperostose frontal interna
Anemia (falciforme, deficiência de ferro, talassemia, esferocitose)
Paget
Displasia fibrosa
Idiopático
Metástases

Crânio em pêlo de escova

Mnemônico: "AFETE"
Anemia falciforme
Ferro (deficiência de)
Esferocitose hereditária
Talassemia maior
Enzima (deficiência de: glicose-6-fosfatase desidrogenase causa anemia hemolítica)

Leontíase óssea

= supercrescimento dos ossos da face originando a *fascies* leonina
1. Displasia fibrosa
2. Doença de Paget
3. Displasia craniometafisária
4. Hiperfosfatasia

Crânio anormalmente fino

A. Generalizado:
1. Hidrocefalia obstrutiva
2. Disostose cleidocranial
3. Progeria
4. Raquitismo
5. Osteogênese imperfeita
6. Craniolacunia

B. Focal:
1. Neurofibromatose
2. Hematoma subdural crônico
3. Cisto aracnóideo

Calcificação inadequada da calota craniana

1. Acondroplasia
2. Osteogênese imperfeita
3. Hipofosfatasia

Lesão osteolítica do crânio

A. Variante normal:
1. Veia emissária
   Conectando o sistema venoso dentro + fora do crânio
   √ canal ósseo < 2 mm de largura
2. Lago venoso
   = apêndice de uma veia diplóica
   √ extremamente variável em tamanho, forma e número
   √ contorno irregular e bem demarcado
3. Granulações de Pacchioni
   √ usualmente defeitos múltiplos com contornos irregulares em localização parassagital (distantes até 3 cm do seio sagital superior) primariamente envolvendo a tábua interna
   Associadas a: impressões pelas granulações aracnóideas
4. Forames parietais
   não ossificações de restos embrionários na fissura parietal; bilateral nos ângulos superiores e posteriores do osso parietal; transmissão hereditária

B. Trauma
1. Orifício de trepanação
2. Cisto leptomeníngeo

C. Infecção
1. Osteomielite
2. Doença hidática
3. Sífilis
4. Tuberculose

D. Congênito
1. Epidermóide/dermóide
2. Neurofibromatose (defeito asterional)
3. Meningoencefalocele
4. Displasia fibrosa
5. Osteoporose circunscrita da doença de Paget

E. Tumor benigno
1. Hemangioma
2. Tumor marrom
3. Granuloma eosinofílico

F. Tumor maligno
1. Metástase solitárias/múltiplas
2. Mieloma múltiplo
3. Leucemia
4. Neuroblastoma

LESÃO LÍTICA SOLITÁRIA DO CRÂNIO
Mnemônico: "HELP MDT HOLE"
Hemangioma
Epidermóide/**D**ermóide
Leptomeníngeo, cisto
Pós-operatório, doença de Paget
Metástase, mieloma múltiplo
Displasia fibrosa
Tuberculose
Hiperparatireoidismo
Osteomielite
Lambdóide, defeito (neurofibromatose)
Eosinofílico, granuloma

MÚLTIPLAS LESÕES LÍTICAS DO CRÂNIO
Mnemônico: "HÁ 4M"
Histiocitose
Amiloidose
Marrom (tumor)
MAV
Mieloma
Metástase

Área lítica em retalho cutâneo

Mnemônico: "TIN"
Tumor
Infecção
Necrose (radiação e avascular)

Seqüestro "em botão"

Mnemônico: "E MORTE"

Eosinofílico (granuloma)
Metástase
Osteomielite
Radiação
Tuberculose
Epidermóide

Ausência da grande asa do esfenóide

Mnemônico: "DOM MARRINE"

Displasia fibrosa
Óptico (glioma)
Meningioma
Metástase
Aneurisma
Retinoblastoma
Recidiva de hematoma
Idiopático
Neurofibromatose
Eosinofílico (granuloma)

Fissura orbitária superior alargada

Mnemônico: "AFAN"

Aneurisma (artéria carótida interna)
Fístula (seio cavernoso)
Adenoma (hipofisário)
Neurofibroma

Tumores da base do crânio central

A. RELACIONADOS AO DESENVOLVIMENTO
   1. Encefalocele

B. INFECÇÃO/INFLAMAÇÃO
   1. Extensão dos seios paranasais/infecção mastóidea
   2. Complicação de trauma
   3. Doença fungal: mucormicose em diabéticos, aspergilose em pacientes imunocomprometidos
   4. Sarcoidose sinusal + nasofaríngeas
   5. Necrose por radiação

C. BENIGNO
   1. Angiofibroma juvenil
   2. Meningioma
   3. Cordoma
   4. Tumor hipofisário
   5. Doença de Paget
   6. Displasia fibrosa

D. MALIGNO
   1. Metástases: próstata, pulmão, mama
   2. Condrossarcoma
   3. Carcinoma nasofaríngeo
   4. Rabdomiossarcoma
   5. Disseminação de tumor perineural: neoplasia de cabeça + pescoço

Anomalia da junção craniovertebral

Invaginação basilar

= anomalia primária do desenvolvimento com posição anormalmente alta da coluna vertebral, ocorrendo prolapso desta para dentro da base do crânio

Associada a: malformação de Chiari, siringoidromielia em 25%–35%

Causa:

1. *Condilus Tertius* = ossículo na extremidade distal do clivo
   √ pseudo-articulação com processo odontóide/arco anterior de C1
2. Hipoplasia condilar
   √ as massas laterais do atlas podem estar fundidas aos côndilos
   √ violação da linha de Chamberlain
   √ alargamento do ângulo do eixo da articulação atlantoaxial
   √ ponta do odontóide > 10 mm acima da linha bimastoidiana
3. Hipoplasia do basioccipital
   √ encurtamento do clivo
   √ violação da linha de Chamberlain
   √ ângulo clivo-canal tipicamente diminuído
4. Assimilação atlantoaxial
   = insuficiência completa/parcial da segmentação entre o crânio + primeira vértebra cervical
   √ violação da linha de Chamberlain
   √ diminuição do ângulo clivo-canal
   Pode ser associada a: fusão de C2 + C3
   Cp:
   subluxação atlantoaxial (50%)
   morte súbita

- limitação da amplitude do movimento da junção craniovertebral

√ craniometria anormal
√ coluna cervical + forame magno protrui para dentro da cavidade craniana
√ elevação do arco posterior de C1

Impressão basilar

= forma adquirida da invaginação basilar com protrusão da coluna cervical e do forame magno para dentro da cavidade craniana

Causa: doença de Paget, osteomalacia, raquitismo, displasia fibrosa, hiperparatireoidismo, síndrome de Hurler, osteogênese imperfeita, infecção da base do crânio

Mnemônico: "FROPACHO"

Fibrosa (displasia)
Raquitismo
Osteogênese imperfeita
Paget
Acondroplasia
Cleidocranial (displasia)
Hiperparatireoidismo, síndrome de Hurler
Osteomalacia

Platibasia

= termo antropométrico referindo ao achatamento da base do crânio

Pode ser associada a: invaginação basilar

- sintomas medulares

√ craniovertebral = ângulo clivo-canal torna-se agudo (< 150°)
√ ângulo basal de Welcher = ângulo esfenóide > 140°
√ deformidade em arco da junção cervicomedular

COLUNA

Anomalias de segmentação da coluna vertebral

Durante a 9ª–12ª semanas de gestação, dois centros de ossificação se formam para a metade ventral + dorsal do corpo vertebral

1. **Assomia** = agenesia do corpo vertebral
   √ ausência completa do corpo vertebral
   √ elementos posteriores hipoplásicos podem estar presentes
2. **Hemivértebra**
   (a) vértebra unilateral em cunha
   √ hemivertebral direita/esquerda
   √ escoliose ao nascimento
   (b) hemivértebra dorsal
   √ cifoescoliose rapidamente progressiva
   (c) hemivertebral ventral (extremamente rara)
3. **Fenda coronal**
   = insuficiência da fusão dos centros de ossificação anterior + posterior
   Pode estar associada a: criança do sexo masculino prematura, condrodistrofia calcificante congênita
   Localização: usualmente na coluna torácica inferior + coluna lombar
   √ banda radiolúcida vertical logo atrás da porção média do corpo vertebral; desaparece na maioria das vezes com 6 meses de vida
4. **Vértebra em borboleta**
   = insuficiência da fusão das metades laterais secundária à persistência do tecido notocordal
   Pode estar associada a: espinha bífida anterior ± meningocele anterior
   √ corpo vertebral alargado com configuração em borboleta (incidência em AP)
   √ adaptação das placas vertebrais terminais dos corpos vertebrais adjacentes
5. **Vértebra em bloco**
   = fusão vertebral congênita
   Localização: lombar/cervical
   √ a altura dos corpos vertebrais fundidos iguala-se à soma das alturas dos corpos envolvidos + discos intervertebrais
   √ "cintura" ao nível do espaço discal intervertebral
6. **Vértebra hipoplásica**
7. **Síndrome de Klippel-Feil**

Anomalias do atlas

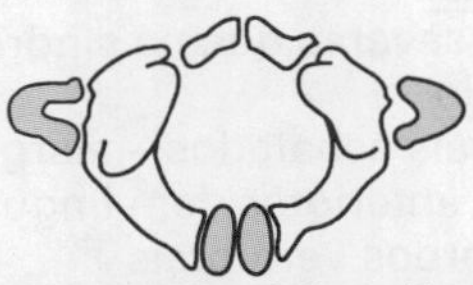

Centro de Ossificação do Atlas
Centros secundários

A. ARCO POSTERIOR
   1. Raquisquise do arco posterior do atlas (4%)
      Localização: linha média (97%), lateral através do sulco da artéria vertebral (3%)
      √ ausência da linha arco-canal (incidência lateral)
      √ superposição ao nível do processo odontóide/corpo do eixo simulando uma fratura (incidência para odontóide com a boca aberta)

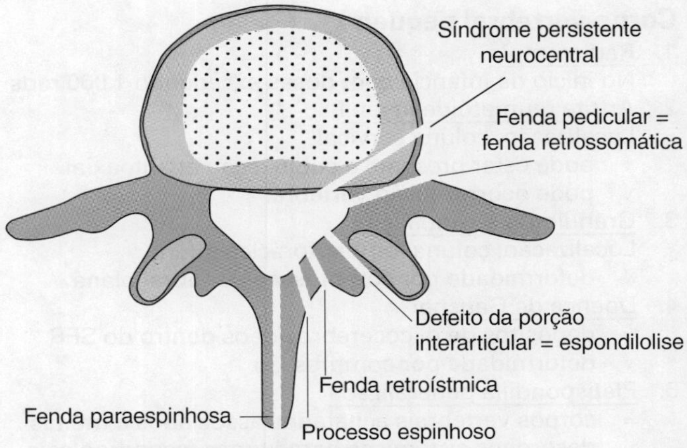

Fenda no Arco Neural

   2. Aplasia total do arco posterior do atlas
   3. Aplasia do tipo Keller com persistência do tubérculo posterior
   4. Aplasia com remanescente uni/bilateral + raquisquise da linha média
   5. Hemiplasia parcial/total do arco posterior

B. ARCO ANTERIOR
   1. Raquisquise isolada do arco anterior (0,1%)
   2. Atlas dividido = raquisquise dos arcos anterior + posterior
      √ arco anterior esférico sobrepondo-se ao processo odontóide, tornando a identificação do espaço pré-dental impossível (incidência lateral)
      √ margens anteriores duplicadas (incidência lateral)

Anomalias do eixo

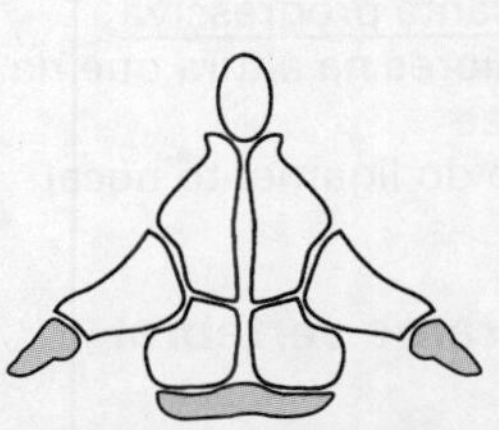

Centro de Ossificação do Eixo
Centros secundários

1. Ossículo terminal persistente = ossículo de Bergman
   √ processo odontóide não fusionado > 12 anos de idade
   DD: fratura odontóide tipo I
2. Aplasia do odontóide (extremamente rara)
3. *Os odontoideum*
   = osso independente cefálico ao corpo do eixo na localização do processo odontóide
   √ ausência de processo odontóide
   √ arco anterior do atlas hipertrófico + situado muito posteriormente em relação ao corpo do eixo
   Cp: instabilidade atlantoaxial
   DD: fratura odontóide tipo II (margem não corticada)

Corpo vertebral pequeno

1. Radioterapia
   No início da infância com doses excedendo 1.000 rads
2. Artrite reumatóide juvenil
   Localização: coluna cervical
   √ pode estar presente a subluxação atlantoaxial
   √ pode ocorrer fusão vertebral
3. Granuloma eosinofílico
   Localização: coluna lombar/torácica inferior
   √ deformidade por compressão/vertebral plana
4. Doença de Gaucher
   = depósitos de glicocerebrosídeos dentro do SER
   √ deformidade por compressão
5. Platispondilia generalizada
   = corpos vertebrais achatados associados a muitas desordens sistêmicas hereditárias (acondroplasia, displasia espondiloepifisária tardia, mucopolissacaridoses, osteopetrose, neurofibromatose, osteogênese imperfeita, nanismo tanatofórico)
   √ espaços discais de altura normal

VERTEBRAL PLANA
Mnemônico: "FETICH"
Fratura (trauma, osteogênese imperfeita)
Eosinofílico (granuloma)
Tumor (metástase, mieloma, leucemia)
Infecção
Corticóides (necrose avascular)
Hemangioma

Corpo vertebral aumentado

1. Doença de Paget
   √ "moldura de quadro"; esclerose óssea
2. Gigantismo
   √ aumento na altura do corpo vertebral + disco
3. Miosite ossificante progressiva
   √ corpos maiores na altura que na largura
   √ osteoporose
   √ ossificação do ligamento nucal

Aumento do forame vertebral

1. Neurofibroma
2. Ausência congênita/hipoplasia do pedículo
3. Ectasia dural (síndrome de Marfan, síndrome de Ehlers-Danlos)
4. Neoplasma intra-espinhal
5. Destruição metastática do pedículo

Anomalia da borda vertebral

Retificação da borda anterior

1. Espondilite anquilosante
2. Doença de Paget
3. Artrite psoriática
4. Doença de Reiter
5. Artrite reumatóide
6. Variante normal

Irregularidade anterior das vértebras

1. Aneurisma aórtico
2. Linfadenopatia
3. Tuberculose
4. Mieloma múltiplo (massa de tecido mole paravertebral)

Irregularidade posterior das vértebras

Em condições associadas à ectasia dural

A. Aumento da pressão intra-espinhal
   1. Hidrocefalia comunicante
   2. Ependimoma
B. Frouxidão dos tecidos mesenquimais
   1. Neurofibromatose (secundária à ectasia dural/tumor espinhal)
   2. Síndrome de Marfan
   3. Síndrome de Ehlers-Danlos
   4. Meningocele posterior
C. Amolecimento ósseo
   1. Mucopolissacaridoses: Hurler, Hunter, Morquio, Sanfilippo
   2. Acromegalia (vértebras lombares)
   3. Espondilite anquilosante (dura flácida agindo sobre vértebra osteopótica)
   4. Acondroplasia

Mnemônico: "MADAME SHEMLEN"
Meningioma
Acromegalia
Dermóide
Acondroplasia
Mucopolissacaridoses
Ependimoma
Siringoidromielia
Hidrocefalia
Ehlers-Danlos
Marfan
Lipoma
Espondilite anquilosante
Neurofibromatose

Projeções ósseas das vértebras

1. Síndrome de Hurler = gargulismo
   √ aparência esférica dos corpos vertebrais
   √ leve curvatura cifótica com corpos vertebrais menores no ápice da cifose, apresentando projeções lembrando línguas, na metade anterior (usualmente em T12/L1)
   √ deformidades "em passos" (*step off*) ao longo das margens anteriores
2. Síndrome de Hunter
   alterações menos severas que na síndrome de Hurler
3. Doença de Morquio
   √ corpos vertebrais achatados + alargados
   √ alongamentos anteriores "em línguas" da porção anterior dos corpos vertebrais
4. Hipotireoidismo = cretinismo
   √ corpos vertebrais pequenos e achatados
   √ deformidade anterior "em língua" (na criança somente)
   √ espaços discais alargados + placas terminais irregulares
5. Espondilose deformante
   √ osteofitose ao longo do aspecto anterior + laterais das placas terminais com curso horizontal + vertical como resultado de estiramento das fibras anulares externas (fibras de Sharpey conectando o ânulo fibroso ao corpo vertebral adjacente)

6. Hiperostose esquelética difusa idiopática (HEDI)
   = Doença de Forrestier
   √ calcificações contínuas + ossificação ao longo do aspecto ântero-lateral de > 4 corpos vertebrais torácicos contíguos ± osteofitose
7. Espondilite anquilosante
   √ sindesmófitos bilaterais assimétricos (ossificação do ânulo fibroso)
   √ coluna "em bambu"
   √ "balonamento discal" = disco intervertebral biconvexo secundário à deformidade osteoporótica das placas terminais
   √ retificação das margens anteriores dos corpos vertebrais (erosão)
   √ ossificação do ligamentos paraespinhais
8. Fluorose
   √ osteofitose vertebral + hiperostose
   √ corpos vertebrais escleróticos + cifoescoliose
   √ calcificação dos ligamentos paraespinhais

Ossificação da coluna

A. Sindesmófitos = ossificação do ânulo fibroso
   Associados a: espondilite anquilosante, ocronose
B. Osteófito
   = ossificação do ligamento longitudinal anterior
   Associado a: osteoartrite
C. Ossificação anterior contínua
   = ossificação do disco, ligamento longitudinal anterior e tecidos moles paravertebrais
   Associada a: hiperostose esquelética difusa idiopática
D. Ossificação paravertebral
   Associada a: artrite psoriática, síndrome de Reiter

Anomalia da placa terminal vertebral

1. Osteoporose (senil/induzida por corticóide)
   √ "vértebra de peixe" (DD: osteomalacia, doença de Paget, hiperparatireoidismo)
   √ esclerose óssea ao longo das placas terminais
2. Doença de células falcêmicas
   √ vértebra em "H" = compressão das porções centrais pelos infartos subcondrais (DD: outras anemias, doença de Gaucher)
3. Nódulos de Schmorl
   = herniação intra-óssea do núcleo pulposo no centro de uma placa terminal enfraquecida na herniação discal/doença de Scheuermann
4. *Limbus vertebrae*
   = herniação intra-óssea do material discal na junção do anel ósseo vertebral + placa terminal (ângulo ântero-superior)
5. Epífise "em anel"
   = aspecto normal de uma vértebra em desenvolvimento (entre 6 e 12 anos de idade)
   √ pequeno recesso lembrando um degrau no ângulo anterior da borda do corpo vertebral
6. Osteodistrofia renal
   √ *rugger-jersey spine* = bandas horizontais de opacidade aumentada adjacentes às placas terminais vertebrais (em alusão ao uniforme dos jogadores de rúgbi do New Jersey)
7. Mielofibrose
   √ *rugger-jersey spine*
8. Osteopetrose
   √ vértebra em "sanduíche/hambúrguer" = placas terminais escleróticas alternadas com porções médias radiolúcidas dos corpos vertebrais

Nódulos de Schmorl

= defeitos da condrificação em que os vasos periosteais penetram a placa cartilaginosa do disco
√ defeitos côncavos nas placas terminais vertebrais superiores e inferiores com margens agudas produzidas por herniação superior/inferior de material discal

RMN:
   √ nódulo com intensidade de sinal semelhante a do disco
   √ baixa intensidade de sinal do anel
   √ associado a espaço discal estreito

DD: Mnemônico: "SHOTO"
   Scheuermann (doença de)
   Hiperparatireoidismo
   Osteoporose
   Trauma
   Osteomalacia

Calcificação do disco intervertebral

Mnemônico: "CHOW"
   CPPD
   Hemocromatose
   Ocronose
   Wilson (doença de)

Fenômeno de vácuo no espaço discal intervertebral

= liberação de gás nitrogênio a partir dos tecidos circundantes através de fendas com um núcleo anormal ou inserção do ânulo
Incidência: em até 20% das radiografias simples/em até 50% das tomografias de coluna em pacientes > 40 anos de idade

Causa:
1. Degeneração primária/secundária do núcleo pulposo
2. Herniação intra-óssea do disco (= nódulo de Schmorl)
3. Espondilose deformante
4. Doença vertebral adjacente metastática com colapso vertebral
5. Infecção (extremamente raro)

Corpo vertebral em forma de projetil

Mnemônico: "HAM"
   Hipotireoidismo
   Acondroplasia
   Morquio (síndrome de)

Vértebra com aspecto "osso dentro do osso"

= "vértebra fantasma" após evento traumatizante durante a fase de crescimento vertebral na infância
1. Linha de estresse de causa desconhecida
2. Leucemia

3. Envenenamento por metais pesados
4. Injeção de torotrast, tuberculose
5. Raquitismo
6. Escorbuto
7. Hipotireoidismo
8. Hipoparatireoidismo

Vértebra de marfim

Mnemônico: "O PM TOMA MOLHO F"

Osteopetrose
Paget
Mieloesclerose
Trauma
Osteomielite esclerosante crônica
Mieloma
Anemia falciforme
Metástase osteoblástica
Osteodistrofia renal
Linfoma
Hemangioma
Osteossarcoma
Fluorose

Lesão expansiva da vértebra

A. ENVOLVIMENTO DE MÚLTIPLAS VÉRTEBRAS
Metástases, mieloma múltiplo/plasmocitoma, linfoma, hemangioma, doença de Paget, angiossarcoma, granuloma eosinofílico

B. ENVOLVIMENTO DE DUAS/MAIS VÉRTEBRAS CONTÍGUAS
Osteossarcoma, cordoma, cisto ósseo aneurismático, mieloma

C. LESÃO BENIGNA

1. Osteocondroma (1%–5% na coluna) comumente torácico, elementos posteriores, grande massa densa e calcificada com bordas mal definidas
2. Osteoblastoma (40% na coluna)
M:F = 2:1; comumente cervical; elementos posteriores (lâmina pedículo), pode envolver o corpo se for grande; bordas bem definidas, matriz tumoral calcificada em 50%; raramente degeneração maligna
3. Tumor de células gigantes (5% na coluna)
geralmente no sacro, lesão lítica expansiva do corpo vertebral com bordas bem definidas; invasão secundária dos elementos posteriores; degeneração maligna em 15%–20%
4. Osteoma osteóide (25% na coluna)
comum na coluna torácica inferior/lombar alta, elementos posteriores (pedículo, lâmina, processo espinhoso), escoliose dolorosa com concavidade para o lado da lesão
5. Cisto ósseo aneurismático (20% na coluna)
comum na região cervical/coluna torácica, elementos posteriores, margens bem definidas, surgindo de lesão óssea primária (tumor de células gigantes, displasia fibrosa) em 50%, pode envolver duas vértebras contíguas
6. Hemangioma (30% na coluna)
10% de incidência na população geral; comum na coluna torácica inferior/lombar superior, corpo vertebral, aspecto em "acordeão"/"veludo cotelê"
7. Cisto hidático (1% na coluna)
lesão destrutiva de crescimento lento, bordas escleróticas bem definidas, áreas endêmicas
8. Doença de Paget
corpo vertebral ± elementos posteriores, aumento do osso, "moldura de quadro"; esclerose óssea
9. Granuloma eosinofílico (6% na coluna)
mais freqüentemente na coluna cervical/coluna lombar, corpo vertebral, "vértebra plana": é comum o envolvimento múltiplo
10. Displasia fibrosa (1% na coluna)
corpo vertebral, aspecto trabecular não homogêneo difuso

D. MALIGNO

1. Cordoma (15% na coluna)
particularmente na segunda vértebra cervical, dentro do corpo vertebral
   - √ destruição total + colapso + massa de tecido mole anterior
   - √ esclerose adjacente ao osso
   - √ viola o espaço discal
2. Metástase (especialmente do pulmão, mama)
Idade: > 50 anos de idade;
Pista: pedículos amiúde destruídos
3. Mieloma múltiplo/plasmocitoma
Pista: poupa geralmente os pedículos
4. Angiossarcoma
10% envolve a coluna, mais comum na coluna lombar
5. Osteossarcoma, condrossarcoma, linfoma

Tumores ósseos com predileção para os corpos vertebrais

Mnemônico: "CALL HOME"

Cordoma
Aneurismático (cisto ósseo)
Leucemia
Linfoma
Hemangioma
Osteoma osteóide, osteoblastoma
Mieloma, metástase
Eosinofílico (granuloma)

Tumores vertebrais primários em crianças

Em ordem de freqüência:

1. Osteoma osteóide
2. Osteoblastoma benigno
3. Cisto ósseo aneurismático
4. Sarcoma de Ewing

Trauma fechado dos elementos posteriores

Mnemônico: "TO A PE"

Tumor de células gigantes
Osteoblastoma
Aneurismático (cisto ósseo)
Plasmocitoma
Eosinofílico (granuloma)

Tumor primário dos elementos posteriores
Mnemônico: "O CHATO"
- **O**steoblastoma
- **C**isto hidático
- **H**emangioma
- **A**neurismático (cisto ósseo)
- **T**umor de células gigantes
- **O**steoma osteóide

Fusão da coluna cervical
Mnemônico: "APERVITAM"
- **A**nquilose hipertrófica senil (HEDI)
- **P**soríase
- **E**spondilite anquilosante
- **R**eiter (doença de)
- **V**értebra em bloco
- **I**nfecção (tuberculose)
- **T**rauma
- **A**rtrite reumatóide juvenil
- **M**iosite ossificante progressiva

Erosão do odontóide
Mnemônico: "PEDAL"
- **P**soríase
- **E**spondilite anquilosante
- **D**own (síndrome de)
- **A**rtrite reumatóide
- **L**úpus eritematoso

DISRAFISMO ESPINHAL
= fusão anormal/incompleta das estruturas embriológicas da linha média mesenquimais, neurológicas e ósseas

Sinais externos (em 50%)
- lipoma subcutâneo
- distúrbio espástico da marcha
- hipertricose
- deformidades do pé
- nevo pigmentado
- ausência dos reflexos tendinosos
- mancha cutânea
- trato sinusal
- disfunção vesical + colônica
- resposta plantar patológica

Espinha bífida
= fechamento incompleto dos elementos ósseos da coluna (lâmina + processos espinhosos) posteriormente

Espinha bífida oculta
= disrafismo espinhal oculto
= defeito coberto por pele; 15% dos disrafismos espinhais
- raramente leva ao déficit neurológico por si só

Associada a:
defeito vertebral (85%–90%), lesão dérmica lombossacra (80%), ou seja, tufo de cabelos, mancha, seio dérmico, nevo, hiperpigmentação, hemangioma, massa subcutânea

1. Diastematomielia
2. Lipomeningocele
3. Síndrome da medula presa
4. Lipoma do filamento terminal
5. Dermóide intra-espinhal
6. Cisto epidermóide
7. Mielocistocele
8. Síndrome do notocórdio dividido
9. Meningocele
10. Seio dérmico dorsal
11. Síndrome do filamento terminal espessado

Espina bífida aberta
= ESPINHA BÍFIDA CÍSTICA
= protrusão posterior de todas/partes do conteúdo da canal espinhal através de uma espinha bífida óssea; 85% dos disrafismos espinhais
- associada a déficit neurológico em > 90%

1. Meningocele simples
   = herniação de saco preenchido por liquor sem elementos neurais
2. Mielocele
   = placa na linha média de tecido neural estando exposto na superfície cutânea
3. Mielomeningocele
   = uma mielocele elevada acima da superfície cutânea pela expansão do espaço subaracnóideo ventral à placa neural
4. Mielosquise
   = apresentação à superfície dos elementos neurais completamente descobertos pelas meninges

Subluxação atlantoaxial
= deslocamento do atlas em relação ao eixo
(1) Subluxação atlantoaxial posterior (raro)
(2) Subluxação atlantoaxial anterior (comum)
   = distância entre o dente + arco anterior de C1 (medido ao longo do plano médio do atlas em visão lateral):
   (a) espaço pré-dental: 2,5 mm; > 4,5 mm (em crianças)
   (b) espaço retrodental: < 18 mm

Causas de subluxação:
(a) congênita
   1. Occipitalização do atlas
      75% da população; fusão do básio + arco anterior do atlas
   2. Insuficiência congênita do ligamento transverso
   3. Osso odontóide/aplasia do dente
   4. Síndrome de Down (20%)
   5. Síndrome de Morquio
   6. Displasia óssea
(b) artrite
   devido à frouxidão do ligamento transverso ou erosão do dente
   1. Artrite reumatóide
   2. Artrite psoriática
   3. Síndrome de Reiter
   4. Espondilite anquilosante
   5. Esclerodermia
   raro: na gota + CPPD

(c) processo inflamatório
infecção faríngea na infância, abscesso retrofaríngeo, coriza, otite média, mastoidite, adenite cervical, parotidite, abscesso alveolar
√ deslocamento 8–10 anos após o início dos sintomas
(d) trauma (muito raro sem fratura de odontóide)
(e) doença de Marfan

Mnemônico: "DELATAR"
Down (síndrome de)
Espondilite anquilosante
Lúpus eritematoso
Artrite reumatóide (adulto e juvenil)
Trauma
Artrite psoriática
Retrofaríngeo (abscesso)

PSEUDO-SUBLUXAÇÃO
= a frouxidão ligamentar nas crianças permite o movimento dos corpos vertebrais uns sobre os outros, especialmente C2 sobre C3

Lesão intramedular

15% dos tumores do canal espinhal em adultos; 6% dos tumores medulares em crianças (1/3 dos neoplasmas espinhais na infância)

A. Tumor
(a) primário:
1. Ependimoma (60% de todos os tumores medulares)
2. Astrocitoma (25%)
3. Oligodendroglioma (3%)
4. Epidermóide, dermóide, teratoma (1%–2%)
5. Lipoma (1%)

Localização:
— região cervical: astrocitoma
— região torácica: teratoma-dermóide, astrocitoma
— região lombar: ependimoma, dermóide

(b) metastático: por exemplo, melanoma maligno, mama, pulmão

B. Lesão cística
Pode mostrar preenchimento tardio do espaço cístico na mielotomografia
1. Siringomielia
2. Hidromielia
3. Cisto reativo
4. Hemangioblastoma (2%–4%)

C. Vascular
1. Concussão medular = edema local reversível
2. Contusão hemorrágica
3. Transecção medular
4. MAV

D. Infecção crônica
1. Sarcóide
2. Mielite transversa
3. Esclerose múltipla

Mnemônico: "DASHEMIMM"
Dermóide
Astrocitoma
Siringomielia/hidromielia
Hematoma/hemangioblastoma
Ependimoma
Meduloblastoma
Inflamação (esclerose múltipla, sarcoidose, mielite)
Metástase
Malformação arteriovenosa

Massa extramedular intradural

1. Neurofibroma (25%–35%)
2. Meningioma (25%–45% de todos os tumores espinhais)
3. Lipoma
4. Dermóide (comum no cone medular/cauda eqüina; associado a disrafismo espinhal em 1/3 dos casos)
5. Ependimoma (comum no filamento terminal; SEM disrafismo espinhal
6. Metástases "em gota" por tumores do SNC
7. Metástases de fora do sistema nervoso
8. Cisto aracnóideo
9. Cisto neuroentérico
10. Hemangioblastoma

Mnemônico: "MAMMAN"
Metástase
Aracnoidite
Meningioma
Malformação arteriovenosa
Aracnóideo (cisto)
Neurofibroma

Lesão epidural extramedular

Espaço epidural = espaço entre a dura-máter e o osso, contendo plexo venoso epidural, canais linfáticos, tecido conjuntivo, gordura
Incidência: 30% de todos os tumores espinhais

A. Tumor
(a) benigno
1. Dermóide; epidermóide
2. Lipoma: em alguns seguimentos
3. Fibroma
4. Neurinoma (com componente intradural)
5. Meningioma (com componente intradural)
6. Ganglioneuroblastoma, ganglioneuroma

(b) maligno
1. Doença de Hodgkin
2. Linfoma; mais comum no espaço dorsal
3. Metástases: mama, pulmão — mais comum de uma vértebra acometida sem extensão através da dura
4. Neuroblastoma paravertebral

B. Doença discal
1. Protrusão discal
2. Núcleo pulposo herniado
3. Núcleo pulposo seqüestrado

C. Estenose espinhal óssea, espondilose
D. Inflamação: abscesso epidural
E. Hematoma

Mnemônico: "MANDELIN"
Metástases (semeaduras de tumor do SNC), meningioma
Aracnoidite, cisto aracnóideo
Neurofibroma
Dermóide/epidermóide
Ependimoma
Lipoma
Infecção (BK, cisticercose)
Normal (raiz tortuosa)

Tumores da raiz nervosa e bainha dos nervos

= NEURINOMA

A. SURGINDO DA BAINHA DO NERVO

1. **Schwannoma**

= neoplasma benigno e encapsulado de crescimento lento das células de Schwann

célula de Schwann = célula que circunda os nervos cranianos, espinhais e periféricos produtoras da bainha de mielina em torno dos axônios, proporcionando, assim, proteção mecânica e servindo como trato para regeneração nervosa NOTE que a bainha de mielina dentro da substância cerebral é feita pelos oligodendrócitos

◊ Tumor usualmente esporádico, mas 5%–20% dos pacientes com schwannomas intracranianos solitários têm neurofibromatose do tipo 2!

Histo: componente celular (tecido do tipo Antoni A) + componente mixóide (tecido do tipo Antoni B)

Localização:

(a) extracraniano: (mais comum) raízes nervosas cervicais, nervo vago, plexo simpático

(b) intracraniano: principalmente dos nervos sensoriais, nervo vestibulococlear (VIII) (mais comum), nervo trigêmeo (V) (segunda divisão mais comum)

√ lesão fusiforme solitária bem encapsulada

RMN:

√ linha escura circundando a lesão (= cápsula), freqüentemente vista

1. **Neurofibroma**

= tumor da bainha do nervo composto de células de Schwann + fibroblastos com envolvimento do nervo, sendo que as fibras nervosas correm dentro da massa

Histo: turbilhão de elementos neuronais

Associado a: neurofibromatose tipo 1; M:F = 1:1

◊ Potencial para transformação maligna!

◊ O neurofibroma espinhal é raramente esporádico e usualmente é um sinal da neurofibromatose do tipo 1!

◊ Somente 10% dos pacientes com neurofibromatose têm a doença de von Recklinghausen

Localização: qualquer nível, mas particularmente cervical

(a) nervos periféricos

√ massa fusiforme bem circunscrita e não encapsulada dos nervos periféricos

(b) massa intradural extramedular

√ massa bem definida com configuração em ampulheta (= componente extradural estendendo através do forame neural)

√ alargamento do forame intervertebral + erosão dos pedículos

√ irregularidades dos corpos vertebrais

√ hipodenso aproximando-se das características da água (CARACTERÍSTICO) / isodenso ao músculo esquelético

√ usualmente sem reforço com contraste

RMN:

√ massa homogênea isodensa com relação à medula em T1WI

√ tumor hiperintenso em T2WI comparado à gordura circundante

√ "sinal do alvo" = centro de baixa intensidade de sinal em T2WI (devido ao colágeno + células de Schwann condensadas)

DD: raiz nervosa conjunta

B. ORIGINANDO DO NERVO

1. **Neuroma** = lesão pós-traumática formando na extremidade do nervo acometido

2. **Neurilemoma**

= as fibras nervosas divergem e cursam sobre a superfície da massa tumoral

Atrofia medular

1. Esclerose múltipla
2. Esclerose lateral amiotrófica
3. Espondilose cervical
4. Seqüela de trauma
5. Isquemia
6. Radioterapia
7. MAV medular

Captação tardia de contraste hidrossolúvel em lesão medular

1. Siringoidromielia
2. Tumor cístico da medula
3. Osteomalacia

excessivamente raro:

4. Doença desmielinizante
5. Infecção
6. Infarto

Mielografia extra-aracnóidea

A. INJEÇÃO SUBDURAL

√ medula, raízes nervosas e vasos sangüíneos não identificados

√ defeitos de enchimento irregulares

√ fluxo lento do meio de contraste

√ pulsações liquóricas diminuídas

√ o meio de contraste se acumula no local de injeção dentro dos compartimentos anterior/posterior

B. INJEÇÃO EPIDURAL

√ extravasamento de contraste ao longo das raízes nervosas

√ o material de contraste localiza-se próximo à periferia do canal espinhal

√ as estruturas espinhais não são bem delineadas

Síndrome lombossacra pós-cirúrgica

= sinais de disfunção e incapacitação + dor e parestesias após a cirurgia

Causa:

A. Insuficiência biomecânica

1. Herniação discal primária
2. Herniação discal recorrente (início 1 semana a 1 mês)

B. Fracasso do tratamento cirúrgico
   1. Herniação discal residual (início < 1 semana)
   2. Hemorragia intra-espinhal perioperatória (início < 1 semana)
   3. Inflamação espinhal/meníngea/neural (início 1 semana-1 mês)
   4. Formação intra-espinhal de fibrose (início > 1 mês)
      (a) fibrose epidural
         √ placa/massa epidural que realça
      (b) aracnoidite fibrosante
         √ aderência de raízes nervosas
         √ aderência das raízes à parede do saco tecal
         √ reforço anormal das meninges espessadas + raízes nervosas agrupadas
   5. Fenômenos remotos não relacionados à coluna

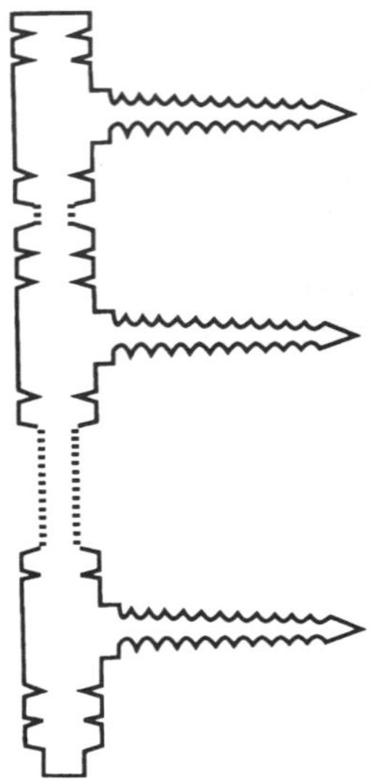
Haste de Dunn

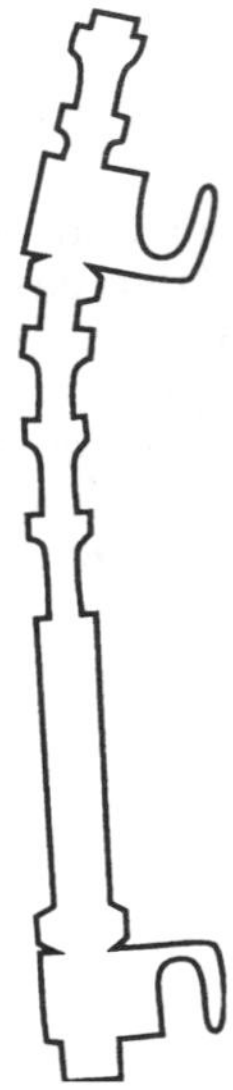
Haste de Harrington

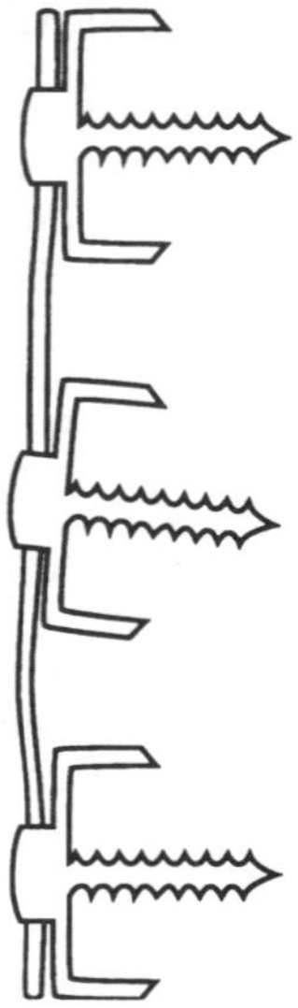
Chave de Dwyer

Síndrome do "fracasso pós-cirúrgico" (*Failed back syndrome*)

= Ausência de melhora clínica após cirurgia espinhal em 5%–15%

◊ A interpretação no período pós-operatório imediato é difícil; a estabilização dos achados ocorre em 2–6 meses

A. CAUSAS ÓSSEAS
   1. Espondilolistese
   2. Estenose central
   3. Estenose foraminal
   4. Pseudo-artrose

B. CAUSAS RELACIONADAS AOS TECIDOS MOLES
   1. Aracnoidite adesiva
      raízes nervosas espessadas, irregulares e aderentes
   2. Infecção
   3. Hemorragia
   4. Fibrose epidural (cicatriz)
      √ reforço heterogêneo precocemente em T1WI (máximo após cerca de 5 minutos após a injeção)
   5. Herniação recorrente do disco
      √ nenhum reforço após o T1WI precoce (surge realçado cerca de ≥ 30 minutos após a injeção)

C. ERROS CIRÚRGICOS
   1. Nível errado/lado da cirurgia
   2. Lesão nervosa direta

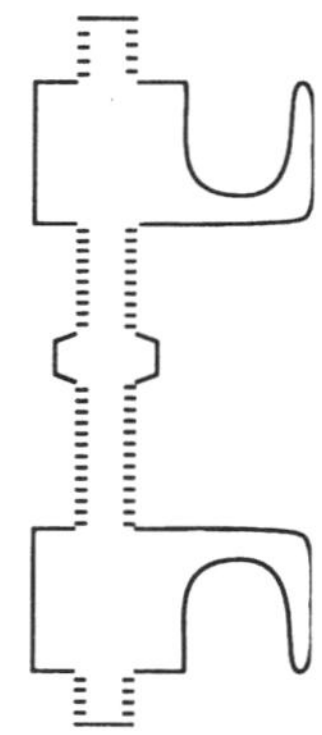
Haste de Knodt

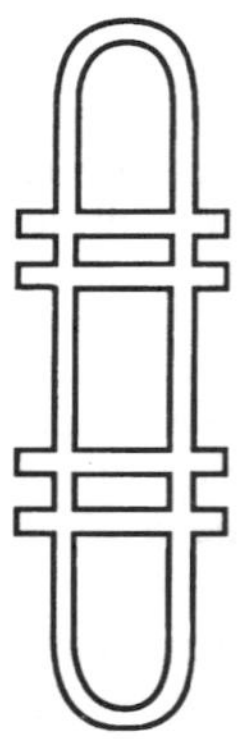
Placa de Luque

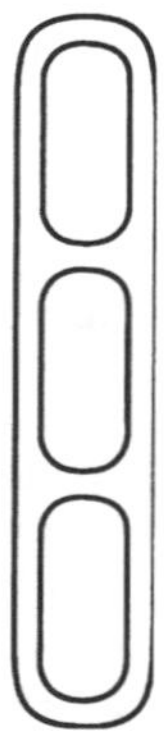
Placa de Steffee

Mnemônico: "ABCDEF"
   Aracnoidite
   ***B**leeding* (sangramento)
   Contaminação (infecção)
   Disco (residual/recorrente/novo nível)
   Erro (espaço discal operado em nível errado)
   Fibrose (cicatriz)

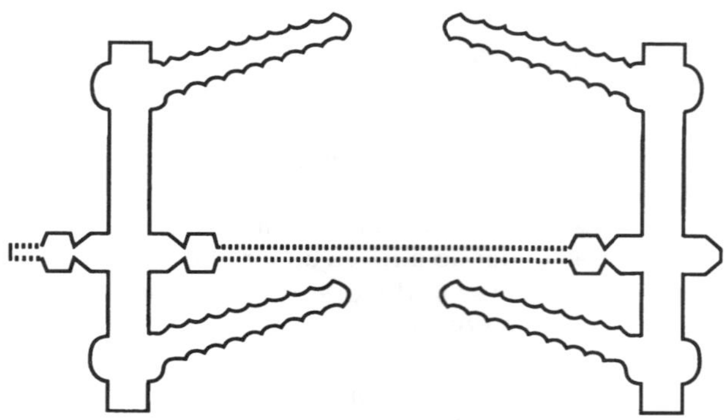
Hastes de Cotrel-Dubousset e Parafusos pediculares

Síndrome de cauda eqüina

= conjunto de sinais + sintomas resultantes de uma lesão compressiva no canal lombar espinhal inferior

Causa:
   (1) Fragmento discal deslocado
   (2) Tumor intra/extramedular

(3) Ósseo: doença de Paget, osteomielite, osteoartrose das facetas articulares, complicação da espondilite anquilosante

- diminuição na sensação nos dermátomos lombares inferiores + sacrais
- atrofia + fraqueza dos músculos
- diminuição dos reflexos do tornozelo
- impotência
- distúrbio da função esfincteriana + incontinência
- diminuição do tônus esfincteriano

SACRO

Neoplasias sacrais

1. Metástases de mama, próstata, rim, cérvice, cólon
2. Mieloma múltiplo
3. Cordoma (mais comum primário)
4. Tumor de células gigantes (tumor benigno mais comum)
5. Teratoma sacrococcígeo

Lesão sacral destrutiva

Mnemônico: "SPACEMON"

Sarcoma
Plasmocitoma
Aneurismático (cisto ósseo)
Cordoma
Ependimoma
Metástase
Osteomielite
Neuroblastoma

SISTEMAS ESPINHAIS DE FIXAÇÃO

Função:
(1) restabelecer o alinhamento anatômico nas fraturas (redução de fraturas),
(2) estabilizar doenças degenerativas
(3) corrigir anormalidades congênitas (escoliose)
(4) substituir vértebras doentes/anormais (infecção, tumor)

Sistemas de fixação posterior

Hastes empregadas pareadas/não pareadas, fixadas com:

1. Cerclagem sublaminar
   = passagem de um fio de aço em torno da lâmina + haste
2. Cerclagem interespinhosa
   = passagem do fio de aço através de um orifício no processo espinhoso; um botão de Drummond impede que o fio se desloque através do osso
3. Cerclagem articular
   = passagem do fio de aço em torno da faceta articular
4. Ganchos laminares/sublaminares
   usados nas hastes para compressão/dissipação de forças a serem aplicadas nos pedículos/lâminas
   (a) gancho para cima curva-se sob a lâmina
   (b) gancho para baixo curva-se sobre a lâmina
5. Parafusos pediculares/transpediculares
6. Hastes
   (a) haste de Luque = haste macia reta/em "L" de 6–8 mm de diâmetro
   (b) fixador em anel, barra de forma rombóide, retângulo de Luque, retângulo segmentar = alça pré-moldada para formar um retângulo plano
   (c) haste de tarção de Harrington
   (d) haste de compressão de Harrington
   (e) haste de Knodt = haste de fixação rosqueada com uma porca fixa centralmente e com padrão rosqueado oposto
   (f) hastes de Cotrel-Dubousset = par de hastes com uma superfície serrilhada conectada por uma haste cruzada com ≥ 4 ganchos laminares/parafusos pediculares
7. Placas
   (a) placas de Roy-Camille
   = placas simples e retas com orifícios circulares
   (b) placas de Luque
   = orifícios longos e ovais com clipes circundando a placa
   (c) placas de Steffee = placas retas com longas fendas
8. Parafuso translaminar
   = parafusos para osso esponjoso para fusão de um único nível
9. Pinagem percutânea
   = parafusos com interface oca colocados através do nível discal

Sistemas de fixação anterior

1. Sistema de Dwyer
   = parafusos com roscas para dentro do corpo vertebral sobre grampos, embebidos dentro do corpo vertebral e conectados por fios de titânio; posicionados no lado convexo da coluna
2. Sistema de Zielke
   = sistema de Dwyer modificado substituindo o fio por uma haste sólida
3. Sistema de Kaneda
   = duas placas vertebrais curvas com grampos atados aos corpos vertebrais com parafusos, placas conectadas por duas hastes rosqueadas e presas às cabeças dos parafusos
4. Sistema de Dunn (similar ao sistema de Kaneda, porém decontínuo)

ANATOMIA DO CRÂNIO E COLUNA

FORAMES DA BASE DO CRÂNIO

No aspecto interno da fossa craniana média, três forames são orientados ao longo de uma linha oblíqua na asa maior esfenoidal, no sentido ântero-medial atrás da fissura orbital superior à póstero-lateral

Mnemônico: "ROE"
forame **R**EDONDO
forame **O**VAL
forame **E**SPINHOSO

Forame redondo

= canal dentro da asa maior do esfenóide conectando a fossa craniana média + fossa pterigopalatina

Localização: inferior e lateral à fissura orbitária superior

Curso: estende-se obliquamente para frente + leve e inferiormente numa direção sagital, paralela à fissura orbitária superior

Conteúdo:
(a) nervos: V_2 (nervo maxilar)
(b) vasos
(1) Artéria do forame redondo
(2) Veias emissárias

√ mais bem visualizado por TC coronal

Forame oval

= canal conectando a fossa craniana média + fossa infratemporal

Localização: aspecto medial do osso esfenóide, situado póstero-lateralmente ao forame redondo (aspecto endocranial) + na base da placa pterigóidea lateral (aspecto extracraniano)

Conteúdo:
(a) nervos:
(1) V_3 (nervo mandibular)
(2) Nervo petroso menor (ocasionalmente)
(b) vasos:
(1) Artéria meníngea média acessória
(2) Veias emissárias

Forame espinhoso

Localização: na asa maior do esfenóide póstero-lateralmente ao forame oval (aspecto intracraniano) + lateralmente à tuba de Eustáquio (aspecto extracraniano)

Conteúdo:
(a) nervos:
(1) Ramo recorrente do nervo mandibular
(2) Nervo petroso menor superficial
(b) vasos:
(1) Artéria meníngea média
(2) Veia meníngea média

Forame lácero

Revestimento de fibrocartilagem (ocasionalmente); a artéria carótida interna repousa sobre o aspecto endocraniano da fibrocartilagem

Localização: na base da placa pterigóidea

Conteúdo: (inconstante)
(a) nervo: nervo do canal pterigóideo (realmente perfura a cartilagem)
(b) vaso: ramo meníngeo da artéria faríngea ascendente

Forame magno

Conteúdo:
(a) nervos:
(1) Bulbo
(2) Nervo craniano XI (nervo acessório espinhal)
(b) vasos:
(1) Artéria vertebral
(2) Artéria espinhal anterior
(3) Artéria espinhal posterior

Canal pterigóideo

= CANAL VIDIANO
= dentro do corpo do esfenóide, conectando anteriormente a fossa pterigopalatina ao forame lácero posteriormente

Localização: na base da placa pterigóidea abaixo do forame redondo

Conteúdo:
(a) nervos: nervo Vidiano = nervo do canal pterigóideo = continuação do grande nervo petroso superficial (do nervo craniano VII) após sua união com o nervo petroso profundo
(b) vaso: artéria Vidiana = artéria do canal pterigóideo = ramo da porção terminal da artéria maxilar surgindo na fossa pterigopalatina + passando através do forame lácero, posteriormente ao nervo Vidiano

Canal do Hipoglosso

= CANAL CONDILAR ANTERIOR

Localização: na fossa craniana posterior anteriormente e acima do côndilo, começando acima da parte ântero-lateral do forame magno, continuando em direção ântero-lateral + saindo medialmente ao forame jugular

Conteúdo:
(a) nervos: nervo craniano XII (nervo hipoglosso)
(b) vasos:
(1) Artéria faríngea
(2) Ramos da artéria meníngea

Forame jugular

Localização: na extremidade posterior da sutura petroccipital diretamente posterior ao orifício carotídeo

A. Parte anterior:
(1) Seio petroso inferior
(2) Ramos meníngeos da artéria faríngea + artéria occipital

B. Parte intermediária:
(1) Nervo craniano IX (nervo glossofaríngeo)
(2) Nervo craniano X (nervo vago)
(3) Nervo craniano XI (nervo acessório espinhal)

C. Parte posterior: veia jugular interna

JUNÇÃO CRANIOVERTEBRAL

Craniometria:

— VISÃO LATERAL

1. **Linha de Chamberlain** = linha ligando o pólo posterior do palato duro + opístio (= margem posterior do forame magno)

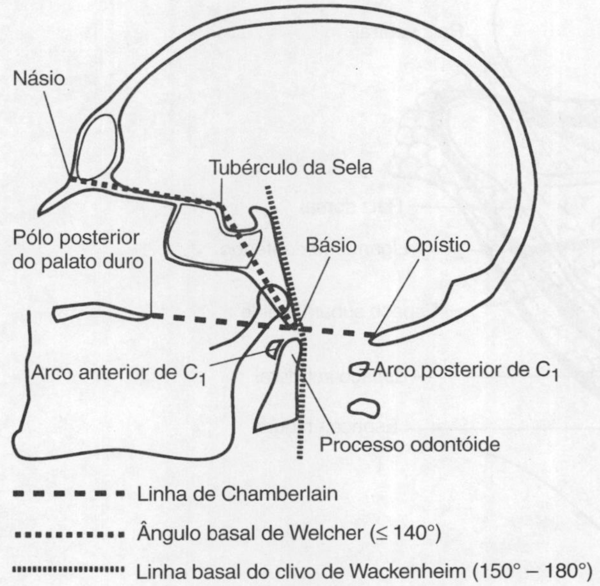

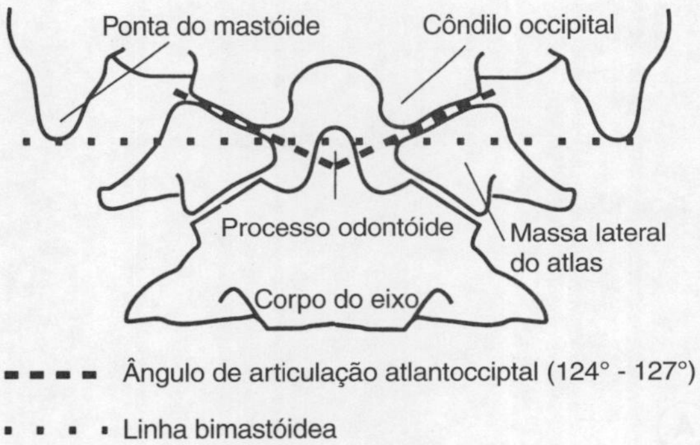

√ a ponta do processo odontóide usualmente está abaixo/tangente à linha de Chamberlain

√ a ponta do processo odontóide pode estar até 1± 6,6 mm acima da linha de Chamberlain

2. **Linha de McGregor** = linha ligando o pólo posterior do palato duro + porção mais caudal da superfície escamosa occipital
   ◊ Substituta da linha de Chamberlain se o opístio não é visível
   √ ponta do odontóide < 5 mm acima desta linha
3. **Linha basal do clivo de Wackenheim**
   = LINHA BASILAR = linha ao longo do clivo
   √ usualmente passa tangencialmente ao aspecto posterior da ponta do processo odontóide
4. **Ângulo craniovertebral** = ângulo clivo-canal
   = ângulo formado pela linha ao longo da superfície posterior do corpo do eixo e o processo odontóide + linha basilar
   √ varia de 150° em flexão a 180° em extensão
   √ a compressão medular anterior pode ocorrer acima de 15°
5. **Ângulo basal de Welcher**
   = formado pela linha tubérculo-násio e linha tubérculo-básio
   √ a média é de 132° (deve ser < 140°)
6. **Linha de McRae** = linha entre o lábio anterior (básio) e o lábio posterior (= opístio) do forame magno
   √ a ponta do processo odontóide deve estar abaixo desta linha

— INCIDÊNCIA ÂNTERO-POSTERIOR

7. **Ângulo da articulação atlantoccipital**
   = formado pelas linhas traçadas paralelas a ambas as articulações atlantoccipitais
   √ as linhas intersectam no centro do processo odontóide
   √ o ângulo médio é de 125° (variação de 124° a 127°)
8. **Linha digástrica** = linha entre as incisuras mastóideas (origem dos músculos digástricos)
   √ a ponta do processo odontóide deve estar abaixo da linha
9. **Linha bimastóide** = linha conectando as pontas de ambos os processos mastóideos
   √ ponta do processo odontóide está < 10 mm acima desta linha

MENINGES DA MEDULA ESPINHAL

A. Periósteo
   = continuação do folheto externo da dura-máter cerebral

B. Espaço epidural
   Consiste de tecido areolar frouxo + rico plexo venoso
   (a) coluna cervical + torácica: espaçoso posteriormente, espaço potencial anteriormente
   (b) coluna lombar + sacra: pode ocupar mais da metade da área de secção transversa

C. Dura
   = continuação da meninge/camada interna da dura-máter cerebral; termina ao nível da segunda vértebra sacral + forma o ligamento coccígeo em torno do filo terminal; envia extensões tubulares em torno dos nervos espinhais; é contígua com o epineuro dos nervos periféricos
   Inserções: na circunferência do forame magno, corpos da segunda e terceira vértebras cervicais, ligamento longitudinal posterior (pelas faixas de tecido conjuntivo)

D. Espaço subaracnóideo
   = espaço entre a aracnóide e a pia-máter contendo liquor, chegando tão longe quanto o gânglio espinhal
   o ligamento denteado parcialmente divide o espaço liquórico em um compartimento anterior + posterior estendendo do forame magno à primeira vértebra lombar, sendo contíguo com a pia-máter da medula medialmente = dura-máter lateralmente (entre as saídas dos nervos)
   septo subaracnóideo dorsal conecta a aracnóide à pia-máter (septo cribriforme)

E. Pia-máter
   = membrana firme e vascular intimamente aderente à medula espinhal, funde-se com a dura-máter no forame intervertebral em torno do gânglio espinhal, forma o filo terminal, funde-se com o periósteo do primeiro segmento coccígeo

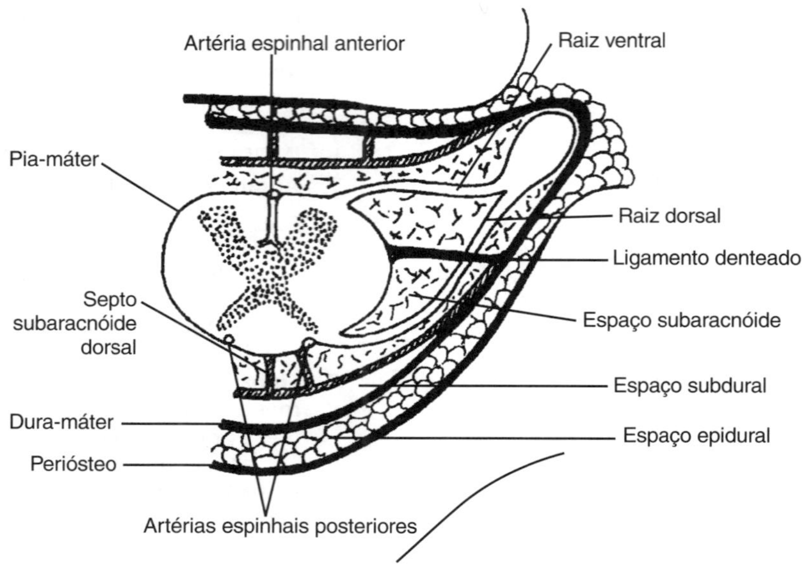

Meninges da Medula Espinhal

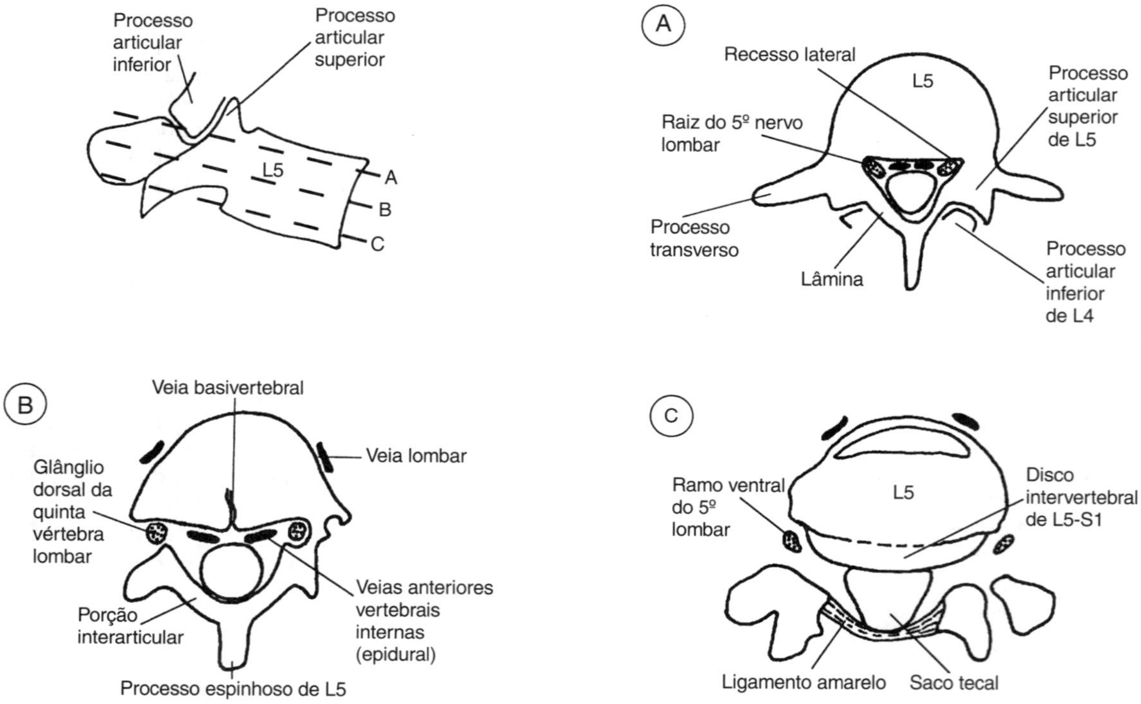

Seções Cruzadas através da 5ª Vértebra Lombar

Posição normal do cone medular

◊ Os corpos vertebrais crescem mais rapidamente que a medula espinhal durante o período fetal de < 19 semanas de amenorréia!

◊ Nenhuma diferença significante independentemente da idade!

Aspecto mais inferior do cone:

nível L1-L2: normal (variação de T12 a L3)

L2-L3 ou mais alto: em 97,8%

nível L3: indeterminado (em 1,8%)

L3-L4/inferior: anormal

N.B.:

Se o cone está em/abaixo do nível de L3, uma avaliação deve ser conduzida à procura de ancoramento por uma massa, esporão ósseo ou espessamento do filo!

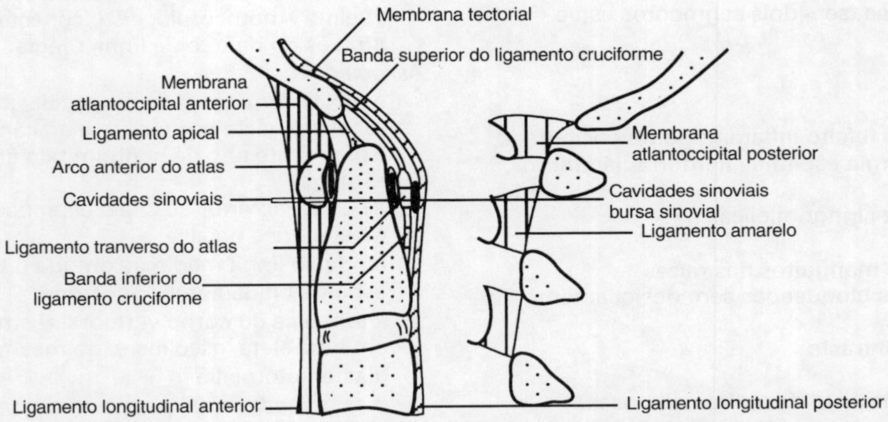

Articulações e Ligamentos da Região Atlantoccipital-axial

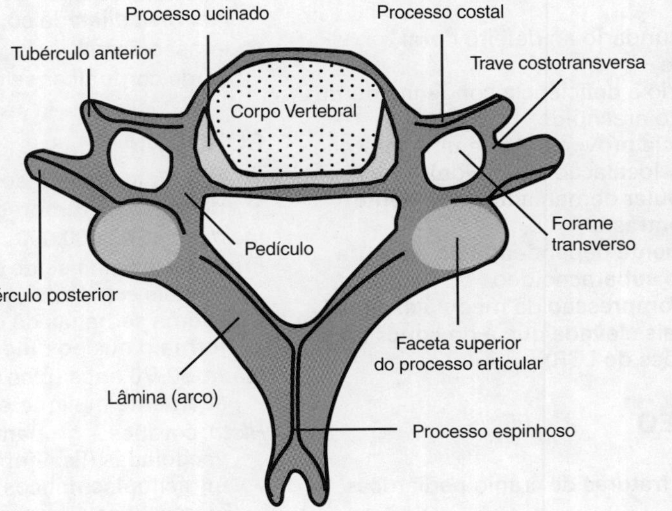

Típica Vértebra Cervical

(aspecto cranial)

DESORDENS DO CRÂNIO E DA COLUNA

AGENESIA SACRAL

= SÍNDROME DA REGRESSÃO CAUDAL = defeito de fechamento da linha média do tubo neural

Incidência: 0,005%-0,01%

Predisposição: crianças de mães diabéticas (16%)

Associada a:

(1) Anomalias musculoesqueléticas: deslocamento do quadril, deformidades do pé, hipoplasia das extremidades

(2) Falta de controle vesical/intestinal

(3) Espinha bífida (mielomeningocele freqüentemente não em combinação com a hidrocefalia)

NÃO associada à síndrome de VATER

√ agenesia sacral

√ ± estenose do saco dural com terminação alta

√ medula ancorada associada a lipoma, teratoma, cisto da cauda eqüina

Cp: bexiga neurogênica (se > dois segmentos estão faltando)

ARACNOIDITE

Etiologia: Pantopaque (efeito inflamatório potencializado pelo sangue), cirurgia espinhal, hemorragia, trauma, idiopático

Associada a: cavidade siringomiélica

Mielo:

√ atenuação dos manguitos das raízes

√ raízes nervosas bloqueadas sem deslocamento da medula (2/3)

√ acúmulo de contraste

TC:

√ fusão + agrupamento das raízes nervosas

√ raízes aderentes às paredes de um saco com aspecto de vazio (estágio final)

CISTO ARACNÓIDE DA COLUNA

Localização: dorsal à medula na região torácica

Local:

(a) cisto extradural secundário ao defeito dural congênito/adquirido

(b) intradural secundário à deficiência congênita dentro da aracnóide (= cisto aracnóide verdadeiro)/aderência proveniente de uma infecção prévia ou trauma (= loculação aracnóide)

√ massa oval e extramedular demarcada nitidamente

√ preenchimento com contraste imediatamente/tardiamente dependendo da abertura entre o cisto e o espaço subaracnóideo

√ deslocamento local + compressão da medula espinhal

√ intensidade de sinal mais elevada que a do liquor (pela falta relativa de pulsações do LCR)

CISTO LEPTOMENÍNGEO

= fratura "que cresce"

Incidência: 1% de todas as fraturas de crânio pediátricas

Patogênese:

Fratura de crânio com lesão dural leva à formação de herniação aracnóidea para dentro do defeito dural; as pulsações do LCR produzem a diastase da fratura + erosão das margens ósseas (aparente 2–3 meses após o trauma)

Idade: usualmente < 3 anos

√ defeito craniano com margens irregulares indistintas

√ cisto com densidade de LCR adjacente ao/no crânio, pode conter tecido cerebral

RMN:

√ cisto isointenso com o LCR + comunicante com o espaço subaracnóideo

√ área de encefalomalacia subjacente à fratura (freqüente)

√ tecido intracraniano estendendo entre as bordas do osso

CISTO NEUROENTÉRICO

= persistência do canal de Kovalevski entre o saco vitelino + notocórdio; cisto conectado às meninges através do defeito da linha média

Associado a:

neurofibromatose; meningocele; malformação espinhal (o talo conecta-se ao cisto e ao canal neural; usualmente não há nenhum talo entre o cisto e o esôfago)

Localização: anterior ao canal espinhal no lado mesentérico da alça

√ fenda na linha média (acomoda o talo)

√ espinha bífida anterior/posterior

√ anomalias do corpo vertebral (hemivértebra, vértebra em borboleta, escoliose), no mesmo nível

√ diastematomielia

√ massa mediastinal posterior

√ nível ar-líquido (se comunicante com o trato GI)

CISTO SACRAL PERINERAL

= CISTO DE TARLOV = cisto surgindo das radículas posteriores (S2 + S3 mais comuns) = manguito da raiz nervosa dilatada como variante normal

√ erosão sacral

√ pode comunicar-se com o saco tecal

CORDOMA

1%–4% de todos os neoplasmas malignos do osso;

1% de todos os tumores intracranianos

Incidência: 1:2.000.000

Etiologia: origina-se de remanescentes do notocórdio/focos cordais ectópicos (o notocórdio surge entre a quarta e sétima semanas de desenvolvimento embrionário e forma o núcleo pulposo)

Idade: 30–70 anos (pico etário na 5ª–7ª década); M:F = 2:1; altamente maligno em crianças

Histo: cordões + grupamentos de grandes células vacuoladas (fisalíforos) contendo material mucoso intracitoplasmáticos; abundante deposição de muco extracelular + áreas de hemorragia

Localização: (a) 50% no sacro (b) 35% na base do crânio (c) 15% no eixo espinhal (d) outros locais (5%) na mandíbula, maxila, escápula

Metástases: (em 10%–30%) para: pulmão, linfonodos, osso, fígado, pele (tardio)
Prognóstico: quase 100% de recorrência, a despeito de cirurgia radical

CORDOMA SACROCOCCÍGEO (50%–70%)
40% de todos os tumores sacros
Pico etário: 40–60 anos; M:F = 2:1
- dor lombar baixa (70%)
- constipação/incontinência fecal
- sangramento retal (42%)
- ciática
- freqüência, urgência, esforço para urinar
- massa sacral (17%)

√ massa pré-sacral com tamanho médio de 10 cm estendendo superiormente + inferiormente; raramente de localização posterior
√ deslocamento do reto + bexiga
√ tumor sólido com áreas císticas (em 50%)
√ massa osteolítica da linha média no sacro + cóccix
√ calcificações periféricas amorfas (15%–89%)
√ esclerose óssea secundária na periferia tumoral (50%)
√ padrão em "favo de mel" com trabeculações (10%–15%)

Prognóstico: 66% de taxa de sobrevida em 5 anos (adultos)
DD: Tumor de células gigantes, plasmacitoma, adenocarcinoma metastático, cisto ósseo aneurismático, condrossarcoma, osteomielite, ependimoma

CORDOMA ESFENOCCIPITAL (15%–25%)
Idade: paciente mais jovem (pico etário em 20–40 anos); M:F = 1:1
- cefaléia orbitofrontal
- distúrbios visuais
- ptose
- paralisia do sexto nervo/paraplegia

Localização: clivo, sincondrose esfenoccipital
√ destruição óssea (em 90%): clivo > sela > osso petroso > órbita > assoalho da fossa craniana média > fossa jugular > atlas > forame magno
√ esclerose óssea reativa (rara)
√ calcificações/fragmentos ósseos (20%–70%)
√ extensão dos tecidos moles para dentro da nasofaringe (comum), para dentro do esfenóide + seios etmoidais (ocasionalmente), pode alcançar a cavidade nasal + antro maxilar
√ grau variável de reforço

RMN:
√ grande massa intra-óssea com extensão para a cisterna pré-pontina, seio esfenoidal, fossa craniana média, nasofaringe
√ deslocamento posterior do tronco cerebral
√ usualmente isodenso em relação ao cérebro/ocasionalmente hiperintenso não homogeneamente em T1WI
√ hiperintenso em T2WI

DD: meningioma, metástase, plasmocitoma, tumor de célula gigante, cisto do seio esfenoidal, carcinoma nasofaríngeo, condrossarcoma

CORDOMA VERTEBRAL (15%–20%)
Mais agressivo que os cordomas sacrais/cranianos
Idade: paciente mais jovem; M:F = 2:1
- dor lombar baixa + radiculopatia

Localização: cervical (particularmente C2) > lombar > coluna torácica
√ destruição total da vértebra, inicialmente não acompanhada por colapso
√ extensão variável para dentro do canal vertebral
√ viola o espaço discal para envolver corpos adjacentes (comum)
√ massa de tecido mole anterior

Cp: bloqueio espinhal completo
DD: Metástase, tumor ósseo primário, tumor primário de tecidos moles, neuroma, meningioma

DERMÓIDE DA COLUNA

= tumor cístico uni/multilocular revestido por epitélio escamoso contendo anexos cutâneos (folículos pilosos, glândulas sudoríparas, glândulas sebáceas)

Causa:
(a) restos congênitos dérmicos/expansão focal do seio dérmico
(b) forma adquirida pelo implante de tecido dérmico viável (por agulha espinhal sem mandril)

Incidência: 1% dos tumores da medula
Idade na apresentação: < 20 anos; M:F = 1:1
Pode ser associado a: seio dérmico (em 20%)
- mielopatia lentamente progressiva
- início agudo de meningite química (secundária à ruptura do cisto, liberando cristais de colesterol inflamatórios dentro do LCR)

Localização: lombossacro (60%), cauda eqüina (20%)
Local: extramedular (60%), intramedular (40%)
√ quase sempre há bloqueio espinhal completo à mielografia
√ intensidade de gordura
√ ocasionalmente hipointenso em T1WI + hipodenso na TC (secreções das glândulas sudoríparas dentro do tumor)
√ NENHUM reforço com contraste
√ a mielo-TC facilita a detecção

DIASTEMATOMIELIA

= MEDULA DIVIDIDA = MIELOSQUISE
= divisão sagital da medula em duas hemimedulas, cada uma das quais contendo um canal central, um corno dorsal + um corno ventral

Etiologia: malformação congênita como resultado da divisão do notocórdio; M:F = 1:3

Pat:
(a) duas hemimedulas cada uma coberta com uma camada de pia, dentro do espaço subaracnóideo + saco dural (60%); não acompanhada por esporão ósseo/banda fibrosa
(b) duas hemimedulas com suas próprias bainhas pial, subaracnóidea + dural (40%); acompanhadas por banda fibrosa (em 25%), esporões ósseos/cartilaginosos (em 75%)

Associada a: mielomeningocele
- hipertricose, nevo, lipoma, depressão, hemangioma sobre a coluna (26%–81%)
- pé eqüinovaro
- atrofia muscular, fraqueza no tornozelo em uma das pernas

Localização: coluna torácica inferior/lombar superior > torácica superior > cervical
√ escoliose congênita (50%–75%)
◊ 5% dos pacientes com escoliose congênita têm diastematomielia

√ espinha bífida em múltiplos níveis
√ estreitamento ântero-posterior dos corpos vertebrais
√ alargamento da distância interpedicular
√ estreitamento do espaço discal com hemivértebra, vértebra em "borboleta", vértebra em bloco
√ fusão + espessamento das lâminas adjacentes (90%)
  (a) fusão da lâmina ipsolateral nos níveis adjacentes
  (b) fusão diagonal à lâmina adjacente contralateral = fusão laminar intersegmentar
√ esporão ósseo através do centro do canal espinhal surgindo do aspecto posterior do centro (< 50%)
√ filo terminal espessado > 2 mm (> 50%)
√ medula ancorada (> 50%)
√ cone medular baixo abaixo do nível L2 (> 75%)
√ as duas hemimedulas usualmente se unem caudalmente à fenda
√ defeito no saco tecal ao mielograma

Cp: disfunção medular progressiva

DISCITE

Problema espinhal pediátrico mais comum

Etiologia:
  (1) Invasão bacteriana hematogênica da vértebra, infectando o disco via vasos comunicantes da placa terminal
  (2) Procedimento invasivo: cirurgia, discografia, mielografia, quimionucleólise

Agentes:
  (a) piogênicos: *Staphylococcus aureus* (de longe, o mais freqüente), bastonetes Gram-negativos (em viciados em drogas injetáveis/pacientes imunocomprometidos)
  (b) não piogênicos: tuberculose, coccidioidomicose

Patogênese:
A infecção começa no disco (ainda vascularizado em crianças)/na extremidade anterior inferior do corpo vertebral (em adultos), com disseminação através do disco para a placa terminal vertebral adjacente

Pico etário: 6 meses–4 anos e 10–14 anos; idade média de apresentação de 6 anos

- irritabilidade gradualmente progressiva durante 2–4 semanas, astenia, febre
- dorsalgia/dor no quadril referida, coxeadura
- recusa em carregar peso

Localização: L3/4, L4/5, não usual acima de T9; usualmente envolvimento de um espaço discal (ocasionalmente 2)

Radiografia simples (positiva 2–4 semanas após o início dos sintomas):
  √ diminuição da altura do espaço discal (sinal mais precoce)
    = herniação intra-óssea do núcleo pulposo através da placa terminal enfraquecida para dentro do corpo vertebral
  √ não distinção das placas terminais adjacentes com destruição
  √ esclerose da placa terminal (durante a fase de cicatrização começando em qualquer período, de 8 semanas a 8 meses após o início)
  √ fusão óssea (após 6 meses a 2 anos)

TC:
  √ massa inflamatória paravertebral
  √ extensão epidural de tecido mole com deformidade do saco tecal

RMN (modalidade preferida; 93% sensível, 97% específica, 95% acurada):
  √ diminuição da intensidade da medula óssea em T1WI por duas vértebras contíguas
  √ em estágio inicial, há preservação da altura do disco com intensidade variável em T2WI (freqüentemente aumentada)
  √ nos estágios finais, perda da altura discal com intensidade aumentada em T2WI

MN (41% sensível, 93% específico, 68% acurado com *scanners* pelo *scanner* com Tc-99 m MDP + Tc-99 m WBC):
  √ positivo antes das radiografias
  √ aumento na captação no espaço discal + vértebras contíguas
  √ a varredura usualmente é positiva na vértebra adjacente (até a idade dos 20 anos) secundário ao suprimento vascular via placas terminais; pode ser negativo após a idade dos 20

Cp: cifose

Trat: imobilização em molde gessado corporal por ~4 semanas

DD: osteomielite da vértebra

Discite pós-operatória

Freqüência: 0,75%–2,8%

Organismo: S. aureus; muitas vezes nenhum organismo recuperado

- dorsalgia severa e recorrente 7–28 dias após a cirurgia, acompanhada por diminuição nos movimentos da coluna lombar, espasmo muscular, teste da elevação da perna estendida positivo
- febre (33%)
- infecção da ferida (8%)
- VHS persistentemente elevado/aumentando

RMN:
  √ diminuição da intensidade do sinal dentro do disco + medula óssea do corpo vertebral adjacente em T1WI
  √ aumento da intensidade do sinal no disco + medula óssea adjacente em T2WI amiúde com obliteração da fenda intranuclear
  √ reforço com contraste da medula óssea vertebral ± espaço discal

DD: doença discal degenerativa do tipo I (nenhum reforço do disco com gadolínio)

DIVERTÍCULO ARACNÓIDEO

= alargamento da bainha radicular com o espaço aracnóideo ocupando > 50% do diâmetro transverso total da raiz + bainha juntos

Causa: congênito/traumático, aracnoidite, infecção?

Patogênese: pressão hidrostática do LCR

√ irregularidades das margens posteriores dos corpos vertebrais
√ o material de contraste mielográfico preenche o divertículo

DOENÇA DE KÜMMELL

= fenômeno do vácuo intravertebral
  Causa:
  1. Osteonecrose
  2. Semanas a meses após uma fratura aguda

Fisiopatologia: provavelmente representa uma liberação gasosa para dentro de fendas ósseas através de uma fratura não consolidada abaixo da placa terminal
Idade: > 50 anos
Localização: mais freqüentemente na junção toracolombar
√ coleção de gás aumentando com a extensão + tração, diminuindo com a flexão

DOENÇA DE SCHEUERMANN

= OSTEOCONDROSE ESPINHAL = CIFOSE DORSAL JUVENIL = EPIFISITE VERTEBRAL
= desordem consistindo de achatamento vertebral + irregularidade da placa vertebral + estreitamento do espaço vertebral discal

Incidência: em 31% dos homens + 21% das mulheres com dor na região dorsal
Idade: início na puberdade
Localização: vértebras torácicas inferiores/vértebras lombares superiores; em casos leves, limitada a 3-4 corpos vertebrais

√ achatamento anterior do corpo vertebral de > 5°
√ aumento do ântero-posterior do corpo vertebral
√ leve estreitamento do espaço discal
√ cifose de > 40°/perda da lordose; escoliose
√ nódulos de Schmorl (herniação intravertebral do núcleo pulposo para dentro do corpo vertebral)= depressão no contorno na placa terminal na metade posterior do corpo vertebral; encontrado em até 30% dos adolescentes + adultos jovens
√ área achatada na superfície superior do anel epifisário anteriormente = fratura por avulsão no anel apofisário devido à migração do núcleo pulposo através do ponto fraco entre o anel apofisário + placa vertebral terminal (a fusão do anel apofisário usualmente ocorre em torno de 18 anos de idade)
√ anel epifisário destacado anteriormente

DD:
(1) Desenvolvimento de goteira anteriormente nas vértebras (NENHUM encunhamento ou nódulos de Schmorl)
(2) Osteocondrodistrofia (precocemente na vida, as extremidades mostram as mesmas alterações)

DOENÇA DISCAL DEGENERATIVA

Fisiopatologia:
a perda da altura discal leva ao mal-alinhamento (= subluxação rostrocaudal) das facetas articulares causando instabilidade espinhal com artrite, hipertrofia capsular, hipertrofia dos ligamentos posteriores, fratura facetária

Raios X simples:
√ estreitamento do espaço discal
√ calcificação discal
√ fenômeno de vácuo discal = interespaço radiolúcido pelo acúmulo de gás nitrogênio nos locais de pressão negativa
√ osteocondrose intervertebral = perda da altura do espaço discal + esclerose óssea dos corpos vertebrais adjacentes
√ nódulos cartilaginosos = herniação discal intra-óssea
√ espondilose deformante = osteofitose da placa terminal secundária ao deslocamento ântero-lateral do disco, resultando em osteófitos de tração no local da inserção óssea das fibras de Sharpey do ânulo fibroso

Mielografia:
√ delineação do saco tecal, medula e raízes nervosas

TC (acurácia > 90%):
√ doença da faceta articular (esclerose marginal, estreitamento articular, formação de cisto, supercrescimento ósseo)

RMN:
√ alterações da placa terminal (Modic & DeRoos)
(a) tipo I (4%) com sinal diminuído em T1WI + aumento do sinal em T2WI (= tecido fibroso vascularizado), reforço por contraste da medula óssea
(b) tipo II (16%) com aumento do sinal em T1WI + isointensidade em T2WI (= substituição gordurosa da medula óssea)
(c) tipo III com diminuição do sinal em T1WI + T2WI (= esclerose avançada)

MN:
Imagens no SPECT das vértebras pode ajudar na localização do aumento da captação dos corpos vertebrais, elementos posteriores etc.
√ aumento da captação excentricamente posicionada de cada lado de um espaço intervertebral (osteófitos, esclerose discogênica)

Seqüelas:
(1) protrusão discal (2) hérnia discal (3) estenose espinhal (4) doença da faceta articular

TERMINOLOGIA:
1. Abaulamento (*bulge*)
   = expansão difusa concêntrica e circunferencial do material discal amolecido além dos confins das placas terminais
2. Protrusão
   = protrusão focal do material discal, mantendo uma base larga com o disco devido ao ânulo focalmente enfraquecido/roto, porém com ligamento longitudinal posterior intacto
3. Extrusão
   = extrusão focal proeminente do material discal com somente um istmo de conexão ao disco acometido devido a:
   (a) ânulo roto + ligamento longitudinal posterior intacto
   (b) ânulo roto + ruptura do ligamento longitudinal posterior
4. Fragmento livre
   = franca separação do material discal do disco acometido
5. Migração do fragmento livre
   = o material discal separado se desloca acima/abaixo do espaço intervertebral discal

Disco protruso

= extensão discal de base alargada em direção externa em todas as direções com ânulo fibroso e ligamento longitudinal posterior intactos, porém enfraquecidos

Idade: achado comum em indivíduos > 40 anos de idade
Localização: coluna lombar e cervical
√ defeito circular simétrico localizado ao nível do espaço discal
√ margem anterior côncava do saco tecal

RMN:
√ núcleo pulposo hipointenso em T1WI + hiperintenso em T2WI (perda de água através da degeneração)

Herniação do núcleo pulposo

= HNP = protrusão focal do material discal além das margens das placas vertebrais terminais adjacentes, secundária à ruptura do ânulo fibroso, confinado dentro do ligamento longitudinal posterior

◊ 21% da população assintomática tem herniação discal!
- dor somática espinhal local = aguda/latejante, profunda, localizada
- dor de irradiação centrífuga = aguda, bem circunscrita, superficial, "elétrica", confinada ao dermátomo
- dor referida centrífuga = maçante, pobremente definida, profunda ou superficial, latejante ou constante, confinada ao somátomo (= dermátomo + miótomo + esclerótomo)

Localização: L4/5 (35%) > L5/S1 (27%) > L3/4 (19%) > L2/3 (14%) > L1/2 (5%); coluna torácica afetada em 3:1.000 operações discais
(a) póstero-lateral (49%) = ponto mais fraco ao longo da margem póstero-lateral do disco no recesso lateral do canal espinhal (o ligamento longitudinal posterior é fortemente aderente às margens posteriores do disco)
(b) póstero-central (8%)
(c) bilateral (em ambos os lados do ligamento longitudinal posterior)
(d) lateral/foraminal (< 10%)
(e) intra-ósseo/vertical = nódulo de Schmorl (14%)
(f) extraforaminal = anterior (freqüentemente desprezada) (29%)

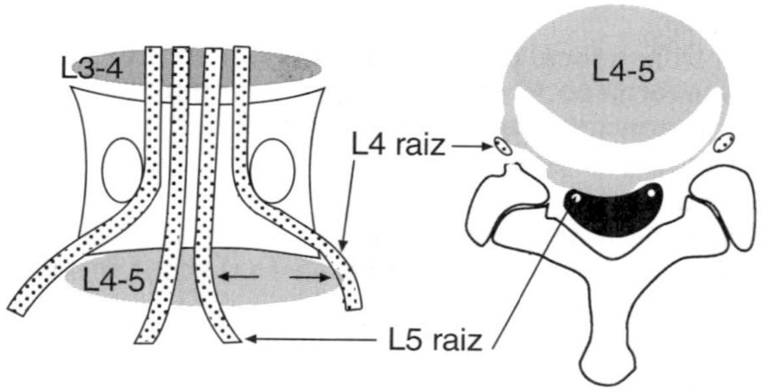

Mielografia:
√ indentação angular aguda do aspecto lateral do saco tecal, com extensão acima e abaixo do nível do espaço discal (a projeção ipsolateral oblíqua é a melhor incidência)
√ assimetria da margem discal posterior
√ duplo contorno secundário à superposição do lado normal + anormal (visão lateral com feixe horizontal)
√ estreitamento do espaço discal intervertebral (mais comumente um sinal de degeneração discal)
√ desvio da raiz/bainha nervosa
√ aumento da raiz nervosa em função do edema ("sinal do trompete")
√ raiz nervosa amputada/truncada (não preenchimento do manguito da raiz)

RMN:
√ o material discal de baixa intensidade de sinal desloca o ligamento longitudinal posterior e a gordura epidural de relativa intensidade de sinal alta em T1WI

Cp: estenose espinhal

Herniação de fragmento livre

= SEQÜESTRAÇÃO DISCAL
= completa separação do material discal com ruptura através do ligamento longitudinal posterior para dentro do espaço epidural

◊ Fragmentos desgarrados são causa comum de insucesso na cirurgia lombar!
√ migração superiormente/interiormente para longe do espaço discal com compressão da raiz nervosa acima/abaixo do nível da herniação discal
√ material discal notado > 9 mm de distância do espaço intervertebral discal
√ densidade de tecido mole com valor mais alto que o do saco tecal

DD:
(1) Fibrose peridural (retração do saco tecal no lado da cirurgia)
(2) Abscesso epidural
(3) Tumor epidural
(4) Raiz nervosa conjunta (duas raízes nervosas surgindo do saco tecal simultaneamente representando uma massa no aspecto ventrolateral do canal espinhal; variante normal em 1%–3% da população)
(5) Cisto de Tarlov (manguito da raiz nervosa dilatado)

Herniação discal cervical

Pico etário: 3ª–4ª década
- rigidez do pescoço, imobilização muscular
- perda sensorial dermatômica
- fraqueza + atrofia muscular
- perda de reflexos

Locais: C6-C7 (69%); C5-C6 (19%); C7-T1 (10%); C4-C5 (2%)
Seqüelas:
(1) Compressão da raiz nervosa correspondente
(2) Compressão medular (estenose espinhal + ruptura maciça do disco)

EPIDERMÓIDE DA COLUNA

= tumor cístico revestido por uma membrana composta de elementos epidérmicos da pele
Causa:
(a) restos dérmicos congênitos/expansão focal do seio dérmico
(b) adquirido por implante de tecido epidérmico viável (agulha espinhal sem mandril)

Incidência: 1% dos tumores medulares
Idade na apresentação: 3ª e 5ª década; M > F
Pode estar associado a: seio dérmico
- mielopatia lentamente progressiva
- início agudo de meningite química (secundário à ruptura do cisto com liberação de cristais inflamatórios de colesterol dentro do LCR)

Localização: coluna torácica superior (17%), torácica inferior (26%), lombossacra (22%), cauda eqüina (35%)
Local: extramedular (60%), intramedular (40%)

√ quase sempre há bloqueio espinhal completo à mielografia
√ deslocamento da medula espinhal/raízes nervosas
√ pequenos tumores isointensas com o LCR
√ NENHUM reforço com contraste
√ a mielo–TC facilita a detecção

ESPONDILÓLISE

= defeito da porção articular entre os processos articulares superior + inferior como o ponto mais fraco da unidade espinhal

Incidência: 3%-7% da população; aumenta com a idade; em 30%-70% há outros membros da família acometidos

Idade: incomum em crianças; M:F = 3:1; brancos:negros = 3:1

Causa:
(a) a pseudo-artrose após estresse (fadiga) causa fratura da faceta (na maioria das vezes) por trauma repetitivo menor; comum em ginastas (30%), mergulhadores, esportes de contato (futebol, futebol americano, hóquei, lacrosse)
(b) malformação congênita; freqüentemente associada à espinha bífida oculta de S1, corpo de L5 dorsalmente em cunha, hipoplasia de L5
(c) hipoplasia hereditária da porção leva à fratura de insuficiência; por exemplo, defeito da porção em 34 % dos esquimós
(d) espondilólise secundária; neoplasia, osteomielite, doença de Paget, osteomalacia, osteogênese imperfeita

• principalmente assintomática

Localização: L5(67%); L4 (15%-30%); L3(1%-2%); bilateral em 75%

Raios X simples:
√ banda radiolúcida ± margem esclerótica lembrando o colar de "coleira de cachorro" (em visão oblíqua)
√ pode estar associada à espondilolistese
√ subluxação da vértebra envolvida (se houver defeito da faceta bilateralmente)
√ síndrome de Wilkinson = esclerose reativa + hipertrofia óssea do pedículo contralateral + lâmina (produzida pelas alterações de estresse relacionadas ao enfraquecimento do arco neural, do defeito da porção articular unilateral)

◊ Cintigrafia linear/SPECT ósseo pode ser útil!

TC:
√ defeito da porção articular localizado 10-15 mm acima do espaço discal
√ contorno interno do canal espinhal interrompido

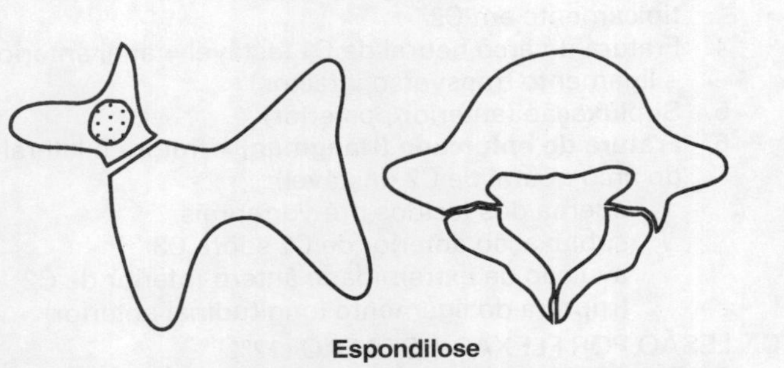

Espondilose
Radiografia oblíqua de L5 — TC através da porção média do corpo vertebral

Espondilólise da coluna cervical

= degeneração progressiva do disco intervertebral levando a alterações proliferativas do osso + meninges; mais comum que a herniação do disco como causa de radiculopatia cervical

Incidência: 5%-10% na idade de 20-30 anos; > 50% na idade de 45 anos; > 90% em torno dos 60 anos

• marcha espástica
• dor cervical

Localização: C4-5; C5-6; C6-7 (maior movimento cervical normal nesses níveis)

Seqüelas:
(a) compressão direta da medula espinhal
(b) estenose do forame neural
(c) isquemia devido ao comprometimento vascular
(d) trauma repetido pela flexão normal/extensão

DD da mielopatia:
artrite reumatóide, anomalias congênitas da junção craniocervical, tumor extramedular intradural, metástases da coluna, tumor da medula espinhal cervical, malformação arteriovenosa, esclerose lateral amiotrófica, esclerose múltipla, neurossífilis

ESPONDILOLISTESE

Causa:
(a) usualmente espondilólise bilateral
(b) pseudo-espondilolistese = doença articular inflamatória (por exemplo, artrite reumatóide/degenerativa)

Graus I–IV (método de Meyerding):
cada grau é igual a ¼ de subluxação do corpo vertebral superior sobre a vértebra inferior

• os sintomas não são relacionados ao grau

ESTENOSE ESPINHAL

= invasão do canal espinhal central, recesso lateral ou neuroforame por osso/tecido mole

Causas:
A. Pedículos congenitamente curtos (idiopático/acondroplasia)
B. Adquirido:
1. Hipertrofia do ligamento amarelo = pregueamento do ligamento secundário ao deslizamento da articulação em osteoartrite da faceta articular (mais comum)
2. Hipertrofia da faceta articular superior
3. Protrusão discal degenerativa
4. Espondilose, espondilolistese
5. Fusão cirúrgica
6. Fratura
7. Calcificação do ligamento longitudinal posterior
8. Doença de Paget

Idade: meia idade/idosos; M>F

Localização: geralmente envolve o canal lombar espinhal; o canal espinhal cervical pode ser igualmente afetado

√ forma distorcida do saco tecal
√ obliteração da gordura epidural
√ estreitamento do canal cervical < 13 mm, do canal lombar < 16 mm (diâmetro AP)
√ distância interpedicular < 25 mm

◊ As medidas não são indicadores válidos da doença!

Estenose do canal lombar

Causas:
1. Acondroplasia:
   √ distância interpedicular estreitada progressivamente em direção à coluna lombar
2. Doença de Paget: supercrescimento ósseo
3. Espondilolistese
4. Fusão espinhal posterior operatória
5. Disco herniado
6. Metástases das vértebras
7. Desenvolvimento/congênito

Idade: apresentação entre 30-50 anos de idade
- dor lombar baixa
- síndrome de cauda eqüina: paraparesia, incontinência, achados sensoriais com padrão em sela, arreflexia

√ usualmente, pequena quantidade do material de contraste preenche o saco tecal
√ diâmetro ântero-posterior + interpedicular constricto
√ pode aparecer como um bloqueio espinhal no pescoço hiperestendido em incidências em AP
√ processos articulares, pedículos, lâminas e ligamentos espessados
√ configuração triangular/trilobulada do canal espinhal
√ discos protrusos

FIBROMA OSSIFICANTE

Pico de incidência: primeiras duas décadas de vida
Histo: áreas de tecido ósseo misturados com um tecido fibroso altamente celular
Local: maxila > frontal > osso etmóide > mandíbula (raramente visto em outro lugar)
√ áreas de atenuação aumentada + diminuída
√ tábua interna + externa íntegra
√ lesão expansiva de crescimento lento
√ usualmente unilateral + monostótica
DD: pode ser impossível diferenciar da displasia fibrosa

FÍSTULA LIQUÓRICA

Causa:
(1) Trauma da base do crânio (mais comumente)
   ◊ 2% de todos os traumas cranianos desenvolvem fístulas liquóricas
(2) Tumor: especialmente aqueles surgindo da glândula hipofisária
(3) Anomalias congênitas: encefaloceles

- fístula traumática: geralmente unilateral; início dentro de 48 horas após o trauma, usualmente escassa; resolve em uma semana
- fístula não traumática: fluxo profuso, pode persistir por anos
- anosmia (em 78% dos casos de trauma)

Localização: fraturas através do complexo frontoetmoidal + fossa craniana média (mais comum)
√ TC de alta resolução em cortes finos e no plano coronal reescaneada após baixa dose de contraste intratecal instilado no espaço subaracnóideo lombar
Cp: Infecção (em 35%–50% dos casos não tratados)

FIXAÇÃO DA ROTAÇÃO ATLANTOAXIAL

- história de insignificante trauma da coluna cervical/infecção do trato respiratório superior
- movimentação do pescoço limitada e dolorosa
- cabeça mantida em posição pendente + inabilidade de girar a cabeça

√ assimetria atlantodontóide (incidência para odontóide com a boca aberta):
   √ diminuição do espaço atlantodontóide + alargamento da massa lateral no lado ipsolateral à rotação
   √ aumento do espaço atlantodontóide + estreitamento da massa lateral do lado contralateral à rotação
√ a assimetria atlantoaxial continua constante com a cabeça rodada para a posição neutra

Tipos:
I deslocamento do atlas sobre o eixo < 3 mm
II deslocamento anterior de 3–5 mm
III deslocamento anterior > 5 mm
IV deslocamento posterior do atlas sobre o eixo

DD: torcicolo (a assimetria atlantoaxial reverte para o normal com a cabeça rodada para a posição neutra)

FRATURAS DA COLUNA CERVICAL

Freqüência: C2, C6 > C5, C7 > C4 > C1
Localização:
(a) coluna cervical alta = C1/2 (19%–25%): atlas (4%), odontóide (6%)
(b) coluna cervical baixa = C3-C7 (75%–81%)
(c) múltiplas fraturas espinais não contíguas (15%–20%)

Local: arco vertebral (50%), corpo vertebral (30%), disco intervertebral (25%), ligamentos posteriores (16%), dente (14%), facetas impactadas (12%), ligamento anterior (2%)
Associadas a:
Fratura da coluna lombar/torácica em 5%–15%

A. LESÃO POR HIPERFLEXÃO (46%–79%)
   1. Fratura do odontóide
   2. Fratura em cunha simples (estável)
   3. Fratura em "lágrima": mais grave + lesão mais instável da coluna cervical
   4. Subluxação anterior
   5. Facetas impactadas (instável)
   6. Estreitamento do espaço discal anteriormente
   7. Alargamento da distância interespinhosa
   8. Fratura do processo espinhoso = fratura do "cavador de argila" = súbita sustentação de carga com a coluna fletida, associada à avulsão fratura de C6/C7/T1 (estável)

B. LESÃO POR HIPEREXTENSÃO (20%–38%)
   1. Espaço discal alargado anteriormente
   2. Edema pré-vertebral
   3. **Fratura em lágrima** = avulsão da extremidade ântero-inferior pelo ligamento anterior (instável) tipicamente em C2
   4. Fratura do arco neural de C1 (estável = anel anterior + ligamento transverso intactos)
   5. Subluxação (anterior/posterior)
   6. **Fratura do enforcado (Hangman)** = fratura bilateral do arco neural de C2 (instável)
      √ edema dos tecidos pré-vertebrais
      √ subluxação anterior de C2 sobre C3
      √ avulsão da extremidade ântero-inferior de C2 (ruptura do ligamento longitudinal anterior)

C. LESÃO POR FLEXÃO-ROTAÇÃO (12%)
   1. Facetas impactadas unilateral (incidências oblíquas!, estável)

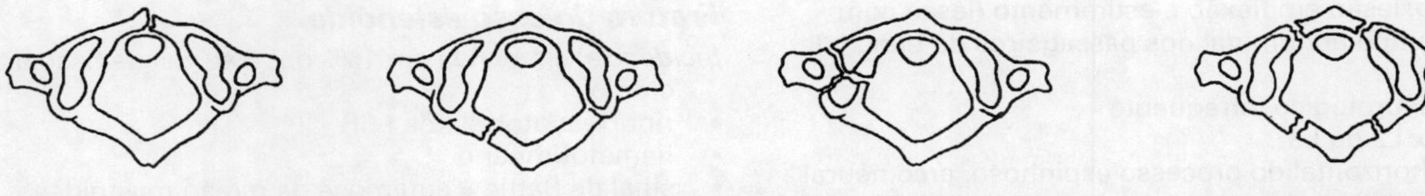

Fratura do arco anterior **Fratura do arco posterior** **Fratura da massa lateral** **Fratura de Jefferson**

Fraturas do Atlas

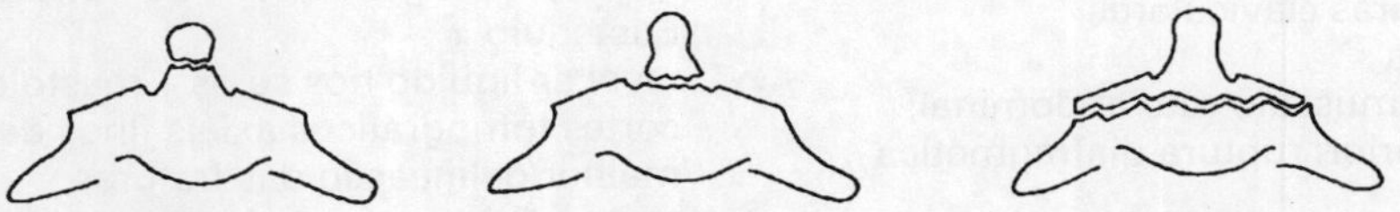

Tipo I **Tipo II** **Tipo III**

Fraturas do eixo

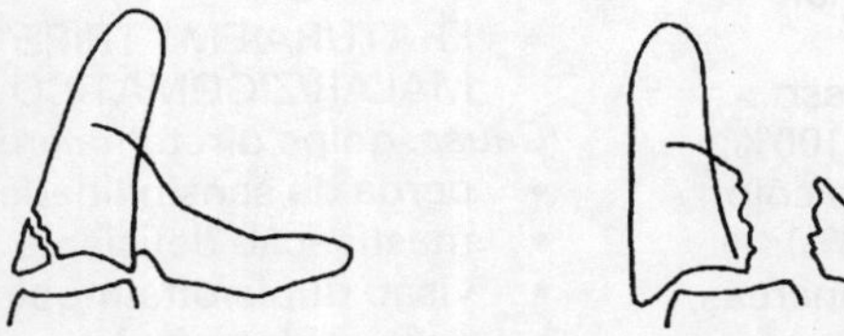

Fratura em "lágrima" **Fratura do enforcado**

Fraturas do dente

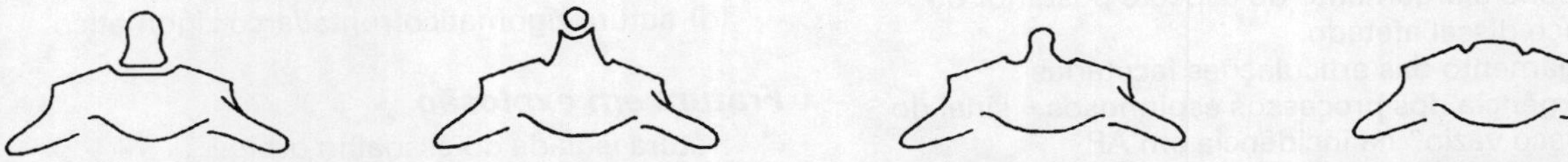

Osso odontóide **Ossículo terminal** **Hipoplasia do dente** **Aplasia do dente**

D. COMPRESSÃO VERTICAL (4%)
   1. **Fratura de Jefferson** = fratura cominutiva do anel de C1 (instável)
      √ deslocamento lateral da massa lateral (autodescompressora)
      DD: (fratura de Pseudo-Jefferson = compensação das massas laterais do atlas sem fratura nas anomalias de fusão anterior/posterior dos arcos de C1, em crianças, pois as massas laterais do atlas ossificam antes de C2)
   2. Fratura em explosão = disco intervertebral deslocado para dentro do corpo vertebral inferior (estável)
      √ alguns fragmentos, fragmento da margem superior e posterior amiúde dentro do canal espinhal

E. FLEXÃO/ESTIRAMENTO LATERAL (4%–6%)
   1. Fratura uncinada
   2. Fratura isolada do pilar
   3. Fratura do processo transverso
   4. Compressão vertebral lateral

Fraturas do atlas

Incidência: 4% das lesões cervicais espinhais
Local: arco posterior, arco anterior, massa lateral, fratura de Jefferson
Associadas a:
Fraturas de C7 (25%), pedículo de C2 (15%), fraturas extra-espinhais (58%)

Fraturas do eixo

Incidência: 6% das lesões cervicais espinhais
Associadas a: fraturas de C1 em 8%

Tipo I = avulsão da ponta do odontóide (5%–8%)
√ difícil de detectar

Tipo II = fratura através da base do dente (54%–67%)
Cp: não-união

Tipo III = fratura subdental (30%–33%)
Prognóstico: bom

D: osso odontóide, ossículo terminal, hipoplasia do dente, aplasia do dente

FRATURAS DA COLUNA TORACOLOMBAR

40% de todas as fraturas vertebrais que causam déficit neurológico, principalmente complexas (corpo + elementos posteriores envolvidos)

√ diástases das articulações apofisárias
√ ruptura do ligamento interespinhoso
√ retropulsão dos fragmentos do corpo para dentro do canal espinhal
√ fragmentos "explodidos" na superfície superior do corpo

Fratura do acaso

= FRATURA DO CINTO DE SEGURANÇA

Mecanismo: lesão em flexão e estiramento (lesão com cinto do tipo abdominal nos passageiros do banco de trás)
- déficit neurológico infreqüente

Localização: L2 ou L3
√ fratura horizontal do processo espinhoso, arco neural + porção superior do corpo vertebral

Freqüentemente associado a:
(1) Lesão óssea
fratura costal ao longo de uma linha diagonal; fraturas esternais, fraturas claviculares
(2) Lesão de tecidos moles
ruptura transversal do músculo reto abdominal; ruptura peritoneal anterior; ruptura diafragmática
(3) Lesão vascular
lesão vascular mesentérica; transecção da artéria carótida comum; lesão da artéria carótida interna, artéria subclávia, veia cava superior; ruptura da aorta torácica; transecção aórtica abdominal
(4) Lesão visceral
perfuração de jejuno + íleo > intestino grosso > duodeno (líquido intraperitoneal livre em 100%, infiltração mesentérica em 88%, parede do cólon espessada em 75%, ar extraluminal em 56%); laceração/ruptura do fígado, baço, rins, pâncreas, bexiga urinária distendida, lesão uterina

EQUIVALENTE DA FRATURA DO ACASO
= lesão puramente ligamentar levando à subluxação/deslocamento lombar
√ pequeno alargamento do aspecto posterior do espaço discal afetado
√ alargamento das articulações facetárias
√ divergência dos processos espinhosos = sinal do "buraco vazio" na incidência em AP

FRATURAS DO CRÂNIO

1. Fratura linear (tipo mais comum)
(DD: sulco vascular, sutura)
2. Fratura com afundamento
cirurgia indicada se afundamento > 5 mm
3. Fratura da base do crânio

Fratura de LeFort

= todas as fraturas de LeFort envolvem o processo pterigóide

A. LeFort I = fratura maxilar transversa causada por um golpe na pré-maxila
Linha de fratura:
(a) crista alveolar
(b) abertura lateral do nariz
(c) parede inferior do seio maxilar
√ descolamento do processo alveolar da maxila

B. LeFort II = "fratura em pirâmide"
Linha de fratura: arco através de
(a) crista alveolar posterior
(b) rebordo orbital medial
(c) através dos ossos nasais
√ separação da porção média da face

C. LeFort III = "disjunção craniofacial"
Linha de fratura: curso horizontal através
(a) da sutura nasofrontal
(b) sutura maxilofrontal
(c) parede orbital
(d) arco zigomático
√ separação de toda a face da base do crânio

Fratura do osso esfenóide

Incidência: envolvida em 15% das fraturas da base do crânio
- rinorréia/otorréia de LCR
- hematotímpano
- sinal de Battle = equimose da região mastóidea
- "olhos de guaxinim" = equimose periorbital
- paralisia do VII e VIII
- disfunção muscular; problemas com a motilidade ocular, mastigação, fala, deglutição, função da tuba de Eustáquio

√ nível ar-líquido nos seios + mastóide
√ cortes tomográficos axiais finos de alta resolução para melhor delineação das fraturas
√ material de contraste intratecal hidrossolúvel para fístula de LCR

Fratura zigomaticomaxilar

= FRATURA EM "TRIPÉ" = FRATURA DO COMPLEXO MALAR/ZIGOMÁTICO

Causa: golpe direto na eminência malar
- perda da sensibilidade na face abaixo da órbita
- mastigação deficiente
- visão dupla/oftalmoplegia
- deformidade facial

Linha de fratura:
(a) parede lateral do seio maxilar
(b) rebordo orbital próximo ao forame infra-orbital
(c) assoalho da órbita
(d) sutura zigomaticofrontal/arco zigomático

Fratura em explosão

= fratura isolada do assoalho orbital

Causa: pancada súbita e direta no globo ocular, com aumento na pressão intra-orbital transmitida ao fraco assoalho da órbita, freqüentemente associada à fratura da fina lâmina papirácea
- diplopia à mirada vertical (aprisionamento do músculo reto inferior + oblíquo inferior
- enoftalmo
- anestesia facial

√ massa de tecido mole estendendo para dentro do seio maxilar
√ completa opacificação do seio maxilar (edema + hemorragia)
√ depressão do assoalho orbital
√ atrofia pós-traumática da gordura orbital leva ao enoftalmo

GLIOMA DA MEDULA ESPINHAL

Amiúde associado a: cavidade siringomiélica

1. Ependimoma (60%–70%)
Localização: medula espinhal inferior, cone medular, filo terminal; estende por alguns segmentos da coluna vertebral
√ tumor bem demarcado/difusamente infiltrante
√ ocupa toda a largura da medula espinhal
√ massa focal com áreas de extensa degeneração cística, hemorragia e calcificação
√ erosão do corpo vertebral (incomum)
RMN:
√ reforço focal intenso, homogêneo e nitidamente marginado na RMN com reforço por Gd
√ margem do tumor hipointensa em T1WI + T2WI

2. Astrocitoma (30%)
   Histo: astrocitoma de baixo grau I e II (75%), astrocitoma de alto grau III e IV (8%)
   Localização: coluna torácica + cervical; freqüentemente estendendo para dentro do tronco cerebral
   √ tumor usualmente homogêneo e extenso dentro de uma medula espinhal alargada
   √ localização excêntrica da medula espinhal
   √ veias dilatadas na superfície da medula espinhal
   √ a massa pode ser cística com contraste hidrossolúvel mielográfico penetrando no espaço cístico em imagens tomográficas tardias
   √ reforço irregular mosqueado na Gd-RMN

HEMANGIOBLASTOMA DA COLUNA

= ANGIOBLASTOMA = ANGIORRETICULOMA

Incidência: 2% de todos os tumores medulares; principalmente esporádicos

Associado a: doença de von Hippel-Lindau (em 1/3)

Idade: meia idade; M:F = 1:1

Localização: intramedular (75%), radicular (20%), intradural extramedular (5%), solitário em > 90%; principalmente na coluna cervicotorácica

√ aumento da distância interpedicular (efeito de massa)
√ medula expandida
√ componente cístico intramedular (50%–60%)
√ grandes veias de drenagem pela massa sinuosa ao longo do aspecto posterior da medula
√ nódulo tumoral densamente captante
  √ freqüentemente acompanha uma cavidade siringomiélica

RMN:
  √ massa bem demarcada que realça com gadolínio
  √ área curvilinear de sinal nulo

Cp: hemorragia intramedular

HEMATOMA EPIDURAL DA COLUNA

Etiologia:
  (1) Fratura vertebral/luxação
  (2) Punção lombar traumática
  (3) Hipertensão
  (4) MAV
  (5) Hemangioma vertebral
  (6) Diátese hemorrágica/anticoagulação/hemofilia
  (7) Idiopático (45%)

Pico etário: 40–50 anos

- dor radicular aguda
- paraplegia

Localização: coluna torácica (mais comum)

√ compressão do aspecto posterior da medula
√ lesão de alta atenuação na TC
√ lesão isointensa/levemente hipointensa em T1WI com marcante aumento na intensidade dos sinal em T2WI

LESÃO DO PLEXO BRAQUIAL

1. Erb-Duchene: lesão por adução afetando C5-C6 (deslocamento inferior do ombro)
2. Klumpke: lesão por abdução em C7, C8, T1 (braço estirado sobre a cabeça)

√ bainha do nervo em forma de bolsa no local da avulsão
√ raízes nervosas assimétricas
√ extravasamento do contraste coletando-se na axila
√ metrizamida nos forames neurais (mielo-TC)

LIPOMA DA COLUNA

= massa de gordura + tecido conjuntivo parcialmente encapsulados com conexão às leptomeninges/medula espinhal

Tipos:
  (a) lipoma intradural (4%)
  (b) lipomielomeningocele (84%)
  (c) fibrolipoma do filo terminal (12%)

◊ Lipomas intradurais + lipomielomeningoceles representam 35% das massas lombossacras cobertas por pele + 20%–50% dos disrafismos espinhais ocultos!

Lipoma intradural

= massa subpial justamedular totalmente fechada dentro de um saco dural intacto

Incidência: < 1% dos tumores primários intra-espinhais

Picos etários: primeiros cinco anos de vida (24%), segunda + terceiras década (55%), quinta década (16%)

- mono/paraparesia lentamente ascendente, espasticidade, perda da sensibilidade cutânea, sensibilidade profunda prejudicada (com lipomas intradurais cervicais + torácicos)
- paralisia flácida das pernas, disfunção dos esfíncteres (com lipomas intradurais lombossacros)
- pele adjacente mais amiúde normal
- elevação da proteína no LCR (30%)

Localização: cervical (12%)/cervicotorácico (24%)/torácico (30%): aspecto dorsal da medula (75%), lateral/ântero-lateral (25%)

√ medula espinhal aberta na linha média dorsalmente
√ lipoma na abertura entre os lábios do placóide
√ componente exofítico no pólo superior/inferior do lipoma
√ siringoidromielia (2%)
√ alargamento focal do canal espinhal ± forames neurais adjacentes
√ estreita espinha bífida localizada

Lipomielomeningocele

= lipoma fortemente aderido na superfície dural exposta do placóide neural, mesclando-se com a gordura subcutânea

Incidência: 20% das massas lombossacras cobertas por pele; até 50% dos disrafismos espinhais ocultos

Idade: tipicamente < 6 meses de idade M < F

- massa lombossacra semiflutuante com a pele suprajacente intacta
- perda sensorial nos dermátomos sacrais, perda motora, disfunção vesical
- deformidade do pé, dor na perna

Localização: lombossacra; extensão longitudinal sobre todo o comprimento do canal espinhal (em 7%)

√ o lipoma pode entrar no canal central e estender rostralmente (= "lipoma intradural intramedular")
√ o lipoma pode estender para cima dentro do canal espinhal externamente à dura (= "lipoma extradural")
√ medula ancorada
√ canal espinhal grande
√ erosão do corpo vertebral + pedículos
√ irregularidades posteriores (50%)
√ espinha bífida focal

√ anomalias segmentares/vértebra em borboleta (até 43%)
√ forames sacrais confluentes/agenesia sacral parcial (em até 50%)

Fibrolipoma do filamento terminal

Incidência: 6% das autópsias
• assintomático
Localização: filamento intradural, filamento extradural, envolvimento de ambas as porções
Prognóstico: potencial para desenvolvimento de sintomas de medula ancorada

"LÜCKENSCHÄDEL"

= CRANIOLACUNIA = CRÂNIO LACUNAR = displasia mesenquimal da ossificação da calota craniana (distúrbio do desenvolvimento)
Idade: presente no nascimento
Associado a:
(1) Meningocele/mielomeningocele
(2) Encefalocele
(3) Espinha bífida
(4) Fenda palatina
(5) Malformação de Arnold-Chiari tipo II
• pressão intracraniana normal
Localização: particularmente na área parietal superior
√ aspecto "em favo de mel" com cerca de 2 cm de diâmetro (adelgaçamento do espaço diplóico)
√ fechamento prematuro das suturas (turricefalia/escafocefalia)
Prognóstico: regressão espontânea dentro dos primeiros seis meses de vida
DD:
(1) Impressões circunvolucionais = impressões "digitiformes" (visíveis aos dois anos, maximamente aparentes aos 4 anos, desaparecem em torno dos 8 anos de idade)
(2) "Lata batida" = aspecto de "prata batida" pelo aumento da pressão intracraniana

LUXAÇÃO

Luxação Atlantoccipital

= LESÃO POR ESTIRAMENTO ATLANTOCCIPITAL
= ruptura da membrana tectorial + ligamentos alares pareados
Causa: rápida desaceleração, seja com hiperextensão ou hiperflexão
Idade: infância (devido ao maior tamanho da cabeça em relação ao corpo, aumento da frouxidão dos ligamentos, articulação atlantoccipital orientada horizontalmente, côndilos occipitais hipoplásicos)

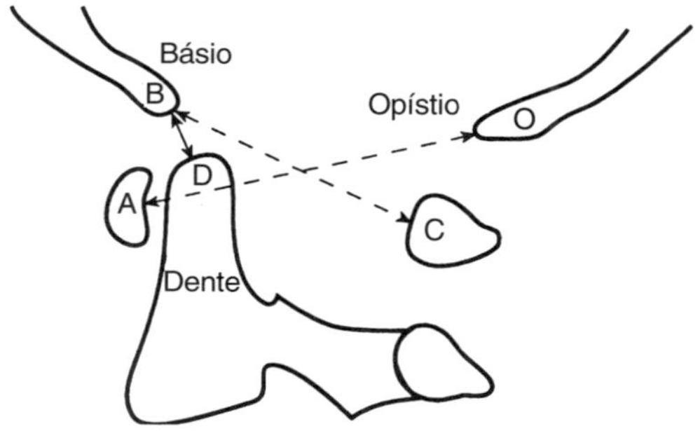

• sintomas neurológicos: variação da parada respiratória com quadriplegia ao exame neurológico normal
• desconforto, rigidez
√ edema retrofaríngeo (80%)
√ distância dente-básio (BD) > 12,5 sem tração, colocada na cabeça/pescoço
√ relação BC/AO > 1 = relação da distância entre o básio + arco posterior de C1 dividida pela distância entre o opístio + arco anterior de C1
TC:
√ sangue na região da membrana tectorial + ligamentos alares
Cp: lesão dos nervos cranianos caudais, três nervos cervicais superiores, porção superior da medula espinhal

MALFORMAÇÃO ARTERIOVENOSA DA MEDULA ESPINHAL

Classificação:
1. Verdadeira malformação intramedular
   = ninho de estrutura arteriovenosa anormal intermediária com múltiplos *shunts*
   Idade: 2ª e 3ª década
   Cp: hemorragia subaracnóidea, paraplegia
   Prognóstico: ruim (especialmente na região mediotorácica)
2. Fístula arteriovenosa intradural
   = *shunt* único entre uma/algumas artérias + única veia perimedular
3. Fístula arteriovenosa dural
   = único *shunt* entre artérias meníngeas + veia intradural
4. Angiomatose metamérica

MEDULA ANCORADA

= SÍNDROME DO FILO TERMINAL ESPESSADO = CONE MEDULAR BAIXO
= filo terminal anormalmente curto + espessado com posição baixa do cone medular
Etiologia: insuficiência da ascensão do cone medular (localização normal da ponta do cone: L4/5 com 16 semanas de gestação, L2/3 ao nascimento, L1/2 > 3 meses de vida)
Idade na apresentação: 5-15 anos (nos anos do estirão de crescimento); M:F = 2:3
Associada a: lipoma em 29%-78%
• nevo dorsal, seio dorsal, maculopilosa (50%)
• disfunção vesical, intestinal e dos membros na infância
• anormalidade na marcha com rigidez muscular + fraqueza muscular
• pé eqüinovaro
• paraplegia, paraparesia
• radiculopatia (adultos)
• reflexos das extremidades inferiores anormais
• dor anal/perineal (em adultos)
• dor lombar (particularmente com a extensão)
√ espinhal bífida lombar oculta com alargamento interpedicular
√ escoliose (20%)
√ diâmetro do filo terminal > 2 mm no nível L5-S1 (55%), pequeno fibrolipoma dentro do filo (23%), pequeno cisto filar (3%), medula espinhal terminando em um pequeno lipoma (13%)

√ cone medular localizado e ancorado + filo terminal (incidência supina)
√ cone medular abaixo do nível de L2 em torno da idade de 12 anos (86%)
√ curso lateral anormal das raízes nervosas (ângulo >15° relativo à medula espinhal)
√ saco tecal alargado e triangular seguro posteriormente (saco tecal puxado posteriormente pelo filo)

RMN:
√ prolongado relaxamento de T1 no centro da medula espinhal em T1WI em 25% (mielomalacia hidromielia leve?)

Seqüela: isquemia medular repetitiva com o estiramento da medula

Trat: laminectomia descompressiva/remoção parcial do lipoma ± liberação da medula

MENINGIOMA DA COLUNA

Incidência: 25%–45%de todos os tumores da coluna; 2%–3% dos tumores espinhais pediátricos; 12% de todos os meningiomas

Idade: > 40 anos + mulheres (80%)

Localização: região torácica (82%); coluna cervical na superfície anterior da medula próximo ao forame magno (segunda localização mais comum); 90% no aspecto lateral

Local: intradural extramedular (50%); inteiramente epidural; intradural + epidural

• compressão da medula espinhal/raiz nervos
√ erosão óssea em < 10%
√ irregularidade do aspecto posterior do corpo vertebral
√ alargamento da distância interpedicular
√ alargamento do forame intervertebral
√ podem calcificar (não tão facilmente quanto os meningiomas intracranianos)

TC:
√ massa sólida suavemente delimitada e isodensa em relação ao músculo
√ reforço marcante

RMN:
√ isointenso à substância cinzenta em T1WI + T2WI
√ rápido + denso reforço após Gd-DTPA

METÁSTASES PARA A COLUNA

Fonte:
(a) tumores metastáticos: mama, próstata, pulmão, rim, linfoma, melanoma maligno
(b) tumor primário: mieloma múltiplo

Patogênese: disseminação hematogênica para os corpos vertebrais (ossos com maior vascularização)

RMN:
√ lesões multifocais, nodulares relativamente bem definidas
√ sinal diminuído em T1WI + aumento do sinal em T2WI (exceto para as metástases blásticas com diminuição dos sinais em T1 + T2)

DD:
(1) Infecção (centrada em torno do espaço discal)
(2) Tumor vertebral primário (raro em pacientes mais velhos, quase sempre benigno em pacientes < 21 anos de idade)

METÁSTASES PARA A MEDULA ESPINHAL

Metástases provenientes de fora do SNC

(a) com hemorragia subaracnóidea: melanoma maligno, coriocarcinoma, hipernefroma, carcinoma broncogênico
(b) outros: mama, linfoma
√ predominantemente de localização dorsal
√ nódulos únicos/múltiplos
√ espessamento das meninges
√ raízes nervosas obscurecidas

Metástases liquóricas de neoplasmas intracranianos

Idade: ocorre mais freqüentemente no grupo etário pediátrico que em adultos

Tumores do SNC que causam metástases:
1. Meduloblastomas: até 30%
2. Ependimoma: após recorrência local, mais comum em ependimomas infratentoriais que em supratentoriais
3. Glioma anaplásico
4. Germinoma
5. Pinealoblastoma, pineocitoma

Menos comuns: papiloma maligno do plexo coróide, meningioma angioblástico

Mnemônico: "MEGO TP"
Meduloblastoma
Ependimoma
Glioblastoma multiforme
Oligodendroglioma
Teratoma
Pineoblastoma

Localização: coluna lombossacra + dorsal torácica
√ raízes nervosas nodulares + espessadas
√ saco tecal estreitado irregularmente + nodular
√ medula aumentada (pela camada tumoral na superfície externa da medula espinhal)
√ reforço com Gd-DTPA

MIELOCISTOCELE

= SIRINGOCELE
= medula espinhal hidromiélica + aracnóide herniada através de espinha bífida posterior; forma menos comum de disrafismo espinhal

Pode ser associada a: anomalias do trato gastrintestinal, trato urinário

• massa cística coberta pela pele sobre a espinha
• extrofia cloacal (freqüente)

Localização: coluna inferior > cervical > coluna torácica
√ continuidade direta da meningocele com o espaço subaracnóideo
√ cisto comunicante com canal central da medula espinhal alargado tipicamente posteriormente + inferiormente à meningocele
√ lordose, escoliose, agenesia sacral parcial (comum)

MIELOMENINGOCELE

= saco coberto pelas leptomeninges contendo LCR + quantidade variável de tecido neural; herniado através de um defeito nos elementos posteriores/anteriores da coluna

Incidência: 1:1.000–2.000 nascimentos (na Grã-Bretanha 1:200 nascimentos); duas vezes mais comuns em mães > 35 anos de idade; caucasianos > negros > orientais; anomalia congênita do SNC mais comum

Etiologia: defeito localizado de fechamento do neuroporo caudal (usualmente fechado em torno de 28 dias)

- história familiar positiva em 10%
- placóide neural = tecido neural avermelhado na metade dorsal composta de medula espinhal aberta
- pele normal/anomalia cutânea: nevo pigmentado, distribuição anormal de pêlos, depressão cutânea, angioma, lipoma
- AFP-SM (≥ 2,5 DP acima da média) permite a detecção em 80% (valor preditivo positivo de 2%–5%), se o defeito não estiver coberto pela pele em toda sua espessura

Taxa de recorrência: 3%–7% de chance de DTN com irmão previamente afetado/em feto de pai afetado

Associada a:

(1) Hidrocefalia (70%–90%); necessitando de derivação ventrículo-peritoneal em 90%
  ◊ 25% dos pacientes com hidrocefalia possuem espinha bífida!

(2) Malformação de Chiari II (100%)

(3) Cifoescoliose congênita/adquirida (90%)

(4) Anomalias vertebrais (fusão do corpo vertebral, hemivértebra, vértebra em fenda, vértebra em borboleta)

(5) Diastematomielia (31%–46%): divisão da medula espinhal acima (31%), abaixo (25%), no mesmo nível (22%) da mielomeningocele

(6) Duplicação do canal central (5%) cefálico para + no mesmo nível do placóide

(7) **Hemimielocele** (10%) = duas hemimedulas em tubos neurais separados, separados por esporão ósseo/fibroso: uma hemimedula com mielomeningocele em um dos lados da linha média, uma hemimedula normal/com mielomeningocele menor em um nível mais abaixo
  - função neurológica prejudicada no lado da hemimielocele

(8) Hidromielia (29%–77%) dependendo da eficácia do tratamento da hidrocefalia

(9) Anomalias cromossomiais (17%): trissomia do 18, trissomia do 13, triploidia, translocação não compensada
  ◊ Em 20% nenhuma anomalia associada!

Localização:

(a) **meningocele dorsal**: lombossacra (70% abaixo de L2), suboccipital

(b) **meningocele sacral anterior** = prolapso anterior através do defeito ósseo sacral; ocasionalmente associada à neurofibromatose tipo I, síndrome de Marfan, agenesia sacral parcial, ânus imperfurado, estenose anal, medula ancorada, anomalias do trato GU/colônicas; M:F = 1:4

(c) **meningocele torácica lateral** através de um forame intervertebral aumentado para dentro do aspecto extrapleural do tórax; direito > lado esquerdo, bilateral em 10%; amiúde associada à neurofibromatose (85%) + escoliose agudamente angulada convexa à meningocele
  √ canal espinhal expandido
  √ erosão da superfície posterior do corpo vertebral
  √ adelgaçamento do arco neural
  √ forame neural aumentado

(d) **meningocele lombar lateral** através de forame neural aumentado para dentro do tecido subcutâneo/retroperitônio; freqüentemente associada à neurofibromatose/síndrome de Marfan
  √ canal espinhal expandido
  √ erosão da superfície posterior do corpo vertebral
  √ adelgaçamento do arco neural
  √ forame neural aumentado

(e) **meningocele traumática** = avulsão das raízes nervosas espinhais secundárias à lesão da bainha meníngea da raiz nervosa; na coluna cervical após lesão do plexo braquial (mais comum)
  √ pequeno divertículo aracnóideo irregular com extensão para fora do canal espinhal

(f) **meningocele craniana** = encefalocele

US-OB: taxa de detecção de 85%–90%; sensibilidade dependendo da IG (a coluna fetal pode ser adequadamente visualizada após 16–20 semanas de IG); taxa de falso negativo de 24%

√ nível espinhal estimado contando-se a partir do último centro de ossificação sacral = S4 no segundo trimestre + S5 no terceiro trimestre (79% de acurácia)
√ pode haver pé eqüinovaro/deformidade em concavidade inferior
√ poliidramnia

@ Coluna:
  √ perda da integridade epidérmica
  √ massa de tecido mole protruindo posteriormente + visualização do saco
  √ alargamento da coluna lombar com aumento fusiforme do canal espinhal
  √ separação (= posição divergente) dos centros de ossificação das lâminas com padrão em cúpula/cunha (no plano transverso = secção mais importante para o diagnóstico)
  √ ausência da linha posterior = elementos vertebrais posteriores (no plano sagital)
  √ irregularidade grosseira no paralelismo das linhas representando as lâminas das vértebras (no plano coronal)
  √ anomalias da segmentação/hemivértebra (33%) com cifoescoliose de raio curto
  √ medula presa (com mielomeningocele lombar/lombossacra)

@ Cabeça
  √ "sinal do limão" = anormalidade do contorno frontal côncavo/linear localizada na sutura coronal (em 98% dos fetos < = 24 semanas + 13% dos fetos > 24 semanas; valor preditivo positivo em 81%–84%, em 0,7%–1,3% dos fetos normais)
  √ "sinal da banana" = obliteração da cisterna magna com o cerebelo aprisionado em torno do tronco cerebral posteriormente, secundário à tração em direção inferior da medula espinhal na malformação de Arnold-Chiari tipo II (em 96% dos fetos < = 24 semanas + 91% dos fetos > 24 semanas)
  √ obliteração da cisterna magna (100% de sensibilidade)
  √ ausência da cisterna magna normal
  √ DBP < quinto percentil (65%–79% de sensibilidade)
  √ PC < quinto percentil (35% de sensibilidade)

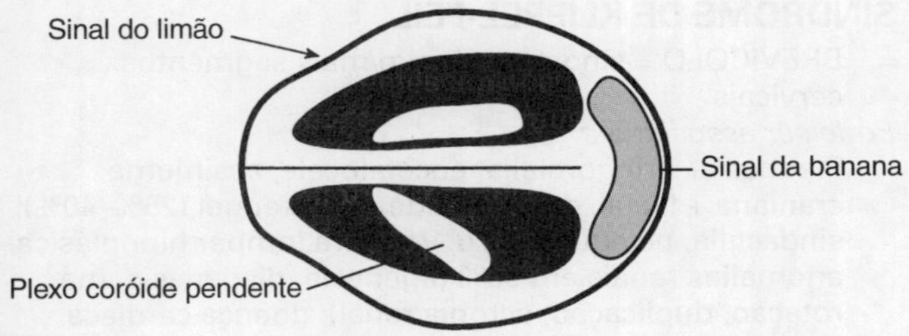

√ dilatação ventricular (40%–90%) com o plexo coróide preenchendo incompletamente os ventrículos (54%–63% de sensibilidade) = coróide "pendente" no lado acometido

Raios X simples:
- √ defeito ósseo no arco neural
- √ deformidade + insuficiência na fusão da lâmina
- √ ausência de processo espinhoso
- √ distância interpedicular aumentada
  - √ canal espinhal amplo

Trat:
(1) Possivelmente, secção cesariana eletiva em 36–38 semanas de IG (pode diminuir o risco de contaminação/ruptura do saco de meningomielocele)
(2) Reparo dentro de 48 horas

Complicações pós-operatórias:
(1) Reancoramento da medula espinhal pelo placódio/cicatriz
(2) Constrição por anel dural
(3) Compressão medular por lipoma/cisto dermóide/epidermóide
(4) Isquemia por comprometimento vascular
(5) Siringoidromielia

Prognóstico:
(1) Mortalidade de 15% aos 10 anos de idade
(2) Inteligência: QI < 80 (27%); QI > 100 (27%); incapacidade no aprendizado (50%)
(3) Incontinência urinária: 85% alcançam a continência social (caterização programada intermitente)
(4) Função motora: algum déficit (100%); melhora após reparo (37%)
(5) Disfunção do tronco cerebral associada à malformação de Chiari II (32%)
(6) Ventriculite: 7% no reparo inicial dentro de 48 horas, mais comum no reparo tardio > 48 horas

OSTEOMIELITE DA VÉRTEBRA

Incidência: 2%–10% de todos os casos de osteomielite

Causas:
(1) Trauma penetrante direto (mais comum); após remoção cirúrgica do núcleo pulposo
(2) Hematogênica: associada a infecções do trato urinário/após cirurgias GI/instrumentação; *diabetes mellitus*; uso de drogas

Fisiopatologia:
A infecção começa em arcadas vasculares terminais de fluxo lento, adjacentes à placa subcondral

Organismo: Staphyloccocus aureus, Salmonella

Pico etário: 5ª–7ª década

- dor na região dorsal, pescoço, tórax, abdome, flanco, quadril
- déficit neurológico
- febre (sintoma inicial mais comum), leucocitose
- aumento da taxa de hemossedimentação
- hemocultura/urinocultura positivas

√ estreitamento do espaço discal (sinal radiográfico mais precoce)
√ desmineralização das placas terminais vertebrais adjacentes
√ captação do traçador em porções adjacentes de dois corpos vertebrais
√ diminuição da intensidade de sinal da medula óssea em T1WI
√ sinal da medula óssea iso/hipointenso em T2WI

Cp: a infecção secundária do disco intervertebral é freqüente

Trat: uso de antibióticos EV por > de quatro semanas

DD: discite

SEIO DÉRMICO DORSAL

= tubo dural revestido de epitélio estendendo da superfície cutânea até o espaço intracanalicular + comunicando freqüentemente com o SNC/suas coberturas
Causa: área focal de separação incompleta do ectoderma cutâneo pelo ectoderma neural durante a neurulação

Idade: encontrada na tenra infância — terceira década; M:F = 1:1

- mancha na linha média/óstio puntiforme
- nevo hiperpigmentado/nevo piloso/angioma capilar

Localização: lombossacra (60%), occipital (25%), torácica (10%), cervical (2%), sacrococcígea (1%), ventral (8%)

Mielo-TC (melhor modalidade para definir a anatomia intra-espinhal):
√ sulco na superfície superior do processo espinhoso + lâmina da vértebra
√ processo espinhoso hipoplásico
√ espinha bífida focal em múltiplos níveis
√ defeito laminar
√ ancoramento dorsal da dura + aracnóide
√ o seio pode terminar no cone medular/filo terminal/raiz nervosa/nódulo fibroso no aspecto dorsal da medula/dermóide/epidermóide
√ raízes nervosas unidas à capsula do cisto dermóide/epidermóide
√ deslocamento/compressão da medula por dermóides/epidermóides extramedulares
√ expansão da medula por dermóides/epidermóides intramedulares
√ aderência das raízes nervosas pela aracnoidite adesiva

◊ 50% dos seios dérmicos dorsais terminam em cistos dermóides/epidermóides!

◊ 20%–30% dos cistos dermóides/tumores dermóides são associados a tratos de seios dérmicos!

Cp:
(1) Meningite (bacteriana/química)
(2) Abscesso subcutâneo/epidural/subdural/subaracnóideo/subpial (ascensão bacteriana)
◊ O seio dérmico compreende até 3% de todos os abscessos medulares!
(3) Compressão das estruturas neurais

SÍNDROME DA REGRESSÃO CAUDAL

= defeito do fechamento da linha média do tubo neural com um espectro de anomalias

Etiologia: distúrbio do mesoderma caudal durante < 4ª semana de gestação por insulto tóxico/infeccioso/isquêmico

Incidência: 1:7.5000 nascimentos; 0,005–0,01%

Predisposição: crianças de mães diabéticas (16%–22%)

◊ NÃO associada a síndrome de VATER!

A. Anomalias musculoesqueléticas
@ Extremidade inferior
- sintomas variando de leve fraqueza muscular à paralisia sensorimotora em ambas as extremidades inferiores
√ deslocamento do quadril
√ deformidades do pé
√ hipoplasia das extremidades

@ Coluna lombossacra
√ espinha bífida (mielomeningocele amiúde não em combinação com hidrocefalia)
√ agenesia sacral total/parcial
√ agenesia da coluna lombossacra total/parcial
√ fusão das duas ou três vértebras mais caudais
√ estreitamento do canal espinhal rostral à última vértebra mais intacta
√ terminação em cunha característica da medula terminal (hipoplasia da medula espinhal distal)
√ a medula espinhal pode estar ancorada ± associada a lipoma
√ ± estenose do saco dural com terminação alta
√ ± lipoma medular, teratoma, cisto da cauda eqüina

B. Anomalias geniturinárias
- bexiga neurogênica (se > 2 segmentos estiverem faltando)
- genitália externa malformada
- falta de controle fecal

√ ± aplasia renal bilateral com hipoplasia pulmonar + *fascies* de Potter
√ atresia anal

US-OB:
- ânus normal/imperfurado

√ sistema urinário normal/levemente dilatado
√ fluido amniótico normal/aumentado
√ duas artérias umbilicais
√ duas extremidades inferiores não fundidas e hipoplásicas
√ agenesia sacral, vértebras ausentes da coluna torácica inferior/coluna lombar superior caudalmente

Sirenomelia

= recentemente considerada uma entidade distinta separada da síndrome da regressão caudal

◊ NÃO associada a *diabetes mellitus* materno!
- *fascies* de Potter
- ausência de ânus
- genitália ausente

√ agenesia renal bilateral/disgenesia (letal)
√ oligoidramnia marcante
√ única artéria umbilical aberrante
√ extremidade inferior única/fundida
√ agenesia sacral, pelve ausente, "cauda" lombossacra, raquisquise lombar

Prognóstico: incompatível com a vida

SÍNDROME DE KLIPPEL-FEIL

= BREVICOLO = sinostose de um/mais segmentos cervicais

Pode ser associada a:
Platibasia, siringomielia, encefalocele, assimetria craniana + facial, deformidade de Sprengel (25%–40%), sindactilia, pé eqüinovaro, vértebra lombar hipoplásica; anomalias renais em 50% (agenesia, disgenesia, má rotação, duplicação, ectopia renal); doença cardíaca congênita em 5% (comunicação interatrial, coarctação)

- tríade clínica de:
  (1) Pescoço curto
  (2) Restrição dos movimentos cervicais
  (3) Linha de implante posterior do cabelo baixa
- surdez (30%)
- pescoço alado

Localização: coluna cervical

√ fusão dos corpos vertebrais e elementos posteriores
√ ± hemivértebra
√ pode haver fusão cervicotorácica/cervical/atlantoccipital
√ torcicolo
√ escoliose
√ fusão costal
√ deformidade de Sprengel (25%–40%) = elevação + rotação medial da escápula (pode estar relacionada à presença de osso homovertebral anômalo)
√ anomalias do ouvido: ausência do canal auditivo, microtia, ossículos deformados, desenvolvimento retardado do labirinto ósseo

SÍNDROME DO NOTOCÓRDIO DIVIDIDO

= espectro de anomalias com conexões persistentes entre o intestino + ectoderma dorsal

Etiologia:
insuficiência da separação completa do ectoderma do endoderma com a subseqüente divisão do notocórdio e mesoderma em torno da aderência, em torno da terceira semana de gestação

√ fístula/divertículo isolado/duplicação/cisto/cordão fibroso/seio ao longo do trato

Tipos:

1. **Fístula entérica dorsal**
   = fístula entre a cavidade intestinal + linha média dorsal atravessando o tecido mole pré-vertebral, corpo vertebral, canal espinhal, elementos posteriores da coluna
   - óstio exposto/almofada de membrana mucosa na linha média dorsal do recém-nascido
   - pela abertura passa mecônio + fezes

   √ hérnia intestinal dorsal para dentro de um saco dorsal coberto por pele/membrana após passar através de uma espinha bífida combinada anterior + posterior
2. **Seio entérico dorsal**
   = remanescente cego da parte posterior do trato, com abertura na linha média para a superfície cutânea externa dorsal
3. **Cisto enterógeno entérico dorsal**
   = cisto pré-vertebral/pós-vertebral/intra-espinhal com revestimento entérico derivado de partes intermediárias do trato

   Cisto entérico intra-espinhal

   Idade de apresentação: 20-40 anos
   - dor intermitente local/radicular piorada pela elevação da pressão intra-espinhal

Localização: intra-espinhal na região cervical baixa/torácica alta
- √ canal espinhal aumentado no local do cisto
- √ hemivértebra, defeito de segmentação, fusão parcial, escoliose na região do cisto

4. **Divertículo entérico dorsal**
   = divertículo tubular/esférico surgindo da borda mesentérica dorsal do intestino como uma porção persistente do trato entre o intestino + coluna vertebral
5. **Cisto neuroentérico dorsal**
   = involução da porção do divertículo próximo ao intestino
   - massa no abdome/mediastino (devido à rotação do intestino)

SIRINGOIDROMIELIA

= SIRINGOMIELIA
= CAVIDADE SIRINGOMIÉLICA (usada de uma maneira geral refletindo a dificuldade na classificação)
= cavidades longitudinalmente orientadas preenchidas por LCR + gliose dentro da medula espinhal, freqüentemente envolvendo ambos parênquima + canal central

Idade: primariamente na infância/adultos jovens
- perda da sensação à dor + temperatura (interrupção dos tratos espinotalâmicos)
- alterações tróficas (lesões cutâneas; articulações de Charcot em 25% [ombro, cotovelo, punho])
- fraqueza muscular (envolvimento do corno anterior da medula)
- espasticidade, hiperreflexia (envolvimento do neurônio motor superior)
- reflexos plantares anormais do trato (envolvimento do trato piramidal)

Localização: predominantemente na extremidade inferior da medula cervical; extensão para dentro do tronco cerebral (= siringobulbia)

TC:
- √ área distinta de diminuição da atenuação dentro da medula espinhal (100%)
- √ medula edemaciada/de tamanho normal/atrófica
- √ nenhum reforço com contraste
- √ borda vertebral achatada (raro) com aumento do diâmetro transverso da medula
- √ alteração na forma + tamanho da medula com alterações na posição (raro)
- √ preenchimento da siringoidromielia com contraste intratecal
  (a) preenchimento precoce via comunicação direta com o espaço subaracnóideo
  (b) preenchimento tardio após 4-8 horas (80%-90%) secundário à permeação do material de contraste

Mielografia:
- √ medula aumentada (DD: tumor intramedular)
- √ "sinal da medula colabada" = colapso da medula com gás mielográfico à medida que o conteúdo líquido move-se caudalmente na posição ereta (raro)

RMN:
- √ área cística de baixa intensidade de sinal em T1WI, intensidade aumentada em T2WI
- √ presença de sinal nulo do LCR (= baixo sinal em T2WI) dentro da cavidade, em função das pulsações
- √ cavidade com lobulações (como um rosário) em função das múltiplas septações
- √ aumento da medula espinhal

Hidromielia

= SIRINGOMIELIA PRIMÁRIA
= SIRINGOIDROMIELIA CONGÊNITA
= dilatação do canal central persistente da medula espinhal (em 70%-80% está obliterado) que comunica-se com o IV ventrículo (= siringomielia comunicante)

Histo: atapetada pelo tecido ependimal

Associada a:
(1) Malformação de Chiari em 20%-70%
   √ haustrações metaméricas dentro da cavidade em T1WI sagital
(2) Disrafismo espinhal
(3) Mielocele
(4) Síndrome de Dandy-Walker
(5) Diastematomielia
(6) Escoliose em 48%-87%
(7) Síndrome de Klippel-Feil
(8) Defeitos da segmentação espinhal
(9) Medula ancorada (em até 25%)

Siringomielia

= SIRINGOIDROMIELIA ADQUIRIDA
= SIRINGOIDROMIELIA SECUNDÁRIA
= toda cavidade dentro da substância da medula espinhal que pode se comunicar com o canal central, usualmente se estendendo por alguns segmentos vertebrais

Histo: não revestida por tecido ependimário

Fisiopatologia: fluxo interrompido de LCR através dos espaços perivasculares da medula entre o espaço subaracnóideo + canal central

Causas:
1. Siringomielia pós-traumática
   Incidência: em 3,2% após trauma da medula espinhal
   Localização: 68% na medula torácica
   - √ 0,5–4 cm (média 6 cm) de comprimento
   - √ a cavidade siringomiélica pode estar septada (áreas paralelas de cavitação) em T1WI transverso
   - √ perda na nítida interface medula-LCR (obliteração do espaço subaracnóideo pelas aderências)
   - √ em 44% associado a loculações aracnóideas (cisto aracnóide extramedular) no aspecto superior da cavidade
2. Siringomielia pós-inflamatória
   hemorragia subaracnóidea, aderências aracnóides, cirurgia S/P, infecção (tuberculose, sífilis)
3. Siringomielia associada a tumor
   tumores medulares, disco herniado; secundário a distúrbios circulatórios + atrofia da medula torácica
4. Insuficiência vascular

Cisto reativo

= CISTO MEDULAR PÓS-TRAUMÁTICO
= cisto preenchido por LCR adjacente ao nível do trauma; usualmente único (75%)

- deterioração tardia em pacientes com trauma medular (não relacionada à gravidade da injúria original)

Trat: o *shunt* leva à melhora clínica

TERATOMA DA COLUNA

= neoplasma contendo tecido pertencente a todas as três camadas germinais em locais onde esses tecidos não ocorrem normalmente

Incidência: 0,15% (excluindo o teratoma sacrococcígeo)

Idade: todas as idades; M:F = 1:1

Pat: sólida, fina/parcialmente de paredes espessas/completamente cístico com líquido claro/leitoso/líquido cístico escuro/uni/multilocular, presença de osso/cartilagem

Localização: intra/extramedular

√ bloqueio completo à mielografia
√ siringomielia acima do nível do tumor
√ o canal espinhal pode estar totalmente alargado

TERATOMA SACROCOCCÍGEO

Incidência: 1:40.000 nascimentos vivos; tipo I + tipo II (80%); tumor sólido congênito mais comum no recém-nascido; M:F = 1:4

Patogênese:

(1) Crescimento de células pluripotenciais residuais primitivas derivadas da linha primitiva + nó (nó de Hensen) do desenvolvimento embrionário precoce
(2) Tentativa de gravidez gemelar
- prevalência aumentada de gêmeos na família

Histo:

(1) Teratoma maduro (55%-75%) com elementos provenientes da glia, intestino, pâncreas, mucosa brônquica, anexos cutâneos, músculo liso + estriado, alças intestinais, componentes ósseos (ossos metacarpianos + dedos), dentes bem formados, estruturas do plexo coróide (produção de LCR)
◊ TERATOMA MADURO = tumor benigno composto de tecidos estranhos ao local anatômico nos quais eles surgem, usualmente contendo tecidos de pelo menos duas camadas celulares germinativas
(2) Teratoma imaturo (11%-28%): misto com tecido primitivo neuroepitelial/renal
◊ TERATOMA IMATURO = teratoma benigno com elementos embrionários
(3) Tumor de células germinais malignas
(a) teratoma maligno misto (7%-17%): elementos do tumor do seio endodérmico (= tumor do saco vitelino) + forma também de teratoma
(b) tumor do seio endodérmico puro (raro)
(c) seminoma (disgerminoma), carcinoma embrionário, coriocarcinoma (extremamente raro)
Metástases para: pulmão, osso, linfonodos (inguinais, retroperitoneais), fígado, cérebro

Idade: 50%-70% durante os primeiros dias de vida; 80% em torno dos 6 meses de idade; < 10% > 2 anos de idade; M:F = 1:4

Classificação (Altman):

Tipo I	lesão predominantemente externa coberta pela pele com apenas mínimo componente pré-sacral (47%)
Tipo II	tumor predominantemente externo com componente pré-sacral significativo (35%)
Tipo IIII	componente predominantemente sacral + extensão externa (8%)
Tipo IV	tumor pré-sacral com nenhum componente externo (10%)

Associado a: outras anomalias congênitas (em 18%):

(1) Musculoesqueléticas (5%-16%): disrafismo espinhal, agenesia sacral, deslocamento do quadril
(2) Anomalias renais: hidronefrose, displasia renal cística, síndrome de Potter
(3) Trato GI: ânus imperfurado, gastrosquise, constipação
(4) Hidropsia fetal (devido à insuficiência cardíaca de alto débito)
(5) Placentomegalia (devido à hidropsia fetal)
(6) Defeito sacrococcígeo curvilíneo (rara herança autossômica dominante com igual incidência nos sexos, baixo potencial maligno, ausência de calcificações) + estenose anorretal/atresia, refluxo vesicoureteral

- AFP elevada com teratoma maligno misto + tumor do seio endodérmico (CAVO: soro fetal + recém-nascido contém AFP, a qual alcança níveis do adulto até em torno de 8 meses de idade)
- trabalho de parto prematuro (devido à poliidramnia + grande massa)
- útero grande para a idade gestacional
- dor radicular, constipação, freqüência urinária/incontinência

Raios X simples:

√ calcificações amorfas, puntiformes, espiculadas, possivelmente lembrando osso (36%-50%); sugestivos de tumor benigno
√ massa de tecido mole na pelve protruindo anteriormente + inferiormente

EB:

√ deslocamento ântero-superior do reto
√ constrição luminal

PIV:

√ deslocamento da bexiga ântero-superiormente
√ desenvolvimento de obstrução do cólon vesical

Mielografia:

√ pode estar presente componente intra-espinhal

Angio:

√ neovascularidade (suprimento arterial pelos ramos glúteos médios + laterais + sacrais da artéria ilíaca interna, ramos da artéria femoral profunda)
√ dilatação dos vasos nutridores
√ englobamento arterial
√ *shunt* arteriovenoso
√ enchimento venoso precoce com veias tumorais
√ massa sacral sólida (25%)/mista (60%)/cística (15%)
√ 1-30 cm (média de 8 cm) de diâmetro
√ poliidramnia (2/3)
√ oligoidramnia, hidronefrose fetal, hidropsia fetal com ascite, derrames pleurais, edema cutâneo, placentomegalia são fatores de prognóstico ruim

RMN:

√ tumor lobulado + anitidamente demarcado extremamente heterogêneo em T1WI como resultado de alto sinal pela gordura, sinal intermediário pelos tecidos moles, sinal baixo pelo cálcio
√ melhor modalidade para a detecção a invasão do canal espinhal

Prognóstico: a prevalência de tumores malignos das células germinais aumenta com a idade do paciente

◊ Tumores de tecido predominantemente gorduroso são usualmente benignos
◊ Hemorragia/necrose são sugestivos de malignidade
◊ As lesões císticas são menos provavelmente malignas
◊ A destruição sacral indica malignidade
◊ Pacientes > 2 meses de idade apresentarão um tumor maligno com probabilidade de 50%-90%

Cp:

(1) distocia em 6%-13%
(2) hemorragia intratumoral maciça
(3) morte fetal no útero/natimorto

Trat:

1. Ressecção tumoral completa + coccigectomia + reconstrução do assoalho pélvico: até 37% de taxa de recorrência, especialmente sem a coccigectomia
2. Quimioterapia com múltiplos agentes (na malignidade), com taxa de sobrevida a longo prazo de 50%

DD:

1. Mielomeningocele (região superior até a sacroccígea, não septada, alterações ósseas axiais)
2. Duplicação retal, meningocele anterior (puramente cística)
3. Hemangioma, linfangioma, lipomeningocele, lipoma, cisto epidérmico, cordoma, sarcoma, ependimoma, neuroblastoma

DIAGNÓSTICO DIFERENCIAL DAS DESORDENS CEREBRAIS

Pneumocéfalo intracraniano

Causas:

A. Trauma (74%):
   em 3% de todas as fraturas de crânio; 8% das fraturas envolvendo os seios paranasais (frontal > etmóide > esfenóide > mastóide)

B. Neoplasma invadindo o seio (13%)
   1. Osteoma frontal/seio etmoidal
   2. Adenoma hipofisário
   3. Mucocele, epidermóide
   4. Malignidade do seio paranasal

C. Infecção com organismo formador de gás (9%): na mastoidite, sinusite

D. Cirurgia (4%):
   hipofisectomia, cirurgia dos seios paranasais

Mecanismo (laceração dural):
   (1) Mecanismo valvular durante o esforço físico, tosse, espirro
   (2) Fenômeno de vácuo secundário à perda de LCR

Início: na apresentação inicial (25%), usualmente vista 4–5 dias, com atraso de até 6 meses (33%)

Mortalidade: 15%

Cp:
   1. Rinorréia liquórica (50%)
   2. Meningite/abscesso cerebral/epidural (25%)
   3. Pneumocéfalo extracraniano = coleção de ar no espaço subaponeurótico

Atrofia cerebral

= irreversível perda da substância cerebral + subseqüente aumento dos espaços intra e extracranianos que contém LCR (hidrocefalia ex-vácuo = ventriculomegalia)

A. ATROFIA CEREBRAL DIFUSA
   Causa:
   (a) trauma, radioterapia
   (b) drogas (hidantoína, esteróides, metotrexate, maconha, drogas pesadas, quimioterapia), alcoolismo, hipoxia
   (c) doença desmielinizante (esclerose múltipla, encefalite)
   (d) doenças degenerativas, por exemplo: doença de Alzheimer, doença de Pick, doença de Creutzfeldt-Jacob
   (e) doença cerebrovascular + infartos múltiplos
   (f) idade avançada, anorexia, insuficiência renal
      √ ventrículos + sulcos aumentados

B. ATROFIA CEREBRAL FOCAL
   Causa:
   Vascular/química/metabólica/traumática/idiopática (síndrome de Dyke-Davidoff-Mason)

C. PROCESSO REVERSÍVEL SIMULANDO ATROFIA (em pessoas jovens)
   Causa: Anorexia nervosa, alcoolismo, tratamento catabólico com esteróides, malignidade pediátrica

√ sulcos proeminentes
√ dilatação ipsolateral das cisternas basais + ventrículos
√ dilatação ex-vácuo dos ventrículos
√ adelgaçamento dos giros

Atrofia cerebelar

A. Atrofia cerebelar com atrofia cerebral
   = atrofia cerebral senil generalizada

B. Atrofia cerebelar sem atrofia cerebral
   1. Degeneração olivopontocerebelar/ataxia de Marie/ataxia de Friedreich
      • início da ataxia em adultos jovens
   2. Ataxia telangiectasia
   3. Toxicidade pelo etanol; predominantemente afetando a linha média (vermis)
   4. Degeneração idiopática secundária ao carcinoma (= paraneoplásico), usualmente o carcinoma do pulmão do tipo *oat-cell* (grão de aveia)
   5. Toxicidade pela fenitoína; predominantemente afetando os hemisférios cerebelares
   6. Radioterapia
   7. Atrofia cerebelar focal: (a) infarto (b) lesão traumática

Ventriculomegalia

A. Macrocefalia
   • pressão intraventricular aumentada
   (a) obstrução ao fluxo do LCR
      1. Hidrocefalia comunicante
      2. Hidrocefalia não comunicante
   (b) superprodução de LCR = hidrocefalia não obstrutiva
   (c) Neoplasma

B. Microcefalia
   • pressão intraventricular normal
   (a) insuficiência primária no crescimento cerebral
      — disgenesia
         1. Holoprosencefalia
         2. Síndrome aneuplóide (trissomias)
         3. Migracional (< 6 camadas)
      — ambiental: álcool, drogas, toxinas
      — infecção: TORCH
   (b) perda do manto cerebral
      — Infecção: TORCH
      — Acidente vascular:
         1. Hidranencefalia
         2. Esquizencefalia
         3. Porencefalia
      — Hemorragia:
         1. Porencefalia
         2. Leucomalacia

C. Normocefalia

Colpocefalia

= dilatação dos trígonos + cornos occipitais + cornos posteriores temporais dos ventrículos laterais

1. Agenesia do corpo caloso
2. Malformação de Arnold-Chiari
3. Holoprosencefalia

Estruturas císticas da linha média

1. **Cavidade do septo pelúcido** = "V ventrículo"
   = fina membrana triangular consistindo de duas camadas gliais cobertas lateralmente com epêndima, separando os cornos frontais dos ventrículos laterais
   Incidência: em 80% dos nascidos a termo; em 15% dos adultos
   Localização: posterior ao joelho do corpo caloso, inferior ao corpo do corpo caloso, ântero-superior ao pilar anterior do fórnice
   √ estende para o forame de Monro
   √ pode dilatar + causar hidrocefalia obstrutiva (raro)
2. ***Cavum vergae*** = "VI ventrículo"
   = cavidade posterior às colunas do fórnice; contrai-se após o sexto mês de gestação
   Incidência: em 30% das crianças nascidas a termo; em 15% dos adultos
   Localização: posterior ao fórnice, anterior ao selênio do corpo caloso, superior ao fórnice transverso
   √ continuação posterior na linha média da cavidade do septo pelúcido além do forame de Monro
3. **Cavidade do véu interpósito**
   = extensão da cisterna da placa quadrigêmina acima do terceiro ventrículo até o forame de Monro, lateralmente limitada pelas colunas do fórnice + tálamo
4. Cisto colóide: anterior + superior à cavidade do septo pelúcido
5. Cisto aracnóideo: na região da cisterna da placa quadrigêmina
   √ margens curvilíneas

Formações císticas da fossa posterior

1. Malformação de Dandy-Walker
2. Variante Dandy-Walker
3. Megacisterna magna
4. Bolsa aracnóidea

LESÕES CEREBRAIS HIPODENSAS

Hemisférios difusamente edemaciados

A. Metabólico:
   1. Encefalopatia metabólica: exemplo: uremia, síndrome de Reye, cetoacidose
   2. Anoxia: parada cardiorrespiratória, afogamento, inalação de fumaça, SARA

B. Neurovascular
   1. Encefalopatia hipertensiva
   2. Trombose do seio sagital superior
   3. Trauma de crânio
   4. Pseudotumor cerebral

C. Inflamação
   isto é, herpes simples, CMV, toxoplasmose

Edema do cérebro

Etiologia:

1. Edema vasogênico (forma mais comum)
   secundário à quebra da barreira hematoencefálica com extravasamento de plasma; associado à neoplasia cerebral primária, metástases, hemorragia, infarto, inflamação
2. Edema citotóxico
   aumento reversível no conteúdo de água intracelular, secundário à isquemia/anoxia (palidez axonal)
3. Edema intersticial
   aumento nos espaços intersticiais periventriculares secundário ao fluxo transependimário de LCR, com pressões intracranianas elevadas
   √ reduzida distinção entre substância cinzenta + branca
   √ ventrículos laterais comprimidos como uma fenda compressão dos sulcos cerebrais + cisternas perimesencefálicas

TC:
√ áreas de hipodensidade ± efeito de massa
√ retorno ao normal do edema não hemorrágico/atrofia cerebral pela lesão em estiramento da substância branca

RMN:
√ intensidade diminuída em T1WI, aumento na intensidade do sinal em T2WI
√ reforço com gadolínio

US:
√ aumento generalizado/focal na ecogenicidade do parênquima com aspecto difuso
√ índices de resistência diminuídos

Lesões do SNC contendo colesterol

1. Cistos de inclusão epidermóides
2. Granuloma de colesterol
3. Epidermóide adquirido do ouvido médio
4. Colesteatoma congênito do ouvido médio
5. Craniofaringioma

Hipodensidade periventricular

1. Encefalomalacia
   √ levemente mais densa que o LCR
2. Porencefalia
   = cavidade comunicante com o ventrículo/cisterna em função de hemorragia intracerebral
   Associada a: ventrículos dilatados, sulcos e fissuras
   √ densidade liquórica
3. Hematoma em absorção
   • História de hematoma previamente demonstrado
   √ pode mostrar reforço em anel + compressão das estruturas adjacentes
4. Tumor cístico
   √ efeito de massa + reforço com contraste

Lesão supra-selar de baixa densidade com hidrocefalia

A. CISTO
   1. Cisto aracnóideo
   2. Cisto ependimário do III ventrículo
   3. Cisto parasitário do III ventrículo (cisticercose)
   4. III ventrículo dilatado (na estenose aquedutal)

B. MASSA CÍSTICA
   1. Epidermóide
   2. Astrocitoma pilocítico hipotalâmico
   3. Craniofaringioma cístico

Nota bene: A lesão cística pode ser inaparente se envolta por liquor; a cisternografia com metrizamida é útil na detecção + excluir estenose aquedutal

Lesão mesencefálica de baixa densidade

1. Normal: decussação dos pedúnculos cerebelares superiores ao nível do colículo inferior
2. Siringobulbia:
   encontrada em conjunção com siringomielia, malformação de Arnold-Chiari, trauma
   √ densidade de LCR centralmente
   √ o contraste intratecal entra na cavidade central
3. Infarto do tronco cerebral
   √ reforço anormal com o contraste após 1 semana
   √ região bem definida de baixa atenuação sem reforço após 2–4 semanas
4. Mielinólise pontina central
   paciente comatoso recebendo rápida correção/supercorreção de grave hiponatremia (após prolongada administração de líquidos EV/alcoolismo)
   Fisiopatologia:
   a rápida correção do sódio libera compostos mielotóxicos pelos componentes da substância cinzenta resultando em perda da mielina (mielinólise osmótica) com preservação dos neurônios + axônios
   • quadriparesia espástica + paralisia pseudobulbar
   • progressão para o pseudocoma (síndrome do cativeiro) em 3–5 dias
   √ atenuação na região central da ponte
   √ ± lesões extrapontinas nos núcleos da base, tálamos

   Prognóstico: 10% de sobrevida além dos seis meses
5. Glioma do tronco cerebral
   √ massa com margens indistintas + reforço vago
6. Metástases
   √ reforço com contraste bem definido
7. Granuloma na tuberculose/sarcoidose (raro)

LESÕES INTRACRANIANAS HIPERDENSAS

Hemorragia intracraniana

Mnemônico: "Tin Tcham"

Trauma
Infarto (hemorrágico)
Neoplasia
Trombose de seio
Coagulopatia
Hipertensão
Aneurisma
Malformação arteriovenosa

Aumento da densidade da foice

1. Hemorragia subaracnóide
2. Hematoma subdural inter-hemisférico
3. Edema cerebral difuso (= densidade aumentada relativa à baixa densidade do cérebro)
4. Calcificações durais (hipercalcemia pela insuficiência renal crônica, síndrome do nevo basal, hiperparatireoidismo)
5. Foice normal (pode ser normal na população pediátrica)

Massa cerebral densa

Substrato: calcificação/hemorragia/proteína densa

A. VASO
   1. Aneurisma
   2. Malformação arteriovenosa
   3. Hematoma (agudo/subagudo)

B. TUMOR
   1. Linfoma
   2. Meduloblastoma
   3. Meningioma
   4. Metástase
      (a) pelo adenocarcinoma produtor de mucina
      (b) metástases hemorrágicas: melanoma, coriocarcinoma, hipernefroma, carcinoma broncogênico, carcinoma de mama (raro)

Lesão densa próxima ao forame de Monro

A. Lesão intraventricular
   1. Cisto colóide
   2. Meningioma
   3. Tumor do plexo coróide/granuloma
   4. MAV das veias septal, tálamo estriada, cerebral internas

B. Massa periventricular
   1. Linfoma primário do SNC
   2. Esclerose tuberosa
      (a) túber subependimário
      (b) astrocitoma de células gigantes
   3. Metástase de adenocarcinoma produtor de mucina/metástases hemorrágicas (melanoma, coriocarcinoma, hipernefroma, carcinoma broncogênico, carcinoma de mama)
   4. Glioblastoma do septo pelúcido

C. Massas projetando superiormente a partir da base do crânio
   1. Adenoma hipofisário
   2. Craniofaringioma
   3. Aneurisma
   4. Artéria basilar dolicoectásica

Calcificações intracranianas

Mnemônico: "AFINEE 3Ls"

Arteriovenosa (malformação)
Fisiológica
Infecção
Neoplasia
Endócrino
Embriônico
Lipoma
Lipóide (proteinose)
Lisencefalia

A. Calcificações intracranianas fisiológicas

B. Infecção
   TORCH (toxoplasmose, rubéola, CMV, herpes) abscesso cicatrizado, cisto hidático, tuberculoma, cisticercose
   Mnemônico:
   CMV — calcificações são circunventriculares
   Toxoplasma — calcificações são intraparenquimatosas

C. Neoplasia
   Craniofaringioma (40%–80%), oligodendroglioma (50%–70%), cordoma (25%–40%), papiloma do plexo coróide (10%), meningioma (20%), adenoma hipofisário (3%–5%), pinealoma (10%–20%), dermóide (20%), lipoma do corpo caloso, ependimoma (50%), astrocitoma (15%), radioterapia

Mnemônico: "CA + COME"
Craniofaringioma
Astrocitoma, **A**neurisma
Coróide (papiloma do plexo)
Oligodendroglioma
Meduloblastoma, **M**eningioma
Ependimoma

D. Endócrino:
Hiperparatireoidismo, hipervitaminose D, hipoparatireoidismo, pseudo-hipoparatireoidismo, envenenamento por CO, envenenamento por chumbo

E. Embriônico:
Síndromes neurocutâneas (esclerose tuberosa, Sturge-Weber, neurofibromatose), doença de Fahr, síndrome de Cockayne, síndrome do nevo basal celular

F. Arteriovenoso:
Aterosclerose, aneurisma, MAV, hemangioma, hematoma subdural

G. "3Ls"
Lipoma, lipóide (proteinose), lisencefalia

Calcificação intracraniana fisiológica

1. Calcificação pineal
   Idade: nenhuma calcificação < 5 anos de idade, em 8%–10% aos 8–14 anos de idade, em 40% em torno dos 20 anos de idade, 2/3 da população adulta
   √ calcificação amorfa/em forma de anel < 3 mm da linha média < 10 mm de diâmetro
   √ aproximadamente 30 mm acima da elevação mais alta das pirâmides
   CAVO: calcificação pineal > 10 mm sugere neoplasma pineal (teratoma/pinealoma)
2. Habênula
   Incidência: aproximadamente 1/3 da população
   Idade: > 10 anos de idade
   √ calcificação em "C" posteriormente aberta de 4–6 mm, anterior à glândula pineal
3. Plexo coróide
   pode calcificar em todos os ventrículos, mais freqüentemente no átrio dos ventrículos laterais
   Idade: > 3 anos de idade
   √ 20–30 mm atrás + levemente abaixo da pineal na projeção lateral, simétrica na projeção em AP
   DD: neurofibromatose
4. Dura, foice, tentório
   Incidência: 10%
   Idade: > 3 anos de idade
   DD: síndrome do nevo basal celular (Gorlin), pseudoxantoma elástico
5. Ligamento petroclinóide
   entre a ponta do dorso da sela e o ápice do osso petroso
   Idade: > 5 anos de idade
6. Ligamento interclinóide
   = ponte interclinóide
7. Arteriosclerose da artéria carótida interna
8. Núcleos da base

Calcificações periventriculares na criança

1. Esclerose tuberosa
2. Infecção congênita: CMV, toxoplasmose

LESÕES CEREBRAIS QUE CAPTAM CONTRASTE

Reforço giral

A. Tumor meníngeo
(a) carcinomatose meníngea secundária ao tumor sistêmico: por exemplo, carcinoma mamário, carcinoma de pequenas células do pulmão, melanoma maligno, linfoma/leucemia
(b) metástase liquóricas por tumor do SNC:
1. Meduloblastoma
2. Pineoblastoma
3. Ependimoma

B. Meningite
Piogênica, tuberculosa, fúngica, cisticercose, sarcoidose

C. Seqüela de hemorragia subaracnóidea
(pela proliferação fibroblástica)

D. Infarto cerebral subagudo

Mnemônico: "CALMICE"
Cerebrite
Arteriovenosa (malformação)
Linfoma
Meningite
Infarto
Carcinomatose
Encefalite

Margens ventriculares captantes de contraste

A. Disseminação subependimária de tumor metastático
1. Carcinoma broncogênico (especialmente carcinoma de pequenas células)
2. Melanoma
3. Carcinoma mamário

B. Disseminação subependimária de tumores primários do SNC
1. Glioma
2. Ependimoma

C. Disseminação ependimária (liquórica) de tumores primários do SNC
1. Meduloblastoma
2. Germinoma

D. Linfoma primário do SNC/linfoma sistêmico

E. Ventriculite inflamatória

Lesão cerebral anelar captante de contraste

Causa:

A. NEOPLASMA
1. Neoplasia primária: glioma de alto grau, meningioma, linfoma, leucemia, macroadenoma hipofisário, neurinoma do acústico, craniofaringioma
2. Carcinoma metastático + sarcoma

B. ABSCESSO
1. Abscesso: bacteriano, fúngico, parasítico
2. Empiema do espaço epidural/subdural/espaços intraventriculares

C. LESÃO HEMORRÁGICA ISQUÊMICA
1. Infarto em resolução
2. Evolução de hematoma
3. Leito operatório após ressecção
4. Aneurisma trombosado

D. DESORDEM DESMIELINIZANTE
   1. Radionecrose
   2. Leucoencefalopatia necrotizante após metotrexate

Patogênese:
(1) Margem hipervascular da lesão = tecido de granulação/canais vasculares periféricos/cápsula tumoral hipervascular
(2) Quebra da barreira hematoencefálica = vazamento de contraste para fora de vasos anormalmente permeáveis para dentro do espaço de líquido extracelular
(3) Centro hipodenso = avascular/hipervascular (requer tempo para preencher)/degeneração cística

√ rubor anelar *(blush)*

Incidência do rubor *anelar:*
abscesso (em 73%); glioblastoma (48%); metástases (em 33%); astrocitoma de grau II (3 m 26%) (NÃO no astrocitoma de grau I)

Mnemônico: "MAGIC DH"
Metástase
Abscesso/cerebrite
Glioma/glioblastoma multiforme
Infarto (em resolução)
Contusão
Doença desmielinizante
Hematoma em resolução

LESÃO COM CAPTACÃO ANELAR CRUZANDO O CORPO CALOSO
Mnemônico: "GAL"
Glioblastoma multiforme (glioma em asa de borboleta)
Astrocitoma
Linfoma

Lesões densas e captantes
1. Aneurisma
2. Meningioma
3. Linfoma do SNC
4. Meduloblastoma
5. Metástase

Lesões captantes multifocais
1. Infartos múltiplos
2. Malformações arteriovenosas
3. Neoplasmas multifocais primários/secundários
4. Processos infecciosos multifocais
5. Doenças desmielinizantes: esclerose múltipla

Pequenos nódulos cerebrais captantes inumeráveis
A. METÁSTASES
B. LINFOMA PRIMÁRIO DO SNC
C. INFECÇÃO DISSEMINADA
   1. Cisticercose
   2. Histoplasmose
   3. Tuberculose
D. INFLAMAÇÃO
   1. Sarcoidose
   2. Esclerose múltipla
E. INFARTO MULTIFOCAL SUBAGUDO
   Pela hipoperfusão, êmbolos múltiplos, vasculite cerebral (LES), meningite, trombose venosa cortical

LESÕES CEREBRAIS HIPERDENSAS

Lesões periventriculares hiperintensas em T2WI
A. PACIENTES JOVENS
   1. Esclerose múltipla
   2. Enxaqueca: em 41% com enxaqueca clássica, em 57% com enxaqueca complicada; presumivelmente representa pequenos infartos induzidos pela vasculite
   3. Desordem vasculítica: LES, doença de Behçet, anemia de células falcêmicas
      √ tríade de lesões profundas na substância branca + infartos corticais + hemorragia
   4. Encefalomielite disseminada aguda (EDA)
      = leucoencefalopatia pós-viral
   5. Espaço de Virchow-Robin
      = pequenas invaginações do espaço subaracnóideo seguindo a pia-máter, ao longo de vasos perfurantes nutrientes para dentro da substância cerebral
      Localização: terço inferior do putâmen; usualmente bilateral
      √ lesões esféricas com 1–2 mm, isodensas com o LCR (bem identificadas em secções coronais através do centro semioval + em secções axiais baixas ao nível da comissura anterior)
   6. Leucodistrofia: em crianças
      √ envolvimento simétrico difuso e confluente
   7. Ependimite granular
      = áreas focais de hiperintensidade simétricas em T2WI anteriores + laterais aos cornos frontais em indivíduos normais
   Histo: perda difusa do epêndima com rarefação da mielina hidrofóbica, que permite a migração de líquido para fora do interstício ventricular

B. PACIENTES IDOSOS
   1. *État criblé* ("peneira")/gliose
      = isquemia da substância branca profunda
      = extenso número de espaços fluidos perivasculares predominantemente ao nível arteriolar como parte da encefalopatia arteriosclerótica subaguda
      Causa: isquemia crônica devido à arteriosclerose das artérias penetrantes longas surgindo do círculo de Willis (lenticuloestriadas + talamoperfurantes) = doença de pequenas artérias
      Predispostos: fumantes, pacientes hipertensos
      Histo: depósitos lipohialinos dentro das paredes arteriais seguida de desmielianização parcial, gliose, edema intersticial
      Incidência: em 10% sem fatores de risco, em 84% com sintomas e fatores de risco
      Idade: > 60 anos de idade (em 30%–60%)
      Localização: substância branca periventricular > radiação óptica > núcleos da base > centro semi-oval > tronco cerebral (usualmente poupa o corpo caloso + fibras em "U" subcorticais)
      √ múltiplas lesões focais < 2 mm

C. PACIENTES COM AIDS
   1. Encefalite pelo HIV:
      √ bem definida "mosqueada"/pobremente definida "substância branca suja"
      √ atrofia central

2. Toxoplasmose
3. Linfoma
4. Leucoencefalopatia multifocal progressiva (LMP)

D. PACIENTES COM TRAUMA
1. Lesão axonal difusa/estiramento
2. Leucoencefalopatia necrotizante difusa
Causa: metotrexate intratecal ± irradiação cerebral total
√ padrão confluente com margens recortadas dentro da substância branca periventricular estendendo para fora das fibras em "U"

E. PACIENTES COM HIDROCEFALIA
1. Fluxo de LCR transependimário
√ halo difuso com espessura regular

NÚCLEOS DA BASE

Lesões bilaterais dos núcleos da base na infância

Os núcleos da base são suscetíveis ao dano durante a infância por causa dos requerimentos de alta energia (ATP) necessitando de rico suprimento sangüíneo + alta concentração de metais traçadores (ferro, cobre, manganês)
√ irritabilidade aumentada, letargia, distonia
√ epilepsia, alterações comportamentais

ESTADOS AGUDOS

A. Comprometimento do suprimento vascular
1. Síndrome hemolítico-urêmica causando microtromboses dos núcleos da base, tálamo, hipocampo, córtex
2. Encefalite (usualmente agentes virais)

B. Comprometimento do suprimento de nutrientes
1. Hipoxia: parada respiratória, afogamento, estrangulamento, sufocação, intoxicação por barbitúricos
2. Hipoglicemia
√ hemorragia raramente vista
3. Mielinólise osmótica
√ localização pontina central associada comum

C. Envenenamento agudo
1. Monóxido de carbono
√ prefencialmente afeta o globo pálido

raro em crianças:
2. Sulfeto de hidrogênio
3. Cianeto
4. Metanol

CAUSAS CRÔNICAS

A. Erros inatos do metabolismo
1. Doença de Leigh
= encefalomielopatia subaguda necrotizante
= desordem autossômica recessiva caracterizada por deficiências na piruvato carboxilase e complexo piruvato desidrogenase, citocromo c oxidase, resultando na produção anaeróbica de ATP
• acidose láctica (elevada relação entre lactato e piruvato no LCR + soro)
√ propensão para envolvimento do putâmen
2. Doença de Wilson
= degeneração hepatocelular
= aumento da deposição de cobre no cérebro + fígado
• níveis séricos de cobre sérico + ceruloplasmina diminuídos
• excreção urinária aumentada de cobre
√ dano celular do núcleo lenticular (= configuração em lente do putâmen + globo pálido)
3. Encefalomiopatias mitocondriais
= subclasse de acidemias lácticas com mitocôndrias estruturalmente anormais
• fibras "esfarrapadas" à biopsia muscular
4. Doença da urina do xarope de bordo
= inabilidade para catabolizar aminoácidos com cadeia ramificada (leucina, isoleucina, valina)
• a urina cheira a xarope de bordo

B. Doença degenerativa
1. Doença de Huntington
2. Calcificações distróficas

C. Doenças desmielinizantes
os núcleos da base são uma mistura de substância cinzenta + substância branca
1. Doença de Canavanno
2. Leucodistrofia metacromática

D. Outros
1. Neurofibromatose tipo 1

Lesão de baixa atenuação nos núcleos da base

1. Envenenamento: monóxido de carbono, intoxicação por barbitúrico, intoxicação por sulfeto de hidrogênio, envenenamento por cianeto, intoxicação por metanol
2. Hipoxia
3. Hipoglicemia
4. Hipotensão (infartos lacunares)
5. Doença de Wilson

Calcificação dos núcleos da base

Prevalência em crianças: 1,1–1,6%

A. Fisiológico com a idade

B. Endócrino
1. Hipoparatireoidismo, pseudo~, pseudopseudo~(60%)
2. Hiperparatireoidismo
3. Hipotireoidismo

C. Metabólico
1. Doença de Leigh
2. Citopatia mitocondrial
3. Doença de Fahr = ferrocalcinose familiar cerebrovascular

D. Congênita/relacionada ao desenvolvimento
1. Calcificação familiar idiopática e simétrica dos núcleos da base
2. Síndrome de Hastings-James
3. Síndrome de Cockayne
4. Proteinose lipóide = hialinose cutânea
5. Neurofibromatose
6. Esclerose tuberosa
7. Doença oculocraniossomática
8. Metahemoglobinopatia
9. Síndrome de Down

E. Inflamação/infecção
1. Toxoplasmose, rubéola congênita, CMV
2. Sarampo, cachumba
3. Coqueluche, vírus coxsackie B
4. Cisticercose

5. Lúpus eritematoso sistêmico
6. AIDS

F. Trauma
1. Leucemia na infância após terapia com metotrexate
2. Radioterapia cranioespinhal
3. Anoxia de parto, hipoxia
4. Evento cardiovascular

G. Tóxico
1. Envenenamento por monóxido de carbono
2. Intoxicação por chumbo
3. Síndrome nefrótica

Mnemônico: "RITAH"
Radioterapia
Idiopático (mais comum), infarto
Toxoplasmose/CMV
Anoxia de parto
Hipoparatireoidismo/pseudo-HPT

Focos ecogênicos lineares no tálamo + núcleos da base

A. Na infecção intra-útero:
= destruição da parede das artérias lenticuloestriadas + substituição por depósitos de material amorfo granular
1. Agentes TORCH: toxoplasma, vírus da rubéola, citomegalovírus, herpes vírus
2. Sífilis
3. Vírus da imunodeficiência humana

B. Anormalidades cromossômicas
1. Síndrome de Down
2. Trissomia do 13

C. Outros (injúria por anoxia?)
1. Asfixia perinatal, síndrome da angústia respiratória, doença cardíaca congênita cianótica, enterocolite necrotizante
2. Síndrome álcool-fetal
3. Hidropsia não imune

MASSAS CEREBRAIS

Classificação dos tumores primários do SNC

A. TUMORES DO CÉREBRO E DAS MENINGES
(a) GLIOMAS
Astrocitoma
1. Astrocitoma (astrocitoma graus I e II)
2. Glioblastoma (astrocitoma graus III e IV)
Oligodendroglioma
Paraganglioma
1. Ependimoma
2. Papiloma do plexo coróide
Ganglioglioma
Meduloblastoma
(b) TUMOR DA PINEAL
1. Germinoma
2. Teratoma
3. Pineocitoma
4. Pinealoblastoma
(c) TUMOR DA HIPÓFISE
1. Adenoma hipofisário
2. Carcinoma hipofisário
(d) MENINGIOMA
(e) TUMOR DA BAINHA DE MIELINA
1. Schwannoma
2. Neurofibroma
(f) MISCELÂNEA
1. Sarcoma
2. Lipoma
3. Hemangioblastoma

B. TUMORES DOS REMANESCENTES EMBRIONÁRIOS
(a) craniofaringioma
(b) cisto colóide
(c) tumor teratóide
1. Epidermóide
2. Dermóide
3. Teratoma

Incidência dos tumores cerebrais

= 9% de todos os neoplasmas primários; correspondem a 1,2% das mortes autopsiadas

EM TODOS OS GRUPOS ETÁRIOS:		NO GRUPO ETÁRIO PEDIÁTRICO:	
Glioma	34%	Astrocitoma	50%
Meningioma	17%	Meduloblastoma	15%
Metástases	12%	Ependimoma	10%
Adenoma hipofisário	6%	Craniofaringioma	6%
Neurinoma	4%	Papiloma do plexo coróide	2%
Sarcoma	3%		
Granuloma	3%		
Craniofaringioma	2%		
Hemangioblastoma	2%		

Tumores do SNC presentes ao nascimento

1. Astrocitoma hipotalâmico
2. Papiloma/carcinoma do plexo coróide
3. Teratoma
4. Tumor neuroectodérmico primitivo
5. Meduloblastoma
6. Ependimoma
7. Craniofaringioma

Tumores do SNC no grupo etário pediátrico

Incidência:
2.4:100.000 (< 15 anos de idade); segundo tumor pediátrico mais comum (após leucemia); 15% de todos os neoplasmas pediátricos; 15%–20% de todos os tumores cerebrais primários; M > F

- aumento da pressão intracraniana
- aumento do tamanho da cabeça

A. SUPRATENTORIAL (50%)
Idade: primeiros 2–3 anos de vida

Coberturas do cérebro:	sarcoma dural, schwannoma, meningioma (3%)
Hemisférios cerebrais:	astrocitoma (37%), oligodendroglioma
Corpo caloso:	astrocitoma
III ventrículo:	cisto colóide, ependimoma
Ventrículo lateral:	ependimoma (5%), papiloma do plexo coróide (12%)
Quiasma óptico:	craniofaringioma (12%), glioma do nervo óptico (13%), teratoma, adenoma hipofisário
Hipotálamo:	glioma (8%), hamartoma
Região pineal:	germinoma, pinealoma, teratoma (8%)

B. INFRATENTORIAL (50%)
Idade: 4–11 anos

Cerebelo: astrocitoma (31%–33%), meduloblastoma (26%–31%)
Tronco cerebral: glioma (16%–21%)
IV Ventrículo: ependimoma (6%–14%), papiloma do plexo coróide

Mnemônico: "MEGA OHM"
Meduloblastoma
Ependimoma
Glioma do tronco cerebral
Astrocitoma cístico
Outro
Hemangioblastoma
Malformação arteriovenosa

TUMORES SUPRATENTORIAIS DA LINHA MÉDIA
1. Glioma óptico + hipotalâmico (39%)
2. Craniofaringioma (20%)
3. Astrocitoma (9%)
4. Pinealoblastoma (9%)
5. Germinoma (6%)
6. Lipoma (6%)
7. Teratoma (3,5%)
8. Adenoma hipofisário (3,5%)
9. Meningioma (2%)
10. Papiloma do plexo coróide (2%)

TUMORES INTRAVENTRICULARES SUPRATENTORIAIS
(a) ventrículos laterais (3/4)
 1. Tumor do plexo coróide (44%)
 2. Astrocitoma de células gigantes da esclerose tuberosa (19%)
 3. Hemangioma na síndrome de Sturge-Weber (12%)
(b) III ventrículo (1/4)
 1. Astrocitoma (13%)
 2. Tumor do plexo coróide (6%)
 3. Meningioma (6%)

CLASSIFICAÇÃO PELA HISTOLOGIA
1. Tumores astrocíticos (33,5%)
2. Tumores neuroectodérmicos primitivos = PNET (21%) neoplasmas altamente malignos originários da matriz germinal + contendo elementos gliais + neurais
 — Meduloblastoma (16%)
 — Ependimoblastoma (2,5%)
 — PNET dos hemisférios cerebrais (2,5%)
3. Gliomas mistos (16%)
4. Tumores malformativos (11,5%)
 — Craniofaringiomas (5,5%)
 — Lipoma (4,5%)
 — Cisto dermóide (1%)
 — Cisto epidermóide (0,5%)
5. Tumores do plexo coróide (4%)
6. Tumores ependimários (4%)
7. Tumores dos tecidos meníngeos (3,5%)
 — Meningioma (3%)
 — Sarcoma meníngeo (0,5%)
8. Tumores germinais (2,5%)
 Germinoma (1,5%)
 — Tumor teratomatoso (1%)
9. Tumores neuronais
 — Gangliocitoma (1,5%)
10. Tumores de origem neuroendócrina
 — Adenoma hipofisário (1%)
11. Tumores oligodendrogliais (0,5%)
12. Tumores dos vasos sangüíneos
 — Hemangioma (1%)

Tumor extra-axial

Mnemônico: "COLEM"
Cisto aracnóideo
Óssea (lesão)
Leucemia/infiltração linfomatosa
Epidermóide
Meningioma

Tumores multifocais do SNC

A. METÁSTASES DE TUMORES PRIMÁRIOS DO SNC
 (a) através de vias comissurais: corpo caloso, cápsula interna, massa intermédia
 (b) via LCR: ventrículos/cisternas subaracnóideas
 (c) metástases satélites
B. TUMOR MULTICÊNTRICO DO SNC
 (a) gliomas multicêntricos verdadeiros (4%)
 (b) tumores concomitantes de diferente histologia (coincidentes)
C. MENINGIOMAS MULTICÊNTRICOS (3%) sem neurofibromatose
D. LINFOMA PRIMÁRIO DO SNC MULTICÊNTRICO
E. FACOMATOSES
 1. Neurofibromatose generalizada: meningiomatose, neuromas do acústico bilateral, gliomas bilaterais do nervo óptico, gliomas cerebrais, papilomas do plexo coróide, múltiplos tumores espinhais, MAV

Massas intra versus extra-axiais

	intra-axial	**extra-axial**
Relação à dura/osso	sem aderência até estágio avançado	contíguo
Alterações ósseas locais	incomum	comum
Deslocamento do córtex	em direção à dura/osso	para longe do osso
Cisterna subaracnóidea	apagada	alargada
Artérias nutridoras	artérias nutrizes piais	artérias durais

2. Esclerose tuberosa: túberes subependimais, gliomas intraventriculares (astrocitoma de células gigantes), ependimomas
3. Doença de von Hippel-Lindau: angiomatose retiniana, hemangioblastomas, cistos congênitos do pâncreas + fígado, tumores renais benignos, rabdomiomas benignos

Tumores do SNC que dão metástases para fora do SNC

Mnemônico: "MEGO"

Meduloblastoma
Ependimoma
Glioblastoma multiforme
Oligodendroglioma

Massa intracraniana calcificada

Mnemônico: "COME Ca^{2+}"

Craniofaringioma
Oligodendroglioma
Meningioma
Ependimoma
Coróide (papiloma do plexo)
Aneurisma, **A**strocitoma

Massa avascular do cérebro

Mnemônico: "TEACH"

Tumor: astrocitoma, metástase, oligodendroglioma
Edema
Abscesso
Cisto, contusão
Hematoma, herpes

Tumor intraventricular

1.	Ependimoma	20%
2.	Astrocitoma	18%
3.	Cisto colóide	12%
4.	Meningioma	11%
5.	Papiloma do plexo coróide	7%
6.	Epidermóide/dermóide	6%
7.	Craniofaringioma	6%
8.	Meduloblastoma	5%
9.	Cisticercose	5%
10.	Cisto aracnóide	4%
11.	Subependimoma	2%
12.	MAV	2%
13.	Teratoma	2%
14.	Metástases	1%

DENTRO DO IV VENTRÍCULO
1. Papiloma do plexo coróide
2. Ependimoma/glioma
3. Hemangioblastoma
4. Metástases vermianas
5. MAV
6. Tumor epidermóide (raro)
7. Massa inflamatória
8. Cisto

DENTRO DO III VENTRÍCULO
1. Cisto colóide
2. Glioma
3. Aneurisma
4. Craniofaringioma
5. Ependimoma
6. Meningioma
7. Papiloma do plexo coróide
8. Neurocitoma intraventricular

Massa do forame jugular

1. Tumor glômico
2. Meningioma
3. Neurinoma
4. Metástase

Massa em ampulheta acometendo o ápice petroso

1. Grande schwannoma trigeminal
2. Meningioma
3. Cisto epidermóide

Tumor de fossa posterior em adulto

A.	Extra-axial:	B.	Intra-axial:
1	Neurinoma do acústico	1	Metástase (pulmão, mama)
2	Meningioma	2	Hemangioblastoma
3	Cordoma	3	Linfoma
4	Papiloma do plexo coróide	4	Lipoma
5	Epidermóide		

MASSA CÍSTICA NO HEMISFÉRIO CEREBELAR
1. Hemangioblastoma
2. Astrocitoma cerebelar
3. Metástase
4. Meduloblastoma lateral (= "sarcoma cerebelar")
5. Papiloma do plexo coróide com extensão lateral

Tumor do ângulo cerebelopontino

= tumor extra-axial surgindo nos espaços preenchidos por LCR limitado pela ponte + hemisfério cerebelar + osso petroso

Incidência: 5%–10% de todos os tumores intracranianos

- neuropatia craniana: perda auditiva de altas freqüências (n. VIII), tinido, + disfunção motora facial (n. VII), disfunção sensorial facial (n. V), distúrbio da gustação (corda do tímpano)
- sinais de efeito de massa na fossa posterior: cefaléia, náusea, vômito, desequilíbrio, ataxia
- espasmo hemifacial, neuralgia do trigêmeo (*tic douloureux*)

√ pode alargar o espaço liquórico (cisterna) em 25%
√ erosão óssea/hiperostose
√ limites nítidos com o cérebro

Tipos:

1. Neurinoma do acústico = schwannoma (80%–90%): a partir da porção intracanalicular do VIII nervo
2. Meningioma (10%–18%) segunda massa extra-axial mais comum na fossa posterior; < 5% de todos os meningiomas intracranianos; maiores + mais hemisféricos na forma + mais contrastantes homogeneamente que o neurinoma do acústico
3. Cisto de inclusão epidermóide (3%–9%)
4. Cisto aracnóideo (< 1%)

5. Aneurismas da artéria basilar/vertebral/cerebelar posterior inferior: aneurismas congênitos/saculares/dolicoectasia aterosclerótica
6. Papiloma do plexo coróide
7. Ependimoma
8. Neuroma trigeminal do gânglio de Gasser dentro do cavo de Meckel, na porção mais ântero-medial da pirâmide petrosa/raiz nervosa trigeminal
9. Tumor do glomo jugular dentro da adventícia do bulbo da veia jugular, na base do osso petroso com invasão da fossa posterior
10. Cordoma
11. Glioma exofítico do tronco cerebral
Histo: usualmente astrocitoma fibrilar difuso
12. Metástase

Mnemônico: "CoGNAC MAGE"
Cordoma, **C**ondroma, **C**olesteatoma
Glioma da ponte (exofítico)
Neurinoma do acústico/trigeminal
Aneurisma da basilar/vertebral
Cisto aracnóide
Meningioma, **M**etástase
Adenoma hipofisário
Glomo (tumor do)
Epidermóide

LESÃO EXTRA-AXIAL DE BAIXA ATENUAÇÃO
1. Schwannoma acústico (ocasionalmente massa de baixa intensidade)
2. Tumor epidermóide
3. Cisto aracnóide

Lesão expansiva no seio cavernoso

A. TUMOR
1. Schwannoma trigeminal
2. Adenoma hipofisário
3. Meningioma parasselar
4. Metástase parasselar
5. Invasão por tumor da base do crânio

B. VASO
1. Aneurisma da artéria carótida interna
2. Fístula carótido-cavernosa
3. Trombose do seio cavernoso

C. SÍNDROME DE TOLOSA-HUNT
= invasão granulomatosa do seio cavernoso

CLASSIFICAÇÃO DAS ANOMALIAS DO SNC

A. ANOMALIA DA INDUÇÃO DORSAL
= defeitos do fechamento do tubo neural
1. Malformação de Chiari: em 4 semanas
2. Encefalocele: em 4 semanas
3. Anencefalia
4. Disrafismo espinhal
5. Hidromielia

B. ANOMALIA DA INDUÇÃO VENTRAL
1. Holoprosencefalia: 5–6 semanas
2. Displasia septo-óptica: 6–7 semanas
3. Malformação de Dandy-Walker: 7–10 semanas
4. Agenesia do septo pelúcido

C. PROLIFERAÇÃO NEURAL & HISTOGÊNESE
1. Neurofibromatose: 5 semanas–6 meses
2. Esclerose tuberosa: 5 semanas–6 meses
3. Hidranencefalia primária: > 3 meses
4. Neoplasia
5. Malformação vascular (veia de Galeno, MAV, hemangioma)

D. ANOMALIA DA MIGRAÇÃO NEURONAL
devido a infecção, isquemia, desordens metabólicas
1. Esquizencefalia: 2 meses
2. Agiria + paquigiria: 3 meses
3. Heterotopia da substância cinzenta: 5 meses
4. Disgenesia do corpo caloso: 2–5 meses
5. Lisencefalia
6. Polimicrogiria
7. Megalencefalia unilateral

E. LESÕES DESTRUTIVAS
1. Hidranencefalia
2. Porencefalia
3. Hipoxia
4. Toxicoses
5. Doenças inflamatórias (TORCH)
(a) **To**xoplasmose
(b) **R**ubéola
√ calcificações puntiformes/nodulares
√ cistos porencefálicos
√ ocasionalmente microcefalia
(c) Doença de inclusão **C**itomegálica
√ calcificações periventriculares tipicamente puntiforme/pontilhadas/curvilineares
√ freqüentemente hidrocefalia
(d) **H**erpes simples

Ausência do septo pelúcido

1. Holoprosencefalia
2. Agenesia do corpo caloso
3. Displasia septo-óptica
4. Esquizencefalia
5. Hidrocefalia crônica severa
6. Porencefalia destrutiva

Facomatoses

= SÍNDROMES NEUROCUTÂNEAS
= DISPLASIAS NEUROECTODÉRMICAS = desenvolvimento de tumores benignos/malformações, especialmente em órgãos de origem ectodérmicas
1. Neurofibromatose
2. Esclerose tuberose
3. Doença de von Hippel-Lindau
4. Síndrome de Sturge-Weber-Dimitri
5. Ataxia – telangiectasia

DOENÇAS DEGENERATIVAS DOS HEMISFÉRIOS CEREBRAIS

= doença fatal progressiva caracterizada por destruição/alteração da substância cinzenta e branca
Etiologia: genética; infecção viral; desordens nutricionais (anorexia nervosa, síndrome de Cushing); desordens do sistema imune (AIDS); exposição a toxinas (CO); exposição a drogas (álcool, metotrexate + radiação)

Leucodistrofia
= esclerose difusa degenerativa com lesões simétricas bilaterais da substância branca

Leucoencefalopatia
= doença da substância branca

A. DOENÇA DESMIELINIZANTE
= mielina normal destruída por doença
1. Esclerose múltipla (doença desmielinizante primária mais freqüente)
2. Doença de Alzheimer (mais comum das doenças degenerativas da substância cinzenta)
3. Doença de Parkinson (doença degenerativa subcortical mais comum)
4. Doença de Creutzfeldt-Jakob
5. Doença de Menkes (desordem do metabolismo do cobre recessiva ligada ao sexo)
6. Leucoencefalopatia multifocal progressiva
7. Leucoencefalopatia necrotizante disseminada
8. Leucodistrofia globóide celular
9. Degeneração esponjiforme
10. Síndrome de Cockayne
11. Leucoencefalopatia esponjiforme

A. DOENÇA DISMIELINIZANTE
= desordem metabólica (= deficiência enzimática) resultando em bainhas de mielina deficientes/ausentes
(a) macroencefálica
1. Doença de Alexander (áreas frontais afetadas primeiramente)
2. Doença de Canavan (substância branca difusamente afetada)
(b) tálamo hipertenso, núcleo caudado, coroa radiada
1. Doença de Krabbe
(c) História familiar (recessiva ligada ao X)
1. Adrenoleucodistrofia ligada ao X
2. Doença de Pelizaeus-Merzbacher
(d) Outros
1. Leucodistrofia metacromática (mais comum leucodistrofia hereditária)
2. Doença de Binswanger (EAS)
3. Demência multiinfartos (DMI)
4. Doença de Pick
5. Doença de Huntington
6. Doença de Wilson
7. Síndrome de Reye
8. Microangiopatia mineralizante
9. Esclerose difusa

DOENÇA VASCULAR

Classificação das anomalias vasculares do SNC

A. MALFORMAÇÃO VASCULAR
(a) arterial = malformação arteriovenosa (MAV)
1. Malformação arteriovenosa facial/cerebral
2. Malformação da veia de Galeno

(b) capilar = telangiectasia
1. Mancha facial de "vinho do porto"
• normalmente assintomática

(c) venosa = malformação venosa
= novelo de varizes anormais com configuração em "cabeça de medusa"/"roda raiada" drenando para dentro de uma veia cortical dilatada
• macia + compressível sem frêmito/pulsações
• distensão com a manobra de Valsalva
• normalmente assintomática

Localização: substância branca intercalada com tecido cerebral normal
Cp: (incomum): hemorragia, isquemia
1. Angioma venoso
2. *Sinus pericranii*

(d) linfática
1. Higroma cístico
(e) combinações
1. Doença de Sturge-Weber
2. Doença de Rendu-Osler-Weber

B. TUMOR VASCULAR
1. Hemangioma
(a) hemangioma capilar: encontrado em crianças, involução em torno dos 7 anos de idade em 95%
(b) hemangioma cavernoso: encontrado em adultos; sem involução
√ sangue trombosado + hemossiderina
√ angiograma normal
2. Hemangiopericitoma
3. Hemangioendotelioma
4. Angiossarcoma

Malformação vascular oculta/críptica
1. Hemangioma cavernoso
2. Telangiectasia capilar

Doença vascular oclusiva

(a) estado embólico
√ único território vascular
(b) estado de hipoperfusão
√ múltiplos territórios vasculares

Causas:
1. Vasoespasmo pela hemorragia subaracnóidea
2. Infarto embólico (50%)
(a) trombo (fibrilação atrial, doença valvular, placas ateromatosas de artérias extracerebrais, displasia fibromuscular, aneurisma intracraniano, cirurgia, êmbolo paradoxal, doença de células falcêmicas, aterosclerose, púrpura trombótica trombocitopênica)
• pressão sangüínea flutuante
• hipercoagulabilidade
√ hemorragias cerebrais petequiais dentro da substância cinzenta cortical/núcleos da base durante a segunda semana (pelos fragmentos de êmbolo) em até 40%; a isquemia inicial é seguida por reperfusão (= MARCA REGISTRADA do infarto embólico)
√ "artéria supernormal" à TCNC = material de alta densidade alojado dentro do vaso cerebral próximo às grandes bifurcações
√ estreitamento ateromatoso dos vasos
(b) gordura
(c) nitrogênio
3. Infarto limítrofe
envolvendo a substância branca profunda entre dois leitos vasculares adjacentes na hipoperfusão global, secundário ao débito cardíaco insuficiente/oclusão da artéria carótida cervical

◊ 6% dos infartos cervicais têm hemorragia (infarto vermelho)
• AVC (terceira causa mais comum de morte nos EUA) (5% das síndromes vasculares são causadas por tumor subjacente)

- TIA = ataque isquêmico transitório: melhora dentro de 24 horas
- RIND = déficit neurológico isquêmico reversível: ainda evidente > = 24 horas com eventual recuperação total
- amaurose fugaz = cegueira monocular transitória
- fraqueza/dormência de uma das extremidades
- afasia
- tonteira, diplopia, disartria (isquemia vertebrobasilar)

4. Hipertensão
   (a) encefalopatia hipertensiva
   √ hipodensidade difusa da substância branca (edema secundário ao espasmo arterial)
   (b) hemorragia hipertensiva
   Localização: núcleos da base (putâmen, cápsula externa), tálamo, ponte, cerebelo
   (c) infarto lacunar
   (d) encefalopatia subcortical arteriosclerótica (EAS)

5. Amiloidose
   Envolvimento de artérias de pequeno + médio calibre das meninges + córtex
   - paciente normotenso > 65 anos de idade
   √ hemorragias múltiplas simultâneas/recorrentes corticais

6. Vasculite
   (a) meningite bacteriana, tuberculose, sífilis, fungo, vírus, *ricketsia*
   (b) doença vascular do colágeno: granulomatose de Wegener, poliarterite nodosa, LES, esclerodermia, dermatomiosite
   (c) angiite granulomatosa: arterite de células gigantes, sarcoidose, doença de Takayasu, arterite temporal
   (d) arterite inflamatória: arterite reumatóide, arterite de hipersensibilidade, doença de Behçet, granulomatose linfomatóide
   (e) induzida por drogas: anfetaminas EV, preparações do ergot, contraceptivos orais
   (f) arterite por radiação = microangiopatia mineralizante
   (g) doença de Moyamoya
7. Encefalopatia anóxica
   parada cardiorrespiratória, afogamento, overdose de drogas, envenenamento por CO
8. Trombose venosa

INFARTOS MÚLTIPLOS
Típico na doença oclusiva extracraniana, problemas do débito cardíaco, doença de pequenos vasos; em 6% em função de êmbolos recorrentes
Localização: geralmente bilaterais + supratentoriais (3/4); supra e infratentoriais (1/4)

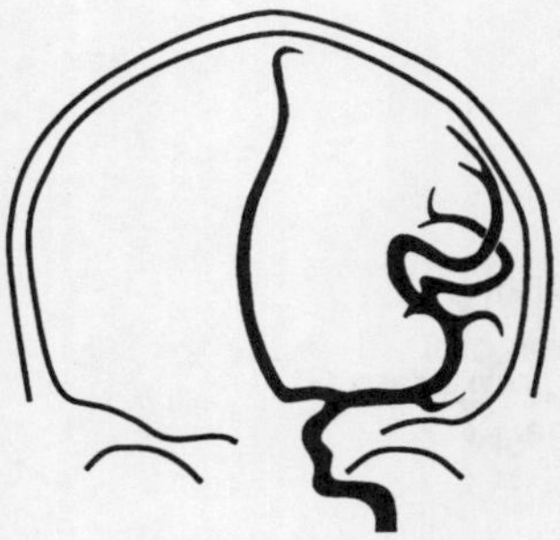
Desvio circular

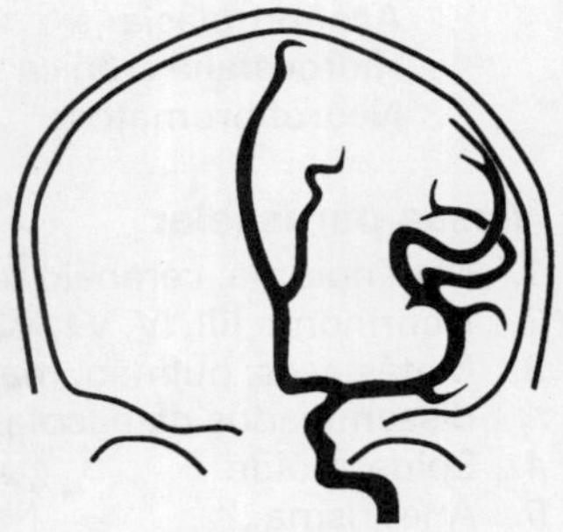
Desvio distal

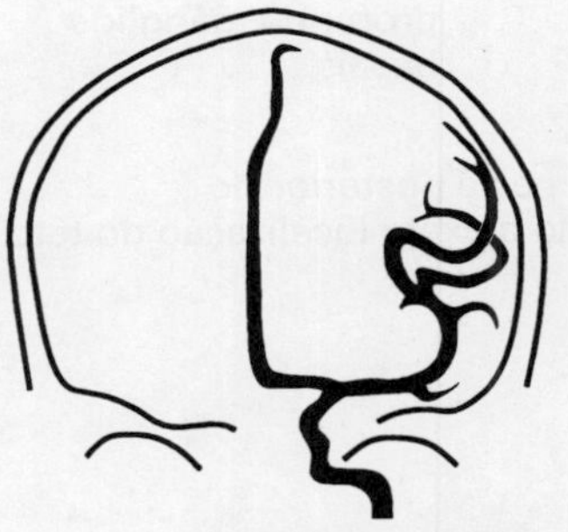
Desvio quadrado

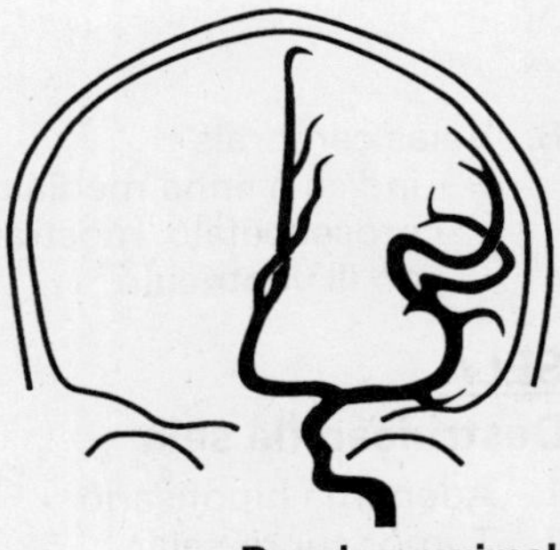
Desvio proximal

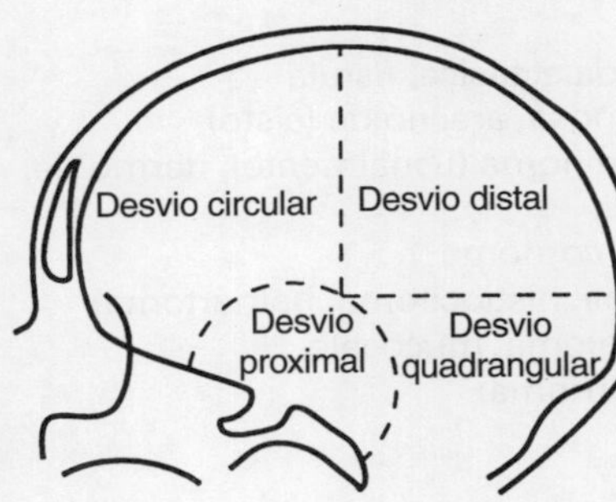

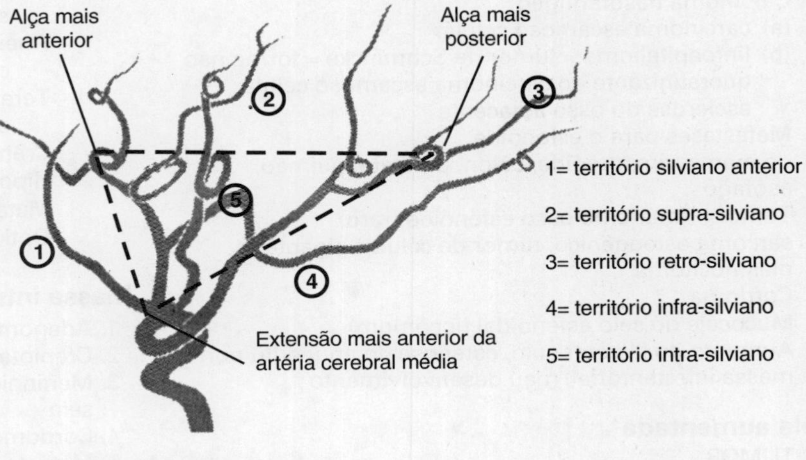

Triângulo Silviano

Deslocamento dos vasos

A. Deslocamento arterial
   (a) artérias pericalosas
      1. Deslocamento circular = lesão frontal anterior à sutura coronal
      2. Deslocamento quadrangular = lesão atrás do forame de Monro na metade inferior do hemisfério
      3. Deslocamento distal = posterior à sutura coronal na metade superior do hemisfério
      4. Deslocamento proximal = lesão basifrontal/anterior à fossa craniana média, incluindo lobo temporal anterior
   (b) triângulo silviano
      = ramos da artéria cerebral média dentro da fissura silviana na superfície externa da ínsula formam uma alça até alcançarem a margem superior da ínsula; serve como uma marca angiográfica para a localização de massas supratentoriais

      Localização da lesão:

1.	Silviana anterior	... região frontal
2.	Supra-silviana	.. frontal posterior + parietal
3.	Retro-silviana	... occipital
4.	Infra-silviana	... lobo temporal + região extracerebral
5.	Intra-silviana	... usualmente devido ao meningioma
6.	Silviana lateral	... frontal
7.	Silviana central	... frontal posterior profunda, gânglios basais

B. Veias cerebrais
   = indica a linha média da parte posterior do prosencéfalo, mostrando a exata localização do teto do III ventrículo

SELA

Destruição da sela

1. Adenoma hipofisário
2. Tumor supra-selar
3. Carcinoma do esfenóide + seio etmoidal posterior
   √ opacificação do seio + destruição das paredes
   √ associada à massa nasofaríngea (comum)
4. Carcinoma nasofaríngeo
   (a) carcinoma escamoso celular
   (b) linfoepitelioma = tumor de Schmincke = forma não queratinizante do carcinoma escamoso celular
   √ esclerose do osso adjacente
5. Metástases para o esfenóide
   de mama, rim, tireóide, cólon, próstata, pulmão, esôfago
6. Tumor primário do osso esfenóide (raro)
   sarcoma osteogênico, tumor de células gigantes, plasmocitoma
7. Cordoma
8. Mucocele do seio esfenoidal (incomum)
9. Aumento do III ventrículo, estenose do aqueduto por massa infratentorial, mau desenvolvimento

Sela aumentada

A. TUMOR
   1. Adenoma hipofisário
   2. Craniofaringioma
   3. Meningioma: hiperostose
   4. Glioma óptico: sela em "J"
B. HIPERPLASIA HIPOFISÁRIA
   1. Hipotireoidismo
   2. Hipogonadismo
   3. Síndrome de Nelson (ocorrendo em 7% dos pacientes subseqüente à adrenalectomia)
C. ESPAÇO LIQUÓRICO
   1. III ventrículo aumentado
   2. Hidrocefalia
   3. Sela vazia
D. VASO
   1. Aneurisma arterial
   2. Artéria carótida interna ectásica

Mnemônico: "CHAMMAS"
Craniofaringioma
Hidrocefalia (muito raro)
Aneurisma
MAV
Meningioma
Adenoma hipofisário
Sarcoidose, BK

Sela em "J"

Mnemônico: "MONGA HN"
Mucopolissacaridoses
Osteogênese imperfeita
Neurofibromatose
Glioma óptico
Acondroplasia
Hidrocefalia crônica
Neurofibromatose

Massa parasselar

1. Meningioma: cerebelo tentorial
2. Neurinoma (III, IV, V1, V2, VI)
3. Metástases: pulmão, mama, rim, trato GI, disseminados da nasofaringe
4. Epidermóide
5. Aneurisma
6. Fístula carótido-cavernosa

Mnemônico: "SATCHMO"
Sela (neoplasma com extensão superior); sarcoidose
Aneurisma, carótida ectásica, fístula carótido-cavernosa, aracnóide (cisto)
Teratoma: disgerminoma (usualmente), dermóide, epidermóide
Craniofaringioma, cordoma
Hipotálamo (glioma, histiocitoma, hamartoma)
Metástase, meningioma, mucocele
Óptico (glioma, neuroma)

Massa intra-selar

1. Adenoma hipofisário/carcinoma (causa mais comum)
2. Craniofaringioma (segunda causa mais comum)
3. Meningioma: da superfície do diafragma/tubérculo da sela
4. Cordoma
5. Metástases: pulmão, mama, próstata, rim, trato GI, disseminação da nasofaringe

6. Aneurisma intracavernoso da ACI: bilateral em 25%
7. Abscesso hipofisário: massa rapidamente expansiva associada à meningite
8. Sela vazia
9. Cisto da bolsa de Rathke: comumente na junção da hipófise anterior + posterior
10. Tumor de célula granular = mieloblastoma: neoplasma benigno da hipófise posterior
11. Granuloma: sarcoidose, granuloma de células gigantes, BK, sífilis, granuloma eosinofílico
12. Adeno-hipofisite linfóide
13. Hiperplasia hipofisária, isto é, na síndrome de Nelson

Lesão hipointensa da sela

1. Sela vazia
2. Cálculo hipofisário (= pituilito) = seqüela de autonecrose de adenoma hipofisário
3. Aneurisma intra-selar
4. Artéria trigeminal persistente
5. Meningioma calcificado
6. Hemocromatose hipofisária (lobo anterior da hipófise somente)

Massa supra-selar

1. Meningioma
2. Craniofaringioma: em 80% supra-selar
3. Quiasmático + glioma do nervo óptico em 38% das neurofibromatoses; garotas adolescentes; *DD:* neurite quiasmática
4. Glioma hipotalâmico
5. Hamartoma do túber cinéreo
6. Tumor infundibular
   metástases (especialmente mama); glioma; linfoma/leucemia; histiocitose X; sarcoidose; tuberculose
   √ diâmetro do infundíbulo > 4,5 mm imediatamente acima do nível do dorso; em forma de cone (no *scan* coronal)
7. Germinoma
   tumor maligno similar ao seminoma (= "pinealoma ectópico")
   √ freqüentemente calcificado
   √ disseminação liquórica (germinoma + teratocarcinoma)
   √ reforço a TCCC (comum)
8. Epidermóide/dermóide
   √ lesão cística contendo calcificações + gordura
   √ mínimo/nenhum reforço com contraste
9. Cisto aracnóideo
   - hidrocefalia (comum), déficit visual
   - distúrbio endócrino

   Idade: mais comum na infância
10. Aumento do III ventrículo estendendo para dentro da fossa pituitária
11. Aneurisma supra-selar
    √ calcificação anelar + posição excêntrica

Massa supra-selar com baixa atenuação

1. Craniofaringioma
2. Dermóide/epidermóide
3. Cisto aracnóideo
4. Lipoma
5. Cisto hipofisário simples
6. Glioma do hipotálamo

Massa supra-selar com atenuação mista

A. EM CRIANÇAS
   1. Glioma hipotalâmico-quiasmático
   2. Craniofaringioma
   3. Hamartoma do túber cinéreo
   4. Histiocitose

B. EM ADULTOS
   1. Extensão supra-selar de adenoma hipofisário
   2. Craniofaringioma
   3. Cisto epidermóide
   4. Aneurisma trombosado
   5. Glioma óptico/hipotalâmico de baixo grau
   6. Lesão inflamatória: sarcoidose, BK, mucocele esfenoidal

Massa supra-selar com calcificação

A. Curvilinear:
   1. Aneurisma gigante da carótida
   2. Craniofaringioma

B. Granular:
   1. Craniofaringioma
   2. Meningioma
   3. Granuloma
   4. Cisto dermóide/teratoma
   5. Gliomas óptico/hipotalâmico (raro)

Massa contrastante supra e intra-selar

1. Adenoma hipofisário
2. Meningioma
3. Germinoma
4. Glioma hipotalâmico
5. Craniofaringioma

Lesão vascular perisselar

1. Aneurisma da ACI
   os aneurismas gigantes são > 2,5 cm em diâmetro
   √ destruição da sela óssea/fissura orbitária superior
   √ parede calcificada/trombo
   √ reforço a TCCC, não uniforme com trombose presente
2. Artéria carótida ectásica
   √ calcificações curvilíneas
   √ compressão contra a sela turca
3. Fístula carótido-cavernosa

GLÂNDULA PINEAL

Classificação dos tumores da glândula pineal

Incidência das massas da pineal:

< 1% de todos os tumores intracranianos, 4% de todas as massas intracranianas na infância, 9% de todas as massas intracranianas na Ásia

A. TUMOR PRIMÁRIO
   (a) origem da célula germinal (2/3)
   — formando tecido embrionário
   1. Germinoma (40%–50%)
   2. Carcinoma da célula embrionária
   3. Teratoma (15%); teratoma maduro benigno, teratoma benigno imaturo, teratoma maligno

   — formando tecido extra-embriário
   4. Coriocarcinoma (< 5%)

5. Tumor do seio endodérmico = tumor do saco vitelino

(b) origem da célula pineal parenquimatosa (< 15%)
1. Pineocitoma
2. Pineoblastoma

(c) outra origem celular
1. Retinoblastoma (retinoblastoma trilateral = olho esquerdo + olho direito + glândula pineal)
2. Astrocitoma
3. Ependimoma
4. Meningioma
5. Hemangiopericitoma

(d) cistos
1. Cisto da pineal
2. Teratoma maligno
3. MAV, aneurisma da veia de Galeno
4. Cisto aracnóideo
5. Cisto de inclusão (dermóide/epidermóide)

B. TUMOR SECUNDÁRIO
Metástases: por exemplo, carcinoma pulmonar

Considerações no DD:

— mulheres	provavelmente NÃO é tumor germinal
— matriz hipodensa	provavelmente NÃO é tumor da célula pineal
— margens tumorais distintas	provavelmente pineocitoma/teratoma/germinoma
— calcificação	provavelmente NÃO é teratocarcinoma, metástase, germinoma
— metástases liquóricas	NÃO é teratoma
— reforço intenso	provavelmente NÃO é teratoma

Massa com reforço intenso na região pineal

1. Germinoma
2. Pineocitoma/blastoma
3. Teratocarcinoma pineal
4. Glioma do tronco cerebral/tálamo
5. Meningioma subsplenial
6. Aneurisma da veia de Galeno

Infecção em pacientes imunocomprometidos

Causa: malignidade subjacente, doença do colágeno, terapia do câncer, AIDS, terapia imunossupressora no transplante de órgãos

Organismo: Toxoplasma, Nocardia, Aspergillus, Candida, Criptococo

√ reforço anelar/nodular (defesas imunes suficientes): *Toxoplasma, Nocardia*
√ o reforço pode ser mascarado pela terapia com corticóides
√ zonas hipodensas pobremente definidas com rápido aumento no tamanho + número, particularmente afetando os núcleos da base = centro semioval (infecção pobremente localizada + encapsulada com prognóstico ruim)

AIDS pode ser associada a:
trombocitopenia, linfoma, plasmacitoma, sarcoma de Kaposi, leucoencefalopatia multifocal progressiva

Trauma de parto

1. ***Caput succedaneum***
= edema localizado na porção em apresentação do escalpo, freqüentemente associado a hemorragias microscópicas + hiperemia subcutânea
Causa: comum após delivramento vaginal
• edema superficial macio
√ cruza as linhas de sutura

2. **Hemorragia subgaleal**
= hemorragia subjacente à aponeurose cobrindo o escalpo abaixo do músculo occipitofrontal
• pode se tornar sintomático devido à perda de sangue
• massa firme e flutuante que aumenta de tamanho após o nascimento
• pode dissecar para dentro dos tecidos subcutâneos do pescoço
• usualmente resolve em 2–3 semanas

3. **Cefaloematoma**
= hematoma abaixo da camada externa do periósteo
Causa: aplicação incorreta do fórcipe obstétrico/fratura de crânio durante o nascimento
Incidência: 1%–2% de todos os delivramentos
Localização: mais comum parietal
• massa tensa e firme
• usualmente aumenta de tamanho após o nascimento
• resolução em poucas semanas a meses
√ lesão em forma de lua crescente adjacente à tábua externa do crânio
√ não cruza as linhas cranianas de sutura
√ pode calcificar/ossificar causando espessamento da díploe

4. **Fratura de crânio**
Incidência: 1% de todos os delivramentos
√ A TC mostra hemorragia intracraniana associada

5. **Hemorragia subdural**
(a) hematoma da convexidade
(b) hematoma inter-hemisférico
(c) hematoma da fossa posterior

6. **Efusão subdural benigna**
= condição benigna que resolve espontaneamente
• fluido claro/xantocrômico com elevado nível de proteína
√ coleção extracelular de fluido acompanhada por dilatação ventricular (= hidrocefalia comunicante causada por prejuízo na absorção liquórica dessas coleções líquidas subdurais)

Aumento da pressão intracraniana

1. Massa intracraniana
2. Hidrocefalia
3. Hipertensão maligna
4. Edema cerebral difuso
5. Aumento da pressão venosa
6. Elevado conteúdo de proteína no LCR
7. Pseudotumor cerebral

• papiledema
√ aumento do espaço subaracnóideo periótico

Elevação da prolactina

Nível normal: até 25 ng/ml
Causas:
1. Interferência com o eixo hipotálamo-hipofisário:
(a) tumor hipotalâmico
(b) tumor parasselar

(c) adenoma hipofisário
(d) sarcoidose
(e) histiocitose
(f) transecção traumática do infundíbulo

2. Agentes farmacológicos
alfametildopa, reserpina, fenotiazina, butirofenona, antidepressivos tricíclicos, contraceptivos orais
3. Hipotireoidismo (TRH também estimula a prolactina)
4. Insuficiência renal
5. Cirrose
6. Estresse/cirurgia recente
7. Exame das mamas
8. Gravidez
9. Lactação

Acidente vascular cerebral

= termo genérico designando um heterogêneo grupo de desordens cerebrovasculares

Incidência:
terceira causa de morte nos EUA (após doença cardíaca + câncer); segunda causa devido à doença cardiovascular nos EUA.; segunda causa de morte em pacientes maiores de 75 anos de idade; 450.000 novos casos/ano; 160 novos AVC por 100.000 da população por ano; causa líder de morte no Oriente

Idade: > 55 anos de idade; M:F = 2:1

Fatores de risco:
hereditariedade, hipertensão (50%), fumo, diabetes (15%), obesidade, hipercolesterolemia familiar, infarto do miocárdio, fibrilação atrial, insuficiência cardíaca congestiva, excesso de álcool, contraceptivos orais, ansiedade + estresse

Etiologia:

A. NÃO-VASCULAR (5%): por exemplo, tumor
B. VASCULAR (95%)
1. Infarto cerebral (80%)
(a) doença oclusiva extracraniana ateromatosa (35%)/artérias intracranianas (10%)
= doença dos grandes vasos entre a aorta + arteríolas perfurantes
— estenose crítica, trombose hemorragia da placa/ulceração/embolismo
(b) doença das pequenas artérias perfurantes (25%) = infarto lacunar
(c) êmbolo cardíaco (6%–15%–23%)
<u>Doença cardíaca isquêmica com trombo mural</u>
— infarto agudo do miocárdio (3% risco/ano)
— arritmia cardíaca
<u>Doença cardíaca valvular</u>
— vasculite pós-inflamatória (reumática)
— endocardite infecciosa (20% risco/ano)
— endocardite trombótica não bacteriana (30% risco/ano)
— prolapso da valva mitral (baixo risco)
— estenose mitral (20% risco/ano)
— válvulas protéticas (1%–4% risco/ano)
<u>Fibrilação atrial não valvular</u> (6% risco/ano)
<u>Mixoma atrial esquerdo</u> (27%–55% risco/ano)
(d) doença não-ateromatosa (5%)
— alongamento, molas, dobras (até 20%)
— displasia fibromuscular (tipicamente poupa a origem + segmento proximal da ACI)
— aneurisma (raro) pode ocorrer na porção cervical/porção petrosa/intracranianamente
— dissecção: traumática/espontânea (2%)
— arterite cerebral (Takayasu, doença do colágeno, granulomatose linfóide, arterite temporal, doença de Behçet)
— Trombose pós-endarterectomia/embolismo/restenose
(e) Desordem da coagulação (5%)
2. Hemorragia primária intracraniana (15%)
(a) hemorragia hipertensiva (40%–60%)
(b) angiopatia amilóide (15%–25%)
(c) malformação vascular (10%–15%)
(d) drogas: isto é, anticoagulantes (1%–2%)
(e) diátese hemorrágica (< 1%)
3. Vasoespasmo devido à hemorragia subaracnóidea não traumática (4%)
(a) aneurisma roto (75%–80%)
(b) malformação vascular (10%–15%)
(c) ASH "não aneurismal" (5%–15%)
4. Doença venoclusiva (1%)

Pode ser precedida por TIA
◊ 10%–14% de todos os AVC são precedidos por TIA!
◊ 60% de todos os AVC relacionados à doença carotídea são precedidos por TIA!

Prognóstico:
(1) Morte durante a hospitalização (25%): alteração na consciência, desvio do olhar, hemiplegia densa, tem taxa de mortalidade de 40%
(2) Sobrevida com vários graus de déficits neurológicos (75%)
(3) Boa recuperação funcional (40%)
◊ Hipodensidade envolvendo > 50% do território da ACM tem um resultado fatal em 85%!

• diagnóstico clínico inacurado em 13%!

Papel do exame de imagem:
1. Confirmar o diagnóstico
2. Identificar a hemorragia intracerebral primária
3. Detectar lesão estrutural mimetizando AVC: tumor, MAV, hematoma subdural,
4. Detectar as complicações precoces do AVC: herniação cerebral, transformação hemorrágica

Indicações para testes cerebrovasculares:
1. TIA = ataque isquêmico transitório
2. Progressão da doença carotídea para 95%–98% de estenose
3. Êmbolo cerebral cardiogênico

Classificação temporal:
1. **TIA** = ataque isquêmico transitório
2. **RIND** = déficit isquêmico neurológico reversível
= evento isquêmico prolongado e completamente reversível resultando em disfunção neurológica minor por > 24 horas
Incidência: 16 por 100.000 da população por ano
3. **AVC em progressão** = déficit neurológico gradualmente progressivo acumulativo evoluindo por horas/dias
4. **AVC lento** = rara síndrome clínica apresentando como uma fadiga neuronal com fraqueza nas extremidades inferiores/superiores proximais após exercício; ocorre em pacientes com artéria carótida interna ocluída

5. **AVC completo** = déficit neurológico estável + persistente = infarto cerebral (morte do tecido neuronal) como estágio final da isquemia prolongada
- o nível de consciência correlaciona com o tamanho do infarto

Prognóstico: 6%–11% de recorrência do AVC

Ataque isquêmico transitório

= breve episódio de déficit neurológico focal devido à isquemia, com < 24 horas de duração, com retorno ao estado pré-ataque

Incidência: 31 por 100.000 da população a cada ano; aumento com a idade para até 300; 105.000 novos casos por ano nos EUA; M > F

Causa:

(1) Embólico: usualmente por placa ulcerada na bifurcação da carótida
(2) Hemodinâmica: queda na pressão de perfusão distal a uma estenose de alto grau/oclusão

Fatores de risco:

(1) Hipertensão (aumento linear na probabilidade de AVC com aumento na pressão arterial diastólica)
(2) Desordens cardíacas (infarto do miocárdio prévio, *angina pectoris*, doença valvular cardíaca, arritmias, insuficiência cardíaca congestiva)
(3) *Diabetes mellitus*
(4) Fumantes (fraco)

Prognóstico: 5,3% de chance de apresentar uma AVC por ano para cada cinco anos após o primeiro TIA; 12% por ano de acréscimo de AVC/infarto do miocárdio/morte; AVC completo em 33% dentro de cinco anos; AVC completo em 5% em um mês

A. TIA EM TERRITÓRIO CAROTÍDEO (2/3)
- os ataques carotídeos duram < 6 horas em 90%
- fraqueza transitória/disfunção sensorial

CLASSICAMENTE em

(a) mão/face com evento embólico
(b) braço + extremidade inferior com evento hemodinâmico (área limite)

— disfunção motora = fraqueza, paralisia, incoordenação de um/ambos os membros do mesmo lado
— alteração sensorial = dormência, perda da sensação, parestesias em um/ambos os membros do mesmo lado
— distúrbio da articulação/linguagem = dificuldade para falar (dis/afasia), escrita, compreensão da linguagem/leitura/execução de cálculos
— distúrbio visual = perda da visão em um dos olhos, hemianopsia homônima, amaurose fugaz

- paresia (mono-hemiparesia) em 61%
- parestesia (mono-hemiparestesia) em 57%
- amaurose fugaz (= ataque transitório premonitório de prejuízo da visão devido à isquemia retiniana) em 12% causada por hipotensão ou êmbolo de plaquetas/cristais de colesterol que podem ser revelados pelo exame de fundo-de-olho
- parestesia facial em 30%

B. TIA EM TERRITÓRIO VERTEBROBASILAR (1/3)
- os eventos vertebrobasilares duram < 2 horas em 90%

— disfunção motora = tal qual no TIA carotídeo, mas algumas vezes alternando de lado para lado incluindo quadriplegia, diplopia, disartria, disfagia
— alteração sensorial = como no TIA carotídeo usualmente envolvendo um/ambos os lados da face/boca/língua
— perda visual = como no TIA carotídeo incluindo hemianopsia homônima uni/bilateral
— desequilíbrio da marcha/distúrbio postural, ataxia, incoordenação, instabilidade
— *drop attack* (queda súbita) = queda súbita ao chão sem perda de consciência

- distúrbio visual binocular em 57%
- vertigem em 50%
- parestesias em 40%
- diplopia em 38%
- ataxia em 33%
- paresia em 33%
- cefaléia em 25%
- epilepsia em 1,5%

TIA PROGRESSIVO/CRESCENTE

= repetidos eventos periódicos de disfunção neurológica com recuperação completa ao normal na interfase

Trat.:

1. Endarterectomia carotídea (1% de mortalidade, 5% de AVC)
2. Anticoagulantes
3. Antiagregantes plaquetários: aspirina, ticlopedina
   — em pacientes com TIA recentemente sintomático/AVC pequeno + > 70% de estenose da artéria carótida: endarterectomia carotídea profilática + terapia crônica com baixas doses de aspirina

Demência

1. Doença de Alzheimer
2. Doença de Pick
3. Hidrocefalia de pressão normal
4. Hematoma subdural
5. Massa cerebral

ANATOMIA DO CÉREBRO

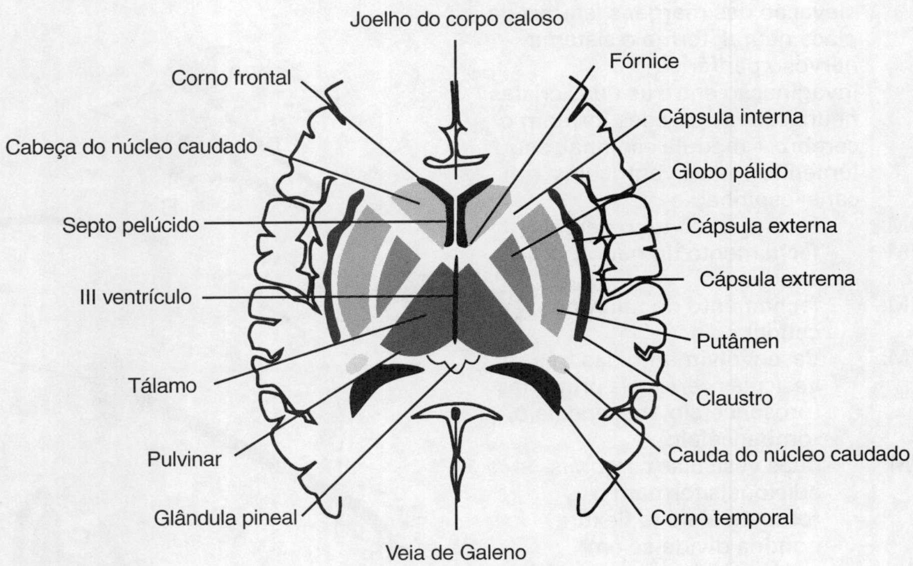

Secção Axial através do Nível do III Ventrículo

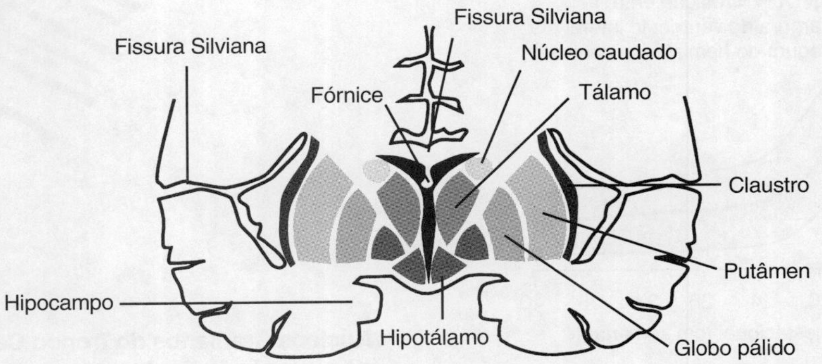

Secção Coronal através do Nível dos Núcleos da Base

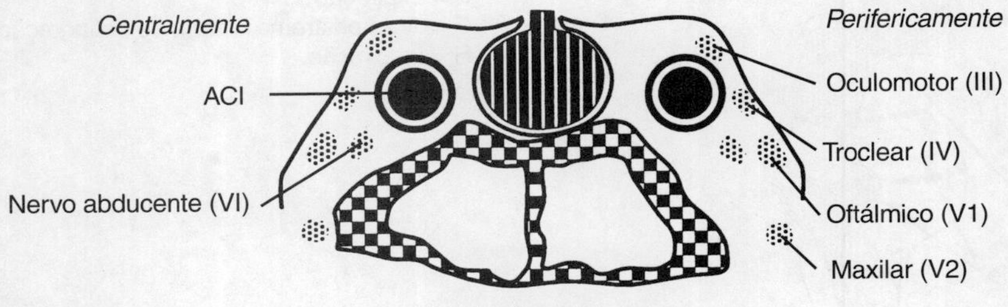

Seio Cavernoso
(Visão Coronal)

Embriologia

NEURULAÇÃO

placa neural = o SNC origina-se como uma placa de ectoderma espessado no aspecto dorsal do embrião

crista neural = elevação das margens laterais da placa neural; forma o sistema nervoso periférico

tubo neural = invaginação entre as duas cristas neurais; suas paredes formam o cérebro + medula espinhal; seu lúmen forma os ventrículos + canal espinhal

4,6 semanas DUM: formação do tubo neural

5,6 semanas DUM: fechamento do neuroporo caudal

5,9 semanas DUM: fechamento do neuroporo caudal

6,0 semanas DUM: desenvolvimento das três vesículas cerebrais primárias (prosencéfalo, mesencéfalo, rombencéfalo)

7,0 semanas DUM: duas vesículas cerebrais adicionais formam o rombencéfalo (a flexura pontina divide-se em mielencéfalo e metencéfalo)

15 semanas DUM: a porção dorsal da placa alar protrui para dentro do IV ventrículo tendo fundido na linha média para formar o vermis cerebelar

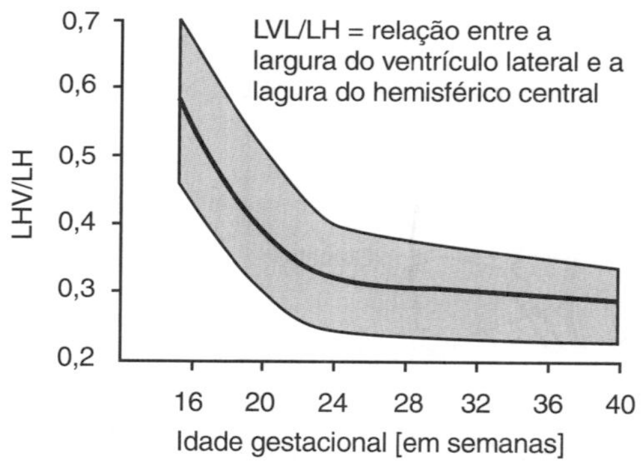

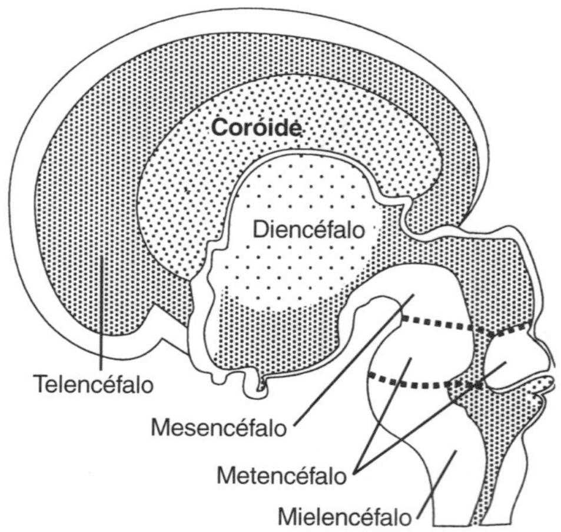

Secção Sagital através do Cérebro em 10-11 Semanas de Gestação

CRESCIMENTO CEREBRAL

= aumento na espessura do manto cerebral com largura ventricular relativamente constante

◊ Crescimento cerebral mais rápido de 12 a 24 semanas de amenorréia!

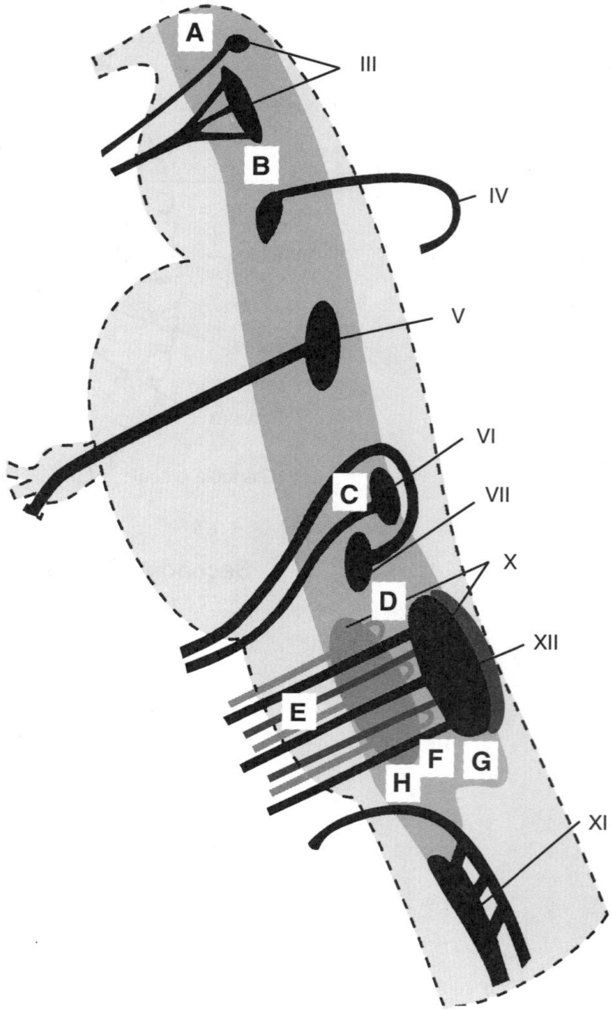

Núcleos Cranianos do Tronco Cerebral e Formação Reticular

A = Sono, vigília, consciência
B = Orientação espacial visual, coordenação automática elevada ao estreitamento do pé
C = Centro pneumotáxico, coordenação da respiração e circulação
D = Deglutição
E = Pressão sangüínea, atividade cardíaca, tom vascular
F = Expiração
G = Área postrema = zona de deflagração por vômito
H = Inspiração

MIGRAÇÃO NEURONAL

sétima semana	proliferação neuronal subependimal = matriz germinal
oitava semana	migração radial em direção ao córtex ao longo de fibras gliais radiais

Classificação da anatomia cerebral

A. **Prosencéfalo** = cérebro anterior
   √ cérebro, ventrículos laterais, coróide, tálamos, cerebelo sonograficamente visível com 12 semanas de DUM
   1. **Telencéfalo** = cérebro = hemisférios cerebrais, putâmen, núcleo caudado
   2. **Diencéfalo** = tálamo, hipótalamo, epitálamo (= glândula pineal + habênula), globo pálido

B. **Mesencéfalo** = "cérebro intermediário"
   = curto segmento do tronco cerebral acima da ponte; atravessa o hiato do tentório cerebelar; contém os pedúnculos cerebrais, teto, colículos (corpos quadrigêminos)

C. **Rombencéfalo** = "cérebro posterior"
   √ espaço cístico posterior do IV ventrículo detectável sonograficamente entre a oitava e décima semanas de gestação
   1. **Metencéfalo** = hemisférios cerebelares, vermis
   2. **Mielencéfalo** = bulbo, ponte

D. **Tronco cerebral =** contém mesencéfalo + mielencéfalo
   (a) núcleos de nervos cranianos
   (b) tratos sensoriais e motores entre o tálamo, córtex cerebral e medula espinhal
   (c) formação reticular contendo controle da respiração, pressão sangüínea, função gastrintestinal e centros para o despertar e consciência

Núcleos da base

= GÂNGLIOS DA BASE (designação incorreta e antiga)

A. Corpo amigdalóide
B. Claustro
C. Corpo estriado
   (1) Caudado
   (2) Núcleo lentiforme
      (a) pálido = globo pálido
      (b) putâmen

Glândula hipofisária

= HIPÓFISE CEREBRAL dentro da fossa hipofisária do esfenóide, coberta superiormente pelo diafragma selar (= dura-máter), possui uma abertura centralmente para o infundíbulo

Tamanho:
   O tamanho adulto é alcançado na puberdade
   Altura em mulheres adultas = 7 (variação 4–10)mm
   Altura em homens adultos = 5 (variação 3–7) mm

Forma:
   √ borda superior convexa e achatada/em direção inferior
   √ convexa superiormente durante a puberdade, gravidez, hipotireoidismo (devido à hiperplasia)

A. LOBO ANTERIOR
   = grande porção da adeno-hipófise compreendendo 80% do volume da glândula hipofisária
   Origem: derivado ectodérmico do estomódio
   Função:
   (a) células cromófilas
      1. Células acidófilas = células alfa
         hormônio do crescimento = somatotrofina (STH), prolactina = hormônio lactogênico (LTH)
      2. Células basófilas = células beta
         adrenocorticotrofina = hormônio adrenocorticotrófico (ACTH), tireotropina = hormônio estimulante da tireóide (TSH), hormônio folículo-estimulante (FSH), hormônio estimulante da célula intersticial (ICSH), hormônio luteinizante (LH), hormônio melanócito-estimulante (MSH)
   (b) células cromófobas = 50% da população celular epitelial, de significado desconhecido

   RMN:
   √ grande componente homogêneo e isointenso em relação à substância branca em T1WI + T2WI
   √ proeminente reforço com contraste (durante os primeiros 3 minutos) devido à falta de barreira hematoencefálica
   √ hiperintenso no recém-nascido transformando-se em sinal adulto a partir do segundo mês de vida

B. PORÇÃO INTERMEDIÁRIA
   = porção posterior da adeno-hipófise; separada do lobo anterior pela fenda hipofisária durante a vida fetal
   Origem: bolsa de Rathke
   Função: ponto de terminação dos axônios hipotalâmicos curtos que elaboram hormônios tróficos (= fatores de liberação + fator inibidor da prolactina), os quais são transportados ao lobo anterior pelo sistema porta
   √ não é visível com técnicas de imagem

C. LOBO POSTERIOR
   = porção maior da neuro-hipófise
   Origem: evaginação diencefálica (ponto de terminação dos axônios dos núcleos supra-óptico + paraventricular do hipotálamo)
   Função: local de armazenamento da vasopressina (= hormônio antidiurético [ADH]) = oxitocina que é transportada dos núcleos supra-óptico + paraventricular ao longo do trato neurossecretório hipótalamo-hipofisário
   RMN:
   √ hiperintensa em T1WI + isointensa em T2WI em comparação com o lobo anterior da hipófise (devido à ação relaxante do fosfolipídeo/grânulos secretórios/vasopressina)
   √ isointensa em 10% dos indivíduos normais

D. TALO HIPOFISÁRIO = INFUNDÍBULO
   Surge do aspecto anterior do assoalho do III ventrículo (recesso infundibular)
   Histo: formado por axônios das células residentes nos núcleos supra-óptico + paraventricular do hipotálamo
   √ une-se ao lobo posterior na junção dos lobos anterior + posterior
   √ até 3 mm de espessura superiormente, até 2 mm de espessura inferiormente

√ usualmente na linha média, pode estar levemente deslocado para um dos lados

RMN:

√ proeminente reforço com contraste

Glândula pineal

Desenvolvimento:

A partir de uma área de espessamento ependimário na porção mais caudal do teto do III ventrículo que evagina-se para dentro de uma massa em forma de cone, durante a sétima semana de gestação; inicialmente contém revestimento de epêndima na cavidade central que se conecta ao III ventrículo

Função:

1. Regulação a longo prazo do ritmo biológico (isto é, início da puberdade)
2. Regulação a curto prazo do ritmo biológico (isto é, diurno/circadiano) em função das indicações fotoperiódicas através da via óptica acessória

Histo:

(a) pinealócitos com processos dendríticos (= células neuronais) compreendem 95% da população
(b) as células de suporte neuroglial compreendem 5% da população

Localização: inserido no aspecto superior da borda posterior do III ventrículo, jazendo dentro da cisterna liquórica quadrigeminal, anterior à glândula pineal está a cisterna do véu interpósito (cisterna da fissura transversa)

Tamanho: 8 mm de comprimento, 4 mm de largura

VASOS CEREBRAIS

Ramos da artéria carótida externa

Mnemônico: "MeTA MiLTO F"

Maxilar Externa
Temporal superficial
Auricular posterior
Maxilar Interna
Lingual
Tireóidea superior
Occipital
Faríngea ascendente

Artéria carótida interna

A. SEGMENTO CERVICAL
ascende posterior e medial ao CAE; entra no canal carotídeo do osso petroso; NÃO dá ramos

B. SEGMENTO PETROSO
ascende brevemente, no canal carotídeo curva-se ântero-medialmente num curso horizontal (anterior à cavidade timpânica + cóclea); sai próximo ao ápice petroso através da porção posterior do forame lácero; ascende até uma localização justasselar onde ele perfura a camada dural do seio cavernoso

Ramos:

1. **A. caroticotimpânica:** para a cavidade timpânica, anastomosa-se com o ramo timpânico anterior da a. maxilar + a. estilomastóidea
2. **A. pterigóidea (vidiana):** através do canal pterigóideo; anastomosa-se com o ramo recorrente da grande artéria palatina

C. SEGMENTO CAVERNOSO
ascende até o processo clinóideo posterior, então, curva-se anteriormente + súpero-medialmente através do seio cavernoso; sai medialmente ao processo clinóideo anterior perfurando a dura

Ramos:

1. **Tronco meningo-hipofisário**
   (a) ramo tentorial
   (b) ramo meníngeo dorsal
   (c) ramo hipofisário inferior
2. **Artéria meníngea anterior**: supre a dura da fossa anterior; anastomosa-se com ramos meníngeos da artéria etmoidal posterior
3. Os ramos cavernosos suprem o gânglio trigeminal, paredes do seio cavernoso + seios petrosos inferiores

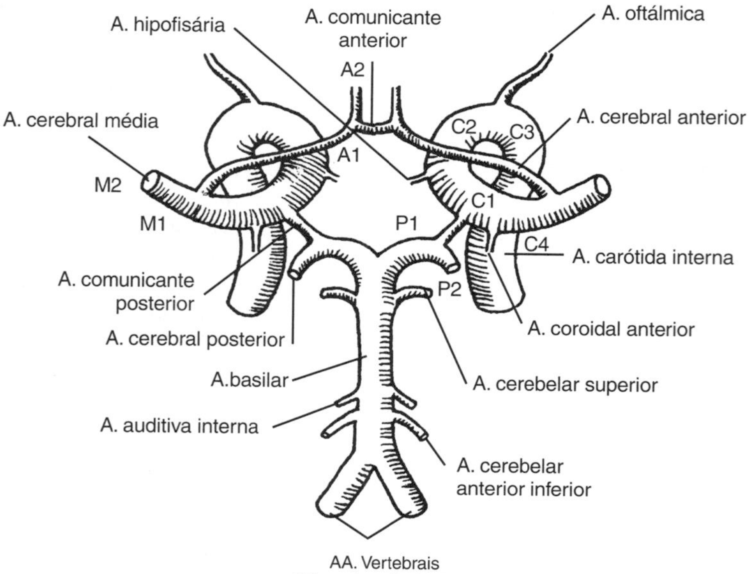

Círculo de Willis

D. SEGMENTO SUPRACLINÓIDEO
Ascende posteriormente + lateral entre o nervo oculomotor + nervo óptico
Ramos:
Mnemônico: "COC"
Coroidal anterior
Oftálmica
Comunicante posterior
1. **Artéria oftálmica:** sai da artéria carótida interna medial ao processo clinóide anterior, viaja através do canal óptico ínfero-lateral ao nervo óptico
   (a) ramo meníngeo recorrente: dura da fossa craniana média anterior
   (b) artéria etmoidal posterior: supre a dura do plano esfenoidal
   (c) artéria etmoidal anterior
2. **Artéria hipofisária superior:** quiasma óptico, lobo anterior da hipófise
3. **Artéria comunicante posterior:** (ACoP)
4. **Artéria coroidal anterior**
5. **Artérias cerebral média + anterior** (ACM, ACA)

SIFÃO CAROTÍDEO
Direção do fluxo: C4–C1
(a) segmento C4 = antes da origem da artéria oftálmica
(b) segmento C3 = joelho da ACI
(c) segmento C2 = segmento supraclinóideo após a origem da artéria oftálmica
(d) segmento C1 = segmento terminal da ACI entre a ACoP + ACA

Artéria cerebral anterior (ACA)

A. PORÇÃO HORIZONTAL = SEGMENTO A1 = segmento entre a origem e a artéria comunicante anterior (ACoA)
(a) ramos inferiores
suprem a superfície superior do nervo óptico + quiasma
(b) ramos superiores
penetram no cérebro para suprir o hipotálamo anterior, septo pelúcido, comissura anterior, colunas do fórnice, porção ântero-inferior do corpo caloso (maior artéria estriada = artéria lenticuloestriada medial = artéria **recorrente de Heubner** para a porção ântero-inferior da cabeça do núcleo caudado, putâmen, membro inferior da cápsula interna)

B. PORÇÃO INTER-HEMISFÉRICA = SEGMENTO A2 = segmento após a origem da artéria comunicante anterior (ACoA); ascende na cisterna da lâmina terminal
Ramos:
1. **Artéria orbitofrontal:** ao longo do giro reto
2. **Artéria frontopolar**
3. **Artéria calosomarginal:** dentro do giro do cíngulo
4. **Artéria pericalosa:** sobre o corpo caloso dentro da cisterna calosa
   (a) artéria parietal superior interna: porção anterior do pré-cúneo + convexidade do lóbulo parietal superior
   (b) artéria parietal inferior interna
   (c) artéria pericalosa posterior
   da artéria calosomarginal/pericalosa:
   — artérias frontais anteriores + médias + posteriores internas
   — artérias paracentrais: suprem os giros pré-centrais + pós-centrais

Suprimento: 2/3 anteriores da superfície cerebral medial + 1 cm do cérebro súpero-medial sobre a convexidade

Artéria cerebral média

= maior ramo da ACI surgindo lateral ao quiasma óptico; passa horizontalmente na direção lateral justaventral à substância perfurada anterior para entrar na fissura silviana, onde ela se divide em 2/3/4 ramos

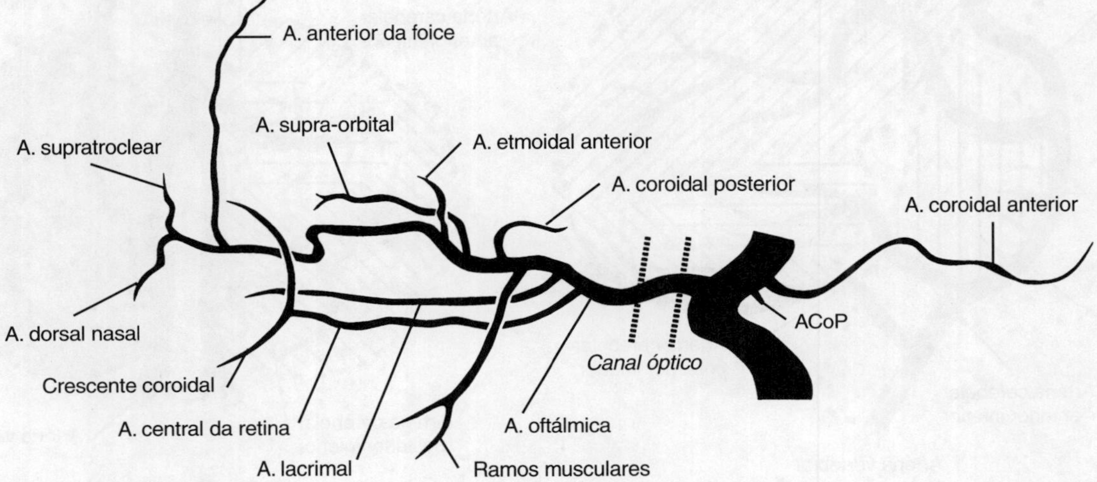

Artéria Oftálmica

Ramos:
1. **Artéria temporal anterior**
2. **Artéria frontal ascendente** (candelabro)/artéria pré-frontal
3. **Artéria pré-central** = artéria pré-Rolândica
4. **Artéria central** = artéria Rolândica
5. **Artéria parietal anterior** = artéria pós-Rolândica
6. **Artéria parietal posterior**
7. **Artéria angular**
8. **Artéria temporal média**
9. **Artéria temporal posterior**
10. **Artéria temporoccipital**

Suprimento: cérebro lateral, ínsula, lobo temporal anterior + lateral

Artéria cerebral posterior

Origina-se da bifurcação da artéria basilar dentro da cisterna interpeduncular (em 15% como uma continuação direta da artéria comunicante posterior); jaz acima do nervo oculomotor e circunda o mesencéfalo acima do tentório cerebelar

Ramos:
1. Ramos mesencefálicos perfurantes: tecto + pedúnculos cerebrais
2. Ramos talamoperfurantes posteriores: linha média do tálamo + hipotálamo
3. Artéria talamogeniculadas: corpos geniculados + pulvinar
4. Artéria coroidal posterior: circunda o mesencéfalo paralelo à ACP; entra no aspecto lateral da cisterna quadrigeminal; passa lateral e acima da glândula pineal e entra no teto do III ventrículo; supre a placa quadrigeminal + glândula pineal
5. Artéria coroidal lateral posterior: cursa lateral e entra na fissura coroidal; ramo anterior do corno temporal + ramo posterior do plexo coroidal do trígono e ventrículo lateral + corpo geniculado lateral
6. Ramos corticais:
   (a) artéria temporal anterior inferior
   (b) artéria temporal posterior inferior
   (c) artéria parietoccipital
   (d) artéria calcarina
   (e) artéria pericalosa posterior

Suprimento: lobo temporal medial + posterior, lobo parietal medial, lobo occipital

VASOS CEREBELARES

Artéria vertebral

Origina-se da artéria subclávia proximal ao tronco tirocervical; a artéria vertebral esquerda, usualmente maior que a artéria vertebral direita; a artéria vertebral esquerda pode se originar diretamente da aorta (5%)

A. SEGMENTO PRÉ-VERTEBRAL
ascende póstero-superiormente entre o músculo longo do pescoço + músculo escaleno anterior; entra no forame transverso de C6
Ramos: ramos musculares

B. SEGMENTO CERVICAL
ascende através dos forames transversos em estreita proximidade com os processos uncinados
Ramos:
1. **Artéria meníngea anterior**

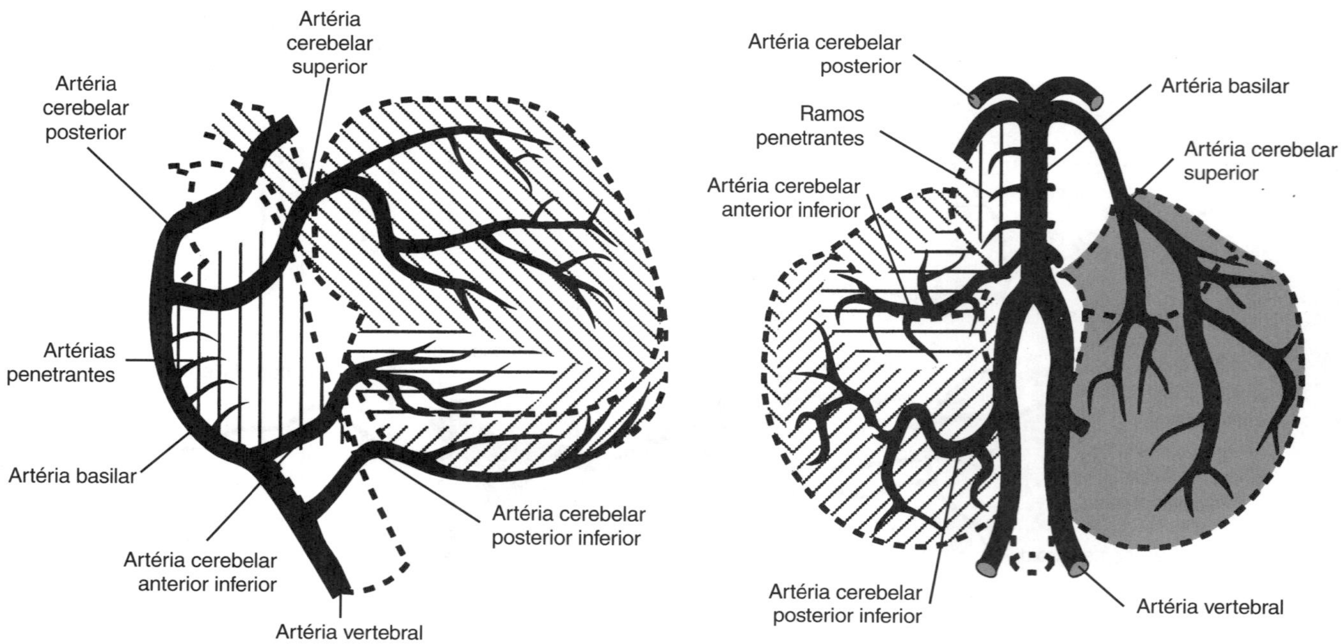

Suprimento Sangüíneo para o Cerebelo

C. SEGMENTO ATLÂNTICO

sai do forame transverso do atlas; passa posteriormente em um sulco na superfície superior do arco posterior do atlas; perfura a membrana atlantoccipital + dura-máter para entrar na cavidade craniana

Ramos:

1. **Ramo meníngeo posterior** para a foice posterior + tentório

D. SEGMENTO INTRACRANIANO

ascende anteriormente + lateralmente em torno do bulbo para alcançar a linha média na junção pontomedular; anastomosa-se com o lado contralateral para formar a artéria basilar no clivo

Ramos:

1. **Artéria espinhal anterior + posterior**
2. **Artéria cerebelar posterior inferior (PICA)**
3. **Artéria cerebelar anterior inferior (AICA)**
4. **Artéria auditiva interna**
5. **Artéria cerebelar superior**
6. **Artéria cerebral posterior**
7. Ramos perfurantes bulbares + pontinos

◊ Pode terminar num tronco comum da AICA-PICA

Artéria cerebelar anterior inferior

= AICA = primeiro ramo da artéria basilar

Suprimento:

porção látero-inferior da ponte, pedúnculo cerebelar médio, região flocular, superfície anterior petrosal do hemisfério cerebelar

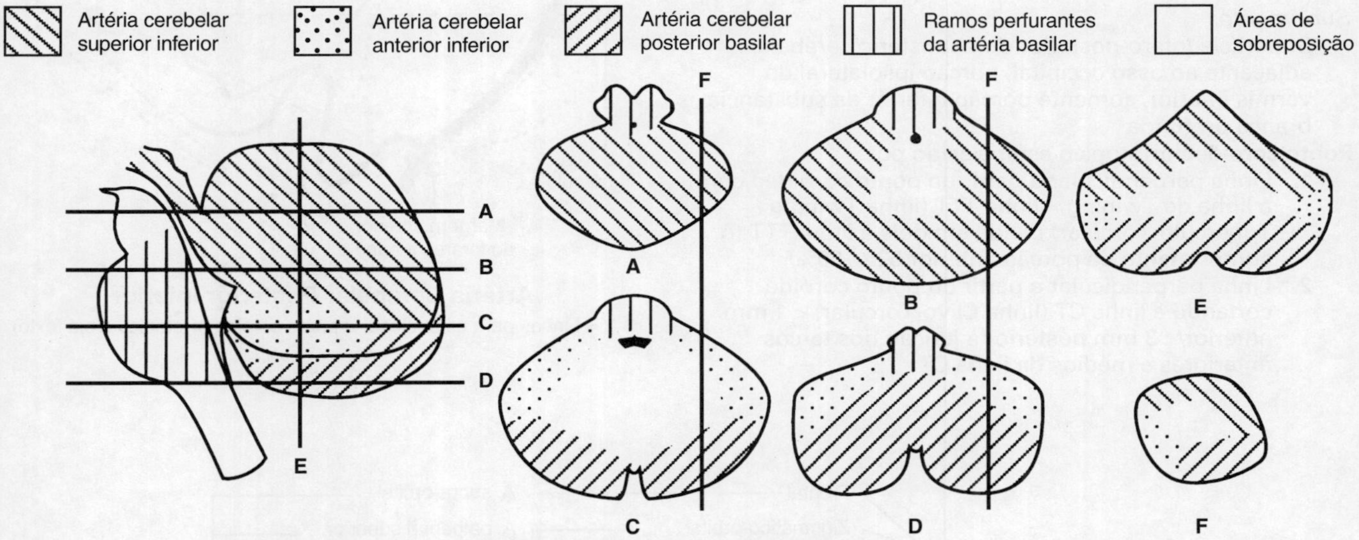

Territórios Vasculares do Cerebelo

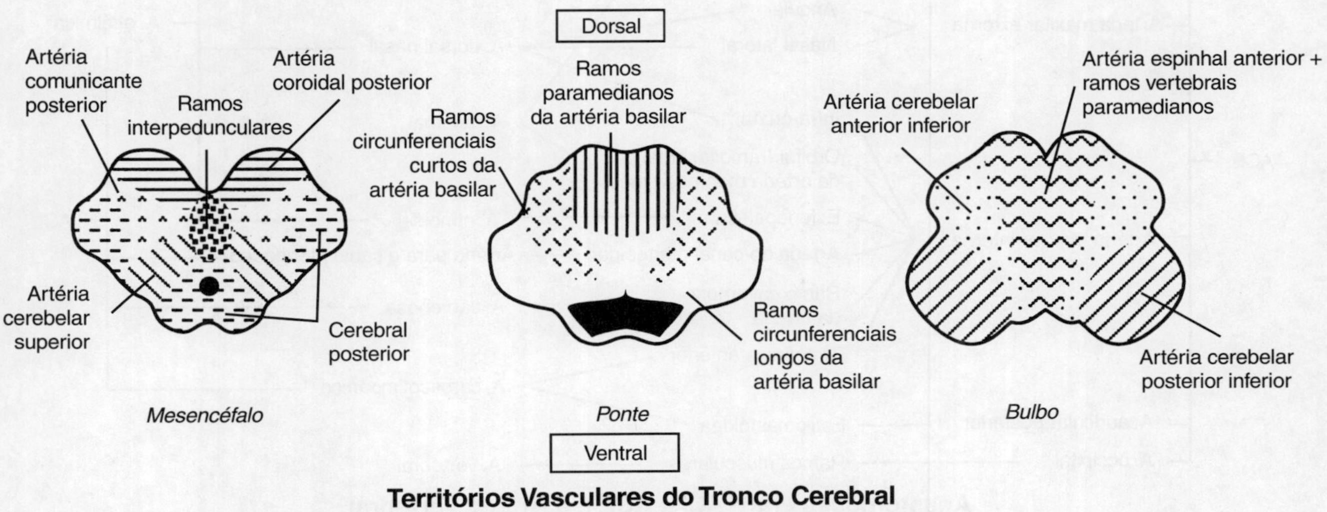

Territórios Vasculares do Tronco Cerebral

◊ Curso muito variável + suprimento vascular com relação recíproca entre os territórios vasculares da AICA + PICA!

Artéria cerebelar posterior inferior

= PICA = último e maior ramo da artéria vertebral

Partes:

1. Segmento pré-bulbar = alça caudal em torno do bulbo, pode descer abaixo do nível do forame magno
2. Segmento retrobulbar = porção ascendente até o nível do IV ventrículo e amígdalas
3. Segmento supratonsilar = o ponto mais cranial é o ponto coroidal

Segmento P1 = segmento horizontal entre a origem da PICA + ACoP

Segmento P2 = segmento em direção inferior da emergência da ACoP

Variações: comumente assimétrica; hipoplásica/ausente em 20% (suprimento vascular então proporcionado pela artéria cerebelar anterior inferior [AICA])

Suprimento:

Superfície ínfero-posterior do hemisfério cerebelar adjacente ao osso occipital, porção ipsolateral do vermis inferior, somente porção inferior da substância branca profunda

Ponto coróideo ortotópico estabelecido por:

1. Linha perpendicular a partir do ponto coróideo com a linha de Twining = linha TTT (linha Twining Tubérculo-Torcular) divide em dois a linha TTT (o comprimento da porção anterior 52%–60%)
2. Linha perpendicular a partir do ponto coróide cortando a linha CT (linha Clivo-Torcular) < 1 mm anterior/< 3 mm posterior à junção dos terços anteriores e médios da linha CT

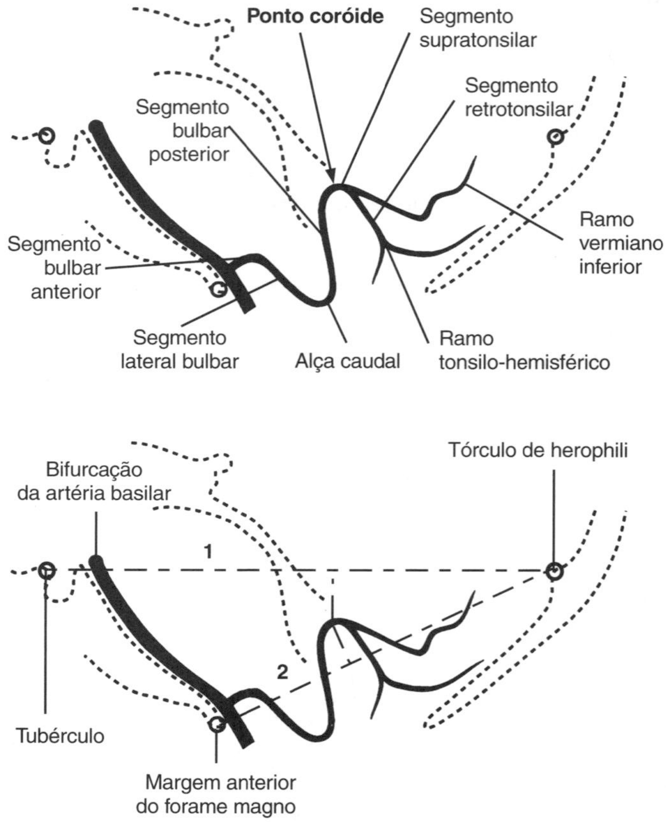

Artéria Cerebelar Posterior Inferior

1,2 = Linhas para estabelecer o ponto coróide ortotópico (veja texto)

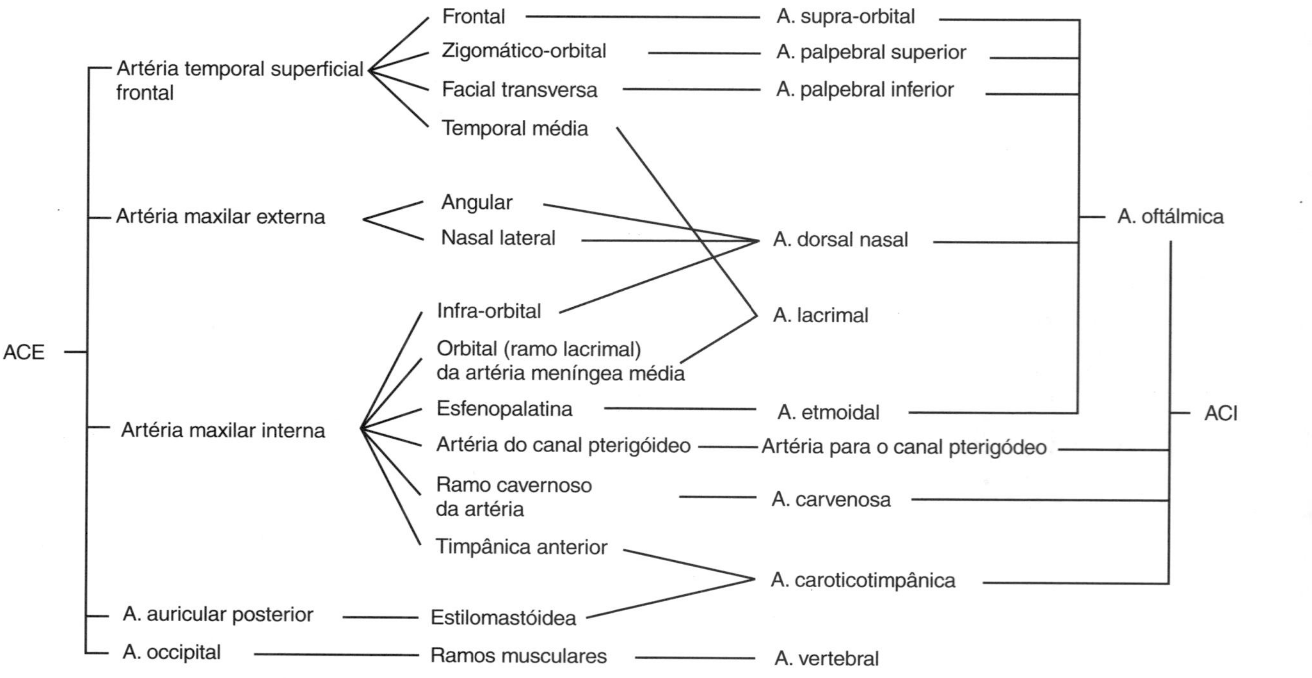

Anastomoses entre ACI e ACE e a Artéria Vertebral

Artéria cerebelar superior

= ACS = penúltimo ramo da artéria basilar

Suprimento:

Aspecto superior do hemisfério cerebelar (superfície tentorial), vermis superior ipsolateral, maior parte da substância branca profunda, incluindo o núcleo denteado, ponte

Anastomoses arteriais do cérebro

Anastomoses via artérias da base do crânio

A. Círculo de Willis
   1. ACI direita — ACA direita — ACoA — ACA esquerda — ACI esquerda
   2. ACI — ACoP — artéria basilar
   3. ACI — artéria coroidal anterior — artéria coroidal posterior — ACP — artéria basilar

B. Anomalia do desenvolvimento
   Três anastomoses embriológicas transitórias carótido-basilares surgindo consecutivamente na vida fetal:
   1. **Artéria hipoglossal primitiva**
      = conexão arterial entre a porção intrapetrosa da ACI e a porção proximal da artéria basilar
   2. **Artéria acústica (ótica) primitiva**
      = conexão arterial entre a porção cervical da ACI + artéria vertebral na região do 12º nervo
   3. **Artéria trigeminal primitiva persistente**
      Incidência: 1–2/1.000 angiogramas
      √ conexão ampla e curta entre a porção cavernosa da ACI e o terço superior da artéria basilar (abaixo da artéria comunicante posterior)
      √ aumento da ACI ipsolateral
      √ vaso ectópico cruzando a cisterna pontina para se anastomosar com a artéria basilar

Anastomoses via vasos de superfície

A. Anastomoses leptomeníngeas do cérebro:
   ACA — ACM — ACP
B. Anastomoses leptomeníngeas do cerebelo:
   Artéria cerebelar superior — AICA — PICA

Rete Mirabille

ACE — artéria meníngea média/artéria temporal superficial — artérias leptomeníngeas — ACA/ACM

Veias cerebrais

Importantes marcadores vasculares:
1. V. pontomesencefálica = bordo anterior do tronco cerebral
2. V. cerebelar pré-central = posição do teto
   ◊ Ponto coliculocentral = ponto médio da linha de Twining ao nível do joelho da veia cerebelar pré-central
3. Ângulo venoso = ângulo agudo na junção da veia talamoestriada com a veia cerebral interna = aspecto posterior do forame de Monro
4. Veias cerebrais internas = demarca a borda caudal do esplênio do corpo caloso + glândula pineal inferiormente
5. Ponto copular = junção das tributárias retrotonsilares inferiores + superiores drenando as tonsilas cerebelares na região das pirâmides do vermis

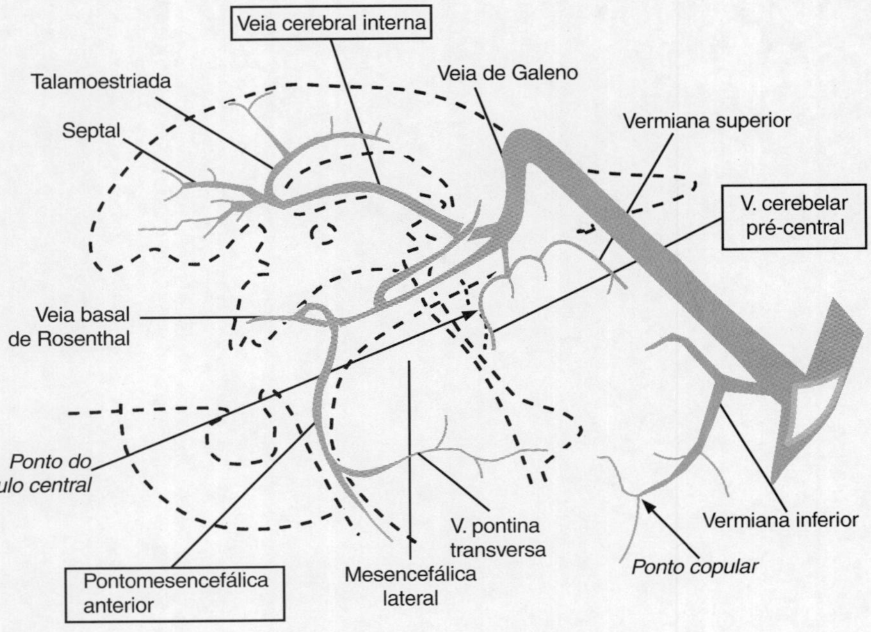

Veias Cerebrais

Líquido cerebroespinhal

Volume total:

50 ml no recém-nascido, 150 ml no adulto

Composição:

Sais inorgânicos como aqueles do plasma, traços de proteínas + glicose

Produção:

0,3–0,4 ml/min resultando em 500 ml/dia, traços de proteína + glicose, 10%–20% formada pelo parênquima do cérebro + medula espinhal

Circulação:

Dos ventrículos através do forame de Magendie + Luschka do IV ventrículo para dentro da cisterna magna + cisternas da base; 80% do LCR flui inicialmente para a cisterna supra-selar + cisterna da lâmina terminal, ambiente/cisternas cerebelares, eventualmente ascendendo por sobre os aspectos súpero-laterais de cada hemisfério cerebral; 20% entra inicialmente no espaço subaracnóideo espinhal + eventualmente recircular para dentro do espaço subaracnóideo

Aqueduto cerebral:

Fluxo pulsátil (devido ao movimento cerebral durante o ciclo cardíaco) + fluxo para o exterior do IV ventrículo; diâmetro de 2,6 – 4,2 mm; velocidade de pico do fluxo de 6–51 mm/s; velocidade de fluxo para o interior de 3–28 mm/s

Absorção:

Para dentro do sistema venoso por:

(a) vilosidades aracnóideas do seio sagital superior (as vilosidades comportam-se como valvas de sentido único, com pressões de abertura entre 20–50 mm de LCR)
(b) nervos cranianos + espinhais com eventual absorção pelos linfáticos (50%)
(c) canais prelinfáticos dos capilares dentro do parênquima cerebral
(d) plexos venosos vertebrais, veias intervertebrais, veias intercostais posteriores + veias lombares superiores para dentro das veias ázigos + hemiázigos

DESORDENS CEREBRAIS

ABSCESSO CEREBRAL

Abscesso piogênico

= área focal de necrose começando em uma área de cerebrite com formação de uma membrana circunjacente

Causa:
1. Extensão de infecção de seios paranasais (41%)/mastoidite/otite média (5%)/infecção dos tecidos moles faciais/abscesso dentário
2. Septicemia generalizada (32%):
   (a) pulmão (mais comum): bronquiectasias, empiema, abscesso pulmonar, fístula broncopleural, pneumonia
   (b) coração (menos comum): DCC com *shunt* direito esquerdo, MAV, endocardite bacteriana
   (c) Osteomielite
3. Trauma penetrante ou cirurgia
4. Criptogênico (25%)

Predisposição: diabetes mellitus, pacientes em uso de esteróides/drogas imunossupressoras, deficiência imunológica congênita/adquirida

Organismo: estreptococos anaeróbios (mais comum), Bacteróides, Estafilococos; em 20% organismos múltiplos; em 25% conteúdo estéril

Fisiopatologia:
Estágio I: congestão vascular, petequial
Estágio II: amolecimento cerebral + necrose
Estágio III: (após 2–3 semanas) liquefação, cavitação + cápsula consistindo de uma camada interna de tecido de granulação, uma camada média de colágeno e uma camada externa de tecido astroglial; edema por fora da cápsula do abscesso

Localização: tipicamente na junção corticomedular; lobos frontais + temporais
supratentorial: infratentorial = 2:1

TCNC:
√ zona de baixa densidade com efeito de massa (92%)
√ leve aumento na densidade do halo (4%), o desenvolvimento da camada de colágeno leva de 10–14 dias
√ gás dentro da lesão (4%) é diagnóstico de organismo formador de gás

TCCC:
√ reforço da cápsula (90%) com zona periférica de edema
√ reforço homogêneo em lesões menores de 0,5 cm
√ edema + reforço com contraste suprimidos pelos esteróides
√ parede espessa de 1–3 mm nitidamente regulares com relativo adelgaçamento da parede medial (secundário ao suprimento sangüíneo menos intenso da substância branca)
√ multiloculação + abscessos-filhos subjacentes na substância branca

RMN:
√ intensidade centralmente intensa/variável com halo hipointenso em T2WI
√ borda externa de intensidade de sinal aumentada em T2WI (edema)

Cp:
(1) Desenvolvimento de abscessos-filhos em direção à substância branca
(2) Ruptura para dentro do sistema ventricular/espaço subaracnóide (formação de cápsula mais fina do abscesso na parede medial relacionada a menos vasos sangüíneos) produzindo ventriculite ± meningite

DD: neoplasma primário/metastático, infarto subagudo, hematoma em absorção

Abscesso granulomatoso

1. Tuberculoma
2. Abscesso sarcóide
3. Abscesso fungal: isto é, criptococo

Predisposição: pacientes imunocomprometidos
√ reforço da superfície leptomeníngea
√ lesão parenquimatosa com reforço nodular/lesão com reforço anelar
Cp: Hidrocefalia comunicante (secundária ao exsudato espesso bloqueando as cisternas da base)

ACRANIA

= EXENCEFALIA
= anomalia do desenvolvimento muito rara caracterizada por ausência completa/parcial da calota craniana + desenvolvimento do tecido cerebral completo, porém anormal (destruição cerebral através da exposição ao líquido amniótico + trauma)

Causa:
migração defeituosa do mesênquima para sua localização normal sob o ectoderma da calota, resultando em dificuldade para o desenvolvimento da dura-máter + crânio + musculatura

Período: desenvolve-se após o fechamento do neuroporo anterior durante a 4ª semana

Pode estar associada a: fenda labial, ausência bilateral dos assoalhos orbitais, metatarso varo, talipe, espinha bífida cervicotorácica

• ± elevação da AFP sérica materna
√ ausência da calota
√ ossificação normal do condrocrânio (face, base do crânio)
√ hemisférios circundados por uma fina membrana

Prognóstico: uniformemente letal

ADENOMA HIPOFISÁRIO

= neoplasmas benignos de crescimento lento surgindo da adeno-hipófise (= lobo anterior); mais comum tumor da adeno-hipófise

Prevalência: 5%–10%–18% e todos os neoplasmas intracranianos

• hiperfunção pituitária/hipofunção/defeito do campo visual

ANTIGA CLASSIFICAÇÃO:
A. Adenoma cromófobo (80%)
associado com hipopituitarismo; elevação dos níveis séricos de prolactina, TSH, GH
√ maior aumento da sela; calcificada em 5%
contudo microadenomas funcionantes são parte de adenomas cromófobos

B. Adenoma acidófilo/eosinofílico (15%)
secreção aumentada de GH (acromegalia), prolactina, TSH
√ tumor de tamanho intermediário

C. Adenoma basófilo (5%)
associado com secreção de ACTH (síndrome de Cushing), LH, FSH
√ tumor pequeno

Raios X simples (NÃO CONFIÁVEL!):
√ aumento da sela + desnivelamento do assoalho selar
√ erosão do processo clinóideo anterior + posterior
√ erosão do dorso da sela
√ calcificação em < 10%
√ pode estar presente com massa na nasofaringe

Adenoma hipofisário funcionante

O adenoma pode secretar múltiplos hormônios!

1. PROLACTINOMA (30%)
mais comum dos adenomas pituitários; aproximadamente 50% de todos os tumores cranianos na autópsia; M < F
• os níveis de prolactina não se relacionam estreitamente com o tamanho do tumor
◊ Qualquer massa comprimindo o hipotálamo/talo hipofisário diminui o efeito do tônico inibitório dos fatores dopaminérgicos, que lá se originam, resultando em hiperprolactinemia!
Mulheres:
Idade: 15–44 anos (durante a idade fértil)
• infertilidade
• amenorréia
• galactorréia
• níveis elevados de prolactina (normal < 20 ng/ml)
◊ > 75% dos pacientes com níveis séricos de prolactina > 200 ng/ml mostram um tumor hipofisário!
Homens:
• cefaléia
• impotência + diminuição da libido
• distúrbio visual
√ localização lateral característica, anteriormente/inferiormente; variável em tamanho
Trat.: bromocriptina

2. ADENOMA CORTICOTRÓFICO (14%)
Função: tumor secretante de ACTH
Idade: 30–40 anos; M:F = 1:3
√ localização central; lobo posterior; usualmente < 5 mm em tamanho
√ amostragem dos seios petrosos inferiores (95% de acurácia diagnóstica comparada com 65% da RMN)
• **doença de Cushing**
= obesidade do tronco, estrias abdominais, glicosúria, osteoporose, fraqueza muscular proximal, hirsutismo, amenorréia, hipertensão, níveis elevados de cortisol na urina e no plasma
Trat.:
(1) Supressão com altas doses de dexametasona com 8 mg/dia
(2) Ressecção cirúrgica difícil porque os adenomas ACTH usualmente requerem ressecção de uma glândula aparentemente normal (tumor pequeno + usualmente não na superfície)

3. ADENOMA SOMATOTRÓFICO (14%)
• gigantismo, acromegalia, GH elevado < 10 ng/ml, nenhum aumento no GH após a administração de glicose/TRH
Histo: (a) tipo granular denso
(b) tipo esparsamente granular: clinicamente mais agressivo
√ região hipodensa, pode ser menos bem definida, tamanho variável

4. ADENOMA DA CÉLULA GONADOTRÓFICA (7%)
secreta o hormônio folículo-estimulante (FSH)/hormônio luteinizante (LH)
√ crescimento lento amiúde estendendo além da sela

5. ADENOMA DA CÉLULA TIREOTRÓFICA (1%)
secreta o hormônio tireóide-estimulante (TSH)
√ adenoma pituitário freqüentemente grande + invasivo

6. Adenoma pituitário pluriormonal (> 5%)

TCCC (injeção dinâmica de bolo de contraste):
√ convexidade superior glândula
√ aumento da altura em > 10 mm
√ desvio do talo hipofisário
√ erosão do assoalho da sela
√ assimetria da glândula
√ hipodensidade focal (mais específico para o adenoma)
√ desvio da tuberosidade pituitária/alteração de densidade na região do adenoma

RMN:
Mais alta sensibilidade nas seqüências não contrastadas coronais em T1WI (70%) + seqüência de *flash* 3D (69%) + combinação de ambas (90%)
◊ 1/3 das lesões são perdidas mesmo com o reforço
◊ 1/3 das lesões são perdidas sem o reforço
√ focos de baixa intensidade de sinal em T1WI
√ focos de alta densidade de sinal em T2WI
√ hipodensidade focal dentro da glândula com reforço normal

DD: cisto pituitário simples (= cistos da fenda de Rathke)

Adenoma pituitário não-funcionante

1. ADENOMA DE CÉLULA NULA
= tumor hipofisário hormonalmente inativo com nenhum marcador histológico/imunológico/ultra-estrutural para indicar sua derivação celular
Prevalência: 17% de todos os tumores pituitários
Idade: pacientes mais velhos
√ crescimento lento

2. ONCOCITOMA
Prevalência: 10% de todos os tumores pituitários
• clinica + morfologicamente similar ao adenoma de célula nula

Macroadenoma pituitário

= tumor > 10 mm de tamanho, usualmente endocrinologicamente inativo (70%–80% dos adenomas pituitários)

Incidência: 10%; M:F = 1:1
Idade: 25–60 anos
- sintomas de efeito de massa: hipopituitarismo, hemianopsia bitemporal (com extensão superior), apoplexia pituitária, hidrocefalia, envolvimento de nervos cranianos (III, IV, VI)

Extensão para dentro da: cisterna supra-selar/seio cavernoso/seio esfenoidal + nasofaringe (até 67% são invasivos)
√ ocasionalmente hemorragia intratumoral
√ as áreas lucentes correspondem a cistos/necrose focal
√ invasão do seio cavernoso: envolvimento da artéria carótida (sinal mais certo)

TC:
√ tumor isodenso ao tecido cerebral
√ erosão do osso (por exemplo, assoalho da sela)
√ calcificações infreqüentes

RMN: permite a diferenciação do aneurisma
√ reforço homogêneo

Cp:
(1) Hidrocefalia obstrutiva (ao nível do forame de Monro)
(2) Envolvimento da artéria carótida
(3) Apoplexia pituitária (raro)

DD:
(1) Metástases (maior destruição óssea, rápido crescimento)
(2) Abscesso pituitário

Microadenoma pituitário

= adenomas muito pequenos < 10 mm
- usualmente torna-se aparente pela produção de hormônios (20%–30% de todos os adenomas pituitários)

◊ Elevação da prolactina (> 25 ng/ml em mulheres)
4–8 vezes do normal: adenoma demonstrado em 71%
>8 vezes do normal: adenoma demonstrado em 100%
- **incidentaloma** = microadenoma não funcionante/cisto pituitário

√ NENHUMA característica de imagem para distinguir entre diferentes tipos de adenomas

RMN:
√ pequena massa de hipodensidade em T1WI pré e pós-contraste (não há reforço)
√ ocasionalmente imagens isointensas pré-contraste + hiperintensas em imagens pós-contraste
√ reforço em imagens tardias
√ abaulamento focal na superfície da glândula
√ depressão focal do assoalho selar
√ desvio do talo hipofisário

ADRENOLEUCODISTROFIA

= ENCEFALOMIELITE ESCLEROSANTE BRONZEADA
= desordem metabólica herdada caracterizada por desmielinização progressiva da substância branca cerebral + insuficiência adrenal

Etiologia:
oxidação defeituosa dos ácidos graxos peroxissomais devido à função defeituosa da lignoceril-coenzima A ligase, com acúmulo de ácidos graxos saturados de cadeia muito longa (ésteres de colesterol) na substância branca + córtex adrenal + testículos

Dg: ensaios plasmáticos, células vermelhas, cultura de fibroblastos cutâneos para a presença de grandes quantidades de ácidos graxos de cadeia muito longa

Modo de herança:
(a) recessiva ligada ao X em garotos (comum)
(b) autossômica recessiva em neonatos (incomum)

Histo: inclusões PAS citoplasmáticas no cérebro, adrenais e outros tecidos
Idade: 3–10 anos (recessiva ligada ao X)
- deterioração da visão (27%), perda da audição (50%)
- ataxia
- palidez do disco óptico
- insuficiência da glândula adrenal (pigmentação anormal aumentada, níveis de ACTH elevados)
- alteração do comportamento, desordem de atenção, deterioração mental, morte

Localização:
o processo da doença usualmente começa na substância branca central occipital, avança anteriormente através da cápsula interna + externa + centro semi-oval, progressão centrípeta para envolver a substância branca subcortical, disseminação interemisférica via corpo caloso, particularmente esplênio, envolvimento da radiação óptica ± sistema auditivo ± trato piramidal

TC:
√ grandes lesões simétricas de baixa densidade na substância branca occipitoparietotemporal (80%), avançando em direção aos lobos frontais + cerebelo
√ finos anéis que realçam curvilineares/serrilhados próximos às bordas da lesão
√ envolvimento frontal inicial (12%)
√ calcificações dentro de áreas hipodensas (7%)
√ atrofia cerebral em estágios tardios (perda progressiva dos neurônios corticais)

RMN:
√ hipointensidade em T1WI nas áreas afetadas (esplênio do corpo caloso hipointenso e atrófico)
√ áreas bilaterais confluentes e hiperintensas em T2WI

Prognóstico:
usualmente fatal dentro de alguns anos após o início dos sintomas

ADRENOMIELONEUROPATIA
= forma clinicamente mais leve, com idade de início mais tardia
- sintomas de desmielinização da medula espinhal + neuropatia periférica

AGENESIA DO CORPO CALOSO

= DISGENESIA COMPLETA DO CORPO CALOSO
= insuficiência na formação do corpo caloso originando-se da lâmina terminal em 7–13 semanas, a partir de onde uma falange do tecido caloso se estende em direção posterior, arqueando-se sobre o diencéfalo; usualmente desenvolvido em torno da 20ª semana

Incidência: 0,7%–5,3%
Histo:
os axônios provenientes dos hemisférios cerebrais que cruzariam normalmente continuam ao longo das paredes mediais dos ventrículos laterais como feixes calosos longitudinais de Probst, os quais terminam aleatoriamente nos lobos occipitais + temporais

Associada a:
(a) anomalias do SNC (85%):
(1) Cisto de Dandy-Walker (11%)

(2) Cisto aracnóideo inter-hemisférico pode ser contínuo com o 3º ventrículo e ventrículos laterais
(3) Hidrocefalia (30%)
(4) Lipoma do corpo caloso intracerebral da linha média, freqüentemente circundado por anel de calcificação (10%)
(5) Malformação de Arnold-Chiari tipo II (7%)
(6) Encefalocele da linha média
(7) Porencefalia
(8) Holoprosencefalia
(9) Síndrome da fenda mediana com hipertelorismo

(b) anomalias cardiovasculares, gastrintestinais, geniturinárias (62%)
(c) cariótipo anormal (trissomia do 13, 15, 18)

- função cerebral normal na agenesia isolada
- prejuízo intelectual; crises epilépticas

√ ausência de septo pelúcido + corpo caloso + cavidade do septo pelúcido
√ os feixes longitudinais de Probst criam ventrículos laterais em crescente
 √ colpocefalia (dilatação dos trígonos + cornos occipitais + cornos temporais posteriores na ausência do esplênio)
 √ aspecto em "asa de morcego" dos ventrículos laterais (= grande separação dos ventrículos laterais com orientação paralela reta e parassagital e com ausência do corpo caloso)
 √ cornos frontais lateralmente convexos nos casos de ausência do joelho do corpo caloso
√ "terceiro ventrículo de elevação alta" = deslocamento superior do III ventrículo dilatado amiúde ao nível dos corpos dos ventrículos laterais
√ a fissura interemisférica anterior funde-se ao III ventrículo elevado ± comunicação (PATOGNOMÔNICO)
√ "cisto inter-hemisférico" = coleção de LCR interemisférica como uma extensão superior do III ventrículo
√ forames de Monro dilatados
√ padrão giral em "raios de sol" = disgenesia do giro do cíngulo com orientação radial característica dos sulcos cerebrais a partir do assoalho do III ventrículo (em imagens sagitais)
√ ausência da convergência normal do sulco calcarino + sulco parietoccipital
√ eversão persistente do giro do cíngulo (rodado inferiormente + lateralmente) com ausência nas imagens mediossagitais
√ formação incompleta do corno de Ammon no hipocampo

Angio:
 √ trajeto reto posteriormente das artérias pericalosas (em incidência lateral)
 √ grande separação das artérias pericalosas secundária à interposição do III ventrículo (incidência anterior)
 √ separação das veias cerebrais internas
 √ perda da configuração em "U" da veia de Galeno

DD:
(1) Cavidade do septo pelúcido proeminente + *cavum vergae* (não deve ser confundida com o III ventrículo
(2) Cisto aracnóideo da linha média (supra-selar, placa colicular), elevando e deformando o III ventrículo e causando hidrocefalia

AGENESIA PARCIAL DO CORPO CALOSO
= forma mais leve de disgenesia calosa (mais bem vista pela RMN)
(a) joelho apenas
(b) joelho + parte do corpo
(c) joelho + corpo inteiro
(d) joelho + corpo + esplênio (sem afetar o rostro)

AIDS

= infecção por retrovírus DNA atacando os monócitos + macrófagos, a qual leva à deficiência da imunidade mediada por células

Incidência: 1% da população dos Estados Unidos é soropositiva; 187.000 novos casos em 1991

Histo: formação de nódulos microgliais em vez de granulomas em 75%–80% dos cérebros autopsiados

- sintomas neurológicos como queixa inicial em 10%, atingindo finalmente até 60%: cefaléia, perda de memória, confusão, demência, déficit focal por lesão expansiva
 ◊ Todo homem com sintomas neurológicos com idade entre 20 e 50 anos tem AIDS até que se prove o contrário
 ◊ Apresentações não usuais são pistas para a infecção pelo HIV: pan-sinusite, mastoidite, cistos de parótida, adenopatia cervical, coluna hipointensa

ALTERAÇÕES DIFUSAS
1 Encefalopatia pelo HIV/CMV (complicação mais comum)
 ambos os vírus ocorrem sempre em combinação
 - demência em até 60% durante a evolução da doença
 - disfunção cognitiva em até 90%
 √ lesões irregulares na substância branca (= leucoencefalite subaguda) em 31%

ALTERAÇÕES FOCAIS
1 Linfoma primário do SNC
2 Toxoplasmose
3 Leucoencefalopatia multifocal progressiva
4 Criptococose
 Localização: extensão ao longo dos espaços de Virchow-Robin
 √ hidrocefalia + atrofia cortical/central (com resposta imune inadequada)
 √ meningite granulomatosa acentuada (com suficiente resposta imune)
 √ anormalidades bilaterais hiperintensas não captantes de contraste na região lenticuloestriada (= pseudocisto gelatinoso) em T2WI
5 Outras infecções oportunistas do SNC: tuberculose, neurossífilis

Trat.: azidotimidina (AZT)

ANENCEFALIA

= falha no fechamento da extremidade rostral do tubo neural em torno de 5.6 semanas de amenorréia

Incidência: 1:1.000 nascimentos (3.5: 1.000 em South Wales); M:F = 1:4; mais comum defeito congênito do SNC
Taxa de recorrência: 3%–4%
Etiologia: multifatorial (genético + ambiental)
Pat: ausência dos hemisférios cerebrais + calota craniana; ausência completa/parcial das estruturas diencefálicas + mesencefálicas; hipófise + estruturas rombencefálicas usualmente preservadas
Fatores de risco: história familiar de defeitos do tubo neural; gravidez gemelar
Anomalias associadas:
Disrafismo espinhal (17%–50%), fenda labial/palatina (2%), pé torto congênito (2%), hérnia umbilical, síndrome da banda amniótica
√ ausência de crânio cefálico às órbitas
√ ± massa cranial de tecido mole (= estroma angiomatoso)
√ olhos protrusos (aspecto de sapo)
√ pescoço curto
√ poliidramnia (40–50%) após 28 semanas de idade gestacional (devido à falha na deglutição fetal normal)/oligoidramnia
Prognóstico: uniformemente fatal dentro de algumas horas/dias de vida; em 53% nascimento prematuro; em 68% natimorto
DD: acrania, encefalocele, síndrome da banda amniótica

ANEURISMA DA VEIA DE GALENO

= MAV central drenando diretamente na veia de Galeno secundariamente dilatada (aneurisma é um nome errôneo)
Tipos anatômicos:
Tipo 1 = fístula AV alimentada por ramos arteriais dilatados levando à dilatação da veia de Galeno + seio reto + tórculo de Herophili
Tipo 2 = malformação angiomatosa envolvendo os núcleos da base + tálamo ± mesencéfalo, drenando na veia de Galeno
Tipo 3 = MAV transicional com ambas as características
Vasos nutrícios:
(a) artéria cerebral anterior, artéria coroidal posterior (90%)
(b) artéria cerebral anterior + artéria coroidal anterior
(c) artéria cerebral média + artérias perfurantes lenticuloestriadas + tálamo-perfurantes (menos comum)
Idade na apresentação: detectável no útero > 30 semanas de idade gestacional; M:F = 2:1
(a) padrão neonatal (0–1 mês)
- insuficiência cardíaca de alto débito (36%) devido ao *shunt* maciço
(b) padrão infantil (1–12 meses)
- macrocrania pela hidrocefalia obstrutiva
- crises convulsivas
(c) padrão adulto (> 1 ano)
- cefaléia ± hemorragia intracraniana
- ± hidrocefalia
- déficits neurológicos focais (5%) devido ao roubo de sangue das estruturas circundantes
- sopro craniano

Pode ser associado a: porencefalia, hidropsia não-imune

√ massa na linha média com contornos lisos posterior ao 3º ventrículo indentado
√ proeminente malha serpiginosa nos núcleos da base, tálamo e mesencéfalo
√ seio reto dilatado + seio transverso + tórculo de Herophili
√ dilatação dos ventrículos lateral + 3º ventrículo (37%)
TCNC:
√ massa esférica homogênea e bem circunscrita, levemente hiperdensa na região da saída do 3º ventrículo
√ hematoma intracerebral hiperdenso (MAV rota)
√ zonas focais hipodensas (alterações isquêmicas)
√ calcificação anelar (14%)
TCCC:
√ marcante reforço homogêneo das estruturas serpiginosas + veia de Galeno + seio reto
US-OB:
√ espaço cístico mediano tubular com fluxo turbulento de alta velocidade, demostrado por *Doppler* pulsátil/colorido
√ infarto cerebral/leucomalacia (fenômeno de roubo com hipoperfusão)
√ dilatação cardíaca (insuficiência cardíaca de alto débito)
√ veias do pescoço + cabeça dilatadas
√ hidrocefalia (obstrução aquedutal/dificuldade pós-hemorrágica da absorção liquórica)
RMN:
√ áreas de sinal nulo
Angio:
necessário definir a anatomia vascular para a intervenção endovascular/cirúrgica
Cp: hemorragia subaracnóidea
Trat.: ligadura, excisão, embolização dos vasos por rota transtorcular/transarterial
Prognóstico: 56% de mortalidade global; 91% de mortalidade neonatal
DD: tumor pineal, cisto aracnóideo/porencefálico/colóide

ANEURISMA DO SNC

Etiologia:
(a) congênita (97%) = aneurisma sacular em 2% da população (em 20% múltiplos); associados com coarctação da aorta + doença renal policística do adulto
(b) infeccioso (3%) = aneurisma micótico
(c) arteriosclerótico: forma fusiforme
(d) traumático
(e) neoplásico
(f) doença fibromuscular
(g) doença vascular do colágeno
Localização do aneurisma:
(a) <u>pela autópsia:</u>
  (a) círculo de Willis (80%)
  bifurcação da ACM > ACI na origem da AcoP > AcoA > ACI na bifurcação de ACA + ACM
  (b) fossa posterior (20%)
(b) <u>pela angiografia</u> (= aneurismas assintomáticos): AcoP (38%) > AcoA (36%) > bifurcação da ACM (21%) > bifurcação da ACI > topo da artéria basilar (2,8%)
(c) <u>pelo risco de sangramento:</u> 1%–2% por ano AcoA (70% sangram), AcoP (2º maior risco)

LOCALIZAÇÃO DO SANGUE SUGERINDO O LOCAL DO ANEURISMA

(a) de acordo com a localização da hemorragia subaracnóidea:

(1)	Cisterna quiasmática anterior	AcoA
(2)	Septo pelúcido	AcoA
(3)	Intraventricular	AcoA, ACI, ACM
(4)	Fissura silviana	ACM, ACI, AcoP
(5)	Cisterna pericalosa anterior	ACA, AcoP
(6)	Distribuição simétrica no espaço subaracnóideo	ACA + artéria basilar

(b) de acordo com a localização do hematoma cerebral:

(1)	Lobo frontal ínfero-medial	AcoA
(2)	Lobo temporal	ACM
(3)	Corpo caloso	artéria pericalosa

(c) hemorragia intraventricular
de aneurismas da AcoA, ACM, artéria pericalosa (CAVO: o sangue pode ter entrado de maneira retrógrada a partir da localização subaracnóidea)

Tamanho para a ruptura: 5–15 mm
Pistas para saber qual o aneurisma que sangrou:
(a) o maior aneurisma (87%)
(b) artéria comunicante anterior (70%)
(c) lado contralateral de todos os aneurismas visualizados (60%), não visualização devido ao espasmo

Mnemônico: "HEIM"
Hematoma (localização do)
Espasmo (adjacente)
Irregular (contorno)
Maior

ANEURISMAS MÚLTIPLOS
Causa: congênitos em 20%, micóticos em 22%
Mnemônico: "FECAL P
Fibromuscular (displasia)
Ehlers-Danlos
Coarctação
Arteriovenosa (malformação)
Lúpus eritematoso
Policístico (doença renal do adulto)
◊ 35% dos pacientes com um aneurisma da ACM apresentam outro no lado contralateral (= aneurismas em espelho)!

TCCC: taxa de detecção dos aneurismas na AcoP (40%), AcoA/ACM, artéria basilar (80%)

Prognóstico:
(1) Morte em 10% dentro de 24 horas por hemorragia intracerebral concomitante, extensa herniação cerebral, infartos maciços + hemorragias dentro do tronco cerebral
(2) Os sobreviventes freqüentemente recuperam-se completamente dentro de poucos dias
(3) Isquemia cerebral + infarto
(4) Recorrência dentro de duas semanas (mortalidade aumentada)

Taxa de mortalidade cirúrgica: 50% para os rotos, 1%–3% ao ano para os não rotos
Cp: hematoma subdural

Aneurisma gigante

= aneurisma maior que 2,5 cm de diâmetro, usualmente apresentando com efeito de massa intracraniana
Incidência: 25% de todos os aneurismas
Idade: nenhuma idade para predileção; M:F = 2:1
Localização: (surgem de artérias na base do crânio)
(a) fossa média: segmento cavernoso da ACI (43%, segmento supraclinóideo da ACI, bifurcação terminal da ACI, artéria cerebral média
(b) fossa posterior: no topo da artéria basilar, AICA, artéria vertebral

Raios X do crânio:
√ calcificação predominantemente periférica e curvilínea (22%)
√ erosão óssea em (44%)
√ alterações de pressão na sela turca (18%)

TCCC:
√ "sinal do alvo" = vaso com lume centralmente opacificado + anel de trombo + parede fibrosa externa realçada
√ reforço simples em anel (75%) da parede fibrosa externa com trombose total
√ pouco/nenhum edema circundante

RMN:
√ intensidade de sinal mista (combinação de hemorragia subaguda + crônica, calcificação)

Cp: hemorragia subaracnóidea em < 30%

Aneurisma micótico

= 3% de todos os aneurismas intracranianos, múltiplos em 20%
Fonte: endocardite bacteriana subaguda (65%), endocardite bacteriana aguda (9%), meningite (9%), tromboflebite séptica (9%), mixoma
Localização: periférico à primeira bifurcação de um grande vaso (64%); freqüentemente localizado próximo à superfície do cérebro, especialmente sobre a convexidade
(a) cisterna supra-selar = círculo de Willis
(b) fissura silviana ínfero-lateral = trifurcação da artéria cerebral média
(c) joelho do corpo caloso = origem da artéria calosomarginal
(d) porção inferior do 3º ventrículo = artéria pericalosa

TCNC:
√ aneurisma raramente visualizado; evidência indireta pelo hematoma focal secundário à ruptura
√ zona de densidade aumentada/calcificação
√ densidade aumentada nos espaços subaracnóideos, intraventriculares e intracerebrais (sangue extravasado)
√ lucência focal/difusa do cérebro (edema/infarto/vasoespasmo)

TCCC:
√ reforço intenso e homogêneo dentro de uma massa circular/oval contígua com os vasos
√ opacificação incompleta com trombo mural

Cp: desenvolve hemorragias recorrentes mais freqüentemente que com aneurismas congênitos

Aneurisma supraclinóideo da carótida

= 38% dos aneurismas intracranianos
Locais:
(a) na origem da artéria comunicante posterior (65%)
(b) na bifurcação da artéria carótida interna (23%)

(c) na origem da artéria oftálmica (12%) medial ao processo clinóideo anterior; mais provavelmente se tornando um aneurisma gigante

Apresentação:
- hemianopsia bitemporal (compressão extrínseca sobre o quiasma)

√ calcificação e rara (freqüentemente em aneurismas arterioscleróticos do seio cavernoso)

Aneurisma do seio cavernoso

Idade: 20–70 anos, pico 5ª–6ª década; F > M
Causa: tromboflebite do seio
√ prejuízo visual progressivo
√ síndrome do seio cavernoso: dor no território do nervo trigêmeo, paralisia do nervo oculomotor
Local: porção extradural da ACI intracavernosa
√ chanfradura inferior do processo clinóide inferior
√ erosão da metade lateral da sela
√ erosão do processo clinóideo posterior
√ invasão da fossa craniana média
√ aumento da fissura orbital superior
√ erosão da ponta da pirâmide petrosa
√ calcificações anelares (33%)
√ deslocamento das finas margens ósseas sem esclerose
Trat.: freqüentemente inoperáveis; embolização com balão ± oclusão da artéria fonte

ANGIOMA VENOSO

= agregado de veias medulares dilatadas que drena numa grande veia dilatada; sangra raramente
◊ Pode ser considerado uma variante normal!
Histo: canais venosos sem lâmina elástica interna, separados por tecido neural gliótico que pode calcificar; provavelmente representando o sistema venoso fetal persistente
√ nenhum vaso arterial
√ configuração "em guarda-chuva" = múltiplas e pequenas veias orientadas radialmente na periferia da lesão convergindo para uma grande veia única
◊ Associado ao aumento da incidência de angiomas cavernosos os quais podem sangrar!
DD: doença de Sturge-Weber (angiomatose pial difusa com capilares do tipo venoso)

APOPLEXIA PITUITÁRIA

Causa: hemorragia maciça dentro do adenoma hipofisário (especialmente em pacientes tomando bromocriptina para adenoma hipofisário)/necrose dramática/infarto súbito da glândula hipofisária
◊ 25% dos pacientes com hemorragia hipofisária se apresentarão com apoplexia!
Síndrome de Sheehan = infarto pós-parto da glândula hipofisária
- cefaléia severa, náusea, vômito
- hipertensão
- rigidez de nuca
- súbito defeito do campo visual, oftalmoplegia
- obnubilação (freqüente)
- hipopituitarismo (por exemplo, hipotireoidismo secundário)

◊ A área de destruição deve ser > 70% para produzir insuficiência hipofisária!
√ aumento da glândula hipofisária

TCNC:
√ aumento da densidade ± nível líquido
RMN:
√ sinal brilhante pela presença de hemoglobina em T1WI com persistência sobre a hiperintensidade em T2WI
√ intensidade de sinal intermediária pela deoxihemoglobina em T1WI e T2WI

ASTROCITOMA

Incidência:
70%–75% de todos os tumores primários intracranianos; tumor cerebral mais comum em crianças (40%–50% de todos os tumores intracranianos primários pediátricos)
Localização:
hemisfério cerebral (lobar), tálamo, ponte, mesencéfalo, pode se estender através do corpo caloso (incidência de ocorrência proporcional à quantidade de substância branca); nenhuma distribuição lobar particular;
(a) <u>em adultos</u>: substância branca central do cérebro (15%–30% de todos os gliomas)
(b) <u>em crianças</u>: cerebelo (40%) + tronco cerebral (20%), supratentorial (30%)

Classificação patológica (Rubinstein):
Grau I: astrocitoma bem diferenciado
Grau II: astrocitoma anaplásico
Grau III: glioblastoma maligno = glioblastoma multiforme

Bem diferenciado = astrocitoma de baixo grau

Incidência: 9% de todos os tumores primários intracranianos
Idade: 20–40 anos; M > F
Pat:
benigno, não metastatizante; bordas mal definidas com infiltração da substância branca + núcleos da base + córtex; NENHUMA vascularização tumoral significativa/necrose/hemorragia; a barreira hematoencefálica pode continuar intacta
Distribuição: proporcional à quantidade de substância branca
Histo:
aparência homogênea relativamente uniforme com proliferação de astrócitos bem diferenciados multipolares/fibrilares/protoplasmáticos; leve pleomorfismo nuclear + leve hipercelularidade; mitoses raras
Localização: fossa posterior em crianças, supratentorial em adultos (tipicamente lobar)
√ pode desenvolver um cisto com alto teor em proteínas (raro)
TC:
√ usualmente lesão hipodensa com mínimo efeito de massa + NENHUM edema peritumoral
√ margens tumorais bem definidas
√ calcificações centrais (freqüente)
√ mínimo/nenhum reforço com contraste (células endoteliais capilares normais)
RMN:
√ lesão hipodensa bem definida com pouco efeito de massa/edema vasogênico/heterogeneidade em T1WI
√ hiperintenso em T2WI

√ pouco/nenhum reforço com Gd-DTPA
√ cisto com conteúdo hiperintenso em relação ao LCR (conteúdo protéico)
√ área hiperintensa dentro da massa tumoral (efeito paramagnético da hemoglobina)
√ reforço não homogêneo com Gd-DTPA do nódulo tumoral

Angio:
√ maioria avascular

Prognóstico:
3–10 anos de sobrevida pós-operatória; ocasionalmente convertendo-se para uma forma mais maligna alguns anos após a apresentação

Astrocitoma anaplásico

Incidência: 11% de todos os neoplasmas primários intracranianos

Pat:
freqüentemente há edema vasogênico; NENHUMA necrose/hemorragia
Distribuição: proporcional à quantidade de substância branca

Histo:
menos diferenciado, com maior grau de hipercelularidade + pleomorfismo, astrócitos multipolares fibrilares/protoplasmáticos; mitoses + proliferação vascular endotelial comum

Localização: tipicamente lobar

RMN:
√ lesão bem definida heterogeneamente hipointensa em T1WI com edema vasogênico predominante
√ hiperintenso em T2WI
√ ± reforço com Gd-DTPA

Prognóstico: dois anos de sobrevida pós-operatória

Astrocitoma pilocítico

= ASTROCITOMA PILOCÍTICO JUVENIL
= subtipo histológico dos astrocitomas mais benigno

Histo: padrão alternante de astrócitos pilocíticos bipolares compactados (lembrando cabelo) arranjados principalmente em torno de vasos + astrócitos protoplasmáticos frouxamente agregados, desenvolvendo degeneração microcística

Idade: predominantemente em crianças + adultos jovens; pico etário entre o nascimento e 9 anos de idade; M:F = 1:1

Associado a: neurofibromatose

Localização: cerebelo, nervo óptico/quiasma, em torno do III ventrículo

√ nódulo mural tumoral localizado na parede do cisto cerebelar
√ aspecto multilobular/em ampulheta ao longo da via óptica
√ raramente calcifica
√ micro/macrocistos de localização cerebelar
√ aumento da intensidade de sinal heterogêneo em T1WI realçado com Gd-DTPA; reforço homogêneo nas imagens tardias

Prognóstico: curso clínico relativamente benigno, quase nunca recorre após a excisão cirúrgica; NÃO há transformação maligna para a forma anaplásica

ASTROCITOMA CEREBELAR

Segundo tumor de fossa posterior mais freqüente em crianças

Incidência: 10%–20% dos tumores cerebrais pediátricos

Histo: principalmente grau I

Idade: crianças > adultos; nenhum pico etário específico; M:F = 1:1

Pat:
(1) Lesão cística com nódulo tumoral ("nódulo mural") na parede do cisto (50%); (astrocitoma císticos da linha média em 50%, astrocitomas hemisféricos císticos em 80%)
(2) Massa sólida com centro cístico (= necrótico) (40%–45%)
(3) Tumor sólido sem necrose (< 10%)

• sinais cerebelares: ataxia de tronco, disdiadococinesia

Localização: originando-se na linha média com extensão para dentro dos hemisférios cerebelares (30%) > vermis > tonsilas > tronco cerebral

√ **calcificações (20%): densas/indistintas/reticulares/puntiformes/globulares; principalmente na variedade sólida**
√ pode desenvolver extrema hidrocefalia (muito grande quando finalmente sintomática)

TC:
√ cisto circular/oval com densidade de fluido cístico > LCR
√ nódulo mural circular/oval/em placa com reforço homogeneamente intenso
√ parede cística levemente hiperdenso + não contrastante (= tecido cerebelar comprimido)
√ cisto uni/mutifocal (= necrose) com reforço irregular das porções sólidas tumorais
√ tumor sólido circular/oval lobulado mais ou menos definido iso/hipodenso com reforço hetero/homogêneo

RMN:
√ hipointenso em T1WI + hiperintenso em T2WI
√ reforço da porção sólida do tumor

Angio:
√ avascular

Prognóstico:
transformação maligna excessivamente rara
— 40% de sobrevida em 25 anos para os astrocitomas cerebelares sólidos
— 90% de sobrevida em 25 anos para o astrocitoma pilocítico juvenil

DD dos astrocitomas sólidos:
(1) Meduloblastoma (massa hiperdensa, não calcificada)
-(2) Ependimoma (quarto ventrículo, 50% calcificam)

DD dos astrocitomas císticos:
(1) Hemangioblastoma (lesão < 5 cm de tamanho)
(2) Cisto aracnóideo
(3) IV ventrículo isolado
(4) Megacisterna magna
(5) Cisto de Dandy-Walker

ATAXIA TELANGIECTASIA

= desordem autossômica recessiva caracterizada por telangiectasias da pele + olho, ataxia cerebelar, seio + infecções pulmonares, imunodeficiências, tendência para o desenvolvimento de malignidades

Incidência: 1:40.000 nascimentos vivos

Pat: degradação neuronal + atrofia do córtex cerebelar (pelas anomalias vasculares?)
- ataxia cerebelar na idade de início da marcha
- deterioração neurológica progressiva
- anormalidades oculomotoras, fala disártrica, coreoatetose, abalos mioclônicos
- telangiectasias mucocutâneas: conjuntiva bulbar, orelhas, face, pescoço, dorso das mãos, fossa antecubital + poplítea
- infecções recorrentes bacterianas + viral sinopulmonar

√ atrofia cortical cerebelar: diminuição do tamanho cerebelar, dilatação do IV ventrículo, proeminente aumento dos sulcos cerebelares
√ hemorragia cerebelar (ruptura de vasos telangiectásicos)
√ infarto cerebral (êmbolos desviados através de malformações vasculares no pulmão)

Cp:
(1) Bronquiectasias + insuficiência pulmonar (causa mais comum de morte)
(2) Malignidades (10%–15%): linfoma, leucemia, malignidades epiteliais

CEFALOCELE

= defeito mesodérmico no crânio + dura com extensão extracraniana das estruturas intracranianas

ENCEFALOCELE = herniação do tecido cerebral + meninges + LCR

MENINGOCELE CRANIANA = herniação das meninges + LCR somente

Incidência:
1–4 por 10.000 nascimentos vivos; 5%–20% de todas as malformações cranioespinhais; anomalia predominante no eixo neural em fetos espontaneamente abortados < 20 semanas de idade gestacional

Causa:
Insuficiência do ectoderma de superfície de se separar do neuroectoderma precocemente no desenvolvimento embrionário

@ Base do crânio
(1) Fechamento defeituoso do tubo neural (sem o mesênquima membranoso, os ossos do crânio não podem se desenvolver)
(2) Falha na união dos centros de ossificação basilares

@ Calota
(1) Indução defeituosa do osso
(2) Erosão dos ossos por pressão de massa intracraniana/cisto

Em 60% associado a:
(1) Espinha bífida (7%–30%)
(2) Disgenesia do corpo caloso
(3) Malformação de Chiari
(4) Malformação de Dandy-Walker
(5) Síndrome de Meckel-Gruber (= encefalocele + microcefalia + rins císticos e displásicos + polidactilia)
(6) Síndrome de banda amniótica: encefaloceles múltiplas, irregulares, assimétricas e fora da linha média
(7) Anormalidades cromossomiais em 44% (trissomia do 18)

- alfafetoproteína no líquido amniótico ocasionalmente elevada
- rinorréia liquórica
- meningite

Encefalocele occipital (75%)

Encefalocele mais comum no hemisfério ocidental

Associada a: malformação de Dandy-Walker, malformação de Chiari
- massa occipital externa

√ estruturas supra e infratentoriais envolvidas com igual freqüência
√ defeito craniano (visualizado em 80%)
√ achatamento do basiocipital
√ ventriculomegalia
√ sinal do limão = depressão interna dos lobos frontais (33%)
√ cisto dentro de cisto (ventriculocele = herniação do IV ventrículo para dentro da encefalocele)
√ ângulo agudo entre a massa + linha cutânea da pele e occipúcio

Prognóstico: 50% de sobrevida em nascidos vivos, 74% retardados

DD: higroma cístico

Encefalocele frontoetmoidal (13%–15%)

= cefalocele sincipital

Variedade mais comum no sudeste asiático

Tipos: nasoetmoidal, nasofrontal, nasorbital, interfrontal

Associada a: disrafismo craniofacial de linha média (disgenesia do corpo caloso, lipoma inter-hemisférico, anomalias da migração neural)
- massa externa próximo ao dorso do nariz, órbitas, testa
- hipertelorismo

Encefalocele esfenoidal (10%)

= encefalocele basal

Idade: presente ao final da primeira década de vida
- clinicamente oculto
- massa na cavidade nasal, nasofaringe, boca, porção posterior da órbita
- respiração oral devido à obstrução nasofaríngea
- massa nasofaríngea que aumenta com a manobra de Valsalva
- diminuição da acuidade visual com hipoplasia dos discos ópticos
- disfunção hipotálamo-hipofisária

Associada a: agenesia do corpo caloso (80%)

Tipos:
(a) esfenofaríngea = através do corpo do esfenóide
(b) esfenorbital = através da fissura orbitária superior
(c) esfenoetmoidal = através do esfenóide + etmóide
(d) transetmoidal = através da placa cribriforme
(e) esfenomaxilar = através do seio maxilar

Encefalocele parietal (10%–12%)

Associada a: disgenesia do corpo caloso, grande cisto inter-hemisférico

√ orifício no osso esfenóide (visto nos filmes de vértice submental)
√ crânio bífido = craniosquise = "crânio dividido" (= defeito craniano) = abertura tênue com margem esclerótica bem definida de osso cortical
√ hidrocefalia em 15%–80% (pela estenose aquedutal associada, malformação de Arnold Chiari, cistos de Dandy-Walker)
√ massa paracraniana expansiva homogênea e não captante de contraste

√ manto de tecido cerebral amiúde difícil de demonstrar na encefalocele (exceto com a RMN)
√ comunicação intracraniana freqüentemente não visualizada
√ ventriculografia com metrizamida/radionuclídeos diagnóstica
√ microcefalia (20%)
√ poliidramnia

DD: artefato de refração sonográfica na borda do crânio; pode ser impossível a diferenciação de mucocele

CEREBRITE

= área focal de inflamação dentro da substância cerebral

TC:
- √ área de densidade diminuída ± efeito de massa
- √ nenhum reforço com contraste (inicialmente)/reforço central ou difuso (tardiamente)

RMN:
- √ área focal de intensidade de sinal aumentada em T2WI

Cp.: abscesso cerebral

CISTICERCOSE DO CÉREBRO

Larva da tênia do porco (*Taenia solium*) freqüentemente envolvendo o SNC, músculos, coração, músculos, tecido gorduroso

Infecção:
(1) Ingestão de ovos por via oral-fecal; os embriões penetram na parede intestinal + disseminam para várias partes do corpo
(2) Ingestão de carne de porco mal cozida contaminada com cisticercos; a tênia se desenvolve na luz intestinal + libera os ovos

Incidência: envolvimento do SNC em até 90%

Localização: meninges (39%) especialmente nas cisternas da base, parênquima (20%), intraventricular (17%), misto (23%), intra-espinhal (1%)

A. Fase aguda (= meningoencefalite focal)
- crises focais
  - √ pequenas lesões focais únicas/múltiplas com reforço; transitórias com resolução em poucos meses
  - √ substância branca difusamente edematosa
  - √ pequenos nódulos que realçam homogeneamente, amiúde com extenso edema (DD: metástases sem edema)

B. Fase crônica (= involução com subseqüente calcificação + formação de cisto)
  - √ pequenas calcificações focais (= larvas provavelmente mortas); podem aparecer dentro de 8 meses–10 anos após a infecção ao longo da junção das substâncias branca e cinzenta
  - √ áreas císticas bem definidas de densidade liquórica sem edema associado (= larvas vivas)
  - √ calcificações musculares "em arroz" raramente visíveis

◊ Os cistos estimulam o edema até a morte das larvas!

TIPOS RADIOGRÁFICOS
1. Tipo parenquimatoso
   - √ lesões císticas múltiplas/solitárias com até 6 cm de tamanho; pode terminar como granuloma calcificado (as larvas não morrem até que estejam completamente calcificadas)
   - √ a forma encefalítica pode ocorrer em crianças
2. Tipo meníngeo/racemoso
   - √ dilatação ventricular indicando processo inflamatório meníngeo difuso
   - √ lesões císticas lucentes nas cisternas basais (= cisto racemoso), com reforço variável, usualmente localizado no ângulo cerebelopontino/cisterna supra-selar

CISTO ARACNÓIDEO

= cisto intra-aracnóideo contendo LCR sem comunicação ventricular/mau desenvolvimento cerebral

Incidência: 1% de todas as massas intracranianas

Origem:
(1) Congênito: surgindo de fendas/duplicação/divisão das membranas aracnóideas com expansão pelo LCR devido à atividade secretória das células aracnóideas
   = **cisto aracnóideo verdadeiro**
(2) Adquirido: após cirurgia/trauma/hemorragia subaracnóidea/infecção no período neonatal/associado com neoplasma extra-axial = loculação do LCR circundado por cicatriz aracnoidal, com expansão por filtração osmótica/mecanismo de válvula de sentido único = **cisto leptomeníngeo = cisto aracnóideo secundário = cisto aracnóideo adquirido**

Histo: cisto preenchido com líquido claro, paredes finas compostas de membrana aracnóidea clivada e revestida por células ependimárias/meningoteliais

Idade: apresentação em qualquer período durante a vida
- freqüentemente assintomático
- sintomático devido ao efeito de massa, hidrocefalia, crises convulsivas, cefaléia, hemiparesia, hipertensão intracraniana, craniomegalia, atraso no desenvolvimento, puberdade precoce, síndrome "da cabeça de boneca desajeitada"

Localização: (surge nas cisternas liquóricas entre o cérebro + dura)
(a) assoalho da fossa média próxima à ponta do lobo temporal (fissura silviana) em 50%
(b) supra-selar/cisterna quiasmática (pode produzir endocrinopatia) em 10%
(c) fossa posterior (1/3): ângulo cerebelopontino (11%), cisterna da placa quadrigêmina (10%), em relação ao vermis (9%), cisterna prepontina/interpeduncular (3%)
(d) fissura interemisférica, convexidade cerebral, linha média anterior infratentorial

√ abaulamento anterior da parede da fossa craniana anterior + elevação da asa do esfenóide
√ cisto extra-axial unilocular, de paredes finas e com densidade de LCR com margens angulares tênues e bem definidas
√ compressão do espaço subaracnóideo + cérebro adjacente (mínimo efeito de massa)
√ pode causar erosão da tábua interna da calota
√ NENHUM reforço com contraste (o contraste intratecal penetra dentro do cisto em cortes tomográficos tardios)
√ NENHUMA calcificação

RMN (melhor modalidade):
√ lesão bem circunscrita com a mesma intensidade de sinal uniforme tal qual o LCR ± efeito de massa

Cp:
(1) Hidrocefalia (30%–60%)
(2) Hemorragia subdural concomitante/intracística

Prognóstico: favorável se removida antes de dano cerebral irreversível

Trat.: fenestração/*shunt* cisto-peritoneal

TC-DD:
Cisto epidermóide, dermóide, higroma subdural, infarto, porencefalia

US-DD:
Cisto do plexo coróide, cisto porencefálico (comunica-se com o ventrículo), tumor cístico (componentes sólidos), cisto da linha média associado à agenesia do corpo caloso, cisto dorsal associado à holoprosencefalia, cisto de Dandy-Walker (extensão do IV ventrículo, atraso do desenvolvimento), aneurisma da veia de Galeno

CISTO COLÓIDE

Incidência: 2% de todos os tumores gliais de origem ependimária; 0,5%–1% de todos os tumores do SNC

Histo: epitélio ciliado colunar; secretante de mucina; células escamosas de origem ependimária; espessa cápsula fibrosa

Idade: adultos jovens; M > F

- cefaléias posicionais (obstrução transitória secundária ao mecanismo valvular no forame de Monro)
- apraxia de marcha
- alteração no estado mental ± demência (relacionado ao aumento da pressão intracraniana)
- papiledema (pode se tornar uma emergência médica com herniação aguda)

Localização: exclusivamente surgindo do aspecto inferior do septo pelúcido protruindo para dentro da porção anterior do 3º ventrículo entre as colunas do fórnice

√ ± erosão selar
√ lesão esférica iso/hiperdensa na TCNC com superfície lisa
√ conteúdo líquido:
(a) em 20% similar ao LCR (= isodenso)
(b) em 80% líquido mucinoso, debris proteináceos, hemossiderina, células descamativas (= hiperdensa)
√ pode mostrar reforço da borda (plexo coróide/cápsula ornados)
√ dilatação do 3º ventrículo (que acomoda o cisto anteriormente)
√ dilatação assimétrica do ventrículo lateral (invariavelmente)
√ ocasionalmente alarga o septo pelúcido

RMN:
√ lesão hiperintensa em T1WI + hiperintensa em T2WI em 60% (relacionado às grandes moléculas de proteínas/efeito paramagnético o magnésio, cobre e ferro no cisto)

DD: meningioma, ependimoma do 3º ventrículo (raro) com reforço

CISTO DE PINEAL

= pequeno cisto não neoplásico da glândula pineal

Incidência: 25%–40% das autópsias, 4% nas RMN

Tipos:
(a) do desenvolvimento = persistência do divertículo pineal revestido por epêndima
(b) degenerativo = revestido por tecido glial secundário à cavitação dentro da área de gliose

- nunca associado com a síndrome de Parinaud
- nunca causa hidrocefalia
- pode ser sintomático quando grande

TC:
√ glândula de tamanho normal (80%, levemente > 1 cm em 20%
√ isodensa em relação ao LCR da cisterna circundante (infreqüentemente notado)

RMN:
√ massa ovóide com margens nítidas na região pineal
√ leve pressão sobre o colículo superior (imagem sagital)
√ isointenso em relação ao LCR em T1WI + levemente hiperintenso em T2WI (devido à coerência de fase nos cistos mas não ao LCR em movimento)
√ pode ter mais alta intensidade de sinal que o LCR devido ao alto conteúdo de proteína
√ o contraste pode se difundir da margem realçada do tecido pineal residual para dentro do centro líquido (nenhuma barreira hematoencefálica) nas seqüências de imagens tardias

CISTO DO PLEXO CORÓIDE

= cisto originando-se do pregueamento do neuroepitélio com aprisionamento de produtos secretórios + células descamativas

Incidência:
0,9%–3,6% na população sonográfica; 50% dos cérebros autopsiados

Histo: nenhum revestimento epitelial, preenchido com fluido claro ± debris

Pode estar associado a: aneuploidia (trissomia do 18 + 21)
◊ Na ausência de outras anomalias 1% dos fetos com cistos do plexo coróide terão trissomia do 18!
◊ Na presença de outras anomalias, 4% dos fetos com cistos do plexo coróide terão trissomia do 18!
◊ 40%–71% dos fetos autopsiados com trissomia do 18 têm cistos do plexo coróide bilateralmente > 10 mm de diâmetro

- usualmente assintomáticos

Localização: freqüentemente ao nível do átrio; uni/bilateral
√ cistos anecóicos esféricos únicos/múltiplos
√ usualmente 2–8 mm de tamanho (média 4,5 mm, até 25 mm)

Cp: hidrocefalia (se o cisto é grande)

Prognóstico:
Usualmente desaparece durante a 28ª semana; pode persistir; em 95% dos casos de nenhum significado

Conduta obstétrica:
Um cisto do plexo coróide deve estimular um completo exame sonográfico a partir de 19 semanas; se nenhuma outra anormalidade sonográfica é identificada, a possibilidade de um cariótipo anormal é tão baixa que o risco para a apresentação da trissomia do 18 (1:450–500) é mais baixo que o risco para a perda fetal, devido à amniocentese (aproximadamente 1:200–300)

DD: estrutura pseudocística no aspecto ínfero-lateral do átrio (corpo estriado?), no plano coronal oblíquo que se alonga ao inclinar o transdutor

CISTOS EPIDERMÓIDES DE SNC

= CISTOS DE INCLUSÃO EPIDERMÓIDE

Incidência: 0,2%–1,8% de todos os neoplasmas primários intracranianos; tumor intracraniano congênito mais comum

Etiologia: lesão ectodérmica = inclusão de elementos epiteliais da bolsa faríngea de Rathke/células pluripotenciais durante o fechamento do tubo neural na quinta semana de vida fetal (a inclusão precoce resulta em lesão na linha média, uma inclusão mais tardia resulta em uma localização mais lateral)

Pat: "tumor peroláceo" = lesão sólida bem definida com superfície nodular irregular cintilante revestida de epitélio escamoso estratificado; os debris continuamente descamados podem ser grandemente proteináceos (queratina) ou podem conter grandes quantidades de lipídeos (cristais de colesterol, triglicerídeos)

= COLESTEATOMA PRIMÁRIO/CONGÊNITO

Idade: 10–60 anos, pico etário na 4ª-5ª décadas; o tumor lentamente se expande no decorrer de décadas pela descamação descontínua do revestimento, assim se tornando sintomático na vida adulta; M:F = 1:1

- dor facial
- neuropatia craniana pelos epidermóides cerebelopontinos
- hidrocefalia nos epidermóides supratentoriais
- meningite química (secundário ao vazamento de conteúdo do tumor no espaço subaracnóideo) com epidermóides na fossa craniana média

Localização: pode ser intra/extradural
  (a) ângulo cerebelopontino (mais comum)
  (b) região supra-selar (comum)
  (c) cisternas perimesencefálicas
  (d) dentro dos ventrículos
  (e) calota craniana

√ lesão macia conformando-se + moldando-se por si só em torno das superfícies cerebrais
√ pode circundar os vasos + nervos cranianos intimamente em vez de deslocá-los (ressecabilidade limitada)
√ pouco efeito de massa, nenhum edema/hidrocefalia
√ NENHUM reforço com contraste
√ pode estar associado ao trato sinusal dérmico na região occipital/nasofaríngea se localizado na linha média

TC:
  √ massa esférica tipicamente lobulada e homogênea com densidade entre a água e -20 HU
  √ erosão óssea com margens bem corticadas agudamente definidas
  √ calcificação (1%)

RMN:
  √ aspecto lamelado em pele de cebola (concreção camada por camada de células descamadas)
  √ intensidade de sinal similar a do LCR: lesão heterogeneamente hipointensa em T1WI + hiperintensa em T2WI
  √ raramente hiperintensa em T1WI devido à presença de triglicerídeos + ácidos graxos poliinsaturados

√ angiograficamente avascular
√ superfície papilar/frondosa na cisternografia

Trat.: ressecção (complicada por aderência ao cérebro circunjacente, vazamento do conteúdo do cisto com meningite química, metástase pelo LCR + implante)

COMPLICAÇÃO DE DERIVAÇÃO VENTRÍCULO-PERITONEAL

A. MALFUNÇÃO DA DERIVAÇÃO
  Causa: oclusão do cateter por plexo coróide/tecido glial, desconexão dos tubos
  - sintomas de aumento da pressão intracraniana
  - abaulamento persistente da fontanela anterior
  - excessiva taxa de crescimento da cabeça

  √ aumento do tamanho ventricular
  √ shuntograma (por cintigrafia/radiografia com contraste)determina a obstrução
  √ edema cerebral acompanhando ao longo do trajeto da derivação + dentro dos interstícios do centro semi-oval (com a obstrução parcial)
  √ formação de cisto da substância branca circundando o cateter ventricular

B. INFECÇÃO DA DERIVAÇÃO
  Incidência: 1%–5%
  - febre de baixa intensidade de origem intermitente
  - anemia, desidratação, hepatosplenomegalia
  - rigidez de nuca
  - edema + rubor sobre o trajeto da derivação
  - peritonite

  √ ventriculite (= ventrículos dilatados com paredes irregulares e captantes de contraste ± septações)

C. COMPLICAÇÕES ABDOMINAIS
  (1) Ascite
  (2) Formação de pseudocisto
  (3) Perfuração de víscera oca/parede abdominal
  (4) Obstrução intestinal

D. HEMATOMA SUBDURAL
  Causa: drenagem precipitada de ventrículos extremamente dilatados
  Idade: usualmente visto em crianças > 3 anos de idade
  Prognóstico: pequenos hematomas são insignificantes

E. LESÃO GRANULOMATOSA
  = rara reação granulomatosa adjacente aos cateteres da derivação dentro/próxima ao ventrículo
  √ massa de reforço irregular com contraste ao longo do trajeto do cateter da derivação

F. SÍNDROME DO VENTRÍCULO EM FENDA
  = sintomas de insuficiência da derivação na ausência de dilatação ventricular (síndrome pobremente definida)
  √ estudos de imagem normais

CONTUSÃO CORTICAL

= lesão traumática da superfície cortical do cérebro

Incidência: tipo mais comum de lesão intra-axial primária; em 21% dos pacientes com trauma de crânio; crianças: adultos = 2:1

Pat: necrose tecidual, lesão capilar, hemorragia petequial seguida por liquefação + edema após 4–7 dias

Mecanismo: forças de aceleração-desaceleração lineares/trauma penetrante
(1) **Golpe** = impacto direto no cérebro estacionário
Localização: regiões frontais + temporais (freqüentemente bilateral), abaixo de um hematoma subdural agudo
(2) **Contragolpe** = impacto do cérebro em movimento na calota craniana estacionária

Localização: lesões bilaterais múltiplas:
— comum: ao longo das superfícies anterior + lateral + inferior do lobo frontal (nos giros orbitofrontais, frontais inferiores e retos acima da placa cribriforme, plano esfenoidal, asa menor do esfenóide) e lobo temporal (logo acima do osso petroso/posterior à asa maior do esfenóide)
— menos freqüente: nos lobos parietal + occipital, hemisférios cerebelares, vermis, tonsilas cerebelares

- confusão (leve acometimento inicial)
- disfunção cerebral focal
- crises convulsivas, alterações na personalidade
- déficits neurológicos focais (alterações tardias)

TC (sensível somente para hemorragias na fase aguda):
√ áreas focais/múltiplas (29%) pobremente definidas de baixa atenuação com contornos irregulares (edema), intercaladas com pequenas áreas tênues de densidade aumentada (hemorragias petequiais)
√ edema cerebral difuso sem hemorragia no período pós-traumático imediato (comum em crianças) devido à hiperemia/edema isquêmico
√ algum grau de reforço com contraste (capilares com permeabilidade aumentada)
√ hemorragias isodensas após 2–3 semanas
√ a verdadeira extensão das lesões se torna mais evidente com a progressão do edema + necrose celular + efeito de massa com as semanas subseqüentes

RMN (melhor modalidade para a detecção do edema contusional inicial + acurada demonstração da extensão das lesões):
√ lesões hemorrágicas (detectadas em 50% das contusões):
  √ inicialmente, intensidade diminuída (deoxihemoglobina da hemorragia aguda) circundada por edema hiperintenso em T2WI
  √ hiperintenso em T1WI + T2WI na fase subaguda (secundário à metemoglobina)
  √ gliose hiperintensa + hemossiderina hipointensa em T2WI na fase crônica
√ lesões não hemorrágicas e hipointensas em T1WI + hiperintensas em T2WI

Cp:
(1) Encefalomalacia (= cicatriz cerebral)
(2) Porencefalia (= formação de cavidade cística revestida com cérebro gliótico e comunicação com os ventrículos/espaço subaracnóideo)
(3) Hidrocefalia como resultado de aderências causadas por sangue subaracnóideo

CRANIOFARINGIOMA

Incidência: 3%–4% de todos os neoplasmas intracranianos; 15 % dos tumores supratentoriais + 50% tumores supra-selares em crianças; massa supra-selar mais comum

Origem: de restos epiteliais ao longo do ducto vestigial craniofaríngeo (fenda/bolsa de Rathke dentro do lobo intermédio da hipófise)

Pat: tumor benigno originando do neuroepitélio no ducto craniofaríngeo + epitélio primitivo bucal

Histo: cístico (rico em líquido com colesterol)/complexo/sólido

Idade: do nascimento — 7ª década; distribuição etária bimodal: pico etário na 1ª-2ª década (75%) + 5ª década (25%); M > F

- *diabetes insipidus* (compressão da glândula hipofisária)
- retardo do crescimento (compressão do hipotálamo)
- hemianopsia bitemporal (compressão do quiasma óptico)
- cefaléia pela hidrocefalia (compressão do forame de Monro/aqueduto de Sylvius)

Localização:
(a) Talo hipofisário/túber cinéreo
(b) Supra-selar (20%)
(c) Intra-selar (10%)
(d) Intra e supra-selar (70%)

Craniofaringioma ectópico
(e) assoalho anterior do 3º ventrículo (mais comum em adultos)
(f) osso esfenoidal

Raios X de crânio:
√ sela normal (25%)
√ aumento da sela em forma de "J" com dorso truncado
√ espessamento + aumento da densidade da lâmina dural no assoalho da sela (10%)
√ extensa destruição selar (75%)
√ calcificações curvilíneas/floculares/pontilhadas/ossificação lamelar; calcificações vistas em jovens em 70%–90%, nos adultos em 30%–40%

TC:
√ massa supra-selar multilobuladas não homogêneas
√ lesão sólida (15%)/mista (30%)/cística (54–75%) (aspecto cístico em função do colesterol, queratina, debris necróticos com densidade mais alta que o LCR)
√ reforço da lesão sólida, reforço periférico da lesão
√ lesão marginal hiperdensa (calcificação/ossificação) em 70%–90% nos tumores da infância + 30%–50% dos tumores dos adultos
√ ± hidrocefalia obstrutiva
√ extensão para a fossa média > anterior > posterior (25%)

RMN (relativamente inefetivo na demonstração de calcificações):
√ principalmente hiperintensas mas também iso/hipointensa em T1WI (variável segunda a hemorragia/líquido proteináceo contendo colesterol)
√ marcadamente hiperintenso em T2W
√ reforço marginal dos componentes sólidos com dimeglumina gadopentetato

Angio:
√ usualmente avascular
√ deslocamento lateral, elevação, estreitamento do segmento supraclinóideo da ACI
√ deslocamento posterior da artéria basilar

DD:
(1) Epidermóide (nenhum reforço com contraste)
(2) Cistos da bolsa de Rathke (pequena lesão intra-selar)

DERMÓIDES DO SNC

= massa pilossebácea revestidas com anexos da pele originando-se da inclusão de células epiteliais + anexos da pele durante o fechamento do tubo neural

Incidência: 1% de todos os tumores intracranianos

Pat: lesão ectodérmica + mesodérmica = epitélio escamoso, células mesodérmicas (folículos pilosos, glândulas sudoríparas + sebáceas)

Idade: < 30 anos (aparece na vida adulta devido ao crescimento lento); M < F

Localização:
(a) canal espinhal (mais comum): extra/intramedular na região lombossacra
(b) fossa posterior, dentro do vermis/4º ventrículo (predileção para a linha média)
(c) posterior à fissura orbital superior, pode ser associado a defeito ósseo

• possível episódios de meningites químicas/bacterianas
√ massa não homogênea de paredes espessas com áreas focais de gordura
√ calcificações murais/centrais/osso (possível)
√ pode haver trato sinusal até a superfície da pele (seio dérmico) se localizado na linha média na região occipital/nasofaríngea
√ nível líquido-gordura se o cisto se rompe para dentro dos ventrículos, gotas de gordura no espaço subaracnóideo
√ NENHUM reforço com contraste

RMN:
√ intensidade variável T1WI (hiperintenso com conteúdo de produtos liquefeitos de colesterol)
√ tempos de relaxamento encurtados em T1 + T2 (= gordura)

DISPLASIA FIBROMUSCULAR

= angiopatia não arteriosclerótica de patogênese desconhecida

Incidência: < 1% das angiografias cerebrais

Idade: 2/3 > 50 anos; M:F = 1:9

Associada com: isquemia cerebral (até 50%), aneurismas intracranianos (até 30%), tumores intracranianos (30%), sopros, trauma

Localização:
ACI cervical + intracraniana (85%), artéria vertebral (7%); ambas circulações anterior e posterior (8%); bilateral (60%–65%)
◊ Envolvimento simultâneo das artérias renal/musculares em 3%

Angiografia:
√ comprimento do vaso afetado de 0,5 cm a alguns centímetros

Tipos:
(1) Fibroplasia medial = hiperplasia fibromuscular (80%)
√ corda de rosário = zonas alternantes de alargamentos + estreitamentos
√ estreitamento tubular
(2) Fibroplasia íntima
√ estreitamento tubular concêntrico tênue (DD: arterite de Takayasu, arterite esclerosante, espasmo vascular, hipoplasia vascular)
(3) Hiperplasia subadventicial
(4) Displasia fibromuscular atípica (= variante da fibroplasia intimal?)
√ massa reticulada = tênue/corrugada envolvendo somente uma das paredes do vaso + projetando-se para dentro da luz (DD: doença arteriosclerótica, aneurisma pós-traumático)

Cp: dissecção (em 3%), macroaneurisma

Prognóstico: tende a continuar estável/mínima progressão

Trat.: somente quando os sintomas progridem

DISPLASIA SEPTO-ÓPTICA

= SÍNDROME DE DeMORSIER
= rara anomalia da linha média anterior com (1) hipoplasia dos nervos ópticos (2) hipoplasia/ausência do septo pelúcido; freqüentemente considerada como uma forma leve de holoprosencefalia

M:F = 1:3

Associada a: esquizencefalia (50%)

• hipopituitarismo hipotalâmico (50%): *diabetes insipidus* (em 50%), retardo do crescimento (secreção deficiente do hormônio do crescimento + hormônio estimulante da tireóide)
• diminuição da acuidade visual (hipoplasia dos discos ópticos), nistagmo, hipotelorismo ocasional
• crises epilépticas, hipotonia
√ canais ópticos pequenos
√ hipoplasia dos nervos ópticos + quiasma + infundíbulo
√ dilatação das cisternas quiasmática + supra-selar
√ cornos frontais dilatados e fundidos quadrangulares posteriormente + pontiagudos inferiormente
√ dilatação bulbosa do recesso anterior do 3º ventrículo
√ septo pelúcido hipoplásico/ausente
√ corpo caloso delgado

DISTROFIA METACROMÁTICA

= DMC = leucodistrofia hereditária mais comum (autossômica recessiva) (desordem desmielinizante)

Causa: deficiência da arilsulfatase A, resultando em grave deficiência do lipídeo mielínico sulfatídico dentro de macrófagos + células de Schwann

Idade de apresentação: antes dos 3 anos (2/3), na adolescência (1/3)

A. FORMA INFANTIL TARDIA
Idade: segundo ano de vida
• desordem da marcha + estrabismo
• dificuldade da fala
• espasticidade + tremor
• deterioração intelectual

Prognóstico: morte dentro de 4 anos do início

B. FORMA JUVENIL
Idade: 5–7 anos

C. FORMA ADULTA
• síndrome mental orgânica
• sinais progressivos corticoespinhais, corticobulbares, cerebelares e extrapiramidais

√ perda progressiva do tecido cerebral hemisférico

TC:
- √ substância branca simétrica e de baixa densidade adjacente aos ventrículos (especialmente centro oval e cornos frontais)
- √ atrofia progressiva
- √ nenhum reforço com contraste

RMN:
- √ áreas simétricas e progressivas de hipointensidades em T1WI
- √ hiperintensidade em T2WI (aumento do conteúdo da água)

Prognóstico: morte dentro de alguns anos

DOENÇA DE ALEXANDER

= LEUCODISTROFIA FIBRINÓIDE

Idade: tão precoce quanto poucas semanas de vida
- √ macrocefalia
- √ impossibilidade de alcançar os marcos do desenvolvimento
- √ quadriparesia espástica progressiva
- √ comprometimento intelectual

Localização: substância branca frontal gradualmente estendendo posteriormente para dentro da região parietal + cápsula interna

TC:
- √ lesão de baixa densidade na substância branca
- √ reforço com contraste próximo à ponta do corno frontal

RMN:
- √ tempos de relaxamento em T1 e T2 prolongados

Prognóstico: morte no período lactente/precocemente na infância

DOENÇA DE ALZHEIMER

Mais comum das doenças difusas da substância cinzenta com grandes perdas celulares do córtex cerebral + outras áreas
- • perda de memória lentamente progressiva, demência
- √ aspecto de "noz quebrada" = sulcos simetricamente aumentados nas áreas de convexidade mais alta
- √ alterações atróficas focais nos lobos temporais mediais
- √ halo tênue de hiperdensidade periventricular (50%)

DOENÇA DE BINSWANGER

= ENCEFALOPATIA SUBCORTICAL PROGRESSIVA = LEUCOARAIOSE = ENCEFALOPATIA SUBCORTICAL ARTERIOSCLERÓTICA (ESA)

Causa: arteriosclerose afetando as artérias penetrantes distais pobremente colateralizadas (artérias perfurantes medulares, talamoperfuradas, lenticuloestriadas, perfurantes pontinas); correlação positiva com a hipertensão + envelhecimento

Pat: desmielinização isquêmica/infarto

Idade: > 60 anos
- • alterações psiquiátricas, prejuízo intelectual, demência lentamente progressiva, déficits neurológicos transitórios, epilepsia, espasticidade, síncope

  Localização: substância branca periventricular, centro semi-oval, núcleos da base; as fibras em "U" da substância branca + corpo caloso são poupados
- √ lesões hipodensas multifocais (periventriculares, centro semi-oval), poupando as fibras em "U"
- √ infartos lacunares nos núcleos da base
- √ dilatação sulcal + ventrículos laterais dilatados (atrofia cerebral)

RMN:
- √ áreas focais de intensidade de sinal aumentada em T2WI (= "objetos brilhantes não identificados")

DD: leucodistrofia, leucoencefalopatia multifocal progressiva, esclerose múltipla

DOENÇA DE CANAVAN

= LEUCODISTROFIA ESPONGIFORME

= forma rara de leucodistrofia como uma desordem autossômica recessiva, mais comum em judeus Ashkenazi

Incidência: < 100 casos publicados

Causa: deficiência de aspartoaciclase levando ao acúmulo de ácido N-acetilaspartato no cérebro, plasma, urina, LCR

Histo: degeneração esponjiforme da substância com edema astrocítico + alongamento mitocondrial

Idade: 3–6 meses
- • marcada hipotonia
- • megalencefalia progressiva
- • epilepsia
- • impossibilidade de atingir o desenvolvimento motor
- • espasticidade
- • atraso intelectual
- • atrofia óptica com cegueira
- • dificuldade para deglutir
- √ anormalidade simétrica e difusa da substância branca
- √ pode envolver os núcleos da base
- √ atrofia cortical

TC:
- √ substância branca de baixa densidade

RMN:
- √ substância branca hipointensa em T1WI + hiperintensa em T2WI

Prognóstico: morte no 2º–5º ano de vida

Dg:

(1) Elevação do ácido N-acetilaspártico na urina

(2) Deficiência da aspartoacilase na cultura de fibroblastos da pele

DOENÇA DE CREUTZFELDT-JAKOB

= infecção transmissível por vírus lento, com desenvolvimento durante semanas

Histo: classificada com "encefalopatia esponjiforme"
- • demência rapidamente progressiva da meia idade
- √ lesões hiperintensas na cabeça do núcleo caudado + putâmen bilateralmente em T2WI
- √ NENHUM reforço com gadolínio das lesões
- √ NENHUM envolvimento da substância branca

DOENÇA DE HALLERVORDEN-SPATZ

Rara desordem metabólica com retenção anormal de ferro nos núcleos da base

Idade: 2ª década de vida

Histo: hiperpigmentação + destruição simétrica do globo pálido + substância negra
- • deterioração progressiva da marcha + rigidez dos membros
- • alentecimento dos movimentos voluntários, disartria
- • desordem coreoatetósica dos movimentos
- • deterioração mental

TC:

- √ focos de baixa (destruição tecidual)/alta densidade (= calcificação distrófica) no globo pálido

RMN:

- √ globo pálido inicialmente hipodenso em T2WI (= deposição de ferro)
- √ mais tarde, focos hiperintensos em T2WI (– destruição + gliose)

DOENÇA DE MOYAMOYA

= arterite cerebral progressiva obstrutiva/oclusiva afetando a ACI distal na bifurcação de seus ramos (2/3 anteriores do círculo de Willis), usualmente envolvendo ambos os hemisférios

Etiologia: desconhecida

Idade: predominantemente em crianças + adultos jovens

Pat: hiperplasia endotelial + fibrose sem uma reação inflamatória associada

- cefaléia
- distúrbios do comportamento
- episódios de hemiparesia recorrentes

√ estenose/oclusão bilateral da porção supraclinóidea da artéria carótida interna estendendo para as porções proximais das artérias cerebral média + cerebral anterior

√ grande trama de vasos nos núcleo da base ("fumaça de cigarro") + troco cerebral superior nutrido pela artéria basilar, artérias cerebral anterior + média (dilatação das artérias lenticuloestriadas + talamoperfurantes)

√ anastomoses entre artérias meníngeas durais + leptomeníngeas

Cp: hemorragia subaracnóide ocasionalmente

SÍNDROME DE MOYAMOYA

Etiologia: síndromes neurocutâneas, meningite bacteriana, periarterite nodosa, trauma de crânio, tuberculose, contraceptivos orais, aterosclerose, anemia de células falcêmicas

DOENÇA DE PELIZAEUS-MERZBACHER

= rara leucodistrofia sudanofílica ligada ao X (cinco tipos com diferentes épocas de início, taxa de progressão, transmissão genética)

Idade: período neonatal

- nistagmo pendular bizarro + balançar da cabeça
- ataxia cerebelar
- lento desenvolvimento psicomotor

TC:

- √ substância branca hipodensa
- √ atrofia progressiva da substância branca

RMN:

- √ falta de mielinização (aparecimento no recém-nascido mantida)
- √ capsula interna, radiações ópticas e coroa radiada hiperintensas em T1WI
- √ ausência quase completa de hipointensidade na região supratentorial em T2WI
- √ proeminência leve/moderada dos sulcos corticais

Prognóstico: morte na adolescência/adultos jovens

DOENÇA DE PICK

= rara forma de demência pré-senil similar à doença de Alzheimer; pode ser herdada em modo autossômico dominante; M < F

√ atrofia cortical focal dos lobos frontais anteriores + temporais

√ dilatação dos cornos frontais + temporais dos ventrículos laterais

DOENÇA DE VON HIPPEL-LINDAU

= Vhl = ANGIOMATOSE RETINOCEREBELAR

= complexa displasia neurocutânea herdada; autossômica dominante (gene localizado no cromossomo 3p25-p26) com 80%–100% de penetrância + expressividade tardia variável; agrupada sob as facomatoses hereditárias; em 20% é familial

Idade de início: 2ª–3ª década; M:F = 1:1

Critérios diagnósticos:

(a) > 1 hemangioblastoma do SNC
(b) 1 hemangioblastoma + manifestação visceral
(c) 1 manifestação + história familial conhecida

@ MANIFESTAÇÕES DO SNC

Idade de apresentação: 25–35 anos

- sintomas cerebelares: vertigem, disdiadococinesia, dismetria, sinal de Romberg
- sinais de aumento da pressão intracraniana: cefaléia, vômitos
- alterações visuais: inflamação retiniana reativa com exsudato + hemorragia, deslocamento da retina, glaucoma, catarata, uveíte, diminuição da acuidade visual, dor ocular
- sintomas medulares (incomum): perda da sensação, propriocepção prejudicada

(1) Angiomatose retiniana = **tumor de von Hippel** (> 45%): manifestação mais precoce da doença; múltiplos em até 66%, bilateral em até 50%

Dg: oftalmoscopia indireta + angiografia com fluoresceína

- √ os pequenos tumores são raramente detectados pelos estudos de imagens
- √ distorção do globo ocular
- √ densidade retiniana densamente calcificada (angioma calcificado induzido por hematoma)

(2) Hemangioblastoma do SNC = **tumor de Lindau** (40%) = manifestação mais comumente reconhecida da doença de vHL

Idade: 15–40 anos

Local: cerebelo (65%), tronco cerebral (20%), medula espinhal (15%); lesões múltiplas em 10%–15%

◊ 4%–20% dos hemangioblastomas únicos ocorrem na doença de von Hippel-Lindau!

TC:

- √ grande lesão cística com nódulo mural de 3–5 m (75%)
- √ lesão sólida que capta contraste (10%)
- √ lesão que capta contraste com múltiplas áreas císticas (15%)
- √ intenso rubor tumoral/rubor do nódulo mural
- √ NENHUMA calcificação (DD: o astrocitoma cístico calcifica em 25%)

RMN (modalidade de escolha):

√ componente cístico hipointenso em T1WI (levemente hiperintenso em ralação ao LCR devido ao conteúdo protéico); hiperintenso em T2WI

√ pequenas áreas tubulares de sinal de fluxo nulo dentro do nódulo mural (= vasos nutrícios + veias de drenagem dilatados); intenso reforço com contraste do nódulo mural

√ lesão sólida levemente hipointensa em T1WI; hiperintensa em T2WI; intenso reforço com contraste

Angio:

√ intensa coloração do nódulo mural ("fenômeno da sogra" = o rubor tumoral surge precocemente, mantém-se tardiamente, muito denso)

√ presença de vasos nutridores

Prognóstico: causa mais freqüente de morbidade e mortalidade; recorrência freqüente após a ressecção

@ RINS

- policitemia devido ao nível elevado de eritropoietina (em 15% com o hemangioblastoma, em 10% com o carcinoma de células renais)

(1) Cistos renais corticais (75%) múltiplos + bilaterais (podem ser confundidos com a doença renal policística)

(2) Carcinoma de células renais (20%–45%)

Idade: 20–50 anos

√ multicêntrico em 87%, bilateral em 10%–75%, pode surgir da parede do cisto

√ sensibilidade: 35% para a angiografia, 37% para o US, 45% para a TC (devido à inabilidade de confiavelmente distinguir entre CaCR, câncer dentro do cisto, cisto atípico)

√ 50% metastático no momento da descoberta

Prognóstico: o CaCR é causa de morte em 30%–50%, como segunda causa mais freqüente de mortalidade!

(3) Adenoma renal

(4) Hemangioma renal

@ Feocromocitoma ADRENAL (em até 10%–17%) bilateral em até 40%; confinado a certas famílias

@ EPIDÍDIMO

(1) Cistadenoma do epidídimo

@ PÂNCREAS

(1) Cistadenoma pancreático/cistadenocarcinoma

(2) Tumor da célula pancreática

(3) Hemangioblastoma pancreático

(4) Cistos pancreáticos (em 30%); incidência em autópsias em até 72%

√ usualmente cistos múltiplos e multiloculares

@ FÍGADO

(1) Hemangioma hepático

(2) Adenoma

@ OUTROS

(1) Paraganglioma

(2) Cistos em virtualmente qualquer órgão: fígado, baço, adrenal, epidídimo, omento, mesentério, pulmão, osso

NEOPLASMAS DE MÚLTIPLOS ÓRGÃOS

@ Rim:	carcinoma de células renais (até 40%) angioma renal (até 45%)
@ Fígado:	adenoma, angioma
@. Pâncreas:	cistadenoma/adenocarcinoma
@ Epidídimo:	adenoma
@ Glândula adrenal:	feocromocitoma

CISTOS DE MÚLTIPLOS ÓRGÃOS

1 Rim (usualmente múltiplos cistos corticais em 75%–100% em idade precoce, mais comum manifestação abdominal)

2 Pâncreas (em 9%–72%, freqüentemente cistos numerosos; segundo órgão abdominal mais comum afetado)

3 Outros: fígado, baço, omento, mesentério, epidídimo, adrenal, pulmão, osso

DOENÇA HIDÁTICA DO CÉREBRO

= verme achatado do cão (*Echinococcus granulosus*) nas áreas de criação de ovelhas

Localização: fígado (60%), pulmão (25%), SNC (2%) subcortical

√ cisto hipodenso, usualmente único, grande e esférico, com margens nítidas

√ nenhum edema circundante significativo; nenhum reforço anelar com contraste

√ desenvolvimento de cistos filhos (após a ruptura/pós punção diagnóstica)

EMPIEMA CEREBRAL

Empiema subdural

20% de todas as infecções intracranianas bacterianas

Causa: sinusite paranasal, otite média, osteomielite da calota, infecção após craniotomia ou colocação de *shunt* ventricular, ferida penetrante, contaminação de efusão subdural meningite-induzida

Localização: espaço craniano frontal + inferior em estreita proximidade com os seios paranasais; 80% sobre a convexidade estendendo-se para dentro da fissura inter-hemisférica ou fossa posterior

√ zona hipo/isodenso crescêntica/lentiforme adjacente à tábua interna

√ pode mostrar efeito de massa (apagamento sulcal, compressão ventricular, deslocamento)

√ fino halo de reforço curvilinear (7–10 dias mais tarde) adjacente ao cérebro

√ sinusite grave/mastoidite (pode ser o indicador mais significativo)

Mortalidade: 30% (emergência neurocirúrgica)

Cp: trombose venosa, infarto, epilepsia, hemiparesia, hemianopsia, afasia, abscesso cerebral

DD: hematoma subdural subagudo/crônico

Empiema epidural

Mesmas causas que as acima

Nenhum déficit neurológico (a dura minimiza a pressão exercida no cérebro)
√ halo espesso de reforço

ENCEFALITE

= termo geralmente reservado para o processo inflamatório difuso de etiologia viral (herpes simples, encefalite da Califórnia, encefalite eqüina do Leste, encefalite de St. Louis, encefalite eqüina do Oeste)
√ leve edema cerebral difuso
√ pequenos infartos/hemorragias (menos freqüente)

Encefalite por Herpes Simples (EHS)

= causa mais comum de meningoencefalite necrotizante não epidêmica nos EUA
Organismo: HSV tipo I (em adultos); HSV tipo II (em neonatos pela infecção transplacentária)
• confusão, desorientação
• síndrome viral precedente, febre, cefaléia, crises convulsivas

Localização: lobos temporal > frontal > parietal; propensão para o sistema límbico (trato olfatório, lobos temporais, giro do cíngulo, córtex insular); predominantemente unilateral
TC (o principal papel é identificar o local para a biopsia):
√ pode ser negativo nos primeiros três dias
√ áreas bilaterais pobremente definidas de atenuação diminuída
√ o putâmen poupado forma uma borda côncava/reta nitidamente definida (DD: glioma, infarto)
√ compressão dos ventrículos laterais, fissura silviana (edema cerebral)
√ reforço cisternal periférico disseminado/giral/cisternal (50%), pode persistir por alguns meses
√ tendência para hemorragia + rápida disseminação no cérebro
RMN:
√ aumento da intensidade de sinal em T2WI
MN:
Agentes: imagem cerebral padrão (por exemplo, Tc-99 m DTPA), novos agentes cerebrais (por exemplo, I-123 iodoanfetamina/Tc-99 m HMPAO)
A imagem com o SPECT melhora a sensibilidade
√ aumento focal característico na atividade nos lobos temporais na cintigrafia cerebral (quebra da barreira hematoencefálica)
Dg: coloração por anticorpos fluoresceína/cultura viral de biopsia cerebral
Mortalidade: 70%
Trat.: adenina arabinosídeo
DD: glioma de baixo grau, infarto, abscesso

Encefalite pós-infecciosa

Após doença viral exantematosa/vacinação
Encefalomielite disseminada aguda (EDA)
= reação auto-imune contra a substância branca do paciente após sarampo, caxumba, varicela, coqueluche, infecção pela rubéola/vacinação
• crises epilépticas + sinais neurológicos focais 7–14 dias após o início clínico da infecção viral
Histo: processo inflamatório perivenoso difuso resultando em áreas de desmielinização
Localização: substância branca subcortical de ambos os hemisférios assimetricamente
TC:
√ substância branca hipodensa
RMN:
√ áreas focais de hiperintensidade em T2WI
√ pode demonstrar reforço com contraste
Trat.: corticosteróides resultam em melhora dramática
Prognóstico: recuperação completa/algum dano neurológico permanente (10%–20%)
DD: simulando esclerose múltipla (episódios raramente recorrentes como na esclerose múltipla)

Encefalite pelo vírus da imunodeficiência humana

Freqüentemente em combinação com a encefalite pelo CMV
Histo: nódulos microgliais + células gigantes multinucleadas acompanhando gliose da substância branca profunda + substância cinzenta
√ atrofia predominantemente central do SNC
√ doença simétrica perivascular/substância branca difusa sem efeito de massa (hipodenso na TC, alta intensidade em T2WI)

ENCEFALOPATIA ESPONGIFORME

rara, hereditária > idade de 40
• deterioração da função mental
• áreas confluentes de atenuação diminuída

EPENDIMOMA

= na maioria, neoplasma benigno de crescimento lento de células ependimárias maduras bem diferenciadas revestindo os ventrículos
Incidência: mais comumente em crianças; 5%–9% de todos os tumores primários do SNC; 15% dos tumores das fossas posteriores em crianças; 63% dos gliomas espinhais intramedulares
Histo: agregados benignos de ependimócitos na forma de rosetas perivasculares; pode ter um padrão papilar (diagnóstico diferencial difícil do papioma do plexo coróideo)
Idade:
(a) supratentorial: em qualquer idade (átrio/forame de Monro)
(b) fossa posterior: < 10 anos de idade; pico etário aos 5 anos e 34 anos; M:F = 0.8:1
Associado a: neurofibromatose
• pressão intracraniana aumentada (90%)

Localização:
(a) infratentorial: assoalho do 4º ventrículo (70% de todos os ependimomas intracranianos)
(b) supratentorial: frontal > parietal > região temporoparietal justaventricular (incomumente intraventricular), ventrículo lateral, III ventrículo
(c) cone (40%–65% de todos os gliomas intramedulares espinhais)
Nas crianças: infratentorial em 70%; supratentorial em 30%
√ pequenas áreas císticas em 15%–50% (necrose central)
√ finas calcificações multiformes puntiformes (25–50%)
√ hemorragia intratumoral (10%)

√ freqüentemente cresce para dentro do parênquima cerebral estendendo até a superfície cortical (particularmente nos lobos frontais + parietais)
√ pode invaginar para dentro dos ventrículos
√ expansão freqüentemente através dos forames de Luschka para dentro do ângulo ponto cerebelares (15%) ou através do forame de Magendie caudal até a cisterna magna (até 60%)(CARACTERÍSTICO)
√ invasão direta do tronco cerebral/cerebelo (30%–40%)
√ insinuação em torno dos vasos sangüíneos + nervos cranianos
√ hidrocefalia comunicante (100%) secundário ao exsudato de proteína elaborado pelo tumor, ocluindo as vias de reabsorção

TC:
- √ massa dentro do IV ventrículo nitidamente marginada, multilobulada iso/levemente hiperdensa
- √ halo fino bem definido e de baixa atenuação (IV ventrículo distendido e apagado)
- √ reforço das porções sólidas heterogênea/moderadamente uniforme (80%)

RMN:
- √ intensidade de sinal em T1WI baixa a intermediária
- √ margens tumorais hipointensas em T1WI + T2WI em 64% (depósitos de hemossiderina)
- √ focos de alta intensidade de sinal em T2WI (= áreas necróticas/cistos) + baixa intensidade de sinal (= calcificação/hemorragia)
- √ nível líquido dentro dos cistos
- √ reforço homogêneo com Gd-DTPA do tumor

Cp: disseminação subaracnóidea via LCR (rara) (DD: ependimoma maligno, ependimoblastoma)

Trat.: cirurgia (difícil de ressecar em função à aderência ao cérebro circundante) + radioterapia (parcialmente radiossensível) + quimioterapia

DD do ependimoma cerebelar:
(1) Astrocitoma (hipodenso, desloca o IV ventrículo da linha média, lucência cística, intramedular)
(2) Meduloblastoma (hiperdenso, calcificações em somente 10%)
(3) IV ventrículo isolado (nenhum reforço de contraste)

ESCLEROSE DIFUSA

Curso esporádico, adultos jovens, curso fulminante
√ demência, surdez
√ regiões de baixa atenuação em ambos os hemisférios sem simetria

ESCLEROSE MÚLTIPLA

= forma mais freqüente de doença inflamatória desmielinizante crônica de etiologia desconhecida, que reduz o conteúdo lipídico e o volume cerebral; caracterizada por um curso em recaídas e remissões

Prevalência: 6:10.000–60:100.000 (freqüência mais alta em latitudes geográficas mais altas; aumento da incidência com história familiar positiva)

Pico etário: 25–30 (variação de 20–50 anos); M:F = 1:2

Histo:
(a) estágio agudo: inflamação periventricular contendo monócitos + linfócitos nas junções das veias piais
(b) estágio crônico: perda dos oligodendrócitos (= perda da bainha de mielina) + astrocitose reativa (= gliose) com preservação dos axônios (= axônios desnudados) resultando em formação de cicatriz (= placa na substância branca)

- cefaléia, vertigens, náuseas, alterações sensoriais recorrentes
- fraqueza, ataxia, diplopia
- <u>Critérios de Schumacher</u>: disfunção do SNC (2) envolvimento de duas/mais partes do SNC (3) envolvimento predominante da substância branca (4) dois/mais episódios durando > 24 horas com menos de 1 mês de intervalo (5) progressão lenta dos sinais + sintomas (6) início entre 10–50 anos de idade
- <u>Bandeira vermelha de Rudick</u> (sugere outro diagnóstico que não a esclerose múltipla):
  (1) Nenhum achado ocular
  (2) Nenhuma remissão clínica
  (3) Doença totalmente local
  (4) Nenhuma anomalia sensorial
  (5) Nenhum envolvimento vesical
  (6) Nenhuma anomalia liquórica

@ Cérebro

Localização:
Localização periventricular subependimária (ao longo dos aspectos laterais do átrio + cornos occipitais), corpo caloso, cápsula interna, centro semi-oval, coroa radiada, nervos ópticos, trato óptico, tronco cerebral (aspecto ventrolateral da ponte na entrada da raiz do 5º nervo), pedúnculos cerebelares, cerebelo; envolvimento simétrico dos hemisférios cerebrais; as fibras em "U" subcorticais não são poupadas
√ tamanho da lesão: 1–25 (maioria entre 5–10 mm)
√ lesões usualmente sem efeito de massa/edema a menos que agudas
√ lesões ovóides (86%) orientadas com seus eixos longitudinais perpendiculares ao eixo ântero-posterior do crânio (devido à desmielinização perivenosa; patologicamente descritas como "dedos de Dawson")

TC:
- √ tomografia normal (18%)
- √ atrofia não específica do cérebro (45%): dilatação dos ventrículos, sulcos proeminentes
- √ lesões multifocais periventriculares (próximos ao átrio) não confluentes, com margens distintas (a localização nem se sempre se correlaciona com os sintomas)
  (a) TCNC: isodensa/lucentes
  (b) TCCC: reforço transitório durante a fase aguda (desmielinização ativa) durante aproximadamente duas semanas; pode necessitar de duplas dose de contraste; ao final desaparece/cicatriz permanente

RMN (modalidade de escolha; 95% específica):
- √ focos discretos bem delimitados de vários tamanhos com alta intensidade de sinal em T2WI + imagens de densidade protônica (= a perda da mielina hidrofóbica produz aumento no conteúdo de água); hipointensa em T1WI
- √ reforço com Gd-DTPA das lesões em T1WI (até oito semanas após a fase aguda de desmielinização com quebra da barreira hematoencefálica)
- √ lesões na superfície inferior do corpo caloso (CARACTERÍSTICO nas imagens sagitais)

@ Coluna
Mais comum processo desmielinizante da medula espinhal
Localização: predileção para a medula cervical
Local: envolvimento excêntrico dos elementos dorsais + laterais alcançando o espaço subaracnóideo
√ placas atróficas orientadas ao longo do eixo da medula espinhal
√ esclerose múltipla aguda edemaciante = edema medular + reforço com contraste
DD:
(1) Tumor medular (acompanhamento após seis semanas sem diminuição do tamanho da lesão)
(2) Mielite transversa

Trat.: esteróides (estimula a rápida diminuição do tamanho das lesões + perda do reforço)
DD:
(1) Doença isquêmica da substância branca (pacientes > 50 anos de idade, lesões < 5 mm, não infratentoriais)
(2) Encefalomielite disseminada aguda, panencefalite esclerosante subaguda (lesões de idade similares)
(3) AIDS, vasculite do SNC, enxaqueca, radionecrose, linfoma, sarcoidose, tuberculose, lúpus eritematoso sistêmico, cisticercose, metástases, glioma multifocal, neurofibromatose, contusões

ESCLEROSE TUBEROSA

= DOENÇA DE BOURNEVILLE
= EPIPLOPIA
= desordem neuroectodérmica autossômica dominante com baixa penetrância (saltos de geração freqüentes); esporádica em 50%–80%; caracterizada pela TRÍADE consistindo de:
(1) Adenoma sebáceo (30%)
(2) Epilepsia (80%)
(3) Retardo mental (70%)

N.T.: Não foi possível adaptar o mnemônico neste caso.
Freqüência: 1:150.000 nascimentos vivos
Prognóstico: 30% morrem em torno dos 5 anos de idade; 75% morrem em torno de 20 anos

@ ENVOLVIMENTO DO SNC
- crises mioclônicas (80%–90%): amiúde o primeiro + mais comum sinal de esclerose tuberosa, com início no primeiro ou segundo ano, diminuindo em freqüência com a idade
- retardo mental (50%–82%): leve a moderado (1/3); moderado a severo (2/3); progressivo; observado na vida adulta; comum se ocorre o início das crises antes da idade dos 5 anos

(1) **Hamartomas subependimais**
Localização:
ao longo da superfície ventricular do núcleo caudado, na lâmina do sulco tálamo estriado imediatamente posterior ao forame de Monro (mais amiúde), ao longo dos cornos frontal + temporal ou 3º + 4º ventrículos (menos freqüentemente)
√ múltiplos nódulos subependimais com aspecto em "gotas de cera de vela" no revestimento dos ventrículos laterais
√ calcificação com o aumento da idade (em até 80%)
RMN:
√ nódulos subependimais protruindo para dentro dos ventrículos adjacentes isodensos com a substância branca
√ nenhum/mínimo reforço com contraste

(2) **Astrocitoma de células gigantes**
= grandes nódulos subependimais localizados próximos ao forame de Monro com tendência para aumentar + crescimento para dentro do ventrículo
Incidência: 5%–15%; M:F = 1:1
√ hidrocefalia (obstrução do forame de Monro)
√ lesão circular iso/hipodensa bem demarcada na região do forame de Monro
√ hipo-/isointensa em T1WI + hiperintensa em T2WI
√ massa com reforço uniforme
√ freqüente extensão para dentro do corno frontal/corpo do ventrículo lateral
Cp: degeneração em astrocitoma de alto grau

(3) **Túberes** (em 56%)
= HAMARTOMAS CORTICAIS
Histo: agregados de células gliais atípicas circundadas por células gigantes com calcificações freqüentes (se > 2 anos de idade) = hamartomas
Freqüência: múltiplos (75%); bilateral (30%)
√ lesão cerebral hipodensa não calcificada de mielinização anormal, com giros corticais alargados
√ túberes corticais calcificados (em 15% < 1 ano de idade, em 50% em torno da idade de 10 anos)
RMN:
√ tempo de relaxamento similar ao da substância branca (se não calcificado)
√ múltiplos nódulos de alta intensidade de sinal em T2WI, iso/hipointenso em T1WI (gliose fibrilar/desmielinização)

(4) **Ilhas heterotópicas na substância branca**
Histo: agrupamento de células neuronais bizarras e gigantes associadas com a gliose + áreas de desmielinização
TC:
√ regiões hipodensas bem definidas com a substância branca cerebral sem reforço com o meio de contraste
√ calcificações em toda/parte do nódulo
RMN:
√ região hipointensa sutil em T1WI + área hiperintensa bem definida em T2WI

DD das lesões do SNC:
(1) CMV intra-uterina/infecção por toxoplasma (lesões menores, atrofia cerebral, microcefalia)
(2) Calcificação nos núcleos da base no hipoparatireoidismo/doença de Fahr (localização)
(3) Sturge-Weber, MAV calcificada (atrofia difusa, não focal)
(4) Substância cinzenta heterotópica (ao longo da parede ventricular medial, isodensa, associada com a agenesia do corpo caloso e malformação de Chiari)

@ ENVOLVIMENTO DA PELE

- adenoma sebáceo (80%–90%) = nódulos papilares de cor vermelho-castanho, com tamanho médio de 4 mm, de distribuição bimalar (*rash* em asa de borboleta")

Idade: primeiro descoberto entre as idades de 1–5 anos; história familiar em 30%

Pat: pequenos hamartomas dos elementos neurais com hiperplasia dos vasos sangüíneos = angiofibromas

Localização: sulcos nasolabiais, eventualmente cobre o nariz + a parte média dos malares

- pintas cutâneas grosseiras (80%) = "pele de porco" = "casca de laranja" = pintas de hiperplasia fibrosa; intertriginosas + localização lombar
- manchas em cinzas de folhas = máculas hipopigmentadas lembrando cinzas/"folha de hortelã" no tronco + extremidades (manifestação mais precoce na infância)
- fibromas ungueais (15%–50%): sub/periungueais com erosão das tuberosidades distais
- manchas "café com leite": incidência similar a da população geral

@ ENVOLVIMENTO OCULAR

- facoma (> 50%) = hamartoma discóide retiniano esbranquiçado = proliferação astrocítica no/próximo ao disco óptico, amiúde múltiplos + usualmente em ambos os olhos

√ pequenas calcificações na região da cabeça do nervo óptico

√ glioma do nervo óptico

@ ENVOLVIMENTO RENAL

- insuficiência renal nos casos severos (5%)
- hipertensão

(1) Angiomiolipoma (38%): usualmente múltiplo + bilateral; risco de hemorragia espontânea (subcapsular/perinéfrica)

(2) cistos múltiplos de vários tamanhos no córtex + medula mimetizando a doença renal policística do adulto (15%)

Pat: cistos revestidos por epitélio colunar com focos de hiperplasia projetando-se para dentro do lume do cisto

(3) Carcinoma de células renais (3%); bilateral em 40%

@ ENVOLVIMENTO PULMONAR(1%)

√ fibrose intersticial nos campos pulmonares inferiores + o padrão nodular miliar pode progredir para o pulmão "em favo de mel" (linfangioleiomiomatose = proliferação de músculo liso em torno dos vasos sangüíneos)

√ alterações císticas no parênquima pulmonar

√ pneumotórax espontâneo (50%)

√ quilotórax

√ *cor pulmonale*

@ ENVOLVIMENTO CARDÍACO

- cardiomiopatia congênita

√ rabdomioma subendocárdico difuso/circunscrito (em 5%)

@ ENVOLVIMENTO ÓSSEO

√ nódulos escleróticos calvarianos (45%) = "ilhas ósseas" envolvendo a díploe + tábua interna; localização frontal + parietal

√ espessamento da díploe (terapia a longo prazo com fenitoína)

√ ilhas ósseas na borda pélvica, vértebras, ossos longos

√ espessamento periosteal dos ossos longos

√ cistos ósseos com reação periosteal ondulante nas falanges distais (mais comum), metacarpianos, metatarsianos

(*DD*: sarcóide, neurofibromatose)

@ OUTROS ENVOLVIMENTOS VISCERAIS

(1) Adenomas + lipomiomas do fígado

(2) Adenomas do pâncreas

(3) Tumores do baço

@ ENVOLVIMENTO VASCULAR (raro)

√ aneurismas arteriais torácicos + abdominais

Pat: displasia vascular com anormalidades da íntima + média das grandes artérias musculares + musculoelásticas

ESQUIZENCEFALIA

= PORENCEFALIA AGENÉTICA = PORENCEFALIA VERDADEIRA

= fendas parenquimatosas revestidas de substância cinzenta estendendo do espaço subaracnóideo até o epêndima dos ventrículos laterais

Causa: insuficiência do desenvolvimento da migração celular segmentar para formar o córtex cerebral/isquemia vascular da porção da matriz germinal

Tipo de lesão: antes da formação dos hemisférios

Freqüentemente associada a: polimicrogiria, microcefalia, heterotopia da substância cinzenta

Tipos:

(a) fendas com lábios fundidos (pode ser perdido em imagens com plano paralelo ao plano da fenda)

√ as fendas estão em aposição uma à outra obliterando o espaço do LCR

(b) fendas com lábios separados

√ O LCR preenche a fenda do ventrículo lateral até o espaço subaracnóideo

- desordem epiléptica
- leve/moderado atraso do desenvolvimento
- retardo mental possível
- cegueira possível (hipoplasia do nervo óptico em 33%)

Localização: mais comumente próximo ao giro pré e pós-central; uni/ (principalmente) bilateral; na distribuição da artéria cerebral média

√ fenda de espessura total através do hemisfério com margens irregulares

√ revestimento da fenda pela substância cinzenta (PATOGNOMÔNICO) estendendo através de todo o hemisfério

√ polimicrogiria/paquigiria do córtex adjacente à fenda

√ cistos intracranianos simétricos, usualmente em torno da fissura silviana

√ dilatação assimétrica dos ventrículos laterais com desvio da linha média

√ amplas separação dos ventrículos laterais + quadratura dos lobos frontais

√ ausência da cavidade do septo pelúcido (80%–90%) + corpo caloso

Prognóstico: grave defeito intelectual, tetraplegia espástica, cegueira

DD:
(1) Pseudoporencefalia = porencefalia adquirida = destruição parenquimatosa local secundária ao insulto vascular/infeccioso/traumático (quase sempre unilateral)
(2) Cisto aracnóideo
(3) Tumor cístico

ESTENOSE AQUEDUTAL

= redução focal do tamanho do aqueduto ao nível do colículo superior/sulco intercolicular (variação normal de 0,2–1,8 mm^2)

Embriologia:
O aqueduto se forma em torno da 6ª semana de gestação + diminui de tamanho até o nascimento devido à pressão de crescimento a partir das estruturas mesencefálicas adjacentes

Incidência: 0,5–1:1.000 nascimentos; causa mais freqüente de hidrocefalia congênita (20%–43%); taxa de recorrência em gêmeos de 1%–4,5%; M:F = 2:1

Etiologia:
(a) pós-inflamação: (50%): secundário à infecção perinatal (toxoplasmose, CMV, sífilis, caxumba, vírus influenza) ou hemorragia intracraniana
= destruição do revestimento ependimário o aqueduto com importante gliose fibrilar adjacente
(b) relacionada ao desenvolvimento: bifurcação do aqueduto (= marcante divisão do aqueduto em canais)/estreitamento/septo transverso (herança recessiva ligada ao X em 25% dos homens)
(c) neoplásico: (extremamente raro): pinealoma, meningioma, astrocitoma tectal (pode não ser diagnosticado em tomografias de rotina, facilmente diferenciado pela RMN)

Pode ser associada a: outras anomalias congênitas (16%): deformidades do polegar

√ aumento dos ventrículos laterais + 3º ventrículo com 4º ventrículo de tamanho normal (o 4º ventrículo pode ser normal mesmo com a hidrocefalia comunicante)

Prognóstico: 11%–30% de mortalidade

FÍSTULA ARTERIOVENOSA

= comunicação anormal entre a artéria + veia resultando em uma quantidade tremenda de fluxo devido ao alto gradiente de pressão; levando ao aumento + alongamento das veias de drenagem

Causa:
(1) Laceração dos vasos (atraso entre o trauma + manifestação clínica devido à lise do hematoma circundando a laceração arterial)
(2) Angiodisplasia: doença fibromuscular, neurofibromatose, síndrome de Ehlers-Danlos
(3) Fístula congênita

- massa pulsátil + frêmito/sopro
- ± sintomas neurológicos/déficit (devido ao roubo arterial)

Localização:
(a) fístula carótido-cavernosa (mais comum)
(b) fístula da artéria vertebral
(c) fístula da carótida externa (raro)

GERMINOMA PINEAL

= DISGERMINOMA = PINEALOMA
= TERATOMA ATÍPICO (nomes antigos e imprecisos)
√ "pinealoma" = nome errôneo que se refere à qualquer massa da pineal
= neoplasmas maligno primitivo da célula germinal

Incidência: mais comum tumor da pineal (> 50% de todos os tumores da pineal)

Histo: idêntico ao seminoma testicular + disgerminoma ovariano; a AUSÊNCIA de cápsula facilita a invasão

Idade: 10–25 anos; M:F = 10:1

Pode ser associado a: pinealoma ectópico = foco secundário na porção inferior do 3º ventrículo

- freqüente a puberdade precoce nas crianças < 10 anos de idade
- síndrome de Parinaud = paralisia do olhar conjugado superior (compressão do tecto mesencefálico)

Localização dos germinomas: glândula pineal (80%), região supra-selar (20%), núcleos da base, tálamo

√ deslocamento da glândula pineal calcificada
√ hidrocefalia (compressão do aqueduto de Sylvius)
√ lesão bem definida restrita à glândula pineal
√ pode infiltrar a placa quadrigêmina/tálamo

TC:
√ massa infiltrante de densidade variável e homogênea (atenuação usualmente similar a da substância cinzenta)
√ raramente ocorrem calcificações psamomatosas dentro do tumor, exceto calcificações pineais em 100% (40% na população normal)
√ reforço marcante/moderado e uniforme com o meio de contraste

RMN:
√ massa esférica/lobular bem circunscrita e relativamente homogênea, isointensa à substância cinzenta
√ massa hipointensa em T2WI (ocasionalmente)
√ forte reforço com Gd-DTPA

Cp: disseminação metastática via LCR (freqüente)

Trat.: combinação de radiação (muito radiossensível) + quimioterapia (adrianomicina, cisplatina, ciclofosfamida)

Prognóstico: 75% de sobrevida após a radioterapia somente

GLIOBLASTOMA MULTIFORME

Mais maligno de todos os gliomas/astrocitomas; resulta de uma severa anaplasia de um astrocitoma grau I/II preexistente

Incidência: mais comum tumor cerebral primário; 50% de todos os tumores intracranianos

Idade: todas as idades; pico de incidência aos 5–55 anos; M:F = 3:2

Pat:
Aspecto multilobulado; freqüentemente edema vasogênico muito extenso misturado com neoplasma infiltrante; a necrose tumoral é essencial para o diagnóstico patológico (MARCA REGISTRADA)

Histo:
Histologicamente maligno e celular com astrócitos amiúde bizarros e pleomórficos/multipolares indiferenciados; comum as mitoses + proliferação endotelial vascular; freqüentemente hemorrágico + necrótico com formação de cistos (o tumor ultrapassa o suprimento vascular); nenhuma cápsula; profundamente invasivo

Localização:
Substância branca dos lobos frontais > temporais; relativamente poupando os núcleos da base + substância cinzenta; comum no corpo caloso ("glioma em borboleta"), tálamo, região quadrigeminal, raramente no cerebelo; multifocal em 2%–5%

Disseminação:
Segue os tratos da substância branca para dentro do corpo caloso (36%); facilmente cruza a linha média = "glioma em borboleta" (pista: invasão do septo pelúcido); gliomas frontais + temporais tendem a invadir os núcleos da base; pode invadir a pia, aracnóide e dura (mimetizando meningioma); pode alcançar a superfície subependimária dos ventrículos (carpete subependimário)

TCNC:
- √ massa de baixa densidade não homogênea com forma irregular + margens pobremente definidas (tumor sólido hipodenso/necrose cavitária/cisto tumoral/edema peritumoral)
- √ compressão + deslocamento dos ventrículos, cisternas, parênquima cerebral
- √ porções iso/hiperdensas (hemorragia) em 5%
- √ raramente calcifica (se coexiste com glioma de baixo grau/após radio ou quimioterapia)

TCCC:
Padrão de contraste: reforço com contraste devido à quebra da barreira hematoencefálica/neovascularidade/áreas de necrose
- (a) reforço homogêneo difuso
- (b) reforço não homogêneo
- (c) padrão anelar (ocasionalmente massa que realça dentro do anel)
- (d) lesão de baixa densidade com nível líquido de contraste (vazamento de contraste)

- √ quase sempre há rubor anelar de espessura variável: multiirregular ("grinalda"), esférico/ovóide; pode ser visto circundando os ventrículos (disseminação subependimária); o tumor usualmente se estende além das margens de reforço
- √ nível de sedimentação secundária aos debris celulares/hemorragia/material de contraste acumulado no cisto tumoral

RMN:
- √ lesão pobremente definida com algum efeito de massa/edema vasogênico/heterogeneidade
- √ depósitos de hemossiderina (imagens de gradiente eco)
- √ hemorragia (hipodensidade em T2 e imagens ponderadas em T2)
- √ T1WI + reforço com gadolíneo-DTPA separa os nódulos tumorais do edema circundante, necrose central e formação de cisto

Angio:
- √ neovascularidade + veias de drenagem precoces
- √ lesão avascular

PET:
- √ aumento na taxa de utilização de glicose

Prognóstico: 1–2 anos de sobrevida pós-operatória

GLIOMA

Crescimento ao longo de tratos da dura-máter, tendência para aumentar no grau com o tempo; pode ser multifocal

CÉLULA DE ORIGEM

1.	Astrócito	astrocitoma
2.	Oligodendrócito	oligodendroglioma
3.	Epêndima	ependimoma
4.	Meduloblasto	meduloblastoma (PNET = tumor neuroectodérmico primitivo)
5.	Plexo coróide	papiloma do plexo coróide

FREQÜÊNCIA DOS GLIOMAS INTRACRANIANOS

Glioblastoma multiforme	51%
Astrocitoma	25%
Ependimoma	6%
Oligodendroglioma	6%
Espongioblastoma polar	3%
Gliomas mistos	3%
Astroblastomas	2%

Reforço com contraste:
- ◊ Aumenta na proporção do grau de anaplasia
- ◊ Diminui a intensidade do reforço com a terapia com esteróide

Glioma do tronco cerebral

Incidência: 1%; 12%–15% de todos os tumores cerebrais pediátricos; 20%–30% dos tumores infratentoriais

Histo: usualmente astrocitoma anaplásico/glioblastoma multiforme com infiltração ao longo dos tratos de fibras

Idade: em crianças + adultos jovens; pico etário 3–13 anos; M:F = 1:1

- torna-se clinicamente aparente precocemente antes que a obstrução ventricular ocorra
- múltiplas paralisias de nervos cranianos ipsolaterais
- hemiparesia contralateral
- disfunção cerebelar: ataxia; nistagmo
- eventualmente insuficiência respiratória

Localização: ponte > mesencéfalo > bulbo; freqüentemente unilateral na junção bulbopontina
- ◊ Gliomas bulbares + mesencefálicos são mais benignos que os gliomas pontinos!

Padrão de crescimento:
- (a) infiltração difusa do tronco cerebral com expansão simétrica + disseminação rostrocaudal para dentro do bulbo/tálamo + disseminação para o cerebelo
- (b) crescimento focalmente exofítico para dentro das cisternas adjacentes (cerebelopontina, pré-pontina, cisterna magna)

- √ tronco cerebral assimetricamente expandido
- √ achatamento + deslocamento posterior do IV ventrículo + aqueduto de Sylvius
- √ compressão da cisterna pré-pontina + interpeduncular(na herniação transtentorial superior)
- √ alargamento paradoxal da cisterna do ângulo cerebelopontino com extensão do tumor para dentro do ângulo cerebelopontino
- √ deslocamento paradoxal anterior do IV ventrículo com extensão tumoral para dentro da cisterna magna

TC:
- √ massa isodensa/hipodensa com margens indistintas
- √ focos hiperdensos (= hemorragia) incomuns
- √ mínimo/ausente/reforço irregular (50%)
- √ reforço anelar nos tumores necróticos/císticos (mais agressivo)
- √ reforço proeminente na lesão exofítica
- √ hidrocefalia incomum (por causa da sintomatologia precoce)

RMN: (melhor avaliação nos casos sutis)
- √ hipointenso em T1WI + hiperintenso em T2WI
- √ ± englobamento da artéria basilar

Angio:
- √ deslocamento anterior da artéria basilar + veia pontomesencefálica anterior
- √ deslocamento da veia cerebelar pré-central
- √ deslocamento posterior dos segmentos posteriores bulbares + segmentos supratonsilares da PICA
- √ deslocamento lateral do segmento bulbar lateral da PICA

Prognóstico: 10%–30% de taxa de sobrevida em cinco anos

Trat.: radioterapia

DD: encefalite focal, hematoma em resolução, malformação vascular, tuberculoma, infarto, esclerose múltipla, metástase, linfoma

Glioma hipotalâmico/quiasmático

Ponto de origem amiúde indeterminado: gliomas hipotalâmicos invadem o quiasma, gliomas quiasmáticos invadem o hipotálamo

Incidência: 10%–15% dos tumores supratentoriais nas crianças

Idade: 2–4 anos; M:F = 1:1

Associado a: doença de von Recklinghaunsen (20%–50%)
- diminuição da acuidade visual (50%) com atrofia óptica
- síndrome diencefálica (em até 20%): marcante emagrecimento, palidez, hiperatividade, estado alerta não usual, euforia
- criança obesa
- precocidade sexual
- *diabetes insipidus*
- √ hidrocefalia obstrutiva
- √ massa supra-selar hipodensa e lobulada com reforço denso e não homogêneo
- √ hipointenso em T1WI + hiperintenso em T2WI
- √ formação cística, necrose, calcificação torna a lesão não homogênea

DD: hamartoma hipotalâmico

HAMARTOMA DO SNC

Tumor raro

(a) esporádico

(b) associado à esclerose tuberosa; pode degenerar em astrocitoma de células gigantes

Idade: 0–30 anos

Localização: lobo temporal, hamartoma do túber cinéreo, subependimal na esclerose tuberosa
- √ cistos com pouco efeito de massa, possivelmente com calcificações focais
- √ usualmente nenhum reforço

HAMARTOMA HIPOTALÂMICO

= HAMARTOMA DO TÚBER CINÉREO

= rara malformação congênita composta de tecido neural normal surgindo no hipotálamo posterior na região do túber cinéreo

Idade: < 2 anos de idade; M > F

Histo: coleção heterotópica de neurônios, astrócitos, células oligodendrogliais (lembrando muito o padrão histológico do túber cinéreo)
- puberdade precoce isossexual (devido à secreção de LRH)
- epilepsia gelástica, hiperatividade
- atraso do desenvolvimento neural

Localização: corpos mamilares/túber cinéreo do tálamo, raramente dentro do hipotálamo isoladamente
- √ massa bem definida arredondada/oval projetando-se da base do cérebro para dentro da cisterna supra-selar/interpeduncular
- √ aderida ao túber cinéreo/corpos mamilares por um delgado talo (pedunculado)
- √ continua estável de tamanho com o tempo; até 4 cm de diâmetro

TC:
- √ massa circular homogênea e isodensa em relação ao tecido cerebral
- √ NENHUM reforço

RMN:
- √ massa pedunculada circular e bem definida suspensa do túber cinéreo/corpos mamilares
- √ isointensa em T1WI + iso/levemente hiperintensa em T2WI (características de imagem da substância cinzenta)
- √ nenhum reforço com o gadolínio

HEMANGIOBLASTOMA DO SNC

= tumor benigno autossômico dominante de origem vascular

Incidência: 1%–2,5% de todos os neoplasmas intracranianos

Idade:

(a) vida adulta (> 80%): 20–50 anos, média etária de 33 anos; M > F

(b) infância (< 20%): na doença de von Hippel-Lindau (10%–20%); garotas

Associado a:

(a) doença de von Hippel-Lindau, pode ter múltiplos hemangioblastomas (somente 20% dos pacientes mostram outros estigmas)

(b) feocromocitoma (freqüentemente familial)

(c) siringomielia

(d) hemangioblastomas da medula espinhal

- eritrocitocitemia em 20% (o tumor elabora um estimulante)

Localização: hemisfério cerebelar paravermiano > medula espinhal > hemisfério cerebral/tronco cerebral; múltiplas lesões em 10%
- √ sólido (1/3)/cístico/cístico + nódulo mural
- √ porção sólida freqüentemente intensamente hemorrágica
- √ quase nunca calcifica

TC:
- √ massa cística agudamente marginada de densidade liquórica (2/3)
- √ nódulo mural periférico com reforço homogêneo (50%)
- √ ocasionalmente sólido com intenso reforço homogêneo

RMN:
√ massa tumoral bem demarcada moderadamente hipointensa em T1WI + T2WI
√ áreas hiperintensas em T1WI (= hemorragias)
√ áreas hipointensas em T1WI + hiperintensas em T2WI (= formação de cistos)
√ áreas vermiformes intralesional de queda de sinal (= fluxo sangüíneo de alta velocidade)
√ reforço heterogêneo com Gd-DTPA com focos de formação cística que não realçam + calcificação + sangue com fluxo rápido
√ áreas de reforço com Gd-DTPA perilesionais de vasos nutrícios com fluxo sangüíneo lento + drenando o tumor
√ anel periférico hiperintenso em T2WI (= edema)

Angio:
√ ninho tumoral densamente contrastado dentro do cisto (= *contrast loading*)
√ visualização do inteiro anel do cisto
√ veia de drenagem

DD:
(1) Astrocitoma cístico (> 5 cm, calcificações, grande nódulo, lesão de paredes espessas, nenhum rubor de contraste do nódulo mural, não há eritrocitocitemia)
(2) Cisto aracnóideo (se o nódulo mural não for visualizado)
(3) Metástases (possui mais edema circundante)

HEMANGIOMA CAVERNOSO DO CÉREBRO

= ANGIOMA CAVERNOSO
= CAVERNOMA

Pat: nódulo bem circunscrito de grandes espaços vasculares sinusoidais com aspecto em "favo de mel", separados por bandas fibrosas colágenas <u>sem</u> tecido neural interposto; lento fluxo sangüíneo nos canais vasculares

Idade: 3ª-6ª década; M > F

• crises convulsivas (sintoma de apresentação usual)

Localização: cérebro (principalmente subcortical) > ponte > cerebelo; solitário > múltiplo

√ NENHUM efeito de massa/edema óbvios

TCNC:
√ extensas calcificações = hemangioma calcificante (20%)
√ pequena região hiperdensa circular (PISTA)
√ mínimo edema circundante

TCCC:
√ reforço mínimo/intenso
√ áreas de baixa atenuação devido às porções não trombosadas

RMN:
√ área bem definida de intensidade de sinal mista centralmente (= lesão "em forma de amora")
  √ com mistura de intensidade de sinal aumentada (= metemoglobina extracelular/fluxo sangüíneo lento/trombose)
  √ intensidade diminuída (= deoxihemoglobina/ metemoglobina intracelular/hemossiderina/ calcificação)
√ circundado por halo hipointenso (= hemossiderina) em T2WI

Angio:
√ negativa = "MAV críptica/oculta"

Cp: hemorragia de várias idades

DD:
(1) Neoplasma hemorrágico (edema, efeito de massa)
(2) Pequena MAV (trombosada/pequenos vasos nutrícios, hemorragia associada)
(3) Angioma capilar (nenhuma diferença)

HEMATOMA DO CÉREBRO

= HEMATOMA INTRACEREBRAL

Etiologia:

A. Muito comum
  (1) Trauma
  (2) Hipertensão
    Idade: > 60 anos
    Localização: cápsula externa e núcleos da base (putâmen em 50%)/tálamo (25%), ponte + cerebelo (10%), cerebelo (10%), hemisfério cerebral (5%)
  (3) Aneurisma
  (4) MAV
B. Comum
  (1) Infarto hemorrágico = transformação hemorrágica de um AVC isquêmico
  (2) Angiopatia amilóide: pacientes idosos
  (3) Coagulopatia
  (4) Uso de drogas
  (5) Sangramento dentro do tumor (isto é, metástases, glioma)
C. Incomum
  (1) Infarto venoso
  (2) Eclâmpsia
  (3) Êmbolos sépticos
  (4) Vasculite (especialmente fúngica)
  (5) Encefalite

Estágios dos hematomas cerebrais

Resolução: reabsorção de fora para dentro em direção ao centro; a taxa depende do tamanho do hematoma (usualmente 1–6 semanas)

TC FALSO NEGATIVO:
(1) Falha na coagulação
(2) Anemia
√ estágio iso/hipodenso

<u>Hemorragia hiperaguda</u>

Tempo de evolução: < 24 horas

Substrato: sangue fresco arterial oxigenado contém 95% oxiemoglobina intracelular diamagnética(sem elétrons pareados) (Fe^{2+}), com maior teor de água que a substância branca; a oxiemoglobina persiste por 6–12 horas

TCNC:
√ lesão homogênea consolidada de alta densidade com margens irregulares bem definidas, que aumenta de densidade durante os dias 1–3 (atenuação do hematoma dependente da concentração de hemoglobina + taxa de retração do coágulo)
√ usualmente circundado por baixa atenuação (edema, contusão) surgindo dentro de 24–48 horas
  (a) forma irregular no trauma
  (b) esférica + solitária na hemorragia espontânea

menor efeito de massa comparado com neoplasmas

RMN (menos sensível que a TC durante as primeiras horas):

√ pouca diferença em relação ao parênquima cerebral normal
  = o centro do hematoma é iso a hipointenso em T1WI + minimamente hiperdenso em T2WI

√ halo periférico de hipodensidade (= produtos de degradação do sangue como pista para a presença de hemorragia)

Hematoma agudo

Tempo de evolução: 1–3 dias

Substrato: deoxihemoglobina paramagnética intracelular (= quatro elétrons não pareados) (Fe^{2+}); a deoxihemoglobina persiste por três dias

RMN:

√ levemente hipo/isointensa em T1WI)(= a deoxihemoglobina paramagnética dentro de células vermelhas intactas coaguladas e hipóxicas não causa encurtamento de T1)

√ muito hipointenso em T2WI (concentração progressiva de células vermelhas, retração do coágulo vermelho e a produção de fibrina encurtam o T2)

√ tecido hipointenso circundante em T1WI/hiperintenso em T2WI

Hematoma subagudo precoce

Tempo de evolução: 3–7 dias

Substrato: metemoglobina (Fe^{3+}) intracelular fortemente paramagnética (= cinco elétrons não pareados); (não homogeneamente distribuída dentro das células)

TCNC:

√ aumento no tamanho da área hemorrágica com o passar dos dias/semanas

√ lesão de alta densidade dentro da 1ª semana; amiúde com estratificação

RMN:

√ muito hiperintenso em T1WI (= oxidação de deoxihemoglobina para metemoglobina resulta em marcante encurtamento de T1)
  (a) começando perifericamente nos hematomas parenquimatosos
  (b) começando centralmente em aneurismas parcialmente trombosados (a tensão de oxigênio é mais alta na luz)

  DD: melanina, alta concentração de proteínas, reforço relacionado com o fluxo, agente de contraste baseado no gadolínio)

√ muito hipointenso em T2WI (= a metemoglobina intracelular causa encurtamento de T2)

Hematoma subagudo tardio

Tempo de evolução: 7–14 dias

Substrato: metemoglobina extracelular fortemente paramagnética (homogeneamente distribuída)

TCNC:

√ diminuição gradual na intensidade da periferia para dentro (1–2 HU por dia) durante a 2ª + 3ª semanas

TCCC:

√ anel periférico de reforço na borda interna da lucência perilesional (1–6 semanas após a injúria) em 80% (secundário à quebra da barreira hematoencefálica/perfusão de luxo/formação de tecido hipervascular de granulação)

√ rubor anelar pode ser diminuído pela administração de corticosteróides

RMN:

√ hiperintenso em T1WI (= a lise das hemácias permite a livre passagem de moléculas de água através da membrana celular)

√ hiperintenso em T2WI (= a compartimentalização da matamoglobina é perdida devido à lise das hemácias)

√ edema circundante isointenso em T1WI + hiperintenso em T2WI

Aspecto à RMN do Hematoma Intracraniano

Fase	Idade	Compartimento	Hemoglobina	T1	T2	Comentários
hiperaguda	< 24 h	intracelular	oxiemoglobina	iso	hiper	sangramento hiperagudo < 1h
						de deoxigenação
aguda	1–3 d	intracelular	deoxihemoglobina	**hipo**	**hipo**	dentro de células vermelhas coaguladas intactas e extracelular
subaguda						oxidação
• precoce	> 3 d	intracelular	metemoglobina	**hiper**	**hipo**	dentro de hemácias intactas e dentro do coágulo retraído
• tardio	> 7 d	extracelular	metemoglobina	**hiper**	**hiper**	após a lise de células vermelhas
crônico	> 14 d					
• centro		extracelular	hemicromos	iso	hiper	pigmentos que não contêm o ferro do heme
• anel		intracelular	hemossiderina	**hipo**	**hipo**	dentro de macrófagos, presente por anos
		tecido fibroso		hipo	hipo	
		edema		iso	hiper	

mnemônico: "EE-BE-BB-EE em T1/T2"

Escuro-**E**scuro	agudo	0–2 dias	deoxihemoglobina
Brilhante-**E**scuro	subagudo-precoce	3–7 dias	metemoglobina intracelular
Brilhante-**B**rilhante	subagudo-tardio	8–14 dias	metemoglobina extracelular
Escuro-**E**scuro	crônico	> 14 dias	hemossiderina

Hematoma crônico

Tempo de evolução: > 14 dias

Substrato: **ferritina** paramagnética (= solúvel + armazenado no compartimento intracelular) e **hemossiderina** (= insolúvel + armazenado nos lisossomos) causam marcantes heterogeneidades no campo

TCNC:

√ hematoma isodenso da 3ª–10ª semanas com anel perilesional de lucência

TC:

√ fase hipodensa (4–6 semanas) secundária à captação de líquido por osmose)

√ densidade diminuída (3–6 meses)/invisível

√ após 10 semanas, hematoma lucente com rubor anelar (DD: tumor)

RMN:

√ anel levemente hipointenso em T1WI + muito hipointenso em T2WI (= hemossiderina superparamagnética + ferritina dentro dos macrófagos); o anel gradualmente aumenta em espessura com as semanas, eventualmente preenche o hematoma por inteiro = MARCA REGISTRADA

√ centro hiperdenso em T1WI + T2WI (= metemoglobina extracelular das hemácias lisadas, imediatamente interna ao anel mais escuro de hemossiderina); presente por meses a 1 ano

√ hiperintensidade circundante em T2WI (= edema + soro expulso do coágulo) com efeito de massa associado que deve reabsorver dentro de 4–6 semanas (DD: hemorragia maligna)

HEMATOMA DOS NÚCLEOS DA BASE

= ruptura de pequenos microaneurismas distais das artérias lenticuloestriadas em pacientes com hipertensão arterial sistêmica pobremente controlada

Cp:

(1) Dissecção para dentro dos ventrículos adjacentes (2/3)
(2) Porencefalia
(3) Atrofia com dilatação ventricular ipsolateral

HEMATOMA EPIDURAL DO CÉREBRO

= HEMATOMA EXTRADURAL = dentro do espaço potencial entre a tábua interna nua + periósteo calvariano (camada dural), o qual é unido ao nível das margens da sutura

Incidência: 2% de todas os traumas de crânio; < 1% de todas as crianças com trauma craniano; incomum em lactentes

Associado a:

(1) Fratura de crânio em 75%–85%–95% (mais bem demonstrada em raios X de crânio)
   ◊ As fraturas de crânio freqüentemente não são visíveis em crianças!
(2) Hemorragia subdural
(3) Contusão

Mecanismo da lesão:

(a) laceração da artéria/veia meníngea adjacente à tábua interna, da fratura à calota (91%)
(b) avulsão dos vasos venosos dos pontos de perfuração calvariana
(c) ruptura dos seios venosos durais (maior causa em crianças jovens)

Tempo de apresentação: dentro de poucos dias da lesão (80%), 4–21 dias (20%)

• perda transitória da consciência + intervalo lúcido (< 33%)
• sonolência (24–96 horas após o acidente):
   ◊ PERIGOSO por causa do efeito de massa + rápido início (emergência neurocirúrgica a menos que seja pequeno)!
• diminuição progressiva do nível de consciência até o coma
• sinais neurológicos focais: paralisia do 3º nervo (sinal de herniação cerebral), hemiparesia

Tipos:

I	hematoma epidural agudo	(58%) por sangramento arterial
II	hematoma subagudo	(31%)
III	hematoma crônico	(11%) por sangramento venoso

Localização:

(a) em 66% temporoparietal (mais freqüentemente por laceração da artéria meníngea média)
(b) em 29% no pólo frontal, região parietoccipital, entre os lobos occipitais, fossa posterior (mais amiúde por laceração dos seios durais pela fratura)

TC:

√ linha de fratura na área do hematoma epidural

√ coleção de fluido expansiva biconvexa (lenticular = elíptico) (mais freqüente) = sob alta pressão

√ sangue fresco extravasado (30–50 HU)/sangue coagulado (50–80 HU) no estágio agudo

√ hematoma usualmente homogêneo/raramente não homogêneo "misturado" (devido à mistura de sangue coagulado + não coagulado indicando sangramento ativo)

√ efeito de massa ("efeito da compressão em cone")com apagamento do giros + sulcos por:
   — hematoma epidural (57%)
   — contusão hemorrágica (29%)
   — edema cerebral (14%)

√ separação dos seios venosos/foice da tábua interna do crânio

◊ A ÚNICA hemorragia que desloca a foice/seios venosos para longe da tábua interna do crânio

√ estiramento marcante dos vasos

√ sinais de lesão arterial (raro): extravasamento do contraste, fístula arteriovenosa, oclusão da artéria meníngea média, formação de falso aneurisma

RMN:

√ a baixa intensidade da dura-máter fibrosa permite a diferenciação de sangue epidural do sangue subdural na fase subaguda tardia (metemoglobina extracelular) com hiperintensidade em T1WI + T2WI

Angio:

√ artérias meníngeas deslocadas para longe da tábua interna do crânio

Trat.: após a evacuação cirúrgica o sistema ventricular retorna à linha média

√ O hematoma epidural em outro lugar pode ser descoberto após a descompressão cirúrgica!

DD: Hematoma subdural crônico (pode apresentar forma biconvexa similar, cruza linhas de sutura, pára na foice, nenhuma fratura de crânio associada, dura não deslocada à RMN)

HEMATOMA SUBDURAL DO CÉREBRO

Incidência: em 5% dos pacientes com trauma de crânio; em 15% dos traumas cranianos fechados; em 65% dos traumas cranianos com perda de consciência

Idade: predominantemente em crianças + idosos (grande espaço subaracnóideo com liberdade do cérebro para a movimentação devido à atrofia cerebral)

Causa: trauma direto, súbita aceleração/desaceleração; tosse forçada/espirro/vômitos nos idosos; ocasionalmente em desordens da coagulação/durante terapia anticoagulante

◊ Nenhuma relações consistentes com as fraturas de crânio

Patogênese:
o movimento diferencial do cérebro + veias aderentes corticais com relação ao crânio + inserção dos seios durais lesa as "veias ponte" (= veias subdurais), as quais conectam o córtex cerebral aos seios durais e viajam através dos espaços subaracnóideo e subdural

Localização: espaço subdural = espaço potencial entre a membrana pia aracnóidea (leptomeninges) + dura-máter; estendendo-se livremente através das linhas de sutura, limitada somente pela fissura inter-hemisférica e tentório

DD:
(1) Cisto aracnóideo (extensão para dentro da fissura silviana)
(2) Hemorragia subaracnóidea (extensão para dentro dos sulcos)

Hematoma subdural agudo

Usualmente após trauma craniano grave, manifesta-se dentro de horas após a injúria

Evolução temporal: < 3–4 dias de idade

Associado a: lesão cerebral subjacente (50%) com pior prognóstico a longo prazo em que o hematoma epidural; fratura de crânio (1%)

Localização: ao longo da convexidade cerebral, extensão freqüente para dentro da fissura inter-hemisférica, ao longo das margens tentoriais, abaixo dos lobos temporais + occipitais; bilateral em 15%–25% dos adultos (comum em idosos) e em 80%–85% das crianças

√ coleção fluida extra-axial periférica semilunar, entre o crânio e o hemisfério cerebral, usualmente com:
- √ margem interna côncava (hematoma minimamente pressionando a superfície cerebral)
- √ margem externa convexa seguindo o contorno normal da calota craniana
- √ ocasionalmente com nível sangue-líquido
- √ após a evacuação cirúrgica: a lesão parenquimatosa cerebral torna-se mais óbvia
- √ após a cicatrização: aumento sulcal + ventricular

TC:
√ hiperdenso (< 1 semana)/isodenso (1–2 semanas)/hipodenso (3–4 semanas)

Tomografia falso-negativa:
Localização na alta convexidade, artefatos de feixe, volume com a mesma alta densidade da calvária, obscurecendo o hematoma achatado "em placa", ajuste muito estreito da janela, hematoma isodenso devido ao atraso na realização do exame em 10–20 dias pós-trauma/devido ao baixo teor de hemoglobina no sangue/falta de coagulação, diluição com o LCR por uma lesão aracnoidal associada

◊ 38% dos pequenos hematomas subdurais são perdidos!

Auxilia na detecção de um hematoma subdural agudo:
- √ espessamento na porção ipsolateral do crânio (hematoma com brilho de imagem similar ao do osso)
- √ apagamento dos sulcos adjacentes
- √ compressão ventricular ipsolateral
- √ deslocamento da interface substância cinzenta-branca para longe da tábua interna ipsolateral
- √ deslocamento da linha média

RMN: ver HEMATOMA DO CÉREBRO

US (neonato):
Limitações:
(a) os hematomas da convexidade podem ser obscurecidos pela exibição em forma de "torta" + perda da resolução do campo próximo
◊ Utilize uma abordagem transtemporal contralateral!
(b) pequenas loculações podem ser perdidas

√ espaço linear/elíptico entre a calota craniana + cérebro
√ giros aplainados + sulcos proeminentes
√ ± distorção dos ventrículos, extensão para dentro do espaço inter-hemisférico

Cp: Fístula arteriovenosa (artéria meníngea + veia aprisionadas na linha de fratura)

Prognóstico: pode progredir para estágio subagudo + crônico/pode desaparecer espontaneamente

Mortalidade: 35%–50% (alto número devido ao trauma cerebral associado, efeito de massa, idoso, lesões bilaterais, rápido acúmulo do hematoma, evacuação cirúrgica > 4 horas)

HEMATOMA SUBDURAL INTER-HEMISFÉRICO

Mais comum achado agudo em crianças espancada (forças agindo como um chicote em uma cabeça relativamente grande com músculos cervicais ainda fracos)

√ predominância para a porção posterior da fissura inter-hemisférica
√ forma crescêntica com borda medial achatada
√ atenuação unilateral aumentada com extensão ao longo do trajeto do tentório
√ extensão anterior ao nível do joelho do corpo caloso

HEMORRAGIA SUBDURAL NO RECÉM NATO

Causa: trauma mecânico durante o delivramento (excessiva moldagem vertical da cabeça)

(1) Hemorragia da fossa posterior
(a) laceração tentorial com ruptura da veia de Galeno/seio reto/seio transverso
(b) Osteodiastase occipital = separação da porção escamosa da porção exooccipital do osso occipital
√ espessamento de alta densidade do folheto tentorial afetado estendendo em direção inferior e posterior ao hemisfério cerebelar (melhor visto em incidências coronais)
√ coleção subtentorial moderadamente ecogênica

Cp: morte por compressão do tronco cerebral, hidrocefalia aguda

(2) Hemorragia supratentorial
  (a) laceração da foice próxima à junção com o tentório, com ruptura do seio sagital inferior (menos comum que a laceração tentorial)
  √ hematoma sobre o corpo caloso no aspecto inferior da fissura inter-hemisférica
  (b) hematoma da convexidade pela ruptura das veias corticais superficiais
  √ hematoma subdural da convexidade usualmente unilateral, acompanhado por sangue subaracnóideo
  √ contusão cerebral subjacente
  √ difícil visualização sonográfica das convexidades

Hematoma subdural subagudo

Evolução temporal: 4–20 dias

TC:
  √ hematoma isodenso (1–3 semanas); pode ser reconhecido pelo efeito de massa com apagamento dos sulcos corticais, desvio dos ventrículos laterais, desvio da linha média, compressão da substância branca, deslocamento da junção da substância branca-cinzenta
  √ reforço com contraste da membrana interna
  Ajuda no diagnóstico: o reforço com contraste define a interface córtico-subdural

RMN:
  √ modalidade de escolha no estágio subagudo por causa da alta sensibilidade para a Met-Hb em T1WI (especialmente superior à TC durante a fase isodensa, para pequenos hematomas subdurais, para hematomas orientados no plano do scan tomográfico, por exemplo, hematoma subdural tentorial)

Hematoma subdural crônico

= resultado de:
  (a) fase de resolução de um hematoma subdural agudo tratado clinicamente
  (b) episódios repetidos de hemorragias subclínicas até que se tornem sintomáticas

Evolução temporal: > 20 dias = 3 semanas em diante

Histo: hematoma isolado por uma membrana espessa + vascular que se forma após 3–6 semanas

Patogênese:
  a fragilidade vascular colabora para os episódios repetidos de ressangramento após pequenos traumas que lesam a frágil rede capilar dentro da neomembrana, que circunda o hematoma subdural

Fatores predisponentes:
  alcoolismo, idade aumentada, epilepsia, coagulopatia, colocação prévia de válvula ventricular
  ◊ 75% ocorre em pacientes > 50 anos de idade!

• história de antecedente traumático; amiúde ausente (25%–48%)
• sinais + sintomas neurológicos mal definidos: déficit cognitivo, anormalidade comportamental, cefaléia não específica

√ configuração em forma semilunar (precocemente) moldando-se aos contornos do cérebro
√ freqüentemente biconvexo lenticular = medialmente de configuração côncava (tardio), especialmente após a compartimentalização, secundária à formação de septos fibrosos
√ atenuações diferentes dentro dos compartimentos
√ lesão de baixa densidade com atenuação intermediária entre o LCR + cérebro, algumas vezes tão baixa quanto a do LCR
√ componentes da coleção com alta densidade (após um ressangramento comum)
√ níveis de sedimentação de líquidos (sangue fresco sedimentado com camadas de líquido proteináceo acima)
√ deslocamento/ausência de sulcos, deslocamento dos ventrículos + parênquima
√ Nenhum desvio da linha média se for bilateral (25%)
√ TCCC demonstra veia cortical deslocada medialmente ou membrana em torno do hematoma (1–4 semanas após o trauma)

DD: Hematoma epidural agudo (forma similar e biconvexa)

HEMORRAGIA INTRACRANIANA NEONATAL

Sangramento da matriz germinal

= HEMORRAGIA RELACIONADA À MATRIZ GERMINAL

Matriz germinal
  = tecido subependimal gelatinoso altamente vascular adjacente aos ventrículos laterais, no qual as células que compõem o cérebro são geradas; possui o seu maior volume em torno de 26 semanas de idade gestacional; diminui em tamanho com o aumento da maturidade fetal; usualmente involui em torno da 32–34 semanas de gestação

  Localização: a maior porção da matriz germinal localiza-se acima do núcleo caudado no assoalho do ventrículo lateral, diminuindo gradualmente a medida que curva-se do corno frontal posteriormente para o corno temporal, teto do 3º ventrículo + 4º ventrículo

  Suprimento arterial: via artéria de Heubner da ACA, ramos estriados da ACM, artéria coroidal anterior, ramos perfurantes das artérias meníngeas

  Leito capilar: rede vascular persistente imatura = grandes canais irregulares, revestidos de endotélio e desprovidos de suporte do tecido conectivo (colágeno e músculo)

  Drenagem venosa: veias terminais, veia coroidal; a veia talamoestriada cursa anteriormente + drena na veia cerebral interna, a qual possui um curso posterior

Fatores de risco:
  (1) Prematuridade
  (2) Baixo peso ao nascimento
  (3) Sexo (M:F = 2:1)
  (4) Múltiplas gestações
  (5) Trauma de parto
  (6) Trabalho de parto prolongado
  (7) Hiperosmolaridade
  (8) Hipocoagulação
  (9) Pneumotórax
  (10) Ducto arterioso patente

Etiologia: hipoxia com perda da auto-regulação

Patogênese: ruptura do leito vascular friável devido a:

(1) Fluxo sangüíneo cerebral flutuante em crianças pré-termo com angústia respiratória

(2) Aumento no fluxo sangüíneo cerebral com
  (a) hipertensão sistêmica (pneumotórax, sono REM, manuseio, aspiração traqueal, ligadura do DAP, crises epilépticas, instilação de midriáticos)
  (b) rápida expansão de volume (sangue, colóide, glicose hiperosmolar/bicarbonato de sódio)
  (c) hipercarbia (SARA, asfixia)

(3) Aumento na pressão venosa cerebral com o trabalho de parto e delivramento, asfixia (= prejuízo na troca de oxigênio e dióxido de carbono), distúrbios respiratórios

(4) Fluxo sangüíneo cerebral diminuído com hipotensão sistêmica seguida de reperfusão

(5) Distúrbio da coagulação e plaquetário

Incidência: em neonatos prematuros < 32 semanas de idade; em 43% das crianças < 1.500 g (em 65% das crianças com peso entre 500–700 g, em 25% das crianças entre 701–1.500 g); em até 50% sem cuidados pré-natais, em 5%–10% com cuidados pré-natais

Localização: a região do núcleo caudado e sulco talamoestriado (= goteira caudotalâmica) continua metabolicamente ativa por mais tempo; em 80%–90% das crianças < 28 semanas de idade da DUM

Tempo de início: 36% no primeiro dia, 32% no segundo dia, 18% nos primeiros três dias de vida; em torno do sexto dia 91% de todos os sangramentos intracranianos ocorreram

Scans seriados: 5–10 dias de intervalos

GRAUS (classificação de Papile)

I: hemorragia subependimal confinada à matriz germinal (HRMG) em um/ambos os lados

II: hemorragia subependimal que rompeu para dentro de um ventrículo não dilatado (HV)

III: hemorragia intraventricular (HV) com dilatação ventricular: (a) leve, (b) moderada, (c) grave

IV: extensão da hemorragia da matriz germinal para dentro do parênquima cerebral

US (100% de sensibilidade + 91% de especificidade para lesões > 5 mm; 27% de sensibilidade + 88% de especificidade para lesões < = 5 mm)

Hemorragia da matriz germinal (grau I)

√ área ovóide bem definida de ecogenicidade aumentada (= malha de fibrina com coágulos) ínfero-lateral ao assoalho do corno frontal ± corpo do ventrículo lateral

√ dilatação bulbosa do sulco caudotalâmico anteriormente à terminação do plexo coróide

DD: plexo coróide (aderido ao aspecto ínfero-medial do assoalho ventricular, desaparece em direção ao sulco caudotalâmico, nunca anteriormente ao forame de Monro)

√ o sangramento em resolução desenvolve sonolucência central

√ resultado: (1) involução completa (2) fina cicatriz ecogênica (3) cisto subependimário

Hemorragia intraventricular leve (grau II)

√ material ecogênico preenchendo a porção lateral dos ventrículos (fase aguda), tornando-se sonolucente em poucas semanas

√ o coágulo pode migrar por gravidade para os cornos occipitais

√ banda vertical de ecogenicidade entre os tálamos em varreduras coronais (sangue no interior do 3º ventrículo)

√ plexo coróide volumoso e irregular (camadas de sangue na superfície do plexo coróide)

√ ecogenicidade temporariamente aumentada da parede ventricular (= halo branco subependimal entre 7 dias e 6 semanas após o evento hemorrágico)

Extensa hemorragia intraventricular (grau III)

√ molde intraventricular de coágulos distendendo os ventrículos laterais

√ ± extensão da hemorragia para dentro das cisternas basais, cavidade do septo pelúcido

√ a hemorragia torna-se progressivamente menos ecogênica

√ paredes dos ventrículos temporariamente espessas e ecogênicas ("ventriculite")

Hemorragia intraparenquimatosa (grau IV)

Causa:
  (a) extensão da hemorragia originando-se da matriz germinal (não usual)
  (b) hemorragia separada dentro do tecido periventricular infartado (freqüente)

Localização: do lado da maior quantidade de HV, comumente lateral aos cornos frontais/nos lobos parietais, raro nos lobos occipitais + tálamo

√ massa homogênea intraparenquimatosa altamente ecogênica, com margens irregulares

√ hipoecogenicidade central (hematoma liqüefeito após 10–14 dias)

√ o coágulo retraído posiciona-se de forma pendente (3–4 semanas)

√ a resolução completa em 8–10 semanas resulta em uma área anecóica (= cisto porencefálico)

TC:

meio mais sensível + definitivo para definir o local + extensão da hemorragia, especialmente na hemorragia subdural, hemorragia cerebral parenquimatosa e lesão da fossa posterior

√ sangramento hiperdenso somente visível até sete dias antes que se torne isodenso

Cp:

(1) Hidrocefalia pós-hemorrágica (30%–70%)

◊ A gravidade da hidrocefalia é diretamente proporcional ao tamanho da hemorragia original!

Causa:
  (a) bloqueio temporário das vilosidades aracnóideas por sangue particulado (dentro de dias), amiúde transitória com resolução parcial/total
  (b) aracnoidite obliterativa fibrosante freqüentemente na cisterna magna (dentro de algumas semanas); freqüentemente leva à dilatação ventricular progressiva (50%)

√ paredes ventriculares espessadas e ecogênicas

Tempo de início: em torno de 14 dias (em 80%)
- sinais clínicos tardios por causa do parênquima cerebral prematuro compressivo
√ dilatação ventricular, particularmente afetando os cornos frontais (a quantidade de substância branca prematura compressiva é maior posteriormente)

DD: ventriculomegalia secundária à atrofia cerebral (ocorrendo lentamente ao longo de algumas semanas)

(2) Formação de cistos
  (a) cavitação da hemorragia
  (b) cisto subependimal unilocular
  (c) cisto porencefálico unilocular
(3) Retardo mental, paralisia cerebral
(4) Morte em 25% (a HV é a causa mais comum de morte neonatal)

Prognóstico:
(1) Grau I + II: bom com escores de desenvolvimento normais (12–18% de risco de seqüelas)
(2) Grau III + IV: 54% de mortalidade; 30%–40% de risco de seqüelas (diplegia espástica, quadriparesia espástica, retardo intelectual)

Hemorragia do plexo coróide

afeta primariamente crianças a termo
Causa: trauma de parto, asfixia, apnéia, crises convulsivas
√ ecogenicidade do plexo coróide igual a da hemorragia
√ nodularidade do plexo coróide
√ aumento do plexo coróide > 12 mm no diâmetro AP
√ assimetria esquerda–direita > 5 mm
√ hemorragia intraventricular sem hemorragia subependimal

Cp: hemorragia intraventricular (25%)

Hemorragia intracerebelar

Causa:
(a) criança a termo: delivramento traumático, ventilação com pressão positiva intermitente, coagulopatia
(b) criança prematura: hemorragia subependimal da matriz germinal até 30 semanas de gestação

Incidência: 16%–21% das autópsias

√ a ecogenicidade do vermis é a mesma da hemorragia
√ massa ecogênica no hemisfério cerebelar menos ecogênico (varredura coronal mais útil)
√ não visualização/deformidade do 4º ventrículo
√ a assimetria da espessura da ecogenicidade paratentorial é um sinal de hemorragia subaracnóidea

Prognóstico: pobre + freqüentemente fatal

Hemorragia intraventricular

Etiologia:
(a) hemorragia da matriz germinal rompe-se através do revestimento ependimário em múltiplos locais
(b) sangramento do plexo coróide

Rota da hemorragia: o sangue dissipa-se por todo o sistema ventricular + aqueduto de Sylvius, passa através dos forames do 4º ventrículo e coleta-se na cisterna basilar da fossa posterior
- crises epilépticas, déficit de consciência, acidose intratável
- abaulamento da fontanela anterior, queda do hematócrito, liquor sanguinolento/proteináceo

√ a HV usualmente melhora dentro de 7–14 dias

Cp:
(1) Hemorragia intracerebral
(2) Hidrocefalia

Leucoencefalopatia periventricular

Leucomalacia periventricular

= LPV = encefalopatia perinatal hipóxico-isquêmica
= principal lesão isquêmica da criança prematura caracterizada pela necrose focal de coagulação da substância branca profunda, como resultado de infarto isquêmico envolvendo a zona de transição (= borda arterial) entre a vascularização central e periférica

Suprimento vascular:
(a) ramos ventrículos pedais penetrando o cérebro a partir da pia-máter, derivados da ACM ± ACP ± ACA
(b) ramos ventriculofugais estendendo da superfície ventricular, derivados das artérias coroidais ± artérias estriadas

Incidência:
7%–22% na autópsia (88% das crianças entre 900 e 2.200 g sobrevivem além de seis dias); em 34% das crianças < 1.500 g; em 59% das crianças sobrevivendo mais de uma semana em ventilação assistida; somente 28% detectadas por ultra-som craniano

Histo: edema, necrose da substância branca, evolução dos cistos + cavidades/diminuição da mielina; LPV não hemorrágica:hemorrágica = 3:1

Patogênese:
Auto-regulação imatura dos vasos periventriculares secundária à muscular deficiente além dos limites da vasodilatação da arteríola, em resposta à hipoxemia + hipercapnia + hipotensão da asfixia perinatal (encefalopatia hipóxico-isquêmica)
- "paralisia cerebral" (em 6,5% das crianças < 1.800 g)
- diplegia espástica (81%) > quadriparesia (necrose das fibras descendentes provenientes do córtex motor)
- coreoatetose
- retardo mental

√ déficit visual/auditivo grave
√ desordens convulsivas

Localização:
substância branca adjacente ao ângulo externo dos trígonos dos ventrículos laterais, envolvendo particularmente o centro semi-oval (corno frontal + corpo), radiações ópticas (corno occipital) e acústicas (corno temporal)

US (50% de sensibilidade + 87% de especificidade)
Alterações precoces (2 dias–2 semanas após o insulto)
√ ecogenicidade periventricular aumentada (EPV) (DD: halo de ecogenicidade periventricular/rubor de tratos de fibras em neonatos, gliose da substância branca, infarto cortical estendendo-se profundamente na substância branca)
√ zonas assimétricas freqüentemente bilaterais, ocasionalmente se estendendo para o córtex
√ infreqüentemente acompanhadas de HV

Alterações tardias (1–3–6 semanas após o desenvolvimento de ecodensidades):
- √ LPV periventricular cística = degeneração cística das áreas isquêmicas (= cistos periventriculares múltiplos nunca septados em relação aos ventrículos laterais; quanto maiores as ecodensidades mais cedo é a formação dos cistos)
- √ atrofia cerebral secundária ao adelgaçamento da substância branca sempre ao nível dos trígonos, ocasionalmente envolvendo o centro semioval
- √ ventriculomegalia (após o desaparecimento dos cistos) com contorno irregular do corpo + trígono dos ventrículos laterais
- √ sulcos proeminente e profundos alcançando os ventrículos com pouca/nenhuma substância branca interposta (DD: esquizencefalia)
- √ fissura inter-hemisférica alargada

TC: (não sensível na fase aguda)
- √ hipodensidade periventricular (DD: cérebro imaturo com aumento do conteúdo de água + mielinização incompleta)

RMN (não sensível na fase aguda):
- √ áreas hipointensas em T1WI
- √ sinais periventriculares hiperintensos em T2WI na região peritrigonal
- √ adelgaçamento do corpo posterior + esplênio do corpo caloso (= degeneração das fibras transcalosas)

Prognóstico:
grande problema neurológico/morte em até 62%; a leucoaraiose periventricular (LPV) localizada nos lobos frontais levam ao desenvolvimento relativamente normal; a LPV generalizada resulta em déficits neurológicos em quase 100%

DD: dano tecidual por ventriculite (seqüela de meningite), desordens metabólicas, isquemia intra-uterina (por exemplo: uso materno de cocaína)

Infarto hemorrágico periventricular

= necrose hemorrágica da substância branca periventricular, usualmente grande + assimétrica

Incidência: em 15%–25% das crianças com HV

Patogênese:
- (a) hemorragia da matriz germinal com coágulo sangüíneo intraventricular (em 80%)
- (b) leucomalacia periventricular isquêmica
  leva à obstrução das veias terminais com seqüência de congestão venosa + trombose + infarto

Histo: hemorragia perivasculares das veias da substância branca próximo ao ângulo ventricular

Associado a: casos mais graves de hemorragia intraventricular

Idade: pico de ocorrência no 4º dia pós-natal

- • hemiparesia espástica (afetando extremidades inferiores + superiores igualmente)/quadriparesia assimétrica (em 86% dos sobreviventes)

Localização: lateral ao ângulo externo do ventrículo lateral no lado da HV mais severa: 67% unilateral; 33% bilateral mas assimétrica

Alterações precoces (horas a dias após a maior HV):
- √ ecodensidades unilaterais/assimétricas bilaterais e triangulares "em forma de leque"
- √ extensão das regiões frontais a parietoccipitais/localizada (particularmente na porção anterior da lesão)

Alterações tardias:
- √ grande cisto único = porencefalia
- √ ventrículo abaulado/falso ventrículo acessório

Prognóstico:
59% de mortalidade global com ecodensidades > 1 cm; em 64% déficits intelectuais importantes

Encefalomalacia

= dano cerebral mais extenso com a LPV; pode incluir toda a substância branca no subcórtex + córtex

Associada com:
- (1) Asfixia perinatal
- (2) Vasoespasmo
- (3) Inflamação do SNC

- √ ventrículos pequenos (edema) com dano difuso
- √ aumento da ecogenicidade do parênquima tornando difícil definir as estruturas normais
- √ diminuição das pulsações vasculares
- √ Doppler transcraniano
  - (a) grupo I (bom prognóstico)
    - √ perfil de fluxo normal, velocidades normais, índice resistivo normal
  - (b) grupo II (prognóstico reservado)
    - √ aumento das velocidades de fluxo de pico sistólicas + diastólicas finais + índice resistivo diminuído
  - (c) grupo III (prognóstico desfavorável)
- √ fluxo diastólico reduzido + pico sistólico diminuído e velocidades diastólicas + índice resistivo aumentado
- √ dilatação ventricular + atrofia
- √ extensa encefalomalacia multicística com cistos freqüentemente não comunicantes

HEMORRAGIA SUBARACNÓIDE

Causa:

A. <u>Espontânea</u>
- (1) Aneurisma roto; (72%)
- (2) Malformação AV (10%)
- (3) Hemorragia hipertensiva
- (4) Hemorragia por tumor
- (5) Infarto hemorrágico embólico
- (6) Discrasia sangüínea, terapia com anticoagulante
- (7) Eclâmpsia
- (8) Infecção intracraniana
- (9) Malformação vascular espinhal
- (10) Criptogênica em 6% (angiografia de quatro vasos negativa; raramente recorrente)

B. <u>Trauma</u>
Concomitante com a contusão cerebral
- (a) lesão dos vasos leptomeníngeos ao nível do vértice
- (b) ruptura de grandes vasos intracerebrais (menos comum)

Localização:
- (a) local, sobre o local da contusão
- (b) fissura inter-hemisférica, paralela à foice cerebral
- (c) esparsa difusamente por todo o espaço subaracnóideo (raro no trauma)

TCNC (acurácia de detecção de 60%–90%, dependendo do momento da varredura; alta dentro dos primeiros 4–5 dias de início)
- √ densidade aumentada nas cisternas basais; cisterna cerebelar superior, fissura silviana, sulcos corticais, intraventricular, intracerebral
- √ ao longo da fissura inter-hemisférica = no aspecto lateral
  padrão denteado irregular devido à extensão para dentro dos sulcos paramedianos com rápida absorção após alguns dias

RMN (relativamente insensível):
- √ o efeito da deoxihemoglobina não é apreciável na fase aguda (secundária à alta tensão de oxigênio no LCR, contrabalançando os efeitos do T2 muito longo do LCR e efeito pulsátil do LCR)
- √ baixa intensidade de sinal na superfície cerebral nas hemorragias subaracnóideas recorrentes (deposição de hemossiderina)

Prognóstico: a evolução clínica depende da quantidade de sangue subaracnóideo

Cp:
(1) Hidrocefalia obstrutiva aguda (< 1 semana) secundária à hemorragia intraventricular/ependimite obstruindo o aqueduto de Sylvius ou as saídas do IV ventrículo
(2) Hidrocefalia comunicante tardia (após 1 semana) secundária à proliferação fibroblástica no espaço subaracnóideo e vilosidades aracnóideas
(3) Vasoespasmo cerebral + infarto (desenvolve-se após 72 horas atingindo um máximo em 5–17 dias; a quantidade de sangue é uma parâmetro prognóstico)
(4) Herniação transtentorial (hematoma cerebral, hidrocefalia, infarto, edema cerebral)

HIDRANENCEFALIA

= necrose por liquefação dos hemisférios cerebrais substituída por um delgado saco membranoso formado por leptomeninges na sua camada externa + remanescentes do córtex e substância branca na camada interna, preenchida por LCR + debris necróticos

Incidência: 0,2% das autópsias infantis

Etiologia:
Ausência do sistema carotídeo supraclinóideo (oclusão vascular/infecção com toxoplasmose ou CMV?)
= última forma de porencefalia

- • epilepsia; insuficiência respiratória; flacidez generalizada
- • estado descerebrado com existência vegetativa
- √ tamanho craniano normal/macrocrania/microcrania
- √ preenchimento completo do hemicrânio com o saco membranoso
- √ ausência de manto cortical (aspecto ínfero-medial do lobo temporal, aspecto inferior do lobo frontal, o lobo occipital pode ser identificado em alguns pacientes)
- √ tronco cerebral usualmente atrófico
- √ cerebelo quase sempre intacto
- √ estruturas talâmicas, hipotalâmicas e mesencefálicas usualmente preservadas + projetadas para dentro da cavidade cística
- √ o tecido cerebral central pode ser assimétrico
- √ plexo coróide presente
- √ foice do cérebro + tentório usualmente intactos, podem estar desviados no envolvimento assimétrico, podem estar incompletos/ausentes

Prognóstico:
Não compatível com a vida extra-uterina prolongada (nenhuma melhora intelectual com a cirurgia de derivação)

DD:
(1) Hidrocefalia severa (algum córtex identificável presente)
(2) Holoprosencefalia alobar (anomalias faciais da linha média)
(3) Esquizencefalia (algum manto cortical preservado)

HIDROCEFALIA

= excesso de LCR devido a um desequilíbrio da formação do LCR + absorção, resultando em pressão intraventricular aumentada

Fisiopatologia:
A. Superprodução (raro)
B. Absorção defeituosa
(1) Bloqueio do fluxo liquórico dentro do sistema ventricular, cisterna magna, cisternas basilares, convexidades cerebrais
(2) Bloqueio das vilosidades aracnóideas/canais linfáticos dos nervos cranianos, nervos espinhais, adventícia de vasos cerebrais

Hidrocefalia compensada = novo equilíbrio estabelecido em pressões intracranianas mais altas devido à abertura das vias de drenagem alternativas (membrana aracnóidea/estroma do plexo coróide/espaço extracelular do manto coróideo = fluxo transependimário de LCR)

Raios X de crânio: <u>sinais de pressão intracraniana elevada</u>
A. LACTENTES/RECÉM-NASCIDOS
- √ aumento da relação craniofacial
- √ abaulamento da fontanela anterior
- √ diastase de suturas
- √ macrocefalia + bossa frontal
- √ aspecto de "prata batida" = impressões digitiformes proeminentes (grande variedade de padrões normais dos 4 aos 10 anos de idade)

B. ADOLESCENTES/ADULTOS (alterações na sela turca)
- √ atrofia da parede anterior do dorso da sela
- √ encurtamento do dorso da sela produzindo aspecto pontiagudo
- √ erosão/adelgaçamento/descontinuidade do assoalho da sela
- √ depressão do assoalho da sela com abaulamento para dentro do seio esfenoidal
- √ aumento da sela turca

DD: sela osteoporótica (envelhecimento, hormônios esteróides em excesso)

<u>Sinais favorecendo a hidrocefalia com a atrofia da substância branca:</u>
- √ dilatação importante do corno temporal em relação ao ventrículo lateral (sinal mais confiável)
- √ estreitamento do ângulo ventricular (= ângulo entre as margens anteriores/superiores dos cornos frontais ao nível do forame de Monro) devido ao aumento concêntrico

√ "orelhas de Mickey Mouse" à tomografia de crânio
√ aumento do raio do corno frontal (= diâmetro mais largo dos cornos frontais medidos num ângulo de 90° com o eixo longitudinal do corno frontal)
√ corno frontal de aspecto circular
√ dilatação do sistema ventricular desproporcional ao aumento dos sulcos corticais (devido à compressão do tecido cerebral contra o crânio + estreitamento sulcal conseqüente)
√ edema intersticial pelo fluxo transependimário de LCR
√ hipodensidades periventriculares
√ halo de tempos de relaxamento prolongados em T1 e T2 circundando os ventrículos laterais

Distorção hidrocefálicas dos ventrículos + cérebro:
√ divertículo atrial = herniação da parede ventricular através da fissura coroidal do trígono ventricular para dentro das cisternas supracerebelares + quadrigeminais
√ dilatação dos recessos suprapineais expandindo para dentro do espaço incisural resultando no deslocamento inferior da glândula pineal/encurtamento do teto na direção rostro — caudal/elevação da veia de Galeno
√ dilatação do recesso anterior do 3º ventrículo, estendendo para dentro da cisterna supra-selar

Hidrocefalia obstrutiva

= obstrução ao fluxo normal do LCR — absorção

Hidrocefalia comunicante

= HIDROCEFALIA EXTRAVENTRICULAR
= pressão intraventricular elevada secundária ao bloqueio além das saídas do IV ventrículo, situada nas vias subaracnóideas

Incidência: 38% das hidrocefalias congênitas
Fisiopatologia:
fluxo de LCR desimpedido através dos ventrículos, porém com fluxo obstruído nas convexidades, absorção impedida pelos vilos aracnóideos
Causa:
hemorragia subaracnóidea (causa mais comum), carcinomatose meníngea, meduloblastoma, germinoma, leucemia, linfoma, adenocarcinoma), meningite purulenta/tuberculosa, hematoma subdural, craniossinostose, acondroplasia, síndrome de Hurler, obstrução venosa (obliteração do seio sagital superior), ausência de granulações de Pacchioni)

√ aumento simétrico dos ventrículos lateral, 3º e amiúde do 4º ventrículos
√ dilatação das cisternas subaracnóideas
√ sulcos cerebrais normais/apagados
√ atenuação baixa e simétrica da substância branca periventricular (migração transependimária do LCR)
√ ascensão tardia do radiotraçador sobre as convexidades
√ persistência do radiotraçador nos ventrículos laterais por até 48 horas

Alterações após derivação ventricular bem sucedida:
√ diminuição do tamanho dos ventrículos — proeminência aumentada dos sulcos
√ a calota craniana pode se espessar
Cp: hematoma subdural (resulta da descompressão precipitada)

Hidrocefalia não comunicante

= HIDROCEFALIA INTRAVENTRICULAR
= bloqueio do fluxo de LCR dentro do sistema ventricular, com dilatação dos ventrículos proximal à obstrução

Patogênese:
o aumento da pressão causa compressão ependimária com ruptura da barreira LCR-cérebro, levando à destruição da mielina + compressão do manto cerebral (dano cerebral)
Localização:
(a) obstrução ventricular lateral
Causa: ependimoma, glioma intraventricular, meningioma
(b) obstrução do forame de Monro
Causa: cisto colóide do III ventrículo, glioma do túber, papiloma, meningioma, cisto do septo pelúcido, membrana fibrosa (pós-infecção), astrocitoma de células gigantes
(c) obstrução do 3º ventrículo
Causa: grandes adenomas hipofisários, teratomas, craniofaringioma, glioma do 3º ventrículo, glioma hipotalâmico
(d) obstrução aquedutal
Causa: atresia/malha congênita (freqüentemente associadas com a malformação de Chiari), aqueduto fenestrado, tumor do mesencéfalo/glândula pineal, meningioma tentorial, hemorragia ou infecção intraventriculares S/P
(e) obstrução do 4º ventrículo
Causa: Obstrução congênita, síndrome de Dandy-Walker, inflamação (BK), tumor dentro do 4º ventrículo (ependimoma), compressão extrínseca do 4º ventrículo (astrocitoma, meduloblastoma, grandes tumores do ângulo cerebelopontino, massas da fossa posterior), 4º ventrículo isolado/obstruído

√ ventrículos laterais dilatados (a dilatação dos cornos occipitais precede a dilatação dos cornos frontais)
√ sulcos cerebrais apagados
√ edema periventricular com margens indistintas (especialmente nos cornos frontais)
√ cisternografia radioisotópica: nenhuma obstrução se o radiotraçador alcança os ventrículos

Hidrocefalia não-obstrutiva

= secundária à rápida produção liquórica

Causa: Papiloma do plexo coróide
√ o ventrículo próximo ao papiloma se dilata
√ intensa captação do radiotraçador no papiloma
√ artéria coroidal anterior/posterior aumentada com delineação pelo contraste

Hidrocefalia congênita

= malformação do SNC multifatorial durante a 3ª/4ª semanas após a concepção

Etiologia:
(1) Estenose aquedutal (43%)
(2) Hidrocefalia comunicante (38%)
(3) Síndrome de Dandy-Walker (13%)
(4) Outras lesões anatômicas (6%)
(a) fatores genéticos: espinha bífida, estenose aquedutal (traço recessivo ligado ao X com taxa

de recorrência de 50% para fetos masculinos), atresia congênita dos forames de Luschka e Magendie (síndrome de Dandy-Walker; traço autossômico recessivo com 25% de taxa de recorrência), agenesia cerebelar, crânio trilobado, trissomia do 13–18

(b) etiologia não genética: tumor comprimindo o 3º/4º ventrículos, obliteração das vias subaracnóideas devido à infecção (sífilis, CMV, rubéola, toxoplasmose), proliferação de tecido fibroso (síndrome de Hurler), malformações de Chiari, aneurisma da veia de Galeno, papiloma do plexo coróide, intoxicação por vitamina A

Incidência: 0,3–1,8: 1.000 gestações

Associada a:

(a) anomalias intracranianas (37%): hipoplasia do corpo caloso, encefalocele, cisto aracnóideo, malformação arteriovenosa

(b) anomalias extracranianas (63%): espinha bífida em 25%–30% (com espinha bífida a hidrocefalia está presente em 80%), agenesia renal, rim multicístico e displásico, CIV, tetralogia de Fallot, agenesia anal, má-rotação do intestino, fenda labial/palatal, síndrome de Meckel, disgenesia gonadal, androgripose, sinomegalia

(c) anomalias cromossomiais (11%): trissomia do 13 + 21, mosaicismo, translocamento balanceado

- nível elevado de alfafetoproteína amniótica

US-OB: (avaliação difícil antes de 20 semanas de idade gestacional pois os ventrículos constituem uma grande porção do segmento craniano)

√ "sinal do plexo coróide flutuante" = plexo coróide não tocando a parede medial + lateral dos ventrículos laterais com o lado inferior do plexo caindo para longe da parede medial + lado superior do plexo se afastando da parede lateral

√ largura lateral do átrio ventricular > = (10 mm) (tamanho usualmente constante entre 16 semanas da DUM e termo)

◊ 88% dos fetos com anomalias do eixo neural sonograficamente detectáveis possui largura atrial > 10 mm

√ DBP > 95º percentil (usualmente não antes do terceiro trimestre)

√ poliidramnia (em 30%)

Taxa de recorrência: < 4%

Mortalidade:

(1) Morte fetal em 24%
(2) Morte neonatal em 17%

Prognóstico: ruim com

(1) Anomalias associadas
(2) Desvio da linha média (porencefalia)
(3) Circunferências da cabeça > 50 cm
(4) Ausência de córtex (hidranencefalia)
(5) Espessura cortical < 10 mm

Hidrocefalia infantil

- distúrbios oculares: paralisia do olhar conjugado superior, paresia do nervo abducente, nistagmo, ptose, diminuição da resposta pupilar à luz
- espasticidade das extremidades inferiores (pelo estiramento desproporcional das fibras corticoespinhais paraespinhais)

Etiologia:

(1) Hidrocefalia comunicante
(2) Estenose aquedutal
(3) Malformação de Chiari II
(4) Malformação de Dandy-Walker

Mnemônico: "POMADA PTH"

Pós-infeccioso
Obstrução da veia cava superior
Malformação de Chiari
Aneurisma da veia de Galeno
Dandy-Walker
Aquedutal (estenose)
Papiloma de plexo coróide
Tumor
Hemorragia

Hidrocefalia de pressão normal

= HPN = SÍNDROME DE ADAM
= gradiente de pressão entre o ventrículo + parênquima cerebral a despeito da pressão normal do SNC

Causa: hidrocefalia comunicante com obstrução aracnoidal incompleta por hemorragia neonatal, hemorragia subaracnóidea espontânea, trauma intracraniano, infecção, cirurgia, carcinomatose

Idade: 50–70 anos

- demência, apraxia da marcha, incontinência

√ hidrocefalia comunicante com cornos temporais proeminentes

√ ventrículos dilatados fora das proporções de qualquer amento dos sulcos

√ abaulamento superior do corpo caloso

√ achatamento dos giros corticais contra a tábua interna do crânio (DD: giros arredondados da atrofia generalizada)

RMN:

√ pronunciado sinal nulo de fluxo no aqueduto (devido à complacência diminuída da hidrocefalia de pressão normal)

√ hiperintensidade periventricular (devido ao fluxo transependimário de LCR)

HIDROCEFALIA DE PRESSÃO NORMAL

Mnemônico: "PAMHAM"

Paget
Aneurisma
Meningite
Hemorragia (por trauma)
Acondroplasia
Mucopolissacaridoses

HIGROMA

= coleção líquida de LCR dentro do espaço subdural em função de uma ruptura das leptomeninges, após 6–30 dias de um trauma; comum em crianças

Causa:

(1) Hematoma subdural prévio
(2) Ruptura da aracnóide com mecanismo valvular secundário

√ coleção radiolúcida com a forma de uma crescente (como no hematoma subdural agudo)

RMN:

√ iso/hiperintenso ao LCR em T1WI (conteúdo aumentado de proteína)

Prognóstico: freqüentemente reabsorção espontânea

HIPERTENSÃO INTRACRANIANA IDIOPÁTICA

= PSEUDOTUMOR CEREBRAL
= HIPERTENSÃO INTRACRANIANA BENIGNA (HIB) secundária à (a) elevação do volume sangüíneo (85%) (b) diminuição do fluxo sangüíneo cerebral com absorção retardada do LCR (10%)

Etiologia:
(1) Doença venosa sinooclusiva, oclusão da VCS, obstrução do seio dural, obstrução de ambas as veias jugulares
(2) MAV dural
(3) Biopsia cerebral com edema
(4) Endocrinopatias
(5) Hipervitaminose A
(6) Hipocalcemia
(7) Disfunção menstrual, gravidez, menarca, anticoncepcionais
(8) Terapia com drogas

Predileção para: mulheres obesas de meia idade
- cefaléia
- papiledema
- pressão de abertura elevada à punção lombar
- tamanho ventricular normal/ventrículos em fenda
- volume aumentado do espaço subaracnóideo

HIPOFISITE LINFOCÍTICA

= rara desordem inflamatória auto-imune com infiltração linfocítica da glândula hipofisária

Associada a: tireotoxicose + hipopituitarismo
Idade: quase exclusivamente em mulheres em pós-parto recente
- cefaléia, perda visual, inabilidade para lactar/reassumir as menstruações normais

√ glândula hipofisária aumentada homogeneamente e com reforço de contraste

Prognóstico: regressão espontânea
Trat.: esteróides (redução no tamanho da glândula hipofisária no acompanhamento)

HOLOPROSENCEFALIA

= falta de clivagem/diverticulação do cérebro anterior (= prosencéfalo) lateralmente (hemisférios cerebrais), transversalmente (telencéfalo, diencéfalo), horizontalmente (estruturas ópticas + olfatórias) como conseqüência de parada do crescimento ventricular no embrião de 6 semanas; o tecido cerebral cortical desenvolve-se para cobrir o monoventrículo e funde-se na linha média; a parte posterior do monoventrículo torna-se dilatada em forma de saco

◊ Septo pelúcido sempre ausente!

Incidência: 1:16.000; M:F = 1:1

A.	ALOBAR	=	nenhum desenvolvimento hemisférico
B.	SEMILOBAR	=	algum desenvolvimento hemisférico
C.	LOBAR	=	lobulação frontal e temporal + monoventrículo pequeno

Associada a: poliidramnia (60%), anomalias renais + cardíacas; anormalidades cromossômicas (predominantemente trissomia do 13 + 18)
Síndromes limítrofes associadas secundárias à *malformação diencefálica*:
(1) Anoftalmia
(2) Microftalmia
(3) Aplasia da glândula hipofisária
(4) Displasia olfatogenital
(5) Displasia septo-óptica

DD:
(1) Hidrocefalia grave (córtex adelgaçado simetricamente)
(2) Cisto de Dandy-Walker (sistema normal supratentorial)
(3) Hidranencefalia (córtex frontal + parietal mais severamente afetados)
(4) Agenesia do corpo caloso com cistos da linha média (ventrículos laterais largamente separados com margens súpero-laterais agudas)

Holoprosencefalia alobar

= forma extrema na qual o prosencéfalo não se divide
- atividade motora mínima, pouca resposta sensorial (função cerebral inefetiva); epilepsia
- anomalias faciais graves ("a face anuncia o cérebro"):
  (1) Face normal em 17%
  (2) Ciclopia (= única órbita na linha média); pode haver prosbócide (= proeminência supra-orbital "carnuda") + nariz ausente
  (3) Etmocefalia = duas órbitas hipotelóricas + prosbócide entre os olhos e ausência das estruturas nasais
  (4) Cebocefalia = duas órbitas hipotelóricas + única narina com nariz pequeno e achatado + septo nasal ausente
  (5) Fenda labial mediana + fenda palatal + hipotelorismo
  (6) Outros: micrognatia, trigonocefalia (fechamento precoce da sutura metópica), microftalmia, microcefalia

√ tálamos fusionados
√ ausência de: septo pelúcido, 3º ventrículo, foice cerebral, fissura inter-hemisférica, corpo caloso, fórnice, tratos ópticos, bulbo olfatório (= arrinocefalia), veias cerebrais internas, seio sagital superior + inferior e seio reto, veia de Galeno, tentório, fissura silviana, córtex opercular
√ holoventrículo em forma semilunar = ventrículo único grande sem cormos occipitais ou temporais
√ grande cisto dorsal ocupando a maior parte da calvária + largamente comunicante com único ventrículo
  √ configuração do cérebro em "ferradura/bumerangue" = anel periférico de córtex cerebral deslocado rostralmente (plano coronal)
    (a) configuração em panqueca = o córtex cobre o monoventrículo à borda do cisto dorsal
    (b) configuração em taça = mais córtex visível posteriormente
    (c) configuração em bola = complete cobertura do monoventrículo sem cisto dorsal

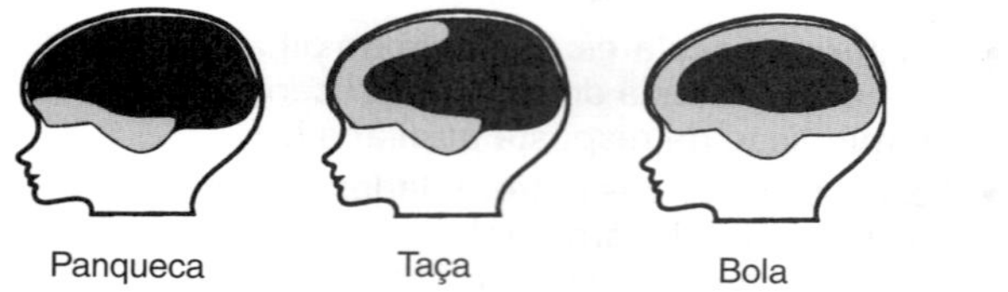

√ protrusão dos tálamos anteriormente posicionados e fusionados + núcleos da base dentro do monoventrículo
√ mesencéfalo, tronco cerebral e cerebelo estruturalmente normais
√ cérebro em "panqueca" no crânio posterior
√ manto cerebral paquigírico
√ fendas na linha média da maxila + palato

Prognóstico: morte dentro do primeiro ano de vida/natimorto

DD: hidrocefalia maciça, hidranencefalia

Holoprosencefalia semilobar

= forma intermediária com clivagem incompleta do prosencéfalo (maior diferenciação da linha média + começo da separação sagital)

- anomalias faciais leves: fenda labial da linha média + palato
- hipotelorismo
- retardo mental

√ única câmara ventricular com cornos occipitais parcialmente formados + cornos temporais rudimentares
√ halo periférico de tecido cerebral com alguns centímetros de espessura
√ tálamos parcialmente fusionados e anteriormente situados + anormalmente rodados resultando no 3º ventrículo pequeno
√ ausência de septo pelúcido + corpo caloso + bulo olfatório
√ foice cerebral rudimentar + fissura inter-hemisférica formam-se caudalmente com a separação parcial dos lobos occipitais
√ formação hipocampal incompleta

Prognóstico: as crianças sobrevivem freqüentemente até a vida adulta

Holoprosencefalia lobar

= forma mais leve com dois hemisférios cerebrais + dois ventrículos laterais distintos

◊ Pode ser parte da displasia septo-óptica!

- usualmente não associada com anomalias faciais exceto para o hipotelorismo
- retardo mental leve a severo, espasticidade, movimentos atetóides

√ corpos dos ventrículos laterais estreitamente opostos com cornos occipitais + frontais distintos
√ leve dilatação dos ventrículos laterais
√ colpocefalia
√ cornos frontais não separados de forma de ângulo reto + teto achatado (nas imagens coronais) devido aos lobos frontais displásicos
√ porção anterior da foice displásica + fissura inter-hemisférica
√ ausência de septo pelúcido + fissuras silvianas
√ corpo caloso usualmente presente
√ formação hipocampal quase normal
√ núcleos da base + tálamos podem estar fusionados/separados
√ paquigiria (= giros anormalmente alargados + achatados), lisencefalia (= ausência de giros)

Prognóstico: sobrevida até a vida adulta

INFARTO DO CÉREBRO

= morte das células cerebrais

Fisiopatologia:

A microestase distal ocorre dentro de 2 minutos após a oclusão de uma artéria cerebral; o fluxo sangüíneo cerebral regional é agudamente reduzido na área do infarto + continua deprimido por alguns dias no centro do infarto; o tempo de circulação arterial pode estar prolongado em todo o hemisfério; rápido desenvolvimento da vasodilatação devido à hipoxia, hipercapnia, acidose tecidual; preenchimento + esvaziamento tardio dos canais arteriais na área do infarto (= bloqueio arteriolar-capilar), bem como na fase venosa; ao final da primeira semana, o fluxo sangüíneo regional comumente aumenta para valores mesmo acima daqueles necessários para as necessidades metabólicas (= fase hiperêmica = perfusão de luxo)

Proporção de detecção pela TC:

80% para o córtex + manto, 55% para os núcleos da base, 54% para a fossa posterior

◊ Correlação positiva entre o grau de déficit clínico e sensibilidade da TC

Sensibilidade da TC:

no dia do icto: 48%
1–2 dias após: 59%
7–10 dias após: 66%
10–11 dias após: 74%

Localização: cérebro:cerebelo = 19:1;

(a) supratentorial
— manto cerebral (70%) no território da ACM (50%), ACP (10%), limite entre ACM + ACA (7%), ACA (4%)
— núcleos da base + cápsula interna (20%),

(b) infratentorial (10%)
cerebelo superior (5%), cerebelo inferior (3%), ponte + bulbo (2%)

INFARTO DOS NÚCLEOS DA BASE

= oclusão das pequenas artérias penetrantes na base do cérebro (artérias lenticuloestriadas/talamoperfuradas) = infartos lacunares (infartos < 1 cm de tamanho)

Causa:

(1) Embolismo
(2) Hipoperfusão
(3) Envenenamento por monóxido de carbono
(4) Afogamento
(5) Vasculopatia (hipertensão, microvasculopatia, envelhecimento)

√ reforço homogêneo denso delineando o núcleo caudado, putâmen, globo pálido, tálamo
√ reforço nodular circular denso/reforço anelar periférico

INFECÇÃO POR CITOMEGALOVÍRUS

Infecção intra-uterina mais comum

Incidência: 04, %–2,3% dos nascidos vivos

- assintomático (90%)
- perda auditiva sensorineural, coriorretinite, retardo mental, déficit neurológico

√ retardo do crescimento intra-uterino
√ ascite
√ hidropsia

@ SNC
√ calcificações periventriculares
√ dilatação periventricular
√ microcefalia

INIENCEFALIA

= anomalia complexa do desenvolvimento caracterizada por:
(1) Lordose exagerada
(2) Raquisquise
(3) Formação imperfeita da base do crânio ao nível do forame magno

M:F = 1:4

Associada a outras malformações em 84%:
Anencefalia, encefalocele, hidrocefalia, ciclopia, ausência de mandíbula, fenda labial/palatina, hérnia diafragmática, onfalocele, gastrosquise, artéria umbilical única, DCC, doença renal policística, artrogripose, pé eqüinovaro

√ flexão dorsal da cabeça
√ coluna anormalmente curta + deformada

Prognóstico: quase uniformemente fatal

DD:
(1) Anencefalia
(2) Síndrome de Klippel-Feil
(3) Mielomeningocele cervical

LARVA MIGRANS VISCERAL DO CÉREBRO

Nematóideo (*Toxocara canis*)
√ pequenos nódulos calcificados especialmente nos núcleos da base + periventriculares

DD: esclerose tuberosa

LESÃO AXONAL DIFUSA

= LESÃO DE ESTIRAMENTO DA SUBSTÂNCIA BRANCA

Incidência: tipo mais comum de lesão traumática primária em pacientes com trauma craniano severo (48%)

Causa: lesão indireta devido à aceleração rotacional/forças de desaceleração (não necessariamente com impactos diretos na cabeça)

Patogênese:
O córtex e as estruturas profundas movem-se em diferentes velocidades resultando em estresse de estiramento ao longo do curso dos tratos da substância branca, especialmente na junção entre substâncias branca e cinzenta, com rupturas axonais seguidas por degeneração walleriana

Pat: muitas das lesões são somente microscópicas

Histo: múltiplas bolhas axonais de retração (MARCA REGISTRADA), hemorragias perivasculares numerosas

• grave prejuízo da consciência

Localização (de acordo com a gravidade do trauma):
(1) Substância branca lobar na junção corticomedular (67%): região parassagital do lobo frontal + região periventricular do lobo temporal; ocasionalmente nos lobos parietais + lobos occipitais, cápsula interna + externa, coroa radiata, pedúnculos cerebelares
(2) Corpo caloso (21%): 3/4 das lesões no corpo posteriormente + esplênio
 √ freqüentemente associada à hemorragia intraventricular
(3) Tronco cerebral: quadrantes póstero-laterais do mesencéfalo + ponte superior; pedúnculos cerebelares superiores especialmente vulneráveis

√ poupa córtex
√ 20% das lesões com pequenas áreas centrais de hemorragia petequial

TC:
 √ focos de densidade diminuída (usualmente vistos quando > 1,5 cm de tamanho)

RMN (modalidade mais sensível):
 √ múltiplos focos pequenos e ovais/circulares de intensidade de sinal diminuída em T1WI + sinal aumentado em T2WI

Prognóstico: ruim devido às seqüelas (pode evoluir para o óbito sem sinais de elevação da pressão intracraniana)

LEUCODISTROFIA DE CÉLULAS GLOBÓIDES

= DOENÇA DE KRABBE

Causa: deficiência da galactosilceramida betagalactosidase, resultando em acúmulo de cerebrosídeo + destruição dos oligodendrócitos

Dg: ensaio bioquímico a partir dos leucócitos/fibroblastos cutâneos

Idade: 3–6 meses

• inquietação + irritabilidade
• marcante espasticidade
• atrofia óptica
• hiperacusia

√ lesões hiperdensas simétricas nos tálamos, núcleos caudados e coroa radiada
√ atenuação diminuída da substância branca
√ atrofia cerebral com aumento dos ventrículos

Prognóstico: morte dentro dos primeiros dias de vida

LEUCOENCEFALOPATIA MULTIFOCAL PROGRESSIVA

= LMP = doença desmielinizante progressiva rapidamente fatal em pacientes com sistema imunológico comprometido (leucemia linfocítica crônica, linfoma, doença de Hodgkin, carcinomatose, AIDS, tuberculose, sarcoidose, transplante de órgãos)

Etiologia: infecção viral (provavelmente papovavírus latente = vírus JC)

Fisiopatologia: destruição dos oligodendrócitos levando a áreas de desmielinização + edema

Histo: corpos de inclusão intranuclear com oligodendrócitos edemaciados (partículas virais no núcleo), ausência de inflamação perivenosa significativa

• déficits neurológicos progressivos, distúrbios visuais, demência, ataxia, espasticidade
• fluido LCR normal

Localização: predileção para a região parietoccipital

Local: substância branca subcortical espalhando-se centralmente

√ NENHUM reforço com contraste

TC:
 √ lesões multicêntricas confluentes da substância branca com baixa atenuação e com bordas irregulares ao longo do córtex
 √ NENHUM efeito de massa

RMN:
- √ lesões dispersas de alta densidade na substância branca, longe do epêndima na distribuição assimétrica em T2WI
- √ poupando a substância cinzenta cortical

Prognóstico: morte usualmente dentro de seis meses
DD nos estágios iniciais: linfoma primário do SNC

LEUCOENCEFALOPATIA PÓS-VIRAL

= ENCEFALOMIELITE DISSEMINADA AGUDA
= processo auto-imune
- • algumas semanas após uma infecção exantematosa viral/vacinação (sarampo, rubéola, varicela, caxumba, vírus Epstein-Barr, coqueluche)
- • crises epilépticas, déficits neurológicos focais
- √ anormalidades múltiplas da substância branca, ocasionalmente envolvimento da substância cinzenta profunda
- √ poupa a substância cinzenta cortical
- √ nenhuma lesão adicional em exames de controle

Prognóstico: resolução dos déficits neurológicos em um mês (80%–90%)

LINFOMA

A. LINFOMA PRIMÁRIO = SARCOMA RETICULOCELULAR = LINFOMA HISTIOCÍTICO = MICROGLIOMA
Incidência aumentada em pacientes imunossuprimidos (transplante, AIDS)
B. SECUNDÁRIO = LINFOMA SISTÊMICO

◊ Linfoma primário mais comum que o linfoma secundário!
◊ Linfoma primário indistinguível do linfoma secundário!

Pistas:
(1) Envolvimento multicêntrico dos hemisférios profundamente
(2) Associação com a imunossupressão
(3) Resposta com os esteróides

Incidência: 0,8%–2% de todos os tumores intracranianos; M > F
Pico etário: 40–60 anos
Localização:
Estruturas paramedianas preferencialmente afetadas; núcleos da base (50%), leptomeninges (30%), fossa posterior/tronco cerebral (10%–20%), tálamo, corpo caloso, substância branca paraventricular, vermis cerebelar, massa parenquimatosa (< 5%); a multicentricidade não é incomum
Disseminação:
Tipicamente infiltrante; pode cruzar os limites anatômicos + linha média, disseminação leptomeníngea difusa; disseminação subependimária + englobamento ventricular
- √ comumente grande lesão solitária e discreta (57%)
  ◊ Lesões maiores sugerem linfoma!
- √ lesões pequenas + múltiplas e nodulares (43%–81%)
- √ lesão infiltrante e difusa com margens indistintas
- √ geralmente levemente hiperdensa (33%)/ocasionalmente isodensa/área de baixa densidade (menos comum)
- √ pouco efeito de massa com significativo edema peritumoral
- √ reforço periventricular com contraste, homogeneamente denso + bem definido/irregular + recortado
- √ reforço anelar normalmente de paredes espessas
- √ regressão espontânea (característica única)

RMN:
- √ isointensa/levemente hipointensa em T1WI
- √ levemente hiperintensa/ocasionalmente isointensa ou levemente hipointensa em T2WI
- √ reforço homogêneo com GdDTPA se existir infiltração periventricular

Angio:
- √ avascular

DD:
(1) Glioma (pode ser bilateral, com envolvimento do corpo caloso + núcleos da base, pode apresentar denso reforço homogêneo com contraste pela vascularização)
(2) Meningioma
(3) Metástases (primário conhecido, na junção das substâncias branca e cinzenta)
(4) Abscesso
(5) Leucoencefalopatia multifocal progressiva
(6) Esclerose múltipla
(7) Infarto subagudo
(8) Toxoplasmose (freqüentemente lesões múltiplas)

LINFOMA EPIDURAL ESPINHAL
(a) invasão do espaço epidural através do forame intervertebral a partir de linfonodos paravertebrais
(b) destruição do osso com colapso vertebral (menos comum)
(c) envolvimento direto do SNC (raro)

LEUCEMIA
O SNC é afetado em 10% dos pacientes com leucemia aguda
- √ dilatação dos ventrículos + sulcos devido à atrofia (31%)
- √ reforço sulcal/fissural/cisternal (infiltração meníngea) em 5%

Prognóstico: sobrevida de 3–5 meses se não tratado

LIPOMA

= tumor congênito desenvolvendo-se dentro dos espaços subaracnóideos como resultado da diferenciação anormal da meninge primitiva (a qual se diferencia em pia-máter, aracnóide e camada meníngea interna da dura-máter)
Incidência: < 1% dos tumores cerebrais
Idade: apresentação na infância/adultos
Associado a anomalias congênitas:
(a) em localização anterior: vários graus de agenesia do corpo caloso (em 50%–80%)
(b) em localização posterior (< 33%)
- • assintomático em 50%

Localização:
Região quadrigeminal, lesão da linha média no joelho do corpo caloso (25–50%), túber cinéreo, cisterna quiasmática/interpeduncular/silviana/ângulo cerebelopontino/cerebelobulbar
TC:
- √ massa bem circunscrita com densidade de TC de -100 HU
- √ halo ocasionalmente calcificado (especialmente no corpo caloso)
- √ nenhum reforço

RMN:
- √ massa hiperintensa em T1WI + menos hiperintensa em T2WI (CARACTERÍSTICO)

Lipoma do corpo caloso

= tumor congênito pericaloso não realmente envolvendo o corpo caloso, resultante de uma disjunção defeituosa do neuroectoderma do ectoderma cutâneo durante o processo de neurulação

Incidência: aproximadamente 30% dos lipomas intracranianos

Associado a:
- (1) Anomalias do corpo caloso (quase sempre)
- (2) Defeito do lobo frontal (freqüente) = encefalocele
- (3) Lipoma cutâneo frontal

- • em 50% é sintomático:
  - • desordem epiléptica, retardo mental, demência
  - • labilidade emocional, cefaléia
  - √ hemiplegia

Raios X simples:
- √ calcificação da linha média com lucência associada com densidade de gordura

TC:
- √ área de hipodensidade marcante imediatamente superior aos ventrículos laterais, com extensão possível inferiormente entre os ventrículos/anteriormente para dentro da fissura inter-hemisférica
- √ calcificação curvilinear periférica/nodular central com cápsula fibrosa (freqüente)

RMN:
- √ massa hiperintensa na linha média superior + posterior ao corpo caloso em T1WI
- √ nenhuma fibra calosa dorsal ao lipoma
- √ os ramos da artéria pericalosa freqüentemente cursam através do lipoma

DD: dermóide (mais denso, extra-axial), teratoma

LISENCEFALIA

= "cérebro liso" = AGIRIA-PAQUIGIRIA COMPLEXA

= forma mais grave das anomalias da migração neuronal; doença autossômica recessiva com estratificação cortical anormal

agiria = ausência de giros na superfície cerebral

paquigiria = áreas focais/difusas de alguns giros alargados e achatados

A. LISENCEFALIA COMPLETA = AGIRIA
mais freqüentemente parietoccipital em localização

B. LISENCEFALIA INCOMPLETA
= áreas tanto de agiria + paquigiria, áreas paquigíricas mais freqüentemente na região frontal + temporal

Histo: substância cinzenta espessa + delgada substância branca com somente quatro camadas corticais: I, III, V, VI (em vez de seis camadas)

Amiúde associado a:
- (1) Anomalias do SNC: microcefalia, hidrocefalia, agenesia do corpo caloso, tálamos hipoplásicos
- (2) Micromelia, pé eqüinovaro, polidactilia, camptodactilia, sindactilia, atresia duodenal, micrognatia, onfalocele, hepatosplenomegalia, anomalias cardíacas + renais

- • micrencefalia
- • retardo mental severo
- • hipotonia + espasmos mioclônicos anormais
- • epilepsia precoces refratárias à medicação
- √ córtex liso e espessado com substância branca delgada
- √ aspecto "em oito" do cérebro nas imagens em cortes axiais devido às fissuras silvianas rasa e alargadas verticalmente
- √ sulcos e giros ausentes/rasos (o cérebro lembra aquele dos fetos com < 23 semanas de gestação)
- √ artérias cerebrais médias próximas à tábua interna do crânio (ausência de sulcos)
- √ esplênio pequeno + rostro do corpo caloso ausente
- √ tronco cerebral hipoplásico (falta de formação dos tratos corticoespinhais + corticobulbares)
- √ ventriculomegalia (átrio +cornos occipitais)
- √ área de calcificação circular na linha média na região do septo pelúcido (CARACTERÍSTICO)
- √ poliidramnia (50%)

Prognóstico: morte em torno de 2 anos de idade

DD: Polimicrogiria (= formação de múltiplos giros pequenos mimetizando a paquigiria na TC + RMN, mais comum em torno das fissuras silvianas, giros amplos e alargados com gliose freqüente e subjacente ao córtex polimicrogírico como a característica de diferenciação mais importante)

MALFORMAÇÃO ARTERIOVENOSA

= anormalidade congênita consistindo de um ninho de artérias tortuosas dilatadas e anormais + veias, com novelo racemoso de vasos patológicos densamente compactados, resultando em desvios de sangue do lado arterial para o lado venoso, sem um leito capilar interposto

Prevalência: lesão vascular mais comum

Histo: as artérias afetadas possuem paredes finas (desprovidas de camada eslástica, pequena quantidade de musculatura); parênquima cerebral gliótico entre os vasos

Idade: 80% ao final da 4ª década; 20% < 20 anos de idade

- • cefaléia, epilepsia (não focal em 40%), deterioração mental
- • déficit neurológico hemisférico progressivo (50%)
- • *ictus* pela hemorragia intracraniana aguda (50%)

Localização:
- (a) supratentorial (90%): parietal > frontal > temporal > paraventricular > região intraventricular > lobo occipital
- (b) infratentorial (10%)

Suprimento vascular:
- (a) ramos piais da ACI em 73% das localizações supratentoriais, em 50% das localizações na fossa posterior
- (b) ramos durais a ACE em 27% com lesões infratentoriais

√ NENHUM efeito de massa

Raios X simples de crânio:
- √ calcificações pontilhadas/anelares (15%–30%)
- √ afinamento/espessamento do crânio na área de contato com a MAV
- √ proeminentes sulcos vasculares na tábua interna do crânio (artérias nutridoras dilatadas + veias de drenagem) em 27%

TCNC:
√ lesão irregular com grandes artérias nutridoras + veias de drenagem
√ densidade mista (60%): grandes vasos densos + hemorragia + calcificações
√ lesão isodensa (15%): pode ter efeito de massa reconhecível
√ baixa densidade (15%): atrofia cerebral devido à isquemia
√ não visualizada (10%)

TCCC:
√ reforço denso e serpiginoso em 80% (vasos dilatados tortuosos)
√ nenhum reforço com MAV trombosadas
√ sem espaços avasculares dentro da MAV
√ falta de efeito de massa/edema (a menos que trombosada/sangrante)
√ *shunt* rápido
√ cobertura aracnóidea espessada
√ cérebro atrófico adjacente

RMN:
√ fluxo nulo (imagem com gradiente GRASS eco + seqüências de tempo de relaxamento longas)

Angio:
√ vasos eferentes + aferentes grosseiramente dilatados com um novelo racemoso ("bolsa de vermes")
√ *shunt* arteriovenoso em pelo menos uma veia de drenagem precoce
√ angiograma negativo (compressão por hematoma/trombose)

Cp:
(1) Hemorragia (comum): sangramento no lado venosos devido à pressão aumentada/aneurisma roto (5%)
(2) Infarto

Prognóstico: 10% de mortalidade; 30% de morbidade; 2%–3% de chance anual de ressangramento, aumentando par 6% no ano seguinte ao 1º sangramento + 25% no ano seguinte ao 2º sangramento

Síndrome de Wyburn-Mason

= telangiectasia da pele + aneurisma retiniano cirsóide + MAV envolvendo todo o trato óptico (nervo óptico, tálamo, corpo geniculado, córtex calcarino)

Pode ser associada a: MAV da fossa posterior, pescoço, mandíbula/maxila; apresentação na infância

MALFORMAÇÃO DE CHIARI

Malformação de Chiari I (adultos)

= herniação das tonsilas cerebelares abaixo do forame magno (= "ectopia das tonsilas cerebelares"); anormalidade isolada freqüente do tronco cerebral de pouca conseqüência sem anomalias supratentoriais

Associada a:
(1) Siringoidromielia (20%–30%)
(2) Hidrocefalia (25%–44%)
(3) Impressão basilar (25%)
(4) Occipitalização de C1 (10%)
(5) Anomalia de Klippel-Feil (10%)
(6) Ossificação incompleta do arco de C1 (5%)

NÃO associada à mielomeningocele!

- ectopia cerebelar benigna < 3 mm de nenhuma conseqüência clínica; 3–5 mm de significado incerto; > 5 mm sintomas clínicos prováveis
- nenhum sintoma na infância (a menos que associada à hidrocefalia/siringomielia)
- pode haver disfunção de nervos cranianos/anestesia dissociada das extremidades inferiores na vida adulta

√ deslocamento inferior das amígdalas cerebelares + porção medial dos lobos inferiores do cerebelo 5 mm abaixo do nível do forame magno
√ amígdalas pontiagudas/triangulares
√ obliteração da cisterna magna
√ alongamento do IV ventrículo, que permanece na posição normal
√ leve angulação anterior do tronco cerebral inferior

Malformação de Chiari II (infância)

= MALFORMAÇÃO DE ARNOLD-CHIARI
= complexo de anomalias mais sérias e mais comuns, secundárias a uma fossa posterior pequena, envolvendo o tronco cerebral, coluna e mesoderma

A MARCA REGISTRADA é a disgenesia do metencéfalo com:
(1) Deslocamento caudal do 4º ventrículo
(2) Tronco cerebral caudalmente deslocado
(3) Herniação tonsilar + vermiana através do forame magno

Associada a:
(a) anomalias espinhais
  (1) Mielomeningocele lombar (> 95%)
  (2) Siringoidromielia
(b) anomalias supratentoriais
  (1) Disgenesia do corpo caloso (80%–85%)
  (2) Hidrocefalia obstrutiva (50%–98%) após o fechamento da mielomeningocele
  (3) Ausência do septo pelúcido (40%)
  (4) Excessivo número de giros corticais (estenogiria = córtex histologicamente normal; polimicrogiria = córtex histologicamente anormal)

NÃO associada à impressão basilar/assimilação de C1/deformidade de Klippel-Feil!

- recém-nascido: angústia respiratória, episódios de apnéia, bradicardia, dificuldade na deglutição, reflexo do vômito diminuído, retrocolo, espasticidade das extremidades superiores)
- adolescentes: perda gradual de função + espasticidade das extremidades inferiores

Raios X do crânio:
√ Lückenschädel (mais proeminente próximo ao torcular de Herofilli/vértice) em 85% = displasia do crânio membranoso desaparecendo em torno de 6 meses de idade
√ irregularidades do clivo = aspecto posterior das pirâmides petrosas (pela pressão do cerebelo) em 70%–90% levando ao encurtamento do CAI
√ fossa posterior pequena
√ forame magno aumentado + canal espinhal aumentado na porção superior secundário ao modelamento em 75%
√ arco posterior de C1 ausente/hipoplásico (70%)

@ Supratentorial
√ hidrocefalia (aqueduto de Silvius disfuncional mas provavelmente patente); pode não se tornar evidente até o reparo da mielomeningocele (90%)
√ colpocefalia (= cornos occipitais + átrios aumentados) devido aos lobos occipitais mal desenvolvidos
√ hipoplasia/ausência do esplênio + rostro do corpo caloso (80%–90%)
√ configuração em "asa de morcego" dos cornos frontais nas incidências coronais = cornos frontais apontando inferiormente com ângulo obtuso súpero-lateral secundário às proeminentes impressões pelo núcleo caudado aumentado
√ "ventrículo em ampulheta" = terceiro ventrículo pequeno e bicôncavo secundário à grande massa intermédia
√ interdigitação dos giros corticais mediais (hipoplasia + fenestração da foice em até 100%)
√ grandes cisternas prepontinas + supracerebelares
√ não visualização do aqueduto (em até 70%)
√ estenogiria = múltiplos pequenos giros proximamente espaçados no aspecto medial do lobo occipital secundário à displasia (em até 50%)
@ Cerebelo
√ "cavilha cerebelar" = protrusão do vermis + hemisférios através do forame magno (90%) resultando em alongamento craniocaudal do cerebelo
√ cerebelo hipoplásico e pobremente diferenciado (visualização ruim das folhas em imagens sagitais) secundário à degeneração severa
√ IV ventrículo alongado/obliterado, verticalmente orientado e tubular, com diâmetro AP estreitado saindo abaixo do forame magno (40%)
√ obliteração da cisterna do APC + cisterna magna pelo cerebelo crescendo em torno do tronco cerebral
√ tentório displásico com grande incisura em forma de "U", inserindo-se próximo ao forame magno (95%)
√ "bico tectal" = fusão dos colículos mesencefálicos em um único bico, apontando posteriormente e invaginando para dentro do cerebelo
√ cisterna da placa quadrigeminal alargada em forma de "V" (devido à hipoplasia do giro do cíngulo)
√ "cerebelo em torre" = "pseudomassa"
= extensão cerebelar acima da incisura tentorial
√ configuração do triplo pico = cantos do cerebelo aprisionados em torno do tronco cerebral apontando anteriormente + lateralmente (nas imagens axiais)
√ porção superior do cerebelo aplainada secundário à herniação temporoparietal
√ orientação vertical do seio reto encurtado de tamanho
@ Medula espinhal
√ medula + ponte deslocadas para dentro do canal espinhal
√ "dobra cervicomedular" = herniação do bulbo posterior à medula (até 70%) ao nível dos ligamentos denteados
√ espaço subaracnóideo anterior ao nível do tronco cerebral + coluna cervical superior (40%)
√ diâmetro AP da ponte estreitado
√ raízes nervosas cervicais ascendem em direção aos seus forames de saída
√ siringoidromielia
√ cone medular amiúde ancorado abaixo de L2

US-OB:
√ "sinal da banana" = cerebelo enroscado em torno do tronco cerebral posteriormente + obliteração da cisterna magna, devido à pequena fossa posterior
√ hidrocefalia

Malformação de Chiari III

Anomalia rara mais severa; provavelmente não relacionada aos tipos I e II da malformação de Chiari
√ meningomieloencefalocele occipital baixa/cervical alta

Prognóstico: sobrevida usualmente não além da infância

Malformação de Chiari IV

Anomalia extremamente rara, provavelmente erroneamente incluída como uma das malformações de Chiari
√ agenesia do cerebelo
√ hipoplasia da ponte
√ fossa posterior pequena + em forma de funil

MALFORMAÇÃO DE DANDY-WALKER

= caracterizada por (1) aumento da fossa posterior com a posição alta do tentório (2) dis/agenesia do vermis cerebelar (3) dilatação cística do 4º ventrículo ocupando quase toda a fossa posterior

Causa: dismorfogênese do teto do 4º ventrículo com falha para incorporar a área membranácea para desenvolver o plexo coróide; causa proposta originalmente como uma atresia dos forames de Luschka (lateral) + Magendie (mediano); não provável visto que os forames não são patentes até o quarto mês

Incidência: 12% de todas as hidrocefalias congênitas

Pat: defeito no vermis conectando um cisto retrocerebelar revestido por epêndima com o IV ventrículo (PATOGNOMÔNICO)

Anomalias associadas da linha média (em > 60%):
(1) Disgenesia do corpo caloso (20%–25%), lipoma do corpo caloso
(2) Holoprosencefalia (25%)
(3) Malformação dos giros cerebrais (displasia do giro do cíngulo) (25%)
(4) Heterotopia cerebelar + malformação das folhas cerebelares (25%)
(5) Malformação do núcleo olivar inferior
(6) Hamartoma do túber cinéreo
(7) Siringomielia
(8) Fenda palatina
(9) Encefalocele occipital (< 5%)

— outras anomalias do SNC:
(1) Polimicrogiria/heterotopia da substância cinzenta (5%–10%)
(2) Esquizencefalia
(3) Meningocele lombossacra

— anomalias não relacionadas ao SNC (25%)
(1) Polidactilia, sindactilia
(2) Síndrome de Klippel-Feil
(3) Síndrome de Cornelia de Lange
(4) Fenda palatina

(5) Angioma facial
(6) Anomalias cardíacas

Raios X de crânio:
√ grande crânio secundário à hidrocefalia + dolicocefalia
√ sutura lambdóidea diastática
√ fossa posterior desproporcionadamente grande e expandida
√ tórcula de Herofilli e seios laterais altos e acima do ângulo lambdóideo = inversão torcular-lambdóidea

TC/US/RMN:
√ ausência/hipoplasia do vermis cerebelar: total (25%), parcial (75%)
√ vermis cerebelar superior deslocado superiormente
√ hemisférios cerebelares pequenos + largamente separados
√ deslocamento anterior + lateral dos ± hemisférios cerebelares hipoplásicos
√ grande cisto da fossa posterior com extensão através do forame magno = divertículo do IV ventrículo desprovido de teto
√ inserção elevada do tentório cerebelar
√ hemisférios cerebelares em aposição sem o vermis intercalado após um procedimento de derivação
√ ausência da foice cerebelar
√ irregularidades das pirâmides petrosas
√ ventriculomegalia (em 72% há comunicação aberta com o III ventrículo; em 39% patente com o IV ventrículo; em 28% estenose aquedutal; em 11% obstrução incisural); presente no pré-natal em 30%, aos três meses de idade em 75%
√ deslocamento anterior da ponte

Angio:
√ posição alta do seio transverso
√ grande veia de Galeno elevada
√ vasos cerebrais posteriores elevados
√ artérias cerebelares superiores deslocadas ântero-superiormente acima das artérias cerebrais posteriores
√ artéria cerebelar posterior inferior pequena/ausente com alça tonsilar alta

Cp: aprisionamento do cisto acima do tentório = "configuração em orifício"

Prognóstico: morte fetal em 66%
22%–50% de mortalidade durante o primeiro ano de vida

DD:
(1) Cisto extra-axial da fossa posterior
(2) Cisto aracnóideo (4º ventrículo normal, forames patentes, vermis intacto)
(3) 4º ventrículo isolado
(4) Megacisterna magna = cisterna magna gigante (fossa posterior aumentada, cisterna magna dilatada, vermis intacto, 4º ventrículo normal)
(5) Porencefalia

VARIANTE DANDY-WALKER

Caracterizada por:
(1) Hipoplasia variável da porção póstero-inferior do vermis levando à comunicação entre o 4º ventrículo e a cisterna magna
(2) Disgenesia cerebelar
(3) Dilatação cística do 4º ventrículo
(4) NENHUM aumento da fossa posterior

◊ Mais comum que a malformação de Dandy-Walker; colabora com 1/3 de todas as malformações da fossa posterior

Causa: insulto focal ao cerebelo em desenvolvimento

Anomalias do SNC associadas:
Agenesia do corpo caloso (21%), malformação cerebral giral (21%), heterotopia, holoprosencefalia (10%), cisto diencefálico (10%), meningoencefalocele da fossa posterior (10%)

Outras anomalias associadas:
Polidactilia, cardíaca, renal, anomalias faciais; cariótipo anormal (29%)
√ 4º ventrículo menor + mais bem formado
√ cisto retrocerebelar menor
√ pode estar presente uma comunicação entre o cisto retrocerebelar e o espaço subaracnóideo através do forame de Magendie
√ fossa posterior menor que na usual malformação de Dandy-Walker

US-OB:
√ o fechamento incompleto do vermis cerebelar é normal até 18 semanas de idade gestacional!

COMPLEXO DE DANDY-WALKER
= *continuum* de anomalias, incluindo a malformação de Dandy-Walker + mega cisterna magna, caracterizada por disgenesia parcial/completa do vermis cerebelar

Causa: grande insulto à placa alar por uma variedade de anomalias

Associado com:
A. Síndromes genéticas herdadas
— autossômico recessivo:
(1) Síndrome de Meckel-Gruber
(2) Síndrome de Ellis-van Creveld
(3) Síndrome de Walker-Warburg
— autossômico dominante:
(4) Hipoplasia cerebelar ligada ao X
(5) Síndrome de Aicardi
B. Cariótipo anormal (33%)
(1) Duplicação de cromossomos 5p, 8p, 8q
(2) Trissomias do 9, 13, 18
C. Infecção
(1) Vírus: CMV, rubéola
(2) Protozoários: toxoplasmose
D. Teratógenos: álcool, warfarina sódica
E. Multifatorial

PSEUDOMALFORMAÇÃO DE DANDY-WALKER
= desenvolvimento do rombencéfalo durante o primeiro trimestre da gravidez
√ espaço preenchido por fluido no aspecto posterior da cabeça fetal

MEDULOBLASTOMA

Neoplasma infratentorial mais maligno; mais comum neoplasma da fossa posterior na infância (seguido pelo astrocitoma cerebelar)

Incidência:
15%–20% de todos os tumores intracranianos pediátricos; 30%–40% de todos os tumores da fossa posterior em crianças; 2%–10% de todos os gliomas intracranianos

Origem: da camada granular externa do véu medular inferior (= teto do 4º ventrículo)

Histo: células completamente indiferenciadas (50%), variedade desmoplásica (25%), diferenciação glial/neuronal (25%)

Idade: 40% dentro dos primeiros 5 anos de vida; 75% na primeira década; entre as idades de 5–14 anos (2/3); entre as idades de 15–35 (1/3); M:F = 2–4:1

- duração dos sintomas < 1 mês antes do diagnóstico: náusea, vômitos, cefaléia, aumento do tamanho da cabeça, ataxia

Local:
 (a) vermis cerebelar + teto do 4º ventrículo (grupo etário mais jovem) em 91%
 (b) hemisfério cerebelar (grupo etário mais velho)

Tamanho: usualmente > 2 cm de diâmetro

√ massa vermiana bem definida com alargamento do espaço entre as amígdalas cerebelares
√ compressão do 4º ventrículo/aqueduto com hidrocefalia (85%–95%)
√ desvio/invaginação do 4º ventrículo
√ rápido crescimento com extensão para dentro do hemisfério cerebelar/tronco cerebral (mais amiúde em adultos)
√ extensão para dentro da cisterna magna + medula cervical superior, ocasionalmente através dos forames de Luschka até a cisterna do ângulo cerebelopontino leve/moderado edema circundante (90%)

TC:
 Características clássicas em 53%:
 √ lesão levemente hiperdensa (70%)/isodensa (20%)/mista (10%)
 √ reforço homogêneo e rapidamente intenso (97%) devido ao tumor usualmente sólido
 Características atípicas:
 √ áreas císticas/necróticas (10%–16%) com falta de reforço
 √ calcificações em 13%
 √ hemorragia em 3%
 √ extensão supratentorial

RMN:
 √ mista/hipointensa em T1WI
 √ hipo/iso/hiperintensa em T2WI
 √ reforço usualmente homogêneo com Gd-DTPA com anel hipointenso
 √ folhas cerebelares indistintas

Cp:
 (1) Disseminação subaracnóidea metastática (30%–100%) através das vias liquóricas para a medula + cauda eqüina ("drop metástases" * em 40%), convexidades cerebrais, fissuras silvianas, cisterna supracerebelar, retrógrada para dentro dos ventrículos laterais + 3º ventrículo

 **N.T.:* O termo "drop metastasis" é consagrado na literatura neurocirúrgica.

 √ "congelamento" contínuo do tumor na pia
 (2) Metástases externas ao SNC (esqueleto axial, linfonodos, pulmões) após a cirurgia

Trat.: cirurgia + radioterapia (extremamente radiossensível)

DD do meduloblastoma da linha média:
 ependimoma, astrocitoma (hipodenso)

DD do meduloblastoma excêntrico:
 astrocitoma, meningioma, neurinoma do acústico

MEGALENCEFALIA UNILATERAL

= supercrescimento hamartomatoso de todo/parte de um hemisfério cerebral com defeitos da migração neuronal

- desordem epiléptica intratável em qualquer idade; hemiplegia
- atraso do desenvolvimento

√ aumento moderado/marcante do hemisfério
√ ventriculomegalia ipsolateral proporcional ao aumento do hemisfério afetado
√ corno frontal do ventrículo ipsolateral retificado apontando ântero-lateralmente
√ defeitos da migração neuronal
 √ polimicrogiria
 √ paquigiria
 √ heterotopia da substância cinzenta
 √ gliose da substância branca (baixa densidade na substância branca na TC, tempos de relaxamento em T1 + T2 prolongados na IRM)

Trat.: ressecção hemisférica parcial/completa

MENINGIOMA

Incidência:
 mais comum tumor extra-axial; 15%–18% dos tumores intracranianos em adultos; 1%–2% dos tumores primários nas crianças; 33% de todos os neoplasmas intracranianos incidentais

Origem: derivado de células meningoteliais concentradas nas vilosidades aracnóideas (= "células aracnóideas de cobertura"), as quais penetram na dura (as vilosidades são numerosas nos grandes seios durais, em pequenas veias e ao longo dos manguitos radiculares dos nervos cranianos + espinhais, plexo coróide)

Classificação histológica:
 — padrão de comportamento benigno
 (a) tipo fibroblástico = tipo fibroso
 feixes de células fusiformes mesclados + colágeno + fibras reticulares
 (b) tipo transicional = tipo misto
 características das formas meningotelial + fibroblástica
 — aspecto agressivo nos exames de imagem
 (c) meningotelial = tipo sincicial
 formando um sincício de células estritamente compactadas com bordas indistintas
 (d) tipo angioblástico/maligno
 provavelmente hemangiopericitoma/hemangioblastoma surgindo de pericitos vasculares

Idade: pico de incidência aos 45 anos (variação 35–70 anos); raro < 20 anos (em crianças > 50% malignos, M > F); M:F = 1:2 a 1:4

Associado a: neurofibromatose tipo 2 (meningiomas múltiplos, ocorrência na infância
 ◊ 10% dos pacientes com meningiomas múltiplos são portadores de neurofibromatose tipo 2!

TIPOS:
 (a) meningioma globular (mais comum):
 massa esférica compacta com invaginação do cérebro; achatada na base; contato com a foice/tentório/dura basal/dura da convexidade
 (b) meningioma em placa:
 hiperostose pronunciada do osso adjacente, particularmente na base do crânio; difícil distinguir a hiperostose de tumor invadindo a tábua interna

(DD: doença de Paget, osteomielite crônica, displasia fibrosa, metástase)

(c) meningioma multicêntrico (2%–9%): 16% nas séries de autópsia; tendência para se localizar num dos hemicrânios; presente clinicamente em idade mais jovem; global/misto; a metástase liquórica é excepcional; em 50% é associado à neurofibromatose tipo 2

Localização:

(a) conexidade = porção lateral do hemisfério (20%–34%)
(b) parassagital = porção medial do hemisfério (18%–22%)
— meningioma da foice (5%) abaixo do seio sagital superior, usualmente se estendendo para ambos os lados
(c) asa do esfenóide + fossa craniana média (17%–25%)
(d) frontobasal (10%)
(e) fossa posterior (9%–15%)
— convexidade cerebelar (5%)
— tentório cerebelar (2%–4%)
— ângulo cerebelopontino (2%–4%)
— clivo (< 1%)
(f) coluna (12%)

Localização atípica:

(a) ângulo cerebelopontino (<5%)
(b) bainha do nervo óptico (< 2%)
(c) intraventricular (2%–5%): 80% nos laterais (L>R), 15% no 3º ventrículo, 5% no 4º; pelo pregueamento interno do tecido meníngeo durante a formação do plexo coróide
◊ Massa intraventricular do trígono em adultos!
(d) ectópico = extradural (< 1%): espaço intradiplóico, tábua externa do crânio, escalpe, seio paranasal, glândula parótida, espaço parafaríngeo, mediastino, pulmão, glândula adrenal

Raios X simples:

√ hiperostose no local ou próximo/dentro do osso (exostose, enostose, esclerose)
◊ Hiperostose NÃO indica infiltração tumoral!
√ expansão dos seios paranasais (etmóide, esfenóide)± esclerose (= *pneumosinus dilatans*)
√ sulcos meníngeos aumentados (se a localização for na calota craniana), alargamento do forame espinhoso
√ calcificação (= corpos psamomatosos)

TC:

√ massa de crescimento lento agudamente demarcada e bem circunscrita
√ ampla inserção na dura-máter adjacente
√ "indentação cortical" do cérebro subjacente
√ lesão isodensa/hiperdensa (calcificações psamomatosas) à TCNC
√ calcificações com padrão circular/radial (20%) (DD: osteoma)
√ "meningioma intra-ósseo" = invasão do osso com componente de tecido mole intra e extracerebral (DD: displasia fibrosa)
√ hiperostose do osso adjacente (18%)
√ reforço intenso e uniforme na TCCC (ausência de barreira hematoencefálica)
√ edema peritumoral mínimo (em até 75%): NENHUMA correlação entre o tamanho tumoral + quantidade de edema (DD: lesão intra-axial)
√ componente cístico: importante em 2%, pequeno em 15%

RMN (100% de taxa de detecção com o uso de gadolínio DTPA)

√ hipo ou isointenso em T1WI + iso a hiperintenso em T2I (a intensidade depende da quantidade de celularidade *versus* elementos colagenosos)
√ textura homogênea/heterogênea (vascularização tumoral, alterações císticas, calcificações)
√ deformação arqueada da substância branca + apagamento cortical
√ vasos da interface tumor — cérebro de baixa intensidade + espaço cerebroespinhal de alta intensidade em T2WI
√ reforço com contraste por 3–60 minutos em T1WI tão alto quanto 148% no parênquima cerebral
√ sinal da "cauda dural" = área curvilínea de reforço partindo da margem do tumor e se estreitando ao longo da superfície dural em 60% (= infiltração dural pelo tumor/hipervascularização reativa/alterações hiperplásicas reativas)

Angio:

√ "fenômeno da sogra" (o material de contraste surge precocemente e mantém-se tardiamente até a fase venosa)
√ padrão da vascularização do tumor em "raios de sol"/"roda raiada", com tingimento hipervascular lembrando nuvens
√ veia de drenagem precoce (raro: talvez no meningioma angioblástico)
√ o meningioma em placa é pobremente vascularizado

Suprimento vascular:

A. Artéria carótida externa (quase sempre):
(1) Calota craniana: artéria meníngea média
(2) Plano esfenoidal + tubérculo: ramo meníngeo recorrente da artéria oftálmica
(3) Tentório: ramo meníngeo do tronco meningo-hipofisário da ACI
(4) Clivo + fossa posterior: artéria vertebral/artéria faríngea ascendente
(5) Foice: artéria meníngea média parcialmente + outras

B. Artéria carótida interna (raro):
1. Intraventricular: vasos coroidais

Cp: invasão local de seios venosos

MENINGIOMA ATÍPICO (15%)

1. Área de baixa atenuação correspondendo à necrose, hemorragia antiga, formação cística, gordura (DD: glioma maligno, metástase)
(a) **meningioma cístico** (14%)
cisto intratumoral central/excêntrico (necrose, degeneração cística), cistos extratumorais (cisto aracnóideo reativo) (DD: glioma cístico/necrótico)
(b) **meningioma lipoblástico** (5%)
alteração metaplásica das células meningoteliais em adipócitos
2. Reforço heterogêneo/anelar (secundário ao infarto tumoral discreto/necrose/em variantes histológicas agressivas/verdadeira formação de cistos pelo acúmulo benigno de líquidos)

3. Morfologia "em placa"
4. Em forma de "vírgula" = combinação de componente semilunar ligado pela interface dural + componente esférico crescendo além da margem dural
5. Transformação sarcomatosa com disseminação sobre o hemisfério + invasão do parênquima cerebral (suprimento leptomeníngeo)
6. **Hemangiopericitoma meníngeo**
   √ contorno multilobulado
   √ base dural estreita/em forma de "cogumelo"
   √ grandes sinais vasculares intratumorais
   √ erosão óssea
   √ proeminente edema peritumoral
   √ múltiplos vasos nutrícios irregulares à angiografia

Meningioma da asa do esfenóide

1. Meningioma em placa hiperostótico
   • exoftalmia indolor unilateral lentamente progressiva
   • parestesias na distribuição dos nervos cranianos V1+ V2
   • cefaléia, crises epilépticas
2. Meningioma surgindo do terço médio da asa do esfenóide
   • cefaléia, crises epilépticas
   √ compressão dos lobos frontais + temporais
3. Meningioma surgindo do processo clinóide
   √ envolvimento da artéria carótida + artérias cerebrais médias
   √ compressão do nervo óptico + quiasma
4. Meningioma do plano esfenoidal
   √ crescimento subfrontal + crescimento posterior para dentro da sela turca e clivo
   √ abaulamento hiperostótico do plano esfenoidal

Meningioma supra-selar

Incidência: 10% de todos os meningiomas intracranianos
Origem: da aracnóide + dura ao longo do tubérculo da sela/clinóides/diafragma da sela/seio cavernoso com extensão secundária para dentro da sela; NÃO a partir da fossa pituitária
• disfunção hipotalâmica/hipofisária (rara)
√ hiperostose irregular = abaulamento adjacente ao seio (MARCA REGISTRADA dos meningiomas no plano esfenoidal/tubérculo da sela)
√ pneumatose esfenoidal = pneumatização aumentada do esfenóide na área da clinóide anterior + dorso da sela (DD: variante normal)
√ base de implantação alargada
√ intenso reforço homogêneo (pode ser impossível diferenciar de um aneurisma supraclinóideo na TC)
√ suprimento sangüíneo: ramos etmoidais posteriores da artéria oftálmica, ramos do tronco meningo-hipofisário
RMN:
   √ grande massa isointensa em relação à substância cinzenta em T1WI + T2WI
   √ glândula hipofisária achatada e hiperintensa dentro do assoalho da sela
   √ marcante reforço homogêneo em T1WI
DD: metástases, glioma, linfoma

MENINGITE

1. Paquimeningite: afetando a dura-máter
2. Leptomeningite: afetando a pia-máter/aracnóide (mais comum)
• cefaléia, rigidez nucal
• confusão, desorientação
• análise laboratorial do LCR positiva

PAPEL da TC e RMN:
   (1) Excluir abscesso parenquimatoso, ventriculite e empiema localizado
   (2) Avaliar os seios paranasais/osso temporal como fontes de infecção
   (3) Monitorizar complicações: hidrocefalia, efusão subdural, infartos

Meningite purulenta

Causa: otite média/sinusite
Organismo:
   (a) adultos: *Meningococcus, Streptococcus pneumoniae, Haemophilus influenzae, Neisseria meningitidis, Staphylococcus aureus*
   (b) crianças: *Escherichia coli, Citrobacter*, Estreptococos β-hemolíticos
TCNC:
   √ amiúde normal
   √ aumento da densidade do espaço subaracnóideo (vascularização aumentada), esp. em crianças
   √ ventrículos pequenos secundário ao edema cerebral difuso
TCCC:
   √ marcante reforço meníngeo curvilíneo sobre o cérebro (lobos frontal + parietal) e fissuras silvianas + inter-hemisféricas
   √ obliteração com reforço das cisternas basais (comum)
RMN (modalidade mais sensível):
   √ placas hiperintensas em T2WI
   √ reforço leptomeníngeo com Gd-DTPA
Cp:
   (1) Cerebrite
   (2) Ventriculite = ependimite (secundária à disseminação retrógrada)
   (3) Atrofia cerebral
   (4) Infarto cerebral (arterite, trombose venosa)
   (5) Efusão subdural (efusão subdural estéril secundário à meningite por *H. influenzae* [em crianças], pode se transformar em empiema)
   (6) Hidrocefalia (debris celulares bloqueando o forame de Monro, aqueduto, saídas do 4º ventrículo/septos interventriculares/aderências aracnóides)
   (7) Disfunção de nervos cranianos
Prognóstico:
   ◊ Infarto cerebral + edema são preditivos de prognóstico ruim
   ◊ Dilatação dos ventrículos + espaços subaracnóideos + efusões subdurais não tem valor preditivo
Mortalidade: 10% (quinta causa mais comum de morte em crianças entre 1 e 4 anos de idade)
DD: carcinomatose meníngea

Meningite granulomatosa

Histo: exsudato espesso, inflamação periventricular, tecido de granulação + fibrose reativa

(1) Meningite tuberculosa = meningite basilar: parte da tuberculose generalizada miliar/infecção tuberculosa primária; em lactentes + crianças pequenas
(2) Sarcoidose
pode ser associada com massas intracerebrais únicas/múltiplas
(3) Meningite fúngica: criptococose, candidíase, coccidioidomicose (endêmica), blastomicose, mucormicose (diabéticos), nocardiose, actinomicose, aspergilose (sob terapia corticóide crônica)
• processo agudo com risco de vida/doença indolente crônica

Pode ser associada com: cerebrite, formação de abscessos
√ hidrocefalia

TC:
√ obliteração das cisternas basais, fissura silviana, cisterna supra-selar (cisternas isodensas secundário ao preenchimento com debris)
√ intenso reforço dos giros + espaço subaracnóideo envolvido com contraste
√ calcificação das meninges
√ atenuação diminuída da dura-máter

RMN:
√ alta intensidade de sinal das cisternas basilares em T2WI
√ reforço com gadopentetato dimeglumina

Cp:
(1) Hidrocefalia (obliteração das cisternas basais; bloqueio do fluxo do LCR + absorção do liquor)
(2) Infarto (devido à arterite)

METÁSTASES CEREBRAIS

Incidência: 14%–37% de todos os tumores intracranianos

Primário metastático:

Seis tumores compreendem 95% de todas as metástases cerebrais:
(1) Carcinoma brônquico (47%): RARAMENTE o carcinoma celular escamoso
(2) Carcinoma mamário (17%)
(3) Tumores do trato GI (15%): cólon, reto
(4) Hipernefroma (10%)
(5) Melanoma (8%)
(6) Coriocarcinoma

Na criança:
1. Leucemia/linfoma
2. Neuroblastoma

◊ As metástases cerebrais de sarcomas são excepcionalmente raras!

Localização:
(a) junção corticomedular do cérebro (mais característico)
(b) espaço subaracnóideo = meningite carcinomatosa (15%)
(c) disseminação subependimária (freqüente no carcinoma de mama)
(d) crânio (5%)

METÁSTASES HEMORRÁGICAS (EM 3%–4%):
1. Melanoma maligno
2. Coriocarcinoma
3. Carcinoma de pequenas células do pulmão
4. Carcinoma renal
5. Carcinoma da tireóide
√ hiperdensa sem contraste
√ hipervascular com contraste

Mnemônico: "TCHAM"
Tireóide
Coriocarcinoma
Hipernefroma
Anaplásico (carcinoma pulmonar)
Melanoma

METÁSTASES CÍSTICAS:
1. Carcinoma celular escamoso do pulmão
2. Adenocarcinoma do pulmão

METÁSTASES CALCIFICADAS:
1. Neoplasma produtor de mucina
2. Sarcoma formador de cartilagem/osso
3. Radioquimioterapia efetiva

Apresentação:
— lesões múltiplas (2/3), lesão única (1/3)
— hemisférios cerebrais (57%), cerebelo (29%), tronco cerebral (32%)
— os depósitos nodulares na dura são comuns
√ múltiplas lesões de diferentes tamanhos + localizações
√ o edema circundante usualmente excede o volume tumoral

TC:
√ reforço sólido em pequenos tumores/reforço anelar em grandes tumores

RMN: (uma combinação de T2WI + TIWI contrastado oferece grande sensibilidade)
√ massa hipointensa relativa ao edema de T2WI
√ hipointensidade mais pronunciada no melanoma + adenocarcinoma mucinoso (efeito paramagnético)
√ reforço homogêneo/anelar/nodular misto após o Gd-DTPA; amiúde mais de um foco metastático identificado na região o edema
√ reforço assimétrico da dura com disseminação dural
√ reforço leptomeníngeo (por exemplo: no ependimoma metastático)

MICROANGIOPATIA MINERALIZANTE

= LEUCOENCEFALOPATIA INDUZIDA POR RADIAÇÃO
= Seqüela da radioterapia combinada com terapia pelo metotrexate para o tratamento da leucemia
• 85% sem déficits neurológicos

TC:
√ finas calcificações reticulares/serrilhadas lineares próximas à junção corticomedular, especialmente nos lobos frontal + parietal posteriores e núcleos da base
√ processo simétrico de baixa atenuação na substância branca próximo à área corticomedular

RMN:
√ distribuição periventricular difusa se espalhando perifericamente com margens irregulares

MICROCEFALIA

= síndrome clínica caracterizada por uma circunferência abaixo da faixa normal

Incidência: 1.6:1.000 ou 1:6.200–1:8.500 nascimentos

Etiologia:
(1) Infecção intra-uterina não diagnosticada (toxoplasmose, rubéola, CMV, herpes simples), agentes tóxicos, drogas, hipoxia, radiação, fenilcetonúria materna
(2) Craniossinostose prematura
(3) Anomalias cromossômicas (trissomias do 13, 18 e 21)
(4) Síndrome de Meckel-Gruber
Freqüentemente associada a:
microencefalia, macrogiria, paquigiria, atrofia dos núcleos da base, diminuição da arborização da árvore dendrítica, holoprosencefalia

√ discrepância do CA:PC
√ circunferência cefálica < 3 desvios-padrão abaixo da média
√ dilatação dos ventrículos laterais
√ crescimento pobre do crânio fetal
√ o conteúdo intracraniano pode não ser visível (raro)

Prognóstico: normal a severo retardo mental (dependendo do grau de microcefalia)

NEUROBLASTOMA

Idade na apresentação: < 2 anos (50%); < 4 anos (75%); < 8 anos (90%); pico etário < 3 anos

- massa abdominal (45%)
- sinais neurológicos (20%)
- dor óssea/coxeadura (20%)
- equimose orbital/proptose (12%)
- produção de catecolaminas (95%) com episódios paroxísticos de rubor facial, taquicardia, hipertensão, cefaléia, sudorese, diarréia intratável, encefalopatia cerebelar aguda
- aspirado de medula óssea positivo (70%)

Localização: glândula adrenal (67%), tórax (13%), pescoço (5%), intracraniano (2%); comumente envolvimento de múltiplos locais esqueléticos

MN (sensibilidade de detecção globalmente melhor que a radiografia):
metástases simétricas líticas de neuroblastoma ocorrem mais freqüentemente nas áreas onde a atividade epifisária normal obscurece as lesões
√ as lesões puramente líticas podem se apresentar como áreas fotopênicas
√ captação de Tc-99 m fosfato pelos tecidos moles em 60%
√ freqüentemente há captação de ^{67}Ga no local primário do neuroblastoma

Prognóstico: 2 anos de sobrevida (a) em 60% para idade < 1 ano (b) em 20% para idade entre 1–2 anos (c) em 10% para idades > 2 anos

A. NEUROBLASTOMA CEREBRAL PRIMÁRIO (raro)
Idade: infância/início da adolescência
√ grande massa hipodensa/de densidade mista com margens bem definidas
√ calcificações intratumorais grosseiras e densas
√ zonas centrais císticas/necróticas com hemorragia
Cp: metástases via espaço subaracnóideo para a dura + calota craniana

A. NEUROBLASTOMA SECUNDÁRIO (comum)
metastático para:
@ Fígado
@ Esqueleto
√ osteólise com formação periosteal de novo osso
√ diastase sutural
√ crânio com aspecto em "pêlo de escova"
@ Órbita: √ proptose unilateral
◊ O neuroblastoma usualmente não dá metástases para o cérebro!

Neuroblastoma olfatório

= tumor muito maligno surgindo da mucosa olfatória
Tipos:
(1) Estesioneuroepitelioma
(2) Estesioneurocitoma
(3) Estesioneuroblastoma

√ massa na cavidade nasal superior com extensão para dentro do etmóide + seios maxilares

Cp: metástases à distância em 20%

NEUROCITOMA INTRAVENTRICULAR

= NEUROBLASTOMA INTRAVENTRICULAR
= neoplasma primário benigno dos ventrículos lateral + 3º ventrículo

Incidência: desconhecida; tumor freqüentemente confundido com oligodendroglioma intraventricular
Idade: adultos jovens
Histo:
Células circulares uniformes com núcleo central esférico + fina cromatina com aspecto pontilhado ± pseudo-rosetas perivasculares, microcalcificações focais (lembrando muito o oligodendroglioma, porém com diferenciação neuronal de junções semelhantes a sinapses)
Localização: corpo ± corno frontal dos ventrículos laterais, pode se estender para o 3º ventrículo

√ tumor circunscrito grosseiramente calcificado e inteiramente intraventricular
√ reforço com contraste leve a moderado
√ CARACTERÍSTICA aderência ao septo pelúcido
√ ± hemorragia dentro do tumor/ventrículo
√ hidrocefalia
√ edema peritumoral extremamente incomum

RMN:
√ isointenso relativo à substância cinzenta cortical em T1WI + T2WI com áreas heterogêneas devido às calcificações, espaços císticos, sinais vasculares nulos

DD:
(1) Oligodendroglioma intraventricular (nenhuma hemorragia)
(2) Astrocitoma (edema peritumoral em 20%)
(3) Meningioma (quase que exclusivamente no trígono)
(4) Ependimoma (dentro + em torno do 4º ventrículo/trígono, em crianças)
(5) Subependimoma (dentro + em torno do 4º ventrículo, adultos jovens)
(6) Papiloma do plexo coróide (corpo + corno temporal do ventrículo lateral, com intenso reforço)
(7) Cisto colóide (porção anterior do 3º ventrículo/forame de Monro, calcificações incomuns)
(8) Craniofaringioma (origem extraventricular)
(9) Teratoma + cisto dermóide (atenuação de gordura)

NEUROFIBROMATOSE

Pat:
Neurofibromas puros (= tumor da bainha do nervo com envolvimento do nervo; as fibras nervosas passas

através da massa) + neurilemomas (as fibras nervosas divergem e cursam sobre a superfície da massa tumoral); freqüentemente combinados
(1) Pequena massa tumoral esférica
(2) Plexiforme = novelos tortuosos/aumento fusiforme dos nervos periféricos (PATOGNOMÔNICO)

Histo: proliferação de fibroblastos

Neurofibromatose periférica (90%)

= DOENÇA DE VON RECKLINGHAUSEN
= NEUROFIBROMATOSE TIPO I
= displasia do tecido mesodérmico + ectodérmico com potencial para envolvimento tecidual difuso; autossômico dominante com anormalidades do braço longo do cromossomo 17: von Recklinghausen possui 17 letras
50% de mutantes espontâneos; expressividade variável

Incidência: 1:2.000–4.000; M:F = 1:1; mais comum das facomatoses

Critérios diagnósticos (pelo menos dois devem estar presentes):
(1) > 6 "manchas café com leite" > 5 mm no seu maior diâmetro (> 15 mm em indivíduos pós-púberes)
(2) > = 2 neurofibromas de qualquer tipo/um neuroma plexiforme
(3) Sardas nas axilas e regiões inguinais
(4) Glioma óptico
(5) > = 2 nódulos de Lisch (= hamartomas pigmentados da íris)
(6) Lesão óssea distinta (por exemplo, displasia esfenoidal/adelgaçamento do córtex dos ossos longos) ± pseudartrose
(7) Parente de primeiro grau (pais, irmãos, filhos) com neurofibromatose periférica

Pode ser associada a:
(1) MEA Iib (feocromocitoma + carcinoma medular da tireóide + neuromas múltiplos)
(2) DCC (aumento de dez vezes): estenose da valva pulmonar, CIA, CIV, SSHI

A. MANIFESTAÇÕES DO SNC
@ Intracranianas
(1) Glioma das vias ópticas
isolado num dos nervos ópticos ± extensão para o outro nervo óptico, quiasma, tractos ópticos
Histo: astrocitoma pilocítico com disseminação perineural/subaracnóidea (o nervo óptico é embriologicamente parte do hipotálamo e desenvolve gliomas em vez de schwannomas)
◊ Em até 30% de todos os pacientes com neurofibromatose
◊ 10% de todos os gliomas ópticos são associados com a neurofibromatose
(2) Gliomas cerebrais
astrocitomas do tecto, tronco cerebral, gliomatose cerebral (= confluência não usual de astrocitomas)
(3) Hidrocefalia
obstrução usualmente ao nível do aqueduto de Sylvius
Causa: estenose aquedutal benigna, glioma do tecto/tegmento do mesencéfalo
(4) Displasia vascular
= oclusão/estenose da artéria carótida interna distal, artéria cerebral média proximal/cerebral anterior
√ fenômeno de moyamoya (60%–70%)
(5) Schwannomas dos nervos cranianos 3–12 (mais comum 5 + 8)
(6) Neurofibromatose craniofacial plexiforme
= lesão congênita localmente agressiva composta de cordões tortuosos de células de Schwann, neurônios + fibras de colágeno, com progressão ao longo da origem do nervo (usualmente nervos pequenos e não identificados)
Localização: comumente no ápice orbital e fissura longitudinal superior
(7) Hamartomas do SNC (em até 75%–90%)
= lesões provavelmente desmielinizantes (podem resolver)
Localização: ponte, núcleos da base (mais comumente no globo pálido), tálamo, substância branca cerebelar
√ múltiplos focos de hipointensidade em T1WI + hiperintensidade em T2WI sem efeito de massa (= "objetos brilhantes subjacentes")

@ Coluna
(1) Neurofibromas paraespinhais
√ tumores de vários tamanhos em quase todos os níveis do canal vertebral
√ aumento dos forames neurais devido ao neurofibroma dos nervos espinhais "em ampulheta"
√ massa fusiforme/esférica de baixa atenuação (20–30HU)
√ levemente hiperintensa em relação ao músculo em T1WI, periferia hiperintensa + centro hipointenso em T2WI
√ lesão cilíndrica hipoecóica e bem circunscrita
√ deslocamento da medula espinhal para o lado contralateral
(2) Meningocele lateral/intratorácica
= divertículo do saco tecal se estendendo através de forames neurais alargados
Causa: displasia das meninges, focalmente estirada pelas pulsações do LCR
Localização: nível torácico (mais comum)
√ erosão dos elementos ósseos com marcante irregularidade posterior
√ alargamento dos forames neurais (devido à protrusão das meninges espinhais)

B. MANIFESTAÇÕES ESQUELÉTICAS (em 30%–40%–80%)
• nanismo causado pela escoliose
@ Órbita
• exoftalmo pulsátil/proptose unilateral (herniação do espaço subaracnóideo + lobo temporal para dentro da órbita)
• buftalmo (tecido mesodérmico aberrante obstruindo o canal de Schlemm)
√ órbitas de arlequim = ausência parcial das asas maior e menor do esfenóide + platô orbital do osso frontal (falha no desenvolvimento do osso membranoso)

√ hipoplasia + elevação da asa menor do esfenóide
√ defeito no osso esfenóide ± extensão para a fossa craniana média para dentro da órbita
√ alargamento concêntrico do forame óptico (glioma óptico)
√ alargamento das margens orbitais + fissura orbital superior (neuroma plexiforme dos nervos periféricos e simpáticos dentro da órbita/glioma do nervo óptico)
√ esclerose nas vizinhanças do nervo óptico (meningioma da bainha do nervo óptico)
√ deformidade + diminuição do tamanho do seio etmóide + maxilar ipsolaterais

@ Crânio
√ macrocrânio + macrocefalia
√ defeito calvariano adjacente à sutura lambdóide esquerda = mastóide parietal (raro)

@ Coluna
√ cifoescoliose agudamente angulada (50%) na coluna torácica + lombar inferiores; a cifose predomina sobre a escoliose; a incidência aumenta com a idade

Causa: desenvolvimento dos corpos vertebrais
√ hipoplasia dos pedículos, processos transversos + espinhosos
√ irregularidades posteriores dos corpos vertebrais com ectasia dural (secundária ao enfraquecimento das meninges permitindo a transmissão das pulsações normais do LCR)

@ Tórax
√ costelas torcidas lembrando "fitas" nos segmentos torácicos superiores acompanhados de cifoescoliose
√ goteiras corticais localizadas/depressão das margens inferiores das costelas (DD: coarctação da aorta)
√ meningoceles intratorácicas
√ neurofibromas do pulmão + mediastinal
√ fibrose intersticial pulmonar progressiva

@ Esqueleto apendicular
√ encurvamento ântero-lateral da metade inferior da tíbia (mais comum)/fíbula (freqüente)/extremidade superior (incomum) ± pseudo-artrose secundária à deossificação com fraturas-deformantes no primeiro ano de vida
√ fíbulas atróficas e delgadas/ausentes
√ displasia periosteal = hemorragia traumática subperiosteal com descolamento anormalmente fácil do periósteo do osso
√ esclerose subendosteal
√ erosão óssea pelos neurofibromas periosteais/tecidos moles
√ feixes intramedulares longitudinais de densidade diminuída
√ lesões císticas únicas/múltiplas dentro do osso (deossificação/fibroma ossificante?)
√ gigantismo focal = supercrescimento unilateral de um dos ossos dos membros; marcante aumento de um dos dedos da mão/pé (supercrescimento do centro de ossificação)

C. TUMORES DA CRISTA NEURAL
1. Feocromocitoma:
   • hipertensão em adultos
2. Adenomas de paratireóide:
   • hiperparatireoidismo

D. LESÕES VASCULARES
Proliferação das células de Schwann dentro da parede do vaso
(1) Estenose da artéria craniana
(2) Estenose da artéria renal: muito proximal, afunilado (uma das causas mais comuns de hipertensão na infância)
(3) Aneurismas da artéria renal
(4) Coarctação da aorta abdominal/torácica

E. MANIFESTAÇÕES DO TRATO GI (25%)
• dor, sangramento intestinal, obstrução

Localização: jejuno > estômago > íleo > duodeno
(a) padrão solitário = neurofibroma único, neuroma, ganglioneuroma
√ subseroso/ defeito do preenchimento mucoso
(b) padrão plexiforme = aumento regional dos troncos das raízes nervosas
√ múltiplos defeitos de enchimento polipóides
√ múltiplos leiomiomas ± úlceras

Cp: intussuscepção

F. MANIFESTAÇÕES OCULARES (6%)
• buftalmo = glaucoma congênito
(1) Hamartomas pigmentados da íris < 2 mm (nódulos de Lisch) em > 90%, principalmente bilaterais; surgem na infância
(2) Neurofibroma plexiforme (mais comum)
(3) Glioma óptico: em 12% dos pacientes, em 4% bilaterais; em 75% na primeira década
   √ extensão para dentro do quiasma óptico (em até 25%), tractos ópticos + radiação óptica
   √ intensidade aumentada em T2WI se o quiasma + vias ópticas estiverem envolvidas
(4) Meningioma periótico
(5) Hamartoma coroidal: em 50% dos pacientes

G. MANIFESTAÇÕES CUTÂNEAS
1. Manchas "café com leite"
   do tipo "costa da Califórnia" (= contornos mais suaves):
   > = 6 em número > 5 mm no maior diâmetro usualmente desenvolvendo-se dentro do primeiro ano de vida/> 15 mm de tamanho em indivíduos pós-púberes
2. Sardas axilares (em 66%)
3. Neurofibromas cutâneos
   começam a aparecer em torno da puberdade
   (a) localizado = *fibroma molluscum* = fileira de pérolas ao longo de um nervo periférico
   (b) neurofibroma plexiforme = elefantíase neuromatosa

Cp: transformação maligna para neurofibromas malignos + schwannomas (3%–13%), glioma, leucemia xantomatosa

Neurofibromatose com neurinomas do acústico bilaterais

= NEUROFIBROMATOSE CENTRAL
= NEUROFIBROMATOSE TIPO II
= síndrome herdada autossômica dominante (anomalia do cromossomo 22 caracterizado por propensão para o

desenvolvimento de schwannomas múltiplos, meningiomas e gliomas de derivação ependimária
Mnemônico: "SEM"
Schwannomas múltiplos herdados
Ependimomas
Meningiomas
Neurofibromatose **2** localizada no cromossomo **22**

Incidência: 1:50.000
Idade sintomática: usualmente durante a segunda década de vida
Critérios diagnósticos:
(a) massas bilaterais do 8º nervo
(b) parente de primeiro grau com massa unilateral do 8º nervo/neurofibroma, meningioma, glioma, schwannoma, opacidade lenticular subcapsular juvenil

- SEM nódulos de Lisch, displasia esquelética, glioma de vias ópticas, displasia vascular, problemas de aprendizado
- manchas "café com leite" (< 50%): pálidas, < 5 em número
- neurofibroma cutâneo: mínimo em tamanho + número/ausente

@ Intracraniano
1. Schwannomas acústicos bilaterais
2. Schwannomas de outros nervos cranianos
3. Meningiomas múltiplos: intraventriculares no plexo coróide do trígono, parassagital, asa do esfenóide, goteira olfatória, ao longo de nervos cranianos
4. Meningiomatose = dura infiltrada com pequenos meningiomas e numerosos
5. Glioma de derivação ependimal

@ Espinhal
- sintomas de compressão medular
1. Múltiplos neurofibromas paraespinhais
2. Ependimomas da medula espinhal
3. Meningioma da medula espinhal (região torácica)

NEUROMA

Incidência: 8% de todos os tumores intracranianos
Idade: 20–50 anos
- crescimento lento; não doloroso

Neurinoma do acústico

= SCHWANNOMA VESTIBULAR = SCHWANNOMA ACÚSTICO = NEURILEMOMA
= 5%–7% de todos os tumores intracranianos; 85% de todos os neuromas intracranianos; 80% dos tumores do ângulo ponto-cerebelar

Idade:
(a) tumor esporádico: 35–60 anos; M:F = 1:2
(b) neurofibromatose tipo II; segunda década

Histo:
neoplasma encapsulado composto de células de Schwann fusiformes proliferantes com
(a) regiões celulares altamente densas (Antoni A) com reticulina + colágeno e
(b) áreas frouxas com células largamente separadas (Antoni B) numa matriz mixóide reticular;
comum ocorrer alterações degenerativas com formação de cisto, características vasculares, células preenchidas com lipídeos

Pode ser associada a: neurofibromatose central
◊ O schwannoma intracraniano solitário é associado com a neurofibromatose tipo II em 5%–25%!
◊ O schwannoma do acústico bilateral permite o diagnóstico presuntivo de neurofibromatose tipo II!

- longa história de surdez progressiva unilateral neurossensorial afeando os sons de alta freqüência mais severamente
- zumbidos
- diminuição do reflexo corneano
- instabilidade, vertigem, ataxia, tonteira (< 10%)
- dor

Tempo para dobrar o volume tumoral: dois anos
Localização:
(a) surge de dentro do meato acústico interno, ao nível da junção celular glial-Schwann do componente vestibular do 8º nervo (= freqüentemente da divisão superior do gânglio de Scarpa) em 95%
(b) pode surgir na cisterna do ângulo cerebelopontino na abertura do meato acústico interno (= poro acústico) com extensão intracanalicular em 5%

√ massa esférica centrada ao longo do eixo do meato acústico interno formando ângulos agudos com o osso petroso
√ componente afunilado estendendo para dentro do meato acústico interno
√ aumento/erosão do meato interno (70%–90%)
√ alargamento/obliteração da cisterna do ângulo cerebelopontino ipsolateral
√ desvio/assimetria do 4º ventrículo com hidrocefalia
√ alterações degenerativas (áreas císticas ± hemorragia) com tumores > 2–3 cm

Raios X simples:
√ erosão do meato acústico interno: uma diferença na altura do canal de > 2 mm é anormal + indica um schwannoma em 93%

TC:
√ pequeno tumor sólido isodenso/grande tumor hipodenso
√ os grandes tumores podem ter formação cística/adjacente ao tumor (15%)
√ reforço tumoral usualmente uniforme com tumores pequenos (50% podem ser perdidos à TCCC)/reforço anelar com grandes tumores
√ NENHUMA calcificação
√ contraste intratecal/insuflação de dióxido de carbono (para tumores < 5 mm)

RMN (teste mais sensível com Gd-DTPA):
√ iso/levemente hipodenso em T1WI relativo ao cérebro
√ hiperintenso em T2WI (DD: o meningioma continua hipo/isodenso)
√ massa com reforço intensamente homogêneo/reforço anelar (se cístico) após Gd-DTPA

Angio:
√ elevação + deslocamento posterior da artéria cerebelar anterior inferior (AICA) nas incidências basais (grandes tumores)
√ elevação da artéria cerebelar superior (grandes tumores)
√ deslocamento da artéria basilar anteriormente/posteriormente + lado contralateral
√ compressão/deslocamento posterior + lateral da veia petrosa

√ deslocamento posterior do ponto coróide da PICA
√ suprimento vascular freqüentemente dos ramos da artéria carótida externa
√ tumor raramente vascular com rubor tumoral

Neurinoma trigeminal

≐ SCHWANNOMA TRIGEMINAL

Incidência: 3%–5% dos neuromas intracranianos, 0,26% de todos os tumores cerebrais

Origem: surge do gânglio gasseriano dentro do cavo de Meckel na porção mais ântero-medial da pirâmide petrosa/raiz do nervo trigêmeo

Idade: 35–60 anos; M:F = 1:2

Sintomas de localização na fossa craniana média:
- parestesia facial/hiperestesia
- exoftalmia, oftalmoplegia

Sintomas de localização na fossa craniana posterior:
- paralisia do nervo facial
- perda auditiva, tinito
- ataxia, nistagmo

Localização:
(a) fossa craniana média (46%)
(b) fossa craniana posterior (29%)
(c) em ambas as fossas (25%)

√ erosão da ponta petrosa
√ alargamento das fissuras contíguas, forames, canais
√ massa em ampulheta/sela (extensão para dentro da fossa craniana média + através da incisura tentorial para dentro da fossa posterior)
√ massa isodensa com reforço intenso não homogêneo (necrose tumoral + formação de cisto)
√ distorção da cisterna quadrigêmina bilateral
√ deslocamento + amputação da porção posterior do 3º ventrículo
√ deslocamento anterior do corno temporal
√ massa angiograficamente avascular/hipervascular

OLIGODENDROGLIOMA

= forma incomum de glioma de crescimento lento; apresenta-se com grande tamanho no momento do diagnóstico

Incidência: 2%–10% dos gliomas intracranianos; 5%–7% de todos os neoplasmas primários intracranianos

Histo: células gliais mistas (50%), componentes astrocíticos (30%); hemorragia + formação de cistos infreqüentes

Idade: 30–50 anos
- crises epilépticas

Localização:
Mais comumente nos hemisférios cerebrais (tendência para a periferia dos lobos frontais) envolvendo o córtex + substância branca, tálamo, corpo caloso; ocasionalmente em torno/dentro dos ventrículos ("oligodendroglioma subependimal") raro no cerebelo + medula espinhal

√ grandes agregados nodulares de calcificações (em 45% das radiografias simples; em 90% das tomografias)

TC:
√ lesão esférica/oval hipodensa com efeito de massa (75%)
√ normalmente nenhum/mínimo reforço tumoral (75%), pronunciado em tumores de alto grau
√ pode ser aderente à dura (mimetizando meningiomas)
√ ± erosão da tábua interna do crânio
√ alterações císticas (incomuns)
√ edema (em 50% daqueles de baixo grau, em 80% nos tumores de alto grau)

RMN:
√ lesão hipointensa bem circunscrita e heterogêneo em T1WI + hiperdensa em T2WI
√ pouco edema/efeito de massa
√ reforço sólido/periférico/misto
√ a calcificação pode não ser detectada

Cp: metaplasia maligna + metástases liquóricas

DD:
(1) Astrocitoma (nenhuma grande calcificação)
(2) Ganglioglioma (nos lobos temporais + tecidos cerebrais profundos)
(3) Ependimoma (reforço tumoral, freqüentemente com sangramento interno produzindo níveis líquidos)
(4) Glioblastoma (infiltrante, reforço, edema, nenhuma calcificação)

PAPILOMA DO PLEXO CORÓIDE

Incidência: 0,5%–0,6% de todos os tumores intracranianos; 2%–5% dos tumores cerebrais pediátricos

Idade: 20%–40% < 1 ano de idade; 86% < 5 anos de idade; idade mediana; em 75% < 2 anos de idade; M >F

Pat: grande agregação de ramalhetes coroidais produzindo grandes quantidades de LCR; ocasionalmente encontrados incidentalmente em exame *post-mortem*

Fisiopatologia: taxa anormal de produção de LCR de 1 ml/min (normal 0,2 ml/min)
- sinais de aumento da pressão intracraniana

Localização:
(a) glomo de plexo coróideo no trígono dos ventrículos laterais, L>R (em crianças)
(b) 4º ventrículo + ângulo pontocebevelar (em adultos)
(c) 3º ventrículo (não usual)
(d) múltiplos em 7%

√ grande massa com borda lobulada lisa
√ pequenos focos de calcificações (comum)
√ engolfamento do glomo do plexo coróideo (característica distintiva)
√ dilatação ventricular assimétrica e difusa (superprodução liquórica/diminuição da absorção secundária à obstrução das granulações aracnóideas por hemorragias repetidas e ocultas)
√ dilatação do corno temporal em localização atrial (obstrução)
√ crescimento para dentro da substância branca circundante (ocasionalmente, é uma característica mais comum do carcinoma do plexo coróideo)

TC:
√ iso/levemente hiperdenso com reforço intenso e homogêneo à TCCC

RMN:
√ lesão isointensa/levemente hiperintensa em T1WI + levemente hipointensa em T2WI relativo à substância branca
√ circundada por sinal hipointenso em T1WI + sinal hiperintenso em T2WI (LCR)
√ ilha de reforço intraventricular do tumor com Gd-DTPA

US:
√ massa ecogênica adjacente ao plexo coróide normal

Angio:
√ suprido pelas artérias coroidais anteriores + posteriores

Cp:
(1) Transformação em papiloma maligno do plexo coróide = carcinoma do plexo coróide
(2) Hidrocefalia (em crianças) secundária ao aumento da pressão intracraniana pela superprodução de LCR

Trat.: remoção cirúrgica (24% de mortalidade operatória) cura a hidrocefalia

DD: meningioma intraventricular, ependimoma, metástases, angioma cavernoso, xantogranuloma, astrocitoma

PARAGONIMÍASE DO CÉREBRO

Verme oriental do pulmão (Paragonimus westermani) produzindo aracnoidite, granulomas parenquimatosos, abscessos encapsulados
√ massas isodensas/não homogêneas circundadas por edema
√ reforço anelar

PINEOBLASTOMA

= tumor altamente maligno derivado das células primitivas pineais parenquimatosas

Histo:
tumor não encapsulado altamente celular de pequenas células primitivas circulares (similar ao meduloblastoma, neuroblastoma, retinoblastoma)

Idade: qualquer idade, mais comum em crianças; M < F

TC:
√ massa iso/levemente hiperdensa com margens mal definidas
√ pode conter densas calcificações tumorais
√ calcificação normal pineal deslocada perifericamente (= "padrão pineal explodido")
√ reforço com contraste homogêneo e intenso

RMN:
√ iso/moderadamente hipointenso em T1WI + iso/hiperintenso em T2WI
√ denso reforço homogêneo com Gd-DTPA

Disseminação:
(1) Extensão direta posteriormente com invasão do vermis cerebelar + anteriormente para dentro do 3º ventrículo
(2) Através do LCR (freqüente) ao longo das meninges/via ventrículos

PINEOCITOMA

= raro tumor não encapsulado de crescimento lento composto de células parenquimatosas pineais maduras

Idade: qualquer idade; M:F = 1:1
√ massa bem delimitada isodensa/levemente hiperdensa
√ possíveis densas calcificações tumorais focais
√ calcificação pineal normal preexistente deslocada perifericamente (= "padrão pineal explodido")
√ reforço homogêneo bem definido

RMN:
√ intensidade intermediária em T1WI + T2WI
√ pode ser isodenso com o LCR, mas contém trabeculações (DD: com o cisto pineal)
√ reforço com o Gd-DTPA leve a moderado

Cp: alguns metastatizam via LCR

PORENCEFALIA

= cavidade focal como resultado de uma destruição cerebral localizada

A. PORENCEFALIA AGENÉTICA
= esquizencefalia (= verdadeira porencefalia)

B. PORENCEFALIA ENCEFALOCLÁSTICA
Época da lesão: durante a primeira metade da gestação
Histo: tecido necrótico completamente reabsorvido sem reação glial circundante (= necrose de liquefação)
RMN:
√ cavidade de paredes lisas preenchidas com LCR em todas as seqüências de pulso (= cisto porencefálico)
√ revestido de substância branca

C. ENCEFALOMALACIA
= Pseudoporencefalia = porencefalia adquirida
Causa: infecciosa, vascular
Época da lesão: após o término do segundo trimestre (o cérebro desenvolveu a capacidade para a resposta glial)
Localização: áreas limites parassagitais, poupando a região periventricular + parede ventricular
TC:
√ regiões hipodensas
RMN:
√ hipointenso em T1WI + hiperintenso em T2WI
√ anel circundante hiperintenso em T2WI (= gliose)
√ septo glial cursando através da cavidade identificado em T1WI + imagens de densidade protônica
US:
√ as septações na cavidade são bem visualizadas

SARCOIDOSE DO SNC

= desordem inflamatória caracterizada pela presença de granulomas não caseosos; principalmente em negros

Incidência: envolvimento do SNC em 1%–8% (em até 15% das autópsias)

- neuropatia craniana (nervos facial > acústico > óptico > trigêmeo) secundária à infiltração granulomatosa + fibrose leptomeníngea (50%–75%)
- neuropatia periférica + miopatia
- meningite asséptica (20%)
- encefalopatia difusa, demência
- disfunção hipofisária + hipotalâmica (por exemplo, *diabetes insipidus* em 5%–10%)
- crises generalizadas/focais (anunciam um prognóstico ruim)
- múltiplos sintomas semelhantes à esclerose (pelo envolvimento parenquimatoso multifocal)
- pronta melhora após a terapia com esteróides

Localização: dura-máter, leptomeninges, espaço subaracnóideo, nervos periféricos, parênquima cerebral, sistema ventricular
◊ Afeta as meninges + nervos cranianos mais freqüentemente que o cérebro

√ reforço meníngeo difuso (mais comum)/nódulos meníngeos (menos comum) pela invasão leptomeníngea
Local: particularmente nas cisternas basais (supra-selar, selar, regiões subfrontais) com extensão para o quiasma óptico, hipotálamo, glândula hipofisária, nervos cranianos onde saem do tronco cerebral
√ infartos focais/disseminados da substância cinzenta/na junção das substâncias cinzenta e branca (periarterite)
√ denso reforço da foice + tentório (invasão granulomatosa da dura)
√ pequenos nódulos únicos/múltiplos isodensos/hiperdensos com reforço homogêneo (invasão do parênquima cerebral via espaços perivasculares de Virchow-Robin)
Local: periferia do parênquima, intra-espinhal
√ hidrocefalia comunicante/obstrutiva é o achado mais comum (pela aracnoidite/aderências)

SÍNDROME DA SELA VAZIA

= extensão do espaço subaracnóideo para dentro da sela turca, a qual torna-se exposta às pulsações, secundária a um defeito do diafragma da sela; caracterizada por glândula hipofisária normal/moldada + sela normal ou aumentada (sela vazia = nome errôneo)
Incidência: 24% dos estudos de autópsia

A. SELA VAZIA PRIMÁRIA (espectro anatômico)
  Incidência: 10% da população adulta; M:F = 1:4
  Causas prováveis:
    (1) Aumento hipofisário seguido de regressão durante a gravidez
    (2) Involução de um tumor hipofisário
    (3) Fraqueza congênita do diafragma da sela
  ◊ ocorre mais freqüentemente em pacientes com aumento da pressão intracraniana
  • usualmente assintomático
  • risco aumentado para rinorréia de LCR
  • NENHUMA anormalidade endócrina
B. SELA VAZIA SECUNDÁRIA
  = pós-cirúrgica quando o diafragma da sela é violado
  • distúrbio visual
  • cefaléia

√ aumento da sela simétrico/assimétrico lentamente progressivo (duplo assoalho) da sela
√ dura de lâmina remodelada continua mineralizada
√ pequeno halo de tecido hipofisário deslocado posteriormente + inferiormente
√ sinal do infundíbulo = infundíbulo se estende até o assoalho da sela
DD: tumor cístico, grande 3º ventrículo herniado (infundíbulo herniado)

SÍNDROME DE COCKAYNE

= doença desmielinizante difusa autossômica recessiva
Idade: começando com 1 ano de idade
• nanismo
• deterioração física progressiva + mental
• atrofia retiniana + surdez
  √ atrofia cerebral/microcefalia
  √ calcificações nos núcleos da base + cerebelo
  √ alterações esqueléticas superficialmente similares à progreria
DD: progeria
  3. Tipo intraventricular
    √ hidrocefalia obstrutiva causada por bloqueio dentro de várias porções do sistema ventricular por cistos múltiplos/solitários
  4. Tipo misto (freqüente)

SÍNDROME DE DYKE-DAVIDOFF-MASON

= atrofia cerebral unilateral com crânio pequeno ipsolateral
• epilepsia
• hemiparesia
• retardo mental
Idade: apresentação na adolescência
√ espessamento unilateral do crânio
√ diminuição unilateral do tamanho da fossa craniana
√ superdesenvolvimento unilateral dos seios
√ contração dos hemisférios/lobos
√ aumento compensatório do ventrículo adjacente + sulcos com desvio da linha média

SÍNDROME DE JOUBERT

• hiperpnéia episódica
• movimentos oculares anormais
• ataxia, retardo mental
Pat:
  (1) Aplasia quase total do vermis cerebelar
  (2) Displasia + heterotopia dos núcleos cerebelares
  (3) Ausência quase total da decussação piramidal
  (4) Anomalias na estrutura dos núcleos olivares inferiores, trato trigeminal descendente, fascículo solitário, núcleos da coluna dorsal
√ 4º ventrículo de forma triangular no nível médio + em forma de asa de morcego superiormente
√ aposição dos hemisférios cerebelares na linha média
√ pedúnculos cerebelares circundados por LCR

SÍNDROME DE REYE

= hepatite + encefalite após uma infecção viral do trato respiratório superior com história de grandes doses de ingestão de aspirina
Idade: em crianças e adultos jovens
• obnubilação rapidamente progredindo para o coma
√ ventrículos pequenos inicialmente (dentro de 2–3 dias)
√ mais tarde, dilatação progressiva dos ventrículos laterais + sulcos
√ atenuação da substância branca extraordinariamente diminuída
Mortalidade: 15%–85% (pelo edema da substância branca + desmielinização)
Dg: biopsia hepática

SÍNDROME DE STURGE-WEBER-DIMITRI

= ANGIOMATOSE ENCEFALOTRIGEMINAL
= ANGIOMATOSE MENINGOFACIAL
= malformação vascular com angiomas venosos capilares envolvendo a face, coróide do olho, leptomeninges
Causa: persistência do estágio de desenvolvimento do plexo sinusoidal primordial transitório; usualmente esporádico
• epilepsia (90%); primeiro ano de vida
• deficiência mental (>50%)

- aumento da incidência de hemiparesia cruzada (35%–65%)
- hemiatrofia do corpo contralateral ao nevo facial (secundária à hemiparesia)
- glaucoma ipsolateral (amiúde)
- hemianopsia homônima

A. MANIFESTAÇÃO FACIAL
- mancha facial congênita de "vinho do porto" (*nevus flammeus*)
  = telangiectasia no território trigeminal; usualmente 1ª ± 2ª divisão do 5º nervo; usualmente unilateral
  — V1 associada à angiomatose do lobo occipital
  — V2 associada à angiomatose do lobo parietal
  — V3 associada à angiomatose do lobo frontal

B. MANIFESTAÇÕES DO SNC
√ angiomas venosos leptomeníngeos confinados à pia-máter
Localização: lobo parietal > occipital > frontal
Angio:
√ rubor capilar
√ veias anormalmente grandes nas regiões subependimais + periventriculares
√ veias medulares profundas anormais drenando dentro da veia cerebral interna (= *shunt* venoso)
√ falha na opacificação das veias corticais superficiais na região calcificada (fluxo sangüíneo marcantemente lentificado/trombose das veias superficiais disgenéticas)
√ hemiatrofia cortical abaixo do angioma meníngeo devido à anoxia (roubo)
√ calcificações corticais giriformes "em trilhos de bonde" > 2 anos de idade; nas camadas 2–3 (-4–5) nos giros em aposição subjacentes à angiomatose pial; bilateral em até 20%
Localização: área temporoparietoccipital, ocasionalmente frontal, rara na fossa posterior
√ substância branca subjacente hipodensa na TC com leve prolongamento nos tempos de relaxamento em T1 e T2 (gliose)
√ aumento do plexo coróide ipsolateral à angiomatose
√ espessamento ipsolateral do crânio + órbita (aposição óssea como resultado de hematoma subdural secundário à atrofia cerebral)
√ elevação da asa do esfenóide + rebordo petroso
√ aumento dos seios paranasais ipsolaterais + células aéreas mastóideas
√ calvário espessado (= alargamento dos espaços diplóicos)

C. MANIFESTAÇÃO ORBITAL (30%)
Pat: malformação agiotamos da coróide
√ buftalmo = globo aumentado + alongado como resultado do aumento da pressão intra-ocular
Cp: glaucoma, descolamento da retina

D. MANIFESTAÇÃO VISCERAL
malformação angiomatosa localizada/difusa localizada no intestino, rins, baço, ovários, tireóide, pâncreas, pulmões

SINUS PERICRANII

= angiomas venosos subperiosteais aderentes ao crânio e conectados por veias diplóicas anormais a um seio/veia cortical
- massa macia do escalpo que reduz sob compressão
Localização: osso frontal
√ adelgaçamento + defeito calvariano
TC:
√ massa séssil com margens nítidas e reforço com contraste densamente homogêneo, adjacente à tábua externa do crânio, perfurando-a e conectando-se com outra estrutura similar abaixo da tábua interna
Angio:
√ o seio extracalvariano pode não opacificar devido ao baixo fluxo

SUBSTÂNCIA CINZENTA HETEROTÓPICA

= coleção de neurônios corticais numa localização secundária à parada dos migração dos neuroblastos das paredes ventriculares à superfície cerebral, entre 7–24 semanas de IgE
Freqüência: 3% da população sadia
Pode estar associada a: agenesia do corpo caloso, estenose aquedutal, microcefalia, esquizencefalia
- epilepsia
Localização:
(1) Forma nodular: usualmente simétrico bilateralmente na região subependimal/substância branca periventricular com predileção para os cornos posteriores + anteriores
(2) Forma laminar: regiões profundas/subcorticais dentro da substância branca (menos comum)
√ nódulos únicos/múltiplos bilaterais subependimais ao longo dos ventrículos laterais
√ NENHUM edema circundante, isointenso com a substância cinzenta em todas as seqüências, nenhum reforço com contraste
DD: disseminação subependimal de neoplasmas, hemorragia subependimal, malformação vascular, esclerose tuberosa, meningioma intravascular, neurofibromatose

TELANGIECTASIA CAPILAR

= ANGIOMA CAPILAR
= capilares dilatados e anormais separados por tecido neural normal; comumente "críptico"
Pode ser associada a: síndrome hereditária de Rendu-Osler-Weber, síndrome de ataxia-telangiectasia
Idade: tipicamente em idosos
- usualmente assintomática (achado incidental à necropsia)
Localização: principalmente na ponte/mesencéfalo; usualmente múltiplo/pode ser solitário
√ área pobremente definida de vasos dilatados (lembrando petéquias)
√ melhor delineado com RMN (devido à hemorragia)
Cp: hemorragia puntiforme (incomum), gliose + calcificações (raro)
Prognóstico: o sangramento na ponte usualmente é fatal
DD: angioma cavernoso (idêntico nas imagens)

TERATOCARCINOMA PINEAL

= variante altamente maligna dos tumores da célula germinal

Tipos:
(1) Coriocarcinoma
(2) Carcinoma de células embrionárias
(3) Tumor do seio endodérmico

Histo: surgindo das células germinativas primitivas, freqüentemente contendo mais de um tipo celular

Idade: < 20 anos; homens

- síndrome de Parinaud
- marcadores tumorais elevados no soro + LCR

√ hemorragia intratumoral (especialmente coriocarcinoma)
√ invasão das estruturas adjacentes
√ intenso reforço homogêneo com contraste

Cp: metástases liquóricas

TERATOMA DO SNC

Incidência: 0,5% dos tumores primários intracranianos; 2% dos tumores intracranianos antes da idade dos 15 anos

Histo: principalmente benigno, ocasionalmente contendo elementos primitivos + altamente maligno

Localização: pineal + região parapineal > assoalho do 3º ventrículo > fossa posterior > coluna (associado à espinha bífida)

√ lesão heterogênea da linha média, ocasionalmente massa homogênea de tecido mole (DD: astrocitoma)
√ contém gordura + cálcio
√ hidrocefalia (comum)

TERATOMA PINEAL

= tumor benigno contendo um/todos as camadas celulares germinativas (a região pineal é o local mais comum dos teratomas)

Incidência: 15% de todas as massas pineais (segundo tumor mais comum da região pineal)

Idade: < 20 anos; M:F = 2–8:1

- síndrome de Parinaud = paralisia do olhar conjugado superior (compressão/infiltração do colículo superior)
- sintomas hipotalâmicos
- cefaléia
- sonolência (relacionada à hidrocefalia)

Localização: pineal, parapineal, supra-selar, 3º ventrículo

√ massa bem definida circular/irregularmente lobular, extremamente heterogênea composta de gordura, cartilagem, cabelo, calcificações lineares/nodulares + cistos
◊ A gordura está ausente em todos os outros tumores da pineal!
√ pode mostrar reforço anelar/heterogêneo (limitado às áreas de tecido sólido)

Angio:
√ elevação da veia cerebral interna
√ deslocamento posterior da veia pré-central

TC:
√ massa heterogênea com gordura, calcificação, áreas císticas + sólidas

RMN:
√ aspecto variado em todas as seqüências de pulso com áreas de gordura hiperintensa em T1WI

Cp: meningite química com a ruptura espontânea

TOXOPLASMOSE CEREBRAL

Organismo:
o parasita protozoário intracelular obrigatório *Toxoplasma gondii* pode viver dentro de qualquer célula, exceto nas células vermelhas não nucleadas; os felinos são os hospedeiros definitivos

Infecção:
ingestão de carnes mal cozidas contendo cistos ou oocistos esporulados/transmissão transplacentária de trofozoítas; adquirida através de transfusão de sangue + transplante de órgãos

Prevalência da soropositividade:
11%–16% dos adultos urbanos nos EUA; até 90% nos adultos europeus

Histo: granulomas inflamatórios sólidos/císticos como resultado da reação mesenquimal glial circundada por edema + microinfartos devido à vasculite

Tecido afetado: substância branca + cinzenta do cérebro, células retinianas, células de revestimento alveolar, músculo esquelético, coração

- assintomático
- linfadenopatia
- mal-estar, febre

A. INFECÇÃO NA AIDS
- sintomas de meningoencefalite
- epilepsia
- síndrome de pseudotumor cerebral

Localização: núcleos da base (75%), espalhados por todo o parênquima cerebral na junção entre as substâncias cinzenta e branca

√ solitário (até 39%)/lesões múltiplas com reforço nodular/anelar de paredes finas (comum) + edema circundante da substância branca
√ tomografias computadorizadas com dupla dose de contraste possuem maior taxa de detecção para lesões múltiplas (64%–72%)
√ ± hemorragia e calcificações após a terapia

Dg: melhora com a terapia por sulfadiazina + pirimetamina dentro de 1–2 semanas/biopsia

DD: linfoma do SNC (particularmente com lesão única)
◊ Lesões múltiplas sugerem toxoplasmose!

B. INFECÇÃO INTRA-UTERINA

Momento da infecção fetal: as chances de transmissão transplacentária é maior na fase tardia da gravidez

Triagem: impraticável devido às altas taxas de falsos-positivos

- Toxoplasma gondii encontrado no fluido ventricular
- coriorretinite
- retardo mental

√ múltiplas calcificações irregulares, nodulares/nodulares/curvilineares na área periventricular + plexo coróide (= focos necróticos); bilateral; 1–20 mm de tamanho; aumentam em número + tamanho (usualmente não desenvolvidas no momento do nascimento)
√ hidrocefalia com retorno da cabeça ao tamanho normal/persistência do aumento do perímetro cefálico
√ calota craniana espessada, aposição das suturas/sobreposição

US-OB (tão cedo quanto 20 semanas de DUM):
√ achados sonográficos em somente 36%
√ ventriculomegalia evolutiva e simétrica
√ densidades intracranianas periventriculares + hepáticas

√ aumento da espessura da placenta
√ ascite
◊ A microcefalia NÃO é uma característica da toxoplasmose!

Dg: níveis elevados de IgM toxoespecífico no sangue fetal
Dg: demonstração dos trofozoítos em forma de gota nas secções histológicas do tecido

TRAUMA DE CRÂNIO

Incidência: 0,2%–0,3% anualmente nos Estados Unidos; pico em 550/100.000 pessoas entre 15–24 anos; segundo pico > 50 anos de idade

Classificação:

A. Lesão traumática primária
 (a) lesão neuronal primária
  (1) Contusão cortical
  (2) Lesão axonal difusa
  (3) Lesão subcortical da substância cinzenta = lesão do tálamo ± núcleos da base
  (4) Lesão primária do tronco cerebral
 (b) hemorragias primárias (pela lesão de uma artéria/veia/capilar cerebral)
  (1) Hematoma subdural
  (2) Hematoma epidural
  (3) Hematoma intracerebral
  (4) Hemorragia difusa (intraventricular, subaracnóidea)
 (c) lesões vasculares primárias
  (1) Fístula carótida cavernosa
  (2) Pseudo-aneurisma arterial
   Localização: ramos da ACA + ACM, porção intracavernosa da ACI, AcoP
  (3) Dissecção arterial/laceração/oclusão
  (4) Aceração do seio dural/oclusão
 (d) lesão traumática da pia-aracnóide
  (1) Cisto aracnóideo pós-traumático
  (2) Higroma subdural
 (e) lesão de nervos cranianos

B. Lesão cerebral secundária
 • deterioração da consciência/novos sinais neurológicos algum tempo após a lesão inicial
 (1) Infarto arterial em grande território
  Causa: herniação prolongada transtentorial/subfalcina comprimindo a artéria contra a borda rígida dural
  Localização: territórios da ACP, ACA
 (2) Zona limite + zona terminal de infarto
 (3) Lesão hipoxia difusa
 (4) Edema cerebral difuso
 (5) Necrose por pressão pela herniação cerebral
  Causa: aumento da pressão intracraniana
  Localização: giro cingulado, uncal, parahipocampal, tonsilas cerebelares
 (6) Hemorragia secundária "tardia"
 (7) Lesão secundária do tronco cerebral (compressão mecânica, hemorragia (Duret) secundária no tegmento da ponte rostral + mesencéfalo, infarto das artérias medianas/paramedianas perfurantes, necrose)
 (8) Outros (isto é, embolia gordurosa, infecção)

Patomecanismo:

A. Impacto direto no cérebro levando à fratura/distorção craniana
 √ dano neural superficial localizado na vizinhança imediata da lesão calvariana
  1. Laceração cortical devido aos fragmentos de fratura deprimidos
  2. Hematoma epidural

B. Lesão indireta independentemente da deformação craniana
 (a) estiramento por compressão — rarefação = alteração no volume celular sem alteração na forma (raro)
 (b) ruptura por tensão = alteração na forma sem alteração no volume por:
  — forças de aceleração rotacional (mais comum)
   √ lesões bilaterais múltiplas superficiais/profundas remotas do local do impacto
    1. Contusão cortical (superfície cerebral)
    2. Lesão axonal difusa (substância branca)
    3. Tronco cerebral + núcleos cinzentos profundos
  — forças de aceleração linear (menos comum)
    1. Hematoma subdural
    2. Contusão cerebral superficial

Hemorragia intracerebral

1. Hematoma
 = sangue separando neurônios relativamente normais
 (a) injúria por ruptura de tensão (mais comum)
 (b) trauma fechado/penetrante (projetis, picador de gelo, fragmento de fratura de crânio)
 Incidência: 2%–16% das vítimas de trauma
 Localização: substância branca frontotemporal/núcleos da base (80%–90%)
 • freqüentemente não há perda de consciência
 • o desenvolvimento pode estar retardado em 8% dos traumas de crânio
2. Contusão cortical
 = sangue misturado com cérebro edematoso

Hemorragia extracerebral

1. Hematoma subdural
 em adultos: dura inseparável do crânio
2. Hematoma epidural
 em crianças: dura facilmente descolada para longe do crânio
3. Hemorragia subaracnóidea
 acompanhamento comum do trauma craniano severo

Outras lesões pós-traumáticas

1. Pneumoencéfalo
2. Corpo estranho penetrante

Indicações para série radiográfica do crânio:
 Somente em conjunção com achados positivos na TC!
 (1) Avaliação de uma fratura afundamento/fratura da base do crânio

Indicações para a TC:
 (1) Perda de consciência (maior que transitória)
 (2) Estado mental alterado durante a observação
 (3) Sinais neurológicos focais
 (4) Suspeita clínica de fratura basilar
 (5) Fratura de crânio deprimida (= tábua externa do fragmento abaixo do nível da tábua interna da calvária)
 (6) Ferida penetrante (isto é, projetil)
 (7) Suspeita de hemorragia subaracnóidea aguda, hematoma epidural/subdural/parenquimatoso

Indicações para RMN:
(1) Sintomatologia pós-concussiva
(2) Diagnóstico de pequenos hematomas sub/epidurais
(3) Suspeita de lesão axonal difusa (tensão), contusão cortical, trauma primário do tronco cerebral
(4) Dano vascular (isto é, formação de pseudo-aneurisma devido à fratura basilar)

Seqüelas do trauma de crânio:
(1) Hidrocefalia pós-traumática (1/3)
= obstrução das vias de LCR secundária à hemorragia intracraniana; desenvolve-se dentro de três meses
(2) Atrofia cerebral generalizada (1/3)
= resultante da isquemia + hipoxia
(3) Encefalomalacia
√ áreas focais de densidade diminuída, mas usualmente de maior densidade que o LCR
(4) Pseudoporencefalia
= espaços preenchidos por LCR comunicantes com o ventrículo/espaço subaracnóideo pela degeneração cística
(5) Higroma subdural
= coleção localizada de LCR no espaço subdural secundário a (a) resultante de hematoma subdural crônico (b) ruptura aracnoidal agindo como mecanismo valvular
Idade: mais amiúde no idoso + crianças jovens
√ pode resolver espontaneamente
(6) Cisto leptomeníngeo
= protrusão progressiva das leptomeninges através de um defeito traumático calvariano
(7) Fístula liquórica
√ rinorréia, otorréia (indicando fratura basilar com ruptura meníngea)
(8) Abscesso pós-traumático
secundário à:
(a) lesão penetrante
(b) fratura basilar
(c) infecção de hematoma traumático
(9) Lesão parenquimatosa
atrofia cerebral, produtos residuais de degradação da hemoglobina, degeneração axonal do tipo walleriano, desmielinização, cavitação, cicatriz microglial

Prognóstico: até 10% são fatais; 5%–10% com algum grau de déficit neurológico
Mortalidade: 25/100.000 por ano (relacionados ao trânsito em 20%–50%, armas de fogo 20%–40%; quedas)

TROMBOSE DO SEIO VENOSO

Causas sépticas (especialmente em crianças):
Mastoidite, empiema sub/epidural, meningite, encefalite, abscesso cerebral, celulite da face + escalpe, septicemia

Causa assépticas:
(a) tumor comprimindo os seios: meningioma, leucemia
(b) trauma: fratura através da parede do seio, cirurgia craniana
(c) estados de baixo fluxo: DCC, cardiopatia congênita, desidratação, choque
(d) hipercoagulabilidade: policitemia vera, trombocitose idiopática, trombocitopenia, doença de células falcêmicas, criofibrinogenemia, gravidez, contraceptivos, esteróides, coagulopatia intravascular disseminada
(e) quimioterapia: por exemplo, ARA-C

- cefaléia, crises epilépticas
- sintomatologia de AVC

TCNC:
√ material com alta atenuação (sangue coagulado) no seio sagital superior/seio reto/veia cerebral cortical = "sinal da corda"(raro)
√ compressão dos ventrículos laterais em 32% (infarto/edema)
√ hemorragia parenquimatosa unilateral (2/3)/bilateral (1/3) envolvendo a substância cinzenta + substância branca (20%)

TCCC:
√ "sinal do delta"/"triângulo vazio" = defeito de preenchimento no seio reto/seio sagital superior (em 70%)
√ reforço giral na periferia do infarto (30%–40%)
√ intenso reforço tentorial secundário aos colaterais (raro)
√ densa veia medular transcortical

Angio:
√ não preenchimento do seio trombosado
√ preenchimento das veias corticais, sistema venoso profundo, seio cavernoso
√ hemorragias parassagitais (altamente específico para a trombose do seio sagital superior) secundárias ao infarto venoso cortical

RMN:
√ alto sinal dentro do seio em T1WI + T2WI

Prognóstico: mortalidade elevada

TUBERCULOMA DO CÉREBRO

= resulta da formação de granuloma dentro da substância cerebral

Incidência: 0,15% das massas intracranianas nos países ocidentais, 30% nos países subdesenvolvidos
Idade: lactentes, crianças pequenas, adultos jovens
Associado a: meningite tuberculosa em 50%
- história prévia de tuberculose extracraniana (em 60%)

Localização: mais comum na fossa posterior (62%), hemisférios cerebelares; pode estar associado à meningite tuberculosa
√ lesões solitárias(70%)/múltiplas (30%–60%); podem ser multiloculadas

TCNC:
√ lesão isodensa (72%)/lesão hiperdensa de 0,5–4 cm de diâmetro com efeito de massa (93%)
√ edema circunjacente (72%) menos marcante que no abscesso piogênico
√ calcificação central (29%)

TCCC:
√ reforço homogêneo
√ rubor anelar (quase todos) com margens lisas/levemente enrugadas + paredes espessas em torno de um centro isodenso (DD: no abscesso piogênico é menos espessa + mais regular)
√ "sinal do alvo" = calcificação central em lesão isodensa + rubor anelar (DD: aneurisma gigante)
√ rubor homogêneo no tuberculoma em placa ao longo do plano dural (6%) (DD: meningioma em placa)

RMN:
√ lesão isointensa em T1WI
√ lesão hipointensa ± centro hiperintenso em T2WI

DD: outras infecções do SNC (especialmente toxoplasmose), linfoma, meningioma atípico, radionecrose

TUMOR DA CÉLULA GANGLIONAR

Gangliocitoma

Raro tumor benigno
Incidência: 0,1%
Histo: tumor puramente neuronal (sem componentes gliais); células ganglionares sem coloração para proteína glial fibrilar ácida

Ganglioglioma

Componente glial que pode mostrar diferenciação neoplásica
√ formação cística + calcificações
√ reforço com contraste

TIA e RIND

√ pequenas lesões hipodensas localizadas perifericamente próximas/dentro do córtex sem reforço
√ lesões detectadas em somente 14%, lesão contralateral presente em 14% (TC de valor marginal)

Infarto isquêmico hiperagudo

Período de tempo: < 12 horas
TC:
√ normal (em 10%–60%)
√ "sinal da artéria hiperdensa" = trombo agudo intraluminal (25%–50% das oclusões agudas da ACM)
√ obscurecimento do núcleo lentiforme (50%–80% das oclusões da ACM)
√ êmbolo calcificado intraluminar (raro)
RMN (mais sensível que a TC):
√ edema parenquimatoso devido ao edema citotóxico (= aumento da água intracelular) pode ser visto em 2 horas pós-icto (melhor em T1WI)
MN:
◊ Novos agentes traçadores (isto é, Tc-99 m HM-PAO) podem tornar positivos dentro de minutos do evento, enquanto tanto a TC como a RMN são normais
√ hipoperfusão hemosférica durante todas as fases
√ o defeito corresponde ao território vascular não perfundido
√ "sinal do vaivém" no angiograma com radionuclídeos (15%)
= captação diminuída durante a fase arterial + fase capilar seguida de aumento na captação durante a fase venosa
√ "síndrome da perfusão de luxo" (14%) = perfusão incrementada

Infarto isquêmico agudo

(a) subestágio I (12–24 horas)
TCNC:
√ núcleos da base de baixa densidade
√ perda da interface substância cinzenta-branca, por exemplo, "sinal da fita insular" = cápsula extrema hipodensa não mais distinguível do córtex insular
√ sutil apagamento dos sulcos (8%)
TCCC:
√ sem acúmulo de iodo na região cortical afetada
RMN (rotineiramente positiva em 4–6 horas pós-icto):
√ sutil estreitamento dos sulcos
√ aumento na espessura do manto da substância cinzenta (= edema parenquimatoso)
√ reforço com contraste dos vasos arteriais corticais na área de lesão cerebral (devido ao lento fluxo sangüíneo proporcionado pela circulação colateral via anastomoses leptomeníngeas)
√ sutil baixa na intensidade do sinal em T1WI, alta intensidade sinal em T2WI (mascaramento dos infartos girais em T2WI devido ao sinal sulcal do LCR)
(b) subestágio II (1–7 dias)
TCNC:
√ lesão hipodensa em cunha com base voltada para o córtex numa distribuição vascular (em 70%), devido ao edema vasogênico + citotóxico
√ efeito de massa (23%–75%): apagamento sulcal, herniação transtentorial, cisternas subaracnóideas deslocadas + ventrículos
√ "infarto brando" pode se transformar em infarto hemorrágico após 2–4 dias (devido a pequenas hemorragias de capilares com endotélio vascular isquemicamente lesado, após a lise do coágulo intraluminar + reperfusão arterial)
TCCC:
√ reforço com contraste ao longo do córtex
RMN:
√ sinal de reforço intravascular (77%)
= reforço com Gd-pentetato dos vasos impregnando o infarto após 1–3 dias
√ sinal do reforço meníngeo = reforço com Gd-pententato das meninges adjacentes ao infarto após 2–6 dias
Angio:
√ vasos estreitados/ocluídos suprindo a área do infarto
√ enchimento retardado + esvaziamento dos vasos envolvidos
√ veia de drenagem precoce
√ perfusão de luxo da área infartada (raro) = perda da auto-regulação dos pequenos vasos devido ao aumento local do pH

Infarto isquêmico subagudo

Período de tempo: 7–30 dias = fase paradoxal com resolução do edema + início da necrose de coagulação
TCCC:
√ "fenômeno do fog" = área de baixa densidade menos aparente
√ diminuição do efeito de massa + dilatação ex-vácuo dos ventrículos (em 57%)
√ ± calcificações transitórias (especialmente em crianças)
TCCC:
√ reforço giral + reforço anelar (quebra da barreira hematoencefálica + perfusão de luxo) por 2–8 semanas (em 65%–80% dentro das primeiras 4 semanas)
√ nenhum reforço em 1/5 dos pacientes

RMN:

Histo: edema vasogênico (= aumento da água extracelular) devido à ruptura da barreira hematoencefálica

√ hipointensa em T1WI, hiperintensa em T2WI

√ reforço giriforme parenquimatoso com Gd-pentetato

◊ O reforço giriforme parenquimatoso permite a diferenciação do infarto subagudo do crônico!

Infarto isquêmico crônico

Período de tempo: > 30 dias

Histo: desmielinização + gliose completa (atrofia cerebral focal após 8 semanas)

√ atrofia cerebral + encefalomalacia + gliose (MARCAS REGISTRADAS)

TCNC:

√ focos císticos com densidade liquórica (= encefalomalacia) com distribuição vascular

RMN:

√ região focal com intensidade aumentada em T2WI

√ gliose (hiperintensa em T2WI) freqüentemente circundando a região encefalomalácica)

√ degeneração Walleriana (= degeneração anterógrada dos axônios secundária à lesão neuronal) dos tratos corticoespinhais no rastro de infartos antigos que envolvem o córtex motor

Infarto hemorrágico

Etiologia: lise de êmbolos/abertura de colaterais/restabelecimento de pressão sangüínea normal após hipotensão/hipertensão/a anticoagulação causa extravasamento no cérebro isquêmico reperfundido

Incidência: 6% dos infartos cerebrais diagnosticados clinicamente, 20% dos infartos cerebrais autopsiados

Patologia: hemorragias petequiais em vários graus de coalescência

Localização: junção corticomedular

TC:

√ hiperdensidade surgindo dentro de um infarto hipodenso previamente examinado

RMN:

√ área hipodensa em T2WI dentro do edema que marca um giro = deoxihemoglobina da hemorragia aguda

√ área hiperintensa em T1WI = metemoglobina do hematoma subagudo

Infarto lacunar

= pequenos infartos cerebrais profundos na distribuição distal dos vasos perfurantes (lenticuloestriadas, talamoperfurantes, artérias perfurantes pontinas)

Causa: oclusão de pequenas endoartérias perfurantes na base do cérebro

Predispostos: pacientes hipertensos

Incidência: 20% dos infartos cerebrais

Histo: hialinização + esclerose arteriolar resultando em espessamento da parede do vaso + estreitamento luminar

Localização: dois terços superiores do putâmen > caudado > tálamo > ponte > cápsula interna

√ pequenos focos discretos de hipodensidade entre 3 mm e 15 mm de tamanho (maior parte < 1 cm de diâmetro)

√ intensidade de sinal mais alta que o LCR (devido à gliose marginal)

√ os infartos unilaterais pontinos são nitidamente demarcados na linha média

TUMOR NEUROECTODÉRMICO PRIMITIVO

= PNET = grupo muito indiferenciado de tumores surgindo das células da matriz germinal do tubo neural primitivo

Incidência: < 5% dos neoplasmas supratentoriais em crianças

Idade: principalmente em crianças < 5 anos de idade; M:F = 1:1

Histo: tumores altamente celulares compostos > 90%–95% por células indiferenciadas (histologicamente similar ao meduloblastoma, pineoblastoma, neuroblastoma periférico)

• sinais de aumento da pressão intracraniana/epilepsia

Localização:

(a) supratentorial: substância branca profunda (mais comumente no lobo frontal), glândula pineal e territórios talâmico + supra-selar (menos freqüentemente)

(b) fossa posterior (= meduloblastoma)

√ grande lesão celular com tendência para a necrose (65%), formação de cistos, calcificações (71%), hemorragia (10%)

√ fino halo de edema

√ reforço de contraste na porção sólida do tumor

TC:

√ porções sólidas do tumor hiperdensas (devido à alta relação nuclear/citoplasmas)

RMN:

√ medianamente hipointensa em T1WI + hiperintenso em T2WI

√ extraordinariamente não homogêneo devido à formação cística + necrose

√ áreas de queda de sinal devido às calcificações

√ áreas hiperintensa em T1WI + intensidade variável em T2WI devido à hemorragia

√ massa de reforço não homogêneo com nódulos tumorais + áreas anelares circundando a necrose central após o Gd-DTPA

VENTRICULITE

= EPENDIMITE = inflamação do revestimento ependimário de um/mais ventrículos

Causa:

(1) Ruptura de abscesso periventricular (parede da cápsula mais fina medialmente)

(2) Disseminação retrógrada de infecção das cisternas basais

TCCC (necessária para o diagnóstico):

√ reforço fino e uniforme do revestimento ependimal envolvido

√ freqüentemente associado com exsudato inflamatório + septações

Cp: Hidrocefalia obstrutiva (oclusão do forame de Monro/aqueduto)

DD: metástase ependimal, linfoma, glioma infiltrante

DIAGNÓSTICO DIFERENCIAL DAS DESORDENS ORBITÁRIAS

Lesão Intraconal

Melanoma
Metástase
Retinoblastoma
Meningioma
Hemangioma
Glioma óptico
Pseudotumor
Celulite
Doença de Graves

Lesão intraconal com envolvimento do nervo óptico

1. Glioma do nervo óptico
2. Meningioma da bainha do nervo óptico (10% dos neoplasmas orbitários)
3. Neurite óptica
4. Pseudotumor inflamatório (pode circundar o nervo óptico)
5. Linfoma intra-orbital (pode circundar o nervo óptico, em pacientes idosos)
6. Pressão intracraniana elevada
   = distensão da bainha óptica
   √ complexo da bainha do nervo óptico dilatada bilateralmente e tortuosa

Lesão intraconal sem envolvimento do nervo óptico

1. Hemangioma cavernoso
2. Variz orbital
3. Fístula carótido-cavernosa
4. Malformação arteriovenosa
   menos comum das malformações vasculares orbitárias (congênita, idiopática, traumática)
   √ massa de grandes vasos de forma irregular, captando contraste intensamente
   √ associada com a veia oftálmica superior/inferior dilatada
5. Hematoma
6. Linfangioma
7. Neurilemoma
   √ comumente adjacente à fissura orbital superior, inferior ao nervo óptico
   √ erosão óssea local

Lesão extra-ocular

Lesão extraconal–intra-orbital

A. TUMOR BENIGNO
   1. Cisto dermóide
   2. **Teratoma**
      < 1% de todos os tumores orbitários pediátricos
      √ áreas de gordura, cartilagem e osso
      √ expansão da órbita óssea ± defeito ósseo
   3. Hemangioma capilar
   4. Linfangioma
   5. Neurofibroma plexiforme
   6. Pseudotumor inflamatório orbital
   7. Histiocitose X
      a lesão usualmente surge do osso

B. TUMOR MALIGNO
   1. Linfoma/leucemia
   2. Metástase
   3. Rabdomiossarcoma

Lesão extraconal–extra-orbitária

A. DO SEIO
   Os seios maxilar/esfenóide são localizações raras de origem
   (1) Tumor: carcinoma de células escamosas (80%), adenocarcinoma, carcinoma adenóide cístico, linfoma
   (2) Sinusite paranasal:
   causa mais comum de infecção orbital; originando-se do seios etmoidais (nas crianças), do seio frontal (na adolescência)
   Organismo: Staphylococcus, Streptococcus, Pneumococcus
   √ celulite pré-septal/edema orbital
   √ abscesso subperiosteal/orbital
   √ a mucormicose (nos diabéticos) destrói o osso + estende-se para o seio cavernoso
   Cp:
   (1) Abscesso epidural
   (2) Trombose do seio cavernoso
   (3) Empiema subdural
   (4) Meningite
   (5) Cerebrite
   (6) Abscesso cerebral
   (3) Mucocele

B. DA PELE
   1. Celulite orbital

C. DA GLÂNDULA LACRIMAL
   √ massa surgindo do aspecto súpero-lateral da órbita
   Mnemônico: "MOLD"
   Metástase
   Outros (rabdomiossarcoma, linfangioma, lesão do seio)
   Linfoma, tumor da glândula lacrimal
   Dermóide

Massa orbital na infância

1.	Cisto dermóide	46%
2.	Lesão inflamatória	16%
3.	Dermolipoma	7%
4.	Hemangioma capilar	4%
5.	Rabdmiossarcoma	4%
6.	Leucemia/linfoma	2%
7.	Glioma do nervo óptico	2%
8.	Linfangioma	2%
9.	Hemangioma cavernoso	1%

TUMORES ORBITÁRIOS MALIGNOS PRIMÁRIOS

1.	Retinoblastoma	86,0%
2.	Rabdomiossarcoma	8,1%
3.	Melanoma uveal	2,3%
4.	Sarcoma	1,7%

TUMORES ORBITÁRIOS MALIGNOS SECUNDÁRIOS

1.	Leucemia	36,7%
2.	Sarcoma	14,3%
3.	Linfoma Hodgkin	11,0%
4.	Neuroblastoma	9,2%
5.	Tumor de Wilms	6,7%
6.	Linfoma não-Hodgkin	5,6%
7.	Histiocitose	3,9%
8.	Meduloblastoma	3,5%

TUMORES VASCULARES ORBITÁRIOS
1. Variz orbitária
2. Malformação arteriovenosa
3. Fístula carótido-cevernosa
4. Hemangioma: capilar/venoso
5. Cisto sangüíneo
6. Malformação arterial
7. Tumor glômico
8. Hemangiopericitoma

Mnemônico: "LOMISHON"
Leucemia, linfoma
Óptico, glioma do nervo
Malformação vascular: hemangioma, linfangioma
Inflamação
Sarcoma: isto é, rabdomiossarcoma
Histiocitose
Osteoma, pseudotumor orbital
Neuroblastoma

Massa no quadrante súpero-lateral da órbita
1. Tumor da glândula lacrimal
2. Cisto dermóide
3. Metástases (mama, próstata, pulmão)
4. Linfoma
5. Infiltração leucêmica da glândula lacrimal
6. Sarcoidose
7. Granulomatose de Wegener
8. Pseudotumor cerebral
9. Mucocele do seio frontal

Aumento dos músculos extra-oculares

A. Endócrino
   1. Doença de Grave (50%)
   2. Acromegalia

B. Inflamação
   1. **Miosite**
      - rápido início de proptose, eritema das pálpebras, injeção conjuntival

      Localização: único músculo (adultos); múltiplos músculos (em crianças)
      √ músculos extra-oculares aumentados
      √ resposta positiva aos esteróides
   2. Celulite orbital
   3. Doença de Sjögren, granulomatose de Wegener, granuloma letal da linha média, LES
   4. Sarcoidose
   5. Reação a corpo estranho

C. Tumor
   1. Pseudotumor
   2. Rabdomiossarcoma
   3. Metástases, linfoma, leucemia

D. Vascular
   1. Espontâneo/hematoma traumático
   2. Malformação arteriovenosa
   3. Fístula carótido-cavernosa

GLOBO OCULAR

Lesão ocular

Calcificações intra-oculares
1. Retinoblastoma (> 50% de todos os casos)
2. Hematoma astrocítico
3. **Osteoma coroidal**
   mulher jovem; osso maduro
   √ massa curvilínea muito densa alinhada com a margem coroidal do globo ocular
4. ***Drusen* óptico**
   = concreções de material hialino na/próximo à superfície do disco óptico; amiúde familiar
   - cefaléia, defeitos do campo visual
   - pseudopapiledema

   √ pequena calcificação achatada/circular na junção da retina + nervo óptico
   √ bilateral em 75%
5. Calcificações esclerais
   (a) nos estados de hipercalcemia sistêmica (HPT, hipervitaminose D, sarcoidose, secundário à doença renal crônica)
   (b) nos idosos: na inserção dos músculos extra-oculares
6. Fibroplasia retrolental
7. ***Phthisis bulbi***
   secundário ao trauma ou infecção
   √ globo ocular pequeno desorganizado, contraído, calcificado e não funcionante

Mnemônico: "RMN CT"
Retinoblastoma
Melanoma
Neurofibromatose
Coróide, osteoma
Tuberose, esclerose

Processo ocular não calcificado
1. Melanoma uveal
2. Metástase
   86% das lesões oculares dentro do globo ocular; usualmente na coróide vascular
   Origem: mama, pulmão, trato GI, trato GU, melanoma cutâneo, neuroblastoma
   √ bilateral em 30%
3. **Hemangioma coroidal**
   tumor benigno mais comum em adultos
   Pode ser associado a: síndrome de Sturge-Weber
   √ espessamento focal da parede posterior do globo
   √ reforço similar a da coróide

4. **Linfoma vítreo**
   √ densidade difusa do tecido mole mal definida
5. Anomalias do desenvolvimento
   (a) **glaucoma primário** = aumento do olho secundário ao estreitamento do canal de Schlemm
   (b) **coloboma** (do grego *koloboun*, mutilar)
   = fechamento congênito incompleto da fissura coroidal embrionária afetando as pálpebras/cristalino/íris/coróide/retina/mácula; traço autossômico dominante com penetrância variável (30%) e expressão; bilateral em 60%
   Pode estar associado a: encefalocele, agenesia do corpo caloso
   √ pequeno globo ocular com formação de bolsa externa do vítreo no local da inserção do nervo óptico
   DD: microftalmia com cisto = duplicação de cisto, miopia axial (alta)
   (c) stafiloma

Microftalmia

= mal desenvolvimento congênito/diminuição adquirida do globo

A. BILATERAL com catarata
   1. Rubéola congênita
   2. Vítreo hiperplásico persistente
   3. Retinopatia da prematuridade
   4. Sulcos retinianos
   5. Síndrome de Lowe
      √ globo pequeno + órbita pequena
B. UNILATERAL
   1. Trauma/cirurgia/radioterapia
   2. Inflamação com desorganização do olho (*phthisis bulbi*)
   √ globo calcificado e murcho + órbita normal

Macroftalmia

= aumento do globo ocular

A. Sem massa intra-ocular
   (a) aumento generalizado
      (1) Miopia axial (causa mais comum)
         √ aumento do globo na direção AP
         √ ± adelgaçamento da esclera
      (2) Buftalmo
      (3) Desordem do tecido conectivo: Síndrome de Marfan, síndrome de Ehlers-Danlos, síndrome de Weill-Marchesani (dismorfodistrofia mesodérmica congênita), homocistinúria
         √ contorno "ondulado" da esclera
   (b) aumento focal
      (1) **Stafiloma**
         = saculação do pólo posterior do globo ocular (ou protrusão granulada da córnea)
         Prevalência: aumenta com a idade do globo
         Causa: miopia axial (lado temporal do disco óptico/anteriormente/ao longo do equador), trauma, esclerite, infecção necrotizante
         √ abaulamento focal + adelgaçamento da esclera
         Cp:
         degeneração coriorretiniana avançada (77%), retração coroidal a partir do disco óptico, deslocamento posterior do vítreo, hemorragia coroidal, descolamento retiniano, catarata, glaucoma
      (2) Aumento aparente devido à microftalmia unilateral
B. Com massa intra-ocular (rara causa de aumento)
   (a) com calcificações:
      (1) Retinoblastoma
   (b) sem calcificações:
      (1) Melanoma
      (2) Metástase
      (3) Glaucoma juvenil

Vítreo denso no grupo etário pediátrico

1. Retinoblastoma
2. Vítreo primário hiperplásico persistente
3. Doença de Coats
4. Doença de Norrie
5. Fibroplasia retrolental
6. Endoftalmite esclerosante

Leucocoria

= pupila branca/rosada/amarelada com reflexo fotomotor anormal
(do grego leuco = branco e koria = pupila)

A. TUMOR
   1. Retinoblastoma (causa mais comum — 58%)
   2. Hamartoma astrocítico retiniano (3%)
      Associado com a esclerose tuberosa + doença de von Recklinghaunsen
   3. Meduloepitelioma (raro)
B. RELACIONADO AO DESENVOLVIMENTO
   1. Vítreo primário hiperplásico persistente (segunda causa mais comum — 28%)
   2. Doença de Coats (16%)
   3. Fibroplasia retrolental
   4. Coloboma da coróide/disco óptico
C. INFECÇÃO
   1. Uveíte
   2. Granulomatose larval (16%)
D. DEGENERATIVO
   1. Catarata posterior
E. TRAUMA
   1. Retinopatia da prematuridade (5%)
   2. Hemorragia vítrea organizada
   3. Deslocamento de retina de longa evolução

Leucocoria no olho de tamanho normal

A. MASSA CALCIFICADA
   1. Retinoblastoma
   2. Astrocitoma retiniano
B. MASSA NÃO CALCIFICADA
   1. Endoftalmite toxocaral
   2. Doença de Coats

Leucocoria com microftalmia

A. UNILATERAL
   1. Vítreo primário hiperplástico persistente (VPHP)
B. BILATERAL
   1. Retinopatia da prematuridade
   2. VHPP bilateral

Aumento do nervo óptico

A. TUMOR
1. Glioma do nervo óptico
2. Meningioma da bainha do nervo óptico
3. Infiltração por leucemia/linfoma

B. FLUIDO
4. Hematoma perineural
5. Papiledema da hipertensão intracraniana
6. Espaço subaracnóideo com líquido espesso

A. INFLAMAÇÃO
7. Neurite óptica
8. Sarcoidose

√ espessamento fusiforme
= espessamento em forma de lente do complexo nervo óptico — bainha
(a) com lucência central: meningioma
(b) sem lucência central: glioma do nervo óptico

√ espessamento excrescêntico
= nódulos únicos/múltiplos ao longo do complexo nervo-bainha usualmente devido ao tumor

√ aumento tubular
= aumento uniforme do complexo bainha — nervo
(a) sem lucência central: processo subaracnóideo (metástase, perineurite, meningioma, hemorragia perineural)
(b) sem lucência central: papiledema, leucemia, linfoma, sarcóide, glioma do nervo óptico

GLÂNDULA LACRIMAL

Lesão da glândula lacrimal

A. INFLAMAÇÃO
1. Dacrioadenite
2. **Síndrome de Mikulicz**
= aumento não específico da glândula lacrimal + salivar
Associada a: sarcoidose, linfoma, leucemia
3. **Síndrome de Sjögren**
= infiltração linfocítica da glândula lacrimal + salivar
• diminuição do lacrimejamento + xerostomia
Freqüentemente associada a: artrite reumatóide, lúpus eritematoso sistêmico, esclerodermia, polimiosite
4. Sarcoidose

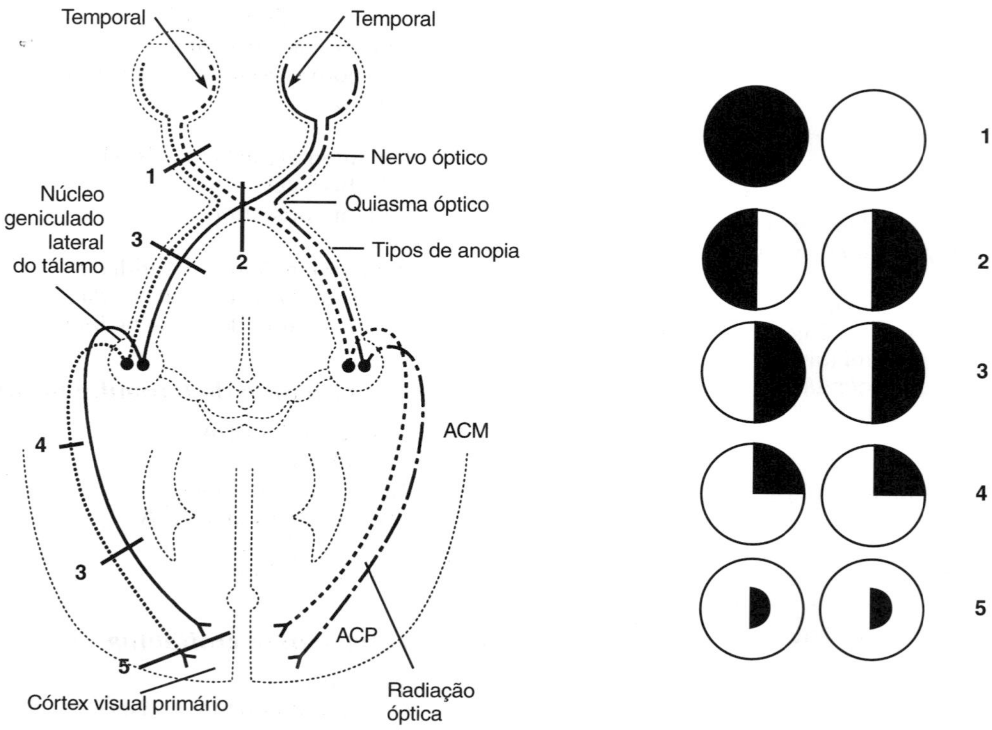

Tipos de Anopia

B. TUMOR
- (a) benigno: granuloma, cisto, tumor misto benigno (= adenoma pleomórfico)
- (b) maligno: tumor misto maligno (= adenocarcinoma pleomórfico), carcinoma adenóide cístico, linfoma, metástase (rara)

Aumento da glândula lacrimal

Mnemônico: "MELD"

Metástase

Epitelial (tumor)

Linfóide (tumor)

Dermóide

MASSAS BILATERAIS DA GLÂNDULA LACRIMAL

Mnemônico: "LSD"

Linfoma

Sarcoidose

Doença vascular do colágeno

Oftalmoplegia

Lesões do

1. Nervo oculomotor (III)
   inerva os músculos reto medial, reto superior, reto inferior, oblíquo inferior, pupiloconstrictor e o elevador da pálpebra
2. Nervo troclear (IV)
   inerva o músculo oblíquo superior
3. Nervo abducente (VI)
   inerva o músculo reto lateral

Anopia

A. Defeitos monoculares
   1 = Cegueira monocular (lesão do nervo óptico nas fraturas do canal óptico, amaurose fugaz)

B. Defeitos heteronônimos bilaterais
   2 = Hemianopsia bitemporal (lesão quiasmática)

C. Defeitos homônimos bilaterais
   3 = Hemianopsia homônima
   4 = Quadrantanopsia superior direita
   5 = Escotoma hemianóptico central

3,4,5 = Tipos mais comuns de hemianopsias (AVC, tumor cerebral)

ANATOMIA DA ÓRBITA

Conexões orbitárias

Fissura orbitária superior

Limites (Anatomia segundo Gray):
- — medial: corpo do esfenóide
- — acima: asa menor do esfenóide = suporte óptico
- — abaixo: asa maior do esfenóide
- — lateral: pequeno segmento do osso frontal

Conteúdo:
- (a) nervos:
  - III, nervo oculomotor
  - IV, nervo troclear
  - V_1, ramo oftálmico do nervo trigêmeo:
    - (a) nervo lacrimal
    - (b) nervo frontal
  - nervo abducente
  - filamentos simpáticos do plexo carotídeo interno
- (b) veias: veia oftálmica superior + inferior
- (c) artérias:
  - (1) ramo meníngeo da artéria lacrimal
  - (2) ramo orbitário da artéria meníngea média

Fissura orbitária inferior

Localização: entre o assoalho + parede lateral da órbita; conecta-se com a fossa pterigopalatina + infratemporal

Conteúdo:
- (a) nervos: nervos infra-orbitais + zigomáticos ramos do gânglio pterigopalatino
- (b) veias: conexão entre a veia orbital inferior + plexo pterigóideo

Canal óptico

Completamente formado pela asa menor do esfenóide

Conteúdo:
- (a) nervo:
  - nervo óptico (II)
- (b) vaso: a. oftálmica

Medidas orbitárias normais

Músculos	
músculo reto medial	4,1±0,5 mm
músculo reto inferior	4,9±0,8 mm
músculo reto superior	3,8±0,7 mm
músculo reto lateral	2,9±0,6 mm
músculo oblíquo superior	2,4±0,4 mm
Veia oftálmica superior	
TC axial	1,8±0,5 mm
TC coronal	2,7±1,0 mm
Bainha do nervo óptico	
retrobulbar	5,5±0,8 mm
cintura	4,2±0,6 mm
Posição do globo ocular	
atrás da zona interzigomática	9,9±1,7 mm

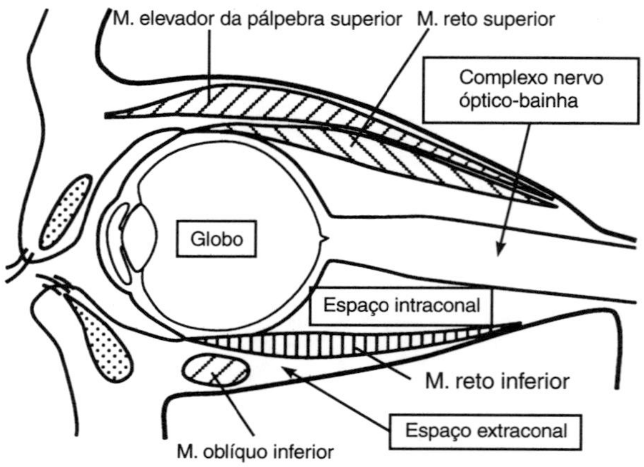

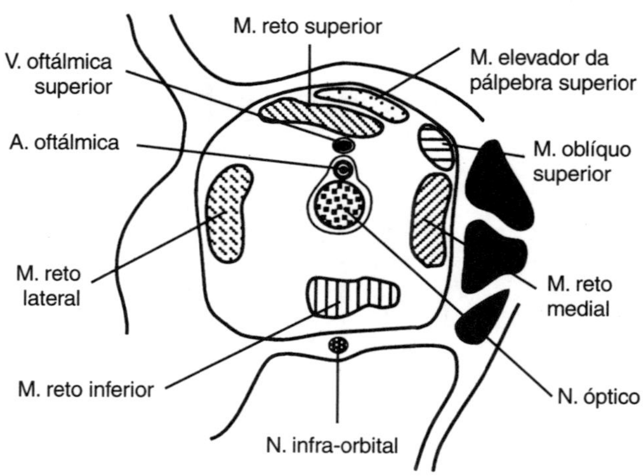

Tomograma Orbital Coronal através da Médio-órbita

Espaços Orbitais

Globo:	Subdivididos em segmentos por lentes anterior + posterior
Complexo nervo-óptico bainha:	Nervo óptico circundado por bainha meníngea como extenção de meninge cerebrais
Espaço intraconal:	Gordura orbital, a oftálmica, v. oftálmica superior nervos I, II, III, IV, V_1, VI
Conus:	Sistema músculo-facial fenestado incompleto extendendo-se da órbita óssea para o terço anterior do globo, consiste de músculos extra-oculares + fáscia de ligação
Espaço extraconal:	Entre o cone múscular + órbita óssea contendo gordura, glândula lacrimal, porção da v. oftálmica superior

DESORDENS ORBITÁRIAS

ASTROCITOMA RETINIANO

= neoplasma de baixo grau/hamartoma surgindo da camada de fibras nervosas da retina/nervo óptico, usualmente associado à esclerose tuberosa

Etiologia: esclerose tuberosa (53%); neurofibromatose tipo 1 (14%); esporádico (33%)

Pat: usualmente múltiplo + bilateral na esclerose tuberosa;
(1) Pequena lesão semitranslúcida achatada e não calcificada na retina posterior/periférica
(2) Lesão em "amora" = tumor esbranquiçado e elevado na retina posterior com fina nodularidade contendo calcificações + acúmulos císticos de líquido

Histo: astrócitos fibrosos fusiformes
- leucocoria (3% de todos os casos infantis de leucocoria)
- assintomático, perda progressiva da visão

Localização: retina próximo ao disco óptico
√ massa retiniana ± reforço
√ tipicamente unilateral (DD com gânglios)

Cp:
(1) Oclusão da veia central da retina + hemorragia secundária
(2) Glaucoma neovascular
(3) Extensa necrose tumoral

BUFTALMO

= HIDROFTALMO = MEGOFTALMO
= aumento difuso do olho, em crianças, secundário ao aumento da pressão intra-ocular

Causa:
(1) Congênito/glaucoma infantil
(2) Neurofibromatose tipo 1: obstrução do canal de Schlemm por membranas/massas compostas de tecidos mesodérmicos aberrantes
(3) Síndrome de Sturge-Weber
(4) Síndrome (cérebro-hepatorrenal) de Lowe
(5) Displasia mesodérmica ocular (por exemplo, anomalias de Axenfeld ou Rieger)
(6) Homocistinúria
(7) Aniridia
(8) Glaucoma adquirido (raro)

Fisiopatologia:
A obstrução do canal de Schlemm localizado entre a córnea e a íris leva à diminuição da absorção do humor aquoso (= câmara anterior de líquido), com distensão da esclera

√ uniformemente dilata o globo ocular sem massa de forma bizarra esférica/oval

Trat.: goniotomia (aumenta o ângulo da câmara anterior); trabeculectomia (libera aderências)

CISTO DERMÓIDE DA ÓRBITA

Tumor orbitário benigno mais comum na infância (45% de todas as massas)

Idade: primeira década

Histo: contém queratina, cabelo, epitélio estratificado + anexos cutâneos com cápsula espessa; usualmente surge dos planos de clivagem fetal (suturas)

Localização: na porção anterior extraconal da órbita, quadrante temporal superior (60%), quadrante nasal superior (25%)
√ massa cística bem definida ± HU números negativos
√ espessa cápsula circundante
√ ± expansão/erosão da órbita óssea

RMN:
√ alta intensidade de sinal em T1WI + T2WI

DACRIOADENITE

= infecção da glândula lacrimal

Organismo: staphylococci (mais comum), caxumba, mononucleose infecciosa, influenza
√ aumento homogêneo da glândula lacrimal
√ ± compressão do globo ocular

DOENÇA DE COATS

= pseudoglioma = malformação vascular primária congênita idiopática da retina caracterizada por:
(1) Múltiplos vasos retinianos telangiectásicos anormais
(2) Falta de barreira hemato-retiniana causando vazamento de exsudato lipoproteináceo dentro da retina + espaço sub-retiniano, secundário ao descolamento da retina

Idade: 6–8 anos; M:F = 2:1
- estrabismo
- pode se apresentar com leucocoria unilateral (se a retina está maciçamente descolada) (16% dos casos de leucocoria)
- perda de visão, glaucoma secundário

√ NENHUMA massa/calcificação focal (MARCA REGISTRADA)

US:
√ descolamento retiniano + ecos particulados no espaço sub-retiniano (devido aos cristais de colesterol suspensos no fluido)

TC:
√ vítreo denso unilateral num globo ocular de tamanho normal

RMN:
√ exsudato sub-retinal hiperintenso em T1WI + T2WI (devido à mistura de proteína + lipídeos)/hipointenso em T2WI (cristais de colesterol + lipídeos de membrana)
√ reforço anormal da retina + camadas retinianas deslocadas ao nível da "ora serrata"

DD:
(1) Vítreo primário hiperplásico persistente (espessa massa tubular retrolental)
(2) Retinopatia da prematuridade

Trat.: fotocoagulação/crioterapia para obliterar as telangiectasias (nos estágio iniciais)

DOENÇA DE GRAVES DA ÓRBITA

= OFTALMOPATIA TIREOIDIANA
= EXOFTALMO ENDÓCRINO
= O aumento da pressão orbitária produz isquemia, edema e fibrose dos músculos

Etiologia: produzido pela ação prolongada do fator estimulante da tireóide (LATS); provavelmente reatividade cruzada contra antígenos comuns ao tecido tireoidiano + orbitário
Idade: adultos; 5% menores que 15 anos de idade; M:F = 1:4
Histo: deposição de mucopolissacarídeos higroscópicos + glicoproteína (precocemente) + colágeno (tardiamente); infiltração por células mastóideas e linfócitos, edema, necrose das fibras musculares, lipomatose, degeneração gordurosa
Início e evolução: os sinais e sintomas geralmente se desenvolvem dentro de um ano do início do hipertireoidismo

- proptose
  ◊ Causa mais comum de proptose uni/bilateral no adulto!
- imobilidade da pálpebra = retração da pálpebra superior
- edema periorbital
- injeção conjuntival
- motilidade ocular restrita (correlaciona-se com o aumento médio no diâmetro do músculo)
- neuropatia óptica (associada à deposição apical)
- hipertireoidismo; eutireoidismo (em 10%–15%); a gravidade do envolvimento orbital não está relacionado ao grau de disfunção tireoidiana

ESTADIAMENTO (Classificação de Werner modificada):
Estágio I: retração da pálpebra sem sintomas
Estágio II: retração da pálpebra com sintomas
Estágio III: proptose > 22 mm sem diplopia
Estágio IV: proptose > 22 mm com diplopia
Estágio V: ulceração corneana
Estágio VI: perda da visão

Localização:
Bilateral em 70%–85%; único músculo em 10%; envolvimento assimétrico em 10%–30%; todos os músculos igualmente afetados com aumentos similares e proporcionais; grupo superior afetado com maior freqüência quando somente há um único músculo envolvido
(noção antiga: inferior > medial > m. reto superior + elevador da pálpebra > m. reto lateral)
Mnemônico: IMSL
Inferior
Medial
Superior
Lateral

√ proptose = protrusão do globo > 21 mm anterior à linha interzigomática em varreduras axiais, ao nível do cristalino
√ edema dos músculos maximamente na porção média (preservação relativa das inserções tendinosas no globo ocular) = "sinal da lata de coca-cola"
√ leve espessamento uveal e escleral
√ espessamento apical = ápice orbitário envolvido tardiamente (pressão no nervo óptico)
√ dilatação da veia oftálmica superior (drenagem venosa comprometida no ápice orbitário devido ao aumento dos músculos extra-oculares)
√ aumento no diâmetro da bainha retrobulbar do nervo óptico (distensão dural pela acumulação de LCR no espaço subaracnóideo com neuropatia óptica)
√ aumento da densidade da gordura orbital (tardio)

RMN:
√ alta intensidade de sinal nos músculos oculares aumentados em T2WI (edema na inflamação aguda)

Prognóstico: em 90% há resolução espontânea dentro de 3–36 meses; em 10% diminuição na acuidade visual (ulceração corneana/neuropatia óptica)
Trat.: terapia a curto e longo prazo com corticóides, ciclosporina, radiação, descompressão cirúrgica, correção da posição da pálpebra
DD: pseudotumor (usualmente inclui o tendão dos músculos oculares)

DOENÇA DE NORRIE

= DISPLASIA RETINIANA
= doença recessiva ligada ao X; forma herdada do vítreo primário hiperplástico persistente?

- epilepsia, retardo mental (50%)
- perda da audição, surdez em torno dos 4 anos (30%)
- leucocoria bilateral + microftalmia
- catarata, cegueira (ausência de células ganglionares retinianas)

√ microftalmia
√ vítreo denso com nível líquido-sangue
√ descolamento retiniano central em forma de cone
√ calcificações

DOENÇA DE WARBURG

= síndrome autossômica recessiva caracterizada por:
(1) Vítreo primário hiperplásico persistente bilateral
(2) Hidrocefalia, lisencefalia
(3) Retardo mental
- leucocoria bilateral + microftalmia

ENDOFTALMITE

A. ENDOFTALMITE INFECCIOSA
geralmente relacionada à lesão/cirurgia ocular
√ atenuação aumentada do vítreo
√ espessamento uveal e escleral
√ atenuação diminuída do cristalino

A. ENDOFTALMITE ESCLEROSANTE
= ENDOFTALMITE POR TOXOCARA CANIS
= uveíte granulomatosa resultando em exsudato sub-retiniano, descolamento da retina, vítreo organizado; coriorretinite em 80%, bilateral em 85%
Idade: 2–6–12 anos

Modo de infecção:
Brincar em solo contaminado com ovos viáveis infectantes dos excrementos do cachorro (comum em parques)
Organismo:
Nematodo helmíntico (*Toxocara canis*) originando a *larva migrans* ocular/visceral (0,5 mm de comprimento, 20 micras de largura); endêmica em todo o mundo; especialmente comum no sudeste dos EUA
Ciclo biológico:
Os ovos se transformam em larvas dentro dos intestinos do hospedeiro definitivo (cão) + desenvolve-se no vermo adulto; alternativamente, o cão pode comer formas infectantes no estágio

larval a partir do intestino/vísceras de outros animais; nos hospedeiros não caninos as larvas não se desenvolvem em vermes adultos, mas atravessam a parede intestinal e migram para o fígado, pulmão e outros tecidos, incluindo o cérebro + olho

Fisiopatologia:
A migração através do tecido humano produz uma reação eosinofílica severa que se torna granulomatosa

Pat:
Retina elevada + distorcida + parcialmente substituída por uma massa inflamatória contendo abundante e denso tecido de cicatrização; a coróide subjacente encontra-se infiltrada com células inflamatórias crônicas incluindo eosinófilos; exsudato sub-retiniano proteináceo

- olho vermelho "quente", fotofobia, dor
- células brilhantes na câmara anterior, a queratina precipita-se
- sinéquias vítreas
- vitreíte = acúmulo de debris celulares no vítreo
- leucocoria (16% dos casos de leucocoria na infância)
- febre, hepatomegalia, pneumonite, convulsões
- eosinofilia no sangue periférico

√ olho de tamanho normal sem calcificações (MRP1)
√ descolamento retiniano secundário

US:
√ massa na periferia do fundo anterior

TC:
√ massa intravítrea
√ espessamento uveoescleral focal (reação granulomatosa em torno da larva) com reforço por contraste
√ aumento da densidade da cavidade vítrea

RMN:
√ granuloma que capta contraste, isointenso em relação ao vítreo em T1WI
√ massa usualmente hiperintensa relativa ao vítreo em T2WI, ocasionalmente hipointensa (devido ao denso tecido fibroconectivo)

Cp: descolamento de retina (devido ao fluido sub-retiniano/tração vitreorretiniana), catarata

Dg:
(1) Reação ELISA no soro sangüíneo/aspirado vítreo
(2) Identificação histológica do organismo

FIBROPLASIA RETROLENTAL

= RETINOPATIA DA PREMATURIDADE
= organização fibrovascular pós-natal bilateral, amiúde assimétrica, do humor vítreo, que usualmente leva ao descolamento retiniano

Predisposição: crianças prematuras com síndrome da angústia respiratória, requerendo oxigenoterapia prolongada

Severidade diretamente relacionada a:
(1) Grau de prematuridade
(2) Peso ao nascimento
(3) Quantidade de oxigênio utilizado na terapia

- leucocoria em casos severos (descolamento retiniano por tração, usualmente bilateral + temporal) (3%–5% de todos os casos de leucocoria infantil)
- estágios oftalmoscópicos:
  1º estágio: = estreitamento arteriolar (pelo espasmo, como reação à hiperoxigenação)
  2º estágio: = dilatação + alongamento + tortuosidade dos vasos retinianos (após a retirada do oxigênio)
  3º estágio: = neovascularização retiniana com crescimento para dentro do vítreo levando à hemorragia vítrea + descolamento retiniano

Prognóstico:
(1) Regressão espontânea da neovascularização vítrea (85%–95%) ± descolamento da retina
(2) Progressão para o estágio cicatricial caracterizado pela formação de densa membrana de tecido vascularizado cinza-esbranquiçado no vítreo retrolental + descolamento da retina + microftalmia

US:
√ microftalmia bilateral + descolamento da retina + massa intra-ocular periférica no lado temporal

TC:
√ câmara anterior rasa + microftalmia
√ vítreo denso bilateralmente (crescimento neovascular para dentro)
√ ± calcificações distróficas na coróide + cristalino (estágio tardio)

RMN:
√ vítreo hiperintenso em T1WI + T2WI (pelas hemorragias sub-retinianas crônicas)
√ massa retrolental hipointensa (aposição às camadas descoladas da retina, deslocadas da camada retinal pigmentada)

DD:
(1) Retinoblastoma (calcificações no olho de tamanho normal)

FÍSTULA CARÓTIDO-CAVERNOSA

= comunicação anormal entre a artéria carótida interna + veias do seio cavernoso

Etiologia:
(1) Trauma: laceração da ACI dentro do seio cavernoso
  (a) usualmente secundário à fratura da base do crânio
  (ACI cavernosa + pequenos ramos cavernosos fixos à dura)
  (b) trauma penetrante
(2) Espontâneo: ruptura de aneurisma da ACI intracavernosa

Rota de drenagem:
(a) veia oftálmica superior (comum)
(b) seio cavernoso contralateral
(c) seio petroso
(d) veias corticais (raro)

- exoftalmia pulsátil, quemose, edema conjuntival
- sopro orbitário persistente
- movimento extra-ocular restrito
- diminuição na acuidade visual devido ao aumento da pressão intra-ocular (50%) = indicação para tratamento de emergência

√ músculos extra-orbitários aumentados e edemaciados
√ dilatação da veia oftálmica superior/veias faciais/veia jugular interna
√ aumento difuso/focal do seio cavernoso
√ erosão/aumento selar ocasionalmente
√ aumento da fissura orbitária superior (na fase crônica)

US + RMN:
- √ fluxo arterial dentro do seio cavernoso + veia oftálmica superior

Angio:
- √ a injeção de contraste na ACI ipsolateral mostra enchimento incompleto da parede da ACI
- √ injeção contralateral de contraste na ACI + compressão da ACI envolvida
- √ opacificação precoce das veias do seio cavernoso
- √ fluxo retrógrado através da veia oftálmica superior

Trat.: balão de látex/silicone destacado dentro do seio cavernoso para ocluir a laceração (os sinais oculares resolvem dentro de 7–10 dias)

GLIOMA DO NERVO ÓPTICO

= ASTROCITOMA PILOCÍTICO JUVENIL
= causa mais comum de aumento do nervo óptico

Incidência: 1% de todos os tumores intracranianos, 2% das massas orbitárias na infância; 80% dos tumores primários do nervo óptico

Histo: proliferação de astrócitos bem diferenciados = neoplasma glial de baixo grau; mais freqüentemente astrocitoma pilocítico (em crianças) + glioblastoma (em adultos)

Idade: primeira década (80%); pico etário em torno dos 5 anos de idade; M < F

Associado a: neurofibromatose em 10%–50% (± gliomas ópticos bilaterais)
- ◊ 15% dos pacientes com neurofibromatose possuem gliomas do nervo óptico!

- • diminuição da acuidade visual, mínima proptose axial

- √ aumento do nervo óptico tubular/fusiforme/centrípeto e bem circunscrito
- √ extensão posterior ao longo dos tratos ópticos em 60%–70% (indica não ressectabilidade)
- √ calcificações (raro)
- √ mesma atenuação que a do nervo óptico normal; leve reforço com contraste
- √ aumento ipsolateral do canal óptico (90%) > 3 mm/diferença de 1 mm comparado ao lado contralateral

RMN: mais sensível que a TC na detecção da extensão intracanalicular + intracraniana
- √ isointenso ao músculo em T1WI
- √ hiperintenso em T2WI

DD: meningioma da bainha do nervo óptico (nenhuma extensão ao longo da via óptica)

HEMANGIOMA DA ÓRBITA

Mais comum tumor benigno orbitário

(a) HEMANGIOMA CAPILAR
mais comum tumor vascular da órbita em crianças; 5%–15% de todas as massas pediátricas orbitárias

Idade: primeiras duas semanas de vida; 95% em < 6 meses de idade; M < F

Histo: proliferação das células endoteliais com múltiplos capilares
- • = proptose, quemose (= edema) da pálpebra + conjuntiva, exagerados pelo choro
- • angioma da pele associado (90%)
- √ massa com reforço igual/maior que os músculos orbitários
- √ margens mal definidas (sugerindo causa maligna)
- √ atividade em estudos de fluxo com radionuclídeos

Prognóstico: amiúde aumenta em tamanho por 6–10 meses, seguido por involução espontânea dentro de 1–2 anos

(b) HEMANGIOMA CAVERNOSO
usualmente tumor da vida adulta; 1–2% das massa orbitárias infantis

Idade: 20–40 anos; F > M

Histo: grandes canais venosos dilatados com células endoteliais achatadas circundadas por pseudocápsula fibrosa
- • proptose unilateral lentamente progressiva, diplopia, diminuição na acuidade visual (compressão do nervo óptico)

Localização: 83%–94% retrobulbar (intraconal)
- √ massa oval nitidamente demarcada na porção superior — temporal do cone (2/3), freqüentemente poupando o ápice orbitário
- √ deslocamento (não envolvimento) do nervo óptico
- √ expansão da órbita óssea
- √ reforço uniforme/não homogêneo (quando trombosado)
- √ pequenas calcificações (flebolitos)
- √ estase de material de contraste à angiografia

INFECÇÃO DA ÓRBITA

Causa: infecção bacteriana se estendendo dos seios paranasais (especialmente etmóide + seio frontal), face, pálpebra, nariz, dentes e saco lacrimal através da fina lâmina papirácea + veias faciais sem válvulas para dentro da órbita

Organismo: estafilococo, estreptococo, pneumococo
- • edema palpebral, dor ocular, oftalmoplegia
- • febre, leucocitose

Localização: pré-septal = tecido mole periorbital; subperiosteal; periférico = gordura extraconal; músculos extra-oculares; central = gordura intraconal; complexo do nervo óptico; globo ocular; glândula lacrimal

Cp: abscesso epidural, empiema subdural, trombose do seio cavernoso, osteomielite

Abscesso da órbita

Localização: mais freqüentemente no espaço subperiosteal na parede medial
- √ coleção líquida subperiosteal
- √ deslocamento da membrana periosteal espessada + aumento do reforço
- √ deslocamento da gordura adjacente + músculos extra-oculares

RMN:
- √ hiperintensidade em T1WI + T2WI

Celulite da órbita

- √ espessamento das pálpebras + septo
- √ proptose
- √ espessamento escleral
- √ aumento + deslocamento dos músculos extra-oculares (freqüentemente o músculo reto medial)
- √ atenuação aumentada da gordura orbitária + obliteração dos planos gordurosos
- √ opacificação dos seios etmoidais + maxilares

DD: não pode ser diferenciado do edema, cloroma, infiltrado leucêmico

Edema da órbita

Localização: usualmente confinado às estruturas pré-septais (pálpebra, face); envolvimento das estruturas orbitais (raro)

√ edema das pálpebras/face
√ atenuação aumentada da gordura orbital + obliteração dos planos gordurosos
√ deslocamento + aumento dos músculos extra-oculares

RMN:
√ hiperintensidade em T2WI

LINFANGIOMA DA ÓRBITA

Incidência: 3.5: 100.000; 1%–2 % das massas orbitárias na infância; 8% das lesões orbitárias expansivas

Histo:
linfáticos dilatados, vasos venosos displásicos, músculos edemaciados, áreas de hemorragia
(a) hemangioma capilar simples/capilar
= canais linfáticos com o tamanho de capilares
(b) linfangioma cavernoso
= canais microscópicos dilatados
(c) higroma cístico
= massa cística multilocular macroscópica

Idade: primeira década ou posterior

- proptose (súbita proptose pela hemorragia tumoral espontânea = CARACTERÍSTICA CARDINAL; exacerbada durante infecções do trato respiratório superior (raro)
- associado a lesões na pálpebra, conjuntiva, malar
- coincidentes cistos linfangiomatosos na mucosa oral

Localização: usualmente medial ao nervo óptico com componente intra e extraconal, cruzando os limites anatômicos (fascia conal/septo orbitário)

√ lesão não homogênea multilobulada mal definida
√ única/múltiplas áreas semelhantes a cistos com reforço anelar (após hemorragia) = cisto sangüíneo = "cistos de chocolate"
√ áreas de reforço (= canais venosos)/reforço anelar (após hemorragia)
√ raramente contém flebolitos (DD: meningioma, variz orbitária)
√ leve a moderado aumento da órbita

RMN:
√ pode mostrar hematoma de variada duração dentro da lesão

Prognóstico: nenhuma involução, lenta progressão com o término do crescimento corporal

DD: variz orbitária

LINFOMA DA ÓRBITA

Usualmente presente sem evidência de doença sistêmica; freqüente o desenvolvimento subseqüente de doença sistêmica

Incidência: terceira causa mais comum de proptose após o pseudotumor orbitário + hemangioma cavernoso

Idade: média de 50 anos

Tipo: usualmente linfoma não-Hodgkin de células B; raro a doença de Hodgkin

- edema indolor da pálpebra
- exoftalmia (curso tardio da doença)

Localização: extraconal (especialmente na glândula lacrimal, espaço extraconal anterior, retrobulbar) > intraconal > complexo bainha do nervo óptico-nervo óptico; pode ser bilateral

◊ A glândula lacrimal é um local comum para a infiltração leucêmica!

Tipos de crescimento:
(a) massa de alta densidade bem definida (mais comumente em torno da glândula lacrimal)
(b) infiltração difusa (tende envolver toda a região intraconal)

√ reforço leve a moderado

MELANOMA UVEAL

Neoplasma primário intra-ocular mais comum em adultos caucasianos

Idade: 50–70 anos

Localização: coróide (85%–93%) > corpo ciliar (4%–9%) > íris (3%–6%); quase sempre unilateral

- descolamento da retina, hemorragia vítrea
- astigmatismo, glaucoma
- espessamento hiperdenso pobremente definido da parede do globo ocular com abaulamento para dentro

RMN:
√ lesão hiperintensa nitidamente circunscrita em T1WI (propriedades paramagnéticas da melanina)

Metástases para: globo, nervo óptico, fígado, pulmão, subcútis

MENINGIOMA DA BAINHA DO NERVO ÓPTICO

= MENINGIOMA PERIÓPTICO

Incidência: 10% de todos os neoplasmas intra-orbitários; < 2% dos meningiomas intracranianos

Idade: mulheres de meia idade + idosas; levemente mais agressivo em crianças

Ocasionalmente associado a:
neurofibromatose (usualmente em adolescentes)

Origem primária:
surge de restos aracnóideos no revestimento meníngeo dos nervos ópticos na órbita/fossa média

- perda progressiva na acuidade visual durante meses (atrofia do nervo óptico), proptose

√ espessamento tubular (mais comumente)/fusiforme/excêntrico do nervo óptico
√ hiperostose do osso esfenóide
√ freqüentemente calcificado (ALTAMENTE SUGESTIVO)

TCCC: o reforço é a regra
√ densas bandas lineares (incidência axial) como "trilhos de trem"/anelares (incidência coronal) devido ao reforço tumoral em torno do nervo óptico não realçado
√ mínima extensão para dentro do canal óptico (não incomum)

RMN:
√ massa extrínseca de tecido mole circundando o nervo óptico
√ hipointenso em relação a gordura em T1WI

METÁSTASES ORBITÁRIAS

Origem: somente 50% são conhecidas; carcinoma da mama + pulmão (adultos); neuroblastoma, sarcoma de Ewing, leucemia, tumor de Wilms (crianças)

Localização: 12% intra-orbital, 86% intra-ocular especialmente na porção posterior da úvea (camada vascular entre a retina e a esclera) próxima à mácula; pode ser bilateral

TC:
- √ pequenas áreas de espessamentos + densidade aumentada
- √ líquido sub-retiniano

NEURITE ÓPTICA

= envolvimento do nervo por inflamação, degeneração, desmielinização

Etiologia:
(1) Esclerose múltipla (envolve o nervo óptico em 1/3)
(2) Inflamação secundária à infecção ocular
(3) Degeneração (tóxico, metabólico, nutricional)
(4) Isquemia
(5) Meningite/encefalite
◊ 45%–80% dos pacientes desenvolvem esclerose múltipla dentro de 15 anos do primeiro episódio de neurite óptica!

- dor orbital ipsolateral aos movimentos oculares
- início súbito de perda visual unilateral durante algumas horas ou alguns dias

TC:
- √ nervo óptico + quiasma normais/levemente aumentados
- √ podem mostrar reforço com contraste

RMN:
- √ leve aumento + reforço do nervo óptico bem demonstrado em T1WI axial

Prognóstico: melhora espontânea da acuidade visual dentro de 1–2 semanas

PSEUDOTUMOR DA ÓRBITA

= PSEUDOTUMOR INFLAMATÓRIO IDIOPÁTICO
= processo inflamatório não granulomatoso afetando todos os tecidos moles intra-orbitais

Etiologia:
(a) causa não aparente no momento do estudo: corpo estranho, bacteriano, viral
(b) doença sistêmica presentemente não aparente: sarcoidose, doenças do colágeno, endocrinopatias
(c) idiopático: provavelmente resposta imune anormal

Incidência: 25% de todos os casos de exoftalmia unilateral; causa mais comum de massa intra-orbitária no adulto

Idade: mulheres jovens

Histo: infiltrado linfocitário

Pode ser associado a: granulomatose de Wegener, sarcoidose, mediastinite fibrosante, fibrose retroperitoneal, colangite, vasculite, linfoma

- oftalmoplegia unilateral dolorosa
- proptose, quemose, injeção palpebral
- limitação do movimento ocular

Localização: gordura retrobulbar (76%), músculo extra-ocular (57%), nervo óptico (38%), área uveal e escleral (33%), glândula lacrimal (5%)
(a) Tipo tumeficante (comum)
  √ massa extra intraconal discreta/mal definida
  = "pseudotumor" próximo à margem superficial do globo ocular
(b) Tipo miosítico (não usual)
  √ aumento de um/mais músculos extra-oculares próximo à inserção do globo com margens mal definidas
  √ tipicamente envolve os músculos + inserções dos tendões (DD: doença de Graves com acometimento somente dos músculos)

- √ densidade aumentada da gordura retro-orbital (pode envolver o compartimento anterior)
- √ espessamento e reforço da esclera próximo à cápsula de Tenon
- √ aumento da glândula lacrimal
- √ proptose

RMN:
- √ lesão isointensa em relação à gordura em T2WI

Prognóstico:
(1) Curso em remissão/crônico + progressivo
(2) Resposta rápida e dramática + duradoura à terapia esteróide DD:
linfoma (pode ser confundido com linfoma clínica, radiográfica e patologicamente), oftalmopatia tireoidiana (afilamento dos músculos distais, proptose indolor), radioterapia

RABDOMIOSSARCOMA

Mais comum tumor primário maligno orbital na infância
◊ 10% ocorrem primariamente na órbita
◊ 10% dão metástases para/invadem a órbita

Incidência: 3%–4% de todas as massas orbitárias

Histo:
Surge do mesênquima indiferenciado dos tecidos moles orbitários (não do músculo estriado)
(1) Tipo embrionário (75%)
(2) Tipo alveolar (15%)
(3) Tipo pleomórfico (10%)

Idade na apresentação: média aos 7 anos; 90% em torno dos 16 anos; M > F

Raramente associado a: neurofibromatose
- exoftalmia rapidamente progressiva + proptose da pálpebra superior

Localização: órbito superior/retrobulbar (71%), pálpebra (22%), conjuntivo (7%)
- √ grande massa de tecido mole com margens mal definidas (músculos extra-oculares não envolvidos)
- √ ± extensão para dentro do espaço pré-septal, seio adjacente, cavidade nasal, cavidade intracraniana com erosão óssea
- √ pode mostrar reforço significativo

Metástases para: pulmão, medula óssea, linfonodos cervicais (raro)

Prognóstico:
(1) 40% de sobrevida após a exenteração
(2) 80%–90% de sobrevida após a radioterapia (4.000–5.000 *rads*) + quimioterapia (vincristina, ciclofosfamida, adriamicina)

RETINOBLASTOMA

= raro tumor congênito maligno intra-ocular surgindo das células fotorreceptoras primitivas da retina (incluído no grupo dos tumores neuroectodérmicos primitivos)

Tipos:

(A) Forma não herdada (66%)

(1) Mutação esporádica somática pós-zigótica (gerações subseqüentes não afetadas)

Idade média na apresentação: 23 meses

√ doença unilateral

(2) Anomalia cromossomial

= monossomia do 13/deleções do 13q

Associado a: microcefalia, alterações na orelha, dismorfismo facial, retardo mental, anomalias dos dedos + artelhos, malformação da genitália

(B) Forma herdada

(1) Forma herdada esporádica (20%–25%)

= mutação germinal esporádica (50% de chance de ocorrer em gerações futuras)

Idade média na apresentação: 12 meses

√ retinoblastomas bilaterais em 66%

(2) Retinoblastoma familiar (5–10%)

= autossômico dominante com anomalia na banda 14 no cromossomo 13 (95% de penetrância)

Idade média na apresentação: 8 meses

√ usualmente 3–5 tumores oculares por olho

√ tumores bilaterais em 66%

Risco de malignidade secundária não ocular: ósteo, condro, fibrossarcoma, histiocitoma fibroso maligno (20% de risco dentro de 10 anos > 90% em torno dos 30 anos de idade)

Retinoblastoma trilateral (rara variante)

= retinoblastomas bilaterais + tumor pineal neuroectodérmico (pinealoblastoma)

Retinoblastoma quadrilateral

= retinoblastoma trilateral + quarto foco na cisterna supra-selar

Incidência: 1:15.000–34.000 nascimentos vivos; neoplasma intra-ocular mais comum na infância; 1% de todas as malignidades pediátricas

Idade: a idade média na apresentação é de 18 meses; 98% nas crianças < 5 anos de idade; M:F = 1:1

Pat:

(1) Forma exofítica = proliferação no espaço sub-retinal com descolamento da retina + invasão da coróide vascular (disseminação hematogênica)

(2) Forma endofítica = invasão tumoral centrípeta causando ilhas flutuantes de tumor dentro do vítreo semilíquido ± câmara anterior

(3) Forma difusa = lesão fina e em placa estendendo-se ao longo da retina

Histo:

(a) rosetas de Flexner-Wintersteiner (em 50%) = células neuronais alinhadas em torno de uma zona central vazia preenchida com polissacarídeos

◊ Muito específico para retinoblastomas!

(b) rosetas de Homer-Wright = células neuronais alinhadas em torno de uma área central contendo uma malha de filamentos (também encontrada em outros tumores neuroectodérmicos primitivos)

(c) "floretes" = agrupamentos em "ramalhetes de flores" de células tumorais que formam elementos fotorreceptores (específico da diferenciação retiniana)

- "olho de gato" = leucocoria (massa esbranquiçada atras do cristalino) em 60%

  ◊ Em torno de 50% de todos os casos de leucocoria infantil são causados pelo retinoblastoma!
- acuidade visual diminuída, heterocromia da íris
- estrabismo (olhos cruzados), proptose (menos comum)
- hifema
- neovascularização da íris, *phthisis bulbi*

  √ dor ocular devido ao glaucoma secundário de ângulo fechado

Localização: parede póstero-lateral do globo ocular (mais freqüentemente); 60% unilateral; 40% bilateral + freqüentemente sincrônico (90% bilateral nas forma herdadas)

TC:

√ massa hiperdensa sólida, com margens lisas lobuladas e retrolental no tipo endofítico (o tipo exofítico mais raro cresce sub-retinianamente causando descolamento da retina)

√ calcificação parcial puntiforme/nodular (50%–95%)

◊ O retinoblastoma é a causa mais comum de calcificações orbitárias!

√ vítreo denso (comum)

√ extensão extra-ocular (em 25%): aumento do nervo óptico, tecidos moles anormais na órbita, extensão intracraniana

√ usual o reforço com contraste

√ ± macroftalmia

RMN:

√ tumor iso a levemente hiperintenso em T1WI relativo ao vítreo + reforço moderado a marcante

√ distintamente hipointenso em T2WI (similar ao melanoma uveal)

√ exsudato sub-retiniano usualmente hiperintenso em T1WI + T2WI (fluido proteináceo)

US:

√ massa hiperecóica dentro do globo ocular

√ descolamento retiniano secundário

√ sombreamento acústico (comum)

Cp:

(1) Metástases para: meninges (via espaço subaracnóideo), medula óssea, pulmão, fígado, linfonodos

(2) Sarcoma induzidos por radiação desenvolvem-se em 15%–20%

Prognóstico:

regressão espontânea em 1%

√ calcificações = sinal de prognóstico favorável;

√ reforço com contraste = sinal de mau prognóstico

Mortalidade:

(a) invasão coroidal: 65% se significativo; 24% se pequena

(b) invasão do nervo óptico:

< 10% se não invadido

15% se através da lâmina cribosa

44% se significativamente posterior à lâmina cribosa

(c) margem de ressecção não livre de tumor: > 65%

DD:

(1) Retinoblastoma = retinocitoma (variante benigna)

(2) Infecção por *Toxocara canis* (nenhuma calcificação)

(3) Fibroplasia retrolental

(4) Doença de Coats (exsudação sub-retiniana, nenhuma calcificação)
(5) Doença de Norrie (displasia retiniana)
(6) Vítreo primário hiperplásico persistente (globo hipoplásico, sem calcificações)

VARIZ DA ÓRBITA

Etiologia:
(a) congênita: malformação venosa/fraqueza da parede venosa
(b) adquirida: MAV intra-orbitária/intracraniana

- exoftalmia intermitente associada com o esforço físico
- cegueira freqüente

√ envolvimento da veia orbitária superior/inferior; raro os flebolitos
√ pode produzir erosão óssea sem reação esclerótica
√ aumento da massa durante a manobra de Valsalva/compressão da veia jugular
√ massa bem definida que capta contraste marcantemente
√ trombose espontânea (comum)

RMN:
√ sinal nulo (fluxo rápido)/reforço relacionado ao fluxo (fluxo lento)

VÍTREO PRIMÁRIO HIPERPLÁSICO PERSISTENTE

= rara condição com persistência + proliferação do sistema hialóide vascular embriônico do vítreo primário devido à parada da regressão normal

Pode estar associado a: toda malformação ocular severa/displasia óptica/trissomia do 13

◊ A bilateralidade é uma característica da síndrome congênita (doença de Norrie, doença de Warburg)!

— <u>Vítreo primário</u>
= a malha ectodérmica fibrilar + tecido mesodérmico consistindo de sistema vascular hialóide embriônico surgem durante o primeiro mês de vida; estende-se entre o cristalino + retina; involui em torno do sexto mês de gestação

— <u>Artéria hialóide</u>
= importante fonte de nutrição intra-ocular até o oitavo mês de gestação
surge da artéria oftálmica dorsal na terceira semana de gestação; cresce anteriormente com ramos suprindo o vítreo + aspecto posterior do cristalino

— <u>Vítreo secundário/adulto</u>
começa a se formar durante o terceiro mês de gestação; uma massa aquosa de fibras colágenas frouxas + ácido hialurônico começa gradualmente a substituir o vítreo primário, que é reduzido para um pequeno remanescente em forma de S (canal halóide = canal de Cloquet) e funciona como canal linfático

- leucocoria unilateral (2ª causa mais comum)
- epilepsia, deficiência mental, perda auditiva
- ± catarata
- oftalmoscopia: massa tubular em forma de S se estendendo entre a superfície posterior do cristalino + região da cabeça do nervo óptico; a opacidade da lente pode dificultar o diagnóstico

US:
√ descolamento retiniano + microftalmia

TC:
√ microftalmia = pequeno globo hipoplásico
√ nervo óptico pequeno
√ deformidade do globo ocular + cristalino
√ vítreo hiperdenso (pela hemorragia prévia)
√ níveis líquido-líquido pelo desencadeamento de hemorragias recorrentes no espaço sub-hialóide (entre o vítreo e a retina)/espaço sub-retiniano (entre o epitélio sensorial + epitélio pigmentado)
√ densidade retrolental central em forma de cone e que realça, se estendendo do cristalino através do corpo vítreo em direção posterior da órbita, imediatamente lateral ao nervo óptico
√ NENHUMA calcificação

RMN:
√ corpo vítreo hiperintenso em T1WI + T2WI pela degradação crônica de produtos do sangue (metemoglobina)/líquido proteináceo
√ fina banda triangular hipo ou isointensa com base próxima ao disco óptico e no ápice na superfície posterior do cristalino
√ marcante reforço da massa fibrovascular dentro do vítreo

Cp:
(1) Glaucoma e catarata pelas hemorragias intravítreas espontâneas e recorrentes (vasos friáveis)
(2) Proliferação do tecido embrionário
(3) Descolamento retiniano em função da organização/tração da hemorragia
(4) Hidropisia/atrofia do globo ocular + reabsorção do cristalino
(5) *Phthisis bulbi* (olho encolhido e fibrosado)

DIAGNÓSTICO DIFERENCIAL DAS DESORDENS DO OUVIDO, NARIZ E GARGANTA

OUVIDO

Esclerose do osso temporal

1. Otosclerose
2. **Doença de Paget** = osteoporose circunscrita
   • perda auditiva neurossensorial/mista (envolvimento coclear/fixação na janela oval)
   √ usualmente alterações líticas começando na pirâmide petrosa + progredindo lateralmente; a cápsula ótica é a última a ser afetada
   √ alterações calvarianas ± impressão basilar
3. **Displasia fibrosa**
   monostótica com envolvimento do osso temporal
   • edema indolor da mastóide
   • perda da audição de condução (pelo estreitamento do CAE/ouvido médio)
   √ osso espessado e denso homogeneamente (tecido fibro-ósseo menos denso que o osso calvariano)
   √ osso expandido com córtex preservado
   √ lesões líticas (menos freqüentes)
   √ poupa o labirinto membranoso, canal do nervo facial, CAI é a regra
4. **Osteogênese imperfeita**
   √ alterações similares à otosclerose
   síndrome de van der Hoeve = osteogênese imperfeita + otosclerose + escleras azuis
5. Meningite
6. Metástases
7. Fibroma ossificante
8. Osteossarcoma
9. Osteopetrose

Massas no ouvido externo

A. CONGÊNITA
   1. Atresia
B. INFLAMATÓRIO
   1. Otite externa maligna
   2. **Ceratose obturante**
      processo bilateral em associação com sinusite crônica + bronquiectasia
      Idade > 40 anos
   3. Colesteatoma
C. TUMOR BENIGNO
   1. **Exostose** = ouvido do surfista
      Causa: irritação por água gelada
      √ projetando-se para dentro do CAE; amiúde múltipla + bilateral
   2. **Osteoma**
      √ pode invadir o osso adjacente; único no CAE/mastóide
   3. **Ceruminoma**
      a partir das glândulas apócrinas + sebáceas; erosão óssea; mimetiza malignidade
D. TUMOR MALIGNO
   1. Carcinoma de células escamosas
      • freqüentemente longa história de otite média supurativa crônica = "otite maligna"
   2. Carcinoma basocelular
   3. Melanoma, adenocarcinoma, carcinoma adenóide cístico
   4. Metástases
      (a) hematogênicas: mama, próstata, pulmão, rim, tireóide
      (b) disseminação direta: pele, parótida, nasofaringe, cérebro, meninges
      (c) sistêmica: leucemia, linfoma, mieloma
   5. Histiocitose X: em 15% dos pacientes

Massas no ouvido médio

A. CONGÊNITAS
   1. **Artéria carótida interna aberrante**
      • membrana timpânica vascular
      • tinido pulsátil
      √ tecido mole de densidade tubular entrando na cavidade do ouvido médio póstero-lateral à cóclea, cruzando o médio-tímpano ao longo do promontório coclear, saindo ântero-medialmente para se tornar a porção horizontal do canal carotídeo
      √ protrusão para dentro do ouvido médio sem margem óssea
   2. **Bulbo jugular descendente**
      • tinido pulsátil
      • membrana timpânica vascular
      • massa de tecido mole no ouvido médio contígua com o forame jugular
      √ ausência de placa óssea separando o bulbo jugular do ouvido médio póstero-inferior
      DD: megabulbo jugular (eleva-se acima do CAE, porém com preservação da placa óssea)
B. INFLAMATÓRIO
   1. Colesteatoma
   2. Granuloma de colesterol
   3. Tecido de granulação
      √ faixas lineares parcialmente opacificando a cavidade do ouvido médio sem erosão óssea
C. TUMOR BENIGNO
   1. Tumor glômico (múltiplo em 10%; 8% malignos)
      (a) glomo timpânico: no promontório coclear
         √ raramente causa erosão óssea
      (b) glomo jugular: ao nível do forame jugular
         √ invasão do ouvido médio de baixo para cima
         √ destruição do teto ósseo da fossa jugular + esporão ósseo separando a veia da artéria carótida interna
   2. Neuroma do nervo facial
      • paralisia de Bell persistente (em 5% causada por neurinoma)
      Localização: intracanalicular > CAI
      √ massa tubular dentro do canal facial aumentado/irregular
   3. Hemangioma ossificante
   4. Coristoma = tecido salivar maduro ectópico
   5. Meningioma
D. TUMOR MALIGNO
   1. Carcinoma de células escamosas
   2. Metástases
   3. Rabdomiossarcoma
   Localização: órbita > nasofaringe > ouvido
   4. Adenocarcinoma (raro), carcinoma adenóide cístico

Massas no ouvido interno

A. CONGÊNITAS
   1. Colesteatoma primário/congênito = tumor epidermóide (terceiro tumor mais comum do APC)

B. INFLAMAÇÃO
   1. Granuloma de colesterol
   2. Mucocele do ápice petroso

C. TUMOR
   1. Tumor do glomus jugular
   2. Hemangioma, lesão fibro-óssea
   3. Metástase
   4. Neurinoma do nervo facial
   5. Grandes tumores do APC: neurinoma do acústico, meningioma (segundo tumor mais comum do APC)

Tinido pulsátil + membrana timpânica vascular

= percepção de um som sincrônico com o ritmo cardíaco

A. Nenhuma anormalidade (20%)

B. Variantes vasculares congênitas (21%)
   1. ACI aberrante
      = resulta da anastomose da artéria timpânica inferior dilatada com a artéria caroticotimpânica dilatada quando a ACI cervical encontra-se pouco desenvolvida
   2. Bulbo jugular descendente
      √ ausência de placa óssea separando o bulbo jugular da cavidade do ouvido médio
      √ o bulbo jugular protrui para dentro da cavidade do ouvido médio
   3. Bulbo jugular não descendente de posição alta (= megabulbo jugular)
      √ bulbo jugular alto com divertículo projetando cefalicamente para dentro do osso petroso temporal

C. Lesões vasculares adquiridas (25%)
   1. MAV dural
   2. Fístula arteriovenosa extracraniana
   3. Lesão vascular com estenose de alto grau: aterosclerose da artéria carótida, displasia fibromuscular, dissecção arterial carotídea
   4. Aneurisma envolvendo o segmento da ACI petrosa

D. Tumores do osso temporal (31%)
   1. Paraganglioma (27%)
      glomo timpânico, glomo jugular
   2. Meningioma
   3. Hemangioma

E. Miscelânea
   1. Granuloma de colesterol

SEIOS

Opacificação do seio maxilar

A. SEM DESTRUIÇÃO ÓSSEA
   1. *Sinus* aplasia/hipoplasia
      Idade: NÃO rotineiramente visualizado ao nascimento; em torno da idade de 6 anos percebe-se o assoalho antral ao nível do turbinado médio; em torno da idade de 15 anos chega ao tamanho adulto
      Localização: uni/bilateral
      √ depressão do assoalho orbital com aumento da órbita
      √ deslocamento lateral da parede lateral da fossa nasal com grande turbinado
   2. Cisto dentigeroso maxilar
      usualmente contendo um dente/esmalte; sem dente = cisto dentigeroso primordial
   3. Ameloblastoma
   4. Sinusite aguda
      √ nível ar-líquido

B. COM DESTRUIÇÃO ÓSSEA
   1. Tumor do seio maxilar
   2. Infecção: aspergilose, mucormicose, BK, sífilis
   3. Granulomatose de Wegener; granuloma letal da linha média
   4. Fratura "em explosão"

Massas dos seios paranasais

1. Mucocele
2. Cisto de retenção mucinoso
   = massa de tecido mole com margens lisas secundária à obstrução de pequenas glândulas seromucinosas (normalmente no assoalho da maxila)
3. Pólipo sinonasal
   secundário à hipersensibilidade atópica (adulto)/fibrose cística (criança)
4. Pólipo antrocoanal
5. Papiloma invertido
6. Sinusite
7. Carcinoma

Lesões granulomatosas dos seios

A. Irritantes crônicos
   1. Berílio
   2. Sais cromados
B. Infecção
   1. Tuberculose
   2. Actinomicose
   3. Rinoesclerose
   4. Bouba
   5. Blastomicose
   6. Lepra
   7. Rinosporidiose
   8. Sífilis
   9. Leishmaniose
   10. Infecções por *Pseudomonas mallei*
C. Doenças auto-imunes
   1. Granulomatose de Wegener
D. Lesões semelhantes ao linfoma
   1. Granuloma da linha média
E. Não classificadas
   1. Sarcoidose

Secreções hiperdensas do seio

1. Secreções estagnadas
2. Sinusite fúngica
3. Hemorragia dentro do seio
4. Sinusite crônica infectada com bactérias (em particular nas doenças de muito longa duração/fibrose cística)

Seio opacificado + expandido/com destruição

Plasmocitoma
Linfoma
Etiologia desconhecida: granulomatose de Wegener
Mucocele
Pólipo
Displasia fibrosa, fibroma ossificante
Cisto ósseo aneurismático
Angiofibroma
Câncer
Papiloma invertido
Estesioneuroblastoma
Sarcoma (rabdomiossarcoma)

N.T.: não foi possível a adaptação do mnemônico.

NARIZ

Massas da cúpula nasal

A. BENIGNAS
1. Pólipo sinovial
2. Papiloma invertido
3. Hemangioma
   • história de epistaxe
4. Granuloma piogênico
   √ massa lobular pedunculada
5. Granuloma gravídico
   = hemangioma nasal da gravidez
6. Hemangiopericitoma
7. Angiofibroma nasofaríngeo juvenil
   √ surge na nasofaringe superior, com extensão para dentro do nariz via coana posterior

B. MALIGNOS
1. Linfoma
2. Melanoma
3. Metástases vasculares

Massas na nasofaringe

Mnemônico: "NAFALPIPE"

Nasofaríngeo, nasofaríngeo
Angiofibroma (juvenil)
Fratura (coluna/crânio)
Adenóides
Linfoma
Pólipo
Infecção
Plasmocitoma
Extensão de neoplasma (esfenóide/CA do seio etmoidal)

FARINGE

Massa do espaço parafaríngeo

1. Plexo venoso pterigóideo assimétrico
   √ área racemosa, captante de contraste ao longo da borda medial do músculo pterigóideo lateral
2. Abscesso
   Origem: faringite (mais comum), infecção dentária, doença calculosa parotídea, trauma penetrante
3. Cisto atípico do segunda arco branquial
   Idade: crianças/adultos jovens
   • glândula parótida protrusa
   • abaulamento da parede posterior faríngea póstero-lateral
   √ massa cística projetando-se da margem profunda da tonsila palatina em direção à base do crânio
4. Adenoma pleomórfico do tecido salivar ectópico

Massa do espaço mucoso faríngeo

1. Fossa de Rosenmüller assimétrica
   = recesso faríngeo lateral = assimetria na quantidade de tecido linfóide
2. Abscesso tonsilar
   • odinofagia, febre, edema doloroso
3. Cisto de retenção pós-inflamatória
   √ massa cística bem circunscrita de 1–2 cm
4. Calcificação pós-inflamatória
   • história remota de faringite grave
   √ múltiplos nódulos de calcificação
5. Tumor misto benigno
   • massa pedunculada surgindo das glândulas salivares menores
   √ massa oval/esférica bem circunscrita protruindo para dentro das vias aéreas
6. Carcinoma de células escamosas
   √ massa infiltrante com epicentro medial a + invadindo o espaço parafaríngeo
   √ líquido no ouvido médio (disfunção da tuba de Eustáquio)
   √ adenopatia cervical
7. Linfoma não-Hodgkin
8. Malignidade da glândula salivar menor
9. Cisto de Thornwaldt

Massa do espaço mastigador

1. Glândula parótida assimétrica acessória
   Incidência: 21% da população geral
   Localização: usualmente na superfície do músculo masseter
   √ tecido salivatório glandular proeminente
2. Hipertrofia massetérica benigna
   Causa: bruxismo (= ranger noturno dos dentes)
   √ aumento homogêneo de um/ambos os masséteres
3. Abscesso odontogênico
   • dentição ruim + trismo
4. Sarcoma (condro, ósteo, sarcoma de tecidos moles)
   √ massa infiltrante com destruição mandibular
5. Schwannoma maligno
   √ massa tubular ao longo do nervo craniano V3
6. Linfoma não-Hodgkin
7. Carcinoma infiltrante de células escamosas

Massa do espaço carotídeo

A. Lesão vascular
1. Artéria carótida comum/interna ectásica
2. Aneurisma/pseudo-aneurisma da artéria carótida interna
3. Veia jugular interna assimétrica
4. Trombose da veia jugular

B. Tumor benigno
1. Paraganglioma (tumor do corpo carotídeo + glomo vagal)
2. Schwannoma
3. Neurofibroma dos nervos cranianos IX, X, XI

C. Tumor maligno
1. Metástases nodais dos carcinomas das células escamosas
2. Linfoma não-Hodgkin

Massa do espaço retrofaríngeo

A. Infecção
   1. Linfadenopatia reativa
   √ nódulos > 10 mm de diâmetro
   2. Abscesso
   √ forma de "gravata de laço"
B. Tumor benigno
   1. Hemangioma
   2. Lipoma
C. Tumor maligno
   1. Metástases de carcinoma de células escamosas, melanoma, carcinoma de tireóide
   2. Linfoma não-Hodgkin
   3. Invasão direta pelo carcinoma de células escamosas

Massa do espaço pré-vertebral

A. Pseudotumor
   1. Herniação anterior do disco
   2. Osteófito do corpo vertebral
B. Inflamação
   1. Osteomielite do corpo vertebral
   2. Abscesso
C. Tumor
   1. Cordoma
   2. Metástases do corpo vertebral: pulmão, mama, próstata, linfoma não-Hodgkin

GLÂNDULA PARÓTIDA

Aumento da glândula parótida

A. Doença inflamatória localizada
   1. Siladenite recorrente crônica
   2. Sialose
   3. Sarcoidose
   4. Tuberculose
   5. Febre da arranhadura do gato
   6. Sífilis
   7. Abscesso
   8. Adenopatia reativa

B. Relacionada à doença auto-imune sistêmica
   1. Síndrome de Sjögren (= sialadenite mioepitelial)
   2. Doença de Mikulicz

C. Neoplasma
   (a) tumor benigno
      1. Adenoma pleomórfico/monomórfico
      2. Cistadenolinfoma (tumor de Warthin)
      3. Cistos linfoepiteliais benignos (AIDS)
      4. Lipoma
      5. Neuroma facial
      6. Oncocitoma
   (b) tumor maligno primário
      1. Carcinoma mucoepidermóide
      2. Carcinoma adenóide cístico (= cilindroma)
      3. Adenocarcinoma
      4. Carcinoma de células acinares
   (c) tumor metastático
      ◊ A glândula parótida desenvolve encapsulação tardia que leva à incorporação dos linfonodos!
      1. Carcinoma de células escamosas
      2. Melanoma
      3. Linfoma não-Hodgkin
D. Desordens linfoproliferativas
   1. Linfoma
   2. Linfoma primário não-Hodgkin
E. Congênito
   1. Cisto do primeiro arco branquial

Cistos múltiplos da glândula parótida

1. Tumor de Warthin
2. Metástases para os linfonodos: carcinoma de células escamosas da pele, melanoma maligno, linfoma não-Hodgkin
3. Cistos benignos linfoepiteliais (AIDS)

Paralisia do nervo facial

A. SEGMENTO INTRACRANIANO
   (a) intra-axial
   Glioma do tronco cerebral, metástases, esclerose múltipla, acidente cerebrovascular, hemorragia
   • nervo craniano VI também envolvido
   (a) extra-axial
   Tumor do APC (neurinoma do acústico, meningioma, epidermóide), inflamação do APC (sarcoidose, meningite basilar), dolicoectasia vertebrobasilar, MAV, aneurisma
   • nervo craniano VIII também envolvido
B. SEGMENTO INTRATEMPORAL
   Fratura, colesteatoma, paraganglioma, hemangioma, schwannoma do nervo facial, metástase, paralisia de Bell, otite média
   • perda do lacrimejamento, hiperacusia, perda do paladar
C. SEGMENTO PAROTÍDEO EXTERNO
   Parto com fórcipe, trauma facial penetrante, cirurgia parotídea, malignidade parotídea, otite externa maligna
   • preservação do lacrimejamento, reflexo do estapédio e paladar

VIAS AÉREAS

Obstrução das vias aéreas em crianças

Estreitamento nasofaríngeo

(a)	congênito:	atresia coanal, estenose coanal, encefalocele
(b)	inflamatório:	aumento adenoidal, pólipos
(c)	neoplásico:	angiofibroma juvenil, rabdomiossarcoma, teratoma, neuroblastoma, linfoepitelioma
(d)	traumático:	corpo estranho, hematoma, rinólito

Estreitamento orofaríngeo

(a)	congênito:	glossoptose + micrognatia (Síndrome de Pierre-Robin, Goldenhar, Treatcher-Collins), macroglossia (cretinismo, síndrome de Beckwith-Wiedemann)
(b)	inflamatório:	abscesso, hipertrofia tonsilar
(c)	neoplásico:	tumor lingular/cisto
(d)	traumático:	hematoma, corpo estranho

Estreitamento retrofaríngeo

= espaço potencial (normalmente < 3/4 do diâmetro AP da coluna cervical adjacente em crianças/3 mm em crianças mais velhas)

(a) congênito: cisto do arco branquial, tireóide ectópica
(b) inflamatório: abscesso retrofaríngeo
(c) neoplásico: higroma cístico (originando no triângulo cervical posterior com extensão em direção à linha média + para dentro do mediastino), neuroblastoma, neurofibromatose, hemangioma
(d) traumático: hematoma, corpo estranho
(e) metabólico: hipotireoidismo

Estreitamento valecular

= valéculas de cada lado dos sulcos glossoepiglóticos entre a base da língua + epiglote

(a) congênito: cisto congênito, tireóide ectópica, cisto tireoglosso
(b) inflamatório: abscesso
(c) neoplasma: teratoma
(d) traumático: corpo estranho, hematoma

Estreitamento supraglótico

= área entre a epiglote e as cordas vocais verdadeiras

(a) congênito: cisto do sulco ariepiglótico
(b) inflamatório: epiglotite bacteriana aguda, edema angioneurótico
(c) neoplásico: cisto de retenção, higroma cístico, neurofibroma
(d) traumático: corpo estranho, hematoma, radiação, ingestão cáustica
(e) idiopático: laringomalacia

Estreitamento glótico

= área das cordas vocais verdadeiras

(a) congênito: atresia laríngea, estenose laríngea, rede laríngea (comissura anterior)
(b) neoplásico: papilomatose laríngea
(c) neurogênica: paralisia das cordas vocais (mais comum)
(d) traumático: corpo estranho, hematoma

Estreitamento subglótico

= o segmento curto entre a superfície inferior das cordas vocais verdadeiras + margem inferior da cartilagem cricóide é a porção mais estreita das vias aéreas da criança

(a) congênito: estenose congênita subglótica
(b) inflamatório: crupe
(c) neoplásico: hemangioma, papilomatose
(d) traumático: estenose adquirida (resultado da entubação endotraqueal prolongada em 5% dos casos), granuloma
(e) idiopático: mucocele = cisto de retenção mucosa (rara complicação da intubação endotraqueal prolongada)

Estreitamento traqueal

A. COMPRESSÃO ANTERIOR

(a) congênito:
1. Bócio congênito
2. Síndrome da artéria inominada
   Causa: impactação do óstio torácico por herniação cervical de um timo aumentado de tamanho, com desenvolvimento de traqueomalacia focal
   • abolição do pulso radial direito por pressão exercida por endoscópio rígido
   √ deslocamento traqueal posterior
   √ colapso focal da tráquea na fluoroscopia
   √ indentação pulsátil da parede traqueal anterior pela artéria inominada vista à RMN
   Trat.: inserção cirúrgica da artéria inominada ao manúbrio

(b) inflamatório
1. Abscesso cervical/mediastinal

(c) neoplásico
1. Teratoma cervical/intratorácico
   √ calcificações amorfas + ossificações
2. Timoma
3. Tumores da tireóide
4. Linfoma

(d) Traumático: hematoma

B. COMPRESSÃO TRAQUEAL POSTERIOR

(a) congênito:
1. Anel vascular
   — completo: arco aórtico duplo, arco aórtico direito
   — incompleto: artéria subclávia direita anômala
   √ indentação posterior do esôfago + tráquea
2. *Pulmonary sling*
   = artéria pulmonar esquerda anômala surgindo da artéria pulmonar direita, passando entra a traquéia + esôfago em direção ao pulmão esquerdo
3. Cisto broncogênico
   mais comum entre o esôfago + traquéia ao nível da carina

(b) inflamatório: abscesso
(c) neoplásico: neurofibroma
(d) traumático: corpo estranho esofágico, constrição esofagiana, hematoma

C. CAUSAS TRAQUEAIS INTRÍNSECAS

(a) congênita:
1. Estenose traqueal congênita: generalizada/segmentar
   = anel cartilaginoso completo (em vez da forma "em ferradura")
2. Traqueolamacia congênita = imaturidade da cartilagem traqueal
   • estridor respiratório
   √ colapso traqueal na expiração

(b) neoplásico: papiloma, fibroma, hemangioma
(c) traumático: estenose adquirida (tubos endotraqueais + traqueostomia), granuloma, traqueomalacia adquirida (degeneração da cartilagem após inflamação, pressão extrínseca, neoplasia brônquica, fístula TE, corpo estranho)

Estridor expiratório em crianças

1. Crupe
2. Estenose subglótica congênita
3. Hemangioma subglótico
4. Corpo estranho nas vias aéreas
5. Corpo estranho esofágico
6. Epiglotite

LARINGE

Aumento epiglótico

A. Variante normal
   1. Epiglote normal proeminente
   2. Epiglote ômega

B. Inflamação
   1. Epiglotite aguda/crônica
   2. Edema angioneurótico
   3. Síndrome de Stevens-Johnson
   4. Ingestão cáustica
   5. Radioterapia

C. Massas
   1. Cisto epiglótico
   2. Cisto ariepiglótico
   3. Corpo estranho

Cisto ariepiglótico

1. Cisto de retenção
2. Linfangioma
3. Higroma cístico
4. Cisto tireoglosso

- pode ser sintomático no nascimento

√ massa bem definida no sulco ariepiglótico

Paralisia da corda vocal

1. Lesão do nascimento
2. Malformação de Arnold-Chiari
3. Tumor intracraniana
4. Massa/cisto mediastinal
5. Anel vascular
6. Tireoidectomia
7. Malignidade

√ cordas vocais mistas (fluoroscopia)

Lesões císticas congênitas do pescoço

◊ 95% de todas as anomalias dos arcos branquiais surgem do segundo aparato branquial!

1. **Cisto do segundo arco branquial**
   = obliteração incompleta do trato do segundo arco branquial (seio cervical) resultando no trato sinusal/fístula/cisto
   Idade: adultos jovens e meia idade
   Localização: espaço parotídeo próximo ao ângulo mandibular, espaço parafaríngeo
   - história de múltiplos abscessos parotídeos não responsivos à drenagem + antibióticos
   - otorréia (se conectados ao canal auditivo externo)

   √ massa cística/oval próximo ao ângulo mandibular
   √ deslocamento do músculo esternocleidomastóideo posteriormente, artéria carótida + veia jugular póstero-medialmente, glândula submandibular anteriormente
   √ pode se insinuar entre a artéria carótida interna + externa (PATOGNOMÔNICO)
   √ o cisto pode aumentar após uma infecção/lesão do trato respiratório superior

   DD: tumor neural necrótico, abscesso cervical, cisto da glândula submandibular, linfangioma cístico, linfadenopatia necrótica metastática/inflamatória
2. **Cisto do primeiro arco branquial**
   O trato embrionário residual começa próximo ao triângulo submandibular + ascende através da glândula parótida, termina na junção do canal auditivo externo cartilaginoso + ósseo
   Incidência: 8% de todas as anomalias dos arcos branquiais
   Idade: mulheres de meia idade
   - massa que aumenta próximo ao pólo inferior da glândula parótida

   DD: cisto inflamatório parotídeo, tumor cístico benigno da parótida, linfadenopatia metastática necrótica
3. Cisto tímico cervical
   forma-se ao longo do trato migratório do tecido tímico dentro do mediastino
   Idade: < 5 anos de idade; M > F
   Nenhuma associação com a miastenia grave!
   Localização: do ângulo da mandíbula até a região médio-cervical anterior
   - cistos unilaterais principalmente uni-/multiloculares
4. **Cisto de paratireóide**
   Idade: 30–50 anos
   - hormonalmente inativos

   √ cisto não coloidal próximo ao pólo inferior da glândula tireóide
5. Cisto do ducto tireoglosso
6. Linfangioma
7. **Cisto dermóide**
   (1) Teratoma cístico
      (a) cisto epidermóide = revestido por epitélio escamoso simples sem anexos
      (b) cisto dermóide = cistos revestidos por epitélio contendo cabelo + glândulas sebáceas
      (c) cisto teratóide = revestido com epitélio escamoso/respiratório contendo derivados dos anexos cutâneos + endoderma + mesoderma
   (2) Cisto revestido de epitélio não teratomatoso
      Localização:
      — dorso do nariz em crianças (mais comum)
      — assoalho anterior da boca na linha média:
         (a) sublingual entre o músculo miloióide + língua (DD: cisto de inclusão, rânula)
         (b) submental entre o platisma + músculo miloióide

Massas do pescoço contendo ar

1. Laringocele
2. Divertículo traqueal
   surgindo da parede anterior da traquéia, próximo à tireóide
3. Divertículo de Zenker
4. Divertículo faríngeo lateral
   localizado na fossa tonsilar/valécula/fossa piriforme

TIREÓIDE

Disormonogênese congênita

1. DEFEITO DE CAPTAÇÃO
   = captação defeituosa do iodo dentro da tireóide, glândulas salivares, mucosa gástrica;
   ◊ As altas taxas de iodo inorgânico facilitam a difusão para dentro da tireóide, permitindo uma taxa normal de síntese do hormônio tireoidiano
   ◊ A relação normal da concentração de iodo entre suco gástrico:plasma = 20:1
   √ quase toda a dose de radioiodo administrada é excretada dentro de 24 horas
2. DEFEITO DE ORGANIFICAÇÃO
   = atividade da peroxidase deficiente, a qual catalisa a oxidação do iodo pela H_2O_2 para formar a monoiodotirosina (MIT)/diiodotirosina (DIT)
   - alto TSH sérico
   - baixo T4 sérico
   - tiromegalia difusa simétrica
   √ alta captação tireoidiana de radionuclídeos/pertecnetato
   √ rápido *turnover* do I-131
   √ teste da lavagem do perclorato positivo
   Síndrome de Pendred = traço autossômico recessivo da regeneração deficiente da peroxidase caracterizado por hipotireoidismo + bócio + surdez nervosa
3. DEFEITO DA DEIODINASE (DEALOGENASE)
   = deiodinação deficiente da MIT/DIT para liberar o iodo que é reutilizado para sintetizar o hormônio tireoidiano
   - hipotireoidismo
   - identificação da MIT + DIT no soro + urina após a administração de I-131
   - bócio por deficiência "intrínseca" de iodo
   √ alta captação tireoidiana de I-131
   √ rápido *turnover* intratireoidiano do I-131
4. DEFICIÊNCIA DA GLOBULINA LIGADORA DA TIROXINA (TBG)
   - transporte anormal de T4
   - baixa concentração sérica do T4 ligado
   - eutireóide
5. RESISTÊNCIA DO ÓRGÃO-ALVO AO HORMÔNIO TIREOIDIANO
   - alto T4 sérico
   - eutireóideo/hipotireóideo
   - retardo do crescimento
   √ bócio
   √ epífises "pontilhadas"

Hipertireoidismo

1. Doença de Graves (mais comum)
2. Bócio nodular tóxico
3. Hipertireoidismo iodo-induzido = Jod-Basedow
4. tireoidite
   (a) tireoidite de Hashimoto = tireoidite linfocítica crônica
   (b) tireoidite subaguda = tireoidite de Quervain
   (c) tireoidite indolor
   US:
   √ ecogenicidade global diminuída
   √ nódulos discretos (50%)
5. Tireotoxicose medicamentosa/auto-administração clandestina de hormônios tireoidianos
6. *Struma ovarii*
   = teratoma ovariano contendo tecido tireoidiano
7. Mola hidatiforme/coriocarcinoma/carcinoma testicular trofoblástico
   = estimulação da tireóide por HCG
8. Hipertireoidismo hipofisário = neoplasma hipofisário
   - ± acromegalia
   - hiperprolactinemia
9. Carcinoma tireoidiano/metástases hiperfuncionantes muito raras (25 casos)

Hipotireoidismo

A. HIPOTIREOIDISMO PRIMÁRIO (mais comum)
   = inabilidade da tireóide de produzir suficiente hormônio tireoidiano
   1. Agenesia da tireóide
   2. Disormonogênese congênita
   3. Tireoidite crônica
   4. Terapia prévia com radioiodo
   5. Tireóide ectópica (1:4.000)
B. HIPOTIREOIDISMO SECUNDÁRIO
   = insuficiência da hipófise anterior de secretar quantidades suficientes de TSH
   1. Síndrome de Sheehan
   2. Trauma craniano
   3. Tumor hipofisário (primário/secundário)
   4. Aneurisma
   5. Cirurgia
C. HIPOTIREOIDISMO TERCIÁRIO/HIPOTIREOIDISMO HIPOTALÂMICO
   = insuficiência do hipotálamo em produzir quantidades suficientes de TRH

Captação aumentada do radiotraçador

Mnemônico: "H HITLER"

Hipertireoidismo
Hipoalbuminemia
Iodo, depleção de
Tireoidite (Hashimoto precocemente)
Lítio
Enzimático, defeito
Rebote após retirada de medicação antitireóide

Captação diminuída/nenhuma captação do radiotraçador

A. FUNÇÃO DE CAPTAÇÃO BLOQUEADA
   1. Sobrecarga de iodo (mais comum)
      = diluição do traçador dentro de uma "maré" de iodo (pela administração de contraste radiográfico/medicação contendo iodo)
      ◊ O teste de supressão usualmente persiste por quatro semanas!
   2. Hormônio tireoidiano exógeno (terapia de substituição)
      suprime a liberação de TSH
B. BLOQUEIO NA ORGANIFICAÇÃO
   1. Medicação antitireoidiana (propiltiouracil [PTU]/metimazol)/substâncias bociogênicas
      √ captação de Tc-99 não inibida
C. DESTRUIÇÃO PARENQUIMAL DIFUSA
   1. Tireoidite subaguda/crônica
D. HIPOTIREOIDISMO
   1. Hipotireoidismo congênito
   2. Ablação cirúrgica/radioiodo
   3. Ectopia tireoidiana (*struma ovarii*, bócio intratorácico)

Mnemônico: "H MATE"

Hipotireoidismo (congênito)
Medicações: PTU, perclorato, citomel, sintiróide, solução de Lugol, sobrecarga de iodo (após PIV)
Tireoidite (subaguda/crônica)
Ablação da tireóide (cirurgia, radioiodo)
Ectópica (produção do hormônio)

Lobo piramidal proeminente

= remanescente distal do trato tireoidiano descendente

1. Variante normal presente em 10%
2. Hipertireoidismo
3. Tireoidite
4. Cirurgia tireoidiana

DD: Atividade esofagiana pela secreção salivar (desaparece após um copo de água)

Calcificações tireoidianas

= calcificações benignas = calcificações estromais no adenoma

√ calcificações grosseiras com contorno rugoso
√ alinhamento ao longo da periferia da lesão
√ distribuição irregular

Corpos de psamoma

= microcalcificações (< 1 mm) ocorrem em 54% dos neoplasmas tireoidianos

√ vistos em xerorradiografias em 94%

1.	Carcinoma papilar	61%
2.	Carcinoma folicular	26%
3.	Carcinoma indiferenciado	13%

Áreas císticas na tireóide

15%–25% de todos os nódulos de tireóide!

A. Líquido anecóico + parede lisa e regular:
   1. Acúmulo colóide no bócio = macrofolículos dilatados cheios de colóide
   2. Cisto simples (extremamente incomum)

B. Partículas sólidas + contorno irregular
   1. Nódulo colóide irregular
   2. Adenoma hemorrágico (30%)
   3. Câncer papilar necrótico (15%)
   4. Necrose de liquefação no adenoma/bócio
   5. Abscesso
   6. Tumor paratireóideo cístico
      • líquido sanguinolento = lesão benigna/maligna
      • líquido âmbar claro = lesão benigna
      ◊ Lesões císticas amiúde produzem números de células insuficientes!

Nódulo tireoidiano

Incidência (aumenta com a idade):

(a) 4%–8% pela palpação (> 2 cm em 2%, 1–2 cm em 5%, < 1 cm em 1%); M:F = 1:4
(b) 50% na autópsia/US de tireóide se clinicamente normal:
    múltiplos em 38%, solitário em 12% (cânceres pequenos e ocultos encontrados em 4%)

A. ADENOMA TIREOIDIANO
   1. Nódulo colóide/adenomato = hiperplasia adenomatosa/nódulo degenerativo involuído (42%–77%)
   2. Adenoma folicular (15%–40%)
   3. Adenoma paratireóide ectópico

B. INFLAMAÇÃO/HEMORRAGIA
   1. Linfonodo inflamatório na tireoidite subaguda + crônica
   2. Hemorragia/hematoma: freqüentemente associadas a adenomas
   3. Abscesso

C. CARCINOMA (8%–17%)
   1. Carcinoma tireoidiano
      (a) carcinoma papilar (70%)
      (b) folicular (15%)
      (c) carcinoma medular (5%–10%)
      (d) carcinoma anaplásico (5%)
      (e) linfoma tireoidiano (5%)
   2. Neoplasma não tireoidiano
      metástases de mama, pulmão, rim, melanoma maligno, doença de Hodgkin
   3. Carcinoma da célula de Hürthe
      √ halo hipoecóico muito fino
   4. Carcinoma *in situ*
      √ área ecogênica dentro de um bócio nodular

Papel da biopsia — aspiração com agulha:
(biopsia com agulha de grosso calibre tem mais complicações e não aumenta a positividade no diagnóstico)

◊ A biopsia com agulha como um teste inicial leva a uma seleção melhor dos pacientes para a cirurgia que qualquer outro teste!

Acurácia diagnóstica de 70%–97%:
(a) 70%–80% negativa
(b) 10% de amostras positivas (3%–6% de falsos positivos devido à tireoidite de Hashimoto)
(c) 10%–20% indeterminados
Até 20% material não diagnóstico (muito poucas células)

Papel dos exames de imagens:

◊ As imagens não podem confiavelmente distinguir nódulos malignos de benignos!

(a) varredura com radionuclídeos
   — útil na citologia indeterminada
   — o nódulo hiperfuncionante é quase sempre benigno!
(b) ultra-som
   — melhor método para determinar o volume do nódulo
   — útil durante o acompanhamento para distinguir o crescimento nodular da hemorragia intranodular

Nódulo tireoidiano discordante

= nódulo hiperfuncionante à varredura com Tc-99 pertecnetato + hipofuncionante na varredura com I-131, a qual indica capacidade de organificação diminuída

Causas:

1. Malignidade: carcinoma folicular/papilar
2. Lesão benigna: adenoma folicular/hiperplasia adenomatosa (nódulos autônomos não tóxicos aceleram o *turnover* do iodo e descarregam o radioiodo como hormônio dentro de 24 horas)

Nódulo tireoidiano quente

Incidência: 8% das varreduras com Tc-99 pertecnetato

1. Adenoma
   (a) adenoma autônomo = TSH-indepedente
   • eutireóide (80%), tireotoxicose (20%)
   √ supressão total/parcial da glândula restante
   (a) hiperplasia adenomatosa = TSH-dependente secundária à produção defeituosa de hormônio de tireóide
2. Carcinoma da tireóide (extremamente raro)
   √ captação discordante

N.B.: Todo nódulo quente à varredura com o Tc-99 deve ser visualizado com o I-123 para diferenciar entre lesão autônoma e cancerosa.

Nódulo tireoidiano frio

A. Tumor benigno
   1. Adenoma não funcionante
   2. Cisto (11%–20%)
   3. Nódulo involucional
   4. Tumor da paratireóide
B. Massa inflamatória
   1. Tireoidite focal
   2. Granuloma
   3. Abscesso
C. Tumor maligno
   1. Carcinoma
   2. Linfoma
   3. Metástase

Características ao US do nódulo frio:
   √ hipoecóico (71%)
   √ isoecóico (22%)
   √ ecogenicidade mista (4%)
   √ hiperecóico (3%)
   √ cístico (raramente maligno)
   ◊ Um nódulo palpável hipofuncionante em paciente com doença de Graves é provavelmente maligno!

Mnemônico: "CATCH LAMP"
Cisto colóide
Adenoma (mais comum)
Tireoidite
Carcinoma
Hematoma
Linfoma, linfonodo
Abscesso
Metástase (rim, mama)
Paratireóide

PROBABILIDADE DE UM NÓDULO FRIO REPRESENTAR CÂNCER DE TIREÓIDE:
   ◊ Nódulos frios solitários pela cintigrafia são multinodulares ao US em 20%–25%!
   (a) 15%–25% dos nódulos frios solitários
   (b) 1%–6% dos nódulos múltiplos (DD: bócio multinodular)
   (c) com história de irradiação do pescoço na infância
   — nódulo solitário encontrado em 70% (canceroso em 31%)
   — nódulos múltiplos encontrados em 25% (cancerosos em 37%)
   — varredura normal da tireóide encontrada em 5% (câncer detectado em 20%)

Aumento dos linfonodos no pescoço

A. LINFONODOS NORMAIS
   √ pequenos, poucos, ovais e hipoecóicos
   √ ± ecogenicidade linear central (= invaginando a gordura hilar)
   √ maior na dimensão transversa que em ântero-posterior
B. LINFONODOS MALIGNOS
   √ aumentados no diâmetro ântero-posterior
   √ calcificações proeminentes sugestivas de câncer tireóide da medula
   √ diâmetro axial mínimo de 11 mm (no carcinoma de células escamosas)

   TC:
   √ reforço marginal

ANATOMIA E FUNÇÃO DOS ÓRGÃOS DO PESCOÇO

Seios paranasais

Produção mucosa de 1L/dia; os irritantes são propelidos em direção à nasofaringe uma taxa de 1 cm/minuto

A. **Seio maxilar**
Tamanho: 6–8 cm ao nascimento
Extensão: 4–5 mm abaixo do nível da cavidade nasal em torno da idade de 12 anos
Paredes: teto = assoalho da órbita: a parede posterior salienta-se na fossa pterigopalatina
Raios X simples: visível aos 4–5 meses
Óstio: óstio maxilar + infundíbulo entram no meato médio dentro do aspecto posterior do hiato seminular; podem estar presentes óstios adicionais

B. **Seios etmoidais**
Tamanho: tamanho adulto em torno da idade de 12 anos; 3–18 células aéreas por lado
Paredes: teto = assoalho da fossa craniana anterior; parede lateral = lâmina papirácea
Raios X simples: visível com 1 ano de idade
(a) grupo ântero-medial
2–8 células com uma área total de 24 × 23 × 11 mm
Óstio: abrindo-se para dentro do aspecto anterior do hiato semilunar do meato médio (grupo anterior), abrindo para dentro da bula etmoidal (grupo médio)
Células "nasi agger"
= células aéreas etmoidais mais anteriores em face da inserção do turbinado médio na placa cribriforme = anterior, lateral + inferior ao recesso frontoetmoidal = margem ântero-medial da órbita
Prevalência: presente em > 90%
Bula etmoidal
= célula aérea etmoidal acima + posterior ao infundíbulo + hiato semilunar
Células "Haller"
= células aéreas etmoidais anteriores ínfero-laterais à bula etmoidal ao longo da margem inferior da órbita, protruindo para dentro do seio maxilar
Prevalência: 10%–45%

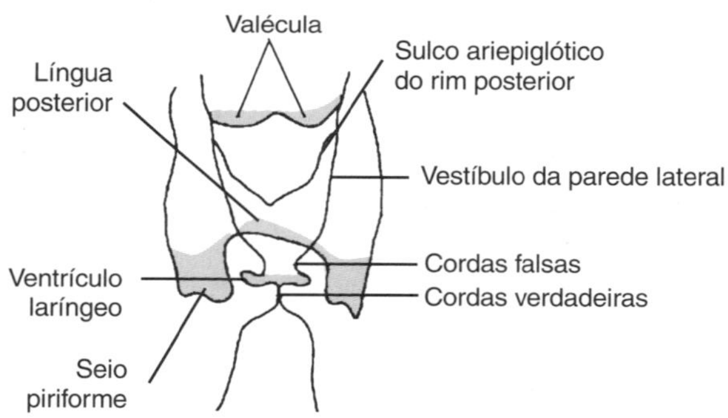

Laringograma Frontal durante a Fonação

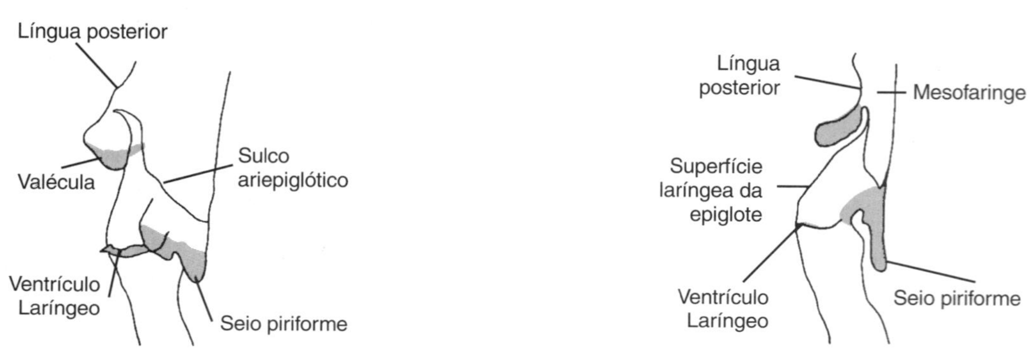

Laringograma Lateral

Durante a fonação **Durante a respiração tranqüila**

(b) grupo posterior
1–8 células, grandes células, área total menor que a do grupo ântero-medial
Localização: atrás da lamela basal (= assoalho) do turbinado médio
Óstio: dentro do meato superior/meato supremo, drenando finalmente para dentro do recesso esfenoetmoidal da cavidade nasal
"Célula Onodi"
= célula aérea mais posterior pneumatizada dentro do osso esfenóide
Localização: súpero-lateral ao seio esfenoidal

C. **Seio frontal**
Tamanho: 28 × 24 × 20 × mm em adultos, rápido crescimento até o final da adolescência
Paredes: parede posterior = fossa craniana anterior; parede inferior = porção anterior do teto da órbita
Raios X simples: visível na idade de 6 anos
Óstio: abrindo-se dentro do recesso frontal do meato médio via recesso frontoetmoidal (= ducto nasofrontal)

D. **Seio esfenóide**
Tamanho: 20 × 23 × 17 mm em adultos, pequena evaginação do recesso esfenoetmoidal ao nascimento; a invasão do osso esfenóide começa aos 5 anos de idade; extensões aeradas para dentro das placas pterigóideas (44%) + processos clinóides (13%)
Paredes: teto = assoalho da sela turca; parede anterior dividida com os seios etmoidais; parede posterior = clivo; parede inferior = teto da nasofaringe
Óstio: 10 mm acima do assoalho do seio abrindo-se dentro do recesso esfenoetmoidal posteriormente ao meato superior

Unidade ostiomeatal

= área do seio maxilar súpero-medial + meato médio como via de drenagem comum mucociliar dos seios frontal, maxilar e células aéreas etmoidais anteriores e médias para dentro do nariz

TC coronal: visualizados em duas ou três secções de 3 mm de espessura

Componentes:

1. Infundíbulo
   = passagem achatada em forma de cone entre a borda ínfero-medial da órbita/bula etmoidal (lateralmente) + processo uncinado medialmente
2. Processo uncinado
   = estrutura óssea indispensável na parede nasal lateral abaixo do hiato semilunar no meato médio
   define o hiato semilunar junto com a bula etmoidal adjacente
   √ pneumatizado em < 2,5% dos pacientes
3. Bula etmoidal
   √ localizada cefalicamente ao recesso do meato médio
4. Hiato semilunar
   localizado imediatamente inferior à bula etmoidal no meato médio
   Óstio:
   (1) óstios múltiplos partindo das células aéreas etmoidais anteriores (no seu aspecto anterior)
   (2) óstio maxilar infundibular (no seu aspecto posterior)

<u>Variações anatômicas predispondo ao estreitamento ostiomeatal</u>

1. Concha bulosa = turbinado médio aerado
2. Célula intralamelar = célula aérea dentro da porção vertical do turbinado médio
3. Bula etmoidal de grande tamanho
4. Células de Haller

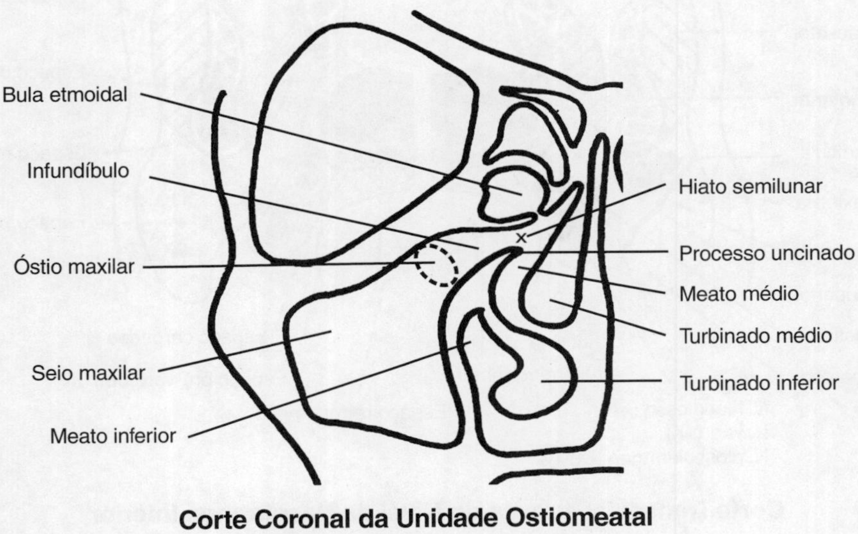

Corte Coronal da Unidade Ostiomeatal

5. Bula do processo uncinado
6. Septo nasal desviado
7. Turbinado médio paradoxal = convexidade do turbinado em direção à parede nasal lateral (10%–26%)
8. Desvio do processo uncinado

◊ Essas condições não são estados patológicos *per se*!

Desenvolvimento da fenda branquial

— seis pares de arcos branquiais são responsáveis pela formação da face inferior + pescoço
— cada arco branquial contém um centro composto de cartilagem + músculo, um vaso sangüíneo e um nervo
— os arcos formam cinco "fendas"/sulcos ectodérmicas no aspecto externo do pescoço + cinco bolsas endodérmicas faríngeas separadas por uma membrana

Formação: durante a 4ª–7ª semana de desenvolvimento embrionário

1º arco branquial = arco maxilomandibular
(a) proeminência mandibular/ventral
(b) proeminência maxilar/dorsal
nervo: divisão mandibular do nervo trigêmeo
a bolsa forma: células aéreas mastóideas + tuba de Eustáquio
a fenda forma: canal auditivo externo + cavidade timpânica

2º arco branquial = arco hióide
Nervo: nervo facial
O arco forma: glândula tireóide
A bolsa forma: tonsila palatina + fossa tonsilar
A fenda involui completamente em torno da 9ª semana fetal; o 2º arco aumenta a 2ª + 3ª + 4ª fendas para formar o seio cervical, o qual cria um trato que corre da área supraclavicular imediatamente lateral à bainha carotídea, curva-se medialmente no ângulo mandibular entre a artéria carótida externa + interna e termina na fossa tonsilar

3º arco branquial
Mergulha na depressão retro-hióidea
Nervo: nervo glossofaríngeo
O arco forma: goteira glossofaríngea
A bolsa forma:
(a) timo, que desce para dentro do mediastino na 9ª semana fetal
(b) glândulas paratireóides inferiores em direção inferior ao timo

4º arco branquial
Mergulha na depressão retro-hióidea
Nervo: ramo laríngeo superior do nervo vago
O arco forma: epiglote + sulcos ariepiglóticos
A bolsa forma: glândulas paratireóides superiores
A fenda forma: corpo ultimobranquial, que proporciona as células "C" parafoliculares da tireóide

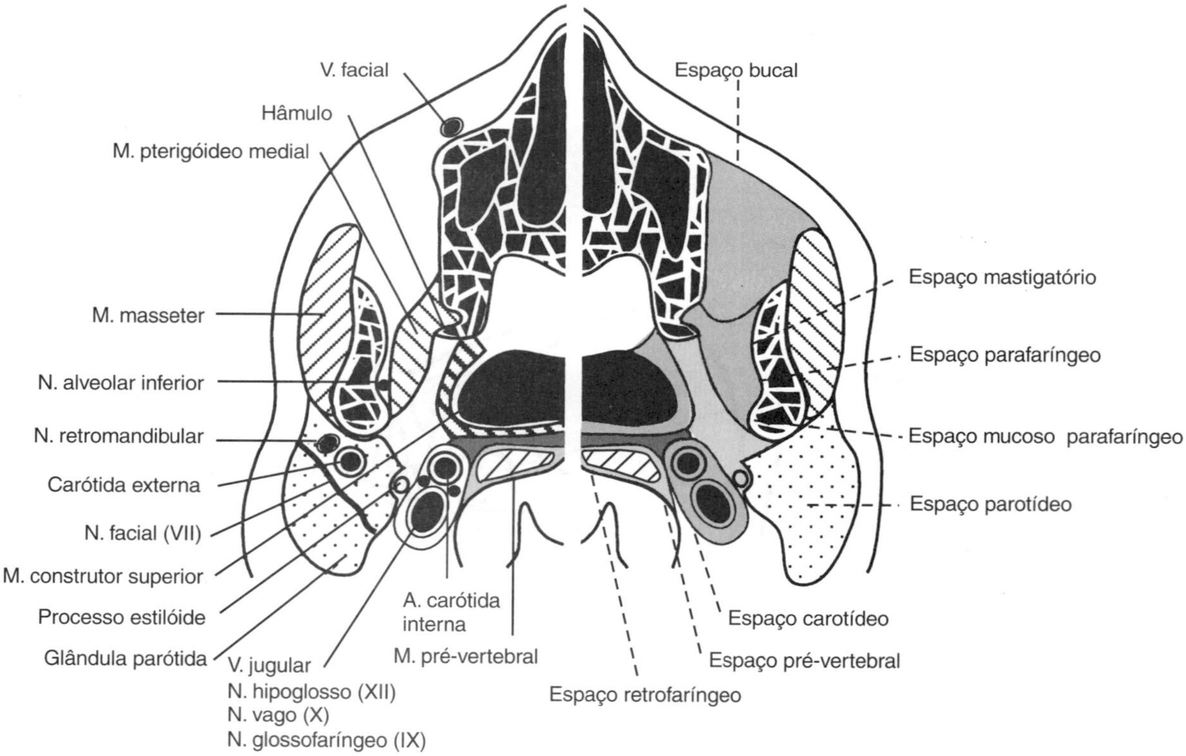

Corte Transaxial através do Nível da Nasofaringe Inferior

5º + 6º arcos branquiais

Não podem ser reconhecidos externamente

Nervo: ramo laríngeo recorrente do nervo vago

Espaços profundos supra-hióideos da cabeça + pescoço

Espaço mucoso faríngeo

tonsilas adenóides, palatinas + linguais
músculos constritores superior + médio
músculo salpingofaríngeo
músculo elevador do palato
torus tubarius

Espaço parafaríngeo

gordura
artéria maxilar interna
artéria faríngea ascendente
plexo venoso faríngeo
ramos do nervo craniano V3

Espaço retrofaríngeo

gordura
nódulos retrofaríngeos medial + lateral
espaço pré-vertebral
músculos pré-vertebrais
músculos escalenos
artéria + veia vertebral
plexo braquial
nervo frênico

Espaço carotídeo

A fáscia carotídea estende-se da base do crânio ao arco aórtico

(a) abaixo do osso hióide:
artéria carótida comum
veia jugular interna
nervo craniano X (nervo vago)

(b) ao nível da nasofaringe:
artéria carótida interna
veia jugular interna
nervos cranianos IX-XII

Espaço parotídeo

glândula parótida
linfonodos intraparotídeos
artérias carótida externa + maxilar interna
veia retromandibular
nervo facial

Hipofaringe

= compartimento do trato aerodigestivo entre a orofaringe acima + laringe abaixo

1. Seio piriforme
   = duas estalactites simétricas de ar pendendo da hipofaringe atrás da laringe
   — parede inferior: nível da articulação cricoaritenóide
   — parede ântero-medial: parede lateral do sulco ariepiglótico
   — parede lateral: protrui a asa posterior da cartilagem tireóidea
   — parede posterior: aspecto mais lateral da parede hipofaríngea posterior
2. Área pós-cricóide = junção faringoesofagiana que se estende do nível das cartilagens aritenóides até a borda inferior da cartilagem cricóide
3. Parede hipofaríngea posterior
   estende-se do nível da valécula até as articulações cricoaritenóideas

Laringe

Comprimento vertical: 44 mm (homens), 36 mm (mulheres), ao nível da 4ª–6ª vértebras cervicais

A. SUPRAGLOTE
Estende da ponta da epiglote ao ventrículo laríngeo

(1) Vestíbulo
= espaço aéreo dentro da laringe supraglótica

(2) Epiglote
= cartilagem em forma de folha que funciona como uma pálpebra para a endolaringe
(a) petíolo = tronco da epiglote
(b) ligamento tireopiglótico = conecta o petíolo à cartilagem da tireóide
(c) ligamento hipoepiglótico = conecta a epiglote ao osso hióide, coberto por uma prega mucosa entre a valécula (prega glossoepiglótica)

(3) Cordas vocais falsas = pregas ventriculares
= superfície mucosa dos ligamentos ventriculares

(4) Cartilagens aritenóides

(5) Pregas ariepiglóticas
= tecido entre a porção cefálica da cartilagem aritenóidea + margem ínfero-lateral da epiglote
√ prega de tecido mole formando a borda entre os seios piriformes + lúmen laríngeo central

(6) Ventrículo
= fossa fusiforme limitada pela borda crescêntica das falsas cordas superiormente + margem reta das cordas vocais verdadeiras inferiormente
√ geralmente não visíveis em varreduras axiais

(7) Espaço pré-epiglótico
√ tecido de baixa densidade entre a margem anterior da epiglote + cartilagem tireóidea

(8) Espaço parafaríngeo
√ tecido de baixa densidade entre as cordas vocais verdadeiras + falsas e a cartilagem tireóidea
√ contínuo com o espaço pré-epiglótico anteriormente + pregas ariepiglóticas superiormente

B. GLOTE

1. Cordas verdadeiras
   = estendem-se dos processos vocais da cartilagem aritenóide até a comissura anterior
   √ as cordas vocais aduzem durante a fonação do "E"/suspensão da respiração
2. Comissura anterior
   √ tecido mole < 1 mm atrás da cartilagem tireóidea (durante a abdução das cordas vocais com a respiração tranqüila)
3. Comissura posterior
   = superfície mucosa atapetando a porção anterior da cartilagem cricóide entre as cartilagens aritenóides

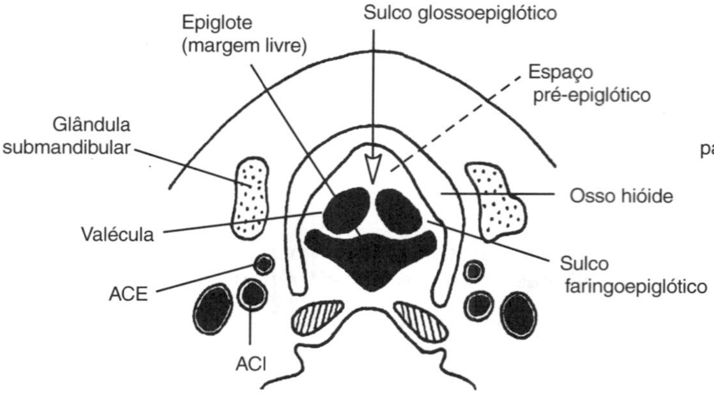

Nível do Osso Hióide

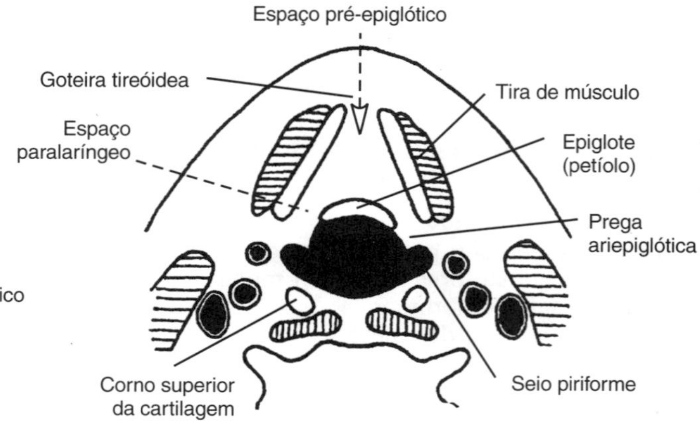

Nível Supraglótico Médio

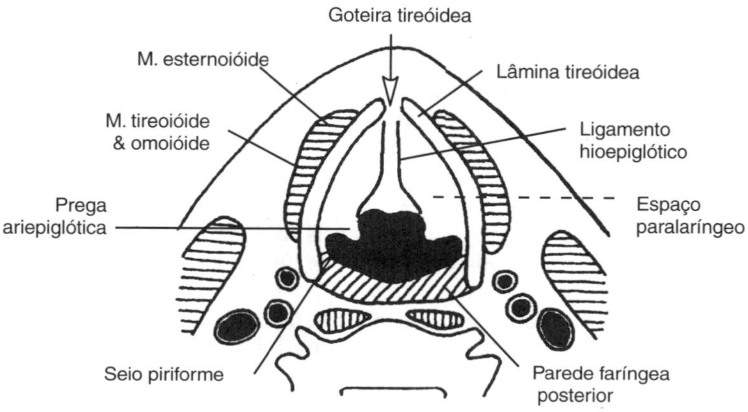

Nível Supraglótico Médio

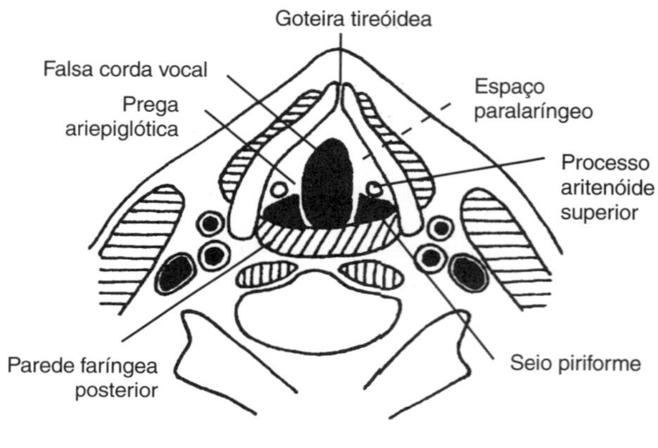

Nível Supraglótico Alto

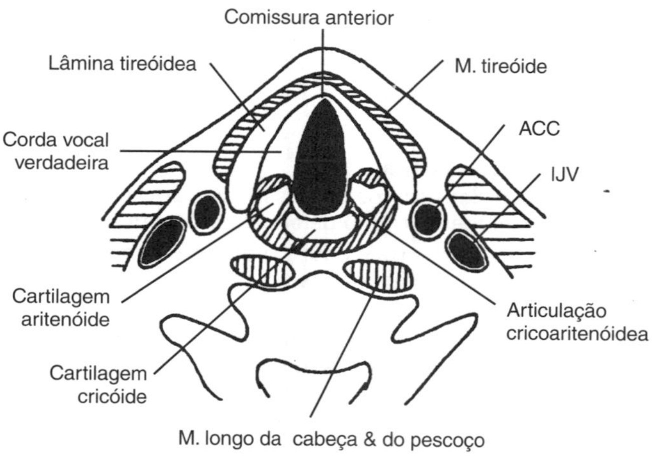

Nível Glótico

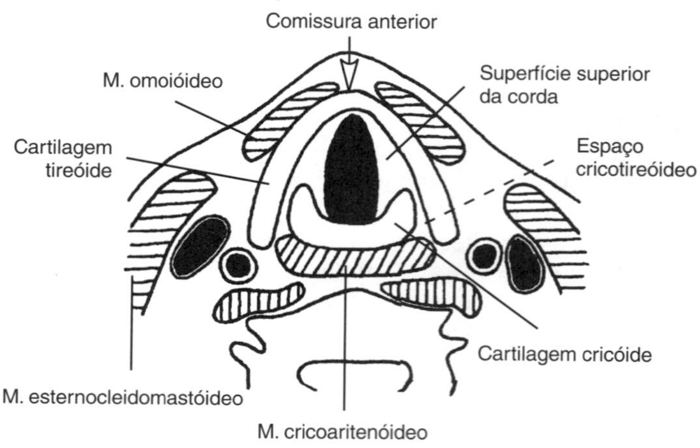

Superfície Inferior da Corda Vocal Verdadeira

C. SUBGLOTE
estende-se da superfície inferior das cordas vocais verdadeiras até a superfície inferior da cartilagem cricóide
1. Cone elástico
= membrana fibroelástica se estendendo da cartilagem cricóide até a margem medial das cordas vocais verdadeiras + formando a parede lateral da subglote

Osso temporal

A. PORÇÃO ESCAMOSA
= parede lateral da fossa craniana média + assoalho da fossa temporal

B. PORÇÃO MASTÓIDEA
1. Antro mastóideo
2. *Aditus as antrum*
conecta o epitímpano (= ático) da cavidade do ouvido médio ao antro mastóideo
3. Septo de Köner
= pequena projeção óssea se estendendo inferiormente do teto do antro mastóideo como parte da sutura petroescamosa entre as células aéreas mastóideas mediais + laterais

C. PORÇÃO PETROSA = ouvido interno
1. Tegmento do tímpano
= teto da cavidade timpânica
2. Eminência arqueada
= proeminência de osso sobre o canal semicircular superior
3. Canal auditivo interno (CAI)
(a) poro acústico interno
= abertura do canal auditivo interno
(b) modíolo
= entrada da cóclea
(c) crista falciforme
= septo ósseo horizontal no CAI
4. Aqueduto vestibular
= transmite o ducto endolinfático
5. Aqueduto coclear
= transmite o ducto perilinfático
6. Ápice petroso
= separado do clivo pela fissura petro-occipital + forame lácero

D. PORÇÃO TIMPÂNICA
1. Canal auditivo externo (CAE)
borda medial formada pela membrana timpânica, a qual insere-se superiormente na lâmina + inferiormente no ânulo timpânico

E. PORÇÃO ESTILÓIDE

Ouvido médio

Bordas:
— parede anterior = parede carotídea
— parede posterior = parede mastóidea incluindo
(a) recesso do nervo facial para o nervo facial descendente
(b) eminência piramidal para o músculo estapédio
(c) seio timpânico (ponto cego clinicamente)
— parede superior = tegmento timpânico
— parede inferior = parede jugular
— parede lateral = membrana timpânica
— parede medial = parede labiríntica

A. EPITÍMPANO
= cavidade timpânica acima da linha tirada entre a ponta inferior da lâmina + porção timpânica do nervo facial
Conteúdo: cabeça do martelo, corpo + processo curto da bigorna, espaço de Prussak (= área entre a bigorna + parede lateral do epitímpano)

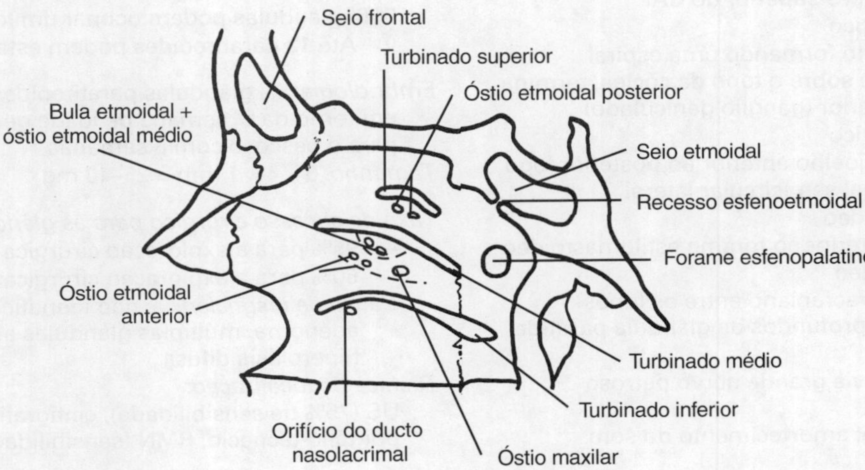

Vista Lateral da Parede Nasal (turbinado removido)

B. MESOTÍMPANO
= cavidade timpânica entre a ponta inferior da lâmina + linha paralela ao aspecto inferior do CAE ósseo

Conteúdo: manúbrio do martelo, processo longo do bigorna, estribo, músculo tensor do tímpano (inervado pelo V3), músculo estapédio (inervado pelo VII)

C. HIPOTÍMPANO
= espaço raso através do assoalho do ouvido médio

Ouvido interno

1. Cóclea
duas voltas e meia, a primeira volta basal abre-se na janela redonda posteriormente, circula o eixo ósseo central do modíolo
2. Vestíbulo
= maior parte do labirinto membranoso com as subunidades do utrículo + sáculo (não visualizados separadamente); separados do ouvido médio pela janela oval
3. Canais semicirculares
— o canal semicircular superior forma a convexidade da eminência arqueada
— o canal semicircular posterior aponta posteriormente ao longo da linha da borda petrosa
— o canal semicircular lateral/horizontal projeta-se para dentro do epitímpano
4. Aqueduto coclear
contém o ducto perilinfático com 8 mm de comprimento, estende-se da volta basal da cóclea até a borda lateral do forame jugular, paralelo à ACI
Função: regula a pressão do fluido perilinfático + LCR
5. Aqueduto vestibular
compreende o ducto endolinfático, estende-se do vestíbulo até o saco endolinfático
Função: equilíbrio da pressão do líquido endolinfático

Nervo facial

Segmentos:

(a) segmento intracraniano
= do tronco cerebral até o poro acústico interno
(b) canal auditivo interno
= na porção ântero-superior do CAI
(c) segmento labiríntico
= segmento curto formando uma espiral anteriormente sobre o topo da cóclea; termina no joelho anterior (gânglio geniculado)
(d) segmento timpânico
= segmento do joelho anterior ao posterior logo abaixo do canal semicircular lateral
(e) segmento mastóideo
= do joelho posterior ao forame estilomastóideo
(f) segmento parotídeo
= segmento extracraniano entre os lobos superficiais + profundos da glândula parótida

Função:

1. Lacrimejamento (via grande nervo petroso superficial)
2. Reflexo estapédio: amortecimento do som
3. Gustação dos 2/3 anteriores da língua (via nervo corda do tímpano ao nervo lingual)
4. Expressão facial (platisma)
5. Secreção das glândulas lacrimais + submandibulares + sublinguais (via nervo intermédio)

Hormônios da tireóide

Hormônio livre	T_4	(0,03%)
	T_3	(0,4%)
Globulina carreadora da tiroxina (TBG)	transporta T_4 (70%) e T_3	(38%)
Pré-albumina carreadora da tiroxina	transporta T4	(10%)
	e T3	(27%)
Albumina	transporta T_4 (20%)	
	e T3	(35%)

ELEVAÇÃO DA TBG
(1) Gravidez
(2) Administração de estrogênio
(3) Traço genético

REDUÇÃO DA TBG
(1) Andrógenos
(2) Esteróides anabólicos
(3) Glicocorticóides
(4) Síndrome nefrótica
(5) Doença hepática crônica

INIBIÇÃO DA LIGAÇÃO DO T4 AO TBG: salicilatos

Glândulas paratireóideas

A. GLÂNDULAS PARATIREÓIDES SUPERIORES
Embriologia: derivadas da 4ª bolsa faríngea, descendendo juntas com a glândula tireóide em estreita relação com seus lobos póstero-laterais
Localização: superfície superior dorsal da glândula tireóide/intratireóide

B. GLÂNDULAS TIREÓIDES INFERIORES
Embriologia: derivadas da 3ª bolsa faríngea migrando em direção caudal com o timo
Localização: em qualquer lugar próximo/na tireóide, bifurcação carotídea, região cervical inferior, mediastino

C. GLÂNDULAS PARATIREÓIDES SUPRANUMERÁRIAS
5ª/6ª glândulas podem ocupar um local ectópico
◊ Até 12 paratireóides podem estar presentes!

Embriologia: As glândulas paratireóides desenvolvem-se em torno da 6ª semana de idade gestacional + migram para o pescoço com 8 semanas
Tamanho: 6 × 4 × 1 mm = 25–40 mg

Taxa de sucesso cirúrgico para as glândulas paratireóides:
— 95% para a exploração cirúrgica inicial
— 60% para a exploração cirúrgica repetida
Causa de insuficiência: não identificação de um adenoma, múltiplas glândulas anormais, hiperplasia difusa

Técnica de localização:
US (75% de sensibilidade), cintigrafia com subtração por tálio-tecnécio, RMN (sensibilidade de 88%)

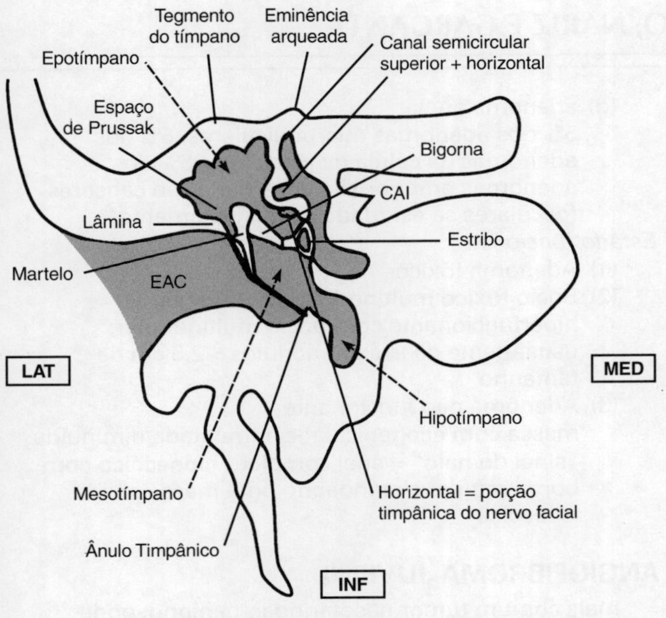

Tomograma Coronal do Osso Temporal

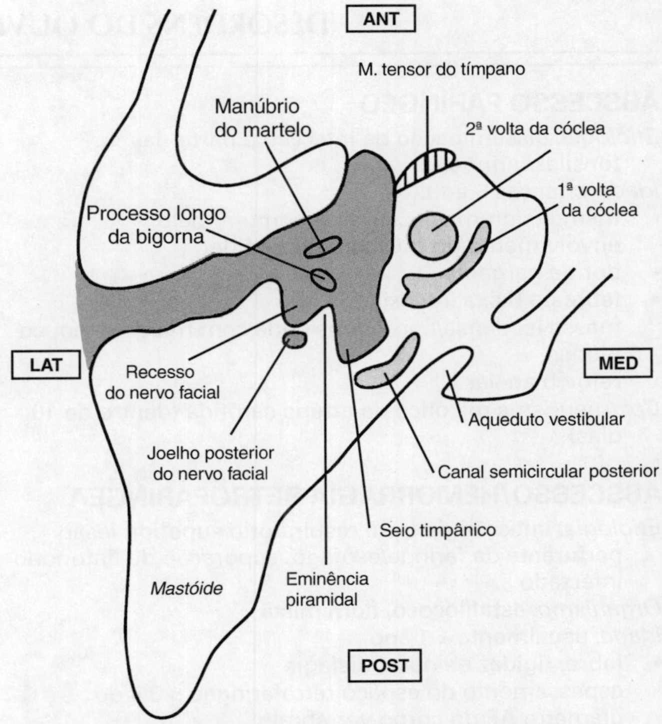

Tomograma Axial do Osso Temporal

DESORDENS DO OUVIDO, NARIZ E GARGANTA

ABSCESSO FARÍNGEO

Etiologia: disseminação da infecção a partir das tonsilas/faringe
Idade: crianças > adultos
- trismo (sintoma inicial mais comum) pelo envolvimento do músculo pterigóideo
- dor de garganta
- febre de baixa intensidade

√ massa isodensa/baixa densidade com margens pouco nítidas
√ reforço anelar

Cp: Aneurisma micótico da artéria carótida (dentro de 10 dias)

ABSCESSO/HEMORRAGIA RETROFARÍNGEA

Etiologia: infecção do trato respiratório superior, lesão perfurante da faringe/esôfago, supuração do linfonodo infectado
Organismo: estafilococo, flora mista
Idade: usualmente < 1 ano
- febre, rigidez de nuca, disfagia

√ espessamento do espaço retrofaríngeo > 3/4 do diâmetro AP do corpo vertebral
√ reversão da lordose cervical
√ deslocamento anterior da via aérea
√ pode conter gás e nível gás/líquido

ADENOMA DE TIREÓIDE

Nódulo adenomatoso (42%–77%)

= NÓDULO COLÓIDEO = HIPERPLASIA ADENOMATOSA = NÓDULO INVOLUÍDO DEGENERATIVO
Citologia: colóide abundante + células foliculares benignas com grandes núcleos uniformes, arranjados com padrão em "favo de mel" (DD difícil com tumores foliculares)
√ freqüentemente múltiplos nódulos ao US/cintigrafia/cirurgia
√ principalmente não funcionantes, raramente hiperfuncionantes
√ forma sólida = incompletamente encapsulada, nódulos pobremente demarcados mesclando com o tecido circundante
√ forma cística (cisto colóide) = áreas anecóicas no nódulo (hemorragia/degeneração colóidea)
√ depósitos cálcicos

Adenoma folicular (15%–40%)

= tumor monoclonal surgindo do epitélio folicular
Pat: lesão única com cápsula fibrosa bem desenvolvida
Subtipos histológicos:
(a) adenoma colóide simples (macrofolicular); forma mais comum
(b) adenoma microfolicular (fetal)
(c) adenoma embrional (trabecular)
(d) adenoma da célula de Hürthle (oxifílico/oncocítico): grandes células poligonais com citoplasma granular abundante + núcleo excêntrico e uniforme + sem colóide
(e) adenoma atípico
(f) adenoma com papilas
(g) adenoma anelar
◊ 5% dos adenomas microfoliculares, 5% dos adenomas da célula de Hürthle e 25% dos adenomas embrionais na verdade são cânceres foliculares se estudados cuidadosamente!

Estado funcional:
(1) Adenoma tóxico
(2) Bócio tóxico multinodular = adenoma hiperfuncionante com bócio multinodular; usualmente ocorre em nódulos > 2,5 cm de tamanho
(3) Adenoma não funcionante
√ massa com ecogenicidade aumentada/diminuída
√ "sinal do halo" = anel completo hipoecóico com borda regular circundando uma massa sólida isoecóica

ANGIOFIBROMA JUVENIL

= mais comum tumor nasofaríngeo benigno, pode crescer até enormes tamanhos e invadir localmente estruturas vitais
Incidência: 0,5% de todos os neoplasmas da cabeça e pescoço
Idade: adolescentes (idade média de 15 anos); exclusivamente em homens
- epistaxe recorrente + severa (59%)
- fala anasalada pela obstrução nasal (91%)
- deformidade facial (menos comum)

Localização: nasofaringe/região posterior das narinas
Extensão: parede póstero-lateral da cavidade nasal; via fossa pterigopalatina para dentro da região retroantral/órbita/fossa craniana média; lateralmente para dentro da fossa intratemporal
√ alargamento da fossa pterigopalatina em 90%
√ encurvamento anterior da parede posterior antral
√ invasão do seio esfenoidal (2/3) pela erosão tumoral através do assoalho do seio
√ alargamento das fissuras orbitárias inferior + superior (disseminação para dentro da órbita via fissura orbital inferior + dentro da fossa craniana média via fissura orbital superior)
√ massa nasofaríngea altamente vascular (somente realça à CT imediatamente após a injeção em bolo de contraste); suprido primariamente pela artéria maxilar interna

RMN:
√ intensidade de sinal intermediária em T1WI com pequenas áreas pontilhadas de hipodensidade (secundária ao estroma altamente vascular)

NOTA: biopsia altamente contra-indicada!

BÓCIO

Bócio adenomatoso

= BÓCIO MULTINODULAR
US: (89% de sensibilidade, 84% de especificidade, 73% de valor preditivo positivo, 94% de valor preditivo negativo)
√ glândula aumentada de tamanho + assimétrica
√ nódulos sólidos, múltiplos de 1–4 cm
√ áreas de hemorragia + necrose

√ podem ocorrer calcificações grosseiras dentro do adenoma (secundárias à hemorragia + necrose)

Bócio difuso

US:
- √ aumento do tamanho glandular, lobo direito > lobo esquerdo
- √ NENHUMA alteração focal da textura
- √ calcificações não associadas aos nódulos

Bócio por deficiência de iodo

Problema não tão significativo nos EUA em função do suplemento de iodo na alimentação

Etiologia: estimulação crônica pelo TSH
- • baixo T4 sérico
- √ alta captação de I-131

FENÔMENO DE JOD-BASEDOW (2%)

= desenvolvimento de tireotoxicose (= excessivas quantidades de T4 sintetizada + liberada) se a ingestão dietética normal é retomada/se um meio de contraste iodado é administrado

Incidência: mais comum em indivíduos com bócio multinodular de longa duração

Idade: > 50 anos

√ bócio multinodular com captação aumentada/diminuída (dependendo da oferta de iodo)

Bócio nodular tóxico

= DOENÇA DE PLUMMER

= função de um/mais adenomas tireoidianos

Pico etário: 4ª–5ª década; M:F = 1:3
- • T4 elevado
- • TSH suprimido
- √ tireóide nodular com nódulo quente + supressão do restante da glândula
- √ a varredura de estimulação mostrará uma captação normal no restante da glândula
- √ aumento da captação de radioiodo por 24 horas em aproximadamente 80%

Trat.:
(1) Tratamento com I-131 na dose empírica de 25–29 mCL (hipotireoidismo em 5%–30%)
(2) Cirurgia (hipotireoidismo em 11%)
(3) Injeção percutânea de etanol (hipotireoidismo em < 1%, dano transitório do nervo laríngeo recorrente em 4%)

Bócio intratorácico

= extensão do tecido tireoidiano cervical/tireóidea ectópica (rara) para dentro do mediastino

Incidência: 5% das massas mediastinais ressecadas; causa mais comum de massas mediastinais

Localização: usualmente anterior, 25% posterior exclusivamente no lado direito
- • principalmente assintomático
- • sintomas de compressão traqueal + esôfago + nervo laríngeo recorrente
- √ continuidade com a tireóide cervical/falta de continuidade (com pedículo estreito fibroso/vascular)
- √ massas com alta HU + bordas bem definidas
- √ freqüentes as calcificações focais
- √ textura não homogênea com áreas de baixa densidade (= áreas císticas degenerativas)
- √ reforço com contraste marcante + prolongado

CARCINOMA ADENÓIDE CÍSTICO

= CILINDROMA

Incidência: 4%–15% de todos os tumores das glândulas salivares

Histo: (a) tubular (b) cribriforme (c) cístico

Idade: 3ª–9ª década, máximo entre 40–70 anos

Localização:
- @ Glândulas salivares menores (mais comum; 25%–31% dos neoplasmas malignos das glândulas salivares menores)
- √ obstrução nasal + edema
- @ Glândula submandibular (15% dos tumores desta glândula)
- @ Glândula parótida (2%–6% dos tumores desta glândula; surge dos ductos parotídeos periféricos com propensão para a disseminação ao longo do nervo facial)
  - • massa dura + dor facial/paralisia
  - √ massa infiltrante parotídea

RMN:
- √ hipo a hiperintensa (o alto sinal corresponde à baixa celularidade) em T2WI

Metástases para: pulmão, linfonodos cervicais, osso, fígado

Prognóstico:
evolução lenta com repetidas recorrências; quanto maior a celularidade, pior o prognóstico (requer o tumor por inteiro); 60%–69% com 5 anos de taxa de sobrevida; 40% com taxa de sobrevida em 10 anos

Trat.: excisão cirúrgica repetida + radioterapia

CARCINOMA DA TIREÓIDE

Incidência: 12.000 novos cânceres/ano nos EUA; cânceres clinicamente silenciosos em até 35% na autópsia/cirurgia (usualmente carcinomas papilares com < 1 cm de tamanho)

Idade: < 30 anos; M > F
- • história de irradiação cervical
- • rápido crescimento
- • nódulo de consistência pétrea
- √ massa hipoecóica
- √ borda irregular e mal definida sem halo
- √ NENHUMA hemorragia/necrose de liquefação

CÂNCER DE TIREÓIDE INDUZIDO POR RADIAÇÃO

A incidência aumenta com doses de irradiação tireoidiana de 6,5–1.500 rad (doses mais elevadas são associadas a hipotireoidismo)

Pico de ocorrência: 5–30 (até 50) anos pós-irradiação

Anomalias tireoidianas em 20%
(a) em 14% das hiperplasias adenomatosas, adenoma folicular, nódulos colóides, tireoidite
(b) em 6% dos cânceres de tireóide

◊ Focos microscópicos não detectáveis de câncer em 25% dos pacientes operados para doenças benignas!

◊ Em pacientes com múltiplos nódulos frios a freqüência de câncer é de 40%!

VARREDURA CORPORAL TOTAL no carcinoma de tireóide metastático

Indicação: para detectar metástases de carcinoma de tireóide após tireoidectomia total; preferido à cintigrafia óssea (detecta somente 40%) para metástases esqueléticas

◊ As metástases não são detectáveis na presença de tecido tireoidiano funcionante normal porque a captação é muito menor nas metástases!
◊ O Tc-99 pertecnetato é útil por causa da alta atividade de fundo + falta de organificação
◊ *Scans* falsos negativos com o I-131 em 24% secundário às metástases não funcionantes

Técnica:
(1) Descontinuar a terapia de reposição com T4
(2) O T3 de curta duração é administrado por 4–6 semanas
(3) A terapia com T3 é descontinuada 10–14 dias antes da varredura corporal total
(4) Medida do nível de TSH para confirmar a adequada elevação (TSH > 50 mIU/ml; administração de TSH exógeno não desejável por causa da estimulação desigual
(5) Administração oral de 5–10 mCi de I-131
(6) varredura corporal total após 24,48, 72 horas (baixa atividade de fundo)

N.B.: varredura pós-terapia (uma semana após a dose terapêutica) identifica mais lesões que a varredura diagnóstica
locais normais de acúmulo: nasofaringe, glândulas salivares, estômago, cólon, bexiga, fígado (a tiroxina marcada com I-131 produzida pelo carcinoma é metabolizada no fígado), mamas em mulheres em lactação (a amamentação deve ser suspensa após a administração de I-131)
CONTRA-INDICADO durante a gravidez!

TRATAMENTO do câncer folicular/papilar:
(1) Cirurgia: tireoidectomia total + dissecção radical cervical modificada
(2) Tratamento pós-operatório com I-131 (múltiplos tratamentos são usualmente necessários)
◊ A terapia com radioiodo somente é apropriada para carcinomas tireoidianos folicular/papilar/misto
(NÃO para carcinomas medulares anaplásicos)
(a) a dose ablativa destrói o tecido tireoidiano em 6 semanas após a cirurgia; nenhuma terapia de reposição hormonal 3–4 semanas antes do tratamento
Dose = ([peso (g) × 80–120 uCi/g) + % captação de I-123 em 24 horas) × 100
aproximadamente 100 mCi de I-131 oralmente
(b) tratamento das metástases
Dose: 100–200 mCi (a dose aumenta com a presença de metástases de linfonodos regionais/pulmão/osso para 150, 175, 200 mCi)
Administração de 150 mCi de I-131 com uma captação de 0,5% por grama de tecido tumoral e com meia-vida biológica de quatro dias produzirá 25.000 *rads* ao tumor)
◊ Rápidas taxas de *turnover* podem existir em algumas metástases (é aconselhável a redução da dose)
◊ Tratamento incompleto de grandes tumores (a variação da irradiação beta é de alguns milímetros)

Cp:
tireoidite por radiação, parotidite por irradiação, sintomas GI (náusea, diarréia), mínima depressão da medula óssea, leucemia (2%), transformação anaplásica (incomum), fibrose pulmonar (com metástases pulmonares extensas + dose > 200 mCi)
(3) Terapia de reposição hormonal
hormônio tireoidiano exógeno para suprimir a estimulação das metástases pelo TSH
(4) Radioterapia externa para o carcinoma anaplásico + metástases sem captação de iodo

ACOMPANHAMENTO: tireoglobulina > 50 ng/ml indica metástases funcionantes após a ablação completa de tecido tireoidiano

Carcinoma papilar da tireóide

60% de todos os carcinomas tireoidianos
Pico etário: 5ª década; F > M
Histo: tumor bem diferenciado e não encapsulado
(a) puramente papilar
(b) misto com elementos foliculares (mais comum, especialmente antes dos 40 anos)

Metástases:
(1) Disseminação linfogênica para linfonodos regionais (40%, em crianças quase 90%)
(2) Disseminação hematogênica para o pulmão (4%), osso (raro)

• o carcinoma elabora tireoglobulina

MN:
√ o tumor usualmente concentra o radioiodo (mesmo em alguns tumores puramente papilares)

US:
√ tumor de ecogenicidade diminuída
√ massa puramente sólida/complexa com áreas de necrose, hemorragia, degeneração cística

Raios X:
√ calcificações puntiformes/psamomatosas na periferia do tumor

Trat.: lobectomia + istmectomia para o câncer papilar < 1,5 a 2,0 cm de tamanho, isolado em um lobo

Prognóstico:
90% de sobrevida em 10 anos para cânceres ocultos + intratireoidianos; 60% de sobrevida em 10 anos para o câncer extratireoidiano; prognóstico pior com o avançar da idade

Carcinoma folicular da tireóide

20% de todos os cânceres da tireóide; crescimento lento
Pico etário: 5ª década; F > M
Histo: tumor encapsulado e bem diferenciado sem elementos papilares; em 25% multifocal; citologicamente impossível de distingui-lo entre o carcinoma folicular bem diferenciado + adenoma folicular (a invasão vascular é o único critério)

Disseminação hematogênica precoce para:
(a) pulmão
(b) osso (30%): quase sempre osteolítica (mais freqüente que no carcinoma papilar)

• o carcinoma elabora tireoglobulina
√ corpos psamomatosos + depósitos estromais de cálcio

MN:
√ usualmente concentra pertecnetato, mas falha no acúmulo de I-123

US:
√ indistinguível do adenoma folicular benigno

Prognóstico:
90% de sobrevida em 10 anos com leve/duvidosa angioinvasão; 35% de sobrevida em 10 anos com moderada/marcada angioinvasão

Carcinoma anaplásico da tireóide

4%–15% de todos os cânceres da tireóide
Idade: 6ª–7ª década; M:F = 1:1
√ extensão intratorácica em até 50%
√ ± invasão da artéria carótida, veia jugular interna, laringe
MN:
√ NENHUMA captação do radioiodo
TC:
√ massa com atenuação não homogênea
√ áreas de necrose (74%)
√ calcificações (58%)
√ linfadenopatia regional (74%)
Prognóstico: 5% de sobrevida em 5 anos; média de sobrevida em 6–12 meses

Carcinoma medular da tireóide

1%–5% de todos os cânceres da tireóide; esporádico/familiar
Histo: surge das células C parafoliculares, associado à deposição de amilóide nos locais primários + metastáticos
Idade média: 60 anos para a variedade esporádica; na adolescência com MEN
Pode ser associado a:
(1) MEN IIa = feocromocitoma + hiperplasia paratireoidiana (síndrome de Sipple)
(2) MEN IIb = sem o componente paratireoidiano
Metástases: disseminação precoce para os linfonodos (50%), fígado, osso, pulmão
- calcitonina elevada (pela produção tumoral) estimulada pela pentagastrina + infusão de cálcio

√ massa de 2 a 26 mm
√ calcificações granulares dentro de um estroma fibroso/massas amilóides (50%)
MN:
√ NENHUMA captação pelo radioiodo/pertecnetato
√ freqüentemente mostra aumento da captação do Tl-102
TC:
√ massa de baixa atenuação (nenhuma concentração de iodo)
Prognóstico:
90% de sobrevida em 10 anos sem metástases linfonodais
42% de sobrevida em 10 anos com metástases linfonodais
Trat.: tireoidectomia total + dissecção radical cervical modificada

CARCINOMA DO SEIO PARANASAL

Localização: seio maxilar (80%), cavidade nasal (10%), seio etmoidal (5%–6%), seio frontal + esfenóide (raro)

Carcinoma do seio maxilar

Incidência: 80% de todos os carcinomas dos seios
Histo: carcinoma de células escamosas (80%)
Idade: > 40 anos em 95%; M:F = 2:1
- assimetria da face, tumor na cavidade oral/nasal

√ a destruição óssea (em 90%) predomina sobre a expansão
√ metástases linfonodais em 10–18%

Carcinoma nasofaríngeo

Incidência: 10% dos carcinomas dos seios paranasais; 0,25%–0,5% de todos os tumores malignos em brancos; M > F
Predisposição: população chinesa
Histo: carcinoma de células escamosas (> 85%)
Idade média: 40 anos
- assintomático por um longo período
- história de sinusite crônica/pólipos nasais (15%)
- obstrução nasal unilateral

Localização: turbinados (50%) > septo > vestíbulo > coana posterior > assoalho
Extensão: base do crânio, intracranialmente (o nervo craniano V geralmente é o mais afetado)
√ polipóide ou papilar (2/3)
√ invasão óssea (1/3)
RMN:
√ intensidade de sinal similar a da mucosa adjacente

Carcinoma do seio etmoidal

Incidência: 5%–6% de todos os carcinomas dos seios paranasais
Histo: carcinoma de células escamosas (>90%), sarcoma, adenocarcinoma, carcinoma cístico adenóide; com freqüência secundariamente envolvido pelo carcinoma do seio maxilar
- obstrução nasal, descarga sanguinolenta
- anosmia, alargamento do nariz

CARCINOMA HIPOFARÍNGEO

Histo: carcinoma de células escamosas
Pode ser associado a: síndrome de Plummer-Vinson (= mucosa atrófica, acloridria, anemia sideropéptica) afetando mulheres em 90%
- dor de garganta, intolerância a líquidos quentes/frios (sinais mais precoces)
- disfagia, perda de peso (sinais tardios)
- adenopatiacervical (em 50% das apresentações)

Estagiamento:
T1 tumor limitado a um subsítio
T2 tumor envolve > 1 subsítio/adjacente ao local sem fixação à hemilaringe
T3 o mesmo que em T2, porém com fixação da hemilaringe
T4 invasão da tireóide/cartilagem cricóide/tecidos moles do pescoço

Carcinoma do seio piriforme

Incidência: 60% das carcinomas hipofaríngeos
- pode escapar da detecção clínica se localizado no lábio inferior; origem freqüente de "adenopatia cervical sem um tumor primário conhecido" (próximos aos tumores primários linguais + tonsilas palatinas e nasofaringe)

√ invasão da asa posterior da cartilagem cricóide, espaço cricotireóide, tecidos moles da região cervical nas lesões em estágio T4
Prognóstico: pobre devido à invasão precoce de tecidos moles

Carcinoma pós-cricóide

Incidência: 25% dos carcinomas hipofaríngeos

√ difícil avaliação devido à variada espessura dos músculos constritores inferiores + pré-vertebrais

Prognóstico: 25% de taxa de sobrevida em 5 anos (pior prognóstico)

Carcinoma da parede faríngea posterior

Incidência: 15% dos carcinomas hipofaríngeos

√ invasão do espaço retrofaríngeo com extensão para dentro da oro e nasofaringe

√ adenopatia retrofaríngea

CARCINOMA LARÍNGEO

98% de todos os tumores malignos laríngeos; em 2% são sarcomas

Fatores de risco: tabagismo, abuso de álcool, irritantes do ar

Histo: carcinoma de células escamosas

Sugestivo de metástases de linfonodos

√ linfonodo > 1,5 cm em secção transversa

√ proximidade com massas laríngeas

√ agrupamento de > 3 linfonodos com 6–15 mm de tamanho

Carcinoma supraglótico

Incidência: 20%–30% de todos os cânceres laríngeos

Metástases: precocemente para linfonodos da cadeia cervical profunda; em 25%–55% no momento da apresentação

- curso sintomático tardio da doença (freqüentemente estágios T3/T4)

Estágios:

T1 tumor confinado ao local de origem

T2 envolvimento do local supraglótico adjacente/glote sem fixação da corda vocal

T3 tumor limitado à laringe com fixação da corda vocal ou extensão para a área pós-cricóide/parede medial do seio piriforme/espaço pré-glótico

T4 extensão além da laringe (base da língua) tecidos moles do pescoço/cartilagem tireóide

A. COMPARTIMENTO ANTERIOR

1. **Carcinoma epiglótico**

√ crescimento simétrico relativamente circunferencial

√ extensão para dentro do espaço pré-epiglótico ± base da língua ± espaço paraglótico

Prognóstico: melhor que para os tumores do compartimento póstero-lateral

B. COMPARTIMENTO PÓSTERO-LATERAL

1. **Carcinoma da prega ariepiglótica (supraglótico marginal)**

√ crescimento exofítico da superfície medial da prega ariepiglótica

√ crescimento para dentro da porção fixa da epiglote + espaço paraglótico (= parafaríngeo)

2. **Carcinoma da corda vocal falsa/ventrículo laríngeo**

√ disseminação submucosa para dentro do espaço paraglótico

√ ± destruição da cartilagem tireóide

√ ± envolvimento da corda vocal verdadeira

Prognóstico: pior que para os cânceres do compartimento anterior

Carcinoma glótico

Incidência: 50%–60% de todos os cânceres laríngeos

- detecção precoce devido à rouquidão

Estágio:

T1 tumor confinado à corda vocal com mobilidade normal

T2 extensão supra/subglótica ± mobilidade acometida

T3 fixação da corda vocal verdadeira

T4 destruição da cartilagem tireóide/extensão para fora da laringe

Padrões de invasão tumoral:

(1) Extensão anterior para dentro da comissura anterior

√ > 1 mm de espessura da comissura anterior

√ invasão da corda vocal contralateral via comissura anterior

(2) Extensão posterior para a cartilagem aritenóide, comissura posterior, junção cricoaritenóide

(3) Extensão subglótica

√ tumor > 5 mm inferior ao nível das cordas vocais

(4) Extensão lateral profunda para dentro do espaço paralaríngeo

Prognóstico: o carcinoma em estágio T1 raramente envia metástases (0%–2%) devido à ausência de linfáticos dentro das cordas vocais verdadeiras

Carcinoma subglótico

Incidência: 5% de todos os cânceres laríngeos

- detecção tardia devido à mínima sintomatologia

Estágios:

T1 confinado à área subglótica

T2 extensão para as cordas vocais ± mobilidade

T3 tumor confinado à faringe + fixação da corda vocal

T4 destruição da cartilagem/extensão além da laringe

Prognóstico: pobre devido às metástases precoces para os linfonodos cervicais (em 25% das apresentações)

CARCINOMA MUCOEPIDERMÓIDE

= lesão maligna mais comum da glândula parótida

Pat: surge do epitélio ductal glandular

- massa pétrea
- dor/"fisgadas" no trajeto do nervo facial
- paralisia facial
- massa parotídea bem circunscrita (lesão de baixo grau)/lesão com margens mal definidas (lesão de alto grau)

CISTO DE THORNWALDT

= bolsa congênita da linha média/cisto revestido por ectoderma dentro do espaço mucoso nasofaríngeo

Origem: aderência focal persistente entre o notocórdio + ectoderma estendendo para o tubérculo faríngeo do osso occipital

Incidência: 4% das autópsias

Pico etário: 15–30 anos

- achado incidental assintomático
- drenagem nasofaríngea persistente
- halitose
- gosto ruim na boca

Localização: teto posterior da nasofaringe
√ massa cística suavemente delimitada com poucos mm a 3 cm de tamanho
√ baixa densidade, sem reforço
√ NENHUMA erosão óssea
Cp: infecção do cisto
DD: bolsa de Rathke (ocorre no canal craniofaríngeo localizado anteriormente + cefálico ao cisto de Thornwaldt)

CISTO DO DUCTO TIREOGLOSSO

Embriogênese:
ducto tireoglosso = ducto ao longo do qual a tireóide desce para sua posição final, do forame cego na base da língua passando anteriormente/posteriormente/através do precursor do osso hióide; o ducto usualmente involui em torno da 8ª semana de vida fetal; os elementos da tireóide continuam no ducto tireoglosso em 5%
Histo: cisto revestido por mucosa celular escamosa
Idade: < 10 anos em 50%; pico etário aos 20–30 anos
- massa na linha média cervical
- ± história de incisão prévia e drenagem de um "abscesso" na área do cisto

Localização: supra-hióide (20%), hióide (15%), infra-hióide (65%)
√ massa na linha média/paramediana, medindo de 2–4 cm
√ os músculos infra-hióides formam uma proeminência na borda do cisto
Cp: infecção; carcinoma do ducto tireoglosso (< 1%)
Trat.: remoção cirúrgica completa

COLESTEATOMA

= QUERATOMA = saco revestido de epitélio preenchido com restos de queratina levando à destruição óssea por pressão + enzimas desmineralizantes

Colesteatoma primário

= COLESTEATOMA CONGÊNITO
= CISTO EPIDERMÓIDE (2%)
= derivado de restos ectodérmicos embrionários aberrantes no osso temporal (normalmente no ápice petroso)/espaço epidural/meninges
- perda auditiva conductiva em crianças SEM história de doença inflamatória do ouvido médio
- colesteatoma visto através da membrana timpânica intacta

Associado a: displasia do canal auditivo externo
Localização:
(a) epitímpano
(b) pirâmide petrosa: canal auditivo interno primeiramente envolvido
(c) meninges: aspecto escavado da borda da pirâmide petrosa
(d) ângulo cerebelopontino: erosão do meato, encurtamento da parede posterior do canal
(e) fossa jugular: erosão do aspecto póstero-inferior da pirâmide petrosa

Colesteatoma secundário

= COLESTEATOMA INFLAMATÓRIO
= EPIDERMÓIDE ADQUIRIDO (98%)

Causa:
crescimento interno de epitélio escamoso celular do CAE através da membrana timpânica (= tímpano) secundário a:
(a) episódios repetidos de inflamação do ouvido com invaginação por retração da cavidade póstero-superior
(b) perfuração marginal do tímpano

Idade: usualmente > 40 anos
- massa perolácea esbranquiçada atrás da membrana timpânica intacta (invasão da cavidade do ouvido médio e da mastóide), diagnosticada otoscopicamente em 95%
- paralisia facial (compressão do VII nervo ao nível do gânglio geniculado)
- perda auditiva de condução (comprometimento do nervo VIII no canal auditivo interno/envolvimento da cóclea ou labirinto)
- grave vertigem (fístula labiríntica)

Tipos:
(1) **Colesteatoma *pars flaccida*** = colesteatoma primário adquirido = colesteatoma ático (mais comum)
√ aumento da largura do ático
√ inicialmente destruição da parede lateral do ático, particularmente o esporão do tímpano (lâmina) com invasão do espaço de Prussak
√ extensão posteriormente através do adito e antro para dentro do antro mastóideo
√ destruição do septo de Körner
(2) **Colesteatoma *pars tensa*** = colesteatoma secundário adquirido (menos freqüente)
√ deslocamento dos ossículos auditivos
√ erosão da cadeia ossicular: primeiramente afetando o processo longo da bigorna

√ massa homogênea não dependente
√ perfuração da membrana timpânica póstero-superiormente (*pars flaccida* = membrana de Sharpnell)
√ mastóide pobremente pneumatizada (associação freqüente)
√ erosão do tegmento timpânico (nos colesteatomas mais extensos) produzindo uma massa extradural
√ destruição da cápsula labiríntica (menos comum) envolvendo o canal semicircular lateral primeiramente
√ erosão do canal facial
RMN:
√ iso/hipointenso relativo ao córtex em T1WI
√ nenhum reforço com Gd-DTPA (o reforço é relativo ao tecido de granulação)
Cp:
(1) Intratemporal: destruição ossicular, paralisia facial (1%), fístula labiríntica, automastoidectomia, perda auditiva completa
(2) Intracraniana: meningite, seio sigmóide, trombose, abscesso do lobo temporal, rinorréia de LCR

DD: otite média crônica, tecido de granulação
= granuloma de colesterol, herniação cerebral através do defeito do tegmento, neoplasia (rabdomiossarcoma, carcinoma de células escamosas)

CRUPE

= LARINGOTRAQUEOBRONQUITE AGUDA
= LARINGITE VIRAL ESPASMÓDICA AGUDA
= infecção do trato respiratório inferior

Organismo: parainfluenza, vírus respiratório sincicial
Idade: > 6 meses de idade, pico de incidência de 2–3 anos
- história de infecção viral respiratória inferior
- choro rouco + tosse "metálica"
- dificuldade inspiratória com estridor
- febre

√ espessamento das cordas vocais
√ epiglote NORMAL + sulcos ariepiglóticos
√ "sinal do campanário" = "V invertido" subglótico = estreitamento afunilado de 1–1,5 cm abaixo das margens inferiores dos seios piriformes nas radiografias em AP (perda do "abaulamento" da coluna de ar causada por edema da mucosa + restrição externa pela cricóide), acentuada à expiração, colapso inspiratório paradoxal, menos pronunciada durante a expiração
√ traquéia subglótica estreita + indistinta nas radiografias laterais
√ balonamento inspiratório da hipofaringe (sinal não específico de qualquer obstrução aguda das vias respiratórias superiores)
√ distensão da traquéia cervical durante a inspiração
Prognóstico: usualmente autolimitado

DISPLASIA DA CÁPSULA ÓTICA

Malformação de Mondini = qualquer displasia do ouvido interno

Aplasia coclear

= Aplasia de Michel = agenesia da cóclea
- surdez total neurossensorial

√ a região da cápsula ótica normalmente ocupada pela cóclea é substituída pelo labirinto denso + osso pneumatizado
√ marcante aumento do vestíbulo para dentro dos canais semicirculares laterais + superior

Cóclea de cavidade única

= defeito/cavidade sacular na cápsula ótica na posição normalmente ocupada pela cóclea sem um modíolo reconhecível, lâmina espiral óssea, septo interescalar
- surdez profunda detectada na tenra infância

Pode ser associada a: meningite bacteriana recorrente, fístula perilinfática da janela oval
√ cóclea cística (= os giros desenvolvidos basal, médio + apical ocupam um espaço comum mal desenvolvido)

Giros cocleares insuficientes

= giro basal normal + vários graus de hipoplasia dos giros apicais e médios

Canal auditivo interno pequeno

= diminuição no diâmetro do CAI devido à hipoplasia/aplasia do nervo coclear (porção do nervo craniano VIII)
- surdez neurossensorial total

√ quadrante ântero-inferior do CAI hipoplásico

Grande vestíbulo

Associado a: canal semicircular lateral mal desenvolvido
√ canal semicircular lateral menor
√ o vestíbulo estende-se adicionalmente para dentro do aspecto lateral + superior da cápsula ótica

Grande aqueduto vestibular

= síndrome do aqueduto vestibular
- surdez congênita unilateral (usualmente não diagnosticada)

√ aqueduto vestibular > 2 mm de diâmetro

DISPLASIA DO CANAL AUDITIVO EXTERNO

Incidência: 1:10.000 nascimentos; história familiar em 14%
Etiologia:
(a) isolada
(b) trissomia do 13, 18, 21
(c) síndrome de Turner
(d) rubéola maternal
(e) disostose craniofacial
(f) disostose mandibulofacial

ESPECTRO
1. Estenose do CAE
2. Atresia fibrosa do CAE
3. Atresia óssea (na posição da membrana timpânica)
4. Pneumatização diminuída da mastóide (células mastóideas começam a se formar no 7º mês fetal)
5. Diminuição do tamanho/ausência da cavidade timpânica
6. Alterações ossiculares (rotação, fusão, ausência)
7. Nervo facial ectópico = porção vertical do canal do nervo facial (mastóide) anteriormente deslocada
8. Diminuição no número de voltas cocleares/ausência da cóclea
9. Dilatação canal do canal semicircular lateral

- bilateral em 29%; M:F = 6:4
- deformidade do pavilhão
- canal estenótico/ausência do canal auditivo

Cp: colesteatoma congênito (infreqüente)

DISSECÇÃO DA ARTÉRIA CARÓTIDA

= hematoma dentro da camada média separando a parede do vaso e causando um falso lúmen dentro da média
Etiologia:
A. DISSECÇÃO CAROTÍDEA ESPONTÂNEA
(1) Trauma não lembrado/trauma trivial
(2) Doença arterial primária: síndrome de Marfan (displasia fibromuscular em 15%), necrose medial cística
Associada a: hipertensão (36%), tabagismo (47%), enxaqueca (11%)
B. DISSECÇÃO CAROTÍDEA TRAUMÁTICA
trauma fechado/penetrante (acidente automobilístico, boxe, enforcamento acidental, compressão carotídea diagnóstica, terapia de manipulação)
Associada a: fratura através do canal carotídeo

Incidência: 2% dos AVC em pessoas entre 40–60 anos de idade
Idade: 18–76 anos (66% entre 35–50 anos)
- cefaléia anterior unilateral (86%), cervicalgia (25%)
- TIA/AVC (58%), amaurose fugaz (12%)
- paresia oculossimpática = síndrome de Horner (52%)
- sopro (48%)

Localização:
ACI cervical usualmente ao nível de C1–2 (60%), artéria vertebral (20%), ambas ACI + vertebral (10%); dissecções simultâneas múltiplas (33%); dissecções

carotídeas bilaterais (15%), dissecções vertebrais bilaterais (5%)

Local:
(a) dissecção subintimal = próxima à íntima
(b) dissecção subadventicial = próxima à adventícia

US (50% de acurácia)

Angiografia:
√ sinal do colar = estenose alongada, irregular e com afilamento progressivo estendendo até a base do crânio (76%)
√ reconstrução luminal abrupta ao nível do canal carotídeo ósseo (42%)
√ aneurisma sacular/em forma de dedo (40%), freqüentemente na região cervical superior/subcraniana
√ retalho intimal (29%), algumas vezes criando um lúmen duplo
√ fluxo lento da ACI-ACM
√ oclusão com afilamento "em chama de vela"/"ponta de rabanete" (17%), freqüentemente distal ao bulbo carotídeo

RMN:
√ pseudo-aumento do diâmetro externo da artéria (= hematoma intramural)

Cp:
(1) Tromboembolismo devido à estenose
(2) Hemorragia subaracnóide (com a localização intracraniana)
(3) Aneurisma secundário

Prognóstico: recuperação completa/excelente (8%)

Trat.: não está clara a melhor terapia; anticoagulantes

DOENÇA DE GRAVES

= BÓCIO DIFUSO TÓXICO
= desordem auto-imune com anticorpos estimulantes da tireóide (ETLD) produzindo hiperplasia + hipertrofia da glândula tireóide

Pico etário: 3ª-4ª década; M:F = 1:7

- T3 + T4 elevados
- produção de TSH diminuída
- dermopatia = mixedema pré-tibial (5%)
- oftalmopatia = edema periorbital, retração da pálpebra, oftalmoplegia, proptose, exoftalmia maligna

√ aumento difuso da tireóide
√ captação uniformemente diminuída
√ nódulos incidentais superpostos ao bócio adenomatoso preexistente (5%)

US: (idêntico ao bócio difuso)
√ aumento global em 2–3 vezes o tamanho normal
√ padrão normal/difusamente hipoecóico
√ hiperemia ao Doppler colorido

Trat.: tratamento com I-131 (para adultos):
Dose: 80–120 uCi/g da glândula com 100% de captação (levando em consideração o peso da glândula + medida da captação do iodo radioativo por 24 horas)

Cp: 10%–30% desenvolve hipotireoidismo dentro do primeiro ano + 3%/ao ano após

EPIGLOTITE

= EPIGLOTITE BACTERIANA AGUDA
= infecção com edema da epiglote + pregas ariepiglóticas

Organismo: Haemophilus influenzae tipo B, *Pneumococcus*, *Streptococcus* do grupo A

Idade: > 3 anos, pico de incidência aos 6 anos

- início abrupto de angústia respiratória com estridor respiratório
- disfagia severa

Localização: lesão puramente supraglótica; edema subglótico associado em 25%

A radiografia lateral deve ser tirada somente na posição ereta! (incidência frontal irrelevante)
√ aumento da epiglote + espessamento das pregas ariepiglóticas
√ estreitamento circunferencial da porção subglótica da traquéia durante a inspiração
√ balonamento da hipofaringe + seios piriformes
√ cifose cervical

Cp: Perigo mortal de sufocação secundário ao risco de fechamento completo da via respiratória; o paciente necessita ser acompanhado por médico experiente em entubação endotraqueal

ESTENOSE DA ARTÉRIA CARÓTIDA

A estenose de alto grau está associada a um risco aumentado para TIA, acidente vascular cerebral, oclusão carotídea, embolismo por trombos que se formam no local do estreitamento

Risco aumentado para o AVC:
(a) estenose da ACI significativa (fluxo sangüíneo comprometido). A redução do fluxo sangüíneo ocorre com 50%–60% de estenose do diâmetro do vaso/75% da área de estenose
◊ 2% de risco de acidente vascular cerebral com estenose não significativa
◊ 16% de incidência de acidente vascular cerebral com estenose significativa
◊ 2% de incidência de acidente vascular cerebral subseqüente após a endarterectomia
(b) hemorragia intraplaca (acidente embólico)

Histo:
Arteriosclerose = termo genérico para todas as alterações estruturais resultantes do endurecimento da parede arterial

(1) Espessamento intimal difuso
= crescimento da íntima através da migração de células do músculo liso medial para dentro do espaço subendotelial, através de fenestrações na lamela elástica interna, associado a quantidades crescentes de colágeno, fibras elásticas e glicosaminoglicanos
Idade: começando no nascimento e progredindo lentamente na vida adulta

(2) Aterosclerose
= acúmulo intimal de substâncias necróticas, proteináceas + gordurosas dentro de uma parede arterial endurecida
Localização: grandes e médias artérias elásticas e musculares

(a) <u>placa gordurosa</u> = lesão intimal plana superficial amarelo-acinzentada, caracterizada pelo acúmulo focal subendotelial de células de músculo liso + depósitos lipídicos
(b) <u>placa fibrosa</u> = lesão esbranquiçada protrusa consistindo de um núcleo de lipídeos + restos celulares, circundada por células musculares lisas, colágeno, fibras elásticas, proteoglicanos; uma capa

fibrosa separa o núcleo lipídico (= ateroma) da luz do vaso

(c) lesão complicada = placa fibrosa com alterações degenerativas tais como calcificação, hemorragia da placa, ulceração/ruptura intimal, trombose mural

A hemorragia da placa que ocorre a partir de vasos sangüíneos de paredes finas na placa vascularizada pode causar ulceração, trombose + embolismo e estreitamento luminal

◊ em 93% dos pacientes assintomáticos

◊ em 27% dos pacientes sintomáticos

A *ulceração da placa* expõe o colágeno subendotelial trombogênico + material rico em lipídeos

◊ freqüente nas placas que ocupam > 85% da luz

◊ 12,5% de incidência de AVC por ano

(3) Esclerose de Mönckenberg = calcificação medial

(4) Arteriosclerose hipertensiva

Locais de predileção para a estenose arterial:

	Incidência das lesões	
	Estenose	Oclusão
Origem da ACI dir.	33,8%	8,6%
Origem da ACI esq.	34,1%	8,7%
Origem da a. vertebral dir.	18,4%	4,8%
Origem da a. vertebral esq.	22,3%	2,2%
Sifão carotídeo direito	6,7%	9,0%
Sifão carotídeo esquerdo	6,6%	9,2%
Artéria basilar	7,7%	0,8%
ACM direita	3,5%	2,2%
ACM esquerda	4,1%	2,1%

EVOLUÇÃO DA ESTENOSE DA ARTÉRIA CARÓTIDA

1. Estenose estável (68%)
2. Estenose progressiva até > 50% de redução do diâmetro (25%)

Angiografia:

@ Extracraniana

√ crescente lisa e assimétrica invadindo a luz vascular

√ cratera/nicho = ulceração

√ elevações dentro da base da cratera = trombo mural

√ sinal de Holman da carótida delgada = estreitamento difuso de toda a ACI distal à estenose de alto grau devido à diminuição da pressão de perfusão

√ oclusão da ACI

@ Intracraniana

√ estenose do sifão carotídeo

√ fluxo retrógrado na artéria oftálmica vindo da ACE

√ oclusão de pequenos vasos

√ áreas focais de fluxo lento

√ veia de drenagem precoce = hiperemia reativa = perfusão de luxo devido ao *shunt* entre arteríolas + vênulas circundando a área de isquemia

√ fluxo lento na ACI-ACM = chegada tardia + lavagem na distribuição da ACI-ACM em comparação com a ACE

Endarterectomia carotídea:

Benefício de 17% de redução dos acidentes vasculares cerebrais ipsolaterais em 2 anos em pacientes com estenose > 70% (NASCET = North American Symptomatic Carotid Endarterectomy Trial = Estudo Norte Americano da Endarterectomia na Carótida Sintomática)

Risco: 1% de mortalidade; 2% de risco de déficit neurológico intra-operatório

Doppler duplex carotídeo

Indicações para o US duplex carotídeo:

(1) Triagem para a suspeita de doença carotídea externa
    (a) estenose de alto grau fluxo-limitante
    (b) estenose de baixo grau com hemorragia

(2) Sintomatologia neurológica não hemisférica

(3) História de ataque isquêmico transitório/acidente vascular cerebral

(4) Sopro carotídeo assintomático

(5) Êmbolo retiniano de colesterol

(6) Avaliação pré-operatória antes de uma grande cirurgia cardiovascular

(7) Monitorização intra-operatória de patência vascular durante a endarterectomia

(8) Avaliação seqüencial após a endarterectomia

(9) Monitorização de uma placa conhecida durante o tratamento clínico

Acurácia das varreduras duplex (em comparação com a arteriografia para lesões da ACI):
91%–94% de sensibilidade, 85%–99% de especificidade para estenoses da ACI com mais de 50%

CATEGORIAS AO DUPLEX DAS LESÕES DA ARTÉRIA CARÓTIDA INTERNA

Incorporando o modo B e o espectro Doppler na análise

A. Nenhuma lesão

√ pico sistólico < 125 cm/s

√ janela clara durante a sístole

√ nenhuma evidência de placa

√ nenhum alargamento espectral

B. Doença mínima

= 0%–15% redução do diâmetro

√ pico sistólico < 125 cm/s

√ janela clara durante a sístole

√ mínima placa

√ mínimo alargamento espectral na fase de desaceleração da sístole

C. Doença moderada

= 16%–49% de redução do diâmetro

√ pico sistólico < 125 cm/s

√ nenhuma janela durante a sístole

√ placa moderada

√ alargamento espectral através da sístole

D. Doença severa = lesão hemodinamicamente significativa

(a) 50%–79% de redução de diâmetro

√ pico sistólico > 125 cm/s

√ aumento do fluxo diastólico

√ marcante alargamento espectral durante todo o ciclo cardíaco

√ relação da velocidade entre ACI/ACC = 2,0

(b) 80%–99% de redução de diâmetro

√ pico sistólico > 125 cm/s

√ final da diástole > 135 cm/s

√ nenhuma janela durante a sístole

√ alargamento espectral durante toda a sístole

√ "sinal da corda" no Doppler colorido com a regulagem para sensibilidade de baixo fluxo

E. Vaso ocluído

√ nenhum sinal na ACI

√ ausência de fluxo diastólico na ACC (alta resistência ao fluxo)

√ reversão do fluxo diastólico na ACC

Análise do Espectro do Doppler

Classificação do diâmetro	(%)	Relação do pico sistólico ACI/ACC	Relação do pico diastólico ACI/ACC	Velocidade do pico sistólico (cm/s)	kHz†	Velocidade do pico sistólico (cm/s)	kH†
normal-leve	0–40	< 1,5–1,8	< 2,4–2,6	< 110	< 3,5	< 40	< 1,5
moderado	41–59	< 1,8	< 2,4–2,6	> 120–130	> 3,5	< 40	< 1,5
severo	60–79	> 1,8	> 2,4–2,6	> 130	> 5,0	> 40	> 1,5
crítico	80–99	> 3,7	> 5,5	> 250	> 8,0	> 80–135	> 4,5
†baseado na freqüência de pulso de Doppler de 5 MHz num ângulo de 60º (Blackshear, Bluth)							
	0–50	< 2:1		< 125		< 40	
	50–75	> 2:1		125–225		40–100	
	75–90	> 3:1	> 5:1	225–325		> 100	
	> 90	> 4:1	> 9:1	> 325		> 100	
(Gosink)	> 95	ACC resistiva	distorção	pode estar diminuída		pode estar diminuída	

√ aumento do fluxo diastólico na ACE (se a ACE assume o papel primário de supridora do fluxo sangüíneo para o cérebro)
√ aumento das velocidades do pico sistólico na ACI contralateral (devido ao fluxo colateral)
√ nenhuma evidência de fluxo ao Doppler colorido na regulagem de sensibilidade para baixo fluxo

CARACTERIZAÇÃO DA PLACA

A. <u>Placa homogênea</u> = placa estável

Histo: deposição de bandas de gordura + tecido fibroso; raramente mostram hemorragia intraplaca/ulcerações

Prognóstico:
- ◊ Déficits neurológicos desenvolvem-se em 4%
- ◊ Infarto ipsolateral na TC em 12%
- ◊ Sintomas ipsolaterais desenvolvem-se em 22%
- ◊ Estenose progressiva desenvolve-se em 18%

√ Padrão ecóico uniforme homogêneo com superfície lisa

B. <u>Placa heterogênea</u>

= placa instável = mistura de ecos de alta, média e baixa intensidade com superfície lisa/irregular; pode sofrer fissuras/rupturas, resultando em hemorragia intraplaca/ulceração + formação de trombo (êmbolo/aumento da estenose)

O ultra-som no modo B tem 90%–94% de sensibilidade, 75%–88% de especificidade, 90% de acurácia para a hemorragia intraplaca

Histo: macrófagos repletos de lipídeos, monócitos, leucócitos, restos celulares, cristais de colesterol, calcificações

Prognóstico:
- ◊ os déficits neurológicos desenvolvem-se em 27%
- ◊ infarto ipsolateral na TC em 24%
- ◊ sintomas ipsolaterais desenvolvem-se em 50%
- ◊ a estenose progressiva desenvolve-se em 77%

√ áreas anecóicas dentro da placa (= hemorragia)
√ padrão ecóico complexo e heterogêneo

C. <u>Placa ulcerada</u>

Nem a arteriografia nem o ultra-som provaram ser confiáveis!
√ cratera isolada dentro da superfície da placa
√ corte pela parte inferior da placa proximal + distal
√ área anecóica dentro da placa se estendendo até a superfície
√ vórtices de fluxos reversos se estendendo para dentro da placa vistos ao Doppler colorido associados à estenose de alto grau

MÉTODOS INDIRETOS DE AVALIAÇÃO

1. Oculopletismografia (OPG)
   = medida da pressão + pulso de chegada da artéria oftálmica por sistema calibrado com ar
   Contra-indicações: glaucoma, descolamento da retina, cirurgia ocular recente/trauma, implantes de lentes
2. Doppler periorbital bidirecional
   = insonação das artérias frontais + supra-orbitais para avaliar a direção do fluxo em torno da órbita e detectar o fluxo anastomótico através do círculo de Willis (através da compressão contra e ipsolateral)
3. Doppler transcraniano
   = insonação para estabelecer a direção do fluxo nas artérias cerebrais basais através do osso temporal (ACM, ACA, ACP, porção terminal da ACI), forame magno (ambas as artérias vertebrais, artéria basilar), órbita (sifão carotídeo)
   ◊ Não diagnóstico em até 35%!

Erros ao Ultra-som com Doppler

1. Erro na localização apropriada da estenose (6%)
   Causa: estenose da ACE diagnosticada na ACI/bifurcação carotídea e vice-versa
2. Confusão dos ramos da artéria carótida externa com bifurcação carotídea (4%)
   Causa: não reconhecimento de uma oclusão completa da ACI
   √ disparidade na posição da bifurcação
   √ nenhuma diferença na pulsatilidade da forma da onda
   √ aspecto da onda com alta resistência na ACC
3. Erro de interpretação na estimativa da estenose (2,5%) usualmente supervalorização, raramente subvalorização
   √ ausência de uma/mais componentes para o diagnóstico que são:
   (a) elevação significativa na velocidade de pico
   (b) turbulência pós-estenótica
   (c) extensão da alta velocidade durante a diástole

4. Superposição da ACE + ACI (2%)
   Causa: orientação coronal estrita da ACE + ACI
   √ a superposição pode ser evitada pela rotação da cabeça para o lado oposto
5. Estenose severa confundida com oclusão
   mínimo fluxo não detectado; necessária a angiografia com imagens tardias
6. Má interpretação de sinais fracos como sendo oclusão
7. Sinais normais/fracos na estenose severa
   Causa: a estenose grave causa uma diminuição no fluxo sangüíneo + velocidade de pico com retorno para os níveis normais
   √ alta resistência na ACC
8. Não identificação do ponto de desvio da freqüência máxima
   Causa: lúmen extremamente pequeno/curto segmento de estenose
   √ turbulência grosseira (pós-estenótica) não explicada
   √ fluxo colateral da ACE ipsolateral
   √ resistência anormal da ACC
9. Estenose obscurecida por placa/forte desvio do Doppler sobre o vaso
10. Estenose inacessível
   √ resistência anormal da ACC
   √ oculopletismografia anormal
11. Medidas não confiáveis da velocidade
   (a) velocidades mais altas: hipertensão, bradicardia severa, doença obstrutiva da carótida contralateral
   (b) velocidades mais baixas: arritmia, lesão valvular aórtica, cardiomiopatia severa, lesão obstrutiva carotídea proximal (*tandem lesion*), > 95% de estenose da ACI
   (c) ambiguidade = as altas velocidades são mostradas como direção reversa abaixo da linha de base zero devido à freqüência de Doppler excedendo a metade da freqüência de pulso de repetição
   Solução: suba a linha basal zero, aumente a freqüência de pulso de repetição, aumente o ângulo do Doppler, diminua a freqüência do transdutor, utilize sondas Doppler de ondas contínuas

ESTENOSE SUBGLÓTICA

A. ESTENOSE SUBGLÓTICA CONGÊNITA
- sintomas semelhantes ao crupe, amiúde doença autolimitante

Localização: 1–2 cm abaixo das cordas vocais
√ estreitamento circunferencial simétrico da porção subglótica da traquéia durante a inspiração
√ NENHUMA alteração no grau de estreitamento com a expiração

B. ESTENOSE SUBGLÓTICA ADQUIRIDA
Após período prolongado de entubação endotraqueal (em 5%)

FIBROMATOSE CERVICAL

Causa: necrose por pressão com fibrose secundária do músculo esternocleidomastóideo por trauma de parto
- história de delivramento difícil (fórcipe)
- massa cervical anterior durante as duas primeiras semanas de vida, a qual pode crescer durante 2–4 semanas adicionais
- torcicolo (14%–20%)
  Localização: 2/3 inferiores do músculo esternocleidomastóide

US:
√ massa bem definida dentro do músculo esternocleidomastóideo
√ massa hipo — sobre iso — ou hiperecóica dependendo da duração da alteração

TC:
√ aumento do músculo isoatenuante

Prognóstico: resolução gradual espontânea em 4–8 meses com/sem tratamento

Trat.: (1) exercícios de estiramento do músculo (2) cirurgia em 10%

DD:
(1) Neuroblastoma (massa sólida heterogênea com calcificações)
(2) Rabdomiossarcoma
(3) Linfoma (massas ovais/esféricas ao longo da cadeia de linfonodos cervicais)
(4) Higroma cístico (região anecóica com septações)
(5) Cisto da fenda branquial
(6) Hematoma

FRATURA DO OSSO TEMPORAL

A. FRATURA LONGITUDINAL (75%)
= fratura paralela ao eixo da pirâmide petrosa surgindo na escama temporal através do tegmento timpânico, CAE (canal auditivo externo), ouvido médio, terminando no forame lácero
- sangramento a partir do CAE (ruptura da membrana timpânica)
- NENHUMA perda auditiva neurossensorial
- otorréia (fístula de LCR com a ruptura da membrana timpânica; rara)
- perda auditiva de condução (deslocamento dos ossículos auditivos — mais comumente a bigorna sendo o último ossículo ancorado)
- paralisia facial (10%–20%) devido ao edema/fratura do canal facial próximo ao gânglio geniculado; recuperação espontânea freqüente

√ pneumoencéfalo
√ herniação do lobo temporal
√ deslocamento da articulação incudostapédica (articulação mais fraca)
  √ deslocamento das relações do cone na varredura tomográfica coronal direta
  √ fratura do "dente molar" na imagem sagital direta da tomografia
√ células mastóideas opacas/com nível ar-líquido

Incidências em raios X simples: projeção de Stenver/Owens

B. <u>FRATURA TRANSVERSA</u> (25%)
= fratura perpendicular ao eixo da pirâmide petrosa originando-se no osso occipital e se estendendo anteriormente através da base do crânio + pirâmide petrosa
- perda auditiva neurossensorial irreversível (fratura através do CAI/cápsula labiríntica)
- vertigem persistente
- paralisia facial em 50% (lesão do CAI); recuperação espontânea menos freqüente por causa da ruptura das fibras nervosas

- rinorréia (fístula de LCR com a membrana timpânica intacta)
- sangramento dentro do ouvido médio

Incidências radiográficas simples: póstero-anterior (transorbital) + projeção de Towne

GRANULOMA DE COLESTEROL

= CISTO DE COLESTEROL
= lesão inflamatória adquirida do osso petroso

Histo: cristais de colesterol circundados por células gigantes em reação por corpo estranho; embebidos em tecido conjuntivo fibroso com proporção variada de macrófagos repletos de hemossiderina, células inflamatórias crônicas a vasos sangüíneos; líquido castanho contendo cristais de colesterol + sangue (= "cisto de chocolate")

- membrana timpânica azul (vascular) sem tinito pulsátil

√ ossículos permanecem intactos

TC:
√ massa no ouvido médio não captante de contraste

RMN:
√ sinal hiperintenso em T1WI + T2WI secundário à metemoglobina (DD com colesteatoma, o qual é isointenso com o cérebro em T1WI)

HEMANGIOMA SUBGLÓTICO

Massa de tecido mole subglótica mais comum causando obstrução do trato respiratório superior em neonatos

- sintomas que lembram o crupe no período neonatal
- hemangiomas em outras localizações (pele, membranas mucosas) em 50%

√ espessamento excêntrico da porção subglótica da traquéia (incidência em AP)
√ surge da parede posterior abaixo das cordas vocais verdadeiras (incidência lateral)

HIGROMA CÍSTICO

= LINFANGIOMA CÍSTICO = forma mais comum de linfangioma
= cavidades cheias de líquido uni/multiloculadas de cada lado do pescoço + cabeça fetais (forma localizada) ± tronco (forma generalizada)

Histo: espaços linfáticos císticos grandemente dilatados
Causa: bloqueio congênito da drenagem linfática (= não comunicação do saco jugular linfático com a veia jugular)
Incidência: 1:6.000 das gravidez
Idade: 50%–65% presente ao nascimento; até 90% evidente em torno da idade de 2 anos
Associado a:
(a) anomalias cromossomiais em 60%–80%
  (1) Síndrome de Turner (45 X 0, mosaico) em 40%–80%
  (2) Trissomia do 13, 18, 21, 18p, 22
  (3) Síndrome de Noonan
  (4) Síndrome Distichiasis-linfedema
  (5) Pterígio familiar do pescoço
  (6) Síndrome de Roberts, Cumming e Cowchock
  (7) Acondrogênese tipo II
(b) exposição aos teratógenos
  (1) Síndrome fetal álcool
  (2) Aminopterina
  (3) Trimetadiona

Tipos:
(1) Higroma cístico com sistema linfático periférico anormal
  √ linfangioma no compartimento posterior do pescoço
  √ linfangioma da tórax + extremidades
  √ linfedema periférico + hidropsia
(2) Higroma cístico isolado
  (a) malformação do saco linfático axilar
    √ linfangioma restrito à axila
  (b) malformação do saco linfático jugular
    √ linfangioma restrito à região lateral do pescoço
  (c) malformação do saco linfático torácico interno + paratraqueal
    √ linfangioma dentro do mediastino
  (d) malformação combinada do saco linfático
  (e) malformação do ducto torácico
    √ cisto do ducto torácico

- ± dispnéia/disfagia com invasão da traquéia, faringe e esôfago
- rápido aumento de tamanho (por infecção/hemorragia)

Localização:
Região cervical posterior (75%), mediastino (3%–10%, em 1/2 extensão da região cervical), axila (20%), parede torácica (14%), face (10%), retroperitônio, vísceras abdominais, virilha, escroto, ossos

√ estrutura de paredes finas e cheia de líquido com múltiplos septos + componentes sólidos na parede cística
√ cistos nucais isolados
√ pescoço alado (= *pterygium colli*), após comunicação tardia com as veias jugulares
√ hidropsia não imune (43%)
√ edema periférico progressivo
√ ascite fetal
√ oligo/polidramnia/quantidade normal de líquido
√ bradicardia

RMN:
√ hiperintenso em T2WI
√ baixa intensidade de sinal em T1WI (dependendo do conteúdo de proteína do líquido)
√ ± nível líquido-líquido (se a hemorragia está presente)

Cp:
(1) Compressão das vias aéreas/esôfago
(2) Crescimento lento/aumento súbito (hemorragia, inflamação)

Prognóstico:
(1) Morte intra-uterina (33%)
(2) Mortalidade de 100% com a hidropsia
(3) Regressão espontânea (10%–15%)
Favorável para lesões localizadas na região cervical anterior + axila
◊ Somente 2%–3% dos fetos com higromas cístico posteriores tornam-se crianças vivas e saudáveis!

Trat.: Excisão cirúrgica (difícil, pois a massa não segue os planos teciduais)

DD: saco gêmeo de embrião morto, meningocele cervical, encefalocele, teratoma cístico, edema nucal, cisto da fenda branquial, malformação vascular, lipoma, abscesso

PSEUDO-HIGROMA CÍSTICO = PSEUDOMEMBRANA

= espaço anecóico limitado pela reflexão especular no aspecto posterior da região cervical lateral durante o primeiro trimestre

Causa: desenvolvimento de tegumento interno?

√ NENHUM abaulamento posterior proeminente/septações internas

LABIRINTITE

Causa: toxinas, doenças virais (cachumba, sarampo), infecção bacteriana

√ nenhuma anomalia nas causas virais

Labirintite ossificante

Causa: infecção supurativa (timpanogênica, meningogênica, hematogênica), trauma, cirurgia, tumor, otosclerose severa)

- profunda surdez bi/unilateral

√ estruturas do ouvido interno preenchidas com osso

LARINGOCELE

= apêndice/sáculo anormalmente dilatado do ventrículo laríngeo (= fundo de saco anteriormente localizado dentro do ventrículo laríngeo entre as cordas vocais falsas + verdadeiras; o apêndice normal é relativamente grande na infância, visível em 10% dos adultos durante a fonação)

Patogênese: aumento crônico na pressão intraglótica

Causa: tosse excessiva, uso de instrumentos de sopro, modeladores de vidro, obstrução do óstio apendicular (laringocele secundária) por doença granulomatosa crônica, neoplasma laríngeo

Tipos:

(a) interno = no espaço parafaríngeo confinado dentro da membrana tireoióidea + supraglote

(b) externo = protrusão acima da cartilagem tireóide + através da membrana tireoióidea apresentando como uma massa cervical lateral, próxima ao osso hióide

(c) misto (44%) = componente interno + externo unidos através da conexão na membrana tireóidea

- rouquidão/estridor (laringocele interna)
- massa cervical anterior logo abaixo do ângulo da mandíbula (laringocele externa)

Local: unilateral (80%), bilateral (20%)

√ massa cística pode ser seguida até o nível do ventrículo

√ aumento do tamanho durante a manobra de Valsalva

√ diminuição do tamanho durante a compressão

√ pode ser preenchido com líquido

Cp: infecção (piolaringocele), formação de mucocele

LARINGOMALACIA

= imaturidade da cartilagem; causa mais comum de estridor em neonatos + crianças pequenas

- única causa de estridor que piora com o repouso

√ laringe hipercolabável durante a inspiração (somente porção supraglótica)

√ inclinação da epiglote em direção posterior + flexão anterior das pregas ariepiglóticas durante a inspiração

Prognóstico: transitória (desaparece em torno de 1 ano de idade)

LINFANGIOMA

= malformação linfática congênita

Incidência: 5,6% de todas as lesões benignas no período lactente + infância

Idade: presente ao nascimento em 50%–65%, clinicamente aparente ao final do segundo ano em 80%–90%

Desenvolvimento linfático:

Botões endoteliais a partir das veias na região jugular formam plexos confluentes, os quais se desenvolvem em sacos linfáticos justaxilares bilaterais que aumentam rapidamente de tamanho (7,5 semanas de idade gestacional); esses sacos linfonodais fundidos se estendem cranial e dorsolateralmente com extenso crescimento para fora dos vasos linfáticos em todas as direções; a conexão com a veia jugular interna ao nível da confluência com a veia jugular externa persiste do lado esquerdo

Patogênese:

Insuficiência na drenagem dos sacos linfáticos primordiais para dentro das veias/seqüestração do tecido linfático com dificuldade para atingir os canais linfáticos centrais/ramificação anormal dos vasos linfáticos com perda da conexão com os canais linfáticos

Classificação (com base no tamanho dos espaços linfáticos):

(1) Linfangioma cístico = higroma cístico

= massa multilocular com canais linfáticos de vários tamanhos enormemente dilatados

Localização: região cervical, axila, mediastino

√ baixa intensidade de sinal em T1WI

√ alta intensidade de sinal em T2WI

(2) Linfangioma cavernoso

= espaços linfáticos cavernosos levemente dilatados com cistos de tamanhos intermediários

Localização: língua, assoalho da boca, glândulas salivares

√ penetração das estruturas contíguas

√ mesmas intensidades de sinal que para o linfangioma cístico + componente estromal de baixa intensidade em T1WI + T2WI

(3) Linfangioma capilar/simples (menos comum)

= canais linfáticos de dimensões capilares

Localização: epiderme + derme dos membros proximais

(4) Malformação vasculopática composta de elementos linfáticos + vasculares, por exemplo, linfangiohemangioma

Histo: canais linfáticos revestidos de endotélio contendo líquido seroso/leitoso + separados por estroma de tecido conjuntivo

- massa assintomática macia/semifirme
- pode causar dispnéia/disfagia

Localização: em qualquer lugar do sistema linfático em desenvolvimento;

(a) triângulo posterior da região cervical mais comum), com extensão para dentro do mediastino em 3%–10%

- visível ao nascimento em 65%
- clinicamente aparente ao final da segunda década em 90%

(b) mediastino anterior (<1%)

(c) axila, parede torácica, virilha

Cp: Infecção, comprometimento das vias aéreas, quilotórax, quilopericárdio
Prognóstico: regressão espontânea (10%–15%)
Trat.: excisão cirúrgica (tratamento de escolha) com taxa de recorrência de até 15%

MUCOCELE

Lesão mais comum a causar expansão dos seios paranasais; aumento da incidência na fibrose cística
Etiologia: acúmulo de secreções mucóides posteriormente a um dos óstios de um dos seios paranasais com expansão da cavidade do seio + adelgaçamento das paredes do seio
Idade: usualmente em adultos
- história de polipose nasal crônica + pan-sinusite
- comumente presente com proptose unilateral
- diminuição da acuidade visual, defeito do campo visual
- massa palpável no aspecto súpero-medial da órbita (mucocele frontal)
- cefaléia intratável

Localização:
Mnemônico: "FEME"
Frontal (60%) > **E**tmoidal (30%) > **M**axilar (10%) > **E**sfenoidal (raro)

√ massa com densidade de tecidos moles
√ expansão da cavidade do seio (DD: nunca na sinusite)
√ erosão óssea/remodelamento em estágios tardios (impossível o diagnóstico diferencial de neoplasmas)
√ zona circundante de esclerose óssea/calcificação das bordas da mucocele (pela infecção crônica)
√ calcificações macroscópicas em 5% (especialmente com infecção fúngica superposta)
√ piocele = infecção superposta (raro)
√ falta de reforço uniforme

RMN:
√ a intensidade de sinal varia com o grau de hidratação, conteúdo de proteína, hemorragia, conteúdo de ar, calcificações, fibrose
√ hipointenso em T1WI + sinal nulo em T2WI devido aos restos ressecados + fungos
√ padrão de reforço periférico (DD com padrão de reforço sólido dos neoplasmas)

Cp:
(1) Protrusão para dentro da órbita deslocando o músculo reto medial lateralmente
(2) Expansão para dentro do espaço subaracnóideo resultando em fístula de LCR

DD: carcinoma do seio paranasal, infecção com *Aspergillus* (aumento do músculo reto medial + nervo óptico, áreas focais/difusas de atenuação aumentada), infecção crônica, papiloma invertido

MUCORMICOSE RETINOCEREBRAL

= infecção do seio paranasal causada pelo fungo não septado *Rhizopus arrhizius* e *Rhizopus oryzae*
Disseminação: o fungo primeiramente envolve a cavidade nasal, então estende-se para dentro do seio maxilar/seios etmoidais/órbitas/intracranialmente ao longo da artéria oftálmica/placa cribriforme (os seios frontais são poupados)
Predisposição:
(1) *Diabetes mellitus* mal controlado
(2) Insuficiência renal crônica
(3) Cirrose
(4) Desnutrição
(5) Câncer
(6) Terapia antibiótica prolongada
(7) Terapia com esteróides
(8) Terapia com drogas citotóxicas
(9) AIDS
(10) Queimaduras extensas

- crostas escuras na mucosa septal (em diabéticos)
- pequenas áreas isquêmicas (invasão de arteríolas + pequenas artérias)

√ espessamento nodular envolvendo o septo nasal + turbinados
√ espessamento mucoperosteal + velamento dos seios etmoidais
√ áreas focais de destruição óssea

Cp:
(1) Cegueira
(2) Paralisia de nervos cranianos
(3) Hemiparesia

Prognóstico: alta taxa de mortalidade

OTITE EXTERNA MALIGNA

= grave infecção bacteriana dos tecidos moles + ossos da base do crânio
Organismo: quase sempre *Pseudomonas aeruginosa*
Idade: idosos
Predisposição: diabetes mellitus/imunocomprometidos
- otalgia de evolução rápida, cefaléia
- otorréia purulenta não responsiva aos antibióticos tópicos
- pode causar malfunção dos nervos VII, IX, X, XI

Localização: na junção da cartilagem-óssea do CAE
Disseminação da infecção:
(a) inferiormente para dentro dos tecidos moles inferior ao osso temporal, espaço parotídeo, espaço mastigador nasofaríngeo
(b) posteriormente para dentro da mastóide
(c) anteriormente para dentro da articulação temporomandibular
(d) medialmente para dentro do ápice petroso

TC:
√ densidade de tecido mole no canal auditivo externo (100%)
√ líquido na mastóide/ouvido médio (89%)
√ doença em torno da tuba de Eustáquio (64%)
√ obliteração dos planos gordurosos abaixo do osso temporal (64%)
√ envolvimento do espaço parafaríngeo (54%)
√ doença do espaço mastigador (27%)
√ efeito de massa na nasofaringe (54%)
√ erosão óssea no clivo (9%)
√ extensão intracraniana (9%)

Cp: destruição óssea, osteomielite, abscesso
Prognóstico: 20% de taxa de recorrência
DD: neoplasma maligno

OTOSCLEROSE

= OTOESPONGIOSE
= substituição da cápsula ótica densa por osso mais vascular em fase ativa (nome errôneo), com restabelecimento da densidade durante a fase esclerótica reparadora
Etiologia: desconhecida, freqüentemente hereditária
Idade: jovens adultos caucasianos; M:F = 1:2

A. OTOSCLEROSE ESTAPEDIAL = FENESTRAL (80%–90%)
Localização: margem anterior da janela oval (= físsula *antefenestrum*); bilateral em 85%
- tinito precocemente na evolução (2/3)
- perda progressiva da audição de condução (fixação do estribo na janela oval)
- √ janela oval muito ampla (fase lítica)
- √ formação de novo osso na margem anterior da janela oval ± margem posterior da janela oval ± janela redonda
- √ obstrução completa da janela oval = otosclerose obliterativa (em 2%)

B. OTOSCLEROSE COCLEAR = RETROFENESTRAL (10%–20%)
Invariavelmente associada a: otosclerose fenestral
- surdez neurossensorial progressiva (envolvimento da cápsula ótica/difusão de enzima citotóxica no líquido do labirinto membranoso)
- √ halo lucente em torno da cóclea (pode aparecer com um terceiro giro da cóclea) na fase inicial
- √ proliferação óssea na fase esclerótica reparativa difícil de diagnosticar por causa da mesma densidade da cóclea

DD: Doença de Paget, osteogênese imperfeita

PAPILOMA INVERTIDO

= PAPILOMA INVERTIDO = PAPILOMA ENDOFÍTICO = PAPILOMA DE CÉLULAS ESCAMOSAS = PAPILOMA DE CÉLULA TRANSICIONAL = EPITELIOMA CILÍNDRICO = PAPILOMA SCHNEIDERIANO

Incidência: 4% de todos os neoplasmas nasais; mais comum dos papilomas epiteliais; comumente ocorrendo após cirurgia nasal

Causa: desconhecida; associação com o papiloma vírus humano-11

Idade: 40–60 anos; M:F = 3–5:1

Pat: massa vascular com proeminente cisto de inclusão mucosa disperso por todo o epitélio

Histo: o epitélio hiperplásico inverte-se para dentro do estroma subjacente em vez de assumir uma direção exofítica; alto conteúdo intracelular de glicogênio

◊ O carcinoma de célula escamosa coexiste em 5,5%–27%!

Localização: unicamente unilateral (bilateral em < 5%)
- (a) mais amiúde surgindo da parede nasal lateral com extensão para dentro dos seios etmoidais/maxilares, na junção do antro + seios etmoidais
- (b) seios paranasais (mais freqüentemente antro maxilar)
- (c) septo nasal (5,5%–18%)

- obstrução nasal unilateral, epistaxe, descarga pós-nasal, sinusite recorrente, cefaléia relacionada aos seios
- ausência distintiva de história de alergia
- √ normalmente envolve o antro + seio etmoidal
- √ alargamento do infundíbulo/tracto externo do antro
- √ destruição da parede medial antral/lâmina papirácea da órbita, fossa cranial anterior (necrose por pressão) em até 30%
- √ o septo pode estar desviado para o lado oposto (SEM invasão)
- √ reforço homogêneo

RMN:
- √ pode ter sinal intermediário a baixo em T2WI (DD: carcinoma de células escamosas, neuroblastoma olfatório, melanoma, carcinoma de pequenas células)

Cp:
- (1) Atipia celular/carcinoma de células escamosas (10%)
- (2) Taxa de recorrência de 15%–78%

Trat.: extirpação cirúrgica completa (rinotomia lateral com excisão em bloco da massa nasal lateral)

PAPILOMATOSE LARÍNGEA

O papiloma escamoso é o tumor benigno mais comum da laringe

Etiologia: papiloma vírus humano tipo 6 (Papova vírus)

Histo: estroma de tecido conjuntivo vascular coberto por epitélio escamoso estratificado

Idade de início: 1–54 anos; M:F = 1:1; distribuição bimodal
- (a) < 10 anos (envolvimento difuso)
- (b) 21–50 anos (usualmente papiloma único)

- rouquidão progressiva/afonia
- episódios repetidos de desconforto respiratório
- estridor inspiratório, sintomas asmatiformes
- tosse
- pneumonia recorrente
- hemoptise

Localização:
- (a) úvula, palato
- (b) corda vocal
- (c) extensão subglótica (50%–70%)
- (d) envolvimento pulmonar (1%–6%)

- √ cordas vocais granulosas
- √ bronquiectasias

Cp:
- (1) Papilomatose traqueobrônquica (2%–5%)
  Localização: lobo inferior + predileção posterior
  - √ nódulos pulmonares sólidos nos campos pulmonares médios + posteriores
  - √ cavidade de 2–3 cm de tamanho com paredes delgadas e porção nodular de 2–4 mm de espessura (focos de papilomas escamosos aumentam centrifugamente, desenvolvem necrose central, cavitam)
  - √ atelectasias periféricas + pneumonite obstrutiva
- (2) Papilomatose pulmonar
  pela disseminação aérea (broncoscopia, laringoscopia, entubação traqueal) dez anos após o diagnóstico inicial
  - √ irregularidades da traquéia/paredes brônquicas
- (3) Transformação maligna em carcinoma invasivo de células escamosas

Trat.: ressecção com laser de CO_2

PETROSITE APICAL

= APICITE DO PETROSO

Etiologia: disseminação do ouvido médio + infecção mastóidea; requer a presença das células aéreas no ápice petroso (encontrado em 30% da população)
- **Síndrome de Gradenigo:** otorréia (otite média) + dor retroorbital (dor trigeminal) + paralisia do VI nervo
- √ opacificação da célula aérea (líquido do ouvido médio ipsolateral + mastóide)
- √ destruição óssea (osteomielite)

PÓLIPO ANTROCOANAL

= pólipo antral benigno, que alarga o óstio do seio antral e se estende para dentro da cavidade nasal; 5% de todos os pólipos nasais

Idade: adolescentes + adultos jovens

√ enevoamento antral
√ massa nasal ipsolateral
√ massa lisa dilatando o óstio antral
√ NENHUMA expansão do seio

POLIPOSE SINONASAL

Incidência: em 25% dos pacientes com rinite alérgica; em 15% dos pacientes com asma;

Causa: rinite alérgica, asma, hiperplasia não neoplásica das membranas mucosas inflamadas

√ aumento dos óstios dos seios
√ massas esféricas dentro da cavidade nasal
√ adelgaçamento das trabéculas ósseas ± alterações erosivas na base do crânio anterior

RMN:
√ usualmente reforço periférico

RABDOMIOSSARCOMA

= tumor de tecido mole mais comum em crianças; terceira malignidade da cabeça e pescoço mais comum da infância (após tumores cerebrais + retinoblastomas)

Incidência: 5%–15% de todos os tumores malignos em crianças < 15 anos de idade

Idade: 2–5 anos (pico de prevalência); < 10 anos (70%)

• paralisia de nervos cranianos

Localização: cabeça e pescoço (órbita mais comum), seio paranasal, ouvido médio, musculatura nasofaríngea (1/3); tumor extracraniano primário mais comum na infância que invade a calota craniana

Metástases: linfonodos (50%), pulmão, osso

√ volumosa massa nasofaríngea
√ extensão para entro da calota craniana através das suturas + forames (até 35%), usualmente envolvendo o seio cavernoso
√ destruição óssea
√ reforço uniforme

TC:
√ isodenso com o cérebro
√ forames/suturas expandidas

RMN (modalidade de imagem de escolha):
√ intensidade de sinal intermediária entre o músculo e a gordura em T1WI + hiperintenso em T2WI

Prognóstico: 12,5% com sobrevida de 5 anos

SARCOIDOSE

Negros:brancos = 10:1

Localização: olho, glândulas lacrimais, glândulas salivares (40%), laringe (5%), envolvimento dos linfonodos intra e extraparotídeos (raro)

√ os granulomas podem aumentar
√ aumento do canal óptico (neurite óptica)
√ espessamento da laringe com reforço dos granulomas
√ múltiplos pequenos granulomas do septo + turbinados

Síndrome de Heerfordt

(1) Aumento da parótida
  • aumento indolor bilateral e difuso (10%–30%)
  • xerostomia

TC: √ glândula multinodular difusamente densa/aumento dos linfonodos dentro da glândula
(1) Uveíte
(2) Paralisia do nervo facial

SIALADENITE RECORRENTE CRÔNICA

• aumento periódico e doloroso unilateral da glândula parótida
• pode ser manifestada por descarga leitosa

Sialografia:
√ ducto de Stenson irregularmente aumentado/em forma de salsicha
√ corte do ducto parotídeo distal
√ ± cálculo

TC: √ glândula densa difusamente aumentada
√ ducto de Stenson dilatado ± cálculo

Cp: Mucocele

SIALOSE

= aumento recorrente não inflamatório, não indolor da glândula parótida

Causa: cirrose, alcoolismo, diabetes, desnutrição, insuficiência hormonal (ovariana/pancreática/tireóide), drogas (sulfisoxazol, fenilbutazona), radioterapia

Histo: hipertrofia acinar serosa + substituição gordurosa da glândula

Sialografia:
√ ductos periféricos esparsos

TC:
√ glândula aumentada/de tamanho normal
√ glândula difusamente densa no estágio final

SINUSITE

Incidência:
Mais comum dos problemas do seio paranasal; doença crônica mais freqüentemente diagnosticada nos EUA (31.000.000 de pessoas afetadas a cada ano); complica resfriados comuns em 0,5% (3–4 resfriados por ano em adultos, 6–8 resfriados/ano em crianças)

Patogênese:
Congestão mucosa como resultado de infecção viral leva à aposição das superfícies mucosas resultando em retenção das secreções com superinfecção bacteriana
(1) Obstrução dos óstios maiores
  (a) meato médio drenando os seios frontal, maxilar, seio etmoidal anterior
  (b) recesso esfenoetmoidal drenando o seio etmoidal posterior e efenoidal
(2) Limpeza mucociliar inefetiva secundária ao contato de duas superfícies mucosas

Variações anatômicas predisponentes:
(1) Maior grau de desvio do septo nasal
(2) Processo uncinado orientado horizontalmente
NÃO é a concha bulosa, turbinado paradoxal, células de Haller, pneumatização uncinada

Localização:
(1) Padrão infundibular (26%)
  = obstrução isolada do infundíbulo inferior logo acima do óstio do seio maxilar
  √ doença limitada ao seio maxilar
(2) Padrão da unidade ostiomeatal (25%)
√ opacificação do meato médio

(3) Obstrução do recesso esfenoetmoidal (6%)
√ inflamação do seio etmoidal posterior/esfenoidal
(4) Padrão de polipose sinonasal
√ aumento dos óstios, adelgaçamento do osso adjacente
√ níveis ar-líquido

Raios X simples (incidências de Waters, Caldwell, lateral, vértice submental)

1. **Sinusite aguda**
√ nível ar-líquido (pela retração das secreções secundário ao edema das mucosas levando à disfunção dos óstios) (54% sensível, 92% específico no seio maxilar)
2. **Sinusite crônica**
√ edema da mucosa > 5 mm de espessura nas incidências de Waters (99% sensível, 45% nos seios maxilares)
√ remodelamento ósseo + espessamento (pela osteíte)
√ polipose

TC: mapear a anatomia óssea para o planejamento cirúrgico

RMN:
√ espessamento do seio com alta intensidade de sinal em T2WI + baixa intensidade de T1WI
√ secreções quase sólidas com > 28% de concentração de proteínas são hipointensas em T1WI + T2WI simulando ar
√ reforço com gadolínio (DD com neoplasmas que realçam centralmente)

A. SINUSITE ALÉRGICA
√ envolve múltiplos seios
√ bilateralmente simétrico
√ realça uniformemente
√ polipose sinonasal

B. SINUSITE BACTERIANA
Organismo:
(a) fase aguda: *Streptococcus pneumoniae* + *Haemophilus influenzae* (> 50%), estreptococo β-hemolítico, *Moraxella catarrhalis*
(b) fase crônica: estafilococo, estreptococo, corineobactérias, bacteróides, fusobactéria
√ doença antral solitária (obstrução do óstio do seio)
√ reforço uniforme

C. SINUSITE MICÓTICA
Organismo: Aspergillus fumigatus, mucormicose, *biolaris, Drechslera, Curvularia, Candida*
√ lesão polipóide/"fungus ball" (= infecção extramucosa devido ao crescimento saprofítico em secreções retidas, usualmente causado por *Aspergillus*)
√ sinusite fungal infiltrante (em hospedeiros imunocompetentes)
√ sinusite fungal fulminante (infecção agressiva em indivíduo imunocomprometido)

Cp:
(1) Cisto de retenção mucosa (10%)
(2) Mucocele
(3) Extensão orbitária através dos forames neurovasculares, deiscências ou ossos finos: celulite orbitária
(4) Tromboflebite séptica
(5) Extensão intracraniana: meningite, abscesso epidural, empiema subdural, trombose do seio venoso, abscesso cerebral

Trat.: Cirurgia endoscópica funcional do seio (amputação do processo uncinado, alargamento do infundíbulo + óstio maxilar, criação de um canal comum para as células aéreas etmoidais anteriores, etmoidectomia total/parcial

TIREÓIDE LINGUAL

= restos embrionários sólidos do tecido tireoidiano, o qual continua ectópico ao longo do tracto do ducto tireoglosso

Incidência: em 10% das autópsias (dentro da (língua < 3 mm); M < F

- pode ser o único tecido tireoidiano funcionante (70%–80%)
- assintomático (usualmente)
- pode aumentar causando disfagia/dispnéia

Localização: linha média dorsal da língua próximo ao forame cego (maioria), ducto tireoglosso, traquéia

TC: √ pequeno foco de alta atenuação intrínseca

Cp: malignidade em 3% (carcinoma papilar)

TIREOIDITE

Tireoidite de Hashimoto

= TIREOIDITE LINFOCÍTICA CRÔNICA

Causa mais freqüente de hipotireoidismo com bócio em adultos nos EUA (a deficiência de iodo é a causa mais comum no resto do mundo)

Etiologia: processo auto-imune com marcante predisposição familiar; os anticorpos são tipicamente presentes; defeito de organificação funcional

Pico etário: 4ª–5ª década; M > F

- bócio lobular firme de consistência lembrando borracha
- aumento gradual e indolor
- tireotoxicose nos estágios precoces (4%)
- reserva tireoidiana diminuída
- hipotireoidismo na apresentação (20%)

√ aumento moderado de ambos os lobos (18%)

MN:
√ captação mais baixa do traçador (ocasionalmente aumentada) com pobre visualização (4%)
√ lobo piramidal proeminente
√ teste da lavagem do perclorato positiva
√ distribuição irregular do traçador
√ múltiplos (40%)/único defeito frio (28%)/tireóide normal (8%)

US:
√ inicialmente ecogenicidade heterogênea e difusamente diminuída + leve lobulação dos contornos
√ marcada hiperemia ao Doppler colorido
√ densamente ecogênica mais tarde (fibrose) + sombras acústicas

Cp: hipotireoidismo

Tireoidite de Quervain

= TIREOIDITE SUBAGUDA

Etiologia: provavelmente viral

Histo: infiltração linfocítica + granulomas + células gigantes de corpo estranho

Pico etário: 2ª–5ª década; M:F = 1:5

- uma infecção do trato respiratório superior precede o início dos sintomas por 2–3 semanas
- glândula sensível e dolorosa + febre; somente leve aumento
- hipertireoidismo (50%) secundário à destruição severa
- hipotireoidismo de curta duração (25%) secundário à depleção hormonal da glândula

MN:
- √ captação do radioiodo anormalmente baixa com evidência clínica e laboratorial de hipertireoidismo
- √ pobre visualização da tireóide (inicialmente)
- √ áreas múltiplas/única hipofuncionais (ocasionalmente)
- √ aumento da captação durante a fase de hipotireoidismo (evento tardio)

Cp: hipotireoidismo permanente (raro)
Prognóstico: usualmente recuperação completa

Tireoidite indolor

Histo: lembra a tireoidite linfocítica crônica
- apresentação clínica similar a da tireoidite subaguda
- NENHUMA sensibilidade/dor

Tireoidite supurativa aguda

US:
- √ aumento focal/difuso; possivelmente abscesso
- √ ecogenicidade diminuída

TUMOR DE WARTHIN

= CISTADENOMA PAPILAR LINFOMATOSO
Incidência: segundo tumor benigno mais comum da glândula parótida; bilateral em 10%
Idade: em torno dos 50 anos; M > F
Origem: do tecido heterotópico de glândula salivar dentro de linfonodos da parótida
- massa de crescimento lento

√ múltiplos/único tumor bem circunscrito na região parotída usualmente de 2–4 cm de tamanho
RMN:
√ hipointenso se comparado à gordura/tecido parotído circundante em T2WI

TUMOR DO GLOMO

= QUEMODECTOMA = PARAGANGLIOMA NÃO CROMAFIM = GLOMERULOCITOMA
= lesão vascular de crescimento lento surgindo do glomo
Origem: tumor surgindo das células paraganglionares não-cromafins de origem neuroectodérmica; difere da medula adrenal somente na sua característica não-cromafínica
Histo: células epitelióides acidófilas em contato com células endoteliais de um vaso; armazenamento de catecolaminas (usualmente não funcionante); histologicamente similar ao feocromocitoma
Idade: faixa de 6 meses–80 anos; pico etário na 5ª-6ª década; F:M = 4:1
Associado a: feocromocitoma
Localização:
em qualquer lugar no tecido paragangliônico entre o glomo jugulotimpânico e a base da bexiga: corpo carotídeo, base do crânio, região temporal, traquéia, região periaórtica, mandíbula, gânglio ciliar do olho, região retroperitoneal, nervo vago cervical, ramos laríngeos do nervo vago
Multicentricidade sincrônica em 3%–26%
(a) autossômico dominante em 25%–35%
(b) não hereditário em < 5%

Glomo timpânico

Tumor mais comum no ouvido médio
- perda auditiva, tinito pulsátil
- massa vermelho-púrpura atrás da membrana timpânica

Localização: plexo timpânico no promontório coclear do ouvido médio
TC:
- √ massa globular de tecido mole tocando o promontório
- √ reforço intenso
- √ usualmente pequeno na apresentação (envolvimento precoce dos ossículos)
- √ erosão + deslocamento dos ossículos
- √ parede inferior da cavidade do ouvido médio intacta

Angio: √ visualização difícil por causa do pequeno tamanho

Glomo jugular

Tumor mais comum na fossa jugular com extensão intracraniana
Origem: adventícia do bulbo jugular
- tinito, perda auditiva
- membrana timpânica vascular

Localização: no topo do bulbo jugular
- √ massa de tecido mole na região do bulbo jugular/hipotimpânica/espaço do ouvido médio
- √ intensa captação de contraste
- √ destruição da pirâmide petrosa póstero-inferior + espinha corticojugular do forame jugular
- √ destruição dos ossículos (usualmente a bigorna), cápsula ótica, superfície póstero-medial do osso petroso

RMN:
- √ "aspecto de sal e pimenta" devido aos múltiplos e pequenos vasos tumorais

Angio: (radiografe toda a região cervical para tumores glômicos concomitantes)
- √ massa hipervascular com captação de contraste reticular persistente
- √ invasão/oclusão do bulbo jugular por trombo/tumor
- √ suprida pelo ramo timpânico da artéria faríngea ascendente, ramo meníngeo da artéria occipital, artéria auricular posterior via ramo estilomastóideo, artéria carótida interna, artéria maxilar interna
- √ *shunt* arteriovenoso

Cp: transformação maligna com metástases para os linfonodos regionais (em 2%–4%)

Glomo vagal

Origem: próximo ao gânglio nodoso do nervo vago na base do crânio, próximo ao forame jugular
Extensão:
(a) inferior para dentro do espaço parafaríngeo (2/3)
(b) intracranialmente (forma em ampulheta)

- crescimento lento + assintomático

√ massa ovóide/esférica com margens nítidas em aposição e reforço homogêneo

√ massa altamente vascular + neovascularização + rubor tumoral intenso

Cp: transformação maligna com metástases em 15% para linfonodos regionais + pulmão (outros paragangliomas em 10%)

Tumor do corpo carotídeo

Embriologia:

Derivado do mesoderma do terceiro arco branquial + células neurais da crista neural, as quais diferenciam em simpatogonia (N.R.: células indiferenciadas do sistema nervoso simpático) (= precursores das células paragangliônicas)

◊ Quemodectoma é um nome errado (não derivado das células quimiorreceptoras)!

Histo:

Nichos de células epiteliais ("Zellballen") com citoplasma eosinofílico granular separado por tecido conjuntivo vascularizado trabeculado

◊ Grânulos cromafins positivos (= catecolaminas) podem estar presentes

Função do corpo carotídeo:

O corpo carotídeo, de 5 × 3 × 2 mm regula a ventilação pulmonar através de impulsos aferentes por meio do nervo glossofaríngeo até a formação reticular bulbar

Estímulo: hipoxia > hipercapnia > acidose

Efeito: aumento na freqüência respiratória + volume corrente; aumento no tônus simpático (freqüência cardíaca, pressão sangüínea, vasoconstrição, catecolaminas elevadas)

- massa cervical firme e não pulsátil, abaixo do ângulo da mandíbula, lateralmente móvel, mas verticalmente fixa

Localização: adventícia da bifurcação carotídea; bilateral em 5%, com ocorrência esporádica, em 32% com transmissão autossômica dominante

√ massa oval captante de contraste com separação da ACI + ACE

Cp: transformação maligna em 6% com metástases para linfonodos regionais, plexo braquial, cerebelo, pulmão, osso, pâncreas, tireóide, rim, mama

TUMORES BENIGNOS MISTOS DAS PARÓTIDAS

= ADENOMA PLEOMÓRFICO

Incidência: 80% de todos os tumores benignos da parótida

Histo: mistura de células epiteliais + mioepiteliais

Idade: usualmente > 50 anos

- massa na região malar de crescimento lento

√ massa esférica/oval/nitidamente lobulada e delimitada

√ raramente calcificações distróficas

√ variável reforço com contraste

TC:

√ centro de baixa densidade se grande (matriz mucóide)

RMN:

√ massa hiperintensa em T2WI

√ áreas hiperintensas no centro (matriz mucóide)

DIAGNÓSTICO DIFERENCIAL DAS DESORDENS TORÁCICAS

PADRÕES PULMONARES ANORMAIS

1. Massa
   = toda densidade localizada não completamente delimitada pelas fissuras/pleura
2. Padrão consolidante (alveolar)
   = comumente produzido pelo preenchimento dos espaços aéreos com líquido/células/outros materiais, TAMBÉM por colapso alveolar, obstrução das vias aéreas, espessamento intersticial confluente

opacificação = área esfumaçada de atenuação aumentada não obscurecendo as estruturas broncoalveolares

consolidação = grande aumento da atenuação com obliteração das características anatômicas subjacentes

3. Padrão intersticial
4. Padrão vascular
   (a) tamanho do vaso aumentado: ICC, hipertensão arterial pulmonar, vascularização por *shunt*, carcinomatose linfangítica
   (b) tamanho do vaso diminuído: enfisema, tromboembolismo
5. Padrão bronquial
   √ espessamento da parede: bronquite, asma, bronquiectasias
   √ densidade sem broncograma aéreo (= obstrução completa da via respiratória)
   √ lucência do aprisionamento do ar (= obstrução parcial da via aérea com mecanismo valvular)

TC de alta resolução anormal

A. OPACIDADES RETICULARES
1. Espessamento interlobular septal
   = líquido intersticial/fibrose/infiltrados celulares
   (a) espessamento septal liso: edema pulmonar, carcinomatose linfangítica
   (b) septos rugosos/nódulos septais: carcinomatose linfangítica, sarcoidose, pneumoconiose do trabalhador de carvão
   (c) septos com contornos irregulares: fibrose intersticial
   (d) lóbulos distorcidos: fibrose
   (e) nenhuma distorção da arquitetura dos lóbulos: edema/infiltração
2. Padrão em "favo de mel"
   = aspecto cístico reticular devido à extensa fibrose com destruição pulmonar
   √ arquitetura pulmonar normal destorcida com inabilidade para reconhecer os lóbulos secundários
   √ espaços císticos periféricos com parede fibrosa claramente identificável
3. Densidades centrilobulares
   = inflamação peribronquiolar/doença dos espaços aéreos

   Causa:
   asbestose, silicose, edema pulmonar, tuberculose, sarcoidose, histiocitose X, pneumonite por hipersensibilidade, pan-bronquiolite, fibrose cística

B. NÓDULOS
1. Nódulos intersticiais
   sarcoidose, histiocitose X, silicose, pneumoconiose do trabalhador do carvão, pneumonite por hipersensibilidade, tumor metastático, amiloidose
   √ septos periilares, peribroncovascular, centrilobular, interlobular, subpleural
2. Nódulos dos espaços aéreos
   pneumonia lobular, disseminação transbrônquica da tuberculose, pneumonia bronquiolítica obliterante em organização (PBOO), edema pulmonar
   √ nódulos pouco definidos, de poucos milímetros a 1 cm de tamanho
   √ peribronquiolar + centrilobular

C. AUMENTO DA OPACIDADE PULMONAR
1. Consolidação do espaço aéreo
   doença pulmonar difusa infiltrativa crônica (especialmente pneumonia eosinofílica crônica, PBOO)
2. Opacificação
   (a) mínimo espessamento da parede alveolar = doença intersticial precoce
   (b) mínimo preenchimento dos espaços aéreos = alveolite
   ◊ Freqüentemente indicativo de um processo agudo, ativo e potencialmente tratável!

   Causa:
   Edema pulmonar, alveolite, PID, fibrose pulmonar idiopática ativa, pneumonia por *Pneumocystis carinii*, proteinose alveolar, pneumonite por hipersensibilidade, sarcoidose

PADRÃO ALVEOLAR (CONSOLIDANTE)

Aspecto clássico da consolidação do espaço aéreo:

Mnemônico: "RADOCA"

Rosetas acinares: nódulos esféricos mal definidos do tamanho dos ácinos (6–10 mm), melhor vistos na periferia das densidades
Alveolograma/broncograma aéreo
Distribuição em asa de borboleta/morcego: periilar/bibasal
Opacidades coalescentes/confluentes mal definidas em forma de nuvens
Consolidação em distribuição difusa periilar/bibasal/segmental/lobar, multifocal/lobular
Alterações ocorrem rapidamente (lábil/transitórias)

TCAR:
√ densidades mal delimitadas dentro de um lóbulo primário (até 1 cm de tamanho)
√ rápida coalescência com as lesões vizinhas de distribuição segmentar
√ localização predominantemente central poupando as zonas subpleurais
√ broncogramas aéreos

Doença difusa do espaço aéreo

A. EXSUDATO INFLAMATÓRIO = "PUS"
   1. Pneumonia lobar
   2. Broncopneumonia: especialmente organismos Gram-negativos
   3. Pneumonias não usuais
      (a) viral: extenso edema hemorrágico especialmente em pacientes imunocomprometidos, pacientes com malignidades hematológicas + transplantes
      (b) *pneumocystis*
      (c) fungos: *Aspergillus, Candida, Criptococcus, Phytomycetes*
      (d) tuberculose
   4. Aspiração

B. HEMORRAGIA = "SANGUE"
   1. Trauma: contusão
   2. Embolismo pulmonar, tromboembolismo
   3. Diátese hemorrágica: leucemia, hemofilia, anticoagulantes, CID
   4. Vasculite: granulomatose de Wegener, síndrome de Goodpasture, LES, mucormicose, aspergilose, febre das montanhas rochosas, mononucleose infecciosa
   5. Hemossiderose idiopática pulmonar
   6. Metástases sangrantes: coriocarcinoma

C. TRANSUDATO = "ÁGUA"
   1. Edema cardíaco
   2. Edema neurogênico
   3. Hipoproteinemia
   4. Sobrecarga de líquidos
   5. Insuficiência renal
   6. Radioterapia
   7. Choque
   8. Inalantes tóxicos
   9. Reação a drogas
   10. Síndrome da angústia respiratória do adulto

D. SECREÇÕES = "PROTEÍNA"
   1. Proteinose alveolar
   2. Tampão mucoso

E. MALIGNIDADE = "CÉLULAS"
   1. Carcinoma celular bronquioloalveolar
   2. Linfoma

F. DOENÇA INTERSTICIAL simulando doença dos espaços aéreos, por exemplo, "sarcóide alveolar"

Mnemônico: "TELHAS PPF"

Tuberculose
Edema pulmonar
Linfoma
Hemorragia, **H**ialina (membrana), **H**eroina
Aspiração
Sarcoidose
Pneumonia
Proteinose pulmonar
Fungo

"CUSPIR ECA"

Cardiovascular (ICC)
Uremia
Sarcoidose
Proteinose alveolar
Inalação
Reação a drogas
Embolia
Carcinoma da célula alveolar
Aspiração

Infiltrado alveolar agudo

Mnemônico: "CHEGA o PAI e TIA F"

Contusão
Hemorragia
Edema
Goodpasture (síndrome de)
Aspiração
Pulmão de choque
Alergia
Infarto
Tuberculose
Infecção
Afogamento
Fungo

Infiltrado alveolar crônico

Mnemônico: "STALLAG"

Sarcoidose
Tuberculose
Alveolar (carcinoma de células)
Linfoma
Lipóide (pneumonia)
Alveolar (proteinose)
Goodpasture (síndrome de)

"PALS GET MAP"

Proteinose alveolar
Carcinoma da célula **A**lveolar
Linfoma
Sarcoidose
Granulomatose
Granuloma **E**osinofílico
Tuberculose
Microlitíase
Aspiração de óleo
PID (não consolidante)

Doença alveolar localizada

Mnemônico: "PETEL e 3Cs"

Pneumonia
Edema pulmonar
Tuberculose
Edema pulmonar intersticial
Linfoma
Carcinoma da célula alveolar
Criança
Contusão pulmonar

Doença pulmonar eosinofílica

= INFILTRADO PULMONAR COM SANGUE/EOSINOFILIA TECIDUAL (IPE)

Classificação:
1. DOENÇA PULMONAR IDIOPÁTICA EOSINOFÍLICA
   (a) eosinofilia transitória pulmonar = síndrome de Löffler
      - eosinofilia periférica
   (b) pneumonia eosinofílica crônica
      - nenhuma eosinofilia periférica
2. DOENÇA PULMONAR EOSINOFÍLICA DE ETIOLOGIA ESPECÍFICA
   (a) induzida por drogas: nitrofurantoína, penicilina, sulfonamidas, AAS, antidepressivos tricíclicos, hidroclorotiazida, cromolim sódico, mefenesina
   (b) induzida por parasitas: eosinofilia tropical (ascaríase, esquistossomíase), estrongiloidíase, ancilostomíase, filaríase, *Toxocara canis* (larva migrans visceral), *Dirofilaria immitis*, amebíase (ocasionalmente — nos lobos inferior + médio)

(c) induzida por fungos: aspergilos broncopulmonar alérgica, granulomatose broncogênica
(d) eosinofilia pulmonar com asma

3. DOENÇA EOSINOFÍLICA PULMONAR ASSOCIADA COM ANGIITE ± GRANULOMATOSE
(a) granulomatose de Wegener
(b) poliarterite nodosa
(c) granulomatose alérgica (Churg-Strauss)
= variante da poliarterite nodosa
Fortemente associada à história de asma
• eosinofilia periférica em > 30%
(d) granulomatose linfomatóide
pode levar ao linfoma
√ Raios X de tórax similar à granulomatose de Wegener
(e) granulomatose broncogênica
= granulomas que se formam em torno dos brônquios + vasculite
• freqüentemente associada com longa história de asma
√ obstrução brônquica
(f) angiite necrotizante "sarcoidal"
(g) doença reumatóide
(h) esclerodermia
(i) dermatomiosite
(j) síndrome de Sjögren
(k) CREST

DOENÇA INTERSTICIAL PULMONAR

= espessamento dos interstícios pulmonares (= septos interlobulares)
◊ Mais de 200 doenças afetam o interstício do pulmão!

(a) grandes troncos linfáticos
1. Carcinomatose linfangítica
2. Linfangiectasia pulmonar congênita
(b) veias pulmonares (pressão venosa pulmonar aumentada)
1. Insuficiência ventricular esquerda
2. Doença obstrutiva venosa
(c) rede de tecido conectivo de suporte
1. Edema intersticial
2. Pneumonia intersticial crônica
3. Pneumoconioses
4. Doença vascular do colágeno
5. Fibrose intersticial
6. Amilóide
7. Infiltração tumoral dentro do tecido conectivo
8. Reação desmoplásica ao tumor

Pat:
Resposta inflamatória estereotipada da parede alveolar à injúria
(a) fase aguda: líquido + exsudato de células inflamatórias para dentro do espaço alveolar, acúmulo de células mononucleares na parede alveolar edematosa
(b) fase de organização: hiperplasia do tipo II os pneumócitos tentam regenerar o epitélio alveolar, os fibroblastos depositam colágeno
(c) estágio crônico: denso tecido fibroso de colágeno remodela a arquitetura pulmonar normal

Padrão intersticial pulmonar

1. Forma linear
(a) reticulações
= rede de linhas entrelaçadas em todas as direções
(b) linhas de Kerley = linhas septais
= septos de tecido conjuntivo espessados
√ Linhas A de Kerley = sombras lineares finas e relativamente longas nos lobos superiores, profundamente dentro do parênquima pulmonar
√ Linhas B de Kerley = linhas curtas orientadas horizontalmente, estendendo até a pleura, perpendicular à pleura nos ângulos costofrênicos + espaço claro retroesternal
√ Linhas C de Kerley = aspecto em "teia de aranha" cobrindo todo o pulmão

2. Forma nodular
= pequenos e numerosos, uniformes e delimitados, com distribuição uniforme

3. Forma destrutiva = pulmão "em favo de mel"

SINAIS DE DOENÇA INTERSTICIAL AGUDA
√ espessamento das fissuras interlobulares
√ linhas de Kerley
√ "englobamento" peribronquial = parede bronquial espessada + bainha bronquial (quando visualizada pela extremidade)
√ esfumaçamento periilar = borramento das sombras periilares
√ nebulosidade das impressões vasculares pulmonares
√ aumento da densidade nas bases pulmonares
√ pequenas derrames pleurais

SINAIS DE DOENÇA INTERSTICIAL CRÔNICA
√ superfície pleural visceral irregular
√ **reticulações**
(a) finas reticulações = precocemente potencialmente reversíveis/mínima anomalia alveolar septal irreversível
(b) reticulações grosseiras
em 75% relacionadas às doenças ambientais, sarcoidose, desordens vasculares do colágeno, pneumonia intersticial crônica
√ **nodularidade**
em 90% relacionada a infecções/processo granulomatoso não infeccioso, malignidade metastática, pneumoconioses, amiloidoses
√ **linearidade**
edema intersticial pulmonar cardiogênico/não cardiogênico, malignidade linfangítica, desordens difusas da parede bronquial (fibrose cística, bronquiectasias, asma, hipersensibilidade)
√ formação de "favo de mel" = radiolucências circulares < 1 cm de diâmetro realçadas num fundo de densidade pulmonar aumentada (pulmão em estágio terminal)
◊ TCAR 60% aproximadamente mais sensível que os Raios X de tórax

Critérios para Caracterizar a Doença Pulmonar Intersticial	
Critérios maiores	***Critérios auxiliares***
Distribuição zonal — Zona pulmonar superior — Médio pulmão (periinfra-hilar) — Pulmão inferior — Periferia do pulmão Perda de volume Evolução — agudo rapidamente evolutivo — crônico lentamente progressivo	Doença predominantemente nodular Doença miliar Os "insanos" doença panzonal bizarra freqüentemente difusa, por exemplo, sarcoidose em estágio IV, carcinomatose linfangítica, alveolite alérgica extrínseca em estágio tardio, doença pulmonar difusa induzida por drogas, TB, doença dos legionários

Distribuição das Doenças Pulmonares Difusas		
Meios de distribuição	*Pulmão periférico*	*Pulmão central*
Perfusão	Metástases hematogênicas SARA Embolia gordurosa Pneumonite intersticial usual Esclerodermia Artrite reumatóide Administração de sulfato de bleomicina	Edema pulmonar hidrostático agudo
Ventilação	Pneumonia eosinofílica crônica Asbestose Pan-bronquiolite difusa	Aspergilose broncopulmonar alérgica Bronquite Enfisema centrilobar Pneumonite por hipersensibilidade
Fluxo linfático		Sarcoidose Silicose Pneumoconiose do trabalhador do carvão Granuloma eosinofílico Tuberculose pós-primária

Distribuição da Doença Intersticial Pulmonar na TC		
Axial (centro)	*Parenquimatoso (médio)*	*Periférico*
Sarcoidose (tardio) Linfoma Carcinoma linfangítico	Sarcoidose (curso médio) Carcinoma linfangítico Silicose Alveolite extrínseca alérgica Neurofibromatose Drogas Vasculite	Sarcoidose (precoce) Carcinoma linfangítico Alveolite fibrosante Pulmão reumatóide Esclerodermia

Alterações ao Raios X Simples da Doença Intersticial Pulmonar				
Reticular	*Nodular*	*Reticulonodular*	*Linear*	*Sombras subpleurais curvilíneas*
Fina Média Grosseira	Micronodular Pequena Média Grande	(Mista)	Broncoarterial Venosa Interlobar Linhas septais A + B	Serrilhamento pleural

Aspecto à TC da Doença Pulmonar Intersticial			
Nodular	*Não nodular*	*Cística*	*Opaca*
Sarcoidose Silicose Carcinoma linfangítico	Periférica Alveolite fibrosante Esclerodermia Pulmão reumatóide Central Alveolite alérgica extrínseca Difusa Neurofibromatose	Granuloma eosinofílico Linfangioleiomiomatose Alveolite fibrosante	PID Alveolite fibrosante (ativa) Alveolite alérgica extrínseca

TCAR da doença intersticial:

(1) Linhas reticulares:
- √ grande rede de elementos reticulares poliédricos de 15–25 mm de diâmetro, com artéria pulmonar central (arquitetura lobular secundária)
  Associadas a: edema pulmonar intersticial, carcinomatose linfangítica
- √ predominantemente pequenos elementos reticulares subpleurais de 6–10 mm de diâmetro com pequenas alterações císticas ("formação de favo de mel")
  Associados a: fibrose intersticial, linfangioleiomiomatose, amiloidose difusa
- √ rede fina difusamente distribuída, com 2–3 mm de elementos básicos
  Associada a: tuberculose miliar, reações ao metotrexate

(2) Aspecto espesso e irregular em "serra dentada" das fissuras interlobares, bordas vasculares e paredes brônquicas
(3) Nódulos intersticiais coalescentes nitidamente delimitados
(4) Opacidades difusas (espessamento intersticial difuso + obliteração dos espaços aéreos)
(5) Densidades focais enevoadas periféricas similares às irregularidades da doença dos espaços aéreos

Doença intersticial generalizada

Mnemônico: "HIDE FACTS"
Hamman-Rich, Hemossiderose
Infecção, Irradiação, Idiopático
Drogas, Poeira
Eosinofílico (granuloma), Edema
Fungos, pulmão do Fazendeiro
Aspiração (óleo), Artrite (reumatóide, espondilite anquilosante)
Colágeno (doença do)
Tumor, Tuberculose, Tuberosa (esclerose)
Sarcoidose, Esclerodermia

Doença pulmonar intersticial com volume pulmonar aumentado

Mnemônico: "ELECTS"
Enfisema com doença pulmonar intersticial
Linfangiomiomatose
Eosinofílico (granuloma)
Cística (fibrose)
Tuberosa (esclerose)
Sarcoidose

Reticulações finas e difusas

Reticulações finas difusas agudas

A. EDEMA INTERSTICIAL AGUDO
   1. Insuficiência cardíaca congestiva
   2. Sobrecarga de volume
   3. Uremia
   4. Hipersensibilidade
B. PNEUMONIA INTERSTICIAL AGUDA
   1. Pneumonia viral
   2. Pneumonia por micoplasma
   3. Pneumonia por *Pneumocystis carinii*

Mnemônico: "HELP"
Hipersensibilidade
Edema
Linfoproliferativo
Pneumonite (viral)

Reticulações finas difusas crônicas

A. OBSTRUÇÃO VENOSA
   1. Doença cardíaca aterosclerótica
   2. Estenose mitral
   3. Mixoma atrial esquerdo
   4. Doença venoclusiva pulmonar
   5. Mediastinite esclerosante

B. OBSTRUÇÃO LINFÁTICA
   1. Linfangiectasia (paciente pediátrico)
   2. Massa mediastinal (linfoma)
   3. Linfoma/leucemia
   4. Carcinomatose linfangítica: predominantemente de distribuição basilar
      (a) bilateral (mama, estômago, cólon, pâncreas)
      (b) unilateral (tumor pulmonar)
   5. Pneumonite intersticial linfocítica

C. DOENÇA DE INALAÇÃO
   1. Silicose: nódulos pequenos + reticulações
   2. Asbestose: distribuição basilar, espessamento pleural + calcificações
   3. Metais pesados
   4. Alveolite alérgica

D. DOENÇA GRANULOMATOSA
   A partir de um padrão reticular se:
      (a) nódulos se alinham ao longo dos ramos broncovasculares
      (b) septos interlobulares mostram alterações fibróticas
   1. Sarcoidose: adenopatia hilar + mediastinal (pode desaparecer)
   2. Granuloma eosinofílico: distribuição lobar superior

E. DOENÇA VASCULAR DO COLÁGENO
   Reticulações em estágios tardios
   1. Pulmão reumatóide
   2. Esclerodermia

F. REAÇÕES A DROGAS

G. IDIOPÁTICO
   1. Pneumonite intersticial usual (PIU)
   2. Pneumonite intersticial descamativa (PID)
   3. Esclerose tuberosa: proliferação de músculo liso
   4. Linfangiomiomatose
   5. Hemossiderose pulmonar idiopática
   6. Proteinose alveolar (complicação tardia)
   7. Amiloidose
   8. Calcificação intersticial (insuficiência renal crônica)

Mnemônico: "FEDI"
Fibrose
Edema
Disseminação linfática
Inflamação/infecção

Reticulações grosseiras

= destruição arquitetural do interstício = estágio final de cicatrização do pulmão = fibrose intersticial pulmonar = "pulmão em favo de mel"

√ densidades intersticiais reticulares grosseiras com espaços císticos intercalados
√ radiolucências circulares < 1 cm nas áreas de densidade pulmonar aumentada
√ pequeno volume pulmonar (complacência diminuída)

Cp:
   (1) Pneumotórax intercorrentes
   (2) Carcinoma broncogênico = carcinoma cicatricial

Causa:

A. DOENÇA POR INALAÇÃO
   (a) pneumoconioses
      1. Asbestose: distribuição basilar, "coração áspero", espessamento pleural + calcificações
      2. Silicose: predominância para o lobo superior ± espessamento pleural ± linfadenopatia hilar e mediastinal
      3. Beriliose
   (b) inalação química (tardia)
      1. Doença dos trabalhadores de silos (dióxido de nitrogênio)
      2. Óxido de enxofre, cloro, fosgênio (COCl2), cádmio
   (c) alveolite alérgica extrínseca (hipersensibilidade às poeiras orgânicas)
   (d) toxicidade ao oxigênio: seqüelas da terapia da SARA com oxigênio
   (e) aspiração crônica
      isto é, óleo mineral: processo localizado nos segmentos basais mediais/lobo médio

B. DOENÇA GRANULOMATOSA
   1. Sarcoidose
   2. Granuloma eosinofílico

C. DOENÇA VASCULAR DO COLÁGENO
   1. Pulmão reumatóide
   2. Esclerodermia
   3. Espondilite anquilosante: lobos superiores
   4. LES: raramente produz pulmão "em favo de mel"

D. IATROGÊNICO
   1. Hipersensibilidade a fármacos
   2. Radioterapia

E. IDIOPÁTICO
   1. Pneumonite intersticial usual (PIU). Destruição em "favo de mel" em 50%, grave perda de volume em 45%
   2. Pneumonite intersticial descamativa (PID)
      Destruição "em favo de mel" em 12,5%, grave perda de volume em 23%
      √ consolidações aéreas basilares irregulares
   3. Linfangiomiomatose
   4. Esclerose tuberosa (raro)
   5. Neurofibromatose (raro)

DD: Bronquiectasia, metástases cavitárias (raro)

Reticulações + derrame pleural

A. AGUDA
   1. Edema
   2. Infecção: viral, micoplasma (muito raro)

B. CRÔNICO
   1. Insuficiência cardíaca congestiva
   2. Carcinomatose linfangítica
   3. Linfoma/leucemia
   4. LES
   5. Doença reumatóide
   6. Linfangiectasia
   7. Linfangiomiomatose
   8. Asbestose

Reticulações + adenopatia hilar

1. Sarcoidose
2. Silicose
3. Linfoma/leucemia
4. Tumor primário pulmonar: particularmente carcinoma de pequenas células (grãos de aveia)
5. Metástases: obstrução linfática/disseminação
6. Doença por fungos
7. Tuberculose
8. Pneumonia viral (rara combinação)

Doença reticulonodular

Mnemônico: "PESTE FEM"

Pneumoconiose
Eosinofílico (granuloma)
Sarcoidose
Tuberculose
Esquistossomose
Fungo
Exantema (sarampo, caxumba)
Metástases (tireóide)

Padrão reticulonodular + predominância para o lobo inferior

Mnemônico: "CIA"

Colágeno (doença vasculado)
Idiopático
Asbestose

Doença nodular

A. DOENÇA PULMONAR GRANULOMATOSA
   (a) infecções: tuberculose
   (b) doença fúngica: histoplasmose
   (c) silicose
   (d) vasculite: granulomatose Wegener
B. NEOPLASMA
   (a) doenças pulmonares metastáticas: câncer da tireóide
   (b) linfoma
   (c) carcinoma celular broncoalveolar
C. OUTRAS DOENÇAS
   (a) induzida por drogas: metotrexate
   (b) vasculite não granulomatosa
   (c) sarcoidose

Doença nodular finamente difusa + nódulos miliares

√ nódulos muito pequenos (1–4 mm) bem definidos da doença intersticial

A. DOENÇA POR INALAÇÃO
   1. Silicose + pneumoconiose do trabalhador do carvão
   2. Beriliose
   3. Siderose
   4. Alveolite extrínseca alérgica (fase crônica)
B. DOENÇA GRANULOMATOSA
   1. Granuloma eosinofílico
   2. Sarcoidose (com adenopatia corrente/prévia)
C. DOENÇA INFECCIOSA
   1. Tuberculose
   2. Fungos: histoplasmose, coccidioidomicose, blastomicose, aspergilose (raro), criptococo (raro)
   3. Bactérias: salmonela, nocardiose
   4. Vírus: varicela (mais comum em adultos), pneumonia por micoplasma
D. METÁSTASES
   Carcinoma da tireóide, melanoma, adenocarcinoma da mama, estômago, cólon, pâncreas
E. MICROLITÍASE ALVEOLAR (raro)
F. BRONCOLITÍASE OBLITERANTE
G. DOENÇA DE GAUCHER

Mnemônico: "TEMPEST"

Tuberculose + doença fúngica
Eosinofílico (granuloma)
Metástases (tireóide, carcinomatose linfangítica)
Pneumoconioses, Parasitas
Embolismo de óleo de contraste
Sarcoidose
Tuberosa (esclerose)

Doença micronodular

1. Doença granulomatosa (tuberculose miliar, histoplasmose)
2. Hipersensibilidade (poeiras orgânicas)
3. Pneumoconioses (poeiras inorgânicas, tesauróides = exposição prolongada aos *sprays* aéreos)
4. Sarcoidose
5. Metástases (tireóide, melanoma)
6. Histiocitose X
7. Caxumba

Doença nodular fina em paciente afebril

1. Doença por inalação
2. Granuloma eosinofílico
3. Sarcoidose
4. Metástases
5. Infecção fúngica (estágio tardio)
6. Tuberculose miliar (raro)

Doença nodular fina em paciente febril

1. Tuberculose
2. Infecção fúngica (estágio precoce)
3. Pneumocystis
4. Pneumonia viral

Doença macronodular

√ nódulos > 5 mm de diâmetro

Mnemônico: "GAMMMGARPS"

Granuloma (fungos)
Abscesso
Metástases
Mieloma múltiplo
MAV
Granulomatose de Wegener
Amiloidose
Reumatóide (pulmão)
Parasitas (Equinococo, Paragonimíase)
Sarcoidose

Pulmão em "favo de mel"

Mnemônico: "PESHI GATO De BATA"

Pneumoconiose
Esclerodermia
Sarcoidose
Histiocitose X
Idiopático (PIU)
Gaucher (doença de)
Artrite reumatóide
Tuberculose
Oxigênio (toxicidade)
Dermatomiosite
Bleomicina, Bussulfan
Amiloidose
Tuberosa (esclerose)
Alveolite alérgica

Doença intersticial crônica simulando doença dos espaços aéreos

A. Substituição da arquitetura pulmonar por um processo intersticial
  (a) neoplásico
  doença de Hodgkin, linfoma histiocítico
  (b) infiltrado celular benigno
  pneumonia intersticial linfocítica, pseudolinfoma
  (c) doença granulomatosa
  sarcoidose alveolar
  (d) fibrose

B. Fase exsudativa da pneumonia intersticial
  1. PIU
  2. Síndrome da angústia respiratória do adulto
  3. Pneumonite por radiação
  4. Reação a drogas
  5. Reação a gases tóxicos

C. Preenchimento celular dos espaços aéreos
  1. Pneumonia intersticial descamativa
  2. Pneumonia por *Pneumocystis carinii*

Doença pulmonar em fase final

A. Distribuição
  1. Pneumonia intersticial usual
    √ distribuição subpleural + predominância para o lobo inferior
  2. Asbestose
    √ distribuição subpleural + predominância para o lobo inferior + espessamento pleural
  3. Sarcoidose
    √ distribuição peribroncovascular + predominância para o lobo superior
  4. Alveolite alérgica extrínseca
    √ distribuição aleatória difusa + áreas esparsas de atenuação opacas

B. Espaços císticos com paredes bem definidas
  1. Histiocitose de células de Langerhans
    √ predominância para o lobo superior
  2. Linfangioleiomiomatose
    √ nenhuma predominância zonal

C. Massas conglomeradas fibróticas
  1. Sarcoidose
    √ distribuição peribroncovascular
  2. Silicose
    √ brônquios separados em torno das massas
  3. Talcose
    √ áreas de alta atenuação (= depósitos de talco)

Distribuição da doença intersticial

DOENÇA DA PORÇÃO SUPERIOR DO PULMÃO

A. <u>Crônica lentamente progressiva ± perda de volume</u>
  1. Tuberculose pós-primária (comum)
  2. Silicose (comum)

B. <u>Crônica lentamente progressiva + perda de volume</u>
  1. Sarcoidose (comum)
  2. Espondilite anquilosante (raro)
  3. Sulfas (raro)

C. <u>Crônica lentamente progressiva sem perda de volume</u>
  1. Alveolite alérgica extrínseca
  2. Granuloma eosinofílico
  3. Pneumonia por aspiração
  4. Pneumonite pós-irradiação
  5. Pneumonia recorrente por *Pneumocystis carinii* (PPC) em paciente recebendo profilaxia com pentamidina aerossolizada

FIBROSE DA PORÇÃO SUPERIOR DO PULMÃO

Mnemônico: "TA SHERIF"

Tuberculose (pós-primária)
Alveolite extrínseca crônica
Sarcoidose
Histoplasmose
Espondilite anquilosante
Radioterapia
Idiopática
Fibrose maciça progressiva

DOENÇA MÉDIO-PULMONAR/PERIILAR

A. <u>Aguda rapidamente evolutiva</u>
  1. Edema pulmonar
  2. Pneumonite por *Pneumocystis*
  3. Alveolite alérgica extrínseca precoce

B. <u>Crônica lentamente progressiva</u>
  1. Carcinomatose linfangítica
  amiúde unilateral, associada a adenopatia, derrame pleural

DOENÇA PULMONAR INFERIOR

<u>Usualmente crônica e lentamente progressiva + com perda de volume</u>
  1. Pneumonia intersticial normal (comum)
  2. Doença do pulmão reumatóide (comum)
  3. Esclerodermia (comum)
  4. Pneumonia crônica por aspiração com fibrose mais regional/unilateral
  5. Asbestose

DOENÇA PULMONAR PERIFÉRICA

A. <u>Aguda rapidamente evolutiva</u>
  1. Edema pulmonar intersticial com linhas B de Kerley (mais comum)
  2. Alveolite fibrosante ativa

B. <u>Crônica lentamente progressiva</u>
  1. Hemossiderose pulmonar secundária

Mnemônicos:

Distribuição basilar	**Distribuição apical**
"FASE BALDA"	"CASSET"
Furadantina	**C**ística, fibrose
Artrite reumatóide	**A**nquilosante, espondilite
Sarcoidose	**S**ilicose
Esclerodermia	**S**arcoidose
Bronquiectasia	**E**osinofílico
Aspiração	**T**uberculose, fungo
Linfangítica (disseminação)	
Dermatomiosite, PID	
Asbestose	

LESÃO PULMONAR DENSA

Atenuação opaca

1. Pneumonia intersticial descamativa
2. Alveolite alérgica extrínseca
3. Sarcoidose
4. Pneumonia intersticial usual
5. Proteinose alveolar
6. Pneumonia organizada criptogênica

Opacificação do hemitórax

Mnemônico: "FAT CHANCE"

Fibrotórax
Adenomatóide (malformação)
Trauma (hematoma)
Colapso, Cardiomegalia
Hérnia
Agenesia do pulmão
Neoplasia (mesotelioma)
Consolidação
Efusão

Atelectasia

Causa:

A. TUMOR
1. Carcinoma broncogênico (2/3 dos carcinomas de células escamosas ocorrem como massas endobrônquicas com atelectasias persistentes/recorrentes ou pneumonia recorrente
2. Carcinóide brônquico
3. Metástases: tumor primário do rim, cólon, reto, mama, melanoma
4. Linfoma (usualmente como apresentação tardia)
5. Lipoma, mioblastoma de células granulares, tumor amilóide, pólipo fibroepitelial

B. INFLAMAÇÃO
1. Tuberculose (granuloma endobrônquico, broncolito, estenose brônquica)
2. Síndrome do lobo médio direito (atelectasia crônica do lobo médio direito)
3. Sarcoidose (granuloma endobrônquico — raro)

C. TAMPÃO MUCOSO
1. Dor torácica/abdominal severa (paciente pós-operatório)
2. Droga depressora respiratória (morfina; doença do SNC)
3. Bronquite crônica/bronquiolite obliterante
4. Asma
5. Fibrose cística
6. Broncopneumonia (inflamação peribrônquica)

D. OUTROS
1. Grande átrio esquerdo (estenose mitral + atelectasia do lobo inferior esquerdo
2. Corpo estranho (aspiração de alimentos, entubação endotraqueal
3. Broncolitíase
4. Amiloidose
5. Granulomatose de Wegener
6. Transecção brônquica

√ aumento focal da densidade do pulmão
√ compactação dos vasos pulmonares
√ rearranjo brônquico
√ deslocamento das fissuras
√ deslocamento do hilo
√ desvio mediastinal
√ elevação do hemidiafragma
√ rotação cardíaca
√ aproximação das costelas
√ superinsuflação compensatória do pulmão normal

Tipos:

A. ATELECTASIAS OBSTRUTIVAS

Atelectasias reabsorvíveis

Fisiopatologia: a soma da pressão parcial dos gases no sangue venoso que perfunde a região atelectasiada é menor que a pressão atmosférica, que é responsável pela reabsorção gradual do ar aprisionado distalmente ao local da obstrução; a secreção contínua para dentro das pequenas vias aéreas leva à consolidação (pneumonite obstrutiva/infecção bacteriana)

Causa: obstrução bronquiolar por:
1. Tumor
2. Constrição
3. Corpo estranho
4. Tampão mucoso
5. Ruptura brônquica

• colapso pela falta de ar em minutos a horas

RMN:
√ alta intensidade de sinal em T2WI na área atelectasiada

B. ATELECTASIA NÃO OBSTRUTIVA

Fisiopatologia: a via entre o sistema brônquico + alvéolos é mantida porque os brônquios são menos complacentes que o parênquima pulmonar + continuam patentes; as secreções podem ser eliminadas + persiste o fluxo de ar convectivo até os bronquíolos distais

• o pulmão colapsado não está totalmente sem ar (até 40% de ar residual)

RMN:
√ baixa intensidade de sinal em T2WI na área de atelectasia

Atelectasia passiva

= processo pleural que ocupa espaço
1. Pneumotórax
2. Hidrotórax/hemotórax
3. Hérnia diafragmática
4. Massas pleurais: metástases, mesotelioma

Atelectasia adesiva
= diminuição na produção de surfactante
1. Síndrome da angústia respiratória do recém-nascido (doença da membrana hialina)
2. Embolia pulmonar: edema, hemorragia, atelectasia
3. Injeção intravenosa de hidrocarbono

Atelectasia cicatrizante
= fibrose parenquimal causando diminuição do volume pulmonar
1. Tuberculose/histoplasmose (lobos superiores)
2. Silicose (lobos superiores)
3. Esclerodermia (lobos inferiores)
4. Pneumonite por radiação (distribuição não anatômica)
5. Fibrose pulmonar idiopática

Atelectasia circular
= pregueamento interno do pulmão
Localização: parede torácica lateral/posterior
três critérios necessários para o diagnóstico:
√ massa focal subpleural em contato com uma região de espessamento pleural
√ sinal da "cauda do cometa" = impressões broncovasculares curvilíneas convergentes emanando da massa nodular + cursando em direção ao hilo ipsolateral
√ perda de volume do lobo envolvido
√ espessamento pleural (freqüentemente devido à exposição ao asbesto)
√ broncograma aéreo em "queijo suíço" (tomograma AP)

Atelectasia discóide
Mnemônico: "EPICo"
Êmbolo
Pneumonia
Inspiração inadequada
Carcinoma obstrutivo

Densidades multifocais mal definidas

= densidades de 5–30 mm resultando em preenchimento dos espaços aéreos

A. INFECÇÃO
1. Broncopneumonia bacteriana
2. Pneumonia fúngica: histoplasmose, blastomicose, actinomicose, coccidioidomicose, aspergilose, criptococose, mucormicose, esporotricose
3. Pneumonia viral
inicialmente pode ter aspecto intersticial
= traqueíte, bronquite, bronquiolite, infiltrado peribrônquico, infiltrados intersticiais septais, lesão às células alveolares, membranas hialinas, necrose das paredes alveolares com sangue, edema, fibrina, macrófagos nos alvéolos
(a) influenza: a lesão cavitária confirma a infecção superposta
(b) varicela/herpes zoster: 10% dos adultos; 2–5 dias após o *rash*
(c) rubéola = antes/com o início do rash; após a rubéola instalada = pneumonia de células gigantes
(d) vírus de inclusão citomegálica: características sugestivas de broncopneumonia
(e) coxsackie, parainfluenza, adenovírus, vírus sincicial respiratório
4. Tuberculose (infecção primária)
5. Febre das montanhas rochosas
6. *Pneumocystis carinii*

B. DOENÇA GRANULOMATOSA
1. Sarcoidose (forma alveolar secundária aos granulomas peribrônquicos)
2. Granuloma eosinofílico

C. VASCULAR
1. Doença tromboembólica
2. Êmbolo séptico
3. Vasculite
(a) granulomatose de Wegener
(b) variantes Wegener: Wegener limitado, granulomatose linfomatóide
(c) vasculite infecciosa = invasão das artérias pulmonares: mucormicose, forma invasiva da aspergilose, febre das montanhas rochosas
(d) síndrome de Goodpasture
(e) esclerodermia

D. NEOPLÁSICO
1. Carcinoma da célula bronquioloalveolar
= somente o tumor primário do pulmão para produzir densidades multifocais mal definidas com broncogramas aéreos
2. Linfoma do tipo alveolar
= acúmulo maciço de células tumorais no interstício com atelectasia por compressão + pneumonia obstrutiva
3. Metástases
(a) coriocarcinoma: hemorragia (no entanto rara)
(b) tumores vasculares: hemangiomas malignos
4. Macroglobulinemia de Waldenströn
5. Linfadenopatia angioblástica
6. Micose fungóide
7. Tumor amilóide

E. DOENÇA INTERSTICIAL IDIOPÁTICA
1. Pneumonite intersticial linfocítica (PIL)
2. Pneumonite intersticial descamativa (PID)
3. Pseudolinfoma = forma localizada de PIL
4. Pneumonite intersticial usual (PIU)

F. DOENÇA POR INALAÇÃO
1. Alveolite alérgica: estágio agudo (por exemplo, pulmão de fazendeiro)
2. Silicose
3. Pneumonia eosinofílica

G. REAÇÕES A DROGAS

Infiltrados difusos no paciente com câncer e imunocomprometidos

Mnemônico: "DIDI"
Disseminação linfangítica do tumor
Infecção oportunista
Drogas (reação a)
Insuficiência (ICC)

Densidades segmentares + lobares

A. PNEUMONIA
   1. Pneumonia lobar
   2. Pneumonia lobular
   3. Pneumonia intersticial aguda
   4. Pneumonia por aspiração
   5. Tuberculose primária

B. EMBOLISMO PULMONAR (raramente múltiplo/maior que subsegmentar)

C. NEOPLASIA
   1. Pneumonia obstrutiva
   2. Carcinoma da célula bronquioloalveolar

D. ATELECTASIA

Infiltrados crônicos

Infiltrados crônicos na infância

Mnemônico: "ABAFAS"

Asma
Bronquiectasia
Agamaglobulinemia
Fibrose cística
Aspiração
Seqüestração intralobar

Opacidades crônicas multifocais mal definidas

1. Pneumonia em organização
2. Doença granulomatosa
3. Alveolite alérgica
4. Carcinoma da célula bronquioloalveolar
5. Linfoma

Opacidades confluentes difusas crônicas

1. Proteinose alveolar
2. Hemossiderose
3. Sarcoidose

Densidades mal definidas com cavernas

A. INFECÇÃO
   1. Pneumonias necrotizantes: *Staphylococcus aureus*, *Streptococcus* β-hemolíticos, *Klebsiella pneumoniae*, *E. coli*, *Proteus*, *Pseudomonas*, anaeróbios
   2. Pneumonia por aspiração: organismos mistos Gram-negativos
   3. Êmbolos sépticos
   4. Fungos: histoplasmose, blastomicose, coccidioidomicose, criptococose
   5. Tuberculose

B. NEOPLASMA
   1. Carcinoma pulmonar primário
   2. Linfoma (muito raramente forma cavernas)

C. DOENÇA VASCULAR + COLÁGENO-VASCULAR
   1. Êmbolo com infarto
   2. Granulomatose de Wegener
   3. Nódulos reumatóides necrobióticos

D. TRAUMA
   1. Contusão com pneumatoceles

Infiltrados peri-hilares em "asa de morcego"

Mnemônico: "GULAS DE 2PP"

Goodpasture (síndrome de)
Uremia
Linfoma
Alveolar (carcinoma da célula)
Sarcoidose
Drogas
Edema pulmonar
Proteinose
Periarterite

Infiltrados periféricos "em asas de morcego invertidas"

Mnemônico: "PPES"

Pneumonia eosinofílica
Pneumonia descamativa intersticial
Edema pulmonar em resolução
Sarcoidose

Infiltrados transitórios e recorrentes

1. Doença de Löeffler
2. Aspergilose broncopulmonar/granulomatose broncocêntrica
3. Asma
4. Endocardite bacteriana subaguda com êmbolos pulmonares

Densidade tubular

A. Impactação mucóide
B. Malformação vascular
   1. Malformação arteriovenosa
   2. Variz pulmonar

Impactação mucóide

= MUCOCELE BRÔNQUICA
= BRONCOCELE
= acúmulo de secreções estagnadas (muco/pus/produtos inflamatórios) dentro da luz brônquica; usualmente associado à dilatação brônquica

A. COM OBSTRUÇÃO BRÔNQUICA na presença de fluxo de ar colateral
   1. Obstrução brônquica por neoplasma: carcinoma broncogênico/adenoma
   2. Atresia brônquica

B. SEM OBSTRUÇÃO BRÔNQUICA
   1. Asma (causa mais freqüente): especialmente durante um ataque agudo durante a convalescência
   2. Bronquiectasias preenchidas por líquido: história de pneumonia na infância; distribuição periférica
   3. Aspergilose broncopulmonar: bronquiectasia central periilar
   4. Fibrose cística
   5. Bronquite crônica

Obstrução brônquica

1. Corpo estranho: causa mais comum em crianças
2. Doença granumatosa: devido à formação de granuloma na parede brônquica/compressão extrínseca por adenopatia
3. Broncolitos = erosão de nódulos calcificados para dentro da luz brônquica

4. Estenose/atresia
5. Neoplasia
   (a) carcinoma broncogênico
   (b) carcinoma adenóide cístico
   (c) tumor mucoepidermóide
   (d) hamartoma

Mnemônico: "MACACA TET"
Metástases endobrônquicas
Adenoma
Corpo estranho
Amilóide
Câncer (primário)
Atresia
Tuberculose
Endobrônquica (doença granulomatosa)
Tampão mucoso

EDEMA PULMONAR

Fluxo transcapilar dependente de
(1) Pressão hidrostática
(2) Pressão coloidosmótica
(3) Permeabilidade capilar

A. PRESSÃO HIDROSTÁTICA AUMENTADA
   (a) CARDIOGÊNICO (mais comum)
      = hipertensão venosa pulmonar
      1. Doença cardíaca: insuficiência ventricular esquerda, doença da válvula mitral, mixoma atrial esquerdo
      2. Doença venosa pulmonar: doença venoclusiva primária, fibrose mediastinal
      3. Doença pericárdica: efusão pericárdica, pericardite constritiva (extremamente rara)
      4. Drogas: drogas antiarrítmicas; drogas depressoras da contratilidade miocárdica (beta bloqueador)
   (b) NÃO CARDIOGÊNICO
      1. Insuficiência renal
      2. Sobrecarga endovenosa de líquidos
      3. Fluido hiperosmolar (isto é, meio de contraste)
   (c) NEUROGÊNICO
      Vasoconstrição simpática no acidente vascular cerebral, trauma de crânio, tumor do SNC, estado pós-ictal

B. PRESSÃO COLOIDOSOMÓTICA DIMINUÍDA
   1. Hipoproteinemia
   2. Transfusão de líquidos cristalóides
   3. Rápida reexpansão do pulmão

C. PERMEABILIDADE CAPILAR AUMENTADA
   Lesão endotelial de
   (a) trauma físico: contusão parenquimal, radioterapia
   (b) lesão por aspiração:
      (1) Síndrome de Mendelson (conteúdo gástrico)
      (2) Afogamento em água salgada/água gelada
      (3) Aspiração de meio de contraste hipertônico
   (c) lesão por inalação:
      (1) Dióxido de nitrogênio = doença dos trabalhadores de silos
      (2) Fumo (edema pulmonar pode ser tardio em 24–48 horas)
      (3) Dióxido de enxofre, hidrocarbonos, monóxido de carbono, berílio, cádmio, sílica, tetróxido de dinitrogênio, oxigênio, cloro, fosgênio, amônia, organofosfatos
   (d) lesão via corrente sangüínea
      (1) Oclusão vascular: choque (trauma, sépsis, SARA) ou êmbolo (gordura, líquido amniótico, trombo)
      (2) Toxinas circulantes: veneno de cobra
      (3) Drogas: heroína, morfina, metadona, aspirina, fenilbutazona, nitrofurantoína, clorotiazida
      (4) Anafilaxia: reação transfusional, reação aos meios de contraste, penicilina
      (5) Hipoxia: altas altitudes, obstrução aguda de grandes vias aéreas

Mnemônico: "ABCDEFGHI-PRN"
Aspiração
"**B**rincar com fogo" (queimadura)
Condição intracraniana
Drogas químicas
Exsudativas (doenças de pele)
Fluido (sobrecarga)
Gram-negativo (choque)
Heroína, nitrofurantoína, salicilatos
Insuficiência cardíaca
Poliarterite
Renal (doença)
No quase afogamento

Edema pulmonar unilateral

A. IPSOLATERAL = no lado da anomalia preeexistente
   1. Posição em decúbito lateral prolongado
   2. Aspiração unilateral/lavagem pulmonar
   3. Contusão pulmonar
   4. Toracocentese rápida (rápida reexpansão)
   5. Obstrução brônquica (pulmão inundado)
   6. Obstrução venosa unilateral
   7. Shunt entre artéria pulmonar-artéria sistêmica (procedimento de Pott, Waterston, Blalock-Taussig)
B. CONTRALATERAL — lado oposto à anomalia
   1. Ausência congênita/hipoplasia da artéria pulmonar
   2. Obstrução arterial unilateral
   3. Síndrome Swyer-Jones
   4. Tromboembolismo
   5. Enfisema unilateral
   6. Lobectomia
   7. Doença pleural

Edema intersticial pulmonar

◊ Freqüentemente marcante dissociação entre os sinais + sintomas clínicos + evidência radiográfica
◊ Nada o diferencia das outras lesões pulmonares intersticiais
◊ Não necessariamente desenvolve-se antes do edema pulmonar alveolar
◊ NÃO é típico da pneumonia bacteriana

Edema pulmonar sem cardiomegalia

Mnemônico: "SHIADU"
Superidratação
Hemorragia pulmonar
Infarto agudo do miocárdio
Arritmia
Drogas
Uremia

Edema pulmonar com cardiomegalia

1. Cardiogênico
2. Urêmico (com cardiomegalia pela efusão pericárdica/hipertensão)

Edema pulmonar não cardiogênico

Mnemônico: "O alfabeto"

Aspiração, Anafilaxia, Afogamento (quase), Altitudes

—

Corpo estranho (inalação)

Diátese hemorrágica, Drogas (reação a)

Embolia (gordura, trombo)

—

Glomerulonefrite, Goodpasture (síndrome de), Gastrografin (aspiração de)

Hipoproteinemia, Heroína

Inalação (SO_2, fumaça, CO, cádmio, sílica)

Líquidos (sobrecarga)

Narcóticos, Nitrofurantoína

Oxigênio (toxicidade)

Pancreatite, Proteinose alveolar

Rápida expansão de pneumotórax/remoção de derrame pleural

SNC (pressão aumentada, trauma, cirurgia, câncer, AVC), SARA

Transfusão (reação à)

Uremia

PNEUMONIA

Padrão "clássico" de pneumonia:

(1) Distribuição lobar: *Streptococcus pneumoniae*
(2) Abaulamento da fissura: *Klebsiella*
(3) Edema pulmonar: pneumonia viral, *Pneumocystis*
(4) Pneumatocele: *Staphylococcus*
(5) Nódulos alveolares: *Varicella*, disseminação broncogênica da tuberculose

Distribuição:

A. SEGMENTAR/LOBAR
- Hospedeiro normal: *S. pneumoniae*, *Mycoplasma*, vírus
- Hospedeiro comprometido: *S. pneumoniae*

B. BRONCOPNEUMONIA
- Hospedeiro normal: *Mycoplasma*, vírus, *Streptococcus*, *Staphylococcus*, *S. pneumoniae*
- Hospedeiro comprometido: Gram-negativos, *Streptococcus*, *Staphylococcus*
- Nosocomial: Gram-negativos, *Pseudomonas*, *Klebsiella*, *Staphylococcus*
- Imunossuprimidos: Gram-negativos, *Staphylococcus*, *Nocardia*, *Legionella*, *Aspergillus*, *Phycomycetes*

C. BILATERAL EXTENSA
- Hospedeiro normal: vírus (influenzae), *Legionella*
- Hospedeiro comprometido: candidíase, *pneumocystis*, tuberculose

D. LOBO INFERIOR BILATERAL
- Hospedeiro normal: anaeróbios (aspiração)
- Hospedeiro comprometido: anaeróbicos (aspiração)

E. PERIFÉRICO
- Pneumonia eosinofílica não infecciosa

Transmissão:

A. PNEUMONIA COMUNIDADE-ADQUIRIDA
Organismos: vírus, *S. pneumoniae*, *Mycoplasma*
Mortalidade: 10%

B. PNEUMONIA NOSOCOMIAL
(a) organismos Gram-negativos (> 50%): *Klebsiella pneumoniae*, *P. aeruginosa*, *E. coli*, *Enterobacter*
(b) organismos Gram-positivos (10%): *S. aureus*, *S. pneumoniae*, *H. influenzae*

Pneumonia lobar

= PNEUMONIA ALVEOLAR

= os patógenos alcançam os espaços aéreos, estimulam a exsudação de edema aquoso para dentro do espaço alveolar, ocorre a disseminação centrífuga via pequenas vias aéreas, poros de Kohn + Lambert nos lobos adjacentes + segmentos

√ consolidação sublobar não segmentar

√ pneumonia circular (= envolvimento uniforme de alvéolos contíguos)
(a) *Streptococcus pneumoniae*
(b) *Klebsiella pneumoniae* (mais agressiva); em imunocomprometidos + alcoólatras
(c) qualquer pneumonia em crianças
(d) sarampo atípico

√ expansão dos lobos com o abaulamento das fissuras

√ necrose pulmonar com cavitação

DD: Aspiração, embolia pulmonar

Pneumonia lobular

= BRONCOPNEUMONIA

= combinação de doença intersticial + alveolar (a lesão começa nas vias aéreas e envolve a árvore broncovascular, acomete os alvéolos, os quais podem conter líquido edematoso, sangue, leucócitos, membranas hialinas, organismos)

Organismos:
(a) *Staphylococcus aureus*, *Pseudomonas pneumoniae*: trombose dos ramos da artéria lobular com necrose + cavitação
(b) *Streptococcus*, Klebsiella, bacilo dos legionários, *Bacillus proteus*, *E. coli*, anaeróbios (*Bacteroides* + clostrídios), *Nocardia*, actinomicose
(c) *Mycoplasma*

√ nódulos acinares pequenos enevoados e mal definidos que aumentam de tamanho com o tempo

√ densidades lobares + segmentares com perda de volume pela obstrução da via aérea secundária ao estreitamento brônquico + tampão mucoso

Pneumonia intersticial aguda

= PNEUMONIA NÃO BACTERIANA

afetando predominantemente e inicialmente os tecidos intersticiais

Organismos: vírus, micoplasmas, *pneumocystis*

√ freqüentemente pneumonia atípica subaguda

√ processo intersticial difuso com espessamento peribrônquico

√ densidades segmentares/lobares (tampão mucoso + dano às células alveolares tipo 2 produtoras de surfactante)

Pneumonia por Gram-negativos

Em 50%, é causa das pneumonias nosocomiais necrotizantes (incluindo pneumonia estafilocócica)

Predisposição: idosos, debilitados, diabete, alcoolismo, DPOC, malignidade, bronquite, pneumonia por Gram-positivos, tratamento com antibióticos, ventilação mecânica

Organismos:

(1) *Klebsiella*
(2) *Pseudomonas*
(3) *E. coli*
(4) *Proteus*
(5) *Haemophilus*
(6) *Legionella*

√ consolidação dos espaços aéreos (*Klebsiella*)
√ aspecto esponjoso (*Pseudomonas*)
√ afetando os lobos pendentes (tosse reflexa fraca sem limpeza da árvore brônquica)
√ bilateral
√ comum a cavitação

Cp:
(1) Exsudato/empiema
(2) Fístula broncopleural

Infecções micóticas do pulmão

A. Em pessoas sadias
   1. Histoplasmose
   2. Coccidioidomicose
   3. Blastomicose
B. Infecção oportunista
   1. Aspergilose
   2. Candidíase
   3. Mucormicose (ficomicose)

Crescimento:
(a) forma micelial
(b) forma de hifas (dependendo do ambiente)

Fonte de contaminação:
(a) solo
(b) crescimento em áreas úmidas (independentemente do *Coccidioides immitis*)
(c) fezes contaminadas de pássaros/morcegos

Pneumonia cavitante

1. *Staphylococcus aureus*
2. *Haemophilus influenzae*
3. *S. pneumoniae*

Outros organismos Gram-negativos (isto é, *Klebsiella*)

Infecções cavitantes oportunistas

A. INFECÇÕES FÚNGICAS
   1. Aspergilose
   2. Nocardiose
   3. Mucormicose (= ficomicose)
B. ÊMBOLOS SÉPTICOS
   1. Organismos anaeróbios
C. ABSCESSO ESTAFILOCÓCICO
D. TUBERCULOSE
   Forma numular

◊ Infecções repetidas no mesmo paciente não são necessariamente devido ao mesmo organismo!

DD: Doença metastática no carcinoma/linfoma Hodgkin

Pneumonia recorrente na infância

A. Problema imunológico
   1. Deficiência imune
   2. Doença granulomatosa crônica da infância (homens)
   3. Deficiência da α_1-antitripsina
B. Aspiração
   1. Refluxo gastroesofágico
   2. Fístula traqueoesofágica do tipo H
   3. Desordem do mecanismo da deglutição
   4. Obstrução esofagiana, corpo estranho esofágico impactado
C. Doença pulmonar subjacente
   1. Seqüestração
   2. Displasia broncopulmonar
   3. Fibrose cística
   4. Asma atópica
   5. Bronquiolite obliterante
   6. Sinusite
   7. Bronquiectasia
   8. Síndrome da dismobilidade ciliar
   9. Corpo estranho pulmonar

Infiltrados pulmonares no neonato

Mnemônico: "SHEIA"

SARA
Hemorragia
Edema
Infecção (pneumonia)
Aspiração

Hipersensibilidade às poeiras orgânicas

A. HIPERSENSIBILIDADE TRAQUEOBRÔNQUICA
   grandes partículas alcançando a mucosa traqueobrônquica (pólen, certos fungos, algumas emanações de animais/insetos)
   1. Asma extrínseca
   2. Hipersensibilidade na aspergilose
   3. Granulomatose broncocêntrica
   4. Bissinose nos trabalhadores do algodão
B. HIPERSENSIBILIDADE ALVEOLAR
   = PNEUMONITE POR HIPERSENSIBILIDADE
   = ALVEOLITE EXTRÍNSECA ALÉRGICA
   Pequenas partículas de < 5 micras alcançando os alvéolos

Dano pulmonar induzido por drogas

A. AGENTES QUIMIOTERAPÊUTICOS
   1. BUSSULFAN = Mileran (para LMC)
      Toxicidade dose-dependente após 3–4 anos com o uso da droga em 1%–10%
      √ padrão linear difuso (ocasionalmente padrão reticulonodular/nodular)
      √ purificação parcial/completa após a retirada da droga
      DD: pneumonia por *pneumocystis*, infiltrado leucêmico intersticial
   2. BLEOMICINA (para carcinoma de células escamosas, linfoma, tumor testicular)
      Toxicidade em doses > 300 mg (em 3%–6%); aumento da toxicidade com a idade + radioterapia + altas concentrações de oxigênio
      √ opacificações subpleurais lineares/nodulares nas zonas pulmonares inferiores dentro de 1–3 meses após o início da terapia

3. NITROSURÉIAS = BCNU, CCNU (para gliomas, linfoma, mieloma)
   Incidência de 50% após doses > 1.500 mg/m^2
   √ opacificações lineares/finamente nodulares (após tratamento de 2–3 anos)
   √ alta incidência de pneumotórax
4. METOTREXATE, PROCARBAZINA (para LMA, psoríase, pênfigo)
   Não relacionado à dose, usualmente autolimitada a despeito da continuidade da terapia
   • eosinofilia sangüínea (comum)
   √ processo linear/reticulonodular (latência de 12 dias a 5 anos, usualmente precocemente)
   √ padrão de preenchimento acinar (tardio)
   √ adenopatia hilar transitória + derrame pleural (ocasionalmente)
   DD: Pneumonia por pneumocystis

B. NITROFURANTOÍNA (Macrodantina)
   (a) desordem aguda com febre + eosinofilia (comum)
   (b) reação crônica com fibrose intersticial (menos comum), pode não estar associada à eosinofilia periférica
   • positiva para FAN + células LE
   √ opacidades basais intersticiais bilaterais
   √ pronta resolução após retirada da droga

C. HEROÍNA, PROPOXIFENO, METADONA
   Overdose seguida de edema pulmonar em 30%–40%
   √ consolidação disseminada bilateral dos espaços aéreos
   √ pneumonia por aspiração em 50%–75%

D. SALICILATOS
   • asma
   √ edema pulmonar (com a ingestão crônica)

E. MEIO DE CONTRASTE INTRAVENOSO
   √ edema pulmonar

F. AMIODARONA (para arritmia ventricular refratária)
   • insuficiência pulmonar após 1–12 meses em 14%–18% dos casos de terapia prolongada
   √ infiltrados alveolares + intersticiais
   √ consolidação periférica
   √ espessamento pleural adjacente à consolidação
   √ o parênquima pulmonar consolidado possui valores de atenuação do iodo

MASSA PULMONAR

Nódulo pulmonar solitário

Incidência:
(a) levantamento radiográfico da população de baixo risco: < 5% das massas são cancerosas
(b) na ressecção cirúrgica: 40% dos tumores malignos, 40% granulomas

A. INFLAMAÇÃO/INFECÇÃO
   1. Granuloma (massa pulmonar mais comum)
      Sarcoidose (1/3), tuberculose, histoplasmose, coccidioidomicose, nocardiose, criptococose, talco, *Dilofilaria immitis* (tênia do cão), goma, sarampo atípico
   2. Cavidade cheia de fluido: abscesso, cisto hidático, cisto bronquiectásico, broncocele
   3. Massa em cavidade pré-formada: bola fúngica (*fungus ball*), impactação mucóide
   4. Atelectasia circular
   5. Pseudotumor inflamatório: fibroxantoma, histiocitoma, granuloma de células plasmáticas, hemangioma esclerosante
   6. Parafinoma = granuloma lipóide
   7. Pneumonia organizada focal

B. TUMORES MALIGNOS
   (a) tumores malignos primários do pulmão
      1. Carcinoma broncogênico (66%, segunda causa mais comum)
      2. Linfoma
      3. Sarcoma primário do pulmão
      4. Plasmocitoma (primário/secundário)
      5. Carcinoma de células claras, carcinóide, carcinoma de células gigantes
   (b) metástases (quarta causa mais comum)
      em adultos: rim, cólon, ovário, testículo
      em crianças: tumor de Wilms, sarcoma osteogênico, sarcoma de Ewing, rabdomiossarcoma

C. TUMORES BENIGNOS
   (a) tecido pulmonar: hamartoma (6%, terceira causa mais comum de massa pulmonar)
   (b) tecido gorduroso: lipoma (usualmente lesão pleural)
   (c) tecido fibroso: fibroma
   (d) tecido muscular: leiomioma
   (e) tecido neural: schwannoma, neurofibroma, paraganglioma
   (f) tecido linfático: linfonodo intrapulmonar
   (g) depósitos: amilóide, esplenose, endometrioma, hematopoiese extramedular

D. VASCULAR
   1. Malformação arteriovenosa
   2. Hemangioma
   3. Hematoma
   4. Infarto em organização
   5. Variz de veia pulmonar
   6. Nódulo reumatóide/vasculítico

E. RELACIONADO AO DESENVOLVIMENTO
   1. Cisto broncogênico (cheio de líquido)
   2. Seqüestração pulmonar

F. INALANTE
   1. Silicose (massa conglomerada)
   2. Impactação mucóide (aspergilose alérgica)

G. DENSIDADES MIMETIZANDO
   1. Líquido na fissura interlobar
   2. Massa mediastinal
   3. Massa pleural (mesotelioma)
   4. Densidade da parede torácica: lesão no mamilo, costela, tumor cutâneo (mola, neurofibroma, lipoma)
   5. Artefatos: botões, fechos

Mnemônico: "CALHAPAC 3MS"
Carcinoma broncogênico
Adenoma
Linfoma
Hamartoma, histoplasmose
Abscesso
Pseudotumor
Actinomicose
Cisto (broncogênico, neuroentérico, equinocócico)
Malformação arteriovenosa
Metástase solitária
Mesotelioma
Seqüestração

CARACTERÍSTICAS DIAGNÓSTICAS DIFERENCIAIS DAS MASSAS PULMONARES À RADIOGRAFIA DE TÓRAX

- √ coroa radiada = espiculações fortemente sugestivas de malignidade primária
  - ◊ 89% das lesões irregulares/espiculadas são malignas!
- √ lucências/broncogramas aéreos
  - (a) cavitação
    - ◊ Uma cavidade de paredes finas e ≤ 4 mm é benigna em 94%!
  - (b) disseminação infiltrativa com broncograma aéreo: carcinoma celular bronquioloalveolar, linfoma, pneumonia em resolução
- √ calcificações
  - (a) centrais/completas: granuloma
  - (b) periféricas: granuloma, tumor
- √ diminui de tamanho com o tempo: lesão benigna
  - ◊ O carcinoma broncogênico pode demonstrar diminuição temporária do tamanho devido a infarto — necrose — fibrose — seqüência de retração!
- √ ausência de crescimento por mais de dois anos: lesão benigna
- √ aumento de tamanho com o tempo:

  massas com "tempo de duplicação" (refere ao volume, não ao diâmetro) de < 1 mês/> 16 meses são improvavelmente malignas
  - (a) crescimento muito rápido: osteossarcoma, coriocarcinoma, neoplasma testicular, processo infeccioso em organização, infarto (tromboembolismo, granulomatose de Wegener)
  - (b) crescimento muito lento: hamartoma, carcinóide brônquico, pseudotumor inflamatório, granuloma, adenocarcinoma de baixo grau, metástases de carcinoma de células renais
- √ nódulo > 3 cm é suspeito de malignidade
- √ nódulos satélites (em associação com nódulos periféricos maiores):
  - — em 99% são devidos à doença inflamatória (amiúde tuberculose)
  - — em 1% devido a câncer primário do pulmão
- √ lobulação
  - (a) massa em organização
  - (b) tumor com múltiplos tipos celulares crescendo em velocidades diferentes (i.é., hamartoma)
  - ◊ 79% das massas com margens nitidamente delimitadas são benignas!
- √ áreas bolhosas de baixa atenuação: carcinoma celular bronquioloalveolar (em 50%)
- √ coleção focal de gordura dentro de nódulo pulmonar suavemente delimitado: hamartoma
- √ vaso em direção à massa: variz pulmonar, MAV

CARACTERÍSTICAS DIAGNÓSTICAS DIFERENCIAIS DAS MASSAS PULMONARES NA TC DE CORTES FINOS

- √ aerobroncograma nos nódulos < 2 cm de diâmetro: em 65% malignos, em 5% benignos
- √ espiculação: em 87% malignos, em 55% benignos
- √ cauda pleural: em 25% malignos, em 9% benignos
- √ presença de calcificação, gordura e áreas lisas são sugestivas de benignidade
  - √ em 31%, calcificações (usualmente > 164 HU) não foram detectadas à radiografia de tórax
- √ TCCC (2–5 minutos após a administração): neoplasmas benignos + granulomas realçam < 15 HU; neoplasmas malignos realçam > 25 HU

Tumor benigno do pulmão

A. LOCALIZAÇÃO CENTRAL
1. Pólipo brônquico
2. Papiloma brônquico
3. Mioblastoma da célula granular
   = célula de origem a partir da crista neural
   Idade: meia idade, especialmente mulheres negras
   √ lesão endobrônquica nos brônquios maiores

B. LOCALIZAÇÃO PERIFÉRICA
1. Hamartoma
2. Leiomioma
   leiomioma metastatizante benigno, história de histerectomia
3. Tumor amilóide
   não associado ao amilóide de outros órgãos/artrite reumatóide/mieloma
4. Linfonodo intrapulmonar
5. Malformação arteriovenosa
6. Endometrioma, fibroma, tumor neural, quemodectoma

C. CENTRAL/PERIFÉRICA
1. Lipoma:
   (a) subpleural
   (b) endobrônquico

D. PSEUDOTUMOR
1. Fibroxantoma/xantogranuloma
2. Granuloma de células plasmáticas
3. Hemangioma esclerosante
   mulheres de meia idade, LMD/LID (mais freqüentemente), pode ser múltiplo
4. Pseudolinfoma
5. Atelectasia circular

Calcificações pulmonares múltiplas

A. Infecção
1. Histoplasmose
2. Tuberculose
3. Pneumonia pelo vírus da varicela

B. Doença por inalação
1. Silicose

C. Miscelânea
1. Hipercalcemia
2. Estenose mitral
3. Microlitíase alveolar

NÓDULOS PULMONARES CALCIFICADOS

Mnemônico: "TV SHAMME"

Tuberculose
Varicela
Silicose
Histoplasmose, Hematoma
Amilóide
Microlitíase alveolar
Metástases (tireóide, osteossarcoma, carcinoma mucinoso)
Estenose mitral

◊ Calcificações difusas/centrais/laminadas/em "pipoca" são características de nódulos pulmonares solitários benignos

Grandes massas pulmonares

Mnemônico: "TAPICES"

Toruloma (criptococo)
Abscesso
Pseudotumor, Plasmocitoma
Inflamatório
Carcinoma (grandes células, células escamosas, metástases em "bala de canhão")
Equinococose
Sarcoma, Seqüestração

Múltiplos nódulos e massas

√ massas homogêneas com bordas agudas
√ nenhum aerobroncograma/alvéolo

A. TUMORES
 (a) malignos
  (1) Metástases: de mama, rim, trato GI, útero, ovário, testículos, melanoma maligno, sarcoma, tumor de Wilms
  (2) Linfoma (raro)
  (3) Carcinomas broncogênicos primários múltiplos (sincrônicos em 1% de todos os cânceres de pulmão)
 (b) benignos
  (1) Hamartoma (raramente múltiplo)
  (2) Malformações AV
  (3) Amiloidose

B. LESÕES VASCULARES
 1. Tromboêmbolo com infartos em organização
 2. Êmbolos sépticos com infartos organizados

C. DOENÇA COLÁGENO-VASCULAR
 1. Granulomatose de Wegener: vasculite com infartos em organização
 2. Variantes Wegener
 3. Nódulos reumatóides: tendência para a periferia, ocasionalmente formam cavidades

D. GRANULOMAS INFLAMATÓRIOS
 1. Fúngico: coccidioidomicose, histoplasmose, criptococose
 2. Bacteriano: nocardiose, tuberculose
 3. Viral: sarampo atípico
 4. Parasitas: cistos hidáticos, paragonimíase
 5. Sarcoidose: grande acúmulo de granulomas intersticiais
 6. Pseudotumores inflamatórios: histiocitoma fibroso, granuloma de células plasmáticas, nódulos pulmonares hialinizantes, pseudolinfoma

Mnemônico: "SLAM DA PIG"

Sarcoidose
Linfoma
Alveolar (proteinose)
Metástases
Drogas
Alveolar (carcinoma celular)
Pneumonias
Infartos
Goodpasture (síndrome de)

Nódulos pulmonares pequenos

Mnemônico: "MALTS"

Metástases (especialmente tireóide)
Alveolar (carcinoma da célula)
Linfoma, Leucemia
Tuberculose
Sarcóide

Nódulo pulmonar "áspero"

Sarcoidose, do tipo alveolar
Êmbolo séptico
Metástases
Linfoma
Granulomatose linfomatóide
Carcinoma de células alveolares
Pulmão reumatóide
Granulomatose de Wegener
Fungo
Tuberculose

Nódulo pulmonar hemorrágico

√ sinal do halo na TC = área central de atenuação de tecido mole circundado por um halo de atenuação opaca

Causas:

A. INFARTO HEMORRÁGICO
 1. Aspergilose invasiva precoce
 2. Candidíase hematogênica
 3. Herpes simples, CMV, vírus varicela-zoster

B. VASCULITE
 1. Granulomatose de Wegener

C. FRAGILIDADE DO TECIDO NEOVASCULAR
 1. Sarcoma de Kaposi
 2. Angiossarcoma metastático

D. FÍSTULA BRONCOARTERIAL
 1. Coccidioidomicose

E. TRAUMA
 1. Após biopsia pulmonar

Pneumoconiose com massa

Antracossilicose com:
 (1) Granuloma (histoplasmose, tuberculose, sarcoidose)
 (2) Carcinoma broncogênico (a incidência é a mesma da população geral)
 (3) Metástase
 (4) Fibrose maciça progressiva
 (5) Síndrome de Caplan (nódulos reumatóides)

Nódulo pulmonar com base na pleura

√ lesão mal definida/nitidamente definida mimetizando massa pleural verdadeira
√ densidades lineares associadas no parênquima pulmonar

Causas:
 (1) Granuloma (fungo, tuberculose)
 (2) Pseudotumor inflamatório
 (3) Metástases
 (4) Nódulo reumatóide
 (5) Tumor de Pancoast
 (6) Linfoma
 (7) Infarto: corcova de Hampton
 (8) Pseudotumor atelectásico

Nódulos pulmonares cavitantes

A. NEOPLASMA
   (a) primário do pulmão:
      (1) Carcinoma de células escamosas
      (2) Adenocarcinoma
      (3) Carcinoma bronquioloalveolar (raro)
      (4) Doença de Hodgkin (raro)
   (b) metástases (4% formam cavidades):
      (1) Carcinoma da célula escamosa (2/3) nasofaringe (homens), cérvice (mulheres), esôfago
      (2) Adenocarcinoma (colorretal)
      (3) Sarcoma: sarcoma de Ewing, ósteo, mixo, angiossarcoma
      (4) Melanoma
      (5) Seminoma, teratocarcinoma
      (6) Tumor de Wilms

B. DOENÇA DO COLÁGENO-VASCULAR
   1. Granulomatose de Wegener + variante Wegener
   2. Nódulos reumatóides + síndrome de Caplan
   3. LES
   4. Periarterite nodosa (raro)

C. DOENÇA GRANULOMATOSA
   1. Histiocitose X
   2. Sarcoidose (raro)

D. DOENÇA VASCULAR
   1. Êmbolo pulmonar com infarto
   2. Êmbolo séptico (*Staphylococcus aureus*)

E. INFECÇÃO
   1. Bacteriana: pneumatoceles por pneumonia estafilocócica/Gram-negativos
   2. Micobactérias: BK
   3. Fungo: nocardiose, criptococose, coccidioidomicose (em 10%), aspergilose
   4. Parasitária: equinococose (múltiplo em 20%–30%), paragonimíase

F. TRAUMA
   1. Cisto pulmonar traumático (após hemorragia)
   2. Ingestão de hidrocarbonetos (lobos inferiores)

G. DOENÇA BRONCOPULMONAR
   1. Bolha infectada
   2. Bronquiectasia cística
   3. Cisto broncogênico comunicante

Sinal do "ar em crescente"

1. Aspergilose pulmonar invasiva
2. Micetoma não invasivo
3. Êmbolo séptico
4. Neoplasmas cavitantes malignos + benignos
5. Cisto equinocócico
6. Tuberculose com aneurismas de rasmussen (a maioria é muito pequena para ser identificada à radiografia de tórax)

Massa pulmonar com aerobroncograma

1. Carcinoma bronquioloalveolar
2. Linfoma
3. Pseudolinfoma
4. Sarcoma de Kaposi
5. Blastomicose

Nódulos pulmonares + pneumotórax

1. Osteossarcoma
2. Tumor de Wilms
3. Histiocitose

Massa intratorácica de baixa atenuação

A. Cistos
   1. Cisto broncogênico/neuroentérico/pericárdico
   2. Doença hidática

B. Substrato gorduroso
   1. Hamartoma
   2. Lipoma
   3. Linfonodo tuberculoso
   4. Linfadenopatia na doença de Whipple

C. Massas necróticas
   1. Hematoma em resolução
   2. Linfoma tratado
   3. Metástases de ovário, estômago, testículo

LESÕES PULMONARES LUCENTES

Pulmão hiperlucente

Pulmão hiperlucente bilateral

A. TÉCNICA RADIOLÓGICA FALHA
   1. Filme superpenetrado

B. TECIDOS MOLES DIMINUÍDOS
   1. Indivíduos magros
   2. Mastectomia bilateral

C. CAUSA CARDÍACA de fluxo sangüíneo pulmonar diminuído
   1. *Shunt* direito-esquerdo:
      Tetralogia de Fallot (vasos pulmonares proximais pequenos), pseudotronco, tronco tipo IV, malformação de Ebstein, atresia tricúspide
   2. Fisiologia de Eisenmenger do *shunt* esquerdo-direito: CIA, CIV, DAP (vasos pulmonares proximais dilatados)

D. CAUSA PULMONAR de fluxo sangüíneo pulmonar diminuído
   (a) leito vascular diminuído:
      (1) Embolia pulmonar
         a bilateralidade é rara; áreas localizadas de hiperlucência (sinal de Westermark)
   (b) aumento do espaço aéreo
      (1) Aprisionamento do ar (alterações reversíveis): ataque asmático agudo, bronquiolite aguda (paciente pediátrico)
      (2) Enfisema
      (3) Bula
      (4) Bolha
      (5) Enfisema intersticial

Pulmão hiperlucente unilateral

A. TÉCNICA RADIOLÓGICA FALHA
1. Rotação do paciente

B. DEFEITO DA PAREDE TORÁCICA
1. Mastectomia
2. Ausência do músculo peitoral (síndrome de Poland)

C. ESPAÇO PULMONAR AÉREO AUMENTADO
Com fluxo sangüíneo pulmonar diminuído
(a) obstrução de grande via aérea com aprisionamento do ar
@ Compressão brônquica:
massa hilar (raro), cardiomegalia comprimindo brônquio lobar inferior esquerdo
@ Obstrução endobrônquica com aprisionamento do ar (fluxo de ar colateral):
corpo estranho, broncolito, carcinoma broncogênico, carcinóide, mucocele brônquica
(b) obstrução de pequenas vias aéreas
(1) Bronquiolite obliterante
(2) Síndrome de Swyer-James/MacLeod
(3) Enfisema (particularmente enfisema bolhoso)
(4) Enfisema + transplante pulmonar unilateral
(c) pneumotórax (no paciente supino)

D. CAUSA VASCULAR PULMONAR de fluxo sangüíneo pulmonar diminuído
1. Hipoplasia da artéria pulmonar
2. Embolia pulmonar
3. Enfisema lobar congênito
4. Superaeração compensatória

Defeito pulmonar lucente localizado

^. CAVIDADE = necrose tecidual com drenagem brônquica
(a) INFECÇÃO
<u>Pneumonia bacteriana</u>
(1) Infecção piogênica = abscesso = pneumonia necrotizante
Estafilococo, *Klebsiella*, *Pseudomonas*, anaeróbios, estreptococos β-hemolíticos, *E. coli*, organismos mistos gram-negativos
(2) Pneumonia por aspiração = pneumonia gravitacional:
organismos mistos Gram-positivos, anaeróbios
<u>Infecção granulomatosa</u>
(1) Tuberculose
A cavitação indica doença infecciosa ativa com risco de disseminação hematogênica/broncogênica
(2) Infecção fúngica:
nocardiose (no imunocomprometido), coccidioidomicose (qualquer lobo, sudoeste desértico), histoplasmose, blastomicose, mucormicose, esporotricose, aspergilose, criptococose
√ cavidades de paredes muito finas menos provavelmente seguem a distribuição apical da tuberculose/histoplasmose
(3) Sarcoidose (estágio IV, predominância para o lobo superior)
(4) Organismo angioinvasivo (infarto pulmonar séptico seguido de formação de cavidade):
Aspergillus, Mucorales, Candida, Torulose, P. aeruginosa
<u>Infestação parasitária:</u> doença hidática

(b) NEOPLASMA
<u>Tumor pulmonar primário:</u> 16% dos cânceres pulmonares periféricos (em particular no carcinoma de células escamosas (30%); também no carcinoma celular bronquioloalveolar
<u>Metástases</u> (usualmente múltiplas)
(1) Carcinoma das células escamosas (nasofaringe, esôfago, cérvice) em 2/3
(2) Adenocarcinoma (pulmão, mama, trato GI)
(3) Osteossarcoma (raro)
(4) Melanoma
(5) Linfoma (raro): com adenopatia; cavidades amiúde secundárias às infecções oportunistas com nocardiose + criptococose

(c) OCLUSÃO VASCULAR
(1) Infarto (tromboembólico, séptico)
(2) Granulomatose de Wegener
(3) Artrite reumatóide

(d) INALANTE
(1) Silicose na pneumoconiose do trabalhador do algodão
— complicando tuberculose
— necrose isquêmica do centro da massa conglomerada (raro)

B. CISTO

(a) <u>bronquiectasia cística</u>
(1) Fibrose cística (mais óbvia nos lobos superiores)
(2) Agamaglobulinemia (predisposição para infecções bacterianas recorrentes)
(3) Pneumonias bacterianas recorrentes
√ múltiplas lucências de paredes finas com níveis ar-líquido nos lobos inferiores
(4) Infecção na infância: tuberculose, coqueluche
(5) Aspergilose broncopulmonar alérgica (nos pacientes asmáticos)
√ envolvimento dos brônquios proximais periilares
(6) Síndrome de Kartagener (dismobilidade ciliar)

(b) pneumatocele
(1) Pneumatocele pós-infecciosa
(2) Pneumatocele traumática:
hematoma pulmonar/inalação de hidrocarbonos

(c) <u>lesão congênita</u> (raro)
(1) Múltiplos cistos broncogênicos
(2) Seqüestração intralobar:
estrutura multicística nos lobos inferiores
(3) Malformação congênita cística adenomatóide (MCCA) tipo I
(4) Hérnia diafragmática (congênita/traumática)

(d) <u>enfisema centrilobular/bolhoso</u>

(e) pulmão em favo de mel

Múltiplas lesões pulmonares lucentes

para detalhes, veja em causas de defeito pulmonar localizado lucente

A. CAVIDADES
- (a) <u>infecção</u>
  - (1) Pneumonia bacteriana: pneumonia cavitante, abscesso pulmonar
  - (2) Infecção granulomatosa: tuberculose, sarcoidose
  - (3) Infecção fúngica: coccidioidomicose
  - (4) Infecção parasitária: equinococose
  - (5) Infecção protozoária: pneumocistose
- (b) <u>neoplasma</u>
- (c) vascular
  - (1) Infartos tromboembólicos + sépticos
  - (2) Granulomatose de Wegener
  - (3) Artrite reumatóide
  - (4) Organismo angioinvasivo (infarto pulmonar séptico seguido por formação de cavidade): *Aspergillus, Mucorales, Candida, Torulose, P. aeruginosa*

B. CISTOS
- (a) <u>bronquiectasias císticas</u>
  - (1) Fibrose cística (mais óbvia nos lobos superiores)
  - (2) Agamaglobulinemia (predisposição para infecções bacterianas recorrentes)
  - (3) Pneumonias bacterianas recorrentes
  - (4) Tuberculose
  - (5) Aspergilose broncopulmonar alérgica (nos pacientes asmáticos)
- (b) pneumatoceles
- (c) lesões congênitas (raro)
  - (1) Múltiplos cistos broncogênicos
  - (2) Seqüestração intralobar: estrutura multicística nos lobos inferiores Malformação congênita cística adenomatóide (MCCA) tipo I
  - (3) Hérnia diafragmática (congênita/traumática)
- (d) <u>enfisema centrilobular/bolhoso: bolhas, bula</u>
- (e) <u>esclerose tuberosa + linfangiomiomatose</u>
- (f) <u>pulmão em favo de mel</u>
- (g) <u>polipose pulmonar juvenil</u>

Cisto pulmonar

A. CISTO CONGÊNITO
1. Malformação adenomatóide cística
2. Enfisema lobar congênito
3. Atresia brônquica
4. Cisto broncogênico
5. Seqüestração

B. CISTO ADQUIRIDO
1. Pneumatocele (traumática/infecciosa)
2. Pseudocisto (pelo enfisema intersticial)
3. Doença hidática
4. **Bolha** = coleção cística de ar dentro da pleura visceral; principalmente apical com colo estreito; associada ao pneumotórax espontâneo
5. **Bula** = coleção cística de ar nitidamente demarcada dentro do parênquima pulmonar > 2 cm de diâmetro com parede < 1 mm de espessura devido à destruição dos alvéolos (= cisto de ar no enfisema localizado/centrilobular/panlobular)
   - • usualmente assintomático
   - √ tipicamente no ápice pulmonar
   - √ lento aumento progressivo

Cp:
(1) Pneumotórax espontâneo
(2) "Pulmão dissipado" = grande área de enfisema localizado causando atelectasias + dispnéia

Trat.: ressecção cirúrgica da bula > 33% do hemitórax

Múltiplos cistos pulmonares

A. INFECÇÃO
1. Tuberculose
2. Pneumonia por *Pneumocystis carinii* na AIDS

B. VASCULAR-EMBÓLICO
1. Embolo séptico cavitado
   - √ amiúde visto na extremidade de um vaso nutrício
2. Infecção angioinvasiva (aspergilose pulmonar invasiva, *Candida, P. aeruginosa*)
3. Vasculite pulmonar (granulomatose de Wegener)

C. DILATAÇÃO DOS BRÔNQUIOS = bronquiectasia
- √ espessamento da parede brônquica

D. RUPTURA DA MALHA DE FIBRAS ELÁSTICAS
1. Enfisema centrilobular
2. Enfisema panlobular
   - √ arquitetura lobular preservada com o feixe broncovascular na posição central, áreas de destruição do pulmão sem contornos arqueados
3. Linfangiomiomatose
   - √ cistos aleatoriamente distribuídos em pulmão de outro modo normal
4. Esclerose tuberosa
   - √ anomalias cutâneas associadas, retardo mental, epilepsia
5. Doença de bloqueio aéreo (SARA, asma, bronquiolite, pneumonia viral/bacteriana)

E. REMODELAMENTO DA ARQUITETURA PULMONAR
= formação de "favo de mel" na fibrose pulmonar idiopática (= alveolite fibrosante)
- √ pequenas cavidades irregulares com paredes espessas circundadas por parênquima pulmonar anormal
- √ distribuição predominantemente periférica + basilar

F. MULTIFATORIAL/DESCONHECIDO
1. Histiocitose de células de Langerhans
   - √ cistos com paredes de espessuras variáveis
   - √ combinação de nódulos ± cavitação
   - √ espessamento septal
   - √ distribuição predominante nas zonas pulmonares superiores
2. Síndrome de Klippel-Trenaunay
3. Papilomatose traqueolaríngea juvenil
4. Neurofibromatose
   - √ espaços císticos com ar predominantemente apicais

Lesões pulmonares que lembram cistos

Mnemônico: "BIC BANG CHIMPS"

Bronquiectasias
Infarto
Claron
Broncogênico (cisto)
Abscesso
Neoplasma
Granulomatose de Wegener
Coccidioidomicose
Histiocitose X, Hidatidose
Infecção
Malformação congênita adenomatóide
Pneumatocele
Seqüestração

Múltiplas cavidades de paredes finas

Mnemônico: "BICTI"

Bula + pneumatoceles
Infecção (tuberculose, cocos, estáfilo)
Cisto (traumático, broncogênico
Tumor (carcinoma de células escamosas)
Ingestão de hidrocarbonos

Massa dentro de uma cavidade

1. Micetoma = aspergiloma
2. Fragmento de tecido dentro do carcinoma
3. Pulmão necrótico dentro de abscesso
4. Cisto hidático em desintegração
5. Coágulo de sangue intracavitário

Pneumotórax

Patologia: ruptura na pleura visceral
Etiologia:

(1) Trauma penetrante
(2) Trauma fechado
  (a) fratura de costela
  (b) aumento da pressão intratorácica contra a glote fechada: contusão pulmonar/laceração
  (c) ruptura brônquica
    √ sinal do "pulmão caído" = hilo do pulmão abaixo do nível esperado dentro da cavidade torácica
    √ pneumotórax persistente com árvore pulmonar funcionante
    √ pneumotórax mediastinal
(3) Iatrogênico: traqueostomia, cateter venoso central, ventilação em PEEP
(4) Pneumotórax espontâneo
  = resulta da ruptura de bolha subpleural/bula; especialmente em pacientes com alta estatura e magros

  Idade: 3ª + 4ª década; M:F = 8:1
  - dor torácica (69%)
  - dispnéia

Prognóstico: recorrência em 30% no mesmo lado, em 10% no lado contralateral

(5) Outras causas:
  (a) doença neonatal: aspiração de mecônio, terapia em respirador para tratamento da doença da membrana hialina
  (b) malignidade: câncer primário do pulmão, metástases pulmonares (especialmente osteossarcoma, pâncreas, adrenal, tumor de Wilms)
  (c) infecções pulmonares: coccidioidomicose, doença hidática, pneumonia bacteriana aguda, septicemia estafilocócica
  (d) complicação do pulmão em favo de mel: sarcoidose, histiocitose X, pulmão reumatóide, hemossiderose pulmonar idiopática, proteinose alveolar pulmonar
  (e) síndrome de Marfan
  (f) asma espasmódica, enfisema difuso
  (g) infarto pulmonar
  (h) pneumotórax catamenial = pneumotórax espontâneo recorrente durante a menstruação associado à endometriose do diafragma; D > E
  (i) linfangiomiomatose + esclerose tuberosa

Mnemônico: "FEDE GEME SETE TH"

Favo de mel (pulmão em)
Enfisema
DPOC
Esôfago (ruptura do)
Granuloma eosinofílico
Espontâneo
Membrana hialina
Esclerodermia
Sarcoma, Sarcoidose
Endometriose
Tuberculose + fungo
Esclerose tuberosa
Trauma
Hamman-Rich (síndrome)

TAMANHO DO PNEUMOTÓRAX

Distância interpleural média (DIM) = (A +B + C)÷3 (em cm) converte para porcentagem do pneumotórax

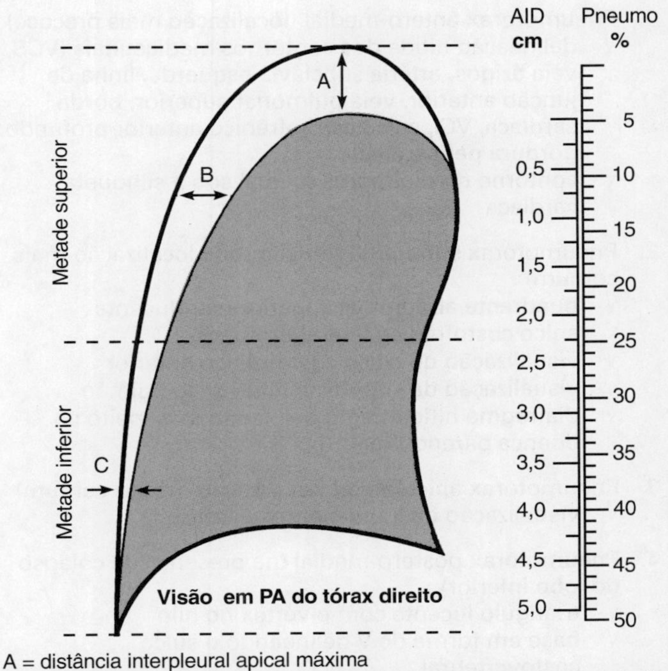

A = distância interpleural apical máxima
B = distância interpleural no ponto médio da metade superior do pulmão
C = distância interpleural no ponto médio da metade inferior do pulmão

TIPOS

1. Pneumotórax fechado = caixa torácica intacta
2. Pneumotórax aberto = ferida torácica "aspirativa"
3. Pneumotórax hipertensivo
   = acúmulo de ar dentro do espaço pleural devido ao ingresso livre + regresso limitado de ar
   Fisiopatologia:
   a pressão intrapleural excede a pressão atmosférica no pulmão durante a expiração (mecanismo valvular)
   √ deslocamento do mediastino/linha de junção anterior
   √ sinal do sulco profundo = em visão frontal recesso costodiafragmático lateral maior que o do lado oposto
   √ inversão diafragmática
   √ colapso pulmonar total/subtotal
   √ colapso da VCS/VCI/borda cardíaca direita (retorno venoso sistêmico diminuído)
4. Hidropneumotórax de tensão
   √ delineação nítida da pleura visceral por denso espaço pleural
   √ desvio do mediastino para o lado oposto
   √ nível ar-líquido no espaço pleural na radiografia de tórax ereta

SINAIS RADIOGRÁFICOS:
√ margem branca da pleura visceral separada da pleura parietal (DD: prega cutânea, ar aprisionado entre os tecidos moles da parede torácica, trança de cabelos)
√ ausência de impressões vasculares além da margem da pleura visceral

SINAIS RADIOGRÁFICOS DE PNEUMOTÓRAX NA POSIÇÃO SUPINA

1. Pneumotórax ântero-medial (localização mais precoce)
   √ delineação nítida dos contornos mediastinais (VCS, veia ázigos, artéria subclávia esquerda, linha de junção anterior, veia pulmonar superior, borda cardíaca, VCI, sulco cardiofrênico anterior profundo, gordura pericárdica)
   √ contorno do diafragma medial sob a silhoueta cardíaca
2. Pneumotórax subpulmonar (segunda localização mais comum)
   √ quadrante abdominal superior hiperlucente
   √ sulco costofrênico lateral profundo
   √ visualização do sulco costofrênico anterior
   √ visualização da superfície inferior do pulmão
   √ diafragma nitidamente delineado a despeito da doença parenquimal
3. Pneumotórax apicolateral (localização menos comum)
   √ visualização da linha pleural visceral
4. Pneumotórax póstero-medial (na presença de colapso do lobo inferior)
   √ triângulo lucente com o vértex no hilo
   √ base em forma de V delineando o sulco costovertebral
5. O pneumotórax delineia o ligamento pulmonar

MEDIASTINO

Pneumomediastino

A. PNEUMOMEDIASTINO ESPONTÂNEO (comum)
   Idade: neonatos (0,05%–1%), 2ª-3ª década
   Causas:
   (a) ruptura de alvéolos marginalmente situados pela elevação súbita da pressão intra-alveolar (asma aguda, pneumonia por aspiração, doença da membrana hialina, sarampo, pneumonia de células gigantes, tosse, vômitos, exercícios extremos, parto, acidose diabética)
   (b) erosão tumoral da traquéia/esôfago
   (c) pneumoperitônio/retropneumoperitônio = extensão do plano peritoneal/retroperitoneal/planos fasciais profundos do pescoço
   Cp: bloqueio aéreo = bolsão de pressão ameaçando o fluxo de sangue nas veias de baixa pressão, particularmente comum no período neonatal
B. PNEUMOMEDIASTINO TRAUMÁTICO (raro)
   1. Enfisema intersticial pulmonar
      = ruptura dos alvéolos marginais com o ar se disseminando em direção ao mediastino devido à ventilação de pressão positiva
   2. Ruptura brônquica/traqueal
      √ geralmente associado a pneumotórax
   3. Ruptura esofagiana (acidose diabética, alcoólatras, síndrome de Boerhaave)
   4. Iatrogênico – acidental
      cirurgia cervical/torácica/abdominal, cateterização da veia subclávia, mediastinoscopia, broncoscopia, gastroscopia, retossigmoidoscopia-colonoscopia, eletrocirurgia com explosão do gás intestinal, ventilação com pressão positiva, intubação, enema baritado

√ lucências raiadas de ar no mediastino (procure na incisura torácica em PA + espaço retroesternal em filme lateral)
√ sinal "do diafragma contínuo" = lucência conectando ambas as cúpulas do diafragma
√ sinal do "V de Naclerio" = ar entre a aorta torácica inferior + diafragma
√ sinal da "vela de iate" em crianças = ar delineando o timo

Desvio do mediastino

= deslocamento do coração, traquéia, aorta, vasos hilares
◊ Filme em expiração, filme em decúbito lateral (pulmão expandido em direção inferior); a fluoroscopia ajuda a determinar o lado da anomalia

A. PULMÃO PULMONAR DIMINUÍDO
   1. Atelectasia
   2. Pós-operatório (lobectomia, pneumotórax)
   3. Pulmão/lobo hipoplásico
      √ artéria pulmonar pequena + hilo pequeno
      √ vasculatura pulmonar periférica diminuída
      √ padrão vascular reticular irregular (origem brônquica) sem convergência para o hilo
   4. Bronquiolite obliterante = síndrome de Swyer-James

B. VOLUME PULMONAR AUMENTADO = ar aprisionado
@ Brônquio-fonte
(1) Corpo estranho obstruindo o brônquio principal (comum em crianças), com mecanismo valvular + fluxo de ar colateral
√ desvio mediastinal contralateral aumentando com a expiração
@ Enfisema
(1) Enfisema bolhoso (forma localizada)
√ grandes áreas avasculares com finas linhas
(2) Enfisema lobar congênito: somente em crianças pequenas
(3) Enfisema intersticial
√ padrão difuso de linhas grosseiras; complicação da terapia de ventilação com pressão positiva
@ Cistos/massas
(1) Cisto broncogênico: com conexão bronquial + mecanismo valvular de sentido único
(2) Malformação adenomatóide cística
(3) Grande massa (pulmonar, mediastinal)

C. ANOMALIA DO ESPAÇO PLEURAL
1. Grande efusão pleurítica unilateral: hemitórax opaco através do empiema, insuficiência cardíaca congestiva, metástases
2. Pneumotórax hipertensivo: nem sempre com colapso completo do pulmão
3. Grande hérnia diafragmática: usualmente detectada no período neonatal
4. Grande massa

D. Ausência parcial do pericárdio/peito escavado
√ desvio do coração sem desvio da traquéia, aorta ou borda mediastinal

Alargamento mediastinal agudo

1. Ruptura da aorta/artérias braquiocefálicas
2. Hemorragia venosa: traumática/iatrogênica (mal posicionamento da linha venosa central)
3. Insuficiência cardíaca congestiva (dilatação venosa)
4. Ruptura do esôfago
5. Ruptura do ducto torácico

Massa mediastinal

(excluindo o timo hiperplásico, granulomas, linfoma, metástases)

1. Tumores neurogênicos (28%) — malignos em 16%
2. Lesões teratóides (19%) — malignas em 15%
3. Cistos entéricos (16%)
4. Timomas (13%) — malignos em 46%
5. Cistos pericárdicos (7%)

◊ 75% de todos os tumores mediastinais são benignos (em todos os grupos etários)
◊ 1/3 diagnosticados em raios X simples de rotina
◊ 2/3 encontrados em associação aos sintomas (dor, tosse, respiração curta)
◊ 80% dos tumores malignos são sintomáticos

Lesões da incisura torácica

1. Massa tireoidiana
1%–3% de todas as tireoidectomias tem um componente mediastinal; 1/3 dos bócios são intratorácicos
Localização: mediastino anterior (80%)/posterior (20%)
√ deslocamento da traquéia posteriormente + lateralmente (bócio anterior)
√ deslocamento da traquéia anteriormente + esôfago posteriormente + lateralmente (bócio posterior)
√ densidade não homogênea (espaços císticos, conteúdo iodado de alta densidade de > 100HU)
√ calcificações focais (comuns)
√ reforço com contraste marcante + prolongado
√ conexão com a glândula tireóide
√ deslocamento vascular + compressão
MN (raramente útil, pois o tecido tireoidiano pode não ser funcionante):
√ ± captação à varredura com I-123/I-131 (o pertecnetato é suficiente com as modernas câmaras gama; o SPECT pode ser útil)
2. Higroma cístico
3%–10% envolvem o mediastino; infância
3. Linfoma
4. Outros tumores: adenoma, carcinoma, timoma ectópico

Massa mediastinal anterior

Mnemônico: "4 Ts"
Timoma
Teratoma
Tireóide (tumor, bócio)
Terrível linfoma

A. LESÕES TÍMICAS SÓLIDAS
1. Timoma (benigno, maligno): mais comum
2. Timo normal (neonato)
3. Hiperplasia tímica (crianças)
4. Timolipoma
5. Linfoma

B. LESÕES TERATÓIDES SÓLIDAS
1. Teratoma
2. Carcinoma de células embrionárias
3. Coriocarcinoma
4. Seminoma

C. TIREÓIDE/PARATIREÓIDE
1. Tireóide subesternal/bócio intratorácico (10% de todas as massas mediastinais)
2. Adenoma/carcinoma de tireóide
3. **Adenoma ectópico de paratireóide:** ectopia em 10%–22% (62%–81% no mediastino anterior/timo, 30% dentro do tecido tireoidiano, 8% no mediastino posterior superior)

D. LINFONODOS
1. Linfoma (Hodgkin, LNH): pode surgir no timo, mais comum em adultos jovens
2. Metástases
3. Hiperplasia benigna do linfonodo
4. Linfadenopatia angioblástica
5. Linfadenite mediastinal: sarcoidose/infecção granulomatosa

E. CARDIOVASCULAR
1. Artéria braquiocefálica tortuosa
2. Aneurisma da aorta ascendente
3. Aneurisma do seio de Valsalva
4. Veia cava superior dilatada
5. Tumor cardíaco
6. Gordura epicárdica

F. CISTOS
   1. Higroma cístico
   2. Cisto broncogênico
   3. Seqüestração extralobar
   4. Cistos tímicos/cistos dermóides
   5. Cisto pericárdico:
      (a) cisto verdadeiro
      (b) divertículo pericárdico
   6. Pseudocisto pancreático
G. OUTROS
   1. Tumor neural (nervo frênico, vago)
   2. Paraganglioma
   3. Hemangioma/linfangioma
   4. Tumor mesenquimal (fibroma/lipoma)
   5. Tumores esternais
      (a) metástases de mama, brônquio, rim, tireóide
      (b) malignos primários (condrossarcoma, mieloma, linfoma)
      (c) benignos primários (condroma, cisto ósseo aneurismático, tumor de células gigantes)
   6. Tumor primário pulmonar/pleural (invadindo o mediastino)
   7. Lipomatose mediastinal:
      (a) doença de Cushing
      (b) terapia com corticosteróides
   8. Hérnia de Morgagni/eventração localizada
   9. Abscesso

Massa mediastinal média

Mnemônico: "3Hs 3Ls CICA

Hematoma
Hérnia
Hiperplasia linfonodal
Linfoma
Leucemia
Leiomioma
Cisto broncogênico/cisto de duplicação
Inflamação (sarcoidose, histoplasmose, coccidioidomicose, tuberculose primária em crianças)
Carcinoma de células pequenas (pulmão)
Aneurisma

A. LINFONODOS
   ◊ 90% das massas no mediastino médio são malignas

   (a) ADENOPATIA NEOPLÁSICA
      (1) Linfoma (Hodgkin: LNH = 2:1)
      (2) Leucemia (em 25%): linfocítica > granulocítica
      (3) Metástases (brônquio, pulmão, trato gastrintestinal superior, próstata, rim)
      (4) Linfadenopatia angioimunoblástica

   (b) ADENOPATIA INFLAMATÓRIA
      (1) Tuberculose/histoplasmose (pode levar à mediastinite fibrosante)
      (2) Blastomicose (rara)/coccidioidomicose
      (3) Sarcoidose (envolvimento predominante dos nódulos paratraqueais)
      (4) Pneumonia viral (particularmente sarampo + febre da arranhadura)
      (5) Mononucleose infecciosa/coqueluche
      (6) Amiloidose
      (7) Peste/tularemia
      (8) Reação a drogas
      (9) Hiperplasia linfonodal gigante = doença de Castleman
      (10) Doença do tecido conjuntivo (artrite reumatóide, LES)
      (11) Abscesso bacteriano pulmonar
   (c) ADENOPATIA POR DOENÇA INALANTE
      (1) Silicose (calcificação "em casca de ovo" também na sarcoidose + tuberculose)
      (2) Pneumoconiose do trabalhador do carvão
      (3) Beriliose
B. CISTO DE VÍSCERA OCA
   1. Cisto broncogênico/respiratório: cartilagem, epitélio respiratório
   2. Cisto entérico = cisto de duplicação esofagiana
   3. Seqüestração extralobar (vaso pulmonar anômalo)
   4. Hérnia de hiato
   5. Divertículo esofágico: Zenker, de tração, epifrênico
C. TUMORES PRIMÁRIOS (infreqüentes)
   1. Carcinoma da traquéia
   2. Carcinoma broncogênico
   3. Tumor esofágico: leiomioma, carcinoma, leiomiossarcoma
   4. Mesotelioma
   5. Mioblastoma de células granulares da traquéia (raro)
D. LESÕES VASCULARES
   1. Aneurisma
   2. Veias distendidas (VCS, veia ázigos)
   3. Hematoma

Massa mediastinal superior

A. NEOPLASIA
   1. <u>Tumor neuroentérico</u> (grupo maior): 30% malignos
      (a) tumor de origem do nervo periférico
         • mais comum na vida adulta
         √ 80% surgem como massas esféricas com sulcos
         √ atenuação mais baixa que o músculo (em 73%)
         (1) Schwannoma = neurilemoma (32%): derivado da célula da bainha de mielina sem células nervosas
         (2) Neurofibroma (10%): contém células de Schwann + células nervosas; 3ª e 4ª década
         (3) Schwannoma maligno
      (b) tumor de origem do gânglio simpático
         • mais comum na infância
         √ 80% são alongados com bordas afiladas
         (1) Ganglioneuroma (23%–38%): segundo tumor mais comum do mediastino posterior após o neurofibroma
         (2) Neuroblastoma (15%): tumor altamente maligno de pequenas células esféricas indiferenciadas, originando-se dos gânglios simpáticos; < 10 anos de idade
         (3) Ganglineuroblastoma (14%): ambas as características, maturação espontânea possível
      (c) tumores de origem paraganglionar (raro)
         (1) Quemodectoma = paraganglioma (4%)
         (2) Feocromocitoma
      √ metástase costal, erosão, destruição
      √ alargamento do forame neural (lesão em ampulheta)

√ irregularidades do aspecto posterior dos corpos vertebrais
√ escoliose
TC: √ massa de tecido mole de baixa densidade (conteúdo lipídico)

(3) Tumor da coluna: metástases (isto é, carcinoma broncogênico, mieloma múltiplo), cisto ósseo aneurismático, cordoma, condrossarcoma, sarcoma de Ewing
(4) Linfoma
(5) Timoma invasivo
(6) Tumor mesenquimal (fibroma, lipoma, leiomioma)
(7) Hemangioma
(8) Linfangioma
(9) Tumor de tireóide

B. INFLAMAÇÃO/INFECÇÃO
1. Espondilite infecciosa: piogênica, tuberculosa, fúngica
   √ destruição do platô vertebral + espaço discal
   √ massa paravertebral de tecidos moles
2. Mediastinite
3. Hiperplasia linfóide
4. Sarcoidose (em 2%, paciente tipicamente assintomático)
5. Pseudocisto pancreático

C. MASSA VASCULAR
1. Aneurisma da aorta descendente (calcificação curvilínea; idosos)
2. Veia ázigos dilatada + hemiázigos acessória
3. Varizes esofagianas
4. Anomalias vasculares congênitas: artéria subclávia aberrante, arco aórtico duplo, alça pulmonar *pulmonary sling*, interrupção da veia cava inferior com continuação da ázigos/hemiázigos

D. TRAUMA
1. Aneurisma aórtico/pseudo-aneurisma
2. Hematoma
3. Hemotórax loculado
4. Pseudomeningocele traumática

E. CISTO DE VÍSCERA OCA
√ os cistos podem demonstrar calcificações periféricas anelares
1. Cisto broncogênico
2. Cisto entérico
3. Cisto neuroentérico
4. Seqüestração extralobar

F. MASSA GORDUROSA
1. Hérnia de Bochdalek
2. Lipomatose mediastinal
3. Tumores contendo gordura: lipoma, lipossarcoma, teratoma (raro)

G. OUTRO
1. Derrame pleural loculada
2. Pseudocisto pancreático
3. Meningocele lateral (neurofibromatose; forame neural alargado)
4. Hematopoiese extramedular: na deficiência crônica da medula óssea; área paraespinhal rica em elementos do sistema retículo endotelial
   √ esplenomegalia; espaçamento das costelas
5. "Pseudomassa" do recém-nascido

Mnemônico: "TAMBELL"
Tumor neurogênico
Aneurisma
Meningocele (lateral)
Bochdalek (hérnia)
Extramedular (hematopoiese)
Linfadenopatia
Linfangioma

Massa na janela aorticopulmonar

1. Adenopatia
2. Pseudo-aneurisma traumático aórtico
3. Aneurisma da artéria pulmonar
4. Cisto broncogênico
5. Tumor da árvore traqueal
6. Tumor esofágico
7. Tumor neurogênico
8. Abscesso mediastinal

Massa do ângulo cardiofrênico

A. Lesão do pericárdio
1. Cisto pericárdico
2. Cisto broncogênico intrapericárdico
3. Neoplasma intrapericárdico benigno: teratoma, leiomioma, hemangioma, lipoma
4. Neoplasma maligno: mesotelioma, metástases (pulmão, mama, linfoma, melanoma)

B. Lesão cardíaca: aneurisma
C. Outras: massas surgindo do pulmão, pleura, diafragma, abdome

Massa do ângulo cardiofrênico direito

A. Coração
1. Aneurisma
2. Átrio direito dilatado

B. Peri/epicárdico
1. Gordura epicárdica/lipoma (causa mais comum)
   √ opacidade triangular no ângulo cardiofrênico menos densa que o coração
   √ aumento do tamanho sob tratamento corticosteróide
2. Cisto pericárdico

C. Diafragma
1. Hérnia diafragmática
2. Linfonodo diafragmático (especialmente doença de Hodgkin + câncer de mama)

D. Massa mediastinal anterior
E. Massa pulmonar primária

Massa hilar

A. ARTÉRIAS PULMONARES DILATADAS
√ aumento da artéria pulmonar principal
√ alteração abrupta no calibre do vaso
√ artéria pulmonar dilatada comparada com o brônquio (no mesmo feixe broncovascular)
√ cefalização
√ dilatação do ventrículo direito (OAD a 45°, OAE a 60°)

Causa:
(1) Doença obstrutiva crônica (enfisema)
(2) Doença pulmonar intersticial restritiva crônica (fibrose idiopática, fibrose cística, artrite reumatóide, sarcoidose)

(3) Doença embólica pulmonar (maciça aguda/crônica)
(4) Hipertensão pulmonar idiopática
(5) Insuficiência cardíaca esquerda + estenose mitral
(6) Doença cardíaca congênita com *shunt* esquerdo-direito
(a) acianótico: DAS, DSV, DAP
(b) cianótico (lesões mesclantes): transposição dos grandes vasos, tronco arterioso

B. CISTO DE DUPLICAÇÃO

C. ADENOPATIA HILAR UNILATERAL
(a) NEOPLÁSICA
(1) Carcinoma broncogênico (mais comum)
(2) Metástases (falta de envolvimento mediastinal é excepcional)
(3) Linfoma
(b) INFLAMATÓRIO
(1) Tuberculose (primária) em 80%
(2) Infecção fúngica: histoplasmose, coccidioidomicose, blastomicose
(3) Infecções virais: sarampo atípico
(4) Mononucleose infecciosa
(5) Reação a drogas
(6) Sarcoidose (em 1%–3%)
(7) Abscesso pulmonar unilateral

Mnemônico: "FHC"
Fungo
Hodgkin
Carcinoma de células escamosas/célula curta

D. ADENOPATIA HILAR BILATERAL
(a) NEOPLÁSICO
(1) Linfoma (50% na doença de Hodgkin)
(2) Metástases
(3) Leucemia
(4) Carcinoma broncogênico primário
(5) Plasmocitoma
(b) INFLAMATÓRIO
(1) Sarcoidose (em 70%–90%)
(2) Silicose
(3) Histiocitose X
(4) Hemossiderose pulmonar idiopática
(5) Beriliose crônica
(c) INFECCIOSA
(1) Rubéola, vírus ECHO, varicela, mononucleose

Cistos mediastinais

= 21% de todos os tumores mediastinais, principalmente relacionados ao desenvolvimento
(1) Cisto pericárdico
(2) Cisto tímico
(3) CISTO DE VÍSCERA OCA
(a) cisto broncogênico (54%–63%)
(b) cisto de duplicação esofagiana
(c) cisto neuroentérico (menos comum)
(4) **Meningocele lateral**
= bolsa de projeção externa de leptomeninges através do forame intervertebral
Etiologia: em 75% dos casos sofrem de neurofibromatose
√ anomalias da coluna vertebral (cifoescoliose, irregularidades da porção dorsal das vértebras, aumento dos forames intervertebrais, erosão dos pedículos, adelgaçamento das costelas)
(5) **Cisto hidático**
Localização: bócio paravertebral
√ erosão das costelas + vértebras
(6) **Cisto do ducto torácico**
raro, preenchido com linfa
Etiologia: degenerativo/linfangiomatoso
(7) Linfocele pós-traumática
= coleção linfática represada pleural/mediastinal
• história de drenagem linfática torácica prolongada com cateter
Início: alguns meses após a injúria
(8) Cisto de paratireóide
incomum como massa mediastinal

Massa mediastinal de baixa atenuação

A. LÍQUIDO
1. Cisto de víscera oca
2. Linfocele
3. Seroma
4. Hematoma
5. Abscesso
6. Doença hidática

B. LINFONODO
1. Linfonodos tuberculosos
2. Metástases de tumor tireoidiano/testicular
3. Linfoma: tratado/não tratado

C. NEOPLASMA PRIMÁRIO
1. Tumor neurogênico
2. Neoplasma contendo gordura

Gordura mediastinal

A. Lipomatose mediastinal

B. Herniação de tecido gorduroso
= herniação da gordura omental para dentro do tórax
(1) Forame de Morgagni
= massa no ângulo cardiofrênico, lado D > E
(2) Forame de Bochdalek
= massa no ângulo costofrênico, quase sempre à esquerda
(3) Hérnia paraesofagiana = gordura perigástrica através da membrana frenicoesofagiana
TC: √ gordura com finas densidades lineares (= vasos omentais)

C. Lipoma
encapsulado/não encapsulado com quantidade variável de septos fibrosos
√ limites lisos + nitidamente definidos
DD: Lipossarcoma, lipoblastoma (infância), teratoma contendo gordura, timolioma (não homogêneo, alta densidade Housefield, pobre demarcação ± invasão das estruturas circundantes)

D. Lipomatose simétrica múltipla
entidade rara sem envolvimento das áreas mediastinais anteriores/cardiofrênicas/paraespinhais
√ compressão da traquéia
√ massas lipomatosas periescapulares

Dilatação da veia ázigos

A. CIRCULAÇÃO COLATERAL
   1. Hipertensão porta
   2. Obstrução/compressão da veia cava superior
   3. Obstrução/compressão da veia cava inferior
   4. Continuação ázigos da veia cava inferior
   5. Retorno venoso anômalo parcial (raro)

B. HIPERTENSÃO ATRIAL DIREITA
   1. Insuficiência cardíaca direita
   2. Pericardite constritiva
   3. Grande efusão pericárdica

Calcificação em "casca de ovo" dos nódulos

A. Pneumoconioses
   1. Silicose (5%)
   2. Pneumoconiose do trabalhador do carvão (1,3%–6%). Não visto em: asbestose, beriliose, talcose, baritose

B. Sarcoidose (5%)

C. Infecção bacteriana + fúngica (rara):
   1. Tuberculose
   2. Histoplasmose
   3. Coccidioidomicose

D. Linfoma pós-radioterapia

TIMO

Massa tímica

1. Timoma
2. Timolipoma
3. Cisto tímico
4. Carcinóide tímico

Aumento difuso do timo

1. Hiperplasia tímica
2. Infiltração tímica por leucemia, linfoma Hodgkin, linfoma não-Hodgkin, histiocitose
   - presença de adenopatia em outros locais
   - √ nenhum implante pleural
3. Hemorragia tímica

TRAQUÉIA & BRÔNQUIOS

Tumor Traqueal

- sintomatologia asmática
- rouquidão, tosse
- chiado (inspiratório com lesão extratorácica, expiratório com lesão intratorácica)
- hemoptise

A. BENIGNO
   1. Tumor cartilaginoso (hamartoma)
   2. Papiloma de células escamosas
   3. Fibroma/lipoma
   4. Hemangioma
   5. Mioblastoma da célula granular
   6. Granuloma (inflamatório, BK, fungo)
   7. Tumor amilóide

B. MALIGNO
   1. Carcinoma de células escamosas (geralmente primário)
   2. Carcinoma cístico adenóide = cilindroma
   3. Metástases de carcinoma de células renais, câncer colônico, melanoma maligno
   4. Linfoma
   5. Plasmocitoma

Espessamento da parede brônquica

◊ A espessura aparente da parede brônquica varia com a janela pulmonar escolhida à TC: uma janela média que é muito baixa pode fazer a parede brônquica parecer anormal!

A. PERIBRONCOVASCULAR
   1. Sarcoidose
   2. Carcinomatose linfangítica
   3. Sarcoma de Kaposi
   4. Linfoma
   5. Edema pulmonar

B. PAREDE BRÔNQUICA
   1. Doença das vias aéreas

C. MUCOSA

Tumor endobrônquico

1. Tumor neuroendócrino (carcinóide típico/atípico)
2. Carcinoma mucoepidermóide
3. Carcinoma cístico adenóide
4. Hamartoma
5. Leiomioma
6. Mioblastoma
7. Adenoma da glândula mucosa
8. Carcinoma da célula escamosa

PLEURA

Derrame pleural

A. TRANSUDATO (nível de proteína de 1,5–2,5 g/dl)
   Fisiopatologia: resulta de anomalias sistêmicas, causando um escape de líquido de baixo teor protéico
   (a) aumento da pressão hidrostática
      (1) Insuficiência cardíaca congestiva (em 65%) bilateral (88%); lado direito (85%); lado esquerdo (4%); menor quantidade no lado esquerdo devido ao movimento cardíaco, o qual simula a reabsorção linfática
      (2) Pericardite constritiva (em 60%)
   (b) pressão coloidosmótica diminuída
      — produção de proteína diminuída
         (1) Cirrose com ascite (em 6%): lado direito (67%)
      — perda de proteína/hipervolemia
         (1) Síndrome nefrótica (21%), superidratação, glomerulonefrite (55%), diálise peritoneal
         (2) Hipotireoidismo
   (c) efusão quilosa

B. EXSUDATO

Fisiopatologia:

Permeabilidade aumentada de capilares pleurais anormais com liberação de líquido altamente protéico dentro do espaço pleural

Critérios:

- relação entre proteínas totais do líquido pleural/proteína total sérica > 0,5
- relação entre LDH do líquido pleural/LDH sérica > 0,6
- LDH do líquido pleural > 2/3 do limite superior normal para a LDH sérica (limite superior para a LDH ~ 200UI)
- gravidade específica do líquido pleural > 1.016
- nível de proteína > 3 g/dl

√ efusão com septação/ecos de baixa intensidade

√ espessamento da pleura parietal na TCCC

√ espessamento da gordura extrapleural > 2 mm + atenuação aumentada (edema/inflamação)

(a) infecção

(1) **Empiema**

= efusão parapneumônico caracterizado por presença de pus ± cultura positiva

- coloração de Gram-positiva
- cultura positiva (as bactérias anaeróbias são as mais freqüentes)
- supuração grosseira (contagem de leucócitos > 15.000/cm^3)
- pH < 7,0
- LDH > 1.000 UI/L
- glicose < 40 mg/dl

(2) Efusão parapneumônica (em 40%)

= todo derrame associado a pneumonia/abscesso pulmonar/bronquiectasia sem critério para empiema

(3) Tuberculose (em 1%)

alto conteúdo de proteína (75 g/dl), linfócitos > 70%, cultura positiva (somente em 20%–25%)

(4) Fungos: actinomicetos, nocárdia

(5) Parasitas: amebíase (secundária ao abscesso hepático em 15%–20%); equinococo

(6) Micoplasma, Rickehsia (em 20%)

(b) doença maligna (em 60%)

- resultados citológicos positivos

Causa:

câncer pulmonar (26%–49%), linfoma (10%–28%, em 2/3 quilotórax), câncer de mama (8%–24%), câncer ovariano (10%), mesotelioma maligno (ácido hialurônico)

Patogênese:

— metástases pleurais (aumento da permeabilidade pleural)

— obstrução linfática (vasos pleurais, linfonodos mediastinais, ruptura do ducto torácico)

— obstrução brônquica (perda de volume + superfície absortiva)

— hipoproteinemia (secundária a tumor ou caquexia)

(c) vascular

Êmbolo pulmonar (em 15%–30% de todos os eventos embólicos): amiúde serossanguinolento

(d) doença abdominal

(1) Pancreatite/pseudocisto pancreático (em 2/3): usualmente derrame pleural no lado esquerdo

(2) Síndrome de Boerhaave: perfuração esofagiana à esquerda

(3) Abscesso subfrênico

√ derrame pleural (79%)

√ elevação + restrição dos movimentos diafragmáticos (95%)

√ atelectasias basilares em placas/pneumonite (79%)

(4) Tumor abdominal com ascite

(5) **Síndrome de Meigs-Salmon**

= neoplasmas pélvicos primários (fibroma ovariano, tecoma, tumor da célula granulosa, tumor de Brenner, cistadenoma, adenocarcinoma, fibromioma do útero) causando derrame pleural em 2%–3%; ascite + hidrotórax resolvem com a remoção do tumor

(6) Endometriose

(7) Fístula biliar

(e) doença vascular do colágeno

(1) Artrite reumatóide (em 3%):

unilateral; D > E (em 75%), lados recorrentes e alternantes; derrame pleural relativamente inalterada por meses; predominantemente em homens; BAIXO CONTEÚDO de glicose de 20–50 mg/dl (em 70%–80%), sem aumento após a infusão EV de glicose (DD: BK, doença metastática, efusão parapneumônico)

(2) LES (em 15%–74%)

colagenose mais comum que cursa com derrame pleural, bilateral em 50%: E > D

√ aumento da silhueta cardiovascular (em 35%–50%)

(3) Granulomatose de Wegener (em 50%)

(4) Síndrome de Sjögren

(5) Doença mista do tecido conjuntivo

(6) Periarterite nodosa

(7) Síndrome pós-infarto do miocárdio

(f) traumático

Hemorrágico, quiloso, ruptura esofagiana, cirurgia torácica/abdominal, infusão intrapleural, pneumonite por irradiação

(g) miscelânea

(1) Sarcoidose

(2) Pleurite urêmica (em 20% dos pacientes urêmicos)

(3) Efusão induzida por drogas

Raios X de tórax:

√ os primeiros 300 ml não são visualizados em PA (coleta primeiramente na região subpneumônica, então espalha-se para os seios costofrênicos posteriores)

√ a incidência em decúbito lateral pode detectar tão pouco quanto 25 ml

√ hemidiafragma + seios costofrênicos obscurecidos

√ extensão superior em torno da parede torácica posterior > lateral > anterior (porção mediastinal fixa pelo ligamento pulmonar + hilo)
√ superfície superior em forma de menisco semicircular com o ponto mais baixo na linha medioaxilar
√ colapso associado do pulmão ipsolateral

Derrame pleural maciço:
- √ aumento do hemitórax ipsolateral
- √ deslocamento do mediastino para o lado contralateral
- √ importante depressão/achatamento/inversão do hemidiafragma ipsolateral
- √ aerobroncobrama visível

Derrame pleural subpulmonar/subdiafragmático/infrapulmonar:
- √ topo da cúpula do pseudodiafragma posicionado lateralmente
- √ ângulo costofrênico angulado agudamente
- √ distância aumentada entre a bolha de ar do estômago e o pulmão
- √ sulco costofrênico posterior obscurecido
- √ fina opacidade triangular paramediastinal (extensão mediastinal do derrame pleural)
- √ contorno pseudodiafragmático achatado anterior à fissura maior (na radiografia de perfil)

TC:
- √ líquido fora do diafragma
- √ líquido elevando a inserção do diafragma
- √ interface líquido-fígado indistinta
- √ líquido póstero-medialmente ao fígado (= área descoberta do fígado)

"CAVO" = o sinal do "centro oval" da ascite pode ser visto no derrame subpulmonar com diafragma invertido

Derrame pleural unilateral

◊ A maioria dos derrames pleurais maciços unilaterais é maligna (linfoma, doença metastática, câncer primário do pulmão)!

1. Neoplasma
2. Infecção: tuberculose
3. Doença vascular do colágeno
4. Doença subdiafragmática
5. Êmbolo pulmonar
6. Trauma: costela fraturada
7. Quilotórax

Derrame pleural do lado esquerdo

1. Ruptura espontânea do esôfago
2. Aneurisma dissecante da aorta
3. Ruptura traumática da aorta distalmente à artéria subclávia esquerda
4. Transecção do ducto torácico distal
5. Pancreatite: lado esquerdo (68%), lado direito (10%), bilateral (22%)
6. Neoplasma pancreático + gástrico

Derrame pleural direito

1. Insuficiência cardíaca congestiva
2. Transecção do ducto torácico proximal
3. Pancreatite

Derrame pleural + silhueta

1. Insuficiência cardíaca congestiva (mais comum)
   - √ cardiomegalia
   - √ proeminência dos vasos lobares superiores + constrição dos vasos lobares inferiores
   - √ vasos hilares proeminentes
   - √ edema intersticial (fino padrão reticular, linhas de Kerley, borramento periilar, espessamento peribrônquico)
   - √ edema alveolar (densidades periilares confluentes mal definidas, aerobroncograma)
   - √ "tumor fantasma" = líquido localizado na fissura pleural interlobar (em 78% na fissura horizontal direita)
2. Êmbolo pulmonar com aumento cardíaco do lado direito
3. Miocardite/pericardite com pleurite
   (a) infecção viral
   (b) tuberculose
   (c) febre reumática (após infecção estreptocócica)
4. Tumor: metastático, mesotelioma
5. Doença vascular do colágeno
   (a) LES (derrame pleural + pericárdico)
   (b) artrite reumatóide

Derrame pleural + atelectasias subsegmentares

1. Pós-operatória (toracotomia, esplenectomia, cirurgia renal) secundário à imobilização do tórax com ataduras + rolhas de muco
2. Êmbolo pulmonar
3. Massa abdominal
4. Ascite
5. Fraturas de costelas

Derrames pleurais + densidades lobares

1. Pneumonia com empiema
2. Embolismo pulmonar
3. Neoplasma
   (a) carcinoma broncogênico (comum)
   (b) linfoma
4. Tuberculose

Derrame pleural + aumento hilar
1. Êmbolo pulmonar
2. Tumor
   (a) carcinoma broncogênico
   (b) linfoma
   (c) metástase
3. Tuberculose
4. Infecção fúngica (rara)
5. Sarcoidose (muito rara)

Massa pleural solitária

= densidade com borda incompleta e bordas superiores + inferiores com desaparecimento gradual, difícil de distinguir da massa da parede torácica (a destruição das costelas é sinal confiável de massa da parede torácica)

1. Derrame pleural loculado *(vanishing tumor)*
2. Empiema localizado
3. Metástase

4. Mesotelioma benigno local
5. Lipoma subpleural: pode causar erosão da costela adjacente
6. Hematoma
7. Cisto mesotelial
8. Tumor neural: schwannoma, neurofibroma
9. Corpos de fibrina = concentrações de fibrina semelhantes a tumores de 3–4 cm de tamanho que se formam nos derrames pleurais serofibrinosos; usualmente próximos à base pulmonar

Múltiplas densidades pleurais

√ espessamento pleural difuso com bordas lobuladas

1. Derrame pleural loculado:
   infeccioso, hemorrágico, neoplásico
2. Metástase (causa mais comum)
   Origem: pulmão (40%), mama (20%), linfoma (10%), ovário, útero, trato GI, pâncreas, sarcoma
   ◊ Adenocarcinoma metastático histologicamente similar ao mesotelioma maligno!
3. Mesotelioma maligno difuso
   quase sempre unilateral, associado à exposição ao asbesto
4. Timoma maligno (raro)
   √ disseminação contínua, invasão da pleura, espalha-se em torno do pulmão
   √ NENHUM derrame pleural
5. Esplenose torácica
   = autotransplante do tecido esplênico para o espaço pleural após trauma toracoabdominal; descoberto 10–30 anos mais tarde
   √ varredura positiva com Tc-99 sulfúrico coloidal

Mnemônico: "MTMEL"
Metástases (especialmente adenocarcinoma)
Timoma (maligno)
Mesotelioma maligno
Derrame pleural loculada
Linfoma

Espessamento pleural

A. TRAUMA
   1. Fibrotórax (causa mais comum)
      = derrame/hemotórax/piotórax em organização
      √ densa camada de fibrose de aproximadamente 2 cm de espessura, quase sempre na pleura visceral
      √ freqüente calcificação no aspecto interno da superfície pleural

B. INFECÇÃO
   1. Empiema crônico: sobre as bases; história de pneumonia; cicatrizes parenquimatosas
   2. Tuberculose/histoplasmose: ápice pulmonar; associado à cavidade apical
   3. Aspergiloma: na cavidade preexistente concomitantemente com o espessamento pleural

C. DOENÇA DO COLÁGENO-VASCULAR
   1. Artrite reumatóide: o derrame pleural não resolve

D. DESORDEM INALACIONAL
   1. Exposição aos asbestos: parede torácica lateral inferior; doença basilar intersticial (< 25%); espessamento da pleura parietal poupando a pleura visceral
   2. Talcose

E. NEOPLASMA
   (a) Metástases: aparência nodular freqüente; pode ser obscurecido pelo derrame pleural
   (b) Mesotelioma maligno difuso
   (c) Tumor de Pancoast

F. OUTROS
   1. Hialosserosite pleural
      Pat: tecido esclerótico hialino = tecido lembrando a cartilagem com aspecto de cristais de açúcar ("Zuckerguss") com calcificação ocasional
   2. Mimetizado pela musculatura extratorácica, sombra da 1ª + 2ª costelas, gordura subpleural e cicatriz focal em torno de antigas fraturas costais

Mnemônico: "TRINI"
Trauma (hemotórax reabsorvido)
Reumatóide (artrite; doença vascular e do colágeno)
Inalação
Neoplasma
Infecção

Capa apical

1. Processo inflamatório: BK, empiema resolvido
2. Fibrose pós-irradiação
3. Neoplasma
4. Anomalia vascular
5. Hemorragia mediastinal
6. Lipomatose mediastinal
7. Colapso periférico do lobo superior

Calcificação pleural

A. INFECÇÃO
   1. Empiema cicatrizado
   2. Tuberculose (e tratamento para a tuberculose: pneumotórax/oleotórax), histoplasmose

B. TRAUMA
   1. Hemotórax cicatrizado = fibrotórax:
   • história de trauma torácico significativo
   √ placas irregulares de cálcio usualmente na pleura visceral
   √ fratura costal cicatrizada
   2. Radioterapia

C. PNEUMOCONIOSES
   1. Doença pleural relacionada ao asbesto (mais comum):
      √ combinação de doença basilar reticular intersticial (< 1/3) + espessamento pleural
      √ calcificações da pleura parietal freqüentemente diagnósticas (superfície diafragmática da pleura, bilateral, mas assimétrica)
   2. Talcose: similar à doença relacionada ao asbesto
   3. "Bakelite" (N.T.: trata-se de uma resina sintética antigamente utilizada para o revestimento de canetas e fios de telefone)
   4. Mica moscovita

D. HIPERCALCEMIA
1. Pancreatite
2. Hiperparatireoidismo secundário na insuficiência renal crônica/esclerodermia

E. MISCELÂNEA
1. Aspiração de óleo mineral
2. Infarto pulmonar

Mnemônico: "TALT"
Tuberculose
Asbestose
Líquido (efusão, empiema, hematoma)
Talco

DIAFRAGMA

Elevação diafragmática bilateral

A. Inspiração incompleta (mais freqüente)
B. Causas abdominais
Obesidade, gravidez, ascite, grande massa abdominal
C. Causas pulmonares
1. Atelectasia bilateral
2. Doença pulmonar restritiva (LES)
D. Doença neuromuscular
1. *Miastenia gravis*
2. Esclerose lateral amiotrófica

Elevação diafragmática unilateral

1. Derrame pleural subpulmonar
√ a cúpula do pseudodiafragma migra em direção ao ângulo costofrênico e se achata
2. Volume pulmonar alterado
(a) atelectasia
√ densidade pulmonar aumentada
(b) lobectomia pós-operatória/pneumectomia
√ defeitos costais, suturas metálicas
(c) pulmão hipoplásico
√ hemitórax pequeno (mais amiúde à direita), acotovelamento das costelas, desvio mediastinal, artéria pulmonar ausente/pequena, freqüentemente associada à dextrocardia + retorno venoso pulmonar anômalo
3. Paralisia do nervo frênico
(a) tumor pulmonar primário
(b) tumor mediastinal maligno
(c) iatrogênico
(d) idiopático
√ movimento paradoxal à fluoroscopia (paciente em inspiração e decúbito lateral)
4. Doença abdominal
(a) abscesso subfrênico, história de cirurgia acompanhada de derrame pleural
(b) cólon/estômago distendidos
(c) interposição do cólon
(d) massa hepática (tumor, cisto equinocócico, abscesso)
5. Hérnia diafragmática
6. Eventração do diafragma
7. Ruptura traumática do diafragma associada a fraturas das costelas, contusão pulmonar, hemotórax
8. Tumor diafragmático
Mesotelioma, fibroma, lipoma, linfoma

PAREDE TORÁCICA

Lesões da parede torácica

A. EXTERNA
1. Lesão cutânea: verrugas, neurofibroma
2. Mamilo
3. Artefato

B. NEOPLÁSICA
1. Tumor mesenquimal
(a) lipoma (comum): crescendo entre as costelas, apresentando como massa intratorácica + subcutânea; TC é diagnóstica
(b) tumor muscular, fibroma
2. Tumor neural
Schwannoma, neurofibroma (pode causar erosão das costelas inferiormente com reação esclerótica dos ossos), neuroma, neuroblastoma
3. Tumor vascular
Hemangioma, linfangioma, hemangiopericitoma, aneurisma, falso aneurisma
4. Tumor ósseo (veja também em lesão costal)

C. TRAUMÁTICO
1. Hematoma
2. Fratura costal

D. INFECCIOSO
Celulite, polimiosite, abscesso, fasciite necrotizante
1. Actinomicose (infiltrado parenquimal, derrame pleural, massa da parede torácica, destruição costal, fístulas cutâneas)
2. Aspergilose, nocardiose, blastomicose, tuberculose (raro)
3. Piogênico: estafilococo, *Klebsiella*

E. INVASÃO DA PAREDE TORÁCICA
1. Câncer pulmonar periférico (isto é, tumor de Pancoast)
2. Câncer mamário recorrente
3. Nódulos linfomatosos

√ sinal da borda incompleta (devido ao ângulo obtuso)
√ bordas lisas e que adelgaçam progressivamente (incidências tangenciais)
√ o pedículo tumoral sugere um tumor benigno

Doença pulmonar com extensão para a parede torácica

A. Infecções
1. Actinomicose
2. Nocardia
3. Tuberculose
4. Blastomicose

B. Tumor maligno
1. Carcinoma broncogênico
2. Linfoma
3. Metástases
4. Mesotelioma
5. Carcinoma de mama
6. Nódulo mamário interno
C. Tumor benigno
1. Hemangioma capilar da infância
2. Hemangioma cavernoso
3. Lipoma extrapleural
4. Abscesso
5. Hematoma

Tumores malignos da parede torácica em crianças

1. Sarcoma de Ewing da costela (mais comum)
   (a) crianças mais velhas: envolvimento costal em 7%, envolvimento predominante da pelve + extremidade inferior
   (b) crianças < 10 anos de idade: envolvimento costal em 30%
2. Rabdomiossarcoma
   Relativamente comum em crianças + adolescentes
   √ esclerose/destruição/irregularidades do córtex (extensão local ao osso contíguo)
   √ pode calcificar
   Metástases para: pulmão, ocasionalmente linfonodos

Prognóstico: crescimento infiltrativo com alto risco de incidência local

3. Neuroblastoma
   10% presente como massa da parede torácica
   √ pode calcificar
4. **Tumor de Askin**
   = tumor incomum provavelmente surgindo dos nervos intercostais em jovens mulheres caucasianas
   Pat: tumor neuroectodérmico de pequenas células contendo enolase neurônio-específica (pode também ser encontrada no neuroblastoma)
   √ destruição costal
   √ derrame pleural

Metástases para: osso, SNC, fígado, adrenal
DD: Hamartoma da parede torácica da infância

Síndrome de Pancoast

= tumor do sulco superior invadindo o plexo braquial + gânglio estrelado simpático

TRÍADE CLÍNICA
1. Dor no braço ipsolateral
2. Fraqueza muscular na mão
3. Síndrome de Horner = enoftalmia, ptose, miose, anidrose

Causa: câncer de pulmão (mais comum), câncer de mama, mieloma múltiplo, metástases, linfoma, mesotelioma

MALFORMAÇÃO PULMONAR

= ESPECTRO DE SEQÜESTRAÇÃO
1. Enfisema lobar congênito
2. Cisto broncogênico
3. Malformação adenomatóide cística congênita
4. Seqüestração broncopulmonar
5. Síndrome hipogenética do pulmão
6. Malformação arteriovenosa pulmonar

DOENÇA PULMONAR NEONATAL

Deslocamento mediastinal + aeração anormal

A. DESLOCAMENTO EM DIREÇÃO AO PULMÃO LUCENTE
   1. Hérnia diafragmática
   2. Quilotórax
   3. Malformação adenomatóide cística

B. DESLOCAMENTO PARA LONGE DO PULMÃO LUCENTE
   1. Enfisema lobar congênito
   2. Enfisema intersticial pulmonar persistente localizado
   3. Obstrução do brônquio principal (por vaso anômalo ou dilatado/câmara cardíaca)

Densidades reticulogranulares no neonato

1. Síndrome da angústia respiratória (90%): prematuro, surfactante inadequado
2. Pulmão inadequado: criança prematura, surfactante normal
3. Taquipnéia transitória do recém-nascido
4. Pneumonia neonatal por estreptococo do grupo B
5. Hipoglicemia idiopática
6. Insuficiência cardíaca congestiva
7. Hemorragia pulmonar precoce
8. Criança de mãe diabética

Hiperinsuflação no recém-nascido

1. Síndrome da aspiração fetal
2. Pneumonia neonatal
3. Hemorragia pulmonar
4. Insuficiência cardíaca congênita
5. Taquipnéia transitória (leve)

Hiperinsuflação na criança

Mnemônico: "POMBA CD"
- **P**neumonia (especialmente estafilococo)
- **O**bstrução das vias aéreas superiores
- **M**ucoviscidose
- **B**ronquiectasia
- **A**sma
- **C**orpo estranho (mecanismo valvular)
- **D**esidratação (diarréia, acidose)

Hemorragia pulmonar

A. SEM DOENÇA RENAL
   1. Diátese hemorrágica: leucemia
   2. Terapia com anticoagulantes
   3. Coagulação intravascular disseminada
   4. Trauma fechado
   5. Hemossiderose pulmonar idiopática
   6. Granulomatose de Wegener limitada
   7. Doenças infecciosas
   8. Agentes exógenos: D-penicilamina, linfangiografia

B. COM DOENÇA RENAL
   1. Síndrome de Goodpasture = doença do anticorpo antimembrana basal
   2. Doença vascular do colágeno + vasculite sistêmicas: LSE, granulomatose de Wegener, poliarterite nodosa, púrpura de Henoch-Schönlein, doença de Behçet
   3. Glomerulonefrite rapidamente progressiva ± complexos imunes

C. PNEUMONIA HEMORRÁGICA
   1. Bactéria: doença dos Legionários
   2. Vírus: CMV, herpes
   3. Fungos: aspergilose, mucormicose

Hemoptise

A. Tumor
   1. Carcinoma (35%)
   2. Adenoma brônquico
B. Lesão da parede brônquica
   1. Erosão por corpo estranho
   2. Broncoscopia/biopsia

C. Vascular
   1. DPOC
   2. Êmbolo pulmonar com infarto
   3. Hipertensão venosa (mais comum)
   4. Fístula AV
D. Infecção
   1. Bronquite crônica
   2. Bronquiectasias, bocado (15%)
   3. Tuberculose (aneurisma de Rasmussen)
   4. Aspergilose

◊ Na maioria dos pacientes nenhuma causa é encontrada!

◊ As duas causas identificáveis mais comuns são carcinoma brônquico + bronquiectasias!

Radiografia de tórax no leito

Achados inesperados: em 37%–43%
Alteração na abordagem diagnóstica/terapêutica: em 27%

Indicações:

A. Posição do aparato + complicações
   1. Mau posicionamento do tubo traqueal (12%)
   2. Mau posicionamento do cateter venoso central (9%)
B. Doença cardiopulmonar
   1. Insuficiência cardíaca congestiva
   2. Derrame pleural
   3. Atelectasia
   4. Doença alveolar
   5. Vazamento de ar
   6. Trauma pulmonar
   7. Sangramento torácico
   8. Doença mediastinal

ANATOMIA E FUNÇÃO DO PULMÃO

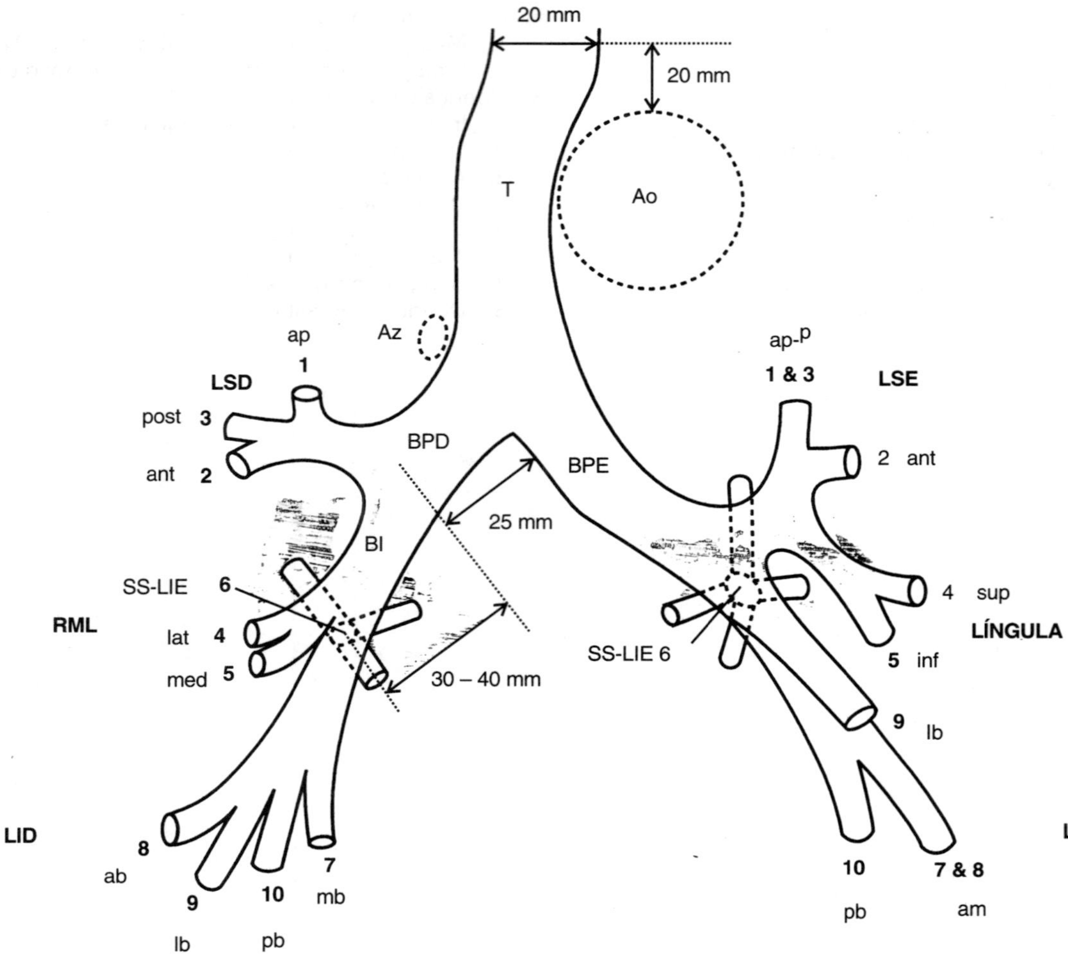

Nível do Brônquio Segmentar Apical

Anatomia broncopulmonar

Ao = arco aórtico
Az = veia ázigos
T= traquéia
SS-LID = segmento superior do lobo inferior direito
BPD = brônquio principal direito
BPE = brônquio principal esquerdo
BI = brônquio intermediário
SS-LIE = segmento superior do lobo inferior esquerdo

LSD = lobo superior direito
- 1= apical
- 2= anterior
- 3= posterior

LMD = lobo médio direito
- 4= lateral
- 5= medial

LID = lobo inferior direito
- 6= superior
- 7= médio-basal
- 8= ântero-basal
- 9= látero-basal
- 10= póstero-basal

LSE = lobo superior esquerdo
- 1 e 3= apicoposterior
- 2= anterior
- 4= língula superior
- 5= língula inferior

LIE = lobo inferior esquerdo
- 6= superior
- 7 e 8= ântero-medial
- 9= látero-basal
- 10= póstero-basal

Ordem dos brônquios lobares inferiores em projeção frontal de lateral para medial:
mnemônico: "ALPm" = ***A****nterior-****L****ateral-****P****osterior-****m****edial*

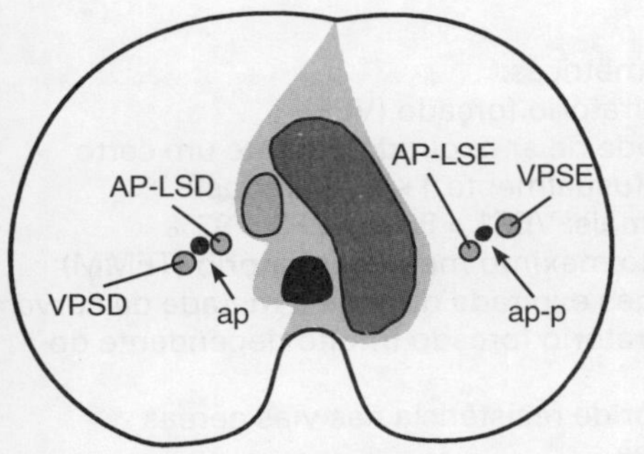

Nível do Brônquio Segmentar Apical

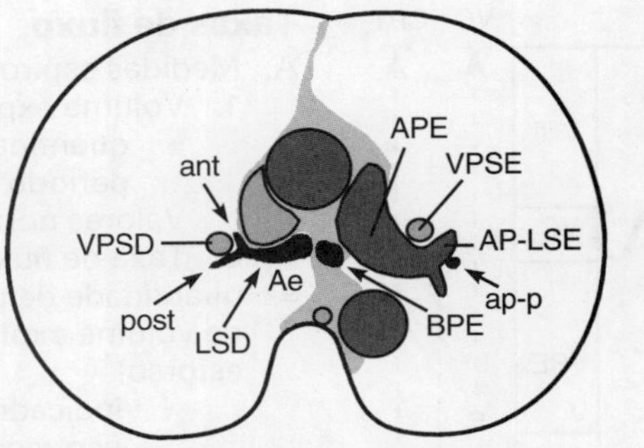

Nível do Brônquio do Lobo Superior Direito

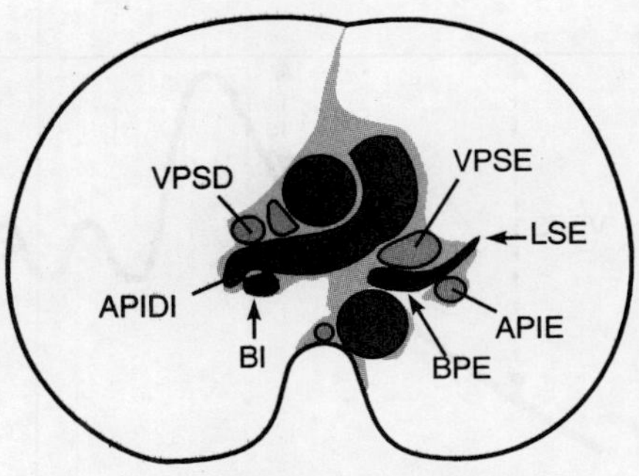

Nível do Brônquio Intermédio

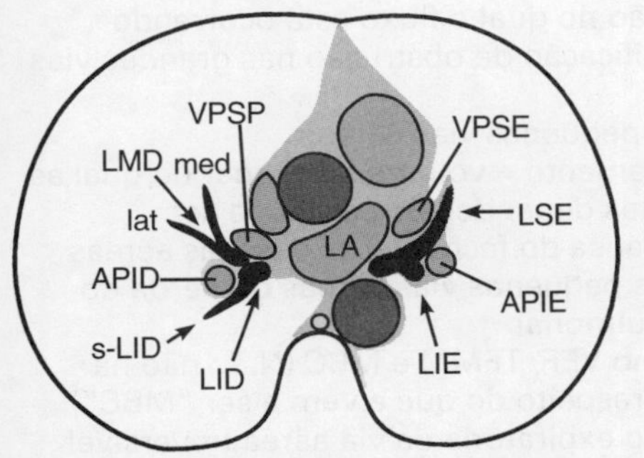

Nível do Brônquio Lobar Médio Direito

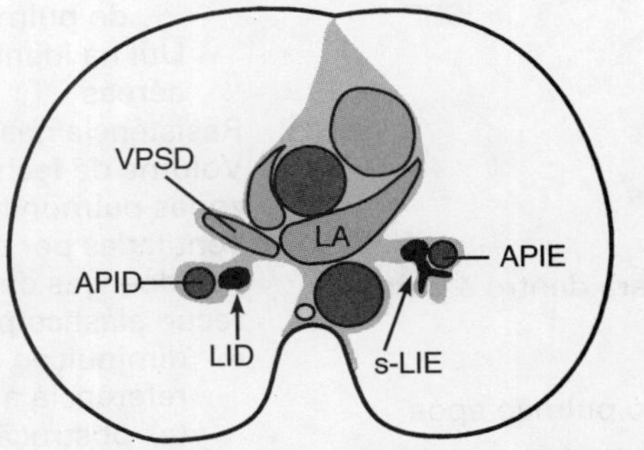

Nível do Brônquio Segmentar Superior Esquerdo

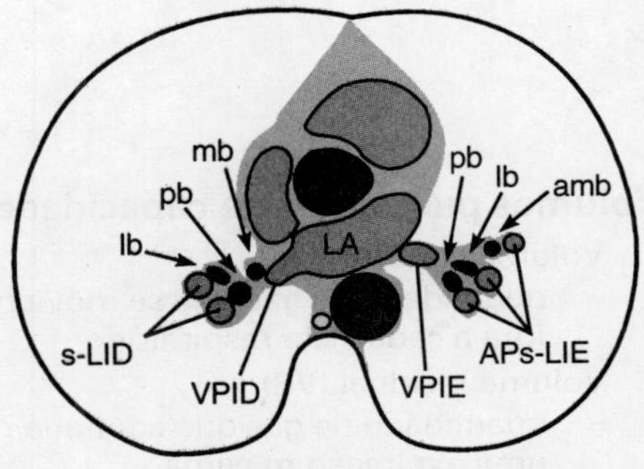

Nível do Brônquio Lobar Inferior

<u>Direito</u>

ant = LSD anterior
ap = LSD apical
BI = brônquio intermédio
lat = LMD lateral
mb = LID médio-basal
med = LMD medial
pb = LID póstero-basal
post = LSD posterior
LID = lobo inferior direito
LMD = lobo médio direito
LSD = lobo superior direito
s-LID = segmento superior

VPID / VPIE = veia pulmonar inferior direita / esquerda
APD / APE = artéria pulmonar direita / esquerdaAP
AP-LSD / AP-LSE = artéria pulmonar do lobo superior direito / esquerdo

<u>Esquerdo</u>

amb = LIE ântero-basal
lb = LIE látero-basal
BPE = brônquio principal esquerdo
pb = LIE póstero-basal
ap-p = LSE apicoposterior
LIE = lobo inferior esq.
LSE= lobo superior esq.
s-LIE= segmento superior

ae = recesso azigoesofágico

APID/APIE = artéria pulmonar inferior direita/esquerda
s- LID / AP s-LIE = artérias pulmonares dos lobos inferiores D e E
VPSD / VPSE = veia pulmonar superior direita / esquerda

Anatomia Seccional Transversa das Divisões Broncovasculares

Vias aéreas

= ramos condutores para o transporte do ar; ~300.000 ramificações das vias aéreas da traquéia até os bronquíolos, com uma média de 23 divisões das vias aéreas

Definição:

brônquio = cartilagem na parede
bronquíolo = ausência de cartilagem
grande via aérea = diâmetro > 2 mm; colabora com 75% da resistência da via aérea
pequena via aérea = diâmetro < 2 mm; colabora com 25% da resistência da via aérea

Lóbulo pulmonar secundário

= LÓBULO REID
= unidade básica anatômica + funcional surgindo como um poliedro, medindo 10–30 mm de cada lado; separado um do outro por um fino septo fibroso interlobular (100 micra); suprido por bronquíolos 3–5 bronquíolos terminais

Conteúdo:

— centralmente = centro lobular: ramos dos bronquíolos terminais (a espessura de 0,1 mm da parede está abaixo da resolução da TCAR) + arteríolas pulmonares (1 mm)
— perifericamente (nos septos interlobulares): veias pulmonares + vasos linfáticos

TCAR:

√ finas linhas escassamente visíveis de atenuação aumentada em contato com a pleura (= septos interlobulares)
√ estruturas em forma de pontos/lineares (= arteríolas pulmonares) próximas ao centro do lóbulo pulmonar secundário, 3–5 mm da pleura

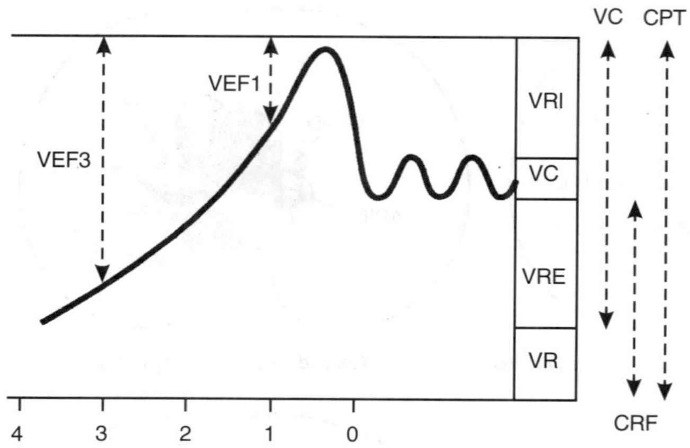

Volumes pulmonares e capacidades

1. Volume corrente (VC)
   = quantidade de gás que se move para dentro e para fora a cada ciclo respiratório
2. Volume residual (VR)
   = quantidade de gás que continua no pulmão após uma expiração máxima
3. Capacidade pulmonar total (CPT)
   = gás contido no pulmão ao final de uma inspiração máxima
4. Capacidade vital (CV)
   = quantidade de gás que pode ser expirada após uma inspiração máxima sem força
5. Capacidade residual funcional (CRF)
   = volume de gás restante nos pulmões ao final de uma expiração normal

Alterações nos volumes pulmonares

A. CV DIMINUÍDA:
   1. Redução do tecido pulmonar funcionante devido a:
      (a) processos que ocupam espaço (por exemplo, pneumonia, infarto)
      (b) remoção cirúrgica do tecido pulmonar
   2. Processo que reduz o volume total dos pulmões (por exemplo, fibrose pulmonar difusa)
   3. Inabilidade para expandir os pulmões em função de:
      (a) fraqueza muscular (por exemplo, poliomielite)
      (b) aumento no volume abdominal (por exemplo, gravidez)
      (c) derrame pleural

B. CRF e VR AUMENTADOS:
   Característico do aprisionamento do ar e superinsuflação (por exemplo, asma, enfisema) associada à CPT aumentada

C. CRF e VR DIMINUÍDOS:
   1. Processos que reduzem o volume total dos pulmões (por exemplo, fibrose pulmonar difusa)
   2. Processos que ocupam volume dentro dos alvéolos (por exemplo, microlitíase alveolar)
   3. Processos que elevam o diafragma (por exemplo, ascite, gravidez), usualmente associados à CPT diminuída

Taxas de fluxo

A. Medidas espirométricas:
   1. Volume expiratório forçado (VEF)
      = quantidade de ar expirado durante um certo período (usualmente 1+ 3 segundos);
      Valores normais: VEF1 = 83%; VEF3 = 97%
   2. Taxa de fluxo máximo medioexpiratório (TFMM)
   = quantidade de gás expirada durante a metade da curva de volume expiratório forçado (muito dependente do esforço)
      √ indicador de resistência nas vias aéreas pequenas
   3. Alça de fluxo-volume
      = o fluxo de gás é comparado com o volume real do pulmão no qual o fluxo está ocorrendo
      Útil na identificação de obstrução nas grandes vias aéreas

B. Resistência nas pequenas vias aéreas
   Volume de fechamento = volume pulmonar no qual as zonas pulmonares dependentes param de ser ventiladas por causa do fechamento das vias aéreas nas doenças das pequenas vias aéreas ou perda do recuo elástico pulmonar
   • diminuição no VEF, TFMM e MBC (N.T.: não há referência a respeito do que a vem a ser "MBC")
      (a) obstrução expiratória da via aérea (reversível como na asma espasmódica/irreversível como no enfisema)
      (b) fraqueza muscular respiratória

Capacidade de difusão

= taxa de transferência de gases através da membrana alveolocapilar em relação com uma diferença de pressão constante através desta; medida pelo método de difusão do dióxido de carbono

Redução:
   (1) Desigualdade da ventilação/difusão: menos CO_2 é captado por áreas pobremente ventiladas ou perfundidas (isto é, enfisema)
   (2) Redução da área total da superfície (isto é, enfisema, ressecção cirúrgica)
   (3) Redução na permeabilidade por espessamento da membrana alveolar (isto é, infiltração celular, edema, fibrose intersticial)
   (4) Anemia com carência de hemoglobina

Anomalias dos gases sangüíneos arteriais

• O_2 arterial pulmonar diminuído:
   (1) Hipoventilação alveolar
   (2) Difusão diminuída
   (3) Ventilação/taxas de perfusão anormais
   (4) *Shunt* anatômico
• CO_2 arterial pulmonar elevado:
   (1) Hipoventilação alveolar
   (2) Ventilação/taxas de perfusão prejudicadas

Desigualdade V/P

A. Normal:
   (a) o fluxo de sangue diminui rapidamente da base em direção ao ápice
   (b) a ventilação diminui menos rapidamente da base em direção ao ápice
   ◊ A V/P é baixa na base e alta no ápice
   ◊ O O_2 arterial pulmonar está substancialmente mais alto no ápice

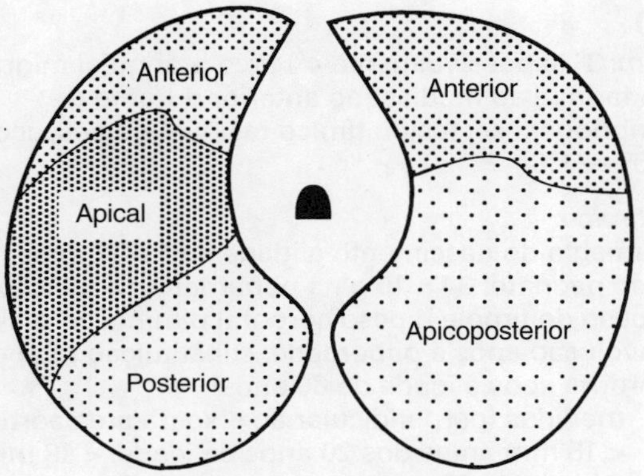

Nível do Arco Aórtico Posterior

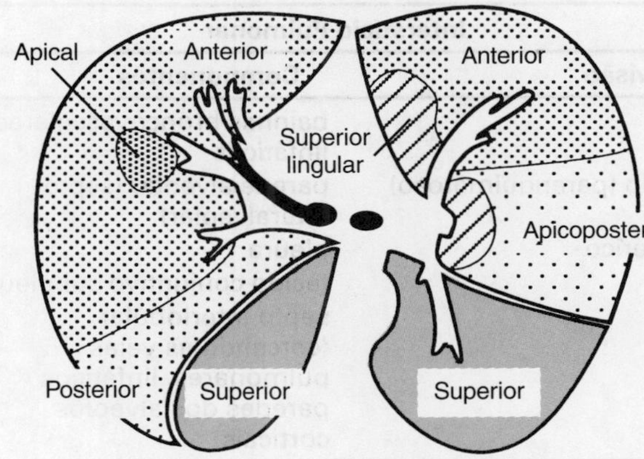

Nível da Artéria Pulmonar Esquerda

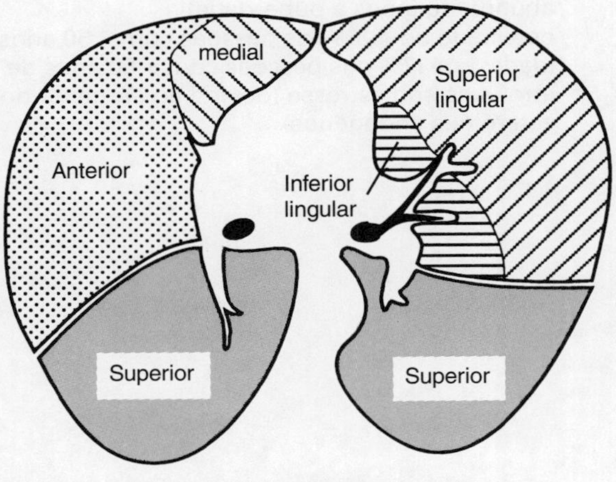

Nível da Artéria Pulmonar Direita

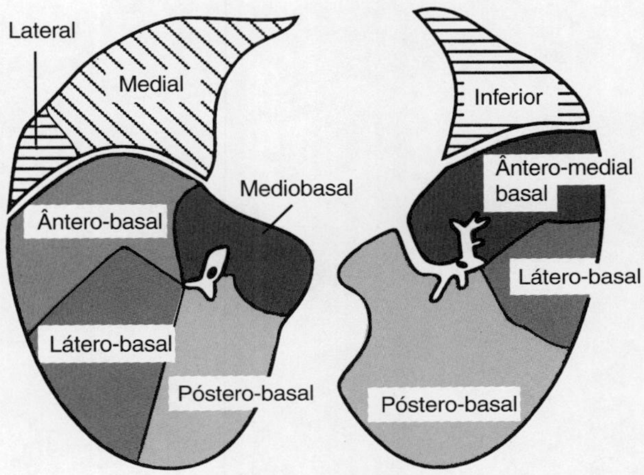

Nível Ventricular Cardíaco

√ O CO_2 arterial pulmonar está substancialmente mais alto nas bases

B. Anormal:
Eminentemente resultando de regiões pulmonares não/pouco ventiladas (as regiões não/pouco ventiladas não resultam em distúrbios dos gases sangüíneos)

Complacência

= relação entre a alteração da pressão intrapleural e o volume de gás que se move para dentro do pulmão

A. Complacência diminuída:
Edema, fibrose, infiltração granulomatosa

B. Complacência aumentada:
Enfisema (arquitetura pulmonar defeituosa)

√ a altura do diafragma na CPT pode proporcionar alguma indicação da compliância pulmonar, particularmente de valor em radiografias seqüenciais para comparação em:

(1) Edema pulmonar intersticial difuso
(2) Fibrose pulmonar intersticial difuso

Surfactante

= material ativo de superfície essencial para a função pulmonar normal

Substrato:
Fosfolipídeos (fosfatidilcolina, fosfatidilglicerol), outros lipídeos, colesterol, proteínas específicas do pulmão)

Produção:
O alvéolo pulmonar tipo II sintetiza + transporta + secreta o surfactante pulmonar; produção mais precoce começa em torno da 18ª semana de gestação (no líquido amniótico em torno da 22ª semana de gestação)

Ação:
Aumento na complacência pulmonar, estabiliza o alvéolo, aumenta o clearance do fluido alveolar, reverte a tensão de superfície, protege contra o colapso alveolar durante a respiração, protege a superfície celular epitelial, reduz a pressão de abertura + tônus pré-capilar

Interstício Pulmonar	
Divisão	**Componentes**
axial	bainhas broncovasculares linfáticos
médio (parenquimatoso)	parede alveolar (septo interalveolar)
periférico	pleura tecido conjuntivo subpleural septo interlobular (cercando as veias pulmonares, linfáticos, paredes dos alvéolos corticais)

TIMO

Origem: 3º (e possivelmente 4º) arco branquial migrando da faringe ao mediastino anterior durante a embriogênese; tecido tímico residual no pescoço em 1,8%–21%

Peso tímico:
Aumenta do nascimento à idade de 11–12 anos (22 ± 13 g no neonato, 34 ± 15 g na puberdade); a relação entre o peso do timo e o peso corporal diminui com a idade (involução após a puberdade; substituição total por gordura após a idade de 60 anos)

- √ medidas (perpendicular ao eixo do arco aórtico): < 18 mm antes dos 20 anos de idade; < 13 mm após a idade de 20 anos
- √ forma triangular como uma seta (62%), bilolulado (32%), lobo único (6%)
- √ densidade muscular de 30 HU (antes da puberdade)
- √ bordas achatadas/côncavas com gordura abundante (após a puberdade)
- √ detectado em 83% das pessoas com < 50 anos de idade; em 17% das pessoas com > 50 anos de idade
- √ atrofia-se sob estresse (devido ao aumento dos esteróides endógenos)

DESORDENS TORÁCICAS

ADENOMA BRÔNQUICO

= nome errôneo em função das características invasivas locais, tendência para recorrências e metástases ocasionais para locais extratorácicos (10%) = malignidade de baixo grau

Incidência: 6%–10% de todos os tumores primários do pulmão

Idade: idade média entre 35–45 anos (variação de 12–60 anos);
90% recorrem < 50 anos de idade; tumor primário do pulmão mais comum abaixo dos 16 anos de idade; M:F = 1:1; brancos: negros = 25:1

Pat: surge do epitélio ductal das glândulas mucosas bronquiais (distribuição predominante das células de Kulchitsky nas bifurcações dos brônquios lobares)

Tipos:

Mnemônico: "AMP-C"

Adenóide cístico (carcinoma) = cilindroma	6%
Mucoepidermóide (carcinoma)	3%
Pleomórfico (carcinoma)	1%
Carcinóide	90%

Localização: normalmente próximo/na bifurcação de brônquios lobares/segmentares; central: periférico = 4:1
- 48% à direita: LID (20%), LMD (10%), LSD (7%), brônquio-fonte direito (8%), brônquio intermediário (3%)
- 32% à esquerda: LIE (13%), LSE (12%), brônquio-fonte esquerdo (6%), brônquio lingular (1%)

- • hemoptise (40%–50%)
- • asma atípica
- • tosse persistente
- • pneumonia recorrente obstrutiva
- • assintomático (10%)
- √ obstrução completa/aprisionamento de ar na obstrução parcial (raro)/não obstrutivo (10%–15%)
- √ enfisema obstrutivo
- √ infecção recorrente pós-obstrutiva: pneumonite, bronquiectasia, abscesso
- √ atelectasias/consolidação de um pulmão/lobo/segmento (78%)
- √ desvio colateral de ar pode prevenir a atelectasia
- √ nódulo pulmonar lobulado levemente oval/solitário circular (19%) de 1–10 cm de tamanho
- √ aumento hilar/alargamento mediastinal
  = massa central endo/exobrônquica

TC:
- √ massa com bordas nitidamente definidas
- √ em estreita proximidade com uma bifurcação adjacente com separação dos brônquios
- √ calcificações periféricas grosseiras em 1/3 (transformação cartilaginosa/óssea)
- √ pode demonstrar marcante reforço homogêneo

Biopsia: risco secundário à alta vascularização do tumor

Prognóstico: 95% de taxa de sobrevida em 5 anos, 75% em 15 anos após a ressecção

Carcinóide

= CARCINOMA NEUROENDÓCRINO
= tumor maligno de baixo grau de crescimento lento

Incidência: 12%–15% de todos os tumores carcinóides do corpo; 1%–4% de todos os neoplasmas brônquicos

Pico etário: 5ª década (variação da 2ª a 9ª década); 4% ocorre em crianças + adolescentes; M:F = 2:1; muito incomum em negros

Pat:
Origina-se das células neurossecretórias da mucosa brônquica (= células de Kulchitsky = células argentafins) da mesma forma que os cânceres de pequenas células; parte do sistema APUD (precursor da captação e descarboxilação de aminas) = paraganglioma cromafínico, o qual produz serotonina, ACTH, noradrenalina, bombesina, calcitonina, ADH, bradicinina

Classificação patológica:
(CaCK = **Carcinoma da célula de Kulchitsky**)
CaCK I = **carcinóide clássico** (menos agressivo) = adenoma brônquico (nome errôneo) = localização central com crescimento endobrônquico; usualmente < 2,5 cm de tamanho + bem definido; paciente mais jovem; M:F = 1:10; metástases linfonodais em 3%
CaCK II = **carcinóide atípico** (25% dos tumores carcinóides); massa usualmente > 2,5 cm com margens bem definidas; pacientes mais velhos; M:F = 3:1; metástases linfonodais em 40%–50%; metástases para o cérebro, fígado, osso (em 30%)
CaCK III = **carcinoma de células pequenas** (mais agressivo); linfadenopatia mediastinal; margens tumorais mal definidas

- • raramente causa de síndrome carcinóide ou síndrome de Cushing!
- • pneumonite unifocal recorrente, hemoptise
- • sibilo, tosse persistente, dispnéia, dor torácica
- • síndrome carcinóide (raro)
- • massa exofítica endobrônquica na endoscopia

Localização:
58%–90% central nos brônquios lobares/segmentares, 10%–42% periféricos; localizado na submucosa; endobrônquico/ao longo da parede brônquica/exobrônquico

- √ tumor polipóide com tamanho médio de 2,2 cm
- √ a maior parte se estende através da parede brônquica, envolvendo assim, a luz brônquica + parênquima (= lesão do botão do colar)
- √ calcificação/ossificação (26%–33%): carcinóide central (43%), carcinóide periférico (10%)
- √ tumor vascular suprido pela circulação brônquica
- √ cavitação (rara)
- √ atelectasias segmentares/lobares
- √ pneumonite obstrutiva
- √ bronquiectasias + abscesso pulmonar

Potencial maligno: baixo

Metástases:
(a) linfonodos regionais em 25%
(b) distância em 5% (adrenal, fígado, cérebro, pele, metástases ósseas osteolíticas)

Prognóstico:
95% de taxa de sobrevida em 5 anos para o carcinóide clássico; 57%–66% de taxa de sobrevida em 5 anos para o carcinóide atípico

Cilindroma

= CARCINOMA ADENÓIDE CÍSTICO (7%)

Segundo tumor primário mais comum da traquéia

Pat: glândulas serosas mistas + mucosa; lembra o tumor da glândula salivar

Histo:
- Grau 1: tubular + cribriforme; nenhum subtipo sólido
  - √ inteiramente intraluminal
- Grau 2: tubular + cribriforme; < 20% subtipo sólido
  - √ predominantemente intraluminal
- Grau 3: subtipo sólido > 20%
  - √ predominantemente extraluminal

Pico etário: 4ª-5ª década
- história típica de "asma" refratária
- hemoptise, tosse, estridor, sibilo
- disfagia, rouquidão
- massa endotraqueal com extensão extratraqueal

Potencial maligno:
Mais maligno que o carcinóide com tendência para invasão local + metástases distantes (pulmão, osso, cérebro, fígado) em 25%

Trat.: ressecção traqueal + radioterapia complementar

Prognóstico: 8,3 anos de sobrevida média

Carcinoma mucoepidermóide

Pat: células escamosas + células colunares secretantes de muco; lembra o tumor das glândulas salivares

√ pode envolver a traquéia = tumor localmente invasivo
√ lesão séssil/polipóide endotraqueal

Adenoma pleomórfico

= TIPO MISTO = extremamente raro

AFOGAMENTO

1. AFOGAMENTO EM ÁGUA DO MAR
   - hemoconcentração, hipovolemia
2. AFOGAMENTO EM ÁGUA DOCE
   - hemodiluição, hipervolemia
   - hemólise
3. AFOGAMENTO SECUNDÁRIO
   (a) pneumonia com restos tóxicos
   (b) edema pulmonar progressivo
4. AFOGAMENTO SECO (20%–40%)
   = o espasmo laríngeo impede que a água entre
   √ nenhuma anomalia radiológica

Semelhanças em todos os quatro tipos:
- hipoxemia
- acidose metabólica

√ edema pulmonar
√ formação de membrana hialina = considerável perda das proteínas do sangue

AGENESIA PULMONAR UNILATERAL

= ausência unilateral do mesênquima primitivo

Associada a:
anomalias em 60% (mais alta se o pulmão direito estiver envolvido): DAP, anomalias dos grandes vasos, tetralogia de Fallot (agenesia do pulmão esquerdo), cisto broncogênico, hérnia diafragmática congênita, anomalias ósseas

- pode ser assintomático
- infecções respiratórias

√ opacidade completa do hemitórax
√ ausência da artéria + veia pulmonares ipsolaterais
√ ausência do brônquio principal ipsolateral
√ caixa torácica simétrica com aproximação das costelas
√ superdistensão do pulmão contralateral
√ desvio ipsolateral do mediastino + diafragma

AIDS

= síndrome da imunodeficiência adquirida
= desordem invariavelmente fatal caracterizada pela soropositividade ao HIV, infecções oportunistas específicas, neoplasmas malignos específicos (sarcoma de Kaposi, linfoma de Burkitt, linfoma primário do cérebro)

Incidência: 2 milhões de americanos estão infectados pelo HIV + 270.000 têm AIDS (estimativa de 1993); > de 50% desenvolve doença pulmonar

Complexo relacionado à AIDS (CRA)

= SÍNDROME DA LINFADENOPATIA GENERALIZADA
= fase prodrômica da soropositividade ao HIV, linfadenopatia generalizada, doenças do SNC outras que aquelas relacionadas à AIDS

Período de incubação: aproximadamente 10 anos entre a soroconversão + AIDS clínica
- perda de peso, astenia, diarréia
- febre, suores noturnos, linfadenopatia
- linfopenia com diminuição seletiva das células T-helper

Organismo:
Vírus da imunodeficiência humana (HIV) = vírus linfotrópico da célula T humana tipo III (HTLV III) = vírus associado à linfadenopatia (LAV);
O retrovírus entra nos linfócitos CD4 (T-helper-indutores, que direcionam muitas outras células do sistema imunológico), onde ele permanece dormente por semanas ou anos; após um estímulo desconhecido para a replicação viral, os linfócitos CD4 são destruídos e outros tornam-se infectados; a função e o número de linfócitos CD4 diminui (numa taxa de aproximadamente 10–15 células/mês)

Contagem de linfócitos CD4 (células/mm^3)	vs. Status da doença pelo HIV
< 300–400	aftas
< 200–400	pneumonia por *Pneumocystis*
< 150	toxoplasmose cerebral
< 100	CMV intestinal + infecção pelo MAI
< 50	linfoma relacionado à AIDS

Transmissão por: contato sexual íntimo, exposição a sangue contaminado/secreções corporais sangüíneas

Grupos de risco:
(1) Homens homossexuais (74%)
(2) Viciados em drogas injetáveis (16%)
(3) Receptores de produtos do sangue contaminado (3%)
(4) Parceiro sexual de viciado em drogas + homem bissexual
(5) Crianças nascidas de mães infectadas com o vírus da AIDS

◊ Anticorpos anti-HIV presentes em > 50% dos homossexuais + 90% dos viciados em drogas!
◊ A taxa de transmissão heterossexual está aumentando!

Classificação clínica:
Grupo I: infecção aguda pelo HIV com soroconversão
Grupo II: infecção assintomática pelo HIV
Grupo III: linfadenopatia generalizada persistente
Grupo IV: outra doença relacionada ao HIV
— subgrupo A: doença constitucional
— subgrupo B: doença neurológica
— subgrupo C: doença infecciosa secundária
— subgrupo D: cânceres secundários
— subgrupo E: outras condições

Condições pulmonares definidas na AIDS (CDC, 1987)
(1) Candidíase traqueal/brônquica/pulmonar
(2) Infecção pulmonar pelo CMV
(3) Bronquite/pneumonia pelo herpes simples
(4) Sarcoma de Kaposi
(5) Linfoma de Burkitt/imunoblástico
(6) Pneumonia por *Pneumocystis carinii*

A. LINFADENOPATIA
Causa: hiperplasia folicular reativa = adenopatia pelo HIV (50%), linfoma relacionado à AIDS (20%), infecção micobacteriana (17%), sarcoma de Kaposi (10%), tumor metastático, infecção oportunista por múltiplos organismos, reação a drogas
Localização: mediastino, axila, retrocrural

B. INFECÇÃO OPORTUNISTA
Compreende a maioria das doenças pulmonares
◊ A infecção pulmonar é freqüentemente a primeira manifestação da AIDS
(1) Pneumonia por *Pneumocystis carinii* (60%–80%)
20%–40% desenvolve > 1 episódio durante a doença
• início insidioso subagudo com mal-estar, tosse mínima
√ infiltrados opacos bilaterais sem efusão/adenopatia
√ infiltrados intersticiais periilares bilaterais
√ infiltrados alveolares bilaterais difusos
Mortalidade: fatal em 25%
(2) Doença fúngica (< 5%)
(a) pneumonia por *Cryptococcus neoformans* (2%–15%) usualmente associada à doença cerebral/meníngea
√ infiltrados segmentares + nódulos pulmonares superpostos ± linfadenopatia ± derrame pleural
(b) *Histoplasma capsulatum*
√ tipicamente nodular difuso/padrão miliar no momento do diagnóstico
√ radiografia de tórax normal em até 35%
(c) *Coccidiodes immitis*
√ infiltrados difusos + cavidades de paredes finas
(d) *Candida albicans*
(e) *Aspergillus*: menos comum + menos invasivo devido à relativa preservação da função neutrofílica
(3) Infecção micobacteriana (20%):
(a) *M. tuberculosis* (freqüência em ascensão):
◊ Os pacientes com AIDS são 500 vezes mais vulneráveis para se tornarem infectados que a população geral!
√ infiltrado cavitante do lobo superior (precocemente na evolução da AIDS)
√ infiltrados pulmonares/massas pulmonares + linfadenopatia hilar/mediastinal + derrame pleural (tardiamente na evolução da AIDS)
√ adenopatia de baixa atenuação com reforço anelar à TCCC
(b) *M. avium intracellulare* (5%)
√ adenopatia, infiltrados pulmonares, nódulos, doença miliar
(c) *M. kansasii* e outros
(4) Pneumonia bacteriana (5%–30%):
(a) *Haemophilus influenzae, Streptococcus pneumoniae, Staphylococcus aureus*
(b) Pneumonia por nocárdia (< 5%)
usualmente ocorre na pneumonia cavitante
√ infiltrado segmentar/alveolar lobar ± cavitação ± derrame pleural ipsolateral
(5) Pneumonia por CMV
infecção mais freqüentemente encontrada à autópsia (49%–81%), diagnosticada antes da morte em apenas 13%–24%; alta prevalência combinada com o sarcoma de Kaposi
(6) Toxoplasmose

C. TUMOR
1. Sarcoma de Kaposi (15%)
Localização: envolvimento pulmonar (20%), precedido por envolvimento disseminado da pele + órgãos
Local: distribuição peribroncovascular (mais bem apreciado à TC)
√ numerosos nódulos algodonosos mal definidos/aglomerados assimétricos numa distribuição periilar vaga
√ espessamento interlobular septal
√ derrame pleural (30%)
√ linfadenopatia (10%–35%), tardiamente na doença
2. Linfoma relacionado à AIDS da célula B (2%–5%), primariamente imunoblástico LNH/linfoma de Burkitt/linfoma não Burkitt; ocasionalmente doença de Hodgkin
Localização: envolvimento pulmonar (9%–31%), SNC, trato GI, fígado, baço, medula óssea
Local: primariamente extranodal
√ nódulos pulmonares bem definidos solitários/múltiplos, freqüentemente coexistem com derrame pleural ± adenopatia axilar/supraclavicular/cervical/hilar
√ infiltrados alveolares, massas paraespinhais

D. Pneumonite intersticial linfóide
Idade: em crianças < 13 anos de idade
E. Êmbolos sépticos
F. Desenvolvimento prematuro de bolhas (40%) com predisposição para o pneumotórax espontâneo

ALVEOLITE EXTRÍNSECA ALÉRGICA

= PNEUMONITE POR HIPERSENSIBILIDADE
= caracterizado por uma inflamação difusa das pequenas vias aéreas + parênquima pulmonar, predominantemente de células mononucleares, pela exposição às poeiras orgânicas < 5 micras, com a partícula agindo como antígeno
• assintomático (10%–40%)
• episódios recorrentes de febre, calafrios, tosse seca, dispnéia após um intervalo de exposição de 6 horas
• resolução dos sintomas episódicos após a cessação da exposição, desaparecendo espontaneamente após 1–2 dias
• início insidioso de dispnéia gradualmente progressiva

- redução na capacidade vital, capacidade de difusão, PO_2 arterial
- a injeção intracutânea de antígenos resulta em reação de hipersensibilidade retardada
- presença de preciptinas séricas contra o antígeno
- teste de provocação com inalação aerossol positivo

Antígenos específicos para a doença de complexos imunes (reação tipo III de Arthus):
(1) **Pulmão do fazendeiro**, causado pelo mofo da palha (*Thermoactinomyces vulgaris* ou *Micropolyspora faeni*)
(2) Pneumonite por hipersensibilidade causada pelos equipamentos de ar comprimido = **Pneumonite de Pandora** causada pelos sistemas de aquecimento/umidificação/condicionamento de ar (actinomicetos termofílicos)
(3) **Pulmão do criador de pássaros**, pulmão do criador de pombos, causado pela proteína no soro/excrementos/penas do pássaro
(4) **Pulmão do plantador de cogumelos**, causado pelo composto do cogumelo (*Thermoactinomyces vulgaris* ou *Micropolyspora faeni*)
(5) **Bagaçose**, causada pelo bagaço mofado da cana de açúcar (contaminação com *Thermoactinomyces sacchari*/*vulgaris* e *Micropolyspora faeni*)
(6) **Pulmão do trabalhador do malte**, causado pelas impurezas do malte (*Aspergillus clavatus*)
(7) **Doença da casca de bordo**, causada pela casca de bordo (*Cryptostroma corticale*)
(8) **Submersos** pela poeira de cortiça mofada (*Penicilium frequentans*)
(9) **Sequoiose** causada pela poeira da madeira vermelha da sequóia (espécies *Graphium*)

Actinomicetos termofílicos
= bactérias < 1 micra de diâmetro com características morfológicas de fungos; encontrada no solo, grãos, compostos, água fresca, aquecimentos tipo calefação, ar condicionado, umidificadores

Localização: predominantemente nas zonas médio-pulmonares, ocasionalmente nas regiões inferiores pulmonares, raramente nas zonas superiores
- contagem celular marcantemente aumentada, geralmente > 50% de linfócitos-T no lavado broncoalveolar

A. ALVEOLITE AGUDA ALÉRGICA EXTRÍNSECA
= exposição maciça ao antígeno agressor no ambiente doméstico, ocupacional e atmosférico
- os sintomas surgem 4–8 horas após a exposição: febre, calafrios, mal-estar, macicez torácica, tosse, dispnéia
- expectoração mucóide escassa
- cefaléia frontal, artralgia (comuns)

√ nenhuma anomalia radiográfica em 30%–95%
√ padrão consolidativo acinar difuso (edema + exsudato preenchendo os alvéolos), resolvendo dentro de poucos dias
√ aumento dos linfonodos (incomum, mais comum na recorrência)

TC:
√ opacidades pequenas + médias circulares (grandes granulomas ativos)
√ consolidação densa e difusa dos espaços aéreos (coleções confluentes de histiócitos intra-alveolares, edema intersticial intra-alveolar)

B. ALVEOLITE SUBAGUDA ALÉRGICA EXTRÍNSECA
= exposição menos intensa, porém contínua aos antígenos inalados, usualmente no ambiente doméstico
- sintomas respiratórios recorrentes/sistêmicos: dispnéia aos esforços, febre + tosse, perda de peso dor muscular + articular

√ as alterações podem ser completamente reversíveis se presentes por menos de um ano
√ padrão intersticial nodular/reticulonodular

TC:
√ micronódulos centrolobulares mal definidos < 5 mm (bronquiolite celular + pequenos granulomas)
√ atenuação opaca distribuída difusamente/focalmente em 52% (pneumonite obstrutiva, preenchendo os alvéolos com grandes infiltrados celulares mononucleares)

C. ALVEOLITE CRÔNICA ALÉRGICA EXTRÍNSECA
= exposição prolongada e insidiosa à poeira, com o início dos sintomas meses ou anos após a exposição inicial
- dispnéia aos esforços insidiosamente progressiva, indistinguível da fibrose pulmonar idiopática

Pat: proliferação das células epitelióides + elaboração das fibras reticulares
√ opacidades irregulares lineares (fibrose)
√ perda do volume pulmonar (atelectasias cicatriciais)
√ derrame pleural (raro)
√ aumento linfonodal pode ocorrer

TC:
√ formação de pulmão em favo de mel sem predominância zonal
√ aprisionamento focal do ar/enfisema difuso

Trat.: máscara, filtro, higiene industrial, alterações de sistemas condicionadores de ar, alterações nos hábitos dos pacientes/ambiente ocupacional

AMILOIDOSE

= doença caracterizada pela deposição extracelular de feixes de fibrilas proteináceas retorcidos fibrosos de grande diversidade química

Histo: proteína (imunoglobulina)/complexo de polissacarídeos; afinidade para o corante vermelho Congo

@ Envolvimento pulmonar
Incidência: 1º amiloidose (em até 70%); 2º amiloidose (raro)

A. Tipo traqueobrônquico (mais comum)
- hemoptise (queixa mais freqüente)
- estridor, tosse, dispnéia, rouquidão, sibilo

√ múltiplos nódulos fazendo protrusão a partir da parede da traquéia/grandes brônquios
√ estreitamento difuso e rígido de um longo segmento traqueal
√ proeminentes impressões broncovasculares
√ pneumonite destrutiva

B. Tipo nodular
Idade: > 60 anos de idade; M:F = 1:1
- usualmente assintomático

√ adenopatia hilar/mediastinal
√ nódulos parenquimatosos solitários/múltiplos em localização periférica/subpleural ± calcificação/ossificação central; crescimento lento com o passar dos anos
√ ± derrame pleural

DD: doença metastática, doença granulomatosa, pulmão reumatóide, sarcoidose, impactação mucóide

C. Tipo parenquimal difuso (menos comum)

Idade: > 60 anos de idade

- usualmente assintomático com radiografia de tórax normal
- tosse + dispnéia com radiografia de tórax anormal

√ densidades irregulares pequenas e disseminadas (envolvimento exclusivamente intersticial) ± calcificação

√ podem se tornar confluentes ± formação do aspecto "em favo de mel"

DD: fibrose intersticial idiopática, pneumoconiose (especialmente asbestose), pulmão reumatóide, histiocitose de células de Langerhans, esclerodermia

ASMA

= broncoconstrição episódica reversível secundária a uma variedade de estímulos

A. ASMA INTRÍNSECA

Idade: meia idade

Patogênese: fenômeno provavelmente auto-imune causado por infecção viral respiratória e freqüentemente provocada por infecção, exercício, fármacos; nenhum antígeno ambiental

B. ASMA EXTRÍNSECA = ASMA ATÓPICA

Patogênese: secundária a antígenos que produzem uma resposta de hipersensibilidade imediata (tipo I); a reação sensibiliza mastócitos para a liberação de histamina seguido por um aumento na permeabilidade vascular, edema, contração de pequenos músculos; afeta primariamente os brônquios causando uma obstrução nas vias aéreas

Alérgenos não-ocupacionais: pólens, pêlos de cães e gatos, pó de semente de tamarindo, esporos de fungos, gorgulhos de grãos

Alérgenos ocupacionais:

(a) substâncias naturais: pó de madeira, grãos, farinha, favas
(b) fármacos: antibióticos, AAS
(c) químicos inorgânicos: níquel, platina

Pat: tamponamento brônquico com grandes quantidades de muco viscoso e aderente (eosinófilos, cristais de Charcot-Leyden), paredes brônquicas edemaciadas, hipertrofia das glândulas mucosas + músculos lisos

SINAIS AGUDOS

- durante os ataques asmáticos, baixos valores de VEF + TFMM e taxas de V/P anormais
- aumento da resistência ao fluxo de ar devido a:
  (a) contração dos músculos lisos das paredes das vias aéreas
  (b) edema da parede das vias aéreas causado por inflamação
  (c) hipersecreção de muco com tamponamento das vias aéreas
- capacidade de difusão normal

√ hiperexpansão dos pulmões = grave superinsuflação + aprisionamento de ar

√ cúpula diafragmática aplainada

√ espaço aéreo retroesternal aprofundado

√ espessamento peribrônquico (inflamação da parede da via aérea)

√ dilatação bronquial

√ áreas localizadas de hipoatenuação

ALTERAÇÕES CRÔNICAS

Radiografia de tórax normal em 73%; o achado de anomalias depende de:

(a) idade de início (< 15 anos de idade em 31%; > 30 anos de idade em nenhum)
(b) gravidade da asma

√ sombras anelares centrais = bronquiectasias

√ cicatrizes (pelas infecções recorrentes)

Cp:

(1) Pneumonia (2 × mais freqüente que em não asmáticos)
√ infiltrados pneumônicos periféricos (secundário ao bloqueio das vias aéreas)
(2) Atelectasias (5%–15%) pela impactação mucóide
(3) Pneumomediastino (5%), pneumotórax, enfisema subcutâneo; predominantemente em crianças
(4) Enfisema
(5) Aspergilose broncopulmonar alérgica com bronquiectasias centrais

ASPERGILOSE

Organismo: Aspergillis fumigatus = fungo do solo onipresente, normalmente encontrado no escarro de pessoas normais, habilidade para invadir artérias + veias, facilitando a disseminação hematogênica

M:F = 3:1

Predisposição:

(a) doença pulmonar preexistente (tuberculose, bronquiectasia)
(b) disfunção do sistema imunológico (alcoolismo, idade avançada, desnutrição, malignidade concomitante, diabete mal controlado, cirrose, sépsis)

Cp: disseminação para o coração, cérebro, rim, trato GI, fígado, tireóide, baço

COLONIZAÇÃO SAPRÓFITA

= existência comensal no trato respiratório superior

Aspergilose não-invasiva

= colonização não-invasiva de cavidade preexistente/cisto (tuberculose, bronquiectasia, sarcoidose [comum], doença bolhosa do pulmão, carcinoma)

- escarro com raias de sangue/grave hemoptise (45%–70%)

√ aspergiloma = massa circular sólida dentro de uma cavidade ovóide/esférica de paredes finas

Histo: micetoma = hifas interlaçadas mantidas juntas com fibrina, muco, restos celulares

√ a bola de fungo move-se com a posição

√ espaços aéreos em forma de crescente separam a bola de fungo da parede da cavidade

√ a bola de fungo pode calcificar de maneira descontínua/de forma anelar

√ o espessamento pleural pode ser o primeiro sinal do micetoma num cisto/cavidade pulmonar preexistente

Aspergilose semi-invasiva
= doença lentamente progressiva cavitária crônica em pacientes com lesões pulmonares preexistentes (DPOC, radioterapia), leve supressão imune, ou debilidade (álcool, diabete)
√ consolidação (geralmente lobo superior)
√ desenvolvimento crescente de ar e bola de fungo

Aspergilose pulmonar invasiva
= forma freqüentemente fatal em pacientes gravemente imunocomprometidos (mais comum entre pacientes com linfoma/leucemia e granulocitopenia prolongada)
Histo: proliferação fúngica endobrônquica seguida por invasão transbronquial vascular eventualmente causando trombose das arteríolas pulmonares + necrose isquêmica; bola de fungo = seqüestro desvitalizado de pulmão infiltrado por fungos!
• história de infecções bacterianas seriadas + febre intermitente
• dor torácica pleurítica (mimetizando embolia)
• progressão para infiltrados pulmonares a despeito de antibioticoterapia de largo espectro
  (a) sinais precoces:
    √ sinal do halo = nódulos únicos/múltiplos com halo de baixa atenuação
    √ broncopneumonia localizada
  (b) sinais de progressão
    √ aumento dos nódulos para consolidação bilateral difusa
    √ evolução para grandes lesões em cunha com base na região pleural
    √ sinal do ar crescente = cavitação de um nódulo existente (crescente de ar entre o seqüestro e o pulmão); 1–3 semanas após há aumento na contagem dos glóbulos brancos
    √ tem melhor prognóstico que a consolidação sem cavitação (característico da fase de recolução)

Aspergilose broncopulmonar alérgica
= hipersensibilidade ao *Aspergillus* em pacientes com asma de longa evolução
A. ASPERGILOSE ALÉRGICA AGUDA BRONCOPULMONAR
  Reação do tipo I = hipersensibilidade imediata (mediada por IgE)
  Histo: alvéolos repletos de eosinófilos
B. ASPERGILOSE ALÉRGICA CRÔNICA BRONCOPULMONAR
  Reação do tipo III = resposta imune retardada = reação de Arthus (mediada por IgG)
Histo: dano bronquial secundário à reação do antígeno do *Aspergillus* com os anticorpos IgG; os complexos imunes ativam o complemento, levando à lesão tecidual
  (a) critérios diagnósticos primários:
    (1) Asma (84%)
    (2) Eosinofilia sangüínea
    (3) Imediata reação cutânea ao *Aspergillus*
    (4) Anticorpos precipitantes contra o *Aspergillus* (70%)
    (5) IgE sérica elevada
    (6) Bronquiectasias centrais proximais
    (7) História de infiltrados pulmonares fixos ou transitórios
  (b) critérios diagnósticos secundários:
    (1) Micélios de *Aspergillus* no escarro
    (2) Expectoração de tampões marrons no escarro (54%)
    (3) Reatividade cutânea tardia ao antígeno do *Aspergillus*
• níveis elevados de imunoglobulina E
• eosinofilia nos esfregaços sangüíneos periféricos
• micélios dentro dos tampões mucosos expectorados
√ pneumonite migratória = infiltrados lobares/subsegmentares alveolares transitórios nos lobos superiores (50%), lobos inferiores (20%), lobo médio (7%), ambos os pulmões (65%); pode persistir por > 6 meses
√ paredes bronquiais "em trilhos" (edema)
√ varicosidades centrais/bronquiectasias císticas = sombras anelares de 1–2 cm em torno do hilo + lobos superiores
√ "dedos de luva"/"sombra em pasta de dente" = tampões centrais mucosos V- ou Y- nos brônquios secundários de 2,5–6 cm de comprimento continuando por meses + crescendo em tamanho
√ consolidação lobar (em 32%)
√ atelectasias (em 14%) com desvio de ar contralateral
√ cavitação (em 14%) secundária ao abscesso pós-obstrutivo
√ hiperinsuflação (devido ao broncoespasmo)
√ fibrose + retração pulmonar
√ brônquios periféricos NORMAIS
√ micetomas na cavidade, empiema e pneumotórax são INCOMUNS
DD: tuberculose, pneumonia lipóide, síndrome de Löffler, carcinoma broncogênico

Aspergilose pleural
= empiema por *Aspergillus* em pacientes com tuberculose pulmonar, empiema bacteriano e fístula broncopleural
√ espessamento pleural

ASPIRAÇÃO DE CORPOS ESTRANHOS SÓLIDOS
Idade: em 50% < 3 anos de idade
Fonte: em 85% de origem vegetal (amendoim, cevada)
Localização: quase exclusivamente nos lobos inferiores; R:L = 2:1
√ superinsuflação obstrutiva (68%) + vasoconstrição reflexa
√ colapso (14%–53%)
√ infiltrado (11%)
√ corpo estranho radiopaco (9%)
√ aprisionamento de ar (radiografia expiratória/decúbito lateral)
MN:
  √ defeito de ventilação (respiração inicial) + retenção (lavagem)
Cp: bronquiectasias (pela retenção longa)
DD: corpo estranho esofágico impactado

ATRESIA BRÔNQUICA
= obliteração local da luz proximal de um brônquio segmentar
Causas predisponentes:
  (a) interrupção local da perfusão arterial da artéria brônquica tardiamente na vida fetal

(b) a extremidade do broto primitivo brônquico separa-se desse broto e continua a se desenvolver

Pat: árvore bronquial distal à obstrução patente e contendo tampões mucosos; alvéolos distais à obstrução preenchidos de ar através do fluxo de ar colateral

- sintoma mínimos, surgem tardiamente na infância (principalmente em torno dos 15 anos)/vida adulta

Localização: segmento apicoposterior do LSE (LSD/LM)

√ perfusão diminuída
√ segmento superexpandido (fluxo de ar colateral com aprisionamento de ar expiratório)
√ opacidade digitiforme lateral ao hilo (= tampão mucoso distal ao lúmen atrésico) é CARACTERÍSTICO

Trat.: nenhum tratamento porque é assintomática na maioria dos casos

DD: enfisema lobar congênito (nenhum tampão mucoso)

BARITOSE

= inalação de sulfato de bário não fibrogênico

- assintomático
- função pleural normal (curso benigno)

√ opacidades nodulares bilaterais/esparsas, mais densas que o osso (alto número atômico)
√ similar aos nódulos calcificados
√ SEM cor pulmonale, SEM adenopatia hilar
√ regressão se o paciente for removido da fonte de exposição

BERILIOSE

= desordem granulomatose crônica como resultado de resposta imune específica mediada por células ao berílio (= reação de hipersensibilidade retardada após a exposição aos sais de ácido provenientes da extração do óxido de berílio)

Substância: um dos metais mais leves (peso atômico 9), marcante resistência ao calor, grande dureza, resistência à fadiga, resistência à corrosão

Exposição ocupacional: fábricas de lâmpadas fluorescentes

Histo: granulomas não caseosos dentro do interstício + ao longo dos vasos + na submucosa brônquica

- teste positivo da transformação do linfócito ao berílio (teste sangüíneo da resposta do linfócito T ao berílio)

A. BERILIOSE AGUDA (25%)
 √ edema pulmonar após uma exposição maciça

B. BERILIOSE CRÔNICA
 Doença sistêmica disseminada do fígado, baço, linfonodos, rim, miocárdio, pele, músculo esquelético; removido dos pulmões + excretado pelos rins
 Período latente: 5–15 anos
 √ fina nodularidade (granulomas similares à sarcoidose)
 √ opacidades irregulares, particularmente poupando ápices + bases
 √ adenopatia hilar + mediastinal (pode calcificar)
 √ enfisema nos lobos superiores + fibrose intersticial
 √ pneumotórax em 10%
 TCAR:
 √ nódulos pequenos parenquimatosos difusos (57%)
 √ linhas septais (50%)
 √ porções de atenuação opaca (32%)
 √ adenopatia hilar (21%–35%), somente na presença de anomalias parenquimatosas
 √ espessamento da parede brônquica (46%)
 √ irregularidades pleurais (25%)

DD:
(1) Sarcoidose pulmonar nodular (indistinguível)
(2) Asbestose sem adenopatia hilar

BLASTOMICOSE

= BLASTOMICOSE NORTE AMERICANA = DOENÇA DE GILCHRIST = DOENÇA DE CHICAGO
= rara infecção mista piogênica + fúngica granulomatosa

Organismo:
fungo dimórfico saprofítico do solo *Blastomyces dermatitidis*; fase micelial no solo + leveduras se formam nos mamíferos

Distribuição geográfica:
no mundo inteiro; endêmico nos estados norte-americanos centrais + sudeste (Ohio + vales do rio Mississipi, região dos Grandes Lagos), África, Canadá (região mais ao norte de Ontário), América Central e do Sul (adquirida através de atividades na floresta)

Idade: de alguns meses de idade a 80 anos (pico etário entre 25 e 50 anos de idade)

Modo de infecção: inalação dos conídios fúngicos; disseminação para locais extrapulmonares, por exemplo, pele, osso (amiúde extensão direta da lesão cutânea lembrando actinomicose), articulações

Predisposição: idosos, imunossuprimidos

Histo:
(a) fase exsudativa: acúmulo de numerosos neutrófilos com o organismo infectante
(b) fase proliferativa: proliferação de células epitelióides + células gigantes para formar granulomas com microabscessos centrais contendo neutrófilos e formas de levedura

- úlceras orais
- febre, tosse, perda de peso, dor torácica (maioria)
- lesões crostosas verrucosas nas áreas corporais expostas

@ Pulmão
- padrões clínicos após a infecção pulmonar:
 (a) sintomas pulmonares severos
 (b) infecção pulmonar assintomática com resolução espontânea
 (c) doença disseminada para órgãos únicos/múltiplos e indolente por alguns anos
 (d) manifestação extrapulmonar envolvendo o sistema GU, esqueleto, pele

√ doença dos espaços aéreos segmentar/lobar nos lobos inferiores na fase aguda (26%–61%)
√ múltiplas massas nodulares irregulares/lesões satélites
√ broncograma aéreo/massa na área de consolidação (87%)
√ doença intersticial
√ cavitação se há comunicação com via aérea (13%)
√ aumento de linfonodos hilares/mediastinais (< 25%)

@ Osso
√ marcante destruição ± esclerose circundante
√ reação periosteal nos ossos longos, mas não nos ossos curtos
√ são freqüentes múltiplas lesões ósseas
√ os corpos vertebrais + discos intervertebrais estão destruídos (similarmente à tuberculose)

√ abscesso do psoas
√ lesões cranianas líticas + abscessos dos tecidos moles
√ artrite usualmente monoarticular: joelho > tornozelo > cotovelo > punho > mão

@ Trato genitourinário (20%): próstata, epidídimo

Prognóstico: resolução espontânea da doença aguda em até 4 semanas; a doença pode reativar por até três anos

Trat.:

(1) Anfotericina B EV: 8–10 semanas para lesões não cavitárias + 10–12 semanas para lesões cavitárias
(2) Cetoconazol

DD: outras pneumonias (isto é, bacterianas, tuberculosa, fungal), pseudolinfoma, neoplasma maligno (isto é, carcinoma da célula alveolar, linfoma, sarcoma de Kaposi)

BRONQUIECTASIAS

= dilatação localizada e na maioria das vezes irreversível da árvore brônquica

Etiologia:

A. Congênita
   1. Defeito brônquico estrutural: atresia brônquica, síndrome de Williams-Campbell
   2. Transporte mucociliar anormal: síndrome de Kartagener
   3. Secreções anormais: mucoviscidose = fibrose cística
B. Imunodeficiência adquirida/congênita (usualmente deficiência de IgG): doença granulomatosa crônica da infância, deficiência de α_1-antitripsina
C. Pós-infecciosa: sarampo, crises de tosse, síndrome de Swyer-James, aspergilose broncopulmonar alérgica, infecção granulomatosa crônica (BK)
D. Obstrução brônquica: neoplasma, nódulos inflamatórios, corpo estranho
E. Aspiração/inalação: conteúdo gástrico/inalação de gases (complicação tardia)
F. Fibrose pulmonar: "bronquiectasias de tração" devido ao aumento da retração elástica com dilatação brônquica + distorção mecânica dos brônquios por fibrose

Definição de imagens pela TCAR:

(1) Brônquio maior que a artéria pulmonar adjacente
(2) Brônquio visível dentro de 1 cm de pleura

Classificação:

1. **Bronquiectasias cilíndricas/tubulares/fusiformes**
   Tipo menos grave
   Reversível se associada com colapso pulmonar
   √ 16 subdivisões dos brônquios
   √ término abrupto e quadrangular com lúmen de diâmetro uniforme e de mesma largura que o brônquio fonte
   TCAR (estudo de escolha):
   √ "linhas de trem" (curso horizontal)
   √ "*signet-ring signal*" (curso vertical)
   = secção transversa dos brônquios dilatados + ramos da artéria pulmonar
2. **Bronquiectasias varicosas**
   Raramente associadas à síndrome de Swyer-James
   √ 4–8 subdivisões de brônquios
   √ contorno como num rosário de contas, com padrão normal distalmente
3. **Bronquiectasias saculares/císticas**
   Tipo mais severo
   Associadas à: grave infecção brônquica
   √ < 5 divisões de brônquios
   √ dilatação balonada progressiva em direção à periferia com diâmetros dos sacos > 1 cm
   √ dilatação dos brônquios na inspiração, colapso na expiração
   TCAR:
   √ rosário de cistos = "colar de pérolas" (curso horizontal)/cachos de cistos = "cachos de uvas"
   √ nível ar-líquido (freqüente)

Idade: doença predominantemente pediátrica

- tosse + expectoração de escarro purulento
- respiração curta
- hemoptise (50%)

Localização: segmentos basais posteriores dos lobos inferiores, bilateral (50%), língula/lobo médio (10%), bronquiectasias centrais na aspergilose broncopulmonar

√ radiografias normais em 7%
√ aumento do tamanho das impressões pulmonares (secreções retidas)
√ perda de definição das impressões pulmonares (fibrose peribrônquica)
√ agrupamento das impressões pulmonares (se associadas à atelectasia)
√ espaços císticos ± níveis ar-líquido < 2 cm de diâmetro (brônquios dilatados)
√ padrão "em favo de mel" (em casos graves)
√ hiperinsuflação compensatória do pulmão ipsolateral não envolvido
√ aumento da densidade de fundo
√ exacerbações + remissões freqüentes (devido às infecções superimpostas)

Cp: infecções respiratórias freqüentes

DD do aspecto tomográfico:

(1) Bolhas enfisematosas (sem espessura definida da parede, localização subpleural)
(2) "Bronquiectasia reversível" = dilatação temporário durante a pneumonia com retorno ao normal em 4–6 meses

BRONQUIOLITE OBLITERANTE

= inflamação dos bronquíolos levando à (algumas vezes reversível) obstrução do lúmen bronquiolar

Etiologia:

(1) Inalação: 1–3 semanas após a exposição a fumaças tóxicas (fosgênio, amônia, dióxido de enxofre, clorino)
(2) Pós-infeccioso: micoplasma (crianças), vírus (indivíduos idosos); veja síndrome de Swyer-James
(3) Drogas: penicilamina
(4) Desordem do tecido conjuntivo: artrite reumatóide, esclerodermia, lúpus eritematoso sistêmico
(5) Rejeição crônica: transplante de pulmão, transplante coração-pulmão (30%–50%)
(6) Doença crônica enxerto *vs.* hospedeiro: transplante de medula óssea
(7) Idiopático

Pat: tecido de granulação obliterativo tampona o lúmen de pequenas vias aéreas

Pico etário: 40–60 anos; M:F = 1:1
- doença semelhante à gripe (febre, mal-estar, dor de garganta)
- nenhuma resposta aos antibióticos
- tosse não produtiva persistente

√ pulmões normais/hiperinsuflados = doença limitada com tampões de tecido conjuntivo nas vias aéreas
√ bronquiectasias
√ vascularização diminuída (vasoconstrição reflexa)

TCAR:
- √ bronquiectasias + bronquiolectasias
- √ "perfusão em mosaico" = atenuação pulmonar disseminada/difusamente diminuída (pela hipoventilação + vasoconstrição dos alvéolos distais à obstrução bronquiolar) em combinação com áreas não envolvidas com áreas de atenuação mais altas (pela perfusão aumentada)
- √ aprisionamento do ar em varreduras expiratórias (pelo fluxo de ar colateral para dentro dos alvéolos pós-obstrutivos) = falha na alteração de volume/atenuação entre as imagens expiratórias + inspiratórias
- √ aspecto dos bronquíolos em "broto de árvore"
  = estruturas ramificantes centrilobulares e nódulos causadas por espessamento peribronquiolar + bronquioloectasias com secreções (o único sinal direto porém incomum)
- √ opacidades centrilobulares

DD:
(1) Pneumonia bacteriana/fúngica (resposta aos antibióticos, culturas positivas)
(2) Pneumonia eosinofílica crônica (mulheres jovens, eosinofilia em 2/3)
(3) Pneumonia intersticial usual (opacidades irregulares, diminuição do volume pulmonar)

CARCINOMA BRONCOGÊNICO

= CÂNCER DE PULMÃO
= CARCINOMA PULMONAR

Causa mais freqüente de morte por câncer em homens (35% de todas as mortes por câncer) e mulheres (21% de todas as mortes por câncer); malignidade em homens mais comum do mundo; sexta causa líder de câncer em mulheres no mundo todo

Prevalência: (em 1991) 161.000 casos novos; 143.000 mortes

Idade ao diagnóstico: 55–60 anos (variação de 40–80 anos); M:F = 1.4:1
- assintomático (10%–50%) usualmente com tumores periféricos
- sintomas de tumores centrais:
  - tosse (75%), sibilos, pneumonia
  - hemoptise (50%), disfagia (2%)
- sintomas de tumores periféricos:
  - dor torácica pleural/local, dispnéia, tosse
  - Síndrome de Pancoast, síndrome da veia cava superior
  - rouquidão
- sintomas de doença metastática (SNC, osso, fígado, glândula adrenal)
- síndromes paraneoplásicas
  - caquexia da malignidade
  - osteoartropatia hipertrófica + baqueteamento
  - endocardite não bacteriana trombolítica
  - tromboflebite migratória
- produção ectópica de hormônios: hipercalcemia, síndrome da secreção inapropriada de hormônio antidiurético, síndrome de Cushing, ginecomastia, acromegalia

Tipos:

(1) **Adenocarcinoma** (50%)
quase invariavelmente desenvolve-se na periferia, com potencial maligno intermediário (crescimento lento, alta incidência de metástases precoces); freqüentemente encontrado em cicatrizes (tuberculose, infarto, esclerodermia, bronquiectasias) + em estreita relação com bolhas preexistentes
◊ Tipo celular mais comum visto em mulheres + não fumantes!
√ massa subpleural periférica solitária (52%)/infiltrado alveolar/nódulos múltiplos
√ pode invadir a pleura + crescer circunferencialmente em torno do pulmão, mimetizando o mesotelioma maligno
√ distribuição no lobo superior (69%)
√ aerobroncograma na TCAR (65%)
√ calcificação na periferia da massa (1%)
√ reação desmoplásica com retração da pleura
Subtipo: carcinoma bronquioloalveolar

(2) **Carcinoma escamoso celular** = **carcinoma epidermóide** (30–35%)
Fortemente associado ao tabagismo
Histo: mimetiza a diferenciação da epiderme pela produção de queratina ("carcinoma epidermóide")
Histogênese: inflamação crônica com metaplasia escamosa, progressão para displasia + carcinoma *in situ*
- citologia do escarro positiva
  ◊ Tipo celular mais comum diagnosticado que é radiologicamente oculto!
- hipercalcemia pela substância elaborada pelo tumor semelhante ao hormônio da paratireóide

Mais lenta taxa de crescimento, mais baixa incidência de metástases
(a) localização central dentro do brônquio principal/lobar/segmentar (2/3)
  √ grande massa central ± cavitação
  √ pneumonia pós-obstrutiva
    ◊ Todos os casos de pneumonia em adultos devem ser acompanhados até a resolução radiológica completa!
  √ obstrução das vias aéreas com atelectasia (37%)
(b) nódulo solitário periférico (1/3)
  √ cavitação característica (7%–10%)
    ◊ O carcinoma de células escamosas é o tipo celular que mais freqüentemente forma cavidades!
  √ invasão da parede torácica
    ◊ O carcinoma da células escamosas é o tipo celular que mais origina o tumor de Pancoast!

(3) **Carcinoma de pequenas células indiferenciadas (15%)**
Fortemente associado ao tabagismo; rápido crescimento + alto potencial metastático

(metástases precoces em 60%–80% no momento do diagnóstico); deve ser visto como uma doença sistêmica independentemente do estágio; virtualmente nunca é ressecável

Pat: surge da mucosa brônquica com crescimento para a submucosa + invasão subseqüente do tecido conjuntivo peribrônquico

Histo:

Pequenas células ovais uniformes com citoplasma escasso; núcleo com cromatina pontilhada; numerosas mitoses + grandes áreas de necrose; 20% também contém tipos histológicos celulares não pequenos (freqüentemente células escamosas)

Subtipo: câncer célula curta com núcleos hipercromáticos

Carcinomas celulares relacionados à célula de Kulchitsky?

- aspecto endoscópico liso da mucosa
- produção ectópica de hormônios: síndrome de Cushing, secreção inapropriada de ADH

◊ Câncer primário mais comum que causa obstrução da veia cava superior (devido à compressão extrínseca/trombose endoluminal/invasão)!

Localização: 90% central dentro do brônquio lobar/fonte

√ grande massa tipicamente hilar/periilar freqüentemente associada ao alargamento mediastinal (pela adenopatia)

√ extensa necrose + hemorragia

√ pequena lesão pulmonar (raro)

Avaliação por estagiamento:

TC de abdome + crânio, cintigrafia óssea, biopsias bilaterais de medula óssea

4. **Carcinoma indiferenciado de grandes células (< 5%)**

Fortemente associado ao tabagismo; potencial maligno intermediário; rápido crescimento + metástases a distância precoces

Histo:

Células tumorais com citoplasma abundante + grandes núcleos + nucléolos proeminentes; diagnosticado por exclusão devido à falta de diferenciação escamosa/glandular/pequenas células

Subtipo: carcinoma de grandes células com comportamento muito agressivo + prognóstico ruim

√ massa usualmente periférica e volumosa > 6 cm (50%)

√ grande área de necrose

√ envolvimento pleural

√ grande brônquio envolvido na lesão central (50%)

FATORES DE RISCO

1 Tabagismo (carcinoma de células escamosas + carcinoma de pequenas células)

— relacionado ao número de cigarros fumados, profundidade da inalação, idade na qual o tabagismo começou

◊ 85% das mortes por câncer pulmonar podem ser atribuíveis ao tabagismo!

◊ Fumantes passivos podem contribuir com 25% dos cânceres de pulmão em não fumantes!

2 Gás radônio: pode ser a segunda causa mais comum do câncer de pulmão com até 20.000 mortes por ano

3 Exposição industrial: asbestos, urânio, arsênico, cromometil éter

4 Doenças concomitantes: cicatriz pulmonar crônica + fibrose pulmonar

Carcinoma cicatricial

7% dos tumores pulmonares; 1% das autópsias

Origem: relacionado aos infartos (> 50%), cicatriz tuberculosa (< 25%)

Histo: adenocarcinoma (72%), carcinoma de células escamosas (18%)

Localização: lobos superiores (75%)

◊ 45% de todos os cânceres periféricos originando em cicatrizes!

APRESENTAÇÃO

√ massa solitária periférica com coroa radiada/sinal da cauda pleural/lesão satélite

√ cavitação (16%): usualmente de paredes espessas com superfície interna irregular; em 4/5 secundário ao carcinoma de células escamosas, seguido pelo carcinoma bronquioloalveolar

√ massa central (38%): comum em carcinomas de pequenas células

√ aumento hilar unilateral (secundário ao tumor primário/linfonodos aumentados)

Nódulos à TC: 0–10 mm negativo, 10–20 mm indeterminado, > 20 mm positivo

√ alargamento mediastinal anterior + médio (sugere carcinoma de pequenas células)

√ atelectasias pulmonares segmentares/lobares (37%) secundária à obstrução das vias aéreas (particularmente no carcinoma de células escamosas)

√ "sinal do S de Golden" = colapso incompleto, com abaulamento do contorno produzido pelo tumor central primário

√ terminação do brônquio em "cauda de rato"

√ sinal do englobamento brônquico = espessamento focal/circunferencial da parede brônquica vista em secção transversa (sinal precoce)

√ hiperaeração (devido ao tipo de obstrução brônquica valvular, mais bem visualizado na expiração)

√ impactação mucóide do brônquio segmentar/lobar (devido à obstrução endobrônquica)

√ infiltrado periférico persistente (30%)

= pneumonite pós-operatória

√ SEM aerobroncograma

√ derrame pleural (8%–15%)

√ erosão óssea das costelas/coluna (9%)

√ envolvimento da artéria pulmonar principal (18%), artérias lobares + segmentares (53%) pode resultar em radiopacidade periférica (devido ao infarto pulmonar)

√ calcificação em 7% à TC (histologicamente em 14%) usualmente excêntrica/finamente granular

(a) foco preexistente de cálcio englobado pelo tumor

(b) cálcio distrófico dentro da necrose tumoral

(c) depósito de cálcio pela função secretória do carcinoma (isto é, adenocarcinoma mucinoso)

Angio:
√ carcinoma broncogênico suprido pela circulação brônquica
√ distorção/estenose/oclusão da circulação arterial pulmonar

MÚLTIPLOS CÂNCERES PULMONARES

Incidência: 0,72%–3,5%; em 1/3 sincrônico, em 2/3 metacrônico
◊ 10%–32 % dos pacientes que sobrevivem à ressecção de um câncer de pulmão desenvolverão um segundo tumor primário!
Dg: a biopsia é mandatória para a terapia adequada porque o tumor pode ter um tipo celular diferente

MANIFESTAÇÕES PARANEOPLÁSICAS

1. Neuromiopatia carcinomatosa (4%–15%)
2. Tromboflebite migratória
3. Osteoartropatia pulmonar hipertrófica (3%–5%)
4. Manifestações endócrinas (15%), usualmente com o carcinoma de pequenas células: síndrome de Cushing, secreção inapropriada de ADH, HPT, excessiva secreção de gonadotrofina

LOCALIZAÇÃO

60%–80 % surgem de brônquios segmentares
— central: carcinoma de pequenas células, carcinoma de células escamosas (citologia do escarro positiva em 70%); surge na via aérea central freqüentemente em pontos de bifurcação brônquica, infiltra-se circunferencialmente, estende-se ao longo da árvore brônquica
— periférico: adenocarcinoma, carcinoma de grandes células
— lobo superior: lobo inferior = pulmão direito: pulmão esquerdo = 3:2
— local mais comum: segmento anterior do LSD
— tumor de Pancoast (3%) = tumor do sulco pulmonar superior, freqüentemente carcinoma de células escamosas
  • atrofia dos músculos da extremidade superior ipsolateral devido ao envolvimento da porção inferior do plexo braquial
  • Síndrome de Horner (enoftalmia, miose, ptose, anidrose) devido ao envolvimento da cadeia simpática + gânglio estrelado
  √ massa/espessamento apical pleural
  √ ± invasão de tecidos moles/destruição óssea
— obstrução da VCS (5%): amiúde no carcinoma de pequenas células

ESTADIAMENTO TNM

T1: < 3 cm em diâmetro, circundado por pulmão/pleura visceral
T2: > 3 cm em diâmetro/invasão de pleura/atelectasia lobar/pneumonite obstrutiva/pelo menos a 2 cm da carina
T3: tumor de qualquer tamanho; a menos de 2 cm da carina/invasão da pleura parietal, parede torácica, diafragma, pleura mediastinal, pericárdio, derrame pleural
T4: invasão de coração, grandes vasos, traquéia, esôfago, corpo vertebral, carina/efusão maligna
N1: nódulos hilares/peribrônquicos
N2: nódulos mediastinais ipsolaterais
N3: nódulos contralaterais hilares/mediastinais

ESTADIAMENTO PARA CÂNCER PULMONAR DE PEQUENAS CÉLULAS

Doença limitada:
(1) Primário em um hemitórax
(2) Adenopatia hilar ipsolateral
(3) Adenopatia supraclavicular ipsolateral
(4) Adenopatia mediastinal ipso e contralateral
(5) Atelectasia
(6) Paralisia de nervo frênico + nervo de laríngeo
(7) Derrame pequeno sem células malignas

Doença extensa (60%–80%):
(1) Adenopatia hilar contralateral
(2) Adenopatia supraclavicular contralateral
(3) Infiltração da parede do tórax
(4) Derrame pleural carcinomatosa
(5) Carcinomatose linfangítica
(6) Síndrome da veia cava superior
(7) Metástases para pulmão contralateral
(8) Metástases extratorácicas para ossos (38%), fígado (22%–28%), medula óssea (17%–23%), SNC (8%–15%), retroperitônio (11%), outros linfonodos

Prognóstico: 7–11 meses de sobrevida mediana; 15%–20% taxa de sobrevida livre da doença em 2 anos

DISSEMINAÇÃO

1. Extensão local direta
2. Hematogênicas (carcinoma de pequenas células)
3. Disseminação linfática (carcinoma de células escamosas); tumor em 10% dos linfonodos de tamanho normais
4. Disseminação transbronquial — menos comum

METÁSTASES A DISTÂNCIA

@ Osso
  (a) medula óssea: em 40% no momento da apresentação
  (b) lesões grosseiras em 10%–35%:
    Localização: vértebras (70%), pelve (40%), femores (25%)
    √ metástases osteolíticas (3/4)
    √ metástases osteoblásticas (1/4): nos carcinomas de pequenas células/adenocarcinoma pequeno
    √ metástases ocultas em 36% das cintigrafias ósseas
@ Adrenais: em 37% no momento da apresentação
@ Cérebro: metástases assintomáticas tomografias cerebrais em 7% (30% na autópsia), em 2/3 múltiplas
@ Rim, tracto GI, linfonodos abdominais
@ Metástases de pulmão para pulmão (em até 10%, normalmente no estágio tardio)

Cx:
(1) Elevação diafragmática (paralisia do nervo de frênico)
(2) Rouquidão (envolvimento do nervo laríngeo, esquerdo > direito)
(3) Obstrução da VCS (5%): o câncer pulmonar é causa de todas as obstruções da VCS em 90%
(4) Derrame pleural (10%): maligna, parapneumônica, linfoobstrutiva
(5) Disfagia: linfonodos aumentados, invasão do esôfago
(6) Invasão pericárdica: efusão pericárdica, espessamento pericárdico localizado/massas nodulares

Prognóstico:
Tempo médio de sobrevivência < 6 meses; 10%–15% de sobrevida global em 5 anos; sobrevida a 40 meses: carcinoma de células escamosas 30% > grandes células 16% > adenocarcinoma 15% > pequenas células 1%

Trat.:
(1) Ressecção cirúrgica para tipos histológicos não de pequenas células. Irressecáveis: envolvimento do coração, grandes vasos, traquéia, esôfago, corpo vertebral, derrame pleural maligno
(2) Quimioterapia adjuvante + radioterapia na doença extensa e ressecável
(4) Quimioterapia para carcinoma de células pequenas + radioterapia para doença vultosa, metástases do SNC, compressão da medula espinhal, obstrução da VCS

CARCINOMA BRONQUIOLOALVEOLAR

= CARCINOMA ALVEOLAR CELULAR

Incidência: 2%–6% de todos os cânceres pulmonares (aumentando a incidência para 20%–25%?)

Etiologia: desenvolvimento a partir das células alveolares epiteliais tipo II; subtipo de adenocarcinoma

Idade: meia idade; M:F = 1:1

Pat: células cuboidais/colunares altas produtoras de muco, similares às células brônquicas crescendo ao longo das paredes + septos alveolares (padrão de crescimento lepídico) sem lesão do interstício pulmonar (servindo como "andaime" para o crescimento tumoral) ou arquitetura brônquica

Associado a: cicatriz pulmonar preexistente, fibrose, inflamação intersticial difusa, esclerodermia

- freqüentemente assintomático
- tosse (60%)
- expectoração mucóide abundante (25%), pode produzir hipovolemia + depleção de eletrólitos (broncorréia)

Localização: perifericamente, além de um brônquio reconhecível

Disseminação: disseminação traqueobrônquica = as células se destacam do tumor primário + aderem-se ao septo alveolar em outros lugares do pulmão

A. FORMA FOCAL (60%–90%)
   1. Massa única
      √ massa focal bem circunscrita em localização periférica/subpleural
      √ "orelhas de coelho"/cauda pleural/borda triangular/"sinal da cauda" (55%) = bordas lineares se estendendo a partir dos nódulos pleurais (reação desmoplásica/doença granulomatosa fibrosante)
      √ margens irregulares = aspecto em raios de sol (73%)
      √ aerobroncograma/pseudocavitação (= dilatação de espaços aéreos intactos pela reação desmoplásica/bronquiectasias/enfisema focal) em 60%
      √ atenuação heterogênea (57%)
      √ confinado a um lobo único
      √ SEM atelectasias
   2. Forma multinodular

B. FORMA DIFUSA = Forma pneumônica (10%–40%)
   √ consolidação acinar dos espaços aéreos + aerobroncograma + bordas mal definidas
   √ consolidação dos espaços aéreos pode afetar ambos os pulmões (secreção mucosa)
   √ derrame pleural (8%–10%)

Metástases: para linfonodos locais + locais distantes

Prognóstico: 4–15 anos de tempo de sobrevida com nódulo único; pior com consolidação/doença multifocal

CARCINOMATOSE LINFANGÍTICA

= CARCINOMA INTERSTICIAL

= acúmulo de células tumorais dentro do tecido conjuntivo (feixes broncovasculares, septos interlobulares, espaço subpleural, linfáticos pulmonares) pela embolização do tumor através dos vasos sangüíneos, seguida por obstrução linfática, edema intersticial e deposição de colágeno (fibrose pela reação desmoplásica quando as células tumorais se estendem para dentro do parênquima pulmonar adjacente)

Incidência: 7% de todas as metástases pulmonares

Origem do tumor: carcinoma broncogênico, carcinoma de mama (56%), estômago (46%), tireóide, pâncreas, laringe, cérvice

Mnemônico: **C**ertos **C**ânceres **E**ntram **T**ambém **P**ela **M**alha **L**infática
Cérvice
Cólon
Estômago
Tireóide
Pâncreas
Mama
Laringe

Pat:
(1) Edema intersticial
(2) Alterações fibróticas intersticiais
(3) Dilatação linfática
(4) Células tumorais dentro dos planos de tecido conjuntivo

- dispnéia (freqüentemente precedendo anormalidades radiográficas)
- raramente tosse seca + hemoptise

Localização: bilateral; unilateral se secundária ao carcinoma primário pulmonar

RxT (acurácia de 23%)
√ radiografia de tórax normal
√ densidades reticulares
√ impressões broncovasculares grosseiras
√ linhas A + B de Kerley
√ pequeno volume pulmonar
√ adenopatia hilar (20%–50%)

TCAR:
√ malha reticular poligonal bem definida e lisamente espessada de 10–25 mm de diâmetro (= septos interlobulares espessados)
√ irregular/nodular = espessamento dos septos interlobulares "em rosário de contas"
√ ponto central dentro do lóbulo pulmonar secundário
= feixe broncovascular centrilobular espessado
√ espessamento subpleural
√ líquido pleural
√ ± linfadenopatia hilar/mediastinal

Prognóstico: morte dentro de 1 ano

DD:
(1) Alveolite fibrosante (predominância periférica)
(2) Alveolite alérgica extrínseca (nenhuma estrutura poligonal, alterações pleurais raras)
(3) Sarcoidose (nódulos de contornos irregulares mais freqüentes nos lobos superiores, estruturas poligonais incomuns)

CISTO BRONCOGÊNICO

= anomalia do brotamento/ramificação do trato visceral primitivo
(segmento ventral = árvore traqueobrônquica; segmento dorsal = esôfago) entre 26 e 40 dias de embriogênese

Incidência: mais comum cisto das vísceras intratorácicas (54%– 63% nas séries cirúrgicas)

Histo: cisto de paredes finas preenchido com material mucóide, revestido com epitélio colunar respiratório, glândulas mucosas, cartilagem, tecido elástico e músculo liso

• contém muco/líquido claro ou turvo
√ massa circular/oval nitidamente esboçada
√ pode conter nível de ar-líquido

CT:
√ conteúdo do cisto de densidade igual a da água (50%)/densidade mais alta (50%)

A. CISTO MEDIASTINAL BRONCOGÊNICO (86%)
Associado a: anomalias espinhais
M:F = 1:1
• normalmente assintomático
• estridor, disfagia
Localização: pericarinal (52%), paratraqueal (19%), parede esofagiana (14%), retrocardíaco (9%) normalmente à direita
√ pode se comunicar com o lúmen traqueal
√ pode mostrar compressão do esôfago

B. CISTO INTRAPULMONAR BRONCOGÊNICO (14%)
M > F
• Infecção (75%)
• Dispnéia, hemoptise (mais comum)
Localização: lóbulo inferior:superior = 2:1; normalmente terço medial
√ 36% conterão ar eventualmente
DD: nódulo pulmonar solitário, neoplasma cavitado, pneumonia cavitada, abscesso pulmonar

CISTO PERICÁRDICO

Etiologia:
(1) Defeito na embriogênese das cavidades celômicas
(2) Seqüela de pericardite

Histo: revestido por camada única de células mesoteliais

Idade: 30–40 anos; M:F = 3:2

• assintomático (50%)

Localização:
(a) ângulo cardiofrênico (75%), D:E = 3:1/3:2, 25% mais alto; pode se estender para as grandes fissuras
(b) mediastino (raro)

√ massa triangular/ovóide/circular/com margens agudas usualmente com 3–8 cm de diâmetro (variação de 1–28 cm)
√ alteração no tamanho + forma com a respiração/posição corporal
√ valores de atenuação de 20–40 HU, ocasionalmente mais altos

CISTO TÍMICO

Incidência: 1%–2% de todas as massas mediastinais

Etiologia:
(1) Cisto congênito (persistência de remanescentes tubulares da terceira bolsa faríngea = ducto tireofaríngeo, desenvolve-se durante a 5ª-8ª semanas de gestação)
(2) Cisto inflamatório
(3) Cisto neoplásico (teratoma cístico, degeneração cística dentro do timoma), radiação S/P para a terapia da doença de Hodgkin

Associado a:
(1) Doença de Hodgkin (envolvimento tímico/degeneração cística induzida pelo tratamento?)
(2) *Miastenia gravis* (raro)

• geralmente assintomático
• sintomático quando ocorre hemorragia

Localização: mediastino anterior/região cervical lateral

√ multiloculado
√ pode mostrar calcificação parcial da parede (raro)
√ líquido de baixa densidade (0–10 HU); pode ser mais alta dependendo do conteúdo do cisto

US: √ tipicamente anecóico

DD: timoma benigno, teratoma, cisto dermóide, doença de Hodgkin, linfoma não-Hodgkin, fibroma pleural

CISTO TRAUMÁTICO DO PULMÃO

Idade: crianças + adultos jovens são particularmente predispostos

√ cavidade preenchida de ar com paredes finas (50%) ± nível ar-líquido, precedida por massa homogênea bem circunscrita (hematoma)
√ lesão oval/esférica de 2–14 cm de diâmetro
√ lesões únicas/múltiplas; unimultiloculares
√ usualmente subpleurais sob o ponto de máxima injúria
√ persistente até 4 meses + diminuição progressiva do tamanho (aparente dentro de 6 semanas)

COCCIDIOIDOMICOSE

= FEBRE DO VALE

Organismo:
Fungos dimórficos do solo: *Coccidioides immitis*, vivendo no solo desértico + disseminando-se em poeiras secas pelo vento; endêmico no sudoeste desértico dos EUA (Vale de San Joaquin, Arizona central e sul, oeste do Texas, sul do Novo México) + norte do México + partes centrais da América do Sul; similar à histoplasmose

A. COCCIDIOIDOMICOSE PRIMÁRIA
= COCCIDIOIDOMICOSE RESPIRATÓRIA
• 60%–80% assintomático
• reumatismo do deserto (33%) = artrite mediada por imunocomplexos (mais comum no tornozelo)
• eritema nodoso/multiforme (5%–20%)
√ infiltrados focais principalmente nos lobos inferiores (48%–80%) freqüentemente subpleural + fissuras abauladas
√ adenopatia hilar (20%)
√ derrame pleural (10%)

B. COCCIDIOIDOMICOSE RESPIRATÓRIA CRÔNICA
• hemoptise em 50%
√ um/vários nódulos bem definidos

(= coccidioidoma) com 5–30 mm de tamanho (em 5%)
- √ cavidades de paredes finas em "pele de uva" (em 10%–15%), em 90% solitários, 70% no segmento anterior dos lobos superiores (DD: BK), 3% rompem-se para dentro do espaço pleural devido à localização subpleural (pneumotórax/empiema)
- √ adenopatia mediastinal (10%–20%)

C. COCCIDIOIDOMICOSE DISSEMINADA (em 1%)
= fase secundária da disseminação hematogênica para as meninges, pele, linfonodos, tecido subcutâneo, osso, articulações (exceto trato GI)
- • granulomas cutâneos/abscessos
- √ padrão pulmonar micronodular

CONTUSÃO PULMONAR

= manifestação mais comum do trauma torácico fechado, especialmente traumas de desaceleração

Pat: exsudação do edema + sangue dentro dos espaços aéreos + interstício

Início do quadro: aparente dentro das primeiras 6 horas após o trauma

- • clinicamente inaparente
- • hemoptise (50%)

Localização: diretamente profundo ao local do impacto/contragolpe

- √ consolidação irregular multifocal/difusa homogênea (a TC é mais sensível)
- √ a opacidade pode aumentar em 48–72 noras
- √ rápida resolução começando 24–48 horas, completa dentro de 2–10 dias
- √ fraturas costais suprajacentes (freqüente)

Cp: pneumotórax

DD: embolia gordurosa (1–2 dias após o trauma)

CRIPTOCOCOSE

= TORULOSE = BLASTOMICOSE EUROPÉIA

Organismo: fungo dimórfico encapsulado semelhante à levedura *Cryptococcus neoformans*; célula de levedura esférica única com cápsula espessa, cora-se com tinta de Índia; freqüentemente em terra contaminada com excrementos de pombo; invasor oportunista

Histo: lesão granulomatosa com centro de necrose caseosa

Predisposição: diabéticos, imunocomprometidos

- • meningite de baixo grau (afinidade para SNC); M:F = 4:1

@ Pulmão
- √ massa bem circunscrita (40%) com 2–10 cm de diâmetro, localização normalmente periférica
- √ lobar/consolidação segmentária (35%)
- √ cavitação (15%)
- √ adenopatia hilar/mediastinal (12%)
- √ calcificações (extremamente raro)

@ Musculoesquelético
- √ osteomielite (5%–10%)
- √ artrite (rara, normalmente extensão da osteomielite)

DEFICIÊNCIA DE α_1-ANTITRIPSINA

= rara desordem autossômica recessiva

A α_1-antitripsina (glicoproteína) é sintetizada no fígado + liberada no soro

Ação: inibidor proteolítico da tripsina, quimotripsina, elastase, plasmina, trombina, calicreína, proteases leucocitárias + bacterianas; neutraliza as enzimas proteolíticas circulantes

Mecanismo de lesão pela deficiência: Os PMN + macrófagos ficam seqüestrados dentro dos pulmões durante infecções bacterianas recorrentes + liberam elastases que digerem a membrana basal

Idade: idade precoce de início (20–30 anos); M:F = 1:1

- • rápida + progressiva deterioração da função pulmonar
  - √ grave enfisema panacinar com predominância basilar
  - √ redução no tamanho + número dos vasos pulmonares nos lobos inferiores
  - √ redistribuição do fluxo sangüíneo para as áreas pulmonares superiores não afetadas
  - √ bolhas em ambas as bases pulmonares
  - √ marcante achatamento do diafragma
  - √ mínima excursão diafragmática

Cp: cirrose hepática (em indivíduos homozigotos)

DISPLASIA BRONCOPULMONAR

= PULMÃO DE RESPIRADOR = complicação da terapia de respiração mecânica prolongada com PEEP intermitente com altas concentrações de oxigênio = toxicidade pelo oxigênio + barotrauma

Estágio I (2–3 dias)	√ padrão de SARA de doença de membrana de hialina
Estágio II (4–10 dias)	√ opacificação completa com aerobroncograma √ associado à insuficiência cardíaca pelo DAP
Estágio III (10–20 dias)	√ densidades lineares grosseiras "esponjosas"/ "bolhosas", especialmente nos lobos superiores √ hiperaeração do pulmão √ enfisema dos lobos mais baixos
Estágio IV (depois de 1 mês)	√ mesmo padrão; 40% de mortalidade se não resolvido dentro de um mês

Cp:
(1) Função pulmonar anormal
(2) Aumento da freqüência de infecções do trato respiratório inferior

Prognóstico:
(1) Resolução completa após meses/anos (1/3)
(2) Densidades lineares retidas no enfisema do lobo superior (29%)

DD:
(1) Pneumonia neonatal difusa
(2) Aspiração de mecônio
(3) Retorno venoso pulmonar total anômalo
(4) Linfangiectasia pulmonar congênita
(5) Fibrose cística
(6) Fibrose pulmonar idiopática
(7) Enfisema intersticial pulmonar
(8) Síndrome de Wilson

DOENÇA DE CASTLEMAN

= NODO LINFONODULAR GIGANTE
= HAMARTOMA LINFÓIDE ANGIOMATOSO
= HAMARTOMA LINFÓIDE = HIPERPLASIA ANGIOFOLICULAR LINFÁTICA
= massas benignas de tecido linfóide de etiologia desconhecida

Idade: variação de 8–66 anos, < 30 anos (70%); M:F = 1:1

Tipos:

A. Tipo hialino-vascular (80%–90%)
Pat: proliferação vascular + hialinização pequenos centros foliculares penetrados por vasos capilares, proliferação capilar em áreas interfoliculares
- tosse, dispnéia, hemoptise
- lassitude, perda de peso, febre
- assintomático em 97%
- retardo do crescimento
- anemia microcítica refratária

B. Tipo de células plasmáticas (10%–20%)
Pat: feixes de células plasmáticas entre folículos normais/aumentados
- febre, anemia, taxa de sedimentação elevada
- IgG, IgM, hipergamaglobulinemia de IgA (50%)

Localização:
@ Tórax: mediastino médio/posterior (70%),dentro do pulmão (raro)
@ Extratorácico: pescoço, axila, ombro, mesentério, pelve, dentro de músculo, retroperitônio (raro)

Tamanho: até 16 cm de diâmetro

TC:
√ massa bem definida massa com densidade de músculo
√ calcificação central focal
√ reforço da margem (cápsula vascular)
√ reforço marcante quase igual ao da aorta (no tipo hialino-vascular)
√ reforço leve (tipo de células plasmáticas)

Angio:
√ massa com múltiplos vasos nutridores
√ denso rubor homogêneo (tipo hialino-vascular)
√ alguma hipervascularidade (tipo de células plasmáticas)

DD: indistinguível do linfoma

DOENÇA HIDÁTICA

= EQUINOCOCOSE
- assintomática
- eosinofilia (< 25%)
- tosse, expectoração, febre
- teste cutâneo de Casoni positivo em 60%
- reação de hipersensibilidade (se a ruptura do cisto ocorre)

√ massas ovóides/nitidamente circunscritas e esféricas solitárias (75%), múltiplas (25%)
√ tamanho de 1–10 cm de diâmetro (16–20 semanas para dobrar de tamanho)
√ comunicação do cisto com a árvore brônquica
√ "sinal do menisco", "sinal do duplo arco", "sinal da lua", "sinal semilunar" (5%) = ruptura do pericisto com dissecção do ar entre o peri e o exocisto
  √ "sinal do lírio d'água", "sinal do camalote" = membrana cística colapsada flutuando dentro do líquido (N.T.: não encontrei tradução para a expressão acima)
  √ nível de ar-líquido = ruptura das paredes do cisto
  √ hidropneumotórax
√ calcificações da parede do cisto (< 6%)
√ erosão costal + vertebral (raro)
√ cisto mediastinal: mediastino posterior (65%), anterior (26%), médio (9%)

DOENÇA RELACIONADA AO ASBESTO

Substâncias: comprimento das fibras de 100 micras
(a) relativamente benigno:
  (1) Crisolita (asbesto branco) no Canadá
  (2) Antropolita na Finlândia, América do Norte
  (3) Tremolita
(b) relativamente maligno:
  (1) Crocidolita (asbesto azul/negro) na África do Sul, Austrália
  (2) Amosita (asbesto marrom)

◊ Fibras muito finas (crocidolita) associadas com maior número de doenças pleurais!

Exposição ocupacional:
(a) mineração + moagem do asbesto
(b) insulação, manufatura têxtil, construção civil, construção naval, revestimentos de freios, calefações

Asbestose pulmonar

= (termo asbestose reservado para) fibrose intersticial difusa progressiva crônica

Incidência: em 49–52% das exposições aos asbestos industriais

Histo: a fibrose intersticial começa nas áreas peribronquiolares, então progride para envolver os alvéolos adjacentes

Critérios diagnósticos:
(1) História de exposição confiável
(2) Intervalo de tempo apropriado entre a exposição + detecção
(3) Evidência radiológica
(4) Padrão restritivo de acometimento pulmonar
(5) Capacidade de difusão anormal
(6) Estertores bilaterais nas bases pulmonares posteriores, não desaparecem com a tosse

- dispnéia
- testes de função pulmonares restritivos

Localização: mais severos nas zonas subpleurais inferiores (concentração das fibras de asbestos sob a pleura)

√ pequenas opacidades irregulares (NÃO circulares como na pneumoconiose por carvão/sílica)
√ confinado às bases pulmonares, progredindo superiormente
√ linhas septais (= espessamento fibroso em torno dos lóbulos secundários)
√ borda cardíaca "áspera" = obscurecimento secundário às alterações parenquimatosas + pleurais
√ contornos do diafragma mal definidos
√ aspecto em "favo de mel" (incomum)
√ fibrose maciça raramente, predominantemente nas bases pulmonares sem migração em direção ao hilo (DD com silicose/PTC)
√ NENHUMA adenopatia hilar
√ a captação de Ga-67 oferece um índice quantitativo da atividade inflamatória

TCAR:
  √ linhas subpleurais curvilíneas paralelas a + dentro de 1 cm da pleura (30%) = múltiplas reticulonodularidades puntiformes subpleurais conectadas aos ramos mais periféricos da artéria pulmonar
  √ bandas fibrosas parenquimatosas = opacidades lineares tocando a superfície pleural

√ arcadas pulmonares subpleurais = estruturas lineares ramificadas mais proeminentes posteriormente
√ reticulação = malha de densidades lineares, usualmente posteriores nas bases pulmonares
√ aspecto em "favo de mel" = espaços múltiplos císticos < 1 cm em diâmetro com as pares espessadas
√ linhas septais interlobulares septadas
√ linhas interlobulares espessadas

Doença pleural relacionada ao asbesto

1. Placas Pleurais Focais (65%)
   = colágeno hialinizado na camada submesotelial da pleura parietal
   Incidência: manifestação mais comum da exposição; 6% da população geral apresentará placas
   Período latente: em 10% após 20 anos; em 50% após 40 anos
   Localização: bilateral; porção média póstero-lateral da parede torácica entre a 7ª–10ª costela; porção aponeurótica do diafragma; mediastino; seguindo os contornos costais; pleura visceral + ápices + ângulos costofrênicos tipicamente poupados
   √ espessamento usualmente circunscrito com as bordas mais espessas que as porções centrais das placas; em 48% único achado; em 41% com alterações parenquimatosas
   √ nenhuma adenopatia hilar
   √ usualmente não calcificado

DD: gordura na parede torácica, fraturas costais, sombras da costela adjacente

2. Espessamento Pleural Difuso (17%)
   = espessamento difuso da pleura parietal (pleura visceral envolvida em 90%, porém difícil de demonstrar)
   • pode causar restrição na função pulmonar
   Pode estar associado à: atelectasia circular
   √ processo bilateral com aspecto em "coração áspero" (20%)
   √ difuso; difícil de avaliar quando visto de frente
   √ espessamento das fissuras interlobares
   √ diafragma espessado focalmente
   √ ângulos costofrênicos obliterados (minoria de casos)
3. Calcificação Pleural (21%–50%)
   Incidência global: 20%
   Período latente: 40% após 40 anos
   Histo: a calcificação começa na pleura parietal; depósitos de cálcio podem se formar dentro do centro das placas
   √ densas linhas paralelas à parede torácica, mediastino, pericárdio, diafragma (calcificações diafragmáticas bilaterais com ângulos costofrênicos limpos são PATOGNOMÔNICOS)
   √ as calcificações avançadas são em forma de folhas com as bordas enroladas

DD: exposição ao talco, hemotórax, empiema, pneumotórax terapêutico para BK (freqüentemente unilateral, em forma de folhas, na pleura parietal)

4. Derrame Pleural Benigno (21%)
   Mais precoce anomalia pleural relacionada ao asbesto, freqüentemente seguida pelo espessamento pleural difuso + atelectasias circulares
   Prevalência: 3% (aumenta com a elevação dos níveis de exposição ao asbesto)
   Período latente: 8–10 anos após a exposição
   • pode estar relacionada à dor torácica (1/3)
   • usualmente pequeno exsudato seroso estéril/hemorrágico
   √ efusões bilaterais recorrentes
   √ ± formação de placas
   DD: BK, mesotelioma

Pseudotumor atelectásico pelo asbesto

= ATELECTASIA CIRCULAR
= "PULMÃO DOBRADO"
= pregueamento interno redundante da pleura acompanhado por atelectasia segmentar/subsegmentar

Localização: póstero-medial/lobo inferior póstero-medial (mais comum); freqüentemente bilateral
√ massa subpleural de 2,5–8 cm relacionado ao local da anomalia pleural
√ o tamanho + forma mostram pouca progressão, ocasionalmente diminuem de tamanho

TC:
√ contorno circular/lentiforme/em cunha
√ contíguo a áreas de espessamento pleural difuso
√ interposição parcial do pulmão entre a pleural + massa
√ perda de volume no pulmão adjacente
√ "pata de galo" = bandas lineares irradiando-se da massa para dentro do parênquima pulmonar (54%)
√ "cauda de cometa" = vasos + brônquios compactados em feixe e convergindo em direção à massa
√ aerobroncogramas (18%)

Câncer de pulmão na doença relacionada ao asbesto

Ocorrência relacionada a:
(a) dose cumulativa de fibras de asbestos
(b) fumo (efeito carcinogênico sinérgico)
  √ Risco aumentado por um fator de até 90 em fumantes *versus* um fator de 5 nos não fumantes!
  √ Até 25% dos trabalhadores do asbesto que fumam desenvolverão câncer de pulmão!
(c) doença intersticial preexistente
(d) exposição ocupacional a carcinógenos conhecidos

Período latente: > 20 anos
Associado à: incidência aumentada de carcinoma gástrico
Histo: carcinoma celular bronquíolo alveolar (mais comum); carcinoma broncogênico (adenocarcinoma + célula escamosa)
Localização: nas bases pulmonares/em qualquer localização se associada ao tabagismo

DOENÇA TROMBOEMBÓLICA PULMONAR

= EMBOLIA PULMONAR (EP)

Incidência:
Causa de morte estimada em 50.000–200.000 americanos/ano; diagnosticada em 1% de todos os pacientes hospitalizados; em 12%–64% na autópsia, em 9%–56% dos pacientes com trombose venosa profunda

Idade: 60% > 60 anos de idade

Causa: trombose venosa profunda (TVP) das extremidades inferiores em > 90%; a EP usualmente ocorre dentro dos primeiros 5–7 dias da formação do trombo

Fatores predisponentes:
Imobilização (56%), cirurgia (54%)

Fisiopatologia:
Um coágulo se destaca das veias profundas do membro inferior + fragmentos chegam às câmaras cardíacas direitas + disseminam para o pulmão de êmbolos de vários tamanhos

◊ Média de > 6–8 vasos embolizados!

Classe 1 = < 20% das artérias pulmonares ocluídas
- assintomático
- níveis normais dos gases sangüíneos
- hemodinâmica pulmonar + sistêmica normal

Classe 2 = 20%–30% das artérias pulmonares ocluídas
- ansiedade, hiperventilação
- PO_2 arterial < 80 torr
- PCO_2 < 35 torr

Classe 3 = 30%–50% das artérias pulmonares ocluídas
- dispnéia, colapso
- PO_2 arterial < 65 torr
- PCO_2 arterial < 30 torr
- pressão venosa central elevada

Classe 4 = > 50% das artérias pulmonares ocluídas
- choque, dispnéia
- PO_2 arterial < 50 torr
- PCO_2 arterial < 30 torr
- pressão venosa central elevada
- pressão arterial média > 20 mmHg
- pressão sistólica sangüínea < 100 mmHg

- Tríade clássica (< 33%):
  (1) Hemoptise (25%–34%)
  (2) Fricção pleural
  (3) Tromboflebite
  ◊ Somente 10%–33% dos pacientes com EP fatal são sintomáticos para trombose venosa profunda
  ◊ A trombose venosa profunda é diagnosticada *antemortem* em < 30%
  ◊ Diagnóstico acurado de suspeita clínica em 26%–45%
  ◊ 30% dos pacientes com EP detectada angiograficamente têm venogramas bilaterais negativos ("teoria do big-bang" = o coágulo emboliza-se totalmente para o pulmão, não deixando nenhum coágulo residual nas veias das pernas)
- pode ser assintomático
- diagnóstico clínico falso positivo em 62%
- dispnéia aguda (81%–86%)
- dor pleurítica (58%–72%)
- apreensão (59%)
- tosse (54%–70%)
- taquicardia, taquipnéia
- segunda bulha cardíaca acentuada
- alterações eletrocardiográficas (83%), principalmente não específicas: P-pulmonar, desvio para a direita do eixo, bloqueio de ramo direito, padrão clássico S1 Q3 T3
- broncoespasmo (mediado pela histamina), tampões brônquicos (perda do surfactante)
- níveis elevados do fibrinopeptídeo A (FPA) = pequeno peptídeo clivado do fibrinogênio durante a geração da fibrina
- ensaio do D-dímero positivo (geralmente durante a lise do coágulo)

Locais de EP: lobos inferiores (> 50%), lobos superiores (10%); bilateral (42%), múltiplos (65%)

RESOLUÇÃO DA EP
(através da fibrinólise + fragmentação):
Em 8% em torno de 24 horas, em 56% em torno de 14 dias, em 77% em 7 meses; completa em 65%, parcial em 23%, nenhuma resolução em 12%

◊ Resolução menos favorável com aumento da idade + doença cardíaca

◊ Resolução melhorada com a uroquinase > heparina dentro da primeira semana (após 1 ano, 80% para ambos)

A. EMBOLIA SEM INFARTO (90%)

Histo: hemorragia + edema

√ comum radiografia de tórax normal (> 29%), RxT anormal em 40%–93%

√ um RxT normal tem um valor preditivo negativo de somente 74%!

√ atelectasias em placa ± consolidação segmentar/lobar nas zonas pulmonares inferiores + derrame pleural (achados mais comuns com os mais baixos valores preditivos)

√ sinal de Westermark = área de oligoemia (devido à vasoconstrição distal ao êmbolo) em 2%

√ sinal de Fleischner = alargamento local da artéria pela impactação do êmbolo (devido à distensão pelo coágulo/hipertensão pulmonar que se desenvolve secundariamente à embolização periférica)

√ sinal "da articulação" = desaparecimento abrupto de um vaso ocluído distalmente

B. EMBOLIA COM INFARTO (10%–60%)

= qualquer opacidade que se desenvolve como resultado de uma doença tromboembólica; mais provavelmente irá se desenvolver na presença de doença cardiopulmonar com obstrução do fluxo venoso (diagnosticado em retrospecto)

Histo:
(1) Infarto incompleto = congestão pulmonar hemorrágica reversível/edema usualmente resolve após alguns dias ou semanas
(2) Infarto incompleto = infarto hemorrágico com necrose do parênquima pulmonar permanentemente

√ consolidação em forma de cunha distribuída segmentarmente (54%)

√ ± cavitação

√ corcova de Hamptom = consolidação de base pleural rasa na forma de um cone truncado com a base contra a superfície pleural + borda medial convexa

√ derrame pleural (54%)

√ toracocentese: sanguinolento (65%), predominantemente PMN (61%), exsudato (65%)

√ SEM aerobroncograma (hemorragia dentro do alvéolo)

√ "sinal da fusão" = dentro de poucos dias a semanas, regressão da periferia em direção ao centro

√ linhas de Fleischner = sombras de longas linhas (cicatriz fibrótica) pela invaginação da pleura na base do colapso, resultando em pseudofissura

√ atelectasias em placa (27%)

√ cardiomegalia/ICC (17%)

√ hemidiafragma elevado (17%)

√ cicatriz subseqüente nodular/linear

TC (a TC espiral iguala-se à angio na detecção de êmbolos dentro das artérias proximais ≤ 5ª/6ª geração
- √ densidades pulmonares periféricas em forma de cunha com a base do triângulo adjacente à superfície pleural
- √ conexão vascular a um ramo da artéria pulmonar
- √ reforço com contraste anelar periférico
- √ defeito de enchimento intraluminal na artéria pulmonar

MN (varredura de ventilação/perfusão = guia para a avaliação angiográfica):
- √ as varreduras V/P são interpretadas em referência aos critérios de Biello ou IPDEP (veja pág. 788)

Angio (indicada dentro de 24 horas de uma varredura de MN indeterminada)
- √ defeito intraluminal (94%)
- √ terminação abrupta de um ramo da artéria pulmonar
- √ poda + atenuação dos ramos
- √ hipovascularização parenquimatosa em cunha
- √ ausência de veia de drenagem no segmento afetado
- √ colaterais artérias tortuosos

Cp da angiografia pulmonar (4%–6,5%): arritmia, lesão endocárdica, perfuração cardíaca, parada cardíaca, reação ao contraste

Taxa de mortalidade da angiografia pulmonar: 0,2%

Taxa de falsos negativos: 1%–9% devido à dificuldade em visualizar êmbolos subsegmentares (com somente 30% de acordo entre observadores sobre a presença de êmbolos subsegmentares)

Hipertensão arterial pulmonar aguda tromboembólica

A hipertensão desaparece com a lise do coágulo
- início súbito de dor torácica
- dispnéia aguda
- hemoptise ocasionalmente

Mortalidade:
3:1.000 procedimentos cirúrgicos; 200.000 mortes em 1975; 7%–10% de todas as autópsias (morte dentro da primeira hora de EP na maioria dos pacientes); 26%–30% se não tratada; 8% se tratada; fatal se > 60% do leito pulmonar for obstruído; pacientes sadios podem sobreviver a uma obstrução de 50%–60% do leito pulmonar

Trat.:
(1) Heparina EV: 10.000–15.000 unidades como dose inicial; 8.000–10.000 unidades/hora durante a avaliação diagnóstica; continuar por 10–14 dias
(2) Estreptoquinase: melhores resultados na EP maciça
(3) Uroquinase: levemente melhor que a estreptoquinase
(4) Coumadin: mantido por, pelo menos, 3 meses (15% de taxa de complicação)

Hipertensão arterial pulmonar crônica tromboembólica

- história de episódios embólicos prévios
- dispnéia aos esforços (DD: doença intersticial pulmonar)
- pode ser clinicamente silenciosa

TC (77% sensível):
- √ visualização direta do trombo (70%)
- √ irregularidades murais ± estreitamento abrupto/corte
- √ diminuição no calibre dos pequenos ramos + estreitamento dos vasos pulmonares periféricos
- √ diâmetro da artéria pulmonar principal > 28,6 mm
- √ área parenquimatosa em cunha com base voltada para a pleura e ápice apontando para o hilo, amiúde múltiplas, especialmente envolvendo a região inferior do pulmão (70%) = tecido infartado substituído por cicatriz
- √ áreas geométricas esparsas de baixa atenuação (correspondendo à hipoperfusão ao SPECT)
- √ áreas regionais nitidamente demarcadas de alta atenuação (pulmão perfundido num fundo oligoêmico/pulmão não perfundido)

EMBOLIA DE FLUIDO AMNIÓTICO

= causa mais comum de morte materna periparto
- dispnéia
- choque/dispnéia durante o trabalho de parto + delivramento

Patogênese:
Os debris amnióticos entram na circulação maternal resultando em:
(1) Embolia pulmonar
(2) Reação anafilactóide
(3) CID
- √ usualmente fatal antes que as radiografias sejam obtidas
- √ pode demonstrar edema pulmonar

EMBOLIA GORDUROSA

= obstrução dos vasos pulmonares por glóbulos de gordura, seguida de pneumonite química por ácidos graxos plasmáticos insaturados, produzindo hemorragia/edema

Incidência: nas séries de autópsia em 67%–97% dos pacientes com grande trauma esquelético, contudo, a síndrome de embolia gordurosa sintomática ocorre em < 10% (M > F)

Início: 24–72 horas após o trauma
- dispnéia (insuficiência pulmonar progressiva)
- febre
- hipoxemia sistêmica
- alterações mentais: cefaléia, confusão mental
- petéquias (50%) pela coagulopatia (liberação da tromboplastina tecidual)
- √ raios X simples de tórax inicialmente normal (normal até 72 horas do início)
- √ atelectasias em placa
- √ infiltrados alveolares difusos bilaterais
- √ consolidação (pode progredir para SARA)

MN:
- √ defeitos de perfusão periféricos multifocais (1–4 dias após o trauma), aumentando tardiamente devido aos infiltrados pneumônicos

EMBOLIA PULMONAR SÉPTICA

= alojamento de um trombo infectado na artéria pulmonar

Organismo: S. aureus, Streptococcus

Predisposição: viciados em drogas injetáveis, alcoolismo, imunodeficiência, DCC, infecções cutâneas (celulite, carbúnculo)

Fonte:
(a) cateter venoso infectado/fios de marcapasso, *shunts* arteriovenosos para hemodiálise, abuso de drogas produzindo tromboflebite séptica, abscesso peritonsilar, osteomielite
(b) endocardite da válvula tricúspide (causa mais comum em viciados em drogas injetáveis)

Idade: maioria < 40 anos
- sépsis, tosse, dispnéia, dor torácica
- calafrios, febre alta, grave taquicardia sinusal

Localização: predileção para as bases pulmonares
√ múltiplos infiltrados pulmonares indefinidos (inicialmente)
√ infiltrados migratórios (os antigos curam-se, surgem novos)
√ cavitação (freqüente), usualmente de paredes finas
√ derrame pleural (raro)

TC (mais sensível que o RxT):
√ múltiplos nódulos parenquimatosos periféricos ± cavitação/aerobroncograma (83%)
√ lesão subpleural em cunha com o ápice da lesão dirigido para o hilo pulmonar (50%)
√ sinal do vaso nutrício = artéria pulmonar levando ao nódulo (67%)
√ cavitação (50%), especialmente nos êmbolos estafilocócicos
√ aerobroncograma dentro de nódulo pulmonar (28%)

Cp: empiema (39%)

EMPIEMA

Estágio
I "estágio exsudativo" = exsudato estéril
- elevado número de PMN
- pH > 7,20; glicose > 40 mg/dl (2,2 mmol/1); LDH 1.000

II "estágio fibropurulento"
— empiema precoce no estágio II
- aumento na contagem de glóbulos brancos, mas nenhuma supuração grosseira
- PH entre 7,0 e 7,2
- nível de glicose > 40 mg/dl

— empiema tardio em estágio II
- pus bruto
- pH < 7,0
- nível de glicose < 40 mg/dl

Cp: multiloculação

III "estágio de organização", com infiltração de fibroblastos que formam uma "casca" pleural
Cp: expansão limitada do pulmão
Trat.: decorticação

TC:
√ espessando da pleura parietal em 60% na TCNC, em 86%, na TCCC
√ espessura aumentada + densidade do tecido paraespinhal subcostal (infiltrado inflamatório da gordura subpleural)
√ reforço curvilíneo dos limites da parede torácica tórax em 96% (hiperemia inflamatória da pleura)

DD: Efusão maligna após escleroterapia, invasão maligna da parede do tórax, mesotelioma, tuberculose pleural, hiperplasia mesotelial reativa, derrame pleural da doença reumatóide

ENFISEMA

= grupo de doenças pulmonares caracterizada por aumento permanente e anormal do espaços aéreos distal aos bronquíolos terminais, com destruição das paredes alveolares + rede de fibras elásticas local

◊ O termo clínico, doença pulmonar obstrutiva crônica (DPOC), não deveria ser usado na interpretação da imagem!

Causa:
Aumento na atividade da elastase (desequilíbrio no sistema da elastase-antielastase), causando destruição proteolítica da elastina, que resulta em destruição mural alveolar
- obstrução de ar expiratória (devido ao recuo elástico diminuído pela destruição do parenquimal)
- capacidade de difusão do monóxido de carbono diminuída

RxT (moderadamente sensível, altamente específico):
√ pulmão hiperinflado (sinal mais fidedigno)
√ hemidiafragma baixo (= ao nível/debaixo da 7ª costela anterior)
√ hemidiafragma plano (=< 1,5 cm distância entre a linha que conecta os ângulos costo e cardiofrênico + topo do médio-hemidiafragma)
√ espaço aéreo retroesternal > 2,5 cm
√ corte da vasculatura pulmonar + distorção (hipertensão arterial pulmonar)
√ aumento do coração direito
√ bolhas

TCAR:
√ áreas bem definidas de atenuação anormalmente diminuída sem parede definida (visível a < 600 HU)

Enfisema centrolobular

= ENFISEMA CENTROACINAR = ENFISEMA ACINAR PROXIMAL (forma mais comum)
= aumento anormal dos espaços aéreos que começam na parte central do lóbulo pulmonar secundário, na região do bronquíolo respiratório proximal

Pat: destruição dos bronquíolos respiratórios no centro do lobo/excêntrico CARACTERISTICAMENTE cercado por pulmão normal; alvéolos distais poupados

Predisposição: fumantes (em até 50%), trabalhadores do carvão
- inchado azul

Local: tendência para região superior médio-pulmonar

RxT (80% sensibilidade estágios moderados/fases severas):
√ área difusa irregular de radiolucência (melhor apreciada se o pulmão estiver opacificado por edema/pneumonia/hemorragia) = área de bolhas, depleção arterial + aumento das impressões vasculares
√ pulmão hiperinsuflado

TCAR:
√ "espaços enfisematosos" > 1 cm em diâmetro cercando a artéria centrolobular = áreas focais de baixa atenuação não periférica cercada por pulmão normal
√ distorção vascular pulmonar + corte com falta de justaposição do pulmão normal (fase avançada)

Enfisema Panlobular

= ENFISEMA PANACINAR = DIFUSO ENFISEMA = ENFISEMA GENERALIZADO (raro)

= destruição não seletiva uniforme de todos os espaços aéreos ao longo de ambos os pulmões

Pat: aumento uniforme dos ácinos, desde os bronquíolos respiratórios até os alvéolos terminais (do centro para a periferia do lóbulo pulmonar secundário), secundário à destruição do pulmão, distal ao bronquíolo terminal

Associado a:
Deficiência autossômica recessiva da α_1-antitripsina em 10–15% (enzimas proteolíticas carreadas gradualmente por leucócitos no sangue destroem o pulmão, a menos que inativadas pelo inibidor da α_1 protease)

Idade: pacientes mais velhos

• soprador rosa

Local: afeta o pulmão inteiro, mas ligeiramente mais grave nas bases do pulmão (devido ao maior fluxo do sangue)

RxT:
√ pulmão hiperinflado
√ diminuição das impressões vasculares pulmonares
√ destruição pulmonar extremamente uniforme

TCAR:
√ simplificação difusa da arquitetura pulmonar com distorção vascular pulmonar + "em ameixa" (*pruning*) (difícil descobrir precocemente, isto é, antes da destruição pulmonar considerável por falta de pulmão normal adjacente)

Enfisema Paracicatricial

= ENFISEMA PERIFOCAL/IRREGULAR
= aumento do espaço aéreo + destruição pulmonar que se desenvolve adjacente às áreas de cicatrização pulmonar

Causa usual: inflamação granulomatosa, pneumonia organizada, infarto pulmonar,

Pat: nenhuma relação consistente com qualquer porção do lóbulo/ácino secundário; freqüentemente associado a bronquioloectasias originando o pulmão "em favo de mel"

RxT (raramente detectável):
√ finas opacidades reticulares curvilíneas + áreas radiolúcidas interpostas interpostas

TCAR:
√ áreas de baixo atenuação adjacente às áreas de fibrose (diagnosticável somente na ausência de outras formas de enfisema)

Enfisema localizado

= ENFISEMA ACINAR DISTAL = ENFISEMA = ENFISEMA LINEAR PARASSEPTAL
= aumento focal + destruição dos espaços aéreos num local em que o restante do pulmão permanece normal

Local: caracteristicamente dentro de periferia pulmonar adjacente à pleura visceral/septo interlobular

RxT:
√ área radiolúcida, com freqüência nitidamente demarcada do pulmão normal
√ podem estar presentes bandas de radiopacidade (vasos residuais/interstício)

TCAR:
√ área de baixa atenuação periférica com o restante do pulmão normal

ENFISEMA LOBAR CONGÊNITO

= superdistensão progressiva de um/múltiplos lobos

M:F = 3:1

Etiologia:
(a) deficiência/displasia/imaturidade da cartilagem brônquica
(b) obstrução endobrônquica (pregueamento/trama mucosa, entubação endotraqueal prolongada, exsudato inflamatório, muco ressecado)
(c) compressão brônquica (DAP, artéria pulmonar esquerda aberrante, dilatação da artéria pulmonar)
(d) hiperplasia macroalveolar/polialveolar

Associado a: DCC em 15% (DAP, CIV)

• angústia respiratória (90%) + cianose progressiva dentro dos primeiros 6 meses de vida

Localização: LSE (42%–43%), LMD (32%–35%), LSD (20%), dois lobos (5%)

√ opacidade em forma de massa esfumaçada após o nascimento (desaparecimento tardio do líquido pulmonar no lobo enfisematoso durante 1–14 dias)
√ aprisionamento de ar
√ lobo expandido hiperlucente (após o desaparecimento do líquido)
√ colapso por compressão dos lobos adjacentes
√ desvio mediastinal contralateral
√ impressões vasculares largamente separadas

Mortalidade: 10%

Trat.: ressecção cirúrgica

ENFISEMA PULMONAR INTERSTICIAL

= EPI = complicação da terapia com ventilação mecânica com PEEP

Patogênese:
O gás escapa dos alvéolos superdistendidos, disseca para dentro da bainha perivascular circundando as artérias, veias e linfáticos, desloca-se para dentro do mediastino formando aglomerados de bolhas; bloqueio de ar = compressão + obstrução das veias pulmonares + estruturas mediastinais pelo enfisema intersticial/pneumomediastino/pneumotórax (obstrução especialmente durante a expiração)

• súbita deterioração da condição clínica do paciente durante a ventilação mecânica

√ lucências alongadas seguindo a distribuição da árvore broncovascular
√ densidades circulares
√ distribuição bilateral, simétrica
√ superdistensão lobar (ocasionalmente)

Cp: pneumomediastino, pneumotórax, enfisema subcutâneo, pneumopericárdio, ar intracardíaco, pneumoperitônio, pneumatose intestinal

ESPONDILITE ANQUILOSANTE

Incidência: 1% dos pacientes com espondilite anquilosante

Histo: fibrose intersticial + pleural com focos de densa deposição de colágeno, SEM granulomas

• manifestações ósseas óbvias + graves

Localização: ápices/campos pulmonares superiores

√ sombras uni-/bilaterais, grosseiras, lineares + cavidades
√ podem estar presentes bronquiectasias
√ superinfecção, especialmente com aspergilose (formação de micetoma)/micobactérias atípicas

DD: outras causas de fibrose apical pulmonar (infecção pulmonar por fungos/micobactérias; câncer)

FIBROSE CÍSTICA

= MUCOVISCIDOSE
= DOENÇA FIBROCÍSTICA
= doença autossômica multissistêmica recessiva caracterizada por muco proveniente das glândulas exócrinas causando obstrução, secundário a:
(a) disfunção das glândulas exócrinas formando um material espesso obstruindo os sistemas de condução
(b) transporte mucociliar reduzido

Incidência: 1:2.000; quase exclusivamente em caucasianos (heterozigotos em 5%); incomum em negros, orientais e polinésios

Causa:
O gene da fibrose cística é responsável pela criação de uma proteína "transporte" defeituosa através da deleção de um aminoácido que inibe o transporte celular de água e + sal; > 20 mutações diferentes (em 70% ΔF_{508})

Triagem (para as seis mais comuns das mutações do gene da FC): taxa 85% de descoberta do portador em norte europeus, 90% dos judeus de Ashkenazi, 50% dos negros americanos

- concentrações elevadas de sódio + cloreto em suor
- diminuição da excreção de PABA urinária
- infertilidade em homens
- aumento da suscetibilidade para infecção por *Staphylococcus aureus* + *Pseudomonas aeruginosa*

@ Pulmão
- tosse crônica
- infecções pulmonares reincidentes (colonização por *Pseudomonas*)
- insuficiência respiratória progressiva devido à doença pulmonar obstrutiva

Localização: predileção para os segmentos apical + segmentos posteriores de lobos superiores

√ tampão de muco digitiforme (impactação mucóide nos brônquios dilatados)
√ atelectasias lobares subsegmentares/segmentares/predominância para o lobo superior direito (10%)
√ bronquiectasias progressivas/cilíndricas (em 100% com > 6 meses de idade) ± níveis líquido devido ao tamponamento mucoso prolongado
√ densidades lineares parailares + cúpula peribrônquica
√ hiperinsuflação focal/generalizada secundária ao fluxo de ar colateral
√ adenopatia hilar
√ artérias pulmonares grandes (hipertensão arterial pulmonar)
√ pneumonite local reincidente (*Pseudomonas, Staphylococcus*)

CT:
√ bronquiectasias cilíndricas (varicosa/cística)
√ espessamento peribrônquico
√ cisto bronquiectásico (= brônquio diretamente levando à saculação) em 56%
√ cistos intersticiais em 32%
√ bolhas enfisematosas (= espaço aéreo periférico com inserção pleural longa + sem comunicação com o brônquio) em 12%
√ enfisema
√ tampão mucoso = estruturas tubulares ± padrão em ramificação
√ colapso subsegmentar/segmentar/consolidações segmentares

MN:
√ áreas focais acopladas de ventilação + perfusão diminuída

Cp:
(1) Pneumotórax (ruptura de bolha/vesícula), comum + recorrente
(2) Hemoptise
(3) *Cor pulmonale*
(4) Osteoartropatia pulmonar hipertrófica (rara)

Causa da morte: tamponamento mucoso maciço (95%)

@ Trato GI
- constipação crônica
- insuficiência no desenvolvimento

√ íleo meconial (10%–15%) = obstrução usualmente ao nível do íleo distal, achado mais precoce
√ íleo meconial equivalente = episódios de obstrução de baixo grau tardiamente durante a vida
√ dobras espessadas, dilatação, redundância mucosa do duodeno, intestino delgado, cólon
√ grande cólon distendido aspecto mosqueado (fezes volumosas ressecadas e retidas)
√ "microcólon" = cólon de comprimento normal, mas de calibre diminuído
√ "jejunização do cólon "= mucosa colônica hiperplásica + redundante e grosseira células crípticas distendidas)
√ prolapso retal entre seis meses e três anos em pacientes não tratados (23%)
√ dilatação das glândulas de Brunner

Cp: peritonite meconial (50%)

@ Fígado
Histo: cirrose biliar focal e pela bile estagnada (33%); cistos contendo muco na parede da vesícula biliar
√ cirrose de biliar focal com sinais de hipertensão porta (clinicamente rara, achado de autópsia em até 50%)
√ hipertensão porta + hepatosplenomegalia + hiperesplenismo
√ infiltração gordurosa do fígado (se há má-absorção não tratada)
√ "microvesícula biliar" + colecistolitíase (raro)

@ Pâncreas
Histo: lobulação pancreática aumentada, fibrose, substituição por gordura, atrofia pancreática dilatação progressiva dos ácinos + ductos devido à obstrução dos ductos pancreáticos pequenos como resultado da precipitação de proteínas relativamente insolúveis
- esteatorréia + má absorção devido à insuficiência pancreática exócrina em 80%–90% sem afetar a função endócrina, uma vez que 98% do pâncreas é danificado
- pancreatite aguda
- *diabetes mellitus*

√ ecogenicidade pancreática aumentada (cirrose pancreática devido à pancreatite aguda recorrente)
√ ocasionalmente cistos pancreáticos macroscópicos (= ácinos + ductos dilatados)
√ pseudo-hipertrofia lipomatosa = substituição gordurosa completa do pâncreas (-90 a -120 HU)
√ pancreatite calcificante crônica

@ Crânio
- √ sinusite com opacificação dos seios maxilar, etmóide e esfenóide bem desenvolvidos
- √ seios frontais hipoplásicos

US-OB:
- √ ecogenicidade aumentada no abdome fetal inferior (em até 60% dos fetos afetados com a fibrose cística)

FIBROSE PULMONAR MACIÇA

= (FPM)
= PNEUMOCONIOSE COMPLICADA
= CONGLOMERADO DE ANTRACOSSILICOSE

Pode se desenvolver/progredir após a cessação da exposição à poeira

Pat: massa central amorfa avascular de proteínas insolúveis estabilizadas por ligações cruzadas + feixes mal definidos de colágeno grosseiramente hialinizado na periferia

Localização: quase exclusivamente restrito ao segmento posterior do lobo superior/segmento superior do lobo inferior
- √ grandes opacidades > 1 cm inicialmente nas zonas médias e pulmonares superiores, na periferia
- √ contorno discóide (44%) = massa achatada no sentido ântero-posterior (fina opacidade em incidência lateral, grande opacidade em incidência em PA), borda medial amiúde mal definida, bordas laterais agudas + paralelas ao grádio costal
- √ migração em direção ao hilo começando na periferia pulmonar; simetria bilateral
- √ diminuição aparente na nodularidade (incorporação de nódulos da vizinhanças)
- √ cavitação (ocasionalmente) devido à necrose isquêmica/infecção tuberculose superposta
- √ enfisema bolhoso cicatricial
- √ hipertensão pulmonar

FÍSTULA BRONCOPULMONAR

= comunicação entre o sistema bronquial + espaço pleural

Causas:

A. Trauma
   1. Complicação de cirurgia resseccional

B. Inflamação
   1. Abscesso pulmonar pútrido
   2. Pneumonia por *Klebsiella, H. influenzae, Staphylococcus, estreptococo*, tuberculose,
   3. Bronquiectasia (muito raro)

C. Tumor
   1. Carcinoma

Dg:
- (1) Introdução de azul de metileno no espaço pleural, em 65% o corante aparece no escarro
- (2) Sinografia
- (3) Broncografia

FRATURA DA TRAQUÉIA/BRÔNQUIO

Localização:
- (a) brônquio fonte principal 1–2 cm distal à carina (80%); D > E
- (b) logo acima da carina (20%)

- √ fratura das três primeiras costelas (53%–91%), raro em crianças
- √ pneumotórax (70%)
- √ enfisema mediastinal ± subcutânea
- √ ausência de derrame pleural
- √ pulmão colabado em posição pendente (perda de suporte de ancoramento na transecção bronquial)
- √ atelectasia (pode ser um desenvolvimento tardio)
- √ reexpansão pulmonar inadequada a despeito do dreno torácico (devido à grande perda de ar)

Prognóstico: 30% de mortalidade (em 15% dentro de 1 hora)

GRANULOMA DO PULMÃO

Constitui a maioria dos nódulos pulmonares solitários
- √ ninho central de calcificação num padrão laminado/difuso
- √ ausência de crescimento por pelo menos 2 anos

TC (mais efetiva nos nódulos ≤ 3 cm de diâmetro com margens difusas)
- √ 50%–60% dos nódulos pulmonares demonstram calcificações não descobertas à TC

DD: carcinoma (em 10% há calcificação excêntrica em cicatriz preexistente/granuloma próximo/verdadeira calcificação puntiforme numa lesão maior)

GRANULOMATOSE DE CÉLULAS DE LANGERHANS

= GCL = HISTIOCITOSE X
= grupo de desordens de origem desconhecida caracterizada por infiltração granulomatosa dos pulmões, ossos, pele, linfonodos, cérebro e glândulas endócrinas

Manifestação:
- (a) doença multissistêmica de prognóstico ruim
- (b) confinada a um sistema: mais comumente o granuloma eosinofílico do osso

Histo:

granuloma contendo células de Langerhans, histiócitos, linfócitos, células plasmáticas, eosinófilos

Célula de Langerhans
- — célula apresentando antígenos dendríticos encontrada na camada basal da pele + fígado (célula de Kupffer), linfonodos, baço, medula óssea, pulmão
- — contém corpos únicos intracitoplasmáticos em forma de bastonetes conhecidos como grânulos de Birbeck (identificáveis somente à microscopia eletrônica)

Idade: mais freqüente na 3ª-4ª décadas (variação de 3 meses a 69 anos): M:F = 4:1; brancos > negros

@ Envolvimento pulmonar

Patogênese:

Tabagismo intenso em homens jovens com acúmulo + ativação das células de Langerhans (90% são fumantes) como resultado desse excesso, ocorre hiperplasia das células neuroendócrinas + secreção de peptídeos similares à bombesina

Pat:

Infiltração granulomatosa multifocal centrada nas paredes dos bronquíolos (= bronquiolite) freqüentemente se estendendo no interstício alveolar circundante, com subseqüente destruição bronquiolar, levando à formação de cistos de paredes espessas presumivelmente causada por obstrução valvular bronquial + pneumotórax (necrose); no estágio final da doença, focos de células de granulomatose de células de Langerhans são substituídos por fibroblastos formando as cicatrizes CARACTERÍSTICAS "em estrela do mar", com remanescentes centrais persistentes das células inflamatórias

◊ As anomalias radiográficas são mais graves que as manifestações clínicas + testes de função pulmonar!

- assintomática (em até 25%)
- tosse não produtiva (75%)
- combinação de pneumonia obstrutiva + função pulmonar restritiva: apresentando com pneumotórax em 15%
- fadiga, perda de peso, febre (15%–30%)
- dispnéia (40%)
- dor torácica (25%) pelo pneumotórax/granuloma eosinofílico da costela
- *diabetes insipidus* (10%–25%)
- linfócitos com predominância das células T-supressoras no lavado broncoalveolar (DD: excesso de células T-helper na sarcoidose)

Localização: usualmente bilateral e simétrica, predominância no lobo superior, poupando os ângulos costrofrênicos

√ nódulos mal definidos/estrelados com 3–10 mm (estágio de granuloma)
√ padrão reticular difuso fino/reticulonodular (infiltrado celular)
√ "pulmão em favo de mel" = múltiplos cistos com 1–5 cm + bolhas subpleurais (estágio de fibrose)
√ volumes pulmonares aumentados em 1/3 (a maioria das outras doenças pulmonares fibróticas tem volumes pulmonares diminuídos!)
√ derrame pleural (8%), adenopatia hilar (usual)
√ cavitação dos grandes nódulos (raro)
√ aumento do timo

TCAR: (combinação usualmente diagnóstica)
√ cistos complexos/ramificados e com paredes finas < 5 mm de tamanho, igualmente distribuídos nas zonas pulmonares centrais + periféricas
√ nódulos peribronquiolares centrilobares
√ o pulmão intercalado parece normal

DD para os nódulos:
Sarcoidose, pneumonite por hipersensibilidade, beriliose, tuberculose, tuberculose atípica, metástases, silicose, pneumoconiose do trabalhador do carvão

DD para os cistos:
Enfisema, bronquiectasia, fibrose pulmonar idiopática, linfangiomatose

Cp:
(1) Pneumotórax recorrente em 25% (pela ruptura de cistos subpleurais) CARACTERÍSTICO
(2) Hipertensão pulmonar
(3) Infecção superposta por *Aspergillus fumigatus*

@ Envolvimento ósseo:
√ lesões ósseas líticas (crânio, costelas, pelve)
√ vértebra plana

Prognóstico:
Pobre com a doença multissistêmica + disfunção de órgãos (especialmente com lesões cutâneas); regressão completa/parcial (13%–55%), progressão (7%–21%); 2%–25% de mortalidade

Trat.: interrupção do tabagismo, quimioterapia (sulfato de vincristina, prednisona, metotrexate, 6-mercaptopurina)

DD: Sarcoidose (distribuição por sexos igual, sempre doença multissistêmica, não relacionada ao tabagismo, eritema nodoso, linfadenopatia hilar bilateral, cavitação pulmonar + pneumotórax raro, células epitelióides)

GRANULOMATOSE DE WEGENER

= doença provavelmente auto-imune caracterizada por processo sistêmico granulomatoso necrotizante com angiite destrutiva

Pat: granulomas necrotizantes peribrônquicos + vasculite não intimamente relacionada às artérias

Média etária de início: 40 anos (faixa em todas as idades); M:F = 2:1

@ Infecção do trato respiratório superior (100% de envolvimento) (similar ao granuloma da linha média)
(a) cavidade nasal:
- erosão do septo nasal
- deformidade de nariz em sela
- úlceras sangrantes da mucosa nasal
- rinorréia

√ destruição progressiva da cartilagem nasal + osso (DD: policondrite recorrente)
√ massas granulomatosas preenchendo as cavidades nasais

(b) seios (antros maxilares mais freqüentemente):
- sinusite

√ espessamento das membranas mucosas dos seios paranasais

@ Doença pulmonar
√ tosse intratável, ocasionalmente com hemoptise
√ infiltrados alveolares multifocais (com pneumonia aguda dos espaços aéreos)
√ massas irregulares múltiplas distribuídas largamente/nódulos de vários tamanhos (até 9 cm), especialmente nos campos pulmonares inferiores)
√ cavidades de paredes espessas com revestimento interno áspero (25%–50%)
√ derrame pleural em 25%
√ linfadenopatia excessivamente rara

@ Outros envolvimentos de órgãos:
(a) trato urinário (83%): glomerulonefrite focal
(b) articulações (56%): poliartropatia migratória
(c) pele + músculos (44%): lesões inflamatórias cutâneas
(d) olhos + ouvido médio (29%): proptose, otite média
(e) coração + pericárdio (28%): infarto do miocárdio (vasculite)
(f) SNC (22%): neurite central/periférica

Cp:
(1) Hipertensão
(2) Uremia

Dg: biopsia pulmonar/renal

Prognóstico: morte dentro de 2 anos por insuficiência renal (83%)/insuficiência respiratória

Trat.: corticosteróides, drogas citotóxicas (ciclofosfamida), transplante renal

GRANULOMATOSE DE WEGENER LIMITADA
= Granulomatose de Wegener SEM envolvimento renal

GRANULOMA DA LINHA MÉDIA
= lesões granulomatosas mutilantes + neoplásicas limitadas ao nariz + seios paranasais com prognóstico muito ruim; considerado uma variante da granulomatose de Wegener SEM os componentes granulomatosos + celulares típicos

GRANULOMATOSE PULMONAR DA LINHA MÉDIA

= TALCOSE PULMONAR
= embolismo pulmonar microscópico em viciados em drogas pela injeção IV de drogas que contém talco (tabletes triturados)

Drogas: anfetaminas, metilfenidato, hidrocloreto ("costa Oeste"), amina tripelen ("veludo azul"), hidrocloreto de metadona, dilaudid, meperidina, pentazocina, propilhexedrina, hidrocloreto de hidromorfona
◊ As partículas adicionadas de talco (= silicato de magnésio) estimulam uma reação granulomatosa de corpo estranho + fibrose subseqüente de distribuição perivascular

- retinopatia por talco (80%) = pequenos cristais cintilantes
- hipertensão pulmonar angiotrombótica + *cor pulmonale*

Alterações precoces:
√ micronodularidade disseminada em "cabeça de alfinete" (1–3 mm) com predominância periilar/basilar
√ nódulos bem definidos predominantemente nas zonas médias

Alterações tardias:
√ perda do volume pulmonar
√ opacidades coalescentes similares à fibrose maciça progressiva (DD: na silicose, ocorre longe do hilo)

DD das alterações tardias:
(1) Fibrose pulmonar maciça da silicose/pneumoconiose do trabalhador do carvão
(2) Sarcoidose crônica

Dg: biopsia pulmonar

HAMARTOMA DA PAREDE TORÁCICA

= MESENQUIMOMA (incorreto pois é um simples neoplasma)
= supercrescimento focal dos elementos esqueléticos normais com uma evolução benigna e autolimitada; extremamente raro

Idade: 1º ano de vida
√ grande/moderada massa extrapleural bem circunscrita afetando uma/mais costelas
√ costelas parcialmente/totalmente destruídas no centro da massa
√ costelas na periferia deformadas/erodidas
√ quantidade significativa de calcificação/ossificação (DD: cisto ósseo aneurismático)
√ a massa comprime o pulmão subjacente
Trat.: a ressecção é curativa

HAMARTOMA DO PULMÃO

= composto por tecidos normalmente encontrados nessa localização em quantidade, mistura e arranjos anormais

Incidência: 0,25% da população (autópsia); 6%–8% de todas as lesões pulmonares solitárias; tumor pulmonar benigno mais comum

Etiologia:
(1) Malformação congênita do arranjo brônquico deslocado
(2) Hiperplasia das estruturas normais
(3) Neoplasma cartilaginoso
(4) Resposta à inflamação

Pat: epitélio colunar, cuboidal, ciliado, gordura (em 50%), osso, cartilagem (predominância), músculo, vasos sangüíneos, tecido fibroso, calcificações, células plasmáticas originando do tecido conjuntivo fibroso abaixo da membrana mucosa da parede brônquica
Pico etário: 5ª + 6ª década; M:F = 3:1

- principalmente assintomático
- hemoptise (raro)
- tosse, dor torácica vaga, febre (com pneumonia pós-obstrutiva)

Localização: 2/3 periférico: endobrônquico em 10%; multiplicidade (rara)
√ massa lobulada esférica de contornos lisos < 4 cm (média de 2,5 cm)
√ calcificações em 15% (quase patognomônico do tipo condróide com aspecto "em pipoca")
√ gordura em 50% (detecção à TC)
√ cavitação (extremamente rara)
√ padrões de crescimento: lento/rápido/estável com crescimento tardio
√ usualmente aumentos de 5 mm de tamanho a cada ano
TCAR:
√ densidade de gordura detectável em 34% (-80 a -120 HU)
√ cálcio + gordura detectável em 19%
DD: Pneumonia lipóide (massa pobremente definida/infiltrado pulmonar)

HEMOSSIDEROSE PULMONAR IDIOPÁTICA

= HPI = provável processo auto-imune com remissões e exacerbações clínicas + radiológicas, caracterizada por eosinofilia + mastocitose, reação imunoalérgica, hemorragia pulmonar e anemia por deficiência de ferro

Idade:
(a) forma crônica: mais comumente < 10 anos de idade
(b) forma aguda (rara): em adultos: M:F = 2:1

- anemia por deficiência de ferro
- baqueteamento digital
- hepatosplenomegalia (25%)
- bilirrubinemia
- episódios recorrentes de hemoptises graves

√ padrão alveolar bilateral multifocal (= sangue dentro dos alvéolos); inicialmente por 2–3 dias com retorno ao estado normal em 10–12 dias, a menos que o episódio se repita
√ padrão reticular tardio (= deposição de hemossiderina no espaço intersticial)
√ fibrose moderada após episódios repetidos
√ os linfonodos hilares podem estar aumentados durante os episódios agudos
Prognóstico: morte dentro de 2–10 anos (sobrevida média de 3 anos)
DD: HEMOSSIDEROSE PULMONAR SECUNDÁRIA causada por doença da válvula mitral
√ linhas septais (NÃO na forma idiopática)
√ ossificações pulmonares (NÃO na forma idiopática)

HÉRNIA DIAFRAGMÁTICA

Hérnia diafragmática congênita

= ausência de fechamento da prega pleuroperitoneal em torno da 9ª semana de idade gestacional

Embriologia:
componente ventral do diafragma formado pelo septo transverso durante a 3ª-5ª semanas de IgE; gradualmente se estende posteriormente para envolver esôfago + grandes vasos; funde-se com o mesentério para formar as porções póstero-mediais do diafragma em torno da 8ª semana de IgE; as margens laterais do diafragma desenvolvem-se a partir dos músculos da parede torácica; o forame pleuroperitoneal localizado póstero-lateralmente (Bochdalek) fecha-se por último

Incidência: 1: 2.200–3.000 nascimentos vivos (0,04%); M:F = 2:1; anomalia fetal intratorácica mais comum
◊ Início tardio após infecção por estreptococos do grupo B

Etiologia:
(1) Fusão tardia do diafragma (a auto correção espontânea pode ocorrer) / retorno prematuro do intestino de sua posição herniada dentro do cordão umbilical
(2) Insulto que inibe/atrasa a migração normal do intestino + fechamento do diafragma entre 8ª–12ª semana de embriogênese

Classificação (Wiseman):
I. Herniação precoce durante a ramificação brônquica levando à hipoplasia pulmonar bilateral severa; uniformemente fatal
II. Herniação durante a ramificação brônquica distal levando à hipoplasia pulmonar unilateral; sobrevivência possível
III. Herniação tardia na gravidez com compressão do pulmão normal; prognóstico excelente
IV. Herniação pós-natal com compressão do pulmão normal; prognóstico excelente

Anomalias associadas em 20% dos nascidos vivos e em 90% dos fetos natimortos:
(1) SNC (28%): defeitos do tubo neural
(2) Gastrintestinal (20%): particularmente má rotação, fenda oral, onfalocele,
(3) Cardiovascular (13%–23%)
(4) Genitourinário (15%)
(5) Anomalias cromossomais: trissomia do 13 + 18
(6) CIUR (com grande anomalia simultânea em 90%)

Localização: L:R = 5 — 9:1
◊ As hérnias do lado direito são freqüentemente fatais!

(1) **Hérnia de Bochdalek** (85%–90%)
= defeito póstero-lateral causado por falha no desenvolvimento/fusão defeituosa na prega cefálica das membranas pleuroperitoneais
Incidência: 1: 2.200–12.500 de nascidos vivos
Localização: esquerda (80%), direito (15%), bilateral (5%) órgãos herniados:
(a) à esquerda: gordura omental (6%), intestino, baço, lobo esquerdo do fígado, estômago (raro), rim, pâncreas
(b) à direita: parte de fígado
Mnemônico: "BBPG"
Bochdalek
Bebês (idade na apresentação)
Posterior
Grande

(2) **Hérnia de Morgagni** (1%–2%)
= defeito paraesternal ântero-medial (espaço de Larrey) causado pelo mau desenvolvimento do septo transverso; D > E
Órgão herniado: gordura omental, cólon transverso, fígado
Freqüentemente associada à: deficiência pericárdica
(a) vísceras/gordura abdominal pode herniar para dentro do saco pericárdico
(b) coração pode herniar para dentro do abdome superior

Mnemônico: "4 M's "
Morgagni
Meio (localização anterior + localização)
Maduro (presente em crianças mais velhas)
Minúsculo (normalmente pequeno)

(3) Defeito do septo transverso = defeito na tendão central
(4) Hérnia de hiato = orifício esofagiano congenitalmente grande
(5) Eventração (5%) = deslocamento superior de conteúdos abdominais secundário a um diafragma congenitalmente delgado e hipoplástico.
Localização: ântero-medial à direita, envolvimento total no lado esquerdo, D:E = 5:1
√ excursões diafragmáticas pequenas
√ contorno diafragmático freqüentemente lobulado

- angústia respiratória no período neonatal (deficiência das vias aéreas pequenas + alvéolos ameaçadora da vida)
- abdome escafóide

Órgãos herniados:
Intestino delgado (90%), estômago (60%), intestino grosso (56%), baço (54%), pâncreas (24%), rim (12%), glândula adrenal, fígado, vesícula

√ alças intestinais intratorácicas
√ desvio contralateral do mediastino + coração
√ ausência completa/parcial do diafragma
√ ausência de estômago, intestino delgado no abdome,
√ passagem de sonda nasogástrica sob controle fluoroscópico na entrada intratorácica do estômago
√ rotação incompleta + inserção anômala do mesentérico no intestino

US-OB (diagnóstico possível em torno de 18 semanas de IgE):
√ massa torácica sólida/multicística/complexa
√ peristalse do intestino dentro de tórax fetal (inconsistente)
√ deslocamento lateral de coração fetal
√ movimento paradoxal do diafragma com a respiração fetal (defeito no diafragma sonograficamente não visível)
√ abdome fetal escafóide com circunferência abdominal reduzida
√ estômago fetal ao nível de coração fetal
√ não visualização do estômago fetal (obstrução GI/anomalias do SNC)
√ fígado herniado freqüentemente cercado por ascite
√ poliidrâmnio (comum, devido à obstrução esofagiana parcial ou insuficiência cardíaca)/volume do líquido normal/oligoidramnia
√ o contraste intestinal aparece no tórax (a CT-amniografia confirma o diagnóstico)

Indicadores para prognóstico ruim:
massa intratorácica com grande e marcante desvio mediastinal, CIUR, poliidramnia, hidropsia fetal, detecção < 24 semanas da OUM

Cp:
(1) Hipoplasia pulmonar bilateral
(2) Hipertensão pulmonar pós-cirúrgica

Prognóstico:
(1) Natimorto (35%–50%) (2) morte neonatal (35%)
◊ A sobrevida é determinada pelo tamanho do defeito + tempo de entrada + anomalias associadas (34% taxa de sobrevivência se isolada, 7% com anomalias associadas)

Mortalidade:
Em 10% morte antes de cirurgia;
40%–50% de mortalidade operativa;
— estômago intratorácico *vs.* estômago intra-abdominal = 60% *vs.* 6%
— poliidrâmnios *vs.* líquido amniótico normal = 89% *vs.* 45%
DD: Malformação adenomatóide congênita, cisto mediastínico (broncogênico, neuroentérico, tímico)

Hérnia diafragmática traumática

5% de todas as hérnias diafragmáticas, mas 90% de todas as hérnias diafragmáticas estranguladas

Etiologia da ruptura traumática do diafragma:
(a) trauma fechado (5%–50%) devido ao aumento marcante da pressão intrabdominal: acidente automobilístico, queda da própria altura, episódios de hiperêmese; E:D = 3:1, ruptura bilateral em < 3,6%
(b) trauma penetrante (50%): faca, projetil, reparo de hérnia de hiato

Órgãos herniados em ordem de freqüência: estômago, cólon, intestino delgado, omento, baço, rim, pâncreas

- pode ser assintomático por meses/anos após o trauma; o início dos sintomas pode ser tão demorado que o evento traumático é esquecido
- virtualmente todos tornam-se sintomáticos, a maioria em < 3 anos
- **Tríade de Bergqvist:**
  (1) Fraturas de costela
  (2) Fratura de coluna/pelve
  (3) Ruptura traumática do diafragma

Localização: 90%–98% no lado esquerdo; porção central posterior do diafragma estendendo-se medialmente

Tamanho: a maioria das rupturas é > 10 cm em comprimento

◊ O primeiro RX T pós-traumático é anormal em 70%!
√ o diafragma não pode ser localizado
√ contorno anormalmente elevado da cúpula do hemidiafragma: margem cefálica do intestino pode simular um diafragma elevado (procure pelas haustrações)
√ massa/consolidação do lobo inferior (órgão sólido herniado (omento/alça de intestino isquêmica)
√ massa não homogêneo com nível ar-líquido no hemitórax esquerdo
√ deslocamento do mediastino + pulmão
√ massa em forma de cogumelo de fígado herniado no hemitórax direito
√ "constrição em ampulheta" das alças intestinais aferentes + eferentes no orifício
√ hidrotórax/hematotórax indica estrangulação
√ sonda nasogástrica imerge primeiro debaixo do diafragma (a fenda poupa o hiato esofagiano com a junção gastroesofagiana, mantendo-se na posição normal)
√ a localização do diafragma pode ser documentada por:
(1) Intestino cheio de constrito no local da laceração diafragmática
(2) Estudo baritado

Lesões associadas:
√ fraturas das costelas inferiores
√ perfuração de víscera oca
√ ruptura do baço

Cp: estrangulação ameaçadora ocorre na maioria (90% do hérnias estranguladas são de origem traumática)

DD: eventração, paralisia diafragmática

HIPERPLASIA TÍMICA

Mais comum massa mediastinal anterior no grupo etário pediátrico até a puberdade

Idade: particularmente em indivíduos jovens

Histo: numerosos centros linfóides ativos

Etiologia:
(1) Hipertireoidismo (mais comum), doença de Graves, tratamento do hipotireoidismo primário, tireomegalia idiopática
(2) Hiperplasia rebote em crianças recuperando-se de graves doenças (por exemplo, queimaduras), após tratamento para a desordem de Cushing, após quimioterapia
√ o timo pode crescer de novo mais de 50% de seu volume (supercrescimento transitório e reduzível com esteróides)
(3) *Miastenia gravis* (65%)
(4) Acromegalia
(5) Doença de Addison

√ timo normalmente visível em 50% dos neonatos com 0–2 anos de idade
√ sinal da goteira = indentação na junção do timo + coração
√ sinal da cauda = densidade triangular se estendendo a partir do mediastino superior
√ sinal da onda = borda ondulada devido à indentação pelas costelas
√ alterações na forma com a respiração + posição

HISTOPLASMOSE PULMONAR

Organismo:
Histoplasma capsulatum, fungo dimórfico; distribuição por todo o mundo mais freqüente nas regiões de clima temperado; largamente distribuído no solo da região central da América do Norte (endêmico em Ohio, Mississipi, St Lawrence River Valley)

Infecção: os esporos inalados atacam as células do SER; os esporos então se disseminam para os linfonodos

Pat: formação de granuloma, necrose, calcificação

Dg:
(1) Cultura dos tecidos infectados
(2) Identificação das formas de levedura coradas com PAS/metamina de prata de Gomori
(3) Teste de fixação do complemento (títulos de ≥ 1:32 ou 4 vezes de aumento em testes repetidos sugere infecção ativa/recente)
(4) Imunodifusão sérica: teste da difusão em ágar gel (banda H de precipitina)

Trat.: cetoconazol

A. HISTOPLASMOSE PRIMÁRIA
- especialmente subclínica + autolimitada
- febre, tosse, mal-estar

√ padrão broncopneumônico não segmentar com tendência para desaparecer em uma área e surgir em outra
√ múltiplos nódulos que se transformam em centenas de calcificações puntiformes (3–4 mm)
√ histoplasmoma (= um/vários nódulos não calcificantes < 3 cm)
√ "lesão em alvo" = a calcificação central é PATOGNOMÔNICA
√ aumento dos linfonodos hilares/mediastinais (DD: pneumonia viral/bacteriana aguda)
√ calcificação "em pipoca" dos linfonodos mediastinais

TC:
√ massa paratraqueal/subcarinal com regiões de baixa atenuação (necrose) + septos que realçam

Cp:
(1) Granuloma mediastinal (incomum)
Histo: nódulos envolvidos com vários graus de necrose caseosa central ± calcificação
√ massa lobulada de linfonodos com alguns centímetros de espessura circundada por uma fina cápsula
(2) Fibrose mediastinal (muito incomum) com obstrução da VCS, veia ázigos, artérias pulmonares + veias, brônquio, esôfago
(3) Pericardite (rara)

B. HISTOPLASMOSE CRÔNICA
(reinfecção/dispersão endógena)
- em indivíduos com doença pulmonar obstrutiva crônica

√ cavitação do lobo superior com fibrose considerável (similar a BK)
√ mediastinite esclerosante com obstrução da VCS, artérias + veias pulmonares, estenose esofágica, pericardite constritiva

C. HISTOPLASMOSE DISSEMINADA
Predisposição: crianças + idosos; inoculação maciça
- rapidamente fatal/doença crônica

√ pode apresentar consolidação pulmonar
√ adenopatia hilar + mediastinal + hepatosplenomegalia
√ calcificações esplênicas (40%)

Cp: artrite (mais freqüentemente nos joelhos), tenossinovite, osteomielite

INFECÇÃO MICOBACTERIANA DO PULMÃO NÃO-TUBERCULOSA

Organismo (classificação do Runyon):
organismos onipresentes como parte da flora ambiental normal

Grupo 1 = fotocromógenos
M. kansasii
- colônias tornam-se amarelas com exposição à luz

◊ 70%–80% do indivíduos das áreas rurais apresentam teste positivo ao PPD-B (= antígeno de *M. kansasii*)!

Grupo 2 = escotocromógenos
M. scrofulaceum, M. xenopi
- colônias amarelas tornam-se alaranjadas com a exposição à luz

Grupo 3 = não-cromógenos
Complexo *M. avium intracellulare*
- colônias brancas/beges sem mudança da cor

Grupo 4 = de crescimento rápido
M. fortuitum-chelone
- aparecem na cultura 3–5 dias (todos os outros grupos aparecem na cultura em 2–4 semanas)

Infecção: inalação de gotículas de água aerossolizadas (*M. avium intracellulare* complexo), aspiração de alimentos em pacientes com acalasia (*M. fortuitum-chelonei*), trato GI (na AIDS)
- tosse (60%–100%), hemoptise (15%–20%)
- febre distintamente incomum (10%–13%)
- fraqueza + perda de peso (até 50%)

A. FORMA CLÁSSICA
Idade: 6ª–7ª década, em brancos (80%–90%), M > F
Fatores predisponentes:
DPOC (25%–72%), TB prévia (20%–24%), doença pulmonar intersticial (6%) fumantes > 30 pacotes/ano (46%), abuso de álcool (40%) doença cardiovascular (36%), doença hepática crônica (32%), gastrectomia prévia (18%)
Localização: predominantemente no ápice pulmonar
√ opacidades fibronodulares/fibroprodutivas apicais crônicas (indistinguíveis da reativação da TB)
√ cavitação em 80%–95%
√ espessamento apical pleural em 37%–56%
√ opacidades alveolares nodulares multifocais adicionais (devido à disseminação broncogênica) no pulmão ipso/contralateral em 40%–70%
√ adenopatia (0%–4%)
√ derrame pleural (5%–20%)

B. FORMA NÃO CLÁSSICA (20%–30%)
Idade: 7ª–8ª década, 86% em brancos; M:F = 1:4
Fatores predisponentes: NENHUM
Localização: predominantemente no lobo médio + língula
√ múltiplas opacidades nodulares bilaterais ao longo de ambos os pulmões com distribuição aleatória
√ opacidades intersticiais curvilíneas irregulares (assemelhando-se a bronquiectasias)

C. GRANULOMAS ASSINTOMÁTICOS
√ agrupamento do nódulos semelhante em tamanho

D. INFECÇÃO RELACIONADA À ACALASIA
Com *M. fortuitum-chelonei*

E. DOENÇA DISSEMINADA
Em pacientes imunocomprometidos: AIDS, pacientes transplantados desordens linfoproliferativas (especialmente, leucemia de células cabeludas), terapia com esteróides + imunossupressor

LINFANGIECTASIA CONGÊNITA

1. LINFANGIECTASIA PULMONAR PRIMÁRIA (2/3)
= desenvolvimento anormal dos pulmões entre a 14ª e 20ª semanas de gestação, caracterizada por dilatação anômala dos vasos linfáticos pulmonares
Pat: cistos subpleurais, canais linfáticos na pleura tortuosos e ectásicos, septos interlobulares + ao longo dos feixes broncopulmonares; NENHUMA obstrução
Idade: usualmente manifesta-se ao nascimento; 50% são natimortos; M = F

Pode estar associada a: retorno venoso pulmonar total anômalo, coração esquerdo hipoplásico, síndrome de Noonan

• angústia respiratória dentro de poucas horas do nascimento

Local: envolvimento difuso de ambos os pulmões, ocasionalmente somente em um/dois lobos (com bom prognóstico)

√ proeminência marcante das impressões intersticiais grosseiras (simulando edema intersticial)
√ hiperinsuflação
√ áreas radiolúcidas esparsas (vias aéreas dilatadas)
√ áreas focais de pneumonia + atelectasias
√ pneumotórax

Prognóstico: na forma difusa é invariavelmente fatal < 2 meses de idade

2. LINFANGIECTASIA GENERALIZADA
= LINFANGIOMA DIFUSO
= proliferação dos espaços vasculares principalmente linfáticos com progressão sistêmica inexorável

Idade: crianças, adultos jovens
Localização: envolvimento visceral disseminado + esquelético

√ doença pulmonar difusa intersticial
√ efusão quilosa nos espaços pleurais + pericárdicos
√ ± lesões ósseas líticas
√ acúmulo linfangiográfico do material de contraste nos canais linfáticos dilatados/linfonodos

3. LINFANGIOMA LOCALIZADO
= lesão benigna rara usualmente cística

Histo: coleção vasos linfáticos dilatados + proliferados (hamartoma/neoplasma benigno/sequestro focal de tecido linfático ectásico?)
Idade: primeiros 3 anos de vida; M = F

• assintomático (33%)
• dispnéia (pela compressão traqueal)

Localização: pescoço (80%), mediastino, axila, extremidade

√ massa sem traços característicos
√ pode ter derrame pleural/quilosa
√ pode ter lesão lítica no esqueleto contíguo

Prognóstico: propensão para recorrência local
DD: hemangioma

4. LINFANGIECTASIA SECUNDÁRIA
Secundária à pressão venosa pulmonar elevada em DCC (RVPTA)

LINFANGIOMATOSE

= LINFANGIOLEIOMIOMATOSE
= rara desordem caracterizada por: (1) doença pulmonar intersticial difusa lentamente progressiva (2) derrames pleurais quilosas recorrentes (3) pneumotórax recorrente

Etiologia: desconhecida
Idade: 17–50 anos, exclusivamente em mulheres ou em idade fértil
Histo: proliferação de células musculares lisas atípicas nos vasos linfáticos pulmonares, vasos sangüíneos e vias aéreas
Patogênese:
A proliferação das células musculares lisas obstrui (a) bronquíolos (aprisionamento de ar, superinsuflação, formação de cistos, pneumotórax), (b) vênulas (edema pulmonar, hemorragia, hemossiderose), (c) linfáticos (espessamento dos linfáticos, quilotórax)

Pode estar associada à: esclerose tuberosa (envolvimento pulmonar em 1%)

• dispnéia progressiva
• doença agravada pela gravidez + contraceptivos orais
• hemoptise (30%–40%), quiloptise
• discrepância radiológica-fisiológica = grave obstrução ao fluxo de ar a despeito dos achados radiológicos relativamente normais
• combinação de defeitos ventilatórios restritivos + obstrutivos: hipoxia, capacidade de difusão marcantemente prejudicada

√ sinais clássicos:
  √ padrão intersticial reticular grosseiro (causado pela somação de múltiplas paredes císticas)
  √ grande quilotórax recorrente (50%–75%)
√ pneumotórax recorrente (40%)
√ volume pulmonar normal/aumentado
  ◊ A única doença intersticial pulmonar que desenvolve aumento no volume pulmonar!
√ linhas B de Kerley
√ cistos pulmonares + formação de aspecto de favo de mel
√ ocasionalmente ascite quilosa
√ adenopatia mediastinal + retroperitoneal (pela proliferação de músculo liso)

TCAR:
  √ numerosos cistos de paredes finas aleatoriamente distribuídos e de vários tamanhos (poucos mm a até 6 cm), circundados por parênquima pulmonar normal
  √ feixes broncovasculares na periferia das paredes císticas

Dg: biopsia pulmonar aberta/transbrônquica
Prognóstico: morte dentro de 10 anos pela insuficiência pulmonar progressiva
DD:
(1) Histiocitose (paredes císticas mais variáveis em espessura e nos lobos superiores; nódulos + espessamento septal)
(2) Fibrose pulmonar idiopática = alveolite fibrosante (pequenos irregulares cistos de paredes espessas + espessamento intersticial predominantemente periférico)
(3) Empiema (arquitetura lobular preservada com feixe broncovascular em posição central, áreas de destruição pulmonar sem contorno arqueado)
(4) Bronquiectasias (espessamento da parede brônquica)
(5) Esclerose tuberosa (associada a anomalias cutâneas, retardo mental, epilepsia)
(6) Neurofibromatose (espaços aéreos predominantemente na posição apical)

LINFOMA

Sétima causa de morte por câncer nos Estados Unidos
Patogênese: causa viral?
DH: disseminação contígua, requer varredura somente da área anormal
LNH: disseminação não contígua, requer varredura do tórax, abdome e pelve

@ Tórax
  ◊ A doença de Hodgkin é mais comum no tórax que no LNH (especialmente o tipo nodular esclerosante) em 85% *versus* 40%–50%

(1) Linfadenopatia
mediastinal anterior, pré-traqueal, hilar, subcarinal, axilar, periesofagiana, paracardíaca, linfonodos mamários internos diafragmáticos superiores
(2) Envolvimento do parênquima pulmonar (DH em 12%, LNH em 4%)
(3) Linfoma pleural + subpleural (até 30%)

@ Abdome

(1)	Adenopatia periaórtica	DH em 25% LNH em 49%
(2)	Adenopatia mesentérica	DH em 4% LNH em 51%
(3)	Envolvimento hepático	DH em 8% LNH em 14%
	√ hepatomegalia sem envolvimento	DH em < 30% LNH em 57%

DH: comumente processo infiltrante difuso
LNH: infiltrante difuso/nódulos tumorais discretos

(4)	Envolvimento esplênico	DH em 37% LNH em 41%

DIH: localização mais comum de envolvimento abdominal

LIHN: terceira localização mais comum de envolvimento abdominal; pode ser a manifestação inicial no LNH de grandes células
◊ A laparotomia para estagiamento é necessária desde que 2/3 dos nódulos tumorais sejam < 1 cm de tamanho

(5) Envolvimento gastrintestinal
em 10% dos pacientes com linfoma abdominal (incomum na DH, comum no LNH histiocítico); LNH compreende 80% de todos os linfomas gástricos
(6) Envolvimento renal
manifestação tardia, mais comumente no LNH
(7) Envolvimento adrenal
mais comum no LNH
(8) Envolvimento extranodal
mais freqüente com formas histologicamente difusas do LNH

Doença de Hodgkin

40% de todos os linfomas; doença das células T
Idade: distribuição bimodal aos 25–30 anos + > 70 anos
• adenopatia cervical unilateral assintomática
Histo: célula de Reed-Sternberg característica
(1) Esclerose nodular: mais comum, localizado, bom prognóstico; maior adenopatia no mediastino anterior
(2) Predominância linfocítica: incomum, localizado, excelente prognóstico, maioria < 35 anos
(3) Celularidade mista: mais abdominal que mediastinal, prognóstico menos favorável
(4) Depleção linfocitária: incomum, disseminado, pacientes idosos, rapidamente fatal

Classificação de Estagiamento de Ann Arbor:

Estágio I	=	limitado a uma/duas regiões anatômicas contíguas do mesmo lado do diafragma
I_E	=	órgão/região extralinfática única
Estágio II	=	> 2 regiões anatômicas/duas regiões não contíguas do mesmo lado do diafragma
II_E	=	com órgão/região extralinfática
Estágio III	=	em ambos os lados do diafragma, não se estendendo além dos linfonodos, baço (estágio IIIS), anel de Waldeyer
III_E	=	com órgão/região extralinfática
Estágio IV	=	envolvimento dos órgãos (medula óssea, osso, pulmão, pleura, fígado, rim, trato GI, pele) ± envolvimento linfonodal
Subestágio A	=	ausência de sintomas sistêmicos
Subestágio B	=	febre, suores noturnos, prurido, ≥ 10% de perda de peso

@ Envolvimento torácico
Na apresentação: 67% com doença intratorácica
Locais de agregados linfóides:
(1) Linfonodos no mediastino
(2) Linfonodos na bifurcação dos brônquios de primeira e segunda ordem
(3) Coleções linfóides encapsuladas na superfície torácica da pleura parietal profunda
(4) Nódulos não encapsulados nos pontos de divisão dos brônquios situados mais distalmente, bronquíolos e vasos pulmonares
(5) Agregados linfóides não encapsulados dentro do tecido conjuntivo peribrônquico
(6) Pequenos acúmulos de linfócitos nos septos interlobulares + canais linfáticos

(a) MANIFESTAÇÕES INTRAPULMONARES
Em 15%–30%–40% durante a duração da doença; mais comum no tipo de esclerose nodular; invariavelmente subseqüente à adenopatia hilar
(1) Forma broncovascular (tipo mais comum de envolvimento)
√ padrão reticulonodular grosseiro contíguo com o mediastino = extensão direta a partir dos nódulos mediastinais ao longo dos linfáticos
√ lesões nodulares parenquimais
√ nódulos miliares
√ envolvimento endobrônquico
√ atelectasias lobares secundárias à obstrução endobrônquica (raro)
√ cavitação secundária à necrose (raro)
(2) Forma subpleural
√ massas subpleurais circunscritas
√ derrame pleural (20%–50%) pela obstrução linfática
(3) Forma pneumônica maciça (68%)
√ infiltrado não segmentar difuso (tipo pneumônico)
√ infiltrados lobares maciços (30%)
√ infiltrados confluentes homogêneos com bordas "ásperas"
√ aerobroncograma
(4) Forma nodular
√ múltiplos nódulos < 1 cm de diâmetro (DD: doença metastática)

(b) MANIFESTAÇÕES EXTRAPULMONARES
(1) Linfadenopatia mediastinal + hilar
Manifestação mais comum, presente em 90%–99%, no tórax, múltiplos grupos linfonodais normalmente envolvidos
Localização:
Mediastinal anterior + nódulos retroesternais geralmente acometidos (DD: sarcoidose); confinada ao mediastino anterior em 40%; 20% com nódulos mediastinais tem também linfadenopatia hilar; linfonodos hilares envolvidos bilateralmente em 50%
Disseminação do mediastino anterior para:
outras localizações mediastinais, pleura, pericárdio, parede torácica
◊ Envolvimento de múltiplos grupos linfonodais em 95%!
√ RxT: nas radiografias iniciais a adenopatia é identificada em 50%
√ linfonodos necróticos (geralmente no tipo esclerosante nodular)
√ os linfonodos podem calcificar após a radioterapia/quimioterapia
(2) Derrame pleural (30%)
(3) Massas + placas neurais
(a) erosão esternal
(b) invasão da parede torácica anterior

Cp:
(1) Infecção superposta
√ consolidação com abaulamento das bordas: pneumonia bacteriana necrosante
√ múltiplos focos nodulares: aspergilose + nocardiose
√ consolidações bilaterais difusas: *Pneumocystis carinii*
√ cavitação que se desenvolve rapidamente dentro da consolidação: anaeróbios/fungos
Dg: pela cultura, citologia do escarro, biopsia pulmonar
(2) Toxicidade pelas drogas

@ ENVOLVIMENTO ÓSSEO (15%)
√ freqüentemente osteoblástico (28%), por exemplo, "vértebra de marfim"
√ osteólise do esterno/costelas (invasão direta)

Cp: risco aumentado para malignidades em função da terapia agressiva (leucemia aguda, LNH, sarcoma induzido por radiação)

Linfoma não-Hodgkin

= LNH = doença das células B
Incidência: 3% de todos os novos cânceres diagnosticados; terceira causa mais comum de câncer na infância (atrás da leucemia + neoplasmas do SNC); quatro vezes mais comum que a doença de Hodgkin
Predispostos: (40–100 vezes de risco aumentado) síndromes de imunodeficiências congênitas, pacientes transplantados que são submetidos à imunossupressão, pacientes infectados pelo HIV, doenças vasculares do colágeno
Idade: todas as idades; média etária de 55 anos; M:F = 1,4:1
- dor torácica/ombro, dispnéia, disfagia
- ICC, hipotensão, síndrome da VCS

Classificação de Rappaport modificada:
= categorização de acordo com a distribuição histológica das células linfomatosas
A. Forma nodular = organizada em grumos
(a) linfocítico mal diferenciado (LMD)
(b) linfocítico/histiocítico misto (células mistas)
(c) grandes células (histiocítico)
B. Forma difusa = distorção da arquitetura tecidual
(a) linfocítico bem diferenciado (LBD)
(b) linfocítico com diferenciação intermediária (LDI)
(c) linfocítico mal diferenciado (LMD)
(d) linfocítico misto/histiocítico de grandes células (histiocíticas); linfoma indiferenciado de Burkitt; linfoma não Burkitt indiferenciado (pleomórfico); linfoblástico (LLB); não classificado

Classificação de Luke e Collins

= categorização pelas características morfológicas da célula + célula de origem (célula = T, célula-B, célula não T não B)

Classificação Internacional (Kiel/Lennert)

= categorização pelo grau
A. Baixo grau
(a) linfócito pequeno (3,6%)
média etária de 61 anos, 59% de sobrevida em 5 anos
(b) folicular, células clivadas pequenas (22,5%)
média etária de 54 anos, 70% de sobrevida em 5 anos
(c) folicular, misto (7,7%)
média etária de 56 anos, 50% de sobrevida em 5 anos

Comparação das Classificações Histológicas para o Linfoma Não-Hodgkin

Classificação Internacional	Classificação de Rappaport
Baixo grau	
A. Linfocítico pequeno	Linfocítico bem diferenciado
B. Folicular, células predominantemente clivadas	Nodular, linfocítico mal diferenciado
C. Folicular, misto de células pequenas e grandes	Nodular, misto
Grau intermediário	
D. Folicular, predominantemente de grandes células	Nodular, histiocítico
E. Difuso, células pequenas clivadas	Difuso, linfocítico mal diferenciado
F. Difuso, misto de células pequenas e grandes	Difuso, misto
G. Difuso, grandes células, clivadas ou não	...
Alto grau	
H. Difuso e de grandes células, imunoblástico	...
I. Células pequenas, não clivadas	...
J. Linfoblástico	Indiferenciado

B. Grau intermediário
(a) folicular, grandes células (3,8%)
média etária de 58 anos, 45% de sobrevida em 5 anos
(b) difuso, célula pequena clivada (6,9%)
média etária de 58 anos, 33% de sobrevida em 5 anos
(c) difuso, misto (6,7%)
média etária de 58 anos, 38% de sobrevida em 5 anos
(d) difuso, células grandes (19,7%)
média etária de 57 anos, 35% de sobrevida em 5 anos

C. Alto grau
(a) grandes células, imunoblástico (7,9%)
média etária de 51 anos, 32% de sobrevida em 5 anos
(b) linfoblástico (4,2%)
média etária de 17 anos, 26% de sobrevida em 5 anos
(c) células pequenas não clivadas (5%)
média etária de 30 anos, 23% de sobrevida em 5 anos

D. Miscelânea (12%)
composto, micose fungóide, histiocítico, plasmocitoma extramedular

Estadiamento: mesmo sistema de Ann Harbor usado para a doença de Hodgkin

Envolvimento extranodal:
@ Trato GI:
estômago (3%), intestino delgado (5%), intestino grosso (2%), pâncreas (0,7%), nódulos peritoneais + ascite (1,4%)
@ Tórax:
pulmão (6%), líquido pleural (3,3%), líquido pericárdico (0,7%), coração (0,2%)
@ Trato GU (10%)
rins (6%), testículos (1,2%), ovários (1,8%), útero (1,2%)
@ Osso (3,8%)
@ CNS (2,4%)
@ Mama (1,2%)
@ Pele (6,4%)
@ Cabeça e pescoço (1,7%)
@ Fígado (14%)
@ Baço (41%)

Envolvimento nodal:
@ Linfonodos paraaórticos (49%)
@ Linfonodos mesentéricos (51%):
predominantemente no mediastino médio, ângulo cardiofrênico
◊ O envolvimento linfonodal único é freqüentemente a única manifestação intratorácica da doença!
@ Linfonodos hilares esplênicos (53%)
◊ A linfografia é 89% sensível e 86% específica

Doença intratorácica (40%–50%):
√ adenopatia hilar + mediastinal (DD: sarcoidose; nódulos anteriores favorecem o diagnóstico de linfoma)
√ linfonodos isolados podem realçar (DD: doença de Castleman)
√ nódulos pulmonares + aerobroncogramas
√ derrame pleural

Prognóstico: desfavorável

Linfoma não-Hodgkin na infância

Incidência: terceira malignidade infantil mais comum (após leucemia e tumores do SNC); 7% de todas as malignidades em crianças < 15 anos de idade

Origem: célula B ou T (em 90%) localizado fora da medula óssea; (raramente) células não B, não T, localizadas dentro da medula óssea

Idade: média etária de 10 anos; < 15 anos de idade (mais comum); incomum < 5 anos de idade; M > F

- dor torácica e região dorsal, tosse, dispnéia
- febre, anorexia e perda de peso
- ± envolvimento do sangue periférico + medula óssea (particularmente no LNH linfoblástico): com o envolvimento linfoblástico da medula óssea < 25% o paciente já é classificado como portador de linfoma

Diferenças entre o LNH da criança e do adulto:

Características	LNH adulto	LNH criança
Local primário	Nodal	Extranodal
Histologia	50% folicular	Difuso
	50%	Difuso
Grau	Baixo, intermediário, alto	Alto
Subtipo histológico	Muitos	Três
Predileção por sexos	Nenhuma	70% homens

Estadiamento (St. Jude):
I tumor único extranodal/área anatômica única
II
(a) tumor extranodal único + linfonodos regionais
(b) ≥ 2 áreas linfonodais no mesmo lado do diafragma
(c) 2 tumores extranodais únicos ± nódulos do mesmo lado do diafragma
(d) tumor primário do trato gastrintestinal ± nódulos
III
(a) 2 tumores extranodais únicos em lados opostos do diafragma
(b) ≥ 2 áreas nodais em ambos os lados do diafragma
(c) tumores intratorácicos primários (mediastino, pleura, timo)
(d) extensa doença primária abdominal
(e) tumor paraespinhal/epidural
IV qualquer um dos acima + envolvimento inicial do CNS/medula óssea

Prognóstico: 80% de cura com quimioterapia com múltiplos agentes

DD:
(1) Leucemia linfocítica aguda (> 25% de linfoblastos dentro da medula óssea)
(2) Doença de Hodgkin (disseminação contígua, linfonodos no local da origem)

(1) **LNH indiferenciado/pequeno não clivado** (39%);
Pat: linfoma não Burkitt; linfoma de Burkitt
- massa abdominal + ascite
- dor similar à apendicite/intussuscepção

Local primário: abdome (íleo distal, ceco, apêndice); ovários

Local comum: linfonodos mesentéricos, inguinais, ilíacos; SNC; medula óssea; rim, seios paranasais, osso, testículo, parênquima pulmonar

Cp: "transformação leucêmica" (= extenso envolvimento da medula óssea)

(2) **LNH linfoblástico (célula-T)** (28%)
Localização primária: mediastino (66%)
Localização comum: pescoço, timo, fígado, baço, SNC, medula óssea, gônadas
Localizações raras: subdiafragmática (íleo, ceco, rim, mesentério, retroperitônio), órbita, seio paranasal, tireóide, paratireóide
• angústia respiratória, disfagia
• síndrome da VCS, tamponamento pericárdico

(3) **LNH de grandes células (histiocítico)** (26%)
Origem: célula-B, célula-T (pequena porcentagem)
Localização primária: variável (anel de Waldeyer, nódulos de Peyer)
Localização comum: linfonodos periféricos, pulmão, osso, cérebro, pele
Localização rara: palato duro, esôfago, traquéia

LIPOMATOSE MEDIASTINAL

= excesso de deposição gordurosa não encapsulada
Etiologia:
(a) esteróides exógenos (dose média diária > 30 mg de prednisona):
(1) Doença renal crônica e transplante renal (5%)
(2) Doença vascular do colágeno, vasculite
(3) Anemia hemolítica
(4) Asma
(5) Dermatite
(6) Doença de Chron
(7) *Miastenia gravis*
(b) elevação endógena dos esteróides:
(1) Tumor adrenal
(2) Tumor hipofisário/hiperplasia = doença de Cushing
(3) Produção ectópica de ACTH (carcinoma do pulmão)
(c) obesidade
• fácies de lua cheia
• gibosidade
• gordura supraclavicular + episternal
Localização: mediastino superior (comum), ângulos cardiofrênicos + áreas paraespinhais (menos comum)
√ alargamento mediastinal superior
√ alargamento paraespinhal
√ aumento dos coxins epicárdicos
√ depósitos extrapleurais lobulados levemente simétricos, estendendo-se do ápice até a nona costela lateralmente
OUTRAS CARACTERÍSTICAS:
√ osteoporose
√ fraturas
√ necrose asséptica
√ aumento da distância retrossacral

LÚPUS ERITEMATOSO SISTÊMICO

= mais prevalente das doenças do colágeno potencialmente graves, caracterizada pelo envolvimento do sistema vascular, pele e membranas serosas + sinoviais (fenômeno de complexos imunes do tipo III)
Incidência: 1:2.000; negros:brancos = 3:1; risco aumentado nos parentes
Idade: mulheres em idade fértil; M:F = 1:10
• teste de Wasserman para sífilis falso positivo cronicamente (24%)
• células LE (= complexos antígeno-anticorpo engolfados por PMN) em 78%
• síndrome de Sjögren (freqüente)
• anticorpos antinucleares DNA (87%)
• hipergamaglobulinemia (77%)
• fator reumatóide positivo (21%)
• anemia (78%)
• leucopenia (66%)
• trombocitopenia (19%)

@ Alterações cutâneas (81%)
• *rash* em "asa de borboleta" (= eritema facial), lúpus eritematoso discóide, alopecia, fotossensibilidade
• fenômeno de Raynaud (15%)
@ Envolvimento torácico (30%–70%)
• dispnéia, dor pleurítica torácica (35%)
(a) alterações pulmonares
√ pneumonite lúpica (forma aguda) = áreas multifocais mal definidas de densidade aumentada perifericamente nas bases pulmonares (padrão alveolar) secundária à infecção/uremia em 10%
√ reticulações intersticiais nos campos pulmonares inferiores (forma crônica) em 3%
√ atelectasias transitórias em placa em ambas as bases pulmonares (infarto devido à vasculite?)
√ nódulos cavitantes (vasculite)
√ diafragmas elevado e frouxo (perda progressiva de volume)
√ linfadenopatia hilar + mediastinal (extremamente rara)
(b) alterações pleurais (manifestação mais comum)
√ derrames pleurais bilaterais recorrentes (70%) em função da pleurite
√ espessamento pleural
(c) alterações cardiovasculares
√ derrame pericárdico (pela pericardite)
√ cardiomegalia (cardiomiopatia lúpica primária)
@ Articulações
• artralgia (95%)
√ artrite não erosiva das mãos (característica), sem deformidade
@ Rim
Incidência: rins envolvidos em 100% com doença renal se desenvolvendo em 50%
Histo: glomerulonefrite focal membranosa
• insuficiência renal (espessamento fibrinóide da membrana basal)
√ aneurismas nas artérias interlobulares + arqueadas (similarmente à poliarterite nodosa)
√ tamanho renal normal/diminuído
US
√ ecogenicidade parenquimatosa aumentada
Cp:
(1) Síndrome nefrótica (comum)
(2) Trombose da veia renal (raro)
Prognóstico: a doença renal em estágio terminal é causa comum de morte

@ Trato GI (até 50%)
- erosões/ulcerações bucais
- sangramento gastrintestinal

√ desordem da motilidade do esôfago inferior (similar à esclerodermia)
√ esofagite ± úlceras
√ gastrite
√ isquemia mesentérica: colite, pseudo-obstrução, íleo, estreitamento luminal
√ nodularidade das pregas
√ pneumatose intestinal, perfuração
√ ascite dolorosa
√ hepatomegalia, hepatite, cirrose
√ esplenomegalia

Prognóstico: 60%–90% de sobrevida em 10 anos; morte por insuficiência renal/envolvimento do SNC/infarto do miocárdio

LÚPUS ERITEMATOSO INDUZIDO POR DROGAS = LID (fenômeno temporário):
Agentes: procainamida, hidralazina, isoniazida, fenitoína compreendem 90% dos casos
√ doença pulmonar + pleural mais comum que no LES

MALFORMAÇÃO ARTERIAL PULMONAR

= MAVP = ANEURISMA ARTERIOVENOSO PULMONAR = FÍSTULA ARTERIOVENOSA PULMONAR = ANGIOMA PULMONAR = TELANGIECTASIA PULMONAR
= comunicação vascular anormal entre a artéria pulmonar e a veia (95%) ou a artéria sistêmica e a veia pulmonar (5%)

Etiologia:
(a) defeito congênito da estrutura capilar (comum)
(b) adquirida na cirrose (angiodisplasia hepatogênica pulmonar), câncer, trauma, cirurgia, actinomicose, esquistossomíase

Pat: hemangioma do tipo cavernoso

Fisiopatologia:
shunt direito-esquerdo extracardíaco de baixa resistência; quantificação com microesferas de albumina marcadas com Tc-99 através da medida da fração da dose que alcança os rins

Idade: 3ª-4ª década; manifesta-se na vida adulta, 10% na infância

Ocorrência:
(a) anomalia isolada (40%)
(b) múltipla (em 1/3)
associada à síndrome de Rendu-Osler-Weber (em 30%–88%) = telangiectasia hereditária hemorrágica;
◊ Somente 15% dos pacientes com a doença de Rendu-Osler-Weber possui MAV pulmonares!
- história familiar
- epistaxe
- telangiectasia da pele/membranas mucosas
- sangramento GI

Tipos:
(1) Tipo simples (79%)
= uma única artéria nutrícia termina num segmento bulboso septado não aneurismático com uma única veia de drenagem
(2) Tipo complexo (21%)
= mais de uma artéria nutrícia terminando dentro de um segmento aneurismático septado com mais de uma veia de drenagem

- assintomático em 56% (até a 3ª-4ª décadas) se a MAV é única e < 2 cm
- ortodeóxia (= hipoxemia aumentada com $PaO_2 < 85$ mmHg na posição ereta devido ao desvio gravitacional do fluxo sangüíneo pulmonar para a base do pulmão)
- cianose com coração de tamanho normal (*shunt* direito-esquerdo) em 25%–50%, baqueteamento
- sopro sobre a lesão (aumento durante a inspiração)
- dispnéia aos esforços (60%–71%)
- epistaxe (79%)
- palpitação, dor torácica
- não há ICC

Localização: lobos inferiores (65%–70%) > lobo médio > lobos superiores; bilateral (8%–20%); terço médio do pulmão
√ massa nitidamente definida, lobulada, oval/circular (90%) de 1 a alguns centímetros de tamanho ("lesão em moeda")
√ bandas em forma de cordas da massa ao hilo (artéria nutrícia + veias de drenagem)
√ em 2/3 lesão única, em 1/3 múltiplas lesões
√ aumento com o avançar da idade
√ alteração do tamanho com as manobras de Valsalva/Mueller/decúbito vs. posição ereta (diminuição com a manobra de Valsalva)
√ flebolitos (ocasionalmente)
√ aumento das pulsações dos vasos hilares

TC (98% de taxa de detecção):
√ nódulo não calcificado circunscrito homogêneo/massa serpiginosa com até alguns centímetros de diâmetro
√ conexão vascular da massa com a artéria dilatada + veia de drenagem
√ reforço seqüencial da artéria nutrícia + porção aneurismática + veia eferente na TC dinâmica

RMN (se há contra-indicação ao contraste/fluxo lento devido à trombose parcial/acompanhamento):
√ sinal nulo ao spin-eco padrão/alta intensidade de sinal nas imagens GRASS

Angio (na maioria das vezes evitada pela RMN/TC, a menos que se contemple uma embolização ou cirurgia)

Cp:
(1) Acidente vascular: AVC isquêmico (18%), ataque isquêmico transitório (37%) secundário aos êmbolos pequenos paradoxais
(2) Abscesso cerebral (5%–9%) secundário à perda da função do filtro pulmonar para êmbolos sépticos
(3) Hemoptise (13%) secundária à ruptura da MAVP para dentro do brônquio; sintoma de apresentação mais comum
(4) Hemotórax (9%) secundário à ruptura da MAVP subpleural
(5) Policitemia

Prognóstico: 26% morbidade, 11% de mortalidade
DD: nódulos pulmonares múltiplos/solitário
Trat.: embolização com rolos/balões destacáveis

MALFORMAÇÃO CÍSTICA ADENOMATÓIDE

= MCA = hamartoma do pulmão caracterizado por uma massa intralobar de tecido pulmonar desorganizado, comunicando com a árvore brônquica + tendo suprimento vascular + drenagem normal

Causa: perda da diferenciação broncoalveolar normal entre 4ª-10ª semana de gestação com supercrescimento das estruturas bronquiolares distais

Pat: proliferação de estruturas bronquiais à custa do desenvolvimento sacular alveolar, modificado por cistos intercomunicantes de vários tamanhos (supercrescimento adenomatóide dos bronquíolos terminais, proliferação de músculo liso na parede de cisto, ausência de cartilagem)

TIPO I (50%):
- *Histo:* grande(s) cisto(s) único/múltiplo > 20 mm revestidos por epitélio colunar pseudoestratificado produtor de muco em 1/3
- *Prognóstico:* excelente após a ressecção

TIPO II (40%):
- *Histo:* cistos múltiplos < 12 mm revestidos por epitélio ciliado cuboidal/colunar
- *Prognóstico:* pobre secundário às anomalias associadas

TIPO III (10%):
- *Histo:* massa firme e solitária de estruturas semelhantes a brônquios revestidas por epitélio ciliado cuboidal com cistos microscópicos
- *Prognóstico:* pobre secundário à hipoplasia/hidropsia pulmonar

Em 25% associada a: anormalias dos rins, trato GI, cromossomos

Idade de detecção: crianças, neonatos, feto; M:F = 1:1
- angústia respiratória + cianose severa na primeira semana de vida (2/3) devido à compressão do pulmão normal + vias aéreas
- assintomático, achado incidental tardiamente em vida (1/3)

Localização: freqüência igual em todos os lobos (lobo médio raramente afetado); mais que um lobo envolvido em 20%

Raios X:
- √ posição apropriada das vísceras abdominais
- √ quase sempre massa unilateral com margens bem definidas 80%
- √ compressão do pulmão adjacente
- √ mudança da posição contralateral do mediastino (87%)
- √ múltiplos cistos cheios de ar/cisto ocasionalmente cheio de líquido
- √ pulmão hipoplásico ipsolateral

TC:
- √ cisto solitário/múltiplo cheios de líquido ou ar-líquido com paredes finas
- √ circundando alterações enfisematosas focais

US-OB:
- √ cisto único grande/cistos múltiplos de 2–10 cm em diâmetro (Tipo I)
- √ cisto pequenos múltiplos de < 12 mm em diâmetro (Tipo II)
- √ grande massa homogeneamente ecogênica (Tipo III)
- √ desvio mediastinal contralateral (89%)
- √ poliidramnia (66%–68%, pela compressão de esofagiana?)/líquido normal (28%)/oligoidramnia (6%)
- √ ascite fetal (62%–71%)
- √ # hidropsia fetal em 8%–62% (retorno venoso diminuído pela compressão)

Cp: Hipoplasia pulmonar

Prognóstico: 50% prematuro, 25% natimorto
- ◊ Polidramnia, ascite, hidropsia indicam um resultado ruim!
- ◊ A MCA em fetos, em muitos casos, torna-se menor + ocasionalmente quase desaparece ao nascimento!

DD:
(1) Enfisema lobar congênito
(2) Hérnia diafragmática
(3) Cisto broncogênico (cisto solitário pequeno próximo à linha média)
(4) Seqüestro broncopulmonar (freqüentemente associado à poliidramnia/hidropsia)
(5) Teratoma pericárdico

MEDIASTINITE FIBROSANTE

= infiltração fibrótica difusa por todo o mediastino anterior, médio ou posterior

Etiologia:
(1) Infecção granulomatosa: histoplasmose (mais freqüente, tuberculose, actinomicose, nocárdia
(2) Esclerose: doença auto-imune, metisergida induzida
(3) Obstrução linfática

Pode ser associada a: fibrose retroperitoneal, pseudotumor orbitário, estroma de Riedel

Idade: 2ª-5ª década de vida
- tosse, dispnéia, hemoptise
- disfagia
- síndrome da veia cava superior
- *cor pulmonale*
- √ aumento no tamanho da metade superior do mediastino, direito > esquerdo
- √ massa fibrosa hilar/mediastinal lobulada, freqüentemente calcificada
- √ linfadenopatia (freqüente)

MN:
- √ perfusão diminuída/ausente com ventilação normal

Cp:
(1) Compressão da VCS (64%) + veias pulmonares (4%)
(2) Pneumonia obstrutiva crônica (estreitamento da traquéia/brônquios centrais) em 5%
(3) Estenose esofagiana (3%)
(4) Infarto pulmonar + fibrose (estenose da artéria pulmonar)
(5) Artérias intercostais proeminentes (estenose da artéria pulmonar)

DD:
(1) Síndrome de Swyer-James
(2) Ausência congênita da artéria pulmonar
(3) Êmbolo para a artéria pulmonar principal
(4) Carcinoma broncogênico

MESOTELIOMA

Mesotelioma benigno

= MESOTELIOMA FIBROSO LOCALIZADO
= TUMOR FIBROSO LOCALIZADO DA PLEURA

◊ Nenhuma associação reconhecida com a exposição ao asbesto!

Idade: 3ª-8ª década, média etária de 50–60 anos; M:F = 1:1

Pat: massa usualmente solitária surgindo da pleura visceral em 80% + pleura parietal em 20%

Histo: o tumor origina-se das células mesenquimais submesoteliais, cobertas por uma camada de células mesoteliais
  (a) tecido fibroso relativamente acelular
  (b) células em forma de fuso densamente compactadas
  (c) lembrando hemangiopericitoma do pulmão

- assintomático em 50%
- tosse, febre, dispnéia, dor torácica (grande massa)
- baqueteamento digital + osteoartropatia hipertrófica pulmonar em 20%–35%
- hipoglicemia episódica (4%)

√ massa lobular nitidamente circunscrita esférica/ovóide de 2–30 cm de diâmetro localizada próxima à periferia pulmonar/adjacente à superfície pleural/dentro da fissura
√ séssil com margem lisa e progressivamente delgada (comum)/pedunculada com ângulo obtuso em direção à parede torácica (raro, característica benigna)
√ o tumor pode alterar na forma e localização (se pedunculado)
√ áreas de hemorragia e necrose podem estar presentes (favorece diagnóstico de malignidade)
√ derrame pleural ipsolateral (raro) contendo ácido hialurônico

RMN:
  √ hipointensa em T1WI + hiperintensa em T2WI

Cp: degeneração maligna em 37%
DD: depósitos metastáticos
Trat.: a excisão é curativa

Mesotelioma maligno

= MESOTELIOMA MALIGNO DIFUSO

◊ Exposição ocupacional ao asbesto encontrada em 80% de todos os casos!
◊ 5%–10% dos trabalhadores do asbesto desenvolverão um fator de risco de 30 para o mesotelioma comparado com a população geral
◊ Nenhuma relação com a duração/grau de exposição ou história de tabagismo

Prevalência: 2.000–3.000 casos por ano nos EUA
Potencial carcinôgenico: crocidolita > amosita
  Crisolita > antofilita
Período latente: 20–45 dias
Pat: massas envolvem pleura visceral + parietal
Pico etário: 50–70 anos (66%); M:F = 4:1
Histo:
  (a) epitelial
  (b) mesenquimal
  (c) misto; fibras de asbesto intracelular em 25%
Associado ao: mesotelioma peritoneal

- dispnéia, dor torácica

√ grandes massas lobuladas volumosas com base na pleura/espessamento pleural
√ derrame pleural unilateral exsudativo/hemorrágico (30%–95%) sem desvio mediastinal (fixação pela implantação pleural do tecido neoplásico), contendo ácido hialurônico em 80%–100%
√ massa pleural distinta sem derrame (< 25%)
√ associado a placas pleurais em 50%
√ calcificações pleurais (20%)
√ acometimento circunferencial = envolvimento de todas as superfícies pleurais (mediastino, pericárdio, fissuras) como manifestações tardias
√ extensão para dentro das fissuras interlobares (40%–86%)
√ pode demonstrar destruição costal (na doença avançada)
√ ascite (peritônio envolvido em 35%)

RMN:
  √ isointenso em T1WI + levemente hiperintenso em T2WI

Metástases para:
  Pulmão ipsolateral (60%), linfonodos hilares + mediastinais, pulmão contralateral + pleura (raro), extensão através da parede torácica + diafragma

Prognóstico: tempo de sobrevida média de 11 meses
DD: fibrose pleural (diferenciação impossível)

METÁSTASES PULMONARES

As metástases pulmonares ocorrem em 30% de todas as malignidades; especialmente hematogênicas
Idade: > 50 anos (em 87%)

FREQÜÊNCIA:

Origem das metástases pulmonares			Probabilidade das metástases pulmonares	
(1)	Mama	22%	Rim	em 75%
(2)	Rim	11%	Osteossarcoma	em 75%
(3)	Cabeça e Pescoço	10%	Coriocarcinoma	em 75%
(4)	Colorretal	9%	Tireóide	em 65%
(5)	Útero	6%	Melanoma	em 60%
(6)	Pâncreas	5%	Mama	em 55%
(7)	Ovário	5%	Próstata	em 40%
(8)	Próstata	4%	Cabeça e Pescoço	em 30%
(9)	Estômago	4%	Esôfago	em 20%

Incidência das metástases pulmonares:
  Mnemônico: "CHEST"

Coriocarcinoma	60%
Hipernefroma/tumor de Wilms	30/20%
Ewing (sarcoma)	18%
Sarcoma (rabdomio/osteossarcoma)	21/15%
Tumor testicular	12%

√ múltiplos nódulos (em 75%) de tamanhos variados (mais típico), 82% subpleurais
√ padrão finamente nodular: tumor altamente vascular (células renais, mama, tireóide, carcinoma de próstata, sarcoma ósseo, coriocarcinoma)
√ pneumotórax (2%): especialmente em crianças com tumores ósseos

TC:
  √ lesões circulares múltiplas e não calcificadas (> 10) > 2,5 cm provavelmente serão metástases
  √ conexão aos ramos pulmonares arteriais (75%)

NÓDULO PULMONAR SOLITÁRIO METASTÁTICO
  ◊ Um nódulo pulmonar solitário representa um tumor primário do pulmão em 62% dos pacientes com história conhecida de neoplasma
  ◊ 5% de todos os nódulos pulmonares solitários são metastáticos; origem mais provável: carcinoma de cólon (30%–40%), osteossarcoma, carcinoma de células renais, tumor testicular, carcinoma de mama

METÁSTASES PULMONARES CALCIFICANTES (< 1%)

Mnemônico: "TOMATO"

Tireóide (papilar)
Osteo/condrossarcoma
Mama
Adenocarcinoma mucinoso
Testicular
Ovariano
+ metástases pulmonares após a irradiação e quimioterapia

METÁSTASES PULMONARES CAVITANTES (4%)

Mnemônico: **M**etástases **C**elulares e**S**camosas **T**endem a **C**avitar

Melanoma
Cólon
Sarcoma
Transicional (carcinoma celular)
Cérvix (sob quimioterapia), Carcinoma de células escamosas

METÁSTASES PULMONARES HEMORRÁGICAS

√ nódulos mal definidos

1. Coriocarcinoma
2. Carcinoma de células renais
3. Melanoma
4. Carcinoma de tireóide

METÁSTASES ENDOBRÔNQUICAS

√ atelectasias segmentares/subsegmentares

1. Carcinoma broncogênico
2. Linfoma
3. Carcinoma de células renais
4. Câncer de mama
5. Carcinoma de cólon

METÁSTASES PULMONARES NA INFÂNCIA

Mnemônico: "ROTE"

Rabdomiossarcoma
Osteossarcoma
Tumor de Wilms
Ewing (sarcoma de)

MICROLITÍASE ALVEOLAR

= doença muito rara de etiologia desconhecida caracterizada por uma miríade de calcisferitos (= pequeninos cálculos) dentro dos alvéolos

Pico etário: 30–50 anos; começa precocemente durante a vida; foi identificada no útero

M:F = 1:1; em 50% familiar (restrito aos irmãos)

- usualmente assintomática (70%)
- dispnéia aos esforços (redução no volume residual)
- cianose, baqueteamento digital
- marcante discrepância entre as nítidas alterações radiográficas e os leves sintomas clínicos
- cálcio sérico + níveis fosfóricos NORMAIS

√ micronodulações muito finas, nitidamente definidas, lembrando areia (< 1 mm)
√ envolvimento difuso de ambos os pulmões
√ captação aumentada à cintigrafia óssea

Prognóstico:

(a) desenvolvimento tardio de insuficiência pulmonar secundária à fibrose intersticial
(b) a doença pode estacionar
(c) a microlitíase pode continuar a se formar/aumentar de tamanho

DD: granulomatose pulmonar "principal" = uso de drogas EV contendo talco, tal como metadona (raramente tão numerosa + fibrose + perda de volume)

MUCORMICOSE

= FICOMICOSE = causada por uma variedade de ficomicetos (fungos do solo), levando à obstrução vascular severa

Organismos: Mucor (mais comum), *Absidia, Rhizopus*

Predispostos: diabéticos, pacientes imunocomprometidos (linfoma, leucemia)

Infecção oportunista em:

(1) Malignidades linfoproliferativas e leucemia
(2) *Diabetes mellitus* acidótico
(3) Imunossupressão por esteróides, antibióticos, drogas imunossupressivas (rara)

A. FORMA RINOCEREBRAL

= envolvimento dos seios paranasais (seio frontal usualmente poupado), com extensão para dentro de:

(a) órbita = celulite orbital
(b) base do crânio = meningoencefalite + cerebrite

B. FORMA PULMONAR

Histo: invasão dos vasos sangüíneos

√ consolidação segmentar homogênea
√ cavitação
√ nódulos (por trombos arteriais + infarto)

DD: aspergilose

NOCARDIOSE

Organismo: Bactéria Gram-positiva ácido-resistente que se assemelha a fungo

Predisposição: imunocomprometido

√ nódulos com cavitação bem definidas/múltiplas mal definidas
√ consolidação lobar
√ empiema sem tratos sinusais
√ obstrução da VCS (raro)

PAN-BRONQUIOLITE

= doença inflamatória do pulmão, prevalente em orientais, porém rara nos europeus + norte-americanos

Patogênese: desconhecida

TCAR:

√ estruturas de ramificação centrolobulares (segmentos de bronquiolectasias preenchidos por secreções) + nódulos cercando bronquíolos respiratórios
√ perfusão em mosaico
√ ar aprisionado
√ dilatação brônquica

DD: bronquiolite obliterante

PARAGONIMÍASE DO PULMÃO

= doença parasitária causada por trematódeo *Paragonimus* (usualmente *P. westermani* = verme pulmonar) endêmico em certas áreas do leste + sudeste da Ásia (China, Coréia, Japão, Tailândia, Laos, Filipinas, Índia)

Infecção: ingestão de lagostim/caranguejo cru/incompletamente cozido infectados com metacercárias; a larva sai do cisto no intestino delgado

\+ penetra na parede intestinal + entra na cavidade peritoneal; a larva penetra no diafragma + pleura até alcançar o pulmão

Ciclo: do hospedeiro final (tigre, gato, cachorro, raposa, doninha, polvo, homem), os ovos do verme passam para o exterior no escarro com raias de sangue; na água doce um embrião ciliado (miracídio) se desenvolve; torna-se uma larva com cauda (cercária) após invadir um caramujo de águas doces; quando esse caramujo é comido por um crustáceo, sua cauda se destaca e ela se torna uma larva de 300 micra encistada (metacercária)

RxT (lesões pulmonares em 83%, lesões pulmonares + pleurais em 44%, lesões pleurais em 17%)

ACHADOS PRECOCES (as lesões ocorrem 3–8 semanas após a ingestão)

√ pneumo/hidropneumotórax uni/bilateral (17%)
√ derrame pleural uni/bilateral (3%–54%)
√ consolidação focal migratória dos espaços aéreos (= migração do verme causando pneumonia focal hemorrágica) (45%)
√ colapso lobar/segmentar (obstrução das vias aéreas por granulomas causados pelos ovos/intrusão dos vermes)
√ opacidades lineares de 2–4 mm de espessura e 2–7 cm de comprimento alcançando a pleura (41%) devido à migração do verme

ACHADOS TARDIOS

√ cisto pulmonar (formação de cisto pelo infarto após a obstrução arteriolar/venosa causada pelo ovo ou verme; expansão das pequenas vias aéreas por parasitas intraluminais)
  √ cisto de paredes espessas (devido à fibrose)
  √ "efeito eclipse" = espessamento excêntrico da parede cística (devido à presença de um/dois vermes intracísticos)
  √ cisto de paredes delgadas (quando o cisto está conectado às vias aéreas)
√ nódulos de 10–15 mm + consolidação em forma de massa (24%) (pelo cisto inicialmente mascarado pela consolidação pericística do espaço aéreo ± cisto preenchido com líquido necrótico achocolatado)
√ bronquiectasias (35%)

DD: tuberculose (lesão nodular de evolução lenta, fibrose residual após o tratamento, nenhuma opacidade linear subpleural)

PLASMOCITOMA EXTRAMEDULAR

Forma incomum; evolução relativamente benigna (a disseminação pode ser encontrada por meses/anos mais tarde ou simplesmente não ser detectada); questionável se precursora do mieloma múltiplo

Idade: 35–40 anos; M:F = 2:

Localização: passagens aéreas (50%) predominantemente na região nasal superior e cavidade oral; conjuntiva (37%); linfonodos (3%)

• usualmente não associada com títulos aumentados de imunoglobulinas ou deposição amilóide
√ massa de 1 a alguns centímetros de tamanho com borda lobular bem definida

Classificação:

(1) Plasmocitoma medular
(2) Mieloma múltiplo:
  (a) envolvimento esparso dos ossos
  (b) mielomatose do osso
(3) Plasmocitoma extramedular

DD:

(1) MIELOMA MÚLTIPLO
  = evolução maligna com envolvimento dos tecidos moles em 50%–73%
  (a) infiltração microscópica
  (b) aumento de órgãos
  (c) formação de massas tumorais (1/3)
  • usualmente associado a anomalias nas proteínas
  • pode ocorrer deposição amilóide
  Incidência etária: 50–85 anos
  ◊ Tende a ocorrer tardiamente durante a evolução da doença e indica um prognóstico ruim (0%–6% de sobrevida em 5 anos)

PNEUMATOCELE

= coleção cística de ar dentro do parênquima pulmonar secundária à superinsuflação obstrutiva = enfisema regional obstrutivo

◊ Não indica destruição do parênquima pulmonar
◊ Ocorre durante a fase cicatricial
◊ Parece aumentar à medida que o paciente melhora
◊ Freqüentemente múltipla

Teorias para o desenvolvimento:

(1) Os pequenos bronquíolos desenvolvem grave distensão secundária à obstrução valvular endobrônquica/peribrônquica
(2) Focos de pulmão necrótico evacua-se através de um brônquio estreitado por edema/inflamação; o espaço aéreo subseqüentemente aumenta devido a um mecanismo valvular de sentido único em função da pneumatocele/exsudato inflamatório que está aumentando
(3) O ar proveniente da ruptura de alvéolos/bronquíolos disseca ao longo do tecido interlobular intersticial e acumula-se entre a pleura visceral e o parênquima pulmonar
  = bolha enfisematosa subpleural = cisto de ar subpleural

A. PNEUMATOCELE ASSOCIADA À INFECÇÃO

Organismo: pneumococos, *E. coli*, *Klebsiella*, estafilococos (na infância)

√ surge dentro da primeira semana, desaparece dentro de 6 semanas
√ cavidade completamente preenchida de ar ± paredes finas
√ ± nível ar-líquido + espessamento da parede (durante a infecção)
√ pneumotórax
√ resolução espontânea (na maioria dos casos)

B. PNEUMATOCELE TRAUMÁTICA = PNEUMATOCISTO

Causa:

(a) o ar aprisionado dentro da área de laceração pulmonar é inicialmente obscurecido pela contusão circundante (hematoma); o pneumocisto surge dentro de após o trauma torácico fechado

(b) intensa resposta inflamatória à ingestão de hidrocarbonetos (polimentos de móveis, querosene)
√ pneumatoceles únicas/múltiplas
√ resolução espontânea após algumas semanas a meses

PNEUMOCISTOSE

= PNEUMONIA POR *PNEUMOCYSTIS CARINII*

Causa mais comum de pneumonia intersticial nos pacientes imunocomprometidos, que leva rapidamente à doença dos espaços aéreos

Organismo: protozoário/fungo como também associação freqüente do *Pneumocystis carinii* com infecção pelo CMV, *Mycobacterium avium — intracellulare*, herpes simples

Predispostos:
(1) Crianças prematuras e debilitadas, crianças com hipogamaglobulinemia (12%)
(2) Pacientes imunocomprometidos; síndrome da imunodeficiência congênita, AIDS (60%–80%), desordens linfoproliferativas, pacientes transplantados (em 10% dos pacientes transplantados renais), pacientes em terapia corticosteróide de longa duração (síndrome nefrótica, doença vascular do colágeno), pacientes em uso de drogas citotóxicas (em terapia para leucemia [40%], linfoma [16%])

- grave dispnéia + cianose
- início insidioso subagudo de mal-estar + tosse mínima (freqüente em pacientes com AIDS)
- contagem de glóbulos brancos levemente elevada (PMN)
- linfopenia (50%) anuncia um prognóstico ruim

√ RxT normal em 10%
√ alterações bilaterais + difusas de distribuição periilar + basilar poupando os ápices (localização central CARACTERÍSTICA)
√ rápida progressão para consolidação homogênea alveolar difusa (DD: edema pulmonar)
√ aerobroncograma
√ padrão reticular/grosseiramente linear/fino = impressões pulmonares intersticiais grosseiramente espessadas (na fase de cicatrização)
√ derrame pleural + linfadenopatia hilar (incomum)
√ padrão atípico (em < 5%):
infiltrados parenquimatosos focais, nódulos pulmonares ± cavitação, linfadenopatia hilar/mediastinal, calcificação dos linfonodos mediastinais, cistos/cavidades de paredes finas
√ efeito do uso profilático de pentamidina aerossolizada: redistribuição da infecção para os lobos superiores, forma mililar disseminada da infecção com disseminação para os linfonodos + vísceras abdominais

TC:
√ padrão "remendado" (56%)
= aspecto em mosaico bilateral assimétrico poupando os segmentos/subsegmentos do lobo pulmonar
√ padrão vidro fosco (26%)
= doença difusa bilateral dos espaços aéreos (líquido + células inflamatórias no espaço alveolar) com distribuição simétrica
√ padrão intersticial (18%)
= impressões bilaterais simétricas/assimétricas, lineares/reticulares (espessamento dos septos interlobulares)
√ espaços preenchidos com ar (38%):
(a) pneumatoceles = espaços de paredes finas sem predileção lobar que resolvem dentro de 6 meses
(b) bolhas subpleurais (devido ao enfisema prematuro)
(c) cistos de paredes delgadas (obstrução valvular das pequenas vias aéreas por pentamidina aerossolizada)
(d) necrose do granuloma da PPC
√ pneumotórax (13%)
√ linfadenopatia (18%)
√ derrame pleural (18%)
√ nódulos pulmonares usualmente devido à malignidade (leucemia, linfoma, sarcoma de Kaposi, metástases)/êmbolos sépticos
√ cavidades pulmonares
usualmente devido à infecção fúngica/micobacteriana superposta

MN:
√ captação bilateral e difusa de Ga-67 sem envolvimento mediastinal antes das alterações radiográficas

DD: BK/infecção por MAI (com envolvimento mediastinal)

Dg:
(1) Exame do escarro
(2) Broncoscopia com lavagem
(3) Biopsia pulmonar transbrônquica/transtorácica aberta

Prognóstico: doença rapidamente fulminante; morte dentro de 2 semanas

Trat.: cotrimoxazol EV, nebulização com pentamidina

PNEUMOCONIOSE DO TRABALHADOR DO CARVÃO

= PTC = ANTRACOSE = ANTRACOSSILICOSE
= inalação do pó de carvão captada pelos macrófagos alveolares, limpo em parte pela ação mucociliar (tamanho de partícula > 5 micra depositadas ao redor dos bronquíolos + alvéolos; o pó de carvão por si só é inerte, mas a mistura com a silica é fibrogênica)

PTC simples

= agregados de poeira do carvão = máculas de carvão (usualmente < 3 mm)

NENHUMA progressão na ausência de exposição adicional

Histo: desenvolvimento de fibras de reticulina associadas à dilatação bronquiolar (enfisema focal) + estenose da artéria bronquiolar (perfusão capilar diminuída)

- pobre correlação entre sintomas, achados fisiológicos e radiológicos

√ pequenas opacidades esféricas de 1–5 mm, freqüentemente nos lobos superiores (radiograficamente somente vistas através da superposição após uma exposição de > 10 anos)
√ a nodularidade correlaciona-se com a quantidade de colágeno (NÃO com a quantidade de poeira)

Cp:
(1) Bronquite obstrutiva crônica
(2) Enfisema focal
(3) *Cor pulmonale*

PNEUMONIA BRONQUIOLITE OBLITERANTE (PBO)

= PNEUMONIA ORGANIZANTE CRIPTOGÊNICA (POC)

Pat: pneumonia organizante nos alvéolos + tampões de tecido de granulação nos lúmens de ductos alveolares e bronquíolos respiratórios

• a bronquiolite obliterante não está presente em até 1/3 dos casos!

√ manifestação clínica + funcional + radiológica de pneumonia organizante

√ infiltrados bilaterais alveolares disseminados/difusos

TCAR:

√ opacificações focais (devido à alveolite), freqüentemente periféricas

√ consolidação focal/nódulos (pela pneumonia organizada), periférica em 50%

√ dilatação brônquica em áreas de consolidação de espaços aéreos

√ derrame pleural

PNEUMONIA CIRCULAR

= PNEUMONIA NUMULAR = pneumonia quase esférica causada por organismos piogênicos

Organismo: Haemophilus influenzae, Streptococcus, Pneumococcus

Idade: crianças > adultos

• tosse, dor torácica, febre

Localização: sempre posterior, usualmente nos lobos inferiores

√ infiltrado esférico com bordas levemente "fofas" + aerobroncograma

√ infiltrado triangular atingindo a superfície pleural (usualmente visto em incidência lateral)

√ rápida alteração no tamanho e na forma

PNEUMONIA EOSINOFÍLICA CRÔNICA

= numerosos eosinófilos, macrófagos, histiócitos, linfócitos, PMN dentro do interstício pulmonar + sacos alveolares

Etiologia: desconhecida

Idade: meia-idade; M < F

• comum história de atopia (pode acontecer durante procedimento de dessensibilização terapêutica)

• asma de início na vida adulta (sibilos)

• febre alta, mal-estar, dispnéia (DD com a síndrome de Loffler)

• eosinofilia no sangue periférico (com raras exceções)

√ infiltrados pulmonares alveolares homogêneos com distribuição na periferia pulmonar = "negativo fotográfico" do edema pulmonar

√ freqüentemente bilateral não segmentar

√ inalterado durante muitas dias/semanas (DD com a síndrome de Löffler)

√ regressão rápida dos infiltrados sob esteróides

Trat.: resposta dramática à terapia com esteróides (dentro de 3–10 dias)

PNEUMONIA ESTAFILOCÓCICA

Causa mais comum de broncopneumonia

(a) infecção nosocomial comum (pacientes sob tratamento antibiótico são mais suscetíveis)

(b) corresponde a 5% das pneumonias adquiridas na comunidade (especialmente em crianças + idosos)

◊ Invasor secundário à gripe (causa mais comum de morte nas epidemias de gripe)

Organismo: Staphylococcus aureus, Gram-positivo, cresce em cachos, produtor de coagulase

√ rápida disseminação pelos pulmões

√ empiema (especialmente em crianças)

√ pneumotórax, piopneumotórax

√ formação de abscessos

√ fístula broncopleural

A. EM CRIANÇAS

√ consolidação lobar/multilobar de desenvolvimento rápido

√ derrame pleural (90%)

√ pneumatocele (40%–60%)

B. EM ADULTOS

√ broncopneumonia multifocal amiúde confluente e de distribuição segmentar, bilateral em > 60%

√ colapso segmentar (aerobroncogramas ausentes)

√ desenvolvimento tardio de abscessos pulmonares de paredes espessas (25%–75%)

√ derrame pleural/empiema (50%) (DD: com outras pneumonites)

Cp: meningite, abscesso metastático do cérebro/rim, endocardite aguda

PNEUMONIA ESTREPTOCÓCICA

Incidência: 1%–5% das pneumonias bacterianas (raramente vista); mais comum nos meses de inverno

Organismo: estreptococos hemolíticos dos grupos A e B

= *Streptococcus pyogenes*, coco Gram-positivo que aparece em cadeias

Predisposição: recém-nascidos, após infecção com o sarampo

Associada a: início tardio de hérnia diafragmática (em recém-nascidos)

• raramente segue uma faringite, tonsilite

√ broncopneumonia multifocal

√ predominância para os lobos inferiores (similarmente ao estafilococo)

√ empiema

Cp:

(1) Espessamento pleural residual (15%)
(2) Bronquiectasias
(3) Abscessos pulmonares
(4) Glomerulonefrite

PNEUMONIA INTERSTICIAL

Pneumonia intersticial aguda

= PNEUMONIA INTERSTICIAL ACELERADA = DANO ALVEOLAR DIFUSO = SARA IDIOPÁTICA = FIBROSE INTERSTICIAL DIFUSA AGUDA = SÍNDROME DE HAMMAN-RICH

= doença fulminante de etiologia desconhecida, que usualmente ocorre em pacientes previamente sadios e produzindo dano alveolar difuso

Pat: espessamento da parede alveolar devido ao edema + células inflamatórias + proliferação ativa de fibroblastos; pouca deposição de colágeno maduro (oposto à PIU); extenso dano alveolar com formação de membrana hialina

• infecção prodrômica viral do trato respiratório superior

• dispnéia rapidamente progressiva + insuficiência respiratória aguda

• requer ventilação dentro de 1–2 semanas

RxT:

√ extensa opacificação bilateral dos espaços aéreos

TC:

√ áreas de atenuação opacas e difusas
√ consolidação difusa dos espaços aéreos (em 67%) com predomínio basal (similar a SARA)

Prognóstico: morte dentro de 1–6 meses; recuperação em 12%

Pneumonia intersticial crônica

= PNEUMONIA INTERSTICIAL ORGANIZADA
= ALVEOLITE ESCLEROSANTE DIFUSA CRÔNICA

Pneumonia intersticial usual

= PIU = FIBROSE PULMONAR IDIOPÁTICA (FPI) = ALVEOLITE FIBROSANTE DO TIPO MURAL
= forma mais comum da pneumonia intersticial difusa (pode representar um estágio tardio da PIU)

Etiologia: 50% idiopática, 25% familiar, exposição a drogas (bleomicina, ciclofosfamida [Citoxan], bussulfan, nitrofurantoína); anomalias sorológicas associadas à doença vascular do colágeno

Pico etário: 5ª-6ª década; M:F = 1:1

Pat:

Exsudato proteináceo no interstício + formação de membrana hialina nos alvéolos; necrose das células de revestimento alveolar seguida por infiltração de monócitos e linfócitos + regeneração do revestimento alveolar; histiócitos intra-alveolares; proliferação de fibroblastos + deposição de fibras de colágeno + proliferação de músculo liso; desorganização progressiva da arquitetura pulmonar

- dispnéia progressiva
- estertores em "velcro" = crepitações
- baqueteamento digital (83%)
- linfócitos no lavado

√ ocasionalmente padrão de opacificação difusa nos estágios precoces da alveolite (lesão da parede alveolar, edema intersticial, exsudato proteináceo, membranas hialinas, infiltração de monócitos + linfócitos)
√ reticulações lineares difusas/pequenas e irregulares (60%); predominância nas bases
√ padrão reticulonodular = superposição das opacidades lineares
√ borda cardíaca "áspera"
√ formação de aspecto em "favo de mel" (numerosos espaços císticos)
√ diafragma elevado (perda progressiva do volume pulmonar)
√ derrame pleural (4%), espessamento pleural (6%)
√ pneumotórax em 7% (estágios tardios)

TCAR:

Localização: regiões predominantemente subpleurais + bases pulmonares

√ espessamento septal irregular com distorção arquitetural dos lóbulos pulmonares secundários
√ áreas subpleurais com aspecto em "favo de mel", com espaços císticos limitados por grossas paredes fibrosas
√ linhas subpleurais (= fibrose/atelectasias funcionais)
√ pequenos cisto periféricos tortuosos (= bronquiectasias por tração)
√ áreas multifocais de opacidades (= infiltrados celulares mononucleares inflamatórios difusos da doença ativa)

Cp: carcinoma broncogênico (ocorrência mais freqüente)

Prognóstico: sobrevida média de 4–6 anos; 45% de taxa de mortalidade em 5 anos (global de 87%); nenhuma recuperação

Pneumonia intersticial descamativa

= PID = ALVEOLITE FIBROSANTE DO TIPO DESCAMATIVO
= segunda forma mais comum de pneumonia intersticial com evolução mais benigna que a da PIU; a doença pode ser autolimitada ou levar à PIU

Idade: aproximadamente 8 anos mais jovem que a da PIU

Pat: preservação da arquitetura pulmonar normal; mínima fibrose

Histo: alvéolos revestidos por grandes células cuboidais + preenchidos por acúmulo maciço de células mononucleares (macrófagos, NÃO são células alveolares descamadas), preservação relativa da anatomia alveolar

- assintomático
- perda de peso
- dispnéia + tosse não produtiva
- baqueteamento digital

√ radiografia de tórax normal (3%–22%)
√ padrão alveolar opaco difuso poupando os seios costofrênicos (20%)
√ opacidades lineares irregulares (60%), predominantemente nas bases
√ perda progressiva do volume pulmonar (não tão grave quanto na PIU)

TCAR:

√ opacidades múltiplas e difusas, especialmente nas zonas pulmonares inferiores e de distribuição predominantemente periférica
√ fibrose nos estágios tardios

Prognóstico: melhor resposta ao tratamento com corticóides que na PIU; taxa de mortalidade de 5% em 5 anos (global 16%)

PNEUMONIA INTERSTICIAL LINFÓIDE

= PNEUMONITE INTERSTICIAL LINFOCÍTICA
= PIL = infiltração linfocítica do interstício pulmonar de etiologia desconhecida (provavelmente desordem imunológica) com curso freqüentemente crônico + progressivo

Histo: infiltrado intersticial difuso dos linfócitos, histiócitos, células plasmáticas, difícil de distinguir do linfoma

Associada a: síndrome de Sjögren, lúpus eritematoso sistêmico, miastenia gravis, anemia perniciosa, hepatite crônica ativa, AIDS

◊ Indicativo de AIDS quando presente em crianças menores de 13 anos de idade!

- dispnéia + tosse
- cianose + baqueteamento digital (50%)
- aumento das glândulas salivares (20%)
- SEM linfocitose ou história de atopia
- gamopatia monoclonal (usualmente IgM)

√ finas alterações reticulares em ambos os pulmões
√ lembrando doença dos espaços aéreos (na forma severa)
√ padrão reticulonodular

Trat.: resposta aos esteróides

Forma localizada: PSEUDOLINFOMA

PNEUMONIA LIPÓIDE

Etiologia: aspiração de óleo vegetal/animal/mineral (mais comum)
Predisposição: idosos, debilitados, doença neuromuscular, anormalidades da deglutição
Pat: acúmulo de óleo circundado por reação gigantocelular a corpo estranho (óleo mineral)/inicialmente, broncopneumonia hemorrágica (gordura animal)
- principalmente assintomática
- febre, sintomas constitucionais

Localização: predileção para o LMD + lobos inferiores
√ consolidação segmentar homogênea (mais comum)
√ consolidação alveolar acinar
√ padrão reticulonodular (raro)
√ parafinoma = massa periférica circunscrita (reação granulomatosa + fibrose)
√ progressão lenta/nenhuma alteração

PNEUMONIA NEONATAL

Patogêneses:
(a) infecção intra-útero (ascendente pela ruptura prematura das membranas ou trabalho de parto prolongado/rota transplacentária)
(b) aspiração de secreções vaginais infetadas durante o delivramento
(c) infecção após o nascimento

Organismo:
(1) Estreptococo do grupo B (EGB): em crianças prematuras de baixo peso!; 50% de mortalidade
√ o quadro radiográfico pode ser idêntico à SAR (em 52%)
√ aparecimento sugerindo líquido pulmonar retido/infiltrado focal (35%)
√ RxT normal (13%)
√ cardiomegalia
√ derrames pleurais (em 2/3, mas RARO na SAR)
√ início tardio de hérnia diafragmática (evidenciada através da deterioração clínica)
(2) Pneumococos: semelhantes à SAR
(3) Listeria: semelhantes à SAR
(4) Cândida: consolidação progressiva + cavitação
(5) Clamídia: padrão broncopneumônico
- afebril
- requerimentos de pressão ventilatória mais baixos

√ áreas bilateral focais/difusas do opacidades (pode parecer similar inicialmente à síndrome de aspiração fetal)
√ hiperaeração
√ pode causar atelectasia lobar
√ pode causar pneumotórax/pneumomediastino
√ derrame pleural (sumamente raro)

PNEUMONIA ORGANIZANTE FOCAL

= pneumonia não curada/pneumonia com resolução incompleta além de 8 semanas
Prevalência: 5%–10% de todas as pneumonias (87% das pneumonias resolvem dentro de 4 semanas, 12% dentro de 4–8 semanas)
Fatores predisponentes: idade?, *diabetes mellitus*, bronquite crônica, superdosagem de antibióticos
Histo: organização do infiltrado intra-alveolar + espessamento dos septos alveolares/alterações inflamatórias crônicas da mucosa brônquica + lesão obstrutiva nos bronquíolos com organização
- tosse, escarro, febre, hemoptise (em 1/4)

√ anormalidade parenquimatosa localizada mal definida com margem irregular
√ diminuição do tamanho da massa dentro de 3–4 semanas
TCAR:
√ lesão plana/ovóide com margem irregular em localização subpleural/ao longo do feixe broncovascular
√ ± lesões satélites (44%) + aerobroncograma (22%)

PNEUMONIA PNEUMOCÓCICA

Pneumonia por Gram-positivo mais comum adquiridas na comunidade, 10% nosocomiais
Incidência: 15% de todas as pneumonias do adulto; incomum na criança; pico no inverno + início da primavera; aumenta durante epidemias de gripe
Organismo: Streptococcus pneumoniae (antigamente chamado de *Diplococcus pneumoniae*), Gram-positivo, em pares/cadeias, encapsulado, polissacarídeo capsular responsável pela virulência + sorotipagem
Suscetíveis: idosos, debilitados, alcoólatras, DCC, DPOC, mieloma múltiplo, hipogamaglobulinemia, asplenia funcional/cirúrgica
- escarro com raias de sangue rutilante
- leucocitose com desvio para a esquerda
- prejuízo da função pulmonar

Localização: usualmente envolve um dos lobos apenas; tendência para os lobos inferiores + segmentos posteriores dos lobos superiores (as bactérias fluem sob as influências gravitacionais para as porções mais pendentes, como na aspiração)
√ extensa consolidação dos espaços aéreos encostando na pleura visceral (lobar/além dos limites de um lobo através dos poros de Kohn) CARACTERÍSTICO
√ leve expansão dos lobos envolvidos
√ proeminentes aerobroncogramas (20%)
√ padrão broncoalveolar multifocal (em alguns)
√ derrame pleural (transudato parapneumônico), incomum com a terapia antibiótica
√ cavitação (rara, com tipo III)
Variações (modificada pela doença broncopulmonar, por exemplo, bronquite crônica, enfisema)
√ padrão lembrando broncopneumonia
√ o derrame pode ser a única manifestação (especialmente no DPOC)
√ empiema (com febre persistente)
— nas crianças:
√ pneumonia circular = lesão arredondada nitidamente definida
Prognóstico: pronta resposta aos antibióticos (se não houver complicações); 5% de taxa de mortalidade
Dg: hemocultura (positivas em 30%)
Cp: meningite, endocardite, artrite séptica, empiema (raramente visto atualmente)

PNEUMONIA POR ASPIRAÇÃO

Condições predisponentes:
(1) Desordens do SNC/intoxicação: alcoolismo, retardo mental, desordens convulsivas, anestesia recente
(2) Desordens da deglutição: distúrbios da motilidade esofagiana, cirurgia de cabeça e pescoço

- febre de baixo grau
- tosse produtiva
- sufocamento ao engolir

Localização:
Porções do pulmão gravidade dependentes, segmentos posteriores dos lobos superiores + lobos inferiores em pacientes acamados, freqüentemente bilateral, lobo médio direito + lobo inferior com preservação do pulmão esquerdo é comum

A. PNEUMONIA POR ASPIRAÇÃO AGUDA
Causa: organismos mistos (anaeróbios) provenientes do trato GI
√ consolidação segmentar na porção pendente

B. PNEUMONIA POR ASPIRAÇÃO CRÔNICA
Causa: aspiração repetida de material estranho proveniente do trato GI/óleo mineral durante longo período de tempo (isto é, laxantes)
Associada a: divertículo de Zenker, estenose esofagiana, fístula traqueoesofágica, distúrbios neuromusculares da deglutição
√ consolidação segmentar recorrente
√ progressão para fibrose intersticial (= aspecto em 'favo de mel" localizado)
√ infiltrados broncopulmonares de localização variável durante meses/anos
√ cicatrização peribrônquica residual
Trato GI superior:
√ deglutição anormal/aspiração

PNEUMONIA POR KLEBSIELLA

Causa mais comum de pneumonias por Gram-negativos; adquirida na comunidade
Incidência: responsável por 5% de todas as pneumonias do adulto
Organismo: bacilo de Friedländer = bastonete Gram-negativo não móvel, não encapsulado
Predispostos: idosos, debilitados, alcoólatras, malignidade, doença pulmonar crônica
- bacteremia em 25%

√ tendência para a porção posterior do lobo superior/porção superior do lobo inferior
√ densa consolidação pulmonar
√ bombeamento da fissura (grande quantidade de exsudato inflamatório) CARACTERÍSTICO, mas não usual
√ empiema (uma das causas mais comuns)
√ pode estar presente broncopneumonia multifocal
√ cavidades uni/multiloculares (50%) surgindo dentro de quatro dias
√ gangrena pulmonar = tecido infartado (raro)
Cp: meningite, pericardite
Prognóstico: taxa de mortalidade de 25%–50%
DD: Pneumonia pneumocócica aguda (abaulamento das fissuras + formação de cavidades, derrame pleural/empiema freqüente)

PNEUMONIA POR LEGIONELLA

= DOENÇA DOS LEGIONÁRIOS
Organismo: Legionella pneumophila, Gram-negativo, fracamente ácido, impregnação pela prata
Predispostos: meia idade/idosos, imunossuprimidos, alcoólatras, doença pulmonar obstrutiva crônica, diabetes, câncer, doença cardiovascular, insuficiência renal crônica
- ausência de escarro/falta de purulência (22%–75%)

Pista envolvimento de outros órgãos com:
- diarréia (0%–25%), mialgia, encefalopatia tóxica
- doença renal + hepática
- hiponatremia (20%)
- transaminases séricas elevadas/níveis de transpeptidases
- falta de uma rápida resposta à penicilina/cefalosporina/aminoglicosídeo

Infecção concomitante (em 5%–10%): Streptococcus pneumoniae, Chlamydia pneumoniae, Mycobacterium tuberculosis, Pneumocystis carinii
Localização: uni/bilateral (menos freqüente); lobar/segmentar
√ broncopneumonia multifocal
√ derrame pleural (6%–63%)
√ cavitação (rara)

PNEUMONIA POR MICOPLASMA

= PNEUMONIA ATÍPICA PRIMÁRIA
causa mais comum de pneumonia não bacteriana com uma evolução leve (somente 2% necessita de hospitalização), usualmente dura 2–3 semanas; somente 10% dos casos infectados desenvolve a pneumonia
Incidência: 10%–33% de todas as pneumonias; pico no outono
Organismo: agente de Eaton = organismo semelhante ao causador da pleuropneumonia (PPLO)
Idade: mais comum entre as idades de 5–20 anos (especialmente em populações confinadas)
- leves sintomas de tosse + febre baixa, mal-estar, otite
- leve leucocitose (20%)
- causa respiratória mais comum de produção de aglutininas do frio (60%)

√ os achados radiológicos freqüentemente divergem da condição clínica
√ os infiltrados pulmonares surgem após um significativo período de tempo
√ fino infiltrado intersticial do hilo para dentro do lobo inferior (alteração mais precoce)
√ infiltrados alveolares: consolidação unilateral (E > D) dos espaços aéreos no lobo segmentar inferior em 50%, bilateral em 10%–40%
√ pequenas derrames pleurais em 20%
√ adenopatia hilar (rara)
Cp: (1) Meningoencefalite
(2) Eritema nodoso, eritema multiforme, síndrome de Stevens-Johnson
Prognóstico: 20% com sintomas de faringite recorrente + bronquite ± infiltrados

PNEUMONIA POR PSEUDOMONAS

= infecção nosocomial mais temida por causa da resistência aos antibióticos em pacientes com doenças debilitantes sob tratamento com múltiplos antibióticos + corticosteróides; rara na comunidade
Organismo: Gram-negativo; *Pseudomonas aeruginosa*
- bradicardia
- temperatura com picos matinais

√ broncopneumonia disseminada multifocal (secundária à bacteremia; diferente das outras pneumonias por Gram-negativos)
√ predileção para os lobos inferiores
√ extensa consolidação bilateral

√ "padrão em esponja" com múltiplos nódulos > 2 cm (= extensa necrose com formação de múltiplos abscessos)
√ pequenas derrames pleurais

PNEUMONIA POR SARAMPO ATÍPICO

= síndrome clínica em pacientes que foram prévia e inadequadamente imunizados com vacina de vírus inativos da rubéola e subseqüentemente expostos ao vírus do sarampo
(= hipersensibilidade tipo III de complexos imunes); notada em crianças que receberam a vacina antes dos 13 meses de idade

- 2–3 dias de cefaléia prodrômica, febre, tosse, mal-estar
- erupção maculopapular começando nos pulsos e tornozelos (algumas vezes ausente)
- artralgias migratórias pós-infecciosas
- história de exposição ao sarampo
  √ extensa consolidação não segmentar, usualmente bilateral
  √ adenopatia hilar (100%)
  √ derrame pleural (0%–70%)
  √ densidades nodulares de 0,5–10 cm de diâmetro de localização periférica; pode calcificar e persistir por até 30 meses

PNEUMONIA POR VARICELA-ZOSTER

Incidência: 14% no total; 50% em adultos hospitalizados
Idade: > 19 anos (90%); 3ª-5ª década (75%); contrasta com a baixa incidência de varicela nesse grupo etário

- *rash* vesicular

√ consolidação dos espaços aéreos difusamente multifocal
√ tendência para a coalescência próximo ao hilo + bases pulmonares
√ nódulos disseminados (30%), representado formação de cicatrizes
√ pequenas calcificações de 2–3 mm disseminadas por todos os pulmões (2%)

Cp: paralisia diafragmática unilateral
Prognóstico: 11% de taxa de mortalidade

PNEUMONIA PÓS-OBSTRUTIVA

= doença inflamatória crônica distal à obstrução brônquica

Causas:
(1) Carcinoma broncogênico (mais comumente)
(2) Adenoma brônquico
(3) Mioblastoma de células granulares (quase sempre lesão traqueal)
(4) Broncoestenose

Histo: "pneumonia de ouro" = pneumonia do colesterol = pneumonia lipídica endógena = mistura de edema, atelectasia, infiltração de células circulares, bronquiectasias, liberação de material lipídico dos pneumócitos alveolares secundária à reação inflamatória

√ freqüentemente associada a algum grau de atelectasia
√ persiste inalterada por semanas
√ pneumonia recorrente na mesma região após o tratamento com antibióticos

PNEUMONIA VIRAL

Organismos: rinovírus (43%), vírus sincicial respiratório (12%), micoplasma (10%), vírus parainfluenza, adenovírus, vírus influenza
Pat: necrose das células epiteliais ciliadas, células em taça, glândulas mucosas brônquicas com envolvimento freqüente dos tecidos peribrônquicos + septos interlobares
Idade: causa mais comum de pneumonia em crianças menores de 5 anos de idade
Distribuição: usualmente bilateral

√ hiperaeração + aprisionamento de ar
√ "tórax sujo" = espessamento peribrônquico + opacificação
√ densidades lineares periilares (espessamento da parede bronquial)
√ padrão intersticial
√ padrão de espaços aéreos (pelo edema hemorrágico) em 50%
√ derrame pleural (20%)
√ adenopatia hilar (3%)
√ marcante ausência de pneumatoceles, abscessos pulmonares, pneumotórax
√ a resolução radiográfica demora 2–3 semanas após o quadro clínico

Cp: bronquiectasias; pulmão hiperlucente unilateral
◊ A pneumonia por sarampo atípico NÃO mostra os achados radiográficos típicos das pneumonias virais!

PNEUMONITE POR RADIAÇÃO

= dano aos pulmões após radioterapia dependente de:
(a) volume de pulmão irradiado
(b) dose de irradiação: não usual se < 2.000 R dadas em 2–3 semanas; comum se > 6.000 R dadas em 5–6 semanas
(c) fracionamento da dose
(d) quimioterapia concomitante/após

Fases patológicas:
(1) Fase exsudativa = edema liquídos + membranas hialinas
(2) Fase de organização
(3) Fase fibrótica = fibrose intersticial

Início: usualmente 4–6 meses após o tratamento
Localização: confinada ao portal de irradiação

(1) PNEUMONITE AGUDA POR RADIAÇÃO
(dentro de 1–8 semanas após a radioterapia)

Pat: depleção do surfactante (1 semana a 1 mês após), exsudação plasmática, descamação alveolar + células brônquicas

- assintomático (maioria)
- tosse não produtiva, respiração curta, fraqueza, febre (início insidioso)
- insuficiência respiratória aguda (rara)

√ alterações usualmente dentro dos campos do portal de entrada
√ consolidações multifocais/confluentes podem persistir por até 1 mês (reação exsudativa)
√ atelectasia + aerobroncograma
√ pneumotórax espontâneo (raro)

TC:
√ aumento levemente homogêneo na atenuação (2–4 meses após a terapia)
√ consolidação multifocal (1–12 meses após a terapia)

√ discreta consolidação não uniforme (mais comum; 3 meses a 10 anos após a terapia)

Prognóstico: recuperação/progressão para morte/fibrose

Trat.: esteróides

(2) LESÃO CRÔNICA POR RADIAÇÃO (9–12 meses após a radioterapia)

Histo: dano permanente das células alveolares + células tipo I

Pode ser associada a:

(1) Cisto tímico
(2) Linfonodos calcificados (na doença de Hodgkin)
(3) Pericardite + derrame (dentro de 3 anos)

√ perda grave de volume
√ densas bandas fibrosas do hilo para a periferia
√ espessamento da pleura
√ efusão pericárdica

TC:

√ consolidação sólida (fibrose por radiação) + bronquiectasias (estabilizada em torno de 1 ano após a terapia)

PROTEINOSE ALVEOLAR

= PROTEINOSE ALVEOLAR PULMONAR (PAP)
= acúmulo de material fosfolipídico PAS positivo nos alvéolos (= surfactante)

Etiologia: associada à exposição a poeiras (por exemplo, silicoproteinose é histologicamente idêntica a PAP), imunodeficiência, malignidades, AIDS, quimioterapia?

Fisiopatologia:

(a) superprodução do surfactante pelos pneumócitos granulares
(b) *clearance* defeituoso do surfactante pelos macrófagos alveolares

Histo: alvéolos preenchidos com material proteináceo (a ÚNICA doença pura dos espaços aéreos), interstício normal

Pico etário: 30–50 anos (a idade varia de 2–70 anos); M:F = 3:1

- assintomática (10%–20%)
- início gradual de dispnéia + tosse
- perda de peso, fraqueza, hemoptise
- defeito na capacidade de difusão

√ consolidação em "asa de morcego" do padrão opacificante, predominantemente nas bases
√ pequenos nódulos acinares + coalescência + consolidação
√ infiltrados esparsos periféricos/primariamente unilaterais (raro)
√ padrão intersticial reticular/reticulonodular/linear com linhas B de Kerley (estágio tardio)
√ *clearance* lento durante semanas ou meses
√ progressão lenta (1/2), mantém-se estável (2/3)
√ SEM adenopatia, SEM cardiomegalia, SEM derrame pleural

TCAR:

√ opacidades disseminadas
√ espessamento septal difuso

Cp: infecções (freqüentemente secundárias ao mau funcionamento dos macrófagos + excelente meio de cultura): *Nocardia asteroides* (mais comum), micobactérias, fungos, *pneumocystis*, CMV

Prognóstico:

Curso altamente variável com episódios de exacerbação + remissão clínica e radiológica

(a) 50% melhoram/recuperação completa
(b) 30% morre dentro de alguns anos pela progressão

Trat.: lavagem broncopulmonar

DD:

(a) durante a fase aguda: edema pulmonar, pneumonia difusa, SARA
(b) no estágio crônico:
(1) Hemossiderose pulmonar difusa (garotos, envolvimento simétrico das zonas médias + inferiores, progressão para padrão nodular + linear)
(2) Hemossiderose (diátese hemorrágica)
(3) Pneumoconiose
(4) Pneumonite por hipersensibilidade
(5) Síndrome de Goodpasture (alterações mais rápidas, doença renal)
(6) Pneumonia intersticial descamativa (aspecto opaco, primariamente basilar + periférico)
(7) Microlitíase alveolar pulmonar (discretas calcificações intra-alveolares disseminadas primariamente nas bases pulmonares, rara doença familiar)
(8) Sarcoidose (usualmente com linfadenopatia)
(9) Linfoma
(10) Carcinoma celular bronquioloalveolar (mais focal, lentamente progressivo com o tempo)

PSEUDOLINFOMA

= lesão benigna reativa lembrando o linfoma, histologicamente sem envolvimento linfonodal
= forma localizada de pneumonite intersticial linfocítica (PIL); nenhuma progressão para o linfoma

Associado à: síndrome de Sjögren

- principalmente assintomático

√ infiltrado denso bem demarcado
√ infiltrado tipicamente em localização central estendendo para a pleura visceral
√ aerobroncograma proeminente
√ SEM linfadenopatia

Prognóstico: ocasionalmente progressão para o linfoma não-Hodgkin

Trat.: a maioria dos pacientes responde bem aos esteróides inicialmente

PULMÃO REUMATÓIDE

Hipersensibilidade do tipo III = hipersensibilidade retardada = doença de imunocomplexos

= formação de complexos antígeno-anticorpo com fixação de complemento

Incidência: 2%–54% dos pacientes com artrite reumatóide M > F (incidência da artrite reumatóide: M < F)

- artrite reumatóide
- nódulos subcutâneos
- fator reumatóide = anticorpo IgM (positivo na maioria) (DD: em 5% dos pacientes normais, em 25% dos trabalhadores do asbesto com alveolite fibrosante)
- anticorpos antinucleares (positivo na maioria)
- células LE (positivo em alguns)

Estágio 1: infiltrados alveolares mal definidos multifocais
Estágio 1: finas reticulações intersticiais (histio e linfócitos)
Estágio 1: aspecto em "favo de mel"

A. Anomalias pleurais (manifestação mais freqüente)
- História de pleurite (21%)
- √ derrame pleural (3%): unilateral (92%), com pouca alteração com o passar dos meses; M:F = 9:1; mais freqüentemente sem outras alterações pulmonares; pode anteceder a artrite reumatóide
- alto conteúdo em proteínas (> 4 g/dl)
- baixo conteúdo de glicose (< 30 mg/dl), sem elevação durante a infusão de glicose (75%)
- alto número de linfócitos
- positivo para o fator reumatóide, LDH, células AR
- √ espessamento pleural, usualmente bilateral

B. Fibrose intersticial difusa (30%)
- defeito ventilatório restritivo

Localização: campos pulmonares inferiores
- √ densidades puntiformes/nodulares (infiltrados de células mononucleares nos estágios precoces)
- √ densidades reticulonodulares
- √ reticulações médias a grosseiras (tecido fibroso maduro em estágio tardio)
- √ pulmão em "favo de mel" (incomum no estágio tardio)

C. Nódulos necrobióticos (raro)

= massa nodular bem circunscrita no pulmão, pleura, pericárdio, idêntica aos nódulos subcutâneos associados à artrite reumatóide avançada

Pat: zona central de necrose fibrinóide cercada por fibroblastos em paliçada

Associados à: doença pulmonar intersticial
- √ nódulos bem circunscritos, usualmente múltiplos com 3–70 mm de tamanho
- √ comumente localizada na periferia pulmonar
- √ cavitação com paredes simétricas e espessas + revestimento interno liso (comum)

D. Síndrome de Caplan

= PNEUMOCONIOSE REUMATÓIDE

= pneumoconiose + artrite reumatóide nos trabalhadores do carvão com doença reumatóide;

= reação de hipersensibilidade às partículas de poeira irritantes nos pulmões de pacientes reumatóides

Incidência: 2%–6% de todos os homens afetados por pneumoconioses

Pat: os macrófagos em desintegração depositam um anel pigmentado de partículas circundando a zona necrótica central + zona de fibroblastos em paliçadas circundando a zona de necrose

◊ SEM evidência necessariamente de pneumoconiose de longa duração
- concomitante com manifestação articular (mais freqüente)/pode preceder a artrite por alguns anos
- concomitante com nódulos reumatóides sistêmicos
- √ nódulos bem definidos que se desenvolvem rapidamente com 5–50 mm de tamanho e com tendência para surgir em períodos, predominantemente nos lobos superiores + na periferia do pulmão
- √ os nódulos podem permanecer inalterados/aumentar de tamanho/calcificar
- √ história de pneumoconiose
- √ derrame pleural (pode ocorrer)

E. Arterite pulmonar

= proliferação intimal fibroelastóide das artérias pulmonares
- hipertensão arterial pulmonar
- *cor pulmonale*

F. Bronquite obliterante — pode ser transitória

G. Aumento cardíaco (pericardite + cardite/insuficiência cardíaca congestiva)

QUILOTÓRAX

= vazamento de linfa do ducto torácico ou de seus ramos para dentro do espaço pleural secundário a obstrução/rompimento do ducto torácico (em 2%)

Trajeto do ducto torácico:

entra no tórax por forames esofágicos, ascende em localização pré-vertebral direita (entre a veia ázigos + aorta descendente), curva-se à esquerda entre T4-6, termina a 3–5 cm acima da clavícula no ângulo venoso

Etiologia:
(1) Neoplasma (54%): rompimento por linfoma
(2) Trauma (25%); período latente de dez dias; trauma fechado/trauma penetrante (trauma de parto), cirurgia, cateter venoso subclávio
(3) Cirurgia esofagiana/cirurgia cardiovascular (0,5%)
(4) Doença inflamatória
(5) Idiopática (15%)
(6) Linfangiomatose (raro): higroma cístico mediastinal/torácico do pescoço que cresce dentro do mediastino
(7) Esclerose tuberosa
(8) Filaríase (rara)
(9) Doença pulmonar restritiva

Idade: em crianças a termo; pode estar presente no útero M: F = 2:1

Incidência: 1:10.000 delivramentos

Pode estar associado a: Trissomia do 21, fístula TE, seqüestro extralobar pulmonar, linfangiectasia congênita pulmonar
- alto em gordura neutra + ácido graxo (baixo em colesterol)
- líquido viscoso lácteo após a ingestão de leite/fórmula
- √ derrame pleural loculado normalmente unilateral, mais comumente no lado direito
- √ poliidramnia (resulta da compressão esofagiana?)

Cp:
(1) Hipoplasia pulmonar
(2) Hidropsia (insuficiência cardíaca congestiva secundária ao retorno venoso prejudicado)

Trat.:
(1) Toracocentese (levando à perda de calorias, linfocitopenia, hipogamaglobulinemia)
(2) Ligadura do ducto torácico
(3) *Shunt* pleuroperitoneal

SARCOIDOSE

= SARCÓIDE DE BOECK

= doença granulomatosa multissistêmica imunologicamente mediada de origem desconhecida

Prevalência: 1–6:100.000

Pico etário: 20–40 anos; M:F = 1:3; negros = brancos = 14:1

Histo: granulomas epitelióides não caseosos; podem ser indistinguíveis dos granulomas da tuberculose/doenças fúngicas
- enzima conversora da angiotensina (ECA) elevada em 70%
- hipercalcemia em 2%–15% pela sensibilidade aumentada à vitamina D

- teste de Kveim-Stiltzbach positivo (70%), raramente usado hoje
- prejuízo funcional: CV +CRF reduzidas, capacidade de difusão diminuída, redução na complacência (mesmo SEM anomalia radiológica)

Dg: granulomas epitelióides não caseosos à biopsia transbrônquicos (o diagnóstico é feito em 60%–95% e 80%–95%, respectivamente)

A. FORMA AGUDA = Síndrome de Löfgren
adenopatia hilar bilateral + febre (17%), eritema nodoso (13%), artralgia de grandes articulações

B. FORMA CRÔNICA
- assintomática (50%)
- febre, mal-estar, perda de peso
- tosse seca + respiração curta (25%)
- hemoptise em 4% (pela lesão endobrônquica/erosão vascular/cavitação)

Prognóstico:
75% resolução completa da adenopatia hilar
33% resolução completa da doença parenquimatosa
30% melhora significativamente
20% fibrose pulmonar irreversível (pode permanecer inalterada por > 15 anos)
10% de mortalidade (*cor pulmonale*/SNC/fibrose pulmonar/cirrose hepática)
25% de recaída (em 50% detectado ao RxT)

@ Osso (6%–20%)
√ esclerose falangeal das mãos
√ lesões líticas císticas com padrão trabecular rendado

@ Fígado (25%–70%)
√ hepatomegalia (18%–29%)
√ lesões nodulares esparsas (5%)

@ Baço (25%–55%):
√ esplenomegalia (20%–33%)
√ lesões nodulares esparsas (18%)

@ Abdome:
√ linfadenopatia (31%)

@ Estômago (60 %)
√ massa polipóide/nodular ± úlcera
√ perda da complacência antral

@ Pele (10%–60%)
eritema nodoso, lúpus pérnio (nódulos arroxeados levemente elevados)

@ Músculo (25%): miopatia
@ Olhos (10%–25%): uveíte
@ Miocárdio (6%–20%): arritmia paroxística, bloqueio cardíaco, cardiomiopatia
@ SNC (9%): hipotálamo, granuloma basal, meningite, paralisia de nervo facial
@ Glândula salivar (4%): aumento da parótida bilateral
@ Rim: √ cálculos renais
@ Escroto (0,5%): √ lesões nos testículos + epididimite
@ Linfonodos periféricos envolvidos (30%)
@ DOENÇA TORÁCICA (90%)
Associada à: tuberculose em até 13%
— adenopatia somente (43%)
— adenopatia + doença parenquimatosa (41%)
— doença parenquimatosa somente (16%)
√ linfadenopatia intratorácica (80%)
Localização:
(a) "sinal do 1–2–3" = tríade de Garland = paratraqueal direito, grupos hilares direito + esquerdo na combinação mais freqüente (em 75%–90%)
(b) aumento hilar unilateral (3–8%)
(c) nódulos mediastinais estão regularmente aumentados na TC

Prognóstico:
A adenopatia comumente diminui a medida que a doença parenquimatosa torna-se pior; doença parenquimatosa subseqüente em 32%; adenopatia não se desenvolve subseqüentemente à doença parenquimatosa
√ calcificações em casca de ovo dos linfonodos (5%) na sarcoidose de longa duração > 10 anos
√ doença parenquimatosa (60%); sem adenopatia em 16%–20%
◊ Os granulomas parenquimatosos estão invariavelmente presentes à biopsia pulmonar aberta!

Local: envolvimento predominantemente das zonas médias
√ padrão reticulonodular (46%)
√ padrão acinar (20%) = opacidades/coalescências mal definidas de 6–7 mm
√ sarcoidose "alveolar "/"acinar" = grandes nódulos múltiplos > 10 mm (2%–10%) ± aerobroncograma
(coalescência de numerosos granulomas intersticiais)
√ fibrose progressiva com retração do lobo superior + bolhas (20%)
√ pulmão em estágio terminal (11%)

TCAR:
√ espessamento septal irregular
√ nódulos perilinfáticos (= pequenos nódulos ao longo da bainha broncovascular, nos linfáticos septais subpleurais + interlobulares, representando granulomas de células epiteliais
√ bronquiectasias de tração
√ opacidade difusa (na alveolite)
√ aspecto em "favo de mel"
√ espessamento da parede brônquica regular/irregular/nodular

MANIFESTAÇÕES ATÍPICAS (25%)
√ derrame pleural (2%) = exsudato com predominância de linfócitos
√ espessamento pleural focal
√ nódulos pulmonares múltiplos/solitário
√ cavitação dos nódulos (0,6%)
√ formação de micetoma (complicação comum da sarcoidose avançada)
√ aumento hilar isolado/nodal mediastinal
√ broncoestenose (2%) com atelectasia lobar/segmentar
√ hipertensão arterial pulmonar (granulomatose periarterial sem fibrose pulmonar extensa)

Cp:
√ pneumotórax secundário à fibrose pulmonar crônica (raro)
√ cardiomegalia pelo *cor pulmonale* (rara)

AVALIAÇÃO DA ATIVIDADE
1. Títulos da enzima conversora da angiotensina (= enzima conversora da angiotensina I)
2. Lavado broncopulmonar: 20%–50% de linfócitos com número de linfócitos T supressor 4–20 vezes acima do normal
3. Cintigrafia com Gálio

√ captação nos linfonodos + parênquima pulmonar + glândulas salivares (correlaciona-se com a alveolite + atividade da doença); monitor da resposta terapêutica (indicador da atividade macrofágica)

SEQÜESTRO BRONCOPULMONAR

= malformação congênita que consiste de
(1) Segmento pulmonar não funcionante
(2) Nenhuma comunicação com a árvore traquebrônquica
(3) Suprimento arterial sistêmico

Incidência: 1,1%–1,8% de todas as ressecções pulmonares
√ usualmente > 6 cm de tamanho
√ massa circular/oval lisa e sólida homogênea bem definida próxima ao diafragma
√ apêndice em forma de dedo ocasionalmente posteriormente + medialmente (vaso anômalo)
√ reforço com contraste do seqüestro ao mesmo tempo que a aorta torácica nas tomografias seqüenciais rápidas
√ múltiplos/único nível ar-líquido se infectado
√ circundado por consolidação pulmonar recorrente num lobo inferior que nunca desaparece completamente
√ pode se comunicar com o esôfago/estômago
√ o seqüestro pulmonar com comunicação com o trato GI é chamado de malformação das vísceras broncopulmonares!

DD:
Bronquiectasias, abscesso pulmonar, empiema, atresia brônquica, enfisema lobar congênito, malformação adenomatóide cística, cisto broncogênico intrapulmonar, síndrome de Swyer-James, pneumonia, fístula arteriovenosa, neoplasma primário/metastático, hérnia de Bochdalek

Seqüestro intralobar (75%–86%)

= encoberto pela pleura visceral do lobo pulmonar afetado

Etiologia: controversa
(1) Provavelmente adquirida na maioria dos pacientes
(2) Surgimento precoce de um broto traqueobrônquico acessório congênito leva à incorporação dentro de um dos folhetos pleurais

Pat: inflamação crônica + fibrose; adultos (50% > 20 anos): M:F = 1:1

Associado a: anomalias congênitas em 14%, anomalias esqueléticas (4%), outras anomalias viscerais (4%), anomalia diafragmática (3%), anomalias cardíacas, renais, cerebrais, síndrome venolobar congênita pulmonar

- em torno de 50% apresentam sintomas em torno dos 20 anos
- tosse + produção de escarro, hemoptise
- dor, infecção repetida na mesma localização (isto é, pneumonias recorrentes agudas nos lobos inferiores)

Localização: segmentos póstero-basais, raramente na parte superior do pulmão/dentro das fissuras; E:D = 3:2

Broncograma:
√ NENHUMA comunicação do sistema bronquial rudimentar do seqüestro com a árvore traqueobrônquica (raras exceções)
◊ Aeração do pulmão seqüestrado via poros de Kohn!

Angio:
√ usualmente uma única grande artéria cursando através do ligamento pulmonar a partir da:
— aorta torácica (73%)
— aorta abdominal proximal (22%)
— artéria celíaca
— artéria esplênica
√ drenagem venosa via veias pulmonares para:
— átrio esquerdo (*shunt* esq.–esq.) em 95%
— átrio direito em 5%

TC:
√ cisto único/múltiplos que contêm ar/muco/pus
√ impactação mucóide do brônquio (= densidade de gordura) no pulmão seqüestrado
√ enfisema limitando pulmão normal (37%)
= hiperinsuflação postobstrutiva do pulmão seqüestrado
√ massa densa homogêneo/não homogênea
√ reforço irregular (raro)
√ uma ou duas artérias sistêmicas anômalas que surgem de aorta (DDx: AVM, artéria pulmonar interrompida, anomalia isolada, infecção/inflamação crônica do pulmão ou pleura, *shunt* cirurgicamente criado)
√ aterosclerose prematura das artérias anômalas
◊ A impactação mucóide do brônquio cercada por pulmão de hiperinsuflado é CARACTERÍSTICA!

US-OB:
√ massa esférica homogênea altamente ecogênica
√ artéria sistêmica anômala vista ao Doppler colorido

Cx: infecções pulmonares freqüentes, inflamação crônica, fibrose

Seqüestro Extralobar (14%–25%)

= lóbulo acessório com seu próprio envoltório pleural (= lóbulo de "Rokitansky") que impede o fluxo de ar colateral, resultando em uma massa arredondada não ventilada

Etiologia:
Desenvolvimento de um broto visceral anômalo/supernumerário traqueobrônquico

Pat:
Lesão única ovóide/arredondada/piramidal entre 0,5 e 15 cm (geralmente 3 a 6 cm) de tamanho

Histo:
Assemelha-se a pulmão normal com dilatação difusa dos bronquíolos + ductos alveolares + alvéolos; dilatação subpleural + vasos linfáticos peribronquiolares; coberto por camada de mesotélio sobre o tecido conjuntivo fibroso; a malformação adenomatóide cística congênita tipo II está presente em 15%–25%

Incidência: 0,5%–6% de todas as lesões pulmonares congênitas

Idade: apresentação neonatal; 61% dentro dos primeiros 6 meses de vida; ocasionalmente em útero; M:F = 4;1

Associado a anomalias congênitas em 50%–65%:
@ Pulmão: hérnia diafragmática congênita (20%–30%), eventração/paralisia diafragmática (até 60%), malformação adenomatóide cística, enfisema lobar, cisto broncogênico, peito escavado
@ Coração: síndrome venolobar pulmonar congênita; retorno venoso pulmonar anômalo, anomalias cardíacas/anomalias pericárdicas (8%)

@ Trato GI: divertículo epifrênico (2%), fístula TE (1,5%), duplicação do trato GI, pâncreas ectópico
@ Outros: anomalia renal, anomalia vertebral
- angústia respiratória + cianose + ICC em recém-nascido (por causa do desvio do sangue)
- dificuldades na alimentação
- assintomático (raramente torna-se infectado) em 10%

Localização: E:D = 4:1; tipicamente dentro do espaço pleural no sulco costodiafragmático posterior entre o diafragma + lóbulo inferior (63%–77%); mediastino; dentro do pericárdio; dentro/debaixo do diafragma (10%–15%)
√ NENHUMA comunicação com a árvore bronquial, pode se conectar com o trato GI
√ pode conter áreas císticas
√ desvio mediastinal (se grande)

Angio (diagnóstica):
√ suprimento arterial da:
— aorta a partir de única/vários ramos pequenas (80%)
— ramos esplênico, gástrico, subclávio, ramos intercostais (15%)
— artéria pulmonar (5%)
√ drenagem venosa via:
— veias sistêmicas (80%) para o coração direito (VCI, ázigos, hemiázigos, veia porta)
— veia pulmonar (25%)

Raios X de tórax:
√ massa única triangular homogênea bem definida (mais comumente localizada adjacente ao hemidiafragma medial posterior)
√ pequeno abaulamento no hemidiafragma/região paravertebral inferior
√ hemitórax opaco ± derrame pleural ipsolateral (se o seqüestro for grande)
√ ± nível de ar-líquido

TC:
√ massa com densidade de tecido mole bem circunscrita e homogênea (nenhuma comunicação bronquial)

MN (angiografia com radionuclídeos):
√ falta de perfusão durante fase pulmonar seguida por perfusão rápida na fase sistêmica

DD: rim intratorácico, síndrome da cimitarra (com suprimento sistêmico para o pulmão afetado), herniação hepática através do diafragma

US-OB:
√ massa cônica/triangular homogênea altamente ecogênica (muitas interfaces de múltiplas estruturas dilatadas microscopicamente)
√ o Doppler colorido pode demonstrar o suprimento vascular
√ polidramnia (compressão esofagiana, secreção líquida excessiva pelo seqüestro?)
√ hidropsia fetal (compressão venosa?)
√ edema, hidrotórax por ascite (linfáticos obstruídos + veias anguladas no seqüestro?)

DD para a lesão do tórax:
malformação adenomatóide cística congênita, neuroblastoma, teratoma, hérnia diafragmática

DD para a lesão infradiafragmática: neuroblastoma, teratoma, hemorragia adrenal, nefroma mesoblástico, duplicação visceral

Cp: infecção (em casos de comunicação com o brônquio/trato GI)

Trat.: ressecção (é útil a delineação do suprimento vascular)

Prognóstico: favorável (pior se estiver presente hipoplasia pulmonar)

PULMÃO GÁSTRICO/ESOFÁGICO
= variante rara de seqüestração pulmonar
Idade: infância (como é sintomático)
- tosse relacionada à alimentação
- infecções pulmonares reincidentes

√ comunicação entre a árvore bronquial do pulmão seqüestrado com o esôfago/estômago

SIDEROSE

= óxido de ferro inerte/depósitos de ferro metálicos

Pat: ferro fagocitado por macrófagos nos alvéolos/bronquíolos respiratórios, eliminação do pulmão através da circulação linfática

Exposição profissional: arco de soldadura, corte/fundição do aço, trabalhadores de fundição, moedores, funileiros, polidores (indústria de jóias)
√ padrão reticulonodular (pode desaparecer após exposição descontinuada)
√ pequenas opacidades circulares (indistinguível da sílica/carvão)
√ NENHUMA fibrose secundária + NENHUMA adenopatia hilar (a menos que haja inalação do pó misturado como na siderossilicose)

SILICOSE

= inalação do dióxido de silicone; silicose mais prevalente de natureza progressiva depois do término da exposição; semelhante à PTC (por causa de componente da silica na PTC)

Substância: silica cristalina (quartzo); um dos elementos mais difundidos na terra

Exposição profissional: escavadores, mineiros, extração de pedras de minas, aplicadores de jato de areia, indústria de cerâmica

Pat: partículas pequenas engolfadas pelos macrófagos; liberação da sílica resulta em morte celular; nódulos de 2–3 mm com camadas de tecido conjuntivo laminado ao redor dos vasos menores

A. SILICOPROTEINOSE AGUDA
= silicose aguda dos trabalhadores com jato de areia; a exposição pode ser < 1 ano
Associada a: risco aumentado para desenvolver; doença auto-imune
√ doença difusa dos espaços aéreos

B. SILICOSE SIMPLES CRÔNICA
Pelo menos 10–20 anos de exposição ao pó antes do aparecimento de anomalia radiológica
√ pequenas opacidades arredondadas de 1–10 mm, começando nas zonas pulmonares superiores + médias
√ pode calcificar centralmente em 5%–10% (bastante típico para silicose)
√ linfadenopatia hilar, pode calcificar em 5% (padrão em "casca de ovo")
√ ± padrão reticulonodular

TCAR:
√ nódulos do 3–10 mm de tamanho
√ linhas espessadas intra e interlobulares
√ linhas subpleurais curvilíneas (fibrose peribronquiolar)

√ padrão de vidro moído = leve espessamento da parede alveolar + septos interlobulares (fibrose/edema)
√ bandas fibrosas parenquimatosas
√ irregularidades nodulares com base na pleura
√ bronquiectasias de tração
√ aspecto em "favo de mel"

C. SILICOSE COMPLICADA
√ massas conglomeradas de distribuição não segmentar nas zonas pulmonares médias + superiores
√ fibrose maciça progressiva = massas em forma de salsichas com margens mal definidas (em estágios avançados)
√ enfisema compensatória na porção não afetada
√ lenta alteração com o passar dos anos
√ pode cavitar

D. SILICOTUBERCULOSE
Relação sinérgica duvidosa entre a silicose e tuberculose
√ poucas alterações durante os anos com escarro intermitentemente positivo

E. SÍNDROME DE CAPLAN
Mais comum na pneumoconiose dos trabalhadores do carvão

Cp: predisposição para a tuberculose

SÍNDROME DA ANGÚSTIA RESPIRATÓRIA DO ADULTO

= PULMÃO DE CHOQUE = INSUFICIÊNCIA PULMONAR PÓS-TRAUMÁTICA = SÍNDROME HEMORRÁGICA DO PULMÃO = PULMÃO DO RESPIRADOR = SÍNDROME DO PULMÃO RÍGIDO = "PUMP LUNG" = ATELECTASIA CONGESTIVA = TOXICIDADE AO OXIGÊNIO

= síndrome respiratória aguda grave, inexplicada e com risco de vida, caracterizada por início abrupto de dispnéia marcante, aumento do esforço respiratório, hipoxemia grave associada à consolidação disseminada dos espaços aéreos

Histo:
(a) até 12 horas: fibrina + microêmbolos de plaquetas
(b) 12–24 horas: edema intersticial
(c) 24–48 horas: congestão capilar, extenso edema intersticial + edema alveolar proteináceo + hemorragia, microatelectasias disseminadas, destruição das células alveolares epiteliais tipo I
(d) 5–7 dias: extensa formação de membrana hialina, hipertrofia + hiperplasia das células de revestimento alveolares tipo II
(e) 7–14 dias: extensa proliferação fibroblástica no interstício + dentro dos alvéolos, deposição de colágeno rapidamente progressiva + fibrose; quase invariavelmente associada à infecção

Predisposição:
Choque hemorrágico/séptico, trauma maciço (pulmonar/politrauma), pancreatite aguda, aspiração do conteúdo gástrico, intoxicação por heroína/metadona, pneumonia viral maciça, embolia gordurosa traumática, afogamento, condições que levam ao edema pulmonar

Mnemônico: "DICIONARE + ATP"
Disseminada (coagulação intravascular)
Infecção
Choque (séptico, hemorrágico, cardiogênico, anafilático)
Inalantes: fumo, $COCl_2$, NO_2
O$_2$ (toxicidade)
Narcóticos + outras drogas
Aspiração
Radiação
Êmbolo: líquido amniótico, gordura
Afogamento
Trauma
Pancreatite

Radiografia de tórax:
√ SEM cardiomegalia/derrame pleural
— até 12 horas:
√ atraso característico de 12 horas entre o início clínico da insuficiência respiratória e as anormalidades respiratórias
— 12–24 horas:
√ opacidades esparsas mal definidas em ambos os campos pulmonares
— 24–48 horas:
√ consolidação maciça dos espaços aéreos de ambos os pulmões
— 5–7 dias:
√ a consolidação torna-se não homogênea (resolução do edema alveolar)
√ áreas locais de consolidação (pneumonia)
— > 7 dias:
√ padrão pulmonar reticular/bolhoso (fibrose intersticial + espaços aéreos difusa)

Complicação da ventilação com pressão positiva (= **barotrauma**)
Pat:
(a) ruptura dos alvéolos ao longo das margens dos septos interlobulares + estruturas vasculares
(b) dissecção do ar ao longo dos septos interlobulares + espaços perivasculares (= enfisema intersticial)
(c) ruptura intersticial com o ar invadindo o espaço pleural (= pneumotórax)/mediastino (= pneumomediastino)
√ opacidades aéreas disseminadas delineando os feixes broncovasculares
√ grandes cistos subpleurais sem paredes definidas usualmente na superfície diafragmática + mediastinal comprimindo o pulmão adjacente

SÍNDROME DA ANGÚSTIA RESPIRATÓRIA DO RECÉM-NASCIDO

= SAR = DOENÇA DA MEMBRANA HIALINA
= desordem pulmonar aguda caracterizada por atelectasias generalizadas, *shunt* intrapulmonar, anomalias da ventilação — perfusão e complacência pulmonar reduzida

Causa:
Produção imatura do surfactante (usualmente começa em torno de 18–20 semanas de gestação) causando atelectasias acinares + dilatação das vias aéreas terminais

Predisposição:
Asfixia perinatal, parto cesáreo, crianças de mães diabéticas, crianças prematuras (< 1.000 g em 66%; 1.000 g em 50%; 1.500 g em 16%; 2.000 g em 1%)

Início: < 2–5 horas após o nascimento, aumentando em gravidade a partir de 24–48 horas, melhora gradual após 48–72 horas; M:F = 1:1,8

- retração anormal da parede torácica
- cianose (retenção de dióxido de carbono)
- estridor expiratório
- aumento da freqüência respiratória

√ hipoareação com perda do volume pulmonar (contrabalanceada pela terapia com ventilação mecânica)
√ padrão reticulogranular (coincide com o início dos sinais clínicos)
√ aerobroncogramas proeminentes (distensão das vias aéreas complacentes)
√ distribuição bilateral + simétrica

Prognóstico: melhora espontânea dentro de 7–10 dias (evolução leve em sobreviventes não tratados); morte em 18%

COMPLICAÇÕES AGUDAS DA SAR
(a) barotrauma com fenômenos de bloqueio aéreo
(1) Pseudocisto parenquimatoso
(2) Enfisema intersticial pulmonar
(3) Pneumomediastino, tórax, pericárdio, pneumoperitônio, retroperitônio
(4) Enfisema subcutâneo
(5) Embolia gasosa
(b) opacidade difusa
(1) Piora da SAR
(2) Pneumonia superposta
(3) Aspiração maciça
(4) Hemorragia pulmonar
(5) Insuficiência cardíaca congestiva (DAP, sobrecarga de líquidos)
(c) patência persistente do ducto arterioso
falta o estímulo pelo oxigênio para fechar o ducto; a diminuição gradual da resistência pulmonar (ao final da primeira semana) leva ao *shunt* D-E através do DAP
(d) hemorragia
(1) Hemorragia pulmonar
(2) Hemorragia intracraniana
(e) enterocolite necrotizante
(f) insuficiência renal aguda

COMPLICAÇÕES CRÔNICAS DA SAR
1. Enfisema lobar
2. Enfisema intersticial localizado
3. Surgimento tardio de hérnia diafragmática
4. Infecções recorrentes do trato respiratório
5. Hiperinsuflação
6. Displasia broncopulmonar (10%–20%)
7. Fibroplasia retrolental
8. Estenose subglótica (entubação)

Trat.: surfactante exógeno intratraquealmente

SÍNDROME DE ASPIRAÇÃO DE MECÔNIO

= causa mais comum de angústia respiratória na criança a termo/prematura (a doença da membrana hialina é a causa mais comum em crianças prematuras)

Etiologia: acidentes circulatórios fetais/insuficiência placentária/pós-maturidade resultam em hipoxia perinatal + angústia respiratória com mecônio defecado no útero

Patogênese: o mecônio produz obstrução brônquica + pneumonite química

Incidência: 10% de todos os delivramentos apresentam líquido amniótico corado com mecônio; 1% de todos os delivramentos cursam com angústia respiratória

- cianose (rara)

√ criança grande
√ opacidades bilaterais difusas grosseiramente multifocais (atelectasias + consolidação)
√ hiperinsuflação com áreas de enfisema (aprisionamento de ar)
√ pneumotórax espontâneo + pneumomediastino (25%) não necessitando de tratamento
√ pequenas derrames pleurais (20%)
√ SEM aerobroncogramas
√ rápido desaparecimento, usualmente dentro de 48%

Cp: a morbidade pelo dano cerebral anóxico é alta

SÍNDROME DE BEHÇET

= rara doença multissistêmica de origem obscura caracterizada por
(1) Estomatite aftosa
(2) Ulceração genital
(3) Irite

- teste de alergia positivo = sensibilidade incomum a picadas com formação de pústulas no local da perfuração da agulha dentro de 24–48 horas
- alterações cutâneas: eritema nodoso, foliculite, lesões papulonodulares
- artrite, encefalite
- epididimite

@ Tórax (5%)
√ múltiplas opacidades subpleurais periféricas (devido à hemorragia, infartos pulmonares necróticos)
√ radiopacidade aumentada próxima aos hilos (aneurisma da artéria pulmonar)

@ Veias (25%)
√ oclusão de grandes veias; pode causar síndrome da veia cava superior
√ tromboflebite subcutânea

@ Artérias
√ oclusão arterial/doença sem pulsos
√ aneurismas de grandes artérias (em 2%)

SÍNDROME DE GOODPASTURE

= doença auto-imune caracterizada por:
(1) Glomerulonefrite
(2) Anticorpos circulantes contra a membrana basal glomerular + alveolar
(3) Hemorragia pulmonar

Patogênese:
Doença citotóxica mediada por anticorpos = hipersensibilidade do tipo II; a membrana basal alveolar torna-se antigênica (talvez de etiologia viral); os anticorpos IgG/IgM com ativação do complemento causam a destruição celular + hemorragia pulmonar, levando à deposição de hemossiderina e fibrose pulmonar

Pico etário: 26 anos (variação 17–78 anos); M:F = 7:1

- anemia por deficiência de ferro
- hepatosplenomegalia
- hipertensão sistêmica

@ Pulmão
- infecção respiratória superior precedente (em 2/3) + doença renal
- leve hemoptise (72%), com macrófagos cheios de hemossiderina no escarro, geralmente precede as manifestações clínicas da doença renal por alguns meses
- tosse, dispnéia, estertores basilares

√ padrão multifocal de acometimento alveolar com predominância na área periilar + bases pulmonares
√ aerobroncograma
√ consolidação nas bases pulmonares + campos centrais dos pulmões
√ padrão intersticial gradualmente (devido ao espessamento septal) = organização da hemorragia
√ os linfonodos hilares podem estar aumentados durante os episódios agudos

@ Rim
- glomerulonefrite com depósitos de IgG em padrão linear glomerular característico
- hematúria

Prognóstico: morte dentro de 3 anos (média em 6 meses) em função da insuficiência renal
Trat.: quimioterapia citotóxica, plasmaferese, nefrectomia bilateral
DD: hemossiderose pulmonar idiopática

SÍNDROME DE KARTAGENER

= SÍNDROME DO CÍLIO IMÓVEL/COM MOBILIDADE ALTERADA
Incidência: 1:4.000; alta incidência familiar
Etiologia: função mucociliar anormal secundária à deficiência generalizada dos braços de dineína dos cílios, afetando o epitélio respiratório, epitélio auditivo e esperma
Tríade:
(1) *Situs inversus* (50%)
(2) Sinusite
(3) Bronquiectasias
- surdez
- infertilidade (flagelos espermáticos anormais)

Anomalias associadas:
Transposição dos grandes vasos, coração bi/trilocular, estenose pilórica, malha pós-cricóide, epispadia

SÍNDROME DE LÖFFLER

= desordem de etiologia desconhecida caracterizada por áreas locais de consolidação parenquimatosa transitória associada à eosinofilia sangüínea
Pat: edema intersticial + alveolar contendo grande número de linfócitos
- nenhum/pouco sintoma
- eosinofilia
- história de atopia

√ áreas múltiplas/única de consolidação homogênea mal definida
√ uni ou bilateral, distribuição não segmentar, predominantemente na periferia pulmonar
√ transitória e se altera freqüentemente (alterações dentro de um a vários dias)

Prognóstico: pode evoluir para remissão espontânea

SÍNDROME DE SJÖGREN

= SIALADENITE MIOEPITELIAL
= desordem multissistêmica (= doença vascular do colágeno) de etiologia desconhecida caracterizada por secura das membranas mucosas acometendo:
(1) Glândulas lacrimais + salivares
(2) Mucosa + submucosa da faringe
(3) Árvore traqueobrônquica
(4) Sistema reticuloendotelial
(5) Articulações

A. SÍNDROME DE SJÖGREN PRIMÁRIA
Sem doença auto-imune sistêmica subjacente
(a) Parotidite recorrente da criança
(b) SÍNDROME DE SICCA = doença de Mikulicz = xeroftalmia + xerostomia

B. SÍNDROME DE SJÖGREN SECUNDÁRIA
Associada a:
(a) doenças do tecido conjuntivo
(1) Artrite reumatóide (55%)
(2) Lúpus eritematoso sistêmico (2%)
(3) Esclerose sistêmica progressiva (0,5%)
(4) Artrite psoriática, cirrose biliar primária (0,5%)
(b) desordens linfoproliferativas
(1) Pneumonite intersticial linfocítica (PIL)
(2) Pseudolinfoma = desordem entre a hiperplasia linfonodal e a neoplasia
(3) Linfoma (risco aumentado em 44 vezes)
(4) Macroglobulinemia de Waldenströn

Idade: 35–70 anos (média 57); M:F = 1:9
Pat: linfoepitelioma benigno = infiltrado linfóide nas glândulas lacrimais, glândulas mucosas da conjuntiva, cavidade nasal, faringe, laringe, traquéia, brônquios
- xeroftalmia = secura dos olhos
  = ceratoconjuntivite seca = dessecação da conjuntiva + córnea
- xerostomia = secura da boca + lábios pela diminuição da produção de saliva
- xerorrinia = secura do nariz
- diminuição do suor
- diminuição das secreções vaginais
- edema da glândula parótida: usualmente unilateral, recorrente

RxT:
√ padrão reticulonodular (3%–33%)
√ consolidação multifocal + atelectasias
√ pneumonite (secundária à secura do trato respiratório)
√ pneumonia aguda focal/lipóide (secundária aos óleos ingeridos para combater a boca seca)
√ bronquiectasias lobares inferiores bilaterais
√ ± derrame pleural

Sialograma
√ sialectasia não obstrutiva puntiforme/globular/cavitária (ductos + ácinos destruídos pelo infiltrado linfocítico/infecção)

US da glândula parótida:
√ aumento da glândula
√ múltiplos cistos dispersos bilateralmente (= dilatação cística dos ductos intraparotídeos + glândulas)
√ aumento da vascularização no Doppler colorido

RMN:
- √ padrão interno não homogêneo lembrando favo de mel (= áreas de baixa intensidade entre o parênquima nodular de alta intensidade de sinal) em T2WI/T1WI realçado com gadolínio

Cp: Linfoma (ocorre em número significativo de pacientes)

SÍNDROME DE SWYER-JAMES

= SÍNDROME DE MacLEOD
= ENFISEMA LOBAR UNILATERAL
= PULMÃO HIPERLUCENTE UNILATERAL IDIOPÁTICO

Etiologia: provavelmente infecção adenoviral na infância com bronquiolite obliterativa aguda, bronquiectasias, destruição dos espaços aéreos distais (desenvolve-se em 7–30 meses)
- • assintomática
- • dispnéia aos esforços
- • história de infecções repetidas do trato respiratório inferior durante a infância

Localização: um/ambos os pulmões (usualmente o pulmão inteiro, ocasionalmente lobar/subsegmentar)
- √ radiolucência aumentada do pulmão afetado
- √ hemitórax pequeno com volume diminuído/normal (desvio colateral do ar)
- √ aprisionamento de ar (radiografias em expiração)

DD: nenhum aprisionamento do ar com a interrupção proximal da artéria pulmonar (sem hilo), síndrome do pulmão hipogenético, êmbolo pulmonar
- √ pequenas bronquiectasias cilíndricas com pobreza das subdivisões brônquicas (corte ao nível da 4ª e 5ª gerações = broncograma em "árvore podada")
- √ pequeno hilo ipsolateral (vasos hilares diminuídos + artérias atenuadas)
- √ vasculatura pulmonar diminuta

Angio:
- √ aspecto em "árvore podada"

MN:
- √ perfusão diminuída
- √ ventilação diminuída + *washout* tardio

SÍNDROME DE WILLIAMS-CAMPBELL

= deficiência congênita da cartilagem brônquica na 4ª a 6ª gerações brônquicas, tanto difusa ou restrita a uma área local

TCAR:
- √ bronquiectasias císticas distal à 3ª geração brônquica
- √ pulmão enfisematoso distal à bronquiectasia
- √ balonamento inspiratório + colapso expiratório dos segmentos dilatados

SÍNDROME DE WILSON-MIKITY

= DISMATURIDADE PULMONAR = similarmente à displasia broncopulmonar em pacientes respirando ar ambiente; raramente encontrada atualmente

Predisposição: crianças prematuras < 1.500 g que estão inicialmente bem
- • início gradual da angústia respiratória entre 10–14 dias
- √ hiperinsuflação
- √ padrão reticular radiando-se de ambos os hilos
- √ pequenas lucências bolhosas por todos os pulmões (idêntica à displasia broncopulmonar)

Prognóstico: resolução em 12 meses

SÍNDROME PULMONAR HIPOGENÉTICA

= nome coletivo para o mau desenvolvimento congênito de um/mais lobos de um pulmão, classificados em três formas:

1. Agenesia pulmonar
   = ausência completa de um lobo + seus brônquios
   TC:
   - √ ausência de brônquio + lobo(s)
2. Aplasia pulmonar
   = brônquio rudimentar terminando em fundo de saco + ausência de parênquima + vasos
   Incidência: 1:10.000; D:E = 1:1
   TC:
   - √ ausência da artéria pulmonar ipsolateral
   - √ o brônquio termina em uma espécie de bolsa cega (fundo de saco) dilatada
   - √ ausência do tecido pulmonar ipsolateral
3. Hipoplasia pulmonar (38%)
   = brônquio completamente formado, porém congenitamente pequeno, com parênquima rudimentar + vasos pequenos
   Causas relacionadas ao desenvolvimento:
   - (a) idiopática
   - (b) compressão extratorácica
     - (1) Oligoidramnia
     - (2) Ascite fetal
     - (3) Diafragma membranoso
   - (c) compressão da caixa torácica
     - (1) Distrofias torácicas
     - (2) Doença muscular
   - (d) compressão intratorácica
     - (1) Defeito diafragmático
     - (2) Excesso de líquido pleural
     - (3) Grande cisto/tumor intratorácico

TC:
- √ brônquio + lobo pequenos

◊ O pulmão hipogenético é o componente mais constante da síndrome congênita pulmonar venolobar!

Pode estar associada à: estenose traqueal congênita, bronquite, bronquiectasias

Localização: D:L = 3:1, LMD (65%) > LSD (40%) > LID (20%) > LSE (20%) > LIE (15%); múltiplos lobos (45%)
- • usualmente assintomático (no pulmão hipogenético isolado)
- • dispnéia aos esforços
- √ pequeno hemitórax ipsolateral + hemidiafragma elevado
- √ vasculatura pulmonar diminuída no lado envolvido
- √ hilo pequeno no lado acometido (artéria pulmonar ausente/pequena)
- √ mediastino + coração deslocados na direção do lado envolvido
- √ borda cardiomediastinal indistinta no lado acometido
- √ radiolucência diminuída no lado acometido
- √ grande capa apical ipsolateral + ângulo costofrênico obtuso
- √ área larga retroesternal de opacidade (visão lateral)

PULMÃO "EM FERRADURA"

= variante incomum da síndrome pulmonar hipogenética, na qual o LID cruza a linha média entre o esôfago e o coração + funde-se com o pulmão oposto
- √ fissura oblíqua no hemitórax inferior esquerdo (se ambos os pulmões são separados por camadas pleurais)
- √ vasos pulmonares + brônquios cruzando a linha média

SÍNDROME VENOLOBAR PULMONAR CONGÊNITA

= constelação de anomalias congênitas distintamente diferentes do tórax que freqüentemente acontecem juntas

Componentes principais:

(1) Pulmão hipogenético (69%): agenesia/aplasia/hipoplasia lobar
(2) Retorno venoso pulmonar anômalo parcial (31%) = síndrome de cimitarra
(3) Ausência da artéria pulmonar (14%)
(4) Seqüestro pulmonar (24%)
(5) Arterialização sistêmica do pulmão sem seqüestro (1%–10%)
(6) Ausência/interrupção da veia cava inferior (7%)
(7) Duplicação do diafragma = diafragma acessório (7%)
  = fina membrana no hemitórax direito fusionada anteriormente com o diafragma, cursando póstero-superiormente para se juntar com a parede posterior torácica + acometendo todo/parte do LMD/LID
  √ linha oblíqua adicional em forma de fissura acima do seio costofrênico posterior direito (se o pulmão acometido está ventilado)
  √ massa sólida ao longo do hemidiafragma posterior direito (se o pulmão acometido está ventilado)

CT:
  √ área ovóide de densidade aumentada no hemitórax posterior direito (= cúpula do diafragma acessório)

Componentes secundários:

(1) Bifurcação traqueal (extremamente rara): dois brônquios principais suprem o pulmão direito
(2) Eventração do diafragma
(3) Ausência parcial do diafragma
(4) Cisto frênico
(5) Pulmão em ferradura
(6) Pulmão esofagiano/gástrico
(7) Veia cava superior anômala
(8) Ausência de pericárdio esquerdo
◊ Os componentes mais constantes da síndrome são pulmão hipogenético + RVPRA! = forma única de hipoplasia/aplasia pulmonar que afeta um/mais lobos acompanhadas por retorno venoso pulmonar anômalo parcial; M:F = 1:1.4

Associada a:
(1) Anomalias vasculares: artéria hipoplásica, retorno venoso anômalo, suprimento arterial sistêmico
(2) Anomalias do hemidiafragma no lado afetado:
  √ banda retroesternal em raios X de tórax lateral devido a rotação mediastinal
  √ cisto frênico
  √ hérnia diafragmática
  √ hemidiafragma acessório
(3) Hemivértebra + escoliose
(4) DCC (25%–50%): CIA, CIV, tetralogia de Fallot, DAP, coarctação de aorta, coração esquerdo hipoplásico, átrio direito de câmara dupla, defeito do coxim endocárdico, VCS esquerda persistente, estenose pulmonar

- assintomático (40%)
- pode ter dispnéia/infecções reincidentes

Localização: predominância no lado direito
√ hipoplasia/aplasia de um/mais lóbulos do pulmão com erros da lobação (padrão de ramificação bilateral brônquica esquerda/"pulmão em ferradura")
√ "veia em cimitarra" (90%) = retorno venoso pulmonar anômalo parcial (comumente infradiafragmático para a VCI/veia de porta/veia hepática/átrio direito), só visto em 1/3 dos raios X de tórax
√ suprimento arterial sistêmico para o segmento anormal pode estar presente de aorta torácica (brônquica, intercostal, transpleural) ou aorta abdominal (artéria celíaca, transdiafragmática)
√ densidades reticulares (aumentou brônquicas/colaterais transpleurais arteriais)
√ hilo pequeno (artéria pulmonar pequena/ausente)
√ hemitórax direito pequeno + alteração na posição mediastinal
√ borda cardíaca direita vagamente identificável
√ dextroposição cardíaca (na hipoplasia pulmonar direita)
√ anomalias do tórax ósseo/tecidos moles torácicos
  √ veia cava inferior ausente
  √ hipoplasia costal/má segmentação
  √ impressão costal

CT:
√ hemitórax pequeno + alteração na posição mediastinal
√ anomalias na ramificação brônquica
√ fissura pulmonar localizada anomalamente
√ descontinuidade do hemidiafragma
√ hipoplasia arterial pulmonar
√ brônquio direito hiparterial (em vez de eparterial)
√ um/mais vasos de diâmetros aumentados em direção ao diafragma
√ camada de tecido gorduroso subpleural no hemitórax afetado
√ falta de confluência venosa normal do pulmão direito

DD: Sinuosidade da veia pulmonar, dextrocardia, pulmão hipoplásico, síndrome de Swyer-James

TALCOSE

= inalação prolongada de poeiras de silicato de magnésio, contendo fibras anfíbolas (tremolitos e antrofilitas) e sílica

A talcose lembra:
(1) Asbestose (indistinguível)
  √ placas pleurais maciças e bizarras
  √ pode envolver o pulmão com calcificação
(2) Silicose
  √ opacidades grandes + pequenas e circulares
  √ processo fibrogênico (NENHUMA regressão após a remoção do paciente da exposição)

TAQUIPNÉIA TRANSITÓRIA DO RECÉM-NASCIDO

= DOENÇA DO PULMÃO ENCHARCADO NEONATAL = ANGÚSTIA RESPIRATÓRIA TRANSITÓRIA DO RECÉM-NASCIDO
= LÍQUIDO PULMONAR FETAL RETIDO

Incidência: 6%; causa mais comum de insuficiência respiratória no recém-nascido

Causas: parto cesáreo, parto prematuro, parto de cócoras, prematuridade, diabete materno

Fisiopatologia: absorção tardia do líquido pulmonar fetal (o *clearance* normal ocorre através dos capilares (40%), linfáticos (30%), compressão torácica durante o delivramento vaginal (30%)
Início: dentro de 6 horas de vida; pico no primeiro dia de vida
- aumento da freqüência respiratória durante as 2–6 primeiras horas de vida
- retração intercostal + esternal
- gases sangüíneos normais durante a hiperoxigenação
- √ opacidades lineares + enevoamento perivascular + fissuras espessadas + espessamento interlobular septal (edema intersticial)
- √ leve hiperaeração
- √ leve cardiomegalia
- √ pequena quantidade de líquido pleural

Prognóstico: resolve-se dentro de 1–4 dias (diagnóstico retrospectivo)
DD:
(1) Normal durante as primeiras horas de vida
(2) Pneumonite difusa/sepse
(3) Leve síndrome de aspiração de mecônio
(4) Síndrome do "recém-nascido afogado" = aspiração de líquido amniótico claro
(5) Fase alveolar da SAR
(6) Congestão venosa pulmonar
(7) Hemorragia pulmonar
(8) Síndrome da hiperviscosidade = sangue espesso
(9) Síndrome do pulmão imaturo

TIMOLIPOMA

Incidência: 2%–9% de todos os tumores tímicos
Idade: 3–60 anos (média etária de 22 anos): M:F = 1:1
Pat: tumor lobulado encapsulado flexível capaz de crescer até grandes tamanhos (em 68% > 500 g, em 20% < 2.000 g; o maior tinha 16 kg)
Histo: tecido adiposo adulto misturado com áreas de tecido tímico normal/hiperplásico/atrófico (tecido tímico < 33% da massa tumoral)
- dor torácica, dispnéia, tosse (em 50%)
- √ grandes lesões voltadas inferiormente a partir do mediastino anterior em direção ao diafragma
- √ pode circular em torno do coração, aumentando a silhueta cardíaca na incidência frontal
- √ aparente elevação do diafragma na incidência de perfil
- √ NENHUMA compressão/invasão das estruturas adjacentes

DD: lipoma mediastinal (mais comum dos tumores lipomatosos intratorácicos), lipossarcoma

TIMOMA

Neoplasma primário mais comum do mediastino anterior superior
Idade: maioria > 40 anos; 70% ocorre na 5ª-6ª décadas; menos freqüente em adultos jovens, raro em crianças; M:F = 1:1
Associado a: síndromes paratímicas (40%), tais como:
- **Miastenia gravis:**
  = desordem neuromuscular caracterizada por fraqueza + fatigabilidade dos músculos esqueléticos (por anticorpos contra os receptores da acetilcolina)
  ◊ 10%–15%–25% dos pacientes com *miastenia gravis* têm um timoma (em 65% devido à hiperplasia tímica)
  ◊ 7%–30%–54% dos pacientes com timoma têm *miastenia gravis*; a remoção do tumor tímico freqüentemente resulta em melhora sintomática; a *miastenia gravis* pode se desenvolver após a excisão cirúrgica de um timoma
- Aplasia pura de células vermelhas = anemia arregenerativa
  = ausência quase total dos eritroblastos medulares + reticulócitos do sangue resultando em anemia normocítica normocrômica severa
  ◊ 50% do pacientes com aplasia celular de células vermelhas têm timoma
  ◊ 5% do pacientes com timoma têm aplasia celular de células vermelhas
- hipogamaglobulinemia adquirida
  ◊ 10% do pacientes com hipogamaglobulinemia têm timoma
  ◊ 6% do pacientes com timoma têm hipogamaglobulinemia
- Síndromes paraneoplásicas ocorrem com o carcinóide tímico (10%): isto é, Síndrome do Cushing (produção de ACTH)

Pat:
Neoplasma epitelial primário circular/ovóide de crescimento lento com superfície lisa/lobulada, dividida em lóbulos por septos fibrosos; áreas de hemorragia + necrose pode formar cistos
(a) encapsulado = cápsula fibrosa espessa + calcificações
(b) localmente invasivo = focos microscópicos fora da cápsula
(c) metástases = aspecto citológico benigno com disseminação pleural + parenquimatosa pulmonar
(d) carcinoma tímico

Histo:
(a) timoma bifásico (mais comum)
  = elementos epiteliais + linfóides em quantidades iguais
(b) predominantemente timoma linfocítico
  = > 2/3 das células são linfocíticas
(c) predominantemente timoma epitelial
  = > 2/3 do células são epitelial
◊ Prognóstico não relacionado ao tipo celular!
- assintomático (50% descobertos incidentemente)
- sinais de compressão mediastinal (25%–30%): tosse, dispnéia, dor torácica, infecção respiratória, rouquidão, disfagia
- sinais de invasão tumoral (raro): síndrome da VCS

Localização: qualquer localização mediastinal anterior entre o óstio torácico e o ângulo cardiofrênico; raro no pescoço, outros compartimentos mediastinais, parênquima pulmonar, árvore traqueobrônquica
Tamanho: 10 cm (até 34 cm)

(A) NÃO INVASIVO = TIMOMA BENIGNO
Pico etário: 5ª- 6ª década, quase todos são maiores de 25 anos de idade
- √ massa oval/circular assimétrica homogênea nitidamente demarcada, com densidade de tecidos moles, usualmente num dos lados da linha média
- √ mediastino anormalmente alargado
- √ deslocamento do coração + grandes vasos posteriormente
- √ calcificação periférica amorfa, flocular central/curvilínea (5%–25%)

TC:
- √ massa homogênea de tecido mole com borda lisa/lobulada parcialmente/completamente delineada pela gordura
- √ reforço homogêneo
- √ áreas de diminuição de atenuação (fibrose, cistos, hemorragia, necrose)

RMN:
- √ isointenso em relação ao músculo esquelético em T1WI
- √ intensidade de sinal aumentada (aproximando-se da gordura) em T2WI
- √ característica de líquido dos cistos com alto conteúdo aquoso

(B) TIMOMA INVASIVO = TIMOMA MALIGNO
◊ A malignidade é definida de acordo com a extensão da invasão da gordura mediastinal + fascial adjacente!

Freqüência: em 30%–35% dos timomas

Estágio I: cápsula intacta
Estágio II: crescimento pericapsular para dentro da gordura mediastinal
Estágio III: invasão dos órgãos circundantes tais como pulmão, pericárdio, VCS, aorta
Estágio IVa: disseminação dentro da cavidade torácica (metástases para a pleura e pulmão em 6%)
Estágio IVb: metástases a distância (fígado, osso, linfonodos, rim, cérebro)

- √ atenuação heterogênea
- √ disseminação por contigüidade ao longo das reflexões pleurais, extensão ao longo da aorta alcançando o mediastino posterior/pilares do diafragma/retroperitônio
- √ interface irregular com o pulmão
- √ espessamento pleural circunferencial nodular difuso unilateral/massas pleurais

Trat.: excisão radical ± radioterapia adjuvante

Prognóstico: a sobrevida em 5 anos é de 93% para o estágio I, 86% para o estágio II, 70% para o estágio III, 50% para o estágio VI; os timomas associados com a *miastenia gravis* são menos agressivos

TÓRAX PNEUMECTOMIZADO

Sinais precoces (dentro de 24 horas):
- √ preenchimento parcial do tórax
- √ desvio mediastinal ipsolateral + elevação diafragmática

Sinais tardios (após 2 meses):
- √ completa obliteração do espaço

N.B.: depressão do diafragma/um desvio do mediastino para o lado contralateral indica um fístula broncopleural/empiema/hemorragia!

TORÇÃO DO PULMÃO

Incidência: rara (< 30 casos)

Causa: compressão da região inferior do tórax, ruptura do ligamento pulmonar inferior, integridade das fissuras

Associada a:
cirurgia (lobectomia), trauma, hérnia diafragmática, pneumonia, pneumotórax, tumor obstruindo brônquio

Histo: ± infarto hemorrágico + excessivo aprisionamento de ar

- √ lobo colabado/consolidado em posição não usual
- √ deslocamento hilar do lobo, parecendo atelectásico numa direção não apropriada
- √ alteração no curso normal da vasculatura pulmonar
- √ rápida opacificação de um lobo ipsolateral após um trauma/cirurgia torácica (DD: derrame pleural)
- √ alteração na posição no lobo opacificado nas radiografias seqüenciais
- √ distorção/poda brônquica
- √ aprisionamento de ar lobar

TORÇÃO PULMONAR

= rara complicação do trauma torácico grave

Mecanismo: compressão do tórax inferior com o pulmão torcido a 180°; usualmente na presença de grande quantidade de ar/líquido pleural

Idade: quase invariavelmente em crianças

- √ artéria principal do lobo inferior deslocada para cima em direção ao ápice
- √ vasos pulmonares inferiores diminutos
- √ configuração incomum do colapso lobar
- √ infarto pulmonar = opacificação do pulmão envolvido (pelo edema + hemorragia para dentro dos espaços aéreos)

TRANSPLANTE DE PULMÃO

Resposta ao reimplante

= infiltrado que surge 48 horas após o transplante não relacionado à sobrecarga de líquidos, insuficiência cardíaca esquerda, infecção, atelectasias ou rejeição; diagnóstico de exclusão

Histo: acúmulo de líquido no interstício consistente com edema não cardiogênico

Patogênese: ruptura de linfáticos, denervação pulmonar, isquemia do órgão, trauma

Evolução: manifesta-se dentro de 2 dias, alcança um pico no quarto dia de pós-operatório, resolve-se em tempo variável

- • hipoxia de intensidade crescente antes da exsudação
- √ esfumaçamento periilar/consolidação densa uni- ou bilateral envolvendo as áreas periilares + bases pulmonares

Rejeição de transplante de pulmão

1. **Rejeição aguda**

Histo: infiltrado celular mononuclear em torno das artérias, veias, bronquíolos, septos alveolares com edema alveolar (inicialmente) + exsudato fibrinoso (tardio)

Início: 5–10 dias após o transplante

- • queda na pressão do oxigênio arterial SEM infecção, obstrução das vias aéreas, sobrecarga de líquidos
- √ novo derrame pleural de intensidade crescente + linhas septais SEM aumento concomitante no tamanho cardíaco, largura do pedículo vascular, redistribuição (mais comum, 80% específico, 68% sensível)
- √ edema subpleural, espessamento peribrônquico, doença do espaço aéreo

Dg: rápida melhora com anomalias radiológicas após o tratamento com bolo IV de corticosteróides por 3 dias

Trat.: metilprednisolona, anticorpo policlonal da célula T (globulina antitimócito), anticorpos monoclonais (CD3, OKT3), irradiação linfóide

2. **Rejeição crônica**
   Prevalência: 24%
   Pat: bronquiolite obliterativa (36%), pneumonite intersticial, vasculopatia mediada pela rejeição
   Início: 3–75 meses após o transplante
   - tosse persistente e sibilos
   - dispnéia aos esforços como piora lentamente progressiva

   √ volumes pulmonares aumentados/diminuídos
   √ bronquiectasias centrais + periféricas
   √ doença localizada dos espaços aéreos
   √ atelectasia lobar parcial
   √ finas áreas irregulares de opacidade aumentada
   √ espessamento pleural
   √ impressões pulmonares periféricas diminuídas
   √ opacidades nodulares/reticulares associadas ao espessamento peribrônquico

Infecção do transplante de pulmão
Prevalência: 50%
Causa: transporte mucociliar prejudicado no pulmão denervado?
Organismo: bactérias Gram-negativas, fungos (candidíase, aspergilose invasiva)

Complicações anastomóticas do transplante de pulmão
1. Deiscência anastomótica brônquica
   √ presença de coleções de ar extraluminais no da anastomose (80%)
2. Constrição brônquica
   Trat.: ressecção com laser, broncoplastia com balão
3. Estenose vascular
4. Hérnia diafragmática pela omentopexia
   Procedimento: o pedículo omental é retirado no momento do transplante através de uma pequena incisão diafragmática + envelopado em torno da anastomose para impedir a deiscência

TRAQUEOBRONCOMEGALIA
= SÍNDROME DE MOUNIER-KUHN = atrofia/displasia primária das estruturas de suporte da traquéia + grandes brônquios, com transição abrupta para o brônquio normal ao nível da 4ª-5ª divisões
Incidência: 0,5%–1,5%
Idade: descoberta na 3ª-5ª décadas
- tosse com escarro copioso
- respiração curta aos exercícios
- longa história de pneumonias recorrentes

Pode estar associada à: síndrome de Ehlers-Danlos
√ marcante dilatação da traquéia (> 29 mm), brônquios principais direito (> 20 mm) + esquerdo (> 15 mm)
√ contornos saculados/diverticulose da traquéia na radiografia lateral (= protrusão da membrana mucosa entre os anéis da traquéia)
√ pode haver enfisema, bolhas na região periilar

TRAQUEOPATIA OSTEOPLÁSTICA
= doença rara caracterizada por projeções ósseas/cartilaginosas para dentro da luz traqueobrônquica
Causa: desconhecida; pode ser devida à inflamação crônica, processo degenerativo, irritação ao oxigênio/produtos químicos, distúrbios metabólicos, amiloidose, tuberculose, sífilis
Teorias patogenéticas:
(1) Econdrose/exostose dos anéis cartilaginosos
(2) Metaplasia cartilaginosa/óssea da membrana fibrosa elástica interna da traquéia

Idade: usualmente > 50 anos; M:F = 3:1
- usualmente assintomática
- dispnéia, tosse produtiva, rouquidão, hemoptise, febre, pneumonia recorrente

RxT:
√ opacidades lineares/recortadas circundando + estreitando a traquéia (mais bem vista em incidência lateral)

TC:
√ parede traqueal espessada e deformada
√ nódulos cálcicos da traquéia + brônquios espaçados irregularmente

Dg: broncoscopia
DD: policondrite recorrente, amiloidose, traqueobroncomalacia

TUBERCULOSE
Prevalência: 10 milhões de pessoas no mundo inteiro; tuberculose ativa desenvolve-se em 5%–10% dos expostos
Organismo: Mycobaterium = bastonetes aeróbicos ácido-resistente que se cora em vermelho com o carbol-fuccina; *M. tuberculosis* (95%), tipos atípicos aumentando: *M. avium intracellulare, M. kansasii, M. fortuitum*
Suscetíveis: crianças, adolescentes pré-púberes, idosos, alcoólatras, negros, diabéticos, silicose, sarampo, AIDS, sarcoidose (em até 13%)
Fases patológicas:
(a) reação exsudativa (reação inicial, presente por 1 mês)
(b) necrose caseosa (após 2–10 semanas do início da hipersensibilidade)
(c) hialinização = invasão dos fibroblastos (formação de granuloma em 1–3 semanas)
(d) calcificação/ossificação
(e) forma destrutiva crônica em 10% (< 1 ano de idade, adolescentes, adultos jovens)

Disseminação: linfonodos regionais, disseminação hematogênica, pleura, pericárdio, vértebras lombares superiores
Mortalidade: 1:100.000

Teste da tuberculina (PPD) positiva: 3 semanas após a infecção
Teste PPD negativo:
(1) Infecção tuberculosa dominante (tuberculose miliar)
(2) Sarcoidose
(3) Terapia corticosteróide
(4) Gravidez
(5) Infecção com *Mycobacterium* atípica

TUBERCULOSE ENDOBRÔNQUICA (ACINAR)
Pat: ulceração da mucosa brônquica seguida por fibrose leva a
(a) estenose brônquica (consolidação lobar)
(b) bronquiectasias
(c) nódulos acinares refletindo disseminação pelas vias aéreas

TCAR:
√ nódulos dos espaços aéreos
√ aspecto "de três botões" = opacidades nodulares ao longo da artéria centrilobulares + bronquíolos
√ bronquiectasias

TUBERCULOMA
= manifestação da TB primária/pós-primária
√ massa nitidamente definida lisa oval/circular
√ 0,5–4 cm de diâmetro continuando estável por um longo período de tempo
√ massa lobulada (25%)
√ lesões satélites (80%)
√ pode calcificar

TUBERCULOSE CAVITÁRIA
= marca registrada da reativação tuberculosa
= material semi-sólido caseoso é expelido para dentro da árvore brônquica após a lise
√ cavidade de paredes moderadamente espessas com superfície interna lisa

Cp:
(1) Disseminação para outros segmentos brônquicos
√ múltiplas pequenas sombras acinares remotas da consolidação maciça
(2) Colonização com Aspergillus
√ aspergiloma

Tuberculose pulmonar primária

Modo de infecção: inalação de gotículas infectadas trazidas pelo ar
Idade: usualmente na infância, tornando-se mais comum em adultos
- assintomático (91%)
- sintomático (5%–10%)

Localização: lobos inferiores, lobo médio, segmentos dos lobos superiores
√ uma/mais áreas de consolidação homogênea mal definida dos espaços aéreos, com 1–7 cm de diâmetro (requer algumas semanas para completar a cura completa com a terapia antituberculosa)
√ cavitação (rara em crianças, até 29% em adultos)
√ em crianças: linfadenopatia maciça hilar (60%)/paratraqueal (40%)/subcarinal (em crianças), em 80% do lado direito
em adultos: linfadenopatia mediastinal em 5%–7%
√ atelectasia (30%), especialmente no pulmão direito (segmento anterior do lobo superior/segmento medial do lobo médio) secundária a:
(a) tuberculose endobrônquica
(b) compressão bronquial/traqueal por linfonodos aumentados (68%)
√ derrame pleural (10% na infância, 40% no adulto) mais comumente 3–7 meses após a exposição inicial (pelos focos subpleurais, rompendo-se para dentro do espaço pleural)
√ reação pneumônica (zonas pulmonares médias ou inferiores) com consolidação segmentar/lobar
√ lesão pulmonar calcificada (17%)/cicatriz parenquimatosa < 5 mm = lesão de Ghon
√ linfonodo calcificado (36%) no hilo/mediastino
√ **complexo de Ranke** = lesão de Ghon + linfonodo calcificado (22%)
√ **foco de Simon** = local cicatrizado no ápice da lesão pulmonar

TC:
√ adenopatia tuberculosa pode mostrar centro necrótico com baixa atenuação após o reforço com contraste

Resultado da infecção primária:
(1) A imunidade impede a multiplicação do organismo (contenção da infecção inicial pela resposta de hipersensibilidade retardada + formação de granuloma em 1–3 semanas)
(2) TB primária progressiva (mecanismo imune inadequado com progressão local)
(3) Tuberculose miliar (disseminação hematogênica maciça descontrolada ultrapassando os sistemas de defesa do organismo)
(4) TB pós-primária = reativação da tuberculose (reativação de organismos dormentes após período assintomático de anos)

Prognóstico: 3,6% de taxa de mortalidade
Cp:
(1) Fístula broncopleural + empiema
(2) Mediastinite fibrosante

Tuberculose pulmonar pós-primária

= REATIVAÇÃO DE TB = infecção sob a influência de hipersensibilidade adquirida e imunidade secundária à longevidade do bacilo + prejuízo da imunidade celular
Etiologia:
(a) reativação de foco adquirido na infância
(b) infecção inicial em indivíduo vacinado com a BCG
(c) continuação da infecção inicial
= tuberculose primária progressiva (rara)

Pat: foco de necrose caseosa com edema circunjacente, hemorragia, infiltração celular mononuclear; formação de tubérculos
= acúmulo de células epitelióides + células gigantes de Langerhans; a perfuração brônquica leva à disseminação intrabrônquica

Idade: predominantemente no adulto
Local: 85% nos segmentos apical + posterior do lobo superior, 10% no segmento superior do lobo inferior, 5% em localizações mistas (segmentos anterior + contíguos do lobo superior)
D > E
(DD: a histoplasmose tende a afetar o segmento anterior)

A. TUBERCULOSE LOCAL EXSUDATIVA
√ áreas crônicas multifocais/confluentes mal definidas de consolidação acinar
√ cavitação de paredes finas com superfície interna lisa (presente na doença mais avançada); nível ar-líquido é forte evidência para infecção bacteriana/fúngica superposta
√ impressões acentuadas de drenagem em direção ao hilo ipsolateral

TC:
√ micronódulos em localização centrilobular (62%)
= material sólido de necrose caseosa na/circundando os bronquíolos terminais/respiratórios
√ espessamento septal interlobular (34%–54%)
= aumento no fluxo linfático como resposta inflamatória/prejuízo da drenagem linfática devido à linfadenopatia hilar

B. TUBERCULOSE FIBROPRODUTIVA LOCAL
- √ lesão fibrótica irregular nitidamente circunscrita + angular lembrando uma massa (em até 7%)
- √ cavitação irregular de paredes espessas (MARCA REGISTRADA) secundária à expulsão da necrose caseosa para dentro das vias aéreas, especialmente nos segmentos apicais/posteriores dos lobos superiores
- √ cicatrizes pulmonares reticulares
- √ atelectasias de cicatrização = perda de volume do lobo afetado
- √ bronquiectasia nos segmentos apicais/posteriores nos lobos superiores
- √ espessamento pleural
- √ cobertura apical = casca pleural = espessamento da camada gordurosa extrapleural (3–25 mm) + espessamento pleural (1–3 mm)
- √ linfadenite tuberculosa
- √ nódulos calcificados mediastinais/hilares
- √ aneurisma de Rasmussen

Tuberculose pulmonar miliar

= disseminação hematogênica maciça de organismos em qualquer momento após a infecção primária

Causa:
(1) Grave imunossupressão durante o estado pós-primário de infecção
(2) Defesas prejudicadas durante a infecção primária
= TUBERCULOSE PROGRESSIVA PRIMÁRIA

Incidência: 2%–3,5% das infecções tuberculosas
- √ foco crônico freqüentemente não identificado
- √ radiograficamente identificável após 6 semanas de disseminação hematogênica
- √ pequenos focos intersticiais granulomatosos generalizados do tamanho de uma cabeça de alfinete, com 2–3 mm
- √ cura completa e rápida com a terapia apropriada

TCAR (detecção mais precoce que o RxT):
- √ nódulos de 1–2 mm difusamente esparsos

Cp: disseminação via corrente sangüínea afetando linfonodos, fígado, baço, esqueleto, rins, adrenais, próstata, vesícula seminal, epidídimo, tubas uterinas, endométrio, meninges

TUBERCULOSE ATÍPICA

Organismo:
M. kansasii: infecção pulmonar em pacientes com bom estado imunológico
M. marinum: "granuloma de piscina"
M. ulcerans: "úlcera de Buruli" nas áreas tropicais
M. scrofulaceum: linfadenite cervical em crianças
M. avium intracellulare: especialmente em AIDS

<u>Organismos causando doença pulmonar</u> (classificação de Runyon)

Fotocromógenos	*M. kansasii, M. simiae, M. asiaticum*
Escotocromógenos	*M. scrofulaceum, M. xenopi, M. szulgai, M. gordonae,*
Não cromógenos	*M. avium/intracellulare, M. malmoense, M. terrae*
Crescimento rápido	*M. fortuitum/chelonae*

Fonte: solo, água, laticínios, excreção de pássaros

Grupos de risco: pacientes com doenças pulmonares crônicas, deficiência na imunidade mediada por células, mulheres idosas sadias

Histo: lesões indistinguíveis do *M. tuberculosis*
- teste cutâneo da tuberculina semanalmente positivo
- asma, tosse, dispnéia, hemoptise

Localização: segmentos apicais + anteriores dos lobos superiores
- √ consolidação
- √ múltiplas cavidades de paredes finas com pouca reação circundante
- √ reação pleural significativa sobre o pulmão afetado
- √ infreqüente formação de nódulos
- √ tipicamente SEM elevação hilar

TC:
- √ bronquiectasias multifocais (79%–94%), especialmente no lobo médio + língula
- √ nódulos centrilobares de vários tamanhos, usualmente < 1 cm (= micronódulos) em 76%–97%
- √ espessamento da parede bronquial (97%)
- √ doença dos espaços aéreos (76%)
- √ cavitação (21%), especialmente nos lobos superiores
- √ espessamento septal interlobular (12%)
- ◊ Resposta desfavorável à terapia antituberculosa é suspeita para BK atípica!

DD: M. tuberculosis (bronquiectasias menos comuns + menos extensas), bronquiolite obliterante, sarcoidose, doença fúngica

TUMOR TERATÓIDE DO MEDIASTINO

= TUMOR GERMINAL MEDIASTINAL (= TERATOMA)
- ◊ O mediastino anterior é o local extragonadal mais comum dos tumores germinais primários (1%–3% de todos os tumores germinais)!

Patogênese: células primitivas multipotenciais "deslocadas" durante a migração do endoderma vitelino até a gônada

Incidência:
- — adultos: 15% dos tumores mediastinais anteriores
- — crianças: 24% dos tumores mediastinais anteriores
- ◊ 16%–28% de todos os cistos mediastinais!
- ◊ Ocorre na mesma freqüência que o timoma usualmente maior!
- ◊ 1/3 dos neoplasmas primários nessa área são em crianças

Classes:
(1) Teratoma maduro (sólido)
(2) Teratoma cístico (cisto dermóide)
(3) Teratoma imaturo
(4) Teratoma maligno (teratocarcinoma)
(5) Teratoma misto

Localização: o mediastino é o terceiro local mais comum para as lesões teratóides (após a localização gonadal e sacroccígea); 5% de todos os teratomas ocorrem no mediastino, principalmente ântero-superiormente (somente em 1% posteriormente)
- √ amiúde inseparável do timo

A. TUMOR TERATÓIDE BENIGNO (75%–86%)
= TERATOMA MADURO
= tipo histológico mais comum
(1) Epidermóide (52%) = derivativos ectodérmicos
(2) Dermóide (27%) = derivativos ecto + mesodérmicos
(3) Teratoma (21%) = derivativos ecto + meso + endodérmicos

Pat: tumor bem encapsulado lobulado esférico; cavidades císticas tipicamente multi/uniloculares com líquido claro/amarelo/marrom

Histo:
- (a) ectoderma: pele, material sebáceo, cabelo, cistos revestidos com epitélio escamoso
- (b) mesoderma: osso, cartilagem, músculo
- (c) endoderma: tecido GI + respiratório, glândulas mucosas
  - ◊ A cápsula tumoral comumente possui remanescentes do tecido do timo!
  - ◊ A formação de cistos é típica (usualmente revestida por células epiteliais altas mucossecretantes)!

Idade: adultos jovens/crianças; M = F
- • assintomático (em até 53%)
- • tosse, dispnéia, dor torácica, infecção pulmonar, desconforto respiratório (devido à compressão por um grande tumor)

Localização:
- (a) mediastino anterior superior próximo ao timo/dentro do parênquima do timo
- (b) mediastino posterior (raro = 3%–8%)

√ massa esférica protruindo para dentro do hemitórax direito/esquerdo nitidamente demarcada contra o pulmão adjacente
√ variações na densidade (podem todas elas estar presentes):
- √ nível ar-líquido (raro mas ESPECÍFICO)
- √ densidade de água
- √ densidade homogênea de tecidos moles (indistinguível do linfoma/timoma)
- √ calcificação curvilínea periférica/central (20%–43%, 4 vezes mais comum nas lesões benignas) na parede tumoral/substância, ossificação no osso maduro
- √ visualização de dentes (PATOGNOMÔNICO)

√ freqüentemente inseparáveis do timo
√ reforço anelar/septos teciduais

Prognóstico: aproximadamente 100% de sobrevida em 5 anos

Trat.: excisão cirúrgica completa

B. TUMOR TERATÓIDE MALIGNO (14%–20%)

Histo:
Similar ao teratoma maligno mas com elementos teciduais primitivos/imaturos; geralmente há tecido neural arranjado em rosetas/túbulos primitivos
- ◊ Teratocarcinoma/teratoma maligno = idêntico ao teratoma com componentes de seminoma, tumor do seio endodérmico, carcinoma embrionário, coriocarcinoma, sarcoma, carcinoma

(1) **Seminoma** = germinoma = disgerminoma
- ◊ Segundo tumor germinal mediastinal mais comum!
- ◊ Mais comum tumor germinal primário maligno do mediastino!

Incidência: 2%–6% de todos os tumores mediastinais
5%–13% de todos os tumores mediastinais malignos

Idade: 3ª-4ª década; M > F; brancos

Histo: células uniformes poliédricas/circulares arranjadas em feixes ou formando pequenos lóbulos separadas por septos fibrosos; quantidade variável de linfócitos maduros

Pat: grande massa não encapsulada bem circunscrita
- • assintomático (20%–30%)
- • dor torácica/pressão, respiração curta, perda de peso, rouquidão, disfagia, febre
- • obstrução da VCS (10%)
- • níveis séricos elevados de hCG (7%–18%)
- • níveis séricos elevados de LDH (80%) correlaciona-se com o volume tumoral + taxa de crescimento tumoral

Metástases: para os linfonodos regionais, pulmão, osso, fígado

√ grande massa volumosa lobulada e bem delimitada
√ usualmente SEM calcificações
√ densidade homogênea de tecidos moles com leve reforço

Prognóstico: 75%–100% de sobrevida em 5 anos; morte pelas metástases a distância

Trat.: cirurgia + radioterapia (muito radiossensível)± cisplatina

(2) **Tumor germinal maligno não seminomatoso**
- (a) tecido embrionário
  - (1) Carcinoma embrionário
- (b) tecido extra-embrionário
  - (1) Saco vitelino = tumor do seio endodérmico
  - (2) Coriocarcinoma (menos freqüente)
- (c) combinação = tumor germinal misto

Pat: grande massa de tecido mole heterogêneo não encapsulada com tendência para a invasão de estruturas vizinhas

Idade: durante a 2ª e 4ª décadas; M:F = 9:1; em crianças M = F

Associado a: síndrome de Klinefelter (em 20%), malignidade hematológica
- • dor torácica, dispnéia, tosse, perda de peso, febre, síndrome da VCS (90%–100%)
- • nível sérico elevado de alfafetoproteína (80%) no tumor do seio endodérmico/carcinoma embrionário
- • nível sérico elevado de LDH (60%)
- • nível sérico elevado de hCG (30%) (DD: câncer de pulmão, carcinoma hepatocelular; adenocarcinoma de pâncreas, cólon, estômago)

Metástases: pulmão, fígado

√ grande tumor de textura heterogênea com hemorragia/necrose centrais
√ bem circunscrito/com margens irregulares
√ reforço da periferia do tumor
√ lobulação sugere malignidade
√ invasão das estruturas mediastinais (obstrução da VCS é ominosa)
√ derrame pleural/pericárdico (pela invasão local)
√ a ausência de tumor testicular primário/massa retroperitoneal prova que o tumor é primário!

Trat.: quimioterapia baseada na cisplatina + ressecção tumoral

Prognóstico: 50% de sobrevida a longo prazo

Cp:
- (1) Hemorragia
- (2) Pneumotórax (pela obstrução brônquica com aprisionamento de ar + ruptura alveolar)
- (3) Insuficiência respiratória (rápido aumento no tamanho pela produção de líquido) com compressão da traquéia/VCS (síndrome da VCS)
- (4) Formação de fístula com a aorta, VCS, esôfago

(5) Ruptura para dentro do brônquio (expectoração de substância oleosa/tricoptise em 5%–14%, pneumonia lipóide)
(6) Ruptura para dentro do pericárdio (efusão pericárdica), cavidade pleural (derrame pleural)

DD: timoma

VARIZ PULMONAR

= tortuosidade + dilatação anormal da veia pulmonar logo antes da penetração no átrio esquerdo

Etiologia: congênita/associada à hipertensão venosa pulmonar

- usualmente assintomática

Localização: terço medial de qualquer pulmão, abaixo do hilo próximo ao átrio esquerdo

√ massa lobular circular/oval bem definida
√ alteração no tamanho durante a manobra de Valsalva/Mueller
√ opacificação ao mesmo tempo que o átrio esquerdo)

DD: fístula arteriovenosa pulmonar

DIAGNÓSTICO DIFERENCIAL DAS DESORDENS MAMÁRIAS

DENSIDADE MAMÁRIA ASSIMÉTRICA

A. LESÃO PATOLÓGICA ÓBVIA
   1. Lesão estrelada
   2. Lesão ovóide/circular
   3. Calcificação
   4. Combinação

B. PARÊNQUIMA
   1. Densidades nodulares + gordura
      (a) ULDT normal
      (b) adenose
   2. Densidades lineares + gordura
   3. Fibrose + gordura
   4. Mama acessória

C. Fibrose
   1. Fibrose pós-inflamatória
   2. Fibrose pós-traumática
   3. Reação desmoplásica

LESÃO MAMÁRIA DE FORMA OVAL

Avaliação mamográfica das massas mamárias

Massa verdadeira ou pseudomassa?

A. TAMANHO
   — nódulos bem definidos com < 1 cm são de baixo risco para câncer
   — nódulos "mais provavelmente benignos" aproximando-se de 1 cm devem ser considerados para biopsia ao ultra-som/aspiração

B. FORMA
   — aumento de probabilidade de malignidade: circular < oval < lobulada < irregular, distorção da arquitetura

C. MARGEM (fator mais importante)
   — massa bem circunscrita com transição aguda e abrupta dos tecidos circundantes é quase sempre benigna
   — sinal do halo de lucência transparente = a ilusão óptica do efeito Mach é quase sempre benigna, porém não patognomônica de benignidade
   — a margem microlobulada é preocupante para câncer
   — margem obscurecida pode representar câncer infiltrante
   — margem irregular e mal definida tem alta probabilidade para câncer
   — margem espiculada devido a (a) projeções fibrosas se estendendo da massa cancerosa principal, (b) cirurgia prévia, (c) hiperplasia esclerosante ductal (cicatriz radial)

D. LOCALIZAÇÃO
   — linfonodo inflamatório tipicamente no quadrante superior externo (em 5% de todas as mamografias)
   — grande hematoma + abscesso com uma localização retro/periareolar
   — cisto sebáceo no tecido subcutâneo

E. ATENUAÇÃO AO RAIOS X = DENSIDADE
   — lesões contendo gordura nunca são malignas
   — massa de alta densidade suspeita para carcinoma (densidade mais alta que o volume igual do tecido fibroglandular devido à fibrose)

F. NÚMERO
   — a multiplicidade de lesões idênticas diminui o risco

G. ALTERAÇÃO DO INTERVALO
   — o aumento da massa requer biopsia

H. FATORES DE RISCO INERENTES AO PACIENTE
   — o avançar da idade aumenta o risco para malignidade
   — história familiar positiva
   — história de biopsias mamárias normais prévias
   — história de malignidade extramamária

Massa mamária bem circunscrita

◊ Lesões não palpáveis e bem circunscritas possuem um risco de 4% para malignidade!

A. BENIGNA
   1. Cisto (45%)
   2. Fibroadenoma
   3. Adenoma esclerosante
   4. Papiloma
   5. Galactocele
   6. Cisto sebáceo

B. MALIGNA
   1. Carcinoma medular/mucinoso/intracístico/papilar
   2. Câncer ductal invasivo de outra forma não especificada (raro)
   3. Linfonodo inflamatório patológico
   4. Metástases para a mama: melanoma, linfoma/leucemia, câncer de pulmão, hipernefroma

MASSA RECORRENTE BEM CIRCUNSCRITA EM MULHERES > 40 ANOS DE IDADE
1. Cisto
2. Papiloma
3. Carcinoma
4. Sarcoma (raro)
5. Fibroadenoma (excessivamente raro)
6. Metástases (extremamente raras)

Linfonodos axilares bilaterais patológicos

1. Artrite reumatóide
2. Sarcoidose
3. Desordens linfoproliferativas

Lesões contendo gordura

Gordura contida dentro de uma lesão prova a sua benignidade!
1. Lipoma
2. Galactocele
   = líquido com alto conteúdo lipídico (fase tardia)
   • durante/logo após a lactação
3. Cisto lipídico traumático = necrose gordurosa = cisto oleoso
   • local de cirurgia prévia/trauma
4. Coleção focal de gordura normal da mama

LESÃO DE DENSIDADE MISTA DE GORDURA-ÁGUA
1. Linfonodo inflamatório
2. Hamartoma = lipofibroadenoma = fibroadenolipoma
3. Galactocele
4. Pequeno hematoma superficial

Lesão da mama com sinal do halo

A. LESÃO DE ALTA DENSIDADE
= vasos + elementos parenquimatosos não visualizados na lesão superposta
1. Cisto
2. Cisto sebáceo
3. Verruga

B. LESÃO DE BAIXA DENSIDADE
= vasos + parênquima visualizados superpostos à lesão
1. Fibroadenoma
2. Galactocele
3. Cistossarcoma filóide

LESÃO MAMÁRIA ESPICULADA/ESTRELADA

= distorção arquitetural/massa caracterizada por delgadas linhas radiando-se de suas margens

Risco de malignidade:
— 75% para as massas espiculadas não palpáveis
— 32% para as massas não palpáveis irregulares

A. ESTRUTURA PSEUDO-ESTRELADA
= SOMBRAS DE SOMAÇÃO
causadas pela superposição casual das estruturas fibrosas + glandulares normais; encobertas por incidências rodadas, incidências em *spot* e compressão ± aumento da técnica do microfoco

B. "ESTRELA NEGRA"
√ grupos de delgadas bandas fibrosas em feixe agrupado
√ lucências circulares/ovais dentro do centro
√ alteração no aspecto em diferentes incidências
1. Cicatriz radial = hiperplasia ductal esclerosante
2. Necrose gordurosa pós-traumática

C. "ESTRELA BRANCA"
√ espículas individuais densas retas
√ massa tumoral sólida central
√ pouca alteração em diferentes incidências

(1) Carcinoma ductal invasivo = carcinoma cirroso
= reação desmoplásica + retração secundária das estruturas circundantes
• dimensões clínicas maiores que o tamanho mamográfico
√ massa tumoral central distinta com margens irregulares
√ o comprimento das espículas aumenta com o tamanho tumoral
√ espessamento cutâneo localizado/retração quando as espículas se estendem para a pele
√ comumente associada a calcificações do tipo maligno

(2) Cicatriz pós-operatória
• correlação com a história + local da biopsia
√ a cicatriz diminui em tamanho + densidade com o passar do tempo

(3) Hematoma pós-operatório
• informação clínica
√ o acompanhamento mamográfico a curto prazo confirma a resolução completa

(4) Abscesso mamário
• informação clínica
√ lesão de alta densidade cujos contornos lembram uma chama

(5) Fibroadenoma hialinizado com fibrose
√ padrão que se altera com as diferentes projeções
√ pode estar acompanhado por grosseiras calcificações típicas dos fibroadenomas

Mnemônico: "STACAN FHC"
Sombra de somação
Tumor maligno
Abscesso
Cicatriz radial
Adenose esclerosante
Necrose gordurosa
Fibroadenoma
Hematoma pós-operatório
Cicatriz pós-operatória

Lesões mimetizando tumores

1. "Tumor mamário fantasma" = massa simulada
(a) densidade assimétrica
√ contorno mamário côncavo recortado
√ elementos gordurosos intercalados
(b) sombra de somação = sobreposição aleatória das estruturas mamárias glandulares
√ impossibilidade de visualizar o "tumor" em mais de uma incidência
2. Injeções de silicone
3. Injeções cutâneas
(a) nevo cutâneo
√ halo nítido/aspecto fissurado
(b) calcificações cutâneas
√ centro lucente (pista)
√ localização superficial (incidência tangencial)
(c) cisto sebáceo/cisto de inclusão epitelial
(d) neurofibromatose
(e) cicatriz de biopsia
4. Linfedema
5. Linfonodos
Localização: axila, tecido subcutâneo da cauda axilar, porção lateral do músculo temporal, intramamário
√ massa ovóide/em forma de feijão, com goteira de tecido gorduroso representando o hilo
√ zona central de radiolucência (substituição do centro por gordura), circundado por halo "em crescente" do córtex
√ usualmente < 1,5 cm (até 4 cm) de tamanho
6. Hemangioma

CALCIFICAÇÕES MAMÁRIAS

Indicativo de processo focalmente ativo; freqüentemente necessitando de biopsia
◊ 75%–80% dos agrupamentos de calcificações biopsiadas representam um processo benigno
◊ 10%–30% das microcalcificações em pacientes assintomáticos são associadas com câncer

Composição: hidroxiapatita/fosfato de tricálcio/oxalato de cálcio

BIOPSIAS DE MAMA PARA MICROCALCIFICAÇÕES
(sem quaisquer outros achados mamográficos)

A.	LESÕES BENIGNAS	(80%)
	1. Mastopatia sem proliferação	44%
	2. Mastopatia com proliferação	28%
	3. Fibroadenoma	4%
	4. Papiloma solitário	2%
	5. Miscelânea	2%
B.	LESÕES MALIGNAS	(20%)
	1. Carcinoma lobular *in situ* em 8% não há nenhuma relação espacial com o CLIS	10%
	2. Carcinoma infiltrante	6%
	3. Carcinoma ductal *in situ*	4%

A. LOCALIZAÇÃO
  (a) intramamária
    (1) **Microcalcificações intraductais**
      √ 0,1–0,3 mm de tamanho, irregulares, algumas vezes mista linear + puntiforme
      Ocorrência:
      Doença secretória, hiperplasia epitelial, hiperplasia ductal atípica, carcinoma intraductal
    (2) **Microcalcificações lobulares**
      √ lisas e circulares, similares no tamanho + densidade
      Ocorrência:
      Hiperplasia cística, adenose, adenose esclerosante, hiperplasia lobular atípica, carcinoma lobular *in situ*, cancerização dos lóbulos (= migração retrógrada do carcinoma ductal para envolver os lóbulos), carcinoma ductal obstruindo o egresso do conteúdo lobular
  N.B.: As calcificações lobulares e ductais ocorrem freqüentemente na doença fibrocística + câncer de mama!
  (b) extramamário: parede arterial, parede ductal, fibroadenoma, cisto oleoso, pele etc.

B. TAMANHO
  √ calcificações malignas usualmente < 0,5 mm; raramente > 1,0 mm

C. NÚMERO
  √ < 4–5 calcificações por 1 cm^2 têm uma baixa probabilidade de malignidade

D. MORFOLOGIA
  (a) benigna
    (1) Calcificações lisas e circulares: formadas nos ácinos dilatados dos lóbulos
    (2) Esferas lucentes/sólidas centradas: usualmente devido à necrose gordurosa
    (3) Calcificações em forma semilunar que são côncavas no feixe horizontal em projeção lateral = líquido sedimentado de cálcio na porção inferior do cisto
    (4) Calcificações lucentes centradas: em torno de debris acumulados dentro dos ductos/na pele
    (5) Calcificações sólidas em forma de bastão/calcificações tubulares com centro lucente: formadas dentro/em torno de ductos ectásicos/normais
    (6) Calcificações em casca de ovo na periferia de cistos mamários
    (7) Calcificações com aspecto de trilhos paralelos = calcificações vasculares
  (b) malignas
    = secreções celulares calcificadas/células cancerosas necróticas dentro dos ductos
    √ calcificações de (a) forma vermicular (b) variável no tamanho (c) linear/forma ramificada

E. DISTRIBUIÇÃO
  1. Calcificações heterogêneas agrupadas: adenose, papiloma ductal periférico, hiperplasia, câncer
  2. Calcificações segmentares dentro de uma única rede ductal: suspeite de câncer multifocal dentro do lobo
  3. Calcificações regionais/difusamente espalhadas, com distribuição aleatória por todo o grande volume da mama: quase sempre benigna

F. DENSIDADE

Calcificações malignas

1. **Calcificações granulares** = lembrando finos grãos de sal
   √ amorfa, puntiforme/alongada, fragmentada
   √ agrupadas muito próximas umas das outras
   √ irregulares na forma, tamanho e densidade

2. **Calcificações que formam moldes** = molde fragmentado de calcificações dentro dos ductos
   √ variáveis em tamanho + comprimento
   √ grande variação na densidade dentro das partículas individuais + entre partículas adjacentes
   √ contorno irregular denteado
   √ ± padrão de ramificação em Y
   √ agrupadas (> 5 por focos dentro de uma área de 1 cm^2)

Calcificações benignas

1. Calcificações lobulares = surgem dentro de uma cavidade esférica de hiperplasia cística, adenosite esclerosante, hiperplasia lobular atípica
   √ nitidamente delineada, homogênea, sólida, esférica ou em forma de pêra
   √ pouca variação no tamanho
   √ numerosas + espalhadas
   √ associadas com fibrose considerável
   (a) adenose
     √ calcificações difusas envolvendo ambas as mamas simetricamente
   (b) fibrose periductal
     √ calcificações difusas/agrupadas + bordas irregulares, simulando processo maligno
2. "Leite de cálcio" sedimentado
   Freqüência: 4%
   √ múltiplas, bilaterais, espalhadas/ocasionalmente agrupadas dentro de microcistos
   √ partículas esfumaçadas na porção inferior do cisto na incidência vertical
   √ em forma semilunar na projeção horizontal = aspecto em "xícara de chá"
3. Mastite de células plasmáticas = mastite periductal
   √ calcificações com margens agudas de densidade uniforme = forma intraductal
   √ calcificações côncavas com margens nítidas = forma periductal
4. Calcificações em casca de ovo
   (a) com lesão radiolúcida
     — liponecrose micro/macrocísitca calcificante (= precipitado de ácidos graxos como sabões de

cálcio na superfície capsular) como necrose gordurosa calcificada/hematoma calcificado
(b) com lesão radiopaca
— fibroadenoma degenerado
— macrocisto
√ alta densidade uniforme na periferia
√ usualmente subcutânea
√ sem fibrose associada
5. Papiloma
√ configuração solitária "em framboesa" do tamanho do ducto
√ central/retroareolar
6. Fibroadenoma degenerado
√ calcificação muito densa dentro de massa densa bizarra, grosseira, nitidamente delineada, em forma de "pipoca" (= degeneração mixóide central)
√ calcificação em casca de ovo (= degeneração subcapsular mixóide)
7. Calcificações arteriais
√ linhas paralelas de calcificação
8. Calcificações dérmicas
Local: glândulas sebáceas
√ centro radiolúcido côncavo
√ forma poligonal
√ localização periférica (pode projetar-se profundamente mesmo em duas incidências em ângulos de 90°)
√ orientação linear quando surpreendidas tangencialmente
√ mesmo tamanho dos poros da pele
Prova: técnica de marcação superficial

MAMILO

Retração do mamilo

1. Posicional
2. Relativa à inflamação/edema do tecido periareolar
3. Congênita
4. Adquirida (carcinoma, ectasia ductal)

Descarga mamilar

◊ A descarga mais significativa surge de uma mama + um orifício!
◊ A causa mais comum de descarga sanguinolenta/serossanguinolenta é o papiloma intraductal!
Tipo de descarga:
(a) mama em lactação: galactorréia
(b) mama fora da lactação:
— normal: branco, amarelado, cinza-esverdeado
— anormal: seroso claro (câncer 7%, papiloma 35%, alteração fibrocística 36%, ductectasia 11%), sanguinolento (câncer 13%, papiloma 61%, alteração fibrocística 12%, ductectasia 2%)
• a citologia exfoliativa não é útil (positivo verdadeiro em 11%)
Local de origem:
A. Lóbulos + unidade lobular ductal terminal
1. Galactorréia
2. Alterações fibrocísticas
B. Ducto lactífero maior (ducto coletor, ducto segmentar, ducto subsegmentar)
1. Papiloma solitário
2. Carcinoma papilar
3. Ectasia ductal

Galactografia:
Injeção de 0,1–0,3 cm^3 de material de contraste hidrossolúvel através de agulha romba bitola n. 27 de sialografia pediátrica (0,4–0,6 mm de diâmetro externo, angulação da ponta de 90°)
DD dos defeitos ductais:
Bolha de gás, coágulo, secreções ressecadas, papiloma intraductal solitário, lesão hiperplásica epitelial, carcinoma ductal

Doença secretória

1. Secreções lactíferas retidas
Resultado da involução incompleta/prolongada dos ductos lactíferos
√ padrão em ramificação da densidade gordurosa na mama densa (alto conteúdo lipídico)
2. Estase prolongada da secreção + restos intraductais
√ dilatação ductal
√ calcificações com orientação linear em direção à área subareolar com poucos milímetros de comprimento: em forma de bastão/salsicha/esférica com centro oco
3. Galactocele
4. Mastite de células plasmáticas

Espessamento da pele da mama

Espessura normal da pele: 0,8–3 mm; pode exceder 3 mm na região inframamária
A. Espessamento localizado da pele
1. Trauma (biopsia prévia)
2. Carcinoma
3. Abscesso
4. Mastite não supurativa
5. Condições dermatológicas
B. Espessamento generalizado da pele
◊ A pele está inicialmente espessada e em maior extensão na porção inferior mais pendente da mama!
√ densidade global aumentada com padrão reticular grosseiro (= vasos linfáticos dilatados + líquido intersticial estimulando a formação de fibrose)
(a) Obstrução linfática axilar
(1) Câncer primário da mama
— câncer de mama avançado
— comedocarcinoma invasivo em grande área
◊ O câncer primário da mama não é necessariamente visto devido ao pequeno tamanho/localização oculta (cauda axilar, atrás do mamilo)!
(2) Doença linfática maligna primária (isto é, linfoma)
(b) obstrução intradérmica + intramamária dos canais linfáticos
(1) Disseminação linfática do câncer de mama a partir do lado contralateral
(2) Carcinoma mamário inflamatório = carcinoma ductal difusamente invasivo
(c) bloqueio linfático mediastinal
(1) Sarcoidose
(2) Doença de Hodgkin
(3) Carcinoma brônquico/esofagiano avançado
(4) Actinomicose
(d) malignidades ginecológicas avançadas por colaterais toracoepigástricos
(1) Câncer ovariano
(2) Câncer uterino

(e) inflamação
  (1) Mastite aguda
  (2) Abscesso retromamilar
  (3) Necrose mamilar
  (4) Radioterapia
  (5) Mamoplastia redutora
(f) insuficiência cardíaca congestiva
pode ser unilateral (D > E)/migração com alteração na posição do paciente (para evitar úlcera de decúbito)
(g) síndrome nefrótica, anasarca
  (1) Diálise
  (2) Transplante renal
(f) extravasamento subcutâneo de líquido pleural após toracocentese

Aumento difuso da densidade mamária

√ densidade aumentada generalizada
√ espessamento cutâneo
√ padrão reticular na subepidérmico

A. Câncer
  1. Câncer de mama "inflamatório" (disseminação angiolinfática)
     - rápido desenvolvimento de edema difuso, enduração, vermelhidão cutânea + edema em pele de laranja sobre 1/3 da superfície mamária

     Dg: biopsia cutânea
  2. Câncer de mama não inflamatório primário difuso
  3. Câncer de mama metastático difuso
  4. Linfoma/leucemia
     devido ao linfedema obstrutivo da mama

B. Mastite infecciosa
Usualmente na mama em lactação

C. Radiação
  (a) edema exsudativo difuso dentro de semanas após o início da radioterapia
  (b) fibrose induracional meses após a radioterapia

D. Edema
  1. Obstrução linfática: extensa linfadenopatia axilar/intratorácica, tumor mediastinal/parede torácica anterior, cirurgia axilar
  2. Edema corporal generalizado: insuficiência cardíaca congestiva (o edema da mama pode ser unilateral se a paciente estiver em decúbito lateral), hipoalbuminemia (doença renal, cirrose hepática)

E. Hemorragia
  1. Pós-traumática
  2. Terapia com anticoagulantes
  3. Diátese hemorrágica

F. Infusão acidental de líquido no tecido subcutâneo

RELATÓRIOS MAMOGRÁFICOS

Categorias de relatórios (Marc J. Homer)

Proporciona respostas para:
  (1) A mamografia é normal?
  (2) Se é anormal, uma biopsia deve ser feita?
  (3) Se é anormal, mas a biopsia não está indicada, o que deve ser feito?

RELATÓRIO NORMAL (= categoria BIRAD negativa)
"Nenhuma massa dominante ou suspeita de calcificação."

RELATÓRIO DE NORMALIDADE, PORÉM DENSO
"As mamas são muito densas, limitando a sensibilidade do exame. Uma massa poderia ser facilmente ocultada."

RELATÓRIO NEUTRO (= categoria BIRAD benigna + categoria provavelmente benigna)
"Existe uma (descrição) no (localização) quadrante. Possui alta probabilidade de ser benigna. Pode ser localizada antes da biopsia para estabelecer a histologia. Se a biopsia é adiada, recomendo um exame de acompanhamento dentro de 6 meses para avaliar sua estabilidade."

RELATÓRIO DE MULTIPLICIDADE
"Existem massas/múltiplas densidades assimétricas/múltiplas microcalcificações. Nenhuma área parece mais suspeita para merecer uma biopsia neste momento. Recomendo a repetição do exame dentro de três meses para avaliar a estabilidade destas áreas."

RELATÓRIO INDICATIVO DE BIOPSIA (= categoria BIRAD de suspeita + categoria de probabilidade maligna)
"Existe uma (descrição) no (localização) quadrante. Existem características suspeitas para/altamente sugestivas de câncer. A biopsia é mandatória para descartar o câncer de mama."

RECUSA para advogados
"A taxa de falsos negativos para a mamografia é de aproximadamente 10%. O tratamento de uma anormalidade palpável deve ser baseada em critérios clínicos."

Descritores léxicos para relatórios (ACR)

MASSA

tamanho	
forma	circular, oval, lobulada, irregular
margens	circunscrita, lobulada, obscura, indistinta, presumida
localização	baseada na posição dos ponteiros de um relógio + profundidade na mama
achados associados	alterações na pele, calcificações, retração do mamilo, espessamento trabecular
atenuação	relativa a ou em igual volume do tecido mamário: alta densidade, isodensa, baixa densidade, densidade de gordura

CALCIFICAÇÕES

tipo pele	vascular, grosseira, em forma de bastão, casca de ovo, puntiforme, pleomórfica
número	
tamanho	
distribuição	em cadeias, linear, segmentar, regional, espalhada, múltiplos grupos
achados associados	alterações da pele, retração do mamilo, distorção arquitetural, espessamento trabecular

ANATOMIA DA MAMA E TÉCNICA MAMOGRÁFICA

Lobos

Seis a 15 lobos dispostos radialmente em torno do mamilo, cada lobo contém um ducto principal com uma abertura na porção central do mamilo

Ducto principal: ramifica-se dicotomicamente eventualmente formando unidades lobulares ductais terminais

Histo: células epiteliais, células mioepiteliais circundadas por tecido conjuntivo extralobular com fibras elásticas

Unidade lobular ductal terminal (ULDT)

1 Ducto terminal extralobular
Histo: revestido por células colunares + camada proeminente de fibras elásticas
2 Lóbulo:
(a) ducto terminal intralobular
Histo: revestido por células cuboidais
(b) dúctulos/ácinos
(c) tecido conjuntivo intralobular

Tamanho: 1–8 mm (a maioria com 1–2 mm) em diâmetro

Alteração:
(a) idade reprodutiva: proliferação cística (até o período da ovulação) + involução cíclica (durante a menstruação)
(b) pós-menopausa: regressão com substituição por tecido gorduroso

Significado:
A ULDT é o local do fibroadenoma, cisto epitelial, metaplasia apócrina, adenose (= proliferação de dúctulos + lóbulos), epiteliose (= proliferação de células epiteliais mamárias dentro dos ductos + lóbulos preexistentes), carcinoma ductal + lobular *in situ*, carcinoma lobular + ductal infiltrante

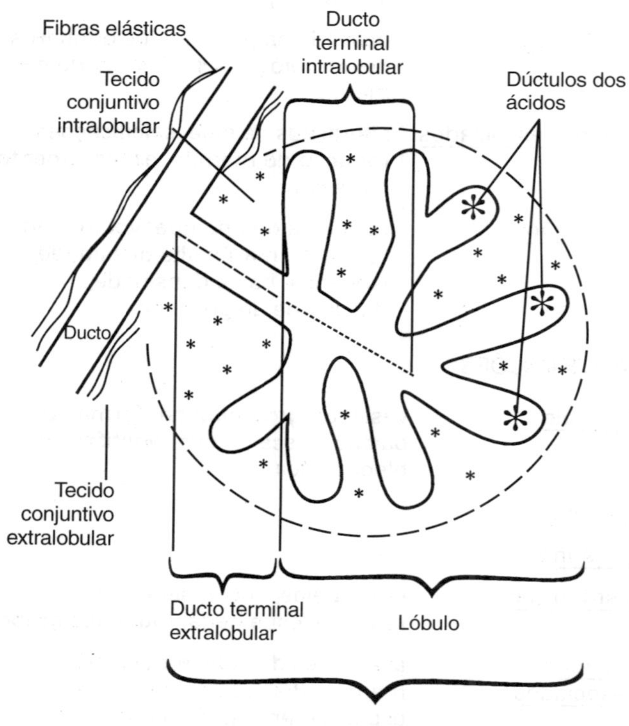

Unidade lobular ductal terminal

Componentes do parênquima mamário normal

1. Densidades nodulares circundadas por gordura
(a) 1–2 mm = lóbulos normais
(b) 3–9 mm = adenose
2. Densidades lineares
= ductos e seus ramos + tecido elástico circundante
3. Densidade tipo "vidro fosco" sem estrutura
= estroma/fibrose com contornos côncavos

Padrão mamário parenquimatoso (László Tabár)

Padrão I
Chamado "QDY" = "quasi dysplasia" (para a classificação de Wolfe)
√ contorno côncavo a partir dos ligamentos de Cooper
√ densidades nodulares de 1–2 mm precisamente distribuídas (= unidades lobulares ductais terminais normais)
√ áreas lucentes de forma oval/circular (= substituição gordurosa)

Padrão II
Similar ao N1 (Wolfe)
√ substituição total por gordura
√ SEM densidades nodulares

Padrão III
Similar ao P1 (Wolfe)
√ parênquima normal ocupando < 25% do volume mamário em localização retroareolar

Padrão IV = padrão de adenose
Similar ao P2 (Wolfe)
Causa: hipertrofia + hiperplasia dos ácinos dentro dos lóbulos
Histo: pequenas células ovóides em proliferação com raras mitoses
√ densidades nodulares de 3–7 mm dispersas (= unidades lobulares ductais terminais dilatadas) = adenose
√ densidades lineares espessadas (= proliferação de tecido elástico periductal com fibrose) = fibroadenose
√ nenhuma alteração com a idade (geneticamente determinada)

Padrão V
Similar ao DY (Wolfe)
√ parênquima uniformemente denso com contorno liso (= fibrose extensa)

Padrão mamário parenquimatoso (Wolfe)

Classificação de pouco valor prático porque

(a) > 72% dos cânceres de mama são encontrados no grupo de baixo risco de N1 + P1

(b) o risco em N1 + P1 é retardado em torno de 15 anos

N1 nenhuma proliferação
mama composta primariamente por gordura, trabeculação proeminente presente que tem o aspecto curvilíneo e amiúde ramifica-se, sem ductos visíveis

P1 pouca proliferação
ductos menores ocupam 1/4 ou menos do volume mamário; os ductos possuem um

diâmetro de secção transversa definido e freqüentemente com componente nodular

P2 proliferação severa
grande formação de ductos ocupando mais de 1/4 do volume da mama, com forte tendência para formar uma densidade triangular central; os ductos são coalescentes

DY displasia
grave displasia mamária, mamas quase completamente homogêneas, sem linearidade ou nodularidade identificáveis, intercaladas com coleções de gordura irregulares

Prevalência do câncer de mama por 1.000

Idade (anos)	N1 e P1	P2 e DY
40–49	0,9	5,3
50–59	2,8	8,8
60–69	7,4	15,4
≥ = 70	12,2	25,5

Técnica de leitura do filme mamográfico

1. Compare com filmes anteriores
2. Procure por áreas "proibidas"
   (a) "Via láctea" = área larga de 2–3 cm paralela com a borda do músculo peitoral na projeção OML
   (b) "Terra de ninguém" = área de substituição por gordura entre a borda posterior do parênquima + parede torácica na projeção craniocaudal
   (c) metade medial da mama na projeção craniocaudal
3. Procure por densidade retroareolar aumentada
4. Procure por retração do contorno parenquimal
5. Procure por distorção arquitetural
6. Procure por linhas retas superpostas em contorno recortado normal
7. Compare o lado esquerdo com o direito
8. Não pare de procurar após encontrar uma lesão

Técnica mamográfica

Qualidade do feixe
Feixe de molibdênio com picos de emissão características de 17,9 + 19,5 keV (energia média menor que o tungstênio)

Ponto focal
0,1–0,4 mm (0,1 mm para visões ampliadas)

Saída do tubo
80–100 mA

Exposição
(a) sem grade: 25 kV (ótimo entre contraste + penetração), tempo de exposição de 1,0 segundo
(b) com grade: 26–27 kV; tempo de exposição de 2,3 segundos
(c) aumento do microfoco: 26–27kV; 1,5–2,0 vezes de aumento com 16–30 cm de hiato de ar
(d) espécimen radiográfico: 22–24 kV

Filtro
(a) janela de berílio (absorve menos radiação que o tubo de vidro)
(b) filtro de molibdênio (0,003 mm): permite maior quantidade de energia da radiação alcançar a mama

Redução da dispersão da radiação
(1) Compressão adequada (também melhora o contraste + diminui a dose de radiação)
(2) Colimação do feixe de < 8–10 cm
(3) Hiato de ar com aumento do microfoco (maior resolução espacial, 2–3 aumentos na quebra do raio na exposição da radiação)
(4) Grade em movimento
use a grade em caso de mama comprimida > 5 cm/mama muito densa (facilita a percepção, 2–3 aumentos na quebra do raio na exposição da radiação)

Combinação monitor — filme
(1) Intensificação do fosforescência dos sistemas de monitores únicos
(2) Contato filme-monitor
(3) Filme de mamografia com neblina (*fog*) de base mínimo, densidade máxima + contraste suficientes

Processamento do filme
(1) Tempo de processamento de 3 minutos (42–45 segundos no líquido revelador) superior a 90 segundos de processamento para filmes de dupla emulsão (o qual cria subexposição + mais alta exposição de radiação compensatória)
(2) Temperatura de revelação de 35º C (95º F)
(3) Taxa de reabastecimento do líquido revelador: 450–500 ml de reabastecimento de líquido por metro de filme

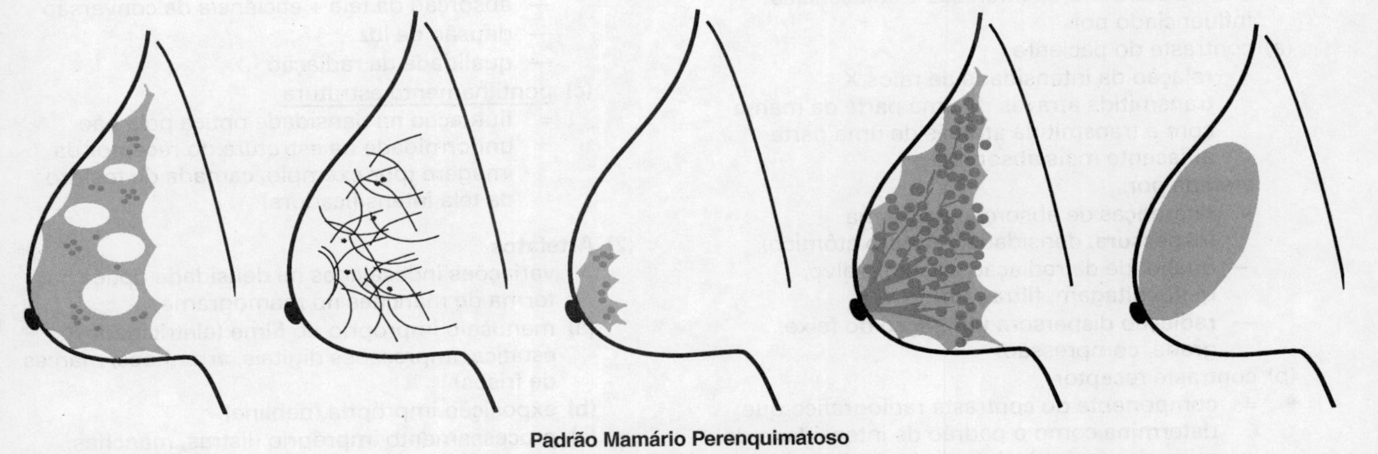

Padrão Mamário Perenquimatoso

Padrão I Padrão II Padrão III Padrão IV Padrão V

Controle de qualidade
(1) Processador (diariamente)
com medidas sensito/densitométricas
(a) neblina de base < 0,16–0,17
(b) densidade máxima > 3,50
(c) contraste > 1,9–2,0
(2) unidade de raios X (semianualmente)
(a) qualidade do feixe
(b) fototimer

Dose glandular média: < 0,6 mGy por mama para mamograma de tela-filme não ampliado (necessária autorização ACR)
Técnica tela-filme (alvo de molibdênio; filtro de molibdênio de 0,3 mm, 28 kVp):
dose média absorvida:
0,05 rad para incidência CC
0,06 rad para incidência lateral

Dose efetiva equivalentes H_E:

mamografia tela-filme	0,11 mSv
mamografia xerográfica	0,78 mSv
tórax	0,05 mSv
crânio	0,15 mSv
abdome	1,40 mSv
coluna lombar	2,20 mSv

VANTAGENS DA MAMOGRAFIA AMPLIADA
1. Efeito de nitidez = resolução aumentada
2. Efeito ruído = ruído reduzido por um fator igual ao grau de ampliação
3. Efeito do hiato de ar = contraste aumentado pela redução na radiação de dispersão
4. Efeito visual = melhora na percepção e análise dos pequenos detalhes

Fatores que afetam a qualidade da imagem mamográfica

A. NITIDEZ RADIOGRÁFICA
= impressão subjetiva de distinção/perceptibilidade dos limites/borda da estrutura
(1) **Contraste radiográfico**
= magnitude da diferença de densidade óptica entre a estrutura de interesse + adjacências influenciado por
(a) contraste do paciente
= relação da intensidade de raios X transmitida através de uma parte da mama com a transmitida através de uma parte adjacente mais absorvente
afetada por:
— diferenças de absorção na mama (espessura, densidade, número atômico)
— qualidade da radiação (material-alvo, quilovoltagem, filtragem)
— radiação dispersora (limitação do feixe, grade, compressão)
(b) contraste receptor
= componente do contraste radiográfico que determina como o padrão de intensidade do raios X estará relacionado ao padrão de densidade óptica no mamograma
afetado por:
— tipo de filme
— processamento (química, temperatura, tempo, agitação)
— densidade fotográfica
— neblina (armazenamento, luz segura, vazamento de luz)
(2) **Borramento radiográfico**
= extensão lateral de um limite estrutural (= distância sobre a qual a densidade óptica entre a estrutura e suas adjacências se altera)
(a) movimento
reduzida por compressão + tempo de exposição curto
(b) borramento geométrico
afetado por:
— ponto focal: tamanho, forma, distribuição da intensidade
— distância foco-objeto (= comprimento do cone)
— distância imagem-objeto
(c) borramento receptor
= difusão da luz (= disseminação da luz emitida pela tela) afetada por
— espessura do fósforo + tamanho das partículas
— corantes absorventes de luz + pigmentos
— contato tela-filme

B. RUÍDO RADIOGRÁFICO
= flutuação não desejada da densidade óptica
(1) **Pontilhamento radiográfico**
= as variações na densidade óptica consistem de:
(a) granulosidade do receptor
= variação da densidade óptica pela distribuição aleatória de um número finito de grãos de prata
(b) pontilhado quântico (principal contribuinte para o pontilhamento)
= variação na densidade óptica pela distribuição espacial aleatória de quantas de raios X absorvidos no receptor de imagem
afetado por:
— velocidade do filme + contraste
— absorção da tela + eficiência da conversão
— difusão da luz
— qualidade da radiação
(c) pontilhamento estrutura
= flutuação na densidade óptica pela não uniformidade na estrutura do receptor da imagem (por exemplo, camada de fósforo da tela intensificadora)
(2) **Artefatos**
= variações indesejadas na densidade óptica na forma de manchas no mamograma
(a) manuseio impróprio do filme (eletricidade estática, impressões digitais, arranhões, marcas de frisos)
(b) exposição imprópria (neblina)
(c) processamento impróprio (listras, manchas, arranhões)
(d) sujeira + colorações

DESORDENS MAMÁRIAS

ABSCESSO CRÔNICO DA MAMA

= ABSCESSO FRIO usualmente visto nas mulheres em lactação
- febre, dor, leucocitose (diagnóstico clínico)
- rápida resposta aos antibióticos

Localização: mais comumente na área subareolar/central

√ massa mal definida de densidade aumentada com contorno em forma de chama
√ comum alterações secundárias: distorção arquitetural, retração do mamilo e areolar, linfedema, espessamento da pele, linfonodos axilares
√ o centro liquefeito pode ser aspirado

US:

√ área anecóica/quase anecóica com reforço posterior

ALTERAÇÕES FIBROCÍSTICAS

= Mazoplasia = mastite fibrosa cística = mastite crônica cística = doença cística = hiperplasia mamária generalizada = hiperplasia epitelial descamativa = fibroadenomatose = displasia mamária = doença de Schimmelbush = mastite fibrosa = doença mamária proliferativa

◊ Não era doença até ser encontrada em 72% em triagens da população > 55 anos de idade
◊ O Colégio Americano de Patologistas sugere usar o termo "alterações"/"condições fibrocísticas" nos laudos mamográficos!

Incidência: mais comum desordem mamária difusa; em 51% de 3.000 autópsias

Idade: 35–55 anos

Etiologia: exagero da proliferação cíclica normal + involução da mama com produção + absorção incompleta do líquido por células apócrinas

- assintomático na doença macrocística
- plenitude, sensibilidade, dor na doença microcística
- nódulos palpáveis + espessamento
- os sintomas ocorrem com a ovulação; regressão com a gravidez + menopausa

Histo:

(1) supercrescimento do tecido conjuntivo fibroso = fibrose estromal, fibroadenoma
(2) dilatação cística dos ductos + formação de cistos (em 100% microscópicos, em 20% macroscópicos)
(3) hiperplasia dos ductos + lóbulos + ácinos = adenose; papilomatose ductal

√ cistos individuais esféricos/ovóides com margens lisas bem destacadas
√ cisto multilocular lobulado
√ padrão nodular aumentado (= lóbulos distendidos por líquido + crescimento de extenso tecido conjuntivo fibroso extralobular)
√ finas calcificações curvilíneas em "taça de chá" na incidência com raio horizontal + calcificações esféricas de baixa densidade na projeção craniocaudal = "leite de cálcio" (4%)
√ calcificações do tipo psamoma/"semelhante à pérola de ostra"
√ calcificações do "tipo involucional" = calcificações puntiformes muito finas esparsamente distribuídas dentro de um/mais lobos contra um fundo gorduroso (devido ao leve grau de hiperplasia no tecido glandular subseqüentemente atrofiado)

US:

√ padrão ductal, ductectasia, cistos, lesões focais mal definidas

ADENOSE

= hiperplasia + hipertrofia dos elementos glandulares
√ aumento no tamanho dos lóbulos de 3–7 mm
√ padrão em "flocos de neve" de densidades disseminadas nodulares mal definidas
√ as adenoses dos lóbulos são sonograficamente iso a levemente hipoecóica comparadas à gordura

ADENOSE ESCLEROSANTE

= adenose + fibrose reativa = estrutura acinar proliferante mantendo uma configuração lobular
√ adenose + calcificações difusamente distribuídas (calcificações na estrutura acinar cisticamente dilatada)
√ mama difusamente densa
√ mama focalmente densa assemelhando-se a um nódulo/lesão espiculada

FIBROSE

√ microcalcificações esféricas/ovais com contornos suaves + finas calcificações granulares associadas preenchendo os lóbulos

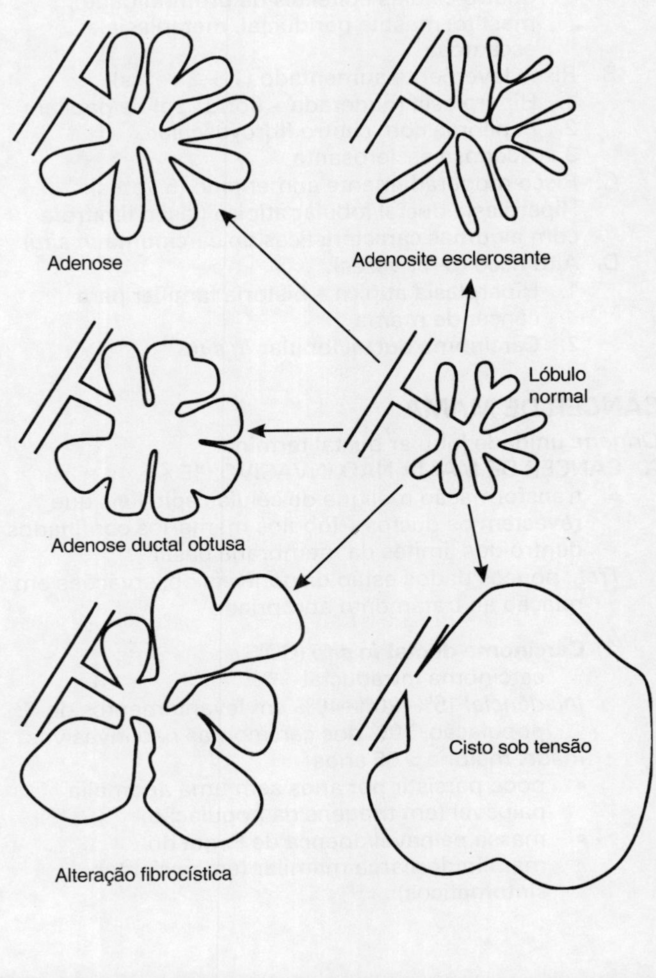

HIPERPLASIA LOBULAR ATÍPICA

= proliferação de células esféricas do tipo CLIS crescendo ao longo dos ductos terminais de maneira penetrante (crescimento que lembra Paget) entre o epitélio benigno + mioepitélio basal, MAS NÃO obliterando completamente a luz do ducto terminal/distendendo os lóbulos (como no carcinoma lobular *in situ*)

√ sem correlação mamográfica

HIPERPLASIA DUCTAL ATÍPICA

= proliferação intraductal de baixo grau com características parcial/incompletamente desenvolvidas do CLIS não comedo

√ calcificações freqüentes

PAPILOMATOSE INTRADUCTAL

= lesões polipóides hiperplásicas dentro de um ducto

Idade: perimenopausa

- descarga mamilar espontaneamente sanguinolenta/serosa/serossanguinolenta (causa mais comum de descarga mamilar)

√ pequena opacidade retroareolar (= ducto dilatado) estendendo-se 2–3 cm para dentro da mama

√ defeito de preenchimento luminal na galactografia

Risco para Carcinoma de mama invasivo

A. Sem aumento do risco:
   1. Fibroadenoma
   2. Lesões não proliferativas: adenose, adenose florida, metaplasia apócrina sem atipia, macro/microcistos, ectasia ductal, fibrose, leve hiperplasia (mais de dois, porém não mais de quatro células epiteliais de profundidade), mastite, mastite periductal, metaplasia escamosa
B. Risco levemente aumentado (1,5–2 vezes):
   1. Hiperplasia moderada + florida sólida/papilar
   2. Papiloma com centro fibrovascular
   3. Adenose esclerosante
C. Risco moderadamente aumentado (5 vezes): Hiperplasia ductal/lobular atípica (lesão limítrofe com algumas características do carcinoma *in situ*)
D. Alto risco (8–11 vezes):
   1. Hiperplasia atípica + história familiar para câncer de mama
   2. Carcinoma ductal/lobular *in situ*

CÂNCER DE MAMA

Origem: unidade lobular ductal terminal

A. CÂNCER DE MAMA NÃO INVASIVO (15%)

= transformação maligna de células epiteliais que revestem os ductos + lóbulos mamários confinados dentro dos limites da membrana basal

Trat.: poucos dados estão disponíveis observações em relação ao tratamento apropriado

(1) **Carcinoma ductal *in situ*** (CDIS)

= carcinoma intraductal

Incidência: 15%–20%–40% em levantamentos da população; 70% dos carcinomas não invasivos

Idade: maioria > 55 anos

- pode persistir por anos sem uma anomalia palpável (em triagens da população)
- massa palpável/doença de Paget do mamilo/descarga mamilar (em pacientes sintomáticos)

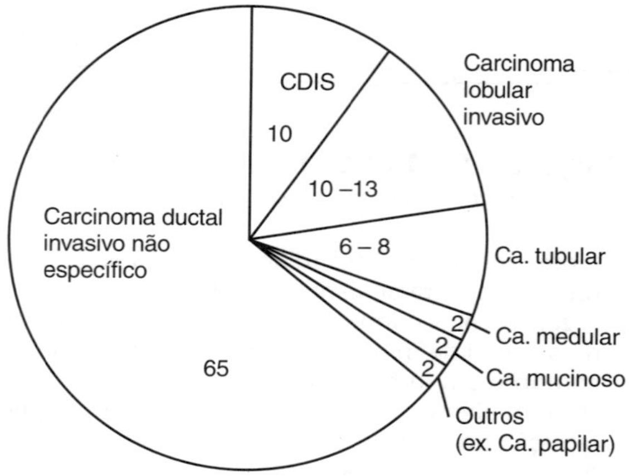

Distribuição dos Cânceres de Mama na População Triada
(números em percentagem)

√ 50% dos CDIS são > 5 cm de tamanho

√ O tamanho histológico do CDIS é independente do subgrupo histológico

√ Quase todos os tipos "comedo" de CDIS contém microcalcificações significativas

√ CDIS freqüentemente envolve o mamilo + ductos subareolares

Prognóstico: 20%–50% desenvolve doença invasiva 5–10 anos após o diagnóstico inicial do CDIS

Trat.:
(1) Mastectomia simples/modificada: taxa de cura de quase 100%
(2) Excisão local somente: 25% de taxa de recorrência dentro de 26 meses nas vizinhanças imediatas do local de biopsia
(3) Excisão local + radioterapia: 2%–17% de taxa de recorrência

Problemas do tratamento:
(1) Invasão oculta em 5%–20% dos pacientes
(2) Multifocalidade (= > 1 foco nos mesmos quadrantes da mama)
(3) Multicentricidade (= > 1 foco em diferentes quadrantes da mama) em 14% das lesões de 25 mm, em 100% das lesões > 50 mm
(4) Metástases axilares em 1%–2%

(a) CDIS de alto grau nuclear **("tipo comedo")**

Prevalência: 60% de todos os CDIS

Desenvolvimento em um estágio; sem lesões precursoras conhecidas

Pat: "comedo" = aspecto em tampões do material necrótico que pode ser demonstrado a partir da superfície de corte

Características:

} grau nuclear: núcleos grandes/intermediários, numerosas mitoses, aneuploidia

} padrão de crescimento: predominantemente proliferação de célula sólida; atipicamente micropapilar/cribriforme

} necrose: extensa

} calcificações: distrófica/amorfa com necrose no centro do sistema ductal dilatado, delineando a maior parte do lobo no padrão clássico de crescimento sólido

- negatividade do receptor de estrogênio + progesterona
- superexpressão do produto do oncogene c-erb B-2 e mutação do gen supressor P-53
- freqüentemente lesão sintomática com descarga mamilar

√ sistema ductal dilatado para 300–350 micra

√ padrão linear/ramificado das calcificações

√ grandes calcificações formando moldes sólidos e de alta densidade (fragmentadas, coalescentes, irregulares) no padrão de crescimento sólido

√ "aspecto de escama de cobra"/"semelhante à flor da vara de vidoeiro" calcificações em molde pontilhado com necrose do padrão de crescimento micropapilar/cribriforme

√ massa dominante palpável sem calcificações (muito incomum)

√ descarga mamilar (raro)

(b) <u>CDIS de baixo grau nuclear</u> **("tipo não comedo")**

Prevalência: 40% de todos os CDIS

Estágios precursores:

(1) Células típicas normais

(2) Hiperplasia epitelial ductal (= epiteliose)

(3) Hiperplasia ductal atípica com atipia leve/moderada/severa

Características:

} grau nuclear: núcleos pequenos, redondos e monomórficos, <u>poucas/nenhuma mitose</u>

} padrão de crescimento: predominantemente micropapilar/cribriforme: proliferação celular atipicamente sólida (freqüentemente coexistem)

} necrose: não presente no padrão de crescimento clássico micropapilar/cribriforme

} calcificações: laminadas/lembrando psamomas no CDIS micropapilar clássico/cribriforme

√ <u>fina calcificação granular</u> em "bola de algodão" no padrão de crescimento micropapilar/cribriforme

√ calcificações granulares grosseiras "em pedra moída"/"em ponta de agulha quebrada"/"em seta" no padrão de crescimento sólido

◊ O tamanho do CDIS "não comedo" é amiúde subestimado do ponto de vista da mamografia (devido à densidade mais baixa das calcificações na periferia da lesão?)!

√ massa dominante palpável sem calcificações (carcinoma papilar intracístico, carcinoma papilar multifocal *in situ*)

√ densidade assimétrica não palpável com distorção arquitetural

√ ocasionalmente descarga mamilar serosa/sanguinolenta + defeitos de preenchimento ductal na galactografia

Risco de recorrência: 2%

(2) **Carcinoma lobular *in situ*** (CLIS)

= surge no epitélio de ductos dilatados dos lóbulos mamários

Incidência: 0,8%–3,6% em levantamentos da população; 3%–6% de todas as malignidades mamárias; 25% de todos os carcinomas não invasivos; alta incidência durante a idade reprodutiva, mas diminui com a idade

Idade: maioria entre 40–54 anos de idade (mais cedo que o CDIS/tumores invasivos)

Histo: população celular pequena monomórfica preenchendo + expandindo os dúctulos do lóbulo

√ câncer invasivo sincrônico em 5%!

- não-palpável

√ oculto sob o ponto de vista da mamografia

√ pode atipicamente se apresentar com uma massa não calcificada (em 7%), calcificações + massa (em 10%), opacidade assimétrica (2%)

√ Alta freqüência de multicentricidade (70%) + bilateralidade (30%)!

Dg: achado microscópico incidental dependendo da casualidade da biopsia (feita por outras razões + achados)

Prognóstico:

20%–30% desenvolve carcinoma ductal invasivo > carcinoma lobular dentro de 20 anos após o diagnóstico inicial

◊ O CLIS serve como um marcador de risco aumentado para o desenvolvimento do carcinoma invasivo em qualquer mama!

Trat.: as recomendações variam com a observação (com exames de acompanhamento a cada 3–6 meses + mamogramas anuais) à mastectomia unilateral simples/bilateral

(3) **Carcinoma papilar intracístico *in situ*** (0,5%–2%)

= rara variante do CDIS não comedo

Idade: média de 51 anos

- bem circunscrita + livremente móvel
- a aspiração pode recuperar líquido sanguinolento (citologia negativa em 80%)

√ massa intracística na pneumocistografia

√ massa à mamografia esférica e benigna

Prognóstico: favorável

B. CÂNCER DE MAMA INVASIVO (85%)

1. **Carcinoma ductal infiltrante/invasivo** (65%) de nenhum tipo especial/não especificado em outra parte (NTE)

10% de proporção de falsos negativos

Histo:

Grau I = bem diferenciado

Grau II = moderadamente diferenciado

Grau III = pobremente diferenciado

- palpável em 70%
- maior à palpação que à mamografia

√ massa espiculada (36%) é a CARACTERÍSTICA PRINCIPAL

√ calcificações malignas (45%–60%)

2. **Carcinoma lobular invasivo** (8%–13%)
Segundo tipo mais comum de câncer de mama; 30%–50% dos pacientes desenvolverão um segundo tumor primário na mesma mama/mama oposta dentro de 20 anos
◊ Câncer de mama mais freqüentemente não diagnosticado (difícil de detectar do ponto de vista da mamografia + clinicamente)!
19% de taxas de falsos negativos
Histo: 20% grau I, 64% grau II, 16% grau III; usualmente grande na detecção
• palpável em 69%

√ distorção arquitetural (= retração do tecido glandular normal com espessamento + distúrbio do septo fibroso) em 18%–30% é o ACHADO MAMOGRÁFICO MAIS COMUM
Histo: fileira única de células em torno de ductos não neoplásicos resultando em alterações sutis na arquitetura ("filas indianas")
√ massa espiculada > 1 cm (16%–28%)
√ massa pobremente definida ± espículas < 1 cm (22%)
√ opacidade assimétrica (= área mal definida de opacidade aumentada sem um nicho tumoral central) em 8%–19%
√ massa circular/ovóide com bordas regulares (1%)
√ microcalcificações (0%–24%)
√ retração da pele (25%) + mamilo (26%)

3. **Carcinoma tubular** (6%–8%)
= forma bem diferenciada do carcinoma ductal
(a) baixo grau: bilateral em 1:3
(b) alto grau: bilateral em 1:300
Associado ao: carcinoma lobular *in situ* em 40%
Média etária: 40–49 anos
• história familiar positiva em 40%
√ nódulo de alta opacidade com margens espiculadas

4. **Carcinoma medular** (2%)
◊ Câncer de mama de crescimento mais rápido!
Pat: massa bem circunscrita com arquitetura lobular + contorno lobulado; a necrose central é comum em grandes tumores; remanescente da cavidade medular do osso
Histo: intensa reação linfoplasmocítica (refletindo a resistência do hospedeiro); tendência para um crescimento sincicial; sem glândulas
Incidência: 11% dos cânceres de mama em mulheres < 35 anos de idade; 40%–50% dos cânceres medulares em mulheres < 50 anos de idade
Média etária: 46–54 anos
• mais macio que a média dos cânceres de mama
√ massa uniformemente densa (hemorragia) não calcificada bem definida circular/oval, com margem lobulada
√ pode ter sinal do halo completo/parcial
US:
√ massa hipoecóica com algum grau de transmissão através dela
√ margens distintas/indistintas
√ grande componente cístico central
DD: fibroadenoma
Prognóstico: 70% de taxa de sobrevida em 10 anos

5. **Carcinoma mucinoso/colóide** (2%)
Pat: contém líquido gelatinoso/colóide
Idade: mais freqüente em mulheres mais velhas
• taxa de crescimento lenta
√ pode aumentar rapidamente (através da produção de mucina)
Prognóstico: favorável

6. **Carcinoma papilar** (2%–4%)
Histo: projeções papilares de múltiplas camadas se estendendo de talos vascularizados
• massa palpável (67%)
• descarga mamilar (25%–35%)
√ padrão multinodular de densidade aumentada (55%)
√ nódulo solitário bem circunscrito
√ microcalcificações associadas em 60%
√ usualmente confinado num único quadrante
Prognóstico: 90% de sobrevida em 5 anos após a mastectomia

C. Doença de Paget do mamilo (5%)
• formação de crostas eczematosas + erosão do mamilo e aréola
• descarga mamilar + prurido
Associada ao: carcinoma intraductal subareolar/remoto extenso
Histo: célula de Paget

D. Carcinoma inflamatório de mama
= êmbolo tumoral dentro de linfáticos dérmicos
Prevalência: 1%–4% dos cânceres de mama
Idade: 52 anos (em média)
Histo: carcinoma ductal infiltrante
Localização: mama E > D; bilateralidade em 30%–55%
• tumor palpável (63%)
• eritema da pele (13%–64%)
• edema da pele (13%)
• retração do mamilo (13%)
• adenopatia axilar palpável (até 91%)
√ massa tumoral ± calcificações do tipo maligno
√ densidade mamária difusamente aumentada
√ espessamento estromal (50%)
√ espessamento dos ligamentos de Cooper
√ extenso espessamento cutâneo (71%)

Prognóstico: 2% de sobrevida em 5 anos; tempo de sobrevida médio de 7 meses (não tratado) + 18 meses (após mastectomia radical)
DD: abscesso mamário

Epidemiologia do câncer de mama

Incidência:
2–5 cânceres de mama/1.000 mulheres; nos EUA > 142.000 novos casos por ano (dos quais 25.000 são *in situ*); 25% de todas as malignidades femininas
◊ Uma em cada nove mulheres desenvolverá câncer de mama durante sua vida!
Idade: 0,3%–2% nas mulheres < 30 anos de idade; 15% nas mulheres < 40 anos de idade; 85% em mulheres > 30 anos de idade
Mortalidade: 43.000 mortes por ano
◊ A mortalidade mantém-se estável nos últimos 60 anos!

FATORES DE RISCO (risco aumentado):

A. FATORES DEMOGRÁFICOS
- aumento da idade (66% dos cânceres em mulheres > 50 anos); idade de 40 em 80/100.000, idade de 50 em 180/100.000, idade de 60 em 240/100.000
  Risco relativo comparado com mulheres de 60 anos:
  30 anos de idade 0,07
  35 anos de idade 0,19
  40 anos de idade 0,35
  50 anos de idade 0,71
  60 anos de idade 1,00
  70 anos de idade 1,27
  80 anos de idade 1,45
- brancas > negras após a idade de 40 anos
- mulheres judias + freiras
- classe social superior > inferior
- solteiras > casadas

B. VARIÁVEIS REPRODUTIVAS
- nulíparas > multíparas
  Risco relativo comparado com nulíparas:
  idade na 1ª gravidez < 19 anos: 0,5
  idade na 1ª gravidez 20–30 anos: —
  idade na 1ª gravidez 30–34 anos: 1,0
  idade na 1ª gravidez > 35 anos: > 1,0
- primeira gravidez a termo após a idade de 35: 2 vezes o risco
- baixa paridade > alta paridade
- idade precoce da menarca (< 12 anos)
  Risco relativo comparado com o início do ciclo ovulatório regular:

	menarca < 12	menarca > 12
imediatamente	3,7	1,6
1–4 anos	2,3	1,6
> 5 anos	1,6	1,0

- idade tardia da menopausa
  Risco tardio comparado com a menopausa antes da idade de 44 anos:
  menopausa natural > 55 anos de idade: 2,0
- ooforectomia bilateral precoce
  Risco relativo comparado com a menopausa entre as idades de 45–49 anos:
  menopausa artificial entre 50–54 anos: 1,34
  menopausa artificial antes de 45 anos: 0,77

C. MÚLTIPLOS CÂNCERES PRIMÁRIOS
- 4–5 de aumento no risco de câncer na mama contralateral
- risco aumentado após câncer ovariano + endometrial

D. HISTÓRIA FAMILIAR
- câncer de mama em parente de primeiro grau
  Risco relativo comparado com história familiar negativa:

(+) para a mãe	1,8
(+) para a irmã	2,5
(+) para mãe e filha	5,6

- 25% dos pacientes com carcinoma têm história familiar positiva
- o carcinoma tende a afetar gerações sucessivas aproximadamente 10 anos antes

E. DOENÇA MAMÁRIA BENIGNA
- 2–4 de aumento no risco com a hiperplasia atípica
  Risco relativo comparado com casos não biopsiados:

doença benigna da mama em todas as pacientes	1,5
doença não proliferativa	0,9
doença proliferativa com atipia	1,6
hiperplasia atípica	4,4
história familiar de câncer de mama	3,5
sem história familiar de câncer de mama	8,9

F. CARACTERÍSTICAS MAMOGRÁFICAS
- padrão ductal proeminente + mamas extremamente densas
  N1 (0,14%), P1 (0,52%), P2 (1,95%), DY (5,22%);

G. EXPOSIÇÃO À RADIAÇÃO
Risco em excesso de 3,5–6 casos por 1.000.000 de mulheres por ano por rad após um período latente mínimo de 10 anos (bomba atômica, fluoroscopia durante tratamento para tuberculose, irradiação para mastite pós-parto)

H. GEOGRAFIA
- nações ocidentais + industrializadas (incidência mais alta)
- Ásia, América Latina, África (risco diminuído)

Avaliação do câncer de mama

A. PRIMÁRIO = SINAIS LOCALIZADOS DE CÂNCER DE MAMA
1. Massa dominante vista em duas incidências com
   (a) espiculação = aspecto estrelado/raios de sol (finas faixas lineares de extensão tumoral + resposta desmoplásica); cirro causado por:
   (1) Carcinoma ductal infiltrante (75% de todos os cânceres invasivos)
   (2) Carcinoma lobular invasivo (ocasionalmente)
   √ a massa parece maior que seu tamanho mamográfico/sonográfico
   DD: biopsia prévia/trauma/infecção
   (b) borda lisa
   (1) Carcinoma intracístico (raro): área subareolar; aspiração sanguinolenta
   (2) Carcinoma medular: tumor macio
   (3) Carcinoma mucinoso/colóide: tumor macio
   (4) Carcinoma papilar
   √ sinais "reveladores": lobulação, pequena cauda de cometa, achatamento de um dos lados da lesão, leve irregularidade
   √ sinal do halo (= banda Mach) pode estar presente
   DD: cisto (avaliação sonográfica)
   (c) *lobulação*
   Aspecto similar ao fibroadenoma (somente calcificações características podem excluir malignidade)

Valores Preditivos de Sinais Radiográficos para Malignidade		
1.	Achados mamográficos clássicos para malignidade + anomalia palpável somente 3% dos cânceres apresentam-se dessa maneira	100%
2.	Achados mamográficos clássicos para malignidade + NENHUMA anomalia palpável somente 6% dos cânceres apresentam-se dessa maneira	74%
3.	Características mamográficas indeterminadas + massa palpável	11%
4.	Massa indeterminada + nenhum achado palpável	5%
5.	Massa sob o ponto de vista da mamografia benigna	2%
6.	Densidade assimétrica (massa questionável) + achado clínico	4%
7.	Densidade assimétrica (massa questionável) + NENHUM achado clínico	0%
8.	Microcalcificações + anomalia clínica	25%
9.	Microcalcificações + SEM anomalia clínica (> 3 microcalcificações irregulares puntiformes numa área < 1 cm quadrado)	21%
10.	Dilatação venosa	0%
11.	Espessamento cutâneo	0%
12.	Dilatação ductal	0%

◊ A probabilidade de calcificações aumenta com o número de lobulações
- tamanho clínico da massa > tamanho radiográfico (lei de Le Borgne)

2. Densidade assimétrica = lesão estrelada
   √ massa tumoral central distinta com aspecto volumétrico ao invés de aparência plana (incidências adicionais em compressão de cone!)
   √ mais densa relativamente a outras áreas (= vasos + trabéculas não podem ser vistas dentro de lesões de alta densidade)
   √ a gordura não atravessa a densidade
   √ coroa de espículas
   √ em qualquer quadrante (porém a substituição por gordura ocorre por último no quadrante superior externo)
   DD: fibrose pós-cirúrgica, necrose gordurosa traumática, hiperplasia ductal esclerosante

3. Microcalcificações
   Associada com massa maligna no mamograma em 40%, patologicamente com colorações especiais em 60%, na radiografia em 86%
   ◊ 20% das microcalcificações em cadeias representam um processo maligno!
   (a) forma*:* fragmentada, contorno irregular, polimórfica, em forma de bastonete sem polaridade, padrão de ramificação em "Y", padrão granular de "sal e pimenta", padrão reticular
   (b) densidade: variadas densidades
   (c) tamanho: 100–300 micra (usualmente); raramente até 2 mm
   (d) distribuição: agrupamentos compactos numa área de 1 cm^2 ou menos são mais sugestivos; cursando ao longo do sistema ductal visto no carcinoma ductal com elementos comedo

4. Distorção arquitetural
   Devido à reação desmoplásica
   √ borda áspera irregular
   DD: fibrose pós-cirúrgica

5. Alteração no intervalo
   (a) neodensidade = desenvolvimento novamente de densidade (em 6% dos casos é maligna)
   (b) massa crescente (maligna em 10%–15%)

6. Ducto único aumentado
   (baixa probabilidade para câncer em mulher assintomática com palpação mamária normal)
   √ ducto solitário dilatado > 3 cm de comprimento
   DD: debris estagnados/sangue, papiloma

7. Aumento difuso na densidade (achado tardio)
   Causa:
   (1) Obstrução dos linfáticos com células tumorais
   (2) Achatamento menor dos elementos escleróticos + fibrosos do neoplasma em comparação com o tecido mamário fibroglandular mais compressível

B. SECUNDÁRIO = SINAIS NÃO LOCALIZADORES DE CÂNCER DE MAMA

1. Espessamento assimétrico
2. Ductos assimétricos, especialmente se descontínuo com a área subareolar
3. Alterações cutâneas
   (a) retração = depressão da pele pela reação desmoplásica causando encurtamento dos ligamentos de Cooper/extensão direta do tumor à pele
   DD: trauma, biopsia, abscesso, queimaduras
   (b) espessamento cutâneo secundário à drenagem linfática bloqueada/tumor dentro dos linfáticos
   √ pele de laranja
   DD: normal na região inframamária
4. Anomalias mamilares/areolares
   (a) retração/achatamento do mamilo
   DD: variante normal
   (b) Doença de Paget = aspecto eczematóide do mamilo + aréola no carcinoma ductal
   Associada a calcificações ductais em direção ao mamilo
   DD: eczema do mamilo

(c) descarga mamilar
- descarga espontânea persistente
- não necessariamente sanguinolenta

DD: descarga lactacional

5. Veias anormais
Relação do diâmetro venoso de > 1,4:1 em 75% dos cânceres; sinal tardio + assim não é muito importante
6. Nódulos axilares (sinal de câncer avançado/oculto)
√ > 1,5 cm sem um centro gorduroso
DD: hiperplasia reativa

LOCALIZAÇÃO DAS MASSAS MAMÁRIAS
Massas benignas + malignas são de distribuição similar
@ Quadrante superior externo (54%)
@ Quadrante superior interno (14%)
@ Quadrante inferior externo (10%)
@ Quadrante inferior interno (7%)
@ Retroareolar (15%)
◊ A incidência oblíqua mediolateral é parte importante da avaliação porque ela inclui a maior porção do tecido mamário + considera a localização mais comum dos cânceres!

CÂNCER MAMÁRIO METASTÁTICO
@ Linfadenopatia axilar
Incidência: 40%–74%
risco para linfonodos positivos: 30% se primário > 1 cm, 15% se primário < 1 cm
@ Osso
@ Fígado
Incidência: 48%–60%
US: ≥ hipoecóico (83%)/massas hiperecóicas (17%)

Triagem de pacientes assintomáticos

Orientações da Sociedade Americana de Câncer, Colégio Americano de Radiologia, Associação Médica Americana, Instituto Nacional do Câncer:

(1) O auto-exame de mama deve começar aos 20 anos de idade
(2) Exame da mama por um médico a cada três anos entre 20–40 anos e em intervalos anuais após a idade dos 40 anos
(3) Mamografia basal entre 35–40; triagem de acompanhamento baseada no padrão parenquimatoso + história familiar
(4) Avaliação inicial aos 30 anos se a paciente tem um parente de primeiro grau com câncer de mama nos anos pré-menopausais; acompanhamento baseado no padrão parenquimatoso
(5) Mamografia com intervalos de um ano para mulheres entre 40–49 anos
(6) Mamografia em intervalos anuais após a idade dos 50 anos
(7) Todas as mulheres que tiveram câncer de mama necessitam de acompanhamento anual

Recomendações adicionais:
(1) Mamografia basal dez anos mais cedo que a idade de diagnóstico do câncer de mama de sua irmã/mãe
(2) Reavaliação a intervalos de dois anos para mulheres > 70 anos de idade

TAXA DE ANOMALIAS DETECTADAS
30 anomalias em 1.000 mamogramas de triagem:
20–23 lesões benignas
7–10 cânceres

VALOR DA MAMOGRAFIA DE TRIAGEM
Indicação:
Diminuição na mortalidade do câncer pela detecção mais precoce + intervenção quando o tamanho do tumor é ainda pequeno + linfonodos negativos; grau tumoral sem valor prognóstico em tumores < 10 mm de tamanho

(1) Health Insurance Plan (HIP) 1963–1969
Estudo randomizado controlado de 62.000 mulheres com idade entre 40–64 anos
- 25%–30% de redução na taxa de mortalidade em mulheres > 50 anos (acompanhadas por 18 anos)
- 25% de redução na taxa de mortalidade em mulheres de 40–49 anos (acompanhadas por 18 anos); nenhum efeito significativo no seguimento de 5–10 anos
- 19% dos cânceres encontrados com a mamografia somente
- 61% dos cânceres detectados ao exame físico
- a efetividade da triagem antes dos 50 anos de idade é incerta

(2) Breast Cancer Detection Demonstration Project (BCDDP) 1973–1980
4.443 cânceres encontrados em 283.000 voluntários assintomáticos
- 41,6% dos cânceres encontrados pela mamografia apenas (77% com linfonodos negativos)
- 8,7% dos cânceres encontrados por exame físico somente
- 59% dos cânceres não infiltrantes detectados pela mamografia somente
- 25% dos cânceres eram extraductais (vs. 5% nas séries anteriores)
- 21% dos cânceres encontrados em mulheres com idades entre 40–49 anos (a mamografia isoladamente detectou 35,4%)

(3) Two-coun Swedish trial 1977–1990
Estudo randomizado controlado de 78.000 mulheres no grupo de estudo + 56.700 no grupo controle, com idades de 40–74 anos
(a) único mamograma em OML em intervalos de dois anos para mulheres < 50 anos de idade
(b) único mamograma em OML em intervalos de três anos para mulheres ≥ 50 anos de idade
- 40% de redução na mortalidade após sete anos nas mulheres de 50–74 anos
- 0% de redução na mortalidade após sete anos em mulheres de 40–49 anos

CÂNCER OCULTO *VERSUS* PALPÁVEL
27% são cânceres ocultos (SEM diferença etária)

Linfonodos axilares positivos	cânceres ocultos (19%)
	cânceres palpáveis (44%)
sobrevida em 10 anos:	cânceres ocultos (65%)
	cânceres palpáveis (25%)

Papel da mamografia

TAXA DE DETECÇÃO GLOBAL

58%–69%; 8% se < 1 cm de tamanho

ACURÁCIA MAMOGRÁFICA:
- 88% corretamente diagnosticado pelo radiologista
- 27% detectado somente pela mamografia
- 8% interpretações errôneas
- 4% não detectados
- 15%–30% de valor preditivo positivo (média nacional)

CÂNCERES NÃO DIAGNOSTICADOS DO PONTO DE VISTA DA MAMOGRAFIA

Mamografia falso negativo = diagnóstico patológico de câncer de mama dentro de um ano após um mamograma negativo com os seguintes tipos de falhas:
- (a) a lesão não pôde ser vista em retrospecto (25%–33%) = "câncer agudo" = câncer detectado no intervalo entre duas avaliações
- (b) câncer não detectado pelo primeiro examinador mas corretamente identificado pelo segundo leitor (14%)
- (c) visível retrospectivamente de um mamograma prévio (61%)

Incidência: aproximadamente 10%–25%–30% dos cânceres; aproximadamente 3 cânceres/2.000 mamografias

Causa:
- (1) Interpretação errônea (52%):
  - (a) aspecto benigno (18%)
  - (b) presente em mamografias prévias (17%)
  - (c) visto em somente uma incidência (9%)
  - (d) local de biopsia prévia (8%)
- (2) Erro de observador (30%–43%): lesão não vista, interpretação apressada, excesso de exames, distração, fadiga ocular
- (3) Erro técnico (5%):
  - (a) pobre qualidade de imagem
  - (b) falha na imagem na região de interesse

Característica dos cânceres não diagnosticados: mascarados por densos parênquimas mamários, menos provavelmente contém microcalcificações, mais provavelmente demonstrarão desenvolvimento de radiopacidade

Localização dos cânceres não diagnosticados: área retroglandular (33%), parênquima lateral (31%), central (18%), medial (13%), subareolar (4%)

CARCINOMA MAMÁRIO RADIOINDUZIDO

◊ Risco durante a vida com efeito carcinogênico cumulativo relacionado à idade!
- (a) mulheres com idade < 35 anos: 7,5 cânceres adicionais por 1 milhão de mulheres irradiadas por ano por rad
- (b) mulheres com idade > 35 anos: 3,5 cânceres adicionais por 1 milhão de mulheres irradiadas por ano por *rad*

Papel do ultra-som mamário

Indicações:

A. Exame direcionado
1. Abaulamento palpável
2. Nódulo mamográfico palpável/massa de características benignas/não específicas
   ◊ A diferenciação da lesão cística da sólida é o principal papel do ultra-som!

B. Exame de toda a mama
1. Secreções mamárias
2. Drenagens suspeitas de implantes de silicone
3. Mama radiograficamente densa com forte história familiar para câncer de mama
4. Metástases presumivelmente de origem mamária, mas com exame clínico + mamográfico negativo
5. Mamografia não possível: paciente "radiofóbico", paciente acamado, após mastectomia
   ◊ O ultra-som não é um exame de triagem!

C. Procedimento intervencionista
1. Aspiração de cisto guiada por ultra-som
2. Biopsia do parênquima guiada por ultra-som
3. Ductografia guiada por ultra-som, se
   - (a) as secreções não podem ser ordenhadas
   - (b) o ducto não pode ser canulado

Acurácia: 98% para os cistos; 99% de acurácia para as massas sólidas; pequenos carcinomas têm um mínimo de aspectos característicos

CARACTERÍSTICAS MALIGNAS DO NÓDULO SÓLIDO

Característica	Sensibilidade	PPV	Risco relativo
cápsula espiculada	36,0	91,8	5,5
mais alta que larga	41,6	81,2	4,9
margens angulares	83,2	67,5	4,0
sombreamento	48,8	64,9	3,9
padrão ramificado	29,6	64,0	3,8
marcantemente hipoecóico	68,8	60,1	3,6
calcificação	27,2	59,6	3,6
extensão ductal	24,8	50,8	3,0
microlobulação	75,6	48,6	2,9

CARACTERÍSTICAS BENIGNAS DO NÓDULO SÓLIDO

Característica	Sensibilidade	PPV	Risco relativo
hiperecóico	7,4	100,0	0,00
≤ 3 lobulações	19,4	99,2	0,05
forma elipsóide	51,2	99,1	0,05
cápsula ecogênica fina	76,0	98,8	0,07

CARCINOMA DE MAMA NO HOMEM

Incidência: 0,2%

◊ 3,7% dos homens com carcinoma de mama são portadores da síndrome de Klinefelter (risco de 20 vezes em relação aos indivíduos normais)!

Pico etário: 60–69 anos

Associado à: alta incidência de câncer de mama nos membros da família

√ lembra o carcinoma cirroso da mama feminina
√ usualmente localizado excentricamente
√ menos calcificações + mais dispersas + mais esféricas + maiores
√ aumento dos linfonodos axilares

CICATRIZ RADIAL

= HIPERPLASIA DUCTAL ESCLEROSANTE = MASTOPATIA ENDURATIVA = DOENÇA FIBROSA FOCAL = PROLIFERAÇÃO DUCTAL ESCLEROSANTE BENIGNA = LESÃO ESCLEROSANTE NÃO ENCAPSULADA = EPITELIOSE INFILTRANTE

= lesão mamária proliferativa benigna (o potencial maligno é controverso); "cicatriz" = centro esclerótico circundado por ductos + lóbulos contraídos

Incidência: 1–2/1.000 mamografias de triagem; 16% nos espécimes de mastectomia

Histo:
Porção central de elastose (= tecido conjuntivo acelular e depósitos abundantes de elastina); um/mais ductos obliterados por tecido conjuntivo; túbulos aprisionados no centro esclerótico circundados por uma coroa de ductos + lóbulos contraídos (adenose esclerosante) e papilomatose

Pode estar associada a: carcinoma tubular, comedo carcinoma, carcinoma lobular invasivo + câncer de mama contralateral

◊ Evite exame por congelação
• raramente palpável
√ massa irregular não calcificada freqüentemente com distorção arquitetural
√ aspecto variável nas diferentes projeções
√ áreas ovais/circulares translúcidas no centro
√ longas espículas muito delgadas, mantidas juntas centralmente
√ estruturas lineares radiolúcidas paralelamente às espículas
√ sem espessamento/retração cutânea

Trat.: a excisão cirúrgica é necessária para o diagnóstico
DD: carcinoma

CISTO MAMÁRIO

Incidência: causa única mais comum de abaulamentos mamários entre os 35 e 55 anos de idade

Idade: qualquer; mais comum durante os últimos anos da idade reprodutiva + em torno da menopausa

Causa: o líquido não pode ser absorvido devido à obstrução do ducto extralobular terminal por fibrose/proliferação intraductal epitelial

Histo: parede cística revestida por camada única de
(a) células epiteliais achatadas; líquido cístico; relação Na+/K+ ≥ 3
(b) células epiteliais com metaplasia apócrina (função secretória); líquido cístico com relação Na+/K+ < 3

◊ Pacientes com cistos apócrinos apresentam maior risco para desenvolver câncer de mama!
• o tamanho altera-se com o tempo
• inspeção do líquido do cisto:
(a) normal: turvo esverdeado/cinza/líquido negro
(b) anormal: líquido claro cor de palha/sangue escuro
√ solitário/múltiplo
√ massa mamográfica bem definida achatada oval/circular (se sob pressão) + halo circundante (DD: massa sólida bem definida)
√ aspiração por agulha do líquido (prova) + mamografia pós-aspiração como novo exame de base

US:
(a) cisto simples
√ lesão anecóica esférica/ovóide + bem marginada + parede posterior ecogênica bem definida + reforço acústico (98%–100% de acurácia)
√ ocasionalmente multilocular ± finas septações
(b) cisto complexo
√ ecos internos de baixa intensidade/nível de líquido-restos
Causa: cristais flutuantes de colesterol (as partículas movem-se com força crescente), pus, sangue, "leite de cálcio", artefatos dispersos em cistos profundos
Trat.: aspiração
√ septações espessas/parede localmente espessada/nódulo mural
Trat.: tratamento como cistos sólidos
√ agrupamento de cistos semelhantes a esponjas
Trat.: tratamento como cistos sólidos

Pneumocistografia (para cistos palpáveis/sintomáticos):
√ o ar continua mamograficamente detectável por até 3 semanas
√ diagnóstico do tumor intracístico em 2% (1% benigno, 1% maligno)
√ efeito terapêutico da insuflação de ar (igual a 60%–70% do volume de fluido aspirado): sem recorrência do cisto em 85%–94% (40%–45% de recorrência do cisto sem insuflação de ar)

Cp: carcinoma intracístico em 0,3% de todos os cânceres de mama

CISTOSSARCOMA FILÓIDE

= FIBROADENOMA GIGANTE
= ADENOSSARCOMA
= TUMOR FILÓIDE
= forma gigante usualmente benigna do fibroadenoma intracanalicular

Incidência: 1:6.300 exames; 0,3%–1,5% de todos os tumores mamários; 3% de todos os fibroadenomas

Idade: 5ª–6ª década (média etária de 45 anos, ocasionalmente em mulheres < 20 anos de idade

Histo:
Similar ao fibroadenoma porém com celularidade aumentada + pleomorfismo (grande variação no tamanho, forma, diferenciação) de seus elementos estromais; tumor fibroepitelial com padrão de crescimento em folhas (filóide)
= projeções ramificadas de tecido para dentro das cavidades císticas; estruturas cavernosas contendo muco; degeneração cística + hemorragia

• massa mamária de crescimento rápido; períodos de remissão
• sensação de preenchimento
• massa macia, volumosa, firme, distinta, lobulada
• descoloração da pele, grandes veias, pele brilhante
• grande massa não calcificada com margens lisas polilobuladas mimetizando o fibroadenoma
• crescimento rápido até grande tamanho (> 6–8 cm), pode ocupar toda a mama

US: √ fendas cheias de fluido nos grandes tumores

Prognóstico: invasão limitada é freqüentemente vista; 15%–20% de taxa de recorrência se não completamente excisada

Cp: em 5%–10% ocorre degeneração para o histiocitoma maligno fibroso/fibrossarcoma/lipossarcoma/ condrossarcoma/osteossarcoma com invasão local + metástases hematogênicas para o pulmão, pleura, osso (metástases muito rara)

DOENÇA DE PAGET DA MAMA

= manifestação incomum do câncer de mama
• alterações eczematosas do mamilo/aréola

Histo: Célula de Paget = grandes células pleomórficas com citoplasma pálido invadindo a epiderme; histologicamente + biologicamente similares ao comedocarcinoma

Associada ao: carcinoma ductal invasivo/não invasivo limitado a um ducto no mamilo/multicêntrico

√ mamografia negativa em 50%
√ espessamento mamilar/areolar
√ calcificações do mamilo
√ massa mamária retroareolar

Prognóstico: similar ao carcinoma ductal infiltrante

ECTASIA DUCTAL MAMÁRIA

= MASTITE DE CÉLULAS PLASMÁTICAS = TUMOR VARICOCELE DA MAMA = MASTITE OBLITERANTE = COMEDOMASTITE = MASTITE PERIDUCTAL = DOENÇA SECRETÓRIA DA MAMA
= rara inflamação asséptica da área subareolar

Patogênese (especulativa):
(1) A estasia das secreções ductais leva à dilatação do ducto + vazamento do material estagnado para dentro do parênquima, originando a mastite química asséptica (mastite periductal); o material extravasado é rico em ácidos graxos = necrose gordurosa não traumática
(2) A inflamação periductal causa dano à lâmina elástica da parede ductal resultando em dilatação do ducto

Histo: ectasia ductal, secreções ductais fortemente calcificadas; infiltração de células plasmáticas + células gigantes + eosinófilos

Média etária: 54 anos

• freqüentemente assintomática
• dor mamária, descarga mamilar, retração mamilar, fístula mamária, massa mamária subareolar

Localização: subareolar, freqüentemente bilateral + simétrica; pode ser unilateral + focal

√ densa massa triangular com o ápice voltado em direção ao mamilo
√ ductos distendidos conectam-se com o mamilo
√ mescla na periferia com o tecido normal
√ múltiplas calcificações freqüentemente bilaterais densas e esféricas/ovais com centro lucente + polaridade (= orientação em direção ao mamilo)
  (a) periductal
    √ anel oval/alongado calcificado em torno de ductos dilatados com periferia muito densa (circundando depósitos de fibrose + necrose gordurosa)
  (b) intraductal
    √ calcificações quase uniformes lineares, freqüentemente "em agulha" de grande calibre, ocasionalmente ramificadas (dentro dos ductos/confinadas às paredes ductais)
√ podem ocorrer retração do mamilo/espessamento da pele

Seqüela: granuloma de colesterol

DD: câncer de mama

FIBROADENOMA

= FIBROADENOMA DO TIPO ADULTO
= tumor benigno induzido por estrogênio; forma-se durante a adolescência; a gravidez + lactação são estimulantes do crescimento; regressão após a menopausa (degeneração mucóide, hialinização, involução dos componentes epiteliais, calcificação)

Incidência: terceiro tipo mais comum de lesão mamária após a doença fibrocística + carcinoma; tumor sólido benigno mais comum nas mulheres em idade fértil

Idade: média etária de 39 anos (variação de 13–80 anos); usualmente após a puberdade + antes dos 30 anos de idade; tumor da mama mais comum abaixo dos 25 anos de idade; regride após a menopausa; pode ocorrer em mulheres pós-menopausadas recebendo terapia de reposição de estrogênios

Histo: mistura de estroma fibroso proliferado + estruturas ductais epiteliais aumentadas secundariamente
  (a) fibroadenoma intracanalicular
  (b) fibroadenoma pericanalicular
  (c) combinação

• massa livremente móvel, firme, lisa, algumas vezes lobulada
• em 35% não é palpável
• SEM fixação cutânea
• raramente sensível/dolorosa
• tamanho clínico = tamanho radiográfico

Tamanho: 1–5 cm (em 60%); múltipla em 10%–20%; bilateral em 4%

√ lesão de forma circular/oval de baixa densidade
√ contorno nodular/lobulado quando maior (áreas com diferentes taxas de crescimento)
√ margens lisas, bem delineadas (indistinguíveis dos cistos quando pequenas)
√ freqüentemente com o sinal do "halo"
√ calcificações de contornos suaves de densidade alta + densidade quase igual em 3%, devido à necrose pelas alterações regressivas nas pacientes mais velhas:
  (a) degeneração mixóide subcapsular periférica
  (b) degeneração mixóide central = tipo de calcificação em "pipoca" (PATOGNOMÔNICO)
  ◊ As calcificações aumentam à medida que o componente do tecido mole regride!

US:
  √ massa circular (3%)/oval (96%) com relação comprimento — profundidade de > 1,4 (em carcinomas é usualmente < 1,4)
  √ hipoecóica (80–96%)/hiperecóica/padrão misto/anecóica/isoecóica se comparada com o tecido fibroglandular adjacente
  √ textura homogênea (48%–89%)/não homogênea (12%–52%)
  √ contorno regular (57%)/lobulado (15%–31%)/irregular (6%–58%)
  √ ecos brilhantes intratumorais (10%)
    = microcalcificações
  √ reforço acústico posterior (17%–25%)/sombra acústica sem calcificações (9%–11%)
  √ halo ecogênico (cápsula) com sombreamento lateral)

FIBROADENOMA CELULAR = JUVENIL = GIGANTE
  = fibroadenoma > 5 cm de diâmetro/pesando > 500 g
  Causa: hiperplasia + distorção dos lóbulos mamários normais secundário a desequilíbrios hormonais entre os níveis de estradiol + progesterona
  Idade: qualquer (principalmente nas adolescentes)

Histo: celularidade mais glandular + mais estromal que no fibroadenoma do tipo adulto; hiperplasia ductal epitelial
- massa de crescimento rápido bem circunscrita e não dolorosa
- veias superficiais dilatadas, pele esticada

√ massa distinta com bordas arredondadas

DD: carcinoma medular/mucinoso/papilar/carcinoma dentro de fibroadenoma

GALACTOCELE

= retenção de material gorduroso nas áreas de dilatação ductal cística surgindo durante/logo após a lactação

Causa: supressão abrupta da lactação?

Idade: ocorre durante/logo após a lactação
- líquido leitoso espesso e estagnado (colostro)

Localização: área retroareolar

√ grande lesão radiopaca de densidade aquosa (1ª fase)

√ lesão menor de densidade mista + nível água-gordura visto com raio horizontal (2ª fase)

√ pequena lesão radiolúcida lembrando lipoma

√ ± nível líquido-cálcio

GINECOMASTIA

Causas:

(1) Hormonal
- (a) puberdade: altos níveis de estradiol
- (b) homens mais velhos: declínio nos níveis de testosterona sérica
- (c) hipogonadismo (síndrome de Klinefelter, neoplasma testicular)
- (d) tumores: carcinoma adrenal, adenoma hipofisário, tumor testicular, hipertireoidismo

(2) Desordens sistêmicas
cirrose alcoólica avançada, hemodiálise na doença renal crônica, doença pulmonar crônica (enfisema, tuberculose), desnutrição

(3) Induzida por drogas
tratamento com estrogênios para câncer de próstata, digitálicos, cimetidina, tiazidas, espironolactona, reserpina, isoniazida, ergotamina, maconha

(4) Neoplasmas: hepatoma (com produção de estrogênios)

(5) Idiopática

Mnemônico: "CEEDO"

Cirrose
Estrogênio
Espironolactona
Digitálicos
Obesidade

Incidência: 85% de todas as massas mamárias masculinas

Idade: meninos adolescentes (40%), homens > 50 anos de idade (32%)

Histo: número aumentado de ductos, proliferação do epitélio ductal, edema periductal, estroma fibroblástico, tecido adiposo
- massa firme e palpável > 2 cm na região subareolar

Localização: bilateral (63%), lado esquerdo (27%), lado direito (10%)

Tipos:
- (a) tipo focal
- (b) tipo difuso

DD: Pseudoginecomastia (= proliferação gordurosa)

HAMARTOMA DA MAMA

= FIBROADENOLIPOMA = LIPOFIBROADENOMA
= ADENOLIPOMA

Incidência: 2–16:10.000 mamografias

Média etária: 45 (27–88) anos

Histo: tecido mamário normal/displásico composto de tecido fibroso denso + quantidade variável de gordura, separado do tecido circundante sem uma cápsula verdadeira
- macio, freqüentemente não palpável (60%)

Localização: retroareolar (30%), quadrante superior externo (35%)

√ massa bem circunscrita esférica/ovóide usualmente > 3 cm

√ massa de densidade mista com centro mosqueado (secundária à gordura)
padrão "em fatia de salsicha"

√ delgada pseudocápsula (fina camada de tecido fibroso circundante)

√ zona radiolúcida periférica

√ pode conter calcificações

DD: lipossarcoma

Doença de Cowden = síndrome de múltiplos hamartomas
- (1) Pápulas verrucosas cutâneas + orais (lábios, gengivas, língua)
- (2) Displasia endodérmica, ectodérmica e mesodérmica com tumores da pele, mama, trato GI, glândula tireóide
- (3) Tumores malignos da mama + tireóide

HEMATOMA DA MAMA

Causas:
- (1) Cirurgia/biopsia (mais comum)
- (2) Trauma fechado
- (3) Coagulopatia (leucemia, trombocitopenia)
- (4) Terapia anticoagulante

√ massa ovóide bem definida (= cisto hemorrágico)

√ massa mal definida com densidade difusa aumentada (edema + hemorragia)

√ espessamento cutâneo adjacente/proeminência das estruturas reticulares

√ regressão dentro de algumas semanas deixando (a) nenhum traço (b) distorção arquitetural (c) resolução incompleta

√ calcificações (ocasionalmente)

US:

√ massa hipoecóica com ecos internos

LINFOMA DA MAMA

A. Linfoma primário: 0,05%–0,53% de prevalência
B. Linfoma metastático

Histo: LNH do tipo grandes células (maioria), doença de Hodgkin, leucemia, plasmacitoma

Idade: 50–60 anos; M < F

Localização: predominância para o lado direito; 13% bilateral

√ massa esférica/oval

√ infiltrado com bordas pobremente definidas

√ espessamento da pele

√ linfonodos axilares envolvidos em 35%

PSEUDOLINFOMA

= lesão linforreticular com uma predominante resposta ao trauma

LIPOMA DA MAMA

= lesão de crescimento lento assintomática usualmente solitária

Média etária: 45 anos + pós-menopausa

- macio, livremente móvel, bem delineado

√ usualmente > 2 cm
√ lesão radiolúcida facilmente vista na mama densa; quase invisível na mama gordurosa
√ linha fina bem destacada (= cápsula), vista na maior parte de sua circunferência
√ deslocamento do parênquima mamário adjacente
√ calcificação com necrose gordurosa (extremamente rara)

DD: lóbulo gorduroso circundado por trabéculas/ligamentos suspensores

MAMOPLASTIA

= CIRURGIA MAMÁRIA COSMÉTICA

Mamoplastia aumentativa

Cirurgia plástica mais freqüentemente executada dos EUA

Freqüência: 150.000 procedimentos em 1983 (80% para cosmética, 20% para reconstrução); 2 milhões de mulheres americanas têm implantes mamários (estimativa)

Métodos:

(1) Aumento por injeção (não mais praticada): parafina, silicone, gordura por lipossucção
(2) Implantes
  (a) massa esponjosas de Ivalon, Etrheron, Teflon
  (b) elastômero de silicone (silastic), saco contendo gel de silicone/salina: > 100 variedades
    — luz única com camada externa de silicone lisa/texturizada
    — luz dupla com câmara externa de salina
    Localização: subglandular/subpeitoral
(3) Transplante autógeno de tecido (para reconstrução mamária) com *flaps* musculocutâneos: músculo transverso abdominal, grande dorsal, tensor da fascia lata, glúteo máximo

Técnica mamográfica para implantes:

(1) Duas incidências padrões (incidências CC e OML) para o tecido mamário mais posterior
  ◊ 22%–83% do tecido mamário fibroglandular obscurecido pelo implante, dependendo do tamanho da mama + localização do implante + grau de contração capsular nas incidências padrões!
  ◊ A taxa de falsos negativos da mamografia aumenta de 10%–20% para 41% nas pacientes com implantes!
(2) Duas incidências Eklund (incidências CC e 90° lateral) para visões em compressão do tecido mamário anterior
  = incidência "*push-back*" = tecido mamário tracionado anteriormente na frente do implante enquanto o implante é empurrado posteriormente + superiormente, excluindo, assim, a maior parte do implante

Complicação do implante preenchido com gel de silicone:

(1) Fibrose capsular, calcificação, contração (15%–50%): mais freqüente com implantes retroglandulares
  • distorção do contorno mamário com cápsula endurecida
  √ contorno recortado (US útil)
  √ calcificações capsulares na periferia da prótese
  √ cápsula fibrosa delineada pelo US (o silicone não vazado é ecolúcido)
(2) Migração do implante
  Causa: superdistensão da bolsa do implante durante a cirurgia
(3) Ruptura da prótese
  Prevalência: > 50% após 12 anos
  (a) intracapsular (mais comum) = vazamento do silicone contido dentro de cápsula fibrosa intacta
    √ sinal do "linguine"/da "escada portátil" = série de linhas ecogênicas retas/curvilíneas dentro do interior do implante representando o colapso da cápsula do implante flutuando dentro do gel de silicone
    √ agregados heterogêneos de baixa a média ecogenicidade
  (b) extracapsular = migração do silicone para fora da cápsula fibrosa
    • massas mamárias palpáveis
    • parestesias do braço (pela compressão secundária de nervos à fibrose, circundando o silicone estendendo-se para a axila/plexo braquial)
    • silicone expulso pelo mamilo (raro)
    √ "aspecto em tempestade de neve" = ruído ecogênico + nódulo marcantemente hiperecóico, bem circunscrito anteriormente, porém com margens mal definidas posteriormente, com intenso sombreamento (= granuloma de silicone) no parênquima mamário adjacente
    √ ocasionalmente cisto complexo "sujo"
    √ aumento generalizado da ecogenicidade mamária
    √ linfadenopatia axilar pelo silicone
(4) Dor localizada/parestesia
(5) Desenvolvimento de desordens auto-imunes? (esclerodermia, lúpus eritematoso)

Mamoplastia redutora

√ distorção arquitetural em turbilhão (na região inferior da mama mais bem visualizada na incidência médio lateral)
√ distorção pós-cirúrgica
√ ilhas isoladas de tecido mamário
√ necrose gordurosa
√ calcificações distróficas
√ tecido assimétrico orientado em distribuição não anatômica

MASTITE

A. MASTITE PUERPERAL
  = infecção usualmente intersticial durante o período de lactação
  (a) através de fissuras mamilares infectadas
  (b) hematogênica
  (c) ascendente pelo ducto = galactoforite

Organismo: estafilococos, estreptococos

- mama vermelha edemaciada e sensível (DD: carcinoma inflamatório)
- linfonodos axilares aumentados e dolorosos
- ± febre, VHS aumentado, leucocitose

√ densidade aumentada e difusa
√ espessamento cutâneo difuso
√ edema da mama
√ linfonodos axilares aumentados
√ rápida resolução após antibioticoterapia

B. MASTITE NÃO PUERPERAL
1. Cisto infectado
2. Mastite purulenta com formação de abscesso
3. Mastite de células plasmáticas
4. Mastite não específica

C. MASTITE GRANULOMATOSA
1. Granuloma de corpo estranho
2. Doença específica (BK, sarcoidose, lepra, sífilis, actinomicose, tifo)
3. Doenças parasitárias (doença hidática, cisticercose, filaríase, esquistossomose)

METÁSTASES PARA A MAMA

Incidência: 1%
Média etária: 43 anos
Primários:
(1) Melanoma maligno
(2) Carcinoma ovariano
(3) Leucemia/linfoma

√ massa solitária (85%), especialmente no quadrante superior externo
√ aderência cutânea (25%)
√ envolvimento dos linfonodos axilares (40%)

MIOBLASTOMA DA MAMA DE CÉLULA GRANULAR

= tumor originário da célula de Schwann, músculo liso ou célula mesenquimal indiferenciada?

Idade: 20–59 anos; mais comum em negros
Localizações: língua, pele, parede brônquica, tecido mamário subcutâneo (6%)

- abaulamento assimétrico com crescimento lento, endurecimento, fixação da pele, ulceração

√ massa bem circunscrita com extensões estreladas (tumor se insinuando para dentro do tecido mamário circundante)
√ pode exibir sombra acústica

NECROSE GORDUROSA DA MAMA

= CISTO LIPÍDICO TRAUMÁTICO = CISTO OLEOSO
= saponificação asséptica do tecido gorduroso pelas lipases teciduais após a destruição local das células gordurosas com liberação de lipídeos + hemorragia + proliferação fibrótica

Etiologia: trauma externo direto, biopsia mamária, mamoplastia redutora, irradiação, paniculite nodular (doença de Weber-Christian), ectasia ductal da mastite crônica
Incidência: 0,5% das biopsias mamárias
Histo: cavidade com material oleoso circundado por "células esponjosas" (= macrófagos cheios de lipídeos)

- história de trauma em 40% (por exemplo, cirurgia prévia, radiação > 6 meses antes, mamoplastia redutora, lumpectomia)
- massa firma levemente fixa
- retração cutânea (50%)
- líquido gorduroso amarelado à aspiração

Localização: em qualquer lugar; mais comum na região areolar; próximo ao local de biopsia/cicatriz cirúrgica

√ massa densa e espiculada irregular mal definida (indistinguivel do carcinoma se associada a distorção, espessamento cutâneo, retração)
√ massa bem circunscrita com áreas translúcidas no centro (= densidade homogênea de gordura do cisto oleoso) circundada por fina pseudocápsula (nas lesões antigas)
√ pode calcificar (= liponecrose macrocística calcificante)
√ ocasionalmente calcificação curvilínea/em casca de ovo na parede
√ finas espículas de baixa densidade variando com a projeção
√ espessamento cutâneo localizado/possível retração

US:
√ massa hipo/anecóica com margens mal/bem definidas ± sombreamento acústico

Doença de Weber-Christian

= paniculite não supurativa com episódios de inflamação recorrente = áreas de necrose gordurosa envolvendo a gordura subcutânea + gordura dentro de órgãos internos

- acompanhada por febre + nódulos sobre o tronco e membros

PAPILOMA DA MAMA

= proliferação usualmente benigna do tecido ductal epitelial

Idade: 30–77 anos (papilomatose juvenil = 20–26 anos)
Histo: proliferação hiperplásica do epitélio ductal; a lesão pode ser pediculada/com base alargada; talo de tecido conjuntivo coberto por células epiteliais proliferando na forma de metaplasia apócrina/hiperplasia sólida, podendo causar obstrução do ducto + distensão para formar um papiloma intracístico

A. PAPILOMA SOLITÁRIO CENTRAL (mais comum)
Localização: subareolar dentro de um grande ducto
NÃO é pré-maligno

- descarga mamilar espontânea sanguinolenta/serosa/clara (52%–100%)
  ◊ Causa mais comum de descarga mamilar serosa/sanguinolenta!
- "zona de gatilho" = descarga mamilar produzida pela compressão da área com papiloma
- massa intermitente que desaparece com a descarga

√ mamograma negativo/nódulos intraductais na área subareolar
√ ducto único assimetricamente dilatado
√ calcificações grosseiras amorfas subareolares
√ ducto dilatado com defeito de preenchimento luminal obstruindo/distorcendo à ductografia (= galactografia)

Cp: 0%–14% de freqüência de desenvolvimento de carcinoma

B. PAPILOMAS MÚLTIPLOS PERIFÉRICOS
Localização: dentro da unidade terminal lobular; bilateral em até 14%
Em 10%–38% associados a:
hiperplasia ductal atípica, carcinoma lobular *in situ*, cânceres intraductais papilares + cribriformes, cicatriz radial

- descarga mamilar (20%)

√ nódulos circulares/ovais bem circunscritos e levemente lobulados
√ distribuição segmentar com ductos dilatados estendendo-se sob o mamilo (20%)
√ pode estar associada a microcalcificações grosseiras

Cp: 5% de freqüência de desenvolvimento de carcinoma; risco aumentado dependendo do grau de atipia celular

Prognóstico: em 24% há recorrência após o tratamento cirúrgico

DD: carcinoma papilar invasivo

PAPILOMATOSE JUVENIL

Pat: muitos cistos agregados com estroma denso intercalado

Histo: cistos revestidos por epitélio ductal plano/epitélio com metaplasia apócrina, adenosite esclerosante, estase ductal; marcante hiperplasia papilar do epitélio ductal com atipia extrema freqüentemente

Média etária: 23 anos (variação 12–48 anos)

- tumor palpável localizado
- história familiar de câncer de mama em 28% (parente de primeiro grau afetado em 8%; em um/mais parentes em 28%)

Prognóstico: desenvolvimento de câncer de mama sincrônico (4%)/metacrônico (4%) após 8–9 anos

DD: fibroadenoma

SARCOMA DA MAMA

Incidência: 1% das lesões mamárias malignas

Idade: 45–55 anos

Histo: fibrossarcoma, rabdomiossarcoma, sarcoma osteogênico, tumor maligno misto da mama, fibrossarcoma maligno e carcinoma, lipossarcoma

- crescimento rápido

√ grande massa densa lobulada/lisa
√ contornos bem definidos
√ tamanho palpável similar ao tamanho mamográfico

Angiossarcoma

= tumor mamário maligno altamente vascular

Incidência: 200 casos na literatura mundial; 0,04% de todos os tumores mamários malignos; 8% de todos os sarcomas mamários

Idade: 3ª-4ª década de vida

Histo:

Células endoteliais hipercromáticas; malha de espaços vasculares comunicantes

Estágio I:	células com grandes nucléolos
Estágio II:	revestimento endotelial apresentando tuberosidades + projeções intraluminares papilares
Estágio III:	mitoses, necrose, hemorragia marcante

Metástases: disseminação hematogênica para o pulmão, pele, tecido subcutâneo, osso, fígado, cérebro, ovário; NÃO linfáticas

- massa mamária imóvel, indolor, de crescimento rápido

√ espessamento cutâneo + retração do mamilo
√ grande massa solitária com borda não espiculada mal definida

US:

√ massa hipoecóica multilobulada bem definida com áreas hiperecóicas (pela hemorragia)

Prognóstico: 1,9–2,1 anos de sobrevida média; 14% de taxa de sobrevida global em 3 anos

Trat.: mastectomia simples sem dissecção dos linfonodos axilares

DD: tumor filóide, mama em lactação, hipertrofia juvenil

◊ Freqüentemente diagnosticado erroneamente como linfangioma/hemangioma!

DIAGNÓSTICO DIFERENCIAL DAS DESORDENS CARDIOVASCULARES

CARDIOPATIA CONGÊNITA

Classificação da DCC

	Acianótica	Cianótica
FSP aumentado + IC aumentado	*Shunts D-E* CIV CIA DAP DCE RVPPA	*Lesões-T* Transposição Tronco arterioso TAPVR (RVPTA) "Tingles" (ventrículo/átrio únicos) Tricúspide atresia (sem obstrução do VSVD)
FSP normal + IC normal	*Obstrução ao Fluxo de Saída do VE* EA Coarctação Arco aórtico interrompido Coração esquerdo hipoplásico EP *Obstrução ao Fluxo de Entrada ao VE* RVPTA Cor triátrio Atresia da veia pulmonar Atresia congênita da VM *Doença Muscular* Cardiomiopatia Miocardite AcrE anômala	
FSP diminuído + IC normal Cardiomegalia		*CIV Presente* Tetralogia de Fallot Atresia pulmonar + CIV *Septo Ventricular Intacto* Atresia pulmonar sem CIV Anomalia de Ebstein

Incidência da DCC nas crianças nascidas vivas

Incidência global: 8–9:1.000 nascimentos vivos

- DCC mais comum: prolapso da valva mitral (5%–20%), valva aórtica bicúspide (2%) (usualmente não reconhecida antes do final do período lactente/infância)
- CIA + CIV + DAP contribuem com 45% de todas as DCC
- 12 lesões contribuem com 89% de todas as DCC

Defeito septal atrial	30,3%
Ducto arterioso patente	8,6%
Estenose pulmonar	7,4%
Defeito septal *secundum*	6,7%
Coarctação da aorta	5,7%
Estenose aórtica	5,2%
Tetralogia de Fallot	5,1%
Transposição	4,7%
Defeito do coxim endocárdico	3,2%
Ventrículo direito hipoplásico	2,2%
Coração esquerdo hipopoplásico	1,3%
RVPTA	1,1%
Tronco arterioso	1,0%
Ventrículo único	0,3%
Ventrículo direito com saída dupla	0,2%

Gravidez de alto risco:
(1) Filho anterior com DCC: 2%–5%
(2) Dois filhos anteriores com DCC: 10%–15%
(3) Um dos pais com DCC: 2%–10%

Causas mais comuns de ICC + HVP no neonato:
(1) Insuficiência ventricular esquerda devido à obstrução do fluxo de saída
(2) Obstrução do retorno venoso pulmonar

DCC com vida relativamente longa

As lesões congênitas compatíveis com uma vida relativamente longa são:
(1) Tetralogia leve: estenose pulmonar leve + pequeno CIV
(2) Estenose pulmonar valvular: com circulação pulmonar relativamente normal
(3) Transposição dos grandes vasos: algum grau de estenose pulmonar + grande CIV
(4) Tronco arterioso: equilíbrio delicado entre a circulação pulmonar e sistêmica
(5) Tronco arterioso tipo IV: grandes colaterais sistêmicos
(6) Atresia tricúspide + transposição + estenose pulmonar
(7) Complexo de Eisenmenger
(8) Anomalia de Ebstein
(9) Transposição corrigida sem *shunt* intracardíaco

Justaposição dos apêndices atriais

1. Atresia tricúspide com transposição
2. Transposição completa
3. Transposição corrigida das grandes artérias
4. "DORV ou VDDS"

N.T:. double-outlet right ventricle = ventrículo direito de dupla saída)

Murmúrio cardíaco contínuo

1. DAP
2. Janela AP
3. Ruptura de seio de aneurisma de Valsalva
4. Hemitronco
5. Fístula arteriovenosa coronária

Insuficiência cardíaca congestiva + cardiomegalia

Mnemônico: "DICECAMA"
Doença da artéria coronária
Infarto do miocárdio
Coarctação
Efusão
Cardiomiopatia
Anemia
Malformação
Aórtica (insuficiência)

Cardiomiopatia congênita

Mnemônico: "NAVED"
Necrose medial cística das artérias coronárias
Artéria coronária esquerda aberrante
Viral
Endocárdica (fibroelastose)
Doença do armazenamento do glicogênio (Pompe)

Insuficiência cardíaca neonatal

A. LESÕES OBSTRUTIVAS
1. Coarctação da aorta
2. Estenose da valva aórtica
3. Hipertrofia septal assimétrica/cardiomiopatia hipertrófica obstrutiva

B. SOBRECARGA DE VOLUME
1. Incompetência congênita da valva mitral
2. Transposição corrigida com incompetência da valva atrioventricular (= tricúspide) esquerda
3. Insuficiência tricúspide congênita
4. CIA

C. DISFUNÇÃO/ISQUEMIA MIOCÁRDICA
1. Cardiomiopatia não obstrutiva
2. Origem anômala da AcrE do tronco pulmonar
3. Fibroelastosa endocárdica primária
4. Doença do armazenamento do glicogênio (Pompe)
5. Miocardite

Idade de apresentação na DCC

Idade	HVP Severa	HVP + Vascularização do *SHUNT*
0–2 dias	Coração esquerdo hipoplásico Atresia aórtica RVPTA abaixo do diafragma Miocardiopatia na CMD	Coração esquerdo hipoplásico RVPTA acima do diafragma Transposição completa
3–7 dias	DAP na criança prematura	
7–14 dias	CoA + CIV/DAP Estenose da valva aórtica MAV periférica Fibroelastose endocárdica Artéria coronária esquerda anômala	Coarctação da aorta (CoA) MAV

D. LESÕES NÃO-CARDÍACAS
1. Fístulas AV: hemangioendotelioma do fígado, fístula AV do cérebro, aneurisma da veia de Galeno, grande fístula AV pulmonar
2. Taquipnéia transitória do recém-nascido
3. Hemorragia intraventricular/subaracnóide
4. Hipoglicemia neonatal (baixo peso ao nascimento, crianças de mães diabéticas)
5. Tireotoxicose (passagem transplacentária do hormônio ETLD)

Síndromes com DCC

Síndrome do 5p ("Cri-du-chat")
Incidência da DCC: 20%

Síndrome de Di George (agenesia tímica)
1. Malformação conotruncal
2. Arco aórtico interrompido

Síndrome de Down = MONGOLISMO = TRISSOMIA DO 21
1. Defeito do coxim endocárdico (25%)
2. CIV membranoso
3. CIA *ostium primum*
4. AV *communis*
5. Fenda da valva mitral
6. DAP
7. 11 pares de costelas (25%)
8. Manúbrio hipersegmentado (90%)

Síndrome de Ellis-van Creveld
Incidência da DCC: 50%
- polidactilia
- √ átrio único

Síndrome de Oram = SÍNDROME MEMBRO SUPERIOR-CORAÇÃO
Incidência da DCC: 50%
(1) CIA
(2) CIV
(3) Estenose pulmonar valvular
(4) Displasia radial

Síndrome de Hurler
Cardiomiopatia

Síndrome de Ivemark
Incidência da DCC: 100%
- asplenia
- √ anomalias cardíacas complexas

Síndrome de Klippel-Feil
Incidência da DCC: 5%
(1) Defeito septal atrial
(2) Coarctação

Síndrome de Marfan = ARACNODACTILIA
1. Dilatação do seio aórtico
2. Aneurisma aórtico
3. Insuficiência aórtica
4. Aneurisma pulmonar

Síndrome de Noonan
1. Estenose pulmonar
2. CIA
3. Cardiomiopatia hipertrófica

Osteogênese imperfeita
1. Insuficiência da valva aórtica
2. Insuficiência da valva mitral
3. Insuficiência da valva pulmonar

Síndrome pós-rubéola
- baixo peso ao nascimento
- surdez
- catarata
- retardo mental

(1) Estenose pulmonar periférica
(2) Estenose pulmonar valvular
(3) Estenose aórtica supravalvular
(4) DAP

Trissomia do 13–15
CIV, tetralogia de Fallot, "VDDS ou DORV"

Trissomia do 16–18
CIV, DAP, "VDDS"

Síndrome de Turner (X0) = DISGENESIA OVARIANA
Incidência da DCC: 35%
(1) Coarctação da aorta (em 15%)
(2) Valva aórtica bicúspide
(3) Aneurisma dissecante da aorta

Síndrome de Williams = HIPERCALCEMIA IDIOPÁTICA
- peculiar face de duende
- retardo físico + mental
- hipercalcemia (não em todos os pacientes)

(1) Estenose aórtica supravalvular (33%)
(2) CIA, CIV
(3) Estenose periférica da artéria pulmonar + valvular
(4) Hipoplasia aórtica, estenose das artérias mais periféricas

AVALIAÇÃO DO *SHUNT*

Avaliação de *shunts* E-D

A. IDADE
— crianças:
(1) CIV isolado
(2) CIV com CoA/DAP/canal AV
(3) DAP
(4) *Ostium primum*

— crianças/adultos:
(1) DAP
(2) Canal AV parcial com valva mitral competente
(3) CIV/DAP com alta resistência pulmonar
(4) DAP com murmúrio

B. SEXO
99% de chance para o CIA/DAP na paciente do sexo feminino

C. ANÁLISE DA PAREDE TORÁCICA
- √ 11 pares de costelas + manúbrio hipersegmentado: síndrome de Down
- √ peito escavado + dorso retificado: prolapso de valva mitral

D. SILHOUETA CARDÍACA
- √ ausência de tronco pulmonar com CIV; tetralogia rósea
- √ aorta ascendente do lado esquerdo: transposição corrigida com CIV
- √ aorta descendente tortuosa: incompetência da valva aórtica + CIA
- √ coração volumoso: canal AV completo e persistente (CAVPC); CIV + DAP; CIV + incompetência da valva mitral
- √ átrio esquerdo aumentado: septo atrial intacto; regurgitação mitral (defeito do coxim endocárdico, prolapso da valva mitral + CIA)

Diagnóstico Diferencial dos Shunts E-D

	AD	VD	AP	AE	VE Ao	Prox
CIA	sim	sim	sim	não	não	não
CIV	não	sim	sim	sim	sim	não
DAP	não	não	sim	sim	sim	amiúde sim

Shunt com átrio esquerdo normal

A. *Shunt* pré-cardíaco
1. Conexão venosa pulmonar anômala

B. *Shunt* intracardíaco
1. CIA (8%)
2. CIV (25%)

C. Pós-cardíaco
1. DAP (12%)

Tamanho aórtico em *shunts*

A. *Shunts* extracardíacos
- √ aorta aumentada + hiperpulsátil
- (1) DAP

B. *Shunts* pré e intracardíacos
- √ aorta pequena porém não hipoplásica
- (1) Retorno venoso pulmonar anômalo
- (2) CIA
- (3) CIV
- (4) Canal AV comum

Dimensões anormais das câmaras cardíacas

A. SOBRECARGA DE VOLUME VENTRICULAR ESQUERDA
1. CIV
2. DAP
3. Incompetência mitral
4. Incompetência aórtica

B. HIPERTROFIA VENTRICULAR ESQUERDA
1. Coarctação
2. Estenose aórtica

C. SOBRECARGA DE VOLUME VENTRICULAR DIREITA
1. CIA
2. RVPA parcial/total
3. Insuficiência tricúspide
4. Insuficiência pulmonar
5. Ausência congênita/adquirida de pericárdio
6. (Anomalia de Ebstein) = não verdadeiramente VD

D. HIPERTROFIA VENTRICULAR DIREITA
1. Estenose da valva pulmonar
2. Hipertensão pulmonar
3. Tetralogia de Fallot
4. CIV

E. Estenose aórtica subvalvular fixa

F. Ventrículo esquerdo/direito hipoplásico, ventrículo comum

G. Cardiomiopatia congestiva

Cardiomiopatia no recém-nascido

A. NÃO CARDIOGÊNICO
1. Metabólico:
   - (a) desequilíbrio iônico nos níveis séricos de sódio, potássio e cálcio
   - (b) hipoglicemia
2. Ventilação diminuída
   - (a) asfixia
   - (b) taquipnéia transitória
   - (c) dano cerebral perinatal
3. Função eritrocitária
   - (a) anemia
   - (b) eritrocitemia
4. Endócrino
   - (a) doença do armazenamento do glicogênio
   - (b) doença da tireóide: hipo/hipertireoidismo
5. Criança de mãe diabética
6. Fístula arteriovenosa
   - (a) aneurisma da veia de Galeno
   - (b) angioma hepático
   - (c) corioangioma

B. CARDIOGÊNICO
1. Arritmia
2. Mio/pericardite
3. Tumor cardíaco
4. Infarto do miocárdio
5. Doença cardíaca congênita

CARDIOPATIA CIANÓTICA

Cianose química = $PaO_2 \leq 94\%$

Cianose clínica = $PaO_2 \leq 85\%$

◊ Diminuição na detectabilidade dos níveis de hemoglobina!

Causa mais comum de cianose
- — no recém-nascido é a transposição dos grandes vasos
- — na criança é a tetralogia de Fallot!

A. SUPERVASCULARIZAÇÃO
Mnemônico: "5Ts + AVA"
1. **T**ransposição completa
2. **T**ricúspide (atresia com transposição)
3. **T**ronco arterioso
4. **T**otal (retorno venoso pulmonar anômalo acima do diafragma)
5. *Tingle ventricle* = "Tremor" (ventrículo único)
6. **Á**trio comum
7. **V**entrículo direito de dupla saída (VDDS tipo I/ Anomalia de Taussing-Bing (VDDS tipo II)
8. **A**tresia aórtica

N.T.: DORV (ou VDDS) significa *double-outlet right ventricle*. Mantive a sigla no original por se tratar de sigla consagrada em sua forma original.

B. VASCULARIZAÇÃO DIMINUÍDA (com *shunt* D-E)
 (a) ao NÍVEL ATRIAL
  (1) Estenose/atresia pulmonar isolada
  (2) Atresia tricúspide sem transposição com estenose pulmonar
  (3) Malformação de Ebstein/Uhl
  (4) Regurgitação tricúspide congênita
  (5) Efusão pericárdica
 (b) ao NÍVEL VENTRICULAR
  (1) Tetralogia de Fallot
  (2) Ventrículo único
  (3) Atresia tricúspide sem transposição sem estenose pulmonar
  (4) DORV
  (5) Síndrome de asplenia
  (6) Transposição corrigida + CIV

C. HIPERTENSÃO VENOSA PULMONAR
 1. Atresia da veia pulmonar comum
 2. RVPTA abaixo do diafragma
 3. Atresia aórtica

N.B.: Atresia tricúspide = a grande mimetizadora.

Fluxo sangüíneo pulmonar aumentado com cianose

= LESÕES MISTURADORAS = *shunt* bidirecional com dois componentes:
(a) mistura de sangue saturado (*shunt* E-D) e sangue não saturado (*shunt* D-E)
(b) nenhuma obstrução ao fluxo sangüíneo pulmonar

Processo de avaliação:
 √ segmento da AP ausente = transposição
 √ segmento da AP presente:
 (a) átrio esquerdo normal (= *shunt* extracardíaco) = RVPTA
 (b) átrio esquerdo aumentado (= *shunt* intracardíaco) = tronco arterioso

N.B.: supercirculação + cianose = transposição completa até prova do contrário.

LESÕES MISTURADORAS = LESÕES "T"
 Mnemônico: "5Ts + AD"
  Transposição dos grandes vasos = completa TGV ± CIV (causa mais comum para a cianose no neonato)
  Tricúspide (atresia, com ou sem transposição + CIV)(segunda causa mais comum para cianose no neonato)
  Tronco arterioso
  Total (retorno venoso pulmonar anômalo = RVPTA, acima do diafragma)
  (a) supracardíaco
  (b) cardíaco (seio coronário/átrio direito)
  ***T**ingle ventricle* = ventrículo único
  Átrio comum
  DORV (ventrículo direito de dupla saída = DORV tipo I)/Anomalia de Taussig-Bing (DORV tipo II)

Pistas:
 √ anomalias esqueléticas: síndrome de Ellis-van Creveld (tronco/átrio comum)
 √ polisplenia: átrio comum
 √ arco aórtico direito: tronco arterioso persistente
 √ *ductus infundibulum*: atresia aórtica
 √ tronco pulmonar visto: RVPTA supracardíaco; DORV ou VDDS; atresia tricúspide; átrio comum
 √ aorta ascendente com convexidade para o lado esquerdo: ventrículo único
 √ veia ázigos dilatada: átrio comum + polisplenia + VCI interrompida; RVPTA para a veia ázigos
 √ VCS do lado esquerdo: veia vertical do RVPTA
 √ hilo direito em "cascata": ventrículo único +transposição
 √ grande átrio esquerdo (descarta RVPTA)
 √ borda cardíaca esquerda proeminente: ventrículo único com ventrículo direito invertido e rudimentar; levoposição do apêndice atrial esquerdo (atresia tricúspide + transposição)
 √ idade de início ≤ 2 dias: atresia aórtica

Fluxo sangüíneo pulmonar diminuído com cianose

= dois componentes da (a) resistência do fluxo sangüíneo através do coração direito devido à obstrução/atresia na valva pulmonar/infundíbulo (b) *shunt* D-E; circulação pulmonar mantida através das artérias sistêmicas/DAP
Mnemônico: "ATATAE"
 Atresia pulmonar
 Tetralogia de Fallot
 Anomalia de Ebstein
 Transposição dos grandes vasos com estenose pulmonar
 Atresia tricúspide com estenose pulmonar
 Estenose pulmonar com CIA

A. SHUNT AO NÍVEL VENTRICULAR
 1. Tetralogia de Fallot
 2. Tetralogia fisiológica (associada com a obstrução pulmonar):
  — transposição completa/corrigida
  — ventrículo único
  — DORV
  — atresia tricúspide (EP em 75%)
  — síndrome de asplenia
  √ aorta proeminente com arco aórtico E/D; tronco pulmonar inaparente
  √ átrio direito NORMAL (sem regurgitação tricúspide)
  √ coração de tamanho NORMAL (secundário ao mecanismo de escape para dentro da aorta)
 Pistas:
  (1) Anomalia esquelética (por exemplo, escoliose): tetralogia (90%)
  (2) Simetria hepática: asplenia
  (3) Arco aórtico direito: tetralogia, transposição completa, atresia tricúspide
  (4) Artéria subclávia direita aberrante: tetralogia
  (5) Aorta ascendente de convexidade esquerda: ventrículo único com ventrículo direito invertido e rudimentar, transposição corrigida, asplenia, (atresia da valva tricúspide)

N.T.: O autor não faz nenhuma referência sobre a sigla "JAA".

B. *SHUNT* AO NÍVEL ATRIAL
 1. **E**stenose pulmonar/atresia com septo ventricular intacto
 2. **M**alformação de Ebstein + anomalia de Uhl
 3. **A**tresia tricúspide (DSA em 100%)
  √ cardiomegalia moderada a severa
  √ dilatação atrial direita
  √ dilatação ventricular direita (secundária à maciça incompetência tricúspide)
  √ aorta inaparente
  √ arco aórtico esquerdo

CARDIOPATIA ACIANÓTICA

Fluxo sangüíneo pulmonar aumentado sem cianose

= indica *shunt* E-D com aumento do fluxo sangüíneo pulmonar (volume do *shunt* > 40%)

A. COM DILATAÇÃO ATRIAL ESQUERDA
 Indica *shunt* distal à valva mitral = aumento do volume sem defeito de escape
 (1) CIV (25%): aorta pequena com *shunt* intracardíaco
 (2) DAP (12%): aorta + artéria pulmonar de igual tamanho no *shunt* intracardíaco
 (3) Ruptura de aneurisma do seio de Valsalva (raro)
 (4) Fístula arteriovenosa coronária (muito rara)
 (5) Janela aortopulmonar (extremamente rara)

B. COM ÁTRIO ESQUERDO NORMAL
 Indica *shunt* proximal à valva mitral = volume aumentado com mecanismo de escape através do defeito
 (1) CIA (8%)
 (2) Retorno venoso pulmonar parcial anômalo (RVPPA) + CIA seio venoso
 (3) Defeito do coxim endocárdico (DCE) (4%)

Fluxo sangüíneo pulmonar sem cianose

A. LESÃO OBSTRUTIVA
 (a) obstrução ao fluxo de saída do ventrículo direito
  (1) Ao nível da valva pulmonar: estenose pulmonar subvalvular/valvular/supravalvular
  (2) Ao nível das artérias pulmonares periféricas: estenose pulmonar periférica
 (b) obstrução ao fluxo de entrada do ventrículo esquerdo
  (1) Ao nível das veias pulmonares periféricas: estenose/atresia das veias pulmonares
  (2) Ao nível do átrio esquerdo: *cor triatriatum*
  (3) Ao nível da valva mitral: estenose mitral supravalvular, estenose/atresia mitral congênita, válvula mitral "em pára-quedas"
 (c) obstrução ao fluxo de saída ventricular esquerdo
  (1) Ao nível da valva aórtica: estenose subaórtica anatômica, estenose funcional subaórtica (SSHI), estenose aórtica valvular, coração esquerdo hipoplásico, estenose aórtica supravalvular
  (2) Ao nível da aorta: interrupção do arco aórtico, coarctação da aorta

B. CARDIOMIOPATIA
 1. Fibroelastose endocárdica
 2. Cardiomiopatia hipertrófica
 3. Doença do armazenamento do glicogênio

C. ESTADO HIPERDINÂMICO
 1. MAV não cardíaca (MAV cerebral, aneurisma da veia de Galeno, grande MAV pulmonar, hemangioendotelioma do fígado)
 2. Tireotoxicose
 3. Anemia
 4. Gravidez

D. ISQUEMIA MIOCÁRDICA
 1. Artéria coronária esquerda anômala
 2. Doença da artéria coronária (DAC)

VASCULARIZAÇÃO PULMONAR

Vascularização pulmonar aumentada

A. Supercirculação = *shunt* vascular = supercirculação arterial + venosa
 (a) cardiopatia congênita (mais comum)
  (1) *Shunts* E-D
  (2) Lesões misturadoras/lesões cianóticas
 (b) síndromes de alto fluxo
  (1) Tireotoxicose (2) Anemia (3) Gravidez (4) Fístula arteriovenosa-periférica
  √ diâmetro da artéria pulmonar descendente direita maior que a traquéia, logo acima do arco aórtico
  √ tamanho aumentado das veias + artérias com tamanho maior que o brônquio que as acompanha (= *kissing cousin sign*), melhor visto logo acima do hilo na incidência AP
  √ vasos hilares aumentados (incidência lateral)
  √ visualização dos vasos abaixo da décima costela inferior

B. Hipertensão venosa pulmonar
 √ redistribuição do fluxo (não visto em crianças jovens)
 √ não distinção dos vasos com as linhas de Kerley (= edema intersticial)
 √ edema alveolar
 √ padrão reticular fino

C. Hipertensão pré-capilar
 √ artérias pulmonares principais + direita e esquerda aumentadas
 √ diminuição abrupta do calibre das artérias pulmonares

D. Colaterais sistêmicos/aortopulmonares proeminentes
 1. Tetralogia de Fallot com atresia pulmonar (= pseudotronco)
 2. CIV + atresia pulmonar (ventrículo único, transposição completa, transposição corrigida)
 3. Colaterais pulmonares sistêmicos
  √ padrão vascular grosseiro com artérias de ramificações irregulares (partindo da aorta/artérias subclávias)
  √ pequenos vasos centrais a despeito do aparente aumento da vascularização

Vascularização pulmonar diminuída

= obstrução do fluxo pulmonar
√ vasos reduzidos em tamanho e número
√ pulmões hiperlúcidos
√ vasos hilares + segmento arterial pulmonar pequenos

Vascularização pulmonar normal + coração de tamanho normal

Mnemônico: "SIN"

Sobrecarga (= problemas de sobrecarga de pressão)
Isquemia miocárdica
Normal

Hipertensão arterial pulmonar

= HAP = pressão arterial pulmonar mantida em sístole > 30 mmHg, em diástole > 15 mmHg, pressão média > 20 mmHg, secundária à redução na área seccional transversa do leito vascular pulmonar com concomitante aumento na resistência vascular pulmonar

Patogênese:

A. HAP PRIMÁRIA (raro) = arteriopatia pulmonar plexogênica = causa/mecanismo desconhecido

B. HAP SECUNDÁRIA (mais comum)
(a) doença pleuropulmonar primária
(1) Doença parenquimatosa pulmonar = *cor pulmonale*: DPOC, enfisema, bronquite crônica, asma, bronquiectasia, infiltrado maligno, doença granulomatosa, fibrose cística, estágio final de pulmão fibrótico, ressecção pulmonar, hemossiderose idiopática, proteinose alveolar, microlitíase alveolar
(2) Hipoventilação alveolar = hiperperfusão arterial pulmonar hipóxica: altas altitudes crônicas, apnéia do sono, hipoventilação devido à doença neuromuscular/obesidade
(3) Doença pleural + deformidade torácica fibrotórax, toracoplastia, cifoescoliose
(b) doença vascular primária
(1) Cardiopatia congênita
— fluxo aumentado: grande *shunt* E-D (síndrome de Eisenmenger)
— fluxo diminuído: tetralogia de Fallot
(2) Obliteração capilar: tromboembolismo pulmonar, circulação persistente fetal, arterites (e.g.: Takayasu)
(3) Obliteração venosa: doença pulmonar venoclusiva
(c) hipertensão venosa pulmonar

Histo:

Grau I: = hipertrofia da camada média das artérias + arteríolas musculares pulmonares
Grau II: = hipertrofia das células musculares + proliferação das células da íntima nas artérias + arteríolas musculares pequenas
Grau III: = hipertrofia muscular + espessamento intimal + fibrose subendotelial
Grau V: = oclusão dos vasos com dilatação progressiva das pequenas artérias próximas; hipertrofia muscular menos aparente
Grau V: = canais tortuosos com proliferação das células endoteliais (= lesões plexiformes + angiomatóides) + macrófagos intra-alveolares
Grau VI: = trombose + arterite necrotizante

√ aumento no calibre das artérias centrais + periféricas (pelo aumento mantido no fluxo por um fator > 2)
√ vasos pulmonares "podados" = aumento desproporcional no calibre das artérias fibrosas centrais + diminuição no calibre das pequenas artérias musculares (pelo aumento mantido da pressão)
√ SEM aumento nas pulsações no terço médio do pulmão
√ calcificação dos vasos pulmonares centrais (PATOGNOMÔNICO)
√ coração de tamanho normal/aumento das câmaras direitas

Cor pulmonale

Mnemônico: "VEDDE BIS"

Vasculite
Embolismo pulmonar crônico
DPOC
Deformidade torácica
Enfisema
Bronquiectasia
Idiopática
Shunt (CIA, CIV etc.)

Hipertensão venosa pulmonar

= PRESSÃO VENOSA PULMONAR AUMENTADA
= CONGESTÃO VENOSA
= pressão capilar arterial pulmonar (PCWP*) > 15 mmHg

*N.T.: *pulmonary capillary wedge pressure* (sigla consagrada pelo uso).

Causas:

A. OBSTRUÇÃO AO FLUXO DE ENTRADA VENTRICULAR ESQUERDO
√ coração de dimensões normais com hipertrofia ventricular direita
√ tronco pulmonar proeminente
@ Proximal à valva mitral:
√ átrio esquerdo de tamanho normal
(1) RVPTA abaixo do diafragma
(2) Doença venoclusiva pulmonar primária
(3) Estenose individual das veias pulmonares
(4) Atresia da veia pulmonar comum
(5) *Cor triatriatum*
(6) Tumor/coágulo atrial esquerdo
(7) Anel supravalvular do átrio esquerdo
(8) Mediastinite fibrosante
(9) Pericardite constritiva
@ Ao nível da valva mitral
√ átrio esquerdo aumentado
(1) Estenose reumática da valva mitral ± regurgitação (99%)
√ aurícula esquerda aumentada
(2) Estenose congênita da valva mitral
(3) Valva mitral "em pára-queda" (= volumoso músculo papilar único)

B. INSUFICIÊNCIA VENTRICULAR ESQUERDA
(a) PRÉ-CARGA ANORMAL com incompetência secundária da valva mitral (= sobrecarga de volume)
(1) Regurgitação da valva aórtica
(2) Síndrome de Eisenmenger (= *shunt* D-E no CIV)
(3) Insuficiência de alto débito:
MAV não cardíaca (MAV cerebral, aneurisma da veia de Galeno, grande MAV pulmonar, hemangioendotelioma do fígado, iatrogênico), tireotoxicose, anemia, gravidez

(b) PÓS-CARGA ANORMAL
(= sobrecarga de pressão) = obstrução ao fluxo de saída do VE
(1) Síndrome do ventrículo esquerdo hipoplásico
(2) Estenose aórtica (supravalvular, valvular, subaórtica anatômica)
(3) Arco aórtico interrompido
(4) Coarctação da aorta
(d) DESORDENS DA CONTRAÇÃO E RELAXAMENTO
(1) Fibroelastose endocárdica
(2) Doença do armazenamento do glicogênio (Doença de Pompe)
(3) Aneurisma cardíaco
(4) Cardiomiopatia
(a) congestiva (álcool)
(b) cardiomiopatia hipertrófica obstrutiva (CHO), particularmente em CMD
— hipertrofia septal assimétrica (HSpA)
— estenose subaórtica hipertrófica idiopática (ESHI)
(c) ISQUEMIA MIOCÁRDICA
(1) Artéria coronária esquerda anômala
(2) Doença da artéria coronária (DAC)

√ redistribuição moderada (PCWP 13–15 mmHg)
√ redistribuição (PCWP 15–18 mmHg)
√ margens dos vasos indistintas devido ao edema intersticial (PCWP 18–25 mmHg)
√ edema alveolar pulmonar (PCWP > 30 mmHg)

Relações artéria pulmonar-brônquio

= relação dos diâmetros da artéria pulmonar segmentar terminal + brônquio terminal que a acompanha

A. RADIOGRAFIA TORÁCICA ERETA
1. Normal:
zona pulmonar superior: 0,85 ± 0,15
zona pulmonar inferior: 1,34 ± 0,25
= efeito da gravidade
2. Pletora pulmonar:
zona pulmonar superior 1,62 ± 0,31
zona pulmonar inferior 1,56 ± 0,28
= congestão balanceada
3. ICC descompensada:
zona pulmonar superior: 1,50 ± 0,25
zona pulmonar inferior: 0,87 ± 0,20
= redistribuição em função da ICC esquerda
B. RADIOGRAFIA DE TÓRAX EM DECÚBITO
1. Normal:
zona pulmonar superior: 1,01 ± 0,13
zona pulmonar inferior: 1,05 ± 0,13
= efeito gravitacional ausente
2. ICC descompensada:
zona pulmonar superior: 1,49 ± 0,31
zona pulmonar inferior: 0,96 ± 0,31
= padrão invertido/padrão de pletora

AORTA

Aorta dilatada

A. SOBRECARGA DE VOLUME
1. Insuficiência aórtica
2. DAP
B. DILATAÇÃO PÓS-ESTENÓTICA
1. Estenose valvular aórtica
C. PRESSÃO INTRALUMINAL AUMENTADA
1. Coarctação
2. Hipertensão sistêmica

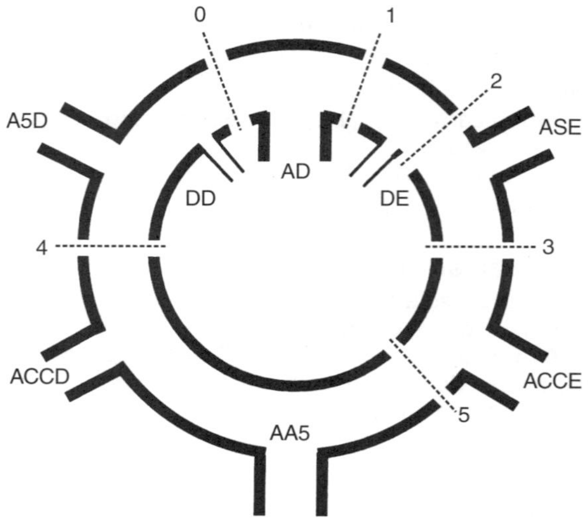

Hipótese de Edward para o Desenvolvimento do Arco Aórtico

ASD = artéria subclávia direita	AA=aorta ascendente
ASE = artéria subclávia esquerda	AD=aorta descendente
ACCD = artéria carótida comum direita	DD=ducto direito
ACCE = artéria carótida comum esquerda	DE=ducto esquerdo

0 = arco aórtico normal
1 = arco aórtico direito com ramificação em espelho; ducto partindo da artéria pulmonar para a artéria braquiocefálica / subclávia = sem anela vascular
2 = arco aórtico direito com ramificação em espelho; ducto a partir da artéria pulmonar para a aorta descendente = anel vascular completo
3 = arco aórtico direito com artéria subclávia esquerda aberrante; ducto partindo da artéria pulmonar para a aorta descendente (mais comum anel vascular)
4 = arco aórtico esquerdo com artéria subclávia direita aberrante
5 = arco aórtico direito com artéria braquicefálica esquerda aberrante; ducto partindo da artéria pulmonar para a aorta descendente (muito incomum)
2+3 = arco aórtico direito com artéria subclávia esquerda isolada (muito incomum)

D. FRAQUEZA/INFECÇÃO MURAL
1. Necrose cística da média: síndrome de Marfan/Ehlers-Danlos
2. Aneurisma congênito
3. Aortite sifilítica
4. Aneurisma micótico
5. Aneurisma aterosclerótico (*vasa vasorum* comprometidos)
E. LACERAÇÃO DA PAREDE AÓRTICA
1. Aneurisma traumático
2. Hematoma dissecante

Arco aórtico duplo

Causa comum de anel vascular
Incidência: 55% de todos os anéis vasculares
- usualmente assintomático
- estridor, dispnéia, pneumonia recorrente
- disfagia (menos comum que os sintomas respiratórios, mais comum após o início da alimentação sólida em bebês)

Localização: em 75% na aorta descendente, em 25% na aorta descendente à direita; arco anterior menor em 80%; arco direito maior + mais alto que à esquerda em 80%

√ dois arcos separados surgem de uma única aorta ascendente
√ cada arco se junta para formar uma única aorta descendente
√ impressões podem estar presentes em ambos os lados da traquéia: usualmente D > E
√ grande impressão posterior no esôfago
√ pequena impressão anterior na traquéia

TC:
√ "sinal das quatro artérias" = cada arco dá origem a duas artérias subclávias + 2 artérias carótidas ventrais distribuídas em torno da traquéia em secção cefálica ao arco aórtico

DD: arco direito com artéria subclávia esquerda aberrante (indistinguível ao esofagograma quando o arco do lado direito é dominante)

Arco aórtico direito

Incidência: 1%–2%

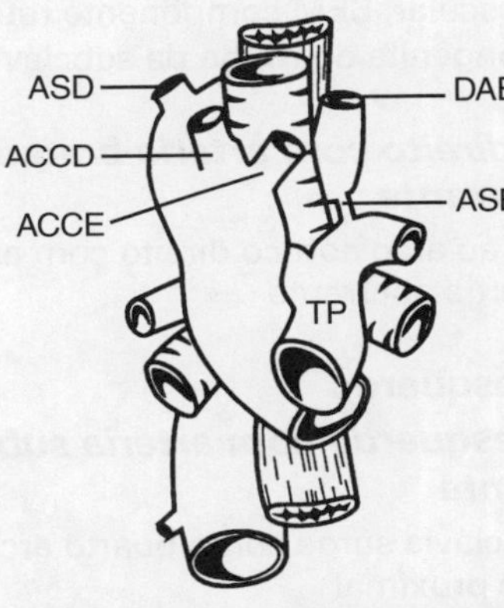

Arco Aórtico Direito com Artéria Subclávia Esquerda Aberrante

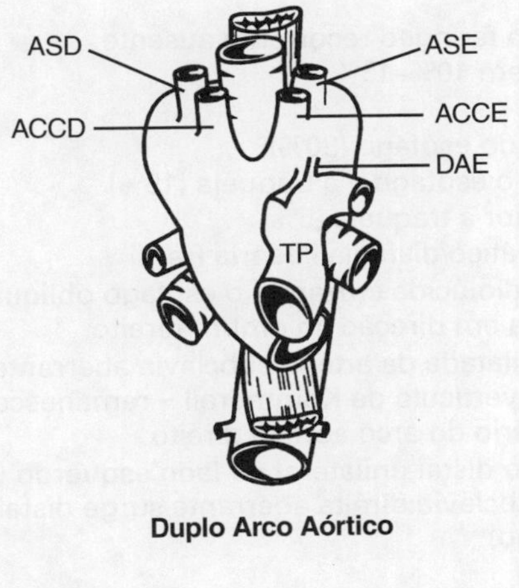

Duplo Arco Aórtico

ASEA = artéria subclávia esquerda aberrante
ASE = artéria subclávia esquerda
ACCE = artéria carótida comum esquerda
DAE = ducto arterioso esquerdo
APE = artéria pulmonar esquerda

INCIDÊNCIA DO ARCO AÓRTICO DIREITO NA CARDIOPATIA CONGÊNITA

1.	Tronco arterioso	35%
2.	Tetralogia de Fallot	25%
3.	TGV	10%
4.	Atresia tricúspide	5%
5.	Grande CIV	2%

Anomalias raras:

1.	Transposição corrigida	50%
2.	Pseudotronco	50%
3.	Asplenia	30%
4.	Tetralogia rosa	15%

Mnemônico: "TRU TETRA TRIC"
***TRU**ncus arteriosus*
TEtralogia de Fallot
TRAnsposição
TRICúspide (atresia)

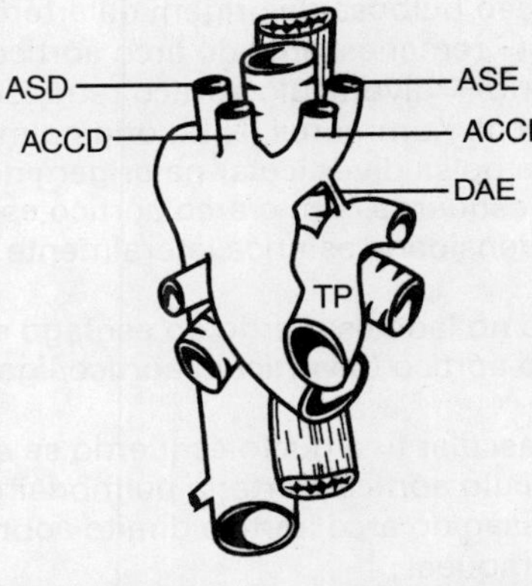

Arco Aórtico Direito com Ramificação em Espelho

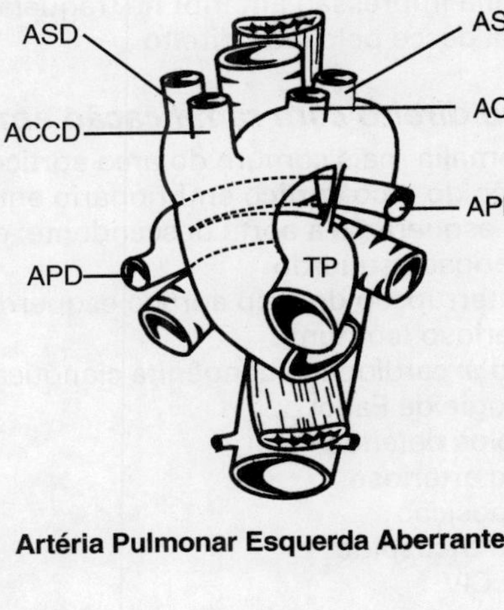

Artéria Pulmonar Esquerda Aberrante

TP = tronco pulmonar
ACCD = artéria carótida comum direita
APD = artéria pulmonar direita
ASD =artéria subclávia direita

Arco aórtico direito com artéria subclávia esquerda aberrante

= AAD com ASEA
= interrupção do arco aórtico embrionário esquerdo entre a artéria carótida comum e a artéria subclávia esquerda; tipo mais comum de anomalia do arco aórtico direito: 35%–72%; segunda causa mais comum de anel vascular após o arco aórtico duplo

Incidência: 1:2.500

Associado à: doença cardíaca congênita em 12%;

(1) Tetralogia de Fallot (2/3 = 8%)
(2) CIA ± CIV (1/4 = 3%)
(3) Coarctação (1/12 = 1%)

• usualmente assintomático (anel frouxo em torno da traquéia + esôfago)
• pode tornar-se sintomático na infância/período lactente, desencadeado por bronquite + edema traqueal
• pode tornar-se sintomático na vida adulta desencadeado por torção da aorta

√ a artéria carótida comum esquerda é o primeiro ramo da aorta ascendente
√ a artéria subclávia esquerda surge da aorta descendente via remanescente da raiz aórtica dorsal esquerda
√ configuração bulbosa da origem da artéria subclávia esquerda (= remanescente do arco aórtico esquerdo embrionário) = divertículo aórtico retroesofagiano = divertículo de Kommerell (N.B.: originalmente descrito como uma bolsa diverticular na origem da artéria subclávia esquerda com o arco aórtico esquerdo)
√ pequena densidade esférica lateralmente à esquerda da traquéia
√ impressão no lado esquerdo do esôfago simulando um duplo arco aórtico (divertículo aórtico/ligamento arterioso)
  √ anel vascular (= o ducto esquerdo se estende do divertículo aórtico à artéria pulmonar esquerda)
  √ impressão do arco aórtico direito sobre a sombra de ar traqueal
√ indentação esofagiana no lado direito (arco direito)
  √ impressão ampla posterior sobre o esôfago (artéria subclávia esquerda/divertículo aórtico)
  √ pequena impressão anterior na traquéia
  √ a aorta desce pelo lado direito

Arco aórtico direito com ramificação em espelho

Segunda anomalia mais comum do arco aórtico: 24%–60%

= interrupção do arco aórtico embrionário entre a artéria subclávia esquerda e a aorta descendente; dorsal ao ducto arterioso esquerdo

(a) tipo 1 = interrupção do arco aórtico esquerdo distal ao ducto arterioso (comum)

Associado à: cardiopatia congênita cianótica em 98%

(1) Tetralogia de Fallot (87%)
(2) Múltiplos defeitos (7,5%)
(3) Tronco arterioso (2%–6%)
(4) Transposição (1%–10%)
(5) Atresia tricúspide (5%)
(6) CIA ± CIV (0,5%)

◊ 25% dos pacientes portadores de Tetralogia de Fallot possuem arco aórtico direito!
◊ 37% dos pacientes portadores de tronco arterioso possuem arco aórtico direito!

√ SEM anel vascular, SEM componente retroesofagiano
√ NENHUMA estrutura posterior à traquéia
√ impressão pelo arco aórtico direito sobre a sombra aérea traqueal
√ enema baritado NORMAL

(b) tipo 2 = interrupção do arco aórtico esquerdo proximal ao ducto arterioso (raro)
anela vascular verdadeiro (se o ducto persiste)
raramente associado com DCC

Arco aórtico direito com artéria subclávia esquerda isolada

Terceira anomalia mais comum do arco aórtico direito: 2%

= interrupção do arco aórtico embrionário esquerdo entre
(a) artéria carótica comum e artéria subclávia esquerda e
(b) ducto esquerdo e aorta descendente, resultando numa conexão da artéria subclávia esquerda com a artéria pulmonar esquerda

Associado à: Tetralogia de Fallot

√ a artéria carótida comum esquerda surge como primeiro ramo
√ a artéria subclávia esquerda junta-se à artéria pulmonar esquerda através do DAP
√ SEM anel vascular, SEM componente retroesofagiano
• síndrome congênita do roubo da subclávia

Arco aórtico direito com artéria braquicefálica esquerda aberrante

Aspecto similar ao arco aórtico direito com artéria subclávia esquerda aberrante

Arco aórtico esquerdo

Arco aórtico esquerdo com artéria subclávia direita aberrante

= a artéria subclávia surge como quarto arco da aorta descendente proximal

Incidência: 0,4%–2,3%; anomalia congênita mais comum do arco aórtico; em 37% das crianças com síndrome de Down com DCC

Associado a:

(1) Nervo faríngeo recorrente ausente
(2) DCC em 10%–15%

Curso:

(a) atrás do esôfago (80%)
(b) entre o esôfago e a traquéia (15%)
(c) anterior à traquéia (5%)

• assintomático/disfagia ilusória (rara)

√ banda radiolúcida cruzando o esôfago obliquamente para cima em direção ao ombro direito
√ origem dilatada da artéria subclávia aberrante (em até 60%) = divertículo de Kommerell = remanescente embrionário do arco aórtico direito
√ escavação distal unilateral no lado esquerdo (se a artéria subclávia direita aberrante surge distal à coarctação)

Síndrome da compressão pela artéria inonimada aberrante

= origem da artéria inonimada direita à esquerda da traquéia cruzando para a direita

√ compressão traqueal anterior

Padrão de compressão vascular do esôfago e traquéia

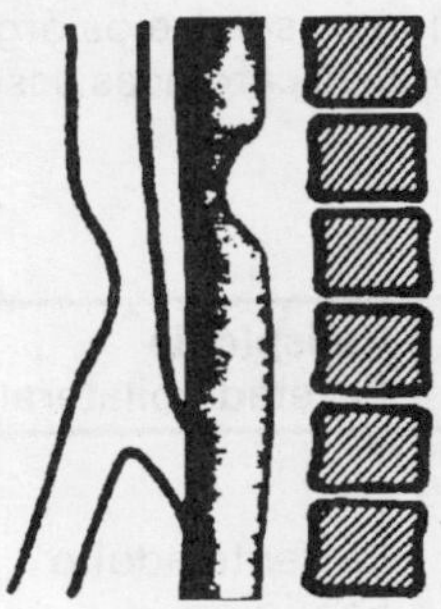

A. Identação traqueal anterior + grande impressão esofágica anterior:
1. Arco aórtico duplo
2. Arco aórtico direito com artéria subclávia esquerda aberrante + ducto esquerdo / ligamento arterioso
3. Arco aórtico esquerdo com artéria subclávia direita aberrante + ducto direito / ligamento (extremamente raro)

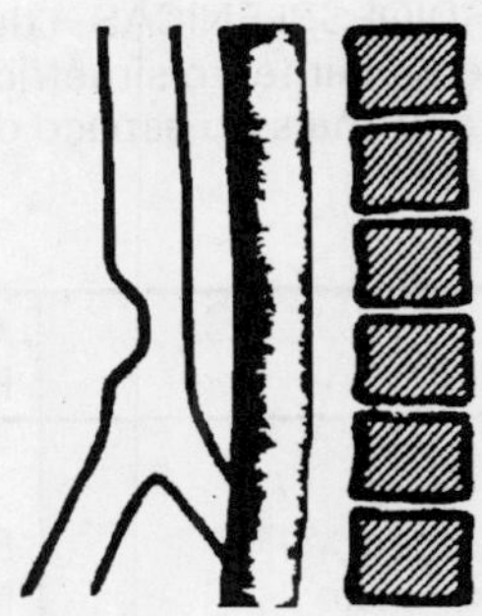

B. Identação traqueal anterior
1. Compressão pela artéria inominada com origem mais distal ao longo do arco
2. Compressão pela carótida comum esquerda com origem no arco mais proximal
3. Origem comum da artéria inominada e artéria carótida comum esquerda

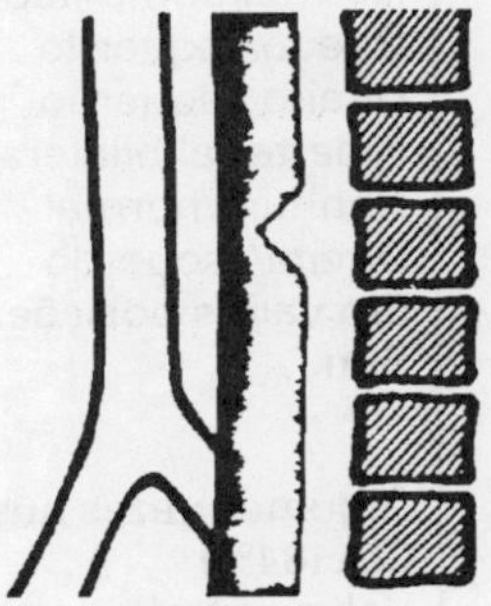

C. Pequena impressão esofágica anterior
- disfagia lusória (do Latim *lusorius* = brincalhão)
1. Arco aórtico esquerdo com artéria subclávia direita aberrante
2. Arco aórtico direito com artéria subclávia esquerda aberrante (muito raro)

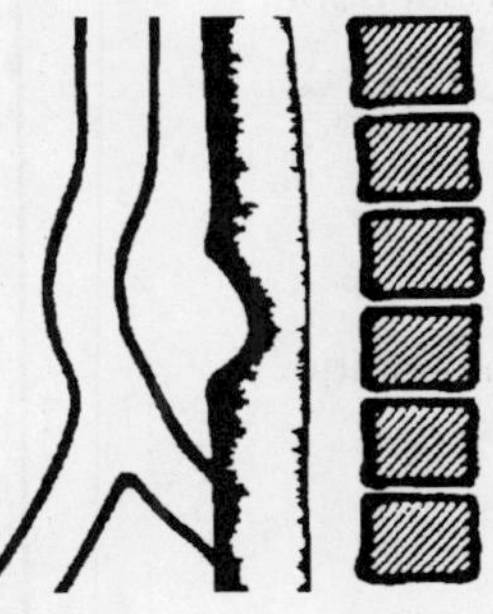

D. Identação traqueal posterior + impressão esofágica anterior
1. Artéria pulmonar esquerda aberrante

Padrão de compressão vascular do esôfago e traquéia

Anéis vasculares sintomáticos

(a) lesões usualmente sintomáticas:
 (1) Duplo arco aórtico com aorta descendente direita + ducto arterioso esquerdo
 (2) Arco aórtico direito com aorta descendente direita + artéria subclávia esquerda aberrante + ducto esquerdo aberrante/ligamento redondo
 (3) Arco aórtico esquerdo com aorta descendente esquerda + ducto direito/ligamento
 (4) Artéria pulmonar esquerda aberrante = *pulmonary sling*

(b) lesões ocasionalmente sintomáticas:
 (1) Inominada anômala
 (2) Artéria carótida comum esquerda/tronco comum anômalo
 (3) Arco aórtico direito com aorta descendente esquerda + ducto esquerdo/ligamento

(c) lesões usualmente assintomáticas:
 (1) Arco aórtico esquerdo + artéria subclávia direita aberrante
 (2) Arco aórtico esquerdo com aorta descendente direita
 (3) Arco aórtico direito com aorta descendente direita + ramificação em espelho
 (4) Arco aórtico direito com aorta descendente direita + artéria subclávia esquerda aberrante
 (5) Arco aórtico direito com aorta descendente direita + isolamento da artéria subclávia esquerda
 (6) Arco aórtico direito com aorta descendente esquerda + ducto esquerdo/ligamento

Via de fluxo ventricular esquerdo anormal

VFVE = área entre SIV e FaVM desde as cúspides da valva aórtica aos folhetos da valva mitral

(1) Estenose subaórtica membranosa
 = membrana fibrosa em forma semilunar estendendo-se através da VFVE + inserindo-se ao nível do FaVM
 √ estreitamento difuso do VFVE

HETEROTAXIA

= SÍNDROMES CARDIOESPLÊNICAS = desordens esporádicas com relações anormais entre os órgãos abdominais + tendência de desenvolvimento simétrico dos órgãos dentro do tronco + anomalias cardíacas associadas

√ ecos lineares anormais no espaço do VFVE (ocasionalmente)

	Asplenia Facetada bilateral D	**Polisplenia** Facetada bilateral E
Clínica		
Idade à apresentação	Recém-nascido/lactente	Lactente/adulto
Predominância de sexo	Masculino	Feminino
Cianose	Grave	Usualmente ausente
Doença cardíaca	Grave	Moderada/nenhuma (5%–10%)
Corpos de Howell-Jolly/Heinz	Presentes	Ausentes
Varredura esplênica	Baço não visualizado	Múltiplos pequenos baços
ECG característico	Nenhum	Vetor da onda P anormal
Prognóstico	Ruim	Bom
Mortalidade	Alta	Baixa
Radiografia Simples		
Vascularização pulmonar	Diminuída	Normal/aumentada
Arco aórtico	Direito/esquerdo	Direito/esquerdo
Ápice cardíaco	Direito/esquerdo/linha média	Direito/esquerdo
Brônquios	Epirterial bilateral	Hiparterial bilateral
Fissura menor	Bilateral possivelmente	Nenhum/normal
Estômago	Linha média/direito/esquerdo	Direita/esquerdo
Fígado	Simétrica/direito/esquerdo	Em várias posições
Má rotação do intestino	Sim (microgastria)	Sim
Cardiografia		
Seio coronário	Usualmente ausente	Algumas vezes ausente
Septo átrio	Átrio comum (100%)	CIA (84%)
Valva AV	Atresia/valva comum	Valva mitral normal/anormal
Ventrículo único	44%	Infreqüente
SIV	CIV	CIV comum
Grandes vasos	Transposição direita/esquerda (72%)	Relações normais
Estenose pulmonar	É a regra	Freqüente
Veias pulmonares	RVPTA	RVPPA (42%) RVPTA (6%)
Artéria coronária única	19%	
VCS	Bilateral (15%)	Bilateral (33%)
relação VCI/aorta	Mesmo lado da coluna	Normal
VCI	Normal	Interrompida (84%)/normal
Veia ázigos	Inaparente	Continuação D/E

(1) Prolapso de vegetação de valva aórtica
(2) VFVE estreitado (< 20 mm)
- (a) estenose subaórtica de longo segmento
  - √ fechamento da valva aórtica precocemente durante a sístole com *flutter* grosseiro
  - √ *flutter* de alta freqüência da valva mitral na diástole (regurgitação aórtica)
  - √ hipertrofia simétrica do VE
- (b) HsPA/ESHI
  - √ septo espessado assimetricamente fazendo protrusão para dentro do VE + VFVE
  - √ movimento sistólico anterior do FaVM (MSAVM)
- (c) estenose mitral
- (d) defeito do coxim endocárdico

ARTÉRIA PULMONAR

Artéria pulmonar principal invisível

A. Desenvolvimento incompleto = obstrução da VSVD
  1. Tetralogia de Fallot
  2. Síndrome do coração direito hipoplásico (atresia pulmonar/tricúspide)
B. Artéria pulmonar mal posicionada
  1. Transposição completa dos grandes vasos
  2. Tronco arterioso persistente

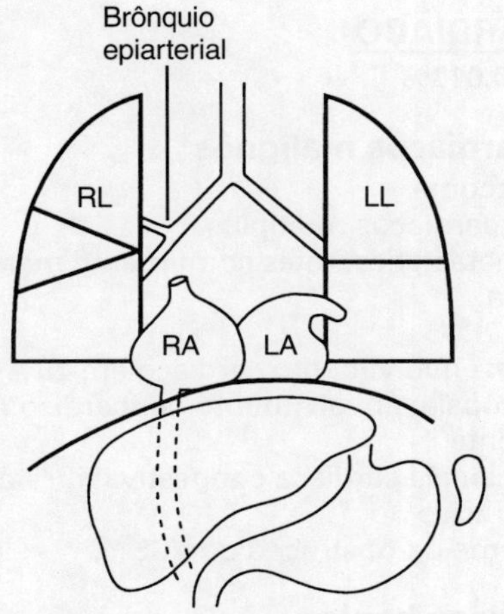

Situs Solitus
visão anterior

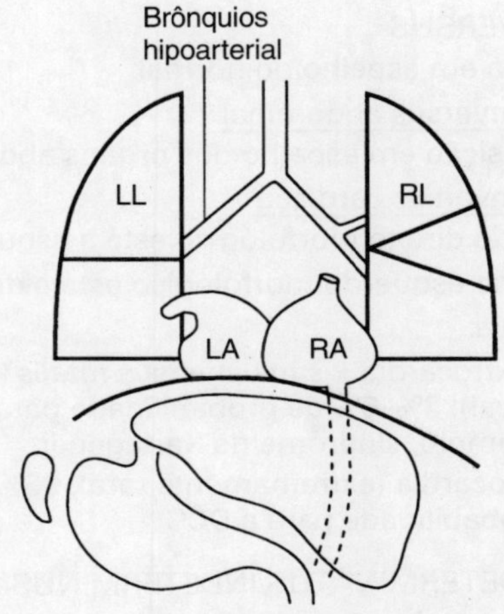

Situs Inversus
visão anterior

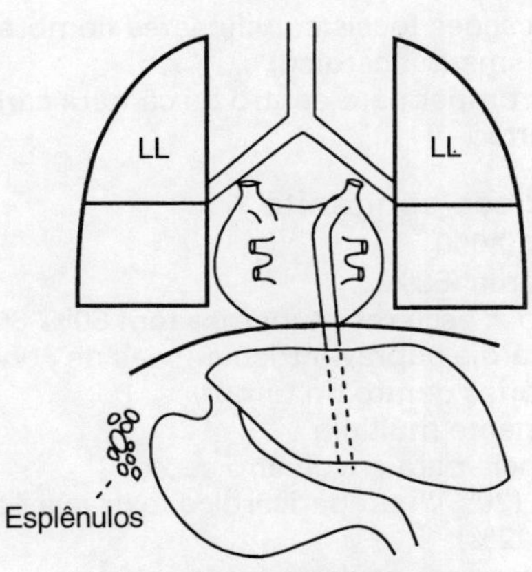

Isomerismo Esquerdo
visão posterior

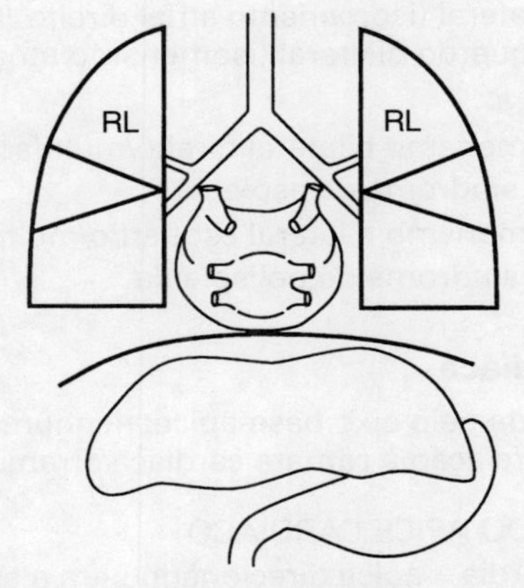

Isomerismo Direito
visão posterior

Fluxo sangüíneo pulmonar desigual

1. Tetralogia de Fallot
   √ fluxo diminuído no lado esquerdo (artéria pulmonar hipoplásica/estenótica em 40%)
2. Tronco arterioso persistente (especialmente tipo IV)
   √ fluxo sangüíneo aumentado/diminuído a qualquer um dos pulmões
3. Estenose valvular pulmonar
   √ fluxo aumentado ao pulmão esquerdo secundário ao fenômeno de jato

Dilatação do tronco pulmonar

1. Dilatação idiopática da artéria pulmonar
2. Estenose valvular pulmonar
   √ dilatação pós-estenótica do tronco + artéria pulmonar esquerda
3. Regurgitação pulmonar
   (a) grave insuficiência da válvula pulmonar
   (b) ausência da válvula pulmonar (pode estar associada à tetralogia)

SITUS

= termo que descreve a posição dos átrios, árvore traqueobrônquica, artérias pulmonares e vísceras torácicas + abdominais

A. SITUS SOLITUS = local normal
   = a posição do átrio esquerdo morfológico é a mesma do arco aórtico + bolha de gás do estômago + brônquio hipoarterial + pulmão bilobado; a posição do átrio direito morfológico é a mesma do brônquio epiarterial + pulmão trilobado
   (1) Situs solitus abdominal
      √ pulmão + VCI são do lado direito
      √ estômago, baço e aorta abdominal são do lado esquerdo
   (2) Situs solitus cardíaco
      √ átrio direito morfológico no lado direito
      √ átrio esquerdo morfológico no lado esquerdo

   Associado a:
   (a) levocardia: < 1% de probabilidade para DCC
   (b) dextrocardia: 95% de probabilidade para DCC

B. SITUS INVERSUS
= posição em espelho do normal
(1) Situs inversus abdominal
√ posição em espelho dos órgãos abdominais
(2) Situs inversus cardíaco
√ átrio direito morfológico está à esquerda
√ átrio esquerdo morfológico está à direita

Associado a:
(a) dextrocardia = *situs inversus totalis* (variante usual): 3%–5% de probabilidade para a DCC, por exemplo, síndrome de Kartagener
(b) levocardia (extremamente rara): 95% de probabilidade para a DCC

C. SITUS INDETERMINATUS/INDETERMINUS/AMBIGUUS
= relações ambíguas
(1) Situs ambiguus abdominal
√ o fígado pode estar na linha média + simétrico
√ as más rotações intestinais são típicas
(2) Situs ambiguus cardíaco
√ morfologia atrial indeterminada/átrio direito bilateral (isomerismo atrial direito)/átrio esquerdo bilateral (isomerismo atrial esquerdo)

Associado a:
(a) isomerismo bilateral direito/multifacetário
= síndrome de asplenia
(b) isomerismo bilateral esquerdo/multifacetário
= síndrome de polisplenia

Posição cardíaca

= determinada pelo eixo base-ápice; nenhuma suposição é feita em relação à câmara cardíaca/arranjo dos vasos

A. POSIÇÃO DO ÁPICE CARDÍACO
1. Levocardia = ápice direcionado para a esquerda
2. Dextrocardia = ápice direcionado para a direita
3. Mesocardia = coração vertical/na linha média (geralmente com *situs solitus*)
   √ septo atrial caracteristicamente abaulado para dentro do átrio esquerdo no *situs solitus* cardíaco com dextrocardia + *situs inversus* cardíaco com levocardia (DD: apêndices atriais justaposicionados)

B. DESLOCAMENTO CARDÍACO:
Pelos fatores extracardíacos (por exemplo: hipoplasia pulmonar, massa pulmonar)
(1) Dextroposição
Sugere hipoplasia da artéria pulmonar ipsolateral (RVPPA implica síndrome de cimitarra)
(2) Levoposição
(3) Mesoposição

C. INVERSÃO CARDÍACA
= alteração nas relações normais entre as câmaras
(1) Alça D-bulboventricular
(2) Alça L-bulboventricular

D. TRANSPOSIÇÃO
= alteração da relação ântero-posterior entre os grandes vasos

TUMOR CARDÍACO

Prevalência: 0,017%

Tumores cardíacos malignos

1. Angiossarcoma
2. Mixomas cardíacos múltiplos
3. Doença metastática: mais comumente mama, pulmão, melanoma
4. Linfoma
   Incidência: envolvimento cardíaco em 29% dos casos na autópsia; envolvimento pericárdico mais freqüente
   • insuficiência cardíaca congestiva intratável
   • dor torácica
   √ síndrome da obstrução da VCS

Tumor cardíaco benigno

1. Mixoma (tumor cardíaco mais comum)
2. Rabdomioma:
   associado à esclerose tuberosa
3. Cisto hidático (incomum):
   √ abaulamento localizado do contorno cardíaco esquerdo
   √ calcificações focais/curvilineares (lembrando aneurisma miocárdico)
   Cp: pode romper para dentro da câmara cardíaca pericárdio

Tumor cardíaco congênito

Incidência: 1:10.000
1. Rabdomioma (58%)
   Associado à: esclerose tuberosa (em 50%–86%)
   • taquicardia supraventricular (vias de condução acessórias dentro do tumor)
   √ geralmente múltiplo
   √ tendência para envolver o septo
2. Teratoma (20%): intrapericárdico, extracardíaco
3. Fibroma (12%):
   √ pode ser pedunculado, pode calcificar
4. Mixoma, hemangioma, mesotelioma:
   √ lesão que ocupa espaço de encontro com as cavidades cardíacas

PERICÁRDIO

Efusão pericárdica

= líquido pericárdico > 50 ml

Etiologia:

A. LÍQUIDO SEROSO = transudato
insuficiência cardíaca congestiva, hipoalbuminemia, irradiação

B. SANGUE = hemopericárdio
(a) iatrogênico: cirurgia cardíaca/cateterização, anticoagulantes, quimioterapia
(b) trauma: penetrante/não penetrante
(c) infarto agudo do miocárdio/ruptura
(d) ruptura da aorta ascendente/tronco pulmonar
(e) coagulopatia
(f) neoplasma: mesotelioma, sarcoma, teratoma, fibroma, angioma, metástases (pulmão, mama, linfoma, leucemia, melanoma)

C. LINFA
neoplasma, congênito, cirurgia cardiotorácica, obstrução do hilo/VCS

D. FIBRINA
 (a) infecção: viral, piogênica, BK
 (b) uremia: 18% na uremia aguda; 51% na uremia crônica; paciente em diálise
 (c) doença do colágeno: artrite reumatóide, LES, febre reumática aguda
 (d) hipersensibilidade

Mnemônico: "VISTTA DUIMI"
- **V**írus
- **I**diopático
- **S**índrome pós-infarto do miocárdio
- **T**rauma
- **T**uberculose
- **A**rtrite reumatóide
- **D**oença vascular do colágeno
- **U**remia
- **I**nfecção purulenta
- **M**etástase
- **I**nfarto agudo do miocárdio

RxT:
√ líquido normal com < 250 ml na pericardite aguda
√ configuração "em garrafa d'água" = silhoueta cardíaca simetricamente aumentada
√ perda do espaço radiolúcido retroesternal
√ "sinal da almofada de gordura" = separação da gordura retroesternal da pericárdica por linha > 2 mm (15%)
√ cardiomegalia de aparecimento rápido + vascularização pulmonar normal
√ "sinal da densidade diferencial" = aumento na lucência ao nível da margem cardíaca para leve diferença de contraste entre o líquido pericárdico + músculo cardíaco
√ diminuição das pulsações cardíacas

ECO:
√ separação dos ecos epi e pericardiais estendendo durante a diástole (raramente atrás do átrio esquerdo)
 Estimativa de volume pelo modo M:
 (a) separação somente posteriormente = < 300 ml
 (b) separação durante todo o ciclo cardíaco = 300–500 ml
 (c) separação anterior adicional = > 1.000 ml

Pneumopericárdio

Etiologia: mecanismo de lesão por estiramento e ruptura do coração durante trauma fechado
Patologia: ruptura do pericárdio fibroso, geralmente ao longo do trajeto do nervo frênico, permitindo a entrada de ar pneumomediastinal
√ densidade do tecido mole do pericárdio fibroso espessa e rugosa, separada por ar da sombra cardíaca
√ ar limitado de acordo com a distribuição da reflexão pericárdica

VEIA CAVA

Anomalias da veia cava

1. Ureter retrocava = ureter circuncaval
2. VCI duplicada
 Incidência: 0,2%–3%
 Etiologia: persistência das veias supracardinais direita + esquerda
 √ VCI esquerda pequena/de igual tamanho formada pela veia ilíaca esquerda
 √ cruzamento sobre a VCI direita via veia renal esquerda/ou mais inferiormente
 √ cruzamento usualmente anteriormente/raramente posterior à aorta
 DD: veia/artéria gonadal esquerda/veia mesentérica inferior
3. Transposição da VCI = VCI esquerda solitária
 Incidência: 0,2%–0,5%
 Etiologia: persistência da veia supracardinal esquerda + regressão da veia direita
 √ VCI esquerda usualmente cruza sobre a veia renal esquerda/ou mais inferiormente
 √ cruzamento geralmente anterior/raramente posterior à aorta
4. Veia renal esquerda retroaórtica
 Incidência: 1,8%–2,4%
 Etiologia: persistência da anastomose intersupracardinal posterior + regressão da anastomose intersubcardinal anterior
 √ cruza usualmente abaixo/ocasionalmente ao nível da veia renal direita
5. Veia renal esquerda circum-aórtica
 Incidência: 1,5%–8,7%
 Etiologia: persistência da anastomose intersubcardinal anterior + anastomose intersupracardinal posterior
 √ colar venoso circulando em torno da aorta
6. VCI interrompida com a continuação da ázigos/hemiázigos
 Incidência: 0,6%
 Etiologia: insuficiência na formação da anastomose subcardinal-hepática
 Pode estar associada com: doença cardíaca congênita, síndrome venolobar pulmonar congênita, local indeterminado, polisplenia, asplenia (raro)
 √ arco aórtico aumentado + porções retrocurais + paravertebrais das veias ázigos + hemiázigos
 √ SEM VCI intra-hepática identificável
 √ VCI ausente (RxT em perfil)
 √ drenagem das veias hepáticas diretamente para dentro do átrio direito via segmento pós-hepático da VCI
 √ drenagem das veias ilíacas + renais via ázigos/hemiázigos
7. *VCI esquerda*
 Incidência: 0,3% da população geral; 4,3% dos pacientes com cardiopatia congênita
 Etiologia: persistência da veia cardinal anterior esquerda
 √ a VCI esquerda drena para dentro de seio coronário dilatado/átrio esquerdo
 √ arco da hemiázigos formado pela veia intercostal superior esquerda + VCS esquerda persistente (20%)
 √ veia braquiocefálica esquerda pequena/ausente (65%)
 √ VCS direita presente simultaneamente (82%–90%) drenando dentro do átrio direito
 √ anastomose entre as veias cardinais anteriores direita + esquerda (em 35%)

Obstrução da VCI

OBSTRUÇÃO INTRÍNSECA

A. NEOPLÁSICA (mais freqüente)
 1. Carcinoma de células renais (em 10%), tumor de Wilms
 2. Carcinoma adrenal, feocromocitoma
 3. Carcinoma pancreático, adenocarcinoma hepático
 4. Doença metastática para os linfonodos retroperitoneais (carcinoma de ovário, cérvice, próstata)

B. NÃO NEOPLÁSICO
   1. Idiopático
   2. Trombo se estendendo proximalmente a partir das veias femoroilíacas
   3. Desordens sistêmicas: coagulopatia, síndrome de Budd-Chiari, desidratação, infecção (doença inflamatória pélvica), sepse, ICC
   4. Flebite pós-operatória/traumática, ligadura, plicação, clipe, filtro caval, esforço físico intenso

DOENÇA CAVAL INTRÍNSECA

A. NEOPLÁSICA
   1. Leiomioma, leiomiossarcoma, endotelioma

B. NÃO NEOPLÁSICA
   1. Membrana congênita

COMPRESSÃO EXTRÍNSECA

A. NEOPLÁSICA
   1. Linfadenopatia retroperitoneal (adultos), devido à doença metastática, linfoma, doença granulomatosa (BK)
   2. Tumores renais + adrenais (crianças)
   3. Massas hepáticas
   4. Tumor pancreático
   5. Reação desmoplásica induzida por tumor (isto é, carcinóide metastático)

B. NÃO NEOPLÁSICO
   1. Hepatomegalia
   2. Aorta tortuosa/aneurisma aórtico
   3. Hematoma retroperitoneal
   4. Ascite maciça
   5. Fibrose retroperitoneal

OBSTRUÇÃO FUNCIONAL

1. Útero gravídico
2. Manobra de Valsalva
3. Esforço/choro (em crianças)
4. Posição supina com grande massa abdominal

VIAS COLATERAIS

1. Vias profundas: veias lombares ascendentes para a veia ázigos (direita) + veia hemiázigos (esquerda) + plexo intravertebral, paraespinhal, extravertebral (plexo de Batson)
2. Via intermediária: via plexo periuretérico + veia gonadal esquerda para a veia renal
3. Via superficial: veia ilíaca externa para a veia epigástrica inferior + veia epigástrica superior + veia mamária interna drenando na veia subclávia
4. Via porta: fluxo retrógrado através da veia ilíaca interna + plexo hemorroidário drenando na veia mesentérica inferior + veia esplênica drenando na veia porta

CIRURGIA

Procedimentos cirúrgicos

SHUNT DA JANELA AORTICOPULMONAR

= anastomose látero-lateral entre a aorta ascendente e a artéria pulmonar esquerda (procedimento reversível)

◊ Tetralogia de Fallot

PROCEDIMENTO DE BLALOCK-HANLON

= criação cirúrgica de um CIA

◊ Transposição completa

SHUNT DE BLALOCK-TAUSSIG

= anastomose término-lateral da artéria subclávia na artéria pulmonar, executada ipsolateralmente à artéria inonimada/oposto ao arco aórtico

O *shunt* de Blalock-Taussig modificado utiliza material de enxerto sintético, tal como politetrafluoroetileno (Gore-Tex (r)) numa anastomose término-lateral entre a artéria subclávia + ramo ipsolateral da artéria pulmonar

◊ Tetralogia de Fallot, atresia tricúspide com estenose pulmonar

PROCEDIMENTO DE FONTAN

= (1) conduto externo a partir do átrio direito para o tronco pulmonar (= o retorno venoso entra na artéria pulmonar diretamente) (2) fechamento do CIA: assoalho reconstruído a partir de retalho da parede atrial e o teto, a partir de fragmento de material protético

◊ Atresia tricúspide

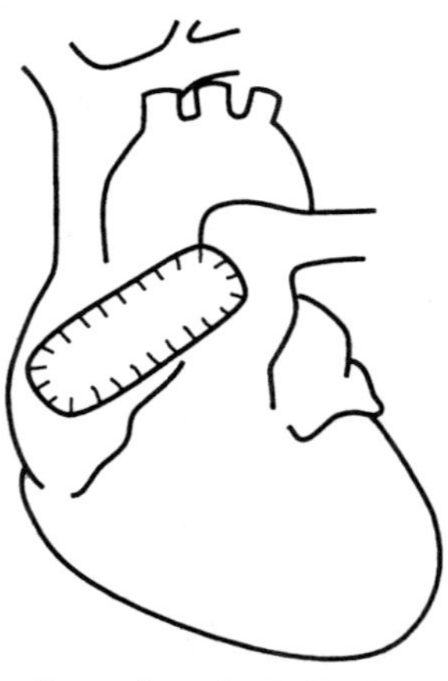

Procedimento de Fontan

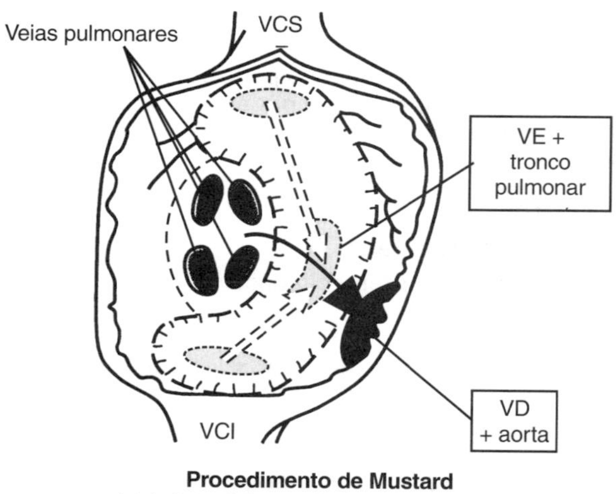

Procedimento de Mustard
(vista lateral dentro do átrio direito aberto)

SHUNT DE GLENN

= anastomose término-lateral entre a extremidade distal da artéria pulmonar direita e a VCS; reservada para pacientes com defeitos cardíacos na qual a correção total não é antecipada

◊ Atresia tricúspide

SHUNT DE POTT

= anastomose látero-lateral entre a aorta descendente + artéria pulmonar esquerda

◊ Tetralogia de Fallot

PROCEDIMENTO DE MUSTARD

1. Remoção do septo atrial
2. Retalho de pericárdio colocado dentro do átrio comum, de modo que o sangue venoso sistêmico seja redirecionado para dentro do ventrículo esquerdo e o retorno venoso pulmonar, para dentro do ventrículo direito e aorta

◊ Transposição completa

PROCEDIMENTO DE RASHKIND = septostomia com balão atrial

◊ Transposição completa

PROCEDIMENTO DE RASTELLI

Conduto externo (Dacron) com válvula porcina conectando o VD com o tronco pulmonar

◊ Transposição

SHUNT DE WATERSTON-COOLEY

= anastomose látero-lateral entre a aorta ascendente e a artéria pulmonar direita; (a) extrapericárdica (WATERSTON) (b) intrapericárdica (COOLEY)

◊ Tetralogia de Fallot

Deformidade torácica pós-operatória

DO LADO DIREITO

1. *Shunt* sistêmico-AP: *shunt* de Blalock-Taussig, *shunt* de Waterston-Cooley, Shunt de Glenn, *shunt* de conduto central
2. Septectomia atrial: procedimento de Blalock-Hanlon
3. Reparo de CIV: através do átrio direito
4. Comissurotomia da valva mitral

DO LADO ESQUERDO

1. DAP
2. Coarctação
3. Envolvimento da AP
4. Comissurotomia da valva mitral
5. *Shunt* sistêmico-AP: *shunt* de Blalock-Taussig, *shunt* de Pott

Próteses de válvulas cardíacas

1. Starr-Edwards
   √ bola gradeada
   ◊ Performance previsível pela longa experiência
2. Bjork-Shiley/Lillehei-Kaster/St. Jude
   √ disco basculado
   ◊ Excelente hemodinâmica, contorno delicado, durável
3. Hancock/Carpentier-Edwards (= enxerto porcino) Lonescu-Shiley (= enxerto bovino)
   ◊ Baixa incidência de tromboembolismo, sem hemólise, fluxo central, inaudível

CALCIFICAÇÕES CARDÍACAS

Detectadas por:

Fluoroscopia (com feixes de baixa energia ≤ 75 kVp; 57% de sensibilidade) < fluoroscopia de subtração digital < TC convencional < TC ultra-rápida (96% de sensibilidade)

@ Artérias coronárias

Veja abaixo

@ Valvas cardíacas

◊ Calcificação valvar significa estenose — sua quantidade é proporcional ao grau e à duração da estenose!

1. **Valva aórtica**
   - geralmente significa estenose aórtica significativa

   Causa:

   Valva bicúspide congênita (70%–85%) > degeneração aterosclerótica > estenose aórtica reumática (rara), sífilis, espondilite anquilosante

   Localização: acima + anterior a uma linha conectando a carina + ângulo costofrênico anterior (visão lateral)

   (a) valva bicúspide congênita estenótica
   - cálcio primeiramente detectado em média etária de 28 anos

   √ geralmente há grupamentos densos de depósitos calcificados assumindo um contorno nodular

   √ dilatação pós-estenótica da aorta ascendente

   (b) estenose aórtica degenerativa
   - cálcio detectado pela primeira vez com média etária de 54 anos

   √ Em pacientes > 65 anos, a calcificação da valva aórtica é em 90% devido à aterosclerose

   √ forma curvilínea da calcificação contornando os folhetos tricúspides

   √ dilatação difusa + tortuosidade da aorta (SEM dilatação pós-estenótica)

   (c) estenose aórtica reumática isolada
   - cálcio detectado pela primeira vez com média etária de 47 anos

   √ grupamento de denso depósito cálcio sem contorno da valva bicúspide

(2) **Folheto da valva mitral**

Causa: doença cardíaca reumática (virtualmente sempre), prolapso da valva mitral

Localização: inferior a uma linha conectando a carina + ângulo costofrênico anterior (em incidências laterais)

- cálcio detectado pela primeira vez no início dos 30 anos, quando os pacientes tornam-se nitidamente sintomáticos

√ delicada calcificação similar a da artéria coronária (DD: cálcio na AcrD/ACrECX)

√ movimento no sentido superior-inferior

(3) **Valva pulmonar**

Causa: tetralogia de Fallot, estenose pulmonar, defeito septal atrial

√ padrão de calcificação similar à valva mitral calcificada

(4) **Valva tricúspide** (extremamente rara)
Causa: doença cardíaca reumática, defeito septal, defeito septal tricúspide, endocardite infecciosa

@ Ânulo
= os anéis valvulares servem como esqueleto fibroso do coração para a inserção das fibras miocárdicas + válvulas cardíacas
(1) Ânulo mitral
Causa: degenerativa (fisiológica nos idosos)
Pode estar associado ao: prolapso da valva mitral
√ densa calcificação em forma de banda freqüentemente formando um "C"/"U"/"J" invertido"
Cp: insuficiência mitral, fibrilação atrial, bloqueio cardíaco
(2) **Ânulo aórtico**
√ geralmente em combinação com calcificação degenerativa da valva aórtica
(3) **Ânulo tricúspide**
Associado à: hipertensão ventricular direita de longa duração
Localização: sulco AV direito
√ configuração em faixa em forma de "C"

@ Pericárdio
Causa: pericardite idiopática, artrite reumatóide (5%), tuberculose, vírus, insuficiência renal crônica, radioterapia do mediastino
Localização: calcificação sobres as câmaras direitas menos pulsáteis, sulcos atrioventriculares, tronco pulmonar
◊ 50% dos pacientes com pericardite constritiva mostra calcificações pericárdicas!
Cp: pericardite constritiva

@ Miocárdio
Causa: infarto, aneurisma, febre reumática, miocardite
Localização: ápice/parede ântero-lateral do VE (coincide com a localização típica dos aneurismas do VE)
√ fino contorno curvilíneo delimita o aneurisma
√ calcificações laminadas rugosas sugerem calcificação associada do trombo mural
√ calcificações amorfas grosseiras são causadas por trauma, cardioversão, infecção, fibrose endocárdica

@ Septo interventricular
Localização:
Área fibrosa triangular entre o ânulo mitral + tricúspide (= trigona fibrosa), representando o segmento basal do septo interventricular, estreitamente relacionado ao feixe de His
Sempre associado a:
Calcificações intensas do ânulo mitral/valva aórtica
Cp: bloqueio cardíaco

@ Parede atrial esquerda
Causa: doença valvar mitral reumática
(a) forma difusa
√ paciente geralmente em insuficiência cardíaca congestiva bilateral + fibrilação atrial
√ calcificações difusas laminares começando no apêndice, poupando a parede lateral póstero-lateral do lado direito
Cp: formação de trombo mural + êmbolo
(b) forma localizada
√ cicatriz nodular calcificada na parede posterior (= cicatriz de Mc Callum), devido à lesão de um jato forçado na insuficiência da valva mitral

@ Tumor cardíaco
Mixoma atrial (em 10% calcificado), rabdomioma, fibroma, angioma, osteossarcoma, osteoclastoma
@ Endocárdio
Causa: aneurisma cardíaco, trombo, fibroelastose endocárdico
@ Artéria pulmonar
Causa: grave hipertensão arterial pulmonar pré-capilar, sífilis
@ Ducto arterioso
(a) em adultos: indica a patência do ducto com hipertensão associada pré-capilar pulmonar de longa data
(b) em crianças: ducto provavelmente fechado
√ deposição de cálcio no ligamento de Botallo

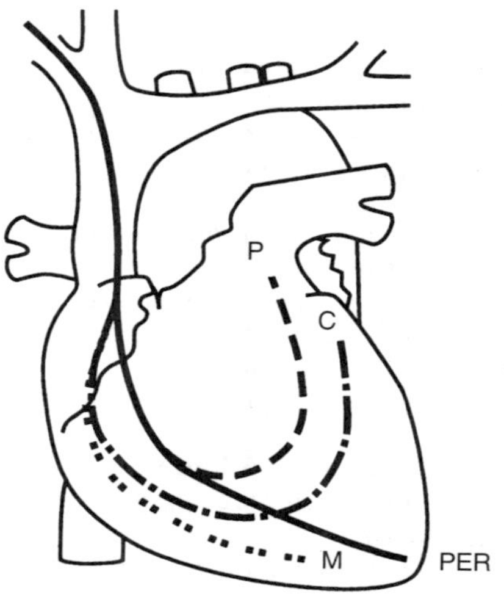

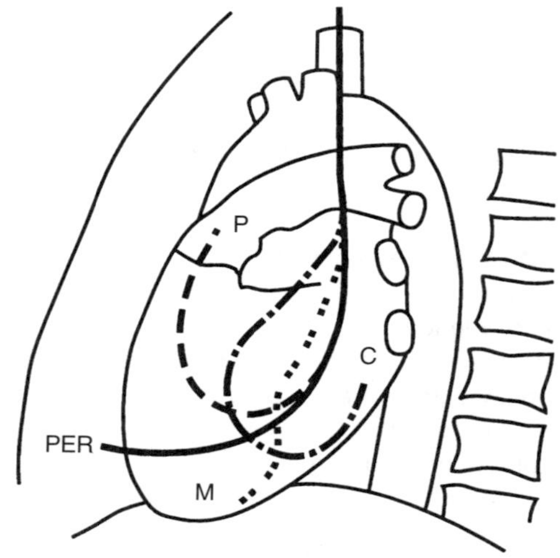

Posições da Linha Venosa Central
C = seio coronário, M = veia cardíaca média, P = artéria pulmonar principal, PER = perfuração

Calcificação da artéria coronária

= devido à (1) arteriosclerose da íntima (2) esclerose medial de Mönckenberg (excessivamente raro)

Histo: placas subintimais calcificadas

◊ O cálcio é depositado em áreas hemorrágicas dentro das placas ateromatosas!

RxT: (taxa de detecção de até 42%) indicando doença mais grave da artéria coronária

Fluoroscopia: (fomentada como teste de triagem de baixo custo)

(a) população assintomática
- — calcificações em 34% dos pacientes do sexo masculino assintomáticos
- — em 35% dos pacientes com calcificações, o teste de esforço será positivo (sem calcificações, somente é positivo em 4%)
- — as calcificações indicam > 50% de estenose com 72%–76% de sensibilidade, 78% de especificidade); a freqüência de calcificações da artéria coronária com angiograma normal aumenta com a idade; valores de previsão na população < 50 anos tão bons quanto no teste de esforço

(b) população sintomática
- — em 54% dos pacientes sintomáticos com doença cardíaca isquêmica
- ◊ Em pacientes sintomáticos, há 94% de especificidade para doença obstrutiva (> 75% de estenose) de, pelo menos, um dos três grandes vasos!

Localização:
"Triângulo de calcificação da artéria coronária" = área triangular ao longo da borda média cardíaca esquerda, coluna e ombro do VE, contendo a artéria coronária esquerda principal, porções proximais calcificadas da DAE + ACrECX à autópsia:
DAE (93%), ACrECX (77%), artéria coronária principal esquerda (70%), artéria coronária direita (69%)

√ linhas calcificadas paralelas (incidência lateral)

Prognóstico: 58% de taxa de sobrevida em 5 anos com calcificações e 87% sem calcificações

Vasculite

A. Deposição de imunocomplexos
  - (a) vasculite sistêmica necrosante
    - (1) Poliarterite nodosa
    - (2) Angiite + granulomatose alérgicas
  - (b) vasculite por hipersensibilidade
    - (1) Vasculite da doença do soro
    - (2) Púrpura de Henoch-Schöenlein
    - (3) Doença vascular do colágeno com vasculite
    - (4) Vasculite hipocomplenêmica
    - (5) Malignidade com vasculite
    - (6) Crioglobulinemia mista

B. Formação de granulomas de células circulares mediada por células
  1. Arterite de células gigantes
     - (a) Arterite temporal
     - (b) Arterite de Takayasu
  2. Granulomatose de Wegener
  3. Granulomatose linfomatóide

C. Miscelânea
  1. Doença de Kawasaki = síndrome do linfonodo mucocutâneo
  2. Tromboangiíte obliterante = doença de Buerger
  3. Doença de Behçet
  4. Síndrome de Coogan
  5. Síndrome de Sweet
  6. Eritema nodoso
  7. Dermatite por *bypass* colônico

Pulso alternante

= variação da amplitude do pulso com o ritmo cardíaco regular

(1) Anormalidade miocárdica intrínseca
severa disfunção ventricular esquerda (cardiopatia congênita, doença valvular aórtica, hipocalcemia, estresse hiperbárico, isquemia)

(2) Volumes diastólicos finais alternantes
anormalidades no enchimento + retorno venoso (retorno venoso obstruído, balão na VCI)

Hipertensão arterial

A. Essencial (85%–90%)

B. Doença parenquimatosa renal (5%–10%)

C. Potencialmente curável (1%–2%)
  - (a) vascular
    - (1) Doença renovascular
    - (2) Coarctação
  - (b) hormonal
    - (1) Feocromocitoma
    - (2) Síndrome de Cushing
    - (3) Aldosteronismo primário
    - (4) Hipertireoidismo
    - (5) Mixedema
  - (c) renal
    - (1) Doença renal unilateral

ANATOMIA CARDIOVASCULAR E ECOCARDIOGRAFIA

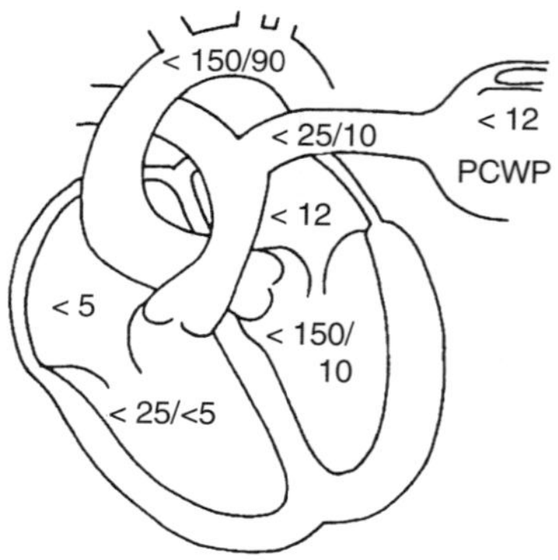

Pressões Sangüíneas Normais
PCWP = pressão capilar arterial pulmonar

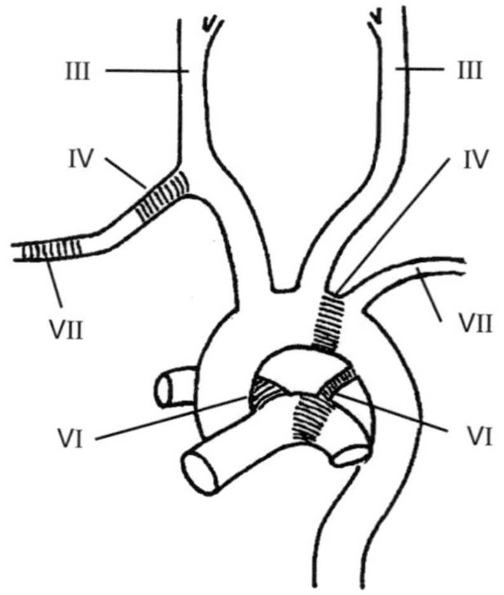

Desenvolvimento dos Grandes Vasos
Os números se referem aos arcos aórticos embrionários.
As maiores porções dos arcos aórticos I, II e V regridem

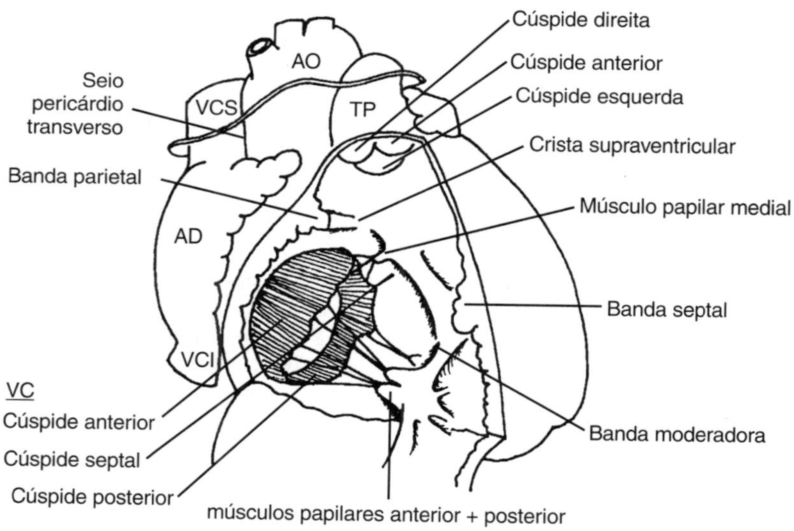

Ventrículo Direito Visto de Frente
Demarcação entre a porção da via de fluxo póstero-inferior e a porção da via de fluxo ântero-superior pelas bandas musculares proeminentes, formando um orifício quase circular
— banda parietal
— crista supraventricular
— trabéculas septomarginais (= banda septal + banda moderadora)
O músculo papilar anterior origina-se da banda moderadora!

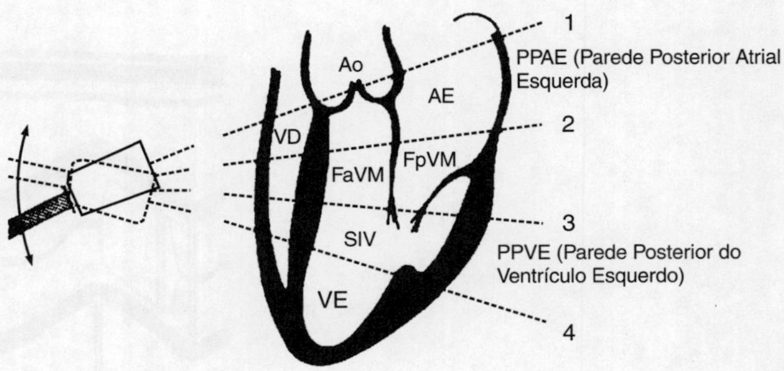

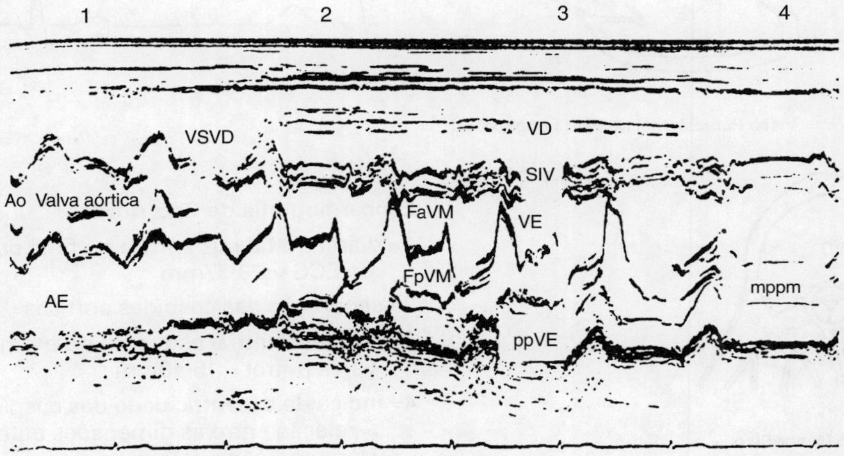

Movimento do Transdutor desde a Aorta em Direção ao Ápice

Área 1: reconhecida pelo movimento paralelo de ambas as paredes da aorta (a) na direção do transdutor durante a sístole (b) para longe do transdutor durante a diástole. A parede posterior atrial esquerda (PPAE) não se move por causa da inserção mediastinal pelas veias pulmonares.
As cúspides da valva aórtica (coronária direita + não coronária/cúspides esquerdas) são posicionadas na porção média da aorta durante a diástole; abrem-se abruptamente durante a sístole no início da ejeção ventricular como "uma caixa".
As dimensões aórticas + atriais esquerdas são similares na maioria dos casos.

Área 2: Continuidade aórtico-septal = a parede aórtica anterior torna-se o septo interventricular.
Continuidade aórtico-mitral = a parede aórtica posterior torna-se o folheto anterior da valva mitral.
Valva mitral com configuração típica em "M" durante a diástole; movimento do FaVM em direção ao transdutor durante a sístole secundário ao movimento de todo o aparato da valva mitral.

Área 3: folheto posterior da valva mitral (FpVM) = configuração recíproca "em forma de W"; parede posterior do ventrículo esquerdo (PPVE) mostra movimento anterior durante a sístole.

Área 4: cordas tendíneas em continuidade com os folhetos da valva mitral fundem-se com ecos de uma espessa banda fibrosa posterior, representando o músculo papilar póstero-medial (mppm).

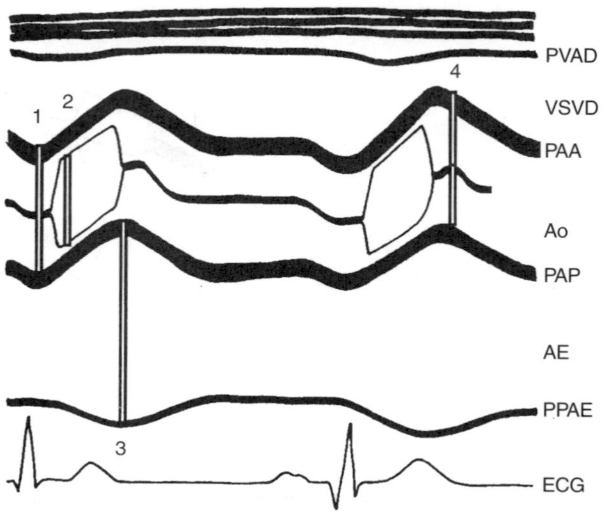

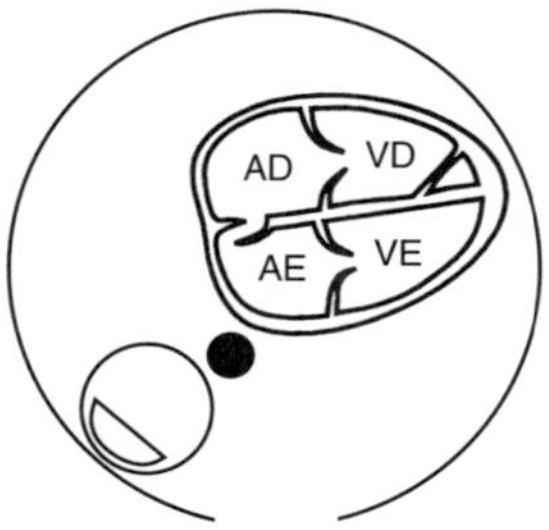

Visão das Quatro Câmeras

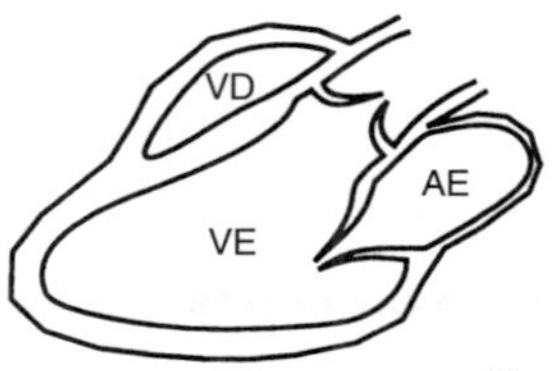

Visão Paraesternal do Eixo Longitudinal

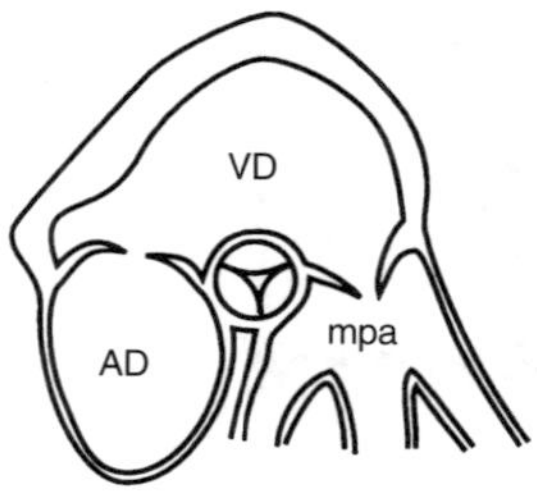

Visão do Menor Eixo

Incidências ecocardiográficas fetais

A. INCIDÊNCIAS PARA AS QUATRO CÂMARAS
   1. Posição do coração dentro do tórax
   2. Número das câmaras cardíacas
   3. Proporção ventricular
   4. Integridade do septo atrial + ventricular
   5. Posição + tamanho + excursão das valvas AV

B. INCIDÊNCIA PARAESTERNAL DO EIXO LONGITUDINAL
   = TRATO DE SAÍDA DO FLUXO VENTRICULAR ESQUERDO
   1. Continuidade entre o septo ventricular + parede aórtica anterior
   2. Calibre da via de saída do fluxo aórtico
   3. Excursão dos folhetos da valva aórtica

C. INCIDÊNCIA EM EIXO CURTO DOS TRATOS DE SAÍDA DE FLUXO
   1. Relação espacial entre a aorta + artéria pulmonar
   2. Calibre das vias de saída aórtica + pulmonar

D. INCIDÊNCIA DO ARCO AÓRTICO

Identificação do VD fetal

√ o VD localiza-se próximo à parede torácica anterior
√ lábio do forame oval visto dentro do AE
√ banda moderadora proeminente + músculo papilar no VD

Ecocardiografia da Raiz Aórtica

1= diâmetro da raiz aórtica no final da diástole na onda R do ECG = 20-37mm

2= separação das cúspides aórticas= 15-26mm

3= dimensão atrial esquerda no momento da abertura da valva mitral = 15-40mm

4= índice de excentricidade das cúspides da válvula aórtica = relação entre as dimensões anterior e posterior < 1,3 (raramente usada)

PVAD = parede ventricular anterior direita

VSVD = via de saída do ventrículo direito

PAA = parede aórtica anterior

Ao= aorta

PAP= parede aórtica posterior

AE= átrio esquerdo

PPAE =parede posterior atrial esquerda

ECG= eletrocardiograma

Valores normais do eletrocardiograma em adultos

	Variação (em mm)
Dimensão da raiz aórtica	20–37
Separação das cúspides aórticas	15–26
Dimensões atriais esquerdas	15–40
Excursão da valva mitral	≥ 16
Separação septal do ponto E	≤ 10
Dimensão do VD (diastólico final)	< 30
Espessura do SIV (distólico final)	6–12
Espessura da parede posterior do ventrículo esquerdo (PPVE)(diastólico final)	6–12
Espessura SIV:PPVE	< 1,3
Dimensão ventricular esquerda (diastólica final)	39–56
Encurtamento fracionado	0,25–0,42

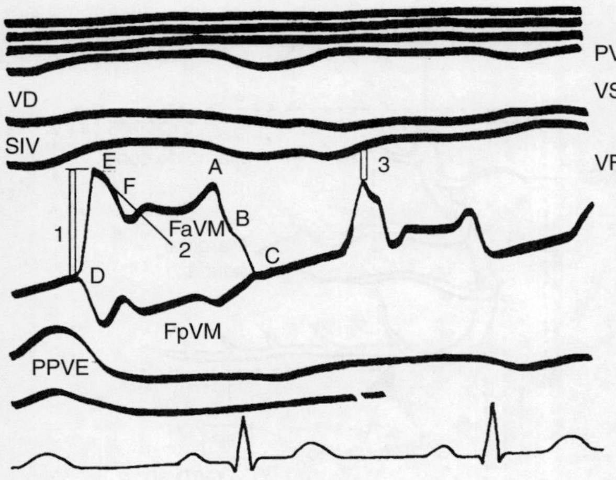

Ecocardiograma da Valva Mitral

1 = amplitude de abertura do folheto anterior da valva mitral (amplitude DE) >=16

2 = movimento posterior diastólico precoce do folheto anterior (declínio EF) >= 75mm/s

3 = separação septal do ponto E <= 10

VD = ventrículo direito

SIV = septo interventricular

PPVE = parede posterior do ventrículo esquerdo

FaVM = folheto anterior da valva mitral

FpVm = folheto posterior da valva mitral

PVAD = parede ventricular anterior direita

VSVD = via de saída do ventrículo direito

VFVE = via de fluxo do ventrículo esquerdo

AE = átrio esquerdo

ECG = eletrocardiograma

A = ponto da contração atrial

C = ponto de fechamento

DE = abertura secundária ao enchimento ventricular passivo

CD = sístole com movimento anterior contínuo dos folhetos coaptados (movimento passivo secundário ao movimento de todo o coração em direção à parede torácica)

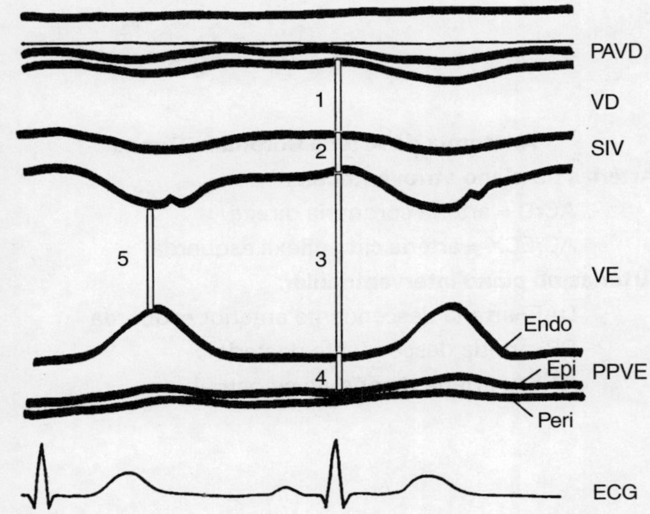

Ecocardiograma dos Ventrículos Direito e Esquerdo

1= dimensão diastólica final do ventrículo direito (DDFVD) na onda R do ECG <= 30

2= espessura diastólica final do SIV na onda R do ECG = 6-12mm

3= dimensão diastólica final do ventrículo esquerdo (DDFVE) na onda R do ECG = 39-56

4= espessura diastólica final da PPVE na onda R do ECG = 6-12mm

5= dimensão sistólica final do ventrículo esquerdo (DSFVE)

PAVD= parede anterior do ventrículo direito

VD= ventrículo direito

SIV= septo interventricular

VE= ventrículo esquerdo

PPVE= parede posterior do ventrículo esquerdo

endo= endocárdio

epi= epicárdio

peri= pericárdio

<u>Encurtamento fracionado</u> (EF) = ([tamanho diastólico final – tamanho sistólico] / tamanho diastólico final) x 100

para o VE = 25%-42%

para o SIV = 28%-62%

para a PPVE = 36%-70%

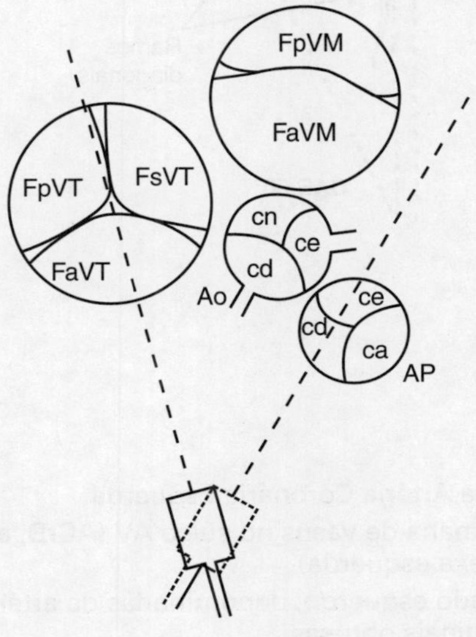

Diagrama Mostrando as Relações das Quatro Valvas Cardíacas em Secção Transversa

FpVT, FsVT, FaVT = folhetos posterior, septal, anterior da valva tricúspide

FpVM, FaVM = folhetos posterior, anterior da valva mitral

cn, ce, cd (Ao) = cúspides não coronária, esquerda, direita da aorta

ce, cd, ca (AP)=cúspides esquerda, direita, anterior da artéria pulmonar

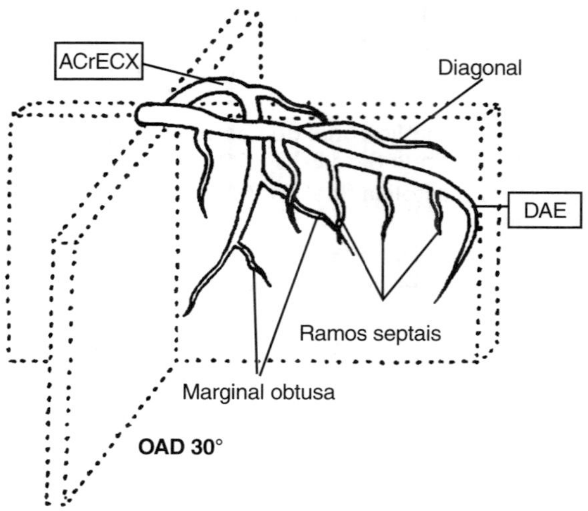

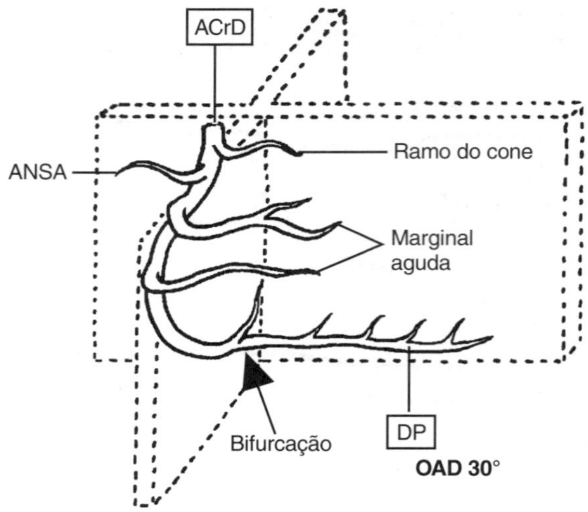

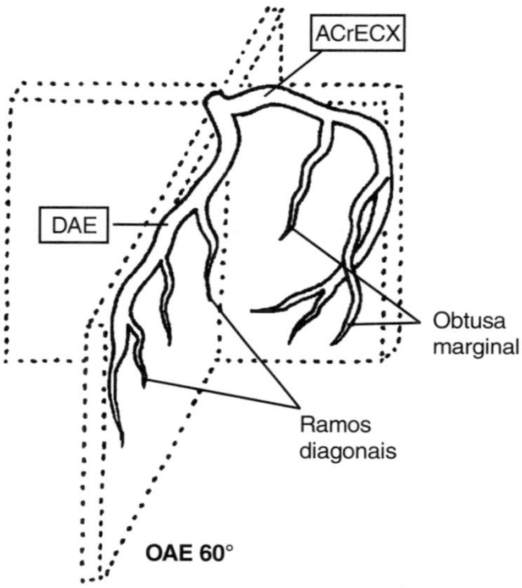

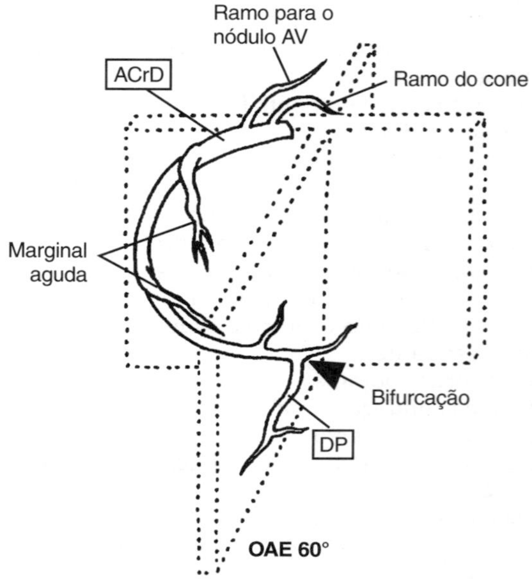

Anatomia da Artéria Coronária Esquerda

Marginal: emana de vasos no sulco AV (ACrD, artéria circunflexa esquerda)

— no lado esquerdo, denominadas de artérias marginais obtusas

— no lado direito, denominadas de artérias marginais agudas

Diagonal: emanam de vaso do sulco interventricular (DAE)
Nota: Diagonal de DAE

Dominância coronária

o vaso dominante é aquele que supre a parede ínfero-lateral do VE

Ramo do nódulo AV a partir da ACrD (em 90%) = ramo do cone (primeiro ramo em 50%)

Ramo do nódulo sinoatrial da ACrD (em > 50%)

Anatomia da Artéria Coronária Direita

Artérias no plano atrioventricular:

ACrD = artéria coronária direita

ACrECX = artéria circunflexa esquerda

Artérias no plano interventricular:

DAE=artéria descendente anterior esquerda

DP=artéria descendente posterior

ANSA=artéria do nódulo sinoatrial

ARTÉRIAS CORONÁRIAS

Arteriografia coronária

AGENTES DE CONTRASTE:

1. Material de contraste iônico monomérico:
   (a) inotrópico negativo = depressão da contratilidade miocárdica devido à hiperosmolaridade do sódio + diminuição no cálcio total
   (b) vasodilatação periférica
2. Diatrizoato de meglumina (contém pequenas quantidades de citrato de sódio + EDTA)
3. Material de contraste não iônico = leve aumento na contratilidade do VE

Mortalidade: 0,05%

Fatores de risco associados à morte:

1. Múltiplas contrações ventriculares prematuras
2. Insuficiência cardíaca congestiva
3. Hipertensão sistêmica
4. Doença grave tripla da artéria coronária (risco mais alto)
5. Fração de ejeção ventricular esquerda < 30%
6. Estenose da artéria coronária principal esquerda

PROJEÇÕES:

(a) OAE + angulação caudocranial de 20–30° proximal a 1/3 a DAE + origem do primeiro ramo diagonal
(b) OAE + angulação craniocaudal de 20–30° = "incidência de aranha"
Artéria coronária principal esquerda, ACrECX proximal, primeiros ramos marginais/diagonais
(c) OAD + angulação craniocaudal de 20–30°
Proximal a 1/3 da ACrECX + origem de seus ramos
(d) OAD + 20–30° de angulação caudocranial
Separação da DAE dos ramos diagonais

Interpretação falso negativa:

(1) Lesão excêntrica em 75%
(2) Encurtamento proporcional do vaso
(3) Sobreposição dos vasos corrigida pelas projeções anguladas: diagnóstico mais preciso (50%), evolução para uma estenose mais significativa (30%), lesão descoberta (20%)

Dominância da artéria coronária

= vaso que supre a porção inferior do ventrículo esquerdo

ACrD em 80%
ACrE em 10%
ACrD + ACrE (co-dominância com suprimento balanceado) em 10%

Forma das Ondas do Doppler das Veias Hepáticas

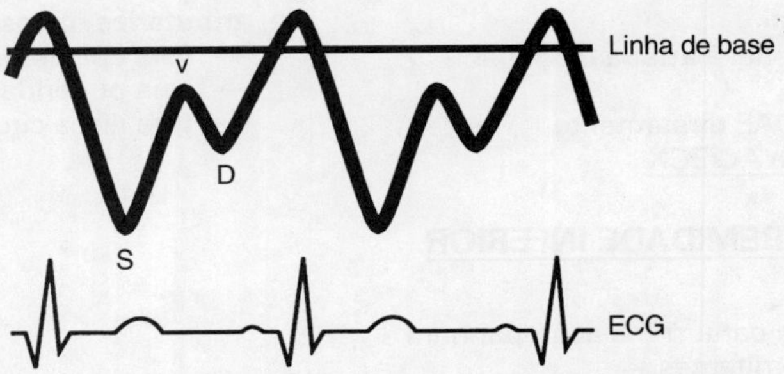

Forma Normal das Ondas do Doppler das Veias Hepáticas

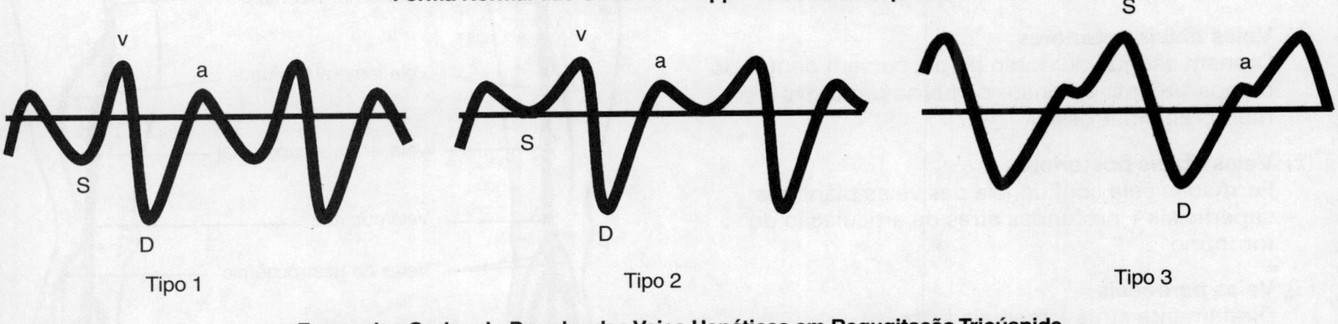

Forma das Ondas do Doppler das Veias Hepáticas em Regugitação Tricúspide

onda S = onda sistólica resultante da pressão negativa do átrio direito causada pelo relaxamento atrial + movimento do ânulo tricúspide na direção do ápice cardíaco

onda V = resultante da pressão atrial direita elevada causada pela superdistenção contra uma válvula tricúspide fechada; ocorre em < 50% dos pacientes

onda D = onda diastólica resultante da pressão negativa atrial direita causada pela abertura da valva tricúspide + fluxo de sangue do átrio direito para dentro do ventrículo direito; igual a/menor que a onda S

onda a = resultante da pressão atrial direita causada pela contração atrial direita; em 66% dos pacientes

Colaterais da artéria coronária

A. COLATERAIS INTRACORONÁRIOS
= preenchimento de uma porção distal de um vaso ocluído a partir da porção proximal
√ curso tortuoso fora do trajeto normal

B. COLATERAIS INTERCORONÁRIOS
= entre artérias coronárias diferentes/entre ramos da mesma artéria
Localização: na superfície epicárdica, no septo atrial/ventricular, no miocárdio

(1) ACrD proximal à ACrE distal
(a) por meio de ramos marginais agudos
(b) da artéria do nodo sinoatrial (ANSA) para a artéria do nodo atrioventricular (ANAV) = colateral de Kugel

(2) ACrD para ACrE
(a) entre descendente anterior e DAE através do septo ventricular/em torno do ápice
(b) artéria do cone (primeiro ramo da ACrD) para a parte proximal da DAE
(c) margens agudas da ACrD aos ramos ventriculares direitos da DAE

(3) ACrD distal para a ACrECX
(a) artéria do segmento póstero-lateral da ACrD à AcrEX distal (no sulco AV)
(b) artéria do nodo atrioventricular da ACrD à ACrECX (através da parede atrial)
(c) ramo póstero-lateral da ACD aos ramos marginais obtusos da ACrECX (sobre a parede póstero-lateral ventricular esquerda)

(4) DAE proximal à DAE distal
(a) artéria diagonal proximal à artéria diagonal distal da DAE
(b) diagonal proximal à DAE diretamente

(5) DAE à marginal obtusa da ACrECX

SISTEMA VENOSO DA EXTREMIDADE INFERIOR

Veias profundas da perna

Três pares de veias tronco da panturrilha acompanham as artérias como veias concomitantes + anastomosam-se livremente umas com as outras:

(1) **Veias tibiais anteriores**
Drenam sangue do dorso do pé, cursam dentro do compartimento extensor da perna próximas à membrana interóssea

(2) **Veias tibiais posteriores**
Formadas pela confluência das veias plantares superficiais + profundas atrás da articulação do tornozelo

(3) **Veias peroneais**
Diretamente atrás + mediais à fíbula

(4) **Veias da panturrilha**
(a) **veias do músculo sóleo**
Veias saculares e desprovidas de válvulas no músculo sóleo (= veias sinusoidais); drenando nas veias tibiais posteriores + veias peroneais ou porção inferior da veia poplítea
(b) **veias do Gastrocnêmio**
Delgadas veias retas com válvulas; drenando nas partes inferiores + superiores da veia poplítea

(5) **Veia poplítea**
Formada por veias tronco da perna

(6) **Veia femoral superficial**
Continuação da veia poplítea; recebe a veia femoral profunda em torno de 9 cm abaixo do ligamento inguinal

(7) **Veia femoral profunda**
Drena juntamente com a veia femoral superficial na veia femoral comum; pode se conectar à veia poplítea (38%)

(8) **Veia femoral comum**
Formada pela confluência das veias femoral profunda + superficial; torna-se a veia ilíaca externa logo depois de passar sob o ligamento inguinal

Veias superficiais da perna

1. **Veia safena magna**
Formada pela união das veias do lado medial da sola do pé com as veias mediais dorsais; ascende em frente ao maléolo medial; passa atrás dos côndilos mediais da tíbia e fêmur
(a) **veia do arco posterior**
conectada ao sistema venoso profundo pelas veias comunicantes
(b) **veia tibial superficial anterior**
(c) **veia superficial póstero-medial da coxa**
freqüentemente conecta-se com a parte superior da veia safena menor
(d) **veia superficial ântero-lateral da coxa**
(e) **tributárias na fossa oval**
— veia epigástrica inferior superficial
— veia pudenda externa superficial
— veia ilíaca circunflexa superficial

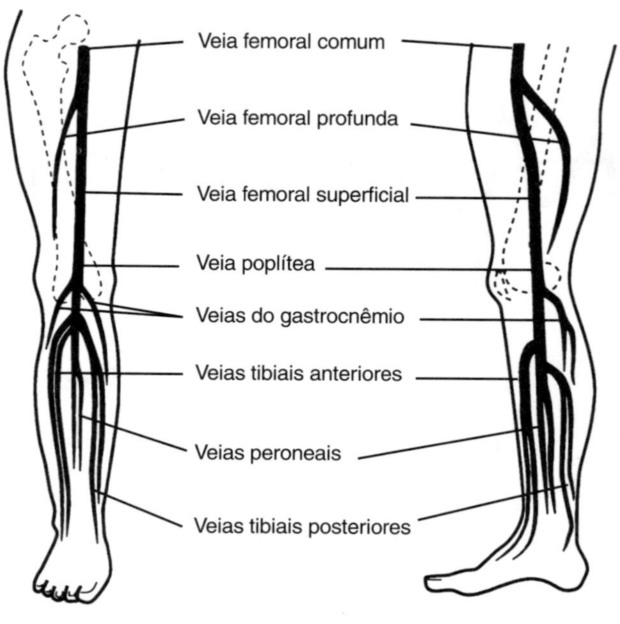

Sistema Venoso Profundo da Extremidade Inferior

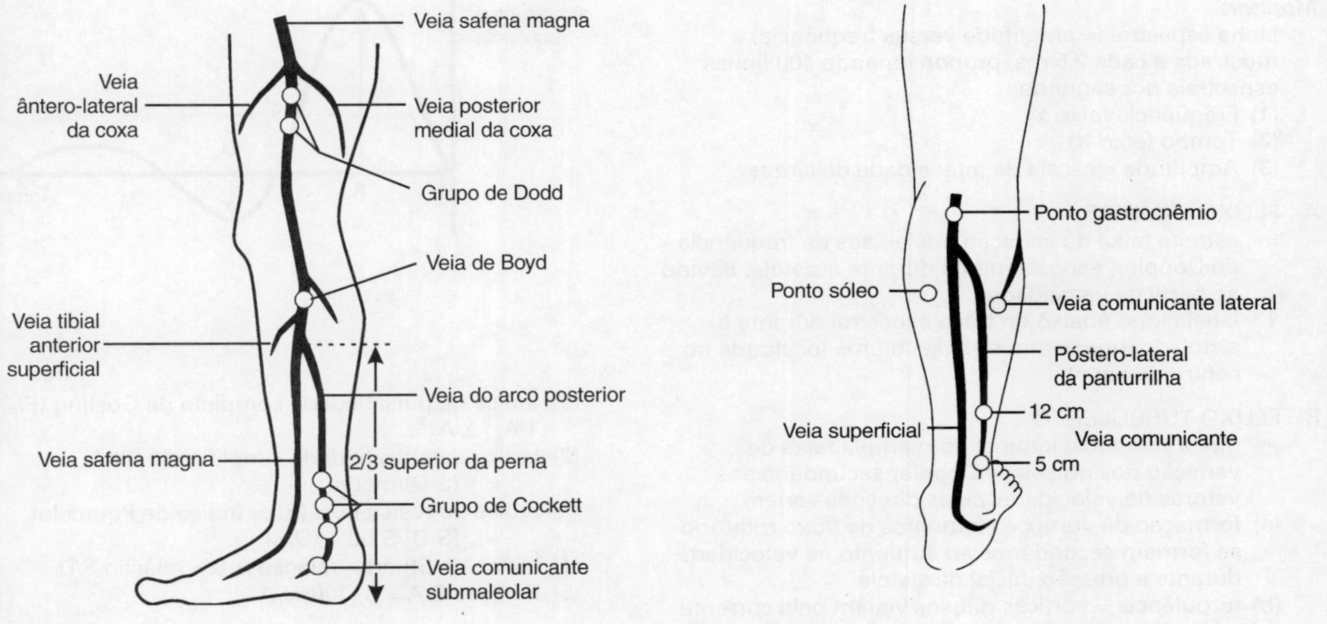

Sistema Venoso Superficial da Extremidade Inferior

(2) **Veia safena menor**
Origina-se na borda externa do pé posterior ao maléolo lateral como uma continuação do arco venoso dorsal; entra na veia poplítea entre as cabeças do gastrocnêmio na fossa poplítea a 8 cm da articulação do joelho (60%), ou junta-se com a veia safena magna através das veias superficiais póstero-mediais/ântero-lateral da coxa (20%)

Veias comunicantes = veias perfurantes

> 100 veias em cada perna

(a) medial

(1) **Veia comunicante submaleolar**

(2) **Grupo de Cockett**
Grupo de três veias localizadas 7, 12, 18 cm acima da ponta do maléolo medial, conectando o arco venoso posterior com a veia tibial posterior

(3) **Veia de Boyd**
Localizada 10 cm abaixo da articulação do joelho, conecta o tronco principal da veia safena magna com as veias tibiais posteriores

(4) **Grupo de Dodd**
Grupo de uma a duas veias, passa através do canal de Hunter (= canal subsartorial) para unir a veia safena magna com a veia femoral superficial

(b) lateral

(1) **Veia comunicante lateral**
Localizada logo acima do maléolo lateral até a junção do terço médio — inferior da perna, para conectar a veia safena menor às veias peroneais

(2) **Veias comunicantes posteriores da porção média da panturrilha**
Localizadas posteriormente 5 + 12 cm acima do osso calcâneo, une a veia safena menor às veias peroneais

(3) **Pontos soleal + gastrocnêmio**
Une a veia safena curta às veias soleal/gastrocnêmia

PRINCÍPIO DOPPLER

Efeito Doppler = fenômeno pelo qual a freqüência de uma onda refletida de volta de um alvo em movimento é maior em freqüência que a da fonte emissora

Equação Doppler:

$$\Delta f = (2f1v \cos \theta)/c$$

$$v = \Delta f\, c/(2f1 \cos \theta)$$

Δf	=	aumento na freqüência Doppler (Hz)
f_1	=	freqüência da transmissão do ultra-som (Hz)
v	=	velocidade das células sangüíneas (m/seg)
θ	=	ângulo entre o feixe de som transmitido e a direção do fluxo de sangue
c	=	velocidade do som no tecido mole (1.540 m/s)
$+\Delta f$	=	fluxo de sangue em direção ao transdutor
$-\Delta f$	=	fluxo de sangue para longe do transdutor

O sinal do Doppler constitui numa variedade de espectro de freqüências devido a:

— velocidades diferentes das células sangüíneas pela luz do vaso
— variações no interespaço entre as células do sangue
— divergência do feixe de som resultando em variações no ângulo de incidência

Não-uniformidade

Força do sinal recebido dependente de:

— quantidade de ondas refletidas de volta da energia insonante
— quantidade absorvida pelos tecidos
— freqüência do transmissor (a reflexão de volta + absorção do som aumentam com freqüências mais altas)
— número de refletores (baixo número de células do sangue, como na anemia, diminui a reflexão de volta)
— movimento da parede do vaso (alta amplitude, sinal de baixa freqüência)

Monitor:
Linha espectral (= amplitude versus freqüência) é mostrada a cada 2,5 ms, proporcionando 400 linhas espectrais por segundo
(1) Freqüência (eixo Y)
(2) Tempo (eixo X)
(3) Amplitude = escala de intensidade de cinzas

A. FLUXO LAMINAR
= estreita faixa de variação dos pulsos da freqüência do Doppler, especialmente durante a sístole, devido ao perfil de velocidade
√ janela logo abaixo do traço espectral durante a sístole (pequena amostra de volume localizada no centro do vaso)

B. FLUXO TURBULENTO
= quebra no fluxo laminar com ampla faixa de variação dos pulsos de Doppler secundária aos vetores de velocidade, cujas direções variam
(a) formação de vórtex = elementos de fluxo rotatório se formam secundários ao aumento na velocidade durante a pressão inicial da sístole
(b) turbulência = vórtices difusos viajam pela corrente sangüínea
Causa: estenose/tortuosidade do vaso
√ aumento na velocidade
√ alargamento espectral = redução no tamanho da janela
√ fluxo anterógrado + reverso simultâneo
√ flutuações na velocidade de fluxo com o tempo

PULSATILIDADE
= avaliação na resistência vascular (a resistência aumentada reduz o fluxo diastólico)
◊ Pode ser avaliado em vasos muito pequenos/tortuosos para serem visualizados (desnecessário o ângulo do Doppler)!
O índice deve ser calculado para cada um dos ciclos cardíacos (cinco batimentos cardíacos são adequados), após o qual um valor médio é obtido

S = A = máxima amplitude sistólica
D = B = pulso de freqüência diastólica final

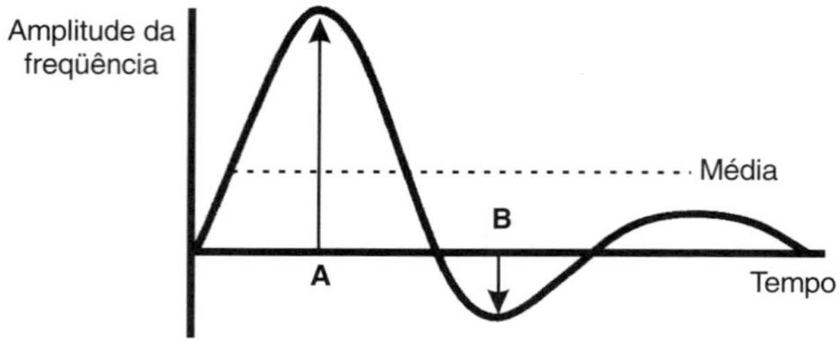

(1) Índice de pulsatilidade completa de Gosling (PI_F) = $1/A_0^2 \Sigma A_1^2$
(2) Índice de pulsatilidade simplificada (PI) = (S-D)/média
(3) Índice de resistência (RI) = índice de Pourcelot = (S-D)/S ou 1-(D/S)
(4) Índice de Stuart = relação A/B = relação S/D
(5) Relação B/A = B (100%)/A

DIMINUIÇÃO NO DIÂMETRO DA LUZ *VS.* ÁREA DE SECÇÃO TRANSVERSA

Diminuição no diâmetro da luz	Diminuição na área de secção transversa
20%	36%
40%	64%
60%	84%
80%	96%

Conteúdo do triângulo femoral

Mnemônico: "NAVEL" (de lateral para medial)
Nervo
Artéria
Veia
Espaço vazio
Linfáticos

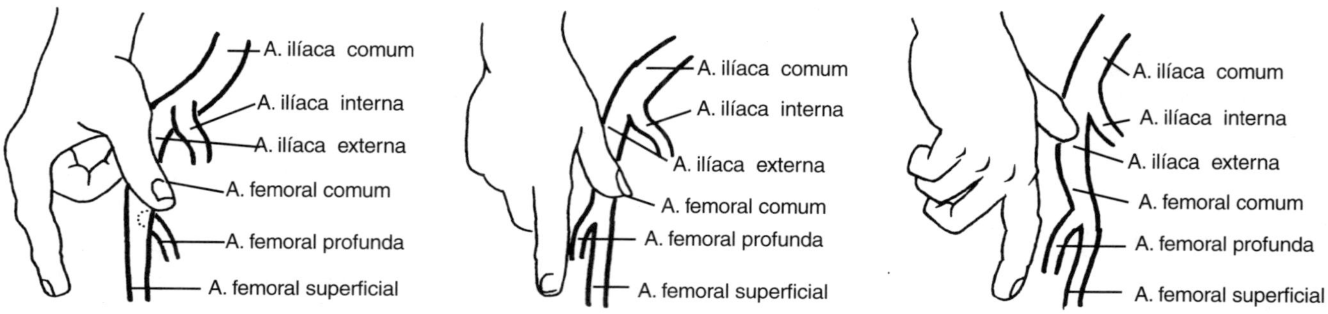

Anatomia Arterial Pélvica (lado direito)

DESORDENS CARDIOVASCULARES

AMILOIDOSE

= depósitos extracelulares de proteína fibrilar insolúvel
• assintomática/ICC (cardiomiopatia restritiva), arritmia

Raios X Tórax:
- √ normal/cardiomegalia generalizada
- √ congestão pulmonar
- √ depósitos pulmonares de amilóide

MN:
- √ marcante captação de Tc-99 m pirofosfato maior que no osso (50%–90%)

ECO:
- √ aspecto granular brilhante do miocárdio
- √ espessamento da parede do ventrículo esquerdo
- √ diminuição da função sistólica + diastólica ventricular esquerda

ANEURISMA AÓRTICO

Causas:
(1) Aterosclerose (73%–80%): aorta descendente
(2) Traumático (15%–20%): após transecção
(3) Congênito (2%): seio aórtico, pós-coarctação, *ducuts diverticulum*
(4) Sífilis: aorta ascendente + arco
(5) Micótico: dissecção bacteriana
(6) Necrose cística da média (síndrome de Marfan/Ehlers-Danlos, ectasia anuloaórtica)
(7) Inflamação da média + adventícia: arterite de Takayasu, arterite de células gigantes, policondrite recorrente, febre reumática, artrite reumatóide, espondilite anquilosante, síndrome de Reiter, psoríase, colite ulcerativa, lúpus eritematoso sistêmico, esclerodermia, doença de Behçet, radiação
(8) Pressão aumentada: hipertensão sistêmica, estenose da válvula aórtica
(9) Sobrecarga anormal de volume: grave regurgitação aórtica

ANEURISMA VERDADEIRO
= dilatação permanente de todas as camadas de uma parede enfraquecida, porém intacta

FALSO ANEURISMA
= perfuração focal com todas as camadas da parede rotas; escape de sangue contido pela adventícia/tecido conjuntivo perivascular + sangue organizado

ANEURISMA FUSIFORME = envolvimento circunferencial
ANEURISMA SACULAR = envolvimento de uma porção da parede

Aneurisma abdominal aórtico

◊ Não existe consenso relativo à definição de um aneurisma aórtico abdominal aterosclerótico
= dilatação focal > 3 cm (literatura de ultra-som); duas vezes o tamanho normal da aorta/ > 4 cm (Bergan, Annals of Surgery, 1984)

Prevalência: 2%–3% em população não selecionada; em 6% > 80 anos de idade; em 6%–20% dos pacientes com sinais de doença aterosclerótica

Idade: > 60 anos; M:F = 5:1

Associado a:
(a) aneurisma visceral + da artéria renal (2%)
(b) aneurisma isolado da artéria ilíaca + femoral (16%): ilíaca comum (89%), ilíaca interna (10%), ilíaca externa (10%)
(c) estenose/oclusão do tronco celíaco/AMS (22%)
(d) estenose da artéria renal (22%–30%)
(e) oclusão da artéria mesentérica inferior (80%)
(f) oclusão das artérias lombares (78%)

Taxa de crescimento do aneurisma de 3–6 cm de diâmetro: 0,39 cm/ano
• assintomático (30%)
• massa abdominal (26%)
• dor abdominal (37%)

◊ As imagens devem proporcionar informações sobre:
(a) a extensão proximal do aneurisma, que determina o local para o pinçamento da aorta (origem das artérias renais)
(b) o trajeto da veia renal esquerda (retroaórtica?)!

Local: infra-renal (91%) com extensão para dentro das artérias ilíacas (66%)

Radiografia simples:
- √ calcificação mural (86%)

US:
- √ > 98% de acurácia nas medidas do tamanho

TCNC:
- √ fibrose perianeurismática (10%), pode causar obstrução ureteral
- √ "sinal de forma semilunar" = crescente periférica de alta atenuação na parede aneurismática (= hematoma intramural agudo) = sinal de ruptura iminente

Angio:
- √ lúmen aórtico focalmente dilatado > 3 cm
- √ lúmen de tamanho normal secundário ao trombo mural (11%)
- √ coágulo mural (80%)
- √ fluxo anterógrado lento do meio de contraste

Ruptura contida = hematoma extraluminal/cavidade
- √ opacificação parenquimal ausente = halo vascular
- √ deslocamento + estiramento dos ramos aórticos

Complicação:
(1) Ruptura (25%)
  (a) para dentro do retroperitônio: geralmente à esquerda
  (b) dentro do trato gastrintestinal: hemorragia gastrintestinal maciça
  (c) dentro da VCI: rápida descompensação cardíaca
  Incidência: aneurisma < 4 cm em 10%, 4–5 cm em 23%, 5–7 cm em 25%, 7–10 cm em 46%, > 10 cm em 60%
  Prognóstico: 64%–94% morrem antes de chegar ao hospital; 43%–75% morrem no hospital
  Risco aumentado: tamanho > 6 cm, crescimento > 0,18 cm/ano, sintomas
  ◊ O exato momento da ruptura é imprevisível!
(2) Embolização periférica
(3) Infecção
(4) Oclusão espontânea da aorta

Prognóstico: 17% de sobrevida em 5 anos sem cirurgia, 50%–60% de sobrevida em 5 anos com cirurgia

Trat.: cirurgia recomendada se > 4–5 cm de diâmetro; 4% de mortalidade cirúrgica para os não rotos, 50% para o aneurisma roto

Complicação pós-operatória:
(1) Isquemia colônica esquerda (1.6%) com 10% de mortalidade
(2) Insuficiência renal (14%)
(3) 0–8% de taxa de mortalidade para a cirurgia eletiva

Aneurisma aterosclerótico

Incidência: causa líder de aneurisma aórtico torácico

Histo: íntima doente com degeneração secundária + substituição fibrosa da média; fundamentalmente a parede do aneurisma é composta por tecido conjuntivo avascular + acelular

Fisiopatologia:
Pressão hidrostática lateral aumentada à medida que a velocidade do fluxo sangüíneo diminui, levando ao comprometimento da nutrição vascular com degeneração adicional + dilatação progressiva

Idade: idosos; M > F

Localização:
(1) Aorta torácica descendente distal à artéria subclávia esquerda
(2) Aorta infra-renal (associada ao aneurisma torácico em 29%)
(3) Toracoabdominal

√ fusiforme (80%), sacular (20%)

Complicação: ruptura (causa de morte em 50%): geralmente descontrolada + fatal se em localização torácica

Aneurisma degenerativo

= degeneração da média

Causa mais comum de aneurismas na aorta ascendente

Causa:
(1) Desordem metabólica geneticamente transmitida: síndrome de Marfan, síndrome de Ehlers-Danlos
(2) Adquirida: resultado de lesão aórtica repetitiva + reparo associado com o envelhecimento

Aneurisma micótico

Incidência: 2,6% de todos os aneurismas abdominais

A. ANEURISMA MICÓTICO PRIMÁRIO (raro)
não associado a nenhum processo inflamatório intravascular

B. ANEURISMA MICÓTICO SECUNDÁRIO
= aneurisma devido à infecção não sifilítica
Fatores predisponentes:
(1) Abuso de drogas IV
(2) Endocardite bacteriana (12%)
(3) Imunocomprometidos (malignidade, alcoolismo, esteróides, quimioterapia, doenças auto-imunes, diabete)
(4) Aterosclerose
(5) Trauma aórtico causado por acidentes/cirurgia da valva aórtica/cirurgia de *bypass* da artéria coronária/cateterização arterial

Mecanismo:
(a) septicemia com formação de abscessos via *vasa vasorum*
(b) septicemia com formação de abscessos via lúmen do vaso
(c) extensão direta de foco de infecção contígua
(d) laceração preexistente da íntima (trauma, aterosclerose, coarctação)

Organismo:
S. aureus (53%), *Salmonella* (33–50%), estreptococos não hemolíticos, *Pneumococos, Gonococos,* Micobactéria (disseminação contígua a partir da coluna vertebral/linfonodos)

Histo: perda da íntima + destruição da lâmina elástica interna; vários graus de destruição da muscular da média + adventícia

• freqüentemente insidioso

Local: aorta ascendente > artéria visceral abdominal > artéria intracraniana > artérias da extremidade inferior/superior

√ aneurisma verdadeiro (maioria)
√ estrutura sacular surgindo excentricamente da parede aórtica com rápida dilatação
√ anel da aorta interrompido com calcificações da parede
√ coleção de gás periaórtico
√ osteomielite vertebral adjacente
√ aumento reativo dos linfonodos adjacentes

Cp:
(1) Ruptura + hemorragia com risco de vida (75%)
(2) Sepse descontrolada se não tratada

Prognóstico: 65% de mortalidade global

Aneurisma sifilítico

Espectro:
(1) Aortite sifilítica não complicada
(2) Aneurisma aórtico sifilítico (principalmente sacular)
(3) Vasculite aórtica sifilítica (regurgitação aórtica)

Incidência: 12% dos pacientes com sífilis não tratada

Início: 10–30 anos após a infecção inicial com a espiroqueta

Histo: inflamação crônica da adventícia aórtica + média começando na *vasa vasorum* + levando à obstrução da *vasa vasorum* seguido por prejuízo nutricional da média + perda das fibras elásticas + fibras musculares lisas

• VDRL positivo
• ensaio de microaglutininas positivo — teste do *Treponema pallidum* (MHA-TP)

Localização: aorta ascendente (36%), arco aórtico (34%), aorta descendente proximal (25%), aorta descendente distal (5%), seios aórticos (< 1%)

√ aumento assimétrico dos seios aórticos (DD com a degeneração medial com dilatação assimétrica)
√ aneurisma sacular (75%)/fusiforme (25%)
√ calcificação distrófica da parede aórtica "em lápis" (até 40%) mais grave na aorta ascendente, freqüentemente obscurecida por espessas calcificações grosseiras irregulares secundárias à aterosclerose

Prognóstico: morte em 2%, ruptura em até 40%; se não tratado, morte dentro de alguns meses do início dos sintomas

Aneurisma aórtico torácico

Causa vascular mais comum de massa mediastinal!

Diâmetro médio da aorta torácica (< 4–5 cm de largura):
— raiz aórtica: 3,6 cm
— aorta ascendente 1 cm proximal ao arco: 3,5 cm
— aorta descendente proximal: 2,6 cm
— aorta descendente média: 2,5 cm
— aorta descendente distal: 2,4 cm

Associado a: hipertensão, doença da artéria coronária, aneurisma abdominal

Média etária: 65 anos; M:F = 3:1
- dor subesternal/dorso/ombro (26%)
- síndrome de veia cava superior (compressão venosa)
- disfagia (compressão esofagiana)
- estridor, dispnéia (compressão traqueobrônquica)
- rouquidão (compressão do nervo laríngeo recorrente)

√ aorta tortuosa e dilatada
√ calcificações periféricas curvilíneas (75%)
√ trombo mural circunferencial/crescêntico
√ Angio: pode mostrar calibre normal secundário a um trombo mural

Cp:
(1) Ruptura para dentro do mediastino, pericárdio, qualquer dos sacos pleurais, espaço extrapleural
√ líquido com alta atenuação
(2) Fístula aortobroncopulmonar
◊ Consolidação do pulmão adjacente ao aneurisma
√ a maioria dos aneurismas rompem quando > 10 cm de tamanho

Prognóstico: 1 ano de sobrevida em 57%, 3 anos de sobrevida em 26%
5 anos de sobrevida em 19% (60% morre de um aneurisma roto, 40% morre de outras causas)

Mortalidade cirúrgica: 10%

Pseudo-aneurisma traumático

= PSEUDO-ANEURISMA AÓRTICO CRÔNICO
segunda forma mais comum de aneurisma aórtico torácico; tipo mais comum que ocorre em pacientes jovens

Incidência: 2,5% dos pacientes que sobrevive ao trauma inicial de uma transecção aórtica aguda
√ usualmente calcificado
√ pode conter trombos

Cp:
(1) Dilatação progressiva
(2) Ruptura (mesmo anos após o insulto)

ANEURISMA DA ARTÉRIA ESPLÊNICA

= mais freqüente dos aneurismas de artérias viscerais

Etiologia: degeneração medial com arteriosclerose superposta, congênito, micótico, pancreatite, trauma, hipertensão porta

Predisposição: mulheres com ≥ 2 gravidez (88%)

Pode estar associado à: doença fibromuscular (em 20%)

M:F = 1:2
- geralmente assintomática
- dor, sangramento GI

Localização: intra/extra-esplênico
√ parede do aneurisma calcificado (2/3)

Cp: ruptura do aneurisma (6%–9%, tardiamente durante a gravidez) com até 76% de mortalidade

DD: aneurisma da artéria renal, artéria esplênica tortuosa

ANEURISMA DO DUCTO ARTERIOSO

= aneurisma fusiforme do ducto arterioso, geralmente patente e em direção à aorta + completamente/incompletamente ocluído na direção da artéria pulmonar

Incidência: < 100 casos

Classificação:
(a) de acordo com a idade: lactente, infância, adulto
(b) de acordo com a causa: congênito, infeccioso, traumático

Patogênese: atraso no fechamento? Degeneração mixóide da parede do ducto? Fibras elásticas anormais?

Idade: maioria < 2 meses de idade
- dispnéia, taquipnéia, rouquidão

√ deslocamento da artéria pulmonar ântero-medialmente
√ arco aórtico distal deslocado lateralmente

RxT:
√ massa mediastinal superior no lado esquerdo na janela aorticopulmonar
√ deslocamento traqueal para a direita + anteriormente/posteriormente
√ consolidação do pulmão adjacente (compressão, fibrose, hemorragia)

TC: √ massa que realça com contraste na localização clássica

ECO: √ massa cística com fluxo pulsátil

Cp: ruptura, dissecção, infecção, doença tromboembólica, compressão do nervo frênico

Prognóstico: usualmente fatal (sem a pronta cirurgia)

ANEURISMA DO SEIO DE VALSALVA

= deficiência entre a média aórtica + ânulo e fibrose da valva aórtica resultando em distensão + eventual formação de aneurisma

Idade: puberdade aos 30 anos de idade

Local: seio direito/seio não coronário (> 90%)
◊ O seio direito usualmente rompe-se para dentro do VD, ocasionalmente dentro do AD
◊ O seio não coronário rompe-se para dentro do AD
- dor retroesternal súbita, dispnéia, murmúrio contínuo

√ vascularização do *shunt*
√ cardiomegalia
√ aorta ascendente proeminente

ANEURISMA VENTRICULAR

A. ANEURISMA CONGÊNITO VENTRICULAR ESQUERDO
Raro, adultos jovens negros
(a) tipo subintimal:
√ abaulamento na borda cardíaca média/superior
(b) tipo subaórtico:
√ pequeno = não visualizado
√ coração muito aumentado (pela insuficiência aórtica)

B. ANEURISMA VENTRICULAR ESQUERDO ADQUIRIDO
= coração de infarto do miocárdio, doença de Chagas
- pode ser assintomático + bem tolerado durante anos
- ocasionalmente associado à insuficiência cardíaca persistente, arritmia, embolização periférica

Aneurisma verdadeiro

= bolsa circunscrita não contrátil da cavidade ventricular com grande abertura + discinesia localizada

Causa: seqüela de infarto do miocárdio transmural

Localização:
(a) anterior esquerdo + ântero-apical: facilmente detectado (incidências anterior + OAE)
(b) inferior + ínfero-posterior: menos facilmente detectado (incidências OAE íngreme + OPE)

Taxa de detecção: 50% por fluoroscopia; 96% por ventriculografia por radionuclídeos; freqüentemente não visível à radiografia de tórax
√ abaulamento localizado do contorno cardíaco = aspecto "quadrado" da margem da porção média lateral esquerda cardíaca

√ expansão paradoxal localizada durante a sístole (CARACTERÍSTICO)
√ halo de cálcio na parede fibrótica (crônico); raro
√ segmento acinético/gravemente hipocinético
√ ventriculografia esquerda em OAE, OAD é diagnóstica
√ ampla comunicação com a câmara cardíaca (sem colo)

Cp: trombo mural com embolização
Prognóstico: raramente rompe

Pseudo-aneurisma

= FALSO ANEURISMA = ruptura ventricular esquerda contida por camadas fundidas do pericárdio visceral + parietal/tecido extracardíaco
(a) ruptura cardíaca com hematoma localizado contido por pericárdio aderido; tipicamente na presença de pericardite
(b) ruptura subaguda com sangramento gradual/episódico

Etiologia: trauma, infarto do miocárdio
Localização: tipicamente na parede póstero-lateral/diafragmática do VE
√ dupla densidade retrocardíaca esquerda
√ diâmetro da abertura menor que o maior diâmetro do aneurisma globular
√ enchimento retardado

Cp: alto risco de ruptura tardia (infreqüente devido aos aneurismas)

ANOMALIA DE EBSTEIN

= deslocamento inferior dos folhetos septais + posterior da valva tricúspide displásica com a divisão ventricular dentro:
(a) de uma grande porção superior atrializada e
(b) de uma pequena câmara funcional inferior

Etiologia: ingestão materna crônica de lítio (10%)
Hemodinâmica:
A insuficiência da valva tricúspide leva à regurgitação tricúspide (volume em "pingue-pongue"); pode ser seguida por ICC no útero/neonato (50%); sobrevida até a vida adulta se a valva funciona normalmente

Associada a: DAP, CIV (*shunt* D-E)
- cianose no período neonatal (*shunt* D-E), pode melhorar/desaparecer no pós-natal com a diminuição da pressão arterial pulmonar
- murmúrio sistólico (insuficiência tricúspide)
- síndrome de Wolf-Parkinson-White (10%) = taquicardia supraventricular paroxística/bloqueio do ramo direito (responsável por morte súbita)

√ cardiomegalia em "caixa"/"em funil" (aumento do AD + VD)
√ aumento extremo do AD (secundário à insuficiência da valva tricúspide)
√ dilatação da VCI + ázigos (secundária à regurgitação tricúspide)
√ aorta + tronco pulmonar hipoplásicos (a única doença cardíaca congênita cianótica que possui esta característica)
√ átrio esquerdo normal
√ pode ocorrer calcificação da valva tricúspide

ECO:
√ grande estrutura "em vela "da valva tricúspide dentro do coração direito dilatado
√ regurgitação tricúspide identificada pelo ultra-som com Doppler

Prognóstico: 50% de mortalidade infantil; 13 % de mortalidade operatória
Trat.:
1. Digital + diuréticos
2. Prótese de valva tricúspide

AORTITE SIFILÍTICA

= AORTITE LUÉTICA
Incidência: em 10%–15% dos pacientes não tratados (contribui para a morte em 1/3)
Pat: periaortite (via linfáticos), mesoaortite (via *vasa vasorum*) = doença primária da média levando à lesão secundária da íntima, a qual predispõe a intima à aterosclerose prematura calcificada
Idade: entre 45 e 60 anos
Local: aorta ascendente (36%), arco aórtico (24%), aorta descendente (5%), seio de Valsalva (1%), artéria pulmonar
√ parede aórtica espessada (tecido fibroso + inflamatório)
√ dilatação sacular (75%)/fusiforme (25%) da aorta ascendente
√ pequeno aneurisma sacular amiúde protrui do aneurisma fusiforme
√ calcificação da íntima delgada em forma de lápis (15%–20%) na aorta ascendente, tardiamente na doença

Cp:
(1) Estenose do óstio coronário (espessamento da íntima)
(2) Regurgitação aórtica (valvulite sifilítica), rara

DD: calcificação degenerativa da aorta ascendente (população mais velha, nenhum aneurisma, nenhuma regurgitação aórtica)

ARTÉRIA CORONÁRIA ESQUERDA ANÔMALA

= a artéria coronária esquerda surge do tronco pulmonar (seio de Valsalva esquerdo)
Hemodinâmica: com a queda pós-natal da pressão arterial pulmonar a perfusão da artéria coronária esquerda cai (leito coronário esquerdo isquêmico), desenvolvendo circulação colateral da artéria coronária direita com fluxo reverso na coronária esquerda
— circulação colateral adequada = salvadora
— circulação colateral inadequada = infarto miocárdico
— grande circulação colateral = *shunt* E-D com sobrecarga de volume para o coração
- episódios de suores, palidez (sintomatologia de angina)

(1) Hipertensão (60–90%)
(2) Síndrome de Marfan (16%)
(3) Síndrome de Ehlers-Danlos
(4) Policondrite recorrente
(5) Estenose aórtica valvular
(6) Síndrome de Turner
(7) Coarctação
(8) Valva aórtica bicúspide
(9) Valva protética S/P
(10) Trauma (raro)
(11) Gravidez
SEM sífilis

- ECG: infarto ântero-lateral
- murmúrio contínuo (se os colaterais são grandes)

√ dilatação do VE
√ aumento do AE
√ vascularização pulmonar normal/redistribuição

Trat.:
(1) Ligadura da ACrE na sua origem no tronco pulmonar

(2) Ligadura da ACrE + enxerto de artéria subclávia esquerda com a ACrE
(3) Criação de uma janela na AP + válvula da janela da AP ao óstio da ACrE

DD: Fibroelastose endocárdica, cardiomiopatia viral (sem sintomas de choque)

ARTÉRIA PULMONAR ESQUERDA ABERRANTE

= GANCHO PULMONAR = falha no desenvolvimento/obliteração do sexto arco aórtico seguido pelo desenvolvimento de um ramo colateral da artéria pulmonar direita para suprir o pulmão esquerdo

Localização: a AP esquerda passa acima do brônquio principal direito + entre a traquéia e o esôfago no seu trajeto para o pulmão

Idade na apresentação: neonato/lactente/criança

Associada a:
(1) "Traquéia em argola de guardanapo" = porção membranosa ausente (50%)
(2) DAP (mais comum), CIA, VCS esquerda persistente

- estridor (mais comum), sibilos, pausas apnéicas, cianose
- infecção respiratória
- problemas na deglutição

√ desvio da traquéia para a esquerda
√ aspecto de "T invertido" dos brônquios principais = curso horizontal secundário à origem mais baixa do brônquio principal direito
√ encurvamento anterior do brônquio principal direito
√ "traquéia em forma de cenoura" = estreitamento do diâmetro traqueal na direção caudal, resultando em estenose traqueal funcional
√ enfisema obstrutivo/atelectasia do LSD + LSE
√ hilo esquerdo baixo
√ separação da traquéia + esôfago ao nível do hilo por massa de tecido mole
√ indentação anterior ao esofagograma

ARTERIOSCLEROSE OBLITERANTE

= ASO = enrijecimento das artérias

Prevalência:
2,4 milhões de pessoas nos EUA; em 1978, 12% das autópsias tinham a ASO como causa mais importante de morte (excluindo IAM)

Etiologia: desconhecida

Fatores contribuintes:
Envelhecimento, diabete (16%–44%), hipertensão, aterosclerose

Efeito da hiperlipidemia:
(a) lipoproteínas de alta densidade (HDL) possuem um efeito protetor: carream 25% do colesterol sangüíneo
(b) lipoproteínas de baixa densidade (LDL): carream 60% do colesterol sangüíneo

Histo:
Deposição de lipídeos, produtos do sangue, carboidratos, começando com ruptura da superfície da íntima; faixas gordurosas (tão precoces quanto na infância); placas fibrosas (presentes já na terceira década); trombose, ulceração, calcificação, aneurisma

Idade: 50–70 anos; M > F (após a menopausa)

Classificação clínica:
(1) Claudicação intermitente = sintomas isquêmicos como exercícios: panturrilha, coxa, quadril, nádega
(2) Sintomas isquêmicos em repouso (indicativo de doença muitissegmentar)

- dor em câibras/queimação/profunda
- extremidade fria
- parestesia
- alterações tróficas: perda de pelos, unhas espessadas
- úlcera, gangrena
- pulsos diminuídos/ausentes

Localização:
Artérias médias + grandes; freqüentemente ao nível das bifurcações; mais freqüente:
— artéria femoral superficial no canal adutor (diabéticos + não diabéticos)
— segmento aortoilíaco (não diabéticos)
— tronco tibioperoneal (diabéticos)

Prognóstico:
Acelerado por diabetes (34% necessitará de amputação), hipertensão, anomalias das lipoproteínas, doença cardíaca (débito cardíaco diminuído resultando em aumento da viscosidade do sangue pela policitemia), uso crônico de tabaco (11,4% necessitará de amputação) claudicação intermitente (5%–7% necessitará de amputação se não diabéticos = 1%–2% por ano), úlcera isquêmica/dor em repouso (19,6% necessita de amputação)

ARTERITE DE TAKAYASU

= DOENÇA SEM PULSOS = SÍNDROME DA AORTITE = AORTOARTERITE = AORTOPATIA IDIOPÁTICA MEDIAL
SÍNDROME DO ARCO AÓRTICO

= pan-arterite inflamatória crônica de patogênese desconhecida afetando segmentos da aorta + ramos aórticos principais + artérias pulmonares

◊ A única forma de aortite que produz estenose/oclusão da aorta!

Etiologia: provavelmente inflamação mediada por células

Incidência: 2,6 novos casos/milhão/ano; 2,2% (na autópsia)

Idade: 15–41 anos; M:F; especialmente em orientais

Histo:
(a) estágio agudo: processo infiltrativo granulomatoso concentrado nas fibras elásticas da média da parede arterial consistindo de células gigantes multinucleadas, linfócitos, histiócitos, células plasmáticas
(b) estágio fibrótico (semanas a anos): fibrose progressiva da parede do vaso resultando em constrição pela proliferação da íntima/oclusão trombótica/formação aneurisma (pela extensa destruição das fibras elásticas na média); por último, leva à fibrose da íntima + adventícia
◊ Morfologicamente indistinguível da arterite temporal!

- fase pré-ausência de pulsos de poucos meses a um ano
  = sinais sistêmicos não específicos + sintomas de febre, perda de peso, mialgia, artralgia
- fase sem pulsos = sinais + sintomas de isquemia do membro (claudicação, déficit de pulso, sopros) + hipertensão renovascular
- velocidade de hemossedimentação (VHS) > 20 mm/h em 80%

Localização:
Tipo I: arco aórtico + artérias braquiocefálicas
Tipo II: aorta torácica distal ao arco, aorta abdominal + seus maiores ramos

Tipo III: combinação do tipo I + II
Tipo IV: qualquer porção da aorta com seus ramos + artéria pulmonar
Comumente envolvidas: artéria subclávia esquerda, artéria carótida comum esquerda, tronco braquiocefálico, artéria renal, tronco celíaco, artéria mesentérica superior, artéria pulmonar (> 50%)
Infreqüentemente envolvidas: artérias axilar, braquial, vertebral, ilíaca (usualmente bilateral)

RxT:
√ sombra supracardíaca alargada > 3 cm
√ irregularidades dos contornos das margens laterais da aorta descendente
√ calcificação aórtica (15%) geralmente no arco aórtico + aorta descendente
√ diminuição focal da vascularização pulmonar

Angiografia:
√ estenose segmentar irregular longa + difusa/curta/oclusão dos maiores ramos da aorta próximo às suas origens
√ lesões estenóticas da aorta torácica > aorta abdominal
√ freqüentemente áreas de salto
√ colateralização abundante
√ aneurismas fusiformes do arco aórtico + ectasia (10%–15%)
Cp: lesão isquêmica (secundária ao aumento na atividade de coagulação)

US:
√ espessamento circunferencial homogêneo difuso da parede do vaso na artéria carótida comum proximal
√ aumento na velocidade do fluxo + turbulência
√ ACC distal, ACI, ACE poupadas com ondas amortecidas

RMN:
√ lesões arteriais pulmonares específicas para arterite de Takayasu: dilatação do tronco pulmonar (19%), trombos nodulares (3%), aspecto em "árvore podada" das artérias pulmonares (66%)

Cp:
(1) Acidentes cerebrovasculares
(2) Insuficiência cardíaca devido à regurgitação aórtica

DD: Aterosclerose, arterite temporal (ACC não envolvida), displasia fibromuscular (na ACI, não na ACC), dissecção carotídea idiopática (ACI)

Trat.: esteróides, angioplastia após o declínio da inflamação ativa

ARTERITE TEMPORAL

= ARTERITE CRANIANA/GRANULOMATOSA
= POLIMIALGIA REUMÁTICA = ARTERITE DE CÉLULAS GIGANTES (nome ruim porque a arterite de Takayasu também é uma arterite de células gigantes)
= vasculite granulomatosa sistêmica limitada a pessoas > 50 anos de idade

Incidência: 1,7 novos casos/milhão/ano

Histo:
(a) estágio agudo: processo infiltrativo granulomatoso focado nas fibras elásticas da parede arterial, consistindo de células gigantes multinucleadas, linfócitos, histiócitos, células plasmáticas
(b) estágio fibrótico (semanas a anos): fibrose progressiva da parede do vaso resultando em constrição pela proliferação da íntima/oclusão trombótica/formação de aneurisma
◊ Morfologicamente indistinguível da arterite de Takayasu!

Pico etário: 65–75 anos: M:F = 1:3

- fase prodrômica de uma doença gripal de 1–3 semanas:
  - mal-estar, febre de baixo grau, perda de peso, mialgia
  - cefaléia unilateral (50%–90%)
- estágio crônico:
  - claudicação da mandíbula (enquanto mastigando + falando)
  - artéria temporal palpável e sensível
  - manifestações neuroftálmicas: enfraquecimento visual/diplopia/cegueira
  - polimialgia reumática (50%) = intensa mialgia dos ombros + cintura escapular
  - velocidade de hemossedimentação (VHS) de 40–140 mm/hora (MARCA REGISTRADA)

Localização:
Qualquer artéria do corpo; principalmente ramos de médio calibre do arco aórtico (10%), ramos da artéria carótida externa (particularmente artéria temporal); artérias extracranianas abaixo do pescoço (9%): subclávia > axilar? braquial > femoral profunda > antebraço > panturrilha;
comumente bilateral + simétrica
√ longos segmentos arteriais estenóticos com áreas intactas
√ oclusões progressivas com abundância de suprimento colateral
√ ausência de alterações ateroscleróticas
√ dilatação da raiz aórtica + insuficiência da valva aórtica

Dg: biopsia da artéria temporal palpável

Prognóstico: a doença pode ser autolimitada (1–2 anos); 10% de mortalidade dentro de 2–3 anos

ATRESIA PULMONAR

= AUSÊNCIA CONGÊNITA DA ARTÉRIA PULMONAR
= valva pulmonar atrésica com artéria pulmonar mal desenvolvida distalmente

Pode estar associada ao: pulmão hipogenético

RxT:
√ hemitórax pequeno com radiodensidade normal
√ desvio mediastinal para o lado afetado
√ elevação do diafragma ipsolateral
√ malha reticular de vasos no lado afetado (devido à circulação colateral sistêmica a partir das artérias brônquicas)
√ entalhe costal pela proeminência das artérias intercostais (devido aos grandes vasos colaterais transpleurais)

US-OB:
√ ventrículo direito pequeno/aumentado/normal
√ dilatação atrial progressiva (regurgitação tricúspide)
√ reversão de fluxo no ducto arterioso + artéria pulmonar principal (mais confiável)

ATRESIA PULMONAR COM SEPTO INTERVENTRICULAR INTACTO

Associada com: CIA (*shunt* D-E)
Tipo I: sem VD remanescente, sem regurgitação tricúspide
√ átrio direito moderadamente dilatado (dependendo do tamanho do CIA)

Tipo II: átrio direito normal com regurgitação tricúspide
√ dilatação maciça do átrio direito
√ cardiomegalia (VE, AD)
√ segmento arterial pulmonar côncavo/pequeno
√ vascularização pulmonar diminuída

ATRESIA TRICÚSPIDE

Segunda causa mais comum de cianose neonatal pronunciada (após a transposição), caracterizada por uma valva tricúspide ausente, CIA e pequeno CIV (na maioria dos pacientes)

Incidência: 1,5% de todas as cardiopatias congênitas

(1) ATRESIA TRICÚSPIDE SEM TRANSPOSIÇÃO (80%)
  (a) sem estenose pulmonar
  (b) com estenose pulmonar
  (c) com atresia pulmonar
(2) ATRESIA TRICÚSPIDE COM TRANSPOSIÇÃO
  (a) sem estenose pulmonar
  (b) sem estenose pulmonar (combinação mais favorável)
  (c) com atresia pulmonar

◊ Geralmente há pequeno CIV + EP (75%) fluxo sangüíneo pulmonar restrito
• cianose progressiva desde o nascimento, aumentando com o choro = CARACTERÍSTICA MARCANTE (relação inversa entre o grau de cianose + volume do fluxo sangüíneo pulmonar)
• murmúrio pansistólico (CIV)
• ECG: desvio do eixo para a esquerda

RxT (contorno cardíaco típico):
  √ contorno esquerdo arredondado = dilatação + hipertrofia do VE
  √ contorno direito arredondado = AD dilatado
  √ segmento pulmonar plano/côncavo
  √ vascularização pulmonar normal/diminuída
  √ achatamento típico do borda cardíaca direita com transposição (em 15%)

Prognóstico: podem sobreviver bem até a vida adulta

Trat.:
  (1) Procedimento de Blalock-Taussig (se o fluxo sangüíneo pulmonar estiver diminuído na infância)
  (2) Procedimento de Glenn = *shunt* entre a VCI + artéria pulmonar direita (se a correção total está prevista)
  (3) Procedimento de Fontan = conduto externo do AD para o tronco pulmonar + fechamento do CIA (se a doença vascular pulmonar não se desenvolveu)

AUSÊNCIA CONGÊNITA DA VALVA PULMONAR

Regurgitação maciça entre a artéria pulmonar e o VD

Associada a (em 90%):
  CIV, tetralogia de Fallot (50%)
• cianose (não no período neonatal imediato)
• episódios repetidos de angústia respiratória
• murmúrio contínuo
• ECG: hipertrofia ventricular direita
√ artéria pulmonar direita, esquerda e principal proeminentes
√ dilatação do VD (aumento do volume de enchimento)
√ obstrução parcial dos brônquios principais direito/esquerdo (compressão por vaso)
√ aorta do lado direito (33%)

CARDIOMIOPATIA

Cardiomiopatia congestiva

= CARDIOMIOPATIA DILATADA

Etiologia:
  (a) miocardite: vírus, bactérias
  (b) fibroelastose endocárdica = endocárdio espessado + contratilidade reduzida
  (c) crianças de mães diabéticas
  (d) erro inato do metabolismo: glicogenose, mucolipidose, mucopolissacaridose
  (e) doença da artéria coronária: infarto do miocárdio, origem anômala da artéria coronária esquerda, calcinose coronária
  (f) distrofias musculares

• tendência para a ICC
√ cardiomegalia + contratilidade pobre da parede ventricular
√ dilatação cardíaca global
√ dilatação do segmento atrial esquerdo do apêndice atrial esquerdo

ECO:
  √ VE dilatado com hipocinesia global
  √ septo interventricular e parede ventricular esquerda posterior de igual espessura com amplitude dos movimentos diminuída
  √ valva mitral pequena/"miniaturizada"
  √ AE levemente dilatado (pressão VE diastólica final elevada)
  √ ventrículo direito hipocinético e dilatado

Cardiomiopatia hipertrófica

= CARDIOMIOPATIA OBSTRUTIVA
= caracterizada pela hipertrofia não dilatada do ventrículo esquerdo na ausência de doença cardíaca/sistêmica que pudesse causar a hipertrofia do VE

(1) HIPERTROFIA CONCÊNTRICA/SIMÉTRICA (2%–20%)
  (a) medioventricular (b) difusa (c) apical
(2) HIPERTROFIA SEPTAL ASSIMÉTRICA (HspA)
  = ESTENOSE SUBAÓRTICA HIPERTRÓFICA IDIOPÁTICA (ESHI) = ESTENOSE SUBAÓRTICA
  = CARDIOMIOPATIA HIPERTRÓFICA OBSTRUTIVA
  = septo basal do VE desproporcionadamente espessado
(3) HIPERTROFIA APICAL (2%–3%)
  = espessamento da parede miocárdica confinada à porção apical do VE
  • usualmente clinicamente benigna
  • ondas T gigantes e invertidas

Ventriculografia esquerda:
  √ deformidade "em pá" da cavidade do VE

Fisiopatologia:
  — a hipertrofia ventricular esquerda leva à estenose subaórtica, função diastólica anormal, isquemia miocárdica
  — o rápido fluxo de sangue através de uma via de saída estreita leva o folheto anterior da valva mitral a se deslocar anteriormente, em direção ao septo, durante a sístole (efeito de Venturi)
  — regurgitação mitral (pelo folheto da valva mitral deslocado)

Etiologia: transmissão autossômica dominante
• angina aos esforços + dispnéia + fadiga
• síncope, arritmia, morte súbita

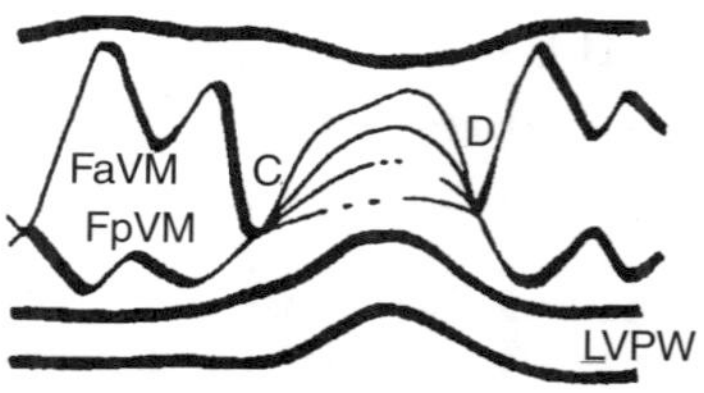

Movimento Sistólico Anterior da Valva Mitral (MAS) na ESHI

os folhetos da valva mitral movem-se abruptamente em direção ao septo numa velocidade maior que a do endocárdio da parede posterior; responsável pelo sangue ejetado do VE

√ borda mediocardíaca esquerda proeminente (hipertrofia septal)

ECO:
- √ septo interventricular > 14 mm de espessura; parede póstero-lateral > 11 mm de espessura; septo: parede posterior ventricular esquerda > 1,3:1
- √ movimento sistólico anterior da valva mitral (MAS) causando o estreitamento da VFVE durante a sístole
- √ fechamento mediodiastólico da valva aórtica
- √ gradiente na VFVE aumentada com pico sistólico tardio ao Doppler

Cardiomiopatia restritiva

Etiologia:
- (a) doença infiltrativa: amilóide, glicogênio, hemocromatose
- (b) pericardite constritiva

CIRCULAÇÃO FETAL PERSISTENTE

= HIPERTENSÃO PULMONAR PERSISTENTE DO RECÉM-NASCIDO

= atraso na transição da circulação pulmonar intra para extra-uterina

Causa: desordem primária relacionada à asfixia neonatal, doença parenquimatosa pulmonar concomitante (aspiração de mecônio, pneumonia, hemorragia pulmonar, doença da membrana hialina, hipoplasia pulmonar), doença cardiovascular concomitante, lesão hipóxica do miocárdio, síndromes de hiperviscosidade

- PO_2 lábil
- √ coração estruturalmente normal

COARCTAÇÃO DA AORTA

M:F = 4:1; rara em negros

A. COARCTAÇÃO LOCALIZADA (antiga classificação)
- = TIPO ADULTO/PÓS-DUCTAL/JUSTADUCTAL (tipo mais comum)
- = curto estreitamento distinto próximo ao ligamento arterioso
- ◊ Incomum a coexistência de anomalias cardíacas!

Localização: mais freqüente na porção justaductal do arco
- achado incidental tardiamente na vida
- ducto usualmente fechado
- √ lesão em prateleira em qualquer ponto ao longo do arco aórtico
- √ istmo estreito acima da lesão
- √ dilatação aórtica pós-estenótica distalmente

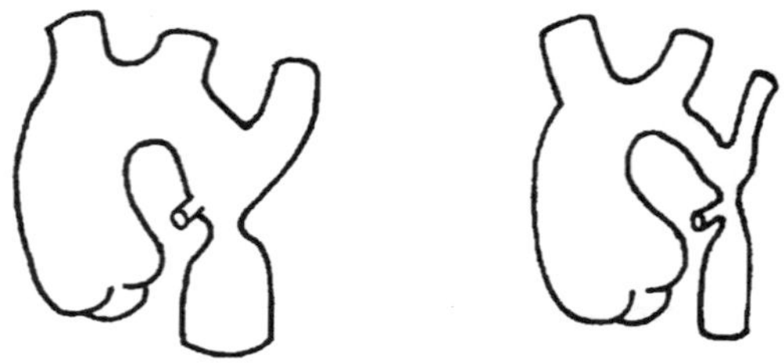

Coarctação Localizada **Hipoplasia Tubular**

B. HIPOPLASIA TUBULAR (antiga classificação = TIPO DIFUSO/INFANTIL/PRÉ-DUCTAL)
- = hipoplasia do segmento longo do arco aórtico após a origem da artéria inonimada
- ◊ Comum a coexistência de anomalias cardíacas!
- ICC no período neonatal (em 50%)

Hemodinâmica:

Feto: nenhuma alteração significativa porque somente 10% do débito cardíaco flui através do istmo aórtico

Neonato: determinado pela velocidade com que o ducto se fecha; sem CIV concomitante a sobrecarga do VE leva à ICC na 2ª/3ª semana de vida

Circulação colateral: via artéria subclávia e seus ramos:
- — intercostais
- — mamária interna
- — artéria espinhal anterior — artéria escapular
- — lateral torácica
- — artéria cervical transversa

Associada a (em 50%):
- (1) Valva aórtica bicúspide (em 25–50%) a qual pode resultar em estenose aórtica calcificada (após 25 anos de idade) + endocardite bacteriana
- (2) Malformações intracardíacas: DAP (33%), CIV (15%), estenose aórtica, insuficiência aórtica, CIA, TGV, defeito do *ostium primum*, tronco arterioso, ventrículo direito de dupla saída
- (3) Malformações não cardíacas (13%): Síndrome de Turner (13%–15%)
- (4) Aneurismas saculares cerebrais
- (5) Aneurismas micóticos distais à coarctação da aorta

Prognóstico: 11% de mortalidade antes dos 6 meses de idade

COARCTAÇÃO DA AORTA SINTOMÁTICA

Segunda causa mais comum de cardiopatia congênita no neonato (após o coração esquerdo hipoplásico)

Tempo:
- (a) em torno da primeira semana de vida na "estenose crítica"
- (b) mais comumente se apresenta nas crianças mais velhas
- cianose na extremidade inferior (na hipoplasia tubular)
- insuficiência ventricular esquerda (geralmente em torno da primeira semana de vida)
- √ cardiomegalia generalizada
- √ vascularização pulmonar aumentada (*shunt* E-D através de DAP/CIV)
- √ hipertensão venosa pulmonar

ESTENOSE AÓRTICA ASSINTOMÁTICA
- cefaléia (pela hipertensão)
- claudicação (pela hipoperfusão)

√ "sinal da figura do 3" = indentação da margem lateral do arco aórtico com dilatação pós-estenótica no local da coarctação
√ "sinal do 3 invertido" = no esôfago contrastado com bário
√ ápice ventricular esquerdo elevado (secundário à hipertrofia)
√ opacidade linear ondulada atrás do esterno (= artérias mamárias internas dilatadas)
√ dilatação dos vasos braquiocefálicos + aorta proximal à estenose
√ impressões costais nas costelas 3–8 (em 75%, incomum antes dos 6 anos de idade)
  (a) bilateral
  (b) impressão costal no lado esquerdo: artéria subclávia direita anômala
  (c) impressão costal no lado direito: coarctação da aorta proximal à artéria subclávia esquerda

Trat.: entre a idade de 3–5 anos é o momento ideal para a cirurgia (tarde o bastante para evitar a reestenose + cedo o bastante antes que a hipertensão irreversível ocorra); a correção cirúrgica após um ano de idade diminui a mortalidade operatória drasticamente; 3%–11% de mortalidade perioperatória

Procedimentos:
(1) Ressecção + anastomose término-terminal
(2) Angioplastia com enxerto
(3) Retalho subclaviano (procedimento de Waldhausen) usando a artéria subclávia esquerda como retalho

Cp pós-cirúrgica:
(1) Coarctação residual (em 32%)
(2) Obstrução subseqüente (raro)
(3) Arterite mesentérica: 2–3 dias após a cirurgia secundária à hipertensão paradoxal pela elevação da renina plasmática
  • dor abdominal, perda do controle esfincteriano
(4) Hipertensão crônica persistente

COMPLEXO DE EISENMENGER

= DEFEITO DE EISENMENGER
=
(1) CIV alto ± aorta cursando por cima com cripta supraventricular hipoplásica
(2) Hipertrofia do ventrículo direito
e como conseqüência do aumento do fluxo sangüíneo pulmonar:
(3) Dilatação da artéria pulmonar + ramos
(4) Espessamento intimal + esclerose das pequenas artérias + arteríolas pulmonares

• a cianose aparece na 2ª + 3ª décadas com a reversão do *shunt*

COMUNICAÇÃO INTERATRIAL

Defeito cardíaco congênito mais comum em pacientes > 20 anos de idade

Incidência: 8%–14% de todas as cardiopatias congênitas; M:F = 1:4

Idade: apresentação freqüentemente > 40 anos devido à evolução benigna
  (a) levemente sintomática (60%): dispnéia, fadiga, palpitações
  (b) severamente sintomática (30%): cianose, insuficiência cardíaca

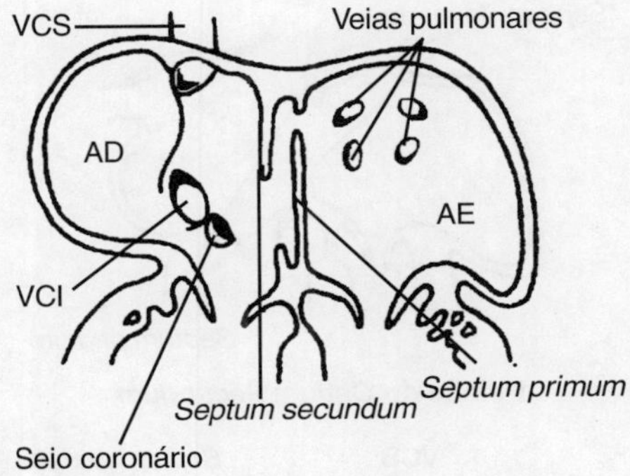

Coração Normal do Recém-Nascido

O septo atrial consiste de dois componentes:
(a) lado direito: *septum secundum* (muscular, firme) com abertura posterior = forame oval
(b) lado esquerdo: *septum primum* (fibroso, fino) com abertura anterior = *ostium secundum*

Embriologia:
(1) *Septum primum* = membrana que cresce das paredes atriais em direção ao coxim endocárdico
(2) *Ostium primum* = orifício temporário entre o *septum primum* + coxim endocárdico, o qual oblitera-se em torno da quinta semana
(3) *Ostium secundum* = múltiplas perfurações pequenas coalescentes no *septum primum*
(4) *Septum secundum* = membrana que se desenvolve no lado direito do *septum primum* + cobrindo parte do *ostium secundum*
(5) Forame oval = orifício limitado pelo *septum secundum* + *septum primum*
(6) Retalho do forame oval = borda inferior do *septum primum* (forame oval patente em 6%, paciente controle em 25%; não considerado um CIA)

(1) CIA *OSTIUM SECUNDUM* (60%–70%)
= processo reabsortivo exagerado do *septum primum* leva à ausência/fenestração do retalho do forame oval
Localização: no corpo da câmara atrial na fossa oval
Tamanho: grande defeito com 1–3 cm de diâmetro
Pode estar associada a:
Prolapso da valva mitral, estenose da valva pulmonar, atresia tricúspide, RVPTA, hipoplasia do coração esquerdo, arco aórtico interrompido

(2) CIA *OSTIUM PRIMUM* (30%)
= defeito do coxim endocárdico atrioventricular
Localização: inferior à fossa oval na porção de passagem do septo atrial
Quase sempre associada a: defeitos do coxim endocárdico, valva mitral com fenda, bloqueio anterior fascicular

(3) CIA SEIO VENOSO (5%)
= defeito na porção interna do septo atrial
Localização: superior à fossa oval próximo à entrada da veia cava inferior (VCS une-se ao CIA)
Associada a:
Retorno venoso pulmonar parcial anômalo em 90% (veias pulmonares do LSD conectam-se à VCS/átrio direito), síndrome de Holt-Oram, síndrome de Ellis-van Creveld

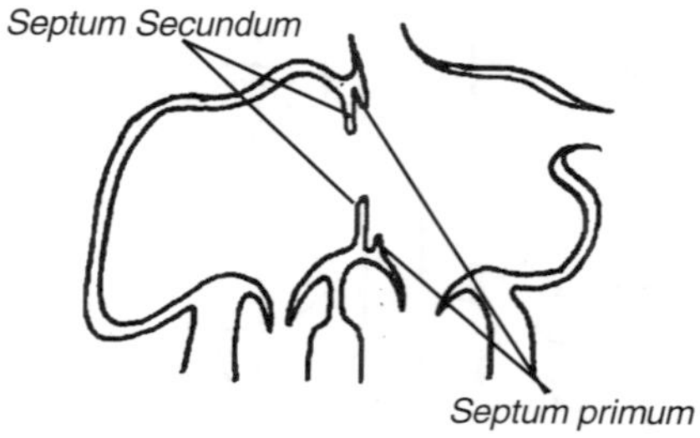

Defeito do *Ostium Secundum*

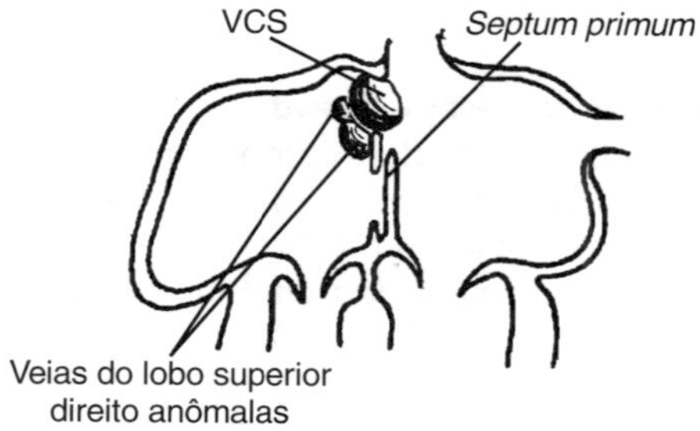

Defeito do Seio Venoso

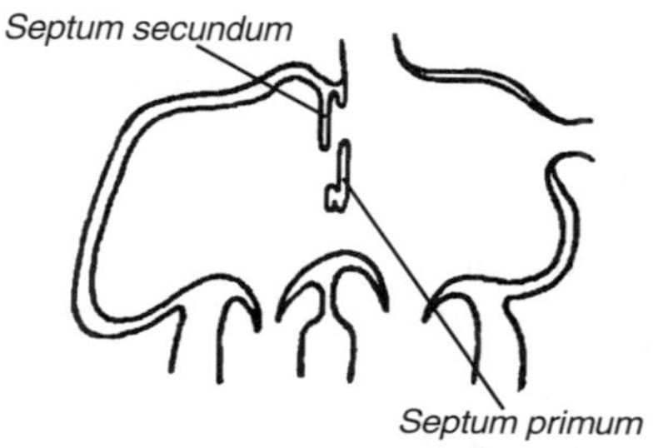

Defeito do *Ostium Primum*

SÍNDROME DE LUTEMBACHER = CIA + estenose mitral

Hemodinâmica:

Nenhuma perturbação hemodinâmica no feto; após o nascimento, o aumento fisiológico na pressão atrial esquerda cria um *shunt* E-D (o volume do *shunt* pode ser 3–4 vezes o do fluxo sangüíneo sistêmico) com sobrecarga de volume do VD levando à dilatação do VD, insuficiência cardíaca, hipertensão pulmonar; as diferenças na pressão diastólica dos átrios determina a direção do *shunt*; a pressão pulmonar continua normal por décadas antes que a síndrome de Eisenmenger se instale; hipertensão pulmonar no adulto jovem (6%)

- infecções respiratórias repetidas
- dificuldade de deglutição
- arritmias
- tromboembolismo
- assintomático; ocasionalmente descoberto por radiografia de tórax de rotina
- levantamento ventricular direito
- desdobramento fixo da segunda bulha cardíaca com acentuação do componente pulmonar
- ECG: desvio do eixo para a direita + algum grau de bloqueio do ramo direito
- dispnéia de esforço após o desenvolvimento da hipertensão arterial pulmonar (= síndrome de Eisenmenger)
- pode ocorrer cianose (reversão do *shunt* para *shunt* D-E), tipicamente durante a 3ª-4ª década
- insuficiência cardíaca direita em pacientes > 40 anos

RxT:

√ normal (se o *shunt* é < 2× o fluxo sangüíneo sistêmico)
√ "dança hilar" = aumento das pulsações das artérias pulmonares centrais (DD: outros *shunts* E-D)
√ supercirculação (se o fluxo sangüíneo pulmonar-sistêmico ≥ 2:1)
√ perda da visualização da VCS (= rotação do coração no sentido horário devido à hipertrofia ventricular direita)
√ aorta parecendo pequena com croça normal
√ átrio esquerdo de tamanho normal após a reversão do *shunt* (devido à descompressão imediata para dentro do átrio direito) na SÍNDROME DE EISENMENGER
√ aumento do tronco + artérias pulmonares
√ dilatação do VD

ECO:

√ movimento paradoxal septal interventricular (pela sobrecarga de volume do VD)
√ visualização direta da CIA (= falta de ecos provenientes do septo atrial) na incidência subcostal
√ fluxo de sangue diastólico do septo interatrial cruzando o AD + valva tricúspide observado ao Doppler colorido

Angio:

√ o AD enche-se com contraste imediatamente após a opacificação do átrio esquerdo (na levo fase da angio pulmonar em AP ou na projeção OAE)
√ injeção dentro da veia pulmonar do LSD para visualizar o exato tamanho + localização da CIA (OAE a 45ª + C-C 45ª)

Prognóstico:

(1) Mortalidade: 0,6% na 1ª década; 0,7% na 2ª década; 2,7% na 3ª década; 4,5% na 4ª década; 5,4% na 5ª década; 7,5% na 6ª década; média etária ao morrer de 37 anos
(2) Fechamento espontâneo: 22% nas crianças < 1 ano; 33% entre as idades de 1 e 2 anos; 3% em crianças > 4 anos

Cp:

(1) Insuficiência tricúspide (secundária à dilatação do anel AV)
(2) Prolapso da valva mitral
(3) Fibrilação atrial (em 20% é o primeiro sintoma de apresentação em pacientes > 40 anos de idade)

Trat.: (se as alterações vasculares forem ainda reversíveis = resistência do sistema sistêmico — pulmonar ≤ 0,7); 1% de mortalidade cirúrgica

1. Fechamento cirúrgico com enxerto
2. Almofada de Rashkind + prótese de aço inoxidável

CIA BENÉFICO

= CIA tipo *secundum* serve como uma função compensatória essencial na:

(1) Atresia tricúspide
o sangue do átrio direito alcança os vasos pulmonares via CIA + DAP; melhora através do procedimento de Rashkind
(2) RVPTA
volume do *shunt* significativo somente disponível através do CIA (CIV/DAP muito menos seguro)
(3) Coração esquerdo hipoplásico
circulação sistêmica mantida via VD com sangue oxigenado a partir do AE através da CIA até o AD

COMUNICAÇÃO INTERVENTRICULAR

Cardiopatia congênita mais comum (25%–30%):
(a) isolada em 20%
(b) com outras anomalias cardíacas em 5%;
◊ *Shunt* E-D acianótico + arco aórtico direito (em 2%–5%) = CIV

1. MEMBRANOSA = CIV PERIMEMBRANOSA (75%–80%)
Localização: posterior + inferior à crista supraventricular, próximo à comissura entre as cúspides direita e posterior (= não coronária) da valva aórtica
Pode estar associada a: pequenos aneurismas do septo membranoso comumente levando à diminuição do tamanho do CIV membranoso (sua presença não necessariamente prevê o eventual fechamento completo)

2. SUPRACRISTAL = CIV CONAL (5%–8%)
◊ Crista supraventricular = crista muscular posterior invertida em forma de U + inferior à valva pulmonar
(a) visão do VD = CIV logo abaixo da valva pulmonar com a valva, formando parte da margem superior do defeito
(b) visão do VE = CIV logo abaixo da comissura entre as cúspides D + E da valva aórtica
Cp: a cúspide direita da valva aórtica pode herniar para dentro do CIV (= insuficiência aórtica)

3. CIV MUSCULAR (5%–10%)
Pode consistir de múltiplos CIV; bordejados inteiramente por miocárdio
Localização:
(a) porção de entrada (b) porção trabecular (c) porção de saída/infundibular

4. CANAL DO TIPO ATRIOVENTRICULAR
= TIPO COXIM ENDOCÁRDICO
= DSV POSTERIOR (5%–10%)
Localização: adjacente ao folheto septal + anterior da valva mitral; raro se defeito isolado

Hemodinâmica:
Pequeno *shunt* bidirecional durante a vida fetal (pressões similares no VD + VE); após o nascimento, uma diminuição da pressão arterial pulmonar + aumento na pressão arterial sistólica ocorrem com desenvolvimento de *shunt* E-D
(a) CIV pequena: pouco/nenhum significado hemodinâmico
(b) grande CIV: doença vascular pulmonar + hipertensão com aumento na pressão do VD; eventualmente leva à reversão do *shunt* (*shunt* D-E)
(c) CIV muito grande: grande sobrecarga de volume ventricular direita cria ICC logo após o nascimento

HISTÓRIA NATURAL DO CIV causando redução no fluxo sangüíneo pulmonar:
1. Fechamento espontâneo
em 40% dentro dos 2 primeiros anos de vida; 60% em 5 anos (65% com CIV muscular, 25% com CIV membranosa); com grande CIV em 10%; com pequena CIV em 50%
2. Síndrome de Eisenmenger
= aumento progressivo da resistência vascular pulmonar através de hiperplasia da íntima + camada média; ocorre em 10% dos grandes CIV aos 2 anos de idade
3. Obstrução do fluxo de saída do ventrículo direito
hipertrofia infundibular em 3% = tétrade rosa
4. Prolapso da cúspide direita da valva aórtica
= insuficiência da valva aórtica

CLASSIFICAÇÃO
Grupo I: "maladie de Roger" = pequeno *shunt* com defeito < 1 cm; pressão arterial pulmonar normal, resistência vascular pulmonar normal; fechamento espontâneo
• assintomático
• murmúrio cardíaco
√ radiografia normal

Grupo II: *shunt* moderado com defeito de 1–1,5 cm; pressão arterial pulmonar intermediária; resistência vascular pulmonar normal; fechamento espontâneo em grande percentagem de casos
• infecções respiratórias, leve dispnéia
√ leve proeminência dos vasos pulmonares (*shunt* de 45%)
√ leve dilatação do AE

Grupo III: grande *shunt* não restritivo com tamanho igual ao orifício da valva aórtica; pressão arterial pulmonar aproximando os níveis sistêmicos; resistência vascular pulmonar levemente aumentada; fluxo sangüíneo pulmonar 2–4 vezes o fluxo sistêmico
• surtos de infecções respiratórias
• problemas de alimentação, dificuldades no desenvolvimento
√ vasos + segmento pulmonar proeminentes (= vascularização do *shunt*)
√ dilatação dos átrio esquerdo + ventrículo esquerdo
√ aorta normal/pequena

Grupo IV: Síndrome de Eisenmenger com reversão do *shunt* para *shunt* D-E; aumento irreversível da resistência vascular pulmonar (quando a resistência vascular pulmonar > 0,75 da resistência vascular sistêmica)
• cianótico, porém menos sintomático; ICC rara
√ redução no calibre do vaso pulmonar
√ redução nas dimensões do AE + VE

RxT (com aumento no tamanho do DSV):
√ dilatação do AE
√ dilatação do segmento arterial pulmonar
√ dilatação do VE
√ hipertrofia ventricular direita
√ aumento no fluxo sangüíneo pulmonar (> 45% do fluxo sangüíneo pulmonar com relação à circulação sistêmica)
√ reação de Eisenmenger

ECO
√ ausência de ecos na região do septo interventricular com bordas agudas (DD: artefatos com feixe de som paralelo ao septo): CIV muscular de difícil visualização
√ dilatação atrial esquerda
√ prolapso da cúspide da valva aórtica (na CIV supracristal)
√ deformidade da cúspide aórtica (na CIV membranoso)

Angio:
Projeções:
(a) OAE a 60° CC a 20° para a CIV membranosa + muscular anterior

(b) OAE a 45° CC a 45° (hepatoclavicular) para coxim endocárdico posterior + CIV muscular posterior
(c) OAD para a CIV supracristal + avaliação do trato de saída do ventrículo direito

√ trato de saída do ventrículo direito/valva pulmonar enchem-se sem o preenchimento da câmara ventricular direita (no CIV supracristal)

Trat.:
(a) grande CIV + insuficiência cardíaca esquerda aos 3 meses de idade: o objetivo é adiar o fechamento até que a criança tenha 18 meses de idade; o fluxo sangüíneo pulmonar para sistêmico > 2:1 requer cirurgia antes que a hipertensão pulmonar torne-se manifesta
1. Digital + diuréticos
2. Bandagem arterial pulmonar
3. Enxerto da CIV: abordagem cirúrgica através do AD/através do VD para o CIV supracristal

(b) pequenas CIV sem aumentos na pressão arterial pulmonar são acompanhadas clinicamente

CONTINUAÇÃO ÁZIGOS DA VCI

= falha no desenvolvimento do segmento hepático/intra-hepático da VCI

Incidência: 0,2%–2% das cardiopatias congênitas (tronco arterioso, estenose pulmonar)

Associada a: Síndrome da polisplenia (mais comum), síndrome da asplenia (rara), dextrocardia, vísceras abdominais transpostas, VCI duplicada, veia renal esquerda retroaórtica

√ dilatação do arco da veia ázigos
√ veias paraespinhais + ázigos retrocural + hemiázigos dilatadas
√ ausência da VCI hepática ± infra-hepática

COR TRIATRIATUM

= rara anomalia congênita na qual um septo fibromuscular com uma única abertura estenótica/fenestrada/grande separa a veia pulmonar comum embrionária do átrio esquerdo:
(1) Câmara acessória/proximal localiza-se posteriormente recebendo as veias pulmonares
(2) Câmara atrial verdadeira/distal localiza-se anteriormente e conectada ao apêndice atrial esquerdo + esvaziando-se dentro do VE através da valva mitral

Etiologia: falha da veia pulmonar comum em se incorporar normalmente no átrio esquerdo

Associado a: CIA, DAP, drenagem venosa pulmonar anômala, tetralogia de Fallot, canal atrioventricular

• dispnéia, insuficiência cardíaca, retardo no desenvolvimento
• clinicamente similar à estenose da valva mitral

√ distensão venosa pulmonar + edema intersticial + dilatação do tronco pulmonar e artérias pulmonares (na obstrução severa)
√ AD + VD dilatados
√ leve aumento do AE

Angio:
√ membrana dividindo a levofase do arteriograma pulmonar

Prognóstico (se não tratado):
usualmente fatal dentro dos 2 primeiros anos de vida; 50% com sobrevida de 2 anos; 20% com 20 anos de sobrevida

Trat.: excisão cirúrgica da membrana de obstrução

DEFEITO DO COXIM ENDOCÁRDICO

= DCE = DEFEITO SEPTAL ATRIOVENTRICULAR
= ÓSTIO ATRIOVENTRICULAR COMUM PERSISTENTE = PERSISTÊNCIA DO CANAL ATRIOVENTRICULAR COMUM
= persistência do canal atrioventricular primitivo + anomalias das valvas atrioventriculares

Associado a:
(1) Síndrome de Down:
em 25% das trissomias do 21 o DCE está presente; em 45% dos DCE a trissomia do 21 está presente
(2) Asplenia, polisplenia

A. DCE INCOMPLETO/PARCIAL
= (1) CIA *ostium primum*
(2) Fenda no folheto anterior da valva mitral/trifolheto
(3) Cordas tendíneas acessórias curtas surgindo do folheto anterior da valva mitral e inserindo diretamente na crista do septo ventricular deficiente

√ a valva atrioventricular esquerda geralmente tem três folhetos com uma fenda larga entre o folheto septal e anterior
√ deformidade "em pescoço de ganso" secundária à inserção para baixo do folheto anterior da valva mitral, próximo ao septo interventricular através de cordas tendíneas acessórias
√ comunicação entre o AE-AD ou VE-AD, ocasionalmente VE-VD
√ valva atrioventricular direita geralmente normal

B. CANAL ATRIOVENTRICULAR TRANSICIONAL/INTERMEDIÁRIO (incomum)
= (1) Ostium primum CIA
(2) CIV alto membranoso
(3) Largas fendas entre os folhetos de ambas as valvas AV
(4) Tecido ponte entre o folheto anterior + posterior comum de ambas as valvas AV

C. DCE COMPLETO = AV COMUNIS = CANAL AV COMUM
= (1) CIA *Ostium primum* isolado
(2) CIV posterior abaixo
(3) Uma valva AV comum ao VD + VE com 5–6 folhetos
(a) folheto "ponte" anterior comum
(b) dois folhetos laterais
(c) folheto "ponte" posterior comum

Tipo 1 = cordas tendíneas do folheto ponte anterior inserido em ambos os lados do septo ventricular

Tipo 2 = cordas tendíneas do folheto anterior inseridas medialmente a um músculo papilar anômalo dentro do VD, porém não inserido no septo

Tipo 3 = folheto anterior flutuando livremente com as inserções das cordas ao septo; único tipo que se torna sintomático na infância!

√ orifício atrioventricular comum
√ defeito septal oval consistindo de um CIA baixo + CIV alto
√ septo atrial secundum geralmente poupado ("átrio comum" se ausente)
√ freqüentemente associado à mesocardia/dextrocardia

Hemodinâmica:

Feto: valvas atrioventriculares freqüentemente incompetentes, levando à regurgitação + ICC

Neonato: *shunt* E-D após a redução na resistência vascular pulmonar resultando em hipertensão pulmonar

• bloqueio incompleto do ramo direito (distorção do tecido de condução)
• hemibloqueio anterior esquerdo

RxT:

√ vascularização pulmonar aumentada (= vascularização do *shunt*)
√ redistribuição do fluxo sangüíneo pulmonar (regurgitação mitral)
√ artéria pulmonar aumentada
√ aorta diminutiva (secundária ao *shunt* E-D)
√ aumento cardíaco desproporcional à vascularização pulmonar (*shunt* E-D + insuficiência mitral)
√ VD + VE dilatados
√ AD aumentado (sangue do VE misturado com o sangue do AD)
√ AE de tamanho normal (secundário ao CIA)

ECO:

√ visualização do CIA + CIV + valva + local da inserção das cordas tendíneas
√ movimento paradoxal anterior septal (secundário ao CIA)
√ insuficiência atrioventricular + *shunts* identificados pelo US com Doppler

Angio:

Projeção AP:

√ deformidade em "pescoço de ganso" do VFVE (na diástole)
√ fenda no folheto anterior da valva mitral (na sístole)
√ regurgitação mitral

Projeção hepatoclavicular em 45° OAE + craniocaudal a 45° (= visão das quatro câmaras):

√ melhor incidência para a demonstração do *shunt* VE-AD
√ melhor incidência para a demonstração do CIV (trato de entrada + porção posterior do septo interventricular de perfil)

Projeção lateral:

√ aspecto irregular do segmento superior do folheto anterior da valva mitral sobre o VFVE

Prognóstico:

54% de taxa de sobrevida em 6 meses, 35% aos 12 meses, 15% aos 24 meses, 4% aos 5 anos, 91% com sobrevida prolongada com o reparo cardíaco primário, 4%–17% de mortalidade operatória

DEFEITO PERICÁRDICO

= falha no desenvolvimento pericárdico secundário à atrofia prematura do ducto esquerdo de Cluvier (veia cardinal), que falha na nutrição da membrana pleuropericárdica esquerda

Incidência: 1:13.000; M:F = 3:1

Idade na detecção: recém-nascido — 81 anos (média de 21 anos)

Localização:

(a) defeito foraminal no lado esquerdo (35%)
(b) ausência completa no lado direito (35%)
(c) aplasia pericárdica diafragmática (17%)
(d) ausência bilateral total (9%)
(e) defeito foraminal no lado direito (4%)

Associado com: (em 30%):

(1) Broncogênico (30%)
(2) CIV, DAP, estenose mitral
(3) Hérnia diafragmática, sequestração

• principalmente assintomático
• ECG, desvio do eixo para a direita, bloqueio do ramo direito
• palpitações, taquicardia, dispnéia, vertigens, síncope
• desconforto posicional quando se deita sobre o lado esquerdo
• dor torácica intermitente não específica (falta de acolchoamento pericárdico, torção dos grandes vasos, tensão nas aderências pleuropericárdicas, pressão nas artérias coronárias por um halo de defeito pericárdico

√ tamanho:

— pequeno defeito do forame = nenhuma anomalia
— grande defeito = herniação das estruturas cardíacas/pulmão
— ausência completa = levoposição do coração

√ ausência do coxim gorduroso pericárdico esquerdo

√ levoposição do coração com falta de visualização da borda cardíaca direita
√ proeminência/abaulamento focal na área do VSVD, tronco pulmonar, apêndice atrial esquerdo
√ margem aguda + alongamento da borda cardíaca esquerda
√ insinuação do pulmão entre a coração + hemidiafragma esquerdo
√ insinuação do pulmão entre a croça da aorta + artéria pulmonar
√ aumento da distância entre o coração + esterno, secundário à ausência do ligamento esternopericárdico (projeção lateral)
√ pneumopericárdio após pneumotórax
√ SEM desvio da traquéia

Trat.: o defeito do forame requer cirurgia em função de:

(a) herniação + estrangulação do apêndice atrial esquerdo (b) herniação do AE/VE

(1) Fechamento do defeito com retalho pleural
(2) Ressecção do pericárdio

DILATAÇÃO IDIOPÁTICA DA ARTÉRIA PULMONAR

= ANEURISMA CONGÊNITO DA ARTÉRIA PULMONAR

Idade: adolescência; M < F

• murmúrio de ejeção sistólico (na maioria dos casos)

√ artéria pulmonar principal dilatada
√ vascularização pulmonar periférica normal
√ pulsações artérias pulmonares normais
√ NENHUMA lateralização do fluxo pulmonar

Diagnóstico por exclusão:
(1) Ausência de *shunts*, cardiopatia congênita, doença adquirida
(2) Pressão do VD normal
(3) Nenhum gradiente significativo de pressão através da valva pulmonar

DD:
(1) Síndrome de Marfan
(2) Arterite de Takayasu

DISSECÇÃO AÓRTICA

= separação longitudinal da íntima aórtica + adventícia pelo sangue circulante que ganhou acesso à média da parede aórtica, separando-a em duas

Pat:
(a) ruptura transversa na íntima enfraquecida (95%–97%)
(b) em lesão da íntima (3%–5%)

Patogênese:
A ruptura da íntima resulta da combinação dos seguintes fatores:
(1) Degeneração da média diminui a coesão dentro da parede aórtica
(2) Movimento aórtico persistente secundário aos batimentos cardíacos resulta em estresse dentro da parede aórtica
(3) Forças hidrodinâmicas acentuadas pela hipertensão

Incidência: 3:1.000 (mais comum que todas as rupturas da aorta torácica + abdominal combinadas); 1:205 autópsias; 2.000 casos/ano nos Estados Unidos
Pico etário: 60 anos (faixa de 13–87 anos); M:F = 3:1
Predisposição: (necrose medial cística/doença da parede aórtica)
◊ Inicia como aneurisma fusiforme em 28%
◊ Não ocorre com aneurismas < 5 cm de diâmetro

- dor torácica aguda e cortante anterior/posterior (75%–95%), radiando-se para a cabeça, pescoço, região lombar
- murmúrio ± sopro (65%) pela regurgitação aórtica
- pulsos periféricos assimétricos (59%)
- pulsos femorais ausentes (25%), reaparecendo após a reentrada
- déficit de pulso: em até 50% das dissecções do tipo A, em 16% das dissecções do tipo B
- choque hemodinâmico (25%)
- déficits neurológicos (25%): hemiplegia, paraparesia
- oligúria persistente
- insuficiência cardíaca congestiva (rara)
- arritmias recorrentes/bloqueio do ramo direito
- sinais de tamponamento pericárdico: diminuição do sensório, inquietação extrema, dispnéia, distensão das veias cervicais

Tipos:

DeBakey Tipo I (29%–34%)	=	toda a aorta
DeBakey Tipo II (12%–21%)	=	somente aorta ascendente
DeBakey Tipo III (50%)	=	somente aorta descendente
Subtipo IIIA	=	até o diafragma
Subtipo IIIB	=	abaixo do diafragma
Stanford Tipo A (70%)	=	aorta ascendente ± arco nos primeiros 4 cm em 90%
Stanford Tipo B (20%–30%)	=	somente aorta descendente

N.B.: A afeta aorta ascendente e arco; B começa abaixo dos vasos braquicefálicos!

Classificação clínica:
(1) Dissecção aórtica aguda: < 2 semanas de evolução
(2) Dissecção aórtica crônica: > 2 semanas de evolução

Localização da dissecção (seguindo padrão de fluxo helicoidal):
— na parede anterior + lateral da aorta ascendente logo distal à valva aórtica (65%)
— na parede superior + posterior do arco aórtico transverso (10%)
— na parede posterior + esquerda da porção superior da aorta descendente até a artéria subclávia esquerda (20%)
— aorta mais distal (5%) geralmente terminando na artéria ilíaca esquerda (80%)/artéria ilíaca direita (10%) (envolvimento da artéria renal esquerda em 50%)

RxT (melhor avaliação por comparação de radiografias seriadas):
√ "sinal da calcificação" = deslocamento para baixo da placa aterosclerótica por > 4–10 mm do contorno aórtico externo (7%), pode somente ser aplicado ao contorno da aorta descendente, secundário à projeção, pode confundir na presença de massa de tecido mole periaórtico/hematoma
√ disparidade de tamanho entre a aorta ascendente + descendente
√ contorno ondulado irregular/contornos da aorta indistintos
√ alargamento mediastinal (40%–80%) devido à hemorragia/grande falso canal
√ dilatação cardíaca (hipertrofia de VE/hemopericárdio)
√ derrame pleural esquerdo (27%)
√ atelectasia do lobo inferior
√ deslocamento da traquéia/tubo endotraqueal

ECO:
(a) US transtorácico: 59%–85% sensível + 63%–96% específico para dissecção tipo A; pior para o tipo B
(b) US transesofágico: até 99% de sensibilidade + 97% específico
(c) intravascular em conjunção com aortografia para diferenciar lúmen falso de verdadeiro
√ descolamento da íntima (visualizado em mais de uma incidência)
√ líquido pericárdico
√ insuficiência aórtica

Falsos positivos: ecos de reverberação da aorta ascendente aneurismática/placa calcificada ateromatosa, hematoma periaórtico pós-operatório

Angio (86%–88% sensível, 75%–94% específico):
◊ A aortografia é a primeira escolha por causa do limite de contraste!
Superior sobre qualquer outra técnica na demonstração:
— pontos de entrada + reentrada (em 50%)
— envolvimento dos ramos + artérias coronárias
— insuficiência aórtica
√ visualização do descolamento da íntima/medial (75%) = radiolucência linear dentro da aorta opacificada
√ "aorta de cano duplo" (87%) = opacificação de dois lúmens aórticos

√ posição anormal do cateter fora do trajeto aórtico previsto
√ compressão do lúmen verdadeiro por falso canal (72%–85%)
√ regurgitação valvular aórtica (30%)
√ aumento na espessura da parede aórtica > 6–10 mm
√ obstrução dos ramos aórticos: artéria renal esquerda (25–30%)
√ projeções ulceradas causadas por ramos truncados
√ fluxo sangüíneo lentificado dentro do falso lúmen

Falso negativo: trombose completa do falso canal (10%), descolamento da íntima não tangencial ao feixe de raios X

Falso positivo: espessamento da parede aórtica devido a aneurisma, aortite, neoplasma adjacente/hemorragia

TC (87%–94% sensível, 92%–100% específico): dentro de quatro horas (se o paciente responde rapidamente ao tratamento médico); detecção tão acurada quanto a angio com varredura dinâmica de camada única

√ coágulo em forma semilunar de alta atenuação dentro do falso lúmen
√ calcificação da íntima deslocada internamente (DD: calcificação do trombo na superfície luminal ou dentro)
√ descolamento da íntima separando dois canais aórticos (pode ser visto sem contraste em pacientes anêmicos)

Falso negativo: opacificação com contraste inadequada, lúmen trombosado interpretado erroneamente como aneurisma aórtico com trombo mural

Falso positivo: artefatos raiados secundários aos movimentos cardíacos/aórticos, opacificação normal do seio de Valsalva, recesso pericárdico normal confundido com trombo

RMN (95%-100% sensível, 90%–100% específico):

√ descolamento da íntima de média intensidade delineado por sinais nulos do rápido fluxo de sangue
√ descolamento da íntima mais difícil de detectar na presença de fluxo lento/trombo
√ "teias de aranha" (= bandas de lamelas elásticas mediais estendendo-se emparelhando a junção do septo dissecante com a parede externa do falso lúmen) marcam o falso lúmen

Complicação:

(1) Dissecção retrógrada
 (a) disfunção da valva aórtica
 (b) oclusão da artéria coronária (8%)
 (c) ruptura para dentro do saco pericárdico/espaço pleural: 70% de mortalidade
 (d) ruptura para dentro do VD, AE, veia cava, artéria pulmonar produzindo grande *shunt* E-D
(2) Oclusão/obstrução transitória dos grandes ramos aórticos (30%)
(3) Ruptura da aorta
(4) Desenvolvimento de aneurisma sacular necessitando de cirurgia (15%)
 ◊ Os órgãos podem receber o suprimento sangüíneo seja através do lúmen falso, do verdadeiro ou de ambos!

Trat.:

(1) Reduzir o pico da pressão sistólica para 120–70 mmHg (adequado somente para o Tipo III = B, o qual raramente progride proximalmente): morte pela ruptura do aneurisma aórtico em 46% dos pacientes hipertensos + 17% dos pacientes normotensos
(2) Reforço cirúrgico imediato com enxerto da parede aórtica (Tipo I, II = A) previne a ruptura + insuficiência progressiva da valva aórtica

Prognóstico sem tratamento:
Morte imediata (3%);
Morte dentro de: 1 dia (20%–30%), 1 semana (50%–62%), 3 semanas (60%), 1 mês (75%), 3 meses (80%), 1 ano (80%–95%)

Prognóstico com tratamento:
5%–10% de taxa de mortalidade após cirurgia programada;
40% de taxa de sobrevida em 10 anos após a alta do hospital

DD: úlcera penetrante da aorta torácica (= lesão aterosclerótica da porção média da aorta descendente com ulceração se estendendo através da íntima para dentro da camada média aórtica)

DOENÇA CARDÍACA ISQUÊMICA

RxT

√ freqüentemente normal
√ calcificação na artéria coronária
√ hipertensão venosa pulmonar após o infarto agudo (40%)
√ aneurisma ventricular esquerdo

ECO:

√ região de dilatação com distúrbio do movimento da parede
 (1) Acinesia = nenhum movimento da parede
 (2) Hipocinesia = movimento da parede diminuído
 (3) Discinesia = expansão sistólica paradoxal
 (4) Assincronia = seqüência temporal da contração alterada

DOENÇA DE BUERGER

= TROMBOANGEÍTE OBLITERANTE
= vasculite obliterativa segmentar recorrente idiopática das artérias + veias periféricas pequenas e médias (panangeíte)

Incidência: < 1% de todas as doenças vasculares crônicas; mais comum em Israel, Oriente, Índia

Etiologia: desconhecida

Histo:

(a) estágio agudo: múltiplos microabscessos com trombos frescos/em organização; todas as camadas da parede do vaso estão inflamadas, porém intactas; a lâmina elástica interna pode estar lesada; células gigantes multinucleadas dentro dos microabscessos (PATOGNOMÔNICO)
(b) estágio subagudo: organização do trombo com pouca inflamação residual
(c) estágio crônico: lúmen preenchido com trombo recanalizado organizado, fibrose da adventícia mantendo juntas artéria, veia e nervo

Associada ao: tabagismo (95%)

- claudicação intermitente ± ulceração distal (os sintomas desaparecem com a cessação do tabagismo + retornam com a retomada)
- fenômeno de Raynaud (33%)

Localização: pernas (80%), braços (10%–20%)
Local: começa nos vasos palmares + plantares com progressão proximal
√ tromboflebite migratória superficial + profunda (20%–33%)
√ oclusões arteriais, estreitamento progressivo das artérias
√ abundantes colaterais em forma de saca-rolhas
√ colaterais diretos seguindo a trajetória da artéria original (sinal de Martorell) em 80%
√ lesões cutâneas = múltiplos segmentos envolvidos com porções da parede arterial permanecendo intactas
√ ausência de aterosclerose generalizada/calcificações arteriais (90%)

DOENÇA DE ESTASE VENOSA CRÔNICA

= INSUFICIÊNCIA VENOSA CRÔNICA
= insuficiência/incompetência das valvas venosas do sistema venoso profundo da extremidade inferior

Causa:
(a) incompetência valvular pós-flebítica; a destruição no aparato valvar resulta em valvas curtas e espessadas pela formação de cicatriz fibrótica
(b) incompetência valvular primária: as cúspides das valvas alongadas rasas e redundantes impedem o fechamento efetivo

Associada a: valvas venosas incompetentes na panturrilha (secundária à dilatação por pressão pela estase no sistema venoso profundo) levando às varicosidades das veias superficiais

- edema, enduração (= exsudação de líquido pela pressão capilar aumentada)
- ulceração (por trauma leve + difusão diminuída de oxigênio secundário aos depósitos de fibrina em torno dos capilares)
- hiperpigmentação cutânea (= produtos de degradação de células vermelhas exsudadas)
- dor profunda

√ refluxo venoso na venografia descendente com Valsalva
(a) 82% no sistema venoso profundo apenas
(b) 2% somente na veia safena
(c) 16% em ambos
bilateral em 75%

Grau:
(1) Incompetência mínima = ao nível da porção superior da coxa
(2) Leve incompetência = ao nível da porção inferior da coxa
(3) Incompetência moderada = ao nível do joelho
(4) Incompetência grave = ao nível das veias da panturrilha

DOENÇA VENOCLUSIVA PULMONAR

= estreitamento fibroso das veias intrapulmonares na presença de um coração esquerdo normal caracterizado por hipertensão arterial pulmonar, edema pulmonar, pressões capilares pulmonares normais

Idade: crianças, adolescentes; M:F = 1:1
Histo: estreitamento fibroso + trombose em até 95% das veias pulmonares
√ edema pulmonar
√ derrames pleurais
√ enchimento tardio das veias pulmonares principais normais + coração esquerdo
Prognóstico: ruim (nenhuma terapia efetiva)

DUCTO ARTERIOSO PATENTE

= DAP = persistência do sexto arco aórtico esquerdo

Incidência: 9% de todas as cardiopatias congênitas; M:F = 1:2

Associado a:
Prematuridade, asfixia neonatal, nascimentos em altas altitudes, síndrome da rubéola congênita, coarctação, CIV, trissomia do 18 +21

Fisiologia normal no neonato a termo:
O aumento na pressão do oxigênio arterial leva à constrição + fechamento do ducto
◊ Fechamento funcional devido à contração muscular dentro de 10–15 horas
◊ Fechamento anatômico devido à fibrose subíntima + trombose: em 35% em duas semanas; em 90% em dois meses; em 99% em 1 ano

- principalmente assintomático
- insuficiência cardíaca congestiva (rara) usualmente aos 3 meses de idade de o *shunt* E-D é grande
- murmúrio contínuo
- pulsos periféricos saltado (pressão intra-órtica desviado através do DAP)

RxT:
√ aumento do AE
√ segmento arterial pulmonar aumentado
√ aumento da vasculatura pulmonar (fluxo menor direcionado para o LSE)
√ VD +VE dilatados
√ aorta ascendente + arco aórtico dilatados (o timo pode obscurecer isto)
√ proeminente infundíbulo do ducto (divertículo) = proeminência entre a croça da aorta + o segmento da artéria pulmonar
√ janela aortopulmonar obscurecida
√ "trilhos de trem" = ducto arterioso calcificado

ECO:
√ relação AE:aorta = > 1,2:1 (indica *shunt* E-D significativo)

Angio:
√ trajeto do cateter do AD para o VD, tronco pulmonar, DAP, aorta descendente
√ comunicação da aorta (distal à artéria subclávia esquerda) para a artéria pulmonar pulmonar esquerda no aerograma em AP/lateral/OAE

DAP NA CRIANÇA PREMATURA

A criança prematura não é submetida à hipertrofia muscular medial dos pequenos ramos da artéria pulmonar (a qual ocorre nas crianças normais subseqüente à hipoxia progressiva no terceiro trimestre)

- ICC

Causa:
(a) a pressão da artéria pulmonar continua baixa sem opor nenhum *shunt* E-D (DAP/CIV)
(b) o ducto arterioso continua aberto secundário à hipoxia na SARA

√ recorrência do preechimento dos espaços alveolares após a resolução da SARA
√ o padrão granular da doença da membrana hialina se torna mais opaco

√ dilatação cardíaca (mascarado por ventilação com pressão positiva)

Trat.:

(a) terapia médica:
 (1) Oxigênio de suporte, diuréticos, digital
 (2) Evite a sobrecarga de volume (não aumentar o volume do *shunt*)
 (3) Antiprostaglandinas = indometacina inibe as prostaglandinas, as quais são potentes dilatadoras do ducto

(b) ligadura cirúrgica

DAP BENÉFICO = efeito compensatório do DAP na:

1. Tetralogia de Fallot
 a cianose usualmente ocorre durante o fechamento do ducto logo após o nascimento
2. Hipertensão pulmonar de Eisenmenger
 o DAP age como uma válvula de escape desviando o sangue para a aorta descendente
3. Arco aórtico interrompido
 suprimento da extremidade inferior pelo DAP

DAP NÃO BENÉFICO

Nos *shunt* E-D (CIV, janela aortopulmonar) um DAP aumenta o volume do *shunt*

ENDOCARDITE BACTERIANA

Predisposição:

(1) Doença valvular reumática
(2) Prolapso da valva mitral com regurgitação mitral
(3) Estenose aórtica, estenose mitral, regurgitação aórtica, regurgitação mitral
(4) Maioria das DCC (CIV, tetralogia de Fallot) exceto *ostium secundum*, CIA
(5) Endocardite prévia
(6) Viciados em drogas:
 a endocardite da valva tricúspide causa múltiplos êmbolos pulmonares sépticos
(7) Valva aórtica bicúspide:
 responsável por 50% das endocardites bacterianas valvulares aórticas
(8) Valva protética:
 4% de incidência de endocardite bacteriana
 √ movimento exagerado da valva (= desintegração da linha de sutura + regurgitação)

Vegetações da valva

ECO:

√ ecodensidades geralmente focais descontínuas com bordas agudas; podem mostrar espessamento indistinto/irregular não uniforme das cúspides (vegetações) na sístole + diástole

√ podem surgir como ecos irregulares que prolapsam quando a valva está fechada

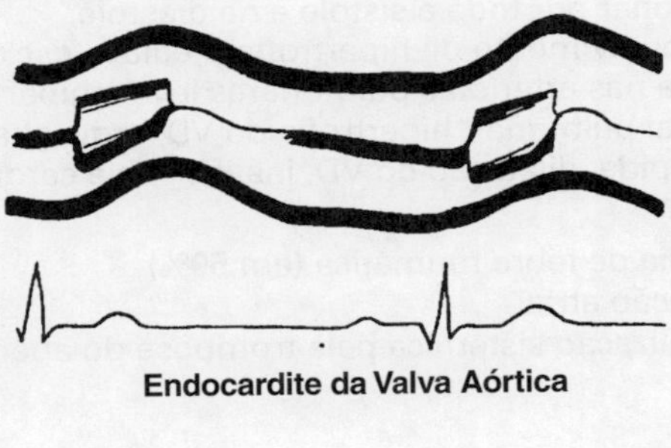

Endocardite da Valva Aórtica

ESTENOSE AÓRTICA

Área da valva aórtica diminuída para < 0,8 cm^2 = 0,4 cm^2/m^2 ASC (normal 2,5–3,5 cm^2)

A. Estenose aórtica adquirida
 1. Valvulite reumática (quase invariavelmente associada à doença da valva mitral)
 2. Degeneração senil cálcica da valva mitral

B. Estenose aórtica congênita (mais comum)
 = DCC mais freqüente associada a CIUR
 1. Estenose aórtica subvalvular (30%)
 2. Estenose aórtica valvular (70%): a degeneração da valva biçúspide é a causa mais comum
 3. Estenose aórtica supravalvular

Patogênese:

O gradiente aumentado através da valva produz hipertrofia do VE e complacência de VE diminuída; a massa muscular aumentada pode exceder o suprimento sangüíneo coronário (isquemia miocárdica subendocárdica com angina); a descompensação ventricular esquerda pode levar à dilatação do VE + congestão venosa

- assintomática por muitos anos
- angina, síncope, insuficiência cardíaca
- murmúrio sistólico
- pulso carotídeo pequeno e lento
- componente aórtico do segundo som cardíaco diminuído
- morte súbita na estenose severa (20%) após exercício (o fluxo diminuído nas artérias coronárias causa arritmias ventriculares + fibrilação)

√ dilatação pós-estenótica da aorta ascendente (em 90% das estenoses aórticas adquiridas, em 70% das estenoses congênitas)
 √ VE de tamanho normal/aumentado (câmara ventricular esquerda pequena com parede espessa)

@ Em adultos > 30 anos
 √ calcificação da valva aórtica (mais bem visualizada em OAD); indica gradiente > 50 mmHg
 √ discreto aumento da aorta ascendente (NENHUMA correlação com a gravidade da estenose)
 √ calcificação do ânulo mitral
 √ "configuração ventricular esquerda" = concavidade ao longo da porção média esquerda da borda cardíaca lateral + convexidade aumentada ao longo da porção inferior esquerda da borda cardíaca lateral

@ Em crianças/adultos jovens:
 √ aorta ascendente proeminente
 √ configuração ventricular esquerda do coração

@ Na infância:
 √ síndrome do estresse ventricular esquerdo

ECO:

√ múltiplos ecos densos provenientes das cúspides por todo o ciclo cardíaco; se houver ecos espessados das cúspides somente na diástole, então considere o diagnóstico diferencial de calcificação do ânulo aórtico no idoso e óstio calcificado da artéria coronária

√ separação diminuída dos folhetos na sístole com orifício de abertura diminuído (13–14 mm = estenose aórtica leve; 8–12 mm = estenose aórtica moderada; < 8 mm = estenose severa)

√ raiz aórtica dilatada

√ espessura aumentada da parede ventricular esquerda (hipertrofia concêntrica ventricular esquerda)
√ contração hiperdinâmica do VE (no estado compensado)
√ valva aórtica espessada + calcificada com movimento restritivo ± abaulamento durante a sístole
√ gradiente aumentado da valva aórtica (Doppler)
√ área da valva aórtica diminuída pelo movimento contínuo

Prognóstico: depende da sintomatologia (angina, síncope, ICC)

Estenose aórtica subvalvular

= ESTENOSE SUBAÓRTICA

(a) estenose aórtica anatômica/fixa
Associada a: defeitos cardíacos em 50% (usualmente CIV)
Tipo I: fina estenose 1–2 mm diafragmática membranosa, geralmente localizada dentro de 2 cm ou menos do ânulo valvular
Tipo II: espessa estenose em colar
Tipo III: estenose fibromuscular irregular
Tipo IV: "estenose subaórtica em túnel" = estreitamento fixo em forma de túnel do VFVE
= espessamento excessivo somente da porção superior do septo ventricular com movimento normal da valva mitral

(b) estenose subaórtica funcional/dinâmica
(1) Hipertrofia septal assimétrica (HSpA)
(2) Estenose subaórtica hipertrófica idiopática (ESHI)
(3) Cardiomiopatia hipertrófica obstrutiva (CHO)
Pode ocorrer em crianças de mães diabéticas
√ septo ventricular mais espesso assimetricamente que a parede livre do VE (95%)
√ cavidades ventriculares direita + esquerda normal/pequenas (95%)
√ movimento sistólico anterior da valva mitral
√ defeito enchimento subaórtico radiolúcido na sístole

ECO:
√ *flutter* sistólico grosseiro das cúspides valvulares
√ abertura dos folhetos seguido pelo rápido influxo na mediossístole; os folhetos podem continuar em posição parcialmente fechada durante a porção final da sístole (para apor as bordas do fluxo em jato)

Complicação: regurgitação mitral (secundária à posição anormal do músculo papilar ântero-lateral, impedindo o fechamento completo da valva mitral na sístole)

Estenose aórtica valvular

= fusão das comissuras entre as cúspides

Tipos congênitos:
(a) bicúspide/unicúspide (em 95%): em 1%–2% da população; M > F; geralmente associada à coarctação da aorta
(b) tricúspide (5%)
(c) cúspides aórticas displásicas e espessadas
√ calcificações valvulares (em 60% dos pacientes > 24 anos de idade)

@ NA CRIANÇA COM ESTENOSE AÓRTICA CRÍTICA
- ICC intratável nos primeiros dias/semanas de vida com grave dispnéia
- pode simular a sepse neonatal

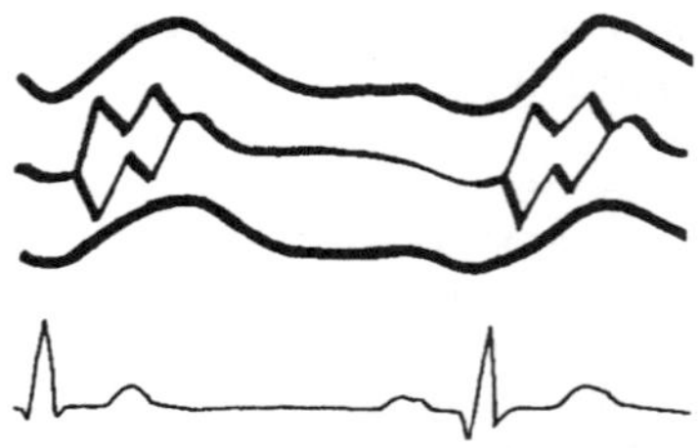

Estenose subaórtica Hipertrófica na Valva Aórtica
Durante a sístole média a valva aórtica fecha secundariamente à obstrução subvalvular

@ NA CRIANÇA
- assintomática até idade mais avançada

√ vascularização pulmonar normal
√ configuração do VE com coração de tamanho normal
√ grande cúspide posterior não coronária, cúspides direita + esquerda pequenas e fundidas
√ abaulamento das cúspides valvulares espessadas
√ jato de contraste excêntrico
√ dilatação pós-estenótica da aorta ascendente

ECO:
√ aumento dos ecos pelos folhetos espessados e deformados (máximo durante a sístole)
√ diminuição na separação dos folhetos

Estenose aórtica supravalvular

Tipos:
(a) estreitamento em ampulheta localizado logo acima dos seios aórticos
(b) membrana fibrosa destacada acima dos seios de Valsalva
(c) hipoplasia tubular difusa da aorta ascendente + ramos arteriais

Associada a: estenose pulmonar periférica, estenose aórtica valvular destacada + subvalvular, síndrome de Marfan, síndrome de Williams

√ dilatação + tortuosidade das artérias coronárias (pode sofrer degeneração aterosclerótica precoce secundária à alta pressão)

ECO:
√ estreitamento da área aórtica supravalvular (diâmetro normal da raiz: 20–37 mm)
√ desenvolvimento normal das cúspides

ESTENOSE MITRAL

Causas adquiridas:
Causa principal: doença cardíaca reumática
Causa rara: massa obstruindo o fluxo de entrada ventricular esquerdo (tumor, mixoma, trombo)

M:F = 1:8

Patogênese:
Aumento na pressão vascular atrial esquerda + pulmonar por toda a sístole e na diástole; desenvolvimento de hipertrofia medial + esclerose da íntima nas arteríolas pulmonares leva à hipertensão arterial pulmonar, hipertrofia do VD, regurgitação tricúspide, dilatação do VD, insuficiência cardíaca direita

- história de febre reumática (em 50%)
- fibrilação atrial
- embolização sistêmica pela trombose do apêndice atrial

Estágios (de acordo com o grau de hipertensão venosa pulmonar):
Estágio 1: perda do ângulo hilar, redistribuição
Estágio 2: edema intersticial
Estágio 3: edema alveolar
Estágio 4: depósitos de hemossiderina + ossificação

√ calcificação dos folhetos da valva (a calcificação do ânulo mitral é uma característica da idade)
√ segmento arterial pulmonar proeminente (hipertensão pré-capilar)
√ aorta pequena (se diminuição do débito cardíaco)
√ átrio esquerdo aumentado ± calcificação mural
  √ "dupla densidade" vista através da borda cardíaca superior direita (visão em AP)
  √ abaulamento da borda cardíaca posterior superior abaixo da carina (visão lateral)
  √ esôfago deslocado para a direita + posteriormente
√ apêndice atrial esquerdo dilatado (não presente com a retração do coágulo)
√ hipertrofia do VD
√ dilatação do ventrículo direito (insuficiência tricúspide/hipertensão pulmonar)
  √ aumento do índice cardiotorácico
  √ diminuição do espaço radiolúcido retroesternal
  √ VCI empurrada em direção posterior (incidência lateral)
√ redistribuição do fluxo de sangue pulmonar para os lobos superiores (pressão pós-capilar 16–19 mmHg)
√ edema pulmonar intersticial (pressão pós-capilar 20–25 mmHg)
√ edema alveolar (pressão pós-capilar 25–30 mmHg)

ECO:
  √ espessamento dos folhetos (fibrose calcificação)
  √ fusão comissural
    √ restrição diastólica restrita do FaVM
    √ achatamento do declive EF (velocidade de fechamento diastólico precoce (< 50 mm/seg em 90%)
    √ traçado anterior do pML em 80% (secundário ao empuxo da aML)
    √ domo na diástole possível
  √ mobilidade restrita
    √ amplitude da abertura DE reduzida para < 16 mm (DD: estado de baixo débito cardíaco)
    √ comum a ausência da onda A (fibrilação atrial)
    √ padrão de enchimento do VE lentificado
  √ dilatação do AE (> 5 cm aumento o risco de fibrilação atrial + trombo atrial esquerdo)
  √ aumento no gradiente da valva + tempo médio de pressão ao Doppler

DD: Cor triatriatum, mixoma do átrio esquerdo (achados idênticos)

SÍNDROME DE LUTEMBACHER = estenose reumática da valva mitral + CIA

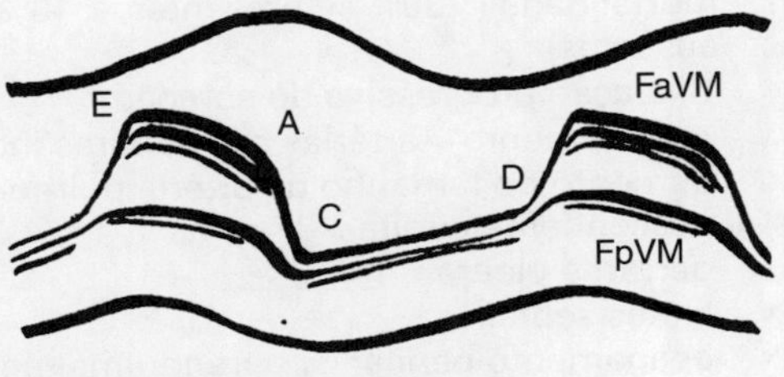

Estenose da Valva Mitral Clássica

ESTENOSE PULMONAR

Estenose da artéria pulmonar sem CIV = 8% de todas as cardiopatias congênitas
- principalmente assintomática
- cianose/insuficiência cardíaca
- murmúrio de ejeção sistólico alto

√ abaulamento sistólico da valva pulmonar (= abertura incompleta)
√ vascularização pulmonar normal/diminuída/aumentada (dependendo da presença + natureza das malformações associadas)
√ tronco pulmonar + artéria pulmonar esquerda dilatados (dilatação pós-estenótica)
√ artéria pulmonar esquerda proeminente + artéria pulmonar direita normal
√ hipertrofia do VD com tamanho reduzido da câmara ventricular direita
  √ elevação do ápice cardíaco
  √ convexidade aumentada da borda cardíaca anterior em OAE
  √ diminuição do espaço radiolúcido retroesternal
√ *cor pulmonale*
√ leve dilatação do AE (razão desconhecida)
√ calcificação das valvas pulmonares nos adultos mais velhos (raro)

Prognóstico: morte na média etária de 21 anos se não tratada

Estenose pulmonar subvalvular

A. ESTENOSE PULMONAR INFUNDIBULAR
tipicamente na Tetralogia de Fallot

B. ESTENOSE PULMONAR SUBINFUNDILAR
= feixes musculares anômalos hipertrofiados cruzando porções do VD
Associada a: CIV (73–85%)
(a) tipo baixo:
cursa diagonalmente desde o lado septal anterior baixo para a crista posteriormente
(b) tipo alto:
defeito horizontal através do VD abaixo do infundíbulo

Estenose pulmonar valvular

A. ESTENOSE PULMONAR CLÁSSICA/TÍPICA (95%)
= fusão comissural das cúspides pulmonares
Idade na apresentação: infância
- estalido pulmonar
- ECG: hipertrofia do VD

√ valva espessada em forma de cúpula
√ artéria pulmonar principal + esquerda dilatadas
√ jato de contraste

Trat.: angioplastia com balão

B. ESTENOSE PULMONAR VALVAR DISPLÁSICA (5%)
= cúspides distorcidas redundantes e espessadas; imóveis secundário ao tecido mixomatoso
- NENHUM estalido

√ SEM dilatação pós-estenótica

Trat.: ressecção cirúrgica do tecido valvar redundante

RxT:
  √ vascularização pulmonar normal
  √ coração de tamanho normal

Angio:
  √ aumento no padrão trabecular do VD
  √ hipertrofia da crista supraventricularis (projeção lateral)

TRILOGIA DE FALLOT (apresentação infantil)
(1) Grave estenose valvular pulmonar
(2) Hipertrofia do VD
(3) CIA com *shunt* D-E (pressão do AE aumentada força a abertura do forame oval)

Estenose pulmonar supravalvular

60% de todas as estenoses da valva pulmonar
Local do estreitamento: tronco pulmonar, bifurcação pulmonar, uma/ambas as artérias pulmonares, artéria pulmonar lobar, artéria pulmonar segmentar
Forma do estreitamento:
(a) localizado com a dilatação pós-estenótica
(b) hipoplasia tubular longa
Pode estar associada a:
(1) Estenose pulmonar valvular, estenose aórtica supravalvular, CIV, DAP, estenoses arteriais sistêmicas
(2) Estenoses pulmonares periféricas familiares + estenose aórtica supravalvular
(3) Síndrome de Williams-Beuren: estenose pulmonar, estenose aórtica, face peculiar
(4) Síndrome de Ehlers-Danlos
(5) Síndrome pós-rubéola: estenose pulmonar periférica, estenose valvular pulmonar, DAP, baixo peso ao nascimento, surdez, catarata, retardo mental
(6) Tetralogia de Fallot/estenose valvular pulmonar crítica

FIBROELASTOSE ENDOCÁRDICA

= espessamento endocárdico difuso do VE + AE pela deposição de colágeno + tecido elástico
Etiologia:
(1) Infecção viral?
(2) Fibroelastose endocárdica secundária
= isquemia subendocárdica na obstrução crítica do VFVE: estenose aórtica, coarctação, síndrome do coração esquerdo hipoplásico
• início súbito de ICC durante os 6 primeiros meses de idade

√ insuficiência mitral:
(a) envolvimento dos folhetos valvares
(b) encurtamento + espessamento das cordas tendíneas
(c) distorção + fixação dos músculos papilares
√ VE aumentado = dilatação do VE hipertrofiado pela regurgitação mitral
√ movimento do VE restrito
√ AE aumentado
√ congestão venosa pulmonar + edema pulmonar
√ atelectasia do LIE (= compressão do brônquio do lobo inferior esquerdo pelo AE dilatado)

Prognóstico: mortalidade quase 100% aos 2 anos de idade

FÍSTULA DA ARTÉRIA CORONÁRIA

= conexão fistulosa única/múltipla entre a artéria coronária (D > E) e outras estruturas cardíacas
Comunicação anormal com (> 90% do coração direito): VD > AD > tronco pulmonar > seio coronário > VCS
Hemodinâmica: shunt E-D; fluxo sangüíneo pulmonar: sistêmico = < 1.5:1 (usualmente)
√ pode ter radiografia de tórax normal (nos *shunts* pequenos)
√ cardiomegalia + vascularização do *shunt* (em grandes *shunts*)
Angio:
√ artéria coronária dilatada e tortuosa com conexão anômala

HIPERTENSÃO PULMONAR PRIMÁRIA

= ARTERIOPATIA PULMONAR PLEXOGÊNICA
Diagnóstico de exclusão:
hipertensão arterial pulmonar clinicamente inexplicada e progressiva sem evidência de doença tromboembólica + doença venoclusiva pulmonar
Histo: lesões angiomatóides + plexiformes = canais tortuosos com proliferação das células endoteliais
Idade: 3ª década; M < F
• dispnéia aos esforços, síncope
• fadiga fácil
• hiperventilação
• dor torácica
• hemoptise

INFARTO DO MIOCÁRDIO

Incidência: 1:500.000 por ano nos EUA resultando em 500.000 mortes (50% ocorre em indivíduos assintomáticos)
• bloqueio atrioventricular (comum no infarto da parede inferior, pois o ramo AV nodal origina-se da ACrD); o bloqueio cardíaco completo tem pior prognóstico porque ele indica uma grande área de infarto

RxT:
√ coração de tamanho normal (84%–95%) na fase aguda se previamente normal
√ cardiomegalia: alta incidência de insuficiência cardíaca congestiva no infarto da parede anterior, múltiplos infartos do miocárdio, DAC dupla e tripla, aneurisma do VE
TCCC:
√ defeito de perfusão dentro de 60–90 segundos após a injeção em bolo
√ reforço tardio do tecido infartado com pico em 10–15 minutos (devido ao acúmulo de iodo nas células isquêmicas); o tamanho da área realçada correlaciona-se bem com o tamanho do infarto
Cp: (o miocárdio tem tendência para a ruptura durante o 3º-14º dia pós-infarto)
(1) <u>INSUFICIÊNCIA VENTRICULAR ESQUERDA</u> (60%–70%)
• "choque cardíaco" = pressão sistólica < 90 mmHg
◊ Os sinais de hipertensão venosa pulmonar são um bom parâmetro para a previsão da mortalidade (> 30% se presentes, < 10% se ausentes)
√ dilatação progressiva do coração
√ enevoamento + artérias pulmonares indistintas
√ aumento do tamanho da artéria pulmonar descendente direita > 17 mm
√ derrame pleural
√ linhas septais
√ apagamento periilar ± parenquimal periférico
√ edema alveolar pulmonar

Mortalidade: 30%–50% com insuficiência ventricular esquerda leve; 44% com edema pulmonar; 80%–100% com choque cardiogênico; 8% na ausência de insuficiência ventricular esquerda

(2) ANEURISMA (12%–15% dos sobreviventes)

(3) RUPTURA MIOCÁRDICA (3,3%)
- ocorre geralmente no 3º-5º dia após IAM
- √ dilatação cardíaca (vazamento lento de sangue no espaço pericárdico)

Prognóstico: causa de morte em 13% de todos os infartos; quase 100% de mortalidade

(4) RUPTURA DO MÚSCULO PAPILAR (1%)

Pelo infarto do músculo papilar póstero-medial no IAM inferior (comum)/músculo papilar ântero-lateral no IAM ântero-lateral (incomum)
- início súbito de insuficiência mitral maciça
- irresponsiva à terapia médica
- √ início abrupto de grave e persistente edema pulmonar
- √ mínimo aumento do VE/coração de tamanho normal
- √ NENHUMA dilatação do AE (descompressão imediata para dentro das veias pulmonares)

Prognóstico:
Mortalidade de 70% dentro de 24 horas; 80%–90% dentro de 2 semanas

(5) RUPTURA DO SEPTO INTERVENTRICULAR (0,5%–2%)
- ocorre geralmente dentro de 4–21 dias com início rápido de *shunt* E-D
- cateterização com Swan-Ganz: aumento no conteúdo do VD; a pressão capilar pulmonar pode estar dentro dos limites normais
- √ aumento cardíaco direito
- √ ingurgitamento da vasculatura pulmonar
- √ SEM edema pulmonar (DD com ruptura do músculo papilar)

Prognóstico: 24% de mortalidade dentro de 24 horas; 87% dentro de 2 meses; > 90% em 1 ano

(6) SÍNDROME DE DRESSLER (< 4%)

= SÍNDROME PÓS INFARTO DO MIOCÁRDIO

Etiologia: reação auto-imune

Início: 2–3 semanas (variação de 1 semana a alguns meses) após o infarto
- as recaídas ocorrem até 2 anos após o episódio inicial
- febre
- √ pericardite + efusão pericárdica
- √ pleurite + derrame pleural
- √ pneumonite

Infarto ventricular direito

Ventrículo direito envolvido em 33% do infarto do miocárdio inferior esquerdo

√ fração de ejeção do VD diminuída
√ acúmulo de Tc-99 m pirofosfato

Prognóstico: em 50% a fração de ejeção ventricular direita retorna ao normal dentro de 10 dias

Complicação:
(1) Choque cardiogênico (não usual)
(2) Elevação da pressão atrial direita
(3) Queda na pressão arterial pulmonar

INFECÇÃO DE ENXERTO AÓRTICO

Classificação:

(1) INFECÇÃO PERIENXERTO (2%–6%)
- febre, sibilos, leucocitose
- edema da virilha/drenagem

(2) FÍSTULA AORTOENTÉRICA (0,6%–2%)
- sangramento GI agudo/crônico (pode ser oculto)
- sépsis

Evolução pós-operatória normal:
◊ Resolução completa do hematoma em 2–3 meses
◊ Desaparecimento do gás ectópico em 3–4 semanas

TC (94% sensível, 85% específica, 91% acurada):
- √ tecido mole perienxerto
- √ gás ectópico (comunicação fistulosa com o intestino/organismo produtor de gás)
- √ espessamento focal da parede da alça (indica fístula)
- √ tecido mole > 5 mm entre o enxerto + tecidos circundante (além da sétima semana de pós-operatório)
- √ descontinuidade focal envolvimento aneurismal calcificado

Falsos positivos:
hematoma perienxerto no período pós-operatório precoce, pseudo-aneurisma (em 15%–20%)

Prognóstico: 17%–75% de mortalidade; 30%–50% de morbidade

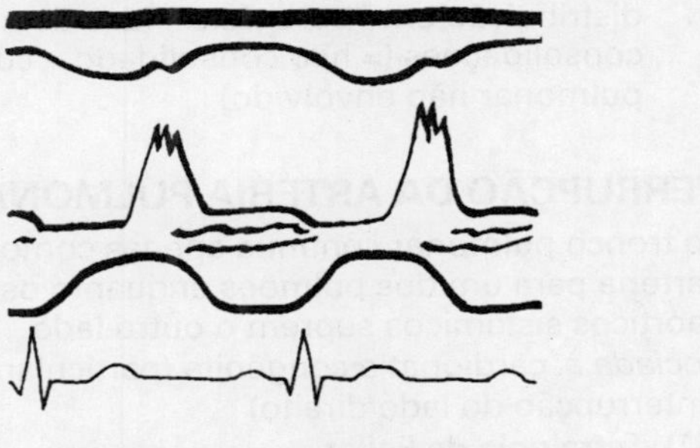

Valva Mitral na Regurgitação Aórtica Severa
A válvula está quase completamente fechada antes do início da sístole ventricular. A contração atrial tem pouco efeito na reabertura da valva. O fechamento completo ocorre com a sístole ventrocular. Um *flutter* de alta velocidade do FaVM está presente na diástole.

INSUFICIÊNCIA CARDÍACA CONGESTIVA

= elevação da pressão microvascular do pulmão; causa mais comum de edema pulmonar intersticial + dos espaços aéreos

Causa:
(a) pressão retrógrada do VE: hipertensão sistêmica de longa data, doença valvar aórtica, doença da artéria coronária, cardiomiopatia, infarto do miocárdio
(b) obstrução proximal do VE: doença da valva mitral, mixoma do átrio esquerdo, *cor triatriatum*

Histo:
(a) fase intersticial: líquido no tecido conjuntivo frouxo em torno das vias aéreas e vasos + ingurgitamento dos linfáticos
(b) fase alveolar: aumento na espessura da parede alveolar

(c) fase alveolar dos espaços aéreos: alvéolos preenchidos com líquido + perda do volume alveolar; fibrose pulmonar sobre a organização da fibrina intra-alveolar (se crônica)

√ coração dilatado
√ congestão vascular

1. **Edema pulmonar intersticial** (invariavelmente precede o edema alveolar)
   - NENHUM achado físico anormal
   - hipoxemia (inequalidade ventilação-perfusão)
   - √ perda das definições nítidas da árvore vascular
   - √ espessamento dos septos interlobulares (pressão venosa pulmonar capilar de 17–20 mmHg)
   - √ espessura da parede brônquica aumentada e mal definida
   - √ espessamento das fissuras interlobares (devido à presença de líquido na camada de tecido conjuntivo subpleural)
2. **Edema dos espaços aéreos** (quando o volume da filtração capilar excede aquele da drenagem linfática)
   - grave dispnéia/ortopnéia
   - taquipnéia + cianose
   - tosse seca/escarro espumoso copioso
   - hipoxemia (*shunt* vascular)
   - √ opacidades acinares multifocais mal definidas
   - √ coalescência das consolidações acinares, particularmente no terço medial do pulmão
   - √ distribuição em "borboleta"/"asa de morcego" das consolidações (= hilo consolidado + córtex pulmonar não envolvido)

INTERRUPÇÃO DA ARTÉRIA PULMONAR

= o tronco pulmonar continua apenas como uma grande artéria para um dos pulmões enquanto os colaterais aórticos sistêmicos suprem o outro lado

Associada à: cardiopatia congênita (particularmente com interrupção do lado direito)
(1) Tetralogia de Fallot
(2) Síndrome da cimitarra = síndrome venolobar pulmonar congênita
(3) DAP, CIV
(4) Hipertensão pulmonar

Suprimento colateral:
(1) Artérias surgindo do arco + aorta ascendente
(2) Vasos brônquicos
(3) Vasos intercostais
(4) Ramos a partir da artéria subclávia

Localização: usualmente oposto ao arco aórtico; artéria pulmonar D + E igualmente envolvidas

RxT:
√ pulmão ipsolateral hipoplásico
√ desvio mediastinal para o lado do pulmão acometido
√ o hemidiafragma pode estar elevado
√ hemitórax ipsolateral hiperlucente e pequeno com espaços intercostais estreitos
√ sombra hilar pequena e destorcida com aspecto "em vírgula"
√ assimetria da vascularização pulmonar
√ movimento respiratório normal (aeração normal do pulmão hipoplásico)

MN: √ perfusão ausente com aeração normal
Angio: √ artéria pulmonar ausente

Trat.: Anastomose cirúrgica entre a artéria pulmonar proximal e distal (para impedir a hipertensão pulmonar progressiva com dispnéia, cianose, hemoptise e morte)

DD:
(1) Hemitronco
(2) Síndrome de Swyer-James (aprisionamento ipsolateral de ar, ventilação + perfusão reduzidas)

INTERRUPÇÃO DO ARCO AÓRTICO

= rara anomalia congênita como causa de morte no período neonatal

Trilogia:
(1) Arco aórtico interrompido
(2) CIV
(3) DAP (o sangue pulmonar supre a parte inferior do corpo)

Associado a: (em 1/3):
(1) Transposição
(2) Tronco arterioso
(3) Retorno venoso pulmonar total anômalo

- apresentação com ICC

Localização:
Tipo A: distal à artéria subclávia esquerda (42%)
Tipo B: entre a artéria carótida comum e a artéria subclávia esquerda (53%)
Tipo C: entre a artéria inominada e a artéria carótida comum esquerda (4%)

√ dilatação do átrio + ventrículo direito
√ dilatação da artéria pulmonar
√ aorta ascendente muito menor que a artéria pulmonar
√ o arco formado pela artéria pulmonar e o ducto arterioso dá a aparência de um arco aórtico baixo
√ croça da aorta ausente
√ traquéia na linha média
√ SEM impressão esofagiana
√ espaço radiolúcido retroesternal aumentado (pequeno tamanho da aorta ascendente)
√ vascularização pulmonar aumentada (*shunt* E-D)

Prognóstico: 76% morre ao final do primeiro mês de vida

JANELA AORTOPULMONAR

= defeito no processo de segmentação caracterizado por uma grande comunicação circular/oval entre a parede esquerda da aorta ascendente + parede direita do tronco pulmonar

- clinicamente lembra o DAP

RxT:
√ vascularização do *shunt*
√ cardiomegalia (dilatação do AE + VE)
√ croça da aorta diminutiva
√ tronco pulmonar proeminente

Angio (ventriculograma esquerdo/aortograma em AP/projeção OAE)
√ defeito alguns milímetros acima da valva aórtica
√ valva pulmonar identificada (DD com o tronco arterioso)

MIXOMA

Mais comum tumor benigno primário intracardíaco em adultos, 40% de todos os tumores cardíacos
Idade: 30–60 anos

Pode estar associado a: lesões cutâneas, fibroma mixóide da mama, adenoma hipofisário, tumor testicular, doença de Cushing

- histórico recente + rápida progressão
- febre, mialgia, artralgia, perda de peso
- leucocitose, anemia, VHS aumentado
- taquiarritmia, murmúrio (altera-se com a posição)
- síncope
- dispnéia, dor torácica

Localização: AE:AD = 4:1; ventrículos (excepcional); atado ao septo atrial por um pequeno talo; pode protruir para dentro do ventrículo, causando obstrução parcial da valva atrioventricular

√ dilatação cardíaca generalizada
√ obstrução atrial
√ defeito persistente no átrio/defeito diastólico no ventrículo

A. MIXOMA ATRIAL ESQUERDO
Com obstrução da valva mitral
√ aumento do AE
√ hipertensão venosa pulmonar
√ nódulos pulmonares calcificados
√ SEM aumento do apêndice atrial
Cp: embolia sistêmica (27%) em 50% para o SNC (AVC/aneurisma micótico)

B. MIXOMA ATRIAL DIREITO
Com obstrução da valva tricúspide
√ aumento do AD
√ VCS, VCI, ázigos proeminentes
√ vascularização pulmonar reduzida
Cp: embolia pulmonar
ECO: (ECO 2D é o estudo de escolha)
◊ Achados no modo M somente de interesse histórico!
√ ecos densos surgindo posteriormente ao FaVM, logo após o início da diástole
√ FpVM obscurecido
√ os ecos tumorais podem ser traçados até o AE
√ AE dilatado
√ declive E-F reduzido

DD:
(1) Trombo (mais comumente no AE + VE)
(2) Outros tumores cardíacos: sarcoma, mesenquimoma maligno, metástase

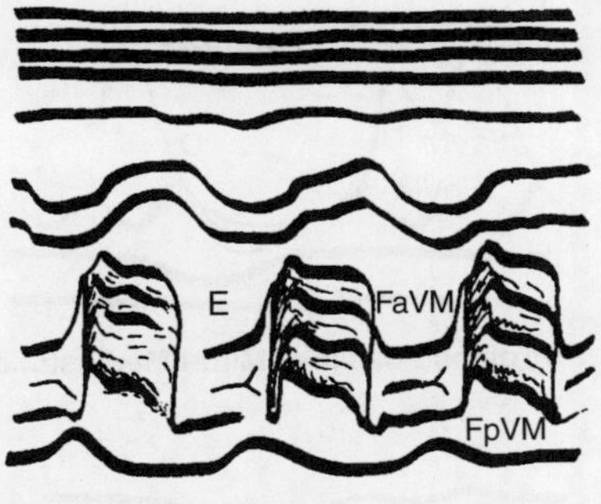

Mixoma Atrial Prolapsando para dentro do Orifício da Valva Mitral

Note o intervalo entre a abertura do FaVM e o FpVM e o momento em que o tumor alcança sua máxima excursão anterior no ponto E, quando uma leve abertura adicional do FaVM resulta; o FaVM mantém-se aberto durante toda a diástole como resultado da obstrução do esvaziamento atrial

PERICARDITE CONSTRITIVA

= espessamento fibroso do pericárdio interferindo no enchimento das câmaras ventriculares através da restrição dos movimentos cardíacos

Idade: 30–50 anos; M:F = 3:1
Etiologia:
(1) Idiopático (mais comum)
(2) Viral (Coxsackie B)
(3) Tuberculose (antigamente era a mais comum)
(4) Insuficiência renal crônica
(5) Artrite reumatóide
(6) Envolvimento neoplásico
(7) Radioterapia no mediastino

Causas de pericardite aguda:
Mnemônico: "CICIU"
Cirurgia cardíaca
Infecção
Câncer
Infarto agudo do miocárdio
Uremia

- dispnéia
- aumento do abdome (ascite + hepatomegalia)
- edema periférico
- som de estalido pericárdico = som alto no início da diástole
- distensão das veias do pescoço
- sinal de Kussmaul = impossibilidade da pressão venosa cair com a inspiração
- diminuição proeminente do declive X e Y na curva de pressão venosa

√ calcificações lineares/em placa pericárdicas (50%): predominantes sobre o VD, superfície posterior do VE, no sulco atrioventricular
√ dilatação da VCS, veia ázigos
√ átrios pequenos
√ coração de tamanho normal/pequeno (aumento somente devido à doença preexistente)
√ vascularização pulmonar normal/hipertensão venosa pulmonar
√ retificação das bordas direita + esquerda do coração
√ aumento na fração de ejeção (VDF pequeno)

TC:
√ epicárdio = pericárdio visceral > 2 mm de espessura
√ dilatação da VCS + VCI
√ refluxo de contraste para dentro do seio coronário
√ achatamento do ventrículo direito + curvatura do septo interventricular em direção à esquerda
√ derrame pleural + ascite

ECO (características não específicas):
√ espessamento do pericárdio
√ rápido movimento de enchimento seguido por movimento constante da parede posterior durante o período de diastase (= período entre o rápido enchimento atrial e a contração atrial)

Cp: enteropatia perdedora de proteínas (aumento na pressão na VCI + veia porta)
DD: Tamponamento cardíaco, cardiomiopatia restritiva (isto é, amilóide)

POLIARTERITE NODOSA

= PERIARTERITE NODOSA = vasculite sistêmica necrotizante das artérias musculares pequenas + médio tamanho + arteríolas caracterizada por granulomas necrotizantes de todas as camadas da parede do vaso

Incidência: rara (2 novos casos/milhão/ano); M > F

Etiologia: deposição de complexos imunes?

Pat: degeneração mucóide + necrose fibrinóide começando na média; vasos principais poupados (DD: angiite necrosante, aneurisma micótico)

Histo:
Infiltrado de células polimorfonucleares em todas as camadas da parede arterial + tecido perivascular (fase aguda), infiltrado celular mononuclear, necrose fibrinóide, proliferação da íntima, trombose, inflamação perivascular (estágio crônico)

Associada à: antigenemia da hepatite B
- febre de baixa intensidade, mialgia, artralgia
- mal-estar, dor abdominal, perda de peso
- nódulos subcutâneos sensíveis (15%)
- VHS elevado, trombocitose, anemia
- neuropatia periférica
- hematúria indolor

Localização: todos os órgãos podem estar envolvidos, rim (85%), coração (65%), fígado (50%), pâncreas, cólon, SNC (acidente vascular cerebral, epilepsia)

@ Rim (órgão mais freqüentemente afetado)
- √ múltiplos aneurismas pequenos intra-renais (artérias interlobares, arqueadas, interlobulares)
- √ os aneurismas podem desaparecer (trombose) ou surgir em novas localizações
- √ estreitamento arterial + trombose (estágio crônico/estágio cicatricial)
- √ infartos múltiplos e pequenos corticais

Cp: hemorragia perinéfrica/subcapsular (ruptura de aneurisma)

@ Tórax (envolvido em 70%)
- √ aumento cardíaco/derrame pericárdico (14%)
- √ derrame pleural (14%)
- √ ingurgitamento venoso pulmonar (21%)
- √ edema pulmonar maciço (4%)
- √ densidades lineares/atelectasias em faixas (10%)
- √ infiltrados em cunha/esféricos de distribuição não segmentar (14%) (simulando doença tromboembólica com infarto)
- √ pode ocorrer cavitação
- √ pneumonite intersticial dos campos pulmonares inferiores

@ Fígado (66%)

@ Vasos mesentéricos (50%)
- dor abdominal, formação de úlceras, sangramento GI, infarto intestinal

@ Músculo esquelético (39%)

@ Pele (20%)

Angiografia (61% de sensibilidade, 80% de taxa de positivos verdadeiros):
- √ aneurismas saculares de 1–5 mm das artérias de pequeno e médio calibre em 60%–75% como resultado da necrose da lâmina elástica interna (MARCA REGISTRADA)
- √ irregularidades luminais + estenose das artérias
- √ oclusões arteriais + pequenos infartos teciduais

Cp: hipertensão, insuficiência renal, hemorragia secundária à ruptura do aneurisma, infarto de órgãos devido à trombose vascular, gangrena dos dedos/artelhos

Trat.: esteróides (50% de taxa de sobrevida em 5 anos)

PROLAPSO DA VALVA MITRAL

= "Valva mitral mole" = alongamento da cúspides = cordas levando a tecido valvular redundante, que prolapsa para dentro do átrio esquerdo durante a sístole

Incidência:
2%–6% da população geral
5%–20% das mulheres jovens
herança autossômica dominante?

Idade: comumente 14–30 anos

Associado a:
(1) Anomalias esqueléticas: escoliose, retificação da coluna torácica, estreitamento das dimensões ântero-posteriores do tórax, deformidade do esterno em peito escavado
  (a) síndrome de Barlowe = síndrome do dorso reto
  (b) síndrome de Marfan
(2) Prolapso da valva tricúspide
(3) CIA de longa duração
- arritmias, palpitação, dor torácica, sensação de cabeça leve, síncope
- responsável por estalido mediossistólico + murmúrio sistólico tardio (quando associado com a regurgitação mitral)

√ átrio esquerdo não dilatado (a menos que associado com regurgitação mitral significativa)

ECO:
- √ interrupção da linha CD com abaulamento em direção ao átrio esquerdo
  - √ pregueamento posterior mediossistólico abrupto em ambos os folhetos (Padrão clássico)
  - √ abaulamento posterior "em rede" pansistólico de ambos os folhetos
- √ irregularidades múltiplas nos folhetos
- √ os folhetos valvares podem parecer espessados (degeneração mixomatosa + redundância valvular)
- √ porção do folheto da valva mitral passando posterior ao plano do ânulo mitral > 2 mm

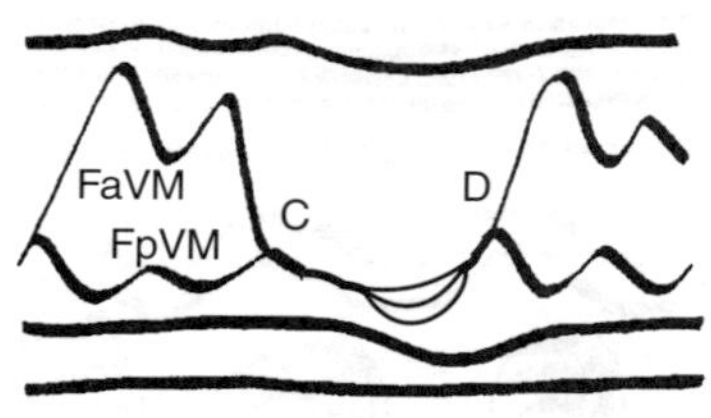

Prolapso da Valva Mitral Mediastólica

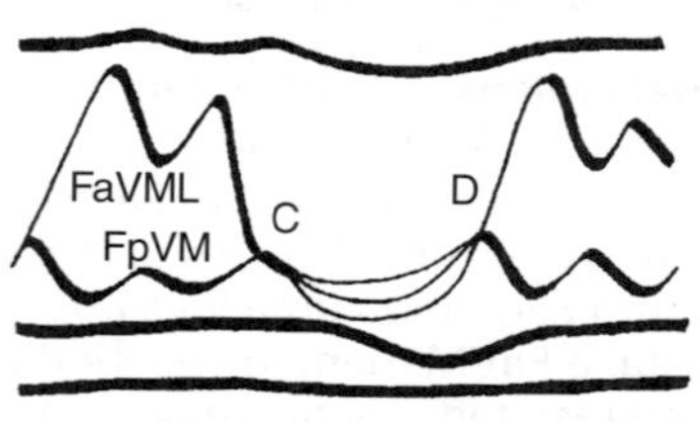

Prolapso da Valva Mitral Holossistólico

PSEUDOCOARCTAÇÃO

= DOBRA AÓRTICA = alongamento da aorta torácica com redundância + flexão imediatamente distal à origem da artéria subclávia esquerda ao nível do ligamento arterioso
= variante da coarctação sem um gradiente de pressão

Idade: 12–64 anos

Associada com:

Valva aórtica bicúspide, DAP, CIV, estenose aórtica/subaórtica, ventrículo único, CIA, anomalia dos ramos do arco aórtico

- assintomática
- murmúrio de ejeção
- NENHUM gradiente de pressão através do segmento tortuoso

√ alargamento mediastinal (alongamento da aorta ascendente + arco aórtico)
√ desvio ântero-medial da aorta
√ arco aórtico alto "em forma de chaminé" (nas crianças)
√ massa esférica/oval no mediastino superior esquerdo acima do arco aórtico (em adultos)
√ deslocamento anterior do esôfago
√ SEM impressões costais/dilatação das artérias braquiocefálicas/aumento do VE/dilatação posterior

Angio:

√ arco aórtico em posição mais alta
√ "sinal do 3" = entalhe na aorta descendente na inserção do ligamento arterioso curto

DD: coarctação verdadeira, aneurisma, massa mediastinal

REGURGITAÇÃO AÓRTICA

Causa:

A. Doença intrínseca da valva aórtica
  1. Valva bicúspide congênita
  2. Endocardite reumatóide
  3. Endocardite bacteriana (perfuração/prolapso da cúspide)
  4. Valva mixomatosa associada à necrose medial cística
  5. Valva prostética: ruptura mecânica, trombose, vazamento paravalvular

B. Doença primária da aorta ascendente
  (a) dilatação do ânulo aórtico
    (1) Aortite sifilítica
    (2) Espondilite anquilosante (5%–10%)
    (3) Doença de Reiter
    (4) Artrite reumatóide
    (5) Necrose medial cística: síndrome de Marfan
  (b) Laceração
    (1) Trauma de desaceleração
    (2) Hipertensão

Patogênese:

A dilatação progressiva das dimensões sistólicas + diastólicas do VE resulta em aumento do comprimento das fibras miocárdicas + aumento da carga de volume; a descompensação ocorre se o limite crítico do comprimento da fibra é alcançado

- "pulso em martelo d'água" = pulso em pico bigeminado
- murmúrio de ejeção sistólico + murmúrio diastólico de alta intensidade
- murmúrio de Austin-Flint = sopro macio médio diastólico ou pré-sistólico

√ dilatação do VE índice cardiotorácico > 0,55) + vascularização inicialmente normal (DD: cardiomiopatia congestiva, efusão pericárdica)
  √ aorta normal (na doença valvular intrínseca)
  √ dilatação ± calcificação da aorta ascendente (na doença da parede aórtica)
  √ aorta descendente tortuosa
  √ pulsações aumentadas ao longo de toda a aorta

ECO:

√ dimensões aumentadas da raiz aórtica
√ *flutter* diastólico de alta freqüência do FaVM, SIV (incomum)
√ dilatação do VE + grande amplitude do movimento da parede do VE (sobrecarga de volume, fração de ejeção aumentada)
√ fechamento prematuro da valva mitral (alta pressão diastólica do VE)

Doppler:

√ declive do pico diastólico até diminuição da velocidade diastólica final > 3 m/s^2 na regurgitação aórtica grave
√ área de fluxo regurgitante ao Doppler colorido
√ a relação entre a amplitude do feixe regurgitante e a largura da raiz aórtica é um bom parâmetro de gravidade (doppler colorido)

REGURGITAÇÃO MITRAL

Causas:

(1) Doença cardíaca reumática
  (a) isolada + freqüentemente vista em crianças
  (b) incomum em adultos (principalmente combinada com a estenose)
(2) Endocardite bacteriana
(3) Infarto do miocárdio com envolvimento do músculo papilar
(4) Congênita (corda tendínea curta/anormalmente inserida)
(5) Síndrome de Marfan
(6) Transposição corrigida com anomalia semelhante à anomalia de Ebstein
(7) Estenose subaórtica hipertrófica idiopática (ESHI)
(8) CIA *ostium primum* persistente com fenda da valva mitral
(9) Síndrome do prolapso da valva mitral
(10) Funcional/secundária (pela dilatação do anel mitral em qualquer condição com dilatação do VE)

Patogênese:

Fluxo retrógrado de sangue do VE para dentro do AE durante a sístole ventricular esquerda; o volume de sangue aumentado sob pressão elevada causa a dilatação do AE; marcante aumento do volume diastólico ventricular esquerdo com pouco aumento na pressão diastólica do VE

√ leve hipertensão venosa pulmonar (menor que na estenose mitral)
√ aumento do AE + VE (índice cardiotorácico > 0,55)
√ apêndice do AE aumentado (com história prévia de doença reumática)
√ calcificação anular mitral (freqüente)

ECO:

√ aumento do AE + VE
√ abaulamento para a direita do septo interatrial
√ O Doppler é diagnóstico + permite a avaliação da severidade

RETORNO VENOSO PULMONAR ANÔMALO

Retorno venoso pulmonar total anômalo

= RVPTA = conexão anômala entre as veias pulmonares e as veias sistêmicas secundário a um defeito embriológico da veia pulmonar comum para se juntar à parede posterior do átrio esquerdo

Associado a: CIA (necessário para a sobrevivência)

A. RVPTA SUPRADIAFRAGMÁTICO
  Tipo I = RVPTA SUPRACARDÍACO (52%)
  = drenagem na veia inominada/veia cava superior persistente direita + esquerda/veia ázigos < 10% obstruída
  Tipo II = RVPTA CARDÍACO (30%)
  = drenagem dentro do átrio direito/seio coronário

Hemodinâmica:
- — *shunt* funcional E-D das veias pulmonares para o átrio direito
- — fluxo sangüíneo pulmonar elevado (= supercirculação)
- — o CIA restabelece o sangue oxigenado para o lado esquerdo
- — pressão venosa sistêmica normal com fluxo aumentado através de uma VCS dilatada
- — ICC após o nascimento secundária a (a) mistura de sangue venoso pulmonar + sistêmico no átrio direito (b) sobrecarga de volume no ventrículo direito

- • veias do pescoço não distendidas (nível do *shunt* distalmente)
- • elevação ventricular direita (= aumento do contato do ventrículo direito dilatado com o esterno)
- • murmúrio de ejeção sistólica (grande volume de *shunt*)
- √ configuração da silhueta cardíaca em "forma de 8"/"boneco de neve" (= VCS + veia vertical esquerda dilatadas)
- √ densidade pré-traqueal nos filmes de perfil (= veia vertical esquerda)
- √ dilatação do AD + VD (= sobrecarga de volume)
- √ AE normal (= CIA age como uma válvula de escape)
- √ fluxo sangüíneo pulmonar aumentado (= supercirculação)
- √ ausência de conexão das veias pulmonares ao átrio esquerdo

B. RVPTA INFRACARDÍACO (12%) = Tipo III
  = drenagem para dentro da VCS/veia porta/veia hepática com constrição da veia pulmonar descendente pelo diafragma no trajeto do hiato esofágico levando à hipertensão venosa pulmonar + sobrecarga de pressão do VD: > 90% obstruído
  • cianose intensa + angústia respiratória (*shunt* D-E através do CIA)
  Prognóstico: morte dentro de poucos dias de vida
  Associado a: síndrome de asplenia (80%), polisplenia
  √ aspecto único de edema pulmonar com coração de tamanho normal (DD: doença da membrana hialina)
  √ indentação anterior baixa do esôfago contrastado com bário

C. TIPO MISTO (6%) = Tipo IV
  = com várias conexões com o lado direito do coração (6%)

Prognóstico global: 75% de mortalidade dentro de um ano do nascimento se não for tratado

Retorno venoso pulmonar parcial anômalo

= RVPPA

Associado a:
(1) Defeito septal atrial
  (a) veia do LSD entra na VCS/AD freqüentemente associada ao: seio venoso tipo CIA (90%)
  √ a veia do LSD cursa em direção horizontal
  (b) veia do LSE entra na veia inominada freqüentemente associada ao: *ostium secundum* tipo CIA
  √ densidade vertical ao longo da borda superior esquerda do mediastino
(2) Pulmão hipogenético como um componente da síndrome venolobar congênita
  = SÍNDROME DA CIMITARRA
  = parte/todo o pulmão hipogenético é drenado por uma veia anômala
  Veia anômala drena na:
  — VCI abaixo do hemidiafragma direito (33%)
  — porção supra-hepática da VCI (22%)
  — veias hepáticas
  — veia porta (11%)
  — veia ázigos
  — seio coronário
  — átrio direito (22%)
  — átrio esquerdo = "veia pulmonar sinuosa"
  ◊ Drenagem dentro da porção supra-hepática da VCI/átrio direito pode ser uma pista para a interrupção da porção supra-hepática da VCI!
  Pode ser associada à: arterialização sistêmica do pulmão sem seqüestração
  Localização: quase exclusivamente do lado direito
  √ estrutura tubular em paralelo com a borda cardíaca direita na configuração de uma espada turca = "cimitarra" (incidência em PA)

TCCC:
√ opacidade nodular/tubular (= veia anômala), que se opacifica em fase com a veia pulmonar

SÍNDROME DA VEIA CAVA SUPERIOR

= obstrução da VCS com desenvolvimento de vias colaterais

Etiologia:
(a) lesão maligna (80%–90%)
  (1) Carcinoma broncogênico (> 50%)
  (2) Linfoma
(b) lesão benigna
  (1) Mediastinite granulomatosa (usualmente histoplasmose, sarcoidose, tuberculose)
  (2) Bócio subesternal
  (3) Aneurisma da aorta ascendente
  (4) Fios de marcapasso/catéteres venosos centrais (23%)
  (5) Pericardite constritiva

Rotas colaterais:
(1) Plexo venoso esofágico = "varizes de declive" (predominantemente nos 2/3 superiores)
(2) Veias ázigos + hemiázigos

(3) Hemiázigos acessória + veias intercostais superiores = "mamilo aórtico"(visualização na população normal em 5%)
(4) Veias torácicas laterais + veia umbilical
(5) Veias vertebrais

- edema da cabeça e pescoço (70%)
- colaterais venosos cutâneos dilatados
- cefaléia, vertigens, síncope
- com a etiologia benigna: início e progressão mais lentos, ambos os sexos, 25–40 anos de idade
- com malignidade: rápida progressão dentro de semanas, principalmente homens, 40–60 anos de idade
- proptose, lacrimejamento
- dispnéia, cianose, dor torácica
- hematêmese (11%)

√ alargamento mediastinal superior (64%)
√ compressão/envolvimento/oclusão da VCS
√ veias cervicais + torácicas superficiais dilatadas (80%)
√ trombo na VCS

MN:
√ aumento da captação do traçador no lobo quadrado + aspecto posterior do segmento medial do lobo esquerdo (rota umbilical quando em direção ao fígado quando injetada na extremidade superior)

SÍNDROME DE ASPLENIA

= LATERALIDADE DIREITA BILATERAL
= SÍNDROME DE IVEMARK

Incidência: 1:1.750 a 1: 40.000 nascimentos vivos; M > F
Associada a:
(a) cardiopatia congênita (em 50%)
RVPTA (quase 100%), defeito do coxim endocárdico (85%), ventrículo único (51%), TGV (58%), estenose/atresia pulmonar (70%), dextrocardia (42%), mesocardia, CIV, CIA, seio coronário ausente, átrio comum, apêndices atriais direitos bilaterais, VCS bilateral, veia hepática comum
(b) anomalias GI:
Situs inversus parcial/total, pâncreas anular, agenesia da vesícula biliar fígado ectópico, varizes esofagianas, duplicação + hipoplasia do estômago, doença de Hirschprung, duplicação do intestino inferior, ânus imperfurado
(c) anomalias geniturinárias (15%):
Rim em ferradura, sistema coletor duplo, hidroureter, rim cístico, adrenal fundida/em ferradura, adrenal esquerda ausente, bexiga urinária bilobada, útero bicornual
(d) fenda labial/palato, escoliose, artéria umbilical única, mielomeningocele lombar

- cianose no período neonatal/infância (na cardiopatia congênita cianótica grave)
- corpos de Howell-Jolly = inclusões nas células vermelhas em pacientes com ausência de baço

√ baço ausente
@ Pulmão
√ pulmões trilobados bilaterais = fissuras menores bilaterais (ESPECÍFICO)
√ brônquio epiarterial bilateral (tomograma) = artérias pulmonares inferiores ao brônquio na incidência PA + projetando-se anteriormente à traquéia na incidência lateral
√ vascularização pulmonar diminuída/hipertensão venosa pulmonar (RVPTA abaixo do diafragma)
√ VCS bilateral
√ isomerismo atrial direito
@ Abdome
√ fígado centralmente localizado = simetria hepática
√ estômago no lado direito/esquerdo/em posição central
√ VCI-aorta "carregadas nas costas" = aorta abdominal + VCI localizada no mesmo lado da coluna (aorta usualmente posterior) (QUASE PATOGNOMÔNICO)

Prognóstico: 80% de mortalidade ao final do primeiro ano de vida

SÍNDROME DE EISENMENGER

= REAÇÃO DE EISENMENGER
= desenvolvimento de alta resistência vascular pulmonar após muitos anos de fluxo sangüíneo pulmonar aumentado, secundário ao *shunt* E-D (CIV, DAP, CIV), que leva ao *shunt* bidirecional e por último ao *shunt* D-E

Etiologia:
Os vasos microscópicos pulmonares sofrem hipertrofia muscular reativa, espessamento endotelial, trombose *in situ*, tortuosidade + obliteração; uma vez iniciada a hipertensão pulmonar acelera a reação vascular, assim, aumentando a hipertensão pulmonar num ciclo vicioso com insuficiência ventricular direita + morte

√ pronunciada dilatação das artérias pulmonares centrais (tronco pulmonar, artéria pulmonar principal, ramos intermediários)
√ corte dos ramos periféricos pulmonares
√ dilatação do ventrículo direito
√ retorno ao tamanho normal do AE + VE (com a diminuição do *shunt* E-D)
√ veias pulmonares NÃO distendidas (NENHUM aumento no fluxo sangüíneo pulmonar)
√ NENHUMA redistribuição das veias pulmonares (pressão venosa pulmonar normal)

Dg: medida da pressão da artéria pulmonar + fluxo via cateter

SÍNDROME DE MARFAN

= doença autossômica dominante do tecido conjuntivo com penetrância variável, 15% são novas mutações

Anomalias cardiovasculares (60%–98%):
afetando a valva mitral, aorta ascendente, artéria pulmonar, esplênica + mesentérica (ocasionalmente)
@ Seio de Valsalva + aorta ascendente
√ "bulbo aórtico em tulipa" = dilatação dos seios aórticos de Valsalva levemente se estendendo para dentro da aorta ascendente
√ aneurisma fusiforme da aorta ascendente raramente além da artéria inonimada
√ rara a calcificação da parede aórtica
Cp:
(1) Regurgitação aórtica:
em 81% se o diâmetro da raiz > 5 cm,
em 100% se o diâmetro da raiz > 6 cm
(2) Ectasia anuloaórtica = combinação de aneurisma da raiz aórtica + regurgitação da valva aórtica
(3) Dissecção aórtica

@ Valva mitral
Degeneração mixomatosa da valva leva à redundância + frouxidão
- murmúrio médio sistólico ou tardio + um/mais estalidos

√ prolapso da valva mitral + regurgitação

Cp: ruptura das cordas tendíneas (raro)

@ Coarctação (geralmente não é severa)

@ *Cor pulmonale* (secundário à deformidade torácica)

Prognóstico: as anomalias cardiovasculares são causa de morte em 93%; a doença aórtica é causa de morte em 55%

SÍNDROME DE POLISPLENIA

= LATERALIDADE ESQUERDA BILATERAL

Idade: apresentação na infância/vida adulta; M < F

Associada a:

(a) baixa incidência de cardiopatia congênita: RVPA (70%), dextrocardia (37%), CIA (37%), DCE (43%), estenose valvular pulmonar (23%), TGV (13%–17%), DORV (13%–20%)

(b) anomalias GI: atresia de esôfago, fístula traqueoesofágica, duplicação gástrica, veia porta pré-duodenal, pregas + atresia duodenal, alça curta, ceco móvel, má rotação, pâncreas semi-anular, atresia biliar, ausência de vesícula

(c) anomalias GU (15%): agenesia renal, cistos renais, cistos ovarianos

(d) anomalias vertebrais, tronco celíaco comum-AMS

- murmúrio cardíaco, ICC, cianose ocasional
- vetor da onda P direcionado para a esquerda/superiormente
- obstrução biliar extra-hepática

@ Pulmão

√ pulmões esquerdos morfológicos bilaterais (68%), normal (18%), pulmões bilaterais do lado direito (7%)

√ brônquio hipoarterial bilateral (= artérias projetando superiormente ao brônquio na incidência PA + posteriormente à árvore traqueobrônquica na incidência lateral)

√ vascularização pulmonar normal/aumentada

√ VCS bilateral (50%)

√ grande veia ázigos (sinal MAIS ESPECÍFICO), pode mimetizar arco aórtico

√ ausência da fissura do lobo médio

@ Abdome

√ presença de ≥ 2 baços (usualmente dois maiores + número indefinido de pequenos baços) localizados em ambos os lados do mesogástrio (especialmente grande curvatura do estômago)

√ simetria hepática

√ estômago do lado direito/esquerdo

√ má rotação das alças (80%)

√ continuação ázigos/hemiázigos com interrupção do segmento hepático da VCI (70%)

√ veia porta pré-duodenal

US-OB:

√ VCI interrompida

√ aorta anterior á coluna na linha média

√ veia ázigos à esquerda/direita da coluna

Prognóstico:

50% de mortalidade aos 4 meses
75% de mortalidade aos 5 anos
90% de mortalidade na metade da adolescência

SÍNDROME DE RAYNAUD

= isquemia digital episódica em resposta ao frio/estímulo emocional

Patogênese:

(1) Aumento no tono vasoconstritor
(2) Baixa pressão sangüínea
(3) Leve aumento na viscosidade sangüínea
(4) Fatores imunológicos (4%–81%)
(5) Provocação pelo frio

- resposta exagerada dos dedos ao frio/estímulo emocional
- dormência + perda da percepção tátil
- palidez/cianose demarcadas
- hiperemia pulsátil durante o reaquecimento
- esclerodactilia
- pequenas úlceras dolorosas nas pontas dos dedos

A. **Doença de Raynaud** = VASOESPASMO PRIMÁRIO

= FORMA ESPÁSTICA

= constrição exagerada das células musculares lisas induzida pelo frio, nas artérias anteriormente normais

Causa: hipersensibilidade adquirida do adrenorreceptor?

Pode estar associada ao: estágio precoces de doenças auto-imunes

Idade: mais comum em mulheres jovens

- geralmente afeta todos os dedos de ambas as mãos igualmente

√ pressões segmentares do braço + dedos à temperatura ambiente

√ pico de volume de pulso do dedo = rápido aumento durante a sístole, entalhe anacrótico imediatamente antes do pico, entalhe dicrótico alto durante a curva descendente

FPG:

√ traçado com linha achatada durante baixas temperaturas (10° -22° C) com súbito reaparecimento da onda normal em 24° -26° C = "fenômeno do limiar"

B. **Fenômeno de Raynaud**

= VASOESPASMO SECUNDÁRIO COM OBSTRUÇÃO

= FORMA OBSTRUTIVA

= oclusão da artéria digital devido a processo estenótico na artéria que normalmente se contrai/associado a uma viscosidade do sangue anormalmente alta

Causa:

(1) Aterosclerose (mais freqüente)
  (a) embolização a partir de uma lesão mais proximal no leito sangüíneo
  (b) oclusão das grandes artérias que suprem o braço
(2) Trauma arterial
(3) Estágio final de muitas desordens auto-imunes: por exemplo, esclerodermia, artrite reumatóide, lúpus eritematoso sistêmico
(4) Doença de Takayasu
(5) Doença de Buerger
(6) Intoxicação por drogas (ergot, metisergida)
(7) Disproteinemia
(8) Hipertensão pulmonar primária
(9) Mixedema

- resposta vasoconstritora normal ao frio

√ pressões segmentares no braço + dedos reduzidas à temperatura ambiente

FPG (76% de sensibilidade, 92% especificidade):
√ linha plana/traçado fracamente detectável à baixa temperatura com aumento gradual da amplitude durante o reaquecimento

Angiografia da mão com aumento:
(1) Angiograma basal à temperatura ambiente
(2) Angiograma de estresse imediatamente após a imersão da mão em água gelada por 20 segundos

SÍNDROME DE TROUSSEAU

= TROMBOEMBOLISMO PARANEOPLÁSICO

Incidência: 1%–11%; mais alta em pacientes com câncer terminal

Tumores: adenocarcinoma secretante de mucina do trato GI e pâncreas (mais comum), pulmão, mama, ovário, próstata

Patogênese: (?)
(a) tumores ativam a coagulação + deprimem a função anticoagulante
(b) as células cancerosas causam lesão endotelial, ativam plaquetas + coagulação

Tipo de lesão:
(1) Trombose venosa
(2) Tromboembolismo arterial
(3) Endocardite trombótica não bacteriana

◊ Pacientes com tromboembolismo possuem uma incidência aumentada de malignidade oculta!

Critérios prevalentes:
— ausência de causa aparente para o tromboembolismo
— idade > 50 anos
— múltiplos locais de trombose venosa
— tromboembolismo arterial + venoso simultâneo
— resistência à terapia anticoagulante oral
— outras síndromes paraneoplásicas associadas
— regressão do tromboembolismo com o tratamento bem sucedido do câncer

- desordens da consciência (êmbolos cerebrais)
- dor muscular + fraqueza (êmbolos para os músculos esqueléticos)
- coagulação intravascular disseminada descompensada

√ trombose venosa profunda
√ embolia pulmonar
√ endocardite trombótica não bacteriana (ecocardiografia)

Trat.:
(1) Heparina (melhor que warfarin)
(2) Filtro de Greenfield

SÍNDROME DO APRISIONAMENTO DA ARTÉRIA POPLÍTEA

= a artéria poplítea classicamente curvando-se medialmente e, então, inferiormente na direção da inserção tendínea da cabeça medial do gastrocnêmio

Incidência: 35 casos na literatura cirúrgica americana; bilateral em até 66%

Causa: desenvolvimento anômalo e curso medial da cabeça do músculo gastrocnêmio, que se insere no côndilo femoral medial após o desenvolvimento da artéria poplítea primitiva no embrião de 20 mm, contornando o aspecto lateral da artéria poplítea

Fisiopatologia:
fluxo desimpedido quando o músculo está relaxado; aumento da angulação arterial quando o músculo contrai-se (precocemente); hiperplasia da íntima progressiva ("ateroma" = nome errôneo) devido ao microtrauma na área de compressão arterial repetida; por último vem a oclusão/trombose com aneurisma (tardiamente)

Idade: < 35 anos em 68%; picos etários aos 17 e 47 anos; M:F = 9:1

- claudicação intermitente unilateral da panturrilha lentamente progressiva (precocemente) especialmente durante os períodos prolongados de pé
- isquemia aguda da perna com oclusão permanente da artéria poplítea (tardio)

√ pulso tibial posterior durante a flexão plantar ativa contra resistência
√ RVP tem 40% de resultados falsos positivos
√ índice tornozelo-braço reduzido durante a contração muscular ativa
√ ondas ao Doppler da artéria tibial posterior diminuídas durante a contração muscular

Angio (incidência biplanar com o joelho hiperestendido)
√ desvio medial da artéria (29%), estenose poplítea (11%), dilatação pós-estenótica (8%)

Dg:
√ arteriografia com típico desvio medial da artéria poplítea antes + após a contração do gastrocnêmio
√ trombose/oclusão da artéria poplítea

Cp: aneurisma da artéria poplítea

DD: doença adventicial cística da artéria poplítea, embolia arterial, aterosclerose prematura, aneurisma poplíteo com trombose, trauma da artéria poplítea, trombose poplítea, doença de Buerger, estenose do canal espinhal (= claudicação neurogênica)

SÍNDROME DO CORAÇÃO ESQUERDO HIPOPLÁSICO

= "SHONE SYNDROME" = ATRESIA AÓRTICA
= mau desenvolvimento das câmaras esquerdas do coração caracterizado por:
(a) atresia da valva aórtica
(b) aorta ascendente hipoplásica
(c) valva mitral atrésica/hipoplásica
(d) fibroelastose endocárdica originando AE pequeno + VE pequeno + aorta ascendente pequena

Incidência: causa mais comum de ICC no neonato; responsável por 25 % de todas as mortes cardíacas na primeira semana de vida

Hemodinâmica:
O retorno venoso pulmonar é desviado do AE para o Ad através do forame oval herniado/CIA (*shunt* E-D); o VD supre (a) artéria pulmonar (b) ducto arterioso (c) aorta descendente (fluxo anterógrado) (d) arco aórtico + aorta ascendente + circulação coronária (fluxo retrógrado), levando à sobrecarga do VD + ICC

- caracteristicamente se apresenta dentro das primeiras horas de vida
- cor pálida acinzentada (*shunt* atrial inadequado E-D com subperfusão sistêmica)
- isquemia miocárdica (perfusão da aorta diminuída + artérias coronárias)
- choque cardiogênico + acidose metabólica
- ICC (sobrecarga de volume + pressão do VD)

US-OB:
- √ pequena cavidade ventricular esquerda (o ápice do VE e VD devem estar no mesmo nível)
- √ aorta ascendente hipoplásica + arco aórtico
- √ coarctação da aorta (em 80%)

ECO:
- √ AE normal/aumentado
- √ VE pequeno
- √ AD aumentado
- √ herniação + prolapso de um retalho do forame oval para dentro do AD
- √ raiz aórtica pequena/ausente
- √ ecos da valva mitral grosseiramente distorcidos/ausentes

Angio:
- √ fluxo retrógrado na aorta ascendente + arco aórtico + artérias coronárias via DAP
- √ aorta ascendente "em corda" com < 6 mm de diâmetro
- √ aumento maciço do VD + VFVD

Prognóstico: quase 100% fatal em 6 semanas
Trat.:
(1) Procedimento de Norwood = tentativa paliativa
(2) Transplante cardíaco

SÍNDROME DO DESFILADEIRO TORÁCICO

= compressão dos nervos, veias e artérias entre o tórax e o braço

Causas:

A. CONGÊNITA
1. Costela cervical
   = elevação do assoalho do triângulo escaleno com diminuição do espaço costoclavicular
   Incidência: 0,5%–1% da população
   ◊ 5%–10% das costelas cervicais completas causam sintomas
   ◊ 10%–20% dos pacientes sintomáticos têm um costela cervical responsável pelos sintomas
   Cp: dilatação aneurismática da artéria subclávia
2. Músculo escaleno mínimo (raro)
   estendendo do processo transverso da sétima vértebra cervical para a primeira costela com inserção entre o plexo braquial + artéria subclávia
3. Músculo escaleno anterior = síndrome do escaleno anterior (mais comum) = inserção larga/anormal/hipertrofia do músculo
4. Primeira costela anômala = curso geralmente reto com estreitamento do espaço costoclavicular

B. ADQUIRIDA
1. Corpo musculoso
   = compressão arterial no túnel do peitoral menor
2. Corpo esbelto
   com pescoço longo, ombros pendentes
3. Fratura da clavícula/primeira costela (34%)
   com alinhamento não anatômico/calo exuberante
4. Tumor supraclavicular/linfadenopatia

- dor no antebraço + mão que aumenta com a elevação do braço
- parestesias da mão + dedos (dormência, "agulhas e picadas") em 95%
- temperatura cutânea diminuída, descoloração da mão
- claudicação intermitente dos dedos (pela isquemia)
- manobra de hiperabdução com obliteração do pulso radial (34%)
- fenômeno de Raynaud (40%): constrição episódica de pequenos vasos
- sopro supraclavicular (15%–30%)

Doppler bidirecional:
(1) Manobra de Adson (para o músculo escaleno anterior) = manter a respiração presa enquanto o pescoço é completamente estendido + cabeça rodada para o lado ipsolateral e lado oposto
(2) Manobra costoclavicular (compressão entre a clavícula + primeira costela) = posição militar exagerada com os ombros empurrados para trás e para baixo
(3) Manobra de hiperabdução (compressão pela cabeça do úmero/músculo peitoral menor) = extremidade monitorada através de uma variação de 180° de abdução
   √ cessação completa do fluxo em uma das posições

Fotopletismografia:
(1) Transdutor de fotopulso mantido na superfície palmar de um dos dedos de cada mão
(2) Pulsações arteriais registradas com o braço em:
   (a) posição neutra
   (b) estendido 90° para o lado
   (c) 180° sobre a cabeça
   (d) em posição "militar" com os braços a 90° + ombros empurrados para trás
√ desaparecimento completo dos pulsos em uma das posições

Angio:
- √ curso anormal da artéria subclávia distal
- √ estenose/oclusão focal
- √ dilatação pós-estenótica da artéria subclávia distal
- √ aneurisma
- √ teste do estresse: constrição concêntrica/em banda
- √ trombo mural + embolização distal
- √ trombose venosa/obstrução

DD: doença do disco cervical, radiculopatia, tumor medular, trauma do plexo braquial, artrite, síndrome do túnel do carpo, tumor de Pancoast, doença oclusiva arterial periférica, aneurisma, tromboempolia, doença de Raynaud, vasculite, causalgia

SÍNDROME DO ROUBO SUBCLÁVIO

= estenose/obstrução da artéria subclávia próxima à sua origem com reversão do fluxo na artéria vertebral ipsolateral às expensas da circulação cerebral

Incidência: 2,5% de todas as oclusões arteriais extracranianas

Etiologia:
(a) congênita: interrupção do arco aórtico, coarctação infantil pré-ductal, hipoplasia do arco aórtico esquerdo, hipoplasia/atresia/estenose de uma artéria subclávia esquerda anômala com arco aórtico direito, coarctação com artéria subclávia aberrante surgindo distalmente à coarctação
(b) adquirida: aterosclerose (94%), aneurisma dissecante, trauma torácico, embolia, tumor, trombose, arterite inflamatória (Takayasu, sifilítica), ligadura da artéria subclávia no *shunt* de Blalock-Taussig, complicação de reparo de coarctação, fibrose por radiação

Idade: média de 59–61 anos; M:F = 3:1; Brancos: negros = 8:2

Associada a: lesões adicionais nas artérias extracranianas em 81%
- pressão sistólica mais baixa na faixa de > 20–40 mmHg no lado afetado
- pulso fraco/ausente na extremidade ipsolateral

- sinais de insuficiência vertebrobasilar (40%)
  - episódios sincopais iniciados pelo exercício com o braço isquêmico
  - cefaléia, náuseas, vertigem, ataxia
  - mono, hemi, para, quadriparesia, paralisia
  - diplopia, disfagia, disartria, parestesias em torno da boca
  - hemianopsia homônima uni/bilateral
- sinais de insuficiência braquial (3%–10%):
  - intermitente/constante dor no braço afetado precipitada pelo aumento da atividade com aquele braço
  - parestesias, fraqueza, frialdade, dormência, queimação nos dedos + mão
  - necrose das pontas dos dedos

Localização: E:D = 3:1

Doppler colorido:

√ reversão do fluxo da artéria vertebral, aumentado pela hiperemia reativa (manguito de pressão arterial inflado acima da pressão sistólica por 5 minutos)/exercício com o braço

Angio:

√ estenose/oclusão subclávia (injeção no arco aórtico)

√ reversão do fluxo da artéria subclávia (injeção seletiva da artéria subclávia contralateral/artéria vertebral)
CAVE: "falso roubo" = fluxo retrógrado transitório na artéria vertebral contralateral causada por alta pressão de injeção

SÍNDROME DO ROUBO PARCIAL

= fluxo retrógrado na sístole + fluxo anterógrado na diástole

SÍNDROME DO ROUBO OCULTO

= fluxo reverso visto somente após manobras provocativas, isto é, exercício com o braço ipsolateral por 5 minutos/5 minutos com o manguito do esfigmomanômetro inflado acima dos níveis de pressão sistólica sangüínea

Trat.: cirurgia de *bypass*, "PTA" (bons resultados a longo prazo)

TAMPONAMENTO CARDÍACO

= compressão significativa do coração por líquido contido dentro do saco pericárdico, causando comprometimento do enchimento diastólico dos ventrículos

- pulso paradoxal = exagero no padrão normal

= queda na pressão arterial sistólica > 10 mmHg durante a inspiração (secundário ao aumento no enchimento ventricular direito durante a inspiração às expensas do enchimento ventricular esquerdo)

- pressão venosa jugular elevada
- bulhas cardíacas abafadas/ruído de fricção
- ECG: voltagem reduzida, elevação ST, depressão PR, anomalias inespecíficas da onda T

√ campos pulmonares normais + vascularização pulmonar normal

√ rápido aumento do tamanho do coração

ECO:

√ colapso diastólico do VD

√ colapso cíclico de qualquer dos átrios

TETRALOGIA DE FALLOT

= mau desenvolvimento do infundíbulo pulmonar secundário à divisão desigual do conotronco

Incidência: 8% de todas as cardiopatias congênitas; cardiopatia congênita cianótica mais comum após 1 ano de vida

TÉTRADE:
1. Obstrução do fluxo de saída ventricular direito: geralmente ao nível do infundíbulo pulmonar, ocasionalmente na valva pulmonar
2. CIV
3. Hipertrofia ventricular direita
4. Aorta cruzando por cima do septo interventricular

Hemodinâmica:

Feto: fluxo sangüíneo pulmonar suprido por fluxo retrógrado através do ducto arterioso com ausência de hipertrofia do VD/retardo do crescimento intra-uterino

Neonato: *shunt* D-E desviando-se da circulação pulmonar com diminuição da saturação de oxigênio sistêmico (cianose); sobrecarga de pressão + hipertrofia do VD secundária à estenose do infundíbulo pulmonar

Associada a:

(1) Valva pulmonar bicúspide (40%)
(2) Estenose da artéria pulmonar esquerda (40%)
(3) Arco aórtico direito (25%)
(4) Fístula traqueoesofágica
(5) Síndrome de Down
(6) Costelas em forquilha, escoliose
(7) Anomalias das artérias coronárias em 10% (ACrD única/ACrE da ACrD)

- cianose em 3–4 meses de idade (oculta ao nascimento pelo DAP)
- dispnéia aos esforços, baqueteamento digital e artelhos
- posição de cócoras quando em fadiga (aumenta o fluxo sangüíneo pulmonar)
- "ataques episódicos" = perda de consciência
- policitemia, valores de PO_2 baixos, murmúrio sistólico na área pulmonar

√ concavidade pronunciada na região do tronco da artéria pulmonar (AP pequena/ausente)

√ *coeur en sabot* (coração em forma de bota) = dilatação do ventricular direita

√ arco aórtico no lado direito em 25%

√ marcante redução no calibre + número de vasos pulmonares

√ assimetria da vasculatura pulmonar

√ padrão reticular com curso horizontal usualmente na periferia (= circulação colateral proeminente das conexões pleuropulmonares)

US-OB:

√ aorta dilatada cursando sobre o septo interventricular

√ CIV usualmente perimembranoso

√ trato do fluxo de saída do VD levemente estenótico

√ SEM hipertrofia ventricular direita no metade do trimestre

ECO:
- √ descontinuidade entre a parede aórtica anterior + septo interventricular (= cursando sobre a aorta)
- √ átrio esquerdo pequeno
- √ hipertrofia ventrocular direita com pequeno trato de saída ventricular direito
- √ alargamento da aorta
- √ espessamento da parede ventricular direita + septo interventricular

Prognóstico: sobrevida espontânea sem correção cirúrgica em 50% até a idade dos 7 anos; em 10% até a idade dos 21 anos

Trat.: Cirurgia precocemente na infância
- (a) paliativo
  - (1) Shunt de Blalock-Taussig = anastomose término-lateral da artéria subclávia com artéria pulmonar oposta ao arco aórtico (64% de taxa de sobrevida aos 15 anos; 55% aos 20 anos)
  - (2) Operação de Pott à esquerda = anastomose da artéria pulmonar esquerda com a aorta descendente
  - (3) Procedimento de Waterston-Cooley = anastomose entre a aorta descendente + artéria pulmonar direita
  - (4) *Shunt* central = procedimento de Rastelli = enxerto sintético tubular entre a aorta ascendente + artéria pulmonar
- (b) cirurgia cardíaca corretiva aberta = fechamento do CIV + reconstrução do trato de saída do ventrículo direito pela excisão do tecido obstrutivo (82% de taxa de sobrevida aos 15 anos)

Mortalidade operatória: 3%–10%

TETRALOGIA ROSA = hipertrofia infundibular no CIV (3%)
TETRALOGIA DE FALLOT = tetralogia + CIA
TRILOGIA DE FALLOT = estenose pulmonar + hipertrofia VD = forame oval patente

TRANSECÇÃO AÓRTICA

= RUPTURA AÓRTICA TRAUMÁTICA = laceração aórtica/ruptura pela lesão súbita por desaceleração horizontal

Local:
- (a) istmo aórtico (88%–95%)
  a artéria braquiocefálica + ligamento arterioso fixam a aorta nesta região
- (b) arco aórtico com avulsão do tronco braquicefálico (4,5%)
- (c) aorta ascendente imediatamente acima da valva aórtica (1%)
  Cp: tamponamento cardíaco; NENHUM hematoma mediastinal
- (d) aorta descendente (1.8%)

Extensão da injúria:
- (1) Ruptura completa (85%) com exsangüinação antes de alcançar o hospital
- (2) Ruptura incompleta (15%)
  - (a) ruptura da íntima transversa
  - (b) lesão da íntima + média com acúmulo subadiventicial de sangue (40%) = falso aneurisma
  - ◊ A aorta evolui para uma ruptura completa dentro de 24 anos em 50% dos pacientes!

- dor torácica interescapular severa, dispnéia
- hipertensão nas extremidades superiores = coarctação traumática aguda
- alteração nos pulsos periféricos
- murmúrio sistólico no segundo espaço interespaço paraesternal esquerdo

RxT:

N.B.: Não existem achados à radiologia simples de lesão aórtica (desde que a integridade aórtica é mantida pela adventícia intacta)! A fonte do sangramento mediastinal são os vasos ázigos, hemiázigos, paraespinhal e intercostais!

Sinais mais precoces e específicos:
- √ deslocamento para a esquerda da linha mediastinal esquerda anormalmente se estendendo acima do nível do arco aórtico, formando uma capa apical esquerda
- √ sinal da "capa apical" esquerda/direita em 37% (= hematoma extrapleural ao longo dos vasos braquiocefálicos)
- √ alargamento do espaço paratraqueal direito de > 4–5 mm (= hematoma entre a pleura + traquéia)

- √ radiografia de tórax normal na admissão em 28% (os sinais radiográficos podem não se desenvolver até 6–36 horas)
- √ largura mediastinal > 8 cm ao nível do arco aórtico (75%)
- √ largura mediastinal em relação à largura torácica > 0,25
- √ contorno aórtico irregular mal definido (75%)
- √ obliteração parcial da aorta descendente
- √ opacificação da janela aortopulmonar
- √ desvio do tubo nasogástrico para a direita do processo espinhoso em T4 (67%)
- √ compressão traqueal + deslocamento para a direita (61%)
- √ depressão do brônquio principal esquerdo ântero-inferiormente + em direção à direita (53%)
- √ hematórax esquerdo geralmente de rápida taxa de acúmulo sem fratura de costela evidente (ruptura na pleura mediastinal)
- √ fraturas da primeira e segunda costelas (17%)

Mnemônico: "CAMA BED"
Capa apical
Aórtica (silhueta rugosa)
Morte em 80%–90%
Alargamento mediastinal
Brônquio principal esquerdo (depressão)
Entérico (tubo nasogástrico), deslocamento
Desvio traqueal

TCNC (55% sensível, 65% específico):
- √ obliteração da interface aorta-gordura com atenuação aumentada (= hematoma mediastinal)

Angio (método definitivo de diagnóstico):
- ◊ Todos os pacientes com hematoma mediastinal necessitam de aortografia! Guarde seu contraste para este estudo!

Positivos verdadeiros:
Em 20% dos pacientes com hematoma mediastinal a aortografia demonstra lesão aguda traumática da aorta!
- √ falso aneurisma traumático
- √ ruptura da íntima (5%–10%)
- √ dissecção pós-traumática (11%)
- √ coarctação pós-traumática

DD: ductus diverticulum (em 10% dos indivíduos normais)

Prognóstico:
15%–20% de taxa de sobrevida inicial (devido à formação de hematoma periaórtico + falso aneurisma contido pela adventícia ± tecido conjuntivo circundante)
(a) com o reparo cirúrgico 15% sobrevive
(b) sem intervenção: 80% morre dentro de 1 hora; 85% morre dentro de 24 horas, 98% morre dentro de 10 semanas; o falso aneurisma crônico pode se desenvolver em 2%–5% ao nível do istmo/aorta descendente

Pseudo-aneurisma aórtico traumático crônico

= aneurisma existente por > 3 meses (a quantidade de fibroplasia na parede após a ruptura geralmente não é suficiente para impedir uma ruptura subseqüente até pelo menos 3 meses após o episódio traumático inicial)

Incidência: 5% dos pacientes que sobrevivem à transecção aórtica > 24–48 horas
- período assintomático de meses a anos (em 11% > 10 anos)
- sintomas clínicos tardios: dor torácica, dor na região dorsal, dispnéia, tosse, rouquidão, disfagia

Complicação: ICC, obstrução parcial do lúmen aórtico, endocardite bacteriana, fístula aortoesofagiana, dissecção aórtica, obstrução da árvore traqueobrônquica, êmbolos sistêmicos

Prognóstico: dilatação + eventual ruptura;
10 anos de taxa de sobrevida:
85% com o reparo cirúrgico,
66% sem reparo cirúrgico

TRANSPOSIÇÃO DOS GRANDES VASOS

Transposição completa das grandes artérias

= TGV = D-TRANSPOSIÇÃO
= insuficiência do septo aorticopulmonar em seguir um trajeto espiral caracterizado por (1) aorta originado do VD (2) artéria pulmonar originando do VE (3) posição normal dos átrios + ventrículos

Incidência: 10% de todas as cardiopatias congênitas

VARIAÇÕES:
1. TGV completa + septo interventricular intacto
2. TGV completa + CIV: ICC pelo CIV
3. TGV completa + CIV + estenose pulmonar: a estenose pulmonar impede a ICC = sobrevida mais longa

Hemodinâmica:
Feto: nenhum comprometimento hemodinâmico com peso ao nascer normal
Neonato: mistura das duas circulações independentes necessária para a sobrevida

Mistura do sangue de ambas as circulações via:
(1) DAP + forame oval patente (quando o DAP fecha-se o prognóstico é pior)
(2) CIV (50%)
- cianose (causa mais comum para a cianose no neonato) segunda causa mais comum de cianose após a tetralogia de Fallot
- sintomático 1–2 semanas após o nascimento

RxT:
√ aspecto "em ovo" do coração = mediastino superior estreito secundário ao timo hipoplásico + hiperaeração + relações anormais dos grandes vasos
√ dilatação cardíaca começando 2 semanas após o nascimento
√ dilatação do coração direito
√ dilatação do átrio esquerdo (com CIV)
√ tronco pulmonar ausente (99%) = AP localizada posteriormente na linha média
√ fluxo sangüíneo pulmonar aumentado (se não associado à estenose pulmonar)
√ aorta na linha média (30%)/aorta ascendente com convexidade para a direita
√ arco aórtico direito em 3% (avaliação difícil devido à posição da linha média + tamanho pequeno)

US-OB:
√ as grandes artérias surgem dos ventrículos de uma maneira paralela
√ aorta anterior + à direita da artéria pulmonar (em 60%; raramente lado a lado)

Prognóstico: sobrevida global de 70% em uma semana, 50% em um mês, 11% em um ano, segundo a história natural

Trat.:
(1) Administração de prostaglandina E1 para manter a patência ductal
(2) Procedimento de Rashkind = septostomia com balão para criar um CIA
(3) Procedimento de Blalock-Hanlon = criação cirúrgica de um CIA
(4) Operação de Mustard (corretiva) = remoção do septo atrial + criação de um coxim intra-atrial direcionando o retorno venoso pulmonar para o VD + retorno venoso sistêmico para o VE; 79% de sobrevida em 1 ano; 64%–89% de sobrevida em 5 anos

Transposição corrigida dos grandes vasos

= TRANSPOSIÇÃO CORRIGIDA CONGENITAMENTE
= L-TRASNPOSIÇÃO
= curva anômala dos ventrículos primordiais associado com falta de rotação espiral do septo conotruncal caracterizado por:
(1) Transposição das grandes artérias
(2) Inversão dos ventrículos (VE no lado direito, VD no lado esquerdo):
 (a) AD conectado ao VE morfológico
 (b) AE conectado ao VD morfológico
(3) Valvas AV + artérias coronárias seguem seus ventrículos correspondentes

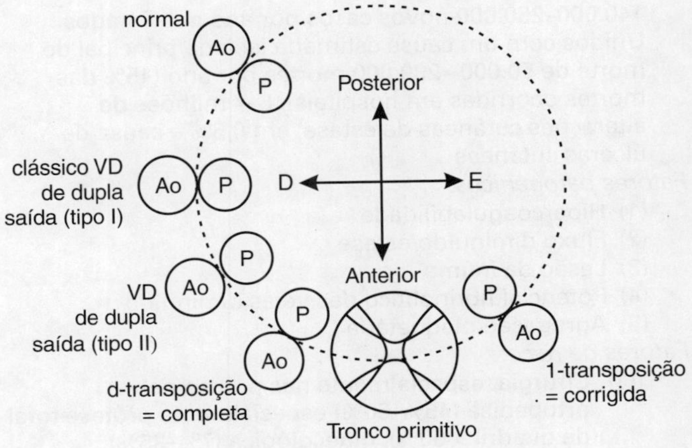

Hemodinâmica: anomalia corrigida funcionalmente
Associada a:
(1) Usualmente CIV perimembranoso (em > 50%)
(2) Estenose pulmonar (em 50%)
(3) Anomalia da valva atrioventricular (= tricúspide) esquerda (como em Ebstein)
(4) Dextrocardia (alta incidência)
• bloqueio atrioventricular (mal-alinhamento atrial + septo ventricular)

RxT:
√ convexidade anormal/retificação da porção superior da borda cardíaca esquerda (aorta ascendente surgindo do VD invertido)
√ croça da aorta + aorta descendente inaparentes (sobre a coluna vertebral)
√ tronco pulmonar inaparente (posição mais para a direita posteriormente) = SINAL PREMIER
√ contorno abaulado da borda cardíaca inferior esquerda com elevação acima do diafragma (VD anatômico)
√ entalhe apical (= entalhe septal)
√ fluxo sangüíneo pulmonar aumentado (se *shunt* presente)
√ hipertensão venosa pulmonar (se valva AV do lado esquerdo incompetente)
√ dilatação do átrio esquerdo

Angio:
√ VE original do lado direito: paredes finas, forma cilíndrica/cônica com recesso alto esvaziando-se na aorta (= ventrículo venoso)
√ VD original do lado esquerdo: forma bulbosa, triangular, câmara trabeculada com trato de saída infundibular para dentro do tronco pulmonar (= ventrículo arterial)

US-OB:
√ as grandes artérias surgem dos ventrículos de uma maneira paralela
√ valva aórtica separada da valva tricúspide por um infundíbulo completo
√ continuidade fibrosa entre a valva pulmonar + valva mitral

Prognóstico: (desfavorável secundário aos defeitos cardíacos adicionais) 40% com taxa de sobrevida em 1 ano, 30% com sobrevida de 10 anos

TROMBOSE VENOSA PROFUNDA

= TVP

Incidência:
140.000–250.000 novos casos por ano nos Estados Unidos com um causa estimada isolada/principal de morte de 50.000– 200.000 mortes por ano (15% das mortes ocorridas em hospitais); 6–7 milhões de alterações cutâneas de estase; em 0,5% é causa de úlceras cutâneas

Fatores patogênicos:
(1) Hipercoagulabilidade
(2) Fluxo diminuído/estase
(3) Lesão da íntima
(4) Potencial fibrinolítico das veias diminuído
(5) Agregação plaquetária

Fatores de risco:
(1) Cirurgia, especialmente nas pernas/pelve: ortopédica (45%–50%) especialmente prótese total de quadril > 50%), ginecológica (7%–35%), neurocirurgia (18%–20%), urológica (15%–35%), cirurgia geral (20%–25%)
(2) Trauma grave
(3) Imobilização prolongada: extremidade hemiplégica, paraplegia + quadriplegia, gessados/ortoses ortopédicas
(4) Malignidade (fator de risco 2,5) = Síndrome de Trousseau
(5) Obesidade (fator de risco 1,5)
(6) Diabete
(7) Gravidez (fator de risco 5,5) e por 8–12 semanas pós-parto
(8) Medicação: anticoncepcionais, terapia de reposição com estrogênios, tamoxifen (fator de risco 3,2)
(9) Função cardíaca diminuída: insuficiência cardíaca congestiva, infarto do miocárdio (20%–50%; fator de risco 3,5)
(10) Idade > 40 anos (fator de risco 2,2)
(11) Veias varicosas
(12) TVP prévia (fator de risco 2,5)
(13) Pacientes com grupo sangüíneo A > grupo 0
(14) Policitemia
(15) Tabagismo

Localização:
(1) Veia dorsal da panturrilha (± trombose ascendente)
(2) Veias iliofemorais (± trombose descendente)
(3) Veias periféricas + iliofemorais simultaneamente
(4) Raro: veia ilíaca interna, veia ovariana, veias lombares ascendentes

E:D = 7:3 devido à compressão da veia ilíaca comum esquerda pela artéria ilíaca comum esquerda (as pulsações arteriais levam à lesão endotelial crônica, com formação de esporão intraluminal, que está presente em 22% das autópsias + em 90% dos pacientes com TVP)

• Sintomas locais devido à obstrução/flebite usualmente somente quando (a) trombooclusiva (b) o coágulo se estende para dentro da veia poplítea/veia mais proximal (14%–78% de sensibilidade, 4%–21% de especificidade)
  • calor
  • edema (medida da circunferência)
  • branqueamento da perna (*phlegmasia dolens* alba)/perna azul com a obstrução completa (*phlegmasia cerulea dolens*)
  • dor em cãibra profunda afetando a extremidade, pior na posição ereta, melhora quando deambula
  • sensibilidade ao longo do trajeto da veia afetada
  • sinal de Homans = dor na panturrilha com a flexão dorsal do pé
  • sinal de Payr = dor com a compressão da sola do pé

◊ 2/3 das tromboses venosas profundas são clinicamente silenciosas
◊ Somente 50% das TVP clinicamente suspeitas são confirmadas
◊ Sintomatologia da TVP devido a outras causas em 15%–30% dos pacientes
◊ Venogramas bilaterais negativos em 30% dos pacientes com êmbolos pulmonares detectados angiograficamente (teoria do "big-bang" = o coágulo emboliza-se interiormente para o pulmão, não deixando resíduos dentro da veia)

Venografia (89% de sensibilidade, 97% de especificidade): Falso negativo em 11%, falso positivo em 5%; estudo abortado/não diagnóstico em 5%

Risco: flebite pós-venografia (1%–2%), reação ao contraste, necrose cutânea induzida por material de contraste, nefropatia

√ defeito de enchimento intraluminal presente em todas as imagens

√ não visualização das veias da panturrilha

√ enchimento inadequado da veia femoral comum + veia ilíaca externa + comum

US no modo B (88%–100% de sensibilidade, 92%–100% de especificidade, > 90% de acurácia para a TVP na coxa e veias poplíteas):

√ falta de colapso luminal completo com a compressão venosa (DD: deformidade + cicatriz por TVP prévia; dificuldades técnicas no canal dos adutores + veia femoral profunda distal)

√ visualização do coágulo dentro da veia (DD: sangue com fluxo lento; artefato da máquina)

√ < 75% de aumento no diâmetro da veia femoral comum durante a manobra de Valsalva

√ um diâmetro venoso pelo menos duas vezes o da artéria adjacente sugere trombo com idade < de 10 dias

US com Doppler:

√ ausência de espontaneidade (= qualquer registro em forma de onda), não confiável em veias periféricas

√ sinal venoso contínuo = ausência de fases (= nenhuma variação cíclica na velocidade do fluxo com a respiração, isto é, diminui na expiração + aumenta na inspiração) é suspeita de obstrução proximal

√ atenuação/ausência de aumento (= nenhum aumento na velocidade de fluxo com a compressão distal) indica compressão/oclusão venosa nos segmentos venosos interpostos

√ o fluxo venoso pulsátil é sinal de insuficiência cardíaca congestiva/efusão pericárdica/tamponamento cardíaco/embolia pulmonar com hipertensão pulmonar

Pletismografia de oclusão venosa:

— 87%–95%–100% de sensibilidade, 92%–100% de especificidade para a TVP acima do joelho

— 17%–33% de sensibilidade para a TVP abaixo do joelho

= a obstrução temporária do fluxo venoso por um manguito pneumático em torno da porção média da coxa, inflado acima da pressão venosa, leva ao aumento progressivo no volume de sangue na porção inferior da perna; ao liberar o manguito do membro rapidamente, o volume de repouso retorna com pronto retorno venoso; as alterações de volume de sangue do membro são medidas pela pletismografia de impedância, na qual uma fraca corrente alternada é passada através da perna; a resistência elétrica varia inversamente com o volume de sangue; a força da corrente é mantida constante e as alterações na voltagem refletem diretamente as alterações no volume sangüíneo

√ elevação inicial no volume venoso (= capacitância venosa) diminuída

√ atraso no fluxo de sangue venoso = "queda" medida em 3 segundos

Falsos positivos (6%): doença cardiopulmonar grave, massa pélvica, fluxo arterial diminuído

Falsos negativos: trombose das veias da panturrilha, trombos pequenos

Fibrinogênio marcado com I-125:

— 90% sensível para os trombos da panturrilha

— 60%–80% sensível para os trombos da veia femoral superficial

— insensível para os trombos na porção superior da coxa/pelve

Risco: resultados não disponíveis por alguns dias, transmissão de infecção viral

Falsos positivos: hematoma, inflamação, feridas, pequenos trombos antigos isolados na veia femoral comum/ilíaca

Cp:

(1) Embolia pulmonar (50%): em 90% a partir das extremidades inferiores/pelve; em 60% com trombo proximal "flutuando livremente"/"fazedor de viúvas"; ocorre geralmente entre o 2º e 4º (7º) dia de trombose

Fonte do êmbolo pulmonar:

múltiplos locais (1/3), criptogênico em 50%;

(a) extremidade inferior	(46%)
(b) veia cava inferior	(19%)
(c) veias pélvicas	(16%)
(d) trombo cardíaco mural	(4,5%)
(e) extremidade superior	(2%)

Probabilidade de embolia pulmonar: 77% para as veias ilíacas, 35%–67% para a veia femoropoplítea, 0%–46% para as veias da panturrilha

(2) Síndrome pós-flebítica (SPF) em 20% dos casos com TVP (= recanalização para um pequeno lúmen, alterações focais da parede) devido à incompetência valvular

(3) *Phlegmasia cerulea/alba dolens* (= drenagem venosa gravemente prejudicada, resultando em gangrena)

Prognóstico:

Os trombos venosos tibiais/fibulares resolvem espontaneamente em 40%, estabilizam em 40% e propagam para a veia poplítea em 20%

Profilaxia: compressão intermitente das pernas, heparina, warfarina

Trat.:

(1) Heparina EV

(2) Anticoagulação sistêmica (warfarin) por ≥ 3 meses, diminui o risco da TVP recorrente nos 3 meses iniciais de 50% para 3% + embolia pulmonar de 30% para 8%; a necessidade para a anticoagulação na TVP das veias da panturrilha é controversa

(3) Filtro caval (10%–15%) em pacientes com contra-indicação/complicação da anticoagulação ou progressão da TVP/embolia pulmonar a despeito de anticoagulação adequada

TRONCO ARTERIOSO

= TRONCO ARTERIOSO PERSISTENTE

= VÁLVULA ÚNICA DO CORAÇÃO

= septação anormal do conotronco caracterizado por:
(1) Uma grande artéria surgindo do coração dando origem à artéria coronária, pulmonar e artérias sistêmicas, favorecendo os dois lados
(2) Grande CIV

Incidência: 2% de todas as cardiopatias congênitas

Tipos:

Tipo I	(50%)	=	AP principal + aorta surgem da valva do tronco comum
Tipo II	(25%)	=	ambas as artérias pulmonares surgem da parte posterior do tronco
Tipo III	(10%)	=	ambas as artérias pulmonares surgem do lado do tronco
Tipo IV		=	"pseudotronco" = ausência de artérias pulmonares; suprimento pulmonar dos colaterais sistêmicos originando da aorta descendente
Subtipo A		=	CIV infundibular presente
Subtipo B		=	CIV ausente

Associado a:
(1) Arco aórtico direito (em 35%)
cianose + vascularização do *shunt* + arco aórtico direito
= TRONCO
(2) Costelas em forquilha

Hemodinâmica:
Feto: ICC somente com a valva incompetente secundária à regurgitação maciça do tronco para os ventrículos
Neonato: *shunt* E-D após a diminuição da resistência pulmonar (desvio maciço do fluxo para a região pulmonar) leva à ICC (sobrecarga ventricular)/hipertensão pulmonar com o passar do tempo

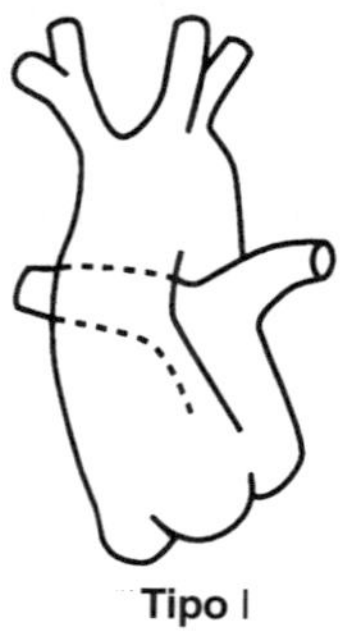
Tipo I

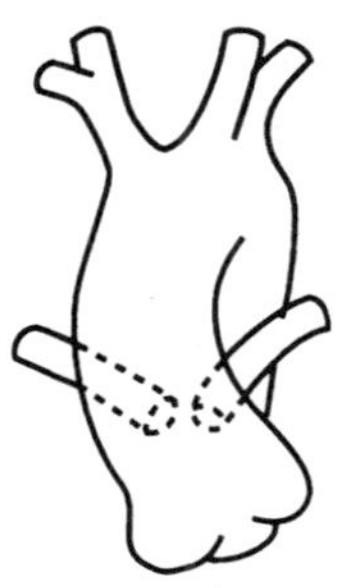
Tipo II

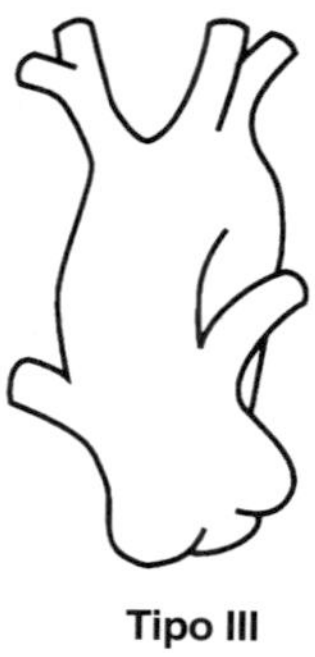
Tipo III

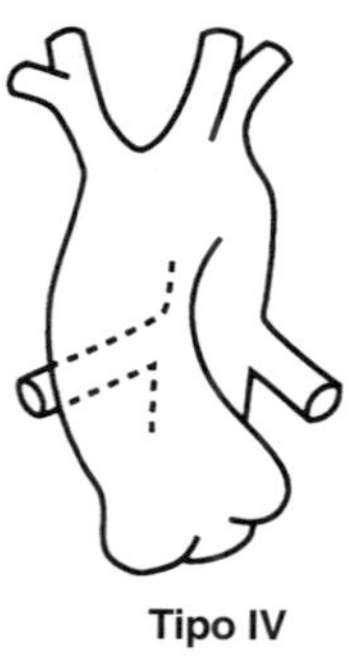
Tipo IV

- cianose moderada, aparente com o choro
- grave ICC dentro dos primeiros dias/meses de vida (nos grandes *shunts* D-E)
- murmúrio sistólico

RxT:
√ cardiomegalia (volume do VE aumentado)
√ AE aumentado (50%) secundário ao fluxo sangüíneo pulmonar aumentado
√ grande "sombra aórtica" = tronco arterioso
√ "sinal da cachoeira/vírgula hilar" = hilo direito elevado (30%); hilo esquerdo elevado (10%)
√ segmento pulmonar côncavo (50%) (o tipo I possui segmento pulmonar esquerdo convexo)
√ fluxo sangüíneo pulmonar aumentado, pode ser assimétrico

ECO:
√ vaso arterial único por sobre o septo interventricular (DD: tetralogia de Fallot)
√ valva semilunar única freqüentemente displásica + incompetente com três a seis folhetos (mais comumente três folhetos)

Prognóstico: 40% com taxa de sobrevida em 6 meses, 20% com um ano de sobrevida

Trat: procedimento de Rastelli (30% não serão mais operáveis aos 4 anos de idade) = (a) valva artificial posicionada muito alta no trato de saída do ventrículo direito, por meio de um enxerto de Dacron com a artéria pulmonar (b) fechamento do defeito septal ventricular

Hemitronco

= rara anomalia caracterizada por
(a) uma artéria pulmonar (comumente AP direita) surgindo do tronco
(b) uma artéria pulmonar surgindo do VP/suprida por colaterais sistêmicos

Associado a: DAP (80%), defeito septal ventricular (geralmente isolado à AP esquerda)

- acianótica

Pseudotronco arterioso

= TRONCO TIPO IV = forma grave de tetralogia de Fallot com atresia do tronco pulmonar; toda a circulação pulmonar através das artérias colaterais brônquicas (não é uma forma de tronco arterioso no sentido estrito); caracterizado por (1) atresia pulmonar (2) atresia com *shunt* direito-esquerdo (3) hipertrofia do VD

Associado a: arco aórtico direito em 50%

- cianose

√ concavidade na área do segmento pulmonar
√ aspecto anormal em "vírgula" da artéria pulmonar
√ ausência das artérias pulmonares normal direita e esquerda (radiografia de tórax de perfil)
√ indentação esofagiana posterior (devido aos grandes colaterais sistêmicos)
√ vasos pulmonares hilares + intrapulmonares (colaterais sistêmicos)
√ *coer en sabot* = dilatação do VD
√ aorta ascendente proeminente com hiperpulsações

ÚLCERA AÓRTICA PENETRANTE

= caracterizada pela ulceração da placa ateromatosa que rompe a lâmina elástica externa + resulta em hemorragia para a média/ruptura através da parede da aorta

Localização: porção média da aorta descendente torácica

Angio:
√ placa aterosclerótica ulcerada
√ espessamento da parede aórtica

TCNC:
√ placa ulcerada focalmente
√ o hematoma intramural não pode ser diferenciado do trombo intraluminal/placa aterosclerótica

RMN:
√ placa aórtica profundamente ulcerada
√ hematoma subagudo na parede aórtica indicado por alta intensidade de sinal em T1WI + T2WI (metemoglobina), tanto localizado como mimetizando a dissecção do tipo 3
√ ruptura aórtica com hematoma contido

DD:
(1) Dissecção aórtica (descolamento da íntima, falso lúmen patente)
(2) Ateroma/trombo (baixa intensidade de sinal em T1WI + T2WI)

USO DE DROGAS INJETÁVEIS

Complicações secundárias a:
(a) efeitos tóxicos diretos das drogas ou combinações de drogas (por exemplo, heroina + cocaína/Talwin)
(b) efeitos tóxicos diretos de adulterantes (a heroína é misturada ("cortada") com quinina, bicarbonato de sódio, serragem)
(c) preparação séptica
(d) técnica de injeção
(e) escolha do local de injeção ("golpe na virilha" na veia femoral; "golpe de canivete" na veia jugular, subclávia e braquicefálica)

A. Complicações cardiovasculares
1. Pseudo-aneurisma arterial pode ser seguido por ruptura com exsangüinação/perda do membro
2. Fístula arteriovenosa
3. Oclusão arterial
   (a) no local da injeção devido ao dano intimal, trombose, espasmo
   (b) distal ao local da injeção devido à embolização, espasmo
4. Trombose venosa
5. Migração intravenosa da agulha para o coração/pulmão
6. Embolização de agente infeccioso/corpo estranho/ar pela injeção arterial inadvertida ("hit the pink")
7. Endocardite (mais comum *S. aureus*)

B. Complicações dos tecidos moles
1. Hematoma/abscesso
2. Corpos estranhos
3. Linfadenopatia
4. Celulite

C. Complicações esqueléticas
1. Osteomielite
   (a) contaminação direta: isto é, osso pubiano ("golpe na virilha")/clavícula ("golpe de canivete")
   (b) hematogênica: coluna mais comumente afetada
2. Artrite séptica: sacroilíaca, esternoclavicular, sínfise púbica, quadril, joelho, punho

D. Complicações pleuropulmonares
1. Pneumotórax ("golpe de canivete")
2. Hemo/piotórax
3. Êmbolo pulmonar séptico

E. Complicações gastrintestinais
1. Grave íleo colônico
2. Pseudo-obstrução colônica
3. Enterocolite necrotizante
4. Abscesso hepático

F. Complicações geniturinárias
1. Glomeruloesclerose focal/segmentar (viciados em heroína)
2. Amiloidose

G. Complicações neurológicas
1. Abscesso epidural espinhal em 5%–18% (pela osteomielite vertebral)
2. Compressão medular (colapso de corpo vertebral)
3. Infarto cerebral (pela endocardite bacteriana subaguda, efeito tóxico da droga, espasmo, dano da íntima pelo "golpe de canivete")
4. Hemorragia intracraniana (pelo trauma, hipertensão, injeção de drogas anticolinérgicas, ruptura de aneurisma micótico)
5. Meningite, abscesso cerebral

VALVA MITRAL ROTA

Causa:
(1) Ruptura das cordas tendíneas na doença reumática cardíaca, doença cardíaca isquêmica, endocardite bacteriana
(2) Ruptura da cabeça do músculo papilar no infarto agudo do miocárdio, trauma torácico

Localização: da corda ao folheto desde o músculo papilar póstero-medial (suprimento sangüíneo a partir de um único vaso)
√ importante movimento posterior hilossistólico
√ padrão de movimento aleatório anárquico das partes rotas na diástole
√ amplitude excessivamente grande do folheto anterior da valva mitral

VENTRÍCULO DIREITO DE DUPLA SAÍDA

= DORV (*double-outlet right ventricle*)
= CORAÇÃO DE TAUSSIG-BING
= maior parte da aorta + artéria pulmonar originam-se do VD secundário ao mau desenvolvimento do conotronco

Tipo 1 aorta posterior à artéria pulmonar + trajeto espiralado (mais freqüente)
Tipo 2 coração de Taussig-Bing = aorta posterior à artéria pulmonar + trajeto paralelo
Tipo 3 aorta posterior à artéria pulmonar + trajeto paralelo

Hemodinâmica:
Feto: sem ICC no útero (na ausência de outras anomalias obstrutivas)
Neonato: a sobrecarga ventricular leva à ICC

Associado a: CIV (100%); estenose pulmonar (50%), DAP
√ aorta cursando por cima do septo interventricular com conexão predominante ao VD
√ aorta posterior/paralela/anterior à artéria pulmonar
√ aumento do VD (sobrecarga de volume)

VENTRÍCULO DIREITO HIPOPLÁSICO

= ATRESIA PULMONAR COM SEPTO VENTRICULAR INTACTO

= ventrículo direito mal desenvolvido devido à presença de atresia pulmonar na presença de um septo interventricular intacto

Tipo I = VD pequeno secundário à valva tricúspide competente (mais comum)

Tipo II = VD normal/aumentado secundário à valva tricúspide incompetente

Hemodinâmica:

Feto: *shunt* atrial E-D através do forame oval; fluxo retrógrado através do ducto arterioso para dentro do leito vascular pulmonar

Neonato: o fechamento do ducto resulta em cianose, acidose e morte

√ cavidade ventricular direita pequena (ápice do VD + VE devem estar no mesmo nível)

√ atresia da valva pulmonar

√ artéria pulmonar proximal hipoplásica

√ defeito septal atrial *secundum* (freqüentemente associado)

Trat.: infusão de prostaglandina E1 + valvotomia + *shunt* entre artéria sistêmica — artéria pulmonar

VENTRÍCULO ÚNICO

= CORAÇÃO UNIVENTRICULAR

= VENTRÍCULO ÚNICO COM ENTRADA DUPLA

= falha no desenvolvimento do septo interventricular ± ausência de uma válvula atrioventricular (atresia mitral/tricúspide) ± estenose aórtica/pulmonar

- defeito de condução (anatomia aberrante do sistema de condução)

√ duas válvulas atrioventriculares conectam-se a uma câmara ventricular principal

√ o ventrículo único pode ser um VE (85%)/VD/indeterminado

√ uma câmara ventricular rudimentar pode estar presente, a qual é localizada anteriormente (no univentrículo esquerdo)/posteriormente (no univentrículo direito)

√ câmara rudimentar ± conexão para uma das grandes artérias

√ pode estar associado com atresia mitral/tricúspide

FÍGADO, DUCTOS BILIARES, PÂNCREAS E BAÇO

DIAGNÓSTICO DIFERENCIAL DAS DESORDENS HEPÁTICAS, BILIARES, PANCREÁTICAS E ESPLÊNICAS

FÍGADO

Aumento hepático difuso

FÍGADO DE TAMANHO NORMAL
(medida craniocaudal na linha medioclavicular)
< 13 cm = normal
13,0–15,5 cm = indeterminado (em 25% dos pacientes)
> 15,5 cm = hepatomegalia (87% de acurácia)

A. METABÓLICO
1. Infiltração gordurosa
2. Amilóide
3. Doença de Wilson
4. Doença de Gaucher
5. Doença de von Gierke
6. Doença de Niemann-Pick
7. Doença de Weber-Christian
8. Galactosemia

B. MALIGNIDADE
1. Linfoma
2. Metástases difusas
3. HCC difusa

N.T.: nenhuma referência nas abreviações sobre o que vem a ser "HCC".

4. Angiossarcoma

C. INFLAMAÇÃO/INFECÇÃO
1. Hepatite
2. Mononucleose
3. Tuberculose miliar, histoplasmose, sarcóide
4. Malária
5. Sífilis
6. Leptospirose
7. Doença granulomatosa crônica da infância

D. VASCULAR
1. Congestão passiva

E. OUTROS
1. Cirrose precoce
2. Doença renal policística

Atenuação hepática aumentada

Depósitos anormais de substâncias com altos números atômicos

(1) FERRO
(a) hemocromatose primária (b) Hemossiderose transfusional (c) Siderose de Bantu = ferro excessivo da dieta pela preparação em panelas de ferro (cerveja de Kaffir)

(2) COBRE
Doença de Wilson = degeneração hepatolenticular
= aumento da deposição de cobre no fígado + núcleos da base

(3) IODO
Amiodarona (= droga antiarrítmica com 37% de iodo de peso)
√ 95–145 HU (variação normal para o fígado de 30–70HU)

(4) OURO
Ouro coloidal para a terapia da artrite reumatóide

(5) TOROTRAST
Emissor alfa com número atômico 90

(6) TÁLIO
Ingestão acidental/suicida de rodenticidas (doses letais de 0,2 a 1,0 g)

(7) DEPOSIÇÃO AGUDA MACIÇA DE PROTEÍNAS

(8) DOENÇA DO ARMAZENAMENTO DO GLICOGÊNIO

Mnemônico: "G CHATO"
Glicogênio (doença do armazenamento)
Ciclofosfamida
Hemocromatose/hemossiderose
Amiodarona
Torotrast
Ouro (terapia com)

Ecogenicidade hepática generalizadamente aumentada

1. Infiltração gordurosa
2. Cirrose
3. Hepatite crônica
4. Degeneração vacuolar

Lesão hepática focal

A. SOLITÁRIA
(a) benigna
(1) Cisto simples/cisto equinocócico
(2) Hemangioma cavernoso
(3) Abscesso
(4) Hematoma/cisto traumático
(5) Adenoma
(6) Hiperplasia tubular focal
(7) Alteração gordurosa
(b) maligna
(1) Hepatoma
(2) Metástase
(3) Colangiocarcinoma periférico

B. MÚLTIPLO
(a) benigno
(1) Cistos simples
(2) Hemangioma cavernoso
(3) Doença policística
(4) Abscessos múltiplos
(5) Doença de Caroli
(6) Adenoma
(7) Nódulos hepáticos em regeneração
(b) maligno
(1) Metástases (tumor maligno hepático mais comum)
(2) Hepatoma multifocal
(3) Linfoma

Lesão hepática cística

A. NÃO NEOPLÁSICA
1. Cisto hepático congênito
2. Hematoma
3. Cisto equinocócico
4. Abscesso
5. Doença hepática cística
6. Doença policística autossômica dominante

B. NEOPLÁSICA
1. Hamartoma mesenquimal
2. Sarcoma indiferenciado (sarcoma embrionário)
3. Mesenquimoma maligno
4. Cistadenoma biliar/cistadenocarcinoma
5. Linfangioma
6. Neoplasma necrótico
7. Metástases císticas (ovariana/carcinoma gástrico)

Tumor hepático benigno primário

A. TUMORES EPITELIAIS
(a) hepatocelular
1. Transformação nodular
2. Hiperplasia nodular focal
3. Adenoma hepatocelular
(b) colangiocelular
1. Adenoma do ducto biliar
2. Cistadenoma biliar

B. TUMORES MESENQUIMAIS
(a) tumor do tecido adiposo
(1) Lipoma
(2) Mielolipoma
(3) Angiomiolipoma
(b) tumor do tecido muscular
(1) Leiomioma
(c) tumor dos vasos sangüíneos
(1) Hemangioendotelioma infantil
(2) Hemangioma
(d) tumor mesenquimal
(1) Mesotelioma benigno

C. TUMOR DE TECIDO MISTO
1. Hamartoma mesenquimal
2. Teratoma benigno

D. MISCELÂNEA
1. Tumor de restos da adrenal
2. Tumor pancreático

Tumor hepático maligno primário

A. TUMOR EPITELIAL
(a) hepatocelular
1. Hepatoblastoma (7%)
2. Carcinoma hepatocelular (75%)
(b) colangiocelular (6%)
1. Colangiocarcinoma
2. Cistadenoma biliar

B. TUMOR MESENQUIMAL
(a) tumor dos vasos sangüíneos
1. Angiossarcoma
2. Hemangioendotelioma epitelióide
3. Sarcoma de Kaposi
(b) outros tumores
1. Sarcoma embrionário
2. Fibrossarcoma

C. TUMOR DO TECIDO MUSCULAR
1. Leiomiossarcoma
2. Rabdomiossarcoma

D. MISCELÂNEA
1. Carcinossarcoma
2. Teratoma
3. Tumor da vesícula vitelina
4. Carcinóide
5. Carcinoma escamoso
6. Linfoma primário

Massa hepática ecogênica solitária

Mnemônico: "**M**assas **H**iperecóicas **A**fetando **L**obos **I**nteiros do **F**ígado"
Metástases
Hepatoma, Hemangioma, Hemocromatose, Hiperplasia nodular focal
Adenoma
Lipoma
Infiltração gordurosa
Fibrose

Lesões hepáticas em "olho de touro"

1. Candidíase (no imunossuprimido)
2. Metástase
3. Linfoma, leucemia
4. Sarcoidose
5. Êmbolo séptico
6. Outras infecções oportunistas
7. Sarcoma de Kaposi

Lesão hepática com cicatriz central

1. Hiperplasia nodular focal
2. Adenoma hepático
3. Hemangioma cavernoso gigante
4. Carcinoma hepatocelular fibrolamelar

Massa de baixa densidade no hilo hepático

1. Cisto hepático
2. Pseudocisto pancreático
3. Duplicação entérica
4. Aneurisma da artéria hepática
5. Biloma

Massa hepática de baixa densidade com reforço

1. Hepatoma
2. Metástases hipervasculares (lesões que podem ser obscurecidas após a injeção de contraste: feocromocitoma, carcinóide, melanoma)
3. Hemangioma cavernoso
4. Hiperplasia nodular focal com cicatriz fibrosa central
5. Adenoma hepático

Gás na veia porta

◊ Deve ser considerado um evento ameaçador da vida e sinal de infarto de alça intestinal + gangrena até prova do contrário!

Etiologia:
(a) necrose intestinal
(1) Infarto intestinal (acidentes vasculares, síndrome da artéria mesentérica superior)
(2) Colite ulcerativa
(3) Enterocolite necrotizante
(4) Úlcera gástrica

(b) obstrução GI
  (1) Obstrução do intestino delgado (atresia duodenal)
  (2) Ânus imperfurado
  (3) Atresia esofagiana
(c) miscelânea
  (1) Abscesso intra-abdominal
  (2) Pneumonia
  (3) Injeção iatrogênica de ar durante a endoscopia
  (4) Feto morto
  (5) Diabete, diarréia

Mnemônico: "GEICE"
  Gás (embolia gasosa durante enema baritado com duplo contraste)
  Enterocolite necrotizante
  Infarto (mesentérico)
  Cateterização da veia umbilical
  Eritroblastose fetal

Patogênese:
(1) Infecção com organismos produtores de gás atravessando a parede intestinal para dentro do sistema venoso portal
(2) Necrose intestinal com gás infiltrando diretamente através da parede intestinal lesada e para dentro das vênulas intestinais (obstrução intestinal, úlcera)

Composição do gás colônico:
Metano, dióxido de carbono, oxigênio, nitrogênio, hidrogênio

√ densidades de gás lineares ramificadas na periferia do fígado
√ gás nos vasos mesentéricos
√ pneumatose da parede intestinal

US:
  √ focos intensamente hiperecóicos dentro do lúmen da veia porta + parênquima hepático

Doppler:
  √ picos bidirecionais agudos e elevados (sobrecarga do transdutor do Doppler pela forte reflexão das bolhas de gás na corrente sangüínea) superpostos no espectro normal da veia porta

Prognóstico: freqüentemente fatal dentro de 1 semana do diagnóstico

DD: gás biliar (próximo ao hilo hepático)

Calcificação hepática

A. INFECÇÃO
  1. Tuberculose (48%), histoplasmose, goma, brucelose
  2. Cisto equinocócico (em 33%)
  3. Doença granulomatosa crônica da infância
  4. Abscesso amebiano/piogênico antigo

B. VASCULAR
  1. Aneurisma da artéria hepática
  2. Trombose da veia porta
  3. Hematoma

C. BILIAR
  1. Cálculo intra-hepático

D. TUMORES BENIGNOS
  1. Cisto congênito
  2. Hemangioma cavernoso
  3. Cápsula de nódulos em regeneração
  4. Hemangioendotelioma infantil

E. TUMOR MALIGNO PRIMÁRIO
  1. Hepatoblastoma (10%–20%)
  2. Carcinoma colangiocelular

F. TUMOR METASTÁTICO
  1. Carcinoma mucinoso do cólon, mama, estômago
  2. Carcinoma ovariano (corpos psamomatosos)
  3. Melanoma, mesotelioma, pleural, osteossarcoma, carcinóide, leiomiossarcoma

Mnemônico: "4Hs TAM GV"
  Hepatoma
  Hemocromatose
  Hemangioma
  Hidatidose
  Torotrast
  Abscesso
  Metástase
  Granuloma (curado)
  Vesícula de porcelana

PÂNCREAS

Calcificação pancreática

1. PANCREATITE CRÔNICA
   Numerosas calcificações puntiformes irregulares de vários tamanhos; predominantemente intraductais
   (a) pancreatite alcoólica (em 20%–50%);
     √ calcificações limitadas à cabeça/cauda em 25%
   (b) pancreatite biliar (em 2%)
   (c) pancreatite hereditária (em 35%–60%)
     √ calcificações circulares por toda a glândula
   (d) pancreatite idiopática
   (e) pseudocisto pancreático

2. NEOPLASMA
   (a) adenoma microcístico (em 33%)
     √ aspecto das calcificações em "raios de sol"
   (b) cistadenoma macrocístico:
     √ áreas císticas arredondadas
   (c) adenocarcinoma (em 2%): com padrão em raios de sol
   (d) linfangioma/hemangioma cavernoso:
     √ múltiplos flebolitos
   (e) metástases de câncer colônico

3. HEMORRAGIA INTRAPARENQUIMAL
   (a) hematoma antigo/abscesso/infarto
   (b) ruptura de aneurisma intrapancreático

4. HIPERPARATIREOIDISMO (em 20%):
   50% dos pacientes desenvolvem pancreatite crônica, nefrocalcinose concomitante indistinguível da pancreatite alcoólica

5. FIBROSE CÍSTICA
   Fina calcificação granular implica fibrose pancreática avançada

6. HEMOCROMATOSE

7. KWASHIOKOR = pancreatite tropical: indistinguível da pancreatite alcoólica

Substituição gordurosa + atrofia do pâncreas

1. Obstrução do ducto pancreático principal
2. Fibrose cística
3. Síndrome de Schwachman

4. Hemocromatose
5. Infecção viral
6. Desnutrição

Massas pancreáticas

A. NEOPLÁSICAS
   1. Adenoma
   2. Tumor da ilhota pancreática
   3. Cistadenoma/carcinoma
   4. Neoplasma papilar e sólido
   5. Linfoma

B. INFLAMATÓRIAS
   1. Pancreatite aguda
   2. Pseudocisto
   3. Abscesso pancreático

Cisto pancreático

1. Pseudocisto (90%); secundário a tumor obstrutivo/trauma/pancreatite aguda (em 2%–4%), pancreatite crônica (em 10%–15%) (desenvolve-se dentro de 10–20 dias, consolida-se após 6–8 semanas)
2. Neoplasma cístico (5%–15%)
   < 5% de todos os tumores pancreáticos
   (a) adenoma microcístico = cistadenoma seroso
   (b) adenoma macrocístico = neoplasma cístico mucinoso
   (c) neoplasma sólido e papilar do pâncreas
   (d) tumor da ilhota pancreática (raro)
   (e) adenocarcinoma ductal pancreático (raro)
3. Cisto congênito (raro)
   (a) solitário
   (b) múltiplo (quando associado com doença cística do fígado/outros órgãos):
   Doença renal policística do adulto (cistos hepáticos em 90% à autópsia); doença de von Hippel-Lindau (cistos pancreáticos em 72% à autópsia; em somente 25% à TC)
4. Cisto adquirido:
   (a) cisto de retenção (= exsudato dentro da bursa omental)
   (b) cisto parasitário
   (c) ectasia ductal mucinosa (= obstrução do ducto pancreático como resultado do preenchimento com muco)
      √ dilatação ductal maciça
      √ defeitos de preenchimento luminal à colangiografia endoscópica retrógrada

Neoplasma pancreático

A. ORIGEM EPITELIAL
   1. Adenoma ductal, papiloma intraductal
      < 1% dos neoplasmas celulares epiteliais
   2. Cistadenoma seroso
   3. Cistadenoma mucinoso
   4. Tumor mucinoso ductoectático
      √ massa geralmente na porção uncinada = dilatação cística do ducto pancreático + ramos
      √ cachos de cistos contendo secreções mucinosas espessas
      √ circundados por fino halo de parênquima pancreático
   5. Neoplasma papilar e sólido

B. ORIGEM CELULAR ACINAR
   1. Neoplasma sólido e papilar do pâncreas
   2. **Carcinoma celular acinar**
      nos pacientes idosos
      • lipase ± amilase séricas aumentadas
      • necrose disseminada subcutânea + gordura interóssea
      √ massa lobulada de 2–15 cm de diâmetro
      √ tumor moderadamente vascular + neovascularização + englobamento venoso e vascular
      Prognóstico: sobrevida média de 7 meses

C. ORIGEM NÃO EPITELIAL
   1. Linfoma
      (a) linfoma primário
      < 1% dos neoplasmas pancreáticos
      (b) linfoma secundário
      √ grande massa sólida homogênea, infreqüentemente com massa cística central
      √ massas nodais peripancreáticas
      √ vasos peripancreáticos deslocados + estirados
   2. Metástase
      melanoma, câncer de pulmão, câncer de mama, câncer de ovário, carcinoma hepatocelular, carcinoma de células renais, sarcoma

Tumores pancreáticos hipervasculares

A. PRIMÁRIO
   Tumor da ilhota pancreática, adenoma microcístico, neoplasma epitelial sólido e papilar

B. METÁSTASE de
   angiossarcoma, leiomiossarcoma, melanoma, carcinóide, carcinoma de células renais, carcinoma adrenal, carcinoma da tireóide

Hiperamilasemia

A. PANCRÉTICA
   1. Pancreatite crônica/aguda
   2. Trauma pancreático
   3. Carcinoma pancreático

B. GASTRINTESTINAL
   1. Úlcera péptica perfurada
   2. Obstrução intestinal
   3. Peritonite
   4. Apendicite aguda
   5. Síndrome da alça aferente
   6. Infarto mesentérico

C. TRAUMA
   1. Queimaduras
   2. Trauma cerebral
   3. Pós-operatório

D. OBSTÉTRICO
   1. Gravidez
   2. Ectópica

E. RENAL
   1. Transplante
   2. Insuficiência renal

F. METABÓLICO
   1. Cetoacidose diabética
   2. Drogas

G. PNEUMONIA
H. LESÃO DA GLÂNDULA SALIVAR
1. Trauma facial

DUCTOS BILIARES

Gás na árvore biliar

Mnemônico: "CE IPTU"

Colecistite enfisematosa
Esfincter de Oddi incompetente (após esfincterectomia/passagem de um cálculo de vesícula)
Íleo biliar
Pós-operatório (colecistoenterotomia)
Trauma
Úlcera (úlcera duodenal perfurada dentro do DBC)

Icterícia obstrutiva do adulto

Etiologia:

A. DOENÇA BENIGNA (76%)
1. Estenose traumática/pós-operatória (44%)
2. Cálculos (21%)
3. Pancreatite (8%)
4. Colangite esclerosante (1%)
5. Colangite piogênica recorrente
6. Doença parasitária (ascaridíase)
7. Cisto hepático
8. Aneurisma aórtico

B. MALIGNIDADE (24%)
1. Carcinoma pancreático (18%)
2. Carcinoma duodenal/ampolar (8%)
3. Colangiocarcinoma (3%)
4. Doença metastática (2%) do estômago, pâncreas, pulmão, mama, cólon, linfoma

INCIDÊNCIA DE INFECÇÃO BILIAR NA OBSTRUÇÃO DO DUCTO BILIAR
(a) obstrução incompleta/parcial 64%
(b) obstrução completa em 10%
◊ Taxa de infecção duas vezes mais alta com cálculos biliares que com obstrução maligna!
Organismos: E. coli (21%), *Klebsiella* (21%), *Enterococcus* (18%), *Proteus* (15%)

TESTE DE SENSIBILIDADE PARA A OBSTRUÇÃO DO DUCTO BILIAR COMUM

1. Colangiografia intravenosa
depende do nível de bilirrubina: < 1 mg/dl em 92%; < 2 mg/dl em 82%; < 3 mg/dl em 40%; > 4 mg/dl em < 10%
Taxa de falsos negativos: 45%
Cp: reações adversas em 4%–10%

2. US
88%–90% de sensibilidade com dilatação do DBC
◊ Em 27%–95% o nível correto de obstrução é determinado pelo US
◊ Em 23%–81% a causa correta da obstrução é determinada pelo US
√ sinal do "duplo canal"/"sinal da espingarda" = duas estruturas tubulares paralelas compostas pela veia porta + ductos biliares intra-hepáticos dilatados
√ "sinal do queijo suíço" = abundância de estruturas preenchidas com fluido nas secções hepáticas
Falso negativo: não dilatado na obstrução aguda (em 70%), colangite esclerosante, obstrução intermitente pela colangite
Falso positivo: artéria hepática dilatada na cirrose

3. TC
100% de visualização na obstrução tumoral, 60% na obstrução não tumoral

4. MN
√ não visualização do sistema biliar/visualização retardada (especificidade de 93%)
√ excreção retardada do traçador pelos rins
DD: Disfunção hepatocelular (eliminação retardada do débito sangüíneo cardíaco)

Icterícia obstrutiva neonatal

= icterícia grave persistente na criança além de 3–4 semanas de idade

Causas:

A. INFECÇÃO
(a) bacteriana: *E. coli*, sífilis, *Listeria monocytogenes*
(b) viral: TORCH, hepatite B, *Coxsackie*, *Echovirus*, adenovírus

B. METABÓLICA
(a) herdado: deficiência de α_1-antitripsina, fibrose cística, galactosemia, tirosemia hereditária
(b) adquirido: síndrome da bile ressecada (= colestase devido à eritroblastose); colestase por nutrição parenteral total

C. ANOMALIAS DO TRATO BILIAR
(a) extra-hepática: obstrução biliar/hipoplasia/atresia, cisto do colédoco, perfuração espontânea do ducto biliar, síndrome do tampão biliar
(b) intra-hepática: hipoplasia/atresia ductal

D. HEPATITE NEONATAL IDIOPÁTICA

Mnemônico: "CHA"

Cisto de colédoco
Hepatite neonatal
Atresia

MN — regime de imagem:
(1) Pré-medicação com fenobarbital (5 mg/kg/dia) por 5 dias para induzir as enzimas microssomais hepáticas, que realçam a captação e excreção de certos compostos e aumentam o fluxo biliar
(2) Cintigrafia com IDA (50 micro Ci/kg; mínimo de 1 mCi)
(3) Aquisição das imagens a intervalos de 5 minutos por uma hora + a 2,4,6,8,24 horas

Grande DBC não obstruído

1. Passagem de cálculo (retorno ao normal após dias a semanas)
2. Cirurgia do ducto comum (retorno ao normal em 30–50 dias)

3. Pós dilatação da colecistectomia (em até 16%)
4. Hipomobilidade intestinal
5. Variante normal (envelhecimento)
   Sonografia com refeição gordurosa (para diferenciar de obstrução)
   Método: Lipomul via oral (1,5 ml/kg) seguido por 100 ml de água (a colecistoquinina causa contração da vesícula, relaxamento do esfíncter de Oddi e aumenta a secreção biliar), medida do DBC antes e 45/60 minutos após o estímulo
   √ pouca alteração/diminuição do tamanho = resposta normal
   √ aumento do tamanho > 2 mm = obstrução parcial

Defeito de enchimento nos ductos biliares

A. ARTEFATO
   1. Pseudocálculo = esfíncter de Boyden + Oddi com contornos arqueados lisos
   2. Bolha de ar: confirmada por alterações posturais
   3. Coágulo de sangue: configuração esferóide, resolução espontânea com o tempo

B. CÁLCULO BILIAR

C. SÍNDROME DE MIRIZZI

D. NEOPLASIA
   1. Colangiocarcinoma: constrição irregular, massa polipóide intraluminal
   2. Outros: carcinoma ampular, hepatoma, tumor viloso, hamartoma, carcinóide, adenoma, papiloma, fibroma, lipoma, neuroma, cistadenoma, mioblastoma de célula granular, sarcoma botrióide

E. PARASITAS
   1. *Ascaris lumbricoides*: defeito de enchimento longo e linear/massa distinta se enrolada
   2. Verme hepático (*Clonorchis sinensis, Fasciola* hepática): hiperplasia epitelial intra-hepática, fibrose periductal, colangite, abscesso hepático, cálculos dos ductos hepáticos, obstrução do ducto biliar comum
   3. Cisto hidático: após erosão para dentro da árvore biliar

Estreitamento do ducto biliar

A. CONSTRIÇÃO BENIGNA (44%)
   (a) inflamação
      (1) Colangite esclerosante
      (2) Colangite piogênica recorrente
      (3) Pancreatite aguda/crônica
      (4) Pseudocisto pancreático
      (5) Úlcera duodenal perfurada
      (6) Erosão por cálculo biliar
      (7) Cálculos vesiculares + colecistite
      (8) Abscesso
      (9) Radioterapia
      (10) Estenose papilar
   (b) congênita
      (1) Cisto de colédoco
   (c) trauma
      (1) Constrição pós-operatória (99%)
      (2) Trauma fechado/penetrante
      (3) Embolização da artéria hepática
      (4) Infusão de agentes quimioterápicos

B. CONSTRIÇÃO MALIGNA
   1. Carcinoma pancreático
   2. Carcinoma ampular
   3. Colangiocarcinoma
   4. Compressão por linfonodo aumentado

Tumores periampulares

1. Carcinoma pancreático (85%)
2. Colangiocarcinoma do ducto biliar distal comum (6%)
3. Tumor ampular (4%)
4. Tumor da parede duodenal
   adenocarcinoma, adenoma, carcinóide, tumor do músculo liso

Sinal do ducto duplo

= dilatação do ducto biliar comum + ducto pancreático
1. Tumor ampular (mais comum)
2. Outros tumores periampulares
3. Estenose papilar
4. Cálculo impactado na ampola de Vater

Cistos biliares congênitos

(classificação de Todani)

I. Cisto do ducto biliar comum = cisto de colédoco (77%–87%)
   a. grande dilatação cística do DBC + DHC
   b. dilatação segmentar focal do DBC distalmente
   c. dilatação cilíndrica do DBC + DHC
II. Divertículos dos ductos extra-hepáticos (1,2%–3%) originando-se do DBC/DHC
III. Coledococele (1,4%–6%)
IV. Múltiplos cistos segmentares
   a. nos ductos intra e extra-hepáticos (19%)
   b. nos ductos extra-hepáticos somente (raro)
V. Cistos intra-hepáticos = doença de Caroli

VESÍCULA BILIAR

Não visualização da vesícula biliar ao colecistograma oral (CGO)

Pico de opacificação da vesícula biliar: 14–19 horas (13%–35% da dose excretada na urina)

A. CAUSAS EXTRABILIARES
   1. Falha na ingestão de contraste
   2. Trânsito rápido
   3. Impedimento para alcançar a superfície absortiva do intestino
      (a) vômito, sucção nasogástrica
      (b) obstrução esofagiana/gástrica
      (c) hérnias inguinal, umbilical, hiatal
      (d) divertículos de Zenker, epifrênico, gástrico, duodenal, jejunal
      (e) úlcera gástrica, fístula gastrocólica
      (f) má-absorção, diarréia
      (g) íleo pós-operatório, trauma grave
      (h) inflamação: pancreatite aguda, peritonite aguda
   4. Deficiência de sais biliares
      Doença de Crohn, ressecção cirúrgica do íleo terminal, doença hepática, terapia com colestiramina, comunicação anormal entre o sistema biliar e o trato gastrintestinal

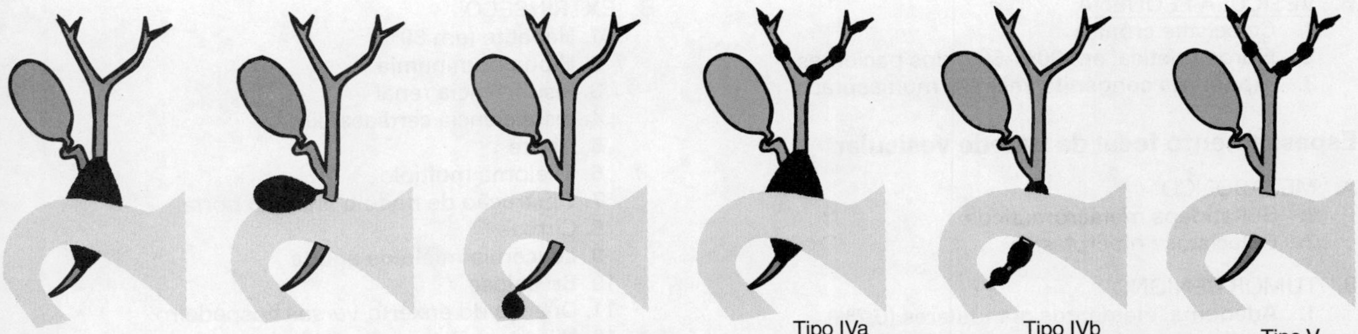

Cistos Biliares Congênitas de Classificação

B. DOENÇA INTRÍNSECA DA VESÍCULA BILIAR
  1. Colecistectomia
  2. Posição anômala
  3. Obstrução do ducto cístico
  4. Colecistite crônica

COLECISTOGRAMA ORAL (CGO)
Dose: tabletes de 6 × 0,5 g, 2 horas após o lanche

A. SELEÇÃO DO PACIENTE
  - bilirrubina < 5 mg% (não necessária se devido à hemólise)
  - ◊ Contra-indicada na doença hepática grave!
  - ◊ Contra-indicação relativa na peritonite, íleo paralítico, pancreatite aguda!

B. TOXICIDADE
  1. Náuseas + vômitos (também notado em 29% dos pacientes que receberam placebo)
  2. Resposta anafilática imediata
  3. Reação hipotensiva tardia (risco aumentado na cirrose)
  4. Insuficiência renal
  5. Precipitação de hipertireoidismo

Não visualização da vesícula biliar ao US

1. Vesícula contraída
2. Colecistite crônica
3. Carcinoma de vesícula
4. Perfuração da vesícula
5. Ausência congênita

Bile de alta densidade

1. Colecistite hemorrágica
2. Hemobilia
3. Administração prévia de contraste
   (a) excreção tardia de agente urográfico
   (b) colecistopaque
4. Leite de bile cálcica

Vesícula biliar deslocada

A. IMPRESSÃO NORMAL
   Pelo duodeno/cólon (alteração de posição)

B. MASSA HEPÁTICA
   Hepatoma, hemangioma, nódulo em regeneração, metástases, cisto intra-hepático, fígado policístico, doença hidática, fígado lobado (sífilis terciária), granuloma, abscesso

C. MASSA EXTRA-HEPÁTICA
  1. Tumor retroperitoneal (renal, adrenal)
  2. Rim policístico
  3. Linfoma
  4. Metástases de linfonodos para o hilo hepático
  5. Pseudocisto pancreático

Alteração no tamanho da vesícula biliar

MEDIDAS NORMAIS
Tamanho: 7–10 cm de comprimento; 2–3,5 cm de largura
Capacidade: 30–50 ml
Espessura da parede: 2–3 mm

A. VESÍCULA DILATADA
= COLECISTOMEGALIA
(a) OBSTRUÇÃO
  (1) Obstrução do ducto cístico (40%)
  (a) hidropsia: obstrução crônica do ducto cístico + distensão com muco estéril claro (bile branca)
  (b) empiema: obstrução aguda/crônica com superinfecção da bile
  (2) Colecistite causando obstrução (37%)
  (3) Colecistite com colelitíase (11%)
  (4) Fenômeno de Courvoisier (10%) = secundário a processo neoplásico no pâncreas/papila duodenal/ampola de Vater, ducto biliar comum
  (5) Pancreatite
(b) NÃO OBSTRUÍDA (principalmente neuropática)
  (1) Vagotomia superseletiva
  (2) *Diabetes mellitus*
  (3) Alcoolismo
  (4) Apendicite (nas crianças)
  (5) Analgesia com narcóticos
  (6) Síndrome DHA
  (7) Hiperalimentação
  (8) Acromegalia
  (9) Síndrome de Kawasaki
  (10) Anticolinérgicos
  (11) Paciente acamado com doença prolongada
  (12) AIDS (18%)

B. VESÍCULA PEQUENA
1. Colecistite crônica
2. Fibrose cística: em 30%–50% dos pacientes
3. Hipoplasia congênita/vesícula multiseptada

Espessamento focal da parede vesicular

A. METABÓLICO
1. Sulfatídeos metacromáticos
2. Colecistose hiperplásica

B. TUMOR BENIGNO
1. Adenoma, elementos glandulares (0,2%)
2. Papiloma: projeções digitiformes (0,2%)
3. Hiperplasia vilosa
4. Fibroadenoma
5. Cistadenoma: pré-maligno?
6. Neurinoma, hemangioma
7. Tumor carcinóide

C. TUMOR MALIGNO
1. Carcinoma da vesícula: adenocarcinoma/carcinoma da célula escamosa
2. Leiomiossarcoma
3. Metástases: por melanoma maligno (15%), pulmão, rim, esôfago, mama, carcinóide, sarcoma de Kaposi, linfoma, leucemia

D. INFLAMAÇÃO/INFECÇÃO
1. Pólipo inflamatório: na colecistite crônica
2. Granuloma parasitário: *Ascaris lumbricoides, Paragonimus westermani, Clonorchis,* filaríase, *Schistossoma, Fasciola*
3. Cisto epitelial intramural/cisto de retenção mucinoso
4. Colecistite xantrogranulomatosa

E. CÁLCULO DE VESÍCULA ADERENTE À PAREDE = cálculo embebido

F. MUCOSA HETEROTÓPICA
1. Tecido pancreático ectópico
2. Glândulas gástricas ectópicas
3. Glândulas intestinais ectópicas
4. Tecido hepático ectópico
5. Tecido prostático ectópico

DEFEITOS DE PREENCHIMENTO FIXOS NA VESÍCULA BILIAR

Mnemônico: "PAN TC"
- **P**ólipo
- **A**denomiomatose
- **N**eurinoma
- **T**umor primário/secundário
- **C**álculo aderente à parede

Espessamento difuso da parede da vesícula

= parede anterior da vesícula > 3 mm

A. INTRÍNSECO
1. Colecistite aguda
2. Colecistite crônica (10%–25%)
3. Colecistose hiperplásica
4. Perfuração da vesícula
5. Sépsis
6. Carcinoma vesicular
7. AIDS (média de 9 mm em até 55%)
8. Varizes vesiculares

B. EXTRÍNSECO
1. Hepatite (em 80%)
2. Hipoalbuminemia
3. Insuficiência renal
4. Insuficiência cardíaca direita
5. Ascite
6. Mieloma múltiplo
7. Obstrução de nódulo linfático portal
8. Cirrose
9. Leucemia mielóide aguda
10. Brucelose
11. Doença do enxerto *versus* hospedeiro
12. Hipertensão venosa sistêmica

C. FISIOLÓGICO
= vesícula contraída após a alimentação

Massa intravesicular intraluminal móvel

1. Tumefação
2. Coágulo sangüíneo
3. Cálculo não ecogênico

Artefato em cauda de cometa no fígado e vesícula biliar

A. FÍGADO
1. Corpo estranho metálico (clipe cirúrgico)
2. Calcificação intra-hepática
3. Pneumobilia
4. Múltiplos hamartomas do ducto biliar = complexo de von Meyenburg

B. VESÍCULA BILIAR
1. Seio de Rokitanski-Aschoff
2. Cálculo intramural
3. Colesterólise da vesícula biliar

Gordura ecogênica no ligamento hepatoduodenal

= sinal de inflamação pericolecística
(1) Colecistite
(2) Úlcera duodenal perfurada
(3) Pancreatite
(4) Diverticulite

BAÇO

Não visualização do baço

1. Síndrome de asplenia
2. Síndrome de polisplenia
3. Fragmentação traumática do baço
4. Baço inconstante

Esplenomegalia

√ ponta inferior do baço se estende abaixo da extremidade do lobo direito do fígado
√ diâmetro AP do baço > 2/3 do diâmetro abdominal

A. ESPLENOMEGALIA CONGESTIVA
Insuficiência cardíaca, hipertensão porta, cirrose, fibrose cística, trombose da veia porta/esplênica, crise de seqüestração esplênica aguda da doença de células falcêmicas

B. NEOPLASIA
Leucemia, linfoma, metástases, neoplasia primária

C. DOENÇA DO ARMAZENAMENTO
Doença de Gaucher, doença de Nieman-Pick, gargolismo, amiloidose, diabetes melito, hemocromatose, histiocitose
D. INFECÇÃO
Hepatite, malária, mononucleose infecciosa, calazar, leishmaniose, brucelose, tuberculose, tifóide, sífilis, equinococose, endocardite bacteriana subaguda
E. ANEMIA HEMOLÍTICA
Hemoglobinopatia, esferocitose hereditária, neutropenia primária, púrpura trombocitopênica trombótica
F. HEMATOPOIESE EXTRAMEDULAR
Osteoporose, mielofibrose
G. DOENÇA VASCULAR DO COLÁGENO
Lúpus eritematoso sistêmico, artrite reumatóide, síndrome de Felty
H. TRAUMA
◊ Órgão intraperitoneal mais freqüentemente lesado no trauma abdominal fechado
◊ Associado a fraturas das costelas inferiores em 44%, lesão do rim esquerdo em 10% e lesão do diafragma esquerdo em 2%
◊ Tomografia > 95% sensível para lesão esplênica, porém não confiável para determinar a necessidade de uma intervenção cirúrgica
(1) Laceração intraesplênica
√ defeito parenquimal linear
√ quase sempre associado ao hemoperitônio
(2) Fratura esplênica
√ a laceração atravessa duas superfícies capsulares
(3) Hematoma subcapsular
√ lesão semilunar ao longo da margem esplênica, aplainando/identando a margem lateral normalmente convexa
(4) Hematoma perisplênico
"coágulo sentinela" (= área de > 60HU adjacente ao baço) previsor sensível de lesão esplênica
(5) Ruptura esplênica tardia
= hemorragia > 48 horas após o trauma
Prevalência: 0,3%–20% das lesões esplênicas fechadas
Início: em 70% dentro de duas semanas de trauma, em 90% dentro de 4 semanas de trauma

I. OUTROS
1. Sarcoidose
√ esplenomegalia em até 60%
√ reforço não homogêneo após a injeção em bolo (lesões nodulares múltiplas com 2–3 cm)
√ massa necrótica com calcificações focais
2. Hemodiálise

Baço pequeno
1. Hipoplasia hereditária
2. Irradiação
3. Infarto
4. Síndrome de polisplenia
5. Atrofia

Densidade esplênica aumentada
1. Anemia de células falcêmicas (em 5% dos falcêmicos)
2. Hemocromatose
3. Exposição ao torotrast
4. Linfangiografia

Calcificação esplênica
A. DISSEMINADA
1. Flebolito: angiomatose visceral
2. Granuloma (mais comum): histoplasmose, tuberculose, brucelose
B. CAPSULAR & PARENQUIMAL
1. Abscesso piogênico e tuberculoso
2. Infecção por *Pneumocystis carinii*
3. Infarto (múltiplo)
4. Hematoma
C. VASCULAR
1. Calcificação da artéria esplênica
2. Aneurisma da artéria esplênica
3. Infarto esplênico
D. CISTO CALCIFICADO DA PAREDE
1. Cisto congênito
2. Cisto pós-traumático
3. Cisto equinocócico
4. Dermóide cístico
5. Epidermóide

Mnemônico: "HITCH"
Histoplasmose (mais comum)
Infarto (anemia falciforme)
Tuberculose
Cisto (equinococo)
Hematoma

Focos esplênicos hiperecóicos
1. Granulomas: tuberculose miliar, histoplasmose
2. Flebolitos
3. Linfoma/leucemia
4. Mielofibrose
5. Nódulos de Gamna-Gandy (na hipertensão porta)

Lesão esplênica
Mnemônico: "CHAMIL"
Cisto
Hematoma
Abscesso
Metástase
Infarto
Linfoma

Lesão esplênica cística
◊ 80% de todos os cistos esplênicos são pseudocistos (= cistos secundários) causados por trauma, infecção, infarto!

A. CONGÊNITO
1. Cisto epidermóide

B. VASCULAR
1. Laceração/fratura esplênica
2. Hematoma
3. Cisto pós-traumático
4. Degeneração cística do infarto (trombose embólica/local)

C. INFECÇÃO/INFLAMAÇÃO
1. Abscesso piogênico
Prevalência: 0,1%–0,7%
Causa: disseminação hematogênica (75%); infarto (10%); trauma (15%)
Predisposição: endocardite, abuso de drogas, trauma penetrante, neoplasia, anemia falciforme

Trat.: 76% de taxa de sucesso para drenagem percutânea
2. Microabscessos
Organismo: fungo (especialmente *Candida, Aspergillus, Criptococcus*)
Prevalência: 26% dos abscessos esplênicos
Predisposição: imunocomprometidos
√ esplenomegalia
√ múltiplas lesões hipoatenuantes de 5–10 mm freqüentemente associadas ao envolvimento renal + hepático
3. Infecção granulomatosa
(a) *Mycobacterium tuberculosis*: tuberculose miliar esplenomegalia leve incomum
(b) *M. avium-intracellulare*
√ esplenomegalia marcante em 20%
4. Infecção por *Pneumocystis carinii*
√ esplenomegalia + múltiplos focos de atenuação
5. Infestação parasitária (equinococo)
Prevalência: em 2% dos pacientes com doença hidática
6. Pseudocisto pancreático
Prevalência: em 1,1%–5% dos pacientes com pancreatite

D. LESÃO CÍSTICA NEOPLÁSICA
1. Hemangioma cavernoso
2. Linfangiomatose
3. Metástases ovarianas (melanoma maligno; ovariana, pancreática, endometrial, colônica, carcinoma mamário; condrossarcoma; linfoma)

Lesão esplênica sólida

A. TUMOR MALIGNO
1. Linfoma (Doença de Hodgkin, linfoma não-Hodgkin, linfoma esplênico primário)
Baço envolvido em 70%
◊ A esplenomegalia no linfoma não-Hodgkin indica envolvimento na maioria dos pacientes
◊ 30% dos pacientes com esplenomegalia não têm envolvimento pelo linfoma não-Hodgkin
◊ 30% dos pacientes com linfoma de qualquer tipo têm envolvimento esplênico sem esplenomegalia
√ esplenomegalia homogênea (pela infiltração difusa)
√ nódulos miliares
√ grandes nódulos de 2–10 cm (10%–15%)
√ nódulos no hilo esplênico (50%) no linfoma não-Hodgkin; incomum na doença de Hodgkin
2. Metástases (7%)
Melanoma (6%–34%), carcinoma de mama (12%–21%), carcinoma broncogênico (9%–18%), carcinoma de cólon (4%), carcinoma de células renais (3%), ovário (8%), próstata (6%), estômago (7%), pâncreas, câncer endometrial
3. Angiossarcoma
Incidência: raro, < 100 casos na literatura
Causa: usualmente não devido à exposição ao torotrast ou exposição tóxica ao cloreto de vinila/arsênico como no angiossarcoma hepático
Idade: 50–60 anos
√ geralmente múltiplos nódulos de vários tamanhos
√ massa solitária complexa com variável reforço com contraste
√ metástases para o fígado (70%)
√ ruptura espontânea (33%)
Prognóstico: 20% de sobrevida após 6 meses
4. Histiocitoma fibroso maligno, leiomiossarcoma, fibrossarcoma

B. TUMOR BENIGNO
1. Hamartoma = esplenoma
√ massa esplênica sólida/cística de baixa atenuação
2. Hemangioma
◊ Tumor esplênico primário mais comum!
Prevalência: 0,03%–14% (autópsia)
Idade: 20–50 anos
Pode estar associado à: Síndrome de Klippel-Trenaunay-Weber (hemangiomas múltiplos)
√ geralmente pequena lesão única, até 17 cm de tamanho
√ focos de calcificações pontilhadas/em flocos de neve
Cp:
(1) Ruptura esplênica espontânea (em até 25%)
(2) Síndrome de Kasabach-Merritt (= anemia, trombocitopenia, coagulopatia) com grande hemangioma
3. Hematopoiético
4. Sarcoidose
5. Doença de Gaucher (ilhas de células do sistema reticuloendotelial repletas com glicosilceramida)
6. Pseudotumor inflamatório
7. Linfangioma

C. INFARTO ESPLÊNICO

ANATOMIA DO FÍGADO, DUCTOS BILIARES E PÂNCREAS

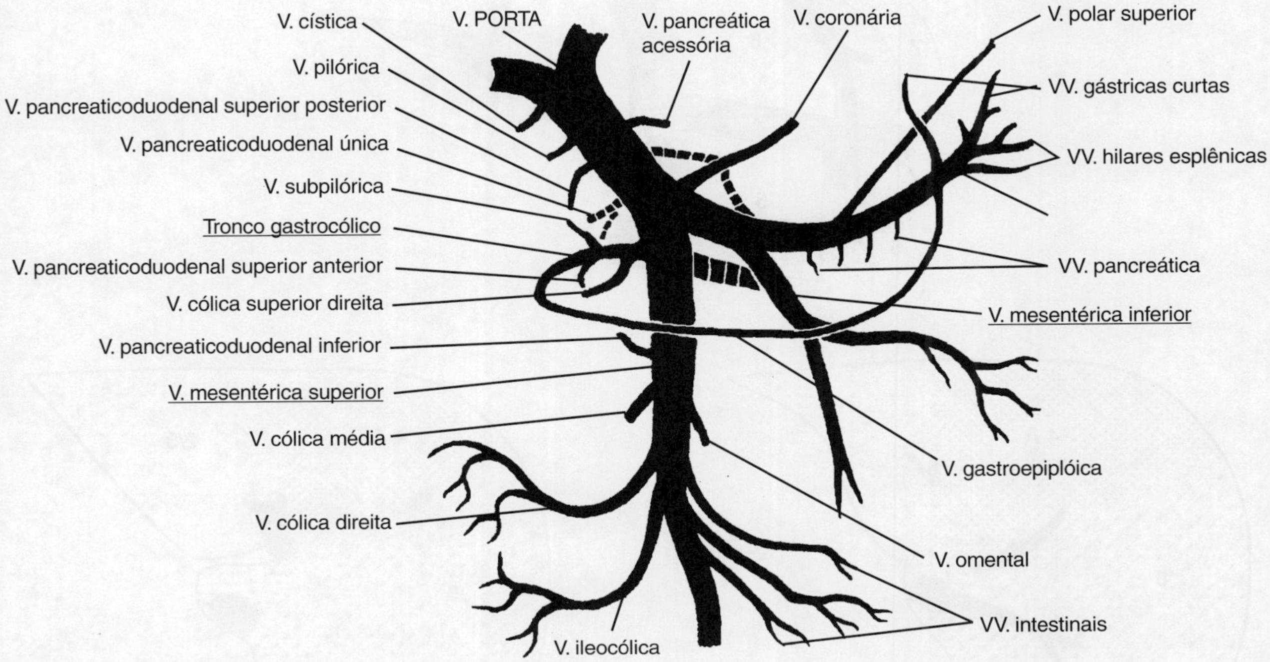

Tributárias da Veia Porta Extra-Hepática

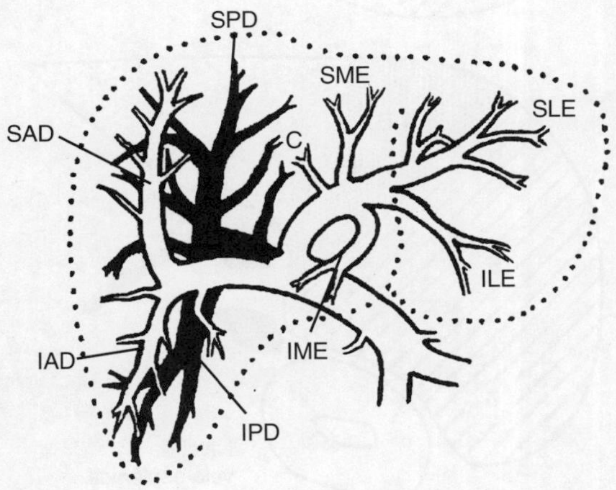

Ramos da Veia Porta Intra Hepática

IAD = inferior anterior direito

SAD = superior anterior direito

SPD = superior posterior direito

IPD = inferior posterior direito

C = lobo caudado

IME = inferior mediano esquerdo

SME = superior mediano esquerdo

SLE = superior lateral esquerdo ·

ILE = inferior lateral esquerdo

Anatomia funcional segmentar do fígado

Baseada na distribuição das três maiores veias hepáticas:

(a) veia hepática média
divide o fígado em lobos direito e esquerdo
também separada pela cisura principal da veia porta (linha de Cantlie), passando através da VCI + eixo longitudinal da vesícula)

(b) veia hepática esquerda
divide o lobo esquerdo em setores medial + lateral

(c) veia hepática direita
divide o lobo direito em setores medial + lateral
Cada um dos quatro setores é adicionalmente dividido por uma linha transversa imaginária desenhada através da veia porta direita + esquerda em segmentos anterior + posterior; os segmentos são numerados no sentido anti-horário a partir da VCI

Fissuras hepáticas

1. Fissura para o ligamento redondo = fissura umbilical
   = invaginação do ligamento redondo = remanescente embriológico da veia umbilical obliterada conectando o sangue venoso placentário com a veia porta esquerda
   — localizada na margem dorsal livre do ligamento falciforme
   — corre dentro do fígado com o peritônio visceral
   — divide o lobo hepático esquerdo em segmentos medial + lateral

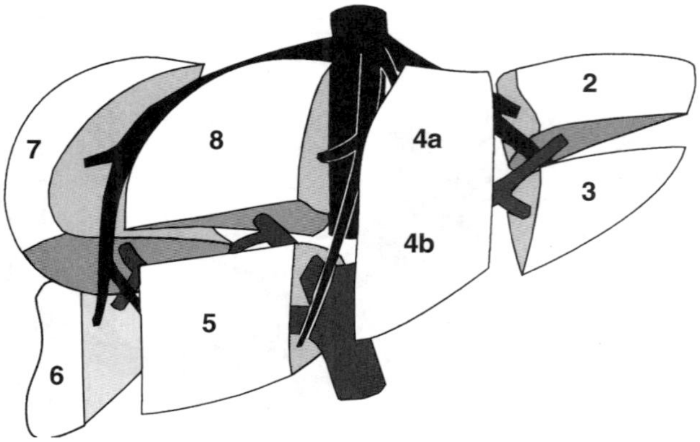

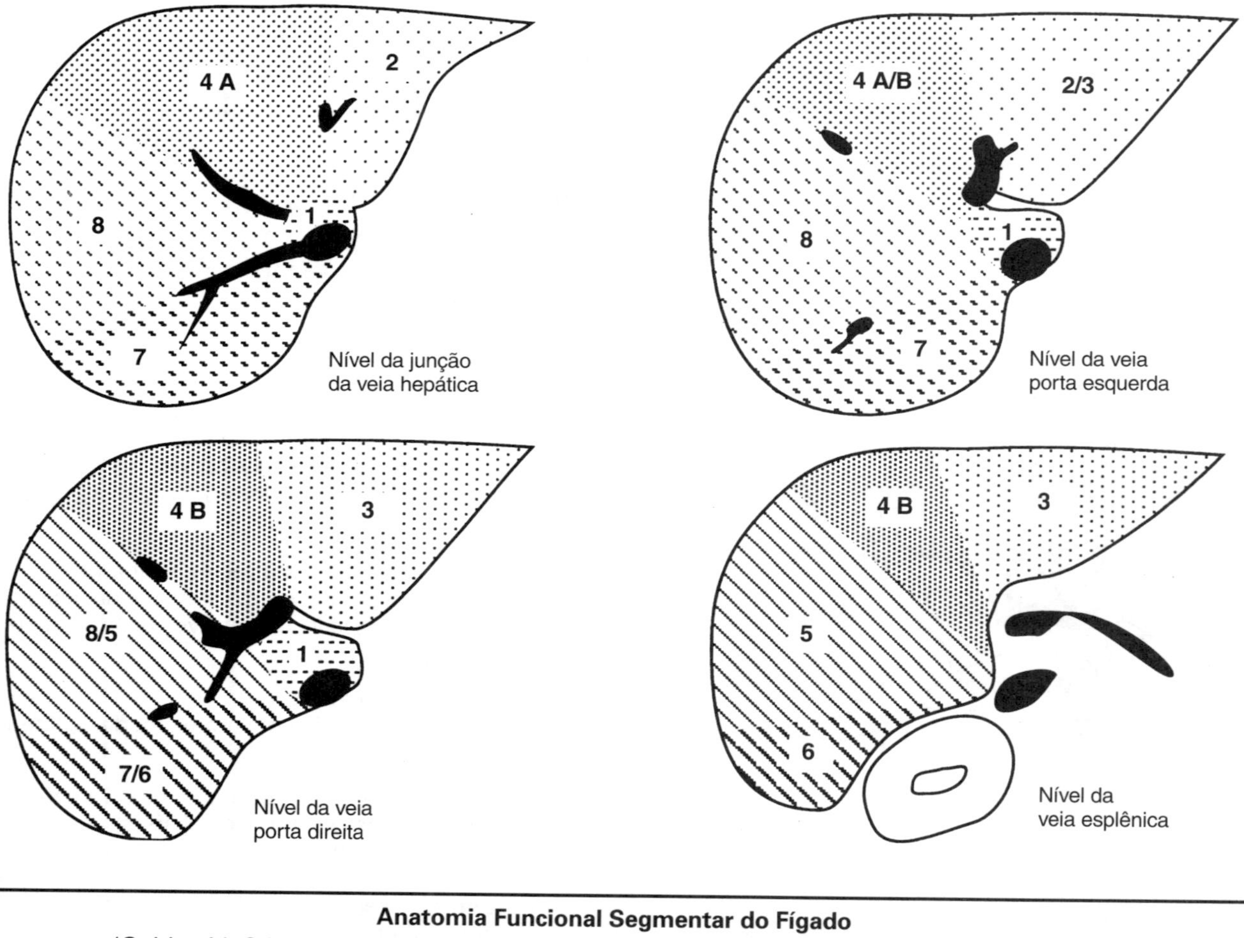

Anatomia Funcional Segmentar do Fígado (Goldsmith & Woodburne)		(Couinaud/Bismuth)	
LOBO CAUDADO			1
LOBO ESQUERDO	Segmento lateral esquerdo	Subsegmento superior lateral esquerdo	2
		Subsegmento inferior lateral esquerdo	3
	Segmento medial esquerdo	Subsegmento superior medial esquerdo	4A
		Subsegmento inferior medial esquerdo	4B
LOBO DIREITO	Segmento anterior direito	Subsegmento inferior anterior direito	5
		Subsegmento superior anterior direito	8
	segmento posterior direito	Subsegmento inferior posterior direito	6
		Subsegmento superior posterior direito	7

2. Fissura do ligamento venoso
   = invaginação do ducto venoso obliterado
   = conexão embriológica da veia porta esquerda com a veia hepática esquerda
   — separa o lobo caudado do lobo esquerdo do fígado
   — o omento menor dentro da fissura separa o saco maior, anteriormente, do saco menor, posteriormente
3. Fissura para a vesícula biliar
   = invaginação peritoneal rasa contendo a vesícula biliar
   — divide o lobo esquerdo do fígado do direito
4. Fissura transversa
   = invaginação do pedículo hepático para dentro do fígado
   — contém a porção horizontal das veias portas esquerda + direita
5. Fissuras acessórias
   (a) fissura acessória inferior direita
      = da fossa da vesícula biliar/imediatamente inferior a ela até a margem látero-inferior do fígado
   (b) outras (rara)

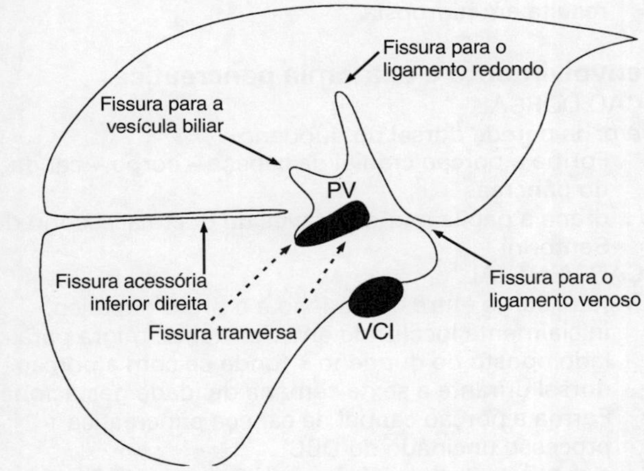

Tamanho normal dos ductos biliares

@ DBC no ponto de diâmetro máximo:
  ≤ 5 mm = normal; 6–7 mm = equívoco;
  ≥ 8 mm = dilatado
@ DHC no hilo hepático + DBC na cabeça do pâncreas:
  5 mm
@ Ducto intra-hepático direito imediatamente proximal ao DHC:
  2–3 mm
@ Diâmetro do ducto cístico: 1,8 mm
  comprimento médio: 1–2 cm
  ducto cístico distal posterior ao DBC (em 95%)
  anterior ao DBC (em 5%)

Variantes do ducto biliar

Incidência: 2,4% das autópsias; em 5%–13% dos colangiogramas operatórios

(1) DUCTO INTRA-HEPÁTICO ABERRANTE
   Pode juntar-se ao DHC, DBC, ducto cístico, ducto hepático direito, vesícula biliar
   — ducto hepático direito anômalo entrando do DHC/ducto cístico (4%–5%)
   Cp:
      (1) Fístula biliar pós-operatória se lesado
      (2) Obstrução segmentar biliar se ligado
(2) DUCTO CÍSTICO ENTRANDO NO DUCTO HEPÁTICO DIREITO
(3) DUPLICAÇÃO DO DUCTO CÍSTICO/DBC
(4) FÍSTULA TRAQUEOBILIAR CONGÊNITA
   = comunicação fistulosa entre a carina e o ducto hepático esquerdo
   • crianças com angústia respiratória
   • tosse produtiva com escarro bilioso
   √ pneumobilia

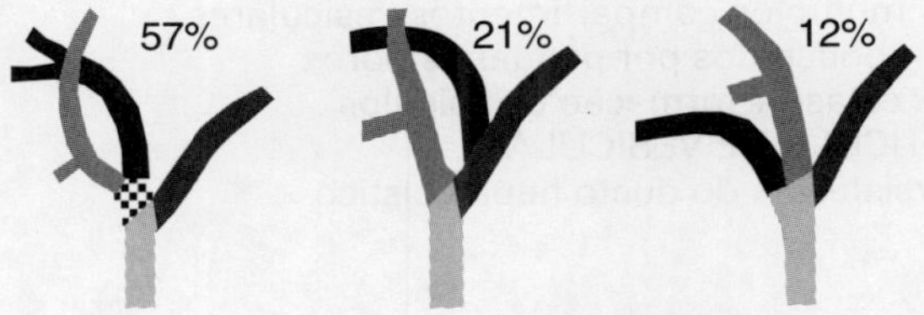

Variantes do Ducto Biliar

- Ducto segmentar posterior direito
- Ducto segmentar anterior direito
- Ducto hépatico comum
- Ducto hépatico direito
- Ducto hépatico esquerdo

Variantes da junção pancreaticobiliar

<u>Ângulo</u> entre o DBC + ducto pancreático
   (a) geralmente agudo a 5°-30°
   (b) ocasionalmente anormal em até 90º

ESFÍNCTER DE ODDI
   = fibras musculares circulando o DBC + ducto pancreático ao nível da junção coledocoduodenal
   (a) esfíncter do colédoco = circula o DBC distal
   (b) esfíncter do ducto pancreático (em 33% é separado)

<u>Tipos de união</u> entre o DBC + ducto pancreático
   (a) canal comum curto de 2–10 mm (média de 5) (85%) com um diâmetro de 3–5 mm
   (b) entradas separadas dentro do duodeno
   (c) canal comum com comprimento de 8–15 mm
   (d) ducto pancreático inserindo-se no DBC > 15 mm desde a entrada dentro do duodeno
   (e) DBC inserindo-se no ducto pancreático

Anomalias congênitas da vesícula biliar

Agenesia da vesícula biliar

Incidência: 0,04%–0,07% (autópsia)
Associada a:
   <u>Comum:</u> fístula retovaginal, ânus imperfurado, hipoplasia da escápula + rádio, *shunt* intracardíaco
   <u>Raro:</u> ausência do corpo caloso, microcefalia, atresia do canal auditivo externo, atresia tricúspide, fístula TE, dextroposição do pâncreas + esôfago, baço ausente, posição alta do ceco, rim policístico

Hipoplasia da vesícula

(a) congênita
(b) associada à fibrose cística

Septações da vesícula

A. SEPTOS LONGITUDINAIS
   1. Duplicação da vesícula
      Incidência: 1:3.000 a 1:12.000
      = dois lúmens separados + dois ductos císticos
   2. Vesícula bífida = vesícula dupla
      = dois lúmens separados com um ducto cístico
   3. Vesícula tripla (extremamente rara)

B. SEPTOS TRANSVERSOS
   1. Septo transverso isolado
   2. CAPA DE PHRYGIAN (2%–6% da população)
      = dobra/pregueamento do fundo ± septo
   3. Vesícula multisseptada (rara)
      = múltiplos compartimentos vesiculares conectados por pequenos poros
      Cp: estase + formação de cálculos

C. DIVERTÍCULO DE VESÍCULA
   = persistência do ducto hepatocístico

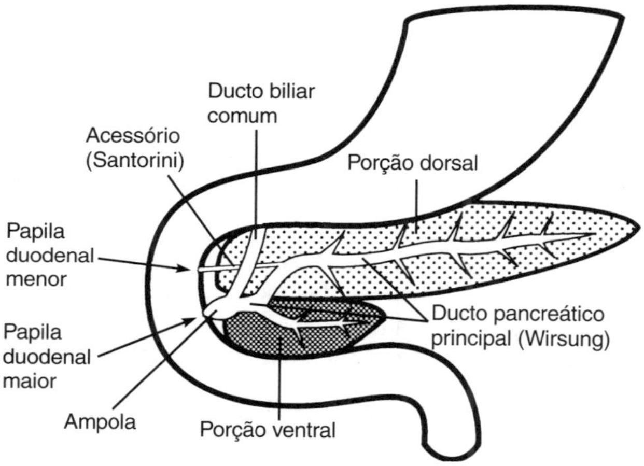

Anatomia dos Ductos Pancreáticos

Ectopia vesicular

Localizações mais freqüentes:
- (1) Abaixo do lobo esquerdo do fígado >
- (2) Intra-hepática >
- (3) Retro-hepática

Localizações raras:
- (4) Dentro do ligamento falciforme
- (5) Dentro da fissura interlobar
- (6) Supra-hepática (alojada entre a superfície superior do lobo hepático direito + parede torácica anterior)
- (7) Dentro da parede abdominal
- (8) Mesocólon transverso
- (9) Retrorrenal
- (10) Próximo à coluna posterior + VCI
- (11) Vesícula intratorácica (inversão do fígado)
  Associada com: eventração do diafragma

"Vesícula biliar flutuante"
= vesícula com reflexões peritoneais frouxas, podendo herniar através do hiato de Winslow para dentro do saco menor

"Vesícula torcida"
= resulta em hidropsia

Desenvolvimento e anatomia pancreática

PORÇÃO DORSAL
Origem: da parede dorsal do duodeno
- ◊ Forma a porção cranial da cabeça + corpo + cauda do pâncreas
- √ drena a papila menor através do ducto acessório de Santorini

PORÇÃO VENTRAL
Origem: surge entre o duodeno e o broto hepático, inicialmente localizado anteriormente, migra para o lado oposto do duodeno + funde-se com a porção dorsal durante a sexta semana de idade gestacional
- ◊ Forma a porção caudal da cabeça pancreática + processo uncinado do DBC
- √ o ducto ventral de Wirsung drena com o DBC através da ampola de Vater e torna-se a maior via de drenagem para todo o pâncreas, após a fusão com o ducto de Santorini

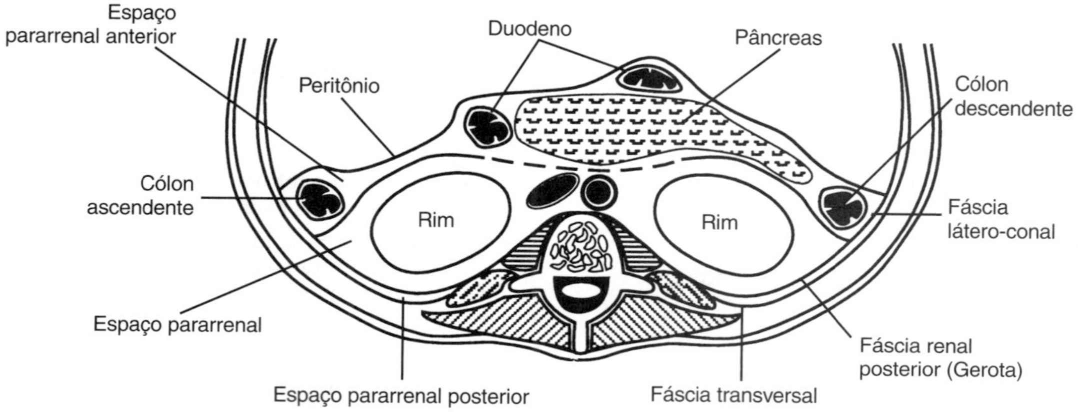

Espaços Extraperitoneais

DUCTO PANCREÁTICO PRINCIPAL DE WIRSUNG
A porção distal do ducto conecta-se com o ducto ventral; a porção proximal do ducto pode desaparecer
DUCTO PANCREÁTICO ACESSÓRIO DE SANTORINI
= porção proximal do ducto dorsal que não atrofiou
AMPOLA DE VATER
= espaço dentro da parede medial da segunda porção do duodeno abaixo da superfície da papila de Vater
PAPILA DUODENAL MAIOR = papila de Vater
◊ Drenagem do ducto biliar comum em 100%
◊ Drenagem do ducto pancreático principal de Wirsung em 90%
PAPILA DUODENAL MENOR (presente em 60%)
◊ Drenagem do ducto pancreático acessório de Santorini
◊ Drenagem do ducto pancreático principal em 10%
√ localizada a poucos centímetros acima da papila de Vater

Diâmetros pancreáticos (em imagens transversas)

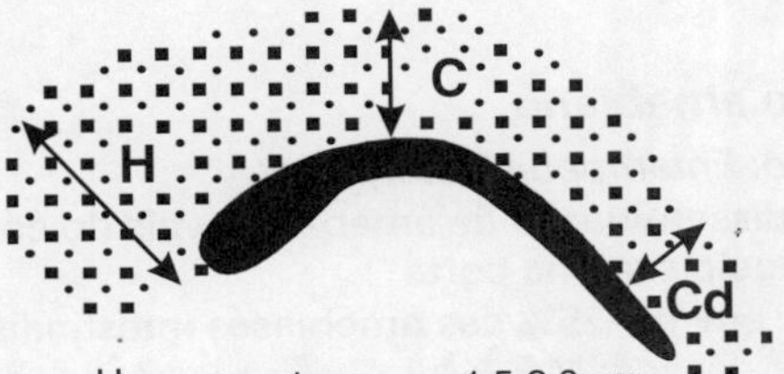

H = cabeça = 1,5-3,0 cm
C = corpo = 1,2-2,5 cm
Cd = cauda = 1,0-2,5 cm

BAÇO

TAMANHO NORMAL:
Em adultos: 12 cm de comprimento, 7–8 cm de diâmetro ântero-posterior; 3–4 cm de espessura; índice esplênico (comprimento × largura × altura) de < 480
Nas crianças: fórmula para o comprimento = 5,7 + 0,31 idade (em anos)
PESO NORMAL: 150 (100–265)g
Peso estimado = índice esplênico × 0,55

Densidade tomográfica:
(a) sem reforço: 40–60HU; 5–10 HU menos que o fígado
(b) com reforço: reforço heterogêneo normal durante a fase parenquimatosa após a injeção em bolo do contraste (devido a variações do fluxo de sangue através dos cordões da polpa vermelha)

Intensidade de sinal à RMN:
(a) em T1WI: fígado > baço > músculo
(b) em T2WI: baço > fígado

DESORDENS DO FÍGADO, TRATO BILIAR, PÂNCREAS E BAÇO

ABSCESSO HEPÁTICO

= coleção localizada de pus no fígado resultando de qualquer processo infeccioso com destruição do parênquima hepático + estroma

Tipos: piogênico (88%), amebiano (10%), fúngico (2%)

Localização: múltiplo em 50%

√ hepatomegalia
√ elevação do hemidiafragma direito
√ derrame pleural
√ atelectasia/infiltrado do lobo inferior direito atelectasia
√ gás dentro do abscesso (especialmente *Klebsiella*)

RMN:
√ hiperintenso em T2WI (72%)
√ reforço anelar (86%)
√ edema perilesional (35%)

Abscesso hepático piogênico

Organismos: E. coli, estreptococos aeróbios, *S. aureus*, bactérias anaeróbicas (45%)

Incidência: 0,016%

Etiologia:
(1) Colangite ascendente por doença obstrutiva do trato biliar (maligna/benigna)
(2) Flebites porta (apendicite supurativa, colite, doença diverticular)
(3) Infarto por embolia/septicemia
(4) Cateteres arteriais
(5) Disseminação direta de infecção contígua (colecistite, úlcera do péptica, sépsis subfrênica)
(6) Trauma (ruptura, feridas penetrantes, biopsia, cirurgia)
(7) Criptogênico em 45% (invasão do cisto/tecido morto pela flora intestinal piogênica)

Idade: 6ª-7ª década; M > F

- pirexia (79%)
- dor abdominal (68%)
- suores noturnos (43%)
- vômitos/mal-estar (39%)
- icterícia (0%–20%)
- cultura do sangue positiva (50%)

Localização: abscesso solitário em lobo direito (40%–75%), no lobo esquerdo (2%–10%); abscessos múltiplos em 10%–34%–73% (mais freqüentemente biliar que origem hematogênica)

US:
√ lesão redonda hipoecóica com anel bem definido medianamente ecogênico
√ reforço acústico distal
√ debris grosseiros acumulados/ecos de baixa intensidade/nível líquido-restos
√ reflexões intensamente ecogênicas com reverberações (pelo gás) em 20%–30%

TC:
√ cavidade não homogênea hipodensa única/multiloculada
√ sinal "do duplo alvo" = reforço mural + zona hipodensa circunvizinha (6%–30%)
√ sinal "do agrupamento" = vários focos anormais dentro da mesma área anatômica; sugestivo de origem biliar

MN:
√ área fóton-deficiente na varredura com enxofre coloidal + IDA
√ captação de Ga-67 citrato em 80%
√ a captação de hemácias marcadas com In111 é altamente específica (desde que as hemácias normalmente vão para o fígado, pode necessitar do teste com enxofre colidal para correlação)

Cp:
(1) Septicemia
(2) Ruptura no espaço subfrênico direito
(3) Ruptura para dentro da cavidade abdominal
(4) Ruptura para o pericárdio
(5) Empiema
(6) Obstrução do ducto hepático comum

Mortalidade: 20%–80%; 100%, se não reconhecido/não tratado

Abscesso amebiano

Organismo: Entamoeba histolytica

Etiologia: disseminação de amebas viáveis do cólon para o fígado pelo sistema porta

Incidência: em 1%–25% das amebíases intestinais

Idade: 3ª-5ª década; M:F = 4:1

- disenteria amebiana
- hepatites amebianas (15%)

Localização: abscesso hepático (lobo direito) em 2%–25%; disseminação sistêmica através da invasão dos linfáticos/sistema porta (raro)
fígado: pulmão: cérebro = 100:10:1

Tamanho: 2 -12 cm; abscessos hepáticos múltiplos em 25%

√ nodularidade da parede do abscesso (60%)
√ septações internas (30%)
√ não contém gás (a menos que hepatobrônquico/fístula hepatoentérica presente)

MN:
√ sensibilidade da varredura com enxofre coloidal esquadrinha é de 98%
√ área fóton-deficiente cercada por borda de captação na varredura com Ga-67

Aspiração:
Material tipicamente opaco, avermelhado/marrom sujo/material róseo ("pasta de anchova"/"molho de chocolate"), normalmente estéril, parasita confinado à margem do abscesso

Cp:
(1) Rompimento diafragmático (raro) é fortemente sugestivo de abscesso amebiano
(2) Fistulização para o cólon, glândula adrenal direita, ductos biliares, pericárdio

Trat: tratamento conservador com cloroquina/metronidazol (Flagyl)

ABSCESSO PERICOLECÍSTICO

Causa: perfuração subaguda da parede da vesícula biliar subseqüente à gangrena + infarto devido à colecistite aguda

Prevalência: 2%–20%

Localização:
(a) leito da vesícula biliar (mais comum)
√ área de baixos ecos do nível em fígado adjacente a vesícula biliar
(b) intramural
√ pequena área ecos de baixa intensidade dentro da parede despessada da vesícula biliar
(c) intraperitoneal
√ área de ecos de baixa intensidade dentro da cavidade peritoneal adjacente à vesícula biliar

Trat:
(1) Operação de emergência
(2) Tratamento com antibióticos + operação eletiva
(3) Drenagem percutânea do abscesso

ADENOCARCINOMA DUCTAL PANCREÁTICO

= ADENOCARCINOMA DUCTAL CELULAR

Incidência: 80%–95% das neoplasias pancreáticas não endócrinas, quarta causa principal de morte por câncer nos Estados Unidos

Etiologia: abuso do álcool (4%), diabete (2 × mais freqüente que na população geral, particularmente em mulheres), pancreatite hereditária (em 40%); tabagismo (fator de risco 2 x)

Pat: adenocarcinoma infiltrativo cirroso com densa celularidade + vascularização escassa

Origem:
— em 99% no epitélio ductal exócrino
— em 1% na porção do acinar das glândulas pancreáticas
— em 0,1% tumor ampular maligno com prognóstico melhor

Média etária no início: 55 anos; pico etário na 7ª década; M:F = 2:1

ESTÁGIO
I = confinado ao pâncreas
II = + metástase para linfonodos regionais
III = + disseminação à distância
◊ na apresentação
— 65% dos pacientes têm doença local avançada/metástases a distância
— 21% dos pacientes têm doença localizada com disseminação para linfonodos regionais
— 14% dos pacientes têm tumor confinado ao pâncreas

Extensão:
(a) extensão local além das margens do órgão (68%): posteriormente (96%), anteriormente (30%), na porta hepática (15%), no hilo esplênico (13%)
(b) invasão dos órgãos adjacentes (42%) duodeno > estômago > glândula adrenal esquerda > baço > raiz do mesentério do intestino delgado

Metástases:
fígado (30%–36%), linfonodos regionais > 2 cm (15%–28%), ascite por carcinomatose peritoneal (7%–10%), pulmão (nódulos pulmonares/linfangite), pleura, osso

- perda de peso, anorexia, fadiga
- dor no hipocôndrio irradiando para a região dorsal
- icterícia obstrutiva (75%): causa mais freqüente de obstrução biliar maligna
- início de *diabetes mellitus* (25%–50%), esteatorréia
- tromboflebite

Localização: cabeça do pâncreas (56%–72%); corpo (26%); cauda (12%)

Tamanho: 2–10 cm (em 60% entre 4–6 cm)

SGIS:
√ "acolchoamento antral" = indentação extrínseca da margem póstero-inferior do antro
√ sinal do "3 Frostberg"= contorno em 3 invertido para a porção medial da varredura duodenal
√ parede duodenal espiculada + tração + fixação (infiltração neoplásica da mucosa duodenal/resposta desmoplásica)
√ massa nodular irregular/lisa com o carcinoma ampular

EB:
√ enchimento/achatamento/estreitamento haustral localizado com contorno serrilhado no aspecto inferior do cólon transverso/flexura esplênica
√ ancoramento difuso por toda a cavidade peritoneal (metástases intraperitoneais)

TC (99% de taxa de detecção para aTC dinâmica; 100% na previsão da irressecabilidade):
√ massa pancreática (95%)/aumento difuso (4%)/tomografia normal (1%)
√ massa com zona central de densidade diminuída (75%–83%)
√ obstrução do ducto pancreático + biliar sem massa detectável (4%)
√ dilatação do ducto (58%): 3/4 biductal, 1/10 isolado a um ducto; ducto pancreático dilatado (67%); ductos biliares dilatados (38%)
√ atrofia do corpo + cauda pancreática (20%)
√ calcificações (2%)
√ pseudocisto pós-obstrutivo (11%)
√ obliteração da gordura retropancreática (50%)
√ espessamento do eixo celíaco/AMS (invasão dos linfáticos perivasculares) em 60%
√ veias colaterais dilatadas (12%)
√ espessamento da fáscia de Gerota (5%)
√ extensão local do tumor posteriormente, no hilo esplênico, no hilo hepático (68%)
√ invasão contígua de órgãos (duodeno, estômago, raiz mesentérica) em 42%

US:
√ massa pancreática hipoecóica
√ aumento focal/difuso do pâncreas (10%)
√ deformidade do contorno da glândula; arredondamento do processo uncinado
√ dilatação do ducto pancreático ± biliar

RMN:
√ lesão hipointensa em T1W1 com supressão da gordura
√ reforço diminuído nas imagens com contraste dinâmico

Angiografia (70% de acurácia):
√ tumor hipovascular/neovascularização (50%)
√ englobamento arterial: AMS (33%), artéria esplênica (14%), tronco celíaco (11%), artéria hepática (11%), artéria gastroduodenal (3%), artéria renal esquerda (0,6%)
√ obstrução venosa: veia esplênica (34%), veia mesentérica superior (10%)
√ englobamento venoso: veia mesentérica superior (23%), veia esplênica (15%), veia porta (4%)

Colangiografia:
√ oclusão do DBC em "cauda de rato"/"mamilo"
√ massa nodular/oclusão em menisco nos tumores ampulares

Pancreatografia (anormal em 97%):
- √ obstrução irregular, nodular, em cauda de rato, excêntrica
- √ englobamento localizado com dilatação pré-estenótica
- √ defeito acinar

Prognóstico:
- √ 10% com sobrevida de 1 ano, 2% com 3 anos de sobrevida, < 1% com sobrevida de 5 anos; sobrevida média de 14 meses após a ressecção curativa, 8 meses após ressecção paliativa, 5 meses sem tratamento; tumores ressecáveis em somente 8%–15% na apresentação, 5% de taxa de sobrevida em 5 anos após a cirurgia

DD: pancreatite focal, carcinoma da ilhota pancreática, metástases, linfoma, variante normal

ADENOMA HEPÁTICO

= ADENOMA HEPATOCELULAR = ADENOMA DA CÉLULA HEPÁTICA

= Neoplasma benigno raro, tumor hepático mais freqüente em mulheres jovens depois de uso de esteróides anticoncepcionais

Pat:
Nenhuma cápsula; pseudocápsula devido à compressão do tecido hepático que contém múltiplos grandes vasos; alta incidência de hemorragia e necrose; nenhuma fibrose

Histo:
Crescimento benigno esférico solitário dos hepatócitos; camadas de hepatócitos sem veias portas ou veias centrais; canais vasculares de paredes finas espalhados + canalículos biliares; diminuição de número de células de Kupffer anormalmente funcionantes; hepatócitos contêm quantidades aumentadas do glicogênio + gordura

Idade: mulheres jovens em idade fértil; não encontrado em homens, exceto quando em uso de esteróides anabolizantes

Associado a: contraceptivos orais (2,5 × de risco após 5 anos de uso, 7,5 × de risco após 9 anos de uso, 25 × de risco > 9 anos de uso), esteróides, gravidez, *diabetes mellitus*, doença do armazenamento do glicogênio tipo Ia (von Gierke) em 60%

◊ A gravidez pode aumentar a taxa de crescimento + levar à ruptura do tumor!

◊ A remissão do tumor pode ocorrer com terapia dietética que conduz a níveis normais de insulina, glucagon e glicose séricas

- assintomático (20%)
- dor no quadrante superior direito como sinal do efeito de massa (40%)/hemorragia intratumoral ou intraperitoneal (40%)
- hepatomegalia

Localização: lobo direito do fígado em localização subcapsular (75%)

√ massa esférica circunscrita; entre 6–30 cm de tamanho (tamanho comum 8-10 cm)

√ intraparenquimatoso/pedunculado (em 10%)

TC:
- √ massa redonda de densidade diminuída; áreas de necrose (30%–40%)
- √ áreas hiperdensas de hemorragia intratumoral recente (22%–50%)
- √ padrões variáveis de reforço, não realça ao mesmo grau como no fígado normal

US:
- √ massa usualmente ecogênica, sólida, bem demarcada, normalmente pequeno/complexa hiper e hipoecóica, heterogênea com áreas anecóicas (se grande)

RMN:
- √ não homogêneo em todas as seqüências de pulso (indistinguível de "HCC")
- √ pode ter áreas hiperintensas em T1WI (devido à presença de hepatócitos carregados de gordura/hemorragia
- √ áreas isointensas (folhas de hepatócitos) e áreas hiperintensas (necrose, hemorragia) em T2WI

MN:
- √ lesão focal fotopênica na varredura com enxofre coloidal (porque é composta por hepatócitos + células de Kupffer não funcionantes) cercou por borda de captação aumentada (devido à compressão do fígado normal adjacente que contém células de Kupffer); pode mostrar captação igual/ligeiramente menor que o fígado (23%)
- √ usualmente atividade aumentada nas varreduras com HIDA
- √ NENHUMA captação de gálio

Angio:
- √ massa normalmente hipervascular
- √ homogêneo mas impregnação não intensa na fase capilar
- √ artéria hepática aumentada com nutrícias na periferia do tumor (50%)
- √ regiões hipo/avasculares (secundário à hemorragia/necrose)
- √ neovascularização

CAVO: biopsia percutânea traz alto risco de hemorragia!

Cp:
(1) Hemorragia espontânea com hematoma subcapsular/hemoperitônio (41%)
(2) Transformação maligna (desenvolvimento contíguo do carcinoma hepatocelular?)
(3) Recorrência depois de ressecção

Trat.: ressecção cirúrgica (prevenir ruptura)

DD: carcinoma hepatocelular

ADENOMA MACROCÍSTICO DO PÂNCREAS

= NEOPLASMA MUCINOSO CÍSTICO

= tumor benigno de paredes espessas uni/multilocular, com potencial maligno composto de grandes espaços císticos contendo muco

Média etária: 50 anos; em 50% entre 40–60 anos; M:F = 1:6-1:9

Histo: cisto revestidos por células colunares, produtoras de muco freqüentemente em arranjo papilar, falta de glicogênio celular
(a) cistadenoma
(b) cistadenocarcinoma

Localização: freqüentemente na cauda pancreática (85%)/corpo, Infreqüentemente na cabeça

√ massa de paredes espessas bem demarcada de 5–33 (média de 10–12) cm em diâmetro

√ grande cisto uni/multilocular > 2 cm com septos espessos

√ excrescências papilares sólidas protruem para dentro do interior do tumor (sinal de malignidade)

√ calcificações murais periféricas amorfas (15%)
√ massa hipovascular, escassa neovascularização
√ envolvimento vascular e oclusão da veia esplênica podem apresentar grande propensão para invasão de órgãos adjacentes

Metástase:
√ lesões císticas redondas de paredes espessas no fígado

Prognóstico: transformação invariável em cistadenocarcinoma

DDx: pseudocisto pancreático

ADENOMA MICROCÍSTICO DO PÂNCREAS

= CISTADENOMA SEROSO = CISTADENOMA RICO EM GLICOGÊNIO
= neoplasma lobulado benigno composto de numerosos cistos pequenos (1–20 mm) contendo líquido proteináceo separado por septos delgados de tecido conjuntivo

Incidência: aproximadamente 50% das neoplasias pancreáticas císticas

Histo: paredes do cisto revestidas por células epiteliais cuboidais/achatadas ricas em glicogênio, derivadas das células centroacinares do pâncreas (DD: linfangioma), fina pseudocápsula fibrosa

Idade: 34–88 anos; média etária 65 anos; 82% acima de 60 anos do idade; M:F = 1:4

Associado à: síndrome de von Hippel-Lindau

• dor, perda de peso, icterícia,
• massa palpável

Localização: qualquer parte do pâncreas afetado, predominância para a cabeça

√ massa lobulada bem demarcada de 1–25 (média 5) cm de diâmetro com contorno liso/nodular
√ numerosos cistos pequenos < 2 cm; incomum cisto maior até 8 cm em diâmetro
√ cicatriz estrelada central proeminente (CARACTERÍSTICA)
√ calcificações centrais amorfas (em 33% ao raios X simples) em área distrófica de cicatriz central estrelada ("raios de sol")
√ ducto pancreático + DBC podem estar deslocados, englobados ou podem estar obstruídos

US:
√ massa predominantemente ecogênica sólida com áreas mistas hipoecóicas + ecogênicas

TC:
√ densidade próxima da água
√ reforço com contraste

RMN:
√ reforço tardio da cicatriz nas imagens FLASH realçadas com contraste

Angio:
√ massa hipervascular com artérias nutrícias dilatadas, densa impregnação tumoral, veias de drenagem proeminentes, neovascularidade, *shunt* AV ocasional, NENHUM envolvimento vascular

Prognóstico: nenhum potencial maligno

Trat: excisão cirúrgica/exames de acompanhamento

ANGIOSSARCOMA HEPÁTICO

= SARCOMA HEMANGIOENDOTELIAL = SARCOMA DA CÉLULA DE KUPFFER = HEMANGIOSSARCOMA

Prevalência: 0,14-0,25 por milhão; < 2% dos neoplasmas hepáticos primários; mais comum sarcoma do fígado (seguido pelo fibrossarcoma > fibroistiocitoma maligno > leiomiossarcoma)

Etiologia:
(a) torotrast = dióxido de tório (7%–10%) com período latente de 15–24 anos
(b) arsênico
(c) cloreto de polivinil (período latente de 4–28 anos)

Associado à: hemocromatose, doença de von Recklinghausen

Pat:
(a) lesões multifocais/multinodulares (71%) até > 5 cm de tamanho
(b) massa solitária grande com hemorragia + necrose

Histo:
(a) vasos revestidos com células endoteliais malignas (isto é, sinusóides) causando atrofia do fígado circunvizinho
(b) vasoformativo = formando vasos pobremente organizados
(c) formando nódulos sólidos de células malignas em fuso

Idade: 6ª-7ª década; M:F = 4:1

• dor abdominal, fraqueza, fadiga, perda de peso
• hemoperitônio espontâneo (27%)
• icterícia
• NENHUMA elevação da alfafetoproteína

Metástases precoces para:
Pulmão, baço (16%), linfonodos do hilo hepático, veia porta, tireóide, cavidade peritoneal, medula óssea (rápida disseminação metastática)

√ invasão da veia porta
√ ascite hemorrágica

Raios X simples:
√ deslocamento circunferential do torotrast residual

MN:
√ área fotopênica única/múltiplas na varredura com enxofre coloidal
√ captação de gálio aumentada
√ desigualdade na perfusão sangüínea (diminuição inicial seguida por lento aumento na concentração de hemácias) como no hemangioma nas varreduras de células vermelhas em fase 3

US:
√ massa sólida/mista com áreas anecóicas (hemorragia/necrose)
√ múltiplos nódulos

TC:
√ massas hipodensas com regiões de alta densidade (hemorragia)/regiões de baixa densidade (hemorragias antigas/necrose)
√ marcante reforço periférico na TC dinâmica como no grande hemangioma

RMN:
√ hipointenso em T1WI + hiperintenso em T2WI
√ reforço periférico com Gd-pentetato em T1WI

Angio:
√ impregnação hipervascular em torno da periferia do tumor na fase arterial tardia com estagnação; NENHUM englobamento arterial

"CAVO": A biopsia pode levar a um sangramento maciço em 16%! Opte por biopsia aberta no lugar da biopsia percutânea!

Prognóstico: rápida deterioração com sobrevida mediana de 6 meses (13 meses sob quimioterapia)
DD com lesões múltiplas: metástases
DD com lesão única: hemangioma cavernoso

ASCARIDÍASE

Infecção helmíntica mais comum em humanos
Organismo: Ascaris lumbricoides, verme adulto medindo de 25–35 cm de comprimento; média de vida de 1 ano
Distribuição: 644 milhões de pessoas abrigam o verme; 70%–90% na América; nos Estados Unidos é endêmico em: região dos Apalaches, Golfo + costa sudeste
Prevalência: 25% da população mundial infectada
(a) nos Estados Unidos: 12% em negros, 1% nos brancos
(b) nas regiões da África, Ásia, Sul América: 90%
Ciclo:
Ingestão de vegetais/água/solo contaminados; as larvas penetram a parede intestinal; migram para dentro dos linfáticos + veias mesentéricas no fígado; alcançam o pulmão via coração direito + artéria pulmonar; maturam no leito capilar pulmonar até atingir 2–3 mm de comprimento; crescem no alvéolo; ascendem no trato respiratório; são engolidos e novamente alcançam o intestino delgado, onde tornam-se vermes adultos, cujos ovos deixam o corpo pelas fezes
• testes de função hepática anormais + cólicas biliares
• hipereosinofilia somente presente durante o estágio agudo da migração do verme
√ estudo baritado
√ colangiografia (49%)
√ *US*: defeito de enchimento ecogênico tubular com 2–4 mm de largura, com linha sonolucente central (= verme + trato digestivo) dentro do ducto biliar comum
Cp:
(1) Obstrução intestinal
(2) Obstrução biliar intermitente, com colangite aguda, colecistite, pancreatite
(3) Abscesso hepático (raro)
(4) Constrição granulomatosa dos ductos biliares extra-hepáticos (rara)
Trat.: mebendazol

ATRESIA BILIAR CONGÊNITA

Etiologia: variação do mesmo processo infeccioso como nas hepatites neonatais com componente adicional de colangite esclerosante ou injúria vascular
Histo: proliferação do ducto biliar em todas as tríades portais
Em 15%, associada a: polisplenia, trissomia do 18

MN (colecintigrafia fenobarbital-realçada) (90%–97% sensibilidade, 63%– 94% especificidade, 90% de acurácia):
Preparação do paciente com 5 ng/kg/d de fenobarbital duas vezes ao dia, por 3–7 dias, para estimular a secreção biliar (por indução das enzimas hepáticas + aumento da conjugação + excreção da bilirrubina)
√ boa atividade hepática dentro de 5 minutos
√ clearance tardio da amostra de sangue
√ SEM excreção biliar
√ NENHUMA visualização do intestino nas imagens tardias em 6 e 24 horas
√ excreção renal aumentada
DD: grave disfunção hepatocelular

US:
√ normal (visualização da vesícula em 20%)
Trat.: Procedimento de Kasai (= portoenterostomia)
(a) criança < 60 dias de idade: 90% de taxa de sucesso
(b) criança entre 60–90 dias de idade: 50% de taxa de sucesso
(c) criança > 90 dias de idade: 17% de taxa de sucesso

BAÇO ACESSÓRIO

= falha na coalescência de alguns pequenos brotos mesodérmicos no mesogástrio dorsal, que compreendem o baço
Incidência: 10%–30% da população; múltiplos em 10%
◊ Desenvolveu hipertrofia após a esplenectomia e é responsável pela recorrência das desordens hematológicas (púrpura trombocitopênica idiopática, esferocitose hereditária, anemia hemolítica auto-imune adquirida, hiperesplenismo)
Localização: hilo esplênico (mais comum), ligamento gastroesplênico, outros ligamentos suspensórios do baço, raro no pâncreas/pelve
MN: (varredura com Tc-99 m enxofre coloidal/hemácias desnaturadas esplênicas específicas Tc-99 m):
√ geralmente < 1 cm de diâmetro
√ < 10% identificados quando o baço normal está presente

BAÇO ERRANTE

= ABERRANTE/ FLUTUANDO/ PTÓTICO/ ACUMULADO/DISTÓPICO/ DESLOCADO/BAÇO PROLAPSADO
= baço excessivamente móvel em um pedículo alongado e deslocado de sua posição normal no quadrante superior esquerdo
Causa: embriologicamente ausente/ligamentos gastroesplênicos malformados + ligamentos do esplenorrenal; musculatura abdominal frouxa durante a gravidez
Idade: qualquer (freqüência mais alta nas mulheres em idade fértil)
• massa assintomática móvel abdominal/ pélvica
• dor crônica vaga abdominal inferior/dorsal
• náusea, vômitos, eructação, flatulência
• abdome agudo (com infarto esplênico)
√ fossa esplênica vazia
√ estômago malposicionado invertido
√ grande baço deslocado (congestão durante a torção)

Cp:
(1) Torção com oclusão venosa prolongada: periesplenite, peritonite localizada, aderências, trombose venosa, hiperesplenismo
(2) Torção com oclusão arterial: infarto hemorrágico, hemorragia subcapsular/intraesplênica, gangrena, cistos degenerativos, asplenismo funcional
(3) Complicações GI:
@ Estômago: compressão, distensão, vólvulo, divertículo de tração, varizes
@ Intestino delgado: dilatação, obstrução
@ Cólon: compressão, vólvulo, frouxidão, ptose
Trat:
(1) Esplenectomia (4% sépsis pós-esplenectomia)
(2) Esplenopexia
(3) Tratamento conservador (se assintomático)

CANDIDÍASE DO FÍGADO

= quase exclusivamente vista em pacientes imunocomprometidos (leucemia, doença granulomatosa crônica da infância, transplante renal, quimioterapia para desordens mieloproliferativas)

◊ Infecção fúngica sistêmica mais comum nos pacientes imunocomprometidos!

- dor abdominal
- febre persistente em pacientes neutropênicos cuja contagem de leucócitos voltou ao normal
- fosfatase alcalina elevada

√ hepatomegalia

√ sinal do "alvo"/"olho de boi" = múltiplas pequenas massas hipoecóicas/hipoatenuantes com centros de ecogenicidade atenuação/aumentada

◊ A lesão em olho de boi somente se torna visível quando a neutropenia resolve!

MN:

√ captação uniforme/áreas fotopênicas focais

√ captação de Ga-67 diminuída

Dg: evidência à biopsia de hifas/pseudo-hifas na porção necrótica central da lesão

DD: metástases, linfoma, leucemia, sarcoidose, êmbolos sépticos, outras infecções, sarcoma de Kaposi

CARCINOMA DA VESÍCULA BILIAR

Mais comum câncer biliar (9 × mais comum que o câncer dos ductos biliares extra-hepáticos)

Quinta malignidade gastrintestinal mais comum (depois do carcinoma colorretal, carcinoma pancreático, gástrico, esofágico);

3% do todos os neoplasma intestinais

Incidência: 0,4–4,6% das operações do trato biliar; 6.500 mortes/ano Estados Unidos

Pico etário: 6–7ª década; M:F = 1:3 1:4 — 85% ocorrem na 6ª década ou depois!

Histo:

(a) adenocarcinoma bem diferenciado do tipo cirroso (80%–90%)

(b) carcinoma anaplásico, carcinoma celular escamoso, adenoacantoma (10%–20%)

(c) carcinóide, sarcoma, carcinoma basocelular, linfoma (extremamente raro)

Estadiamento:

I mucosa somente

II mucosa + muscular

III mucosa + muscular + serosa

IV parede da vesícula biliar + linfonodos

V hepático/metástases a distância

Predisposto: pacientes com vesícula biliar em porcelana (22%); pólipo da vesícula biliar > 2 cm é provavelmente maligno

Associado a:

(1) Cálculo vesicular em 64%–98%

◊ Carcinoma da vesícula biliar ocorre em somente 1% de todos os pacientes com cálculo vesicular!

(2) Vesícula biliar em porcelana (em 4%–60%): prevalência do carcinoma da vesícula biliar em 11%–22% das autópsias

(3) Doença inflamatória intestinal (predominantemente colite ulcerativa, menos comum na doença de Crohn)

(4) Polipose familiar fria

(5) Colecistite crônica

- História prévia de doença da vesícula biliar (50%)
- mal-estar, vômitos, perda do peso
- dor do quadrante superior (54%–76%)
- icterícia obstrutiva (35%–74%)
- testes do função do fígado anormais (20%–75%)

Localização: usualmente no corpo/fundo; raramente no ducto cístico

Tipos de crescimento:

√ substituição da vesícula biliar pela massa (37%–70%)

√ espessamento irregular assimétrico da parede da vesícula biliar (15%–47%)

√ massa polipóide/fúngica intraluminal com base larga (14%–25%)

√ dilatação da árvore biliar (38%)

√ metástases hepáticas

√ linfonodos regionais aumentados (peripancreáticos/no hilo hepático)

√ finas pintas granulares/puntiformes de calcificação (adenocarcinoma mucinoso)

CGO:

√ não visualização da vesícula biliar (2/3)

Metástases: em 75%–77% no momento do diagnóstico

(a) invasão direta do fígado (34%–89%), duodeno (12%), cólon (9%), estômago, ducto biliar, pâncreas, rim direito, parede abdominal,

(b) disseminação linfática (26%–75%): nódulo no ducto cístico, nódulos "COD", nódulos no omento menor, nódulos superiores + pancreaticoduodenais posteriores, nódulos periaórticos (N.T.: nenhuma referência do autor sobre a sigla "COD")

(c) metástases intraperitoneais (comum)

(d) disseminação (menos comum): fígado, pulmão, ossos,

(e) disseminação neural (freqüente): associado aos tumores mais agressivos

(f) disseminação intraductal (menos comum): particularmente no adenocarcinoma papilar

Cp: perfuração da vesícula biliar + formação de abscesso

√ cálculo vesicular localizado dentro de abscesso

Prognóstico: 75% não ressecável à apresentação; sobrevida média é de 6 meses; 5% 1 ano de sobrevida; 6% com 5 anos de sobrevida

DD:

(1) Colecistite xantogranulomatosa (massa lobulada que enche a vesícula biliar + cálculos)

(2) Colecistite aguda/crônica (espessamento generalizado da parede da vesícula biliar de < 10 mm)

(3) Tumor hepático invadindo a fossa da vesícula biliar

(4) Tumores de órgãos adjacentes (pâncreas, duodeno)

(5) Metástases (melanoma, leucemia, linfoma)

(6) Pólipos: pólipo de colesterol, pólipo hiperplásico, pólipo de granulação

(7) Adenomiomatose

CARCINOMA HEPATOCELULAR

= HEPATOMA = mais freqüente malignidade visceral primária no mundo; 80%–90% das malignidades hepáticas primárias; segundo tumor hepático maligno mais freqüente em crianças (39%) depois do hepatoblastoma

Incidência:
(a) no mundo industrializado: 0,2%–0,8%
(b) na África subsaariana, Sudeste da Ásia, Japão, Grécia, Itália: 5,5%–20%

Pico etário:
(a) mundo industrializado: 6ª–7ª década; M:F = 2,5:1 subtipo fibrolamelar (em 3%–10%)abaixo da idade de 40 anos
(b) áreas de alta incidência: 30–40 anos; M:F = 5:1
(c) em crianças: > 5 anos do idade; M:F = 4:3

Etiologia:
(1) Cirroses (60%–90%) período latente: 8 meses–14 anos do início da cirrose
Incidência do CHC:
— 44% na cirrose macronodular (= pós-necrótica) devido às hepatites por vírus B, alcoolismo, hemocromatose
— 6% em cirroses micronodulares devido ao alcoolismo
◊ 5% dos cirróticos alcoólicos desenvolvem o CHC!
(a) álcool (b) hemocromatose (c) cardíaco (d) atresia biliar
(2) Hepatites crônicas B/C; 12% desenvolvem CHC
(3) Carcinógenos
(a) aflatoxina
(b) siderose
(c) anticoncepcionais/andrógenos anabolizantes orais
(d) torotrast
(4) Erros inatos do metabolismo
(a) deficiência de α_1-antitripsina
(b) galactosemia
(c) doença do armazenamento do glicogênio tipo I (von Gierke)
(d) doença de Wilson
(e) tirosinose

Mnemônico: "WHAT causes CHC"?
Wilson (doença de)
Hemocromatose
Alfa-1-antitripsina (deficiência)
Tirosinose
Cirroses (alcoólica, biliar, cardíaca)
Hepatite
Carcinógenos (aflatoxina, hormônios sexuais, torotrast)

Histo: Células do CHC se assemelham ao hepatócito em aparecimento + padrão estrutural (trabecular, pseudoglandular = acinar, compacto, cirroso);
(a) CHC encapsulado expansivo: ramos da veia porta colapsados à cápsula
(b) CHC infiltrativo não encapsulado: vênulas portais comunicam-se com sinusóides tumorais = freqüentemente invasão da veia porta + veias hepáticas

PADRÃO DE CRESCIMENTO:
(a) solitário volumoso (27%–50%–59%): volumoso em um (freqüentemente direito) lobo com nódulos satélites
(b) multicêntrico nodular pequeno (15%–50%–51%): pequenos focos de até 5 cm em ambos os lobos hepáticos
(c) microscópico difuso (10%–15%–26%): nódulos indistintos minúsculos que se assemelham muito a cirroses

- alfafetoproteína elevada (75%–90%), negativa no colangiocarcinoma
- testes de função hepática elevados
- dor no quadrante superior direito persistente, hepatomegalia, ascite
- febre, perda de peso, mal-estar
- síndromes paraneoplásicas:
  (a) precocidade sexual/ginecomastia
  (b) hipercolesterolemia
  (c) eritrocitose (tumor produz eritropoietina)
  (d) hipoglicemia
  (e) hipercalcemia
  (f) síndrome carcinóide

Metástase para: pulmão (mais comum = 8%), adrenal, linfonodos, osso

√ invasão da veia porta (25%–33%–48%)
√ *shunt* arterioportal (4%–63%)
√ invasão da veia hepática (16%)/VCI (= síndrome de Budd-Chiari)
√ ocasionalmente invasão do ducto biliar
√ calcificações no CHC usual (2%–9%–25%); porém comum no CHC fibrolamelar (30%–40%) e esclerosante
√ hepatomegalia e ascite
√ metamorfose tumoral gordurosa (2%–17%)

MN:
√ varredura com enxofre coloidal: nódulo frio único (70%), defeitos múltiplos (15%–20%), distribuição heterogênea (10%)
√ varredura com Tc-HIDA: nódulo frio/captação atípica em 4% (imagens tardias)
√ varredura com gálio: acúmulo ávido em 70%–90%

TC (sensibilidade de 68% nas cirroses, 80% sem cirrose):
√ massa hipodensa/raramente isodensa/hiperdensa no fígado gorduroso
  √ massa dominante com nódulos satélites
  √ padrão em mosaico = áreas nodulares múltiplas com densidades diferentes na TCCC (até 63%)
√ CHC encapsulado = zona circular de radiotransparência circundando a massa (12%–32%–67%)

Falso positivo: fibrose confluente

TCCC (6% de sensibilidade mais baixa, mas 19% de especificidade mais alta que na TCNC):
√ massa uni/multifocal de densidade diminuída com áreas não homogêneas de acúmulo de contraste
√ reforço durante a fase arterial (80%)
√ contraste cápsula captante de contraste (50%)
√ isodensidade nas varreduras tardias (10%)

TC com injeção intra-arterial de etiodol:
√ massa hiperdensa detectável tão pequena quanto 0,5 cm

US (86%–99% de sensibilidade, 90%–93% de especificidade, 65%–94% de acurácia):
√ CHC hiperecóico (13%) devido à metamorfose gordurosa ou dilatação marcante do sinusóide
√ CHC hipoecóico (26%) devido à solidez do tumor
√ CHC de ecogenicidade mista (61%) devido à necrose do tumor do não liquefeita
√ sinais de pico de velocidade do Doppler > 250 cm/s

RMN:
√ hipointenso (50%)/iso a hiperintenso (com metamorfose gordurosa) em T1WI

√ sinal do anel = cápsula bem definida hipointensa em T1WI (24%–44%), dupla camada de hipointensidade interna (tecido fibroso) + hiperintensidade externa (vasos sangüíneos comprimidos + ductos biliares) em T2WI no CHC de tipo expansivo
√ suavemente hiperintenso em T2WI Gd DTPA reforço perifericamente (21%)/centralmente (7%)/misto (10%)/nenhum reforço (21%)
√ melhora da detectabilidade da lesão depois da administração intravenosa de óxido de ferro superparamagético

Angio:
√ "linha e raias" = canais vasculares lineares paralelos cursando ao longo das radículas portais, vistas com o envolvimento porta
√ no CHC diferenciado: nutridores arteriais aumentados, neovascularização grosseira, lagos vasculares, densa impregnação do tumor, *shunts* arterioportais
√ no CHC anaplásico: envolvimento vascular, delicada neovascularização, deslocamento dos vasos + vasos espiralados da cirrose

Prognóstico:
> 90% mortalidade global; 17% de taxa de ressectabilidade; 6 meses de sobrevida média; 30% sobrevida de 5 anos

Cp: ruptura espontânea (em 8%)

Trat:
(1) Ressecção
(2) I-131 antiferritina-IgG (taxa de remissão > 40% até 3 anos)

DD: hepatocarcinoma, colangiocarcinoma, hiperplasia nodular focal, hemangioma, adenoma hepático

Carcinoma fibrolamelar hepatocelular

NENHUMA cirrose subjacente ou fatores de risco conhecidos
• alfafetoproteína negativa

Idade: 5–35 (média 23) anos; M:F = 1:1

Pat: tumor notavelmente desmoplásico bem circunscrito com calcificações + cicatriz central fibrosa

Histo: células semelhantes ao hepatócito com citoplasma do eosinofílico granular que cresce em folhas/cordas/trabéculas, separado por faixas largas de estroma fibroso organizadas em lamelas paralelas
√ massa solitária parcialmente/completamente encapsulada 4–17 cm de diâmetro
√ cicatriz fibrosa central proeminente (45%–60%)
√ calcificações centrais estreladas/trabeculares (30%–55%)

TC:
√ massa de baixa atenuação + graus variados de reforço

RMN:
√ tumor ligeiramente hipointenso homogêneo em T1 WI; ligeiramente hiperintenso em T2WI
√ cicatriz central hipointensa em T1WI + T2WI

Angio: impregnação do tumor densa sem *shunt* arterioportal/neovascularização

Prognóstico:
48% de taxa de ressecabilidade; 32 meses de tempo de sobrevida média; 63% de sobrevida em 5 anos

DD: hiperplasia nodular focal (cicatriz central hiperintensa em T2WI)

CIRROSE

= doença hepática crônica caracterizada por destruição parenquimatosa difusa, fibrose e regeneração nodular com reconstrução anormal da arquitetura lobular preexistente

Etiologia:
A. TÓXICA:
(1) Doença alcoólica do fígado
(2) Induzida por droga (uso prolongado de metotrexate, oxifenisatin, alfametildopa, nitrofurantoína, isoniazida)
(3) Sobrecarga de ferro (hemocromatose, hemossiderose)

B. INFLAMATÓRIA: Hepatites virais

C. OBSTRUÇÃO BILIAR:
(1) Fibrose cística
(2) Doença inflamatória intestinal
(3) Cirrose biliar primária
(4) Colangiopatia infantil obstrutiva

D. VASCULAR:
(1) ICC prolongada
(2) Doença venoclusiva hepática

E. NUTRICIONAL:
(1) *Bypass* intestinal
(2) Esteatose severa
(3) Abetalipoproteinemia

F. HEREDITÁRIA:
(1) Doença do Wilson
(2) Deficiência de α_1-antitripsina
(3) Doença renal policística juvenil
(4) Galactosemia
(5) Doença do armazenamento do glicogênio tipo IV
(6) Intolerância hereditária à frutose
(7) Tirosinemia
(8) Tetania hereditária
(9) Síndrome de Osler-Weber-Rendu
(10) Cirrose familiar

Morfologia: regeneração nodular
(a) micronodular (1–5 mm): usualmente devido ao alcoolismo
(b) macronodular (até vários cm): usualmente devido à hepatite B
(c) misto: usualmente após obstrução do ducto biliar

√ fígado aumentado (fase precoce)/normal/diminuído
√ hipertrofia do lobo caudado + diminuição do lobo direito
relação do lobo caudado com o direito > 0,65 em imagens transversais (sensibilidade 43%–84%, menos sensível na cirrose alcoólica, mais sensível nas cirroses causadas por hepatite B; especificidade de 100%; 26% sensibilidade; 84% acurácia) (DD: síndrome de Budd-Chiari)
√ espessamento das fissuras + hilo hepático
√ nodularidade da superfície + indentações (nódulos regenerados)
√ sinais de hipertensão porta
√ esplenomegalia
√ ascite (insuficiência da síntese do albumina, superprodução de linfa devido à pressão hidrostática aumentada nos sinusóides/diminuição do fluxo esplâncnico devido à hipertensão porta)
√ associada à infiltração gordurosa (na cirrose precoce)

US:
(sensibilidade 65%– 80%; DD: hepatites crônicas, infiltração gordurosa)
Sinais hepáticos:
√ hepatomegalia (63%)
√ hipertrofia do lobo caudado (26%)
√ irregularidades na superfície (88% sensibilidade, 95% especificidade)
√ ecogenicidade aumentada em 66% (como um sinal de infiltração gordurosa sobreposta)
√ aumento da atenuação do som (9%)
√ ecotextura heterogênea grosseira (usualmente)/fina (7%)
√ definição normal/diminuída das paredes das vênulas portais (sinal de infiltração gordurosa associada e NÃO de fibrose)
√ demonstração ocasional de nódulos isoecóicos em regeneração
√ dilatação das artérias hepáticas (aumento do fluxo arterial) com demonstração dos ramos arteriais intra-hepáticos (DD: radicais biliares dilatados)
Sinais extra-hepáticos:
√ esplenomegalia
√ ascite
√ sinais de hipertensão porta

TC:
√ heterogeneidade parenquimal
√ atenuação diminuída (esteatose) na cirrose precoce
√ ocasionalmente representação de nódulos isodensos em regeneração

RMN:
√ nenhuma alteração do parênquima hepático
√ nódulos em regeneração podem ter intensidade de sinal aumentado

Angio:
√ ramos da artéria hepática estirados (achado precoce)
√ artérias hepáticas tortuosas e aumentadas = "em sacarrolhas" (aumento no fluxo arterial hepático)
√ *shunt* entre artéria hepática e veia porta
√ fase parenquimatosa mosqueada
√ esvaziamento tardio na fase venosa
√ poda dos ramos da veia hepática (normalmente representação dos ramos de 5ª ordem) = compressão pós-sinusoidal pelos nódulos em desenvolvimento

MN:
√ atividade da amostra de sangue alta secundária ao lento *clearance*
√ desvio do colóide para a medula óssea + baço
√ fígado encolhido com pequeno ou nenhuma atividade + esplenomegalia
√ captação hepática mosqueada (pseudotumor) na varredura com colóide com atividade normal em nas varreduras com IDA
√ deslocamento do fígado + baço da parede abdominal pela ascite

Cp:
(1) Ascite: causa/contribuinte para morte em 50%
(2) Hipertensão porta
(3) Carcinoma hepatocelular (em 7%–12%)
(4) Colangiocarcinoma

Fatalidade por:
varizes esofagianas sangrantes (em 25%), síndrome hepatorrenal
(10%), peritonite bacteriana espontânea (5%-10%), complicações do tratamento da ascite (10%)

Cirrose biliar primária

= COLANGITE NÃO SUPURATIVA DESTRUTIVA CRÔNICA

Histo: colangite destrutiva progressiva idiopática dos ductos biliares interlobares e septais, fibrose porta, regeneração nodular, encolhimento do parênquima hepático

Idade: 35–55 anos; M:F = 1:9

• fadiga, prurido
• xantelasma/xantoma (25%)
• hiperpigmentação (50%)
• início insidioso do prurido (60%)
• IgM aumentada (95%)
• anticorpos antimitocondriais positivos (AAM) em 85%–100%

√ ductos extra-hepáticos normais
√ colelitíase em 35%–39%
√ hepatomegalia (50%)
√ ductos intra-hepáticos tortuosos com estreitamento + variação no calibre/diminuição na arborização = aspecto de "árvore no inverno "

MN:
√ prolongação marcante do *clearance* do Tc-99 m IDA hepático
√ retenção uniforme do isótopo hepático
√ visualização normal da vesícula biliar e ductos biliares principais em 100%

DD:
(1) Colangite esclerosante (homens jovens)
(2) Obstrução do DBC

Prognóstico: sobrevivência média de 6 anos (alcance 3–11) após o início dos sintomas colestáticos

CISTADENOMA BILIAR

= CISTADENOMA DO DUCTO BILIAR
= raro tumor cístico benigno multilocular originando-se dos ductos biliares; < 5% de todos os cistos intra-hepáticos de origem do ducto biliar; provavelmente deriva de restos ectópicos do tecido biliar primitivo

Idade: > 30 anos (82%), pico de incidência na 5ª década; M:F = 1:4; predominantemente caucasianos

Pat: tumor cístico multiloculado com cápsula espessa bem definida contendo líquido proteináceo

Histo: camada única de epitélio cuboidal/colunar alto do tipo biliar com projeções papilares, estroma subepitelial lembrando aquele do ovário

Localização: ductos biliares intra-hepáticos (85%); ductos biliares extra-hepáticos (15%); lobo direito (50%); ambos os lobos (30%); lobo esquerdo (20%)

• aumento abdominal com massa palpável (90%)
• dispepsia, anorexia, náusea, vômito
• icterícia

√ massa de 1,5–35 cm de tamanho
√ até 11 litros de líquido claro/turvo, seroso/mucinoso/gelatinoso, purulento/hemorrágico/biliar, contendo hemossiderina/colesterol/necrose
√ excrescências papilares + nódulos murais

US:
√ massa ovóide complexa com margens irregulares + septação única/múltiplas
√ pode conter níveis líquido-líquido

TC:
√ massa multiloculada com densidade próxima a da água com septações, ocasionalmente nódulos murais
√ reforço com contraste na parede + septos internos

RMN:
√ loculações com variadas intensidades de sinal dependendo do conteúdo protéico em T1WI + T2WI

Angio:
√ massa avascular com pequenos agrupamentos de vasos periféricos anormais
√ deslocamento + estiramento dos vasos
√ rubor fino e sutil de neovascularização nos septos + parede

Cp: transformação maligna em cistadenocarcinoma; recorrência após a ressecção cirúrgica (comum)

DD: cisto equinocócico, metástase hepática necrótica, hamartoma cístico mesenquimal, abscesso

CISTO DO COLÉDOCO

= DILATAÇÃO CÍSTICA DO DUCTO EXTRA-HEPÁTICO
= dilatação aneurismática segmentar do ducto biliar comum sem envolvimento da vesícula biliar/ducto cístico; lesão congênita mais comum dos ductos biliares

Etiologia: junção anômala do ducto pancreático e DBC proximal à papila duodenal; a pressão mais alta no ducto pancreático e o esfíncter ductal ausente permitem o refluxo livre de enzimas para dentro do DBC, resultando no enfraquecimento da parede do DBC

Classificação:
Má união do ducto pancreaticobiliar
Kimura tipo I = o ducto pancreático entra no DBC proximal/porção média
Kimura tipo II = o DBC drena no ducto pancreático

Prevalência: 1:13.000 admissões; alta prevalência entre os japoneses

Idade: < 10 anos (50%) + adultos jovens, 80% diagnosticados na infância, 7% durante a gravidez, ocasionalmente detectado na 7ª década; M:F = 1:4

Histo: parede cística fibrosa sem revestimento epitelial

Associado a:
(1) Dilatação, estenose, atresia de outras porções da árvore biliar (2%)
(2) Anomalias da vesícula (aplasia, vesícula dupla)
(3) Falha na união dos ductos biliares esquerdo + direito
(4) Ducto pancreático + ductos biliares hepáticos acessórios podem drenar dentro do cisto
(5) Doença hepática policística

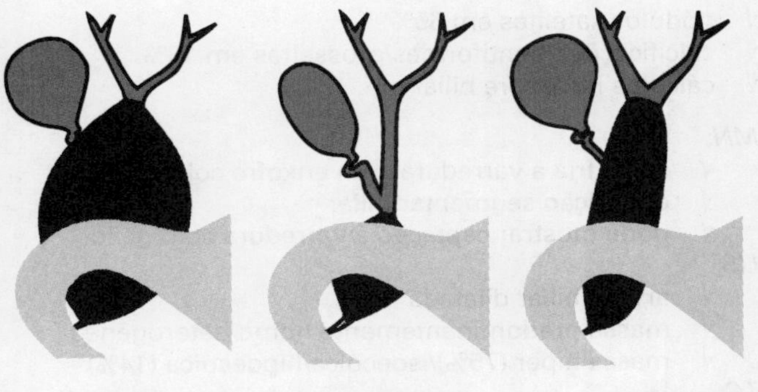

Cistos do Colédoco

- tríade clássica (20%–30% dos pacientes adultos):
  (1) Icterícia obstrutiva intermitente (33%–50%)
  (2) Dor recorrente em cólica no quadrante inferior direito (> 75%–90%), dor dorsal
  (3) Massa palpável intermitente no quadrante inferior direito (< 25%)
- febre recorrente, calafrios, perda de peso, prurido

Tipos:
(a) marcante dilatação cística do DBC + DHC
(b) dilatação segmentar focal do DBC distalmente
(c) dilatação cilíndrica do DBC + DHC

√ tamanho: diâmetro de 2 cm até 15 cm (o maior continha 13 litros)
√ NENHUMA/leve dilatação do ducto biliar intra-hepático periférico
√ pode conter pedras/estase

SGIS:
√ massa de tecido mole no quadrante superior direito
√ deslocamento posterior da segunda porção do duodeno + porção distal do estômago/alargamento da alça C com deslocamento inferior do duodeno

US:
√ cisto balonado/fusiforme abaixo do hilo hepático e separado da vesícula biliar
◊ A comunicação com os ductos biliares comum/intra-hepático deve ser demonstrada!
√ alteração abrupta de calibre na junção do segmento dilatado dos ductos normais
√ dilatação do ducto biliar intra-hepático (16%) secundária à estenose

US-OB (diagnóstico mais precoce durante a 25ª semana de gestação):
√ cisto no lado direito do abdome fetal + ductos hepáticos adjacentes dilatados

DD: atresia duodenal; cisto de ovário, mesentério, omento, pâncreas, fígado

MN com HIDA
(exclui efetivamente o diagnóstico diferencial de cisto hepático, pancreático, pseudocisto, duplicação entérica, biloma loculado espontâneo)
√ área fotopênica dentro do fígado que preenche dentro de 60 minutos + estase do traçador dentro do cisto
√ atividade ductal hepática proeminente (dilatação dos ductos)

Cp:
(1) Pedras na vesícula, dentro do cisto, na árvore biliar intra-hepática, no ducto pancreático (8%–50%)
(2) Pancreatite recorrente (33%)
(3) Colangite (20%)
(4) Transformação maligna em carcinomado ducto biliar + carcinoma da vesícula (aumenta com a idade, < 1% na 1ª década, 7%–14% > acima da idade de 20 anos)
(5) Ruptura do cisto com peritonite biliar (1,8%)
(6) Sangramento
(7) Cirrose biliar + hipertensão porta

Trat.: excisão do cisto + hepatojejunostomia em Y-de-Roux

DD: cisto mesentérico, omental, ovariano, renal, adrenal, hepático, pancreático; duplicação gastrintestinal, rim hidronefrótico

CISTO EPIDERMÓIDE DO BAÇO

= CISTO EPITELIAL = CISTO PRIMÁRIO DO BAÇO

Histo:
(1) Revestimento mesotelial
(2) Revestimento epitelial escamoso = cisto epidermóide = metaplasia escamosa das inclusões embrionárias dentro da superfície mesotelial epitelial preexistente

Idade: 2ª–3ª década (idade comum aos 18 anos)

Pode ser associado à: doença do rim policístico
(a) unilocular + solitário (80%)
(b) múltiplo + multilocular (20%)

√ tamanho médio de 10 cm
√ septações periféricas/trabeculações da parede do cisto (em 86%)
√ calcificação curvilínea na parede (9%–25%)
√ pode conter cristais do colesterol, gordura, sangue

Cp: trauma, ruptura, infecção

CISTO HEPÁTICO

= segunda lesão hepática benigna mais comum (22%)

A. CISTO HEPÁTICO ADQUIRIDO
secundário ao trauma, inflamação, infestação parasitária, neoplasia

B. CISTO HEPÁTICO CONGÊNITO
= desenvolvimento defeituoso de ductos biliares intra-hepáticos aberrantes
Incidência: cistos hepáticos detectados à autópsia em 50%; em 22%, detectados durante a vida
Idade da detecção: 5ª–8ª década
Histo: cisto circundado por cápsula fibrosa + revestido por epitélio colunar, relacionado aos ductos biliares dentro da tríade porta
Associado a:
(1) Esclerose tuberosa
(2) Doença renal policística (25%–33% tem cistos hepáticos)
(3) Doença hepática policística: autossômica dominante; M:F = 1:2; (50% com doença renal policística)

- hepatomegalia (40%); dor (33%); icterícia (9%)

Tamanho do cisto:
Varia de microscópico a volumoso (média de 1,2 cm; em 25%, o maior cisto é < 1 cm; em 40%, o maior cisto é > 4 cm; tamanho máximo de 20 cm); múltiplos cistos espalhados por todo o fígado (em 60%)/cisto solitário

√ "nódulo frio" à varredura com IDA, Tc-99 m enxofre coloidal
√ cisto livre de ecos, pode mostrar interface líquido-líquido

CLONORQUÍASE

Raramente de significado clínico

País: Japão, Coréia, Sul + China Central, Taiwan, Indochina

Organismo: verme chinês do fígado = *Clonorchis sinensis*

Ciclo: cisto do parasita digeridos por suco gástrico; as larvas migram até os ducto biliares; permanecem no ducto intra-hepático pequenos até a maturidade (10–30 mm de comprimento); viajam para os ductos maiores para depositar ovos

Infecção: caracol + peixes de água doce servem como hospedeiros intermediários; infecção ocorre pela ingestão de peixe cru; porco, gato e o homem são os hospedeiros definidos

Pat:
(a) descamação do revestimento epitelial do ducto biliar, com proliferação adenomatosa do ducto + espessamento das paredes do ducto (inflamação, necrose, fibrose)
(b) superinfecção bacteriana com formação de abscesso hepático

- obstrução incompleta remitente + superinfecção bacteriana

√ múltiplos defeitos de enchimento em forma de crescente -/em forma de estilete dentro dos ductos biliares

Cx:
(1) Obstrução do ducto biliar (conglomerado de vermes/proliferação adenomatosa)
(2) Formação do cálculo (estase/vermes mortos/debris epiteliais)
(3) Icterícia em 8% (pedra/constritura/tumor)
(4) Dilatação generalizada dos ductos biliares (2%)

COLANGIOCARCINOMA

Colangiocarcinoma intra-hepático

= CARCINOMA COLANGIOCELULAR

Incidência: 1/3 de todas as malignidades originando-se no fígado; 8%–13% de todos os colangiocarcinomas; segundo tumor hepático primário mais comum após o hepatoma

Tipos:
(1) Maciço/tipo nodular
(2) Tipo difuso (colangite esclerosante)
◊ Não pode ser representado em imagens de secção transversa!

Histo: adenocarcinoma surgindo do epitélio de um pequeno ducto biliar intra-hepático com proeminente reação desmoplásica: ± mucina e calcificações

Média etária: 50–60 anos; M > F

- dor abdominal (47%)
- massa palpável (18%)
- perda de peso (18%)
- icterícia indolor (12%)

Disseminação:
(a) extensão local ao longo do ducto
(b) infiltração local da substância hepática
(c) disseminação metastática para linfonodos regionais (em 15%)

√ massa de 5–20 cm de diâmetro
√ nódulos satélites em 65%
√ calcificações puntiformes/grosseiras em 18%
√ cálculos na árvore biliar

MN:
√ lesão fria à varredura com enxofre coloidal/IDA
√ obstrução segmentar biliar
√ pode mostrar captação à varredura com gálio

US:
√ árvore biliar dilatada
√ massa predominantemente homo/heterogênea
√ massa hiper (75%)/isoecóica/hipoecóica (14%)

TC:
√ massa única predominantemente esférica e homogênea/oval hipodensa com bordas irregulares
√ reforço central/periférico/sem reforço

RMN:
√ grande massa central heterogênea hipodensa em T1WI
√ periferia hiperintensa (tumor) + grande hipointensidade central (fibrose) em T2WI

Angiografia:
√ massa avascular/hipo/hipervascular
√ artérias envolvidas/estiradas (freqüente)
√ neovascularização em 50%
√ falta de invasão venosa

Prognóstico: < 20% ressecável; 30% de taxa de sobrevida em 5 anos

Colangiocarcinoma extra-hepático

= CARCINOMA DO DUCTO BILIAR

Pico etário: 6ª-7ª década, M:F = 3:2

Incidência: < 0,5% das autópsias; 90% de todos os colangiocarcinomas; mais freqüente no extremo oriente

Histo: adenocarcinoma esclerosante bem diferenciado (2/3), carcinoma anaplásico (11%), cistadenocarcinoma, adenoacantoma, adenoma maligno, carcinoma de células escamosas = epidermóide, leiomiossarcoma

Predisposição:
(1) Doença inflamatória intestinal (risco 10 vezes aumentado): incidência de 0,4–1,4% na colite ulcerativa; período latente de 15 anos; tumores geralmente multicêntricos + predominantemente nos locais extra-hepáticos; vesícula biliar acometida em 15% (a presença simultânea de cálculos é rara)
(2) Colangite esclerosante (10%)
(3) Doença de Caroli (devido à estase biliar crônica)
(4) Infestação por *Clonorchis sinensis* (extremo oriente); causa mais comum no mundo inteiro
(5) Exposição ao torotrast
(6) História de outras malignidades (10%)
(7) Cirurgia prévia para cisto do colédoco/atresia biliar congênita
(8) Deficiência de α_1-antitripsina
(9) Doença policística autossômica dominante
(10) Colecistolitíase (20%–50%), provavelmente coincidental
(11) Papilomatose dos ductos biliares

- início gradual de icterícia indolor flutuante
- colangite (10%)
- perda de peso, fatigabilidade
- dor epigástrica intermitente
- bilirrubina elevada + fosfatase alcalina
- fígado aumentado e doloroso

Padrão de crescimento:
(1) Tipo obstrutivo (70%–85%)
√ obstrução em forma de U/V, com terminação suave/irregular em mamilo, cauda
(2) Tipo estenótico (10%–25%)
√ lúmen rígido constrito, com margens irregulares + dilatação pré-estenótica
(3) Tipo polipóide/papilar (5%–6%)
√ defeito de preenchimento intraluminal, com margens irregulares

Disseminação:
(a) disseminação linfática: nódulos no ducto cístico + DBC (> 32%), nódulos celíacos (> 16%), nódulos peripancreáticos, nódulos mesentéricos superiores
(b) infiltração do fígado (23%)
(c) disseminação peritoneal (9%)
(d) hematogênica (extremamente rara): fígado, peritônio, pulmão

Localização:

Ducto hepático esquerdo/direito	em 8%–13%
Confluência dos ductos hepáticos (tumor de Klatskin)	em 10%–26%
Ducto hepático comum	em 14%–27%
DBC proximal	em 15%–30%
DBC distal	em 30%–50%
Ducto cístico	em 6%

SGIS:
√ infiltração/indentação do estômago/duodeno

Colangiografia (CPT ou CRE são as melhores modalidades para mostrar a neoplasia ductal):
√ massa tumoral intraductal exofítica (46%), 2–5 mm de diâmetro
√ constrição freqüentemente longa/raramente curta, concêntrica e focal no tipo colangítico esclerosante infiltrante, com irregularidades na parede
√ dilatação pré-estenótica difusa/biliar focal (100%)
√ progressão das constrições ductais (100%)

US/*TC*:
√ dilatação dos ductos intra-hepáticos sem dilatação dos ductos extra-hepáticos
√ falha na demonstração da confluência dos ductos hepáticos E + D
√ massa dentro/circundando os ductos no ponto de obstrução (21% visível ao US, 40% visível à TC)
√ tumor infiltrante visível como lesão altamente atenuante em 22% à TC, em 13% ao US
√ tumor exofítico visível em 100% das tomografias como massa de baixa atenuação, em 29% ao US
√ tumor intraluminal polipóide visível como massa isoecóica dentro da bile circunjacente em 100% dos US, em 25% das tomografias

Angiografia:
√ tumor hipervascular com neovascularização (50%)
√ colaterais arterioarteriais ao longo do curso dos ductos biliares associados à obstrução arterial
√ pobre/nenhuma captação de contraste
√ deslocamento/englobamento/oclusão da artéria hepática + veia porta

Cp:
(1) Obstrução levando à cirrose biliar
(2) Hepatomegalia
(3) Abscesso intra-hepático (subdiafragmático, periepático, septicemia)
(4) Peritonite biliar
(5) Invasão da veia porta

Prognóstico: sobrevida média de 5 meses; 1,6% de sobrevida em 5 anos; 39% de sobrevida de 5 anos para o carcinoma da papila de Vater

DD: Constrição benigna, pancreatite crônica, colangite esclerosante, papila edematosa, inflamação idiopática do DBC

COLANGITE

Colangite aguda

Causas:
A. Doença benigna:
(1) Constrição por cirurgia prévia (36%)
(2) Cálculos (30%).
(3) Colangite esclerosante

(4) Cateter de drenagem obstruído
(5) Infestação parasitária

B. Doença maligna: carcinoma ampular

Tipos:

(1) COLANGITE ASCENDENTE NÃO SUPURATIVA AGUDA
- a bile continua clara
- paciente não toxêmico

(2) COLANGITE ASCENDENTE SUPURATIVA AGUDA (14%)

Associada a: cálculo biliar obstruído ou malignidade
- septicemia, depressão do SNC, letargia, confusão mental, choque (50%)

√ material purulento preenchendo os ductos biliares

Organismos: E. coli > Klebsiella > Pseudomonas > Enterococos

- episódios recorrentes de sépsis + dor no quadrante superior direito
- tríade de Charcot (70%): febre + calafrios + icterícia
- culturas biliares em 90% positivas para infecção

Cp: formação de abscessos hepáticos biliares miliares

Prognóstico: 100% de mortalidade se não descomprimida; 40%–60% de mortalidade com tratamento; 13%–16% de taxa de mortalidade global

Colangite piogênica recorrente

= COLANGITE PRIMÁRIA = HEPATITE PIOGÊNICA RECORRENTE
COLANGITE HEPÁTICA ORIENTAL = COLANGITE ORIENTAL
DOENÇA DE HONG-KONG = DOENÇA DA PEDRA PIGMENTADA INTRA-HEPÁTICA

Etiologia: infestação pelo *Clonorchis*?; endêmico no sul da China, Indochina, Taiwan, Japão, Coréia

Incidência: terceira causa mais comum de abdome agudo em Hong-Kong após a apendicite e úlcera perfurada

Idade: 20–50 anos; M:F = 1:1

- ataques recorrentes de febre, calafrios, dores abdominais, icterícia

Localização: particularmente no segmento lateral do lobo esquerdo + segmento posterior do lobo direito

√ dilatação marcante dos ductos intra-hepáticos proximais (3–4 mm) em 100%
√ arborização diminuída das radículas intra-hepáticas
√ ductos biliares intra-hepáticos preenchidos com pedras pigmentadas + estase biliar (64%)
√ dilatação do DBC (68%) + coledocolitíases (30%)
√ constrições do ducto biliar (22%)
√ pneumobilia (3%–52%)
√ atrofia hepática segmentar (36%)

Cp: abscesso hepático (18%), esplenomegalia (14%), biloma (4%), pancreatite (4%)

DD: complicação da doença de Caroli

Colangite esclerosante

= doença progressiva insidiosa afetando os ductos intra e extra-hepáticos

Histo: inflamação fibrótica obliterativa crônica (pericolangite)

Idade: < 45 anos (2/3); variação etária de 21–67 anos; M:F = 2:1

- icterícia obstrutiva crônica/intermitente (mais freqüente)
- história de cirurgia biliar prévia (53%) + pancreatite crônica/recorrente (14%)
- fatigabilidade, dor abdominal, prurido
- febre (1/3)

Localização:

(1) DBC quase sempre envolvido
(2) Ductos biliares intra e extra-hepáticos (68%–89%)
(3) Ducto cístico envolvido (18%)
(4) Ductos intra-hepáticos somente (1%–25%)
(5) Ductos extra-hepáticos somente (3%)

US:

√ tríade portal brilhantemente ecogênica

TC:

√ dilatação, estenose, dobra, formação de rosário dos ductos biliares intra-hepáticos (80%)
√ dilatação, estenose, nodularidade da parede, espessamento da parede ductal, reforço mural com contraste dos ductos biliares extra-hepáticos (100%)
√ metástases hepáticas + linfonodos no hilo hepático

Colangiografia:

√ constrições multifocais com predileção pelas bifurcações + lesões intercaladas (segmentos ductais não envolvidos com calibre normal)
√ aspecto em "árvore podada" (= opacificação dos ductos centrais + obstrução difusa das radículas periféricas menores)
√ aspecto em "paralelepípedo" (= irregularidades nodulares murais grosseiras) em 50%
√ pequenas bolsas saculares (divertículos/pseudodivertículos) = PATOGNOMÔNICO
√ aspecto incomum "em rosário" (segmentos alternantes de dilatação + estenoses focais circunferenciais)
√ novas constrituras + alongamento das constrições entre 6 meses e 6 anos (< 20%)
√ marcante dilatação ductal (24%)
√ massa polipóide (7%)
√ irregularidades da vesícula biliar incomuns

MN (varredura com Tc-99 m-IDA):

√ áreas focais múltiplas e persistentes de retenção na distribuição da árvore biliar intra-hepática
√ marcante prolongamento do *clearance* hepático
√ vesícula visualizada em somente 70%

Cp:

(1) Cirrose biliar
(2) Hipertensão porta
(3) Colangiocarcinoma (12%)

DD:

(1) Colangiocarcinoma esclerosante (alterações colangiográficas progressivas dentro de 0,5–1,5 ano do diagnóstico inicial, marcante dilatação ductal a montante por uma estenose dominante, massa intraductal > 1 cm de diâmetro)
(2) Colangite ascendente aguda (história)
(3) Cirrose biliar primária (doença limitada aos ductos intra-hepáticos, constrições menos pronunciadas, dobra + emaranhados dos ductos biliares, título do AAM normal)

Colangite esclerosante primária

Etiologia: idiopática, reação de hipersensibilidade (especulativa)?

CRITÉRIOS:

(1) Icterícia progressiva do tipo obstrutivo
(2) Envolvimento difuso generalizado dos ductos extra-hepáticos
(3) Exclusão de cirurgia prévia no trato biliar, cálculos vesiculares, carcinoma do ducto biliar
(4) Exclusão de cirrose biliar primária, doença de Crohn, colite ulcerativa, fibrose retroperitoneal, estruma de Riedel

Pat: fibrose + inflamação não específica agregados mal definidos de linfócitos + células plasmáticas; a forma esclerosante lembra o carcinoma do ducto biliar

Colangite esclerosante secundária

Associada a:

(1) Doença inflamatória intestinal (colite ulcerativa em 66%–75%, ocasionalmente doença de Crohn)
  ◊ 1%–4% dos pacientes com doença inflamatória intestinal desenvolve colangite esclerosante!
(2) Cirrose, hepatite crônica ativa, pericolangite, degeneração gordurosa
(3) Pancreatite
(4) Fibrose retroperitoneal/mediastinal
(5) Doença de Peyronie
(6) Tireoidite de Riedel, hipotireoidismo
(7) Pseudotumor retroorbital

NENHUMA associação com os cálculos vesiculares

COLANGITE RELACIONADA À AIDS

Organismo: CMV, *Cryptosporidium*

- dor no quadrante superior direito, febre, icterícia
- leucocitose
- provas de função hepáticas anormais (especialmente fosfatase alcalina sérica)

√ dilatação irregular dos ductos biliares intra e extra-hepático, similarmente à colangite esclerosante
√ estenose papilar
√ espessamento da parede vesicular + parede do ducto biliar
√ líquido pericolecístico

COLECISTITE

Colecistite aguda

Etiologia:

(a) em 80%–95% obstrução do ducto cístico por cálculo impactado; 85% desimpacta-se espontaneamente
(b) em 10% colecistite acalculosa

Patogênese: irritação química pela bile concentrada, infecção bacteriana, refluxo de secreções pancreáticas

Pico etário: 5ª–6ª década; M:F = 1:3

- sinal de Murphy = parada respiratória pela palpação da área da vesícula biliar (falsamente positiva em 6% dos pacientes com colelitíase)

Colecistografia oral:

√ não visualização/pobre visualização da vesícula

US (85%–95% de sensibilidade, 64%–100% de especificidade):

√ parede da vesícula biliar espessada > 3 mm (média 9 mm)
√ delineação nebulosa da parede da vesícula
√ "sinal do halo" = lucência da parede vesicular (em 8%) = configuração e três camadas com camada média sonolucente (edema)
√ espessamento estriado da parede (62%) = algumas bandas alternantes, irregulares, descontínuas e lucentes + ecogênicas dentro da parede da vesícula (valor preditivo positivo de 100%)
√ hidropsia vesicular = distensão com diâmetro AP > 5 cm
√ sinal de Murphy sonográfico em 85%–88% = sensibilidade focal sobre a vesícula (63% de sensibilidade, 93% de especificidade)
√ presença de pseudomembranas
√ não sombreamento grosseiro, ecodensidades não relacionadas à posição (mucosa necrótica/estase/pus/sangue coagulado dentro da vesícula)
√ colelitíase
√ líquido pericolecístico anecóico em forma de crescente (= exsudato intraperitoneal inflamatório/abscesso)
√ gordura ecogênica dentro do ligamento hepatoduodenal ± com notável fluxo ao Doppler colorido (devido à inflamação)

US com Doppler colorido:

√ visualização da artéria cística > 50% do comprimento da vesícula (30% sensível, 98% específico)

MN (95%–97% de sensibilidade, 74%–94% de especificidade, 95%–98% de acurácia)

√ visualização do trato biliar + alças
√ não visualização da vesícula biliar durante a primeira hora (em 83%)
√ não visualização da vesícula biliar após 4 horas (99% de especificidade)
√ não visualização da vesícula biliar + DBC (em 13%)
√ sinal do anel (34%) = atividade aumentada na fossa vesicular ajustando-se à borda hepática inferior (= sinal de hiperemia); valor preditivo de 57% para a vesícula gangrenosa + 94% para a colecistite aguda
√ perfusão aumentada da fossa vesicular durante a "fase arterial"(em até 80%)

<u>Varreduras falso-positivas</u> (10%–12%) = não visualização da vesícula biliar na ausência de colecistite aguda: ausência congênita da vesícula biliar, carcinoma da vesícula, colecistite crônica, pancreatite aguda, doença hepática alcoólica, doença hepatocelular, graves doenças intercorrentes, nutrição parenteral total, hiperalimentação, jejum prolongado, alimentação recente < 4–6 horas antes do estudo

Redução para 2% das varreduras falso-positivas através de:

(1) Imagens tardias com até 4 horas
(2) Injeção de colecistoquinina (Sincalidel) 15 minutos antes do estudo
(3) Morfina EV (0.04 mg/kg) a 40 minutos + reaquisição das imagens após 20 minutos (contração do esfíncter de Oddi + elevação da pressão intrabiliar)

<u>Varreduras falso-negativas</u> (4,8%) ducto biliar dilatado

Cp:

(1) Gangrena da vesícula
  √ parede áspera, irregular, assimétrica (úlceras de mucosa, hemorragia intraluminal, necrose)

√ focos hiperecóicos dentro da parede da vesícula (microabscessos dos seios de Rokitanski-Aschoff)
√ membranas intraluminais (gangrena)

(2) Perfuração da vesícula (em 2%–20%)
(a) perfuração aguda com peritonite livre causando abscesso pericolecístico em 33%
(b) perfuração localizada subaguda causando abscesso pericolecístico em 48%
(c) perfuração crônica resultando em fístula biliar interna, causando abscesso pericolecístico em 18%

Localização: perfuração mais comumente do fundo
√ cálculo jazendo livre na cavidade peritoneal
√ coleção sonolucente/complexa circundando a vesícula biliar

(3) Empiema da vesícula
√ múltiplos ecos médios/grosseiros, altamente refletivos intraluminais sem sombreamento/estratificação/deslocamentos segundo a gravidade (exsudato purulento/restos)

Mnemônico: "GAMEBEI"
Gangrena
Abscesso (pericolecístico)
Mirizzi (síndrome)
Enfisematosa (colecistite)
Bouveret (síndrome) (= cálculo vesicular causando erosão para dentro do duodeno levando à obstrução duodenal)
Empiema
Íleo biliar

Colecistite acalculosa aguda

Freqüência: 5%–15% de todos os casos de colecistite aguda
Etiologia: provavelmente causada por diminuição do fluxo sangüíneo pela artéria cística
(1) Motilidade diminuída/inanição no trauma, queimaduras, cirurgia, nutrição parenteral total, anestesia, ventilação mecânica, narcóticos, choque, ICC, arteriosclerose, poliarterite nodosa, LES, *diabetes mellitus*
(2) Obstrução do ducto cístico por inflamação extrínseca, linfadenopatia, metástases
(3) Infecção por *Salmonella*, cólera, síndrome de Kawasaki

√ parede vesicular espessada > 4–5 mm
√ estase biliar ecogênica
√ distensão vesicular
√ líquido pericolecístico sem abscesso
√ edema subseroso
√ membrana mucosa necrosada
√ sinal de Murphy = dor + sensibilidade com a pressão do transdutor sobre a vesícula

Cp: perfuração de vesícula
Prognóstico: 6,5% de taxa de mortalidade

Colecistite crônica

Forma mais comum de inflamação vesicular:
√ cálculos de vesícula
√ espessamento liso/irregular da parede da vesícula biliar (média de 5 mm)
√ volume médio de 42 ml

MN:
√ visualização normal da vesícula na maioria dos pacientes
√ visualização tardia da vesícula (1–4 horas)
√ visualização das alças intestinais antes da vesícula (sensibilidade de 45%, especificidade de 90%)
√ não contratilidade/resposta diminuída após a injeção de colecistoquinina (diminuição da fração de ejeção vesicular)

Colecistite enfisematosa

= isquemia da parede da vesícula biliar + infecção com organismos produtores de gás

Etiologia: obstrução calculosa (70%–80%)/acalculosa do ducto cístico com edema inflamatório, resultando na oclusão da artéria cística
Organismo: Clostridium perfringens, Clostridium welchii, E. coli, estafilococos, estreptococos
Idade: > 50 anos; M:F = 5:1
Predisposição: diabéticos (20%–50%), doenças debilitantes

- a contagem de leucócitos pode ser normal (1/3)
- sensibilidade em ponto rara (neuropatia diabética)

Radiografia simples:
√ o gás surge em 24–48 horas após o início dos sintomas
√ nível ar-líquido no lúmen vesicular, ar na parede vesicular dentro de 24–48 horas após o episódio agudo
√ pneumobilia (raro)

US:
√ ecos de alta intensidade delineando a parede da vesícula biliar

Cp: gangrena (75%); perfuração da vesícula (20%)
Mortalidade: 15%
DD:
(1) Fístula entérica
(2) Esfíncter de Oddi incompetente
(3) Abscesso periduodenal contendo ar
(4) Abscesso periapendicular no apêndice mal posicionado
(5) Lipomatose da vesícula

COLECISTOSE HIPERPLÁSICA

= variedade de alterações degenerativas + proliferativas da parede da vesícula biliar caracterizada por hiperconcentração, hiperexcitabilidade e hiperexcreção

Incidência: 30%–50% de todos os espécimes de colecistectomia; M:F = 1:6

Colesterolose

= depósitos anormais de ésteres de colesterol nos macrófagos dentro de lâmina própria (células de espuma) + no epitélio mucoso

(1) VESÍCULA BILIAR DE MORANGO = COLECISTITE LIPÍDICA = COLESTEROSE = forma planar = espessamento multifocal/difuso do padrão da superfície vilosa (microcronódulos disseminados)

Associada a: cálculos de colesterol em 50%–70%

- não relacionado aos níveis de colesterol do soro
  √ radiologicamente não demonstrável

(2) PÓLIPO DE COLESTEROL (90%)
= forma polipóide
= depósito anormal dos ésteres de colesterol produzindo uma estrutura do vilosa coberta com

uma única camada do epitélio e atada por meio de um talo delicado

◊ Mais comum defeito de enchimento fixo da vesícula biliar

Localização: comumente no terço médio da vesícula biliar

√ múltiplos defeitos de enchimento pequenos < 10 mm em diâmetro

DD: papiloma, adenopapiloma, granuloma inflamatório

Adenomiomatose da vesícula biliar

= aumento em número + altura das pregas mucosas

Histo: hiperplasia dos elementos epiteliais + elementos musculares com expansões em bolsa mucosa dos espaços císticos revestidas com epitélio dentro (46%) ou por toda a espessura (30%) de uma capa muscular espessada como túbulos/criptas/sáculos (= divertículo intramural = seio de Rokitansky-Aschoff); desenvolve-se com o avançar da idade

Incidência: 5% de todos as colecistectomias

Idade: > 35 anos; M:F = 1:3

Associada a:

(1) Cálculo vesicular em 25%–75%

(2) Colesterolose em 33%

(a) forma generalizada = ADENOMIOMATOSE

√ vesícula biliar "em colar de pérola" = minúsculas extensões extraluminais de contraste em CGO (reforço após a contração)

(b) forma segmentar

compartimentalização mais freqüentemente no colo/terço distal

(c) forma localizada em fundo = ADENOMIOMA

√ massa lisa e séssil no fundo da vesícula biliar

= adenomioma solitário + formação extraluminal diverticular

(d) forma anular

√ configuração "em ampulheta" da vesícula biliar com septo congênito transversal

COLEDOCOCELE

= CISTO DE DUPLICAÇÃO DUODENAL
CISTO ENTEROGÊNICO DA AMPOLA DE VATER/DUODENO = CISTO DO COLÉDOCO INTRADUODENAL = DIVERTÍCULO DO DUCTO BILIAR COMUM

= dilatação cística da porção distal/intramural duodenal do DBC com herniação do DBC para dentro do duodeno (similar à ureterocele)

Etiologia:

(1) Congênito:

(a) origina-se de um tênue broto/divertículo do DBC distal (encontrado em 5,7% da população normal)

(b) estenose do orifício ductal/fraqueza da parede ductal

(2) Adquirido passagem do cálculo seguido de estenose + inflamação

Idade: 33 anos

Tipos:

(a) DBC termina no cisto, o cisto drena dentro do duodeno (comum)

(b) o cisto drena dentro da porção intramural adjacente do DBC (menos comum)

Idade: manifesta-se usualmente na infância

• cólica biliar, icterícia episódica, náusea, vômito

√ cálculos/estase biliar estão freqüentemente presentes

SGIS:

√ defeito de enchimento duodenal intraluminal liso e bem definido na região da papila

√ alteração na forma com compressão/peristalse

Colangiografia (diagnóstica):

√ dilatação suave em forma de bastão/sacular do segmento intramural do DBC

Cp: colecodolitíase, pancreatite

Trat.: esfincterectomia/esfincteroplastia

DD: cisto do colédoco (envolve mais que somente a porção terminal do DBC)

COLELITÍASE

Fatores predisponentes: "mulher, quarentona, clara, gorda, fértil, flatulenta"

(a) anemia hemolítica

Doença das células falcêmicas (7%–37%), esferocitose hereditária (43%–85%), talassemia, anemia perniciosa (16%–20%), válvulas cardíacas protéticas + estenose mitral (hemólise), cirrose (hemólise secundária ao hiperesplenismo), incompatibilidade Rhesus/ABO (período perinatal)

(b) desordem metabólica = quebra do índice biliar litogênico

Diabetes mellitus, obesidade, doença pancreática, fibrose cística, hipercolesterolemia, hemossiderose (20%), hiperparatireoidismo, uso prolongado de estrogênios/progesterona, gravidez

(c) colestase

— disfunção hepática: hepatite, sepse neonatal

— malformação da árvore biliar: doença de Caroli

— obstrução biliar: infestação parasitária, constrituras benignas/malignas, corpos estranhos (suturas, *Ascaris*)

jejum prolongado (nutrição parenteral total)

— administração de metadona

(d) doença inflamatória intestinal

má absorção intestinal tem um aumento de 10 vezes no risco de formação de cálculos

— doença de Crohn (28–34%)

(e) predisposição genética = familiar

índios Navaho, Pima, Chippewa

(f) outros

distrofia muscular

CÁLCULOS EM NEONATOS

◊ Raro sem fatores predisponentes

Associado a: nutrição parenteral total, furosemida, disfunção GI, jejum prolongado, fototerapia

Composição:

A. CÁLCULO DE COLESTEROL

= principal componente da maioria dos cálculos (70%)

√ lucente (93%), calcificado (7%)

√ levemente hipodenso comparado com a bile

(a) cálculos de colesterol puro (10%): amarelados, macios

√ flutuação na bile realçada com contraste

√ densidade de < 100HU

(b) mistura de colesterol + carbonato de cálcio/bilirrubinato (70%)

√ aspecto laminado

√ radiopaco na radiografia simples (15%–20%)

B. CÁLCULO PIGMENTADO (30%)
- preto = "verniz" compacto de derivados de bilirrubina com uma alta afinidade para o carbonato de cálcio
- marrom = precipitado granular de bilirrubinato de cálcio (nas vesículas inflamadas/infectadas) contém < 25% de colesterol

√ múltiplos cálculos finamente facetados/espiculados e homogeneamente radiopacos

TC: geralmente mais densos que a bile

Radioopacicidade:
√ pedras lucentes (84%)
colesterol (85%), pigmentos (15%)
√ pedras calcificadas (16% na radiografia simples, 60% à TC): colesterol (33%), pigmentos (67%)
Localização do cálcio:
√ fosfato de cálcio depositado centralmente dentro das pedras de colesterol
√ carcobato de cálcio depositado radialmente dentro do colesterol envelhecido/perifericamente em torno das pedras de colesterol + pedras pigmentadas
Densidade tomográfica:
◊ Relação inversa entre a atenuação aos valores tomográficos + conteúdo em colesterol
21%–24% indetectáveis pela TC (< 30HU)
≤ 140 HU = cálculos puros de colesterol (≥ 80% de conteúdo de colesterol)

CÁLCULOS FLUTUANTES (20%–25%)
(a) cálculos de colesterol relativamente puros
(b) cálculos contendo gás
(c) elevação na gravidade específica da bile (1,03) nos colecistopaques orais (1,06) levando os cálculos a flutuar (1,05)

CÁLCULOS CONTENDO GÁS
Mecanismo: a desidratação dos cálculos mais antigos leva ao encolhimento interno + rachaduras dendríticas + subseqüente preenchimento com gás nitrogênio pela pressão interna negativa
√ sinal do "pé de galo" = "Mercedes Benz" = lucências que se irradiam em tiras dentro da pedra, também responsável pela flutuação

ESTASE BILIAR
= grânulos de cálcio-bilirrubinato + cristais de colesterol associados à estase biliar, secundária ao jejum prolongado, nutrição parenteral, hiperalimentação, hemólise, obstrução do ducto cístico, colecistite aguda + crônica
√ massa homogênea ecogênica não formadora de sombra, variando de posição levemente
√ "bola de lama" = lama tumefeita (DD: câncer vesicular)

DD: Hemobilia, coágulo sangüíneo, infestação parasitária, muco

Colecistolitíase

Incidência: 2% das crianças; 10% da população; M:F = 1:3; na 3ª década M:F = 2%:4%; na 7ª década M:F = 10%: 25%
Pico etário: 5ª–6ª década
- assintomático (60%–65%)
- cólica biliar (na taxa de 2% ao ano)

√ ecos intraluminais de alto nível + sombreamento acústico (100% diagnóstico)
√ artefato de reverberação
√ não visualização da vesícula biliar + coleção de ecos ecogênicos com sombreamento acústico (15%–25%)
√ "sombra de duplo arco" = duas linhas paralelas curvilineares ecogênicas separadas por um anel sonolucente (isto é, parede vesicular + lúmen vesicular + cálculo com sombreamento acústico)
√ opacidades focais não sombreadoras < 5 mm de diâmetro (em 70% dos cálculos)
√ infreqüentemente aderidas à parede

Cp: colangite, pancreatite, fístula; câncer da vesícula biliar + ductos biliares (2–3× mais freqüente)

Colangiolitíase

A. COLEDOCOLITÍASE
◊ Causa mais comum de obstrução do ducto biliar!

Etiologia:
(a) cálculos em transito originados na vesícula biliar
(b) desenvolvimento primário nos ductos intra/extrahepáticos

Incidência:
Em 12%-15% dos pacientes colecistectomizados; em 3%–4% dos pacientes pós-colecistectomia; em 75% dos pacientes com obstrução crônica do ducto biliar
- episódios recorrentes de icterícia, calafrios, febre (25%–50%)
- transaminases elevadas (75%)
- passagem espontânea com pedras < 6 mm de tamanho

Colangiografia (técnica mais específica):
√ visualização da pedra em 92%

Colangiografia perioperatória:
prolonga a operação em 30 minutos;
4% de falsos negativos; 4%–10% de falsos positivos

US:
√ visualização do cálculo em 13%–75% (mais facilmente com a dilatação do DBC + boa visibilidade da cabeça pancreática)
√ ductos dilatados em 64%–77%/ducto de tamanho normal em 36%
√ dilatação do DBC com a administração de refeição gordurosa/colecistoquinina
√ nenhum cálculo na vesícula (11%)

TC:
√ visualização do cálculo em 50%–90%
√ sinal do alvo = massa intraluminal com anel crescêntico (= cálculo com densidade de tecido mole) em 85%

MN:
√ atividade intestinal retardada além de 2 horas
√ atividade do ducto biliar hepático + comum até 24 horas
√ atividade ductal proeminente além de 90 minutos, com visualização dos ductos secundários

B. CÁLCULO REMANESCENTE NO DUCTO CÍSTICO: retido em 0,4% após cirurgia para coledocolitíase

CONGESTÃO HEPÁTICA PASSIVA

Causa: ICC, pericardite constritiva
Fisiopatologia:
hipertensão venosa central crônica transmitida aos sinusóides hepáticos, resultando em congestão

centrolobular + eventualmente atrofia hepática, necrose, fibrose
- testes de função hepática anormais

TC:
√ reforço globalmente tardio (36%)
√ reforço das veias portais + artérias hepáticas + parênquima imediatamente adjacente (56%)
√ padrão em "mosaico reticulado" = áreas lobulares multifocais de reforço separadas por regiões lineares grosseiras de atenuação diminuída (100%)
√ diminuição da atenuação periportal (24%)
√ atenuação diminuída ao redor da VCI intra-hepática (8%)
√ VCI proeminente + reforço da veia hepática (devido ao refluxo de contraste do átrio direito para a VCI dilatada)

DD: Síndrome de Budd-Chiari (distribuição regional/lobular do padrão reticular em mosaico, hipertrofia do lobo caudado)

DOENÇA DE ARMAZENAMENTO DO GLICOGÊNIO

= doenças recessivas autossômicas com severidade e síndromes clínicas variadas

A. DOENÇA DE VON GIERKE (TIPO I)
Etiologia: defeito na glicose 6-fosfatase com excesso de deposição de glicogênio no fígado, rins, intestinos
Dg: insuficiência da elevação da glicose no sangue após a administração de glucagon
Idade na apresentação: infância
√ hepatomegalia
US:
√ ecogenicidade aumentada (glicogênio/gordura)
TC:
√ atenuação parenquimatosa aumentada (glicogênio)/normal/diminuída (gordura)
Prognóstico: morte na infância, pode sobreviver até a maioridade com terapia precoce
Cp:
(1) Adenoma hepático
(2) Carcinoma hepatocelular

B. DOENÇA DE POMPE (TIPO II)
= metabolismo anormal com aumento das células do miocárdio devido à deposição de glicogênio; semelhante à fibroelastose endocárdica
Etiologia: defeito na glucosidase lisossomal
√ cardiomegalia com ICC maciça
√ hepatomegalia
Prognóstico: morte súbita no primeiro ano de vida (devido a anomalias de condução); sobrevivência raramente além de infância

C. DOENÇA DE CORI (TIPO III)
D. DOENÇA DE ANDERSEN (TIPO IV)
E. DOENÇA DE McARDLE (TIPO V)
F. DOENÇA DE HERS (TIPO VI)

DOENÇA DE CAROLI

= ECTASIA CAVERNOSA COMUNICANTE DOS DUCTOS INTRA-HEPÁTICOS
= rara desordem, provavelmente recessiva, caracterizada pela dilatação cística segmentar congênita dos grandes ductos biliares intra-hepáticos

Etiologia:
(a) oclusão perinatal da artéria hepática?
(b) hipoplasia/aplasia dos componentes fibromusculares da parede

Idade: infância + 2ª–3ª década, ocasionalmente no período lactente; M:F = 1:1
Associada a: rim medular esponjoso (em 80%), doença renal policística infantil, ectasia tubular renal, cisto colédoco (raro), fibrose hepática congênita
- dor abdominal superior recorrente em cãibras
- SEM cirrose/hipertensão porta

√ múltiplas estruturas císticas convergindo em direção ao hilo hepático tanto como cistos localizados/difusamente espalhados, comunicando-se com os ductos biliares (DD: doença hepática policística)
√ aspecto segmentar sacular/em rosário dos ductos biliares intra-hepáticos estendendo-se em direção à periferia do fígado
√ radículas portais completamente circundadas por ductos biliares dilatados = sinal do ponto central à TC
√ formação de pontes através dos lúmens dilatados
√ protrusões bulbares intraluminares
√ freqüente ectasia dos ductos extra-hepáticos + DBC
√ estase biliar/cálculos nos ductos dilatados

Cp:
(1) Estase biliar com colangite recorrente
(2) Cálculos biliares
(3) Abscesso hepático
(4) Septicemia
(5) Risco aumentado para o colangiocarcinoma

DOENÇA EQUINOCÓCICA

Echinococcus granulosus

= DOENÇA HIDÁTICA
= *E. cysticus* (mais comum); o homem é o hospedeiro acidental

(a) forma pastoral: o cão é o hospedeiro definitivo; hospedeiros intermediários são gado, ovelhas, cavalos, porcos; endêmico nos países criadores de ovelhas: Austrália, Nova Zelândia, norte + leste africano, Rússia, mediterrâneo próximo aos países do Oriente Médio, Japão, Argentina, Chile, Uruguai
(b) forma silvícola: o lobo é o hospedeiro definitivo; hospedeiros intermediários são o cervo, alce; endêmico no norte do Canadá e Alaska

Ciclo: ingestão de material contaminado (ovos passam nas fezes dos cães/outros carnívoros); ovos eclodem no duodeno; as larvas penetram a parede intestinal + vênulas mesentéricas; larvas levadas até a circulação

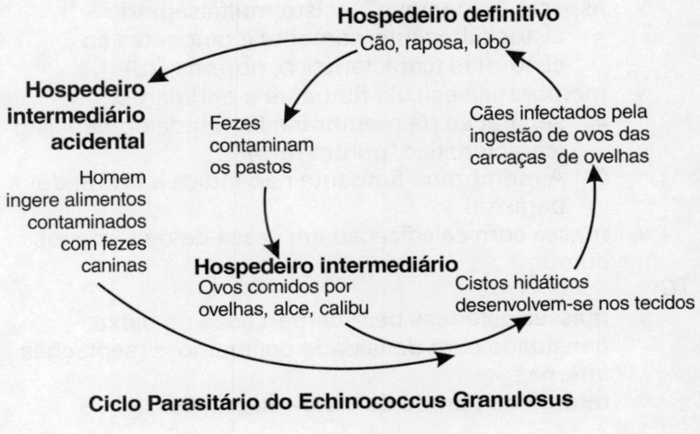

Ciclo Parasitário do Echinococcus Granulosus

portal; larvas fultradas nos capilares do fígado > pulmão > outros órgãos

Órgãos: fígado (73%); pulmão (14%); peritônio (12%); rim (6%); baço (4%); medula espinhal; cérebro; bexiga; tireóide; próstata; coração; olho; osso

Histo:

(1) ENDOCISTO (componente parasitário da cápsula) = CAMADA GERMINATIVA INTERNA (lembrando papel molhado), originando capilares, os quais podem permanecer aderidos à parede do cisto, hospedando até 400.000 escólices/podem destacar + formar sedimento do líquido do cisto = "areia hidática"/podem se desenvolver em numerosos cistos filhos

(2) ECTOCISTO = MEMBRANA DO CISTO = substância lamelada lembrando um maço de notas, secretada pelo parasita

(3) PERICISTO = camada adventícia altamente vascularizada (lembrando ovo branco); tecido de granulação organizado pelo hospedeiro substitui a necrose tecidual (devido à compressão do cisto em expansão), halo vascular marginal de 0,5–4 mm

- dor/assintomática
- icterícia recorrente + cólica biliar (obstrução transitória pelos fragmentos de membrana + cistos filhos expelidos dentro da árvore biliar)
- eosinofilia sangüínea (20%–50%)
- urticária + anafilaxia (após a ruptura)
- Testes:
  (1) Reação intradérmica de Casoni (60% de sensibilidade; pode ser falso positiva)
  (2) Fixação do complemento de difusão dupla (65% de sensibilidade)
  (3) Imunoeletroforese (mais específico)
  (4) Hemaglutinação indireta (85% de sensibilidade)

Época do diagnóstico: 11–81 (média 51) anos

Localização: lobo direito > lobo esquerdo do fígado; múltiplos cistos em 20%

Tamanho: até 50 cm (média de tamanho de 5 cm), até 16 litros de líquido

Radiografia simples:

√ pode ter calcificações semilunares/curvilíneas/policísticas (10%–33%), localizadas no pericisto

√ a presença de calcificações não implica morte do parasita!

√ pneumo-hidrocisto (infecção/comunicação com a árvore brônquica)

US:

√ massa heterogênea complexa (mais comum)

√ cisto anecóico bem definido (comum)

√ aspecto "racemoso" = cisto multisseptado
  = cistos filhos internamente e tangentes ao cisto-mãe (característico, porém raro)

√ membrana/vesícula flutuante e ondulante
  = separação da membrana laminada do pericisto (característico, porém raro)
  ◊ A membrana flutuante não indica a morte do parasita!

√ massa com calcificação em casca de ovo (menos comum)

TC:

√ massas esféricas bem demarcadas de baixa densidade com densidade de líquido ± septações internas

√ reforço da parede do cisto + septações

RMN:

√ anel hipointenso circundando cisto multiloculado

Angio:

√ área avascular com separação de artérias

√ halo de densidade aumentada circundando o cisto (inflamação/fígado comprimido)

Colangiografia:

√ o cisto pode comunicar-se com os ductos biliares; ducto hepático direito (55%), ducto hepático direito (29%), DHC (9%), vesícula biliar (6%), DBC (1%)

Aspiração percutânea:

- análise positiva do líquido para doença hidática em 70% (fragmentos de membrana laminada em 54%; escólices em 15%; ganchos em 15%)

◊ Risco de choque anafilático (0,5%), asma (3%), implante de protoscoleces disseminadas

Cp:

(1) Compressão de estruturas vitais
(2) Infecção
(3) Ruptura (25%–90%)
  (a) contida = ruptura da membrana laminada com o conteúdo do cisto contido dentro do pericisto
  (b) comunicante = o conteúdo do cisto escapa pela árvore biliar/brônquica
  (c) direta = rasgo do endocisto + ectocisto + pericisto com o conteúdo do cisto vazando para dentro do espaço pleural/cavidade peritoneal (anafilaxia, hidatidose metastática)

Trat.:

(1) Cirurgia (10% de recorrência)
(2) Anti-helmínticos (albendazol, mebendazol)
(3) Injeção de agentes escolecidas (nitrato de prata, solução de salina hipertônica a 20%/30%, solução de cetrimida a 0,5%, etanos a 95%)

Echinococcus multilocularis

= *E. alveolaris* = menos comum, porém é forma mais agressiva da doença equinocócica; os hospedeiros definitivos são os roedores (camundongos, ratos, ratos selvagens)+ gato doméstico

Pat: a larvas proliferam pela extensão exógena + penetração nos tecidos circundantes (= processo difuso + infiltrativo lembrando malignidade); reação granulomatosa crônica com necrose central, cavitação, calcificação

Localização: grande disseminação hematogênica não é incomum

√ lesão infiltrante geográfica com margens mal definidas

√ calcificações indistintas/puntiformes (calcificações distróficas espalhadas através do tecido necrótico + granulomatoso)

US:

√ massa múltipla/única ecogênica e mal definida

√ tendência para a disseminação para o hilo hepático

TC:

√ massas de margens mal definidas heterogêneas e hipodensas

√ regiões necróticas pseudocísticas, de densidade próxima a da água, circundadas por componente sólido hiperdenso

Angio:

√ obstrução + redução gradual do calibre arterial intra-hepático

DOENÇA GRANULOMATOSA CRÔNICA DA INFÂNCIA

= desordem de imunodeficiência recessiva ligada ao sexo, resultando em infecções purulentas + formação de granuloma primariamente envolvendo linfonodos, pele e pulmão

Etiologia: disfunção dos leucócitos polimorfonucleares caracterizada por inabilidade de gerar peróxidos de hidrogênio, levando à sobrevida intracelular prolongada de bactérias fagocitadas cataase-positivas

Organismos: mais comumente estafilococos, *Serratia marcescens*, enterococos Gram-negativos

Pat: infecção crônica com formação de granuloma/cáseo/supuração

Idade: início no período lactente; M > F (mais grave nos meninos)

- infecções recorrentes crônicas: linfadenite supurativa, piodermatite
- diarréia crônica
- fístula perianal + abscessos

@ Tórax
- √ pneumonia crônica
- √ linfadenopatia hilar
- √ derrames pleurais

@ Fígado
- √ hepatosplenomegalia
- √ abscesso hepático
- √ calcificações hepáticas

@ Trato gastrintestinal
- √ dismotilidade esofagiana, esofagite, estenose
- √ estreitamento gástrico antral ± obstrução da saída gástrica

@ Osso
- √ osteomielite

ESPLENOSE

= autotransplante do tecido esplênico para outros locais após trauma

Idade: homens jovens com história de trauma/esplenectomia

Tempo de detecção: média de 10 anos (variação de 6 meses a 32 anos) após trauma

Localização: superfície diafragmática, fígado, omento, mesentério, peritônio, pleura

- √ múltiplos implantes sésseis encapsulados pequenos (poucos mm a 3 cm)
- √ demonstrados pelo Tc-99 m enxofre coloidal; plaquetas marcadas com In-111; hemácias lesadas com calor Tc-99 m (melhor taxa de detecção)

DD: baço adicional

ESQUISTOSSOMÍASE

Causa principal mundial de hipertensão porta: 200 milhões de pessoas afetadas

Tipos:

A. *SCHISTOSOMA HAEMATOBIUM*
   África, mediterrâneo, sudoeste asiático
B. *SCHISTOSOMA MANSONI*
   ocorre em > 70 milhões de habitantes de partes da África, Península Caribenha, Península Arábica, Índia Ocidental, parte norte da América do Sul
C. *SCHISTOSOMA JAPONICUM*
   áreas litorais da China, Japão, Formosa, Filipinas, Celebes

Ciclo:
As cercárias entram nos linfáticos + sistema sangüíneo via ducto torácico; as larvas são transportadas para dentro dos vasos capilares mesentéricos; amadurecem no sistema porta + fígado em vermes adultos; os vermes vivem em pares na cópula dentro da veia porta + tributárias durante 10–15 anos; a fêmea nada contra o fluxo sangüíneo para alcançar as vênulas da bexiga urinária (*S. haematoblum*) ou intestino + reto (*S. mansoni, S. japonicum*); depositam os ovos na parede da bexiga urinária ou intestinos, os ovos passam para a urina + fezes; chocam dentro de água para lançar os miracídios, que infetam o hospedeiro caracol; as cercárias emergem dos caracóis depois da maturação

Infecção: as cercárias penetram na pele humana/mucosa bucal a partir da água contaminada (córregos de fluxos lentos, canais de irrigação, brejos, lagos)

Histo: reação granulomatosa + fibrose ao longo dos ramos da veia porta

- clinicamente infecção moderada com curso crônico

@ Fígado
- √ espessamento difuso marcado das paredes ecogênicas das vênulas portais = fibrose periportal
  ◊ Infecção pelo *Schistosoma* é a causa mais freqüente de fibrose hepática em todo o mundo!
- √ hepatosplenomegalia
- √ dilatação da veia porta em 73% (= hipertensão porta)
- √ ecogenicidade parenquimatosa normal + pequena periférica
- √ focos hiperecóicos em 50% (= fibrose do radículas portais)
- √ leito vesicular hiperecóico
- √ parede da vesícula biliar espessada

@ Trato GI
- √ varizes gástricas + esofagianas
- √ massas polipóides na parede intestinal (especialmente no sigmóide)
- √ colite granulomatosa
- √ constrições com extensa inflamação pericólica

Cp: íleo

ESTENOSE PAPILAR

Etiologia:

A. ESTENOSE PAPILAR PRIMÁRIA (10%)
   1. Malformação congênita das papilas
   2. Seqüela de inflamação aguda/inflamação crônica
   3. Adenomiose
B. ESTENOSE PAPILAR SECUNDÁRIA (90%)
   1. Trauma mecânico pela passagem do cálculo (coledocolitíase em 64%; colecistolitíase em 26%)
   2. Estenose funcional: associado a pâncreas dividido, história de pancreatite
   3. Espasmo reflexo
   4. Manipulação cirúrgica prévia
   5. Neoplasma periampular

- √ dilatação pré-estenótica do DBC
- √ aumento em diâmetro do ducto pancreático (83%)
- √ estreitamento longo e suave/bico (estenose fibrótica)
- √ tempo prolongado do trânsito bile-intestino > 45 minutos à cintigrafia com Tc-IDA

FIBROSE HEPÁTICA CONGÊNITA

= cirrose congênita com progressão rápida + fatal

Histo: tecido fibroso dentro do parênquima hepático com excessivo número de ductos biliares interlobulares terminais distorcidos + cistos, os quais raramente comunicam-se com os ductos biliares

Idade: usualmente presente na infância resultando em morte precoce

Associada a: doença renal policística autossômica do tipo recessivo, rim com medular esponjosa (80%)

- hepatosplenomegalia, hipertensão porta
- predisposição para a colangite + cálculos

√ "árvore em pirulito" = ectasia das radículas biliares periféricas
√ hepatosplenomegalia
√ fibrose periportal + colaterais portossistêmicas

Cp: hipertensão porta, carcinoma hepatocelular, carcinoma colangiocelular

FÍGADO GORDUROSO

= INFILTRAÇÃO GORDUROSA DO FÍGADO = ESTEATOSE HEPÁTICA

Causas:

(a) distúrbios metabólicos: *diabetes mellitus* (50%), obesidade, hiperlipidemia, fígado gorduroso agudo da gravidez, desnutrição protéica, hiperalimentação parenteral, má-absorção (*bypass* jejunoileal), doença de armazenamento do glicogênio, deficiência de glicogênio sintetase, fibrose cística, síndrome de Reye, corticóides, hepatite grave, trauma, ICC
(b) hepatotoxinas: álcool (> 50%), cloretos de carbono, fósforo, quimioterapia

Histo: hepatócitos com grandes vacúolos gordurosos citoplasmáticos contendo triglicerídeos; > 5% da gordura do peso total do fígado

- SEM testes anormais da função hepática

√ rápida alteração com o tempo (poucos dias a > 10 meses) dependendo da melhora clínica (abstinência ao álcool, melhora da nutrição) + grau de severidade

Infiltração gordurosa difusa

√ hepatomegalia (75%–80%)/fígado de tamanho normal

Radiografia simples:
√ sinal do fígado radiolucente = fígado radiolucente e aumentado

US (sensibilidade > 90%, acurácia de 85%–97%):
√ aumento da atenuação do som (difusão do feixe de som) = definição ruim do aspecto posterior do fígado
√ hiperecogenicidade fina (mais típica)/grosseira (comparada com o rim)
√ visualização prejudicada das bordas dos vasos hepáticos
√ atenuação do feixe de som (característica da gordura, NÃO fibrose)

TC:
√ áreas de baixa atenuação que a veia porta normal/densidade de VCI
√ inversão da relação de densidade fígado/baço (o baço é normalmente 6–12 HU abaixo da densidade hepática)
√ estruturas vasculares intra-hepáticas hiperdensas

MN:
Varredura com TC-99 m enxofre coloidal
√ captação heterogênea difusa (68%)
√ reversão da captação fígado-baço (41%)
√ aumento da captação pela medula óssea (41%)
varredura com ventilação com Xe-133
√ atividade aumentada durante a fase de eliminação (38%)

RMN:
√ sinal levemente aumentado em T1WI + T2WI relativamente insensível (10% de gordura por peso alterará as intensidade do sinal SE somente em 5%–15%)
√ a gordura torna-se negra com a técnica de Dixon

ÁREA LIVRE DE GORDURA na infiltração gordurosa difusa
√ massa hipoecóica ovóide/esférica/em camadas

Localização:
(a) lobo quadrado (anterior à bifurcação da veia porta)
(b) próximo ao leito vesicular
(c) poupa áreas subcapsulares
√ NENHUM efeito de massa (trajeto dos vasos não deslocados)

DD: massa tumoral

Infiltração gordurosa focal

Etiologia: origem vascular?, hipoxia tecidual focal

Distribuição:
(a) lesões uniformes lobar/segmentar
(b) lesões nodulares segmentares/lobar
(c) lesões periilares
(d) lesões nodulares difusas
(e) lesões multifocais difusas

predominantemente nas regiões centrilobares + periportais

a distribuição subcapsular pode ser devida a variantes do suprimento sangüíneo (conexões diretas entre as radículas portais periféricas + veias císticas perfurantes capsulares/acessórias)

Localização: lobo direito, lobo caudado, região periilar

√ distribuição segmentar/lobar centrífuga com margens anguladas/interdigitantes
√ as lesões se estendendo para a periferia do fígado
√ NENHUM efeito de massa (trajeto dos vasos não deslocado, nenhum abaulamento do contorno hepático)

US:
√ área hiperecóica com margens pobremente definidas/agudas
√ múltiplos nódulos ecogênicos/raramente único simulando metástases (raro)

TC:
√ áreas multifocais de atenuação diminuída variando de -40HU a +10HU (DD: tumor hepático)
√ NENHUM reforço com contraste

RMN (não é sensível para gordura):
√ alta intensidade de sinal em T1WI + sinal baixo/isointenso em T2WI

MN com colóide:
√ nenhuma alteração importante nas imagens com o enxofre coloidal (as imagens por SPECT podem detectar infiltração gordurosa focal)

DD: tumor hepático primário/secundário

FÍSTULA ENTÉRICA BILIAR

Incidência: 5% na colecistectomia; 0,5% na autópsia

Etiologia:
Colelitíase (90%), colecistite aguda/crônica, carcinoma do trato biliar, neoplasia regional invasiva, diverticulite, doença inflamatória intestinal, doença péptica ulcerosa, cisto equinocócico, trauma, comunicação congênita

Comunicação com:
Duodeno (70%), cólon (26%), estômago (4%), jejuno, íleo, artéria hepática, veia porta (causou a morte de Ignacio Loyola), árvore brônquica, pericárdio, pelve renal, ureter, bexiga urinária, vagina, ovário

A. FÍSTULA COLECISTODUODENAL (51%–70%)
   1. Vesícula perfurada (90%): associada ao íleo biliar em 20%
   2. Úlcera duodenal perfurada (10%)
   3. Anastomose cirúrgica
   4. Carcinoma de vesícula
B. FÍSTULA COLECISTOCÓLICA (13%–21%)
C. FÍSTULA COLEDOCODUODENAL (13%–19%) devido à úlcera duodenal perfurada
D. FÍSTULAS MÚLTIPLAS (7%)

√ radiolucência tubulares ramificadas, mais proeminente centralmente
√ preenchimento baritado da árvore biliar
√ múltiplos focos hiperecóicos com sombreamento "sujo"

DD: esfíncter de Oddi dilatado, colangite ascendente, cirurgia (coledocoduodenostomia, colecistojejunostomia, esfincterectomia)

HAMARTOMA MESENQUIMAL DO FÍGADO

= raro tumor cístico do fígado de origem do desenvolvimento

Histo: arranjo desordenado do mesênquima primitivo pleno de líquido, ductos biliares, parênquima hepático; predominância estromal/cístico com cistos de alguns milímetros até 14 cm de tamanho; nenhuma cápsula

Pico etário: 15–24 meses (variação do recém-nascido até 19 anos); M:F = 2:1

- aumento abdominal progressivo e lento
- angústia respiratória e edema da extremidade inferior

Localização: lobo direito:lobo esquerdo = 6:1; 20% pedunculado

√ 16 cm tamanho médio do tumor (variação de 5–29 cm)
√ cistos grosseiramente discerníveis em 80%

US:
√ múltiplas áreas císticas circulares em um fundo ecogênico
√ pode parecer sólido em crianças mais jovens (quando os cistos ainda são pequenos)

TC:
√ múltiplas lucências de tamanho + atenuação variável

RMN:
√ intensidade de sinal variável (concentrações variadas de proteína no tipo de predominância cística)/hipointenso em T1WI (predominância do tipo mesenquimal)
√ hiperintensidade marcante dos lóculos císticos/fibrose hipointensa em T2WI

MN:
√ uma/mais áreas de captação diminuída na varredura com enxofre coloidal

Angio:
√ massa hipovascular
√ pode mostrar áreas de neovascularidade multifocais
√ vasos nutrícios tortuosos irregulares aumentados

HAMARTOMA MÚLTIPLO DO DUCTO BILIAR

= COMPLEXO DE VON MEYENBURG

Incidência: 0,15%–2,8% do autópsias

Etiologia: insuficiência na involução dos ductos biliares embrionários

Histo:
Agrupamento de ductos biliares proliferados revestidos por única camada de células cuboidais embebidas em tecido fibrocolagenoso com único lúmen ramificado; comunicação com o sistema biliar usualmente obliterada

Associado à: doença hepática policística

Tamanho: 0,1–10 mm

TC:
√ múltiplas lesões irregulares hipodensas de até 10 mm

US:
√ múltiplos pequenos cistos/áreas ecogênicas (se o tamanho não classificado) até 10 mm + artefato em "cauda de cometa"

Angio:
√ áreas múltiplas de vascularização anormal em forma de pequenos "cachos de uva" persistindo na fase venosa

DD: doença hepática metastática

HEMANGIOENDOTELIOMA EPITELIÓIDE

= tumor vascular maligno primário do fígado (tecido mole, osso, pulmão)

Idade: idade comum aos 45 anos; M:F = 1:2

Possivelmente associado a: anticoncepcionais orais, exposição ao cloreto de vinil

Pat: nódulos multifocais que variam de tamanho de alguns milímetros para vários centímetros, envolvendo ambos os lobos do fígado (devido à rápida extensão perivascular); nódulos podem fundir na periferia hepática

Histo: células fusiformes dendríticas + células redondas epitelióides numa matriz mixóide + estroma fibroso; células neoplásicas endoteliais invadem os sinusóides + veias hepáticas terminais + veia porta cortando o suprimento de sangue do tumor

- em 80%: dor abdominal, fraqueza, anorexia, icterícia,

Metástases para: baço, mesentério, linfonodos, pulmão, osso

√ nódulos múltiplos (forma nodular)
√ crescimento subcapsular periférico (forma difusa) sem deformar o contorno hepático
√ vascularização tumoral aumentada
√ hipertrofia do fígado não envolvido

Radiografia simples:
√ calcificações hepáticas (15%)

US:
√ tipicamente lesões hipoecóicas (devido à porção central de estroma do mixóide)

TC:
- √ massas de baixa atenuação à TCNC, pode se tornar isoatenuante com relação ao restante do fígado à TCCC (devido ao crescimento vasoformador + fluxo arterial hepático compensatório com oclusão da veia porta)

Angio:
- √ hiper e hipovascularidade (depende do grau de esclerose + hialinização)
- √ invasão ± oclusão da veia porta + veias hepáticas

MN:
- √ perfusão diminuída à porção mixóide central do tumor + perfusão aumentada para as áreas celulares na varredura com enxofre coloidal
- √ defeito fotopênico na varredura estática com enxofre coloidal
- √ NÃO é ávido por gálio

Prognóstico: 20% morre dentro de 2 anos, 20% sobrevive por 5–28 anos ± tratamento
DD dos nódulos múltiplos: doenças metastáticas
DD da forma difusa: carcinoma esclerosante, doença vasoclusiva

HEMANGIOMA HEPÁTICO

Hemangioma cavernoso do fígado

Tumor benigno mais comum do fígado (78%); segundo tumor do fígado mais comum após a metástase
Incidência: 1%–4%; incidência na autópsia de 0,4%–7,3%; aumenta com a multiparidade
Causa:? hamartoma que aumenta presente desde o nascimento, ?verdadeiro neoplasma vascular
Idade: raramente visto em crianças jovens; M:F = 1:5
Histo:
Grandes canais vasculares preenchidos com sangue com circulação lenta; revestido por uma camada única de células endoteliais achatadas, separadas por finos septos fibrosos; sem ductos biliares; a trombose dos canais vasculares normalmente resulta em fibrose + calcificações
Associado a:
(1) Hemangiomas de outros órgãos
(2) Hiperplasia nodular focal
(3) Doença de Rendu-Osler-Weber

- assintomático se o tumor é pequeno (50%–70%)
- pode apresentar hemorragia espontânea com risco de vida se grande (5%)
- hepatomegalia
- pode aumentar durante a gravidez
- desconforto abdominal + dor (pela trombose do grande hemangioma)
- síndrome de Kasabach-Merrit (= hemangioma + trombocitopenia) rara

Localização: freqüentemente periférica/subcapsular no lobo posterior do fígado; 20% pedunculado; múltiplo em 10%–20%

Tamanho: < 4 cm (90%)
- √ 10 cm = hemangioma cavernoso gigante
- √ pode conter área central de fibrose = áreas de não reforço/não preenchimento/espaço cístico (ocorrência aumenta com a idade)
- √ calcificações (flebolitos/calcificações septais) são extremamente incomuns

US:
- √ massa uniformemente hiperecóica (60%–70%) devido a múltiplas interfaces criadas por espaços preenchidos de sangue separados por septos fibrosos
- √ massa hipoecóica não homogênea (em até 40%) nos grandes hemangiomas com borda lobulada ecogênica bem circunscrita e espessa/delgada, devido à necrose hemorrágica, fibrose, alteração mixomatosa centralmente
- √ homogênea/heterogênea (58%–73%) (fibrose, trombose, necrose hemorrágica)
- √ possível centro hipoecóico
- √ pode mostrar reforço acústico (33%–77%)
- √ aspecto/tamanho inalterado (82%) na
- √ avaliação em 1 a 6 anos
- √ sem sinais ao Doppler/sinais com velocidade de pico de < 50 cm/s

TC (combinação das imagens pré-contraste, dose de contraste em bolo, varredura dinâmica)
- √ massa bem circunscrita esférica/ovóide de baixa densidade
- √ pode ter áreas de alta/baixa densidade dentro da massa
- √ padrão típico de baixa densidade à TCNC + reforço periférico + preenchimento completo nas imagens tardias 3–30 minutos pós-bolo IV (55%–89%)
- √ reforço periférico (72%)/central (8%)/difuso denso (em 8%)
- √ preenchimento completo (75%)/parcial (24%)/nenhum (2%) a isodensidade na fase tardia

Angio (padrão histórico):
- √ densa opacificação de lagos/poças vasculares bem circunscritos, dilatados, irregulares, puntiformes na fase arterial + capilar tardias, começando na periferia, com configuração em anel/em "C"
- √ vasos nutrícios de tamanho normal; *shunt* AV (muito raro)
- √ persistência do contraste até a fase venosa tardia

MN (95% de acurácia com o SPECT):
- √ indicação: lesões > 2 cm (detectáveis em 70%–90%)
- √ preenchimento tardio à varredura com hemácias marcadas com Tc-99 (dose de 15–20 mCi), com atividade aumentada nas imagens tardias em 1–2 horas
- √ defeito frio nas varreduras com enxofre coloidal

RMN (90%–95% de acurácia):
- √ massa esferóide/ovóide (87%) com margens lisas e bem definidas (87%); sem cápsula
- √ arquitetura interna homogênea se < 4 cm, heterogeneidades internas hipointensas se > 4 cm (devido à fibrose)
- √ hipo/isointensa em T1WI; hiperintensa com aspecto de "lâmpada" em T2WI (pelo lento fluxo de sangue) (DD: cisto hepático, tumor hipervascular, tumor necrótico, neoplasma cístico)
- √ reforço uniforme em 1 segundo em 40% dos pequenos hemangiomas < 1,5 cm após gadolínio - DTPA
- √ reforço nodular periférico progredindo de forma centrípeta, com reforço centralmente uniforme (50%)/hipointensidade persistente (30%)

Dg: pode ser biopsiado desde que haja fígado normal entre o tumor + cápsula hepática
- √ sangue não pulsátil (73%)
- √ células endoteliais sem malignidade (27%)

Prognóstico: nenhum crescimento quando < 4 cm de diâmetro; hemangiomas cavernosos gigantes podem aumentar

Cp (rara):
(1) Ruptura espontânea (4,5%)
(2) Formação de abscesso
(3) Síndrome de Kasabach-Merrit (seqüestração de plaquetas)

Hemangioendotelioma infantil do fígado

= HEMANGIOMA HEPÁTICO INFANTIL = HEMANGIOMA CAPILAR/CAVERNOSO
= tumor hepático benigno mais comum durante os 6 primeiros meses de vida

Histo:
Múltiplos espaços anastomóticos de parede espessas similares ao hemangioma cavernoso e revestidos por células endoteliais redondas, em camada única ou (menos amiúde) múltiplas camadas celulares; áreas de hematopoiese extramedular/trombos; ductos biliares esparsos; alterações involucionais (infarto, hemorragia, necrose, fibrose)

Classificação:
(a) hemangioendotelioma tipo 1 (mais comum): proliferação ordenadamente de pequenos vasos sangüíneos
(b) hemangioendotelioma tipo 2: padrão histológico mais agressivo
DD: angiossarcoma
(c) hemangioma cavernoso: espaços vasculares dilatados revestidos por células endoteliais achatadas

◊ Relação com o angioma cavernoso do adulto desconhecida!

Idade na apresentação: < 6 meses em 85%; durante o 1º mês em 33%, > 1 ano em 5%; M:F = 1:1,4–1:2
- massa abdominal secundária à hepatomegalia
- hemangiomas cutâneos (9%–45%–87%) ocorrem com a forma multilocular
- pode se apresentar com ICC de alto débito secundário aos *shunts* AV dentro do tumor (8%–15%–25%)
- **Síndrome de Kasabach-Merrit** (= diátese hemorrágica pela seqüestração plaquetária dentro do tumor/coagulopatia intravascular disseminada) em 11%
- anemia hemolítica

Tamanho: alguns milímetros a 20 cm (média de tamanho de 3 cm)
√ envolvimento difuso de todo o fígado, raramente focal
√ massa única (50%)/massas múltiplas (50%)
√ aumento das artérias hepáticas + celíaca + aorta proximal
√ rápida diminuição do calibre aórtico abaixo do tronco celíaco
√ veias hepáticas aumentadas (fluxo venoso aumentado)

Radiografia simples:
√ finas calcificações pontilhadas/fibrilares em 16% (DD: hepatoblastoma, hamartoma, neuroblastoma metastático)

US:
√ lesão predominantemente hipoecóica/hiperecóica
√ múltiplas áreas sonolucentes (= canais vasculares aumentados secundários ao rápido crescimento inicial) (DD: hamartoma mesenquimal)

US-OB:
√ poliidramnia + hidropsia fetal

TC:
√ áreas focais de baixa atenuação
√ reforço periférico precoce (72%)
√ reforço central tardio variável (similar ao hemangioma cavernoso)

RMN:
√ lesão multinodular hipointensa heterogênea em T1WI ± áreas hiperintensas de hemorragia
√ vários graus de hiperintensidade em T2WI (lembrando o hemangioma adulto)
√ intensidade de sinal diminuída com substituição fibrótica em T2WI

MN (enxofre coloidal, hemácias marcadas):
√ fluxo aumentado nas porções viáveis da lesão durante a fase angiográfica
√ aumento da atividade mista com áreas fotopênicas (hemorragia, necrose, fibrose) nas imagens tardias com hemácias marcadas
√ defeito fotopênico nas imagens tardias com enxofre coloidal

Angio:
√ artérias nutrícias dilatadas, tortuosas e vasos intra-hepáticos estirados
√ tumor hipervascular com impregnação não homogênea; grupos de pequenos vasos anormais
√ acúmulo do material de contraste nos lagos sinusoidais com rápido desaparecimento através de veias de drenagem precoce (*shunt* AV)

Prognóstico:
Rápido crescimento nos primeiros 6 meses seguido por tendência para involuir dentro de 6–8 meses; 32%–75% de taxa de sobrevida nos casos complicados

Trat.:
(1) Nenhum tratamento se assintomático
(2) Redução no tamanho com esteróides/radioterapia/quimioterapia
(3) Embolização
(4) Ressecção cirúrgica/transplante hepático Cp:

Cp
(1) Insuficiência cardíaca congestiva
(2) Diátese hemorrágica
(3) Icterícia obstrutiva
(4) Hemoperitônio (ruptura do tumor)

DD:
(1) Hepatoblastoma (> 1 ano de idade, alfafetoproteína elevada, mais heterogêneo)
(2) Hamartoma mesenquimal (geralmente massa cística multilocular)
(3) Neuroblastoma metastático (catecolaminas na urina elevadas, massa adrenal, múltiplas massas hepáticas não captantes de contraste)

HEMOCROMATOSE

= deposição excessiva de ferro em vários órgãos parenquimatosos (fígado, pâncreas, baço, rins, coração) levando à cirrose com hipertensão porta (HEMOSSIDEROSE = deposição aumentada de ferro, sem dano ao órgão)

Hemocromatose idiopática/primária

= absorção excessiva + retenção parenquimatosa do ferro dietético que favorece o acúmulo dentro de órgãos não pertencentes ao SRE (fígado, pâncreas, coração, glândula pituitária)

Causa: desordem recessiva autossômica com defeito na mucosa da parede intestinal/absorção aumentada do ferro intestinal

Prevalência:
1:220 brancos de ascendência do norte europeu; freqüência homozigótica até 0,25%–0,50%; portadores heterozigotos > 10%

Fisiopatologia: o ferro absorvido é seletivamente ligado à transferrina; a saturação aumentada de transferrina na circulação porta favorece a captação seletiva de ferro pelo fígado como local inicial de acumulação deste

Pat: o ferro em excesso é armazenado como óxido de ferro cristalino (oxihidróxido férrico) dentro da ferritina + hemossiderina; a sobrecarga de ferro afeta as células parenquimatosas (fígado, pâncreas, coração) NÃO as células de Kupffer/RE células da medula óssea + baço (função anormal do SRE)

- hiperpigmentação (90%)
- hepatomegalia (90%)
- artralgias (50%)
- *diabetes mellitus* (30%) secundário à resistência à insulina pelos hepatócitos + dano à célula beta pancreática pela deposição de ferro
- ICC + arritmia (15%)
- perda da libido, impotência, amenorréia, atrofia testicular, perda do cabelo do corpo

TC (60% de sensibilidade para ferro):
- √ aumento difuso/raramente focal da densidade hepática (até 75 -130 HU)
- √ representação das veias hepáticas na TCNC
- √ energia dual à TC (em 80 + 120 kVp) pode quantificar o montante da deposição férrea

RMN:
- √ significante perda de sinal no fígado em T2WI com intensidade de sinal igual ao ruído do fundo
- √ intensidade do sinal pancreático normal nos não cirróticos
- √ intensidade de sinal pancreático igual a/menor que o músculo (em 90% dos pacientes cirróticos)
- √ intensidade de sinal normal do baço (86%) devido à função do SRE anormal

Dg: biopsia hepática

Cp:
(1) Fibrose periportal resultante em cirrose (se concentração de ferro > 22.000 μg/g do tecido hepático)
(2) Carcinoma do hepatocelular (14%–30%)

Trat.: flebotomias no estágio pré-cirrótico

Hemocromatose secundária

Causa: resulta de transfusões de sangue múltiplas (usualmente > 40 unidades = 10 g do ferro), absorção aumentada de ferro dietético normal (isto é, relacionada à doença alcoólica do fígado), rabdomiólise, sobrecarga de ferro dietético (isto é, siderose de Bantu)

Pat: deposição de ferro inicialmente no SRE (fagocitose de hemácias intactas) com preservação das células parenquimatosas do pâncreas; após a saturação da capacidade de armazenamento das células do SRE, células parenquimatosas de outros órgãos acumulam ferro

Idade: 4ª-5ª década; M:F = 10:1

- pouco significado clínico

RMN:
- √ perda notável do sinal do fígado em T2WI com intensidade de sinal maior que o ruído de fundo (ferro nas células de Kupffer)
- √ intensidade de sinal esplênica menor que a do músculo

HEPATITE

A. HEPATITES AGUDAS

US:
- √ ecogenicidade parenquimatoa diminuída
- √ brilho aumentado das paredes das vênulas porta (padrão em "céu estrelado") = padrão centrolobular (DD: infiltrado leucêmico, envolvimento do linfomatoso difuso, síndrome do choque tóxico)
- √ edema da fossa vesícula biliar
- √ espessamento + aumento em ecogenicidade da gordura dentro do ligamento falciforme, ligamento venoso, hilo hepático, tecido conjuntivo periportal

B. HEPATITES CRÔNICAS

US:
- √ ecogenicidade hepática aumentada
- √ rudeza da textura parenquimatosa
- √ silhueta das paredes da veia porta = perda de definição das vênulas portais
- √ NENHUMA atenuação do som

HEPATITE NEONATAL

Etiologia: CMV, hepatites A/B, rubéola, toxoplasmose, espiroquetas, idiopático

Pat: células gigantes multinucleadas, ductos biliares relativamente livres de bile

MN:

Técnica: freqüentemente executada depois do pré-tratamento com fenobarbital (5 mg/kg × 5 dias) para maximizar a função hepática
- √ acúmulo normal/diminuído do traçador hepático
- √ liberação prolongada do traçador da amostra de sangue
- √ atividade do intestino lentificada/demorada usualmente por 24 horas (mais bem visto em incidência lateral; cobrir a atividade hepática com proteção de chumbo é útil)
- √ vesícula biliar pode não ser visualizada

Prognóstico: remissão espontânea

DD: atresia biliar

HEPATOBLASTOMA

Incidência: terceiro tumor abdominal mais comum em crianças; mais freqüente tumor hepático maligno em crianças (51%)

Incidência aumentada com: hemi-hipertrofia, síndrome de Beckwith

Histo:
(a) tipo epitelial = células pequenas que se assemelham ao fígado embrionário/fígado fetal

(b) tipo misto = células epiteliais + células mesenquimais (osteóide, tecido cartilaginoso, fibroso)

Idade: < 3 anos; < 18 meses (em 50%); pico etário entre 18 e 24 meses; variação etária do recém-nascido aos 15 anos; M:F = 2:1

- massa abdominal superior, perda de peso, náusea, vômitos
- puberdade precoce (produção de substâncias endócrinas)
- alfafetoproteína persistentemente + notadamente fetoproteína elevada (66%)

Metástases para: pulmão (freqüente)

Localização: lobo direito do o fígado

√ usualmente massa solitária com um tamanho comum de 10–12 cm

√ calcificações grosseiras/matriz óssea (12%–30%)

US:

√ massa heterogênea ecogênica, às vezes com calcificações, áreas ocasionalmente císticas (necrose/hematopoiese extramedular)

TC:

√ tumor hipointenso com reforço periférico na borda

RMN:

√ não homogeneamente hipointenso em T1WI com focos hiperintensos (hemorragia)

√ não homogeneamente hiperintenso com faixas (septos fibrosos) em T2WI

MN:

√ defeito fotopênico

Angio:

√ massa hipervascular com densa impregnação

√ neovascularização marcante; NENHUM *shunt* AV

√ lagos vasculares podem estar presentes

√ áreas avasculares (secundárias à necrose do tumor)

√ pode mostrar envolvimento da veia cava (= não ressecável)

Prognóstico: 60% ressecável; 75% mortalidade; prognóstico melhor que hepatoma; prognóstico melhor para o tipo epitelial que para o tipo misto

DD: hemangioendotelioma (calcificações granulares finas), neuroblastoma metastático, hamartoma mesenquimal, carcinoma do hepatocelular (> 5 anos do idade, nenhuma calcificação)

HIPERPLASIA NODULAR FOCAL

= rara malformação hamartomatosa congênita benigna ou processo reparativo nas áreas de lesão focal; provavelmente se desenvolvem como uma resposta hiperplásica a uma malformação arteriovenosa congênita

DIAGNÓSTICO ESPECÍFICO RARAMENTE POSSÍVEL

Incidência:

Somente 357 casos publicados; segundo tumor benigno mais comum do fígado; 4% de todos os tumores primários hepáticos na população pediátrica; 3% da população adulta; duas vezes mais comum que o adenoma hepatocelular

Histo:

Composto de hepatócitos anormalmente organizados, numerosos ductos biliares, septos fibrosos vascularizados, células de Kupffer; tríade portal + veias centrais ausentes; proliferação dos ductos biliares dentro dos septos fibrosos/entre os hepatócitos; diferenciação difícil dos nódulos regenerativos da cirrose + adenoma hepatocelular; freqüentemente cicatriz fibrosa central na área de interconexão das bandas fibrosas (MARCA REGISTRADA)

Pico etário: 3ª-5ª década (variação: 7 meses–75 anos); M:F = 1:2–4

Associada ao: hemangioma hepático (em 23%), se os contraceptivos orais são usados

◊ Nenhuma associação definitiva aos contraceptivos orais (11%)!

- inicialmente geralmente assintomático
- dor abdominal vaga (10%) devido ao efeito de massa
- função hepática normal
- hepatomegalia/massa abdominal

√ tamanho > 5 cm (em 85%); lobo direito: lobo esquerdo = 2:1

√ massa bem circunscrita, não encapsulada nodular e de tipo cirrótica no fígado anteriormente normal

√ NENHUMA calcificação

√ massa pedunculada (em 5%–20%)

√ massa múltiplas (em 20%)

TCNC:

√ massa homogênea de atenuação levemente diminuída

TCCC:

√ hiperdensidade transitória à injeção do contraste em bolo seguida por rápida isodensidade

√ cicatriz estrelada central = centro fibroso com septos fibrosos radiantes (15%) (DD: HCC fibrolamelar)

US:

√ massa iso/hipo/hiperecóica (33%) homogênea

√ cicatriz central em 18%

√ pode mostrar altos sinais de velocidade ao Doppler pelos *shunts* arteriovenosos

MN:

Varredura com enxofre coloidal:

√ captação normal (58%–70%); nódulo frio (30%–35%)/nódulo quente (7%–10%); somente a HFN contém suficiente células de Kupffer para causar captação normal/aumentada (raros *DD:* hemangioma, herniação hepática, carcinoma hepatocelular)

Tc-HIDA:

√ captação normal/aumentada (40%–70%), nódulo frio (60%)

Angio:

√ massa hipervascular distintamente marginada (90%) com intenso rubor capilar/hipovascular (10%)

√ dilatação da artéria nutrícia principal com provisão de sangue central (= padrão em "roda raiada" em 33%)

√ impregnação parenquimatosa homogênea

√ diminuição da vascularização na cicatriz fibrosa estrelada central

RMN:

√ baixa contraste entre a lesão e o fígado em T1WI + T2WI

√ lesão atipicamente hiperintensa em T1WI em 6%

√ cicatriz central hipointensa em T1WI + hiperintenso em T2WI (vascularização)

√ cicatriz central em T2WI hiperintensa em 75% (devido a edema)/hipointensa em 25% (devido ao edema ausente ou baixo)

√ intensidade de sinal da lesão homogênea

√ reforço precoce vigoroso + reforço homogêneo da cicatriz central pelo Gd DTPA
√ captação do óxido de ferro supermagnético EV

Trat.: ressecção para a massa pedunculada; biopsia para tumor extenso

Cp: ruptura com hemoperitônio (incidência aumentada nos pacientes sob contraceptivos orais — 14%)

DD: adenoma hepático (freqüentemente hemorragia do tumor, nenhum sintoma), metástases hipervasculares, carcinoma hepatocelular

HIPERTENSÃO PORTA

- fluxo de sangue hepático normal de 1,5 L/min (= 25% do débito cardíaco) atravessa o sistema porta (2/3) + pela artéria hepática (1/3)

Classificação:

A. Hipertensão porta hipercinética/dinâmica
congênita/traumática/fístula neoplásica arterioportal

B. Resistência venosa porta aumentada

@ PRÉ-HEPÁTICA
— trombose da veia porta (flebite portal, contraceptivos orais, coagulopatia, invasão neoplásica, pancreatite, onfalite neonatal)
— compressão da veia porta (tumor, trauma, linfadenopatia, flebosclerose portal, pseudocisto pancreático)

@ INTRA-HEPÁTICO (= obstrução das vênulas portais)
— pré-sinusoidal
(1) Fibrose hepática congênita
(2) Fibrose não cirrótica idiopática
(3) Cirroses biliares primárias
(4) Deficiência de α_1-antitripsina
(5) Doença de Wilson
(6) Doença hepática sarcóide
(7) Fibrose tóxica (arsênico, cobre, PVC)
(8) Reticuloendoteliose
(9) Mielofibrose
(10) Síndrome de Felty
(11) Esquistossomíase
(12) Fibrose cística
(13) Malária crônica
— sinusoidal
(1) Hepatites
(2) Doença de células falcêmicas
— pós-sinusoidal
(1) Cirrose (mais freqüente): Cirrose de Laennec, cirrose pós-necróticas por hepatite
(2) Doença venoclusiva do fígado

@ PÓS-HEPÁTICA
1. Síndrome de Budd-Chiari
2. Pericardite constritiva
3. ICC (insuficiência tricúspide)

Fisiopatologia: a pressão elevada continuada apesar da formação de vasos colaterais venosos portais pode ser explicada por:

(a) teoria do fluxo para retrógrado = teoria do fluxo hipodinâmico
= aumento contínuo na resistência intra-hepática + colateralização inadequada
• baixas taxas de fluxo venoso portal/estagnação

(b) teoria do fluxo anterógrado = teoria do fluxo hiperdinâmico = aumentos do fluxo esplâncnico secundários à vasodilatação esplâncnica + aumento no débito cardíaco para preservar a perfusão hepática
• taxas de fluxo venoso portal aumentado > 15 mL/min/kg

- pressão hepática em cunha elevada (PHC) = pressão venosa portal (normal < 10 mmHg); valores normais vistos na hipertensão porta pré-sinusoidal
- **cabeça de medusa** = drenagem pela veia paraumbilical através das veias superficiais do tórax (veia torácica lateral para veia axilar; veia epigástrica superficial para veia mamária interna e subclávia) + parede abdominal (veia circunflexa ilíaca e veia epigástrica superficial para veia femoral; veia epigástrica inferior para veia ilíaca externa)
- varizes esofagianas sangrantes (50%)

@ Sistema esplâncnico:
√ veia porta > 13 mm (57% sensibilidade, 100%, especificidade)
√ VMS + veia esplênica > 10 mm; veia coronária > 4 mm; veia umbilical recanalizada > 3 mm (tamanho dos vasos não relacionados ao grau de hipertensão porta ou presença de colaterais)
√ perda do aumento respiratório dos diâmetros da veia esplâncnica (80% sensibilidade, 100% especificidade)
√ aneurisma da veia porta
√ trombose da veia porta
√ transformação cavernosa da veia porta
√ ecogenicidade aumentada + espessando as paredes da veia porta

Doppler US:
√ fluxo da veia porta contínuo sem alterações respiratórias
√ pode ter fluxo hepatofugal dentro de *shunts* espontâneos esplenorrenais (indica alta incidência de encefalopatia hepática)
√ artéria hepática dilatada pode demonstrar elevado índice de resistência > 0,78

@ Colaterais portossistêmicos:
√ varizes = estruturas arredondadas tubulares serpiginosas
= esofagiana, gastroesplênica, omental, esplenorrenal, hemorroidal, veias de *shunt* retroperitoneal (em até 88%)
√ varizes murais vesiculares na parede espessada vesícula biliar (em 80% associados à trombose da veia porta)

@ Síndrome de Cruveilhier-von Baumgarten (20%–30%)
= veia paraumbilical recanalizada
(a) canal hipoecóico no ligamento redondo
(b) tamanho < 2 mm (em 97% dos pacientes normais; em 14% dos pacientes com hipertensão porta)
(c) tamanho > 2 mm (86% de sensibilidade para hipertensão porta)
√ sinal arterial ao Doppler US em 38%
√ fluxo venoso hepatofugal (82% sensibilidade, 100%, especificidade para hipertensão porta)

@ Baço
√ esplenomegalia (a ausência não descarta a hipertensão porta)
√ nódulos sideróticos de Gamna-Gandy em 13% (devido à hemorragia perifolicular + trabecular)
√ múltiplos pontos de 3–8 mm de baixa intensidade na seqüência FLASH/imagens "GRASS"

√ nódulos hiperecóicos múltiplos ao US
√ múltiplas calcificações indistintas à TC
√ ascite

Cp: Sangramento gastrintestinal agudo (mortalidade de 30%–50% durante o primeiro sangramento)

HIPERTENSÃO PORTA SEGMENTAR
= oclusão da veia esplênica/oclusão da veia mesentérica superior

CONEXÕES CIRÚRGICAS PORTOSSISTÊMICAS
1. *Shunt* da portacava
   = veia porta VCI término-lateral/látero-lateral
2. *Shunt* da mesocava
   = enxerto sintético entre VMS e VCI
3. *Shunt* de Warren
   = veia esplênica para veia renal esquerda

HIPOSPLENISMO

= nenhuma captação do Tc-99 m enxofre coloidal

A. AUSÊNCIA ANATÔMICA DO BAÇO
   1. Asplenia congênita = síndrome de Ivemark
   2. Esplenectomia

B. ASPLENIA FUNCIONAL
   = baço anatomicamente presente sem captação de Tc-99m enxofre coloidal
   1. Distúrbios circulatórios:
      oclusão da artéria/veia esplênica, hemoglobinopatias (doença de células falcêmicas, doença da hemoglobina SC, talassemia), policitemia rubra, púrpura trombocitopênica idiopática
   2. Atividade alterada do SRE:
      irradiação com torotrast, irradiação esplênica combinada + quimioterapia, substituição do SRE por tumor/infiltrado, anoxia esplênica (cardiopatia congênita cianótica), espru
   3. Doença auto-imune
      Cp: crianças em risco para pneumonia pneumocócica (fígado assume parcialmente a resposta imune tardiamente na vida)

C. ASPLENIA FUNCIONAL + ATROFIA ESPLÊNICA
   Colite ulcerativa, doença de Crohn, doença celíaca, espru tropical, dermatite herpetiforme, tireotoxicose, púrpura trombocitopênica idiopática, torotrast

D. ASPLENIA FUNCIONAL + BAÇO NORMAL/GRANDE
   Sarcoidose, amiloidose, anemia falciforme (se não infartada)
   • hemácias (acantócitos, siderócitos)
   • linfocitose, monócitos
   • corpos de Howell Jolly (inclusões intra-eritrocíticas)
   • trombocitose

√ baço não visualizado ao Tc-99 m enxofre coloidal
√ hemácias lesadas com calor pelo Tc-99 m/plaquetas marcadas com In-111 podem demonstrar o tecido esplênico se Tc-99 m enxofre coloidal não o faz

Cp: risco aumentado de infecção (pneumococos, meningococo, gripe)

INFARTO ESPLÊNICO

◊ Causa mais comum de defeitos focais!

Causas:
(1) Embólica: endocardite bacteriana (responsável em 50%), aterosclerose com êmbolos em placa, trombos cardíacos (fibrilação atrial, trombo ventricular esquerdo), carcinoma metastático
(2) Trombose local: doença de células falcêmicas (conduzindo à asplenia funcional), desordens mielo/linfoproliferativas (LMC é a mais comum), policitemia rubra, mielofibrose com metaplasia mielóide + esplenomegalia, doença de Gaucher
(3) Vasculite: periarterite nodosa
(4) Comprometimento vascular da artéria esplênica: processo inflamatório focal (isto é, pancreatite), trombo por aneurisma da artéria esplênica, torção esplênica
(5) Complicação terapêutica: embolização transcateter arterial hepática

Mnemônico: "PLEADE"
Pancreatite, carcinoma pancreático
Leucemia
Estenose mitral com êmbolos
Adenocarcinoma de estômago
Doença de células falcêmicas/traço falciforme
Endocardite bacteriana subaguda

• dor no quadrante superior esquerdo, febre
• taxa de sedimentação eritrocitária elevada, leucocitose
• níveis anormais de desidrogenase láctica

√ defeitos periféricos únicos/múltiplos focais em forma de cunha

Fases da TC:
(a) fase hiperaguda (dia 1)
   √ área mosqueada de atenuação aumentado na TCNC (hemorragia)
   √ grande lesão do hiperatenuante focal na TCNC
   √ padrão mosqueado de reforço do contraste
(b) fase aguda (dias 2–4) + fase subaguda (dias 4–8)
   √ áreas progressivamente bem demarcadas focais de atenuação diminuída sem reforço
(c) fase crônica (2–4 semanas)
   √ diminuição de tamanho + atenuação retorna ao normal
   √ completa resolução/defeito de contorno residual
   √ áreas de calcificação

Cp: infecção sobreposta, ruptura esplênica

LEITE BILIAR CÁLCICO

= "CREME" BILIAR = SABÃO DE CÁLCIO = precipitação do material particulado com concentração alta de carbonato de cálcio, fosfato do cálcio, bilirrubinato de cálcio

Associado a: colecistite crônica + obstrução do ducto cístico por cálculo

√ opacificação difusa da luz da vesícula biliar com estratificação gravitacional
√ vesícula biliar normalmente sem função ao colecistograma oral

US:
√ características intermediárias entre lama + cálculo vesicular

LINFOMA DO FÍGADO

A. Linfoma primário (raro)
   √ massa solitária sólida

B. Linfoma secundário (comum)
   Incidência autópica de envolvimento hepático: 60% na doença de Hodgkin, 50% no linfoma não-Hodgkin

Padrão:
(a) infiltrativo difuso (o mais comum): nenhuma alteração na arquitetura hepática
(b) focal nodular: detectável pelas imagens em secção transversa
(c) combinação do difuso + nodular (3%)

Taxa de detecção (para CT, MRI): < 10%

LIPOMA DO FÍGADO

Extremamente raro
- assintomático

Pode estar associado à: esclerose tuberosa
US: massa ecogênica golpeando a refração acústica (velocidade do som no tecido mole 1.540 m/s; na gordura 1.450 m/s)
Prognóstico: nenhum potencial maligno

LIPOMATOSE PANCREÁTICA

= SUBSTITUIÇÃO GORDUROSA = INFILTRAÇÃO GORDUROSA = deposição de células gordurosas no parênquima pancreático

Fatores predisponentes:
(1) Aterosclerose do idoso
(2) Obesidade
(3) Terapia com esteróides
(4) *Diabetes mellitus*
(5) Síndrome de Cushing
(6) Pancreatite crônica
(7) Obstrução do ducto pancreático principal
(8) Fibrose cística
(9) Desnutrição/deficiência dietética
(10) Doença hepática
(11) Hemocromatose
(12) Infecção viral
(13) Síndrome de Schwachman-Diamond

√ substituição por gordura freqüentemente desigual
  √ aumento no diâmetro AP da cabeça pancreática com substituição gordurosa focal = pseudo-hipertrofia lipomatosa
  √ contorno externo proeminentemente tabulado

US:
  √ ecogenicidade pancreática aumentada

TC:
  √ "marmoramento "do parênquima pancreático/substituição/substituição gordurosa total /pseudo-hipertrofia lipomatosa

ISENÇÃO PANCREÁTICA DE GORDURA
= alterações gordurosas poupam a cabeça pancreática + processo uncinado (porção pancreática ventral) como fase inicial na lipomatose pancreática

Histo: porção pancreática ventral tem ácinos menores + mais densamente concentrados com gordura interacinar escassa/ausente

US:
  √ área hipoecóica circular/ triangular dentro da cabeça pancreática/processo uncinado + ecogenicidade difusamente aumentada no restante da glândula

TC:
  √ região de densidade mais alta na cabeça pancreática + processo uncinado com atenuação difusamente diminuída no corpo pancreático + cauda

METÁSTASES HEPÁTICAS

Incidência:
Fígado é o local metastático mais comum após os linfonodos regionais; incidência do carcinoma metastático 20 × maior que carcinoma primário; metástases representam 22% de todos os tumores hepáticos em pacientes com conhecida malignidade; lesão maligna mais comum do fígado

Características do reforço comparadas com o fígado normal:
  √ reforço da lesão durante a fase arterial (metástases usualmente têm um maior suprimento arterial)
  √ menos reforço durante a fase venosa portal (metástases têm um suprimento venoso portal desprezível)
  √ agentes extracelulares acumulam mais no tecido tumoral (metástases têm um maior espaço intersticial)

Órgão de origem: cólon (42%), estômago (23%), pâncreas (21%), mama (14%), pulmão (13%)
- hepatomegalia (70%)
- enzimas hepáticas anormais (50 75%)

Localização: ambos os lobos (77%), lobo direito (20%), lobo esquerdo (3%)
Número: múltiplo (98%), solitário (2%)
√ envolvimento do fígado + baço típico no Linfoma + melanoma

US: modalidade de imagem mais sensível
MN: 80%–95% de sensibilidade em lesões > 1,5 cm; lesões < 1,5 cm freqüentemente são perdidas; a sensibilidade aumenta com o tamanho do depósito metastático, localização periférica e uso do SPECT
TCNC: importante para tumores hipervasculares (isto é, carcinoma celular renal, carcinóide, tumores das ilhotas pancreáticas) que podem estar obscurecidas pela TCCC
TCCC:
  Técnica:
  A técnica ótima consiste na injeção em bolo, com varredura incremental dinâmica; a sensibilidade está diminuída relativa à TCNC se os cortes obtidos durante a fase de equilíbrio da administração do contraste
  √ nenhum reforço (35%), periférico (37%), misto (20%), central (8%)
  √ completo preenchimento isodenso nos cortes tardios (5%)

◊ TC sensibilidade 88%–90%; especificidade 99%; lesões de aproximadamente 1 cm usualmente podem ser detectadas!

TC-Angiografia:
  Indicação: pacientes com metástase isolada do fígado potencialmente ressecável/pré-operatório para hepatectomia parcial para detecção de metástases adicionais (lesões adicionais descobertas em 40%–55%)
  (1) TC-arteriografia = cateter de angiografia na artéria hepática, detecta lesões em virtude do maior reforço
  (2) TC-arterial-portografia = cateter de angiografia na AMS, descobre lesões hipodensas em um fundo de reforço aumentado em ambientes normais durante a fase venosa portal

TC com iodo e varredura tardias:

= TC executada 4–6 horas após a administração de 60 mg de iodo resulta na detecção de lesões adicionais em 27%

METÁSTASES HEPÁTICAS CALCIFICADAS

Incidência: 2%–3%

(1) Carcinoma mucinoso do trato GI (cólon, reto, estômago)
(2) Carcinoma pancreático endócrino
(3) Leiomiossarcoma, osteossarcoma
(4) Melanoma maligno
(5) Cistadenocarcinoma papilar ovariano seroso
(6) Linfoma
(7) Mesotelioma pleural
(8) Neuroblastoma
(9) Câncer de mama
(10) Carcinoma medular da tireóide
(11) Carcinoma celular renal
(12) Carcinoma pulmonar
(13) Carcinoma testicular

Mnemônico para adenocarcinoma mucinoso: "COME"

Cólon (carcinoma)
Ovário (carcinoma)
Mama (carcinoma)
Estômago (carcinoma)

METÁSTASES HEPÁTICAS HIPERVASCULARES

1. Carcinoma celular renal
2. Tumor carcinóide
3. Carcinoma colônico
4. Coriocarcinoma
5. Carcinoma de mama
6. Melanoma
7. Tumor da Ilhota pancreática
8. Cistadenocarcinoma ovariano
9. Sarcomas
10. Feocromocitoma

Mnemônico: "CHIMF"

Carcinóide, câncer de cólon
Hipernefroma
Ilhota (carcinoma da)
Melanoma
Feocromocitoma

METÁSTASES HEPÁTICAS HEMORRÁGICAS

Mnemônico: "CCMMTR"

Cólon (carcinoma)
Coriocarcinoma
Melanoma
Mama (carcinoma)
Tireóide (carcinoma)
Renal (carcinoma da celular renal)

METÁSTASES HEPÁTICAS ECOGÊNICAS

Incidência: 25%

(1) Carcinoma colônico (adenocarcinoma mucinoso) 54%
(2) Hepatoma 25%
(3) Carcinoma de mama tratado 21%

METÁSTASES HEPÁTICAS DE ECOGENICIDADE MISTA

Incidência: 37,5%

(1) Câncer de mama 31%
(2) Câncer retal 20%
(3) Câncer pulmonar 17%
(4) Câncer de estômago 14%
(5) Câncer anaplásico 11%
(6) Câncer cervical 5%
(7) Carcinóide 1%

METÁSTASES HEPÁTICAS CÍSTICAS

1. Carcinoma ovariano mucinoso
2. Carcinoma colônico
3. Sarcoma
4. Melanoma
5. Carcinoma pulmonar
6. Tumor carcinóide

Mnemônico: "GOLPEC"

Gástrico (carcinoma)
Ovariano (carcinoma)
Leiomiossarcoma
Pequenas células (carcinoma de)
Endometrial (carcinoma)
Coriocarcinoma

METÁSTASES HEPÁTICAS ECOPÊNICAS

Incidência 37,5%

(1) Linfoma 44%
(2) Pâncreas 36%
(3) Câncer cervical 20%
(4) Pulmão (adenocarcinoma)
(5) Câncer nasofaríngeo

NEOPLASIA ENDÓCRINA MÚLTIPLA

= MEN = ADENOMAS ENDÓCRINOS MÚLTIPLOS (MEA)
= hiperplasia familiar adenomatosa autossômica dominante

Teoria:

Células dos principais órgãos envolvidos originam-se da crista neural e produzem hormônios polipeptídeos nos grânulos citoplasmáticos, os quais permitem a captação de precursores de aminas e decarboxilação = células do sistema APUD

lembrar:

Tipo I	=	síndrome de Wermer	PPP
Tipo II	=	síndrome de Sipple (Tipo IIA)	PMP
Tipo III	=	síndrome do neuroma mucoso (Tipo IIB)	MPM

MEA	Tipo I	Tipo II	Tipo III
Adenoma pituitário	+		
Paratireóidadenoma	+	+	
Carcinoma tireóide medular		+	+
Tumor da ilhota pancreática	+		
Feocromocitoma		+	+
Ganglioneuromatose			+

Síndrome MEN I

= SÍNDROME DE WERMER

Envolvimento de órgão:

(1) Paratireóide (90%): principalmente hiperplasia
(2) Tumor da ilhota pancreática (80%):
  (a) gastrinoma = síndrome de Zollinger-Ellison (tipo mais comum)

(b) insulinoma
(c) ViPoma = síndrome da DAHH (diarréia aquosa, hipocalemia, hipocloridria)
(3) Glândula pituitária (40%): principalmente adenoma
(4) Combinação do paratireóide + pâncreas + envolvimento pituitário (40%)
(5) Tumores corticais adrenais (40%)
(6) Tumor tireóide (20%)

Pode estar associada a: carcinóide, lipoma, timoma, tumor mucoso bucal, polipose colônica, doença de Ménétrier

Síndrome MEN II

= DOENÇA DE SIPPLE = MEN Tipo IIA

Envolvimento de órgão:
(1) Carcinoma medular da tireóide
(2) Feocromocitoma: bilateral em 50%; maligno em 3% diagnosticado antes (em 10%)/depois da detecção (em 17%) do carcinoma tireóide medular

- ± hiperparatireoidismo

Pode estar associada a: tumores carcinóides, doença de Cushing

Síndrome MEN III

= SÍNDROME DO NEUROMA MUCOSO = MEN Tipo IIB

Envolvimento de órgão:
(1) Carcinoma medular da tireóide
(2) Feocromocitoma
(3) Ganglioneuromatose oral + intestinal
◊ Usualmente precede o aparecimento do carcinoma da tireóide + feocromocitoma!

- extremidades longas e esbeltas (aspecto Marfanóide)
- lábios espessos (devido aos nódulos da submucosa)
- deformidade nodular da língua (neuromas mucosos da língua diagnosticados com freqüentemente inicialmente por dentistas)
- prognatismo
- espessando do limbo da córnea
- constipação alternando com diarréia

@ Trato GI
√ parede colônica espessada/em placa
√ cólon dilatado com impressões haustrais anormais
√ áreas alternantes de espasmo colônico + dilatação
√ múltiplos neuromas da submucosa ao longo do intestino delgado; pode agir como ponto de partida para a intussuscepção

NEOPLASMA SÓLIDO E PAPILAR DO PÂNCREAS

= TUMOR SÓLIDO E CÍSTICO = NEOPLASMA CÍSTICO PAPILAR
NEOPLASMA EPITELIAL SÓLIDO E PAPILAR

= raro, tumor maligno de baixo grau; freqüentemente classificado erroneamente como tumor não-funcional, tumor da ilhota celular, cistadenoma, cistadenocarcinoma do pâncreas,

Média etária: 27 (variação 10–46) anos; M:F = 1:9

Pat: grande massa bem encapsulada, com necrose hemorrágica considerável + degeneração cística

- massa abdominal que aumenta gradualmente

Localização: cauda do pâncreas (mas freqüentemente)

√ massa pancreática nitidamente definida circular não homogênea/lobulado com porções sólidas + porções císticas
√ pode ser completamente cística (quando complicada com necrose extensa)
√ diâmetro médio de 10 cm (variação 3–15 cm)
√ calcificações distróficas podem ocorrer
√ hipovascular sem reforço com contraste/reforço do tecido sólido projetando em direção ao centro da massa

US:
√ massa ecogênica com centro necrótico

RMN:
√ alta intensidade de sinal em T1WI (consistente com necrose hemorrágica)

Prognóstico: excelente depois da excisão; metástase em 4%

DD:
(1) Adenoma microcístico (cisto minúsculos inumeráveis, grupo etário mais idoso)
(2) Neoplasma cístico mucinoso (grandes cistos uni/multiloculares, grupo etário mais velho)
(3) Tumor não-funcional da ilhota celular (hipervascular)

PÂNCREAS ANULAR

= anomalia congênita incomum em que um anel de tecido pancreático normal circula o duodeno, secundário à migração anormal do pâncreas ventral (cabeça + uncinado); mais comum anomalia congênita do pâncreas

Idade na descoberta: infância (50%), adultos (50%)

Associado a: outras anomalias congênitas geralmente (em 75%): atresia esofagiana, fístula TE, atresia/estenose duodenal, diafragma duodenal, ânus imperfurado, má rotação, síndrome de Down

Localização: 2ª porção do duodeno (85%); 1ª/3ª porção do duodeno (15%)

- principalmente assintomático, sendo a descoberta incidental
- neonato: vômitos persistentes (obstrução duodenal)
- adultos: náuseas, vômitos (60%), dor abdominal (70%), hematêmese (10%), icterícia (50%)

√ poliidramnia (no útero)
√ "dupla bolha" = bulbo duodenal + estômago dilatados
√ aumento da cabeça pancreática

SGIS:
√ estreitamento excêntrico com entalhe lateral + retração medial da 2ª porção do duodeno
√ estreitamento concêntrico da porção média descendente do duodeno
√ peristalse reversa, incompetência pilórica

CRE (mais específica):
√ normalmente localizada no ducto principal do corpo + cauda do pâncreas
√ pequeno ducto originando-se anteriormente à esquerda + passando posteriormente em torno do duodeno, comunicando-se com o ducto principal (em 85%)

Cp: aumento da incidência de:
(1) Úlceras pépticas periampulares
(2) Pancreatite (15%–20%) geralmente confinada à cabeça + ânulo pancreáticos

Trat.: gastrojejunostomia/duodenojejunostomia

PÂNCREAS DIVIDIDO

= insuficiência da fusão da porção ventral e dorsal na 8ª semana de vida fetal com o ducto pancreático dorsal (Santorini) drenando pelas papilas secundárias + ducto pancreático ventral (Wirsung) com DBC drenando através da papila principal

Prevalência: 4%–9%–14% em séries de autópsia; 1,3%–6,7% nas séries de CRE; 3%–7% da população normal; 12%–26% em pacientes com pancreatite recorrente idiopática

Hipótese: estenose relativa/real da papila menor predispõe à pancreatite não alcoólica no segmento dorsal

Pancreatografia: único meio fidedigno para o diagnóstico

√ injeção de contraste dentro da papila principal demonstra somente o curto ducto pancreático ventral com arborização precoce

√ injeção de contraste na papila menor preenche o ducto pancreático dorsal

√ nenhuma comunicação entre ductos ventral + dorsal

TC: fenda oblíqua de gordura entre o pâncreas ventral + pâncreas dorsal (25%)

√ falha na visualização da união dos ductos pancreático dorsal + ducto ventral (raro)

PANCREATITE

Etiologia:

A. IDIOPÁTICA (20%)

B. ALCOOLISMO: pancreatite aguda (15%); pancreatite crônica (70%)

C. COLELITÍASE: pancreatite aguda (75%); pancreatite crônica (20%)

D. DESORDENS METABÓLICAS
   1. Hipercalcemia no hiperparatireoidismo (10%), mieloma múltiplo, amiloidose, sarcoidose,
   2. Pancreatite hereditária: autossômica dominante, apenas caucasianos afetados, causa mais comum de grandes calcificações pancreáticas esféricas na infância, episódios recorrentes de pancreatite, desenvolvimento em carcinoma pancreático em 20%–40%; dilatação pronunciada do ducto pancreático; formação de pseudocisto (50%); associada à hipercolesterolemia tipo I
   3. Hiperlipidemia Tipos I e V
   4. Kwashiorkor = Pancreatite tropical

E. INFECÇÃO/INFESTAÇÃO
   1. Infecção viral (caxumba, hepatite, mononucleose)
   2. Parasitas (ascaridíase, clonorquíase)

F. TRAUMA
   1. Úlcera penetrante
   2. Trauma fechado/penetrante
   3. Cirurgia (em 0,8% das ressecções Billroth II, 0,8% das esplenectomias, 0,7% da cirurgia do colédoco, 0,4% das cirurgias de enxerto aórtico)

G. ANOMALIAS ESTRUTURAIS
   1. Pâncreas divisum
   2. Coledococele

H. DROGAS
   Azatioprina, tiazida, furosemida, ácido do etacrínico, sulfonamidas, tetraciclinas, fenformin, esteróide (isto é, transplante renal), asparaginase, procainamida

I. MALIGNIDADE
   Carcinoma pancreático (em 1%), metástase, linfoma

Teorias do patogênese:

Refluxo de bile/enzimas pancreáticas/suco duodenal

(a) segmento do ducto terminal compartilhado por ducto biliar comum + ducto pancreático

(b) obstrução ao nível da papila de Vater pela estenose inflamatória, edema/espasmo do esfíncter de Oddi, tumor, divertículo periduodenal

(c) esfíncter de Oddi incompetente

PELIOSE HEPÁTICA

(*pelios*, do grego = purpúreo)

= rara desordem vascular intra-hepática benigna

Causa: infecção crônica?(TB), esteróide anabolizante andrógênicos, agentes quimioterapêuticos, *diabetes mellitus*, insuficiência renal crônica

Fisiopatologia: destruição do hepatócito?/lesão das células epiteliais sinusoidais; congênito

Histo: espaços vasculares preenchidos por sangue e revestidos de endotélio (= flebectasia extrema), comunicando-se com os sinusóides hepáticos dilatados

Associada a: tumores benignos/malignos hormonalmente induzidos

√ hepatomegalia

Angio:

√ múltiplas pequenas coleções (vários mm para 1,5 cm) redondas de meio de contraste difusas por todo o fígado na fase arterial tardia da arteriografia hepática

√ ± opacificação simultânea das veias hepáticas

Prognóstico: reversível depois da retirada da droga/progressão para insuficiência hepática

PERFURAÇÃO ESPONTÂNEA DO DUCTO BILIAR COMUM

Patogênese: desconhecido (obstrução do DBC?, malformação mural localizada, isquemia, trauma)

Idade: 5 semanas–3 anos do idade

- distensão abdominal vaga
- hiperbilirrubinemia persistente moderada
- fezes acólicas variadas

US:

√ ascite/líquido biliar subhepático loculado

√ cisto pseudocoledocal localizado no hilo hepático

Cintigrafia hepatobiliar:

√ radioisótopo difusamente ao longo da cavidade peritoneal

PSEUDOCISTO PANCREÁTICO

= coleção de fluido pancreático encapsulada por tecido fibroso

Etiologia:

(1) Pancreatite aguda; pseudocistos amadurecem em 6–8 semanas

(2) Pancreatite crônica

(3) Pós-traumático

(4) Câncer pancreático

Incidência: 2%–4% na pancreatite aguda
10%–15% na pancreatite crônica

Localização: 2/3 dentro do pâncreas

Localização atípica (pode dissecar ao longo dos planos teciduais em 1/3):

(a) intraperitoneal: mesentério do intestino delgado/cólon transverso/cólon sigmóide

(b) retroperitoneal: ao longo do músculo psoas; pode apresentar-se como massa na virilha/no escroto

(c) intraparenquimatoso: fígado, baço, rim

(d) mediastinal (através do hiato esofágico > hiato aórtico > forames de Morgagni > erosão através do diafragma): pode apresentar-se como massa do pescoço

Raios X simples/contraste radiográfico:

√ indentação lisa extrínseca da parede posterior do estômago/varredura duodenal interna (80%)

√ indentação/deslocamento da flexura esplênica/cólon transverso (40%)
√ deslocamento descendente da junção duodenojejunal
√ obstrução da saída gástrica
√ dilatação do sistema coletor/obstrução ureteral

US (pseudocisto detectável em 50%–92%; 92%–96% de acurácia):
√ normalmente único + cisto unilocular
√ multilocular em 6%
√ nível líquido-restos/ecos internos (pode conter sequestros, coágulos de sangue, debris celulares pela autólise)
√ septações (raro; sinal de infecção/hemorragia)
√ pode aumentar em tamanho (secundário à hipertonicidade do líquido, comunicação com ducto pancreático, hemorragia, erosão do vaso)
√ obstrução do ducto pancreático/DBC

TC:
√ líquido no pseudocisto (0–30 HU)
√ calcificação da parede do cisto (extremamente rara)

Pancreatografia:
√ comunicação com ducto pancreático em 50%

Cp (em 40%):
(1) Ruptura para dentro da cavidade abdominal, estômago, cólon, duodeno
(2) Hemorragia/formação do pseudo-aneurisma
(3) Infecção
√ bolhas de gás (DD: comunicação fistulosa com o trato GI)
√ aumento na atenuação dos conteúdos fluidos
(4) Obstrução intestinal

Prognóstico: resolução espontânea (em 20%–50%) ruptura secundária para o trato GI/pancreático/ducto biliar

DD: cistadenoma pancreático, cistadenocarcinoma, carcinoma pancreático necrótico, alça intestinal cheia de líquido, estômago cheio de líquido, divertículo duodenal, aneurisma

SARCOMA INDIFERENCIADO DO FÍGADO

= SARCOMA EMBRIONÁRIO = quarto tumor hepático mais freqüente na infância

Idade: < 2 meses (em 5%); 6–10 anos (em 52%); aos 15 anos (em 90%); até 30 anos; M:F = 1:1

Histo: células sarcomatosas primitivas indiferenciadas estreladas/em fuso organizadas em turbilhões + folhas com focos de hematopoiese (50%)

- massa dolorosa no quadrante superior direito e febre
- anemia moderada + leucocitose (50%)
- enzimas hepáticas elevadas (33%)
- febre (5%)

Localização: lobo direito (75%); lobo esquerdo (10%); ambos os lobos (15%)
√ 7–20 cm em tamanho
√ margens bem definidas (pseudocápsula fibrosa)

MN:
√ fotodefeito na varredura com enxofre coloidal

US/TC:
√ grandes massas intra-hepáticas com áreas císticas de até 4 cm em diâmetro (necrose + hemorragia)

Angio:
√ hiper/hipovascular com estiramento dos vasos
√ focos difusos de neovascularização

Prognóstico: principalmente resulta em morte dentro de 12 meses

DD: hamartoma mesenquimal

SÍNDROME DE BANTI

= HIPERTENSÃO PORTA IDIOPÁTICA NÃO CIRRÓTICA = FIBROSE PORTA NÃO CIRRÓTICA = ESCLEROSE HEPATOPORTAL

= síndrome caracterizada por
(1) Esplenomegalia
(2) Hiperesplenismo
(3) Hipertensão porta

Etiologia: resistência vascular porta aumentada possivelmente devido à fibrose porta + venopatia obliterativa dos ramos portais intra-hepáticos

Histo: leve fibrose porta, dilatação dos sinusóides, espessamento da íntima, com esclerose excêntrica das paredes venosas portais periféricas

Idade: mulheres de meia-idade; raro na América + Europa, porém comum na Índia e Japão

- pressão venosa portal elevada (sem cirrose, parasitas, oclusão venosa)
- testes de função hepática normais
- citopenia (devido ao hiperesplenismo)
- pressão capilar venosa hepática levemente elevada/normal

√ varizes esofagianas
√ veias hepáticas patentes
√ veia porta extra-hepática patente + múltiplos colaterais

Prognóstico: 90% de sobrevida em 5 anos; 55% de sobrevida em 30 anos

SÍNDROME DE BUDD-CHIARI

= obstrução global/segmentar do fluxo venoso hepático de saída

Causas:

A. IDIOPÁTICA (66%)
B. TROMBOSE
(a) estado hipercoagulável: policitemia rubra (1/3), contraceptivos orais, gravidez + estado pós-parto, hemoglobinúria paroxística noturna (trombose sucessiva de pequenas veias), anemia falciforme
Mnemônico: "5Ps"
Paroxística (hemoglobinúria noturna)
Plaquetas (trombocitose)
Pílula (anticoncepcional)
Parto (gravidez)
Policitemia rubra
(b) lesão à parede vascular: flebite, trauma, lesão hepática por radiação, drogas quimioterapêuticas + imunossupressoras em pacientes com transplantes de medula óssea, doença venoclusiva por alcalóides pirrolizidina (senécio) encontrados em arbustos medicinais da Jamaica
C. OBSTRUÇÃO NÃO TROMBÓTICA
(a) crescimento tumoral dentro da VCI/veias hepáticas (carcinoma de células renais, hepatoma, carcinoma adrenal, metástases, leiomiossarcoma primário da VCI)
(b) obstrução membranosa da VCI supra-hepática = VCI diafragmática (acredita-se que seja uma "teia" congênita ou uma lesão adquirida pela trombose de longa duração da VCI); causa comum na população oriental e indiana (África do Sul, Índia, Japão, Coréia); muito rara nos países ocidentais
(c) tumor atrial direito
(d) pericardite constritiva
(e) insuficiência cardíaca direita

Fisiopatologia:
A trombose venosa hepática leva à elevação da pressão sinusoidal, a qual causa fluxo venoso portal lento/reverso, ascite, alteração na morfologia hepática

M < F

Tipo I = oclusão da VCI ± veias hepáticas
Tipo II = oclusão das grandes veias hepáticas ± VCI
Tipo III = oclusão das pequenas veias centrilobares

√ não visualização das veias hepáticas (75%)
√ comunicação entre a veia hepática direita/média e veia hepática direita inferior
√ veia hepática inferior direita dilatada (18%)
√ hipertrofia do lobo caudado (88%) (DD: cirrose)
√ hipodensidade em áreas atróficas/periferia (82%) com inversão do fluxo venoso portal
√ reforço multifocal (85%)com fluxo venoso portal normal
√ ± estreitamento/obstrução da VCI intra-hepática

TC:
√ reforço do lobo caudado aumentado
√ zonas periféricas não realçadas hipodensas do fígado (= fluxo venoso portal reverso devido à pressão venosa sinusoidal aumentada, produzida pela obstrução venosa hepática)
√ dificuldade para identificar as veias hepáticas
√ trombos nas veias hepáticas (18%–53%)

RMN:
√ redução no calibre/ausência completa das veias hepáticas
√ múltiplos sinais nulos intra-hepáticos (= colaterais intra-hepáticos) em forma de vírgulas

US:
√ veias hepáticas não visualizadas/reduzidas de tamanho/preenchida com trombo
√ vasos colaterais comunicantes
√ fluxo reverso em veias hepáticas
√ fluxo ausente/lentificado dentro da VCI

Doppler:
√ fluxo ausente/reverso/perda da plasticidade nas veias hepáticas
√ fluxo reverso na VCI + fluxo plano nas veias hepáticas
√ fluxo portal lento/reverso
√ trombose da veia porta (20%)

MN (Tc-99 m enxofre coloidal):
√ região central de atividade normal (lobo caudado quente) circundada por atividade grandemente diminuída (drenagem venosa do lobo caudado hipertrofiado dentro da veia cava inferior por uma veia separada)
√ desvio do colóide para o baço + medula óssea
√ defeitos periféricos focais em forma de cunha

Angio: (venocavografia inferior, venografia hepática):
√ ausência das veias hepáticas principais
√ aspecto em teia de aranha dos colaterais + pequenas veias hepáticas
√ estiramento + espessamento das artérias intra-hepáticas com hepatomegalia
√ hepatograma prolongado intenso não homogêneo com fina granulação
√ grandes lagos de acúmulo de contraste sinusoidal

Portografia:
√ reforço hepático central (fluxo hepatorrenal normal)
√ fluxo porta reverso na periferia do fígado (suprido somente pela artéria hepática)
√ fluxo venoso portal principal hepatofugal/bidirecional

ESTÁGIO AGUDO (1/3)
◊ O lobo caudado não tem tempo para hipertrofiar!
• rápido início de dor abdominal (congestão hepática)
• início insidioso de ascite intratável
√ hepatomegalia sem disfunção hepática
√ ascite (97%)

TC:
√ hipodensidade difusa à TCNC
√ reforço precoce do lobo caudado + porção central em torno da VCI com reforço diminuído perifericamente
√ lúmens das veias hepáticas hipodensas à TCCC
√ densidade diminuída das áreas que realçam, com reforço multifocal não homogêneo na periferia do fígado, nos cortes tardios

ESTÁGIO CRÔNICO
• início insidioso de icterícia, ascite intratável
• hipertensão porta, sangramento pelas varizes
√ aumento da região central (= lobo caudado + parte central adjacente do lobo direito + segmento medial do lobo esquerdo)
√ atrofia não segmentar/lobar do fígado afetado (pela extensa fibrose) com atenuação diminuída antes + após a injeção de contraste
√ reforço progressivo multifocal, radiando-se para fora a partir dos vasos portais maiores (no CT com injeção dinâmica)
√ reforço em "mosaico reticulado" = reforço lobular difuso multifocal separado por áreas lineares irregulares de baixa densidade na área central
√ reforço homogêneo tardio de todo o fígado após alguns minutos

Dg: biopsia hepática
Trat.: anticoagulantes, cirurgia/dilatação com balão (dependendo da etiologia); *shunt* descompressivo; transplante de fígado (para casos avançados)

SÍNDROME DE KAWASAKI

= SÍNDROME DO LINFONODO MUCOCUTÂNEO
= vasculite aguda multissistêmica febril de causa desconhecida, com predileção para as artérias coronárias

Incidência: média de 1.1: 100.000 população por ano
Histo: panvasculite
Idade: < 5 anos do idade (em 85%); pico etário de 1–2 anos; M:F = 1,5:1
Associada a: poliartrite (30%–50%), meningite asséptica (25%), hepatite (5%–10%), pneumonite (5%–10%)

• febre > 5 dias
• rubor mucoso (lábios injetados e fendidos, faringe injetada, língua de morango) em 99%
• linfadenopatia cervical (82%)
• erupção cutânea maculopapular nas superfícies extensoras (99%)
• conjuntivite bilateral não purulenta (96%)
• eritema das palmas + plantas com descamação (88%)

@ Sistema cardiovascular (1/3)
(1) Anomalia da artéria coronária (15%–25%)
√ aneurisma da artéria coronária: ACrE (2/3), ACrD (1/3); segmento proximal em 70%; 48% regride, 37% diminui em tamanho

√ estenose da artéria coronária (39%): devido à formação de trombos no aneurisma + espessamento da íntima
√ oclusão da artéria coronária (8%) em aneurismas > 9 mm
(2) Miocardite (25%)
(3) Pericardite
(4) Valvulite
(5) Distúrbio de condução atrioventricular
√ pseudo-obstrução intestinal
√ hidropsia da vesícula biliar transitória

Prognóstico: 0,4%–3% de mortalidade (pelo infarto do miocárdio/miocardite com insuficiência cardíaca congestiva/ruptura de aneurisma da artéria coronário)
Trat: aspirina (100 mg/kg por dia) + gamaglobulina

SÍNDROME DE MIRIZZI

= compressão extrínseca direita do ducto hepático comum por grande cálculo vesicular impactado no ducto cístico/colo da vesícula biliar/remanescente do ducto cístico; acompanhada por reação inflamatória crônica

Freqüentemente associada à: formação de fístula entre a vesícula biliar e o ducto hepático comum

- icterícia

√ DBC normal abaixo do nível do cálculo impactado
√ TRÍADE:
(1) Cálculo vesicular impactado no colo da vesícula biliar
(2) Dilatação dos ductos biliares acima do nível do ducto cístico
(3) Estenose segmentar lisa encurvada do DHC

Colangiografia:
√ obstrução parcial do DHC devido à compressão/erosão pelo cálculo na porção lateral do ducto

DD: linfadenopatia, neoplasia da vesícula biliar/DHC

SÍNDROME DE RICHTER

= desenvolvimento de linfoma de células grandes/linfoma histiocítico difuso em pacientes com LLC

Etiologia: transformação/dediferenciação dos linfócitos da LLC
Incidência em pacientes com LLC: 3%–10%
Idade média: 59 anos
Intervalo do tempo médio depois do diagnóstico da LLC: 24 meses

- febre (65%) sem evidência de infecção
- linfadenopatia crescente + hepatosplenomegalia (46%)
- perda de peso (26%)
- dor abdominal (26%)

Localização: medula óssea, linfonodos, fígado, baço, intestino, pulmão, pleura, rim, dura
Prognóstico:
Tempo de sobrevida médio: 4 meses a partir do diagnóstico do linfoma; 14% de taxa de remissão

SÍNDROME DE SCHWACHMAN-DIAMOND

= rara ausência congênita do tecido exócrino pancreático, segunda causa mais freqüente de insuficiência pancreática exócrina na infância

- insuficiência pancreática
- infecções respiratórias e cutâneas recorrentes (secundário à hipoplasia da medula óssea)
- nanismo (disostose metafisária)
- eletrólitos normais no suor
- tende a melhorar com tempo

√ substituição gordurosa total do pâncreas

SÍNDROME PÓS-COLECISTECTOMIA

= sintomas que ocorrem periodicamente/persistindo depois da colecistectomia

Incidência:
Sintomas recorrentes moderados em 9%–25%; sintomas severos em 2,6%–32% (resultado de 1.930 colecistectomias):
— completamente curados (61%)
— melhora satisfatória com
(a) dispepsia moderada persistente (11%)
(b) ataques de dor moderada (24%)
— insuficiência com
(a) ataques ocasionais de dor severa (3%)
(b) angústia severa contínua (1,7%)
(c) colangite recorrente (0,7%)

Causas:
A. CAUSAS BILIARES
(a) cirurgia incompleta:
(1) Vesícula biliar/remanescente do ducto cístico
(2) Cálculo retido no remanescente do ducto cístico
(3) Cálculo do DBC negligenciada
(b) trauma operatório
(1) Constrição do ducto biliar
(2) Peritonite biliar
(c) patologia do ducto biliar
(1) Fibrose do esfíncter de Oddi
(2) Discinesia biliar
(3) Fístula biliar
(d) doença residual nas estruturas vizinhas
(1) Pancreatite
(2) Hepatite
(3) Colangite
(e) neoplasia do ducto biliar negligenciada
B. CAUSAS EXTRABILIARES (diagnóstico pré-operatório errôneo)
(a) outras doenças do trato GI
(1) Dentição inadequada
(2) Hérnia de hiato
(3) Úlcera péptica
(4) Cólon espasmódico
(b) estado do ansiedade, aerofagia
(c) angina abdominal
(d) carcinoma fora da vesícula biliar
(e) doença da artéria coronária

TOROTRASTOSE

Torotrast = suspensão coloidal a 25% de dióxido de tório; usado como agente de contraste entre final dos anos 20 e meados dos anos 50, em particular para a angiografia cerebral e imagem do baço e fígado; quimicamente inerte com número atômico alto de 90; > 100.000 pessoas injetadas

Dióxido de Tório = consiste em 11 isótopos radioativos (tório 232 é o isótopo principal); declínio por meio demissão alfa, beta e emissão gama; meia-vida biológica de 1,34 x 10^{10} anos; dose hepática de 1.000-3.000 rads em 20 anos

Distribuição: fagocitado pelo SRE + depositado no fígado (70%), baço (30%), medula óssea, linfonodos abdominais (20%)
√ malha linear de material de contraste de densidade metálico no baço, linfonodos, baço
√ fígado podem estar atrofiados/não funcionais
Cx: fibrose hepática, angiossarcoma (50%), colangiocarcinoma, carcinoma hepatocelular (período de latência de 3–40 anos; média 26 anos)

TRANSPLANTE HEPÁTICO

Indicações:
(a) na infância: atresia biliar (52%), insuficiência hepática aguda fulminante (11%), deficiência de α_1-antitripsina (9%), cirrose criptogenética (6%), hepatite crônica ativa (4%)

ACHADOS NORMAIS PÓS-TRANSPLANTE
1. Edema periportal (21%)
Causa: linfedema no período pós-transplante imediato?, ocasionalmente associado à rejeição aguda
√ "colar periportal" de baixa densidade na TC + hiperecogenicidade ao US
2. Coleção de líquido em torno do ligamento falciforme (11%)

Complicações vasculares no transplante hepático

1. Estreitamento anastomótico da VCI/veia porta
◊ Discrepâncias no calibre entre o doador + receptor vaso não tem significado patológico!
• hipertensão venosa na parte inferior do corpo
• hipertensão porta
2. Trombose da VCI/veia porta
3. Estenose da artéria hepática (11%–13%)
Localização: no/próximo ao local anastomótico
√ marcante aumento focal na velocidade > 200 cm/s + turbulência pós-estenótica
√ forma de onda *tardus et parvus* = tempo lento de aceleração sistólica (TAS > 0,08 s)+ pulsatilidade diminuída (RI < 0,5)
4. Trombose da artéria hepática (16%)
geralmente ocorre dentro dos 2 primeiros meses
• necrose hepática fulminante
• vazamento de bile, bacteremia recorrente
√ ausência de fluxo na artéria hepática
√ múltiplas lesões hipoecóicas na periferia hepática (= infartos)
falso positivo: sinais de Doppler a partir do desenvolvimento de colaterais arteriais sugerindo patência
5. Pseudo-aneurisma da artéria hepática

Complicações parenquimatosas do transplante de fígado

1. Rejeição
◊ SOMENTE pode ser diagnosticada através da biopsia!
2. Infarto (10%)
√ pode calcificar
√ pode se tornar liquefeito, tornando-se um biloma intra-hepático
3. Infecção do enxerto

Complicações biliares no transplante hepático

Incidência: 13%–19%
(1) Obstrução biliar
(a) constrição na anastomose
(b) mucocele de tensão do remanescente alográfico do ducto cístico
√ massa extrínseca comprimindo o DHC
√ coleção de líquido adjacente ao DHC
(c) constrição intra-hepática como complicação da isquemia arterial
(2) Fístula biliar
(a) no local da anastomose: 70% dentro do 1º mês
(b) na saída do tubo T: 50% dentro de 10 dias
(c) necrose do ducto biliar (oclusão da artéria hepática)
◊ O epitélio intra-hepático biliar é somente perfundido pela artéria hepática!
(d) depois da biopsia hepática
(e) incidência de fístula do ducto hepático comum: 4,3%–23%

TRAUMA ESPLÊNICO

◊ O baço é o órgão parenquimatoso sólido mais freqüentemente lesado dentro do abdome!
Causa: trauma fechado (mais freqüente)
Associado a: fraturas de costela (40%), lesão renal esquerda
◊ 20% dos pacientes com fraturas de costela à esquerda têm uma lesão esplênica!
◊ 25% do pacientes com lesão renal esquerda têm uma lesão esplênica!
TCNC (95% de acurácia):
√ hematoma hipoatenuante: área semilunar subcapsular/margem esplênica indistinta/reforço esplênico não homogêneo/separação completa dos fragmentos esplênicos (= fratura)
√ área de atenuação alta = extravasamento de contraste
√ hemoperitônio (= rompimento da cápsula esplênica)
Seqüelas: pseudocistos esplênicos (20–30 HU)
DD:
(1) Lobulação normal/fenda esplênica
(2) Jejuno adjacente não opacificado que simula tecido esplênico
(3) Reforço diferencial precoce da polpa vermelha e branca
(4) Líquido perisplênico (ascite, lavagem)

TRAUMA HEPÁTICO

Associado à: lesão esplênica (45%)
Localização: lobo D > E
TCCC:
√ hematoma hipoatenuante
√ configuração lenticular (= hematoma subcapsular) usualmente solucionado dentro de 6–8 semanas
√ rastreamento periportal do sangue
√ alteração na distribuição do vasos + ducto
DD: artefato do feixe causado pelas costelas adjacentes/pelo nível do contraste do ar no estômago

TROMBOSE DA VEIA PORTA

Etiologia:
A. IDIOPÁTICA (principalmente): sepse neonatal?

B. SECUNDÁRIA:
1. Invasão por tumor por carcinoma hepatocelular, colangiocarcinoma, carcinoma pancreático, carcinoma gástrico/compressão extrínseca pelo tumor
2. Trauma; cateterização venosa umbilical
3. Discrasia sangüínea; desordem da coagulação; terapia com estrogênio; desidratação severa; complicação de esplenectomia (7%, mais alta em pacientes com desordens do mieloproliferativas)
4. Sepse intra-abdominal com flebite; onfalite perinatal; pancreatite; colangite ascendente
5. Cirrose + hipertensão porta (5%)

Idade: predominantemente crianças, jovens
- dor abdominal
- encefalopatia portossistêmica
- hematêmese (varizes esofágica)

√ não visibilização da veia porta
√ calcificação dentro do coágulo/parede da veia porta
√ esplenomegalia
√ ascite

Raios X simples:
√ hepatosplenomegalia
√ veia ázigos aumentada
√ varizes paraespinhais

SGIS:
√ varizes esofagianas
√ espessamento da parede do intestino

US:
√ material ecogênico dentro do lúmen do vaso (67%)
√ aumento no diâmetro da veia porta (57%)
√ circulação colateral portossistêmica (48%)
- aumento do segmento trombosado > 15 mm (38%)
- nenhum fluxo no Doppler colorido pós-prandial
- transformação cavernosa = **cavernoma** (19%)
  √ insuficiência para visualizar a veia porta Extra-hepática
  √ presença de um conglomerado racemoso de veias colaterais com fluxo venoso portal ligando o pâncreas + duodeno + fossa da vesícula biliar

√ espessamento omento menor

TCCC:
√ centro de baixa densidade na veia porta cercada por reforço periférico
√ densidade da veia porta 20–30 HU menos que a densidade aórtica após a administração de contraste

RMN:
√ áreas de fluxo nulo na área portal + intensidade de sinal anormal na veia porta principal

Angio:
√ sinal das "linhas e raias" do trombo tumoral (opacificação com contraste dos vasos tumorais em padrão listrado)

Cp:
(1) Infarto hepático
(2) Infarto do intestino

TUMOR AMPOLAR

= tumores benignos/malignos surgindo do epitélio glandular da ampola de Vater

Idade: 6ª-7ª década; M:F = 2:1

Pat: diâmetro médio de < 3 cm

Histo:
(a) epitélio displásico nas estruturas glandulares/vilosas do adenoma tubular/viloso
(b) carcinoma *in situ*
(c) carcinoma invasivo freqüentemente com reação desmoplásica

Associado a: síndromes de polipose adenomatosa familiar (por exemplo, polipose familiar colônica, síndrome de Gardner) (risco de 100–200 vezes), carcinoma de cólon
- mal-estar, dor epigástrica, perda de peso
- sangramento intestinal (ulceração do tumor)
- icterícia intermitente (obstrução ductal)
- fezes de cor cinza, cor de "alumínio/prata" (3%)
- calafrios, febre, dor no quadrante superior direito (colangite ascendente) em até 20%
- endoscopia: tumor se estendendo através do orifício (63%), papila proeminente/massa na submucosa (25%), não visualizada (9%)

Estagiamento TNM:
T1 = tumor confinado à ampola
T2 = tumor se estendendo para dentro da parede duodenal
T3 = invasão do pâncreas < 2 cm de profundidade
T4 = invasão do pâncreas > 2 cm de profundidade

União Internacional contra o Estadiamento do Câncer:
I = tumor confinado à ampola
II = extensão tumoral para dentro da parede duodenal/pâncreas
III = envolvimento de linfonodos regionais (estações linfonodais em torno da cabeça do pâncreas + corpo, pancreaticoduodenais anteriores + posteriores, pilóricos, ducto biliar comum, mesentéricos proximais)
IV = invasão do pâncreas > 2 cm de profundidade

√ tumor amiúde inaparente devido ao pequeno tamanho

SGIS:
√ indentação do lúmen duodenal ao nível da papila de Vater, com defeito de preenchimento > 1,5 cm
√ irregularidades na superfície + fendas profundas preenchidas com bário nos tumores vilosos

Técnicas de imagens biliares:
√ dilatação do segmento mais distal do ducto biliar comum
√ estenose (crescimento circunferencial do tumor em torno da ampola/reação desmoplásica)
√ defeito de enchimento polipóide predominantemente irregular
√ ± dilatação pancreática = sinal do duplo ducto (pode estar ausente se o tumor é pequeno/ducto pancreático acessório descomprime o sistema/ducto pancreático principal drena na papila menor)

US endoscópico (técnica mais sensível)
87% de acurácia no estadiamento

Trat.: procedimento de Whipple (= pancreaticoduodenectomia)

Prognóstico: 28%–70% de sobrevida em 5 anos para o carcinoma ampolar (dependendo do estágio)

DD:

(1) Adenoma/adenocarcinoma duodenal pré-ampular (geralmente lesão maior com significativa extensão intraduodenal)

(2) Coledococele (lesão cística preenchendo-se com contraste biliar)

(3) Tumor da glândula de Brunner, restos pancreáticos ("hamartoma mioepitelial"), leiomioma, carcinóide (freqüentemente produzem somatostatina)

(4) Duodenite, pancreatite

(5) Impactação de cálculo na ampola

TUMORES DAS CÉLULAS DA ILHOTA PANCREÁTICA

Origem: neuroectoderma embrionário, derivado do sistema APUD (precursor da captação de aminas e decarboxilação — *amine precursor uptake and decarboxylation*) linhagem celular originária da ilhota de Langerhans (APUDOMA)

Prevalência: 1:100.000; isolado ou parte da síndrome MEN I

Tempo médio de início dos sintomas até o diagnóstico é 2,7 anos

Classificação:
(a) funcional (85%)
(b) não funcional (abaixo do limiar de detectabilidade)/hipofuncional

Metástase: em 60%–90% para fígado + linfonodos regionais

√ calcificações altamente sugestivas de malignidade

Gastrinoma

Segunda mais comum tumor da célula da ilhota; nas células alfa/delta

Idade: 8% em pacientes < 20 anos; M > F

Pat:
(a) hiperplasia celular da ilhota (10%)
(b) adenoma benigno (30%): em 50% solitário, em 50% múltiplo (especialmente na MEN I)
(c) maligno (60%) com metástase para fígado, baço, linfonodos, osso

Associado a: MEN tipo I (em 10%–40%)

- síndrome de Zollinger-Ellison: grave doença de úlcera péptica recorrente, má-absorção, hipocalemia, hipersecreção gástrica, hiperacidez/ocasionalmente hipoacidez, diarréia
- sangramento gastrintestinal

Localização:
(a) 87% no pâncreas (50% solitário na cabeça/cauda)
(b) ectópico (7%–33%):
— parede duodenal (13% na parede medial do duodeno = triângulo do gastrinoma)
— nódulos do peripancreáticos/ baço
— estômago, jejuno
— omento, retroperitônio
— ovário

freqüentemente no "triângulo do gastrinoma"(= triângulo definido pelo hilo hepático como ápice do triângulo + 2ª e 3ª porções do duodeno como base)

√ tamanho médio do tumor 3,4 cm (até 15 cm)
√ ocasionalmente calcificações
√ em 70% lesão hipervascular na angiografia
√ massa hipoecóica homogênea

TC:
√ transitoriamente hiperdenso na TC dinâmica (maioria)
√ espessamento das pregas rugosas gástricas

RMN:
√ massa de baixa intensidade em T1WI com supressão de gordura
√ reforço central diminuído + periférico anelar
√ massa de hiperintensidade em T2WI com supressão de gordura

Sensibilidade da localização pré-operatória: 25% para o US, 35% para a TC, 20% para RMN, 42%–63% para amostragem portal venosa trans-hepática de gastrina, 68%–70% para angiografia seletiva, 77% para arteriografia combinado com injeção intra-arterial de secretina

Glucagonoma

Tumor incomum; derivado das células alfa; M < F

Associado a: MEN

- eritema necrolítico migrante (máculas/pápulas eritematosas/nas extremidades inferiores, virilha, nádegas, face)
- diarréia, diabete, glossite, perda de peso, anemia

Localização: predominantemente no corpo/cauda pancreática
√ tamanho tumoral de 2,5–25 cm (média 6,4 cm), com componentes sólidos + necróticos
√ hipervascular em 90%; localização angiográfica bem sucedida em 15%

Prognóstico: em 80% transformação maligna (metástases hepáticas no momento do diagnóstico em 50%)

Insulinoma

Mais comum tumor funcionante da ilhota celular

Idade: 4ª-6ª década; M:F = 2:3

Associado a: MEN Tipo I

Pat:
(a) adenoma benigno único (80%–90%)
(b) adenoma/microadenomatose múltipla (5%–10%)
(c) hiperplasia celular da ilhota (5%–10%)
(d) adenoma maligno (5%–0%)

- tríade de Whipple: ataque de fome + hipoglicemia (glicose de jejum < 50 mg/dl) + alívio através de dextrose EV
- obesidade

Localização: nenhuma predileção por qualquer parte do pâncreas, 2%–5% em localização ectópica; 10% múltiplo (especialmente em MEN I)

√ tamanho médio tumoral de 1–2 cm; < 1,5 cm em 70%
√ massa hipoecóica homogênea sólida (o US intra-operatório é muito sensível)
√ tumor hipervascular (66%): localização angiográfica precisa em 50%–90%
√ amostra venosa portal trans-hepática (localização correta em 95%)
√ amostra venosa depois da estimulação arterial com gluconato de cálcio

RMN:
√ baixa intensidade de sinal em T1WI com supressão da gordura
√ hiperintenso nas imagens dinâmicas realçadas com contraste

Prognóstico: transformação maligna em 5%–10%

VIPoma

= tumor solitário que libera **P**eptídeos **I**ntestinais **V**asoativos (***v**asoactive **i**ntestinal **p**eptides*) que relaxam o músculo liso vascular; ocorrência esporádica

Histo: adenoma/hiperplasia

M:F = 1:2

- **síndrome da DAHA** = diarréia aquosa + hipocalemia + acloridria (mais recentemente + mais acuradamente como) **síndrome DAHH** = diarréia aquosa + hipocalemia + hipocloridria = "cólera pancreática" = **Síndrome de Verner Morrison**

Localização:

(1) Pâncreas: das células delta predominantemente no corpo/cauda pancreática

(2) Extrapancreático: ganglioblastoma retroperitoneal, feocromocitoma, pulmão, neuroblastoma (em crianças)

√ tamanho médio de 5–10 cm com tecido sólido + tecido necrótico

√ tumor principalmente hipervascular

√ dilatação da vesícula biliar

Prognóstico: em 60% transformação maligna

DD: carcinoma de pulmão de pequenas células/neuroblastoma também pode causar síndrome da DAHH

Somatostatinoma

Função da somatostatina: suprime a liberação do hormônio do crescimento, TSH, insulina, glucagon, ácido gástrico, pepsina, secretina

Derivado das células delta

- diabete, colelitíase, esteatorréia

Localização: predominantemente na cabeça pancreática

√ tamanho tumoral 0,6–20 cm (média > 4 cm)

√ hipervascular

Prognóstico: 50%–90% transformação maligna

Tumor não-funcional da célula da ilhota

Incidência:

3º tumor mais comum da ilhota celular, depois do insulinoma + gastrinoma; 15%–25% de todos os tumores das células da ilhota

Derivado tanto das células alfa ou células beta

Idade: 24–74 (média 57) anos

- principalmente assintomático (quiescente hormonalmente)
- massa palpável, obstrução da saída gástrica, icterícia, sangramento GI

Localização: predominantemente na cabeça pancreática

√ tamanho do tumor 6–20 cm (> 5 cm em 72%) com componentes sólidos + componentes necróticos

√ calcificações nodulares grosseiras (20%–25%)

√ reforço com contraste à TC em 83%

√ massa hipoecóica

√ densa impregnação capilar tardia

√ grandes vasos patológicos irregulares com preenchimento venoso precoce

Prognóstico: em 80%–100% transformação maligna com metástase para fígado + linfonodos regionais; 60% sobrevida de 3 anos; 44% sobrevida de 5 anos

Trat: pode responder à quimioterapia sistêmica

DD: adenocarcinoma ductal pancreático (hipovascular, menor, envolvimento da AMS + tronco celíaco)

Pancreatite aguda

= doença inflamatória do pâncreas produzindo mudanças temporárias com restauração da anatomia + função normais após a resolução

Pat:

(1) PANCREATITE EDEMATOSA:
edema, congestão, infiltração leucocítica; taxa de mortalidade de 4%

(2) PANCREATITE NECROTIZANTE:
destruição proteolítica do parênquima pancreático; taxa de mortalidade de 80%–90%

(a) PANCREATITE HEMORRÁGICA:
+ necrose gordurosa e hemorragia

(b) PANCREATITE SUPURATIVA:
+ infecção bacteriana

A. Forma difusa (52%)

B. Forma focal (48%): localização da cabeça: cauda = 3:2

Fases clínicas:

= PANCREATITE EDEMATOSA

- melhora rápida após a terapia conservadora
- diminuição gradual das enzimas elevadas

Mortalidade: 5%

= PANCREATITE PARCIALMENTE NECROTIZANTE

- resposta tardia/nenhuma resposta à terapia conservadora
- normalização tardia/nenhuma normalização das enzimas
- leucocitose < 16.000
- hiperglicemia < 200 mg/100 mL
- hipocalcemia > 4 mval/L
- déficit de bases < 4 mval/L

Mortalidade: 30%–75%

III = PANCREATITE TOTALMENTE NECROTIZANTE

- deterioração sob terapia conservadora
- leucocitose > 16.000
- hiperglicemia > 200 mg/100 mL
- hipocalcemia < 4 mval/L
- déficit de bases > 4 mval/L

Mortalidade: 100% (40% ao 2º dia, 75% ao 5º dia, 100% ao 10º dia)

- dor abdominal, náusea, vômitos
- amilase + lipase pancreática elevada no sangue + urina
- taxa de clearance de amilassecreatinina elevada

√ NENHUM achado ao US/CT em 29%

Radiografia abdominal:

√ sinal do "corte do cólon" = cólon transverso dilatado com mudança abrupta para um cólon descendente sem gás (inflamação via ligamento frenicólico causa espasmo + obstrução na flexura esplênica em um cólon paralítico)

√ "alça sentinela"(10%–55%) = segmento localizado de alça que contém gás no duodeno (em 20%–45%)/ íleo terminal/ceco

√ sinal do "halo renal" = densidade de água da inflamação no espaço pararrenal anterior contrastando com a gordura perirrenal; mais comum no lado do esquerda

√ aspecto mosqueado da área peripancreática (secundário à necrose gordurosa no leito pancreático, mesentério, omento)

√ bolhas de gás intrapancreáticas (pela gangrena aguda/pancreatite supurativa)
√ "abdome sem gás" = alça intestinal preenchida com líquido, associada a vômitos
√ ascite

Raios X de tórax (achados em 14%–71%):
√ derrame pleural (em 5%), usualmente à esquerda, com níveis de amilase elevados (em 85%)
√ elevação diafragmática à esquerda
√ atelectasia subsegmentar à esquerda (20%)
√ infiltrados parenquimatosos, infarto pulmonar
√ edema pulmonar, SARA
√ empiema pleural, efusão pericardial
√ abscesso mediastinal, pseudocisto mediastinal
√ fístula pancreaticobronquial/pleural /pulmonar

SGIS:
√ varizes esofagogástricas (pela obstrução da veia esplênica)
√ pregas rugais edematosas tortuosas aumentadas ao longo do antro + curvatura maior (20%)
√ alargamento do espaço retrogástrico (pelo aumento/inflamação pancreática no fundo de saco menor)
√ peristalse duodenal diminuída + pregas edematosas
√ alargamento da varredura duodenal + deslocamento inferior do ligamento de Treitz
√ sinal de Poppel = inchação edematosa da papila
√ sinal do 3 invertido de Frostberg = estreitamento segmentar com espessamento do duodeno
√ espessamento + cicatrização das pregas jejunais + (disseminação proteolítica ao longo do mesentério)

EB:
√ estreitamento, nodularidade, distorção das pregas ao longo das haustrações inferiores do cólon transverso + cólon descendente

Colangiografia:
√ estreitamento longo e gradual do DBC
√ dilatação pré-estenótica binária
√ superfície mucosa lisa/ irregular

Radiografias ósseas (achados em 6%):
√ secundário à lipólise intramedular metastática + necrose gordurosa
√ perfuração/destruição do osso esponjoso + erosão endosteal
√ necrose asséptica das cabeças femoral/humeral
√ infartos metafisários, predominantemente no fêmur distal + tíbia proximal

US (visualização pancreática em 62%–78%):
√ aumento difuso/focal hipoecóico do pâncreas
√ dilatação do ducto pancreático (se a cabeça está envolvida focalmente)
√ massa extrapancreática hipoecóica com transmissão boa acústica (= "pancreatite fleimonosa")
√ coleção de líquido: saco menor (60%), L > R pararrenal espaço pararrenal anterior (54%), espaço pararrenal posterior (18%), ao redor de lobo esquerdo do fígado (16%), no baço (9%), mediastino (3%), fossa ilíaca, ao longo do mesocólon transverso/folhas mesentéricas intestino delgado
Fatos sobre coleções de líquido
(a) resolução completa
(b) formação do pseudocisto
(c) infecção bacteriana = abscesso
√ formação de pseudocisto (52%): extensão para o saco menor, mesocólon transverso, ao redor do rim, mediastino, quadrantes inferiores do abdome

TC (visualização pancreática em 98%)
√ nenhuma alteração detectável no tamanho/aspecto (29%)
√ massa hipodensa na pancreatite fleimonosa (5–20HU); pode persistir por muito tempo após a recuperação
√ áreas hiperdensas (50–70HU) na pancreatite hemorrágica por 24–48 horas
√ aumento + indistinção da glândula com margens convexas e não homogeneidade parenquimatosa
√ espessamento da fáscia pararrenal anterior
√ parênquima realçante sem contraste durante a injeção em bolo (= necrose pancreática)

Angiografia:
√ pode ser normal
√ áreas hipovasculares (15%–56%)
√ impregnação + hipervascularização aumentadas (12%–45%)
√ compressão venosa secundária ao edema
√ formação de pseudo-aneurismas (em 10% na pancreatite crônica): artéria esplênica (50%), arcadas pancreáticas, artéria gastroduodenal

Cp:
(1) Fleimão (18%) = massa sólida caracterizada por edema, infiltrado de células inflamatórias + necrose: extensão para o fundo de saco menor, espaço pararrenal anterior, mesocólon transverso, mesentério do intestino delgado, retroperitônio, pelve
(2) Formação de pseudocisto (10%)
(3) Hemorragia (3%)
(4) Abscesso (2%–10%): 2–4 semanas após grave pancreatite aguda; mais freqüentemente devido a *E. coli*
√ pode conter gás dentro do leito pancreático
DD: ar secundário à fístula intestinal
(5) Ascite pancreática
(6) Obstrução do ducto biliar
(7) Trombose da veia esplênica/veia mesentérica superior
(8) Pseudo-aneurisma
(a) ruptura para dentro de pseudocisto preexistente
(b) digestão da parede arterial por enzimas
Incidência: em até 10% das pancreatites graves
Localização: artéria esplênica (mais comum), artérias gastroduodenal, pancreaticoduodenal, hepática
Mortalidade: 37% para a ruptura, 16%–50% para a cirurgia

Terapia:
(1) Conservadora (NPO, sonda gástrica, atropina, analgésicos, sedação, antibióticos profiláticos) para o estágio I
(2) Cirurgia precoce para os estágio I e II

Pancreatite crônica

= doença inflamatória contínua do pâncreas caracterizada por dano irreversível à anatomia + função

A. PANCREATITE CALCIFICANTE CRÔNICA
√ tampões protéicos/cálculos dentro do sistema ductal

B. PANCREATITE OBSTRUTIVA CRÔNICA
secundária ao lento crescimento de um tumor/ligadura cirúrgica do ducto/estenose ampular
√ dilatação do ducto pancreático
√ glândula de tamanho normal/aumentada focal ou difusamente/pequena ou atrófica
√ calcificações incomuns

- exacerbação aguda de dor epigástrica (93%): diminui com o tempo em função da destruição progressiva da glândula, geralmente indolor após 7 anos
- icterícia (42%) pela obstrução do ducto biliar comum
- esteatorréia (80%)
- *diabetes mellitus* (58%)
- teste de secretina com amilase diminuída + bicarbonato no líquido duodenal

Radiografia simples:
√ numerosas calcificações irregulares (em 20%–50% das pancreatites alcoólicas) PATOGNOMÔNICO

SGIS:
√ deslocamento do estômago/duodeno por pseudocisto
√ encolhimento/enduração das pregas do estômago (DD: linite plástica)
√ estenose do duodeno

Colangiopancreatografia (modalidade de imagem mais sensível)
√ leve ectasia ductal/deformidade dos ramos laterais (doença mínima)
√ *nipping* = estreitamento das origens dos ramos
√ dilatação > 2 mm, tortuosidade, rigidez da parede, estenose do ducto principal (doença moderada)
√ "rosário, cadeia de lagos, colar de pérolas" = dilatação, estenose, obstrução do ducto pancreático principal + ramos colaterais (doença severa)
√ tampões de proteína/cálculos intraductais
√ esvaziamento prolongado do material de contraste
√ pode haver estenose/obstrução + dilatação pré-estenótica do DBC

US/TC:
√ dilatação pancreática ductal (em 41%–68%) irregular (73%)/lisa (15%)/rosário (12%)
√ glândula atrófica e pequena (em 10%–54%)
√ calcificações pancreáticas principalmente intraductais (68%)
√ glândula não homogênea com ecogenicidade aumentada (62%)
√ contorno pancreático irregular (45%–60%)
√ aumento pancreático focal (12%–32%)/difuso (27%–45%)
√ principalmente dilatação ductal biliar binária (29%)
√ pseudocistos intra/peripancreáticos (20%–34%)
√ hipertensão porta segmentar (= trombose da veia esplênica + esplenomegalia) em 11%
√ formação de pseudo-aneurisma arterial
√ espessamento fascial peripancreático + enevoamento das margens do órgão (16%)
√ ascite/derrame pleural (9%)

RMN:
√ perda da intensidade de sinal em T1WI com supressão da gordura (pela perda da proteína aquosa nos ácinos pancreáticos, secundariamente à fibrose)
√ diminuição do reforço com contraste (pela perda do leito capilar normal, substituído por tecido fibroso)

Angiografia:
√ tortuosidade aumentada + angulação das arcadas pancreáticas + artérias intra-hepáticas (88%)
√ irregularidades luminais/estenoses arteriais fibróticas focais (25%–75%)/aspecto suave em "rosário"
√ impregnação parenquimatosa irregular
√ compressão/oclusão venosa (20%–50%)
√ *shunt* portoportal + varizes gástricas sem varizes esofagianas

Cp: carcinoma pancreático (2%–4%), icterícia, formação de pseudocisto, ascite pancreática, trombose da veia esplênica/mesentérica/veia porta

Trat: cirurgia para pseudocisto infectado, sangramento GI pela hipertensão porta, obstrução do ducto biliar comum, obstrução gastrintestinal

VESÍCULA BILIAR DE PORCELANA

= incrustação de cálcio da parede da vesícula biliar

Incidência: 0,6%–0,8% dos pacientes colecistectomizados
M:F = 1:5

Histo:
(a) flocos de cálcio distrófico dentro da parede cronicamente inflamada + muscular fibrótica
(b) microlitos difusamente espalhados ao longo da mucosa, submucosa, espaços glandulares, seios de Rokitansky-Aschoff

Associada ao: cálculo vesicular em 90%

- sintomas mínimos

√ calcificações curvilíneas (muscular)/granulares (mucoso) no segmento da parede/toda a parede
√ vesícula biliar não funcionante no colecistograma oral
√ estrutura curvilínea com sombreado altamente ecogênico na fossa da vesícula biliar (DD: vesícula biliar contraída cheia de cálculos)
  √ parede da vesícula biliar ecogênica com pequeno sombreamento acústico (DD: colecistite enfisematosa)
  √ aglomerações irregulares esparsas de ecos com sombreamento acústico posterior

Cp: 10%–20% desenvolve carcinoma da vesícula biliar

DIAGNÓSTICO DIFERENCIAL DAS DESORDENS GASTRINTESTINAIS

AR INTRA-ABDOMINAL ANORMAL

Coleção de ar anormal

1. Intestino anormalmente localizado
   Síndrome de Chilaiditi, hérnia inguinal
2. Pneumoperitônio
3. Retropneumoperitônio
   Perfuração do duodeno/reto/cólon ascendente + descendente, diverticulite, doença ulcerativa, procedimento endoscópico
4. Gás na parede do intestino
   Pneumatose gástrica, gastrite flegmonosa, endoscopia, ruptura de bolha pulmonar
5. Gás dentro de abscesso
   Localizado no espaço subfrênico, renal, perirrenal, hepático, pancreático, fundo de saco menor
6. Gás no sistema biliar
   Fístula hepatobiliar, cirurgia, úlcera duodenal, divertículo duodenal, câncer, cálculo, ampola patulosa, colecistite enfisematosa
   √ gás delineia o colédoco ± vesícula biliar
   √ ramos periféricos do ducto biliar não preenchidos
   Mnemônico: "TICC"
   Tumor dentro da fístula
   Inflamação (colecistite enfisematosa)
   Cálculo
   Cirurgia
7. Gás no sistema venoso portal
   √ ar ramificando dentro de 2 cm da periferia hepática

Pneumoperitônio

Etiologia:

A. RUPTURA DA PAREDE DE VÍSCERA OCA
   (a) trauma fechado/penetrante
      (1) Corpo estranho perfurante (isto é, lesão do reto com termômetro, estimulador vaginal no reto)
      (2) Compressor de ar direcionado para o ânus
   (b) perfuração iatrogênica
      (1) Laparoscopia/laparotomia (58%): absorvido em 1–24 dias, dependendo da quantidade inicial de ar introduzido e do biotipo (80% no astênico, 25% no obeso)
         ◊ Após 3 dias, todo ar livre deve ser acompanhado com suspeita!
      (2) Anastomose cirúrgica com fístula
      (3) Perfuração endoscópica
      (4) Lesão pela ponta do enema
      (5) Pneumoperitônio diagnóstico
   (c) doenças do trato GI
      (1) Úlcera gástrica/duodenal perfurada
      (2) Apêndice perfurado
      (3) Perfuração por corpo estranho ingerido
      (4) Diverticulite (ruptura de divertículo de Meckel/divertículo de sigmóide, diverticulose jejunal)
      (5) Enterocolite necrotizante com perfuração
      (6) Doença inflamatória intestinal (isto é, megacólon tóxico)
      (7) Obstrução† (gás atravessando a mucosa intacta): neoplasia, ânus imperfurado, doença de Hirschsprung, íleo meconial)
      (8) Ruptura de pneumatose cistóide intestinal† com "penumoperitônio balanceado" (= ar livre intraperitoneal age como tamponamento dos cistos da pneumatose, mantendo, assim, um equilíbrio entre o ar intracístico + pneumoperitônio)
      (9) Perfuração gástrica idiopática = perfuração espontânea nas crianças prematuras (defeito congênito da parede gástrica muscular)

B. ATRAVÉS DA SUPERFÍCIE PERITONEAL
   (a) manipulação transperitoneal
      (1) Biopsia abdominal com agulha/colocação de cateter
      (2) Toracocentese errônea/colocação de dreno torácico
      (3) Biopsia endoscópica
   (b) extensão do tórax†
      (1) Dissecção de pneumomediastino (ventilação com pressão positiva, ruptura de bolha/vesícula, cirurgia torácica)
      (2) Fístula broncopleural
   (c) ruptura de bexiga urinária
   (d) trauma abdominal penetrante

C. ATRAVÉS DO TRATO GENITAL FEMININO†
   (a) iatrogênico
      (1) Perfuração do útero/vagina
      (2) Culdocentese
      (3) Teste de Rubin = teste da patência da trompa
      (4) Exame pélvico
   (b) espontânea
      (1) Intercurso, insuflação urogenital
      (2) Aplicação de ducha vaginal
      (3) Exercícios abdominais, esqui aquático, cavalgadura

D. INTRAPERITONEAL
   1. Peritonite formadora de gás
   2. Ruptura de abscesso

Nota†: pneumoperitônio espontâneo assintomático sem peritonite

√ ar no saco peritoneal menor
√ gás no escroto (através do processo vaginal aberto)

Grande coleção de gás:

√ distensão abdominal, nenhum nível ar-líquido
√ "sinal da parede" = "sinal de Rigler" = "sinal do baixo relevo" = ar em ambos os lados da alça intestinal, ou seja, gás intraluminal + gás livre fora (geralmente requer > 1.000 mL de gás)
√ "sinal do futebol" = grande pneumoperitônio delineando toda a cavidade abdominal
√ delineamento do ligamento falciforme (quadrante superior direito); estrutura mais comum a ser delineada
√ "sinal do triângulo revelador" = bolsa de ar triangular entre três alças intestinais
√ "sinal do V invertido" = delineamento de ambos os ligamentos umbilicais laterais

- √ "sinal do úraco" = demonstração do ligamento umbilical médio

Gás no quadrante superior direito (melhor local para procurar por pequenas coleções):
- √ área única de hiperlucência sobre o fígado
- √ área linear oblíqua de hiperlucência delineando a margem póstero-inferior do fígado
- √ "sinal *doge's cap*" = coleção triangular de gás na bolsa de Morrison (espaço hepatorrenal posterior)
- √ ar delineando a fissura do ligamento redondo hepático (= borda livre posterior do ligamento falciforme) vista como uma área alongada nitidamente definida de hiperlucência, entre a 10ª e 12ª costelas dentro de 2,5–4 cm da borda vertebral direita, de 2–7 mm de largura e 6–20 mm de comprimento
- √ "sinal do saco de areia"/"bigode"/"cúpula" = gás aprisionado abaixo do tendão central do diafragma
- √ ar para-hepático = bolha de gás lateralmente à borda direita do fígado

Pseudopneumoperitônio

= processo mimetizando ar livre

A. GÁS ABDOMINAL
- (a) gás gastrintestinal
  - (1) Pseudo-sinal da parede = aposição de alças intestinais distendidas por gás
  - (2) Síndrome de Chiladiti
  - (3) Hérnia diafragmática
  - (4) Divertículo do esôfago/estômago/duodeno
- (b) gás extra-intestinal
  - (1) Ar retroperitoneal
  - (2) Abscesso subdiafragmático

B. TÓRAX
1. Pneumotórax
2. Empiema
3. Irregularidade do diafragma

C. GORDURA
1. Gordura intraperitoneal subdiafragmática
2. Interposição da gordura omental entre o fígado + diafragma

Pneumorretroperitônio

Causas:
- (1) Ruptura traumática (usualmente duodeno)
- (2) Perfuração de úlcera duodenal
- (3) Abscesso gasoso do pâncreas (geralmente se estende para o saco menor)
- (4) Gás no trato urinário (trauma, infecção)
- (5) Ar mediastinal dissecado

√ rim delineado por gás
√ demonstração da margem do psoas ± raias de gás nos feixes musculares

Pneumatose cistóide intestinal

= PNEUMATOSE COLÔNICA = GASTRITE ENFISEMATOSA
LINFOPNEUMATOSE CÍSTICA

= múltiplos cistos de paredes finas contendo gás, com poucos milímetros a > 1 cm

Idade: adulto

Etiologia:
Dano + ruptura da mucosa com invasão de bactérias na parede intestinal; cistos contêm 50% de hidrogênio (evidência de origem bacteriana)

(1) PNEUMATOSE INTESTINAL PRIMÁRIA (15%)
Causa: idiopática

(2) PNEUMATOSE INTESTINAL SECUNDÁRIA (85%)
Causas:
- (a) trauma intestinal
  - (1) Ingestão de agentes cáusticos
  - (2) Endoscopia + biopsia gastrintestinal
  - (3) Cirurgia de *bypass* jejunoileal
  - (4) Anastomose intestinal pós-operatória
  - (5) Trauma abdominal fechado/penetrante
  - (6) Nutrição parenteral
  - (7) Enema baritado
- (b) infarto/isquemia intestinal
  - (1) Enterocolite necrotizante
  - (2) Doença vascular mesentérica
  - (3) *Diabetes mellitus*
  - (4) Amiloidose
- (c) obstrução intestinal
  - (1) Ânus imperfurado
  - (2) Doença de Hirschprung
  - (3) Estenose pilórica
  - (4) Síndrome do tampão de mecônio
  - (5) Neoplasia
  - (6) Vólvulo
- (d) infecção
  - (1) Infecção primária da parede intestinal
  - (2) Parasitas intestinais, tuberculose
  - (3) Divertículo de jejuno perfurado
  - (4) Peritonite
  - (5) Terapia com esteróides
- (e) inflamação
  - (1) Úlcera péptica
  - (2) Doença inflamatória intestinal (doença de Crohn, colite ulcerativa, colite pseudomembranosa)
  - (3) Doença vascular do colágeno: esclerodermia, lúpus eritematoso sistêmico, periarterite, dermatomiosite
  - (4) Doença de Whipple
  - (5) Complicação de transplante
- (f) doença broncopulmonar obstrutiva crônica
  - (1) DPOC (bronquite crônica, enfisema, doença bolhosa do pulmão)
  - (2) Asma
  - (3) Fibrose cística
  - (4) Ventilação artificial

• assintomático

Localização: predominantemente no cólon inferior

Local: subserosa > submucosa > muscular > mesentério; lado mesentérico > lado antimesentérico

√ agrupamentos radiolúcidos de cistos ao longo do contorno da parede intestinal (mais bem demonstrado à TC)
√ nodularidade mucosa segmentar (DD: polipose)
√ ± pneumoperitônio (grande pneumoperitônio assintomático pode persistir por meses/anos)
  √ ± gás na veia mesentérica + porta

Prognóstico:
Muito variável, de inócuo a fatal; impossível prever o resultado clínico final baseado em achados radiográficos

◊ Coleções lineares de gás provavelmente têm um significado mais grave
◊ A pneumatose do cólon é provavelmente clinicamente insignificante
◊ A extensão da pneumatose é inversamente relacionada à gravidade da doença

Aspecto em "bolha de sabão" no abdome do neonato

1. Fezes na criança alimentada pela boca
2. Íleo meconial
   gás misturado com mecônio, geralmente quadrante inferior direito
3. Tampão meconial:
   gás no e em torno do tampão, na distribuição do cólon
4. Enterocolite necrotizante: pneumatose submucosa
5. Atresia/grave estenose: pneumatose
6. Doença de Hirschprung:
   fezes impactadas, algumas vezes pneumatose

CALCIFICAÇÕES ABDOMINAIS & OPACIDADES

Material opaco no intestino

Mnemônico: "HMFFS"
Hidratos de cloral
Metais pesados (chumbo)
Ferro
Fenotiazinas
Salicilatos

Calcificações abdominais difusas

1. Cistadenoma do ovário
   √ calcificações granulares, em grão de areia, psamomatosas
2. Pseudomixoma do peritônio
   (a) adenoma pseudomucinoso do ovário
   (b) mucocele do apêndice
3. Malignidade abdominal indiferenciada
4. Peritonite tuberculosa
   √ calcificações mosqueadas, simulando bário residual
5. Peritonite meconial
6. Granuloma oleoso
   √ anular, em placa

Calcificações focais do trato alimentar

A. ENTEROLITOS
   1. Apendicolito: em 10%–15% das apendicites agudas
   2. Cálculo do divertículo de Meckel
   3. Cálculo diverticular
   4. Cálculo retal
   5. Obstrução proximal a parcial (isto é, tuberculose, doença de Crohn)
B. CALCIFICAÇÕES MESENTÉRICAS
   1. Calcificação distrófica dos depósitos de gordura omental + apêndices epiplóicos (secundário a infarto/pancreatite/tuberculose)
   2. Cistos: cisto mesentérico, cisto hidático
   3. Lipoma mesentérico calcificado
C. CORPOS ESTRANHOS INGERIDOS
   aprisionados no apêndice, divertículos, próximos à constrição
   1. Sementes calcificadas + caroço (bezoar)
   2. "*birdshot*"
D. TUMOR
   1. Mucocele do apêndice
      √ calcificação em forma semilunar/circular
   2. Adenocarcinoma mucinoso do estômago/cólon = CARCINOMA COLÓIDE
      √ pequenas calcificações mosqueadas/puntiformes no local primário ± nas metástases dos linfonodos regionais, adjacente ao omento, focos hepáticos metastáticos
   3. Leiomioma gástrico/esofágico: calcifica em 4%
   4. Lipoma

Calcificações na parede abdominal

A. NOS TECIDOS MOLES
   1. Estados hipercalcêmicos
   2. Carcinose idiopática
B. NO MÚSCULO
   (a) parasitas:
      (1) Cisticercose = *Taenia solium*
         √ calcificações esféricas/levemente alongadas
      (2) Verme da Guinea = dracunculíase
         √ calcificações em tiras com até 12 cm de comprimento
   (b) locais de injeções
      por quinina, bismuto, gluconato de cálcio, penicilina
   (c) miosite ossificante
C. NA PELE
   1. Nódulos de tecidos moles: papiloma, neurofibroma, melanoma, nevo
   2. Cicatriz: √ densidade linear
   3. Colostomia/ileostomia
   4. Tatuagens

Calcificações vasculares abdominais

A. ARTÉRIAS
   1. Placas ateromatosas
   2. Calcificações arteriais do *diabetes mellitus*
B. VEIAS
   Flebolitos = trombos calcificados, geralmente vistos abaixo do processo espinhoso
   1. Veias normais/varicosas
   2. Hemangioma
C. LINFONODOS
   1. Histoplasmose/tuberculose
   2. Doença granulomatosa crônica
   3. Contraste linfográfico residual
   4. Silicose

LÍQUIDO INTRA-ABDOMINAL ANORMAL

Ascite

A. TRANSUDATO
   1. Cirrose (75%): sinal de prognóstico ruim
   2. Hipoproteinemia (3) ICC (4) Pericardite constritiva
   3. Insuficiência renal crônica (6) Síndrome de Budd-Chiari
B. EXSUDATO:
   1. Carcinomatose
   2. Polisserosite
   3. Peritonite tuberculosa
   4. Pancreatite
   5. Síndrome de Meigs
C. Hemorrágico/líquido quiloso

Sinais precoces (acúmulo na pelve):
√ densidade esférica central na pelve + topo da bexiga mal definido

√ espessamento da linha de flanco peritoneal
√ espaço entre a gordura pré-peritoneal e as alças > 3 mm

Sinais tardios:
√ sinal de Hellmer = deslocamento medial das margens hepáticas laterais
√ deslocamento medial do cólon ascendente + descendente
√ obliteração dos ângulos hepático + esplênico
√ abaulamento dos flancos
√ abdome cinza
√ alças flutuantes e centralizadas
√ separação das alças

ASCITE DE ALTA DENSIDADE
1. Tuberculose: 20–45HU; pode ser mais baixa
2. Tumor ovariano
3. Tumor do apêndice

Ascite neonatal

A. GASTRINTESTINAL
(a) perfuração de víscera oca
Peritonite meconial
(b) lesões inflamatórias
Divertículo de Meckel, apendicite
(c) ruptura de cisto
Cisto mesentérico/do colédoco/omental
(d) fístula biliar
Obstrução biliar/perfuração

B. PORTO-HEPÁTICA
(a) obstrução extra-hepática da veia porta
Atresia das veias, compressão por massa
(b) obstrução intra-hepática da veia porta
Cirrose porta (hepatite neonatal), cirrose biliar (atresia biliar)

C. TRATO URINÁRIO
◊ Ascite urinária (causa mais comum) pela obstrução do trato urinário inferior + ruptura do trato urinário superior:
Valvas uretrais posterior/anterior, obstrução da junção ureterovesical/ureteropélvica, ruptura renal/vesical, divertículo uretral anterior, divertículo de bexiga, bexiga neurogênica, massa vesical extrínseca

D. GENITAL
Cisto ovariano roto, hidrometrocolpo

E. HIDROPISIA FETAL
Hidropisia imune, hidropisia não-imune (geralmente causas cardíacas)

F. MISCELÂNEA
Ascite quilosa, linfangiectasia, sífilis congênita, trauma, idiopática

Ascite quilosa

EM ADULTOS	1.	Processo inflamatório	(35%)
	2.	Tumor	(30%)
	3.	Idiopático	(23%)
	4.	Trauma	(11%)
	5.	Congênito	(1%)
NAS CRIANÇAS	1.	Congênito	(39%)
	2.	Processo	(15%)
	3.	Trauma	(12%)
	4.	Tumor	(3%)
	5.	Idiopático	(33%)

Coleções líquidas

Mnemônico: "BLUSH CINTS"
Biloma
Linfocele, linfangioma, linfoma (quase anecóico ao US)
Urinoma
Seroma
Hematoma (aneurisma, MAV)
Cisto (pseudocisto, cisto de inclusão peritoneal)
Infecção, infestação (empiema, abscesso, equinococo)
Neoplasia (necrótica)
Trato GI (alças dilatadas, íleo, duplicação)
Serosa (ascite, líquido pleural, efusão pericárdica

Cisto intra-abdominal na infância

1. Cisto omental (omento maior/saco menor, multiloculado)
2. Cisto mesentérico (entre as duas folhas do mesentério do intestino delgado)
3. Cisto do colédoco
4. Duplicação intestinal
5. Cisto ovariano
6. Pseudocisto pancreático
7. Tumor renal cístico
8. Abscesso
9. Divertículo de Meckel (comunicação com o trato GI)
10. Linfangioma
11. Linfoma mesentérico
12. Tumor intramural

OBSTRUÇÃO INTESTINAL MECÂNICA

= oclusão/constrição da luz intestinal

Causas comuns de obstrução na criança

Neonato	atresia intestinal, vólvulo do intestino médio, íleo meconial, doença de Hirschsprung, tampão meconial/cólon esquerdo pequeno
Primeiros 3 meses	hérnia inguinal, doença de Hirschsprung, vólvulo do intestino médio
6–24 meses	intussuscepção ileocolônica
Infância	Apendicite

Obstrução da saída gástrica

A. LESÃO CONGÊNITA
1. Diafragma da mucosa antral = malha antral
2. Duplicação gástrica: geralmente ao longo da curvatura maior, massa abdominal na infância
3. Estenose pilórica hipertrófica

B. ESTREITAMENTO INFLAMATÓRIO
1. Úlcera péptica: causa em adultos em 60%–65%
2. Gastrite corrosiva
3. Doença de Crohn, sarcoidose, sífilis, tuberculose

C. ESTREITAMENTO MALIGNO
1. Carcinoma antral: causa em adultos em 30%–35%
2. Carcinoma cirroso do canal pilórico

D. OUTROS
1. Pólipo/mucosa antral prolapsada
2. Bezoar
3. Vólvulo gástrico
4. Edema estomacal pós-operatório

Radiografia abdominal simples:

√ grande massa homogênea de margens lisas deslocando o cólon transverso + intestino delgado inferiormente/dois níveis ar-líquido

Obstrução duodenal

A. CONGÊNITA
1. Pâncreas anular
2. Bandas peritoneais = bandas de Ladd
3. Vaso aberrante

B. ESTREITAMENTO INFLAMATÓRIO
1. Cicatriz de úlcera duodenal crônica
2. Pancreatite aguda: fleimão, abscesso, pseudocisto
3. Colecistite aguda: cálculo perfurante

C. HEMATOMA INTRAMURAL
1. Trauma fechado (acidente, criança espancada)
2. Terapia anticoagulante
3. Discrasia sangüínea

D. ESTREITAMENTO TUMORAL
1. Tumores duodenais primários
2. Invasão tumoral a partir do pâncreas, rim direito, aumento de linfonodos

E. COMPRESSÃO EXTRÍNSECA
1. Aneurisma aórtico
2. Pseudo-aneurisma

F. OUTROS
1. Síndrome da artéria mesentérica superior por queimaduras extensas, grande gessado, rápida perda de peso, repouso prolongado no leito
2. Bezoar (no paciente gastrectomizado)

mnemônico: "VAPBDD TUPBDD"

crianças	adulto
Vólvulo	**T**umor
Atresia	**Ú**lcera
Pâncreas anular	**P**âncreas anular
Bandas	**B**andas
Duplicação	**D**uplicação
Divertículo	**D**ivertículo

Radiografia abdominal simples:

√ sinal da dupla-bolha = níveis ar-líquido no estômago + duodeno

√ freqüentemente normal devido à ausência de gás pelos vômitos

Obstrução jejunal e ileal

= OBSTRUÇÃO DO INTESTINO DELGADO (OID)

A. CONGÊNITO
1. Atresia ileal/estenose
2. Duplicação entérica: localizado no lado antimesentérico, principalmente no íleo
3. Vólvulo no intestino médio pela parada na rotação + fixação do intestino delgado durante a vida fetal
4. Cisto mesentérico pela peritonite meconial: localizada no lado mesentérico
5. Divertículo de Meckel

B. LESÕES INTESTINAIS EXTRÍNSECAS
1. Aderências fibrosas por cirurgias prévias/peritonite (em 75%)
2. Hérnias (inguinal, femoral, umbilical, paraduodenal, forame de Winslow, incisional, espigueliana, obturatória)
3. Vólvulo
4. Massas: neoplasia, abscesso

C. OCLUSÃO LUMINAL
1. Ingestão de corpo estranho, bezoar, cálculo, bolo de *Ascaris lumbrocoides*, leite estagnado
2. Íleo meconial: microcólon na fibrose cística
3. Equivalente do íleo meconial
4. Intussuscepção (tumor, divertículo de Meckel, úlcera crônica, aderências)
5. Tumor (raro)

D. LESÃO INTRÍNSECA DA PAREDE INTESTINAL
1. Constrições por neoplasmas, doença de Crohn, enterite tuberculosa, doença parasitária, tabletes de cloreto de potássio, anastomose cirúrgica, irradiação, depósitos maciços de amilóide
2. Hemorragia intramural: trauma fechado, púrpura de Henoch-Schölein
3. Insuficiência vascular: oclusão venosa/arterial

OBSTRUÇÃO ADQUIRIDA DO INTESTINO DELGADO NA INFÂNCIA

mnemônico: "HIMAMA"

Hérnia encarcerada
Intussuscepção
Má rotação
Aderências
Meckel (divertículo)
Apendicite

OBSTRUÇÃO DO INTESTINO DELGADO NO ADULTO

mnemônico: "CHAVIT"

Cálculo
Hérnia
Aderência
Vólvulo
Intussuscepção
Tumor

Radiografia abdominal simples (50%–60% sensível):

√ aspecto "de bengala" na posição ereta = > 3 alças distendidas do intestino delgado > 3 cm, com níveis ar-líquido (> 3–5 horas após o início da obstrução)

√ disparidade no tamanho entre as alças obstruídas e alças contíguas do intestino delgado de calibre normal, além do local da obstrução

√ intestino delgado posicionado no centro do abdome

√ pouco/nenhum gás + fezes no cólon com obstrução mecânica completa após 12–24 horas

√ "sinal do estiramento" = válvulas coniventes eréteis circundando completamente a luz do intestino

√ "aspecto em escada portátil" = na obstrução baixa (quanto maior o número de alças dilatadas mais distal é o local da obstrução)

√ "colar de contas" indica hiperatividade peristáltica para vencer a obstrução mecânica

√ peristalse hiperativa/aperistalse = intestino delgado fatigado

CAVO: pouco/nenhum gás no intestino delgado pelas alças distendidas com líquido pode levar à negligência da obstrução

SGIS:

√ aspecto em "cabeça de cobra" = peristalse ativa forma uma cabeça bulbosa da coluna de bário numa tentativa de vencer a obstrução

√ o bário aparece no cólon em > 12 horas

Enteróclise para a obstrução adesiva:

√ alteração abrupta no calibre colônico com intestino de calibre normal/colapsado distalmente à obstrução

√ pregas estiradas com padrão normal

√ seguimento intestinal angulado + fixo

Categorias de enteróclise de obstrução do intestino delgado (OID) (Shrake):

A. <u>OID parcial de baixo grau</u>
= fluxo de material de contraste suficiente através do ponto de obstrução, de modo que o padrão de pregas além da obstrução está claramente definido

B. <u>OID parcial de alto grau</u>
= estase + atraso na chegada do contraste, de modo que o material de contraste é diluído na alça distendida pré-estenótica, com mínimo contraste na alça pós-obstrutiva, levando à dificuldade na definição do padrão de pregas após o ponto de transição

C. <u>OID completa</u>
= nenhuma passagem do material de contraste 3–24 horas após o início do exame

TC (sensibilidade ruim para as obstruções de baixo grau)

US:

√ alças do intestino delgado dilatadas > 3 cm

√ comprimento do segmento dilatado > 10 cm

√ peristalse aumentada do segmento dilatado (pode tornar-se paralítico na obstrução prolongada)

√ cólon colapsado

Localização da obstrução:

(a) válvulas coniventes altas + freqüentes = jejuno

(b) válvulas coniventes esparsas + ausentes = íleo

OBSTRUÇÃO COM ALÇA FECHADA

= obstrução intestinal em dois pontos

Causa: aderência (75%), vólvulo, hérnia encarcerada

√ alça distendida em forma de U

√ líquido intraluminal aumentado

√ fixação da alça intestinal = nenhuma alteração posicional

√ "sinal do grão de café" = alça preenchida por gás

√ "pseudotumor" = alça cheia de líquido

√ "sinal do bico" = ponto de obstrução na TC/SGIS

√ "sinal do redemoinho" = rotação do intestino + mesentério à TC

CP: **estrangulamento** = obstrução mecânica + interrupção do suprimento sangüíneo segmentar

√ parede intestinal indistinta com achatamento das válvulas (pelo edema/hemorragia)

√ separação das alças intestinais (por exsudato/líquido livre)

√ gás intraperitoneal livre (franca perfuração)

Obstrução colônica

Incidência: 25% de todas as obstruções intestinais

A. OBSTRUÇÃO COLÔNICA NEONATAL
1. Síndrome do tampão meconial
2. Atresia colônica
3. Malformação anorretal: atresia retal, ânus imperfurado

B. OBSTRUÇÃO LUMINAL
1. Impactação fecal
   √ padrão bolhoso de grande massa de fezes
2. Fecaloma
3. Cálculo vesicular (no sigmóide estreitado por diverticulite)
4. Intussuscepção

C. LESÃO DA PAREDE INTESTINAL
(a) <u>maligna</u> (60%–70% das obstruções)
Predominantemente no sigmóide
(b) <u>inflamatório</u>
1. Doença de Crohn
2. Colite ulcerativa
3. Isquemia mesentérica
4. Diverticulite sigmóidea (15%)
   √ segmento estenótico > 6 cm
5. Pancreatite aguda
(c) <u>infeccioso</u>
Processo infeccioso granulomatoso (actinomicose, tuberculose, linfogranuloma venéreo), doença parasitária (amebíase, esquistossomíase)
(d) <u>hematoma da parede</u>
Trauma fechado, coagulopatia

D. EXTRÍNSECO
(a) <u>compressão por massa</u>
(1) Endometriose
(2) Grande massa tumoral: próstata, bexiga, útero, trompas, ovários
(3) Abscesso pélvico
(4) Volumosa distensão vesical
(5) Mesenterite
(6) Colostomia mal realizada
(b) <u>constrição severa</u>
(1) Vólvulo (terceira causa mais comum): sigmóide, cólon, ceco, cólon transverso, vólvulo composto (= transição ileossigmóidea)
(2) Hérnia: cólon transverso na hérnia diafragmática, cólon sigmóideo na hérnia inguinal esquerda
(3) Aderência

Padrões ao raios X simples abdominal:

(a) cólon dilatado somente = válvula ileocecal competente

(b) intestino delgado dilatado (25%) = válvula ileocecal incompetente

(c) cólon dilatado + intestino delgado dilatado = obstrução da válvula ileocecal secundária à superdistensão cecal

√ nível gás-líquido distal à flexura hepático (a presença de líquido é normal no ceco + cólon ascendente); não é válido com diarréia/catarse salina/enema

√ porção mais dilatada do ceco (em 75% do casos); crítico em 10 cm de diâmetro (alta probabilidade para perfuração iminente)

◊ Quanto mais baixa a obstrução mais proximal a distensão!

EB: enema baritado de emergência do cólon não preparado na suspeita de obstrução!
<u>contra-indicado</u> no megacólon tóxico, pneumatose intestinal, gás na veia porta, gás extraluminal

ÍLEO

= ÍLEO ADINÂMICO/PARALÍTICO/NÃO OBSTRUTIVO
= disfunção que prejudica a propulsão distal apropriada dos conteúdos intestinais

Causa:
— no neonato:
(1) Hiperbilirrubinemia
(2) Hemorragia intracraniana
(3) Pneumonia de aspiração
(4) Enterocolite necrotizante
(5) Aganglionose
— nas crianças/adulto:
(1) Íleo pós-operatório
• usualmente soluciona por 4º dia de pós-operatório
(2) Dor visceral: cálculo ureteral obstruindo, cálculo do ducto biliar comum, cisto ovariano torcido, trauma de tórax/trauma abdominal fechado
(3) Inflamação/infecção intra-abdominal: peritonite, apendicite, colecistite, pancreatite, salpingite, abscesso abdominal, síndrome urêmica hemolítica, gastroenterite
(4) Doença isquêmica intestinal
(5) Drogas anticolinérgicas: atropina, propantelina, morfina + derivados, antidepressivos tricíclicos, difenil-hidantoína, fenotiazinas, brometo de hexametônio,
(6) Desordens neuromusculares: diabete, hipotireoidismo, porfiria, envenenamento por metais pesados, uremia, hipocalemia, amiloidose, urticária, espru, esclerodermia, doença de Chagas, vagotomia, distrofia miotônica, trauma do SNC, paraplegia, quadriplegia
(7) Doença sistêmica: choque hipovolêmico/séptico, urticária
(8) Doenças torácicas: pneumonia do lobo inferior, pleurite, infarto do miocárdio, pericardite aguda, insuficiência cardíaca congestiva
(9) Doença retroperitoneal: hemorragia (trauma da coluna vertebral), abscesso

Mnemônico: "GAU + 8Ps"
Gravidez
Apendicite
Úlcera péptica
Pancreatite
Perfuração
Peritonite
Pneumonia
Porfiria
Pós-operatório
Pielonefrite
Potássio (deficiência de)

• sons intestinais diminuídos/ausentes
• distensão abdominal
√ distensão do intestino grosso + intestino delgado + gástrica
√ distensão diminuída do intestino delgado nas radiografias seriadas
√ passagem tardia, porém livre, do material de contraste
Trat.: não passível de correção cirúrgica

Íleo localizado

= alça distendida isolada do intestino delgado/intestino grosso
= ALÇA SENTINELA
Freqüentemente associada a um processo inflamatório agudo adjacente
Etiologia:
(1) Pancreatite aguda:
duodeno, jejuno, cólon transverso
(2) Colecistite aguda:
flexura hepática do cólon
(3) Apendicite aguda:
íleo terminal, ceco
(4) Diverticulite aguda:
cólon descendente
(5) Cólica ureteral aguda:
trato GI ao longo do curso do ureter

Pseudo-obstrução intestinal

A. Pseudo-obstrução passageira:
1. Desequilíbrio eletrolítico
2. Insuficiência renal
3. Insuficiência cardíaca congestiva
B. Pseudo-obstrução crônica
1. Esclerodermia
2. Amiloidose
C. Pseudo-obstrução idiopática em mulheres jovens sem causa aparente

ESÔFAGO

Contrações esofágicas

◊ Atividade motora esofágica precisa ser avaliada em posição reclinada sem a influência da gravidade!
EVENTO PERISTÁLTICO = contrações coordenadas do esôfago
SUCESSÃO PERISTÁLTICA = onda em seqüência aboral liberando o esôfago

1. PERISTALSE PRIMÁRIA
= sucessão ordenadamente peristáltica com desenrolar aboral progressivo que atravessa todo o esôfago com liberação completa do bário; reflexo de deglutição centralmente mediado (bulbo) pelo nervo glossofaríngeo + nervo vago; iniciada pela deglutição
√ rápida onda de inibição seguida por uma onda mais lenta de contração
◊ A seqüência normal peristáltica será interrompida pela deglutição repetitiva antes que a seqüência peristáltica esteja completa!

2. PERISTALSE SECUNDÁRIA
= onda peristáltica local idêntica à peristalse primária, porém estimulada através da distensão esofágica = reflexo de estiramento sensorimotor
√ a motilidade esofágica pode ser avaliada com injeção de bário através de um tubo nasoesofágico, a despeito da inabilidade do paciente para deglutir!

3. CONTRAÇÕES TERCIÁRIAS
= evento motor esofágico não propulsivo caracterizado por movimento desordenado para cima e para baixo do bolo alimentar sem liberação do esôfago

Causa:
(1) Presbiesôfago
(2) Espasmo esofágico difuso
(3) Acalasia hiperativa
(4) Doença neuromuscular:
diabetes mellitus, Parkinson, esclerose lateral amiotrófica, esclerose múltipla, miopatia tireotóxica, distrofia miotônica
(5) Obstrução do cárdia:
neoplasia, constrição esofágica distal, lesão benigna, reparo S/P da hérnia de hiato
√ A atividade terciária não necessariamente implica um distúrbio significativo da motilidade!

Idade: em 5%–10% dos adultos normais durante a 4ª e 6ª décadas

(a) não segmentar = indentação luminal parcial
Localização: nos 2/3 inferiores do esôfago
√ contração espontânea repetitiva não propulsiva
√ movimento em "iô-iô" do bário
√ aspecto em "saca-rolhas" = configuração recortada da coluna de bário
√ "rosário de contas"/configuração em "*shish kebab*" = compartimentalização da coluna de bário
√ sem contrações obliterantes do lúmen

(b) segmentar = obliteração luminal (raro)
√ "encrespado" = contrações segmentares erráticas
√ aspecto em "rosário de contas"

Peristalse esofágica anormal

A. DESORDENS PRIMÁRIAS DA MOTILIDADE
1. Acalasia
2. **Espasmo esofágico difuso**
   - dor severa intermitente durante a deglutição
   √ compartimentalização do esôfago por numerosas contrações terciárias
   Dg: pressões extremamente altas à manometria
3. Presbiesôfago
4. Calasia
5. Fístula TE congênita
6. Pseudo-obstrução intestinal

B. DESORDENS DA MOTILIDADE SECUNDÁRIA
(a) doenças do tecido conjuntivo
(1) Esclerodermia
(2) LES
(3) Artrite reumatóide
(4) Polimiosite
(5) Dermatomiosite
(6) Distrofia muscular
(b) lesão química/física
(1) Esofagite de refluxo/péptica
(2) Vagotomia superseletiva
(3) Esofagite cáustica
(4) Radioterapia
(c) infecção
Fúngica: candidíase
Parasitária: Doença de Chagas
Bacteriana: tuberculose, difteria
Viral: herpes simples
(d) doença metabólica
(1) *Diabetes mellitus*
(2) Amiloidose
(3) Alcoolismo
(4) Distúrbios eletrolíticos
(e) doenças endócrinas
(1) Mixedema
(2) Tireotoxicose
(f) neoplasia
(g) relacionado a drogas
atropina, propantelina, curare
(h) doença muscular
(1) Distrofia miotônica
(2) Distrofia muscular
(3) Distrofia oculofaríngea
(4) Miastenia grave (distúrbio da motilidade somente no músculo estriado do terço superior do esôfago)
√ coleção persistente de bário no terço superior do esôfago
√ achados revertidos pelo inibidor da colinesterase edofrônio (Tensilon)
(i) doença neurológica
(1) Parkinson
(2) Esclerose múltipla
(3) Neoplasma do SNC
(4) Esclerose lateral amiotrófica
(5) Poliomielite bulbar
(6) Doença cerebrovascular
(7) Coréia de Huntington
(8) Ganglioneuromatose
(9) Doença de Wilson
(10) Ataxia de Friedreich
(11) Disautonomia familiar (Riley-Day)
(12) Síndrome do homem rígido

Dilatação esofágica difusa

= PADRÃO ACALASIA = MEGAESÔFAGO
A. DESORDEM DA MOTILIDADE ESOFAGIANA
1. Acalasia idiopática
2. Doença de Chagas: pacientes geralmente provenientes da América do Sul; freqüentemente associado a megacólon +cardiomegalia
3. Síndrome pós-vagotomia
4. Esclerodermia
5. Lúpus eritematoso sistêmico
6. Presbiesôfago
7. Síndrome de Ehlers-Danlos
8. Neuropatia diabética/alcoólica
9. Drogas anticolinérgicas
10. Pseudo obstrução intestinal idiopática = degeneração da inervação
11. Amiloidose: associada a macroglossia, espessamento das pregas do intestino delgado
12. Esofagite

B. OBSTRUÇÃO DISTAL
1. Lesão infiltrante do esôfago distal/cárdia gástrico (isto é, carcinoma) = pseudo-acalasia
2. Constrição benigna
3. Compressão extrínseca

Mnemônico: "A METACHOC"
- **A**calasia
- **M**uscular (desordem, miastenia)
- **E**sclerodermia
- **T**ripanossomíase (doença de Chagas)
- **A**miloidose
- **C**arcinoma
- **H**érnia de hiato
- **O**bstrução
- **C**onstrição (lixívia, potássio, tetraciclina)

Aeroesofagograma

1. Variante normal
2. Esclerodermia
3. Obstrução distal: tumor, constrição, acalasia
4. Cirurgia torácica
5. Doença inflamatória mediastinal
6. Laringectomia total S/P (fala esofágica)
7. Intubação endotraqueal + PEEP

Fístula traqueobroncoesofágica

A. CONGÊNITA
1. Fístula traqueoesofágica congênita

B. MALIGNA
1. Câncer de pulmão
2. Metástases para os linfonodos mediastinais
3. Câncer de esôfago
   Amiúde após a radioterapia desses tumores!

C. TRAUMÁTICA
1. Instrumentação (esofagoscopia, dilatação com dilatadores sólidos ou *bougienage*, dilatação pneumática)
2. Trauma contuso (lesão por esmagamento)/trauma torácico penetrante
3. Cirurgia
4. Perfuração por corpo estranho
5. Corrosivos
6. Ruptura pós-emética = síndrome de Boerhaave

D. INFECCIOSA/INFLAMATÓRIA
1. BK, sífilis, histoplasmose, actinomicose, doença de Crohn
2. Divertículo perfurado
3. Seqüestração/cisto pulmonar

Divertículo esofágico

1. DIVERTÍCULO DE ZENKER (faringoesofágico)
2. DIVERTÍCULO INTERBRÔNQUICO
   = divertículo de tração
   Resposta à tração pelas aderências fibrosas após infecção linfonodal (tuberculose), contém todas as três camadas
   Localização: geralmente na parede ântero-lateral direita do segmento interbrônquico
   √ nódulos mediastinais calcificados
3. DIVERTÍCULO INTERAÓRTICO BRONQUIAL
   = divertículo torácico de pulsão
   Localização: na parede ântero-lateral esquerda entre a borda inferior do arco aórtico + margem superior do brônquio principal esquerdo
4. DIVERTÍCULO EPIFRÊNICO (raro)
   Localização: geralmente na parede esofágica lateral, direita > esquerda, nos 10 cm distais
   √ freqüentemente associado à hérnia de hiato
5. PSEUDODIVERTICULOSE INTRAMURAL ESOFÁGICA
   √ protrusão das glândulas mucosas

Inflamação esofágica

A. LESÃO DE CONTATO
- (a) relacionada ao refluxo
  - (1) Úlcera péptica
  - (2) Esôfago de Barret
  - (3) Esclerodermia (LES)
  - (4) Intubação nasogástrica
- (b) cáustica
  - (1) Corpo estranho
  - (2) Corrosivos
- (c) térmica
  Ingestão excessiva e habitual de alimentos/líquidos quentes

B. LESÃO POR RADIAÇÃO

C. INFECÇÃO
1. Candidíase
2. Vírus de herpes simples/CMV
3. Difteria

D. DOENÇA SISTÊMICA
- (a) desordens dermatológicas
  Penfigóide, epidermólise bolhosa
- (b) outras
  - (1) Doença de Crohn
  - (2) Doença enxerto *versus* hospedeiro
  - (3) Doença de Behçet
  - (4) Gastroenterite eosinofílica

Ulceração esofágica

A. PÉPTICA
1. Esofagite de refluxo: esclerodermia
   √ úlceras rasas/profundas no esôfago distal
2. Esôfago de Barret
3. Doença de Crohn
   √ úlceras aftosas em localização variável
4. Desordens dermatológicas: membrana mucosa penfigóide benigna, epidermólise bolhosa distrófica, doença de Behçet

B. INFECCIOSA
1. Herpes
   √ úlceras superficiais distintas no medioesôfago
2. Citomegalovírus
   √ grande úlcera plana no medioesôfago ou distal

C. LESÃO POR CONTATO/LESÃO EXTERNA
1. Corrosivos: álcali, constrições em 50%,
2. Esofagite induzida por álcool
3. Droga-induzida: antibióticos, quinidina, potássio, cloreto
   √ úlceras superficiais distintas no medioesôfago

4. Radioterapia: constrição lisa > 4.500 rads
   √ úlceras rasas/profundas, de acordo com o portal da radiação
5. Sonda nasogástrica
   √ constrição longa na porção média + terço distal
6. Escleroterapia endoscópica

D. MALIGNA
1. Carcinoma esofágico

Localização:
@ Esôfago superior
1. Úlcera de Barrett nas ilhotas da mucosa gástrica

@ Medioesôfago
1. Esofagite herpética
2. Esofagite por CMV
3. Esofagite induzida por drogas

@ Esôfago distal
1. Esofagite de refluxo
2. Esofagite por CMV

DD:
(1) Saculação
   = divertículo no esôfago distal devido à cicatriz assimétrica da esofagite de refluxo
(2) Pseudodivertículo intramural esofágico
(3) Artefato
   (a) minúsculos precipitados de bário
   (b) ondulação transitória da mucosa na distensão inadequada
   (c) linha Z irregular

Estreitamento focal esofágico

1. **Malha**
   = 1 a 2 mm de espessura (comprimento vertical) área de estreitamento circunferencial completo/incompleto
   Localização: cervical/torácico; ocasionalmente múltiplo
   Mnemônico: "PEIA"
   Plummer-Vinson (doença de)
   Epidermólise bolhosa
   Idiopático
   Anel de Schatziki
2. **Anel**
   = 5 a 1 0 mm de espessura (comprimento vertical) área de estreitamento circunferencial completo/incompleto
3. **Constrição**
   = > 10 mm no comprimento vertical
   Mnemônico: "CREME LT ETC"
   Cirurgia
   Radiação
   Epidermólise bolhosa
   Monilíase
   Esclerodermia
   Lixívia
   Tumor
   Esofagite
   Tubo nasogástrico prolongado
   Congênito

Estreitamento esofágico longo liso

1. Estenose esofagiana congênita
   √ na junção entre o terço médio + terço distal
   √ estenose em rede/tubular com 1 cm de comprimento
2. Reparo cirúrgico da atresia esofagiana
   √ interrupção da onda peristáltica primária na anastomose
   √ contrações secundárias podem produzir fluxo retrógrado com aspiração
   √ impactação de alimentos
3. Queimaduras cáusticas = queimaduras alcalinas
4. Ácido gástrico: refluxo, hiperêmese gravídica
5. Intubação: refluxo + comprometimento da circulação
6. Radioterapia para carcinoma esofágico; tumor do pulmão, mama ou timo; linfoma; metástase para linfonodos mediastinais início da constrição: usualmente 4–8 meses pós-radioterapia, dose de 3.000–5.000 rads
7. Monilíase pós-infecciosa (raro)

ESTREITAMENTO ESOFÁGICO INFERIOR
Mnemônico: "PAAEEE"
Presbiesôfago
Acalasia
Anticolinérgicos
Esofagite
Esclerodermia
Espasmo esofágico difuso

Esôfago em duplo barril

1. Hematoma intramural dissecante pela lesão emetogênica
2. Mallory Weiss – trauma de ruptura, esofagoscopia (em 0,25%), bougienage (em 0,5%), ingestão de corpo estranho, espontâneo (diátese hemorrágica)
3. Abscesso intramural
4. Divertículo intraluminal
5. Duplicação esofágica (se comunicação com lúmen esofágico presente)

Defeito de enchimento esofágico

A. TUMORES BENIGNOS
< 1% do todos os tumores esofágicos
(a) tumor submucoso (75%) = não epitelial, intramural,
   (1) Leiomioma (50% de todos os tumores benignos)
   (2) Lipoma, fibroma, lipoma, fibrolipoma, mixofibroma, hamartoma, hemangioma, linfangioma, neurofibroma, schwannoma, mioblastoma celular granular
      √ paradas das ondas primárias ao nível do tumor
      √ dilatação esofágica proximal + hipotonicidade
      √ parede esofágica rígida no local do implante tumoral
      √ pregas mucosas desorganizadas/alteradas/apagadas ao redor do defeito
      √ sombra do tumor em incidência tangencial estendendo além da margem esofágica
(b) tumor mucoso (25%) = epitelial, intraluminal
   (1) Fibrovascular/pólipo inflamatório; pólipo adenomatoso
   (2) Papiloma escamoso, fibropapiloma

(3) Adenoma viloso, fibroadenoma,
√ nenhuma interrupção da onda peristáltica primária
√ defeito radiolúcido central bem circunscrito
√ distensão ampular simétrica do esôfago ao redor de defeito
√ nenhuma mudança do padrão mucoso na periferia do defeito

B. TUMORES MALIGNOS
1. Câncer esofágico, carcinoma varicoso da célula escamosa
2. Câncer gástrico
3. Leiomiossarcoma, carcinossarcoma, pseudo-sarcoma
4. Metástase: melanoma maligno, linfoma (< 1% dos linfomas gastrintestinais), estômago pulmão, mama

C. VASCULAR
varizes

D. INFECÇÃO/INFLAMAÇÃO
Candida/esofagite herpética, reação inflamatória induzida por drogas

E. CONGÊNITO/VARIANTE NORMAL
pregas gástricas prolapsadas, cisto de duplicação esofágico

F. CORPOS ESTRANHOS
ossos de galinha, espinhas de peixes, alfinetes, moedas, brinquedos pequenos, carne, bolha de ar

Nódulos/placas mucosas esofágicas

1. Esofagite por *Candida*
√ placas distintas difusas/localizadas
2. Esofagite de refluxo (fase precoce)
√ nódulos minúsculos pobremente definidos no esôfago distal
3. Esôfago de Barret
√ padrão reticular localizado freqüentemente adjacente ao aspecto distal da constrição alta
4. Acantose do glicogênio
√ nódulos/placas difusas/localizadas
5. Carcinoma disseminando superficial
√ nódulos/placas localizadas ou coalescentes
6. Artefatos (agente efervescente não dissolvido, bolhas de ar, restos)

Pregas esofágicas anormais

A. PREGAS TRANSVERSAIS
1. **Esôfago felino**
freqüentemente visto com refluxo gastresofágico; normalmente encontrado em gatos
√ contração transitória da muscular da mucosa longitudinalmente orientada
2. Pregas transversais fixadas devido às cicatrizes de esofagite de refluxo
√ aspecto "em escada" no esôfago distal

B. PREGAS LONGITUDINAIS
Normalmente 1–2 mm de largura no esôfago colapsado;
> 3 mm com edema/inflamação da submucosa
(1) Refluxo gastresofágico
(2) Infecção oportunista
(3) Ingestão cáustica
(4) Irradiação

DD:
(1) Varizes
√ pregas tortuosas/serpiginosas que podem ser apagadas através da distensão esofágica
(2) Carcinoma varicóide
√ pregas rígidas fixas com demarcação abrupta devido à disseminação submucosa

Impressão esofágica extrínseca

Causas cervicais da impressão esofágica

A. LESÕES ÓSSEAS
1. Osteófito marginal anterior/HEDI
2. Herniação anterior do disco
3. Trauma cervical + hematoma
4. Osteomielite
5. Neoplasma ósseo

B. LESÕES MURAIS ESOFÁGICAS
(a) músculo
(1) Cricofaríngeo
(2) Rede esofágica
(b) vaso
(1) Plexo venoso faríngeo
(2) Aumento de linfonodos

C. ÓRGÃOS ENDÓCRINOS
1. Aumento da tiróide/paratireóide (benigno/maligno)
2. Tração fibrótica após tireoidectomia

D. ABSCESSO MEDIASTINAL/RETROFARÍNGEO

Causas torácicas da impressão esofágica

A. INDENTAÇÕES NORMAIS
Arco aórtico, brônquio principal esquerdo, veia pulmonar inferior esquerda, hiato diafragmático

B. VASCULARIZAÇÃO ANORMAL
Arco aórtico direito, arco aórtico cervical, desdobramento aórtico, tortuosidade aórtica aneurisma, arco aórtico duplo "("S " inverso), coarctação da aorta ("3" invertido), artéria subclávia direita aberrante = *arteria lusoria* (impressão semilunar/em baioneta na parede posterior do esôfago), artéria pulmonar esquerda aberrante (entre traquéia + esôfago), retorno venoso pulmonar anômalo (anterior), tronco arterioso persistente (posterior)

C. CAUSAS CARDÍACAS
(a) aumento das câmaras
Dilatação atrial esquerda/ventricular esquerda: doença mitral (deslocamento esofágico para trás + à direita)
(b) massas pericardiais
Tumor/cisto/efusão pericárdica

D. CAUSAS MEDIASTINAIS
tumor mediastinal, linfadenopatia (metastática, tuberculosa), inflamação, cisto

E. CAUSAS PULMONARES
tumor pulmonar, cisto broncogênico, fibrose pulmonar atípica (retração)

F. ANOMALIAS ESOFÁGICAS
1. Divertículo esofágico
2. Hérnia paraesofágica
3. Duplicação esofágica

ESTÔMAGO

Pneumatose gástrica

A. INFECÇÃO
1. Gastrite enfisematosa

B. ISQUEMIA
1. Doença ulcerosa gástrica com perfuração intramural
2. Gastroenterite necrotizante severa
3. Carcinoma gástrico
4. Volvo
5. Infarto gástrico

C. TRAUMA
(a) iatrogênico
(1) Cirurgia gastroduodenal recente
(2) Endoscopia (1,6%)
(b) material ingerido:
(1) Gastrite corrosiva
(2) Ingestão ácida

D. SUPERDISTENSÃO (aumento da pressão intraluminal)
1. Obstrução da saída gástrica
2. Volvo
3. Superinsuflação durante gastroscopia
4. Vômito profuso

E. DISSECÇÃO DE AR
1. Bolha pulmonar que rompe ao longo da parede esofágica/mediastino

F. IDIOPÁTICO
1. Enfisema gástrico não bacteriano = enfisema gástrico intramural

√ finas raias nitidamente definidas distintas de gás na submucosa + subserosa
√ banda radiolúcida irregular de inumeráveis bolhas pequenas com relação constante umas com as outras
√ abaulamento da mucosa
√ gás dentro do sistema venoso portal

Atonia gástrica

= retenção gástrica na ausência de obstrução mecânica
Fisiopatologia: paralisia do reflexo

A. ATONIA GÁSTRICA AGUDA (pode desenvolver-se dentro de 24–48 horas)
1. Dilatação gástrica aguda: secundário à perfusão arterial diminuída (isquemia, insuficiência cardíaca congestiva) em pacientes velhos, normalmente fatal
2. Atonia pós-cirúrgica, cateterização ureteral
3. Imobilização: grande gessado, paraplegia, estado pós-operatório
4. Trauma abdominal: especialmente lesão posterior
5. Dor severa: renal/cólica biliar, enxaquecas, queimaduras severas
6. Infecção: peritonite, pancreatite, apendicite, abscesso subfrênico, septicemia

B. ATONIA GÁSTRICA CRÔNICA
1. Anomalias neurológicas: tumor cerebral, poliomielite bulbar, vagotomia, tabes
2. Anomalias musculares: esclerodermia, distrofia muscular
3. Atonia induzida por drogas: atropina, morfina, heroína, agentes bloqueadores ganglionares
4. Desequilíbrio eletrolítico: cetoacidose diabética, hipercalcemia, hipocalcemia, hipocalemia, coma hepático, uremia, mixedema
5. *Diabetes Mellitus* = gastroparesia diabética (0,08% de incidência)
6. Angústia emocional
7. Envenenamento por chumbo
8. Porfiria

• distensão abdominal
• colapso vascular (retorno venoso diminuído)
• vômitos
√ grande estômago cheio de ar + líquido (até 7.500 mL)
√ retenção de bário
√ atividade peristáltica diminuída/ausente
√ piloro aberto
√ duodeno freqüentemente dilatado

DD: volvo gástrico, estenose pilórica

Estreitamento do estômago

= linite plástica; tipo de estenose

A. MALIGNIDADE
1. Carcinoma gástrico cirroso (envolvendo porção/todo o estômago)
2. Linfoma Hodgkin, LNH
3. Envolvimento metastático (carcinoma de mama, carcinoma pancreático, carcinoma colônico)

B. INFLAMAÇÃO
1. Doença ulcerosa gástrica crônica com intenso espasmo
2. Padrão pseudo–Billroth I da doença de Crohn
3. Sarcoidose
√ aspecto polipóide, hipertrofia pilórica
√ úlceras gástricas, deformidade duodenal
4. Gastrite eosinofílica
5. Poliarterite nodosa
6. Gastrite antral estenosante/estenose pilórica hipertrófica

C. INFECÇÃO
1. Fase terciária da sífilis
√ pregas mucosas ausentes + peristalse
√ nenhuma mudança durante anos
2. Tuberculose (raro)
√ nódulos hiperplásicos/lesão ulcerativa/anular
√ obstrução pilórica, pode cruzar dentro duodeno
3. Histoplasmose
4. Actinomicose
5. Estrongiloidíase
6. Gastrite fleimonosa
7. Toxoplasmose

D. TRAUMA
1. Gastrite corrosiva
2. Lesão por radiação
3. Congelamento gástrico
4. Quimioterapia arterial hepática

E. OUTROS
1. Aderências perigástricas (mucosa normal, nenhuma alteração no intervalo, peristalse normal)
2. Amiloidose
3. Pseudolinfoma
4. Massa exogástrica (hepatomegalia, pseudocisto pancreático)

Mnemônico: "CERIUS"
Câncer, Crohn, Cáusticos
Eosinofílico (granuloma)
Radiação
Infecção (tuberculose)
Úlcera péptica
Sarcoidose, Sífilis

N.T.: Não foi possível adaptar o primeiro mnemônico neste caso.

Espaço retrogástrico alargado

A. MASSAS PANCREÁTICAS (causa mais comum)
1. Pancreatite aguda + crônica
2. Pseudocisto pancreático
3. Cistadenoma pancreático + carcinoma

B. OUTRAS MASSAS RETROPERITONEAIS
Sarcoma, tumor renal, tumor adrenal, aumento de linfonodo, abscesso, hematoma

C. MASSAS GÁSTRICAS
1. Leiomioma, leiomiossarcoma

D. OUTROS
1. Aneurisma aórtico
2. Cisto do colédoco
3. Obesidade
4. Rupturas pós-cirúrgicas + aderências
5. Ascite
6. Grande hepatomegalia + aumento do lobo caudado
7. Hérnia envolvendo o omento

Lesões extramucosas intramurais do estômago

√ defeito do contorno/marginal nitidamente delineado
√ pregas estiradas sobre a mucosa intacta
√ ângulo agudo nas margens
√ pode ulcerar centralmente
√ pode se tornar pedunculado e pode adquirir aspecto polipóide durante anos

A. NEOPLÁSICO
1. Leiomioma (48%)
2. Tumores neurogênicos (14%)
3. Pâncreas heterotópico (12%)
4. Tumor fibroso (11%)
5. Lipoma (7%)
6. Hemangioma (7%)
7. Tumor do glomo (raro)
8. Carcinóide
9. Tumor metastático

B. INFLAMAÇÃO/INFECÇÃO
1. Granuloma: (1) granuloma de corpo estranho (2) sarcoidose (3) doença de Crohn (4) tuberculose (5) histoplasmose
2. Gastrite eosinofílica
3. Sífilis terciária: tipo infiltrativa/ulcerativa/tumoral
4. Cisto equinocócico

C. ANOMALIAS PANCREÁTICAS
1. Pâncreas ectópico
2. Pâncreas anular
3. Pseudocisto pancreático

D. DEPÓSITOS
1. Amilóide
2. Endometriose
3. Hematoma localizado

E. OUTROS
1. Varizes (isto é, *fundal*)
2. Duplicações (4% de todas as duplicações do trato GI)

Defeitos de enchimento gástrico

A. LESÕES MURAIS INTRÍNSECAS
(a) benigna (mais comum)
(1) Pólipos: hiperplástico, adenomatoso, viloso, hamartomatoso (síndrome de Peutz-Jeghers, doença de Cowden)
(2) Leiomioma
(3) Lesões granulomatosas: (a) Granuloma eosinofílico (b) Doença de Crohn (c) Tuberculose (d) Sarcoidose
(4) Pseudolinfoma = proliferação reativa benigna do tecido do linfóide
(5) Hematopoiese extramedular
(6) Pâncreas ectópico
(7) Cisto de duplicação gástrica
(8) Hematoma intramural
(9) Herniação esofagogástrica
(b) maligna
(1) Carcinoma gástrico, linfoma
(2) Sarcoma gástrico: leiomiossarcoma, lipossarcoma, leiomioblastoma
(3) Metástase gástrica: melanoma, mama, pâncreas, cólon

B. IMPRESSÕES EXTRÍNSECAS NO ESTÔMAGO
Em 70% não neoplásica (pseudotumores extrínsecos em 20%)
(a) órgãos normais: organomegalia, aorta tortuosa, coração, aneurisma cardíaco,
(b) massas benignas: cisto do pâncreas, fígado, baço, adrenal, rim; duplicação gástrica, deformidade pós-operatória (isto é, fundoplicação de Nissen)
(c) massas malignas: linfonodos celíacos aumentados
(d) lesão inflamatória: abscesso subfrênico esquerdo/hematoma
— deslocamento lateral: fígado aumentado, aneurisma aórtico, linfonodos celíacos aumentados
— deslocamento mediano: esplenomegalia, massa na flexura esplênica colônica, cardiomegalia, abscesso subfrênico

C. MASSAS GÁSTRICAS INTRALUMINAIS
  1. Bezoar
  2. Corpos estranhos: alimentos, pílulas, coágulo de sangue, cálculo vesicular

D. TUMORES DOS ÓRGÃOS ADJACENTES
Carcinoma pancreático + cistadenoma, carcinoma hepático, carcinoma da vesícula biliar, carcinoma colônico, carcinoma renal, carcinoma adrenal, envolvimento de linfonodo

E. PREGAS GÁSTRICAS ESPESSADAS

Lesões "do olho do touro"

A. NEOPLASMAS PRIMÁRIOS
  1. Leiomioma, leiomiossarcoma
  2. Linfoma
  3. Carcinóide
  4. Carcinoma primário

B. METÁSTASES HEMATOGÊNICAS
  1. Melanoma maligno
     √ usualmente poupa intestino grosso
  2. Câncer de mama (15%)
     √ aspecto cirroso no estômago
  3. Câncer do pulmão
  4. Carcinoma celular renal
  5. Sarcoma de Kaposi
  6. Carcinoma da bexiga

C. PÂNCREAS ECTÓPICO
no duodeno/estômago

D. GRANULOMA EOSINOFÍLICO
mais freqüentemente no estômago

Lesões que envolvem o estômago e duodeno

1. Linfoma: em < 33% do pacientes com linfoma
2. Carcinoma gástrico: em < 5%, porém 50 × mais comum que o linfoma
3. Doença péptica ulcerosa
4. Tuberculose: em 10% da tuberculose gástrica
5. Doença de Crohn: padrão pseudo–Billroth I
6. Estrongiloidíase
7. Gastroenterite eosinofílica

Pregas gástricas espessadas

A. INFLAMAÇÃO/INFECÇÃO
  1. Gastrite inflamatória: alcoólica, hipertrófica, antral, corrosiva, pós-irradiação, congelamento gástrico
  2. Doença de Crohn
  3. Sarcoidose
  4. Gastrite infecciosa: invasão bacteriana, toxinas bacterianas do botulismo, difteria, disenteria, febre tifóide, anisaquíase, tuberculose, sífilis,
  5. Pseudolinfoma

B. MALIGNIDADE
  1. Linfoma
  2. Carcinoma gástrico

C. PROCESSO INFILTRATIVO
  1. Gastrite eosinofílica
  2. Amiloidose

D. DOENÇA PANCREÁTICA
  1. Pancreatite
  2. Extensão direta de carcinoma pancreático

E. OUTROS
  1. Síndrome de Zollinger-Ellison
  2. Doença de Ménétrièr
  3. Varizes gástricas

Mnemônico: "VOLLUMES GAZ C3P2"
Varizes
Operatório (defeito)
Linfoma
Linfóide (hiperplasia)
Úlcera péptica
Ménétrier (doença de)
Eosinofílica (gastroenterite)
Sífilis
Gastrite pós-irradiação
Amiloidose
Zollinger-Ellison
Cronh (doença de), **C**arcinoma, gastrite **C**orrosiva
Pancreatite, **P**ancreático (carcinoma)

Úlcera gástrica

A. HORMONAL
  1. Síndrome de Zollinger-Ellison
  2. Hiperparatireoidismo (em 1,3%–24%)
     duodeno:estômago = 4:1; M:F = 3:1
     ◊ Úlceras duodenais predominantemente nas mulheres!
     ◊ Úlceras gástricas predominantemente nos homens!
     • ausência de hipersecreção gástrica
  3. Úlcera induzida por esteróides
     localização gástrica > localização duodenal; freqüentemente múltiplas + úlceras fundas
     Comumente associada a erosões
     • sangramento (em 1/3)
  4. Úlcera de Curling (queimaduras) (em 0,09%–2,6%)
  5. Antro gástrico retido

B. INFLAMAÇÃO
  1. Doença péptica ulcerosa
  2. Gastrite
  3. Úlcera induzida por radiação

C. MASSA BENIGNA
  1. Leiomioma
  2. Doença granulomatosa
  3. Pseudolinfoma (hiperplasia linfomatóide)

D. MASSA MALIGNA
  1. Carcinoma gástrico
  2. Linfoma (2% de todos os neoplasma gástricos)
     √ úlceras múltiplas com aspecto aneurismático
  3. Leiomiossarcoma, sarcoma neurogênico, fibrossarcoma, lipossarcoma
  4. Metástase
     (a) hematogênica: melanoma maligno, câncer de mama, câncer pulmonar
     (b) por contiguidade: pâncreas, cólon, rim

E. DROGAS
ASA: grande curvatura

Complicações do estômago pós-operatório

1. Defeito de enchimento do remanescente gástrico
2. Antro gástrico retido
3. Síndrome pós-gastrectomia
4. Síndrome da alça aferente
5. Obstrução do estômago
   (a) temporário reversível: edema da linha de sutura, abscesso/hematoma, deficiência de potássio, reposição inadequada de eletrólitos, hipoproteinemia, hipoacidez
   (b) mecânico tardio: úlcera do estômago (75%)

Mnemônico: "GOIABAPU TF"

Gastrite (refluxo de bile)
Obstrução (precocemente)
Intussuscepção
Anemia (macrocística secundária à diminuição do fator intrínseco)
Bezoar
Alça (síndrome da alça aferente)
Pós-gastrectomia (não se sente bem após as refeições)
Úlcera
Tumor (incidência aumentada?)
Fístula (precocemente)

Procedimentos Cirúrgicos Gástricos

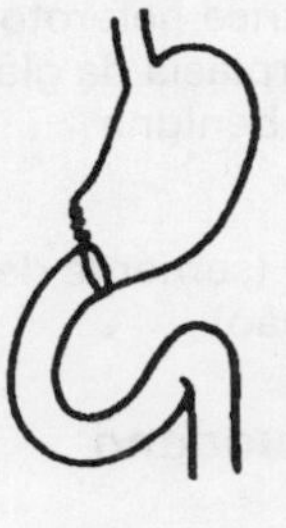

Billroth I

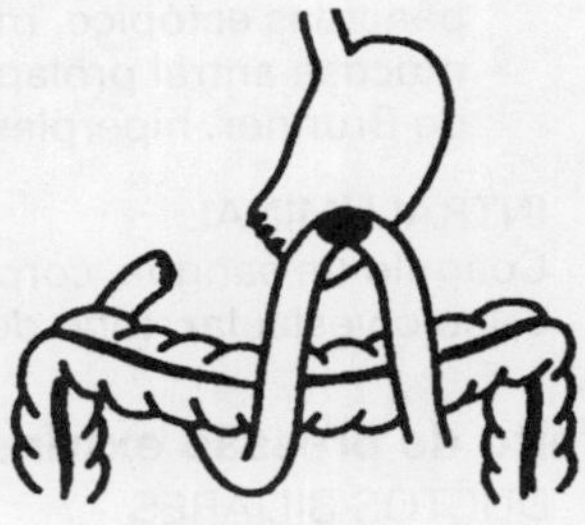

Billroth II

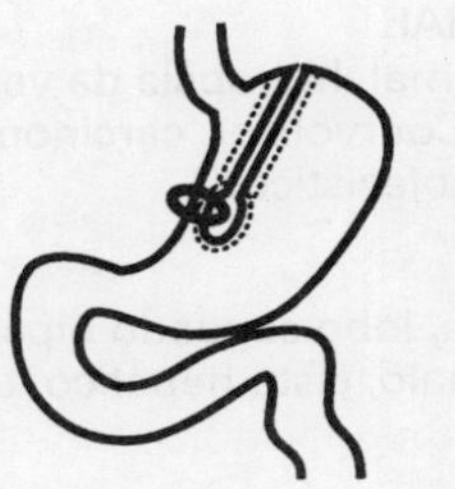

Gastroplastia Vertical

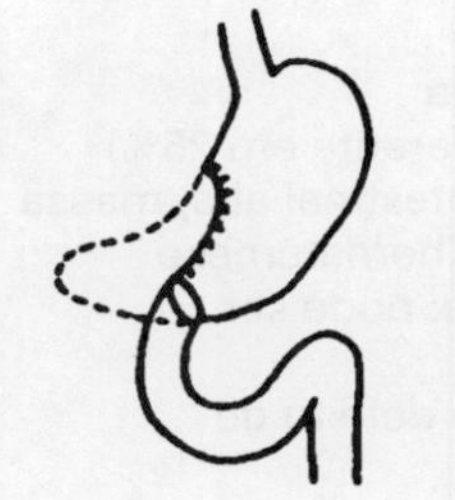

Sapateiro

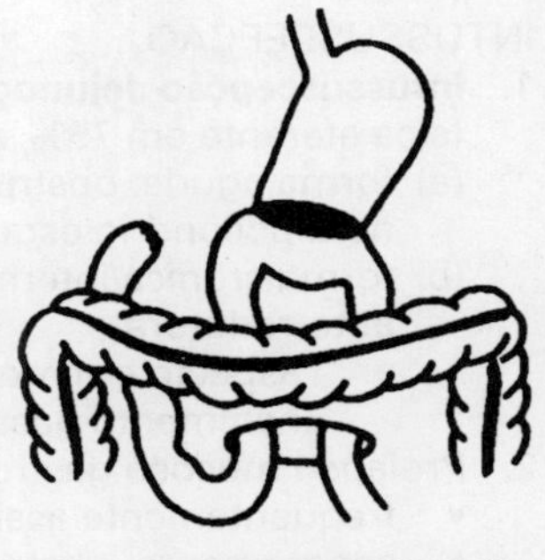

Retrocólica (Pólya)

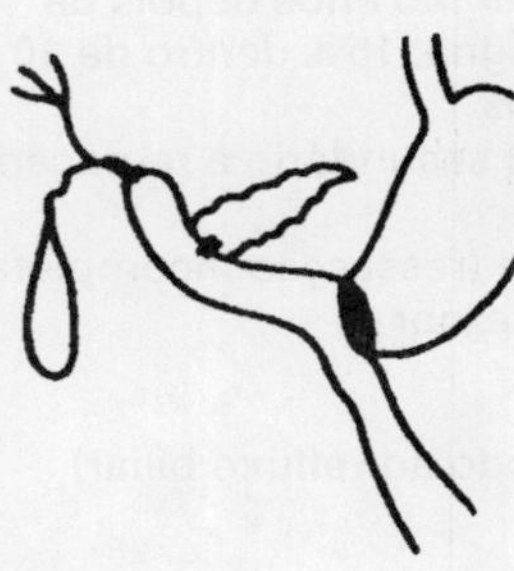

Whipple

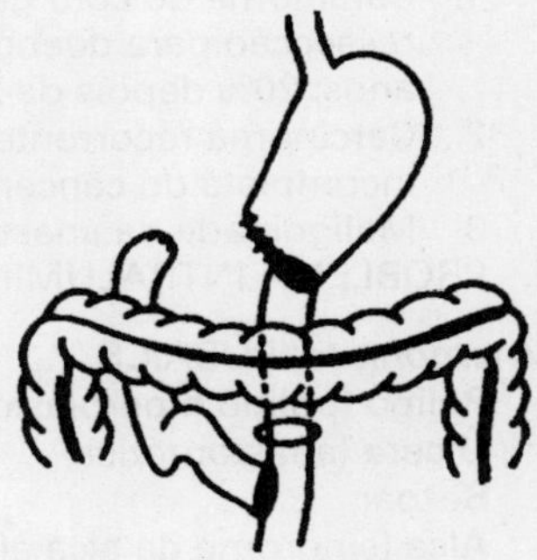

Y de Roux

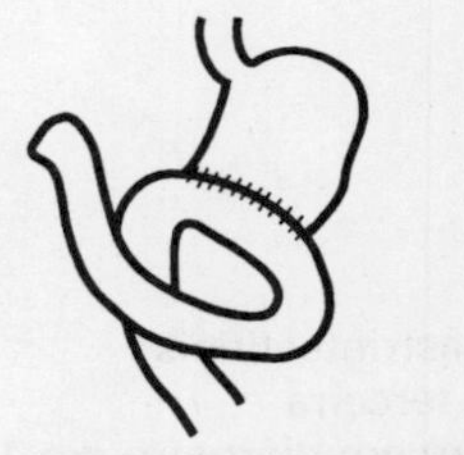

Esquerdo-Direito = Isoperistáltico

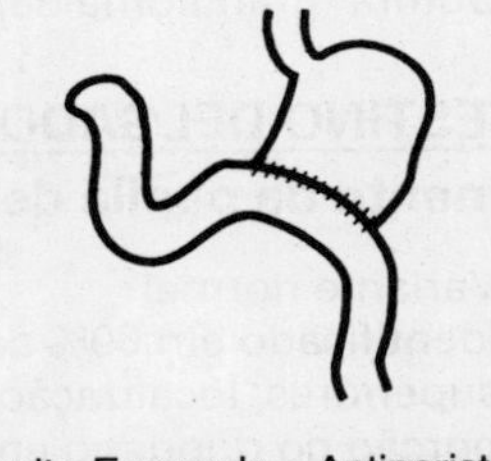

Direito-Esquerdo = Antiperistáltico

Gastroenterostomia em Alça

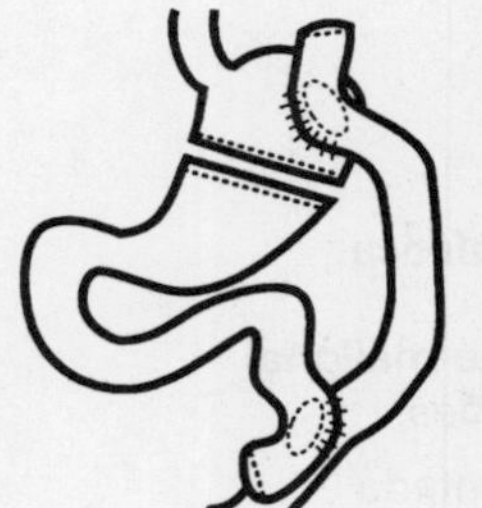

Gastrojejunostomia em Y de Roux

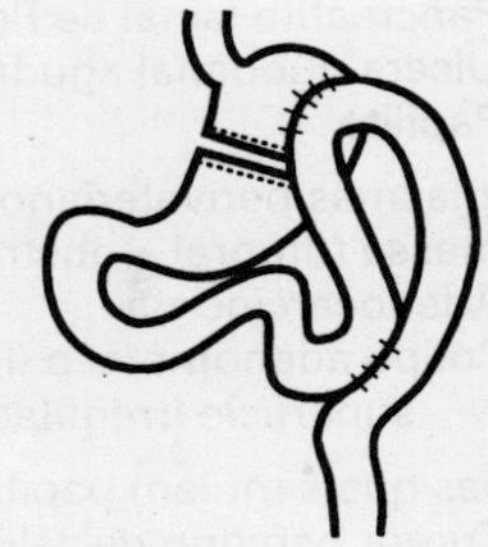

Alça da Gastrojejunostomia

Bypass Gástrico

Defeito de enchimento do remanescente gástrico

A. IATROGÊNICO
   Deformidade cirúrgica/defeito de plicação, granuloma de sutura
B. INFLAMATÓRIO
   Gastrite de refluxo de bile, pólipo hiperplásico

C. INTUSSUSCEPÇÃO
1. **Intussuscepção Jejunogástrica**
(alça eferente em 75%, alça aferente em 25%)
(a) forma aguda: obstrução intestinal alta, massa no hipocôndrio esquerdo, hematêmese
(b) forma crônica/intermitente: pode ser auto-redutora
√ "aspecto em mola" do defeito de enchimento gástrico
2. Prolapso mucoso gastrojejunal/gastroduodenal
• freqüentemente assintomático
• sangramento, obstrução parcial

D. NEOPLÁSICO
1. Carcinoma do coto gástrico = > 5 anos depois da ressecção para doença benigna; 15% dentro de 10 anos; 20% depois de 20 anos
2. Carcinoma recorrente (10%) secundário à remoção incompleta do câncer gástrico
3. Malignidade na anastomose (ressecção incompleta)

E. PROBLEMA INTRALUMINAL: Bezoar

Mnemônico: "PUBAICS"
Pólipo (pólipo hiperplásico devido ao refluxo biliar)
Úlcera (anastomótica)
Bezoar
Alça (síndrome da alça aferente, alça cega)
Intussuscepção na gastrojejunostomia
Câncer (recorrente, residual), Cirurgia (deformidade)
Sutura (granuloma de)

INTESTINO DELGADO

Aumento da papila de Vater

A. Variante normal
Identificado em 60% das séries gastrintestinais superiores; localização atípica na terceira porção do duodeno em 8%; 1,5 cm em diâmetro em 1% dos pacientes normais

B. Edema papilar
1. Cálculo impactado
2. Pancreatite (sinal de Popper)
3. Úlcera duodenal aguda
4. Papilite

C. Neoplasmas perivaterianos
= massa tumoral + obstrução linfática
1. Adenocarcinoma
2. Pólipo adenomatoso (lesão pré-maligna)
√ superfície irregular + erosões

D. Lesões que simulam papila aumentada
1. Tumor benigno de células fusiformes
2. Tecido pancreático ectópico

Pregas duodenais espessadas

A. INFLAMAÇÃO
(a) dentro da parede do intestino: doença ulcerosa péptica, síndrome de Zollinger-Ellison, enterite regional, hiperplasia linfóide, uremia
(b) adjacências da parede do intestino: pancreatite, colecistite

B. INFECÇÃO
Giardíase, tuberculose, estrongiloidíase, espru não tropical

C. NEOPLASMA
Linfoma, metástase para linfonodos peripancreáticos

D. DESORDEM INFILTRATIVA DIFUSA
Doença de Whipple, amiloidose, mastocitose, enterite eosinofílica, linfangiectasia intestinal

E. DESORDEM VASCULAR
Varizes duodenais, arteriais colaterais mesentéricos, hemorragia intramural, congestão duodenal crônica, (insuficiência cardíaca congestiva, hipertensão porta venosa)

F. AUMENTO GLANDULAR
Hiperplasia da glândula de Brunner, fibrose cística

Mnemônico: "BAD HELP"
Brunner (hiperplasia da glândula de)
Amiloidose
Duodenite (síndrome Z-E, péptica)
Hemorragia
Edema, Ectópico (pâncreas)
Linfoma
Pancreatite, parasitas

Defeito de enchimento duodenal

A. EXTRÍNSECO
Impressão da vesícula biliar, impressão do DBC, divertículo cheio de gás

B. INTRÍNSECO À PAREDE
(a) massa neoplásica benigna
Adenoma, leiomioma, lipoma, hamartoma (Síndrome de Peutz-Jeghers), pólipo antral prolapsado, adenoma da glândula de Brunner, adenoma viloso, tumor da ilhota celular
(b) massa neoplásica maligna
Tumor carcinóide, adenocarcinoma, carcinoma ampular, Linfoma, sarcoma, metástase (estômago, pâncreas, vesícula biliar, cólon, rim, melanoma), envolvimento de linfonodo retroperitoneal
(c) massa não neoplásica
Papilas de Vater, coledococele, cisto de duplicação, pseudocisto pancreático, varizes duodenais, colateral da artéria mesentérica, hematoma intramural, abscesso adjacente, abscesso de ponto, pâncreas ectópico, mucosa gástrica heterotópica, mucosa antral prolapsada, hiperplasia da glândula de Brunner, hiperplasia linfóide benigna

C. INTRALUMINAL
Coágulo de sangue, corpo estranho (semente de fruta, cálculo vesicular, tubo de alimentação)

Efeito de pressão extrínseca no duodeno

A. DUCTOS BILIARES
Impressão normal, DBC dilatado, cisto do colédoco

B. VESÍCULA BILIAR
Impressão normal, hidropsia da vesícula biliar, fenômeno de Courvoisier, carcinoma da vesícula biliar, abscesso pericolecístico

C. FÍGADO
Hepatomegalia, lobo caudado hipertrofiado, lobo hepático anômalo, cisto hepático, tumor hepático

D. RIM DIREITO
Sistema coletor bífido, hidronefrose, cisto renal múltiplo, doença policística do rim, hipernefroma

E. ADRENAL DIREITA
Carcinoma adrenal, aumento na doença de Addison

F. CÓLON
Justaposição duodenocólica devido à fixação peritoneal anômala, carcinoma da flexura hepática

G. VASOS
Linfadenopatia, varizes duodenais, colaterais arteriais dilatados, aneurisma aórtico, hematoma intramural/mesentérico

Varredura duodenal alargada

A. VARIANTE NORMAL

B. LESÃO PANCREÁTICA
1. Pancreatite aguda
2. Pancreatite crônica
3. Pseudocisto pancreático
4. Carcinoma pancreático
5. Metástase para pâncreas
6. Cistadenoma pancreático

C. LESÃO VASCULAR
1. Aumento de linfonodo: linfoma, metástase, inflamação
2. Linfangioma cístico do mesentério

D. MASSA RETROPERITONEAL
1. Aneurisma aórtico
2. Cisto do colédoco

Estreitamento duodenal

A. ANOMALIAS DO DESENVOLVIMENTO
1. Atresia duodenal
2. Rede congênita/diafragma duodenal
3. Divertículo intraluminal
4. Cisto de duplicação duodenal
5. Pâncreas anular
6. Volvo do intestino médio, bandas peritoneais (bandas de Ladd)

B. DESORDENS INTRÍNSECAS
(a) inflamação/infecção
 (1) Úlcera pós-bulbar
 (2) Doença de Crohn
 (3) Espru
 (4) Tuberculose
 (5) Estrongiloidíase
(b) tumor
 Malignidade duodenal/ampular

C. DOENÇA NAS ESTRUTURAS ADJACENTES
1. Pancreatite, pseudocisto, carcinoma pancreático
2. Colecistite
3. Abscesso contíguo
4. Metástase para linfonodos pancreaticoduodenais (linfoma, câncer pulmonar, câncer de mama)

D. TRAUMA
1. Ruptura duodenal
2. Hematoma intramural

E. VASCULAR
1. Síndrome da artéria mesentérica superior
2. Fístula aorticoduodenal
3. Veia porta pré-duodenal (anterior ao duodeno descendente)

Duodeno dilatado

Megaduodeno = marcante dilatação de toda a alça C
Megabulbo = dilatação somente do bulbo duodenal

A. COMPRESSÃO VASCULAR
Síndrome da artéria mesentérica superior, aneurisma aórtico abdominal, fístula aorticoduodenal

B. ATONIA DUODENAL PRIMÁRIA
(a) esclerodermia, dermatomiosite, LES
(b) doença do Chagas, aganglionose, neuropatia, cirúrgico/vagotomia química
(c) íleo focal: pancreatite, colecistite, doença ulcerosa péptica, trauma
(d) estado emocional alterado, pseudo-obstrução intestinal idiopática crônica

C. INDURAÇÃO INFLAMATÓRIA/NEOPLÁSICA DA RAIZ DO MESENTÉRICO
Doença de Crohn, enterite tuberculosa, pancreatite, doença ulcerosa péptica, estrongiloidíase, doença metastática

D. DISTENSÃO FLUIDA
Doença celíaca, síndrome de Zollinger-Ellison

Ulceração pós-bulbar

1. úlcera péptica benigna pós-bulbar
 √ aspecto medial da segunda porção superior
 √ incisura apontando a úlcera
 √ ocasionalmente refluxo de bário no ducto biliar comum
 √ constrição do anel
 √ úlceras de estresse e induzidas por drogas curam sem deformidade
2. Úlceras múltiplas da síndrome de Zollinger-Ellison
 √ distal ao bulbo duodenal
 √ espessamento das pregas + hipersecreção
3. Leiomioma
4. Tumores malignos:
 (a) primários
 Adenocarcinoma, linfoma, sarcoma
 (b) disseminação contígua
 Pâncreas, cólon, rim, vesícula biliar
 (c) disseminação hematogênica
 Melanoma, sarcoma de Kaposi
 (d) disseminação linfogênica
 Metástase para os linfonodos periduodenais
5. Doença granulomatosa: Doença de Crohn, tuberculose
6. Fístula aorticoduodenal
7. Mimetizadores: pâncreas ectópico, divertículo

Tumores duodenais benignos

1. Leiomioma (27%)
2. Pólipo adenomatoso (21%)
3. Lipoma (21%)
4. Adenoma da glândula de Brunner (17%)
5. Tumor angiomatoso (6%)
6. Pâncreas ectópico (2%)
7. Cisto duodenal (2%)
8. Neurofibroma (2%)
9. Hamartoma (2%)

Tumores duodenais malignos

1. Adenocarcinoma (73%)
   Localização: 40% em duodeno, freqüentemente em 2ª + 3ª porção = neoplasma periampular
   (a) suprapapilar: apto para causar obstrução + sangramento
   (b) peripapilar: icterícia extra-hepática
   (c) intrapapilar: sangramento GI
   Pode ser associado à: síndrome de Peutz-Jeghers
   √ anular/polipóide/ulcerativa
   Metástase: linfonodos regionais (2/3)
   DD:
   (1) Carcinoma do ducto biliar primário
   (2) Carcinoma ampular
2. Leiomiossarcoma (14%)
   Freqüentemente além da primeira porção do duodeno
   √ até 20 cm de tamanho
   √ freqüentemente massa ulcerada exofítica
3. Carcinóide (11%)
4. Linfoma (2%)
   √ espessamento mural marcado
   √ linfadenopatia periduodenal vultosa

Divertículo do intestino delgado

A. DIVERTÍCULOS VERDADEIROS
   (a) divertículos duodenais
      (1) Divertículo racemoso: bizarro, lobulado
      (2) Divertículos gigantes
      (3) Divertículos intraluminais: resultante de rede congênita/diafragma congênito
   (b) diverticulose jejunal
   (c) divertículo de Meckel
B. PSEUDODIVERTÍCULOS
   1. Esclerodermia
   2. Doença de Crohn
   3. Linfoma
   4. Isquemia mesentérica
   5. Duplicação ileal comunicante
   6. Úlcera duodenal gigante

Úlcera do intestino delgado

Úlceras aftosas do intestino delgado

A. INFECÇÃO
   1. Enterocolite por Yersinia (25%)
   2. Salmonelose
   3. Tuberculose
   4. Rickettsiose
B. INFLAMAÇÃO
   1. Doença de Crohn (22%)
   2. Síndrome de Behçet
   3. Síndrome de Reiter
   4. Espondilite anquilosante

Grandes úlceras não estenóticas do intestino delgado

1. Úlcera não específica primária	47% de incidência
2. Yersiniose	33%
3. Doença de Crohn	30%
4. Tuberculose	18%
5. Salmonelose/shigelose	7%
6. Divertículo de Meckel	5%

Lesões cavitárias do intestino delgado

1. Linfoma (forma exoentérica)
2. Leiomiossarcoma (forma exoentérica)
3. Adenocarcinoma primário
4. Metástase (melanoma especialmente maligno)

Separação das alças do intestino

A. INFILTRAÇÃO DA PAREDE/MESENTÉRIO DO INTESTINO
   (a) inflamação/infecção
      (1) Doença de Crohn
      (2) Tuberculose
      (3) Lesão por radiação
      (4) Mesenterite retrátil
      (5) Abscesso intraperitoneal
   (b) depósitos
      (1) Hemorragia intestinal/oclusão vascular mesentérica
      (2) Doença de Whipple
      (3) Amiloidose
   (c) tumor
      (1) Tumor carcinóide: liberação local de serotonina responsável pelo espessamento muscular + proliferação fibroblástica = reação desmoplásica
      (2) Carcinoma primário do intestino delgado (apresentação incomum)
      (3) Linfoma
      (4) Neurofibromatose
B. ASCITE
   Cirroses hepáticas (75%), peritonite, carcinomatose peritoneal, insuficiência cardíaca congestiva, pericardite constritiva, doença linfática primária/metastática
C. MASSA EXTRÍNSECA
   1. Mesotelioma peritoneal, tumores do mesentérico, (fibroma, lipoma, fibrossarcoma, leiomiossarcoma, tumor linfóide, mesentérico maligno, metástase)
   2. Abscesso intraperitoneal
   3. Mesentério retrátil (fibrose, infiltração gordurosa, paniculite)

Intestino delgado dilatado & pregas normais

Mnemônico: "SOE"
Spru
Obstrução
Esclerodermia

A. LÍQUIDO EXCESSIVO
   (a) obstrução mecânica
      Devido a aderências, hérnia, neoplasma
      √ " sinal do colar de contas" = bolhas aéreas entre as pregas mucosas em um intestino delgado cheio de líquido
      √ sinal "do pseudotumor" = obstrução da alça fechada
   (b) síndromes de má-absorção
      (1) Doença celíaca, tropical + espru não tropical
      (2) Deficiência de lactase

B. PARALISIA MURAL INTESTINAL
= íleo funcional = íleo adinâmico
(1) Vagotomia cirúrgica
(2) Vagotomia química através de efeitos de drogas: substâncias semelhantes à atropina, morfina, L-dopa, glucagon
(3) Doença de Chagas
(4) Metabólico: hipocalemia, diabetes
(5) Intrínseco + inflamação intra-abdominal extrínseca
(6) Pseudo-obstrução idiopática crônica

C. COMPROMETIMENTO VASCULAR
1. Isquemia mesentérica (aterosclerose)
2. Enterite de radiação aguda
3. Amiloidose
4. LES

D. DESTRUIÇÃO DA PAREDE INTESTINAL
1. Linfoma
2. Esclerodermia (atrofia do músculo liso)
3. Dermatomiosite

Pregas normais do intestino delgado & diarréia

1. Insuficiência pancreática
2. Deficiência de lactase
3. Linfoma/pseudolinfoma

Pregas do intestino delgado anormais

Pregas espessadas do estômago + intestino delgado

1. Linfoma
2. Doença de Crohn
3. Gastroenterite eosinofílica
4. Síndrome de Zollinger-Ellison
5. Doença de Ménétrièr
6. Cirroses = varizes gástricas + hipoproteinemia
7. Amiloidose
8. Doença de Whipple

Pregas lisas e espessadas ± dilatação

A. EDEMA
(a) hipoproteinemia
Cirrose, síndrome nefrótica, enteropatia perdedora de proteína (doença celíaca, doença de Whipple)
(b) permeabilidade capilar aumentada
edema angioneurótico, gastroenterite
(c) aumento da pressão hidrostática
Hipertensão porta venosa (d)síndrome de Zollinger-Ellison

B. HEMORRAGIA
(a) lesão do vaso
Isquemia, infarto, trauma,
(b) vasculite
doença do tecido conjuntivo, púrpura de Henoch-Schonlein, tromboangeíte obliterante, irradiação
(c) hipocoagulabilidade
Hemofilia, terapia anticoagulante, hipofibrinogenemia, anticoagulantes circulantes, ativação do sistema fibrinolítico, púrpura trombocitopênica idiopática, defeitos de coagulação (leucemia, linfoma, mieloma múltiplo, carcinoma metastático), hipoprotrombinemia

C. BLOQUEIO LINFÁTICO
1. Infiltração do tumor: linfoma, pseudolinfoma,
2. Irradiação
3. Fibrose mesentérica
4. Linfangiectasia intestinal
5. Doença de Whipple

D. DEPÓSITOS
1. Enterite eosinofílica
2. Pneumatose intestinal
3. Amiloidose
4. Abetalipoproteinemia
5. Doença de Crohn
6. Doença enxerto contra hospedeiro
7. Deficiência imunológica: hipo/disgamaglobulinemia

Pregas irregulares espessadas ± dilatação

A. INFLAMAÇÃO
1. Doença de Crohn

B. NEOPLÁSICO
1. Linfoma, pseudolinfoma

C. INFECÇÃO
(a) protozoário
Giardíase, estrongiloidíase, tênia
(b) bacteriano Yersinia enterocolítica, febre tifóide, tuberculose
(c) fúngica: histoplasmose
(d) infecção relacionada à AIDS

D. IDIOPÁTICO
(a) dilatação linfática
(1) Linfangiectasia
(2) Processo inflamatório, crescimento do tumor, fibrose por irradiação
(3) Doença de Whipple
(b) infiltração celular
(1) Enterite eosinofílico
(2) Mastocitose
(c) depósitos
(1) Síndrome de Zollinger-Ellison
(2) Amiloidose
(3) Doença da cadeia alfa: sistema secretório de IgA defeituoso
(4) A-beta-lipoproteinemia: recessiva, retinite pigmentosa, doença neurológica
(5) A-alfa-lipoproteinemia
(6) Doença fibrocística do pâncreas
(7) Síndrome de polipose

Mnemônico: "WILLIAM GAN"
Whipple, Waldenström (macroglobulinemia)
Isquemia
Linfoma
Linfangiectasia
Inflamação
Amiloidose
Mastocitose, Má-absorção
Giardíase
Agamaglobulinemia
Neoplasma de tecidos moles (carcinóide, lipoma)

Pregas ancoradas

= indicativo de reação desmoplásica
√ dobra, angulação, ancoramento, separação das alças do intestino
(1) Carcinóide
(2) Pós-operatório na síndrome de Gardner
(3) Mesenterite retrátil
(4) Doença de Hodgkin
(5) Implantes peritoneais
(6) Endometriose
(7) Peritonite tuberculosa
(8) Mesotelioma
(9) Aderências pós-operatórias

Atrofia das pregas

1. Doença celíaca
2. Lesão crônica de radiação

Intestino "em tiras"

= sem traços característicos/natureza tubular do intestino delgado com apagemanto das pregas
(1) Doença de enxerto *versus* hospedeiro
(2) Doença celíaca
(3) Infecção do intestino delgado
(4) Lesão de radiação/medicamento corrosivo
(5) Alergia
(6) Isquemia
(7) Amilóide, mastocitose
(8) Linfoma, pseudolinfoma
(9) Doença de Crohn

Trânsito lento do intestino delgado

= tempo do trânsito > 6 horas
Mnemônico: "AI DEH"
Ansiedade
Idiopático
Diabete (mal controlado)
Esclerodermia
Hipocalemia
Drogas (opióides, atropina, fenotiazinas)
Espru
Hipotireoidismo

Lesões estenóticas múltiplas do intestino delgado

1. Doença de Crohn
2. Estágio final da enterite por radiação
3. Carcinoma metastático
4. Endometrite
5. Gastroenterite eosinofílica
6. Tuberculose
7. Induzido por drogas (isto é, tabletes de cloreto de potássio)

Defeitos de enchimento do intestino delgado

Defeito de enchimento solitário

A. INTRÍNSECO À PAREDE DO INTESTINO
(a) neoplasma benigno: leiomioma (97%), adenoma, lipoma, hemangioma, neurofibroma
(b) maligno primário: adenocarcinoma, linfoma (resposta desmoplásica), sarcoma, carcinóide
(c) metástase: de melanoma, pulmão, rim, mama
(d) inflamação: pseudotumor inflamatório
(e) infecção: parasitas

B. EXTRÍNSECO À PAREDE DO INTESTINO
1. Cisto de duplicação
2. Endometrioma

C. INTRALUMINAL
1. Íleo do cálculo vesicular
2. Parasitas (ascaríase, estrongiloidíase)
3. Divertículo de Meckel invertido
4. Coágulo de sangue
5. Corpo estranho, bezoar, pílulas, sementes

Defeitos de enchimento múltiplo do intestino delgado

A. SÍNDROMES DE POLIPOSE
1. Síndrome de Peutz-Jeghers
2. Síndrome de Gardner
3. Polipose gastrintestinal disseminada
4. Polipose juvenil gastrintestinal generalizada
5. Síndrome de Cronkhite-Canadá

B. TUMORES BENIGNOS
1. Múltiplos pólipos adenomatosos simples
2. Hemangioma
3. Leiomioma, neurofibroma
4. Hiperplasia linfóide nodular
   = íleo terminal normal em crianças + adolescentes; pode ser associada à disgamaglobulinemia
   √ defeitos de enchimento nitidamente demarcados
5. Varizes (= flebectasias múltiplas no jejuno, mucosa oral, língua, escroto)

C. TUMORES MALIGNOS
1. Tumor carcinóide
2. Linfoma
   (a) linfoma primário (raramente múltiplo)
   (b) linfoma secundário: envolvimento gastrintestinal em 63% da doença disseminada; 19% no intestino delgado
3. Metástase: melanoma > pulmão > mama > coriocarcinoma > rim > estômago, útero, ovário, pâncreas

D. INTRALUMINAL
1. Cálculo vesicular
2. Corpos estranhos, partículas de comida, sementes, pílulas,
3. Parasitas: áscaris, estrongiloidíase, verme em gancho, tênia

Lucências do intestino delgado lembrando areia

1. Macroglobulinemia de Waldenström
2. Mastocitose
3. Histoplasmose
4. Hiperplasia linfóide nodular
5. Linfangiectasia intestinal
6. Gastroenterite eosinofílica
7. Linfoma
8. Doença de Crohn
9. Doença de Whipple
10. Enterocolite por Yersinia
11. Síndrome de Cronkhite-Canadá
12. Fibrose cística
13. Partículas de alimentos/bolhas de gás
14. *Strongyloides stercoralis*

TUMORES DO INTESTINO DELGADO

Incidência: 1:100.000; 1,5%–6% de todos os neoplasmas GI
Maligno: benigno = 1:1
Sintomático maligno: sintomático benigno = 3:1
Localização dos primários do intestino delgado: Íleo (41%), jejuno (36%), duodeno (18%)

ASPECTO RADIOLÓGICO:

1. Tumor intraluminal pedunculado, usualmente originando da mucosa
   √ superfície lisa/irregular padrão mucoso visível
   √ move-se dentro do lúmen intestinal duas vezes o comprimento do talo
2. Tumor séssil intraluminal sem talo, usualmente de tecidos fora da mucosa
   √ superfície lisa/irregular sem padrão mucoso visível
3. Tumor intra/extramural
   √ base do tumor maior que qualquer parte projetando dentro do lúmen
   √ padrão mucoso visível, pode ser estirado
4. Tumor da serosa
   √ deslocamento das alças adjacentes
   √ obstrução do intestino delgado (raro)
   √ padrão em mola espiral de intussuscepção

Tumores benignos do intestino delgado

- assintomático (80%)
- melena, dor, fraqueza
- massa abdominal palpável (20%)

Tipos:

(1) Leiomioma (36%–49%)
(2) Adenoma (15%–20%)
(3) Lipoma (14%–16%)
Localização: duodeno (32%), jejuno (17%), íleo (51%)
(4) Hemangioma (13%–16%)
(5) Linfangioma (5%)
Localização: duodeno > jejuno > íleo
(6) Tumor neurogênico (1%)

Tumores malignos do intestino delgado

- assintomático (10%–30%)
- dor devido à obstrução intermitente (80%)
- perda de peso (66%)
- perda gastrintestinal de sangue (50%)
- massa abdominal palpável (50%)

(1) Carcinóide (46 48%)
(2) Adenocarcinoma (25 26%)
pode surgir em tumores vilosos/*de novo*
Localização: duodeno (48%), jejuno (44%), íleo (8%)
√ constrição anular (60%)
√ massa séssil polipóide lobulada/ovóide (41%)
√ ulceração (27%)
(3) Linfoma (16%–17%)
(4) Leiomiossarcoma (9%–10%)
(5) Malignidade vascular (1%)
(6) Fibrossarcoma (0,3%)
(7) Tumor metastático

Anormalidades da válvula ileocecal

A. Lipomatose: > 40 anos do idade, mulheres
   √ padrão estrelado/roseta
B. NEOPLASMA
   1. Lipoma, pólipo adenomatoso, adenoma viloso,
   2. Tumor carcinóide
   3. Adenocarcinoma: 2% de todos os cânceres colônicos
   4. Linfoma: freqüentemente envolvendo o íleo terminal
C. INFLAMAÇÃO
   1. Doença de Crohn
   2. Colite ulcerativa
      √ válvula aberta, fixada em posição aberta
   3. Tuberculose
   4. Amebíase
      √ íleo terminal não envolvido (nos Estados Unidos)
   5. Febre tifóide, anisaquíase, esquistossomíase, actinomicose
   6. Abuso de catárticos
D. PROLAPSO
   (a) anterógrado: indistinguível da lipomatose/mucosa prolapsante/neoplasma
   (b) retrógrado
E. INTUSSUSCEPÇÃO
F. HIPERPLASIA LINFÓIDE

CÓLON

Sinal da parada do cólon

= parada abrupta da coluna de gás na flexura esplênica
Causas:
(1) Pancreatite aguda (exsudato inflamatório ao longo de mesocólon transverso)
(2) Obstrução colônica
(3) Trombose mesentérica
(4) Colite isquêmica

Ceco em cone

A. INFLAMAÇÃO
   1. Doença de Crohn
      √ envolvimento do cólon ascendente + íleo terminal
   2. Colite ulcerativa
      √ ileíte por contracorrente* (em 10%)
      *(N.R.: comprometimento do íleo terminal mais observado em colites ulcerativas crônicas)
      √ valva ileocecal aberta
   3. Apendicite
   4. Tiflititos
   5. Divertículo cecal perfurado
B. INFECÇÃO
   1. Tuberculose
      √ envolvimento colônico mais proeminente que o do íleo terminal
   2. Amebíase
      √ envolvimento do ceco em 90% das amebíases
      √ valva ileocecal espessada e fixada em posição aberta
      √ refluxo no íleo terminal normal
      √ lesões saltatórias no cólon

3. Actinomicose
   - massa abdominal palpável
   - áreas do seio indolentes em parede abdominal
4. Blastomicose
5. **Anisaquíase**
   Pela ingestão de peixe cru contaminado com nematóide semelhante ao áscaris
6. Febre tifóide, Yersinia

C. TUMOR
1. Carcinoma do ceco
2. Metástase para ceco

Impressões digitiformes colônicas

= indentação digitiforme marginal nitidamente definida nos contornos da parede

1. ISQUEMIA = colite isquêmica
   Doença vascular oclusiva, estado de hipercoagulabilidade, hemorragia na parede do intestino (diátese hemorrágica, anticoagulantes), hematoma intramural traumático
2. INFLAMAÇÃO
   Colite ulcerativa, colite de Crohn
3. INFECÇÃO
   Amebíase aguda, esquistossomíase, estrongiloidíase, citomegalovírus (em pacientes transplantados renais), colite pseudomembranosa
4. LESÕES MALIGNAS
   Linfoma primário localizado, metástases hematogênicas
5. MISCELÂNEA
   Endometriose, amiloidose, pneumatose intestinal, diverticulose, diverticulite, edema angioneurótico hereditário

Mnemônico: "PLAMIDE"
Pseudomembranosa (colite)
Linfoma
Amebiana (colite)
Metástases (para o cólon)
Isquêmica (colite)
Doença inflamatória intestinal
Esquistossomíase

Padrão de urticária colônica

A. OBSTRUÇÃO
1. Carcinoma obstruindo
2. Volvo cecal
3. Íleo colônico

B. ISQUEMIA

C. INFECÇÃO/INFLAMAÇÃO
1. Enterocolite por Yersinia
2. Herpes
3. Doença de Crohn

D. URTICÁRIA

Úlceras colônicas

A. IDIOPÁTICAS
1. Colite ulcerativa
2. Colite de Crohn

B. ISQUÊMICAS
1. Colite isquêmica

C. TRAUMÁTICAS
1. Lesão por radiação
2. Colite cáustica

D. NEOPLÁSICAS
1. Carcinoma colônico primário
2. Metástase (próstata, estômago, linfoma, leucemia)

E. INFLAMATÓRIAS
1. Colite pseudomembranosa
2. Pancreatite
3. Diverticulite
4. Síndrome de Behçet
5. Síndrome de úlcera retal solitária
6. Ulceração benigna não específica

F. INFECÇÃO
(a) infestação
   (1) Amebíase
   (2) Esquistossomíase
   (3) Estrongiloidíase
(b) bacteriano
   (1) Shigelosis, salmonelose
   (2) Colite estafilocócica
   (3) Tuberculose
   (4) Proctite gonorrenal
   (5) Colite Yersínica
   (6) Colite do feto por Campylobacter
(c) fúngica
   Histoplasmose, mucormicose, actinomicose, candidíase
(d) viral
   (1) Linfogranuloma venéreo
   (2) Proctocolite do herpes
   (3) Citomegalovírus (transplantes)

ÚLCERAS AFTOSAS
1. Doença de Crohn
2. Colite amebiana
3. Enterocolite por Yersinia
   Organismo: Gram-negativo
   - febre, diarréia, dor no quadrante inferior direito
   Localização: íleo terminal
   √ pregas espessadas + ulceração
   √ hiperplasia nodular linfóide
4. Infecção por *Salmonella, Shigella*
5. Infecção pelo vírus do herpes
6. Síndrome de Behçet
7. Linfoma
8. Isquemia

Duplo rastro do cólon

= rastros extraluminais longitudinais acompanham paralelamente o cólon
(1) Diverticulite: geralmente 3–6 cm de comprimento
(2) Doença de Crohn: geralmente > 10 cm
(3) Carcinoma primário: mais largo + mais irregular

Estreitamento colônico

A. FASE CRÔNICA DE QUALQUER COLITE ULCERANTE
(a) inflamatório: colite ulcerativa, colite de Crohn, síndrome da úlcera retal solitária, úlcera benigna não específica
(b) infeccioso: amebíase, esquistossomíase, disenteria bacilar, tuberculose, doença fúngica, linfogranuloma venéreo, herpes zoster, citomegalovírus, estrongilóides

(c) isquêmico: colite isquêmica
(d) traumático: lesão por radiação, cólon catártico, colite cáustica

B. LESÃO MALIGNA
(a) primário: carcinoma colônico (anular/cirroso); complicação de colite ulcerativa + colite de Crohn
(b) metastático: de próstata, cérvice, útero, rim, estômago, pâncreas, sarcoma intraperitoneal primário
— hematogênico (isto é, mama)
— disseminação do linfática
— metástases peritoneais

C. PROCESSO EXTRÍNSECO
(a) inflamação: mesenterite retrátil, diverticulite, pancreatite
(b) depósitos: amiloidose, endometriose, lipomatose pélvica

D. PÓS-CIRÚRGICO
Aderências, anastomose cirúrgica

E. NORMAL
Ponto do canhão

Estreitamento colônico localizado

Mnemônico: "ET CARECA DE MELL"

Esquistossomíase
Tuberculose
Carcinóide
Actinomicose
Radiação
Endometriose
Colite
Adenocarcinoma
Diverticulite
Extrínseca (lesão)
Metástase
Entamoeba histolytica
Linfoma
Linfogranuloma venéreo

Estreitamento retal

1. Lipomatose pélvica + fibrolipomatose
2. Linfogranuloma venéreo
3. Lesão por radiação do reto
4. Colite ulcerativa crônica

Microcólon

Mnemônico: "MAIAA"

Megabexiga-microcólon-hipoperistalse (síndrome)
Atresia ileal
Íleo meconial
Atresia colônica (distal ao segmento atrético)
Aganglionose (doença de Hirschsprung)

Espaço pré-sacral aumentado

Largura normal < 5 mm em 95%; largura anormal > 10 mm

A. INFLAMAÇÃO/INFECÇÃO RETAL
Colite ulcerativa, colite de Crohn, proctosigmoidite idiopática, radioterapia

B. INFECÇÃO RETAL
1. Proctite (tuberculose, amebíase, linfogranuloma venéreo, radiação, isquemia)
2. Diverticulite

C. TUMOR RETAL BENIGNO
1. Cisto de desenvolvimento (cisto dermóide, cisto entérico, cisto da cauda intestinal)
2. Lipoma, neurofibroma, hemangioendotelioma

D. TUMOR RETAL MALIGNO
1. Adenocarcinoma, carcinoma cloacogênico
2. Linfoma, sarcoma, metástases linfonodais
3. Carcinoma prostático, tumores da bexiga, câncer cervical, câncer ovariano

E. CORPOS LÍQUIDOS/DEPÓSITOS
1. Hematoma: cirurgia, fratura sacra
2. Pus: apêndice perfurado, abscesso pré-sacral
3. Soro: edema, trombose venosa
4. Depósito de gordura: lipomatose pélvica, doença de Cushing
5. Depósito de amilóide: amiloidose

F. TUMOR SACRO
1. Teratoma sacrococcígeo, meningocele sacral anterior
2. Cordoma, metástase para sacro

G. MISCELÂNEA
1. Hérnia inguinal contendo segmento do cólon
2. Colite cística profunda
3. Lipomatose pélvica

Defeitos de enchimento colônico

Defeito de enchimento colônico único

A. TUMOR BENIGNO
1. Pólipo (adenoma hiperplásico, adenomatoso, viloso, viloglandular); mais comum tumor benigno
2. Lipoma
Mais comum tumor intramural, segundo tumor benigno mais comum; M < F
Localização: cólon ascendente + ceco > lado esquerdo do cólon
3. Carcinóide: 10% dão metástases
4. Tumor de células fusiformes (leiomioma, fibroma, neurofibroma); quarto tumor benigno mais comum; reto > ceco
5. Linfangioma, hemangioma

B. TUMOR MALIGNO
(a) tumor primário: carcinoma, sarcoma
(b) tumor secundário: metástase (mama, estômago, pulmão, pâncreas, rim, trato genital feminino), linfoma, invasão por tumores adjacentes

C. INFECÇÃO
1. Ameboma
2. Granuloma polipóide: esquistossomíase, tuberculose

D. INFLAMAÇÃO
1. Pseudopólipo inflamatório: colite ulcerativa, doença de Crohn
2. Abscesso periapêndice
3. Diverticulite
4. Perfuração por corpo estranho

E. CORPO INTRALUMINAL NÃO SÉSSIL
1. Impactação fecal
2. Corpo estranho
3. Cálculo vesicular
4. Bolo de áscaris

F. MISCELÂNEA
1. Endometriose
terceiro tumor benigno mais comum
Localização: cólon sigmóide, junção retossigmóidea (ao nível do fundo de saco)
• pode causar sangramento (depois da invasão da mucosa)
2. Deposição localizada de amilóide
3. Granuloma de sutura
4. Intussuscepção
5. Pseudotumor (aderências, faixas fibrosas)
6. Colite cística profunda

Tumor submucoso

1. Lipoma
2. Carcinóide
3. Leiomioma
4. Linfangioma, hemangioma

Defeitos múltiplos de enchimento colônicos

A. NEOPLASMA
(a) síndrome de polipose: polipose familiar, síndrome de Gardner, síndrome de Peutz-Jeghers, síndrome de Turcot, síndrome de polipose juvenil, pólipos gastrintestinais disseminados, pólipos adenomatosos múltiplos
(b) metástases hematogênicas: de mama, pulmão, estômago, ovário, pâncreas, útero
(c) tumores múltiplos
(1) Benigno: neurofibromatose, lipomatose colônica, síndrome de hamartoma múltiplo (doença de Cowden)
(2) Maligno: linfoma, leucemia, adenocarcinoma

B. PSEUDOPÓLIPOS INFLAMATÓRIOS
Colite ulcerativa, colite de Crohn, colite isquêmica, amebíase, esquistossomíase, estrongiloidíase, tricuríase

C. ARTEFATOS
Fezes, bolhas aéreas, bolhas de óleo, margens mucosas, corpo estranho ingerido (isto é, milhos de pipoca)

D. MISTURADO
Hiperplasia nodular linfóide, padrão folicular linfóide, hemorróidas, divertículo, pneumatose intestinal, colite cística profunda, urticária colônica, edema colônico submucoso secundário à obstrução, fibrose cística, amiloidose, pseudopólipos ulcerativos, proximal à obstrução

Mnemônico: "MILL 3P
Metástases (para o cólon)
Isquemia (impressões colônicas)
Linfoma
Linfóide (hiperplasia)
Polipose
Pseudopolipose (com doença inflamatória intestinal)
Pneumatose cistóide

Defeito de enchimento cecal

A. ANOMALIAS DO APÊNDICE
1. Apendicite/abscesso agudo do apêndice
2. Doença de Crohn
3. Coto do apêndice invertido/intussuscepção do apêndice
4. Mucocele
5. Mixoglobulose
6. Neoplasma do apêndice: tumor carcinóide (90%), leiomioma, neuroma, lipoma, adenocarcinoma, metástase

B. LESÃO COLÔNICA
1. Ameboma
2. Neoplasma cecal primário
3. Intussuscepção ileocólica
4. Lipomatose da valva ileocecal

C. ANOMALIAS INCOMUNS
1. Diverticulite ileocecal (em 50% < 30 anos de idade)
2. Úlcera benigna solitária do ceco
3. Fecalito aderente (isto é, na fibrose cístico)
4. Endometriose
5. Linfoma de Burkitt

Mnemônico: "CECUM TIPSALE"
Carcinoma
Enteritis
Carcinóide
Ulcerativa (colite)
Mucocele do apêndice
Tuberculose
Intussuscepção
Periapendicular (abscesso)
Stump do apêndice
Ameboma
Linfoma
Endometriose

N.T.: Não foi possível adaptar o mnemônico neste caso.

Lesões que revestem o cólon

= lesões lobuladas planas com alteração da textura da superfície + pouca/nenhuma protrusão para dentro do lúmen

Localização: reto > ceco > cólon ascendente

Causas:

A. NEOPLASMA
1. Adenoma tubular/tubuloviloso/viloso
2. Polipose familiar
3. Adenocarcinoma
4. Disseminação submucosa do tumor (do carcinoma adjacente)

B. MISCELÂNEA
1. Proctite folicular não específica
2. Local de biopsia
3. Endometriose
4. Varizes retais
5. Urticária colônica

Pólipo colônico

Terminologia:

(1) Pólipo
= massa projetando-se no lúmen de uma víscera oca acima do nível da mucosa; usualmente surge da mucosa, pode derivar da submucosa/muscular própria
(a) neoplásico: adenoma/carcinoma
(b) não neoplásico: hamartoma/pólipo inflamatório

(2) Pseudopólipo
= ilhas difusa de mucosa edematosa inflamada num fundo de mucosa desnudada
(a) pseudopolipose da colite ulcerativa
(b) "paralelepípedo" da doença de Crohn

(3) Pólipo pós-inflamatório (tiliforme)
= projeção digidiforme da submucosa coberta por mucosa em todos os lados após a cicatrização + regeneração da doença inflamatória intestinal (mais comum na colite ulcerativa)/isquêmica/infecciosa

Classificação histológica:

A. PÓLIPOS ADENOMATOSOS
= Síndrome de polipose adenomatosa familiar
1. Polipose familiar
2. Síndrome de Gardner
3. Síndrome de Turcot

B. PÓLIPOS INFLAMATÓRIOS
1. Polipose juvenil
2. Síndrome Cronkhite-Canadá

C. PÓLIPOS HAMARTOMATOSOS
1. Síndrome de Peutz-Jeghers (a maioria no intestino delgado)
2. Doença de Cowden

D. SEMELHANTES À POLIPOSE
1. Polipose inflamatória
2. Hiperplasia linfóide
3. Linfoma
4. Metástase
5. Pneumatose fria

Síndromes de polipose

= mais de 100 pólipos em número

Modo de transmissão:

A. HEREDITÁRIO
(a) autossômico dominante
1. Polipose familiar (múltiplo)
2. Síndrome de Gardner
3. Síndrome de Peutz-Jeghers
(b) autossômico recessivo
1. Síndrome de Turcot

B. NÃO HEREDITÁRIO
1. Síndrome de Cronkhite-Canadá
2. Polipose juvenil

Múltiplas lesões "em olho de boi" da parede intestinal

Mnemônico: "MaCK CLaN"

Melanoma
Carcinoma
Kaposi, Sarcoma de
Carcinóide
Linfoma
Neurofibromatose

	Pólipo Único	Múltiplos Pólipos
Neoplásicos (10%)		
— epitelial	1. Adenoma tubular 2. Adenoma tubuloviloso 3. Adenoma viloso 4. Síndrome de Turcot	1. Adenomatose cólica familiar 2. Adenomatose do trato GI 3. Síndrome de Gardner
— não epitelial	1. Carcinóide 2. Leiomioma 3. Lipoma 4. Hemangioma, linfangioma 5. Fibroma, neurofibroma	
Não neoplásico (90%)		
— não classificados	1. Pólipo hiperplásico	1. Polipose hiperplásica
— hamartomatoso	1. Pólipo juvenil 2. Síndrome de Peutz-Jeghers	1. Polipose juvenil
— inflamatório	1. Colite ulcerativa 2. Pólipo linfóide benigno 3. Pólipo de granulação fibróide	1. Síndrome de Cronkhite-Canada 2. Colite ulcerativa

PERITÔNIO

Massa peritoneal

A. MASSA SÓLIDA
 1. Mesotelioma peritoneal
 2. Carcinomatose peritoneal

B. EM PADRÃO INFILTRATIVO
 1. Mesotelioma peritoneal

C. MASSA CÍSTICA
 1. Mesotelioma cístico
 2. Pseudomixoma peritoneal
 3. Infecção micobacteriana/bacteriana

MESENTÉRIO & OMENTO

Massa omental

◊ 33% dos tumores omentais primários são malignos!
◊ Neoplasmas secundários são mais freqüente que os primários!

A. MASSA SÓLIDA
 (a) benigna: leiomioma, lipoma, neurofibroma
 (b) maligna: leiomiossarcoma, lipossarcoma, fibrossarcoma, linfoma, mesotelioma peritoneal, hemagiopericitoma, metástases
 (c) infecção: tuberculose

B. MASSA CÍSTICA
 Hematoma

Massa mesentérica

A. MASSAS SÓLIDAS REDONDAS
 ◊ Tumores primários benignos são mais comuns que tumores primários malignos!
 ◊ Neoplasmas secundários são mais freqüentes que primários!
 ◊ Císticos são mais comuns que tumores sólidos!
 ◊ Tumores sólidos malignos têm uma tendência a ser localizados próximos raiz do mesentério, tumores sólidos benignos na periferia próximos ao intestino!
 1. Metástases especialmente do cólon, ovário (neoplasma mais freqüente do mesentério)
 2. Linfoma
 3. Leiomiossarcoma (mais freqüente que leiomioma)
 4. Tumor neural (neurofibroma, ganglioneuroma)
 5. Lipoma (incomum), lipomatose, lipossarcoma
 6. Histiocitoma fibroso
 7. Hemangioma
 8. Tumor desmóide (mais comum primário)

B. MASSAS MAL DEFINIDAS
 Metástase (ovário), linfoma, fibromatose, mesenterite fibrosante (associada à síndrome de Gardner), lipodistrofia, paniculite mesentérica

C. MASSAS ESTRELADAS
 Mesotelioma peritoneal, mesenterite retrátil, reação fibrótica do carcinóide, tumor desmóide, peritonite tuberculosa, metástase, diverticulite, pancreatite

D. MASSAS CÍSTICAS LOCULADAS (2/3)
 Linfangioma cístico (mais comum), pseudomixoma peritoneal, mesotelioma cístico, cisto mesentérico, hematoma mesentérico, teratoma cístico benigno, tumor cístico fusiforme celular
 (= leiomioma/leiomiossarcoma centralmente necrótico)

Cistos mesentéricos/omentais

= "BOLHAS DA BARRIGA"
◊ O primeiro passo é determinar o órgão de origem!

(1) Linfangioma

(2) Pseudocisto não pancreático
 = seqüelas de hematoma/abscesso mesentérico/omental
 Pat: massa de paredes espessas, usualmente septadas com conteúdo hemorrágico/purulento

(3) Cisto de Duplicação

(4) Cisto Mesotelial

(5) Cisto Entérico

Padrões regionais de linfadenopatia

@ Nódulos retrocrurais
 Tamanho anormal: > 6 mm
 Causa comum: carcinoma pulmonar, mesotelioma, Linfoma

@ Nódulos no ligamento gastro-hepático
 = porção superior do omento menor suspendendo o estômago do fígado
 Tamanho anormal: > 8 mm
 Causa comum: carcinoma da curvatura menor do estômago, esôfago distal, linfoma, câncer pancreático, melanoma, cólon + câncer de mama
 DD: varizes coronárias

@ Nódulos no hilo hepático
 = no hilo hepático estendendo inferiormente até o ligamento hepatoduodenal, anterior + posterior à veia porta
 Tamanho anormal: > 6 mm
 Causa comum: carcinoma da vesícula biliar + árvore biliar, fígado, estômago, pâncreas, cólon, pulmão, mama
 Cp: obstrução biliar extra-hepática alta

@ Nódulos pancreaticoduodenais
 = entre varredura duodenal + cabeça pancreática anterior à VCI
 Tamanho anormal: > 10 mm
 Causa comum: linfoma, câncer da cabeça pancreática, cólon, estômago, pulmão, mama

@ Nódulos perisplênicos
 = no hilo esplênico
 Tamanho anormal: > 10 mm
 Causa comum: LNH, leucemia, neoplasma do intestino delgado, câncer ovariano, carcinoma do cólon transverso/direito

@ Nódulos retroperitoneais
 = periaórtico, pericaval, interaortocaval
 Tamanho anormal: > 10 mm
 Causa comum: linfoma, carcinoma da célula renal, testicular, cervical, carcinomas prostáticos

@ Nódulos da artéria mesentérica superior e celíaca = nódulos pré-aórticos
 Tamanho anormal: > 10 mm
 Causa comum: qualquer neoplasma intra-abdominal

@ Nódulos pélvicos
= ao longo dos vasos ilíacos comum, interno + externo
Tamanho anormal: > 15 mm
Causa comum: carcinoma da bexiga, próstata, cérvice, útero, reto

Linfonodos aumentados com centro de baixa densidade

1. Tuberculose, *Mycobacterium avium-intracellulare*
2. Infecção piogênica
3. Doença de Whipple
4. Linfoma
5. Doença metastática após irradiação + quimioterapia

Hemorragia gastrintestinal

Mortalidade: aproximadamente 10%
◊ O exame com bário deve ser evitado no sangramento agudo!
Fontes:

A. TRATO GASTRINTESTINAL SUPERIOR
= local do sangramento proximal ao ligamento de Treitz

@ Junção esofagogástrica
(1) Varizes esofágicas (17%): 50% de mortalidade
(2) Síndrome de Mallory-Weiss (7%–14%): mortalidade muito baixa

@ Estômago
(1) Gastrite hemorrágica aguda (17%–27%)
(2) Úlcera gástrica (10%)
(3) Úlcera piloroduodenal (17%–25%)
Mortalidade: < 10% se idade menor de 60 anos; > 35% se maior de 60 anos

@ Outras causas (14%): aneurisma de artéria visceral, malformação vascular, neoplasia, fístula vascular entérica
Mortalidade média: 8%–10%

B. TRATO GASTRINTESTINAL INFERIOR

@ Intestino delgado
Tumor (isto é, leiomioma, metástases), úlceras, divertículos (divertículo de Meckel), doença inflamatória intestinal, (isto é, doença de Crohn), malformação vascular, aneurisma de artéria visceral, fístula aortoentérica

@ Colorretal (70%)
(1) Divertículos (mais comum): hemorragia em 25% dos pacientes com diverticulose; cessação espontânea do sangramento em 80%; sangramento recorrente em 25%
(2) Angiodisplasia colônica = artérias + veias submucosas dilatadas suprajacentes à mucosa delgada (secundário à isquemia da mucosa?)
(3) Colite, tumores, varizes mesentéricas

SANGRAMENTO GASTRINTESTINAL INFANTIL
1. Úlcera péptica
2. Varizes
3. Divertículo de Meckel ulcerado

Hemorragia intramural

Causas:
A. VASCULITE
1. Púrpura de Henoch-Schönlein
B. TRAUMA
C. DEFEITO DA COAGULAÇÃO
1. Terapia anticoagulante
2. Trombocitopenia
3. Coagulação intravascular disseminada
D. DOENÇAS COM DEFEITO DA COAGULAÇÃO
1. Hemofilia
2. Leucemia, linfoma
3. Mieloma múltiplo
4. Carcinoma metastático
5. Púrpura trombocitopênica idiopática
E. ISQUEMIA (freqüentemente fatal)

- dor abdominal
- melena

Local: submucosa/intramural/mesentérica
√ aspecto "em pilha de moedas"/"cerca de estacas" das pregas mucosas (devido à infiltração simétrica por sangue submucoso)
√ "impressões digitais" = defeito de enchimento esférico polipóide (devido ao acúmulo focal do hematoma na parede da alça)
√ separação + desenrolar das alças intestinais
√ estreitamento da luz + defeitos de enchimento localizados (hematoma assimétrico)
√ nenhum espasmo/irritabilidade
√ obstrução mecânica + distensão proximal das alças
Prognóstico: resolução dentro de 2–6 semanas

Anomalias gastrintestinais na insuficiência renal crônica e transplante renal

@ Esôfago
1. Esofagite: cândida, CMV, herpes

@ Estômago e duodeno
1. Gastrite
√ pregas gástricas espessadas (38%)
√ edema + erosões
Causa:
(a) desequilíbrio dos níveis de gastrina + secreção de ácido gástrico por (1) remoção reduzida da gastrina pelo rim, com perda da massa cortical (2) mecanismo de retroalimentação do ácido prejudicada (3) hipocloridria
(b) infecção oportunista (isto é, CMV)
2. Úlcera gástrica (3,5%)
3. Úlcera duodenal (2,4%)
4. Duodenite (47%)

Cólon

Mais gravemente + freqüentemente afetado após o transplante renal
(1) Distensão progressiva + pseudo-obstrução
Fatores contribuintes: desidratação, alteração da dieta, inatividade, antiácidos não absorvíveis, esteróides em altas doses
(2) Colite isquêmica
(a) doença primária responsável pela doença renal terminal (isto é, diabete, vasculite)
(b) trauma do transplante renal

(3) Diverticulite
Fatores contribuintes: constipação crônica, esteróides, disfunção nervosa autonômica
(4) Colite pseudomembranosa
(5) Colite urêmica = colite não específica
(6) Perfuração colônica espontânea
Causa: isquemia não oclusiva, divertículo, duodenal + úlceras gástricas

@ Pâncreas
1. Pancreatite
Causa: hipercalcemia, esteróide, infecção, agentes imunossupressores, trauma

@ Geral
1. Hemorragia GI
Causa: gastrite, úlceras, divertículos colônicos, intestino isquêmico, colite infecciosa, colite pseudomembranosa, ulceração cecal não específica
2. Perfuração do intestino (em 1%–4% dos pacientes de transplante)
3. Infecção oportunista
Organismos: *Candida*, herpes, CMV, *strongyloides*
4. Malignidade
(a) tumores cutâneos
(b) linfoma

Enteropatia perdedora de proteína

A. DOENÇA COM ULCERAÇÃO MUCOSA
1. Carcinoma
2. Linfoma
3. Doença inflamatória intestinal
4. Doença úlcera péptica

B. PREGAS GÁSTRICAS HIPERTROFIADAS
1. Doença de Ménétrièr

C. DOENÇA MUCOSA NÃO ULCERATIVA
1. Doença celíaca
2. Espru tropical
3. Doença de Whipple
4. Gastroenteropatia alérgica
5. Fístula gastrocólica
6. Adenoma viloso do cólon

D. OBSTRUÇÃO LINFÁTICA
1. Linfangiectasia intestinal

E. DOENÇA DO CORAÇÃO
1. Pericardite constritiva
2. Insuficiência tricúspide

Má-Absorção

= absorção deficiente de qualquer material alimentar essencial no intestino delgado
1. MÁ-ABSORÇÃO PRIMÁRIA
= a anormalidade digestiva é a única anomalia presente
(1) Doença celíaca = espru não tropical
(2) Espru tropical
(3) Deficiências de dissacaridase
2. MÁ-ABSORÇÃO SECUNDÁRIA
= ocorre durante evolução de doença gastrintestinal
(a) entérica
(1) Doença de Whipple
(2) Parasitas: tênia, giárdia, tênia do peixe
(3) Defeitos mecânicos: fístulas, alças cegas, aderências, vólvulos, curtos circuitos
(4) Neurológico: diabete, diarréia funcional
(5) Inflamatório: enterite (viral, bacteriana, fúngica, não específica)
(6) Endócrino: síndrome de Zollinger-Ellison
(7) Drogas: neomicina, fenindiona, catárticos
(8) Doença do colágeno: esclerodermia, lúpus, poliarterite
(9) Linfoma
(10) Tumores benignos + malignos do intestino delgado
(11) Doença vascular
(12) ICC, agamaglobulinemia, amilóide, abeta lipoproteinemia, linfangiectasia intestinal,
(b) gástrica
Vagotomia, gastrectomia, piloroplastia, fístula gástrica (para jejuno, íleo, cólon)
(c) pancreática
Pancreatite, pancreatectomia, câncer pancreático, fibrose cística
(d) hepatobiliar
obstrução biliar intra e extra-hepática
doença hepática crônica + aguda

SINAIS RADIOLÓGICOS EM MÁ-ABSORÇÃO

√ INTESTINO DELGADO COM PREGAS NORMAIS + LÍQUIDO
1. Má digestão (deficiência de sais biliares/enzimas pancreáticas)
2. Cirurgia gástrica
3. Alactasia

√ INTESTINO DELGADO COM PREGAS NORMAIS + ÚMIDO
1. Espru
2. Dermatite herpetiforme

√ INTESTINO DELGADO DILATADO E SECO
1. Esclerodermia
2. Dermatomiosite
3. Pseudo-obstrução: nenhuma atividade peristáltica

√ INTESTINO DELGADO DILATADO E ÚMIDO
1. Espru
2. Obstrução
3. Alça cega

√ PREGAS RETIFICADAS E ESPESSADAS + INTESTINO DELGADO SECO
1. Amiloidose (má-absorção é incomum)
2. Radiação
3. Isquemia
4. Linfoma (raro)
5. Macroglobulinemia (raro)

√ PREGAS RETIFICADAS E ESPESSADAS + INTESTINO DELGADO ÚMIDO
1. Síndrome de Zollinger-Ellison
2. Abetalipoproteinemia: rara doença herdada caracterizada por dano ao SNC, anomalias retinianas, esteatorréia, acantocitose

√ PREGAS IRREGULARES NODULARES ESPESSADAS + INTESTINO DELGADO SECO

1. Hiperplasia linfóide
2. Linfoma
3. Doença de Crohn
4. Doença de Whipple
5. Mastocitose

√ PREGAS IRREGULARES NODULARES ESPESSADAS + INTESTINO DELGADO ÚMIDO

1. Linfangiectasia
2. Giardíase
3. Doença de Whipple (rara)

NODULARIDADE NO INTESTINO DELGADO COM MÁ-ABSORÇÃO

Mnemônico: "MALLHES WG"

Mastocitose
Amiloidose
Linfoma, hiperplasia de linfonodo
Linfangiectasia intestinal
Histiocitose
Edema
Sangue
Whipple (doença de)
Giardíase

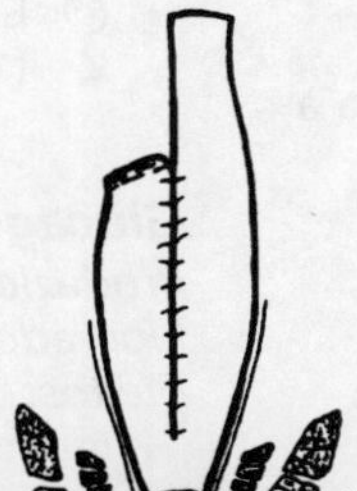

Balsa Ideal em "J"
= anastomose látero-lateral+fechamento do íleo com sutura ao nível da linha pectínea; após colectomia abdominal + proctectomia mucosa; preservando a continuidade intestinal + continência fecal

ANATOMIA E FUNÇÃO DO TRATO GASTRINTESTINAL

Hormônios gastrintestinais

Colecistoquinina

= CCK = 33 resíduos do aminoácido (nome anterior: Pancreozimina); os cinco aminoácidos C terminais são idênticos aos da gastrina, causando efeitos semelhantes como a gastrina

Produzida na: mucosa duodenal + mucosa intestinal

Liberada por: ácidos graxos, alguns aminoácidos (fenilalanina, metionina), íons hidrogênio

Efeitos:

@ Estômago
- (1) Estimula fracamente a secreção de HCl
- (2) Dado isoladamente: inibe a gastrina, que leva à diminuição da produção de HCl
- (3) Estimula a secreção da pepsina
- (4) Estimula a motilidade gástrica

@ Pâncreas
- (1) Estimula a secreção de enzimas pancreáticas (= pancreozimina)
- (2) Estimula a secreção de bicarbonato (fracamente através de efeito direto; fortemente por efeito de potencialização na secretina)
- (3) Estimula a liberação da insulina

@ Fígado
- (1) Estimula a secreção de água + secreção de bicarbonato

@ Intestino
- (1) Estimula a secreção das glândulas de Brunner
- (2) aumenta a motilidade

@ Trato biliar
- (1) Forte estimulador da contração da vesícula biliar
- (2) Relaxamento do esfíncter de Oddi

Gastrina

= peptídeo com 17 aminoácidos amida; PENTAGASTRINA = derivado acil do biologicamente ativo tetrapeptídeo C terminal amida

Produzido na: células antrais + células G do pâncreas

Liberada por: mediada por reflexos colinérgicos neuroendócrinos

- (a) estimulação vagal, distensão gástrica
- (b) álcool de cadeia pequena (etanol, propanol)
- (c) aminoácidos (glicina, 13 alanina)
- (d) cafeína
- (e) hipercalcemia

Inibido por: queda no pH da mucosa antral para < 3,5

Efeitos:

@ Estômago:
- (1) Excitação da secreção de HCl gástrico das células parietais, a qual por sua vez:
- (2) Aumenta a produção de pepsinogênio através das células principais por reflexo local
- (3) Motilidade antral aumentada
- (4) Efeito trófico na mucosa gástrica (hiperplasia celular parietal)

@ Pâncreas
- (1) Forte aumento na produção da enzima
- (2) Estimula fracamente a liberação de líquido + produção de bicarbonato
- (3) Estimula a liberação de insulina

@ Fígado
- (1) Água + secreção do bicarbonato

@ Intestino
- (1) Estimula a secreção das glândulas de Brunner
- (2) Aumenta a motilidade

@ Vesícula biliar
- (1) Estimula a contração

@ Esôfago
- (1) Aumenta a pressão de repouso do esfíncter esofágico inferior (IEE)

Glucagon

Produzido em: células alfa (e células beta) do pâncreas

Liberado por: baixos níveis de glicose no sangue

Efeitos:

@ Intestinos
- (1) Efeito hipotônico no duodeno > jejuno > estômago > cólon

@ Hormônios
- (1) Libera catecolaminas da glândula adrenal, que paralisa o músculo liso intestinal
- (2) Aumenta a insulina sérica + níveis de glicose (mobilização do glicogênio hepático)

@ Trato biliar
- (1) Aumenta o fluxo biliar
- (2) Relaxa vesícula biliar + esfíncter de Oddi

Dose para imagem radiológica: 1 mg no máximo

◊ A administração IV causa uma resposta rápida + dissipação rápida da ação!

◊ A administração IM prolonga o início + aumenta a duração da ação!

Efeitos colaterais: náusea + vômito, fraqueza, vertigem (início tardio de 1h 1/2–4 horas depois da administração IM)

Contra-indicação: Diabetes mellitus

Secretina

Produzido na: mucosa duodenal

Liberada por: íons hidrogênio que proporcionam um pH < 4,5

Efeitos:

@ Estômago
- (1) Inibe a atividade da gastrina que leva à diminuição na secreção de HCl
- (2) Estimula a secreção de pepsinogênio através das células principais (pepsigogo potente)
- (3) Diminui a motilidade gástrica e duodenal + contração do esfíncter pilórico

@ Pâncreas
- (1) Aumenta a secreção pancreática alcalina ($NaHCO_3$)
- (2) Estimula fracamente a secreção de enzimas
- (3) Estimula a liberação da insulina

@ Fígado
- (1) Estimula a secreção de água + secreção de bicarbonato (mais potente colerético)

@ Intestino
  (1) Estimula a secreção das glândulas de Brunner
  (2) Inibe a motilidade
@ Esôfago
  (1) Abre o EEI

Células gástricas

1. Células principais
   = células pépticas/células zimogênicas
   Localização: corpo + fundo
   Produto: pepsinogênio
2. Células parietais
   = células oxínticas
   Localização: corpo + fundo
   Produto: H+, Cl, fator intrínseco, prostaglandinas
3. Células mucosas do colo
   Produto: mucoproteínas, mucopolissacarídeos, sulfatos de aminopolissacarídeos
4. Células argentafins
   = células enteroendócrinas
   Localização: corpo + fundo
   Produto: substância semelhante ao glucagon (células A), somatostatina (células D), peptídeo intestinal vasoativo (células D1), 5-hidroxitriptamina (células EC)
5. Células G
   Localização: piloro
   Produto: gastrina

Peristalse do intestino delgado

A. AUMENTADA
   1. Excitação vagal
   2. Acetilcolina
   3. Anticolinesterase (isto é, neostigmina)
   4. Colecistoquinina

B. DIMINUÍDA
   1. Atropina (isto é, Probantina)
   2. Vagotomia bilateral

Efeito da vagotomia bilateral

= desnervação colinérgica
  (1) MOTILIDADE do estômago diminuída + intestinos
  (2) SECREÇÃO GÁSTRICA diminuída
  (3) TÔNUS DA VESÍCULA BILIAR + ductos biliares
  (4) TÔNUS aumentado DO ESFÍNCTER (Oddi + esfíncter esofágico inferior)

Anatomia esofágica baixa

A. **Vestíbulo esofágico**
   = terminação sacular do baixo esôfago com limite superior ao nível da junção do tubulovestibular + limite inferior na junção esofagogástrica
   √ colapsado durante estado de repouso
   √ assume configuração bulbosa com a deglutição
   (a) junção tubulovestibular = nível A = junção entre o esôfago tubular e esôfago sacular
   (b) ampola frênica = porção em forma de sino acima do diafragma (o termo deveria ser descartado por causa das mudanças dinâmicas de configuração)
   (c) segmento submerso = porção infra-hiatal do esôfago
       √ alargamento/desaparecimento é indicativo de doença do refluxo gastroesofágico

B. **Junção gastroesofagiana**
   Local: ao nível superior das fibras do fundo gástrico, abre a incisura cardíaca demarcando margem lateral esquerda da junção esofagogástrica

C. **Linha Z** = nível B = linha de junção escamocolunar critério não aceitável para localizar a junção esofagogástrica
   Local: 1–2 cm sobre fibras do fundo gástrico

D. **Esfíncter esofágico inferior**
   = zona de altas pressões fisiológicas de 2 a 4 cm que corresponde ao vestíbulo esofágico
   √ fortemente fechado durante o estado de repouso
   √ assume configuração bulbosa com a deglutição

Anéis musculares do esôfago

Anel A

= músculos contraídos/músculos hipertrofiados em resposta ao esfíncter GE incompetente
• raramente sintomático/disfasia
Localização: na junção tubulovestibular = aspecto superior do vestíbulo
√ usualmente 2 cm proximal à junção GE na extremidade superior do vestíbulo
√ varia em calibre durante o mesmo exame, pode desaparecer com a distensão máxima
√ estreitamento largo e liso com margens arredondadas e espessas
√ visível somente se esôfago tubular acima + vestíbulo debaixo estiverem dilatados

Anel B

= fibras do fundo que representam um espessamento em "U" das capas musculares internas, com o braço aberto do U voltado para a curvatura menor = aspecto inferior do vestíbulo
Localização: < 2 cm da margem hiatal
√ somente visível quando a junção esofagogástrica está acima do hiato
√ delgado anel marginal logo abaixo da junção mucosa (linha Z)

Piloro

= fibras musculares circulares especializadas com:
  (a) alça esfinctérica distal = alça do canal direito
      √ corresponde ao esfíncter pilórico radiológico
  (b) alça esfinctérica proximal = alça do canal esquerdo
      √ 2 cm proximal à alça esfinctérica distal na grande curvatura (vista durante o relaxamento completo)
  (c) toro = fibras de ambos os esfíncteres convergem no lado da pequena curvatura para formar uma proeminência muscular; o prolapso da mucosa entre as alças esfincterianas produz um nicho que simula úlcera
√ canal pilórico 5–10 mm de comprimento, espessura mural de 4–8 mm
√ indentação concêntrica da base do bulbo duodenal

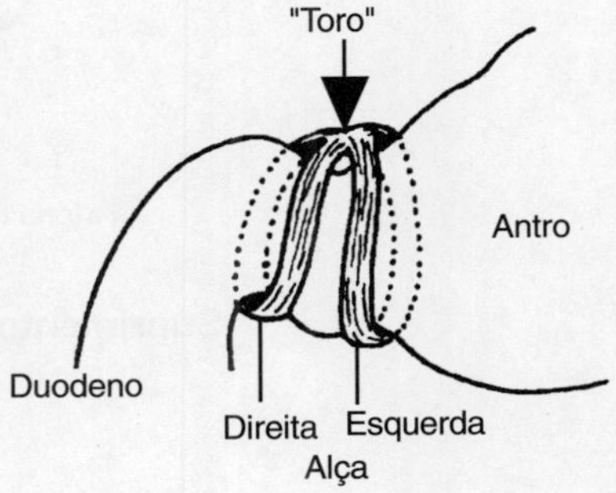

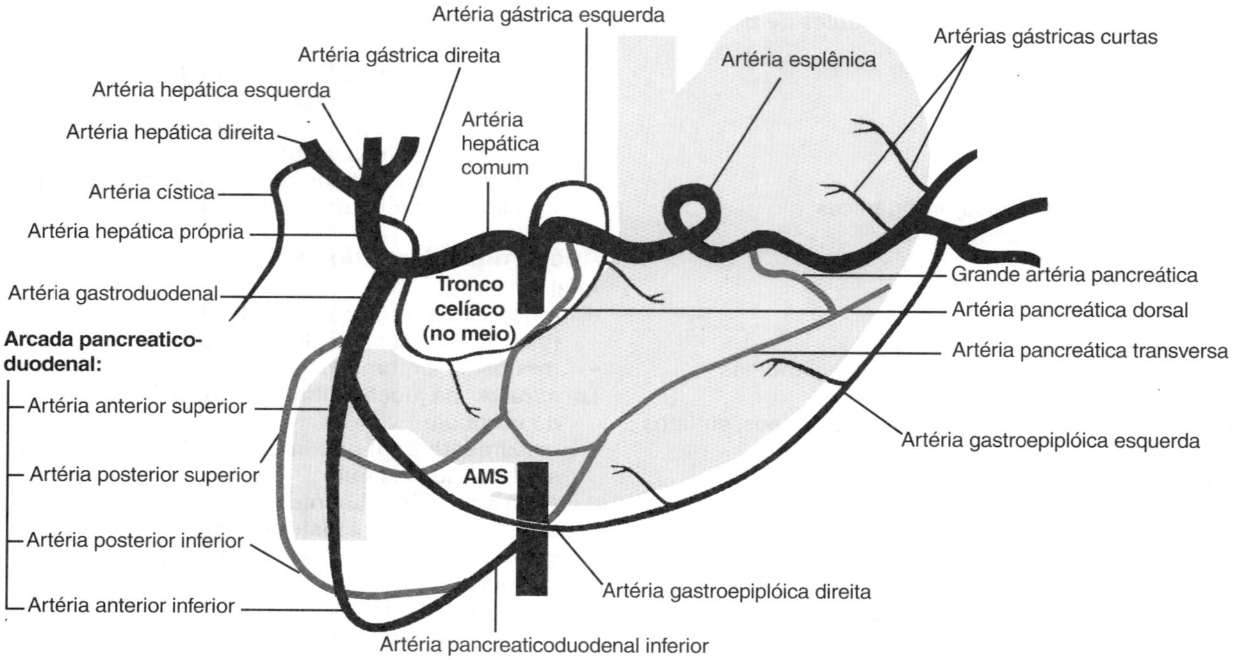

Suprimento Sagüíneo do Estômago, Duodeno e Pâncreas

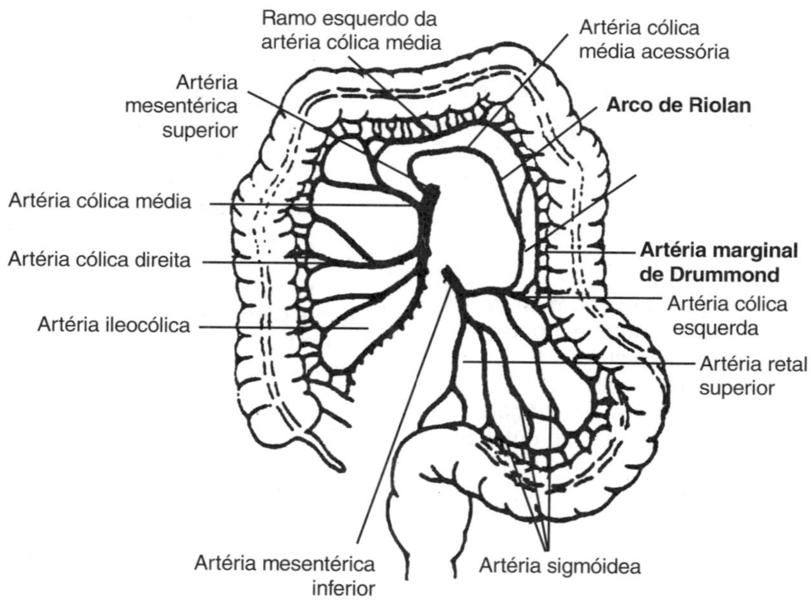

Suprimento Sangüíneo do Intestino Grosso

Pregas do intestino delgado

A. ESPESSURAS NORMAIS DAS PREGAS
- @ Jejuno: 1,7–2,0 mm > 2,5 mm patológico
- @ Íleo: 1,4–1,7 mm > 2,0 mm patológico

B. NÚMERO NORMAL DE PREGAS
- @ Jejuno: 4–6/polegada
- @ Íleo: 3–5/polegada

C. ALTURA NORMAL DAS PREGAS
- @ Jejuno: 3,5–7,0 mm
- @ Íleo: 2,0–3,5 mm

D. DIÂMETRO NORMAL DO LÚMEN
- @ Jejuno superior: 3,0–4,0 cm > 4,5 cm
- @ Jejuno inferior: 2,5–3,5 cm > 4,0 cm
- @ Íleo: 2,0–2,8 cm > 3,0 cm patológico

REGRA DOS 3's:
- ◊ Densidades murais < 3 mm
- ◊ Válvulas conniventes < 3 mm
- ◊ Diâmetro < 3 cm
- ◊ Níveis ar-líquido < 3

Calibre normal do intestino

Mnemônico: "3–6–9–12 "

- **3** cm tamanho máximo do intestino delgado
- **6** cm tamanho máximo do cólon transverso
- **9** cm tamanho máximo do ceco
- **12** cm calibre maximo do ceco antes que possa estourar

Gás intestinal

A. INFLUXO

1.	Aerofagia	2 l
2.	Liberação do trato intestinal	
	(a) neutralização do bicarbonato em secreções (CO_2)	8 l
	(b) fermentação bacteriana (CO_2, H_2, CH, H_2S)	15 l
3.	Difusão a partir do sangue (N_2, O_2, CO_2)	

B. EFLUXO

1.	Difusão dos intestinos para o sangue e expulsão pelo pulmão	50 l
2.	Expulsão pelo ânus	2 l

Líquido intestinal

A. INFLUXO

1.	Ingestão oral	2,5 l
2.	Secreções intestinais	8,2 l
	saliva	1,5 l
	bile	5 l
	secreções gástricas	2,5 l
	secreções pancreáticas	0,7 l
	secreções intestinais	3,0 l

B. EFLUXO

1.	Perianal	0,1 l
2.	Reabsorção intestinal (principalmente no íleo + cólon ascendente)	10,6 l

DESORDENS GASTRINTESTINAIS

ACALASIA

= insuficiência da organização peristalse + relaxamento ao nível do esfíncter esofágico inferior

Etiologia:
- (a) idiopática: anomalia do plexo de Auerbach/núcleo bulbar dorsal; vírus neurotrópico?, hipersensibilidade à gastrina?
- (b) doença de Chagas

√ megaesôfago = dilatação do esôfago começando no terço superior, acometendo finalmente todo o comprimento
√ ausência da peristalse primária abaixo do nível cricofaríngeo
√ contrações não peristálticas
√ deformidade em "bico de pássaro"/"cauda de rato" = diminuição progressiva do calibre cônica ou em forma de "V" + simétrica do segmento estenótico com estreitamento mais marcante na junção gastroesofagiana
√ fenômeno de Hurst + trânsito temporário através do cárdia quando a pressão hidrostática da coluna de bário está acima da pressão tônica do EEI
√ esvaziamento esofágico súbito após a ingestão de bebidas gasosas (isto é, coca-cola)
√ "acalasia vigorosa" = numerosas contrações terciárias no esôfago distal não dilatado da acalasia precoce
√ pronto relaxamento do EEI sob inalação de nitrato de amila (relaxante do músculo liso)

RxT:
- √ opacidade convexa direita atrás da borda cardíaca direita; ocasionalmente opacidade convexa esquerda se a aorta torácica for tortuosa
- √ opacidade convexa direita pode estar ancorada pelo arco da veia ázigos, permitindo uma maior dilatação acima e abaixo
- √ nível ar-líquido (estase no esôfago torácico repleto de secreções retidas + resíduos alimentares)
- √ bolha de ar gástrica pequena/ausente
- √ deslocamento anterior + encurvamento da traquéia (visão lateral)
- √ opacificações multifocais alveolares bilaterais lembrando pneumonia por aspiração aguda/crônica (infecção por *M. fortuitum-chelonei*)

Cp: carcinoma esofágico em 7% (geralmente medioesôfago)

Trat.: dilatação pneumática/miotomia cirúrgica

DD:
- (1) Neoplasma (separação do fundo gástrico pelo diafragma; peristalse normal; diminuição gradual da espessura assimétrica)
- (2) Constrição péptica do esôfago

ACALASIA CRICOFARÍNGEA

= hipertrofia do músculo cricofaríngeo (= esfíncter esofágico superior) com insuficiência de relaxamento completo

Etiologia:
- (1) Variante normal sem sintomas: visto em 5%–10% dos adultos
- (2) Mecanismo compensatório ao refluxo gastroesofagiano
- (3) Disfunção neuromuscular da deglutição
  - (a) desordens neurais primárias: Desordem do tronco cerebral (poliomielite bulbar, siringomielia, esclerose múltipla, esclerose lateral amiotrófica); paralisia nervosa central/periférica; doença oclusiva cerebrovascular; coréia de Huntington
  - (b) desordem muscular primária: Distrofia miotônica; polimiosite; dermatomiosite; sarcoidose; miopatias secundárias aos esteróides/disfunção tireoidiana; miopatia oculofaríngea
  - (c) desordem da junção mioneural: Miastenia grave; difteria; tétano

• principalmente assintomática
• disfagia
◊ Cinerradiografia/registro em videoteipe necessários para a demonstração!
√ distensão do esôfago proximal + faringe
√ projeção em lábio/cápsula suavemente delimitada posteriormente ao nível da cricóide (= junção faringoesofagiana) = nível de C5/C6
√ o bário pode inundar a laringe + traquéia

Cp: divertículo de Zenker

Trat.: miotomia cricofaríngea

ACANTOSE POR GLICOGÊNIO

= condição degenerativa benigna com acúmulo de glicogênio celular dentro do revestimento epitelial escamoso do esôfago; etiologia desconhecida

Incidência: em até 15% dos pacientes submetidos à endoscopia

Histo: hiperplasia + hipertrofia das células escamosas mucosas secundário ao aumento da deposição de glicogênio; nenhum potencial maligno

• assintomático
• placas brancas ovais na mucosa, com 2–15 mm de diâmetro na mucosa com aspecto anteriormente normal

Localização: esôfago médio (comum)/distal
√ nódulos/placas múltiplas de 1–3 mm esféricas

Dg: biopsia

DD: Esofagite por *Candida* (as lesões desaparecem sob tratamento em contraste à acantose por glicogênio)

ADENOMA DO INTESTINO DELGADO

Localização: duodeno (21%), jejuno (36%), íleo (43%), especialmente valva ileocecal

Histo:
- (1) Pólipo hamartomatoso (77%), múltiplo em 47%, 1/3 lesões múltiplas associadas à síndrome de Peutz-Jeghers
- (2) Pólipo adenomatoso (13%), pode ter potencial maligno
- (3) Tumor gástrico polipóide heterotópico (10%)

ADENOMA VILOSO

Adenoma viloso do cólon

Incidência: 7% de todos os tumores colônicos
Idade: apresentação tardiamente na vida; M = F
Localização: reto + sigmóide (75%), ceco, valva ileocecal; 2% de todos os tumores no reto + cólon
Associado a: outros tumores do trato GI (25%)

- sensação de evacuação incompleta
- sangramento retal
- excreção de quantidade copiosa de muco espesso
- fatigabilidade, fraqueza
- síndrome de depleção eletrolítica em 4% (desidratação, hiponatremia, hipocalemia)

√ pode circundar o cólon completamente
√ tumor volumoso com aspecto esponjoso corrugado (bário dentro dos interstícios)
√ superfície estriada "em pincel"
√ tumor macio, flexível, com alteração na forma
√ inumeráveis projeções mucosas (= frondes) com superfície reticular/padrão granular (se os elementos vilosos constituem > 75% do tumor, o diagnóstico pode ser feito ao enema baritado)
√ diminuição aparente no tamanho dos filmes pós-evacuação

Cp: transformação maligna/invasão (em 36%) relacionado ao tamanho do tumor < 5 cm (9%); > 5 cm (55%); > 10 cm (100%)

Adenoma viloso do duodeno

Mais comum no cólon + reto; menos de 50 casos na literatura mundial
√ massa séssil, macia, não obstrutiva
√ padrão em "laço"/"bolha de sabão"
√ preservação da atividade peristáltica + distensibilidade colônica

AIDS

◊ Envolvimento gastrintestinal devido ao sarcoma de Kaposi + infecções oportunistas!

Organismos oportunistas:
CMV, *Mycobacterium avium-intracellulare, Cryptosporidium, Candida, Pneumocystis*
√ são freqüentes as anomalias patológicas em múltiplos locais com um/alguns organismos oportunistas!

(1) Esplenomegalia (31%–45%)
Causa: não específica (maioria), linfoma, infecção (*M. avium-intracellulare, P. carinii*)
(2) Infarto esplênico (êmbolo séptico)
(3) Linfadenopatia (21%–60%)
Causa: hiperplasia reativa (maioria), sarcoma de Kaposi, linfoma, infecções
Tamanho: < 3 cm de diâmetro (em 95%)
(4) Hepatomegalia (20%)
Causa: não específica, hepatite, infiltração gordurosa, linfoma, sarcoma de Kaposi
(5) Abscesso hepático
(6) Anomalias na vesícula biliar: espessamento da parede (8%), cálculos (6%), lama (4%)
(7) Colangite relacionada à AIDS
(8) Esofagite relacionada à AIDS: *Candida*, herpes simples, CMV
√ úlcera esofágica gigante: HIV (76%), CMV (14%)
√ fístula esofágica/perfuração: tuberculose, actinomicose
(9) Antrite por *cryptosporidium*
√ área de espessamento gástrico focal + ulceração
(10) Gastrite por CMV
freqüentemente afeta a junção GE + antro pilórico
(11) Enterite da AIDS
(a) **enterite por *Cryptosporidium***
Localização: intestino delgado proximal
- grave diarréia com perda de líquido de 10–17L/dia

√ dilatação do intestino delgado (secreções aumentadas)
√ espessamento regular das pregas
√ espessamento + apagamento das pregas mucosas
√ aspecto em "pasta de dente" do intestino delgado (mimetizando espru)

(b) **enterite por *Mycobacterium avium-intracellulare***
= PSEUDODOENÇA DE WHIPPLE
- diarréia, má-absorção

√ leve dilatação do intestino delgado médio + distal
√ espessamento irregular das pregas mucosas + nodularidade
√ linfadenopatia mesentérica + retroperitoneal (1,0–1,5 cm de tamanho) ± área de densidade central diminuída, causando separação segmentar das alças do intestino delgado
√ esplenomegalia
√ lesões focais de baixa atenuação no fígado ± baço

(12) Colite da AIDS
— intestino isquêmico
— apendicite aguda
— colite neutropênica
— colite pseudomembranosa
— colite/ileíte infecciosa

Colite/ileíte por CMV
- hematoquezia, dor abdominal em cãibra, febre

Pat: vasculite de pequenos vasos resultando em hemorragia, necrose isquêmica, ulceração
Localização: íleo terminal
√ achados de megacólon tóxico
√ pequenos nódulos distintos bem definidos (similares à hiperplasia linfóide nodular), por todo o cólon
√ úlceras aftosas num fundo de mucosa normal
√ marcante espessamento da parede da alça
√ sinal de duplo anel/alvo (pelo edema aumentado da mucosa)
√ ascite
√ inflamação da gordura + fáscia pericolônica
Trat.: ganciclovir (efetivo em 75%)

(13) Obstrução intestinal
(a) infecção
(b) intussuscepção (sarcoma de Kaposi, linfoma)

AMEBÍASE

= infecção primária do cólon pelo protozoário *Entamoeba histolytica*
Países: distribuição mundial, mais comum nos climas quentes; África do Sul, Índia, Ásia, América Central + Sul (20%); Estados Unidos (5%)

Rota: comida/água contaminada (portadores humanos dos cistos); cisto dissolve no intestino delgado; trofozoítos povoam o cólon; enzimas proteolíticas + hialuronidase lisam o epitélio intestinal; pode embolizar para o sangue venoso + sangue sistêmico

Histo: invasão amebiana da mucosa + submucosa que causa úlceras minúsculas, as quais disseminam abaixo da mucosa + fundem-se em grandes áreas de necrose; necrose da mucosa; infecção bacteriana secundária

- assintomático por meses/anos
- ataques agudos de diarréia (fezes diarréicas com sangue)
- febre, cefaléia, náusea

Localização: (áreas de estase relativa) cólon direito + ceco (90%) > flexura hepática + flexura esplênica > rectossigmoíde

√ perda do padrão haustral normal com aspecto granular (edema, úlceras puntiformes)
√ úlceras em "botão de colarinho"
√ ceco em forma de cone
√ estenose da luz do cólon com alguns cm de comprimento no cólon transverso, cólon sigmóide, flexuras (resultando em cicatrização + fibrose); em múltiplos segmentos
√ ameboma = granuloma hiperplásico com invasão bacteriana do abscesso amebiano; geralmente anular + estenosante/massa intramural/cavidade contínua com a luz do intestino; encolhimento sob terapia em 3–4 semanas
√ valva ileocecal espessada + fixa em posição aberta com refluxo
  √ envolvimento do íleo distal (10%)

DD: exame de fezes/biopsia retal

Cp:
(1) Megacólon tóxico com perfuração
(2) Abscesso amebiano hepático (2%), cérebro, pulmão (disseminação transdiafragmática da infecção), espaço pericólico, isquiorretal, subfrênico
(3) Intussuscepção em crianças (devido ao ameboma)
(4) Formação de fístula (colovesical, retovesical, retovaginal, enterocólica)

AMILOIDOSE

= grupo de desordens heterogêneas causadas pela deposição de uma proteína-polissacarídeo em vários órgãos, levando à hipoxia, edema da mucosa, hemorragia, ulceração, atrofia da mucosa, atrofia muscular

Histo: material hialino eosinofílico amorfo depositado em torno de vasos sangüíneos terminais, corando-se com o vermelho Congo + violeta cristal; as fibrilas amilóides possuem estrutura de cadeia beta (= β fibrilose)

Classificação bioquímica (1979):

(1) Amiloidose AL
(A = amilóide, L = imunoglobulina de cadeia leve)
- proteína monoclonal no soro + urina
- ocorre na amiloidose primária + amiloidose associada ao mieloma

Histo: depósitos maciços na muscular da mucosa + mucosa
√ espessamento das pregas com pólipos/grandes nódulos

(2) Amiloidose SAA (S = soro, AA = amilóide A)
- ocorre na amiloidose secundária = reativa

Histo: expansão da lâmina própria
√ padrão mucoso grosseiro + inumeráveis elevações granulares finas

(3) Amiloidose AF (A = amilóide, F = familiar)
- pré-albumina AF como precursora das fibrilas
- ocorre na amiloidose familiar

(4) Amiloidose AS (A = amilóide, S = senil)
- pré-albumina AS como precursora das fibrilas
- ocorre na amiloidose senil

√ maciça deposição de amilóide

(5) Amiloidose AH (A = amilóide, H = hemodiálise)
- microglobulina beta-2 como precursora das fibrilas

(6) Amiloidose AE (A = amilóide, E = endócrina)
- calcitonina produzida pelo carcinoma medular da tireóide é a precursora das fibrilas

Classificação de Reimann (1935):

(1) Primária = amiloidose idiopática
= provavelmente herança autossômica dominante com disfunção imunologicamente determinada das células plasmáticas
- ausência de doença discernível precedente/concomitante

Localização: (envolvimento predominante dos tecidos conjuntivos + órgãos mesenquimais)
coração (90%), pulmão (30%–70%), fígado (35%), baço (40%), rins (35%), adrenais, língua (40%), trato GI (70%), pele + subcútis (25%)
√ tendência para a deposição nodular

(2) Amiloidose secundária (forma mais comum)
- após/coexistente com processos infecciosos/inflamatórios prolongados

Causa: artrite reumatóide (em 20%), doença de Still, tuberculose, osteomielite, lepra, pielonefrite crônica, bronquiectasias, colite ulcerativa, macroglobulinemia de Waldenström, febre familiar do mediterrâneo, malignidade linforreticular, paraplegia

Localização: baço, fígado, rins (> 80%), mama, língua, trato GI, tecido conjuntivo
√ pequeno depósito amilóide

(3) Amiloidose associada ao mieloma múltiplo
- pode preceder o desenvolvimento de mieloma múltiplo

Incidência: 10%–15%
√ amiloidose primária com lesões osteolíticas na doença mielomatosa

(4) Amiloidose formadora de tumor/órgão-limitada
- relacionada ao tipo primário

(a) hereditária = amiloidose familiar
(b) amiloidose senil (limitada ao coração/cérebro/pâncreas/baço)
√ grandes massas localizadas

◊ O envolvimento GI é mais comum na amiloidose primária que na secundária!

- má-absorção (diarréia, perda de proteína)
- sangramento GI oculto
- obstrução
- macroglossia

@ Esôfago (11%)
√ perda da peristalse
√ megaesôfago

@ Estômago (37%)
- dor epigástrica pós-prandial + pirose
- gastrite hemorrágica erosiva aguda

(a) forma infiltrativa difusa
(b) estômago de pequeno tamanho com rigidez + perda da distensibilidade, simulando linite plástica (pelo espessamento da parede gástrica)
√ padrão rugal apagado
√ peristalse ausente/diminuída
√ marcada retenção de alimentos
(c) infiltração localizada (freqüentemente localizada no antro)
√ antro irregularmente estreitado + rígido
√ rugas espessadas
√ erosões/ulcerações superficiais
(d) amiloidoma = massa submucosa bem definida

@ Intestino delgado (74%)
(a) forma difusa (mais comum)
√ estreitamento uniforme difuso das válvulas coniventes em todo o intestino delgado
√ pregas mucosas onduladas achatadas e alargadas (atrofia mucosa)
√ "jejunização" do íleo
√ motilidade intestinal prejudicada
√ dilatação do intestino delgado
(b) forma localizada (menos comum)
√ múltiplos depósitos do tamanho de ervilhas/bolas de gude
√ pseudo-obstrução = achados físicos e radiográficos simples sugerindo obstrução mecânica com intestino delgado + grosso patentes ao exame baritado (envolvendo o plexo mioentérico)
Cp: infarto do intestino delgado

@ Cólon (27%):
√ pseudopólipos no cólon

@ Osso: √ cistos ósseos

@ Baço:
Histo:
(a) forma nodular envolvendo os folículos linfáticos
(b) forma difusa infiltrando a polpa vermelha
√ massas distintas
√ esplenomegalia (4%–13%)
Cp: ruptura esplênica espontânea (pela fragilidade vascular + coagulopatia adquirida)

Dg: por biopsia retal/gengival
DD: doença de Whipple, linfangiectasia intestinal, linfossarcoma

ANEL DE SCHATZKI

= ANEL MUCOSO ESOFÁGICO INFERIOR
= anel esofágico inferior constante (espessamento mucoso), presumivelmente resulta da esofagite de refluxo = delgada constrição péptica anular

Incidência: 6%–14% da população; idade avançada > jovens; M > F
Histo: usualmente epitélio escamoso na superfície superior + epitélio colunar na superfície inferior; pode estar coberto totalmente por epitélio escamoso ou epitélio colunar
• assintomático (se o anel > 20 mm)
• disfagia (se o anel < 12 mm)

Localização: próximo à junção escamocolunar; na região do anel B na margem inferior do esfíncter esofágico inferior
√ anel transverso não distensível permanentemente presente com forma + tamanho constante (variação de 3–18 mm)
√ projeção espessa em forma de prateleira para dentro da luz com 2–4 mm de espessura, com margens suaves e simétricas
√ visível somente com distensão adequada da região esofagogástrica, quando localizada acima do hiato esofágico do diafragma
√ mais bem demonstrado em posição prona, durante a inspiração presa com manobra de Valsalva, enquanto a coluna de bário passa através da região esofágica
√ esôfago curto + segmento gástrico intra-hiatal/intratorácico = hérnia de hiato por deslizamento se o anel de Schatzki está localizado 1–2 cm acima do hiato diafragmático

Prognóstico: diminuição do calibre acima de 5 anos (em 25%–33%)
Cp: impactação do bolo fecal (associada com dor torácica severa)
Trat.:
(1) Mastigação apropriada dos alimentos
(2) Ruptura endoscópica
(3) Dilatação esofágica (radiograficamente, amiúde ocorre falta de alteração do calibre após a dilatação bem sucedida)

DD: constrictura anular péptica (geralmente mais espessa, assimétrica, superfície irregular, associada com pregas esofágicas espessadas, serrilhamento das margens esofágicas)

ANGIODISPLASIA DO CÓLON

= ECTASIA VASCULAR = MALFORMAÇÃO ARTERIOVENOSA

Lesão adquirida
Associada à: estenose aórtica (20%)
Incidência na autópsia: 2%
Idade: maioria > 55 anos
Localização:
(a) ceco + cólon ascendente (maioria)
(b) cólon descendente + sigmóide (25%)
• sangramento crônico intermitente de baixa intensidade
• ocasionalmente sangramento maciço
√ "tufos vasculares" = grupamentos de vasos durante a fase arterial ao longo da borda antimesentérica
√ opacificação precoce da veia ileocólica
√ veia ileocólica densamente opacificada dilatada e tortuosa na fase venosa tardia
√ extravasamento de contraste (não usual)

ANISAQUÍASE

= doença parasitária do trato GI

Causa: ingestão de larvas de *Anisaquis* presentes no peixe cru/malcozido (cavala, bacalhau, "pollack", arenque, bonito, lula), consumidos como sashimi, sushi, ceviche*, lomi-lomi
N.T.: Comida típica do Peru e Equador que consiste em peixe semicozido em limão e cebola.
Organismo: verme com aspecto reto/serpiginoso/circular/filiforme

◊ O local de penetração pelas larvas determina a forma clínica!

@ Anisaquíase gástrica
• dor gástrica aguda, náuseas, vômitos poucas horas após a ingestão (DD: gastrite aguda, úlcera péptica, envenenamento alimentar, neoplasia)
• eosinofilia

√ edema da mucosa
√ defeitos de enchimento filiformes com aproximadamente 3 cm de comprimento (= larvas)

@ Anisaquíase intestinal
- sensibilidade abdominal difusa/dor abdominal em cólica, náusea, vômito (DD: apendicite aguda, enterite regional, intussuscepção, íleo, diverticulite, neoplasia)
- leucocitose sem eosinofilia (freqüente)

Histo: edema importante, infiltrados eosinofílicos, formação de granuloma
√ pregas espessadas
√ desaparecimento das pregas de Kerckring
√ aspecto em impressões digitais/"dente serrilhado"
√ estreitamento luminal irregular
√ ascite eosinofílica (DD: gastroenterite eosinofílica, síndrome hipereosinofílica)

Cp: íleo

@ Anisaquíase colônica (rara)
DD: tumor colônico

ANTRO GÁSTRICO RETIDO

Causa: retenção de antro gástrico endocrinologicamente ativo em continuidade com o piloro + duodeno

Fisiopatologia:
banho do antro no suco duodenal alcalino estimula a secreção de gastrina

Associado a: úlceras gástricas em 30%–50%
√ refluxo duodenogástrico de bário através do piloro (diagnóstico)
√ úlcera marginal gigante/algumas úlceras marginais usualmente no lado jejunal da anastomose (grandes proporções de falsos positivos e falsos negativos; taxa de acertos positivos de 28%–60%)
√ grande quantidade de secreções
√ mucosa edematosa do segmento jejunal anastomótico
√ padrão em laço/teia de aranha do intestino delgado (hipersecreção)

Cp: fístula gastrojejunocólica

APENDICITE

Incidência: 7%–12% na população ocidental

Etiologia: obstrução da luz do apêndice por hiperplasia linfóide (60%), fecalito (33%), corpo estranho (4%), constrição, tumor, parasita; doença de Crohn (em 25%)

Pico etário: 2ª e 3ª década
- sinais + sintomas clássicos não presentes em 20%–30% (32%–45% de taxa de diagnósticos errôneos nas mulheres entre as idades de 20–40 anos)
- febre (56%)
- náusea + vômitos (40%)
- dor no quadrante inferior direito sobre o apêndice = sinal de McBurney (72%)
- leucocitose (88%)

Localização atípica: dentro da pelve (30%), extraperitoneal (5%)

Raios X simples de abdome (anomalias vistas em 50%):
◊ Os achados na radiografia simples tornam-se mais distintas após a perfuração, enquanto os sinais clínicos desaparecem/simulam outras doenças!
√ geralmente apendicolito laminado calcificado no quadrante inferior direito (em 7%–15%)
◊ Dor abdominal + apendicolito = 90% de probabilidade para apendicite aguda!
◊ Apendicolito na apendicite aguda significa alta probabilidade para gangrena/perfuração!
√ "íleo cecal" = nível gás-líquido no ceco na gangrena (= paralisia local)
√ espessamento da parede cecal
√ padrão de obstrução do intestino delgado = dilatação do intestino delgado com níveis ar-líquido (em 43% das perfurações)
√ sinal do corte do cólon = amputação do gás na flexura hepática (em 20% das perfurações), devido ao cólon ascendente espástico
√ massa com densidade de água + escassez/ausência de gás intestinal no quadrante inferior direito (em 24% das perfurações)
√ gás extraluminal (em 33% das perfurações)
√ loculação de gás
√ gás bacteriogênico mosqueado
√ pneumoperitônio (raro)
√ aumento focal na espessura da parede abdominal lateral em 32% (= edema entre a linha de gordura pré-peritoneal + ceco)
√ perda da linha de gordura pré-peritoneal
√ perda dos planos de gordura pélvica em torno da bexiga/obturador direito (= líquido/pus no fundo de saco)
√ perda de definição no contorno hepático inferior direito (= líquido peritoneal livre)
√ distorção da margem do psoas + linhas nos flancos

EB/SGIS (acurácia de 50%–84%):
√ falha no preenchimento do apêndice com bário (achado normal em até 35%)
√ indentação ao longo da parede medial do ceco (= edema na base do apêndice/omento fosco/abscesso periapêndice

US: (77%–94% sensível, 90% específico, 90%–95% acurado; estudo não diagnóstico em 4% por causa da compressão inadequada do quadrante inferior direito): útil nas mulheres em ovulação (taxa de apendicectomia falso negativa em homens de 15%; nas mulheres, 35%)
√ visualização do apêndice não compressível como uma estrutura de fundo cego tubular aperistáltica (vista somente em 2% dos adultos normais, mas em 50% das crianças normais)
√ aspecto em alvo de ≥ 6 mm no diâmetro total na secção transversa (81%)/espessura mural ≥ 2 mm
√ hipoecogenicidade difusa (associada à freqüência mais alta de perfuração)
√ a luz pode estar distendida com material anecóico/hiperecóico
√ visualização do apendicolito (6%)
√ coleção localizada de líquido periapêndice
√ mesoapêndice proeminente e hiperecóico/gordura pericecal

US Doppler colorido:
√ maior acurácia (= aumento no tamanho + número) de vasos no e em torno do apêndice = hiperemia
√ resistência diminuída das ondas arteriais
√ fluxo venoso pulsátil/contínuo

TC (87%–98% sensível, 83%–97% específica, 93% acurada):
√ espessamento simétrico circunferencial da parede do apêndice
√ densidades lineares em listras na gordura pericecal/mesentérica

√ fleimão = massa pericecal de tecido mole
√ apendicolito = calcificação homogênea/anelar (25%)
√ abscesso pericecal/mesentérico/pélvico = coleção única/múltipla mal-encapsulada com ar/material de contraste extravasado

Cp: perfuração (13%–30%)

DD: colite, diverticulite, apendicite epiplóica, obstrução do intestino delgado, enterite infecciosa, úlcera duodenal, pancreatite, intussuscepção, doença de Crohn, linfadenite mesentérica, torção ovariana, doença inflamatória intestinal

Trat.: o achado de apendicolito é evidência suficiente para executar uma apendicectomia profilática em pacientes assintomáticos (50% tem perfuração/formação de abscesso na cirurgia)

APENDICITE EPIPLÓICA

= inflamação de um apêndice epiplóico

Causa:
(a) primário: torção (exercício), trombose
(b) secundário: inflamação de um órgão adjacente (isto é, diverticulite, apendicite)

Histo: infarto agudo com necrose gordurosa, inflamação, vasos trombosados com sufusão hemorrágica

- dor abdominal localizada não específica, melhorando gradualmente durante 3–7 dias

◊ Quase sempre suspeita no pré-operatório!

Localização: ântero-lateralmente/(ocasionalmente) ântero-medialmente em relação ao cólon ascendente/descendente/sigmóide

US:
√ massa sólida ovóide não compressível hiperecóica
√ margem hipoecóica (93%)

TC:
√ massa pedunculada de aproximadamente 60HU
√ anel periférico hiperatenuante
√ espessamento do peritônio adjacente (93%)

Prognóstico: resolução espontânea

DD: torção/infarto do omento maior, diverticulite

ASCARÍASE

= mais comum infecção parasitária no mundo; ocorrência cosmopolita; endêmico ao longo da costa do Golfo, montanhas de Ozark, Nigéria, sudeste Asiático

Organismo: Ascaris lumbricoides = parasita cilíndrico, 15–35 cm de comprimento; produção de 200.000 ovos diariamente

Ciclo: infecção pelo solo contaminado; os ovos eclodem no duodeno, as larvas penetram nas vênulas/linfáticos, são levadas até o pulmão, migram para os alvéolos até a árvore brônquica; são deglutidas; maturação no jejuno dentro de 2,5 meses

Idade: crianças de 1–10 anos

- cólica
- eosinofilia
- apendicite
- hematêmese/pneumonite
- icterícia (se infestação dos ductos biliares)

Localização: jejuno > íleo (99%), duodeno, estômago, DBC, ducto pancreático

√ defeitos de enchimento tubulares com 15–35 cm de comprimento
√ canal entérico cheio de bário delineado dentro do *Ascaris*
√ aspecto em turbilhão, ocasionado em aglomerados emaranhados ("bolo de vermes")

Cp:
(1) Perfuração intestinal
(2) Obstrução mecânica

ATRESIA ANORRETAL

= evento embriológico do primeiro trimestre

Incidência: 1:5.000 nascimentos vivos

A. ANOMALIA BAIXA: o cólon passou através do elevador; abertura anal em localização anormal (fístula perineal)
B. ANOMALIA ALTA: o cólon termina acima do elevador; abertura dentro da vagina/uretra posterior (ar na bexiga em homens; ar na vagina nas mulheres)
√ a distância entre o ar retal e a pele não delimita acuradamente a extensão do reto e ânus atréticos (comprimento variável durante o choro com aumento da pressão intra-abdominal + contração do músculo elevador do ânus)

US:
√ distância ≤ 15 mm entre o orifício anal + bolsa retal distal nas imagens transperineais indica uma lesão baixa

US-OB: (detecção mais precoce em torno da 26ª–29ª semanas de idade gestacional)
√ cólon dilatado na pelve inferior com configuração em forma de "U"/"S"
√ líquido amniótico normal (a menos que haja também fístula traqueoesofágica)

Em 92% associada a (parte da síndrome de VACTERL):
(1) Atresia/estenose duodenal (20%)
(2) Atresia esofágica (20%)
(3) Anomalias espinhais (50%); segmentação sacral defeituosa
(4) Parada da descida do septo urorretal (50%) (mais comumente quando o reto termina acima do elevador)
(5) Anomalias GU (25%–35%): M > F mais comum na terminação supra-elevador que na infra-elevador
(6) Anomalias cardíacas
(7) Síndrome da regressão caudal (atresia anorretal, agenesia sacral, agenesia renal/displasia, hipoplasia de membros inferiores, sirenomelia)

DD: ânus imperfurado

ATRESIA DUODENAL

= causa mais comum de obstrução duodenal congênita; segundo local mais comum de atresias gastrintestinais após o íleo

Incidência: 1:10.000; M:F = 1:1

Etiologia: vacuolização defeituosa do duodeno entre a 6ª-11ª semanas de vida fetal; raramente por insulto vascular (a extensão da obstrução usualmente envolve grandes regiões com insulto vascular)

Idade na apresentação: primeiros dias de vida

- vômitos biliosos persistentes poucas horas após o nascimento/após a primeira refeição
- rápida deterioração secundária à perda líquido + eletrólitos

Anomalia esporádica isolada (30%–52%)

Anomalias associadas (em 60%):

(1) Síndrome de Down (20%–33%);
  ◊ 25% dos fetos com atresia duodenal têm síndrome de Down!
  ◊ 5% de todos os fetos com síndrome de Down têm atresia duodenal!
(2) Cardiopatia congênita (8%–50%): defeito do coxim endocárdico, CIV
(3) Anomalias gastrintestinais (26%): atresia esofágica, atresia biliar, duplicação duodenal, ânus imperfurado, atresia do intestino delgado, má rotação intestinal, divertículo de Meckel, transposição do fígado, pâncreas anular (20%)
(4) Anomalias do trato urinário (8%)
(5) Anomalias vertebrais + costais (37%)

Localização:

(a) geralmente distal à ampola de Vater (80%)
(b) duodeno proximal (20%)

√ "sinal da dupla bolha" = níveis gás – líquido no bulbo duodenal + fundo gástrico
√ ausência total de gás intestinal no intestino delgado/intestino grosso
√ cólon de calibre normal

US-OB (geralmente não identificada antes de 24 semanas de gestação):

√ "sinal da dupla bolha" = distensão simultânea do estômago + primeira porção do duodeno; a continuidade do líquido entre o estômago + duodeno deve ser demonstrada
√ peristalse gástrica aumentada
√ poliidramnia no terceiro trimestre (100%)

DD:

(1) Incisura angular proeminente causando bidissecção do estômago
(2) Cisto coledocal
(3) Pâncreas anular
(4) Bandas peritoneais
(5) Duplicação intestinal

Cp: prematuridade (40%) secundária ao parto pré-termo relacionada à poliidramnia

ATRESIA ESOFÁGICA + FÍSTULA TRAQUEOBRÔNQUICA

= divisão incompleta do trato visceral anterior em tratos respiratório + digestivo, caracterizada por falha na formação do esôfago tubular + comunicação anormal entre o esôfago + traquéia; ocorrendo na 3ª–5ª semana de vida intra-uterina

Incidência: 1:2.000–4.000 nascimentos vivos; anomalia congênita esporádica mais comum diagnosticada na infância

Anomalias associadas (17%–56%–70%):

(1) Cardíaca (15%–39%): ducto arterioso patente, CIA, CIV, arco aórtico do lado direito (5%)
(2) Musculoesqueléticas (24%): hipoplasia radial, anomalias vertebrais
(3) Gastrintestinais (20%): anomalias anorretais, atresia duodenal
(4) Genitourinário (12%): agenesia renal unilateral
(5) Cromossômicas (3%–19%): trissomia do 18, 21, 13

Mnemônico: "ARTICEME"

Anal (atresia)
Renal (anomalia)
Traqueoesofágica (fístula)
Intestinal (atresia, má rotação)
Cardíaca, anomalia (DAP, CIV)
Esofagiana (atresia)
Membros, anomalia (hipoplasia radial, polidactilia)
Espinhal, anomalia

Mnemônico: "VACTERM"

Vertebral, anomalia
Anorretal, anomalia
Cardiovascular, anomalia
Traqueo
Esofágica, fístula
Renal, anomalia
Membros, anomalia

- baba pelo excessivo acúmulo de secreções faríngeas (atresia esofágica = AE)
- regurgitação obrigatória dos líquidos ingeridos (AE)
- tosse + tosse durante a alimentação (FT)
- pneumonia recorrente + insuficiência respiratória progressiva de gravidade variável (fístula traqueoesofágica = FT)

Localização: entre o 1/3 superior + 1/3 inferior do esôfago logo acima da carina

Atresia esofágica sem fístula (8%–9%)

Anomalias associadas em 17% (especialmente síndrome de Down + outras atresias do trato GI)

Atresia esofágica com fístula

1. Fístula traqueoesofágica proximal (1%)
2. Fístula traqueoesofágica distal (82%–86%)
3. Fístula traqueoesofágica distal + proximal (1%–2%)

Anomalias associadas em 30% (principalmente cardiovasculares)

Fístula traqueoesofágica sem atresia (6%)

Anomalias associadas em 23% (principalmente cardiovascular)

√ "tubo em espiral" = inabilidade de passar uma sonda de alimentação até o estômago (atresia esofágica)
√ bolsa retrotraqueal cheia de ar causando compressão/deslocamento do esôfago
√ abdome sem gás (atresia esofágica ± fístula traqueoesofágica proximal)
√ gás intestinal presente em 90% (fístula TE distal/fístula em tipo "H" no medioesôfago)
√ pneumonia de aspiração, especialmente nos lobos superiores

US-OB (anomalias não definidas antes de 24 semanas de idade gestacional):

√ poliidramnia em 33%–60% (= obstrução ao fluxo de líquido amniótico)
  ◊ Fístula TE com atresia esofágica é causa de poliidramnia em somente 3%!
√ ausência de estômago distendido com líquido (em 10%–40%; nos casos restantes a fístula TE/secreções gástricas permitem alguma distensão gástrica)

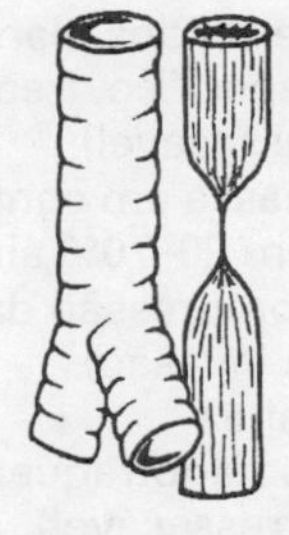

Atresia esofágica 9%

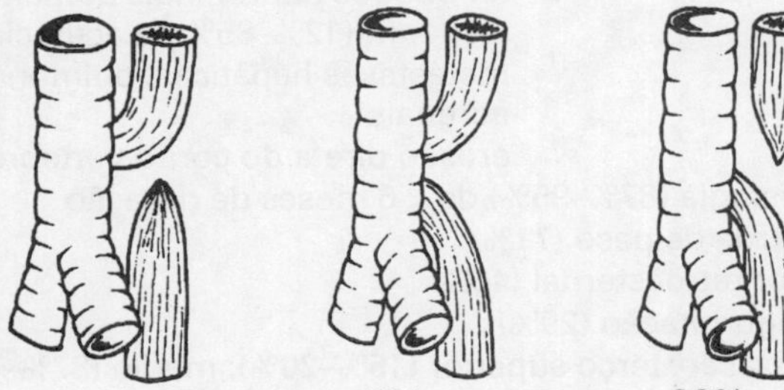

1% 2% 82%

Atresia esofágica + fístula tranqueoesofágica sem artresia esofágica 6%

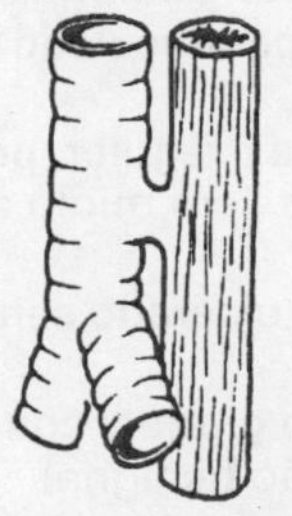

Fístula traqueoesofágica sem atresia esofágica 6%

√ abdome pequeno (baixo peso ao nascimento em 40%)

√ bolsa proximal distendida do esôfago atrético

Cp após o reparo:

(1) Fístula anastomótica
(2) Fístula TE recorrente
(3) Pneumonia por aspiração secundária a:
 (a) constrição do esôfago
 (b) motilidade esofágica desordenada distal à fístula TE
 (c) refluxo gastroesofagiano

DD: pseudodivertículo faríngeo (perfuração traumática da faringe posterior pela inserção do dedo na orofaringe durante o delivramento/inserção de tubo)

ATRESIA INTESTINAL CONGÊNITA

Incidência: 1:3.000 nascimentos vivos

Causa: geralmente acidentes vasculares esporádicos (primário ou secundário a vólvulo/gastrosquise)

Localização: jejuno + íleo (70%), duodeno (25%), cólon (5%); pode envolver múltiplos locais

√ "sinal da tripla bolha" = gás intraluminal no estômago + bulbo duodenal + jejuno proximal como sinal patognomônico de atresia jejunal

√ sinal do segmento intestinal bulboso = alça de intestino dilatada imediatamente proximal ao local da atresia (devido à impactação prolongada do conteúdo intestinal) com terminação curvilínea

√ abdome inferior sem gás (trato intestinal geralmente preenchido por ar dentro de 4 horas após o nascimento)

√ peritonite meconial (6%)

√ poliidramnia (em 50% com atresia duodenal/jejunal proximal; raramente na atresia ileal/colônica)

Prognóstico: 88% de sobrevida na atresia isolada

BANDAS DE LADD

= bandas peritoneais congênitas se estendendo do ceco/flexura hepática sobre a superfície anterior da 2ª/3ª porção do duodeno causando obstrução duodenal ao nível de sua segunda porção (mesmo na ausência de vólvulo)

Associadas à: má rotação

BEZOAR

= concreções persistentes da material estranho composto de material ingerido e acumulado nos intestinos (da palavra persa "padzahr" = antídoto, contraveneno)

Incidência: 0,4% (grandes séries endoscópicas)

Etiologia:

Material inapto para sair do estômago por causa do grande tamanho, indigestibilidade, obstrução da saída gástrica, motilidade gástrica ruim (diabete, doença mista do tecido conjuntivo, distrofia miotônica, hipotireoidismo)

Predisposição:

Cirurgia gástrica prévia (vagotomia, piloroplastia, antrectomia, gastrectomia parcial), mastigação inadequada, falta de dentes, dentaduras, grande ingestão de alimentos com alto conteúdo de fibras

• anorexia, plenitude gástrica, saciedade precoce/pode ser assintomático

(a) **Fitobezoar** (55% de todos os bezoares):

= fibras maldigeridas, casca + sementes de frutas e vegetais usualmente formando-se no estômago, pode se tornar impactado no intestino delgado

• história de ingestão recente de alimentos pulposos

Alimentos: laranjas, caqui (mais comum, o caqui que não está maduro contém a "cica" do tanino, que forma um coágulo semelhante à cola após o contato com o ácido diluído)

Local da impactação: estômago, jejuno, íleo

√ defeito de enchimento intraluminal sem tamanho constante da inserção na parede intestinal

√ interstícios preenchidos com bário

√ aspecto em "mola" (raro)

√ obstrução parcial/completa

Cp: ulceração de decúbito + necrose por pressão na parede intestinal, perfuração, peritonite

DD: adenoma lobulado/viloso, leiomiossarcoma, melanoma metastático, intussuscepção

(b) **Tricobezoar** (cabelo):

80% são em < 30 anos, quase exclusivamente em mulheres;

Associado à: úlcera gástrica em 24%–70%

CALASIA

= esfíncter continuamente relaxado com refluxo livre na ausência de uma hérnia por escorregamento

Etiologia: segmento submergido elevado

Causas:

(1) Desenvolvimento tardio da região esofagogástrica em recém-nascidos
(2) Esclerodermia, doença de Raynaud
(3) Dilatação forçada/miotomia para acalasia
√ livre/facilmente induziu refluxo

CÂNCER DE ESÔFAGO

Incidência: < 1% de todos os cânceres; 4%–10% de todos as malignidades do trato GI; 9.000 casos/ano (EUA); M:F = 4:1; negros:brancos = 2:1

Regiões de alto risco: Irã, partes da África, Itália, China

Fatores predisponentes:

Acalasia (fator de risco de 1.000×), asbestose, esôfago de Barret, doença celíaca, radiação ionizante, constrição cáustica (fator de risco de 1.000×), síndrome de Plummer-Vinson, taninos, álcool, tabaco, história de câncer oral/faríngeo, tilose palmar e plantar

Mnemônico: "BELCC STAT"

Barrett, esôfago
EtOH, abuso de
Lixívia, destenose por
Celíaca, doença
Cabeça e pescoço, tumor de
Síndrome de Plummer-Vinson
Tabagismo
Acalasia
Tilose

Histo:

(1) Carcinoma de células escamosas (95%)
(2) Adenocarcinoma (4%) surgindo das glândulas da mucosa/submucosa ou mucosa gástrica heterotópica ou epitélio colunar (Barret)
 (a) em 70% dos esôfagos de Barret
 (b) na junção gastroesofagiana
(3) Carcinoma mucoepidermóide, carcinoma adenóide cístico
(4) Carcinossarcoma = pseudo-sarcoma = carcinoma escamoso de células em fuso
 Idade: em homens > 45 anos
 Localização: geralmente terço médio do esôfago
 √ grande massa polipóide lisa, lobulada, bordos irregulares, pode ser pedunculada
(5) Leiomiossarcoma, rabdomiossarcoma, fibrossarcoma, linfoma maligno

Estagiamento do câncer:

Sistema TNM:

T_1 tumor < 5 cm de comprimento sem envolvimento circunferencial
T_2 tumor > 5 cm de comprimento/lesão circunferencial ou obstrutiva
T_3 disseminação extra-esofágica

Estagiamento com TC (Moss):

Estágio 1 tumor intraluminal/espessamento localizado da parede de 3–5 mm
Estágio 2 espessamento localizado/circunferencial > 5 mm
Estágio 3 disseminação contígua para o mediastino adjacente (traquéia, brônquio fonte, aorta, pericárdio)
 √ perda dos planos gordurosos (não específico, freqüentemente ainda ressecável)
 √ massa em contado com a aorta > 90° (em 20–70% ainda ressecável)
√ deslocamento/compressão da via aérea (50%–100% de acurácia para invasão)
 √ fístula esofagotraqueal/esofagobrônquica (irressecável)
Estágio 4 metástases a distância
 √ linfonodos abdominais aumentados > 10 mm (12%–85% de acurácia)
 √ metástases hepáticas, pulmonares, adrenais
 √ erosão direta do corpo vertebral

- disfagia (87%–95%) de < 6 meses de duração
- perda de peso (71%)
- dor retroesternal (46%)
- regurgitação (29%)

Localização: terço superior (15%–20%); médio (37%–44%), terço inferior (38%–43%)

TIPOS RADIOLÓGICOS:

(1) Forma polipóide/fúngica (mais comum)
 √ tumor séssil/pedunculado sem superfície lobulada
 √ lesão protrusa irregular, policística, projetando-se "em miolo de maçã"
(2) Forma ulcerada
 √ grande nicho ulcerado sem massa protrusa
(3) Forma infiltrativa
 √ estreitamento gradual com transição gradual (DD: constrição benigna)
(4) Forma varicóide = carcinoma com disseminação superficial
 Histo: extensão longitudinal dentro da parede sem invasão além da mucosa/submucosa
 √ diminutos nódulos/placas confluentes
 DD: esofagite por cândida

Metástases:

(a) linfogênicas: cadeia jugular anterior + nódulos supraclaviculares (primário no 1/3 superior); nódulos paraesofágicos + supradiafragmáticos (primário no 1/3 médio); nódulos mediastinais + paracardíacos + tronco celíaco (primário no 1/3 inferior)
(b) hematogênicas: pulmão, fígado, glândula adrenal
 RxT:
 √ recesso azigoesofágico alargado com convexidade em direção ao pulmão direito (em 30% dos cânceres distais + médio-esofágicos)
 √ espessamento da faixa traqueal posterior + faixa paratraqueal direita > 4 mm (se o tumor localiza-se no terço superior do esôfago)
 √ mediastino alargado
 √ desvio da traquéia
 √ massa/indentação traqueal posterior
 √ massa retrocardíaca
 √ nível ar-líquido no esôfago
 √ massa lobulada estendendo para dentro da bolha de ar gástrica
 √ pneumonia por aspiração de repetição (com fístula traqueoesofágica)

Cp: formação de fístula com a traquéia (5%–10%)/brônquios/mediastino

Prognóstico: 3%–20% com taxa de sobrevida em 5 anos

CARCINÓIDE

= mais comum tumor primário do intestino delgado + apêndice; pertence aos APUDomas; M:F = 2:1

Pat: nódulo firme e amarelo da submucosa que surge de células argentófilas de Kulchitsky nas criptas de Lieberkühn (= argentafinoma); invasão no mesentério incita uma intensa reação fibrótica

Histo: assemelha-se ao adenocarcinoma, mas não tem o comportamento agressivo deles; maligno, com invasão através da muscular

Bioquímica:

Tumor elabora (1) ACTH (2) Histamina (3) Bradicinina (4) Calicreína (5) Serotonina = 5-hidroxitriptamina (derivada do triptfano, que deriva do 5-hidroxitriptofano), que é metabolizada no fígado pela monoaminaoxidase em 5-hidroxiindole ácido acético (5HIM) e excretada na urina; o 5-hidroxitriptofano é destruído na circulação pulmonar

- assintomático (66%)
- dor/obstrução (19%)
- perda de peso (16%)
- massa palpável (14%)
- **Síndrome carcinóide** (7% dos carcinóides do intestino delgado) causada por excesso dos níveis de serotonina, requer que o metabolismo da serotonina (para 5 HIAA no fígado) seja evitado
  - (a) com metástase hepática
  - (b) com primário pulmonar/carcinóide ovarianos
  - diarréia recorrente (70%)
  - fibroelastose endocárdica do lado direito (35%) resultando em regurgitação tricúspide + estenose da válvula pulmonar + insuficiência do coração direito
  - ataques precipitados por ingestão de alimentos/álcool
  - sibilos asmáticos pelo broncoespasmo (15%)
  - lesões cutâneas descamativas (5%)
  - náusea e vômitos, febre
  - hipotensão
  - rubor cutâneo (raro)

Metástase:

Para linfonodos, fígado (em 90% dos pacientes com síndrome carcinóide), pulmão, osso (osteoblástico)

(a) incidência *versus* tamanho do tumor:

tumor < 1 cm (em 75%)	metástases em 2%
tumor de 1–2 cm (em 20%)	metástases em 50%
tumor > 2 cm (em 5%)	metástases em 85%

(b) incidência *versus* localização:

tumor no íleo (em 28%)	metástases em 35%
tumor no apêndice (em 46%)	metástases em 3%
tumor no reto (em 17%)	metástases em 1%

REGRA DO 1/3:

◊ 1/3 ocorre no intestino delgado
◊ 1/3 têm metástase
◊ 1/3 são múltiplos
◊ 1/3 têm uma segunda malignidade

Localização:

@ Trato GI (> 95%): entre cárdia gástrica e ânus
- (a) apêndice (30%–45%): comumente benigno; incidência cirúrgica de 0,03%–0,7% Local: ponta (70%), meio (20%), base (10%)
- (b) intestino delgado (25%–35%): 91% no íleo (em 1/3 múltiplo); 7% no jejuno, 2% no duodeno
- (c) reto (10%–15%): metástases em 10%
- (d) cólon (5%): cólon ascendente, freqüentemente maligno
- (e) raro no estômago

@ Outros: brônquio, tireóide, pâncreas, trato biliar teratomas (ovariano, sacrococcígeo, testicular)

@ pode ser multicêntrico

SGIS:

√ pequena massa lisa submucosa protruindo excentricamente na luz
√ angulação + dobra das alças levando à obstrução (DIAGNÓSTICO)
√ aspecto espiculado/ancorado das pregas mucosas (reação desmoplásica)
√ separação das alças devido às grandes metástases mesentéricas

TC:

√ padrão radiado estrelado + aspecto em "rosário" dos feixes neurovasculares do mesentérico (reação desmoplásica)
√ retração + encurtamento do mesentério
√ deslocamento + dobra + separação das alças do intestino adjacentes
√ espessamento segmentar das alças intestinais adjacentes (o envolvimento dos vasos mesentéricos leva à isquemia crônica)
√ linfadenopatia de baixa densidade (devido à necrose)
√ metástases hepáticas podem se tornar isodensas após a lenta infusão de contraste

Angio:

√ espessamento + encurtamento dos vasos mesentéricos
√ dobra dos vasos de tamanho pequeno e médio com configuração estrelada
√ oclusão venosa/varizes mesentéricas
√ englobamento dos vasos de médio tamanho
√ hipervascularização estimulada secundária à retração fibrótica dos vasos mesentéricos

MN (imagem com I-123 imagem MIBG):

√ captação em 44%–63% (freqüência mais alta de captação do radiotraçador no carcinóide do intestino médio + com níveis de serotonina elevados)

US:

√ apêndice com distensão persistente de líquido sem sinais típicos de apendicite

Cp: segundo neoplasma maligno primário em outra localização (36% na necropsia)

Trat.: Somatostatina/SMS 201–995

DD: carcinoma de pequenas células, carcinoma pancreático, carcinoma medular da tireóide, mesenterite retrátil, carcinoma/linfoma desmoplásico

CARCINOMA COLORRETAL

Mais comum câncer do trato GI; segunda malignidade mais freqüentemente diagnosticada; segunda causa mais comum de morte por malignidade depois do câncer pulmonar (em homens) + câncer de mama (em mulheres)

Predisposição: condição socioeconômica; dieta pobre em fibras + alta em gordura e proteína animal; obesidade (em homens)

Síndrome dos trabalhadores do amianto (6% dos carcinomas colorretais):

Síndrome de polipose adenomatosa familial (= polipose familiar, síndrome de Gardner, síndrome de Turcot), síndrome de Peutz-Jeghers, síndrome câncer de cólon polipose não hereditária

Fatores de risco:

(1) Adenoma colônico
— malignidade em 5% dos adenomas tubulares
— malignidade em 40% dos adenomas vilosos

Prova da seqüência adenoma-carcinoma:
(a) freqüente coexistência de adenoma + carcinoma
(b) distribuição similar no cólon
(c) prevalência proporcional consistente na população tendo várias magnitudes de risco para câncer de cólon
(d) freqüência aumentada de carcinoma em pacientes com adenomas
(e) redução na incidência de câncer após a remoção endoscópica de pólipos
(f) todos os pacientes com síndrome de polipose adenomatosa familiar desenvolvem câncer de cólon se este não for removido
(g) similaridade do DNA + constituição cromossomial

◊ 93% dos carcinomas colorretais surgem de um pólipo adenomatoso!
◊ Um paciente com um adenoma tem 9% de chance de apresentar um carcinoma colorretal nos próximos 15 anos!
◊ Leva aproximadamente 7 anos para um adenoma de 1 cm tornar-se um câncer invasivo!
◊ 5% dos adenomas de 5 mm de tamanho se transformam em cânceres invasivos (5 mm é considerado a massa crítica de neoplasia intra-epitelial)!

(2) Displasia do cólon dentro da mucosa plana
(3) História familiar de tumores colorretais benignos/malignos, risco de 3–5× dos parentes de 1º grau;
(4) Colite ulcerativa crônica (3%–5% de incidência; incidência cumulativa de 26% após 25 anos de sintomas colíticos)
(5) Padrão folicular linfóide proeminente
(6) História de câncer endometrial/mama
(7) Doença de Crohn (particularmente nas alças em que foi feito um *bypass*/nas vizinhanças de uma fistula crônica)
(8) Irradiação pélvica
(9) Ureterossigmoidostomia

Recomendações de triagem:

tal qual/mais efetivo que a avaliação mamográfica:
(a) para pessoas > 50 anos de idade: teste anual para procura de sangue oculto nas fezes + sigmoidoscopia/EB a cada 3 a 5 anos
(b) para parentes de primeiro grau de pacientes com câncer de cólon: a triagem deve começar aos 40 anos

Incidência:

15% de todos os novos cânceres diagnosticados; 13% de todos as mortes por câncer; 156.000 novos casos/ano com 61.000 mortes; 6,5% de probabilidade durante a vida de qualquer pessoa da raça branca de desenvolver câncer do cólon e reto; 3/100.000 aos 30–34 anos de idade; 532/100.000 para aqueles > 85 anos

Idade: média etária de 71 anos para o câncer de cólon, idade média de 69 anos para o câncer retal;
M:F = 3:2

Histo:
(1) Adenocarcinoma com vários graus de diferenciação
(2) Carcinoma mucinoso (incomum)
(3) Carcinoma de células escamosas + adenoacantoma (raro)

Estagiamento (Dukes modificada = classificação de Astler-Coller):

A. Limitado à mucosa
B. Envolvimento da muscular própria
B_1 extensão para dentro da muscular própria
B_2 extensão através da muscular própria para dentro da serosa/gordura mesentérica (35%)
C. Metástases linfonoidais (50%)
C_1 + crescimento limitado à parede intestinal
C_2 + crescimento se estendendo ao tecido adiposo
D. Metástases a distância

Estagiamento (UICC-AJCC Sistema de Estagiamento do Câncer Colorretal):

Estágio		Grupo		Sobrevida em 5 anos
0	Tis	N0	M0	> 95%
I	T1	N0	M0	
	T2	N0	M0	75%–100%
II	T3	N0	M0	
	T4	N0	M0	50%–75%
III	qualquer T	N1	M0	
	qualquer T	N2,3	M0	30%–50%
IV	qualquer T	qualquer N	M1	< 10%

Legenda:
Tis carcinoma *in situ*
T1 invasão da submucosa
T2 invasão da muscular própria
T3 invasão da subserosa/tecido pericólico
T4 invasão de outros órgãos
N1 1 a 3 linfonodos pericólicos
N2 > 4 linfonodos pericólicos
N3 qualquer linfonodo ao longo do trajeto de um grande tronco vascular

Metástases (linfáticas/hematogênicas venosas):
(1) Fígado (75%; 15%–20% no momento da cirurgia)
(2) Retroperitoneal + linfonodos mesentéricos (10%–15%)
(3) Adrenal (10%–14%)
(4) Pulmão (5%–50%)
(5) Ovário (3%–8%)
(6) Depósitos tumorais no músculo psoas
(7) Ascite maligna
(8) Osso (5%)
(9) Cérebro (5%)

◊ Por causa da ausência de linfáticos na lâmina própria, o câncer de cólon não dá metástases até que ele penetre na muscular da mucosa

- sangramento retal, anemia por deficiência de ferro
- alteração no calibre das fezes
- obstrução (indicador de prognóstico ruim)
- hidronefrose (13%)
- teste do sangue oculto nas fezes positivo (2%–6% de resultados positivos; 5%–10% de valor preditivo positivo; falha na detecção de 30%–50% dos carcinoma colorretais + até 75% dos adenomas): Hemocult (hemateína), Hemoquant (porfirinas), Haemselect (hemoglobina)
- elevação progressiva do antígeno carcinoembrionário (CEA) > 10 microgramas/l, indicativo de doença recorrente/metastática

Localização:
Reto (15%–33%–41%), sigmóide (20%–37%), cólon descendente (10%–11%), cólon transverso (12%), cólon ascendente (8%–16%), ceco (6%–10%); "intestino velho" = número de lesões do lado direito aumenta com a idade

Colonoscopia: exame bem sucedido até o ceco em 57%–84%; falha em detectar 12% dos pólipos colônicos (10% em áreas nunca alcançadas pelo colonoscópio)
Cp: perfuração em 1:600 (1:10.000 para o EB); morte em 1:5.000 (1:50.000 para EB)

EB (sensível para pólipos > 1 cm: contraste único 77%–94%, duplo contraste 82%–98%; para pólipos < 1 cm; contraste único 18%–72%, duplo contraste 61%–83%)

√ carcinoma polipóide fúngico
- sangramento crônico, intussuscepção

√ carcinoma ulcerado anular = "lesão em miolo de maçã";
= constrição anular é resultado do crescimento tumoral ao longo dos canais linfáticos, os quais são paralelos às fibras do músculo circular da camada interna da muscular própria; o crescimento longitudinal é limitado com a transição abrupta até a mucosa normal
- obstrução colônica

√ "lesão em sela" = crescimento característico entre massa polipóide + lesão em constrição anelar

√ carcinoma cirroso = rara variante do adenocarcinoma difusamente infiltrante (lesão em anel de brilhante); freqüentemente visto na colite ulcerativa
= disseminação tumoral circunferencial + longitudinal dentro do tecido submucoso frouxo entre a muscular da mucosa + muscular própria
- longa constrição segmentar similar à linite plástica

√ calcificações mosqueadas/curvilíneas (raro) são CARACTERÍSTICAS do adenocarcinoma mucinoso

TC: acurácia no estagiamento de 48%–90%, para metástases linfonodais de 25%–73%
estagiamento com TC (pobre acurácia comparada com a classificação de Duke modificada):

Estágio 1 massa polipóide intramural
Estágio 2 espessamento da parede intestinal
Estágio 3 leve invasão dos tecidos circundantes
Estágio 4 invasão maciça dos tecidos circundantes + órgãos adjacentes/metástases a distância

√ massa de baixa densidade + linfonodos de baixa densidade no adenocarcinoma mucinoso (= > 50% do tumor composto de mucina extracelular)

√ calcificações psamomatosas no adenocarcinoma mucinoso

√ sinais de envolvimento linfonoidais: linfonodo único > 1 cm de diâmetro/aglomerado de ≥ 3 linfonodos < 1 cm/linfonodo de qualquer tamanho dentro do mesentério

RMN (acurácia no estagiamento de 73%, 40% de sensibilidade para as metástases linfonodais)

Prognóstico:
Taxa de sobrevida global de 40%–50% em 5 anos (inalterada nos últimos 40 anos): 80%–90% com Duke A; 70% com Duke B; 33% com Duke C; 5% com Duke D

Recorrência em 1/3 dos pacientes:
(a) recorrência local na linha da anastomose (60%) dentro de 1 ano após a ressecção em 50%, dentro de 2 anos após a ressecção em 70%–80%
(b) metástases distantes (26%)
(c) recorrência local + metástases (14%)

Risco após a detecção do câncer colônico:
de 5% para o câncer colônico sincrônico
de 14% para o câncer sincrônico com "pólipo-sentinela"
de 35% para pólipo adenomatoso adicional
de 3% para o câncer colônico metacrônico
de 4% para malignidade extracolônica

Cp:
(1) Obstrução (freqüentemente no cólon descendente + cólon sigmóideo)
(2) Perfuração
(3) Intussuscepção
(4) Pneumatose cistóide intestinal
(5) Pseudomixoma peritoneal (pelo adenocarcinoma do cólon de baixo grau)

DD:
(1) Prolapso da valva ileocecal (alteração na palpação)
(2) Espasmo (mucosa intacta, liberada pelo brometo de propantelina)
(3) Diverticulite

Síndrome de Lynch

= SÍNDROME HEREDITÁRIA NÃO POLIPOSEOS CÂNCER DE CÓLON

A. Lynch I = câncer extracolônico não associado
B. Lynch II = associado à malignidade extracolônica: carcinoma celular transicional do ureter + pelve renal, adenocarcinoma do endométrio, estômago, intestino delgado, pâncreas, trato biliar, malignidade hematológica, carcinoma da pele + laringe

Etiologia: anomalia autossômica dominante do cromossomo 2 com defeito no processo de replicação — reparo do DNA
(a) seqüência acelerada adenoma-carcinoma
(b) displasia na mucosa plana do cólon

Prevalência: cinco vezes mais comum que a síndrome de polipose adenomatosa

Média etária: 45 anos

Localização: 70% proximal à flexura esplênica

Prognóstico: melhor estádio por estádio que em outros cânceres

Câncer retal

Incidência: 45.000 cânceres retais/ano nos Estados Unidos

Estadiamento patológico do câncer retal:

Astler Coller	TNM	Descrição	Sobrevida em 5 anos
A	$T_1N_0M_0$	limitado à submucosa	80%
B1	$T_2N_0M_0$	limitado à muscular própria	70%
B2	$T_3N_0M_0$	extensão transmural	60%–65%
C1	$T_2N_1M_0$ r	nódulos (+), na muscular	35%–45%
C2	$T_3N_1M_0$	nódulos (+), transmural	25%
	T_4	invasão de órgãos adjacentes	
D	M_1	metástases distantes	< 25%

Risco de recorrência:

5%	para T_1	
10%	para T_2	33% para $T_1N_1 + T_2N_1$
25%	para T_3	66% para T_3N_1
50%	para T_4	

Acurácia do estadiamento:
(1) Exame de toque retal: 68%–75%–83%; limitado a lesões dentro de 10 cm da borda anal
(2) TC: 48%–72%–92%, melhor para a disseminação regional mais extensa; 25–73% para o envolvimento linfonodal
(3) RMN: 74%–84%–93% com tendência para o superestagiamento
(4) Ultra-som transrretal: 64%–77%–94% com tendência para o superestagiamento; limitado a lesões < 14 cm da borda anal + lesões não estenóticas; 50%–83% de sensibilidade para o envolvimento linfonodal

US transrretal (81% de acurácia):
Camadas normais:
(a) interface hiperecóica de balão + mucosa
(b) mucosa hipoecóica + muscular da mucosa
(c) submucosa hiperecóica
(d) muscular própria hipoecóica
(e) serosa hiperecóica
√ massa hipoecóica rompendo a parede retal
  √ nenhuma interrupção da submucosa hiperecóica = tumor confinado à mucosa +submucosa
  √ nenhuma interrupção da serosa hiperecóica = tumor confinado à parede retal
  √ quebra na camada hiperecóica mais externa = tumor penetra na gordura perirretal
  √ borda externa serrilhada e irregular da muscular própria (pseudópodos através da serosa)
√ linfonodos perirretais hipoecóicos (= envolvimento tumoral)

CARCINOMA GÁSTRICO

Terceira malignidade mais comum gastrintestinal após o câncer colorretal e pancreático, sexta causa de morte por câncer
Prevalência: declinando; 24.000 casos/ano nos EUA

Predisposição:
Anemia perniciosa (fator de risco de 2), gastrite crônica atrófica, pólipo viloso + adenomatoso (7%–27% são malignos), gastrojejunostomia, Billroth II > Billroth I

Histo: adenocarcinoma (95%); raramente carcinoma de células escamosas/adenoacantoma

Estagiamento:

T_1	tumor limitado à mucosa/submucosa
T_2	tumor envolvendo músculo/serosa
T_3	tumor penetrando na serosa
T_{4a}	invasão de tecidos adjacentes por contiguidade
T_{4b}	invasão de órgãos adjacentes, diafragma, parede abdominal
N_1	envolvimento de linfonodos perigástricos dentro de 3 cm do tumor primário ao longo da grande/pequena curvatura
N_2	envolvimento de linfonodos regionais > 3 cm do tumor primário ao longo dos ramos do eixo celíaco
N_3	linfonodos paraaórticos, hepatoduodenal, retropancreático, mesentéricos
M_1	metástases a distância

Localização: principalmente terço distal do estômago + cárdia; 60% na curvatura menor, 10% na grande curvatura; junção esofagogástrica em 30%

Probabilidade de malignidade de uma úlcera: na pequena curvatura 10%–15%, na grande curvatura 70%, no fundo 90%

MORFOLOGIA
1. Carcinoma polipóide/fúngico
2. Carcinoma ulcerante/penetrante (70%)
3. Carcinoma infiltrante/cirroso (5%–15%)
= linite plástica

Histo: freqüentemente tipo em "anel de brilhante" + aumento no tecido fibroso

Localização: antro, fundo + corpo (38%)
√ firmeza, rigidez, capacidade reduzida do estômago, aperistalse na área envolvida
√ pregas granulares/polipóides com crescimento circunferencial
4. Carcinoma superficial disseminante
= confinado à mucosa/submucosa; sobrevida em 5 anos de 90%
√ multifocalidade da nodularidade
√ pouca perda de elasticidade
5. Carcinoma avançado

CÂNCER GÁSTRICO AVANÇADO (20%)
= invasão limitada à mucosa + submucosa (lesão T1)

Classificação da Sociedade Japonesa para o Estudo do Câncer Gástrico:

Tipo 1	tipo protruso = > 0,5 cm de altura com protrusão para dentro da luz gástrica (10%–20%)
Tipo I	tipo superficial = < 0,5 cm de altura
Tipo IIa	superfície levemente elevada (10%–20%)
Tipo IIb	plano/quase irreconhecível (2%)
Tipo IIc	superfície levemente deprimida (50%–60%)
Tipo III	tipo excavado (5%–10%)

Prognósticos no Carcinoma Gástrico

Tamanho do Tumor	Metástases	Limitado à Submucosa	Taxa de Sobrevida em 5 Anos
1 cm	11%		87%
2 cm	25%	70%	67%
3 cm	45%		35%
4 cm	59%	60%	33%
> 4 cm	72%	33%	

CÂNCER GÁSTRICO AVANÇADO (lesão T2 e mais adiantada)

Classificação de Bormann:

Tipo I lesão polipóide com base alargada e elevada
Tipo II lesão elevada + ulceração + margem bem demarcada
Tipo III lesão elevada + ulceração + margem mal delimitada
Tipo IV lesão plana mal delimitada
Tipo V não classificada, nenhuma elevação aparente

SGIS:

√ rigidez
√ defeito de enchimento
√ amputação das pregas ± ulceração ± estenose
√ calcificações (adenocarcinoma mucinoso)

TC:

√ superfície luminal irregular nodular
√ espessamento assimétrico das pregas
√ massa de densidade uniforme/atenuação variável
√ espessamento da parede > 6 mm com distensão de gás + 13 mm com distensão por material de contraste positivo
√ aumento da densidade da gordura perigástrica
√ reforço exclusivo no tipo linite plástica
√ nódulos na superfície serosa (= linfáticos da superfície dilatados)
√ diâmetro do esôfago na junção gastroesofagiana maior que na aorta adjacente (DD: hérnia de hiato)
√ linfadenopatia abaixo do nível do pedículo renal (3%)

Metástases:

(1) Ao longo dos ligamentos peritoneais
(a) ligamento gastrocólico: cólon transverso, pâncreas
(b) ligamento gastro-hepático + hepaticoduodenal: fígado
(2) Linfonodos locais
(3) Hematogênicas: fígado (mais comum), adrenais, ovários, osso (1,8%), carcinomatose linfangítica do pulmão (rara)
(4) Metástases peritoneais: parede retal = cápsula de Blumer
(5) Linfonodo supraclavicular = nódulo de Virchow

Prognóstico:

Taxa de sobrevida global em 5 anos de 5%–18%, tempo de sobrevida média de 7–8 meses;

— 85% 5 anos de sobrevida no estágio T_1
— 53% 5 anos de sobrevida no estágio T_2
— 47% 5 anos de sobrevida no estágio T_3
— 17% 5 anos de sobrevida no estágio N_{1-2}
— 5% 5 anos de sobrevida no estágio N_3

CISTO DE DUPLICAÇÃO

= anomalia congênita incomum encontrada em qualquer lugar ao longo do trato alimentar, da língua ao ânus

Incidência: 15% das massas abdominais pediátricas são cistos de duplicação intestinais

Teorias de formação:

(1) Gravidez gemelar abortiva
(2) Divertículos embriológicos persistentes
(3) Divisão do notocórdio
(4) Recanalização luminal aberrante
(5) Acidente vascular intra-uterino
Associado com atresia do trato alimentar em 9%

Pat: cisto esférico/estrutura tubular localizada no/imediatamente adjacente ao trato gastrintestinal; divide uma parede muscular comum + suprimento sangüíneo; possui um revestimento mucoso separado; o conteúdo dos cistos é geralmente seroso

Histo: parede de músculo liso + revestido com mucosa do trato alimentar; mucosa escamosa ectópica, transicional, mucosa ciliada; agregados linfóides; células ganglionares

◊ Mucosa gástrica + tecido pancreático são os únicos tecidos ectópicos de importância clínica!

- angústia respiratória (com a duplicação esofágica)
- massa abdominal palpável
- náusea, vômitos

Localização: íleo (30%–33%), esôfago (17%–20%), cólon (13%–30%), jejuno (10%–13%), estômago (7%), piloro (4%), duodeno (4%–5%), junção ileocecal (4%), reto (4%);

◊ Em 7%–15% duplicações concomitantes em outros locais do trato alimentar!

Local: no aspecto mesentérico do canal alimentar

Morfologia:

(a) grandes cistos esféricos/saculares (82%)
(b) pequenos cistos intramurais
(c) cisto tubular em forma de salsicha (18%): geralmente ao longo do intestino delgado +grosso; freqüentemente comunica-se com a luz da alça adjacente

√ massa cística alongada tubular/esférica
√ sinal do anel tubular (revestimento interno ecogênico da mucosa + borda externa hipoecóica) em 47%
√ cisto em paralelo com a luz da alça normal

Cp: obstrução intestinal, intussuscepção, sangramento (devido à presença da mucosa gástrica)

√ sinal do anel muscular (= revestimento interno da mucosa ecogênica + borda externa ecogênica) em 47%
√ cisto em paralelo com o lúmen normal

Cp: obstrução colônica, intussuscepção, sangramento (devido à presença de mucosa gástrica/necrose por pressão da mucosa adjacente pela expansão do cisto/pela intussuscepção)

DD:

(1) Cisto omental (grande omento/fundo de saco menor, multilocular)
(2) Cisto mesentérico (entre os folhetos do mesentério do intestino delgado)
(3) Cisto do colédoco
(4) Cisto ovariano
(5) Pseudocisto pancreático
(6) Tumor renal cístico
(7) Abscesso
(8) Divertículo de Meckel (comunica-se com o trato GI)
(9) Linfangioma
(10) Linfoma mesentérico
(11) Tumor intramural

Cisto de duplicação colônica

Incidência: 13% de todas as duplicações do trato alimentar

A. CISTO DE DUPLICAÇÃO COLÔNICA (7%)
Pat: cisto esférico fechado; contém mucosa gástrica em 2% + tecido pancreático ectópico em 5%
- massa abdominal, obstrução colônica, hemorragia GI

Localização: ceco (40%) ± intussuscepção

B. DUPLICAÇÃO COLORRETAL TUBULAR (6%)
= DUPLICAÇÃO DO INTESTINO INFERIOR
= duplicação de dupla luz envolvendo parte/todo o intestino grosso, com segmento "gêmeo" no lado mesentérico/antimesentérico

Idade sintomática: período neonatal/infância; M:F = 1:2

Pode estar associada a:
fístula retogenital/retourinária, duplicação da genitália interna/externa, anomalias vertebrais, complexo anomalias congênitas multissistemas
- obstrução intestinal
- passagem de fezes através da vagina

√ simultânea opacificação do cólon verdadeiro + duplicado
√ a duplicação pode terminar ao nível de:
(a) 2º ânus funcional
(b) orifício perineal imperfurado
(c) comunicação fistulosa com o trato GU

C. APÊNDICE DUPLO

Cisto de duplicação duodenal

Incidência: 5% de todas as duplicações do trato alimentar

Pat: cisto esférico não comunicante; pode conter mucosa gástrica ectópica em 21%, mucosa do intestino delgado, tecido pancreático
- obstrução, massa abdominal palpável
- hemorragia (devido à ulceração péptica)
- icterícia (devido à obstrução do trato biliar)
- pancreatite (devido ao tecido pancreático ectópico)

Local: No lado mesentérico da parede anterior da 1ª e 2ª porção do duodeno
√ massa na concavidade da alça C do duodeno
√ compressão e deslocamento da 1ª e 2ª porção do duodeno superiormente + anteriormente

DD: cisto pancreático, pseudocisto pancreático, cisto coledocal, coledococele, tumor duodenal intramural, tumor pancreático

Cisto de duplicação duodenal

surge da parte anterior do intestino
Incidência: 20% de todas as duplicações do trato alimentar; M:F = 2:1
Pat: contém mucosa gástrica ectópica em 43%
Histo: não contém cartilagem, revestido por epitélio do trato gastrintestinal
Associado com: anomalias vertebrais, atresia esofagiana, duplicação do intestino delgado (18%)
Localização: adjacente ao esôfago/dentro da musculatura esofagiana a qualquer nível, mediastino posterior inferior em posição paraespinhal (em até 60%); D:E = 2:1; no espaço pleural direito, destacado do esôfago (raro)

A. Esôfago cervical (23%)
- massa na região lateral cervical assintomática de crescimento lento
- obstrução das vias aéreas superiores no neonato

DD: cisto do ducto tireoglosso, cisto da fenda branquial, higroma cístico, tumor cervical, linfadenopatia cervical

B. Medioesôfago (17%)
- grave obstrução das vias aéreas superiores precocemente na infância

DD: cisto broncogênico, cisto neuroentérico, tumor esofágico intramural

C. Esôfago distal (60%)
- freqüentemente assintomático

DD: cisto broncogênico, cisto neuroentérico, tumor esofágico intramural

√ cisto fechado esférico, quase nunca comunicante

RxT:
√ massa mediastinal posterior ± nível ar-fluido
√ consolidação lobar + cavitação central (pela autodigestão do tecido pulmonar por secreções gástricas)
√ anomalias vertebrais torácicas

SGIS:
√ deslocamento do esôfago por massa paraesofagiana
√ massa extramucosa intramural

US:
√ cisto hipoecóico cheio de fluido + revestimento interno da mucosa

Cp:
(1) Ulceração péptica (secundária à mucosa gástrica)
(2) Perfuração (secundária à úlcera penetrante)
(3) Hematêmese (pela erosão para dentro do esôfago)
(4) Hemoptise + autodigestão do tecido pulmonar (por erosão para dentro da árvore traqueobrônquica)

Cisto de duplicação gástrica

= cisto gástrico intramural revestido por epitélio secretório
Incidência: 7% de todas as duplicações do trato gastrintestinal
Pat: cisto esférico não comunicante (maioria): pode comunicar-se com ducto pancreático aberrante; tecido pancreático ectópico encontrado em 37%
Idade sintomática: infância; em 75% detectado antes da idade de 12 anos; M:F = 1:2
- dor (pela superdistensão do cisto, ruptura com peritonite, formação de úlcera péptica, pancreatite interna)
- vômito, anemia, febre

- sintomas mimetizando estenose pilórica congênita hipertrófica (se duplicação no antro/piloro)

Local mais comum: grande curvatura (65%)

√ massa cística paragástrica com até 12 cm de tamanho, indentando a grande curvatura
√ raramente comunica-se com a luz gástrica principal em um ou ambas as extremidades
√ pode aumentar + ulcerar
√ captação de Tc-99 m

US:

√ cisto com duas camadas murais (camada interna ecogênica de mucosa, camada externa hipoecóica composta de músculo)
√ líquido claro/contendo restos

Cp:

(1) Obstrução do intestino delgado parcial/completa
(2) Pancreatite recorrente (com comunicação ductal)
(3) Ulceração, perfuração, formação de fístula

DD: cisto pancreático, pseudocisto pancreático, cisto mesentérico, leiomioma, pólipo adenomatoso, hamartoma, lipoma, neurofibroma, teratoma

Cisto de duplicação retal

Incidência: 4% de todas as duplicações do trato alimentar
Pat: cisto esférico cheio de líquido; pode conter mucosa gástrica/duodenal + tecido pancreático
Local: posterior ao reto/ânus

√ comunicação com reto/fístula perianal (em 20%)

Idade sintomática: infância

- constipação + endurecimento fecal
- massa palpável retrorretal/retroanal
- escoriação intratável da pele perianal (com fístula perianal crônica)

√ massa cística; pode ser ecogênica (devido ao material sólido ± gás pela comunicação com o reto)

DD: meningocele anterior, teratoma sacrococcígeo, abscesso retrorretal, cisto pilonidal, tumor ósseo sacral

Cisto de duplicação do intestino delgado

Incidência: mais comum de todas as duplicações do trato alimentar
Idade sintomática: período neonatal (1/3); < 2 anos de idade (em 72%)
Pat: contém mucosa gástrica ectópica em 24%; tecido pancreático ectópico no jejuno (8%)
Pode estar associado à: atresia do intestino delgado

- obstrução intestinal neonatal
- intussuscepção, massa palpável
- dor abdominal aguda, hemorragia

Localização: íleo (33%), jejuno (10%), ileocecal (4%)

√ obstrução do intestino delgado inferior ± massa de tecido mole
√ o cisto pode servir como ponto chave para a intussuscepção

DD: cisto mesentérico, pseudocisto pancreático, cisto omental, cisto hepático exofítico, cisto ovariano

Duplicação toracoabdominal

= DUPLICAÇÃO DO TRATO INTESTINAL SUPERIOR
= cisto tubular longo fechado na sua extremidade cranial, passando através do diafragma pelo seu próprio hiato, em 60% comunicando-se com o duodeno normal/jejuno/íleo

Incidência: 2% de todas as duplicações do trato alimentar
Associada a: anomalias das vértebras torácicas
Histo: mucosa gástrica em 29%
Idade sintomática: 50% durante o período neonatal; 80% dentro do primeiro ano de vida

- grave insuficiência respiratória
- dor torácica, sangramento gastrintestinal, anemia

√ massa mediastinal tubular posterior direita ± ar
√ anomalia vertebral torácica
√ o material de contraste pode penetrar através da conexão distal

CISTO ENTÉRICO

= cisto revestido por mucosa gastrintestinal sem parede intestinal

Etiologia: migração do intestino delgado/divertículo colônico para dentro do mesentério/mesocólon
Pat: cisto unilocular delgado de paredes finas e lisas com conteúdo seroso, revestido por epitélio entérico + parede fibrosa fina
US:

√ massa cística hipoecóica, ocasionalmente com septações

DD: cisto de duplicação (reduplicação da parede intestinal)

CISTO MESOTELIAL

= CISTO MESENTÉRICO/CISTO OMENTAL

Etiologia: falha nas superfícies mesoteliais peritoneais para coalescer
Pat: cisto unilocular de paredes finas geralmente com conteúdo líquido seroso, ocasionalmente quiloso/hemorrágico
Histo: revestido por células mesoteliais + circundado por fina camada de tecido fibroso
Localização: intestino delgado, mesentério (78%), mesocólon

- assintomático

√ cisto único com até alguns cm de tamanho
√ cistos omentais podem ser pedunculados

TC:

√ densidade próxima à da água/densidade de tecidos moles
√ ± níveis líquidos relacionados à gordura + componentes aquosos

Cp: torção, hemorragia, obstrução intestinal
DD: linfangioma (septações)

COLITE CÍSTICA PROFUNDA

= condição benigna rara caracterizada por cistos submucosos contendo muco revestidos por epitélio colônico normal

Etiologia: provavelmente relacionada à inflamação crônica
Idade: principalmente doença de adultos jovens

- períodos breves de sangramento retal vivo
- descarga mucosa/sanguinolenta
- diarréia intermitente

Localização:

(a) localizada no reto (comumente)/sigmóide
(b) processo colônico generalizado (menos comum)

√ lesões nodular polipóide/em couve-flor < 2 cm de tamanho, não contendo nenhum gás
√ espiculações mimetizando úlceras (fendas cheias de bário entre os nódulos)

DD: pneumatose (raramente afeta reto)

COLITE ISQUÊMICA

= doença vascular não oclusiva nos limites do território da artéria mesentérica inferior caracterizada por início agudo + rápidas alterações evolutivas clínicas e radiográficas

Etiologia: fluxo sangüíneo diminuído na parede intestinal (mucosa e submucosa mais sensíveis à isquemia); grandes vasos mesentéricos geralmente patentes

Fatores precipitantes:
(a) obstrução intestinal: vólvulo, carcinoma (segmento proximal do intestino afetado)
(b) trombose: doença cardiovascular, doença vascular do colágeno, doença de células falcêmicas, síndrome urêmica hemolítica, contraceptivos orais
(c) trauma: história de reconstrução aortoilíaca (2%) com ligadura da artéria mesentérica inferior

Mnemônico: "EVITE"
Encarceramento (hérnia, vólvulo)
Vasculite
Isquemia não oclusiva (choque, ICC)
Trombose (aterosclerose, êmbolo, policitemia rubra, hiperviscosidade)
Espontânea

Idade: > 50 anos
- início abrupto de dor abdominal inferior + sangramento retal
- sensibilidade abdominal, diarréia

Localização: cólon esquerdo (90%), flexura esplênica (80%) + sigmóide ("áreas de divisores de águas"), reto poupado

Radiografia simples (geralmente normal):
√ impressões digitiformes segmentares = indentações marginais no lado mesentérico (achado raro à radiografia simples)

EB (anormal em 90%):
◊ O contraste único pode apagar as impressões digitiformes, mas o duplo contraste, como um todo, é mais sensível
√ impressões digitiformes (75%) devido à hemorragia submucosa + edema
√ sulcamento transverso = pregas mucosas marcantemente aumentadas (espasmo), alguma flexibilidade da parede continua preservada
√ mucosa serrilhada = edema inflamatório + ulceração superficial longitudinal/circunferencial
√ úlceras profundas penetrantes (tardio)

TC:
√ espessamento segmentar simétrico/lobulado da parede colônica
√ luz atônica estreitado e irregular (= impressões digitiformes)
√ coleções curvilíneas de gás intramural
√ ar venoso portal + mesentérico
√ coágulo de sangue na AMS + VMS

Angio (achados similares à doença inflamatória):
√ suprimento arterial normal/levemente diminuído
√ leve aceleração do tempo de trânsito arteriovenoso
√ pequenas veias de drenagem tortuosas e ectáticas

Prognóstico:
(1) Isquemia transitória = resolução completa dentro de 1–3 meses
(2) Isquemia estenosante = cicatrização incompleta e tardia
√ segmento sem pregas estreitado, com alguns centímetros de comprimento, com margens suaves
(3) Gangrena com necrose + perfuração (extremamente incomum)

COLITE PSEUDOMEMBRANOSA

= DOENÇA DO *CLOSTRIDIUM DIFFICILE* (nome mais apropriado porque as pseudomembranas são incomuns)

Causa: supercrescimento do Gram-positivo *Clostridium difficile*

Agente etiológico: citotoxina produzida por *C. difficile*

Predisposição:
(a) complicação de antibioticoterapia com tetraciclinas, penicilina, ampicilina, clindamicina, lincomicina, amoxicilina, cloranfenicol, cefalosporinas
(b) complicação de alguns agentes quimioterápicos: metotrexate, fluorouracil
(c) após cirurgia/transplante renal/irradiação; insuficiência vascular intestinal
(d) choque, uremia
(e) proximal à obstrução do intestino grosso
(f) doenças debilitantes: linfossarcoma, leucemia
(g) terapia imunossupressora com actinomicina D

Histo: pseudomembranas (exsudato composto de leucócitos, fibrina, muco, epitélio necrótico) numa mucosa colônica edemaciada e parcialmente desnudada
- diarréia aquosa profusa associada aos antibióticos, cólicas abdominais, sensibilidade
- febre, sangue nas fezes, leucocitose
- menos comum: diarréia crônica, megacólon tóxico, hiperpirexia, reação leucemóide, hipoalbuminemia com anasarca
- pseudomembranas confluentes vistas à endoscopia (50%)

Localização: reto (95%); confinado ao cólon transverso + direito (5%–27%)

Radiografia simples:
√ padrão de íleo adinâmico = moderada distensão gasosa do intestino delgado + cólon
√ "bandas transversas" = espessamento importante + distorção das haustrações
√ "impressões digitiformes" mais proeminentes no cólon transverso
√ superfície difusamente rugosa + irregular (pseudomembranas confluentes)

EB (CONTRA-INDICADO nos casos severos):
√ "aspecto em acordeão" = material de contraste aprisionado entre as pregas transversas edemaciadas, destorcidas, espessadas e próximas umas das outras (simulando tratos intramurais)
√ pseudo-ulcerações = bário preenchendo fendas entre as pseudomembranas
√ contorno polipóide irregular e desigual da parede colônica
√ lesões múltiplas em placa e descontínuas de 2–4 mm de tamanho (DD: polipose, forma nodular de linfoma)

N.B.: risco de perfuração colônica!

TC (85% sensível, 48% específico)
- √ espessamento da parede colônica de 4–22 mm (61%–88%)
  - √ espessamento circunferencial liso (44%)
  - √ padrão em acordeão (5%–19%)
  - √ espessamento nodular (17%)
- √ reforço homogêneo devido à hiperemia
- √ afilamento pericolônico – *pericolonic stranding* (42%) (?)
- √ ascite (15–25%
- √ NENHUMA anomalia colônica (12%–39%)

Dg:
(1) Ensaio de fezes para detecção da citotoxina do *Clostridium difficile* (detecta toxina B): difícil de realizar
(2) Teste enzimático de imunoensaio (até 33% de resultados falsos negativos): detecta toxinas A + B
(3) Cultura de fezes (95% sensível): não disponível em 2 dias
(4) Pseudomembranas na proctossigmoidoscopia

Cp: Peritonite

Prognóstico: 15% de mortalidade; a maioria dos pacientes recupera-se em duas semanas

Trat.: suspensão do antibiótico suspeito + administração de vancomicina/metronidazol com atenção ao equilíbrio hidreletrolítico

COLITE ULCERATIVA

= doença inflamatória intestinal comum, com envolvimento colônico concêntrico contínuo + simétrico

Etiologia: hipersensibilidade/doença auto-imune?

Pat: doença predominantemente da mucosa com exsudato + edema + abscessos de cripta (MARCA REGISTRADA), resultando em ulcerações rasas

Pico etário: 20–40 anos + 60–70 anos; M:F = 1:1
- períodos alternantes de remissão + exacerbação
- diarréia sanguinolenta
- depleção eletrolítica, febre, toxicidade sistêmica
- cólicas abdominais

Manifestações extracolônicas:
- irite, eritema nodoso, pioderma gangrenoso
- pericolangite, hepatite crônica ativa, colangite esclerosante primária, fígado gorduroso
- espondilite, artrite periférica, artrite reumatóide coincidente (10%–20%)
- complicações trombolíticas

Localização: começa no reto com progressão proximal (reto poupado em 4%)
(a) retossigmóide em 95% (diagnosticado por biopsia retal); envolvimento circunferencial contínuo freqüentemente limitado ao lado esquerdo do cólon
(b) íleo terminal em 10%–25% (*backwash ileitis*)

Radiografia simples:
- √ mucosa hiperplásica, mucosa polipóide, úlceras profundas
- √ dilatação difusa com perda das impressões haustrais
- √ megacólon tóxico
- √ gás intraperitoneal livre
- √ ausência completa de resíduo fecal (devido à inflamação)

EB:

(a) estágio agudo
- √ estreitamento + defeitos de enchimento incompletos (espasmo + irritabilidade)
- √ granularidade fina da mucosa = pontilhamento da camada de bário (pelo edema difuso da mucosa + hiperemia + erosões superficiais)
- √ margens colônicas serrilhadas + espiculadas (diminutas úlceras superficiais)
- √ úlceras "em botão de colar" (= destruição pela úlceras)
- √ "duplo trilho" = ulceração longitudinal da submucosa por alguns centímetros
- √ contornos colônicos enevoados/apagados (secreções excessivas)
- √ "impressões digitiformes" = espessamento simétrico das pregas colônicas
- √ pseudopólipos = ilhas dispersas de mucosa edematosa + tecido de granulação reepitelizado, com áreas mucosas denunadas
- √ alargamento do espaço pré-sacral
- √ pregas retais obliteradas = valvas de Houston (43%)

(b) estágio subagudo
- √ haustrações irregulares e destorcidas
- √ pólipos inflamatórios = lesões sésseis frondosas/raramente pedunculadas (= inflamação localizada da mucosa resultando em protuberância polipóide)
- √ mucosa grosseiramente granular (= substituição da mucosa por tecido de granulação)

(c) estágio crônico
- √ encurtamento do cólon (= espasmo reversível do músculo longitudinal) com depressão das flexuras
- √ cólon "em cano de chumbo" = rigidez + estenose simétrica do lúmen
- √ alargamento das fendas haustrais/perda completa das haustrações (DD: cólon catártico)
- √ "cólon extinto" = cólon mais ou menos distensível sem impressões haustrais + sem padrão mucoso
- √ contornos colônicos enevoados/apagados (secreções excessivas)
- √ pólipos pós-inflamatórios (12%–19%) = nódulos pequenos e sésseis/ramificações longas vermiformes + protrusões formando pontes (= polipose filiforme)
- √ *backwash ileitis** (5%–30%) envolvendo 4–25 cm do íleo terminal com valva ileocecal incompetente + peristalse ausente + granularidade
  *N.R. (Comprometimento do íleo terminal em geral por colite ulcerativa crônica)

TC:
- √ espessamento da parede < 10 mm

DD:
(1) Polipose familiar (nenhuma alteração inflamatória)
(2) Cólon catártico (mais extenso no cólon direito)

DD entre DOENÇA DE CROHN e COLITE ULCERATIVA:
Mnemônico: "LUCIFER M"

	Doença de Crohn	Colite Ulcerativa
Localização	lado direito	lado esquerdo
Úlceras	profundas	rasas
Contração	não	sim
Ileocecal (valva)	espessada	aberta
Fístulas	sim	não
Excentricidade	sim	não
Razão de carcinoma	leve aumento	marcante aumento
Megacólon	incomum	sim

Cp:
(1) Megacólon tóxico ± perfuração em 5%–10% (DD: colite granulomatosa/isquêmica/amebiana)
◊ Causa mais comum de morte na colite ulcerativa!
(2) Adenocarcinoma colônico (3%–5%):
25 vezes de risco aumentado após 7–8 anos; incidência mais alta de carcinomas múltiplos particularmente com pancolite + início da doença na infância
Localização: cólon transverso distal, cólon descendente, reto
√ segmento de 2–6 cm estenosado em comprimento com lúmen excêntrico + contorno irregular + margens rígidas aplainadas e afiladas = carcinoma cirroso
√ carcinoma anular/polipóide
(3) Constrições colônicas (10%)
contornos suaves com margens flexíveis e afiladas, usualmente com constrição curta + única; geralmente no sigmóide/reto/cólon transverso; usualmente após um mínimo de 5 anos de doença; raramente causa de obstrução (DD: carcinoma colônico)

CÓLON

Local: envolvimento colônico segmentar, especialmente no lado direito
√ ceco de forma cônica, rígido e contraído (espasmo/fibrose transmural)
√ espiculações + espessamento da parede
√ colite ulcerante difusa + pseudopólipos
√ encurtamento + constrições curtas em ampulheta
DD: colite ulcerativa, doença de Crohn, amebíase (poupa o íleo terminal), colite da disenteria bacilar, colite isquêmica, colite pseudomembranosa

@ Gastroduodenal
Local: envolvimento simultâneo do piloro + duodeno
√ piloro estenótico com obstrução da saída gástrica
√ antro estenosado (aspecto de linite plástica)
√ fístula antral
√ múltiplas ulcerações grandes e profundas na curvatura menor
√ pregas duodenais espessadas com contornos irregulares/dilatação
DD: carcinoma, linfoma, sífilis

@ Esôfago
Manifestação menos comum do trato GI
√ ulcerações
√ constrição
√ massa
√ formação de trato sinusal

CÓLON CATÁRTICO

= uso prolongado de catárticos irritante-estimulante (> 15 anos) resultando em incoordenação neuromuscular pela atividade muscular + tônus aumentados cronicamente
Agentes: óleo de rícino, senna, fenolftaleína, cascara, *podophyllum*, aloína
Localização: envolvimento do cólon proximal à flexura esplênica
√ mucosa apagada com superfície lisa e aplainada
√ haustrações ausentes/diminuídas
√ "pseudoconstrições" = áreas suavemente afiladas de estreitamento são típicas (tônus contínuo dos músculos circulares)
√ pobre evacuação do bário
√ valva ileocecal aberta + aplainada
√ cólon ascendente encurtado, porém distensível
DD: colite ulcerativa "queimada" com predominância para o lado direito (muito similar)

DEFEITO PÓS-CRICÓIDE

= defeito variável visto geralmente no esôfago cervical totalmente distendido; nenhum valor patológico
Etiologia: redundância da mucosa sobre o rico plexo venoso submucoso pós-cricóide
Incidência: em 80% dos adultos normais
Localização: aspecto anterior do esôfago ao nível da cartilagem cricóide
√ lesão tumoral/reticulada com configuração variável durante a deglutição
DD: tumor submucoso, malha esofagiana (configuração persistente)

DEFICIÊNCIA DE DISSACARIDASE

= deficiências enzimáticas para qualquer uma das dissacaridases (maltose, lactose etc.)
A. PRIMÁRIA
B. SECUNDÁRIA a outras doenças (isto é, doença de Crohn)

Fisiopatologia:
(a) dissacarídeos não absorvidos produzem diarréia osmótica
(b) a fermentação bacteriana produz ácidos graxos de cadeia leve voláteis causando diarréia osmótica + irritante adicional

√ série intestinal normal sem a adição de lactose
√ série intestinal anormal feita com lactose (50 g adicionados a 600 cm^3 de suspensão de bário)
√ distensão do intestino delgado + grosso
√ diluição do bário
√ encurtamento do tempo de trânsito

DIAFRAGMA DA MUCOSA ANTRAL

= rede antral
Variação etária: 3 meses–80 anos
Associado com: úlcera gástrica (30%–50%)
• assintomático se a abertura < 1 cm
Localização: usualmente 1,5 cm do piloro (variação de 0–7 cm)
√ banda simétrica constate de 2–3 mm de espessura atravessando o antro, perpendicular ao eixo do longitudinal do estômago
√ aspecto do "duplo bulbo" (em perfil)
√ orifício concêntrico/excêntrico
√ atividade peristáltica normal

DIVERTÍCULO DE MECKEL

= persistência do ducto onfalomesentérico (= ducto vitelino), o qual oblitera-se em torno da quinta semana de vida embrionária; anomalia mais comum do trato GI

Incidência: 2%–3% da população

Idade: maioria das crianças < 10 anos de idade; M:F = 3:1

Histo: contém tecido heterotópico em 12%–16%: mucosa gástrica/pancreática/colônica;

◊ Freqüência de mucosa gástrica ectópica: 30% no total; 60% em crianças assintomáticas; em > 95% com hemorragia GI

Localização: dentro dos 180 cm do íleo terminal; em 94% na borda antimesentérica

REGRA DOS 2s:
(1) Em 2% da população
(2) Sintomático geralmente antes dos 2 anos
(3) Localizado dentro de 2 pés (60 cm) da valva ileocecal
(4) Comprimento de 2 polegadas

MN (> 85% de sensibilidade, 95% de especificidade, 88% de acurácia):

N.B.: a sensibilidade cai após a adolescência, porque pacientes assintomáticos durante a infância são menos propensos a ter mucosa gástrica ectópica

◊ O Tc-99 m pertecnetato é excretado pelas células mucóides da mucosa gástrica; a excreção não é dependente das células parietais

Preparação:
(1) Nenhuma medida irritativa por 48 horas (estudos contrastados, endoscopia, catárticos, enemas, drogas que irritam o trato GI)
(2) Jejum por 3–6 horas (resulta em diminuição da secreção gástrica + diminuição da peristalse intestinal)
(3) Evacuação do intestino + bexiga antes do estudo

Dose: 5–20 mCi (100 μ (Ci/kg) Tc-99 m pertecnetato

Dose de radiação: 0,54 rad/2 mCi para tireóide; 0,3 rad/2 mCi para o intestino grosso; 0,2 rad/2 mCi para o estômago

Imagens: imagens seriadas em intervalos de 5–10 minutos por 1 hora

√ visualização melhorada através
(a) pentagastrina = simula a captação (6 μ (/kg SC 20 minutos antes do pertecnetato)
(b) cimetidina = inibe a secreção (máximo de 300 mg/dose IV 1 hora antes)
(c) glucagon — diminui a peristalse (50 μ (g/kg IM 5–10 minutos antes)

√ pobre visualização com o uso do perclorato + atropina (= captação diminuída)

<u>Resultados falsos positivos:</u>
(1) Mucosa gástrica ectópica no cisto gastrogênico, duplicação entérica, intestino delgado normal, esôfago de Barrett
(2) Volume sangüíneo aumentado em MAV, hemangioma, tumor hipervascular, aneurisma
(3) Úlcera duodenal, colite ulcerativa, doença de Crohn, apendicite, abuso de laxantes
(4) Intussuscepção, obstrução intestinal, vólvulo
(5) Obstrução do trato urinário, divertículo calicial
(6) Meningomielocele anterior
(7) Técnica pobre

Mnemônico: "EH DOIDA"
Ectopia gástrica
Hemangioma
Duplicação intestinal
Obstrução urinária
Intussuscepção
Doença inflamatória intestinal
Apendicite

<u>Resultados falsos positivos:</u>
(1) Massa insuficiente de mucosa gástrica
(2) Diluição da atividade intraluminal (hemorragia/hipersecreção)

Mnemônico: "PIM"
Pequena quantidade de mucosa gástrica ectópica
Irritável (cólon) no quadrante inferior direito (trânsito rápido)
Má rotação do íleo

Cp (em 20%):
(1) Sangramento GI secundário à ulceração
(2) Diverticulite aguda
(3) Obstrução intestinal secundária à intussuscepção/bandas fibrosas/vólvulos (quando inseridos ao umbigo)
(4) Tumor maligno (raro): carcinoma, sarcoma, carcinóide
(5) Dor abdominal crônica

DIVERTÍCULO DE ZENKER

= bolsas hipofaríngea posterior = divertículo faringoesofágico = divertículo de pulsão com herniação da mucosa + submucosa através dos feixes musculares oblíquos + transversos (pseudodivertículo) do músculo cricofaríngeo

Etiologia: disfunção cricofaríngea (acalasia cricofaríngea/fechamento prematuro) resulta no aumento da pressão intraluminal

- massa cervical compressível
- disfagia, regurgitação de alimentos
- halitose

Localização: ao nível da junção faringoesofágica, na linha média da deiscência Killian/triângulo de Laimer, ao nível de C5/C6

√ extensão posterior do bário na metade superior da depressão semilunar, na parede posterior do esôfago (músculo cricofaríngeo)

√ sacos preenchidos com bário estendendo caudalmente atrás + geralmente à esquerda do esôfago

√ obstrução parcial do esôfago por pressão externa exercida pelo conteúdo da bolsa

√ refluxo parcial do bário do divertículo para dentro da hipofaringe

Raios X de tórax:
√ nível ar-líquido no mediastino superior

DIVERTÍCULO DUODENAL

Incidência: 1%–5% dos estudos GI; 22% das autópsias

A. DIVERTÍCULO PRIMÁRIO
= prolapso mucoso através da muscular própria
Localização: 2ª porção (62%), 3ª porção (30%), 4ª porção (8%)

Local: parede medial na região da papila (88%), posteriormente (8%), parede lateral (4%)

B. DIVERTÍCULO SECUNDÁRIO
= todas as camadas da parede duodenal = divertículo verdadeiro como complicação da inflamação duodenal/periduodenal
Localização: quase invariavelmente na primeira porção do duodeno
- na maioria assintomático

Cp:
(1) Perfuração + peritonite (2) Obstrução colônica (3) Obstrução biliar (4) Sangramento (5) Diverticulite

DIVERTÍCULO DUODENAL INTRALUMINAL

= lesão congênita secundária ao alongamento de um diafragma duodenal incompleto
Idade na apresentação: nos adultos jovens
- saciedade fácil
- vômitos
- dor em cólica abdominal superior

Localização: 2ª e 3ª porção do duodeno
√ saco preenchido de bário dentro da luz duodenal (quadro patognomônico) = aspecto em "meia ao vento, gota, vírgula"
√ ancorado à parede lateral do duodeno
√ "sinal do halo" = a mucosa duodenal cobre a parede externa + interna do divertículo

DIVERTÍCULO GÁSTRICO

O estômago é o local menos comum para o surgimento de divertículos
Incidência: 1:600–2.400 dos estudos gastrintestinais superiores
Etiologia:
(a) tração secundária à fibrose/inflamação periantral = divertículo verdadeiro
(b) pulsão (menos comum) = falso divertículo
Idade: além dos 40 anos
Freqüentemente associado ao: pâncreas aberrante em localização antral
Localização: justacardíaco na parede posterior (75%), pré-pilórico (15%–22%), grande curvatura (3%)
√ flexibilidade + graus variáveis de distensão
√ NENHUMA massa, edema ou rigidez das pregas adjacentes
DD: pequena úlcera em massa intramural-extramucosa

DOENÇA DE CHAGAS

= dano das células ganglionares pela neurotoxina liberada de protozoários *Trypanosoma Cruzi*, resultando em aperistalse + dilatação do trato GI
Endêmico na América Central + América do Sul (especialmente no nordeste do Brasil)
Histo: número diminuído de células no núcleo motor dorsal medular + degeneração Walleriana do nervo vago + diminuição/perda das células argirofílicas do plexo mioentérico de Auerbach
Pico etário: 30–50 anos; M:F = 1:1
- disfasia intermitente/persistente
- odinofagia (= medo de engolir)
- respiração estertorosa, regurgitação
- teste de aspiração do Mecolil: resposta anormal indicativo de inervação deficiente; 2,5–10 mg subcutaneamente de metacolina seguidos por contração do não peristáltica tetânica severa, 2–5 minutos depois da injeção, comumente na metade distal do esôfago, acompanhada por dor severa

@ Cardiomiopatia dilatada (miocardite)
@ Megacólon (intestinos movem a intervalos de 8 dias a 5 meses)
Cp: fezes impactadas, vólvulo do sigmóide
@ Esôfago: alterações como na acalasia

DOENÇA DE CROHN

= ENTERITE REGIONAL = doença de etiologia desconhecida com evolução prolongada + imprevisível + envolvimento assimétrico de todo o trato GI
Pat:
Inflamação transmural (granuloma não caseoso com células gigantes de Langhans e células epitelióides, edema, fibrose); linfedema obstrutivo + aumento dos folículos linfóides submucosos; ulceração da mucosa cobrindo os folículos linfóides

Idade: início entre 15–30 anos; M:F = 1:1
- episódios recorrentes de diarréia
- dor abdominal constante/em cólica
- febre de baixo grau
- perda de peso, anorexia
- sangue oculto + anemia
- abscesso perianal/fístula (40%)
- má-absorção (30%)

Associada a: eritema nodoso, pioderma gangrenoso

MANIFESTAÇÕES INTESTINAIS
@ Esôfago (raro)
@ Estômago (1%–2%) = gastrite granulomatosa
√ aspecto pseudo – pós-Billroth 1
√ "sinal do chifre de carneiro" = antro tubular estreitado pobremente distensível + piloro dilatado + vulvoduodenal estreito
√ úlceras aftosas (= erosões puntiformes)
√ mucosa em paralelepípedo
√ fístula antral-duodenal

@ Duodeno (4%–10%)
quase sempre associado ao envolvimento gástrico
Localização: bulbo duodenal + metade proximal do duodeno
√ erosões superficiais/úlceras aftóides (lesão precoce)
√ pregas duodenais espessadas

@ Intestino delgado (80%) = enterite regional
íleo terminal (somente/em combinação em 95%); jejuno/íleo (15%–55%)
√ espessamento + leve nodularidade das pregas circulares
√ úlceras aftosas
√ mucosa em paralelepípedo/ulceração
√ comumente associado ao defeito medial cecal

@ Cólon (22%–55%) = colite granulomatosa
particularmente no lado direito do ceco + sigmóide freqüentemente poupado
√ defeitos de enchimento nodulares pequenos com 1–2 mm (padrão folicular linfóide)
√ úlceras aftosas com aspecto em "alvo/olho de boi"

√ "sinal da listra transversa" = listras retas de 1 cm de comprimento representando meio de contraste com sulcos profundos das pregas mucosas espessadas
√ longos tratos fistulosos paralelos à luz intestinal

@ Reto (14%–50%)
√ úlceras profundas/em botão de colarinho
√ trato do seio retal

Fases:

(a) estágios precoces
√ aumento nodular dos folículos linfóides
√ abaulamento/achatamento/distorção/retificação/espessamento das válvulas coniventes (linfedema obstrutivo, geralmente primeiramente visto no íleo terminal)
√ úlceras aftosas = nódulo com coleção rasa central de bário até 5 mm de diâmetro
Localização: bulbo duodenal, segunda porção do duodeno, íleo terminal

(b) fase estenótica não avançada
√ Lesões saltatórias (90%) = envolvimento descontínuo com áreas normais intercaladas
√ aspecto em paralelepípedo = úlceras serpiginosas longitudinais + úlceras transversas separadas por áreas de edema
√ pregas do intestino delgado espessas + rombas (infiltração inflamatória da lâmina própria + submucosa)
√ retificação + rigidez das alças do intestino delgado com estreitamento luminal (espasmo + edema submucoso)
√ separação + deslocamento das alças do intestino delgado (pelo espessamento linfadematoso da parede/aumento na gordura mesentérica/linfonodos mesentéricos aumentados/perfuração com formação de abscesso)
√ pseudopólipos = ilhas de mucosa hiperplásica entre a mucosa desnuda
√ massas polipóides inflamatórias
√ pólipos sésseis/pedunculados/filiformes
√ granularidade mucosa difusa devido a lucências circulares de 0,5–1 mm (= vilos rombos + fusionados vistos de frente)
√ pseudodivertículos = pseudo-saculações
= área de abaulamento da parede normal oposta à parede afetada e fibrosada do lado antimesentérico

(c) fase estenótica
√ "sinal do anel" = constrições (mais freqüentes no íleo terminal)/estreitamento marcante das alças rígidas
√ alças proximais normais podem estar dilatadas com estase + úlceras + fecalitos

TC:

√ densidade homogênea da parede intestinal espessada (DD: colite ulcerativa com atenuação não homogênea)
√ "configuração em duplo halo"(50%) = luz intestinal circundado por anel interno de baixa atenuação (= mucosa edematosa) + anel externo com densidade de tecido mole (= muscular + serosa fibrosadas e espessadas) (DD: enterite por radiação, isquemia, trombose venosa mesentérica, pancreatite aguda)
√ estreitamento luminal + dilatação proximal
√ áreas intercaladas de espessamento assimétrico da parede intestinal de 10–20 mm em 82% (DD: colite ulcerativa com espessamento médio de 8 mm)
√ "gordura crepitante" = proliferação maciça da gordura mesentérica (40%) com efeito de massa separando as alças do intestino delgado
√ adenopatia mesentérica (18%)
√ abscesso (DD: alça cega pós-operatória)

US:

√ espessamento da parede intestinal (965%) em torno de 8 mm (DD: colite ulcerativa)
√ massa inflamatória (14%), abscesso (4%)
√ alças distendidas cheias de líquido (12%)

Prognóstico: taxa de recorrência de até 30% após a ressecção (comumente no local do novo íleo terminal, mais freqüentemente durante os primeiros 2 anos após a ressecção); taxa de mortalidade de 7% em 5 anos, 12% em 10 anos após a primeira ressecção

Cp:

(1) Fístula (33%):
(a) enterocólica: mais freqüentemente entre o íleo e o ceco
(b) enterocutânea: reto-pele; reto-vagina
(c) fístula perineal + trato sinusal
◊ A doença de Crohn é a terceira causa mais comum de fístulas/tratos sinusais (DD: iatrogênico [causa mais comum], divertículos [segunda causa mais comum])!
(2) Tratos sinusais intramurais
(3) Abscesso (DD: apendicite aguda)
(4) Perfuração livre (raro)
(5) Megacólon tóxico
(6) Obstrução do intestino delgado (15%)
(7) Hidronefrose (pela compressão ureteral, geralmente no lado direito)
(8) Adenocarcinoma no íleo/cólon (particularmente nas alças com cirurgia de *bypass*/nas vizinhanças de fístula crônica)
◊ 4–20× de risco aumentado para o adenocarcinoma colônico comparado com a população geral, com um período de latência de 25–30 anos!
(9) Linfoma do intestino grosso + delgado

DD:

(1) Yersinia (no íleo terminal, resolução dentro de 3–4 meses)
(2) Tuberculose (envolvimento mais severo do ceco, tuberculose pulmonar)
(3) Actinomicose, histoplasmose, blastomicose, anisaquíase
(4) Infarto segmentar (início agudo, paciente idoso)
(5) Ileíte por radiação (história apropriada)
(6) Linfoma (nenhum espasmo, o estreitamento luminal é incomum, nódulos tumorais)
(7) Tumor carcinóide (nódulos tumorais)
(8) Gastroenterite eosinofílica
(9) Constrição por potássio

MANIFESTAÇÕES EXTRA-INTESTINAIS

@ Hepatobiliares
  (1) Infiltração gordurosa do fígado (terapia com esteróides, hiperalimentação)
  (2) Abscesso hepático
  (3) Cálculos vesiculares (28%–34%)
  3–5× de risco mais alto que o esperado; formação de cálculos causada pela interrupção da circulação enteroepática com má-absorção dos sais biliares no íleo terminal; o risco correlaciona-se com a extensão do íleo doente/íleo ressecado/duração da doença
  (4) Colecistite aguda
  (5) Colangite esclerosante (10%) + hepatoma
  (6) Carcinoma do ducto biliar + vesícula biliar

@ Genitourinário
  (1) Urolitíase: cálculos de oxalato/ácido úrico
  (2) Hidronefrose
  (3) Amiloidose renal
  (4) Cistite
  (5) Fístula ileoureteral/ileovesical (5%–10%)

@ Musculoesquelético
- baqueteamento digital
- artrite migratória periférica soronegativa (5%–20%); pode preceder a doença intestinal em 10%; aumentada com a doença colônica; a ressecção do intestino doente leva à regressão dos sintomas

  (1) Periostite
  (2) Osteoartropatia hipertrófica
  (3) Sacroileíte
  (4) Espondilite anquilosante
  (5) Necrose avascular da cabeça do fêmur (tratamento com esteróide)
  (6) Osteomielite pélvica (envolvimento contíguo)
  (7) Abscesso muscular

@ Eritema nodoso, uveíte

DOENÇA DE HIRSCHSPRUNG

= AGANGLIONOSE DO CÓLON
= MEGACÓLON AGANGLIÔNICO
= ausência dos gânglios parassimpáticos nas camadas musculares (plexo de Meissner) + submucosa (plexo de Auerbach), secundária à parada na migração craniocaudal dos neuroblastos ao longo dos troncos vagais, levando à insuficiência do relaxamento no segmento agangliônico

Incidência: 1:5.000–8.000 nascimentos vivos; geralmente esporádico; familiar em 4%

Idade: criança a termo durante as primeiras 6 semanas de vida (70%–80%); M:F = 9:1; extremamente raro em crianças prematuras

Associada à: trissomia do 21 (2%)

Localização:
A várias distâncias proximais ao ânus, usualmente retossigmóidea
  (a) doença de segmento curto (80%)
  (b) doença de segmento longo (15%)
  (c) aganglionose colônica total (5%)
  (d) aganglionose saltatória = poupa reto (muito rara)

- falha na passagem do mecônio dentro das 24 horas de vida
- constipação intermitente + diarréia paradoxal (25%)
- manometria retal com ausência da atividade em surtos

√ "zona de transição" = segmento agangliônico aparece normal em tamanho
√ dilatação do intestino grosso + delgado aboralmente a partir da zona de transição
√ marcante retenção de bário nas radiografias tardias após 24 horas
√ reto de aspecto normal em 33%
√ segmento de 10–15 cm de reto corrugado/tortuoso (= contrações anormais incoordenadas da porção agangliônica do cólon) em 31%
(DD: colite, alergia ao leite, espasmos normais intermitentes do reto)

N.B.: evite exame digital/lavagem intestinal antes dos estudos radiográficos!

US-OB:
√ intestino delgado dilatado/cólon dilatado

Cp:
  (1) Enterocolite necrotizante
  (2) Perfuração cecal (secundária à estase, distensão, isquemia)
  (3) Uropatia obstrutiva

Dg: biopsia por sucção da mucosa do reto (atividade da acetilcolisterase aumentada)

Trat.:
  (1) Procedimento de Swenson *pull-through*
  (2) Operação de Duhamel
  (3) Procedimento de Soave

DOENÇA DE HODGKIN

Incidência: 0,75% de todos os cânceres diagnosticados a cada ano

Idade: picos etários bimodais nas idades de 25–30 anos e 75–80 anos

Histo: célula de Reed-Sternberg = célula binucleada com nucléolo proeminente centralmente localizado
  (1) Predominância linfocitária (5%)
  = abundância de linfócitos com aspecto normal + relativa falta de células anormais; freqüentemente diagnosticado em pessoas jovens; freqüentemente estágio precoce; os sintomas sistêmicos são incomuns; história natural mais favorável
  (2) Esclerose nodular (78%)
  = linfonodos atravessados por largas bandas de nódulos de colágeno birrefringentes divisórios, os quais consistem de linfócitos normais, eosinófilos, células plasmáticas e histiócitos; subtipo mais comum; tipicamente envolvimento mediastinal; 1/3 com sintomas sistêmicos
  (3) Celularidade mista (17%)
  = apagamento difuso dos linfonodos com linfócitos, eosinófilos, células plasmáticas + abundância relativa de células mononucleares atípicas e células de Reed-Sternberg; mais comumente em estágio avançado numa apresentação em idade mais avançada
  (4) Depleção linfocitária (1%)
  = rarefação de linfócitos de aspecto normal + abundância de células mononucleares anormais e de Reed-Sternberg; subtipo menos comum com pior prognóstico; associado ao estágio avançado e sintomas sistêmicos

ESTADIAMENTO
  I envolvimento de uma única cadeia de linfonodos
  II envolvimento de ≥ 2 cadeias de linfonodos no mesmo lado do diafragma

III envolvimento linfonodal em ambos os lados do diafragma
IV envolvimento disseminado/difuso de ≥ 1 órgão extralinfático/tecido ± envolvimento linfonodal associado
E = local extralinfático
S = envolvimento esplênico
A = ausência de febre, suores noturnos, > 10% de perda de peso nos últimos 6 meses
B = presença de febre, suores noturnos, > 10% de perda de peso nos últimos 6 meses

- linfadenopatia indolor
- dor induzida por álcool
- febres inexplicáveis, suores noturnos, perda de peso
- prurido generalizado

Localização: incomum o envolvimento intestinal (10%–15%); duodeno + jejuno (67%); íleo terminal (20%)
√ lesão obstrutiva rígida e estreita
√ abundância de reação desmoplásica (DD com o LNH)
√ infiltrante (60%); polipóide (26%); ulcerado (14%)
Prognóstico: excelente para a doença isolada/localizada

DOENÇA DE MÉNÉTRIÈR

= GASTRITE HIPERTRÓFICA GIGANTE
= GASTROPATIA HIPERPLÁSICA
= caracterizada pela excessiva produção de muco e
Tríade de:
(1) Hipertrofia mucosa gigante
(2) Hipoproteinemia
(3) Hipocloridria

Histo: hiperplasia do tecido glandular + formação de microcistos, espessamento da mucosa até 6 mm (variação normal: 0,6–1,0 mm)
Idade: 20–70 anos; M:F = 2:1
Associada à: úlcera gástrica benigna (13%–72%)
- enteropatia perdedora de proteína com hipoproteinemia + edema periférico
- perda de peso
- sangramento gastrintestinal
- secreção ácida ausente/diminuída (> 50%)
- dor epigástrica, vômitos

Localização: por todo o fundo + corpo, particularmente proeminente ao longo da grande curvatura, antro usualmente poupado (DD: linfoma: geralmente no antro)
√ pregas gástricas marcantemente aumentadas + tortuosas, a despeito de uma adequada distensão gástrica
√ demarcação relativamente abrupta entre as áreas normais e anormais
√ marcante hipersecreção (muco)
√ flexibilidade preservada
TC:
√ espessamento da parede no estômago proximal
√ pregas simétricas nodulares
DD: linfoma, variedade polipóide de carcinoma gástrico, gastrite aguda, gastrite crônica, varizes gástricas

DOENÇA DE WHIPPLE

= LIPODISTROFIA INTESTINAL
= doença multissistemática crônica; pensa-se que seja causada por infecção por bactéria ainda não identificada

Pat:
Material PAS-positivo (ácido periódico de Schiff) = glicoproteína dentro de macrófagos carregados, localizados na submucosa do jejuno (parede celular bacteriana) + depósitos gordurosos dentro da submucosa intestinal e linfonodos, causando obstrução + dilatação linfática
Idade: 40–49 anos; M:F = 9:1; caucasianos
- artralgias recorrentes e migratórias/artrite não deformante (65%–95%); a artrite pode preceder a doença de Whipple em 10% dos casos por até 10 anos
- má-absorção, esteatorréia, dor abdominal
- perda de peso, febre
- polisserosite
- linfadenopatia generalizada
- pigmentação cutânea similar à doença de Addison

Envolvimento orgânico: virtualmente qualquer sistema orgânico, intestino delgado, articulações, coração, CNS, olhos, pele
√ moderado espessamento das pregas jejunais + duodenais (pela infiltração da mucosa + submucosa por macrófagos PAS-positivos combinados com obstrução linfática)
√ micronodularidade (= vilosidades edemaciadas) e padrão mucoso grosseiro
√ hipersecreção, segmentação, fragmentação (ocasionalmente, se acompanhada por hiperproteinemia)
√ NENHUMA/mínima dilatação do intestino delgado
√ NENHUMA rigidez das pregas
√ SEM ulcerações
√ trânsito intestinal normal (aproximadamente 3 horas)
√ hepatosplenomegalia
TC:
√ volumosos linfonodos com 3–4 cm de tamanho e baixa densidade na raiz mesentérica + retroperitônio (devido à gordura neutra + ácidos graxos extracelulares)
√ espessamento da parede intestinal
√ esplenomegalia
√ ascite
√ pleuropericardite
√ sacroileíte
Dg: biopsia jejunal, biopsia de linfonodos periféricos/abdominais
Trat.: antibióticos de largo espectro por longo período (tetraciclina)
DD:
(1) Espru (marcante dilatação, nenhum espessamento de pregas, segmentação pronunciada + fragmentação)
(2) Linfangiectasia intestinal (pregas espessadas por todo o intestino delgado)
(3) Amiloidose
(4) Linfoma

PSEUDODOENÇA DE WHIPPLE NA AIDS
Quadro clínico similar causado pelo *Mycobacterium avium-intracellulare*
√ espessamento da parede + pregas das alças do intestino delgado
√ linfadenopatia mesentérica

DOENÇA DIVERTICULAR DO CÓLON

= superatividade do músculo liso, causando herniação da mucosa + submucosa através das camadas musculares

Incidência:
5%–10% na 5ª década; 33%–48% acima da idade de 50; 50% após a 7ª década; M:F = 1:1; afecção do cólon mais comum nos países desenvolvidos

Causa: diminuição do volume fecal (dieta rica em fibras refinadas + pobre em fibras)

Localização:
Em 89% no sigmóide (= segmento colônico mais estreitado com as mais altas pressões); em 17% distribuída por todo o cólon;
em 4%–12% isolada ao ceco/cólon ascendente

Doença pré-diverticular do cólon

= espessamento da musculatura lisa longitudinal + circular com redundância das pregas, secundário à contratura miostática

√ "sinal dos dentes da serra" = empilhamento + espessamento das pregas haustrais (encurtamento do segmento colônico)
√ indentações marginais volumosas
√ espasmo muscular superposto (aliviado por antiespasmódicos)

DD: hemorragia; isquemia; alterações por radiação; colite pseudomembranosa

Diverticulose colônica

= herniações adquiridas da mucosa + muscular da mucosa através da muscular própria com componentes murais da mucosa, submucosa, serosa = falso divertículo de pulsão

Local:
(a) os divertículos laterais surgem entre as tênias mesentérica + antimesentérica em lados opostos
(b) divertículos antimesentéricos intrateniais opostos ao lado mesentérico

Vasa recta do tipo intramural (= artérias nutrientes) passam através do músculo circular (fraqueza na parede muscular) e são levados sobre o fundo do divertículo à medida que ele aumenta

√ Tamanho: inicialmente delgadas (3–10 mm) protrusões em "V" aumentando até alguns centímetros de diâmetro
√ aspecto bolhoso dos divertículos contendo ar

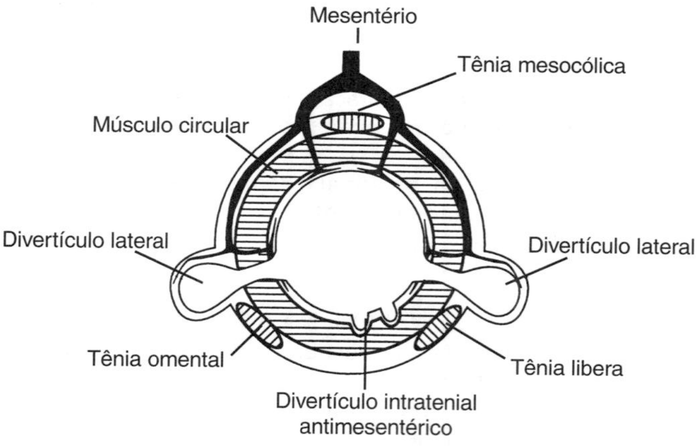

Secção Transversa através do Cólon

√ bário residual dentro dos divertículos restante dos estudos prévios
√ contorno espiculado irregular (a borda intratenial antimesentérica é o local típico para o divertículo intramural)
√ apêndices de contornos suaves em forma de domo com um colo curto
√ podem ser pontiagudos, atenuados, irregulares com enchimentos variáveis
√ contorno circular com borda externa aguda + borda interna enevoada mal definida (incidência de frente com o duplo contraste ao EB)
√ Divertículo sigmóide gigante = grande cisto contendo gás (aprisionamento de ar secundário ao mecanismo de válvula unidirecional), surgindo na fossa ilíaca esquerda

TC:
√ divertículos
√ contorno luminal distorcido + hipertrofia muscular

Diverticulite colônica

= perfuração do divertículo com abscesso intramural/pericólico localizado

Incidência: em 10%–25% da doença diverticular

Patogênese: abrasão da mucosa pelo material fecal estagnado leva à perfuração da parede delgada

- dor + sensibilidade focal + massa no quadrante inferior esquerdo
- febre leucocitose

Localização: cólon sigmóide (mais comum)

√ íleo localizado/obstrução colônica (angulação/edema)
√ gás no abscesso/fístula
√ pnemoperitônio (raro)
√ área focal de estreitamento luminal ecocêntrico causado por massa inflamatória intramural/pericólica
√ espessamento marcante + distorção das pregas mucosas
√ contraste extraluminal = PERIDIVERTICULITE
  √ "duplo trilho" = trato longitudinal pericolônico
  √ coleção pericolônica = abscesso peridiverticular
  √ fístula para a bexiga/intestino delgado/vagina
  √ ± padrão de obstrução do intestino delgado (se o intestino delgado adere-se ao abscesso)

TC:
√ finas faixas lineares dentro da gordura pericólica (98%)
√ divertículos (84%)
√ espessamento circunferencial da parede intestinal de 4–12 mm (70%)
√ franco abscesso (47%)
√ ar ± líquido da peritonite (16%)
√ formação de fístula (14%)
mais comumente colovesical, também colovaginal, coloentérica, colocutânea
√ obstrução colônica (12%)
√ trato sinusal intramural (7%)
√ obstrução ureteral (7%)

Prognóstico:
(a) autolimitado (usualmente)
(b) perfuração transmural
(c) ulceração superficial
(d) abscesso crônico

DD:
(1) Neoplasia colônica (segmento curto, margens "amontoadas", mucosa ulcerada)
(2) Colite de Crohn (duplo trilho maior que 10 cm)

Trat.: antibióticos, cirurgia (em 25%), drenagem percutânea do abscesso

Hemorragia diverticular colônica

Não relacionada à diverticulite
Incidência: em 3%–47% das diverticuloses
Localização: 75% localizada no cólon ascendente (colo mais largo + cúpula do divertículo)
- maciça hemorragia retal sem dor
√ extravasamento dos radiotraçadores
√ contraste angiográfico vazando para dentro da luz intestinal

Trat.:
(1) Infusão transcateter de agentes vasoconstritores (Pitressina)
(2) Embolização com Gelfoam

DOENÇA DIVERTICULAR JEJUNOILEAL

= DIVERTICULOSE JEJUNAL
= forma mais rara de doença diverticular gastrintestinal
Causa: herniação adquirida da mucosa (= divertículo de pulsão)
Incidência: 0,5%–2,3% na SGIS; 0,3%–4,5% das séries de autópsia; M > F
Idade: 6ª-7ª década
Localização: 80% no jejuno, 15% no íleo (geralmente solitário), 5% no jejuno + íleo
Local: na borda mesentérica, próximo à entrada dos vasos retos
- dor abdominal superior intermitente, flatulência, episódios de diarréia (30%)

Radiografia simples:
√ níveis ar-líquido em múltiplos divertículos
√ leve dilatação das alças intestinais na área dos divertículos

EB:
√ pode não contrastar (colo estreito/secreções estagnantes)
√ bário aprisionado nos filmes tardios após 24 horas

Cp:
(1) Síndrome da alça cega com supercrescimento bacteriano
- esteatorréia, diarréia, má-absorção, perda de peso
- anemia megaloblástica (supercrescimento de bactérias coliformes leva à desconjugação de ácidos biliares + metabolismo intraluminal da vitamina B_{12})

(2) Perfuração livre = causa principal de pneumoperitônio sem peritonite (21%–40% de mortalidade)
(3) Hemorragia (poucos casos)
(4) Diverticulite
(5) Obstrução intestinal

DOENÇA ENXERTO VERSUS HOSPEDEIRO

= células imunocompetentes da medula óssea doadora reagem contra tecidos imunoincompetentes do receptor, após um transplante de medula óssea

Transplante de medula óssea para o tratamento de: Leucemia, linfoma, anemia aplástica, déficit imunológico, desordens metabólicas do sistema hematopoiético, algumas doenças metastáticas
Incidência: 30%–70% dos pacientes com transplante alogenético (= doador geneticamente diferente do receptor)
Órgãos-alvo: trato GI

@ Pele
- *rash* eritematoso macular na face, tronco, extremidades

@ Fígado
- elevação das enzimas hepáticas ± insuficiência hepática

@ Trato GI
- diarréia secretória profusa
- cólicas abdominais, náusea, vômitos

Pat: grave atrofia/destruição da mucosa
√ espessamento "áspero" das pregas
√ "intestino em tiras" = apagamento das pregas do intestino delgado, com aspecto tubular (DD: enterite viral, isquemia, doença celíaca, radiação, alergia à soja)
√ perda das haustrações, espasmo, edema, ulceração, padrão granular da mucosa com cólon (simulando colite ulcerativa)
√ "molde" do intestino delgado = espessamento prolongado do intestino anormal por horas a dias
√ coleções circulares de material de contraste em secção transversa + "trilhos" paralelos em secção longitudinal
√ tempo de trânsito gravemente diminuído

Cp: infecção por organismos oportunistas, por exemplo, *Candida albicans*, herpes vírus, organismos fúngicos invasores, CMV, vírus varicela-zoster, vírus Ebstein-Barr, vírus da hepatite, rotavírus, adenovírus, vírus Coxsackie A e B, *P. carinii*, pneumococo
Prognóstico: fatal em até 15% (pelas infecções oportunistas)
Trat.: esteróides + ciclosporina
DD: superinfecção com enterovírus

ENFISEMA GÁSTRICO

= condição relativamente benigna de ruptura da mucosa:
Causa:
(1) Vômitos severos
(2) Manipulação gastroscópica
(3) Aumento da pressão intraluminal na obstrução da via de saída gástrica
(4) Ruptura + dissecção de bolhas subpleurais no enfisema bolhoso
(5) Pneumatose cística = lucências de ar submucosas esféricas idiopáticas benignas

ENTEROCOLITE NECROTIZANTE

= ECN = doença isquêmica intestinal secundária à hipoxia, estresse perinatal, infecção (endotoxina), cardiopatia congênita
Incidência: mais comum emergência GI nas crianças prematuras
Idade: desenvolve-se > 48–72 horas após o nascimento; em 90% dentro dos primeiros 10 dias de vida
Pat: inflamação aguda + ulceração da mucosa + necrose transmural disseminada

Organismo: não isolado ainda; freqüentemente ocorre em miniepidemias dentro das enfermarias
Predisposição:
Prematuros (50%–80%), doença de Hirschsprung, obstrução intestinal (atresia do intestino delgado, estenose pilórica, íleo meconial, síndrome do tampão meconial)
• fezes com raias de sangue (em 50%); diarréia explosiva
• êmese biliar
• leve insuficiência respiratória
• sepse generalizada

Localização: geralmente no íleo terminal (mais comumente envolvido), ceco, cólon direito; raramente no estômago, intestino superior
√ padrão do gás intestinal desordenado (não mais o arranjo normal em polígonos)
√ distensão do intestino delgado e cólon (alças mais largas que o corpo vertebral de L1) ± níveis ar-líquido, comumente no quadrante inferior direito (primeiro sinal)
√ alças intestinais tubulares
√ espessamento da parede intestinal + "impressões digitiformes"
√ cólon "fixo" = alça intestinal anormal persistente sem alterações nas radiografias supinais ou pronas/por > 24 horas
√ pneumatose intestinal (80%)
— em forma curvilínea (= subseroso) ou
— bolhoso/cístico (= coleção submucosa de gás proveniente de organismos formadores de gás/dissecção de gás intraluminal)
√ aspecto "bolhoso" do intestino devido ao gás na parede/gás intraluminal matéria fecal (os conteúdos intraluminais são compostos por sangue, mucosa colônica necrosada, gás intraluminal, alguma matéria fecal)
√ gás no sistema venoso portal (freqüentemente transitório, não implica um prognóstico sem esperanças)
√ ascite
√ pneumoperitônio (cirurgia imediata necessária)
N.B.: O enema baritado está contra-indicado! Pode ser usado com muito cuidado em casos selecionados com dúvida clínica e radiológica!
Cp:
(1) Estenose inflamatória após a cicatrização (acompanhamento com enema baritado nos sobreviventes)
(2) Perfuração intestinal em 12%–32%

EQUIVALENTE DO ÍLEO MECONIAL

SÍNDROME DA OBSTRUÇÃO INTESTINAL DISTAL
= condição clínica caracterizada por dor abdominal + massa palpável no quadrante inferior direito + obstrução parcial/completa ao nível do íleo terminal/ceco/cólon ascendente em pacientes com fibrose cística
Incidência: 7%–41% dos pacientes com fibrose cística; alta prevalência em pacientes adultos
Causa: resíduos alimentares não digeridos, distúrbios da motilidade, dilatação do intestino, levando à estase fecal
√ massa fecal granular bolhosa no QID
√ obstrução do intestino delgado parcial/completa
√ espessamento das pregas mucosas
√ fibrose cística do pulmão
Cp: intussuscepção, vólvulo
Trat.: grandes doses de suplementos de enzimas pancreáticas, agentes mucolíticos oralmente/com enema

ESCLERODERMIA

= ESCLEROSE SISTÊMICA PROGRESSIVA = ESP
= desordem multissistêmica do tecido conjuntivo (doença vascular do colágeno), de etiologia desconhecida, caracterizada por fibrose intersticial progressiva com atrofia + esclerose de muitos sistemas orgânicos
dividida em:
(a) ESCLERODERMIA DIFUSA
comum fibrose intersticial pulmonar
(b) CREST: vasculite com hipertensão arterial pulmonar; mais comum
Cianose da pele
Raynaud (fenômeno)
Esofágica (dismotilidade)
Sclerodactyly (esclerodactilia)
Telangiectasia
Idade: 30–50 anos; M:F = 1:3
Histo: vasculite + fibrose submucosa estendendo para dentro da muscular; atrofia do músculo liso (inicialmente hipertrofia e finalmente atrofia das fibras de colágeno)
• fator reumatóide (35%)
• células LE (5%)
• anticorpos antinucleares (30%–80%)
• fraqueza, debilidade generalizada
Prognóstico: 50%–67% de taxa de sobrevida em 5 anos

Esclerodermia gastrintestinal (em 40%–45%)

◊ Pode preceder as outras manifestações!
• dor abdominal, diarréia
• episódios múltiplos de pseudo-obstrução
√ hepatomegalia
@ Esôfago (em 42%–95%)
◊ Primeira localização de envolvimento do trato GI!
• disfagia (50%)
• pirose (30%)
√ peristalse normal acima do arco aórtico (músculo estriado no terço proximal do esôfago)
√ hipotonia/atonia + hipocinesia/aperistalse nos 2/3 distais do esôfago (> 50%)
√ esvaziamento deficiente na posição de decúbito
√ pregas longitudinais delgadas/ausentes
√ dilatação leve a moderada do esôfago
√ calasia (= esfíncter esofágico inferior hipocinético)
√ refluxo gastroesofagiano (70%)
√ erosões + úlceras superficiais (pela esofagite de refluxo assintomática: NENHUMA contração esofágica protetora)
√ constrição fusiforme usualmente 4–5 cm acima da junção gastroesofagiana (pela esofagite de refluxo)
√ encurtamento esofágico + hérnia de hiato por deslizamento
Cp: constrição péptica, esôfago de Barrett, adenocarcinoma
@ Estômago (envolvimento menos freqüente)
√ dilatação gástrica
√ atividade motora diminuída + esvaziamento retardado

@ Intestino delgado (até 45%)

◊ A esclerodermia é rapidamente progressiva, uma vez que o intestino delgado for acometido!

• má-absorção (tempo de trânsito intestinal retardado + supercrescimento bacteriano)

√ dilatação marcante do intestino delgado (em particular duodeno = megaduodeno, jejuno) simulando obstrução do intestino delgado
"CAVO": o diagnóstico errôneo de obstrução pode levar à cirurgia exploradora!

√ corte abrupto ao nível da AMS (atrofia das células neurais com hipoperistalse)

√ tempo de trânsito prolongado, com retenção de bário no duodeno até 24 horas

√ padrão em *hidebound* */acordeão (60%) = pregas nitidamente definidas de espessura normal com diminuição do intervalo de distância entre elas (pregas fortemente compactadas), dentro de um segmento dilatado (devido ao envolvimento predominante do músculo circular)

N.T.: hidebound: termo descritivo arcaico que significa tecido vivo ou não fortemente aderente a uma superfície, desenhando seus contornos

√ pseudodivertículos (10%–40%) = saculações assimétricas com topos quadrangulares + bases alargadas no lado mesentérico (pela atrofia do músculo liso excêntrico)

√ pneumatose cistóide intestinal + pneumoperitônio (ocasionalmente)

√ excesso de líquido, com supercrescimento bacteriano (= "síndrome da alça pseudocega")

√ padrão normal das pregas mucosas

Cp: intussuscepção sem ponto-chave anatômico

@ Cólon (até 40%–50%)

• constipação (comum), pode alternar com diarréia

√ pseudo-saculações + "divertículos" com grande abertura no lado antimesentérico (formado pela protrusão repetitiva através das áreas atróficas) no cólon transverso + descendente

√ eventualmente perda completa das haustrações (simulando cólon catártico)

√ dilatação marcante (pode simular doença de Hirschsprung)

√ ulceração estercoral (por material fecal retido)

Cp: impactação com bário com risco de vida

DD:

(1) Dermatomiosite (achados radiológicos similares)
(2) Espru (secreções aumentadas, segmentação, fragmentação, dilatação mais significativa no mediojejuno, motilidade normal)
(3) Obstrução (nenhuma alteração esofagiana, nenhum pseudodivertículo)
(4) Pseudo-obstrução intestinal idiopática (usualmente em pessoas jovens)

Esclerodermia pulmonar (em 10%–25%)

• tosse levemente produtiva + dispnéia progressiva

• hematêmese

• anormalidades da função pulmonar na ausência de alterações radiológicas importantes (típica dissociação da evidência clínica, funcional e radiológica)

• pericardite

Histo: espessamento da membrana basal dos alvéolos + pequenas artérias e veias

Localização: mais proeminente nas bases pulmonares (onde o fluxo de sangue é maior)

√ reticulações finas/grosseiras/infiltrados intersticiais difusos

√ formação de espaços fibrocísticos subpleurais (favo de mel)

√ perda progressiva de volume

√ alterações alveolares (secundária à broncoaspiração por causa da motilidade esofágica alterada)

√ esofagograma aéreo (DD: acalasia, mediastinite)

√ reação pleural/efusão distintamente incomum

Cp: incidência aumentada de câncer de pulmão

@ Coração: esclerose do músculo cardíaco ± *cor pulmonale*

Esclerodermia renal (25%)

Início: comum dentro de 3 anos

Histo: necrose fibrinóide das arteríolas aferentes (também visto na hipertensão maligna)

√ necrose cortical renal

√ nefrograma não homogêneo e "manchado" (constrição + oclusão das artérias)

√ ectasia arterial concomitante

Cp: insuficiência renal (pela nefroesclerose)

Esclerodermia musculoesquelética

• pele espessada, inelástica, "encerada", mais proeminente na região da face + extremidades

• artralgia (50%–80%)

• fenômeno de Raynaud

• atrofia + espessamento da pele e musculatura

@ Ponta dos dedos

√ "dedos afilados" = atrofia + reabsorção dos tecidos moles das pontas dos dedos + calcificações dos tecidos moles

√ acrosteólise = "pincelamento"/auto-amputação"
= reabsorção das falanges distais da mão (63%) começando no aspecto volar das tuberosidades terminais, com progressão proximal

√ calcificações puntiformes dos tecidos moles das pontas dos dedos, axila, tuberosidade isquiática, antebraço, cotovelo (sobre a área de pressão), perna, face

@ Artrite

√ artrite das articulações interfalangianas das mãos (25%)

Localização: interfalangianas distais, proximais, 1º carpometacarpo, metacarpianos

√ edema dos tecidos moles + osteoporose periarticular

√ erosões marginais/centrais

√ estreitamento dos espaços articulares (tardio)

DD: artrite reumatóide, psoriática, erosiva

√ erosões ósseas dos ossos do carpo (trapézio), rádio distal + ulna, mandíbula, clavícula, úmero, acrômio, coluna cervical

√ NENHUMA osteoporose significativa

√ ± contraturas em flexão dos dedos (por inflamação da bainha do tendão + fibrose)

√ erosão do aspecto superior das costelas

ESOFAGITE

Esofagite aguda

Mnemônico: para causa: "CRIER"
Corrosivos, Crohn
Refluxo
Infecção
Epidermólise bolhosa, entubação
Radioterapia

√ pregas espessadas com > 3 mm de largura com contornos lobulares irregulares
√ nodularidade da mucosa (= ulcerações múltiplas + edema intercalado)
√ erosões
√ úlceras verticalmente orientadas usualmente 3–10 mm de comprimento
√ pólipo esofagogástrico inflamatório = prega gástrica proximal estendendo além da junção esofagogástrica (raro)
√ motilidade anormal

Esofagite por Candida

= MONILÍASE = CANDIDÍASE

Organismo:
C. albicans, C. tropicalis; endógena (maioria)/transmitida por outro humano/animal; freqüentemente descoberta em doença de pele, trato GI, escarro, trato genital feminino, urina de pacientes com cateter de Foley

Predisposição:
Indivíduos com a imunidade deprimida (doença hematológica, transplante renal, leucemia, doença crônica debilitante, *diabetes mellitus*, esteróide, quimioterapia, radioterapia, AIDS), antibióticos, esclerodermia, constrições, acalasia, fundoplicação superseletiva
◊ Tipo mais comum de fungo encontrado nas infecções oportunistas!

Pat: placas multifocais, cremosas, cobrindo uma mucosa eritematosa e friável
• disfagia (= deglutição difícil)
• odinofagia severa (deglutição dolorosa por espasmo segmentar)
• intensa dor retro/subesternal
• associada a aftas (= monilíase oral) em 20%–80%

Localização: predileção para a metade inferior do esôfago
√ envolvimento de longos segmentos esofágicos
√ placas longitudinais = grupamentos de diminutos defeitos de enchimentos nodulares com 1–2 mm, com orientação linear
√ aspecto em "paralelepípedo" = nodularidade da mucosa no estágio precoce (pelo crescimento de colônias na superfície)
√ contorno indistinto/confuso/serrilhado (placas coalescentes, pseudomembranas, erosões, ulcerações, hemorragias intramurais) na candidíase fulminante
√ luz estreitadao (pelo espasmo, pseudomembranas, marcante edema)
√ "diverticulose intramural" = múltiplas e diminutas indentações + protrusões
√ peristalse primária lentificada/ausente
√ constrições (raras)
√ micetoma lembrando grande tumor intraluminal (raro)

Sensibilidade diagnóstica:
Endoscopia (97%), duplo contraste (87%), contraste único (55%)

Cp: candidíase disseminada ("microabscessos" no fígado, baço, rim)

Trat.: Micostatin®

DD:
Esofagite de refluxo, esofagite herpética, ingestão aguda de cáusticos, pseudodiverticulose intramural, papilomatose escamosa, acantose por glicogênio, esôfago de Barret, disseminação de carcinoma superficial, epidermólise bolhosa, varizes

Esofagite cáustica

= ESOFAGITE CORROSIVA

Agentes corrosivos:
Lixívia (hidróxido de sódio), soda cáustica (carbonato de cálcio), desencrostantes domésticos, iodo, nitrato de prata, branqueadores domésticos, tabletes de Clinitest (tendem a ser neutralizados pelo suco gástrico)
◊ A gravidade da lesão depende do tempo de contato + concentração do material corrosivo!

Associada a: lesão da faringe + estômago (7%–8%): as queimaduras antrais são mais comuns com ácido (efeito neutralizador do ácido gástrico sobre o álcali)

Localização: terço médio + inferior do esôfago

Estágio I: necrose aguda pela coagulação das proteínas
√ borramento da mucosa (edema)
√ esôfago difusamente atônico + dilatado
√ contrações terciárias

Estágio II: franca ulceração em 3–5 dias
√ ulceração + pseudomembranas

Estágio III: cicatrização + constrições pela atividade fibroblástica
√ longa constrição segmentar após 10 dias, quando o edema agudo desaparece (7%–30%)

Cp:
(1) Perfuração esofágica/gástrica durante o estágio ulcerativo
(2) Carcinoma de células escamosas no segmento lesado

Esofagite crônica

√ estreitamento luminal com transição gradual para o normal + dilatação proximal
√ constrição circunferencial/excêntrica
√ saculações = pseudodivertículos

Esofagite por citomegalovírus

• odinofagia severa
√ fundo da mucosa difusamente normal
√ úlceras superficiais destacadas indistinguíveis da esofagite herpética
√ uma/mais grandes úlceras ovóides planas (até alguns cm de tamanho) próximas à junção esofagogástrica

Esofagite induzida por drogas

Agentes: tetraciclinas, doxiciclina, cloreto de potássio, quinidina, aspirina, ácido ascórbico, cloreto de alprenalol, brometo de emeprônio
• odinofagia severa
• história de ingestão de medicações com pouca/nenhuma água imediatamente antes de ir para cama

Localização: medioesôfago no local de compressão pelo arco aórtico/brônquio principal esquerdo
√ úlcera superficial solitária/algumas destacadas/grupamentos localizados de úlceras diminutas distribuídas circunferencialmente
√ cicatrização dramática da lesão 7–10 dias após a retirada do agente agressor
DD: esofagite herpética

Esofagite herpética

Organismo: Vírus herpes simples tipo I (DNA vírus) secretado na saliva em 2% da população sadia
Idade: 15–30 anos, geralmente homens
- história de exposição recente a parceiros sexuais com lesões herpéticas na mucosa labial/bucal
- pródromos gripal de 3–10 dias (febre, dor de garganta, infecção respiratória superior, mialgia)
- odinofagia aguda

Localização: medioesôfago
√ úlceras destacadas superficiais puntiformes/lineares/estreladas (freqüentemente em "forma de diamante") na mucosa normal (sem placas)
√ múltiplas lesões em placa (com a infecção severa)
Dg: título sérico ascendente para o herpes vírus tipo I, cultura viral, biopsia (coloração imunofluorescente para o antígeno do herpes vírus, demonstração de inclusões intranucleares)

Esofagite de refluxo

= inflamação esofágica secundária ao refluxo de conteúdos ácido-pépticos do estômago; o refluxo ocorre se a pressão de repouso do esfíncter esofágico inferior for < 5 mmHg (pode ser um evento normal se seguida de rápido esvaziamento)
Histo: hiperplasia da célula basal com espessamento + adelgaçamento do epitélio, edema da mucosa + erosões, infiltrado inflamatório
Determinantes:
(1) Freqüência do refluxo
(2) Adequação do mecanismo de esvaziamento
(3) Volume do material de refluxo
(4) Potência do material de refluxo
(5) Resistência tecidual
Fatores que previnem o refluxo:
(1) Esfíncter esofágico mais baixo
(2) Membrana frenoesofágica
(3) Comprimento do esôfago subdiafragmático
(4) Ângulo gastroesofagiano de His (70–110°)
Pode ser associada a:
Hérnia de hiato por deslizamento (na maioria dos pacientes), esclerodermia, entubação nasogástrica
- pirose, desconforto epigástrico
- choque, globo histérico (apopnixe)
- dor retroesternal
- disfagia torácica/cervical

Local: geralmente 1/3 inferior × 1/2 inferior com doença contínua estendendo proximalmente da junção GE
√ estreitamento esofágico segmentar (edema/espasmo/constrição)
√ aspecto granular/finamente nodular das pregas mucosas longitudinais com bordas mal definidas (edema da mucosa + inflamação) nos estágios precoces
√ úlcera marginal única/erosão na ou adjacente à junção gastroesofagiana
√ múltiplas áreas de ulceração superficial no esôfago distal
√ pregas mucosas proeminentes em protuberâncias polipóides dentro da hérnia hiatal/cárdia
√ interrupção da peristalse primária no segmento inflamado
√ ondas não peristálticas no esôfago distal após a deglutição (85%)
√ relaxamento incompleto do EEI (75%), esfíncter incompetente (33%)
√ teste do ácido = motilidade anormal estimulada por bário ácido (pH 1,7)
√ "felinização" = cristas transversas do esôfago secundárias à contração da muscular da mucosa (similar ao esôfago do gato)
MN (pertecnetato):
√ atividade esofágica (esôfago de Barret similar à mucosa gástrica ectópica)

TESTES DE REFLUXO
1. Refluxo de bário na posição oblíqua posterior direita, pode ser estimulado pela tosse/movimentos respiratórios profundos/deglutição de saliva + água/anteflexão na posição ereta: somente em 50% dos casos é acurado
2. Teste do sifão de água: em 5% falso negativo; grande número de falsos positivos
3. Teste de Tuttle = medida do pH esofágico: 96% acurado
4. Teste de refluxo esofágico com radionuclídeos (tipicamente combinado com o teste de esvaziamento gástrico)
   Técnica: região de interesse sobre o esôfago distal + comparada com a curva de tempo-atividade sobre o estômago, escalonado a 4%
   √ atividade esofágica > 4% da atividade gástrica

Cp do refluxo:
(a) pela ação do ácido + pepsina na mucosa esofágica:
(1) Distúrbio da motilidade
(2) Constrição
(3) Anel de Schatzki
(4) Esôfago de Barret
(5) Anemia por deficiência de ferro
(6) Esofagite péptica/de refluxo
(b) pela aspiração dos conteúdos gástricos:
(1) Pneumonia aguda por aspiração
(2) Síndrome de Mendelson
(3) Fibrose pulmonar

Esofagite viral

Predisposição: imunocomprometido, isto é, malignidade subjacente, doença debilitante, radioterapia, esteróides, quimioterapia, AIDS

ESÔFAGO DE BARRET

= substituição do epitélio escamoso por epitélio colunar metaplásico (epitélio de Barret) > 3 cm oral à junção gastroesofagiana, freqüentemente com ulceração péptica + constrição
Causa: refluxo gastroesofagiano crônico com esofagite
Fatores contribuintes: influência genética, pressão reduzida do EEI, relaxamento transitório do EEI, hérnia de hiato, *clearance* tardio do ácido, sensibilidade ao ácido reduzida, refluxo duodenogastroesofágico, álcool,

tabaco, quimioterapia, esclerodermia (37%), reparo de atresia esofágica/ressecção esofagogástrica/esofagomiotomia de Heller

Histo:
(1) Epitélio colunar especializado (proximal)
(2) Epitélio do tipo juncional (distal a acima)
(3) Epitélio do tipo fúndico (mais distalmente)

Incidência: em geral 0,3%–4%; 7%–20% dos pacientes com sintomas de refluxo

Associado a: esofagite moderada + severa (94%), nenhuma/esofagite leve (6%)

Idade: 0–15 anos e 40–88 anos (média de 55 anos); M > F; principalmente entre os brancos

- disfagia (devido à constrição esofagiana)
- pirose, dor torácica subesternal, regurgitação
- sangramento intestinal superior de baixa intensidade
- assintomático

Localização: esôfago inferior ao médio esôfago

Distribuição: circunferencial/focal

√ hérnia hiatal (75%–94%)
√ constrição com alguns cm de comprimento (71%) no medioesôfago (40%) ou esôfago inferior (60%; DD: constrição péptica sem esôfago de Barret)
√ pregas mucosas espessadas e irregulares (28%–86%)
√ refluxo gastroesofagiano (45%–63%)
√ grande úlcera péptica na junção escamocolunar superiormente deslocada/dentro do epitélio colunar
√ padrão mucoso reticular fino (3%–30%) localizado distalmente da constrição (DD: refluxo gastroesofagiano, esofagite viral + monilial, disseminação superficial de carcinoma)
√ padrão mucoso granular fino (DD: esofagite de refluxo, acantose, leucoplaquia, disseminação superficial de carcinoma, esofagite viral/monilial/herpética/CMV)
√ alargamento esofágico distal (34%–66% devido à motilidade anormal)
√ captação de Tc-99 m pertecnetato pelo epitélio colunar

Dg: aspecto vermelho rosado aveludado da mucosa do tipo gástrica estendendo da mucosa gástrica até o esôfago distal (endoscopia com biopsia)

Cp:
(1) Ulceração
(2) Constrição
(3) Adenocarcinoma (0%–46%; média 10%)
risco de 40× mais em relação à população geral
√ pólipos em placa/irregularidade focal/nodularidade/pólipos sésseis

Trat.:
(1) Suspensão do tabagismo, evitar lanches noturnos + alimentos que baixam a pressão do EEI, perder peso
(2) Suprimir a acidez gástrica: antiácidos, antagonistas do receptor H2 (cimetidina, ranitidina, famotidina), inibidor da H + K ± adenosinatrifosfatase
(3) Melhorar a pressão do EEI: metoclopramida, betanecol

ESPRU

= Clássica doença de má-absorção

Pat: atrofia vilosa (truncada) + alongamento das criptas de Lieberkühn + infiltração da lâmina própria por linfócitos (plasmócitos + linfócitos)

A. ESPRU TROPICAL
Etiologia: agente infeccioso curado com antibióticos; distribuição geográfica (Índia, Oriente, Porto Rico)
Idade: qualquer grupo etário
- glossite
- hepatosplenomegalia
- anemia macrocítica + leucopenia

Prognóstico: resolução espontânea após meses/anos
Trat.: responde bem ao ácido fólico + antibióticos de largo espectro

B. ESPRU NÃO TROPICAL
= DOENÇA CELÍACA = ENTEROPATIA SENSÍVEL AO GLÚTEN
= caracterizada por má-absorção resultando de atrofia dos vilos do intestino delgado
Pode ser hereditário: detectado em 15% entre parentes de primeiro grau
Idade: infância e 30–40 anos
Trat.: dieta sem glúten

- diarréia, esteatorréia (CLÁSSICA, porém encontrada somente em uma minoria de pacientes)
- dor abdominal em cólicas (pela intussuscepção)
- lassidão, perda de peso
- estomatite, anemia (deficiência de ferro/folato/vitamina B12)
- neuropatia, depressão
- infertilidade
- osteomalacia com dor óssea

Localização: duodeno + jejuno > restante do intestino delgado

Avaliação do intestino delgado:
√ dilatação do intestino delgado é a MARCA REGISTRADA se a doença celíaca não for tratada (70%–95%), mais bem visto no médio jejuno + jejuno distal (devido à hipomotilidade intestinal); grau de dilatação relacionada à gravidade da doença
√ artefatos relacionados à hipersecreção
  √ níveis ar-líquido no intestino delgado (raro)
  √ segmentação = parada da progressão da coluna de bário criando grandes massas de bário em segmentos dilatados separados por faixas "em colar" pelos grupos adjacentes, devido ao líquido excessivo; mais bem visto nos filmes tardios
  √ floculação = aspecto granular grosseiro de pequenos grupos de bário desintegrado devido ao excesso de líquido; mais bem visto na periferia do segmento intestinal; ocorre especialmente com a esteatorréia
  √ fragmentação = dissipação = pontilhamento indistinto irregular do bário residual lembrando flocos de neve, associado à segmentação, devido ao líquido excessivo
√ "sinal da moedura" (50%) = contorno suave com pregas apagadas e incaracterísticas lembrando moldes tubulares de cera (devido à atrofia das pregas de Kerckring); CARACTERÍSTICO do espru se visto no duodeno + jejuno
√ "jejunização" das alças ileais (= resposta adaptativa à superfície jejunal reduzida) = ESPECÍFICO
√ tempo de trânsito longo/normal

√ peristalse não propulsiva (alças flácidas + pouco contráteis)
√ pregas mucosas normais/espessadas/apagadas (dependendo da hipoproteinemia)
√ haustrações tipo colônicas no jejuno bem preenchido (secundário ao espasmo + cicatrização das úlceras transversas)
√ intussuscepção não obstrutiva transitória (20%) sem ponto-chave anatômico
√ "bulbo borbulhante" = duodenite péptica, hiperplasia das glândulas de Brunner

Enteróclise:
√ número de pregas diminuído no jejuno proximal (≤ 3 pregas por polegada)
√ aumento no número de pregas no íleo distal (> 5 pregas por polegada)
√ lúmen tubular incaracterístico
√ padrão mosaico = ilhas poligonais com 1–2 mm de mucosa circundadas por sulcos distintos cheios de bário (10%)

TC:
√ dilatação do intestino delgado + aumento no conteúdo líquido ± espessamento das pregas mucosas
√ linfadenopatia leve a moderada no mesentério/retroperitônio (até 12%)

Dg:
(1) Biopsia jejunal/duodenal
(2) Melhora nas anomalias do intestino delgado após poucos meses de dieta desprovida de glúten

Causa de recaída:
Dieta com glúten oculto, diabete, supercrescimento bacteriano, ulceração intestinal, desenvolvimento de linfoma

Cp:
(1) Jejunoileíte ulcerativa
= múltiplas úlceras benignas crônicas (aspecto em salsicha do intestino delgado) com hemorragia, perfuração + obstrução
Idade: 5ª-6ª década
Localização: jejuno > íleo > cólon
Prognóstico: freqüentemente fatal
Trat.: ressecção do intestino delgado
(2) Hiposplenismo (30%–50%)
√ baço pequeno e atrófico
(3) Síndrome do linfonodo mesentérico cavitário caracterizado por:
(a) cavitação de linfonodo mesentérico
(b) atrofia esplênica
(c) atrofia vilosa da mucosa do intestino delgado
√ linfonodos aumentados com baixa densidade + = níveis gordura-líquido (preenchidos com material hialino rico em lipídeo) dentro do mesentério jejunal
Prognóstico: usualmente desordem fatal
(4) Tumores malignos
(a) linfoma (em 8%): comumente difuso + nodular
√ pregas nodulares e aumentadas, úlceras, efeito de massa extrínseco
(b) adenocarcinoma do intestino delgado (6%)
(c) carcinoma das células escamosas da faringe/esôfago (em 6%) durante a 6ª-7ª décadas
(5) Linfadenopatia generalizada com linfocitose (mimetizando linfoma)
(6) Vólvulo de sigmóide (raro)

DD:
(1) Hipoperistalse esofagiana: esclerodermia, pseudo-obstrução idiopática
(2) Anomalias gástricas: síndrome de Zollinger-Ellison, doença granulomatosa crônica, enterite eosinofílica, amiloidose, malignidade
(3) Pequenos defeitos nodulares nas pregas espessadas: doença de Whipple, linfangiectasia intestinal, macroglobulinemia de Waldenström
(4) Nódulos pequenos de 3–4 mm: hiperplasia linfóide associada à giardíase e à doença de deficiência de imunoglobulinas, linfoma difuso
(5) Pequenos nódulos de vários tamanhos: mastocitose sistêmica, amiloidose, enterite eosinofílica, síndrome de Cronkhite-Canadá
(6) Estreitamento da parede intestinal, angulação, fibrose, ulceração: enterite regional, infecção bacteriana/parasitária, carcinóide, vasculite, isquemia, irradiação

ESTENOSE PILÓRICA HIPERTRÓFICA

= hipertrofia idiopática e hiperplasia das fibras musculares circulares do piloro com extensão proximal para dentro do antro gástrico

Incidência: 3:1.000; M:F = 4–5:1

Etiologia: herdada como traço poligênico dominante; incidência aumentada nos primogênitos; adquirida em vez de condição congênita

A. FORMA INFANTIL

Idade: manifestação a 2–8 semanas de vida
- vômitos em jato não biliosos (azedo/conteúdo gástrico claro), com progressão durante um período de algumas semanas após o nascimento (15%–20%)
- história familiar positiva
- massa palpável em forma de oliva (80% sensível em mãos experientes, até 14% de falsos positivos)
- aspirado nasogástrico > 10 ml (92% sensível, 86% específico)

SGIS (95% de sensibilidade):
Precauções:
(1) Esvaziar o estômago com sonda nasogástrica antes do estudo
(2) Remover o contraste ao final do estudo
√ parede pilórica com espessura > 10 mm
√ alongamento + estreitamento do canal pilórico (2–4 cm de comprimento
√ "sinal do duplo/triplo trilho" = acotovelamento das pregas mucosas no canal pilórico
√ "sinal do colar" = passagem de pequena raia de bário através do canal pilórico
√ recesso de Twining = "sinal do diamante" = fenda/nicho triangular transitória em forma de tenda na porção média do canal pilórico com o ápice apontando inferiormente, secundário ao abaulamento da mucosa entre dois feixes separados de músculo hipertrofiados, no lado da grande curvatura dentro do canal pilórico
√ "mamilo pilórico" = evaginação ao longo da curvatura menor devido à ruptura da peristalse antral

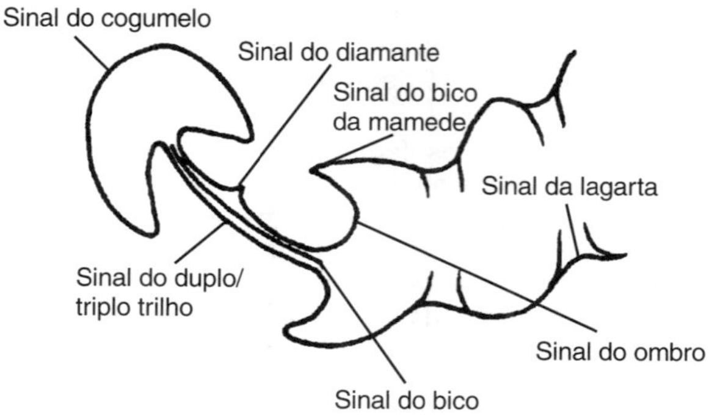

√ "bico antral" = impressão de massa sobre o antro com listra de bário apontado em direção ao canal pilórico
√ sinal de Kirklin = "sinal do cogumelo" = indentação da base do bulbo (em 50%)
√ distensão gástrica com fluido
√ hiperperistalse gástrica ativa
√ "sinal da lagarta" = ondas gástricas hiperperistálticas

US:
√ "sinal do alvo" = anel hipoecóico do músculo pilórico hipertrofiado em torno da mucosa ecogênica centralmente em secção transversa
√ "sinal da cérvice" = indentação da massa muscular no antro cheio de líquido à secção longitudinal
√ volume pilórico > 1,4 cm^3 (= 1/4 ($\pi \times$ [diâmetro pilórico máximo]$^2 \times$ comprimento pilórico); critério mais acurado independente do estado de relaxamento ou contração (33% de falsos negativos)
√ comprimento pilórico (mm) + 3,64 × espessura muscular (mm) > 25
√ espessura da parede do músculo pilórico ≥ 3 mm
√ diâmetro transverso pilórico ≥ 13 mm com canal pilórico fechado
√ canal pilórico alongado ≥ 17 mm de comprimento
√ ondas peristálticas exageradas
√ esvaziamento gástrico retardado do líquido para o duodeno

Cp: alcalose metabólica hipoclorêmica
DD:
(1) Piloroespasmo infantil
√ espessura do músculo entre 1,5 e 3 mm
√ calibre variável do estreitamento antral
√ peristalse antral
√ esvaziamento gástrico retardado
√ alongamento do piloro
Prognóstico: resolve-se em alguns dias
Trat.: efetivo com hidrocloreto de metoclopramida
(2) Alergia ao leite
(3) Gastroenterite eosinofílica

B. FORMA ADULTA (secundária à forma leve infantil)
- incomum sintomas obstrutivos agudos
- náusea, vômitos intermitentes
- desconforto pós-prandial, pirose

Associado a:
(1) Úlcera péptica (em 50–74%) (produção prolongada de gastrina secundária à estase de alimentos)
(2) Gastrite crônica (54%)
√ alongamento persistente (2–4 cm) + estreitamento concêntrico do canal pilórico
√ pregas mucosas paralelas + preservadas
√ os antiespasmódicos não mostram nenhum efeito no estreitamento
√ úlcera benigna proximal (74%), geralmente próxima à incisura

HIPERPLASIA DO TORO = HIPERTROFIA PILÓRICA FOCAL
= hipertrofia localizada do músculo na curvatura menor
= forma levemente atípica de estenose pilórica hipertrófica
√ achatamento da curvatura menor distal

ESTRONGILOIDÍASE

= infecção parasitária dos trópicos + subtrópicos
Organismo: parasita helminto *Strongyloides stercoralis*
Ciclo: entra no corpo através da pele, passa pelo pulmão, aloja-se no duodeno + jejuno superior
Pat: edema + inflamação da parede intestinal secundária à invasão pelas larvas; aplanamento dos vilos; ovos nas criptas da mucosa
- assintomático (na maioria)
- pneumonite
- desnutrição severa (má-absorção, esteatorréia)
- vômitos persistentes
- vermes, larvas e ovos nas fezes

√ íleo paralítico (invasão maciça)
√ pregas edematosas, espasmo, dilatação dos 2/3 proximais do duodeno
√ ulceração
√ estenose da 3ª + 4ª porções do duodeno
√ aspecto tubular rígido + estenose irregular do duodeno (nos casos avançados)

Prognóstico: alta mortalidade nos pacientes desnutridos

GASTRITE

Gastrite corrosiva

Agentes:
(a) ácido, formaldeído
- clinicamente usualmente silencioso

Localização: esôfago usualmente ileso, grave dano gástrico, o duodeno pode estar envolvido (materiais mais novos e mais potentes causam distribuição atípica)
(b) alcalino
Localização: piloro + antro mais freqüentemente envolvidos

A. ALTERAÇÕES AGUDAS (edema + necrose da mucosa)
√ marcante aumento das rugas gástricas + erosões/ulcerações
√ completa cessação da atividade motora
√ gás no sistema venoso portal
Cp: perfuração

B. ALTERAÇÕES CRÔNICAS
√ parede firme não maleável
√ piloro estenótico/incontinente (se envolvido)
√ obstrução da saída gástrica (cicatrização) após 3–10 semanas

Gastrite enfisematosa

= forma rara, porém grave, de gastrite disseminada fleimonosa subseqüente à ruptura da mucosa, caracterizada por gás na parede do estômago

Causa da ruptura da mucosa:
Ingestão de substâncias tóxicas/corrosivas (mais comum), abuso de álcool, trauma, infarto gástrico, enterocolite necrotizante, úlcera

Histo: invasão bacteriana da submucosa + subserosa

Organismo: estreptococo hemolítico, *Clostridium welchii, E. coli, S. aureus*

- dor abdominal de início explosivo, náusea, calafrios, febre, leucocitose
- vômito com raias de sangue

√ pequenas bolhas de gás lineares dentro de uma parede grosseiramente espessada

√ pode estar associada ao gás dentro da veia porta

Cp: estenose cicatricial/formação de trato sinusal

Prognóstico: 60%–80% de mortalidade

Gastrite erosiva

= GASTRITE HEMORRÁGICA

Incidência: 0,5%–10% de todos os estudos GI

Etiologia (em 50% sem fatores causadores)
(1) Doença péptica: estresse emocional, álcool, corrosivos ácidos, queimaduras severas, agentes antiinflamatórios (aspirina, esteróides, fenilbutazona, indometacina)
(2) Infecção: herpes simples vírus, CMV, Cândida
(3) Doença de Crohn: úlceras aftóides idênticas em aspecto às erosões varioliformes

Histo: defeito epitelial não penetrando além da muscular da mucosa

- 10%–20% de todas as hemorragias GI (geralmente sem perda de sangue significativa)
- dispepsia vaga, sintomas que lembram os da úlcera

Localização: antro, raramente se estendendo para o fundo; alinhadas na superfície das pregas rugais gástricas

√ erosão varioliforme = diminutas nódoas de bário circundadas por halo radiolúcido ("lesão em halo") < 5 mm, geralmente múltipla

√ <u>lesão incompleta</u> = raias lineares/pontos de bário sem elevação circundante de edema/inflamação

√ nodularidade/irregularidade das pregas antrais proeminentes

√ doença duodenal contígua pode estar presente

√ distensibilidade proeminente, peristalse pobre/atonia, esvaziamento gástrico tardio

Gastrite fleimonosa

Etiologia: septicemia, abscesso local, estômago pós-operatório, complicação de úlcera gástrica/câncer

Organismo: estreptococo

Pat: múltiplos abscessos da parede gástrica, os quais podem comunicar com o lume

- doença grave e fulminante
- paciente pode vomitar pus

Localização: usualmente limitada ao estômago, não estendendo além do piloro; a submucosa é a camada gástrica mais severamente afetada

√ dissecção do bário para a submucosa +serosa

GASTROENTERITE EOSINOFÍLICA

= forma incomum e autolimitada de gastroenterite com remissões + exacerbações caracterizada por infiltração de leucócitos eosinófilos na parede do estômago/intestino delgado + usualmente eosinofilia periférica marcante

Causa: desconhecida

Histo: tecido fibroso + infiltrado eosinofílico da mucosa gastrintestinal

Idade: em crianças + adultos jovens com alergia + eosinofilia

A. GRANULOMA EOSINOFÍLICO
= LESÃO POLIPÓIDE FIBROSA
= PSEUDOTUMOR INFLAMATÓRIO
= forma localizada/tipo circunscrito
Localização: quase exclusivamente no estômago (mais comum no antro + piloro)
√ massa polipóide submucosa/pólipo pedunculado

B. GASTROENTERITE EOSINOFÍLICA
= tipo difuso
= infiltração eosinofílica da mucosa, submucosa e camadas musculares do intestino delgado ± estômago por eosinófilos maduros (manifestação gástrica da síndrome de Löffler?)

- episódios recorrentes de dor abdominal, diarréia, vômitos, perda de peso
- hematêmese (pela ulceração)
- eosinofilia periférica, anemia
- história de alergia sistêmica/alergia alimentar

Localização: todo o intestino delgado (particularmente jejuno), estômago distal, omento, mesentério

Local:
(a) mucosa
(b) muscular
(c) serosa (raro)

@ Estômago (quase sempre limitado ao antro)
√ "estômago molhado"
√ úlceras são raras
(a) tipo mucoso
√ pregas gástricas aumentadas/nódulos em paralelepípedo/pólipos
(b) tipo muscular
√ parede espessada + rígida com antro gástrico/piloro estreitados
√ massa intraluminal volumosa com até 9 cm de tamanho
Cp: obstrução pilórica
DD: gastrite hipertrófica, linfoma, carcinoma

@ Intestino delgado (envolvido em 50%)
√ separação das alças intestinais
(a) tipo mucoso
• má-absorção + hipoproteinemia
√ espessamento + distorção das pregas predominantemente no jejuno
(b) tipo muscular/submucoso
√ distúrbio da motilidade
√ obstrução do intestino delgado
√ apagamento do padrão da mucosa gástrica + estreitamento da luz
(c) tipo seroso
√ ascite

Prognóstico: tendência à remissão espontânea

Trat: esteróides/remoção do agente sensibilizante

GIARDÍASE

= supercrescimento do parasita comensal *Giardia lamblia*

Organismo:

Giardia lamblia (protozoário flagelado); freqüentemente contaminante inofensivo do duodeno + jejuno na sua forma móvel (= trofozoíta) aderido à mucosa por um disco de sucção; forma não móvel (cisto) liberada nas fezes; capaz de comportamento patogênico com invasão da parede das alças intestinais

Incidência: 1,5%–2% da população nos Estados Unidos, infesta 4%–16% dos habitantes dos países tropicais, encontrado em 3%–20% das crianças nas regiões do sul dos Estados Unidos

Predispostos: mecanismos imunes alterados (disgamaglobulinemia, hiperplasia nodular linfóide do íleo)

Histo: vilosidades infiltradas (pode ser confundida com doença celíaca especialmente em crianças), infiltrado celular de inflamação aguda + crônica na lâmina própria

- dor abdominal, perda de peso, dificuldade no desenvolvimento (especialmente em crianças)
- espectro desde paciente assintomático até diarréia debilitante, esteatorréia (relacionado ao número de organismos)
- reduzida absorção de gordura (simulando doença celíaca)

Localização: mais pronunciada no duodeno + jejuno

√ pregas mucosas destorcidas + espessadas no duodeno + jejuno (edema da mucosa) com íleo normal

√ espasmo marcante + irritabilidade com rápida alteração na direção + configuração das pregas

√ hipersecreção com apagamento + indistinção das pregas

√ hiperperistalse com rápido tempo de trânsito

√ segmentação do bário (pelo distúrbio da motilidade + excesso de líquido intraluminal)

√ ± hiperplasia linfóide (associado com estado de deficiência de imunoglobulina)

Dg:

(1) Detecção de cistos de Giardia lamblia nas fezes formadas ou trofozoítas nas fezes diarreicas

(2) Trofozoítas no aspirado duodenal/biopsia jejunal

DD: Estrongiloidíase/infecção por tênia

Trat.: quinacrina

HEMANGIOMA DO INTESTINO DELGADO

Incidência aumentada em: Síndrome de Turner, esclerose tuberosa, doença de Rendu-Osler-Weber

Localização: duodeno (2%), jejuno (55%), íleo (42%)

√ múltiplos defeitos de enchimento intraluminais sésseis compressíveis

√ anomalia mucosa segmentar nodular

√ flebolitos na parede intestinal

HÉRNIA

Hérnia externa

= alça intestinal estendendo-se para fora da cavidade abdominal

Incidência: 95% de todas as hérnias

Localização:

(1) Hérnia inguinal

(2) Hérnia femoral

(3) Hérnia de Spigel = hérnia através do músculo oblíquo interno, abaixo do músculo oblíquo externo na margem lateral da bainha do reto (linha semilunar)

(4) Triângulo lombar de Petit

(5) Forame obturador

(6) Goteira ciática

(7) Hérnia diafragmática (forame de Bochdalek + Morgagni)

(8) Hérnia de Richter = aprisionamento de uma das paredes do intestino no orifício da hérnia, geralmente vista em mulheres mais velhas com hérnias femorais

(9) Hérnia perineal (rara)

(a) hérnia perineal anterior = defeito no diafragma urogenital anterior ao músculo perineal transverso superficial + lateral ao músculo bulbocavernoso + medial ao músculo isquiocavernoso (somente em mulheres)

(b) hérnia perineal posterior = defeito no músculo elevador do ânus/entre o músculo anal e o músculo coccígeo, posterior ao músculo perineal transverso superficial

√ proctografia de defecação

Hérnia interna

Incidência: 5% de todas as hérnias, responsável por < 1% das obstruções mecânicas do intestino delgado

Classificação das hérnias:

(a) retroperitoneal: usualmente congênita contendo um saco herniário

(1) Paraduodenal (ligamento de Treitz)

(2) Forame de Winslow

(3) Intersigmóide

(4) Pericecal/ileocólica

(5) Supravesical

(b) ântero-peritoneal: pequeno grupo de hérnias sem um saco peritoneal

(1) Transmesentérica (transverso/sigmóide/mesocólon)

(2) Transomental

(3) Pélvica (incluindo ligamento largo)

A. HÉRNIA PARADUODENAL (53%)

(a) através da fossa de Landzert no lado esquerdo (3/4)

√ lateral à quarta porção do duodeno e atrás do mesocólon descendente + transverso

(b) através da fossa de Waldeyer no lado direito (1/4)

√ caudal à AMS e inferior à terceira porção do duodeno

B. HÉRNIA DO SACO MENOR (< 10%)

Através do forame de Winslow, em localização retrogástrica

Trato intestinal invaginado:

Íleo > jejuno, ceco, apêndice, cólon ascendente, divertículo de Meckel, vesícula, grande omento

C. HÉRNIA ATRAVÉS DO LIGAMENTO LARGO (muito rara)

Após laceração/fenestração cirúrgica ou durante a gravidez

HÉRNIA DE HIATO

Associada a: diverticulose (25%), esofagite de refluxo (25%), úlcera duodenal (20%), cálculos vesiculares (18%)

A. HÉRNIA DE HIATO POR DESLIZAMENTO (99%)
= HÉRNIA AXIAL
= HÉRNIA CONCÊNTRICA
= a junção esofagogástrica permanece no tórax com a porção do saco peritoneal formando parte da parede da hérnia

Etiologia: ruptura da membrana frenicoesofágica devido ao estiramento repetitivo com a deglutição

Incidência: aumento com a idade

√ redutível na posição ereta
√ abaulamento epifrênico = todo o vestíbulo + entrada do estômago são intratorácicos
√ distância entre o anel B (se visível) e margem hiatal é > 2 cm
√ peristalse cessa acima do hiato (o final da onda peristáltica delineia a junção esofagogástrica)
√ esôfago tortuoso tendo uma junção excêntrica com a hérnia
√ numerosas pregas gástricas grosseiramente espessas dentro da bolsa supra-hiatal (> 6 pregas longitudinais)
√ ± refluxo gastroesofagiano

TC:
√ deiscência da crura diafragmática > 15 mm
√ pseudomassa dentro/acima do hiato esofágico
√ aumento na gordura circundando o esôfago (= herniação de omento através do ligamento frenicoesofágico)

DD: movimento cefálico normal da junção esofagogástrica por 1–2 cm para dentro do tórax, devido à contração do músculo longitudinal durante a peristalse esofágica

B. HÉRNIA PARAESOFÁGICA (1%)
= HÉRNIA DE HIATO POR ROLAMENTO
= HÉRNIA PARA-HIATAL = porção do estômago superiormente deslocada para dentro do tórax com a junção esofagogástrica permanecendo em posição subdiafragmática
√ cárdia em posição normal
√ herniação de porção do estômago anterior ao esôfago
√ freqüentemente não redutível
√ pode estar associada à úlcera gástrica da pequena curvatura ao nível do hiato esofágico

C. ESTÔMAGO TOTALMENTE INTRATORÁCICO
= defeito no cetro tendíneo do diafragma em combinação com leve vólvulo no eixo transverso do estômago atrás do coração
√ a cárdia pode ser intratorácica (usualmente)/subdiafragmático
√ grande curvatura gástrica tanto do lado direito quanto do lado esquerdo

D. ESÔFAGO CONGENITAMENTE CURTO (não hérnia verdadeira, muito raro)
= ectopia gástrica por falta de alongamento do esôfago
√ segmento gástrico intratorácico não redutível (em posição supina/ereta)
√ segmento intratorácico cilíndrico/esférico com grandes pregas sinusóides
√ esôfago reto e curto
√ estreitamento circular ao nível da junção gastroesofagiana, freqüentemente com úlcera
√ refluxo gastroesofagiano

HIPERPLASIA DA GLÂNDULA DE BRUNNER

Etiologia: hiperplasia secundária à hiperacidez

Fisiologia: secreta uma substância clara viscosa alcalina nas criptas de Lieberkühn

TIPOS MORFOLÓGICOS
1. Hiperplasia nodular difusa
2. Hiperplasia nodular circunscrita: na região suprapapilar
3. Pólipo adenomatoso hiperplásico único: no bulbo duodenal

Localização: as glândulas duodenais começam nas vizinhanças do piloro estendendo distalmente dentro dos 2/3 proximais do duodeno

√ múltiplos defeitos de enchimento nodulares (usualmente limitados à primeira porção do duodeno)
√ "paralelepípedo" (achado mais comum)
√ ocasionalmente grande massa única ± ulceração central

HIPERPLASIA LINFÓIDE

Incidência: variante normal em 13% dos enemas baritados

Histo: folículos linfáticos hipeplásicos na lâmina própria (placas de Peyer), provavelmente tentativa compensatória para uma deficiência de imunoglobulinas

Etiologia:
(1) Normal em crianças/adultos jovens
(2) Inflamação local autolimitada/sistêmica/infecção/alergia
(3) Pode estar relacionada à imunodeficiência/disgamaglobulinemia com envolvimento do intestino delgado

Idade:
(a) geralmente em crianças < 2 anos
(b) em adultos, invariavelmente associada ao início tardio de deficiência de imunoglobulinas (IgA, IgM)

Associada a: esplenomegalia, grandes amígdalas, dermatite eczematosa, acloridria, anemia perniciosa, pancreatite aguda, carcinoma colônico

Em risco para:
(1) **Síndrome de Good** (10%)
= carcinoma gástrico + timoma benigno + hiperplasia linfóide
(2) Infecções respiratórias
(3) Infecção por *Giardia lamblia* (90%)
(4) Anomalias funcionais da tireóide

Localização: primariamente no jejuno, pode envolver todo o intestino delgado, cólon ascendente + flexura hepática, raramente no sigmóide/reto

• má-absorção (diarréia + esteatorréia)
• baixas concentrações séricas de IgA, IgG, IgM
√ mucosa salpicada com numerosas lesões polipóides uniformes de 1–3 mm
√ as lesões podem ser umbilicadas (incomum)

ÍLEO BILIAR

Incidência:
0,4%–5% de todas as obstruções intestinais (20% das obstruções em pacientes > 65 anos de idade; 24% das obstruções em pacientes > 70 anos de idade);

desenvolve-se em < 1% dos pacientes com colelitíase; em uma a seis perfurações; o risco aumenta com a idade

Idade: média de 65–75 anos; M:F = 1:4–7

- história prévia de cálculos vesiculares
- episódios intermitentes de dor abdominal em cólica (20%–30%)
- náusea, vômitos, febre, distensão, constipação

√ **tríade de Rigler** à radiografia simples:
  (1) Obstrução intestinal parcial/completa (geralmente intestino delgado), "colar de contas de rosário" = múltiplas pequenas coleções de ar aprisionado entre válvulas coniventes estiradas + dilatadas (em 86%)
  (2) Gás na árvore biliar (em 69%)
  (3) Cálculo ectópico calcificado (em 25%): as pedras são geralmente > 2,5 cm de diâmetro

√ alteração na posição de um cálculo previamente identificado

SGIS/EB:
  √ coleção de bário localizada bem delimitada lateral à primeira porção do duodeno (vesícula biliar cheia de bário e colapsada + possivelmente ductos biliares)
  Comunicação fistulosa:
    colecistoduodenal (60%), coledocoduodenal, colecistocólica, coledocólica, colecistogástrica
  √ identificação do local da obstrução: íleo terminal (60%–70%), íleo proximal (25%), íleo distal (10%), piloro, sigmóide, duodeno (síndrome de Bouveret)

Cp: íleo biliar recorrente em 5%–10% (cálculos silenciosos adicionais mais proximalmente)

Prognóstico: alta mortalidade

ÍLEO MECONIAL

= obstrução do intestino delgado secundário ao mecônio estagnado, o qual impacta-se no íleo distal

Idade: pode se desenvolver no útero (em 15%)

Associado a:
  Mucoviscidose (= fibrose cística) com mecônico espesso + viscoso pela deficiência de secreções pancreáticas (em quase 100%)
  ◊ 10%–15% das crianças com fibrose cística apresentam íleo meconial!

√ numerosas alças do intestino delgado dilatadas com escassez de níveis ar-líquido
√ aspecto "bolhoso"/"espumoso" dos conteúdos intestinais
√ aspecto "em bolha de sabão"/"aspecto de molho de maçã" no quadrante inferior direito
√ múltiplos defeitos de enchimento circulares/ovais no íleo distal
√ microcólon (cólon desusado)

US-OB:
  √ áreas intraluminas ecogênicas não usuais no intestino delgado (DD: mecônio normal transitório estagnado)
  √ geralmente poliidramnia
  √ intestino delgado cheio de líquido e dilatado

Cp (em 40%–50%):
  vólvulo, isquemia, necrose, perfuração, peritonite meconial, atresia

Trat.:
  (1) Enema com Gastrografin (atenção ao balanço de líquidos e eletrólitos)
  (2) Enema com acetilcisteína

INTUSSUSCEPÇÃO

= invaginação ou prolapso de um segmento do trato intestinal (= *intussuscepto*) para dentro da luz do intestino adjacente (= *intussuscipiente*)

A. NAS CRIANÇAS (94%)
  emergência abdominal mais comum da infância, causa-líder de obstrução intestinal adquirida na infância
  Etiologia:
    (1) Idiopática (mais de 95%): edema da mucosa + hiperplasia linfóide após gastrenterite viral; predominantemente na valva ileocecal
    (2) Ponto-guia (5%): divertículo de Meckel (mais comum), linfossarcoma, pólipo, cisto enterógeno, cisto de duplicação, granuloma de sutura, inflamação do apêndice, púrpura de Henoch-Schlönlein, mecônio estagnado; geralmente > 6 anos de idade
  Idade: pico de incidência entre 6 meses e 2 anos; 3–9 meses (40%); < 1 ano (50%); < 2 anos (75%); > 3 anos (< 10%); M:F = 2:1
  - início abrupto de dor em cólica violenta (90%), vômitos (85%)
  - massa abdominal (60%)
  - fezes sanguinolentas em "geléia de groselha" (60%)

  Localização: ileocólica (75%–95%) > ileoileal (4%) > colocólica
  Cp: comprometimento vascular secundário à incorporação do mesentério (hemorragia, infarto, inflamação aguda)

B. EM ADULTOS (6%)
  Etiologia:
    (1) Causa específica (80%): tumor benigno (1/3), tumor maligno (1/5), lipoma, divertículo de Meckel, mucosa gástrica prolapsada, pâncreas aberrante, aderências, corpo estranho, tubo de alimentação, úlcera crônica (BK, tifóide), gastroenterite prévia, gastroenterostomia, trauma
    <u>sem ponto-guia anatômico:</u>
      doença celíaca, esclerodermia, doença de Whipple, jejum, ansiedade, estado agônico
    (2) Idiopático (20%)
  - episódios recorrentes de dor em cólica, náusea, vômito

Localização: ileoileal (40%) > ileocólica (13%)

Radiografia simples (nenhuma anomalia em 25%):
  √ massa de tecido mole
  √ obstrução do intestino delgado (50%–60%) com terminação em mamilo da sombra de gás

Estudo anterógrado com bário:
  √ aspecto em "mola"
  √ estreitamento abrupto em bico da coluna de bário demonstrando um canal central

Estudo retrógrado com bário:
  √ massa intracólica convexa "padrão em mola"

US (sensibilidade próxima de 100%):
  √ sinal da "rosquinha/alvo/olho de boi" (na varredura transversa) = anéis concêntricos de camadas hipoecóicas e hiperecóicas alternantes, com porção central hiperecóica

√ sinal do "pseudo-rim/sanduíche/forquilha" (na varredura longitudinal) = camadas hipoecóicas em cada lado do centro ecogênico
√ o Doppler colorido aponta os vasos mesentéricos arrastados entre a parede que está entrando e a parede que está retornando da intussuscepção
√ A ausência de fluxo sangüíneo sugere necrose intestinal!

TC:

√ "múltiplos anéis concêntricos" = três cilindros concêntricos (cilindro central = canal + parede da intussuscepção; cilindro médio = gordura mesentérica semilunar; cilindro externo = retorno do intussuscepto + intussuscipiente)
√ obstrução proximal

REDUÇÃO HIDROSTÁTICA/PNEUMÁTICA

√ < 1% de mortalidade se a redução ocorre < 24 horas após o início!

Taxa global de sucesso: 18%–90%
Contra-indicações: penumoperitônio, peritonite, choque hipovolêmico

Técnica:
(1) Sedação com sulfato de morfina (0,2 mg/kg IM)/citrato de fentanil EV
(2) Enema baritado a 60% Wt/Vol com o recipiente entre 50–84 cm acima do nível do ânus
(3) Máximo de três tentativas por 3 minutos cada
(4) A redução deve ser alcançada dentro de 10 minutos
(5) Desejável um grande refluxo para dentro do intestino delgado para excluir intussuscepção ileoileal

"REGRA DOS TRÊS" =
(1) 3 pés acima da mesa
(2) Não mais que 3 tentativas
(3) 3 minutos por tentativa:

Meio alternativo: solução a 1:4 de gastrografina — água a uma altura de um metro e meio
Cp: perfuração (0,4%); redução da alça não viável; redução incompleta; perda do ponto-chave
Prognóstico: 3,5%–10% de taxa de recorrência

ISQUEMIA MESENTÉRICA

Etiologia:
(a) arterial: doença ateromatosa, doença embólica, aneurisma dissecante de aorta, hiperplasia fibromuscular, vasculite, choque endotoxêmico, hipoperfusão (choque, hipovolemia),coagulação intravascular disseminada, trauma direto
— **"angina abdominal"** = isquemia mesentérica intermitente na estenose arterial severa com colateralização inadequada provocada pela ingestão de alimentos
— **infarto mesentérico oclusivo** = trombose/êmbolo ao nível do local aterosclerótico; 90% de taxa de mortalidade
— **isquemia mesentérica não oclusiva** = aterosclerose preexistente com estado de baixo fluxo sistêmico (insuficiência cardíaca/hipotensão intra-operatória)
(b) venosa: pacientes jovens, freqüentemente cirurgia abdominal
(c) encarceramento de hérnia, vólvulo, constrição por aderências, intussuscepção

Fisiopatologia: a mucosa é a área mais sensível para anoxia por oclusão arterial/venosa com ulcerações precoces levando à formação de constrições

Conseqüências:
depende da magnitude do insulto, duração do processo, adequácia dos colaterais
(a) isquemia reversível
(1) Restituição completa da parede intestinal secundária aos colaterais abundantes
(2) Cicatrização com fibrose + formação de constrições
(b) Isquemia irreversível
(1) Infarto transmural com perfuração do intestino

- dor abdominal primeiro em cólicas, depois contínua no evento agudo
- sangramento retal importante
- má-absorção com a doença vascular crônica + constrições

Sinais de isquemia mesentérica crônica:
- dor abdominal pós-prandial 15–20 minutos após a ingestão de alimentos (devido ao "roubo gástrico" desviando o fluxo de sangue para longe do intestino)
- aversão aos alimentos
- perda de peso

Sinais de embolização mesentérica:
- dor abdominal aguda
- doença cardíaca predispondo à embolização
- esvaziamento do trato intestinal (vômitos/diarréia)
- leucocitose > 12.000/µl com desvio para a esquerda (80%)

Localização:
(a) qualquer segmento do intestino delgado
(b) cólon transverso distal, flexura esplênica, ceco (mais comum)

Radiografia simples:
√ abdome sem gás (= alças cheias de líquido pela exsudação) (21%)
√ distensão intestinal até a flexura esplênica (= território de perfusão da AMS) em 43%
√ "impressões digitiformes"(36%) = espessamento da parede intestinal + válvulas (edema)
√ pseudo-obstrução do intestino delgado (mais freqüentemente na trombose)
√ pneumatose = dissecção do gás intraluminal para dentro da parede colônica (28%)
√ gás na veia mesentérica + veia porta (14%)
√ ascite (14%)

Bário:
(a) aguda:
√ "recorte/impressões digitiformes" = espessamento da parede + válvulas
√ "estacas de cerca"
√ separação + desenrolamento das alças
√ luz estenosada
√ úlcera circunferencial
(b) subaguda:
√ achatamento de uma das bordas
√ pseudo-saculação/pseudodivertículos na borda antimesentérica
(c) crônico:
√ constrituras flexíveis suaves com 7–10 cm de comprimento
√ dilatação das alças entre as constrições
√ válvulas delgadas + atróficas

Cp: obstrução

TC:

(a) achados específicos em somente 26%:
- √ pneumatose intestinal (22%–57%)
- √ gás venoso portal (13%–36%)/gás na veia mesentérica (28%)
- √ impressões digitiformes (26%)

(b) achados não específicos
- √ dilatação intestinal focal/difusa (56%–71%) com gás (43%)/líquido (29%)
- √ espessamento da parede intestinal (64%)
- √ trombose da AMS (7%)
- √ pneumoperitônio (7%)
- √ ascite (43%)

Angio:
- √ oclusão/vasoconstrição/irregularidade vascular (em rosário)
- √ êmbolo alojado nos pontos de maiores ramificações distal aos três primeiros centímetros da AMS

MN:

(a) TC-99 m enxofre coloidal IV/IA/leucócitos marcados, Ga-citrato, Tc-99 m pirofosfato:
- √ acúmulo do traçador 5 horas após o início da isquemia (captação mais intensa com infartos transmurais)

(b) injeção intraperitoneal de Xe-133 em salina é absorvido pelo intestino:
- √ desaparecimento diminuído do traçador com perfusão anormal da alça estrangulada

US Duplex:
- √ oclusão do tronco celíaco + perfusão retrógrada da artéria hepática através da AMS
- √ velocidade de pico sistólico > 160 cm/s no tronco celíaco para > 50% de estenose (57% de sensibilidade, 100% de especificidade) durante o estado de jejum

Prognóstico:

(1) Infarto maciço do intestino delgado + grosso se ocorre embolização mesentérica proximal à artéria cólica média (= fluxo colateral limitado)

(2) Segmentos focais de isquemia intestinal se ocorre a embolização mesentérica distal à artéria cólica média (= bom fluxo colateral)

Mortalidade: 80%–92% para o infarto intestinal

LEIOMIOMA

2/3 ocorrem no estômago

Leiomioma do esôfago

Tumor benigno mais comum do esôfago; 50% de todos os tumores benignos esofágicos

Incidência: 1:1.119 (estudos de autópsia)

Idade: adultos jovens, 3% em crianças (associado à síndrome de Alport em 22%); M > F

- assintomático
- disfagia, odinofagia, dispepsia
- hematêmese se grande (raro)

Local: freqüentemente 1/3 inferior + médio do esôfago; intramural; leiomiomas múltiplos em 3%
- √ massa intramural bem definida suave com 2–15 cm de tamanho causando espessamento excêntrico da parede + deformidade da luz
- √ podem ocorrer calcificações grosseiras
- √ O leiomioma é o único tumor esofágico calcificante!
- √ incomum a ulceração
- √ leiomiomatose difusa/múltiplos leiomiomas em crianças

TC:
- √ densidade uniforme de tecido mole
- √ reforço difuso com contraste

CAVO: alta porcentagem diagnosticada como lesão extrínseca!

Leiomioma do intestino delgado

Mais comum tumor benigno do intestino delgado

Localização: duodeno (21%), jejuno (48%), íleo (31%); único em 97%

Local: principalmente seroso (50%), principalmente intraluminal (20%), intramural (10%)

Tamanho: < 5 cm (50%), 5–10 cm (25%), > 10 cm (25%)
- √ pequena úlcera + grande cavidade preenchida com bário (necrose central + comunicação com o lume)
- √ hipervascular

Leiomioma do estômago

Segundo tumor gástrico benigno mais comum (após o pólipo gástrico), mais comum dos tumores benignos calcificados

Localização: porção média (39%), antro (26%), piloro (12%), fundo (12%), cárdia (10%)

Local: submucoso intraluminal (60%), exofítico subseroso (35%), massa do tipo em ampulheta combinada intramural-extramural (5%)
- √ tamanho médio de 4.5 cm
- √ massa ovóide com margens lisas + superfície suave (mais freqüentemente)
- √ forma ângulo reto com a parede gástrica
- √ ulceração em 50%
- √ tumor pedunculado intraluminal de crescimento submucoso (raro)
- √ "fenômeno de *iceberg*" = grande componente extraluminal com crescimento subseroso
- √ calcifica-se em 4%

Cp:

(1) Hemorragia (aguda/crônica)
(2) Obstrução (volume tumoral/intussuscepção)
(3) Infecção
(4) Fistulização/perfuração
(5) Degeneração maligna (benigno:maligno = 3:1)

LEIOMIOSSARCOMA

Leiomiossarcoma do intestino delgado

Localização: duodeno (26%), jejuno (34%), íleo (40%)
- √ geralmente > 6 cm de tamanho
- √ massa nodular: intraluminal (10%), intraluminal pedunculado (5%), intramural (15%), principalmente extrínseco (66%)
- √ a mucosa pode estar estirada + ulcerada (50%)
- √ pode mostrar orifício central da úlcera/fístula comunicando com um grande centro necrótico
- √ intussuscepção

Leiomiossarcoma do estômago

Incidência: 0,1%–3% de todas as malignidades gástricas

Idade: 10–73 anos; M > F

Histo: pleomorfismo, hipercelularidade, figuras de mitose, degeneração cística, necrose
- sangramento GI (pela ulceração)
- obstrução

Metástases:
(a) hematogênicas para o fígado, pulmão, peritônio; raramente para o osso + tecidos moles
(b) extensão direta para o omento, retroperitônio
(c) linfonodos (raro)

Localização: parede anterior/posterior do corpo do estômago
√ tamanho médio de 12 cm
√ massa intramural
√ pode ser pedunculado
√ grandes massas tendem a ser exogástricas
√ muito freqüentemente ulceradas

TC:
√ contornos irregulares lobulados
√ zonas centrais de baixa densidade (necrose com liquefação)
√ ar/contraste positivo dentro do tumor (= ulceração)
√ calcificações distróficas

Síndrome de Carney

Tríade de:
(1) Leiomiossarcoma epitelióide gástrico
(2) Paraganglioma extra-adrenal funcionante
(3) Condromas pulmonares

Incidência: 24 pacientes publicados; M:F = 1:11

LESÃO POR RADIAÇÃO

= endarterite obliterativa com excessos de radiação da ordem de 4.000–4.500 rads

Incidência: 5%; risco aumentado após cirurgia pélvica
√ alterações radiográficas dentro do campo de irradiação somente

Gastrite por radiação

Os achados radiográficos permanentes de lesão por radiação surgem 1 mês a 2 anos após a radioterapia
√ ulceração gástrica + deformidade (piloro)
√ aumento + apagamento das pregas gástricas
√ estreitamento antral + rigidez (similar à linite plástica)

Enterite por radiação

Os achados radiográficos permanentes da lesão surgem > 1–2 anos após a radiação

Predisposição: mulheres (câncer de cérvice, endométrio, ovário), pacientes com câncer de bexiga
- dor abdominal em cólicas (pela obstrução intermitente)
- diarréia persistente
- hemorragia intestinal oculta

Localização: íleo; dano concomitante ao cólon/reto
√ espessamento irregular/nodular das pregas com curso transverso reto ± ulcerações
√ margem intestinal serrilhada
√ parede intestinal espessada com estenose luminal
√ múltiplas constrições + obstrução mecânica parcial
√ separação das alças intestinais adjacentes por > 2 mm
√ encurtamento do intestino delgado
√ fixação + imobilização das alças intestinais com aspecto radiográfico similar entre os exames (pela densa resposta desmoplásica à irradiação)

TC:
√ atenuação aumentada do mesentério

DD: Doença de Crohn, linfoma, isquemia hemorragia

Lesão do reto por radiação

A manifestação da colite por radiação pode ocorrer até 15 anos após a irradiação

Predisposição: 90% em mulheres (carcinoma da cérvice)
- tenesmo, diarréia, sangramento, constipação

√ aspecto em crista da mucosa (fibrose submucosa)
√ ulcerações com contornos irregulares (raro)

TC:
√ reto distensível parcialmente estenosado
√ parede retal homogeneamente espessa
√ "sinal do alvo" = lucência circunferencial submucosa
√ proliferação da gordura perirretal > 10 mm
√ espessamento da fáscia perirretal
√ "defeito em halo" = aumento na fibrose pararretal

Cp:
(1) Obstrução
(2) Formação de fístula colovaginal/coloentérica

LINFANGIECTASIA INTESTINAL

A. LINFANGIECTASIA CONGÊNITA
= ENTEROPATIA PRIMÁRIA PERDEDORA DE PROTEÍNA
= malformação congênita generalizada do sistema linfático com atresia do ducto torácico + dilatação grosseira dos linfáticos do intestino delgado; geralmente esporádica; pode ser herdada

Idade: apresentação antes dos 30 anos
- linfedema assimétrico generalizado (devido à enteropatia perdedora de proteínas com hipoproteinemia)
- derrames pleurais quilosas (45%)
- diarréia (60%), esteatorréia (20%)
- vômitos (15%)
- dor abdominal (15%) + distensão
- diminuição na albumina + globulina
- linfocitopenia (90%)
- fibrinogênio sérico, transferrina, ceruloplasmina diminuídos

B. LINFANGIECTASIA ADQUIRIDA

Causas que levam à dilatação dos linfáticos intestinais:
(1) Adenite mesentérica
(2) Fibrose retroperitoneal
(3) Linfoma difuso do intestino delgado
(4) Pancreatite
(5) Efusão pericárdica com obstrução do ducto torácico
- edema periférico/anasarca (SINTOMA-CHAVE)
- efusão quilosa + serosa
- diarréia, vômito, dor abdominal, má-absorção, esteatorréia
- hipoproteinemia secundária à perda de proteína para dentro da luz intestinal

Pat: dilatação dos vasos linfáticos na mucosa + submucosa + abundância de macrófagos gordurosos que se coloram para gordura (PAS negativos)
√ aumento difuso simétrico e marcante das pregas no jejuno + íleo (devido aos linfáticos intestinais dilatados + edema hipoproteinêmico)
√ leve separação + rigidez das pregas
√ diluição da coluna de bário (aumento considerável das secreções intestinais pela má-absorção)
√ nenhuma/leve dilatação do intestino

Linfangiograma (nem sempre diagnóstico):
- √ hipoplasia dos linfáticos da extremidade inferior
- √ oclusão do ducto torácico/ducto torácico grande e tortuoso
- √ obstrução da cisterna quilosa com fluxo retrógrado para dentro dos linfáticos mesentéricos + intestinais
- √ linfonodos hipoplásicos

Dg: biopsia do intestino delgado (linfáticos dilatados na lâmina própria + interstício vascular)

Trat.: dieta pobre em gordura com triglicerídeos de cadeia média (absorção direta pelo sistema venoso porta)

DD:
1. (1) Doença de Whipple (mais segmentação + fragmentação, com pregas)
2. (2) Amiloidose (edema + secreções geralmente ausentes)
3. (3) Hipoalbuminemia (espessamento simétrico das pregas menos pronunciado, secreções menos proeminentes)

LINFANGIOMA

= malformação congênita dos vasos linfáticos

Pat: geralmente grande massa cística multiloculada de paredes finas com conteúdo fluido quiloso/seroso/hemorrágico

Localização: mesentério

√ dilatação proximal do intestino (na obstrução intestinal parcial)

US:
- √ massa cística multisseptada com lóbulos
- √ líquido anecóico/com ecos internos/sedimentação

RMN:
- √ conteúdos serosos: hipointenso em T1WI + hiperintenso em T2WI
- √ hemorragia/gordura: hiperintenso em T1WI + T2WI

Trat.: cirurgia (difícil devido à intima inserção na parede intestinal)

LINFOGRANULOMA VENÉREO

= LGV = doença sexualmente transmitida causada pelo agente *Chlamydia trachomatis,* produzindo uma resposta inflamatória não específica na mucosa infectada (células mononucleares + macrófagos), invasão linfática perirretal

Localização: reto, pode estender para o sigmóide + cólon descendente

M:F = 3,4:1
- √ estenose + encurtamento + retificação do retossigmóide
- √ alargamento do espaço retrorretal
- √ irregularidade da mucosa + ulcerações
- √ abscessos paracólicos
- √ fístula para a área pericólica, reto, vagina (comum)

Trat.: tetraciclinas efetivas na fase aguda antes que a fibrose tenha ocorrido

LINFOMA

Classificação:

A. LINFOMA PRIMÁRIO INTESTINAL
- (a) localizado
- (b) difuso
  Predisposição: Árabes + Judeus do Oriente Médio
  Associado à: doença celíaca

B. LINFOMA INTESTINAL SECUNDÁRIO
Como parte de um processo generalizado

Incidência: 10% dos pacientes com linfoma abdominal tem envolvimento intestinal

Idade mediana: 60 anos

Histo: predominantemente linfoma não Hodgkin (linfossarcoma, sarcoma retículo celular); em 15% da Doença de Hodgkin

Pode estar associado ao: aumento dos linfonodos extra-abdominais, má-absorção

Tipos radiográficos:
- (a) polipóido/nodular (47%)
  - √ pregas nodulares aumentadas
- (b) ulcerativo (42%)
  - √ lesões ulcerativas, podem ser complicadas por perfuração
  - √ configuração aneurismática
- (c) difusamente infiltrante (11%)
  - √ espessamento difuso "em mangueira" da parede intestinal
  - √ peristalse diminuída/ausente

Estagiamento com TC:

Estágio I	tumor confinado à parede intestinal
Estágio II	limitado aos linfonodos locais
Estágio III	doença linfonodal disseminada
Estágio V	disseminado para a medula óssea, fígado e outros órgãos

Localização: 10%–25% dos linfomas não Hodgkin são extranodais; estômago > intestino delgado > cólon > esôfago; multicêntrico em 10%–50%
- √ aumento do baço
- √ aumento dos linfonodos regionais

@ Esôfago
local menos comum de envolvimento GI (em < 1%)

@ Estômago
1%–5% de todas as malignidades gástricas; local mais comum de doença de Hodgkin extranodal; 25% dos linfomas extranodais; principalmente LNH com tipo celular histiocítico; malignidade gástrica primária isolada em 10%

Sítio: surge no tecido linfóide da lâmina própria; nenhuma predileção para qualquer região particular do estômago

Extensão direta para: pâncreas, baço, cólon transverso, fígado
- √ flexibilidade da parede gástrica preservada
- √ duodeno freqüentemente afetado quando o antro também está envolvido
- √ massa circunscrita com crescimento endogástrico/exogástrico (25%)
- √ largas pregas mucosas tortuosas sobre grandes porções do estômago (forma difusa)
- √ grandes úlceras irregulares

TC:
- √ envolvimento difuso de todo o estômago (50%) tipicamente mais da metade da circunferência gástrica
- √ envolvimento segmentar (15%)
- √ massa ulcerada (8%)
- √ espessura média da parede de 4–5 cm
- √ irregularidade luminal (66%)
- √ hiperrugosidade (58%)

Prognóstico: 55% de sobrevida em 5 anos após a ressecção

@ Intestino delgado
1/5 das malignidades do intestino delgado; tumor maligno mais comum do intestino delgado; múltiplos

locais de envolvimento em 1/5; causa mais comum de intussuscepção em crianças > 6 anos
Localização: íleo (515), jejuno (47%), duodeno (2%)
Local: surge das placas linfóides de Peyer

Tipos:
(a) linfoma infiltrante com envolvimento em placa da parede > 5 cm de comprimento (80%)/ > 10 cm de comprimento (20%) (DD: doença de Crohn)
√ ± ulceração (excavação considerável)
√ resposta desmoplásica
√ válvulas espessadas com aspecto corrugado
√ dilatação aneurismal (secundária à destruição do plexo nervoso autonômico + músculo/necrose tumoral)
(b) massa única/múltiplas massas polipóides mucosas/submucosas
√ defeitos em "paralelepípedo" devido aos pólipos linfomatosos
√ nódulos podem ulcerar
√ pode causar intussuscepção
√ padrão em espru
(c) massa endoexoentérica
√ grande massa com somente um pequeno componente intramural
√ ± úlcera + fístulas + dilatação aneurismática
(d) adenopatia mesentérica/retroperitoneal
√ massa única/múltipla extraluminal deslocando o intestino
√ massa confluente mal definida engolfando + englobando múltiplas alças do intestino adjacente
√ "configuração em sanduíche" = massa circundando os vasos mesentéricos que são separadas por gordura perivascular
√ manto conglomerado de massa retroperitoneal + mesentérica

@ Cólon
Menos comumente envolvido que o estômago/intestino delgado:
1,5% de todos os linfomas abdominais
Localização: ceco mais comumente envolvido (85%)
√ massa única > infiltração difusa > lesão polipóide
√ dilatação paradoxal
√ espessamento grosseiro mural circunferencial/focal de tecidos moles (tamanho médio de 5 cm)
√ leve reforço
√ adenopatia maciça regional + mesentérica distante + retroperitoneal

DD: freqüentemente lembra a doença inflamatória intestinal/polipose

Prognóstico:
(a) 71%–82% de taxa de sobrevida em 2 anos no linfoma intestinal isolado
(b) 0% de sobrevida em 2 anos na doença em estágio IV com envolvimento do intestino

Cp durante a quimioterapia: perfuração (9%–40%), hemorragia

LINFOMA DE BURKITT

= mais comum tipo de linfoma não Hodgkin nas crianças; inicialmente descrito na África
Etiologia: tumor da célula B indiferenciada derivada dos linfócitos; associado ao vírus Epstein-Barr
Idade: crianças + adultos jovens
Pat: lembra a doença de Hodgkin
Histo: padrão característico em "céu estrelado'
Localização: mandíbula (primeiro), maxila; multifocal (10%)
• massa mandibular
• massa abdominal
• paraplegia
• SEM leucemia periférica
√ usualmente envolvimento extranodal abdominal poupando o baço

A. FORMA ENDÊMICA DO LINFOMA DE BURKITT
endêmico nas áreas com malária: África tropical, Nova Guiné, 50% de todos os cânceres da infância na África central
Idade: 6–8 anos
@ Mandíbula/maxila
√ lesão grosseiramente destrutiva, espículas de osso crescendo em ângulos retos
√ grande massa de tecido mole
@ Outros ossos
√ tumor de Ewing/sarcoma retículo celular
√ reação periosteal lamelada ao redor dos ossos longos principais

B. FORMA NÃO ENDÊMICA DO LINFOMA DE BURKITT
Idade: 10–12 anos
Localização: envolvimento abdominal (69%): tumores do intestino delgado (íleo terminal), mesentério, retroperitônio, ovário, útero, glândulas salivares, tiróide, rins, medula óssea
√ tumores homogêneos com margens bem definidas (75%)
√ ascite (13%)
√ massas/aumento renal (5%)
√ hidronefrose (28%)
√ ausência de doença linfonodal distinta
√ derrame pleural (mais comum anormalidade do tórax)

Trat.: resposta dramática com a quimioterapia
Prognóstico: sobrevida longa em 50%

LIPOMA

Tumor submucoso do cólon mais comum
Incidência: no cólon em 0,25% (autópsia)
Localização: cólon (particularmente ceco + cólon ascendente) > jejuno > íleo > estômago > jejuno > esôfago
• assintomático
• dor em cólica, hemorragia (raro)
√ massa globular ovóide/circular, suave, nitidamente delimitada de 1–3 cm de diâmetro
√ pedículo curto e grosso em 1/3 causado por atividade peristáltica repetida (tendência para a intussuscepção)
√ radiolucência marcante
√ alteração na forma + tamanho à compressão devido à maciez
√ "sinal do espremido" = massa em forma de salsicha nas radiografias pós-evacuação

TC:
√ massa intramural nitidamente definida com densidade de gordura

Cp: intussuscepção (raro)/ulceração (raro)
Prognóstico: NENHUMA degeneração lipossarcomatosa

LIPOMATOSE PÉLVICA + FIBROLIPOMATOSE

= supercrescimento não maligno do tecido adiposo com mínimos componentes inflamatórios + fibróticos comprimindo as estruturas de tecido mole dentro da pelve

Idade: 9–80 anos (pico etário de 25–60 anos); M:F = 10:1; NENHUMA predominância radical para negros; a obesidade NÃO é um fator contribuinte

- freqüentemente achado incidental
- freqüência urinária, dor no flanco, sensibilidade suprapúbica
- infecções recorrentes do trato urinário
- dor lombar baixa, febre

√ alongamento + estreitamento do reto
√ elevação do retossigmóide + cólon sigmóide para fora da pelve
√ aumento no espaço sacrorretal > 10 mm
√ estiramento do cólon sigmóide
√ alongamento + elevação da bexiga urinária com forma simétrica de pêra invertida
√ alongamento da uretra posterior
√ radiolucência pélvica; TC confirmatória
√ deslocamento lateral/medial dos ureteres

Cp da fibrolipomatose:
(1) Obstrução ureteral (40% dentro de 5 anos)
(2) Obstrução da VCI

MACROGLOBULINEMIA DE WALDENSTRÖM

= malignidade linfóide de baixo grau composta de linfócitos plasmocitóides maduros com produção anormal monoclonal da proteína IgM

Incidência: 0,53/100.000 anualmente; freqüência de 10%–15% do mieloma múltiplo

Histo: o material macroglobulínico hialino proteináceo preenche as criptas na lâmina própria das vilosidades do intestino delgado, com distensão linfática secundária + edema

Média etária: 63 anos; M > F

- fadiga, perda de peso
- diarréia, esteatorréia, má-absorção
- anemia, diátese hemorrágica
- elevação da IgM
- síndrome de hiperviscosidade (20%) = sangramento, alterações visuais, anormalidades neurológicas

@ Intestino delgado (raramente envolvido)
  √ dilatação do intestino delgado
  √ espessamento difuso e uniforme das válvulas coniventes com configuração espiculada (jejuno + íleo proximal)
  √ superfície granular pelos defeitos de enchimento puntiformes (vilos distendidos)

@ Envolvimento da medula óssea (91%–98%)
  (a) substituição difusa da medula óssea (56%)
  (b) substituição diversificada da medula óssea (35%)
    √ fraturas de compressão da coluna vertebral (48%)
    √ desmineralização difusa da coluna
    √ lesões líticas descobertas nas avaliações ósseas (em até 20%)
  RMN (T1WI pré e pós-contraste de preferência):
    √ medula óssea iso/hipointensa em relação ao músculo em T1WI
    √ reforço da medula anormal em T1WI

@ Linfonodos √ linfadenopatia (43%)
@ Fígado e baço √ hepatosplenomegalia

Dg:
(1) Pico M característico na eletroforese sérica/urina
(2) Células linfoplasmocitóides anormais na medula óssea/linfonodos

DD: mieloma múltiplo (linfadenopatia rara, lesões líticas em 31%)

MASTOCITOSE

= doença sistêmica com proliferação de mastócitos na pele + SER (lâmina própria do intestino delgado; osso; linfonodos; fígado; baço) associada aos eosinófilos + linfócitos

Idade: < 6 meses de idade (em 50%)

- náuseas, vômitos, diarréia, esteatorréia
- urticária pigmentosa
- dor abdominal, anorexia
- intolerância ao álcool
- taquicardia, asma, rubor, cefaléia, prurido (liberação de histamina)

@ Intestino delgado
  √ pregas espessadas distorcidas e irregulares generalizadas ± espessamento da parede
  √ padrão difuso com nódulos mucosos em "grãos de areia" de 2–3 mm
  √ lesões semelhantes à urticária da mucosa gástrica + intestinal

@ Fígado e baço
  √ hepatosplenomegalia

@ Osso
  √ lesões ósseas escleróticas

Dg: biopsia jejunal demonstra um excesso de células mastóides

Cp:
(1) Doença ulceropéptica (secreção de ácido mediada por histamina)
(2) Leucemia

Trat.: anti-histamínicos, inibidores da descarboxilase da histamina, cromoglicase sódico

MEGACÓLON TÓXICO

= colite fulminante transmural aguda com perda neurogênica do tônus motor + rápido desenvolvimento de extensa dilatação colônica > 5,5 cm no cólon transverso (dano em toda a parede colônica + degeneração neuromuscular)

Etiologia:
(1) Colite ulcerativa (mais comum)
(2) Doença de Crohn
(3) Amebíase, salmonelose
(4) Colite pseudomembranosa
(5) Colite isquêmica

Histo: necrose disseminada da mucosa + adelgaçamento das camadas de músculo freqüentemente necróticas

- toxicidade sistêmica
- diarréia sanguinolenta profusa

√ íleo colônico com marcante dilatação do cólon transverso
√ poucos níveis ar-líquido
√ aumento progressivo no calibre do cólon em radiografias seriadas sem redundância
√ perda das haustrações colônicas normais + pregas inter-haustrais
√ superfície mucosa grosseiramente irregular
√ pseudopolipose = ilhas de mucosa na parede colônica ulcerada denudada
√ pneumatose colônica ± pneumoperitônio

TC:

√ cólon distendido preenchido com grandes quantidades de líquido + ar
√ padrão haustral distorcido
√ contorno nodular irregular da delgada parede
√ ar intramural/pequenas coleções

EB: CONTRA-INDICADO devido ao risco de perfuração

Prognóstico: 20% de mortalidade

MELANOMA MALIGNO

= desenvolve-se de melanócitos derivados de células da crista neural, surgindo de nevos benignos preexistentes

Incidência: 1% de todos os cânceres

@ Primário de pele

Estagiamento de Clarke:

Nível I	todas as células tumorais acima da membrana basal (lesão *in situ*)
Nível II	tumor se estende à derme papilar
Nível III	tumor se estende na interface entre a derme papilar + reticular
Nível IV	tumor se estende entre os feixes de colágeno da derme reticular
Nível V	invasão tumoral do tecido subcutâneo (em 87% metastático)

Estagiamento de Breslow:

Fino	profundidade de invasão de < 0.75 mm
Intermediário	profundidade de invasão de 0,76–3,99 mm
Espesso	profundidade de invasão > 4 mm

METÁSTASES:

Período latente de 2–20 anos após o diagnóstico inicial (mais comumente 2–5 anos)

Local primário: cabeça + pescoço (79%), olho (77%), sistema GU (67%), trato GI (em até 60%)

@ Linfadenopatia
— em 23% com níveis II + IV
— em 75% com nível V

@ Osso (11%–17%)
• freqüentemente manifestação inicial de recorrência
• prognóstico ruim

Localização: esqueleto axial (80%), costelas (38%)

@ Pulmão (70% na autópsia)
local mais comum de recaída:
insuficiência respiratória é a causa mais comum de morte

@ Fígado (17%–23%; 58%–66% na autópsia)
√ lesões únicas/múltiplas 0,5–15 cm de tamanho
√ lesão maior freqüentemente necrótica
√ pode estar parcialmente calcificada

@ Baço (1%–5%; 33% na autópsia)
√ lesões únicas/múltiplas de tamanho variável
√ sólido/cístico

@ trato GI + mesentério (4%–8%)
• dor abdominal, sangramento GI

Localização: intestino delgado (35%–50%), cólon (14%–20%), estômago (7%–20%)

√ múltiplos nódulos submucosos ± aspecto em "olho de boi"/"alvo" = ulceração central
√ cavidade amorfa irregular (crescimento excêntrico)
√ intussuscepção (10%–20%)

@ Rim (até 35% na autópsia)

@ Adrenal (11%, até 50% na autópsia)

@ Subcutâneo

Prognóstico: 30%–40% eventualmente morrem deste tumor

MELANOSE CÓLICA

= descoloração benigna marrom-negra da mucosa colônica

Incidência: 10% das autópsias

Causa: uso crônico de catárticos?

• assintomático

Prognóstico: nenhum potencial maligno

MESENTERITE RETRÁTIL

= MESENTERITE CRÔNICA FIBROSANTE = ESCLEROSE CRÔNICA SUBPERITONEAL = PANICULITE MESENTÉRICA = MESENTERITE LIPOESCLERÓTICA = LIPODISTROFIA MESENTÉRICA = DOENÇA WEBER-CHRISTIAN MESENTÉRICA

= rara desordem de etiologia desconhecida caracterizada por espessamento fibrogorduroso do mesentério do intestino delgado

Etiologia: trauma, cirurgia prévia, isquemia?

Pat: espectro variando de lipodistrofia mesentérica, passando por paniculite mesentérica até a fibrose mesentérica

Histo: inflamação crônica com densas coleção de linfócitos + células plasmáticas + macrófagos cheios de lipídeos; reação desmoplásica; necrose gordurosa; calcificações

Associado a:

(1) Síndrome de Gardner, polipose familiar
(2) Mediastinite fibrosante, fibrose retroperitoneal
(3) Linfoma, linfossarcoma
(4) Tumor carcinóide
(5) Carcinoma gástrico metastático/colônico
(6) Lipodistrofia de Whipple
(7) Doença de Weber-Christian

Idade: mais comum na 6ª década; M:F = 2:1

• dor abdominal em cólicas
• náusea + vômitos; leve perda de peso
• febre de baixo grau

Localização: raiz do mesentério estendendo-se em direção à borda mesentérica do intestino

Radiografia simples:

√ massa de tecido mole com calcificações
√ ± impressões digitiformes (pela congestão vascular

SGIS:

√ compressão/distorção do duodeno próximo ao ligamento de Treitz
√ separação das alças do intestino delgado com fixação, dobra e angulação

TC:

√ massa com densidade de gordura intercaladas com densidades de tecido mole (tecido fibroso) + calcificações
√ espessamento mesentérico com padrão finamente estrelado estendendo à borda intestinal
√ retração das alças do intestino delgado
√ massa única de tecido mole no mesentério (fibroma)
√ múltiplos nódulos por todo o mesentério (fibromatose)

Prognóstico: usualmente evolução benigna
DD: adenocarcinoma metastático gástrico/adenocarcinoma colônico; tumor carcinóide; linfoma mesentérico; lipossarcoma do mesentério

MESOTELIOMA CÍSTICO

= raro neoplasma benigno sem potencial metastático mas com tendência para recorrência local (em 27%–50%)
Pat: múltiplos cistos de paredes finas revestidas por células mesoteliais + preenchidas com líquido aquoso; forma intermediária entre o tumor adenomatóide benigno + mesotelioma peritoneal maligno
◊ Não associado à exposição ao asbesto!
Idade média: 37 anos; M < F
Localização: qualquer superfície peritoneal/omental, mais freqüente na pelve
• contém líquido aquoso
√ tumor cístico uni/multilocular (cistos de 1 mm-6 cm) sem calcificações
DD: linfangioma, carcinoma de ovário

MESOTELIOMA PERITONEAL

= único tumor primário peritoneal surgindo das células mesoteliais revestindo a cavidade peritoneal
Idade: 55–65 anos; M > F
Associado à: exposição ao asbesto
Disseminação: intraperitoneal ao longo das superfícies serosas; invasão direta do fígado, pâncreas, bexiga, intestino
Localização: pleura (67%), peritônio (30%–40%), pericárdio (2,5%), processo vaginal (0,5%)
√ espessamento do mesentério, omento, peritônio, parede intestinal
√ massas nodulares no peritônio parietal anterior tornando-se massas confluentes
√ pequena quantidade de ascite desproporcional
√ áreas de calcificações (raras)
TC:
- √ espessamento irregular nodular das superfícies peritoneais
- √ massas localizadas
- √ camadas infiltrantes de tecidos
- √ focos de calcificações
- √ ascite com densidade próxima a da água
- √ configuração estrelada dos feixes neurovasculares
- √ espessamento pregueado das camadas mesentéricas

MN:
- √ captação difusa de gálio-67

Prognóstico: extremamente ruim devido ao avanço da doença no diagnóstico (a maioria dos pacientes morre dentro de 1 ano)

METÁSTASES PARA O ESTÔMAGO

Órgão de origem: melanoma maligno, mama, pulmão, cólon, próstata, leucemia, linfoma secundário
• sangramento GI + anemia (40%)
• dor epigástrica
√ massa solitária (50%)
√ múltiplos nódulos (30%)
√ linite plástica (20%): especialmente mama
√ múltiplos nódulos umbilicados: melanoma

METÁSTASES PARA O INTESTINO DELGADO

Origem: cólon > estômago > mama > ovário > cérvice uterina > melanoma > pulmão > pâncreas

Disseminação:
(1) Disseminação intraperitoneal: ovário, mama, trato GI
(2) Disseminação hematogênica com depósitos submucosos: melanoma, mama, pulmão, sarcoma de Kaposi
(3) Extensão direta do neoplasma adjacente: ovário, útero, próstata, pâncreas, cólon, rim
√ fixação + inserção + estiramento transverso (= através do eixo longitudinal) das pregas secundário à infiltração mesentérica + peritoneal

SGIS:
- √ massa única protruindo para dentro da luz lembrando carcinoma anular
- √ lesões "em olho de boi" = múltiplas massas polipóides com crateras ulceradas de grande tamanho
- √ obstrução por flexão/constrição anular/grande massa intraluminal
- √ compressão por extensão direta do tumor primário/linfonodos envolvidos

TC:
- √ nódulos/massas com densidade de tecidos moles
- √ camadas de tecido causando espessamento da parede intestinal + folhas mesentéricas (em tumores com resposta desmoplásica)
- √ fixação + angulação das alças intestinais
- √ ascite

METÁSTASES PERITONEAIS

= CARCINOMATOSE PERITONEAL
= disseminação intra-abdominal de tumores malignos

Origem:
(a) comum: ovário, estômago, cólon
(b) menos comum: pâncreas, útero, bexiga
√ ascite maciça
√ reação desmoplásica na (a) borda anterior do reto (cápsula de Blumer) (b) lado mesentérico do íleo terminal

TC:
- √ densidade aumentada de uma malha linear na gordura mesentérica
- √ coleções loculadas de líquido na cavidade peritoneal
- √ espessamento aparente dos vasos mesentéricos (= líquido dentro das camadas do mesentério)
- √ massa anexial de densidade cística/tecido mole (= tumor de Krukenberg)
- √ pequenas densidades nodulares na superfície peritoneal
- √ "bolo omental" = espessamento do grande omento
- √ massa lobulada na bolsa de Douglas
- √ implantes peritoneais calcificados no cistadenocarcinoma seroso do ovário (em até 40% com doença em estágio III/IV)

MUCOCELE DO APÊNDICE

A. MUCOCELE
= distensão do apêndice com muco estéril

Etiologia:
(a) (talvez) dilatação cística da luz secundária à obstrução por fecalito, corpo estranho, carcinóide, endometriose, aderências, vólvulo
(b) hiperplasia da mucosa
(c) cistadenoma mucinoso
(d) cistadenocarcinoma mucinoso

Incidência: 0,07%–0,3% das apendicetomias
Média etária: 55 anos; M:F = 1:4
Associada a: adenocarcinoma colônico (risco de seis vezes), tumor do ovário secretante de muco
• assintomático (25%)
• dor aguda/crônica no quadrante inferior direito
√ massa globular, de paredes lisas, base larga invaginando para dentro do ceco
√ não preenchimento do apêndice no estudo baritado
√ calcificações periféricas anelares freqüentes

TC:
√ massa circular nitidamente definida, com conteúdo homogêneo e com densidade quase a da água/tecidos moles

US:
√ massa puramente cística/cística, com finos ecos internos/complexa com ecos de alto nível
√ ecos relacionados à gravidade/material mucóide estagnado

MN:
√ captação intensa e precoce do gálio (afinidade pelos mucopolissacarídeos ácidos do muco)

Cp:
(1) Ruptura com pseudomixoma peritoneal
(2) Torção com gangrena + hemorragia
(3) Herniação para dentro do ceco com obstrução colônica

B. MIXOGLOBULOSE
= rara variante da mucocele do apêndice caracterizada por cachos de esferas de muco brancas peroladas misturadas com muco
• geralmente assintomático
• pode apresentar como apendicite aguda
√ pequenas esférulas calcificadas não laminadas múltiplas com 1–10 mm e anulares (PATOGNOMÔNICO)

DD: coto apendicular invertido, apendicite aguda, carcinoma do ceco

PÂNCREAS ECTÓPICO

= RESTO PANCREÁTICO

Incidência: 2%–10% das autópsias; M:F = 2:1
• assintomático

Localização: grande curvatura distal do antro/piloro (80%, bulbo duodenal, jejuno, íleo, divertículo de Meckel, as lesões podem ser múltiplas
√ nódulo submucoso de forma cônica suave/em forma de mamilo, com 1–5 cm de tamanho
√ umbilicado centralmente representando o orifício do ducto filiforme

PERFURAÇÃO ESOFÁGICA

Causa:
(1) Lesão iatrogênica (causa mais comum): complicação de endoscopia, dilatação de constrições, dilatadores, ruptura de linha de sutura após anastomose cirúrgica, tentativa de entubação
(2) Ruptura espontânea (síndrome de Boerhaave): aumento na pressão intra-abdominal + relaxamento no esfíncter esofágico distal na presença de uma quantidade moderada a grande de conteúdo gástrico
(3) Trauma torácico fechado
(4) Carcinoma esofágico
(5) Corpo estranho retido (moeda, botões de alumínio, botões metálicos, alfinetes, brinquedos de plástico invisíveis) levando à perfuração (no grupo pediátrico)

• rápido início de sépsis galopante

Radiografia simples (normal em 9%–12%):
√ pneumomediastino
√ enfisema subcutâneo do pescoço
√ alargamento tardio do mediastino (secundário à mediastinite)
√ hidrotórax (após ruptura na cavidade torácica), geralmente unilateral
√ hidropneumotórax (freqüentemente não inicialmente visto)
√ confirmação com estudo contrastado

A. LACERAÇÃO ESOFÁGICA SUPERIOR
Localização: ao nível do músculo cricofaríngeo (mais freqüente)
√ alargamento do mediastino superior
√ hidrotórax do lado direito

B. LACERAÇÃO ESOFÁGICA DISTAL
Causa: biopsia/dilatação de constrição
√ hidrotórax do lado esquerdo
√ poucas alterações mediastinais

Cp:
(1) Mediastinite aguda
(2) Obstrução VCS
(3) Abscessos mediastinais

PERITONITE MECONIAL

= peritonite química estéril secundária à perfuração do intestino proximal, progredindo para a obstrução de alto grau/completa que se estabelece intra-útero devido à resposta inflamatória

Incidência: 1:35.000 nascimentos vivos
Idade: perfuração antenatal após o terceiro mês de gestação

Causa:
(1) Atresia (secundária a um evento isquêmico) (50%)
  (a) do intestino delgado (usualmente íleo ou jejuno)
  (b) do cólon (incomum)
(2) Obstrução colônica (46%)
  (a) íleo meconial
  (b) vólvulo, hérnia interna
  (c) intussuscepção, bandas congênitas, divertículo de Meckel
(3) Hidrometrocolpo

◊ Peritonite meconial devido à fibrose cística diagnosticada intra-útero em 8% + ao nascimento em 15%–40%!

◊ O mecônio intraperitoneal pode calcificar em 24 horas!

Tipos:

(a) tipo fibroadesivo (mais comum):
  = intensa reação química do peritônio, a qual estabelece a perfuração
  • nenhuma evidência para vazamento ativo ao nascimento
  √ densa massa com depósitos de cálcio
  √ placas calcificadas espalhadas por toda a cavidade peritoneal

(b) Tipo cístico:
  = cavidade cística formada por fixação das alças intestinais circundando o local de perfuração, o qual continua até o vazamento de mecônio
  √ cisto delimitado por borda calcificada

(c) Tipo generalizado:
  • a perfuração ocorre imediatamente no pré-natal
  • vazamento ativo dos conteúdos intestinais
  √ ascite

√ calcificações intra-abdominais (notavelmente ausentes na fibrose cística)
  √ pequenas nódoas de calcificações espalhadas por todo o abdome
  √ grandes agregados de calcificações ao longo da superfície inferior do fígado/flanco/processo vaginal/escroto

√ sinais radiológicos obstrutivos após o nascimento
√ microcólon = "cólon não usado"

US-OB:
  √ poliidramnia (64%–71%)
  √ ascite fetal (54%–57%)
  √ dilatação intestinal (27%–29%)
  √ massa ecogênica brilhante intra-abdominal
  √ múltiplos focos lineares/agrupados de calcificações (64%); podem desenvolver dentro de 12 horas após a perfuração
  √ pseudocisto meconial = massa hipoecóica bem definida circundada por uma parede ecogênica calcificada (= perfuração contida)

DD:
  (1) Teratoma intra-abdominal
  (2) Cálculos vesiculares fetais
  (3) Calcificações hepáticas isoladas

Mortalidade: até 62%

Prognóstico: geralmente bom; a cirurgia pode não ser necessária quando o local da perfuração estiver completamente cicatrizado

PÓLIPO COLÔNICO ADENOMATOSO

= PÓLIPO EPITELIAL
  Mais comum tumor colônico benigno (68%–79%)

Predisposição:
  Pólipo previamente detectado/câncer; história familiar de pólipos/câncer; doença inflamatória intestinal idiopática; síndrome de Peutz-Jeghers; síndrome de Gardner; polipose familiar

Prevalência: 3% na 3ª década; 10% na 7ª década; 26% na 9ª década

Localização: reto (21%–34%); sigmóide (26%–38%); cólon ascendente (9%–12%); cólon transverso (12%–13%); cólon descendente (6%–18%); múltiplo em 35%–50% (geralmente < 5–10 em número)

Histo:

(1) Adenoma tubular (75%)
  = estrutura glandular cilíndrica revestida por epitélio colunar estratificado + ilhas de epitélio dentro da lâmina própria
  √ geralmente < 10 mm de diâmetro
  √ freqüentemente pedunculado se > 10 mm
  potencial maligno: < 10 mm em 1%; 10–20 mm em 10%; > 20 mm em 35%

(2) Adenoma tubuloviloso (15%)
  = misto entre adenoma tubular + viloso
  potencial maligno: < 10 mm em 4%; 10–20 mm em 7%; > 20 mm em 46%

(3) Adenoma viloso (10%)
  = finas projeções frondosas da superfície com epitélio bordeando suas margens ("frondas vilosas")
  • depleção de potássio
  √ freqüentemente > 20 mm em diâmetro com superfície papilar
  √ lesão séssil freqüentemente de base de implante larga
  √ baixa densidade heterogênea à TC (devido à grande quantidade de muco tornando-se aprisionada dentro de projeções papilares + fendas)

Potencial maligno: < 10 mm em 10%; 10–20 mm em 10%; > 20 mm em 53%

Tamanho e malignidade:
  < 5 mm em 0%; 5–9 mm em 1%; 10–20 mm em 10%; > 20 mm em 46% maligno

◊ Todos os pólipos > 10 mm devem ser removidos!
◊ Tempo de evolução adenoma-carcinoma provavelmente dura em média 10–15 anos!

Probabilidade de crescimento colônico coexistente:
  — adenoma sincrônico em 50%
  — adenoma metacrônico em 30%–40%
  — adenocarcinoma sincrônico em 1,5%–5%
  — adenocarcinoma metacrônico em 5%–10%

• assintomático (75%)
• diarréia, dor abdominal
• hemorragia perianal (67%)

Colonoscopia (incompleta em 16%–43%)

Enema baritado (taxa de detecção dos pólipos < 10 mm mais alta no duplo contraste se comparado a contraste único; taxa de falso negativo de 7%):
  √ pólipo circular/achatado séssil
  √ pólipo pedunculado: talo > 2 cm de comprimento quase sempre indica um pólipo benigno
  √ sugestivo de malignidade: superfície lobulada irregular, base larga = largura da base maior que a altura, retração da parede colônica = impressão/indentação/rugosidade na base do tumor, intervalo de crescimento
  √ padrão reticular/"rendado" CARACTERÍSTICO de adenoma viloso (ocasionalmente no adenoma tubular)

DD:
  (1) Não neoplásico: pólipo hiperplásico, pseudopólipo inflamatório, tecido linfóide, ameboma, tuberculoma, granuloma de corpo estranho, malacoplaquia, heterotopia, hamartoma

(2) Neoplásico subepitelial: lipoma, leiomioma, neurofibroma, hemangioma, linfangioma, endotelioma, mieloblastoma, sarcoma, linfoma, cisto entérico, duplicação, varizes, pneumatose, hematoma, endometriose

PÓLIPO GÁSTRICO

Incidência: 1,5%–5%, mais comum tumor gástrico benigno
Associado a: hiperacidez + úlceras, gastrite crônica atrófica, carcinoma gástrico

(1) PÓLIPO INFLAMATÓRIO (75%–90%)
= PÓLIPO HIPERPLÁSICO = PÓLIPO REGENERATIVO
Histo: proliferação da mucosa gástrica + infiltrados inflamatórios agudos e crônicos na lâmina própria
Associado a: gastrite crônica atrófica, anemia perniciosa
Localização: distribuição aleatória dentro do estômago, geralmente múltiplo
√ pólipo nitidamente delineado com borda suavemente circular
√ "sinal do chapéu de mexicano" = talo visualizado de frente sobre a cabeça do pólipo
√ séssil/pedunculado
√ geralmente < 1 cm de diâmetro sem progressão
√ nenhum defeito no contorno do estômago
Prognóstico: nenhum potencial maligno

(2) PÓLIPO ADENOMATOSO (10%–20%)
= neoplasma verdadeiro com potencial maligno (até 51% de probabilidade, aumentando com o tamanho)
Associado a: síndrome de Gardner, carcinoma gástrico coexistente
Localização: mais comumente no antro (antro poupado na síndrome de Gardner)
√ forma elíptica/em cogumelo; amiúde único
√ usualmente > 1,5 cm de tamanho
√ contorno lobulado suave/irregular

(3) PÓLIPO HAMARTOMATOSO (raro)
Histo: glândulas gástricas densamente condensadas
Associado à: síndrome de Peutz-Jeghers
√ geralmente < 2 cm de diâmetro

(4) PÓLIPO DE RETENÇÃO (raro)
Histo: glândulas císticas + estroma dilatadas
Associado à: síndrome de Cronkhite-Canadá

(5) PÓLIPO VILOSO (raro)
√ trabeculado/lobulado, contorno levemente irregular
Cp: transformação maligna

DD:
(1) Doença de Ménétrièr (antro poupado)
(2) Pólipo eosinofílico (eosinofilia periférica, aspecto de linite plástica, alterações do intestino delgado)
(3) Linfoma
(4) Carcinoma

PÓLIPO HIPERPLÁSICO DO CÓLON

= metaplasia intestinal consistindo de glândulas mucosas revestidas por uma única camada de epitélio colunar; NENHUM potencial maligno
Pat: invaginação do epitélio para dentro da luz glandular
Localização: reto
√ usualmente < 5 mm de diâmetro

POLIPOSE ADENOMATOSA FAMILIAR

= POLIPOSE MÚLTIPLA FAMILIAR
= doença autossômica dominante com 80% de penetrância (gene para a polipose familiar localizado no cromossomo 5); ocorrência esporádica em 1/3
Incidência: 1:7.000 a 1:24.000 nascimentos vivos
Histo: pólipos tubulares/vilotubulares adenomatosos geralmente em torno de 1.000 adenomas
Idade: os pólipos surgem em torno da puberdade
• história familiar de pólipos colônicos (66%)
√ pesquisa dos membros da família após a puberdade!
• os sintomas clínicos começam durante a 3ª–4ª décadas (variação 5–55 anos)
• dor abdominal vaga, perda de peso
• diarréia, fezes sanguinolentas
• enteropatia perdedora de proteína (ocasionalmente)
Associada a:
(1) Hamartomas do estômago em 49%
(2) Adenomas do duodeno em 25%
(3) Carcinoma periampolar
√ "tapete de pólipos" = miríade de pólipos com 2–3 mm (até 2 cm) lesões polipóides
@ Cólon (100%): mais numerosos no cólon distal; sempre afetando o reto
√ padrão haustral normal
@ Estômago (5%)
@ Intestino delgado (< 5%)
Cp: transformação maligna: cólon > estômago > intestino delgado (em 12% em 5 anos; em 30% em 10 anos; em 100% em 20 anos após o diagnóstico; idade no momento do desenvolvimento carcinomatoso geralmente aos 20–40 anos; carcinomas múltiplos em 48%)
Trat.: colectomia profilática no final da adolescência/início da vida adulta antes do desenvolvimento dos sintomas
(1) Ileostomia permanente
(2) Bolsa endorretal continente
(3) Bolsa de Kock (= íleo distal formado como uma válvula de sentido único pela invaginação do intestino no local cutâneo)
DD: outras poliposes, hiperplasia linfóide, linfossarcoma, colite ulcerativa com pseudopólipos inflamatórios

POLIPOSE JUVENIL

= pólipo de retenção/inflamatório = pólipo com alterações inflamatórias secundárias à irritação crônica
◊ Pólipo colônico familiar/não familiar mais comum em crianças (75%)
Histo: hiperplasia das glândulas mucosas; cistos de retenção se desenvolvem com a obstrução dos orifícios das glândulas (múltiplos espaços preenchidos com muco)
Pico etário: 4–6 anos (variação de 1–10 anos): M:F = 3:2
• sangramento retal (95%) mais comum como hematoquezia vermelho brilhante
• dor, anemia
• diarréia, constipação
• dor abdominal (pela intussuscepção)
• prolapso retal (raro)
Localização: retossigmóide (80%); raro no intestino delgado + estômago
√ pólipo solitário (75%); múltiplos pólipos (1/3) de contornos circulares suaves

√ lesão de tamanho puntiforme/até alguns centímetros de diâmetro
√ invariavelmente no talo de comprimento variável
√ auto-amputação/regressão com o tempo

POLIPOSE PÓS-INFLAMATÓRIA

= PSEUDOPOLIPOSE
= pólipos inflamatórios reepitelizados como seqüela de ulceração mucosa

Etiologia: colite ulcerativa (10%–20%); colite granulomatosa (menos freqüente); esquistossomíase (endêmica); colite amebiana (ocasionalmente); megacólon tóxico

Localização: mais comum no hemicólon esquerdo, pode ocorrer no estômago/intestino delgado

√ aspecto séssil + frondoso (freqüente)
√ polipose filiforme = múltiplas projeções vermiformes somente aderidas pelas suas bases (CARACTERÍSTICO)
√ Patogênese: enfraquecimento ulcerativo de tiras da mucosa com reepitelização das superfícies denudadas da parede intestinal
√ Prognóstico: NENHUM potencial maligno

DD: polipose familiar (os pólipos terminam em cabeças bulbosas)

PRESBIESÔFAGO

= defeito na peristalse primária + relaxamento do esfíncter esofágico inferior associado à idade

Incidência: 15% na 7ª década; 50% na 8ª década; 85% na 9ª década

Associado a: hérnia de hiato, refluxo

• usualmente assintomático
√ peristalse prejudicada/ausente
√ amiúde, contrações repetitivas não peristálticas no esôfago distal
√ leve/moderada dilatação esofágica
√ pobre relaxamento do EEI

DD: diabete, espasmo esofágico difuso, esclerodermia, esofagite, acalasia, constrição benigna, carcinoma

PROLAPSO DA MUCOSA ANTRAL

= prolapso da mucosa hipertrófica + inflamatória do antro gástrico para dentro do duodeno resultando em obstrução pilórica

√ defeito de enchimento em cogumelo/guarda-chuva/couve-flor na base duodenal
√ o defeito de enchimento varia de tamanho e forma
√ pregas gástricas redundantes podem ser traçadas do antro pilórico através do canal pilórico
√ hiperperistalse gástrica

PSEUDODIVERTICULOSE ESOFÁGICA INTRAMURAL

= ductos excretórios dilatados das glândulas mucosas anexas profundas

Etiologia: incerta

Incidência: em torno de 100 casos na literatura mundial

Local: envolvimento segmentar/difuso

Em 90% associada a:
Qualquer esofagite severa (mais amiúde refluxo/Cândida), constrição esofágica

√ múltiplas e diminutas coleções de bário esféricas/em forma de frasco em fileiras longitudinais paralelas ao eixo de comprimento do esôfago
√ parecem "flutuar" fora do esôfago sem comunicação aparente com a luz
√ comumente associada à constrição no esôfago distal

PSEUDOMIXOMA PERITONEAL

= "barriga de gelatina" = "ascite gelatinosa" = acúmulo lento e insidioso de grandes quantidades de material gelatinoso intraperitoneal

Etiologia:
Ruptura de cistadenoma mucinoso/cistadenocarcinoma do apêndice (homens)/ovário (mulheres); raramente associado a malignidades do cólon (< 5%), estômago, útero, pâncreas, ducto biliar comum, ducto do úraco, ducto onfalomesentérico

• distensão abdominal maciça lentamente progressiva
• dor abdominal recorrente
√ espessamento das superfícies omental + peritoneal
√ bolo omental
√ deslocamento posterior das aças intestinais + mesentério
√ pseudo-ascite volumosa septada/loculada
√ algumas massas císticas de paredes finas de diferentes tamanhos por toda a cavidade abdominal
√ contorno irregular das margens hepáticas
√ calcificações anulares/semicirculares (raras, porém extremamente sugestivas)

TC:
√ coleção tumoral de densidade muito baixa (comum)/densidade de tecido mole (raro)

US:
√ coleção hipoecóica (comum)/aspecto mais sólido (raro)

DD: metástases peritoneais, pancreatite com pseudocistos, doença equinocócica disseminada, ascite

Prognóstico: 50% de sobrevida em 5 anos

PSEUDO-OBSTRUÇÃO INTESTINAL IDIOPÁTICA CRÔNICA

= intestino não propulsivo caracterizado por resposta prejudicada à dilatação intestinal sem causa definível; autossômico dominante?

Idade: todas as idades, M: F = 1:1

• ataques recorrentes de distensão abdominal, dor periumbilical, náusea, vômitos, constipação
√ distensão gasosa moderada a marcada do duodeno + intestino delgado proximal
√ dilatação esofágica + hipoperistalse (terço inferior)
√ dilatação duodenal excessiva (DD: megaduodeno, síndrome da artéria mesentérica superior)
√ ligamento de Treitz pode estar colocado mais abaixo que o usual
√ trânsito atrasado de bário pelos segmentos afetados
√ atividade motora desordenada (fluoroscópio)

PÚRPURA DE HENOCH-SCHÖNLEIN

= vasculite alérgica precipitada por alergias, picadas de insetos, infecções bacterianas + virais, drogas (penicilina, sulfonamidas, aspirina)

Idade: crianças + adultos
• *rash* cutâneo purpúreo nas pernas + superfícies extensoras dos braços
• hematúria microscópica (pela glomerulonefrite com depósitos de IgA demonstrados por imunofluorescência)
• artralgias
• dor abdominal + sangramento GI
√ válvulas conventes espessadas (devido à hemorragia + edema)

Trat.: altas dose de corticóides

REDE ESOFÁGICA

= constrição em anel coberta por epitélio escamoso nas superfícies superior + inferior

Idade: mulheres de meia-idade

Associado com (?):
Síndrome de Plummer-Vinson = síndrome de Paterson-Kelly (por deficiência de ferro, estomatite, glossite, disfagia, dedos em colher)

Localização: no esôfago cervical próximo ao cricofaríngeo (mais comum); a rede pode ser múltipla
√ visualizada durante a distensão máxima (em um décimo de segundo)
√ surge em ângulos retos a partir da parede anterior do esôfago
√ membrana delicada e fina de espessura uniforme < 3 mm

Cp: alto risco para carcinoma esofágico superior + carcinoma hipofaríngeo

DD: constrição (circunferencial e mais espessa)

RUPTURA ESOFÁGICA INTRAMURAL

= HEMATOMA INTRAMURAL DISSECANTE
= ruptura mucosa com hemorragia dissecante para dentro da submucosa e envolvimento do plexo venoso
• hematêmese
√ o hematoma intramural simula material sólido retido dentro do lúmen
√ "sinal da listra mucosa" = mucosa dissecada flutuando dentro da luz intestinal

SARCOMA DE KAPOSI

Incidência: 11%–34%; 95% em homossexuais/bissexuais; raro em hemofílicos; M:F = 50:1

Histo: proliferação de células fusiformes vasculares

Associado à: AIDS

@ Trato GI (40%):
Em qualquer ponto dentro do trato GI; freqüentemente multifocal
◊ O trato GI é o único local de envolvimento em < 5%!
√ pregas nodulares e espessadas
√ nódulos submucosos ± umbilicação central
√ massa polipóide
√ lesão infiltrante

@ Fígado (34% na autópsia)
Infreqüentemente contribui para a morbidade + mortalidade
√ múltiplos nódulos de 5–12 hiperecóicos ao US, hipoatenuantes à TCNC/TCCC, indistinguível de hemangiomas múltiplos

DD: doença metastática, microabscessos fúngicos, áreas múltiplas de angiomatose bacilar (= lagos venosos ingurgitados no fígado)

@ Linfonodos:
Associados à alta freqüência de envolvimento do trato GI

@ Extremidades inferiores
√ lesão cortical lítica
√ nódulos subcutâneos

SÍNDROME CRONKHITE-CANADA

= pólipos inflamatórios não hereditários não neoplásicos (como na polipose juvenil) associados a anomalias ectodérmicas

Histo: pólipos inflamatórios lembrando polipose juvenil/de retenção = múltiplos espaços císticos preenchidos com muco, secundário a alterações degenerativas

Idade: 62 anos (variação 42–75 anos); M < F
• enteropatia exsudativa perdedora de proteína
• diarréia (deficiência de dissacaridases, supercrescimento bacteriano no intestino delgado)
• grave perda de peso
• dor abdominal
• atrofia das unhas
• hiperpigmentação castanha da pele
• alopecia
√ pólipos múltiplos

Localização: estômago (100%); intestino delgado (> 50%); cólon (100%)

Prognóstico: rapidamente fatal em mulheres dentro de 6–18 meses (caquexia); tendência para remissões no homem

SÍNDROME DA ALÇA AFERENTE

= SÍNDROME ALÇA PROXIMAL/SÍNDROME DA ALÇA CEGA
= obstrução parcial intermitente da alça aferente, levando à superdistensão da alça por sucos gástricos após gastrojejunostomia de Bilroth II

Causa:
Gastrojejunostomia com anastomose esquerda-direita (= alça jejunal proximal aderida à grande curvatura em vez da curvatura menor), fatores mecânicos (intussuscepção, aderências, dobra), doença inflamatória, infiltração neoplásica do mesentério local ou anastomose, disfunção motora idiopática
• plenitude epigástrica pós-prandial aliviada por vômitos biliosos
• deficiência de vitamina B12 com anemia megaloblástica
• alça aferente com flora bacteriana anormal (flora Gram-negativa, lembrando a do cólon em qualidade + quantidade)

Radiografia simples abdominal:
√ normal em 85% (nenhum ar na luz da alça aferente)

SGIS:
√ esvaziamento preferencial do estômago dentro da alça proximal
√ estase da alça proximal
√ regurgitação

TC:

√ massas esféricas com densidade de água adjacentes à cabeça + cauda do pâncreas formando uma alça em forma de "U"

√ o material de contraste oral pode não penetrar na alça

√ pode resultar em obstrução biliar (pressão aumentada ao nível da ampola)

Trat.: antibioticoterapia

SÍNDROME DA ARTÉRIA MESENTÉRICA SUPERIOR

= COMPRESSÃO VASCULAR DO DUODENO
= SÍNDROME DE WILKIE = ÍLEO DUODENAL CRÔNICO
= SÍNDROME DO GRANDE GESSADO
= compressão vascular da terceira porção do duodeno dentro do compartimento aortomesentérico; provavelmente representando uma dilatação funcional reflexa

Etiologia:

Estreitamento do ângulo entre a AMS + aorta para 10–22° (normal 45–65°)
congênito, perda de peso, visceroptose devido à perda do tônus muscular abdominal (como na gravidez), crescimento astênico, lordose lombar exagerada, repouso prolongado no leito em posição de decúbito dorsal (grande gessado, queimaduras corporais totais, cirurgia)

- vômitos repetitivos
- cólicas abdominais

√ megaduodeno = dilatação pronunciada da 1ª + 2ª porções do duodeno + freqüentemente estômago, mais bem visto em posição supina

√ defeito de compressão vertical linear na porção transversa do duodeno sobre a coluna vertebral

√ alteração abrupta no calibre distal ao defeito de compressão

√ alívio da compressão por alteração postural para posição joelho-cotovelo

SÍNDROME DA ÚLCERA RETAL SOLITÁRIA

= SÍNDROME DO PROLAPSO MUCOSO

Desordens relacionadas à patogênese comum:
pólipo invertido hamartomatoso, colite cística profunda

Causa: prolapso da parede retal anterior, resultando em isquemia da mucosa, devido ao trauma da mucosa retal pelo esfíncter anal durante a defecação

Pat:

Única/múltiplas úlceras rasas/pequenas/grandes; 25% base larga, 18% com mucosa hiperêmica granular/aveludada; estenose retal através da lesão circunferencial confluente

Histo:

Obliteração da mucosa da lâmina própria pela proliferação fibromuscular, faixas de fibroblastos + fibras musculares entre as criptas, glândulas mucosas extraviadas profundas na muscular da mucosa; aumento difuso no colágeno mucoso

- sangramento retal crônico
- passagem de muco
- alteração na defecação
- tenesmo

EB:

√ úlcera (tipo ulcerativo)

√ lesão polipóide/nódulos (tipo polipóide)

√ mucosa granular plana (tipo plano)

√ constrição

Proctografia de evacuação:

√ falha na abertura do ângulo retal durante o esforço para defecação

√ excessiva descida perineal

Prognóstico:

(1) Pouca alteração com o tempo
(2) Alteração considerável no aspecto da lesão
(3) Transfusões necessárias pela perda maciça de sangue

DD: carcinoma retal invasivo, doença de Crohn

SÍNDROME DE BEHÇET

= incomum desordem inflamatória crônica multissistêmica de etiologia desconhecida, com curso recorrente, caracterizada por sintomas mucocutâneos-oculares, com tríade de estomatite aftosa, úlceras genitais, inflamação ocular

Idade de início: 3ª década; M:F = 2:1

Critérios maiores: ulceração bucal + genital, inflamação ocular, lesões cutâneas

Critérios menores: tromboflebite, lesões GI + SNC, artrite, história familiar

- dor abdominal + diarréia (50%)

@ Mucocutâneo: estomatite aftosa, pápulas, pústulas, vesículas, foliculite, lesões semelhantes ao eritema nodoso
@ Genital: úlceras no pênis + escroto/vulva + vagina
@ Ocular: iridociclite recorrente, hipópio, coroidite, papilite, vasculite retiniana
@ Articular: leve artrite não destrutiva
@ Vascular: tromboflebite migratória
@ CNS: meningoencefalite crônica
@ Esôfago: ulceração, estenose, perfuração
@ Intestino delgado: ulceração, perfuração
@ Cólon: múltiplas úlceras pequenas e delimitadas na mucosa normal (DD: colite granulomatosa/ulcerativa)

DOENÇA DE BEHÇET INTESTINAL

= presença de úlceras duodenais

Incidência: < 1%

Localização: íleo terminal, ceco

√ úlceras circulares profundas similares em aspecto à ulcera péptica do duodeno/estômago

√ múltiplas úlceras aftóides/rasas/longitudinais

Cp: panperitonite com alta mortalidade devido à tendência para perfuração em múltiplos locais

DD: síndrome de Reiter, síndrome de Stevens-Johnson, LES, colite ulcerativa, espondilite anquilosante

SÍNDROME DE BOERHAAVE

= ruptura completa transmural da parede esofágica com extrusão do conteúdo gástrico para dentro do mediastino/espaço pleural, secundária à impactação do bolo alimentar

- vômitos forçados com início de dor súbita (dor subesternal, parede torácica esquerda, pescoço, pleurítica, abdominal)
- dispnéia
- SEM hematêmese (o sangue escapa para fora da luz esofágica)

√ ruptura de 2–5 cm de diâmetro, 2–3 cm acima da junção GE, predominantemente na parede póstero-lateral esquerda
√ derrame pleural no lado esquerdo > direito/hidropneumotórax
√ pneumomediastino (achado mais importante na radiografia simples), pneumopericárdio, ar subcutâneo
√ "sinal do V de Naclerio" = enfisema mediastinal localizado com ar entre a aorta torácica inferior + diafragma
√ alargamento mediastinal
√ nível ar-líquido no mediastino
√ extravasamento do meio de contraste para dentro do mediastino/pleura

SÍNDROME DE GARDNER

= doença autossômica dominante (variante da polipose familiar?) caracterizada por uma tríade de (1) polipose colônica (2) osteomas (3) tumores de tecidos moles

Histo: pólipos adenomatosos
Idade: 15–30 anos
Associada ao: complexo MEA?
(1) Carcinoma periampular/duodenal (12%)
(2) Carcinoma de tireóide
(3) Adenoma/carcinoma adrenal
(4) Adenoma de paratireóide
(5) Adenoma cromófobo hipofisário
(6) Carcinóide/adenoma do intestino delgado
(7) Leiomioma retroperitoneal

• pigmentação da pele
◊ Polipose familiar + síndrome de Gardner pode ocorrer na mesma família!
√ as manifestações extra-intestinais ocorrem usualmente mais precocemente que na polipose intestinal!

@ Polipose
Localização: cólon (100%), estômago (5%–68%), duodeno (90%), intestino delgado (< 5%)
√ múltiplos pólipos colônicos surgindo durante a puberdade, aumentando em número durante a 3ª e 4ª décadas
√ hiperplasia linfóide do íleo terminal
√ hamartomas do estômago

@ Tumores de tecidos moles
(a) cistos de inclusão sebáceo/epidermóides (escalpo, dorso, face, extremidades)
(b) fibroma, lipoma, leiomioma, neurofibroma
(c) tumores desmóides (3%–29%); aderências peritoneais (tendência desmoplásica); fibrose mesentérica, fibrose retroperitoneal, fibromatose mamária, marcante formação de quelóide, cicatrizes hipertrofiadas (parede abdominal anterior) surge 1–3 anos após a cirurgia
• obstrução do trato GI/genitourinário

@ Osteomatose do osso membranoso (50%)
Localização: calota craniana, mandíbula (81%), maxila, costelas, ossos longos

@ Ossos longos
√ espessamento ondulado cortical localizado/exostoses
√ leve encurtamento + deformidade

@ Dentes
√ odontoma, dentes supernumerários não eclodidos, hipercementose
√ tendência para numerosas cáries (prótese dentária em idade jovem)

Cp: transformação maligna em 100% (média etária de óbito é de 41 anos se não tratada)
Trat.: colectomia total profilática em torno dos 20 anos de idade

SÍNDROME DE MALLORY-WEISS

= ruptura mucosa + submucosa com envolvimento do plexo venoso

Fisiopatologia: projeção violenta dos conteúdos gástricos contra o esôfago inferior
Idade: 30–60 anos; M > F
Predispostos: alcoólatras

• história de vômitos repetidos antes da hematêmese
• hematêmese maciça indolor

Localização: na/acima/abaixo da junção esofagogástrica (76%)
√ única ruptura longitudinal em 77%, em 23% múltiplas rupturas
√ extravasamento de bário

Angio:
√ local de sangramento na cárdia gástrica

DD: úlcera péptica/gastrite ulcerativa

SÍNDROME DE PEUTZ-JEGHERS

= doença autossômica dominante com penetrância incompleta caracterizada por polipose intestinal + pigmentação mucocutânea (= hamartomatose); freqüentemente mutação espontânea

Incidência: 1:7.000 nascidos vivos; em 50% familiar, em 50% esporádico; mais freqüente das síndromes de polipose a afetar o intestino delgado
Idade: 25 anos na apresentação (variação 10–30 anos)
Pat: múltiplos pólipos pequenos sésseis/grandes pedunculados
Histo:
Pólipo hamartomatoso benigno com estroma de músculo liso, surgindo da muscular da mucosa + estendendo para dentro do pólipo; epitélio deslocado na submucosa, muscular própria e subserosa freqüentemente circundando espaços cheios de muco
Associada a: carcinoma do trato GI (2%–3%), pâncreas, mama, ovário; adenoma brônquico + bexiga

• pigmentação mucocutânea (semelhante a sardas)
= pequenas manchas alongadas de melanina com 1–5 mm nas membranas mucosas (lábios inferiores, bochechas, palato) + pele da face (nariz, malar, em torno dos olhos) + aspecto volar dos grandes artelhos e dedos (100%)
• dor abdominal em cãibras (intussuscepção do intestino delgado em 47%)
• sangramento retal, melena (30%)
• prolapso do pólipo através do ânus
• anemia crônica hipocrômica

Localização: intestino delgado (jejuno + íleo > duodeno) > cólon > estômago; esôfago poupado

@ Intestino delgado (> 95%)
√ múltiplos pólipos separados por grandes áreas intercaladas por mucosa plana
√ superfície multilobular dos grandes pólipos
√ miríade de nódulos com 1–2 mm = tapete de pólipos
√ intussuscepção usualmente confinada ao intestino delgado

@ Cólon + reto (30%)
√ pólipos múltiplos esparsos com 1–30 mm; SEM formação de tapete
@ Estômago + duodeno (25%)
√ envolvimento difuso com múltiplos pólipos
@ Trato respiratório + urinário

Cp:
(1) Intussuscepção transitória (pólipo pedunculado)
(2) Carcinoma da mama, pâncreas (13%), órgãos reprodutivos (endométrio, adenoma maligno da cérvice, ovário [5%], testículos), trato GI (2%–3%)

Trat.:
(1) Remoção endoscópica de todos os pólipos
(2) A cirurgia é reservada para a obstrução, grave sangramento, malignidade

Prognóstico: expectativa de vida diminuída devido ao desenvolvimento do câncer

DD: polipose adenomatosa familiar, polipose juvenil (idade similar), síndrome de Cowden, síndrome de Cronkhite-Canadá

SÍNDROME DE TURCOT

= doença recessiva autossômica com
(a) polipose colônica
(b) tumores do SNC (especialmente glioblastoma supratentorial, ocasionalmente meduloblastoma)

Idade: sintomático durante a 2ª década

Histo: pólipos adenomatosos

• diarréia
• epilepsia

√ múltiplos pólipos de 1–30 mm no cólon + reto

Cp: transformação maligna dos pólipos colônicos em 100%

Prognóstico: morte pelo tumor cerebral na 2ª + 3ª décadas

SÍNDROME DE ZOLLINGER-ELLISON

= doença ulcerosa péptica associada à marcante hipersecreção do ácido gástrico + tumor das células da ilhota não beta do pâncreas produtora de gastrina

Causas:

A. GASTRINOMA (90%) = tumor da ilhota não beta com produção contínua de gastrina
B. PSEUDO-SÍNDROME DE Z-E = SÍNDROME DE COWLEY
= hiperplasia da célula G antral (10%) (aumento no número de células G no antro gástrico)
• falta de elevação da gastrina após injeção de secretina
• exagerada elevação da gastrina após uma refeição protéica

Idade: meia-idade; M > F

• tétrade clínica:
(1) Hipersecreção gástrica: resposta refratária ao teste de estimulação pela histamina em relação à concentração de HCl; secreção basal aumentada (> 60% de aumento de secreção é diagnóstico)
(2) Hipergastrinemia > 180 pg/ml
(3) Hiperacidez com liberação ácida basal > 15 mEq/h
(4) Diarréia (30%), esteatorréia (40%): pode ser a única queixa em 10%, freqüentemente noturna; secundária à inativação das enzimas pancreáticas por grandes volumes de HCl
• dor severa e intratável (90%)
• perfuração de úlcera (30%)

√ úlcera (localização atípica + evolução devendo sugerir diagnóstico):
Localização: bulbo duodenal (65%) + estômago (20%), próximo ao ligamento de Treitz (25%), alça C duodenal (5%), esôfago distal (5%)
Multiplicidade: úlcera solitária (90%), úlceras múltiplas (10%)
√ úlceras recorrentes/intratáveis
√ úlceras marginais no paciente pós-gastrectomia
(a) no lado gástrico da anastomose
(b) na borda mesentérica da alça eferente

√ proeminência da área gástrica (hiperplasia da massa celular parietal)
√ aumento das pregas rugais
√ peristalse gástrica lentificada (hipocalemia?)
√ "estômago úmido" = diluição do bário por excesso de secreções dentro do estômago não dilatado e não obstruído
√ refluxo gastroesofagiano (comum) + esofagite
√ dilatação do duodeno + intestino delgado superior (sobrecarga de líquidos)
√ pregas do duodeno + jejuno espessadas (edema)
√ rápido trânsito intestinal no intestino delgado

Mnemônico: "DE PUS"
Diarréia
Edema (do intestino delgado proximal)
Pregas (pregas gástricas espessadas)
Úlceras (freqüentemente múltiplas, pós-bulbares)
Secreções aumentadas (refratária à histamina)

Cp:
(1) Tumor maligno da célula da ilhota (em 60%)
(2) Metástases hepáticas continuarão a estimular a secreção gástrica

Trat.:
(1) Controle da hipersecreção gástrica
(a) antagonista do receptor H_2: cimetidina, ranitidina, famotidina
(b) Inibidor da hidrogênio-fosfato-adenosina fosfatase (omeprazol)
(2) Ressecção do gastrinoma se encontrado (em função do potencial maligno)
(3) Gastrectomia total

SÍNDROME DO ESVAZIAMENTO RÁPIDO

= sintomatologia pós-prandial precoce vascular caracterizada por suores, rubor, palpitação, sensação de fraqueza e tonteiras

Fisiopatologia:
Rápida entrada de solução hipertônica dentro do jejuno resultando em deslocamento de líquido do compartimento sangüíneo para o interior do intestino delgado

Incidência: 1%–5%; M:F = 2:1

◊ Achados radiológicos não diagnósticos!

√ rápido esvaziamento do bário para dentro do intestino delgado (= perda da função de reservatório gástrico)

Trat.: repouso, dieta

DD: hipoglicemia pós-prandial tardia (90–120 minutos após as refeições)

SÍNDROME DO TAMPÃO MECONIAL

= estagnação local do mecônio levando à obstrução colônica baixa secundária à inércia colônica (funcional); não relacionada ao íleo meconial

Idade: criança recém-nascida (sintomático dentro de 24 horas de vida), principalmente de mães diabéticas

- distensão abdominal
- vômitos
- falha na passagem do mecônio

√ cólon transverso + ascendente distendidos + intestino delgado dilatado (proximal à obstrução)
√ ocasionalmente aspecto bolhoso no cólon (DD: ar submucoso na enterocolite necrotizante)
√ pseudotumor pré-sacral (nenhum gás no reto)
√ efeito do duplo contraste = bário entre o tampão meconial + parede colônica

Trat.: enema solúvel em água
DD: doença de Hirschsprung

TIFILITOS

= SÍNDROME ILEOCECAL
= COLITE NEUTROPÊNICA
= inflamação aguda do ceco, apêndice e ocasionalmente íleo terminal; inicialmente descrita em crianças com leucemia + neutropenia severa; tifo
= "saco cego" = ceco

Histo: edema + ulceração de toda a parede colônica; necrose transmural com perfuração possível

Causa: infiltrado leucêmico/linfomatoso, isquemia, colite pseudomembranosa focal, infecção

Organismos: CMV, *Pseudomonas, Candida, Klebsiella, E. coli, B. fragillis, Enterobacter*

Predisposição: comum na leucemia da infância, anemia aplástica, linfoma, terapia imunossupressora (isto é, transplante renal), AIDS clínica

- dor abdominal, pode ser localizada no quadrante inferior direito
- diarréia aquosa
- plenitude/massa palpável no quadrante inferior direito
- febre/neutropenia
- hematoquezia/sangue oculto

Localização: ceco + cólon ascendente, apêndice + íleo distal podem tornar-se secundariamente envolvidos

√ densidade lembrando massa cheia de líquido no quadrante inferior direito
√ distensão das alças intestinais vizinhas
√ impressões digitiformes do cólon ascendente
√ espessamento circunferencial da parede cecal > 4 mm
√ ocasionalmente pneumatose

TC (exame preferido devido ao risco de perfuração)
√ espessamento circunferencial da parede (> 1–3 mm) do ceco ± íleo terminal
√ atenuação diminuída da parede intestinal (edema)
√ aumento da densidade da gordura adjacente + espessamento dos planos fasciais (inflamação pericolônica)
√ ± líquido pericolônico + pneumatose intramural

Cp:
(1) Perfuração (EB é procedimento arriscado)
(2) Formação de abscesso

Trat.: suporte médico precoce agressivo (altas doses de antibióticos + líquido EV) antes do desenvolvimento da necrose transmural

DD:
(1) Depósitos leucêmicos/linfomatosos (espessamento mais excêntrico)
(2) Apendicite com abscesso periapendicular (espessura normal da parede cecal)
(3) Diverticulite
(4) Doença inflamatória intestinal

TRAUMA ABDOMINAL

TC é o método de imagem de escolha para avaliação de pacientes estáveis

1. Sangramento
   VALORES DE ATENUAÇÃO DO SANGUE
   Assumindo um hematócrito inicialmente normal
   — sangue não coagulado: 30–45 HU
   — sangue coagulado: 45–60 HU
   — extravasamento arterial ativo: 60–150 HU

   √ sinal do "coágulo sentinela" = quanto mais alto o valor de atenuação do sangue, mais próximo do local anatômico da lesão visceral
   √ extravasamento arterial ativo de alta densidade sempre cercado por hematoma de baixa densidade (DD: contraste oral extravasado não é circundado por material de baixa densidade)

2. Hipovolemia
   √ sinal da "caverna colapsada" = achatamento persistente da VCI (devido ao retorno venoso diminuído)
   N.B.: aborte exame de tomografia quando o choque for iminente!
   √ baço pequeno e hiperdenso
   √ aorta + artérias mesentéricas pequenas (devido à intensa vasoconstrição)
   √ nefrograma do choque = falta de excreção renal de contraste
   √ espessamento generalizado das pregas do intestino delgado (devido à vasoconstrição dos vasos mesentéricos)

3. Trauma fechado ao trato GI
   Localização: jejuno distal ao ligamento de Treitz > duodeno > cólon ascendente > cólon descendente
   √ líquido livre hipodenso (85%), particularmente em localização entre as alças devido à perfuração
   √ espessamento mural focal do intestino = hematoma intramural (75%)
   √ hematoma mesentérico (39%)
   √ reforço de contraste hiperdenso da parede intestinal lesada
   = tempo de trânsito venoso retardado (20%)
   √ pneumoperitônio (15%)
   √ extravasamento do meio de contraste oral

4. Trauma fechado ao pâncreas
   Classificação:
   I contusão/hematoma secundário, cápsula + ducto principal intato
   II lesão parenquimatosa com/sem lesão do ducto principal
   III lesão ductal principal
   IV lesão severa por esmagamento

Localização: junção do corpo + cauda
√ área de laceração de baixa atenuação (local real da laceração difícil de visualizar)
√ alterações relacionadas ao tempo da pancreatite pós-traumática (sangue, edema do espaço pararrenal anterior)
√ lesão retardada: necrose isquêmica, pseudocisto
√ pseudo-aneurisma, abscesso
Trat.: I + II tratamento conservador
III + IV necessita de cirurgia dentro de 24 horas

5. Trauma genitourinário
Incidência: 10% de todas as lesões na sala de emergência
Causa: acidentes automobilísticos, esportes de contato, quedas, lutas, assaltos
Mecanismo: trauma direto (> 80%) freqüentemente lacerado pelas costelas inferiores, aceleração-desaceleração (ruptura da artéria renal)
◊ O trauma fechado ao rim é associado ao trauma de outros órgãos em 20%!

- hematúria em > 95%
◊ 25% dos pacientes com hematúria grosseira têm lesões significativas!
◊ 24% dos pacientes com lesão do pedículo renal têm hematúria!
◊ Somente 1%–2% com microematúria têm uma lesão renal severa!

Classificação:

I	contusão + laceração corticomedular (em até 85%)
II	laceração profunda, geralmente comunicante com o sistema coletor (10%)
III	lesão catastrófica: rim lacerado, lesão do pedículo da artéria renal (5%)
IV	avulsão/laceração da JUP (raro)

Localização: lesão simultânea do trato GU superior + inferior em < 5%
√ hematoma subcapsular/perinefrítico usualmente proporcional à extensão da injúria

Trat.:
(1) Trauma fechado I: expectante
(2) Trauma fechado II: controverso
(3) Trauma fechado III + IV: cirurgia
(4) Trauma penetrante (arma branca, arma de fogo): cirurgia dependendo da localização

TUBERCULOSE

Raramente encontrada no hemisfério ocidental, incidência aumentada na AIDS; geralmente associada à tuberculose pulmonar (em 6%–38%)

Etiologia:
(1) Ingestão de escarro tuberculoso
(2) Disseminação hematogênica a partir de foco tuberculoso no pulmão ou linfonodos submucosos, associados à evidência radiográfica de BK pulmonar em < 50%
(3) Infecção primária pelo leite de vaca (*Mycobacterium bovis*)

Pat:
(a) forma ulcerativa (mais freqüente): úlcera com seus eixos longitudinais perpendiculares ao eixo do intestino, com destruição + pseudopólipos
(b) forma hipertrófica: espessamento da parede intestinal (processo granulomatoso transmural)

Organismos: M. tuberculosis, M. bovis, M. avium-intracellulare

Idade: 20–40 anos

- perda de peso, dor abdominal (80%–90%)
- náuseas, vômitos
- PPD negativo na maioria dos pacientes com tuberculose intestinal primária

Localização: área ileocecal > cólon ascendente > jejuno > apêndice > duodeno > estômago > sigmóide > reto

@ Peritonite tuberculosa (em 1/3)
◊ Apresentação mais comum
Causa: disseminação hematogênica/ruptura de linfonodo mesentérico
(a) tipo úmido = ascite exsudativa com alto conteúdo de proteínas + leucócitos
(b) tipo seco = adenopatia caseosa + aderências
(c) tipo fibrótico = massa em bolo omental com separação + fixação das alças intestinais
TC:
√ ascite com alta densidade (20–45HU)
√ linfonodos aumentados (90%) com centros de baixa densidade em 40% (pela necrose caseosa)
Localização: peripancreático + mesentério, retroperitônio
√ massas irregulares com densidade de tecido mole no omento + mesentério (comum)
Cp: obstrução do intestino delgado (aderências pelos tubérculos serosos)

@ Área ileocecal (80%–90%)
◊ Área intestinal mais comumente afetada
Causa: estagnação relativa dos conteúdos intestinais + abundância de tecido linfóide (placas de Peyer)
√ sinal de Stierlin = rápido esvaziamento do íleo terminal estenosado (devido à irritabilidade persistente) ao EB
√ valva ileocecal espessada (efeito de massa)
√ sinal de Fleischner = "guarda-chuva invertido" = grande valva ileocecal aberta e pouco móvel associada ao estreitamento do íleo imediatamente adjacente + ceco rígido e estenosado
√ fissuras profundas + úlceras com tratos sinusais/fístulas enterocutâneas/perfuração
DD: doença de Crohn, carcinoma cecal

TUMOR DESMÓIDE

= tumor benigno incomum consistindo de tecido fibroso com crescimento insidioso = desmos = "banda/tendão" = subgrupo das fibromatoses

Tipos:
(1) DESMÓIDE ABDOMINAL
Localização: mesentério (primário mesentérico mais comum), musculoaponeurose do reto, músculo oblíquo interno; ocasionalmente músculo oblíquo externo
(2) DESMÓIDE EXTRA-ABDOMINAL
= fibromatose musculoaponeurótica
Localização: pelve, parede torácica, mediastino

Idade: pico etário na 3ª década, 70% entre 20 e 40 anos de idade; M:F = 1:3

Pat: tumor mal circunscrito, grosseiramente trabeculado lembrando tecido cicatricial, confinado à musculatura + suprajacente à aponeurose

Histo: células alongadas fusiformes separadas por densas bandas de colágeno, infiltrando tecidos adjacentes (DD: fibrossarcoma de baixo grau, fibrose reativa)

Associado a: Síndrome de Gardner, gravidez múltipla, trauma prévio

- massa profunda e firme de crescimento lento

Tamanho: 5–20 cm de diâmetro

RMN:

√ hipointensa em relação ao músculo em T1WI + variável intensidade em T2WI

TC:

√ massa mal definida/bem circunscrita
√ atenuação geralmente mais alta que o músculo
√ ± reforço
√ retração, angulação, distorção do intestino delgado/grosso com infiltração mesentérica

US:

√ massa nitidamente definida + de margens lisas de baixa/média/alta ecogenicidade

Cp: compressão/deslocamento do intestino/ureter, perfuração intestinal

Prognóstico: crescimento localmente agressivo; 25%–65% de taxa de recorrência

Trat.: ressecção local + radioterapia, terapia antiestrogênio

DD:

(1) Tumor maligno: fibrossarcoma, rabdomiossarcoma, sinoviossarcoma, lipossarcoma, histiocitoma fibroso, linfoma, metástase
(2) Tumor benigno: neurofibroma, neuroma, leiomioma
(3) Hematoma agudo

ÚLCERA DUODENAL

Incidência: 200.000 casos/ano; 2–3× mais freqüente que as úlceras gástricas; M:F = 3:1

Fisiopatologia:

Muito aporte ácido ao duodeno por (a) secreção gástrica anormalmente alta (b) neutralização inadequada

Predisposição: terapia com corticóide, lesão cerebral severa, após cirurgia, DPOC

Localização:

(a) bulbar (95%)
parede anterior (50%), parede posterior (23%), parede inferior (22%), parede superior (5%)
(b) pós-bulbar (3%–5%):
maioria na parede medial na região supra-ampolar; tendência para hemorragia em 66%, M:F = 7:1

√ nicho da úlcera freqüentemente pequeno e circular/ovóide/linear
√ "úlceras que se beijam" = úlceras opostos uma à outra na parede anterior + posterior
√ grande úlcera duodenal > 3 cm (raro) com alta morbidade + mortalidade; pode ser não diagnosticada pela simulação de um bulbo duodenal normal/deformado
√ "deformidade trilobada, estenose em ampulheta" (estágio cicatrizado), com dilatação pré-estenótica dos recessos

Cp:

(1) Obstrução (5%)
(2) Perfuração (< 10%): parede anterior > parede posterior; fístula para a vesícula biliar
(3) Penetração (< 5%) = perfuração cicatrizada
(4) Hemorragia (15%): melena > hematêmese
Trat: ressecção antral (Bilroth I) + vagotomia

ÚLCERA GÁSTRICA

Úlcera gástrica benigna

95% de todas as úlceras gástricas

Causas:

(1) Estresse
(2) Queimaduras = úlceras de Curling
(3) Doença cerebral = úlceras de Cushing
(4) Uremia
(5) Doença grave prolongada
(6) Gastrite
(7) Terapia com esteróides
(8) Entubação
(9) Estase, úlcera proximal à obstrução pilórica/duodenal
(10) Hiperparatireoidismo (25% com doença ulcerosa)

Fisiopatologia:

Ruptura da barreira mucosa (*Helicobacter pylori*) com vulnerabilidade à secreção ácida + secreção de grande volume de suco gástrico contendo pouco ácido

Incidência: 5:10.000; 100.000/ano (Estados Unidos)

Pico etário: 55–65 anos: M:F = 1:1

Multiplicidade:

(a) múltiplas em 2%–8% (17%–24% nas autópsias), especialmente em pacientes que tomam Aspirina
(b) úlcera duodenal coexistente em 5%–64%; gástrica:duodenal = 1:3 (adultos) = 1:7 (crianças)

- dor abdominal: em 30% à noite, em 25% precipitada por alimentos

Localização: curvatura menor na junção do corpo + antro a 7 cm do piloro; metade proximal do estômago em pacientes idosos (úlcera geriátrica); adjacente à junção GE dentro da hérnia de hiato

√ tamanho da úlcera < 2 cm (variação 1–250 mm); em 4% > 40 mm
√ nicho de Haudeck = coleção de bário cônica/em forma de botão projetando-se para fora do contorno gástrico (incidência de perfil)
√ linha de Hamptom = linha radiolúcida reta com 1 mm de espessura atravessando o orifício do nicho ulceroso (visto em incidência de perfil +com pouca distensão gástrica) = borda da mucosa gástrica protrusa de uma úlcera benigna destruída
√ colar ulceroso = banda lucente suave e espessa interposta entre o nicho e a luz gástrica (borda espessada da parede gástrica edemaciada) no estômago bem distendido
√ montículo ulceroso = massa tecidual extensa de bordas suaves, nitidamente delineada, com leve declive circundando uma úlcera benigna (edema + falta de distensibilidade da parede), no estômago bem distendido

√ cratera ulcerosa = coleção circular/oval de bário com bordas suaves no lado pendente (nas incidências de frente)
√ defeito em halo = larga banda radiolúcida simetricamente circundando a úlcera, lembrando grande monte ulceroso (visto de frente)
√ sombra anelar: úlcera no lado não pendente (na incidência de frente)
√ pregas espessas irradiadas estendendo-se diretamente para a borda da cratera, fundindo com a prega marginal indistinta do colar ulceroso/halo do monte ulceroso
√ defeito incisural = indentação suave, profunda, estreita, aguda na grande curvatura oposto a um nicho na curvatura menor no/levemente abaixo do nível da úlcera (contração espástica das fibras musculares circulares)

Prognóstico:
Cicatrização em 50% em torno de 3 semanas, em 100% em torno de 6–8 semanas; lenta cicatrização em pacientes mais velhos; somente a cicatrização completa prova a benignidade

Cp: perfuração, sangramento

Úlcera gástrica maligna

Incidência: 5% das úlceras são malignas
Prognóstico: cicatrização parcial pode ocorrer
Localização: em qualquer lugar dentro do estômago; as úlceras do fundo acima do nível da cárdia são usualmente malignas

√ localização da úlcera dentro da luz gástrica, ou seja, não projetando-se além da margem esperada do estômago (visão de perfil)
√ úlcera excentricamente localizada dentro do tumor
√ úlcera de forma irregular
√ úlcera rasa com a largura maior que a profundidade
√ assoalho da úlcera nodular
√ transição abrupta entre a mucosa normal + tecido anormal a alguma distância (usualmente 2–4 cm) da borda da úlcera
√ bordas circundando a úlcera evertidas/arredondadas/abauladas
√ pregas nodulares irregulares abordando a úlcera com extremidades amputadas/deformadas
√ rigidez/falta de distensibilidade
√ grande massa irregular associada
√ **sinal do menisco de Carman** = cratera intraluminal curvilínea em forma de lente com convexidade semilunar na direção da parede gástrica e concavidade na direção da luz gástrica (visão de perfil, geralmente sob compressão); encontrado em tipo específico de carcinoma ulcerante; visto infreqüentemente; o aspecto da parede pode também ser côncava/plana
√ **complexo de menisco de Kirklin** = sinal de Carman (aparência da cratera) + borda radiolúcida levemente elevada e evertida

VARIZES DUODENAIS

= dilatação das veias colaterais secundária à hipertensão porta (veia pancreaticoduodenal posterior superior)
√ defeitos de enchimentos lobulares (mais bem demonstrados na posição prona, distensão luminal máxima irá obliterá-los)
√ comumente associadas com varizes do fundo + esofagianas

VARIZES ESOFÁGICAS

= veias submucosas dilatadas devido ao fluxo sangüíneo colateral aumentado proveniente do sistema venoso portal para o sistema ázigos

A. VARIZES ASCENDENTES
= fluxo sangüíneo colateral da veia porta pela veia ázigos para a VCS (usualmente o esôfago inferior drena via veia gástrica esquerda na veia porta)
Causa:
(a) obstrução intra-hepática por cirrose
(b) trombose da veia esplênica (geralmente varizes gástricas)
(c) obstrução das veias hepáticas
(d) obstrução da VCI abaixo das veias hepáticas
(e) obstrução da VCI acima da desembocadura da veia hepática/ICC
(f) esplenomegalia marcante/hemangiomatose esplênica (raro)
√ varizes na metade inferior do esôfago

B. VARIZES DESCENDENTES
= fluxo sangüíneo colateral da VCS pela veia ázigos para dentro da VCI/sistema venoso portal (o esôfago superior usualmente drena via veia ázigos para a VCS)
Causa: obstrução da veia cava superior distal à entrada da veia ázigos, mais comumente devido ao câncer pulmonar, linfoma, bócio retroesternal, timoma, fibrose mediastinal
√ varizes no terço superior do esôfago

TÉCNICA DE EXAME
(a) pequena quantidade de bário (para não obscurecer as varizes)
(b) relaxamento do esôfago (para não comprimir as varizes): impedir a deglutição porque a deglutição sucessiva pode iniciar uma onda peristáltica que dura 10–30 segundos; uma manobra de Valsalva mantida impede a deglutição
(c) na projeção oblíqua anterior esquerda com o paciente em decúbito/em posição de Trendelemburg ± manobra de Valsalva/inspiração profunda

Radiografia simples:
√ massas lobuladas no mediastino posterior (visível em 5%–8% dos pacientes com hipertensão porta)
√ silhueta da aorta descendente
√ contorno anormal dos recessos azigoesofágicos

SGIS:
√ pregas mucosas interrompidas sinuosas e espessadas (sinal mais precoce)
√ radiolucências tortuosas de tamanhos + localizações variáveis
√ defeitos de enchimentos suaves lobulados "comidos de traça"

TC:
√ parede esofágica espessada + contorno externo lobulado
√ massas luminais esofágicas irregulares
√ massas de tecido mole do lado direito/esquerdo (= varizes paraesofágicas)
√ reforço marcante com contraste após a TC dinâmica

Cp: sangramento em 28% dentro de 3 anos; exsanguinação em 10%–15%

DD: carcinoma varicóide do esôfago

VARIZES GÁSTRICAS

Causa: hipertensão porta (varizes vistas em 2%–78%)

Localização:

(a) junção esofagogástrica (mais comum)
(b) ao longo da curvatura menor (em 11%–75% dos pacientes com hipertensão porta/cirrose)

Vasos nutrícios:

(1) Veia gástrica esquerda (entre a veia esplênica + estômago)
(2) Veias gástricas curtas (entre o baço + fundo)
(3) Veia retrogástrica (entre a veia esplênica + junção esofagogástrica)

- prevalência aumentada de encefalopatia portossistêmica

√ estudo baritado: 65%–89% de taxa de detecção
√ endoscopia: método mais prático
√ portografia esplênica
√ fluxo de sangue hepatofugal ao longo da veia mesentérica superior drenando dentro da veia gástrica esquerda + veia esplênica

Cp: sangramento das varizes em 3%–10%–36%

◊ As varizes gástricas sangram menos freqüentemente, porém mais gravemente que as varizes esofagianas!

VÓLVULO COLÔNICO

= forma mais comum de vólvulo

A. VÓLVULO DE CECO

Associado a: má rotação + mesentério longo
Pico etário: 20–40 anos; M > F

√ ceco distendido em "forma de ceco", usualmente posicionado no quadrante superior esquerdo
√ extremidade afilada da coluna de bário apontando em direção à torção

B. VÓLVULO DE SIGMÓIDEO

= o sigmóide torce no seu eixo mesentérico
Usualmente no idoso/psiquiatricamente afetado
Grau de torção: 360° (50%), 180° (35%), 540° (10%)

√ alça paralisada grandemente distendida com níveis líquido-líquido, especialmente no lado esquerdo, estendendo em direção ao diafragma (filme em posição de pé)
√ "sinal do grão de café" = prega distinta na linha média correspondendo à raiz mesentérica na alça grandemente distendida (supina)
√ "sinal da ave de rapina" = terminação afilada e encurvada da coluna de bário

TC:

√ "sinal do turbilhão" = mesentério cerradamente torcido formado pela alça aferente torcida + eferente

VÓLVULO DO INTESTINO MÉDIO

= torção de todo o intestino em torno da AMS devido à uma inserção mesentérica curta do intestino delgado em rotação incompleta (normalmente 270° de rotação no sentido anti-horário); não rotação = 90° ou menos; má rotação = 90–270°

Em 20% associado a:

(1) Atresia duodenal
(2) Diafragma duodenal
(3) Estenose duodenal
(4) Pâncreas anular

- sintomas agudos no recém-nascido (emergência médica): vômitos biliosos (intermitentes, pós-pradiais, em jato); distensão abdominal, choque
- sintomas obstrutivos intermitentes na criança mais velha: ataques recorrentes de náusea, vômitos e dor abdominal
- perímetro abdominal normal/diminuído

Radiografia simples:

√ bulbo duodenal dilatado preenchido de ar + escassez de ar distalmente
√ "sinal da dupla bolha" = níveis ar-líquido no estômago + duodeno
√ alças intestinais contendo coleções isoladas de gás distal ao duodeno obstruído = vólvulo cheio de gás = obstrução em alça cega (pela não reabsorção do gás secundária à obstrução das veias mesentéricas)

Estudos baritados:

√ junção duodenojejunal (ligamento de Treitz) localizado mais inferiormente que o bulbo duodenal + à direita da posição esperada
√ curso em espiral das alças do intestino médio = aspecto em "casca de maçã"/"parafuso"
√ espessamento das pregas duodenais + impressões digitiformes (edema da mucosa + hemorragia)
√ posição anormalmente alta do ceco

TC:

√ padrão em redemoinho das alças do intestino delgado + gordura mesentérica adjacente convergindo para o ponto de torção (durante o vólvulo)
√ VMS à esquerda da AMS (SEM vólvulo)
√ cisto mesentérico quiloso (pela interferência com a drenagem linfática)

US:

√ duodeno proximal distendido com compressão em forma de seta sobre a coluna vertebral
√ veia mesentérica superior à esquerda da AMS
√ alças intestinais de paredes espessas abaixo do duodeno + à direita da coluna, associado ao líquido peritoneal

Angio:

√ "sinal do cone de sinalização" = espiralamento da AMS (N.T.: *barber pole* = tipo de estaca pintada com cores gritantes em desenho espiral, usada como sinalizador)
√ terminação gradual/abrupta dos vasos mesentéricos
√ vasoconstrição marcante + tempo de trânsito de contraste prolongado
√ opacificação venosa ausente/veia mesentérica superior tortuosa e dilatada

Cp: isquemia intestinal + necrose na distribuição da AMS (diarréia sanguinolenta, íleo paralítico, distensão abdominal)

DD: estenose pilórica (mesmo grupo etário, sem vômitos biliosos)

VÓLVULO GÁSTRICO

= grau anormal de rotação de uma parte do estômago em torno de outra parte, geralmente requer > 180° de rotação para produzir uma obstrução completa

Etiologia:

(a) anomalia dos ligamentos suspensórios (hepático, esplênico, cólico, frênico)

(b) mesentérios gastro-hepático + gastrocólico incomumente longos

Usualmente associado à: anomalia diafragmática:

(1) Hérnia de hiato paraesofágica em 33%

(2) Eventração

Tipos:

(a) VÓLVULO ORGANOAXIAL

Rotação em torno de uma linha, estendendo da cárdia ao piloro

(b) VÓLVULO MESENTEROAXIAL

Rotação em torno do eixo, estendendo da curvatura menor à grande curvatura

- dor epigástrica severa
- tentativas vigorosas de provocar vômitos sem sucesso
- inabilidade de intubação gástrica

√ estômago maciçamente distendido no quadrante superior esquerdo estendendo até o tórax

√ entrada incompleta/ausente de bário dentro do estômago

√ o bário demonstra a área de rotação

Cp: enfisema intraluminal, perfuração

DD: atonia gástrica, dilatação gástrica aguda, obstrução pilórica

DIAGNÓSTICO DIFERENCIAL DAS DESORDENS UROGENITAIS

INSUFICIÊNCIA RENAL

= redução na função renal
- elevação na creatinina sérica > 2,5 mg/dl

Insuficiência renal aguda

= condição clínica associada à elevação lenta e constante da azotemia ± oligúria (< 500 ml de urina/dia) durante dias/semanas

Etiologia:

A. PRÉ-RENAL
= hipoperfusão renal secundária à doença sistêmica
(1) Depleção de líquidos + eletrólitos
(2) Hemorragia
(3) Insuficiência hepática + síndrome hepatorrenal
√ índice de resistência anormalmente elevado
(4) Insuficiência cardíaca
(5) Sepse
√ índice de resistência < 0,75 em 80% dos rins

B. RENAL (mais comum)
1. Necrose tubular aguda:
Isquemia, nefrotoxinas, contraste radiográfico, hemoglobinúria, mioglobinúria, infarto do miocárdio, queimaduras
√ índice de resistência ≥ 0,75 em 91% dos rins
2. Glomerulonefrite aguda + doença do pequeno vaso:
Glomerulonefrite aguda pós-estreptococcia, glomerulonefrite rapidamente progressiva, lúpus, poliarterite nodosa, púrpura de Schönlein-Henoch, endocardite bacteriana subaguda, doença do soro, síndrome de Goodpasture, hipertensão maligna, síndrome hemolítico-urêmica, vasculite relacionada a drogas, placenta prévia
√ índice de resistência normal < 0,70
3. Nefrite tubulointersticial aguda:
Reação a drogas, pielonefrite, necrose papilar
√ índice de resistência anormal
4. Precipitação intra-renal (hipercalcemia, uratos, proteína do mieloma)
5. Oclusão arterial/venosa
6. Necrose cortical

C. PÓS-RENAL (5%)
= resulta na obstrução ao fluxo de saída (rara)
(1) Prostatismo
(2) Tumores da bexiga, retroperitônio, pelve
(3) Cálculo
√ hidronefrose

D. CONGÊNITO
Agenesia/displasia renal bilateral/doença renal policística infantil, síndrome nefrótica congênita, hipoxia perinatal

Incidência: necrose tubular aguda + doença renal pré-renal contribuem com 75% das insuficiências renais agudas

Insuficiência renal crônica

= diminuição na função renal durante meses/anos

Incidência:
Estágio final de doença renal em 0,01% da população dos EUA; 85.000 pacientes/ano fazem hemodiálise 8.000 transplantes renais/ano

Etiologia:

A. INFLAMAÇÃO/INFECÇÃO
1. Glomerulonefrite
2. Pielonefrite crônica
3. Tuberculose
4. Sarcoidose

B. VASCULAR
1. Doença renal vascular
2. Trombose bilateral da veia renal

C. DISPROTEINEMIA
1. Mieloma
2. Amilóide
3. Crioglobulinemia
4. Macroglobulinemia de Waldenström

D. METABÓLICO
1. Diabete
2. Gota
3. Hipercalcemia
4. Hiperoxalúria
5. Cistinose
6. Doença de Fabry

E. CONGÊNITO
1. Doença renal policística
2. Rim displásico multicístico
3. Doença cística medular
4. Síndrome de Alport
5. Síndrome nefrótica infantil

F. MISCELÂNEA
1. Síndrome hepatorrenal
2. Radiação

Manifestações musculoesqueléticas da IRC

1. Osteodistrofia renal = combinação de hiperparatireoidismo secundário, osteoporose, osteosclerose, osteomalacia e calcificações dos tecidos moles e vasculares
2. Toxicidade pelo alumínio (1%–30%)
Causa: ingestão de antiácidos com sais de alumínio ligadores de fosfatos (para controlar a hiperfosfatemia)
- nível sérico de alumínio > 100 ng/ml
√ sinais de osteomalacia (> 3 fraturas de insuficiência, com envolvimento predominante das costelas)
√ necrose avascular
√ falta de osteosclerose
√ pouca evidência de reabsorção óssea
3. Deposição de amilóide
Pat: o amilóide consiste de microglobulina beta-2

Órgãos: osso, tenossinóvia (síndrome do túnel do carpo), disco vertebral, cartilagem articular + cápsula, ligamento, músculo

4. Espondiloartropatia destrutiva (15%)
   √ erosão + esclerose da junção discovertebral
   √ compressão do corpo vertebral
   √ estreitamento do espaço discal
   √ formação de nódulos de Schmorl
   √ falta de osteofitose
5. Ruptura de tendões
6. Doença por deposição de cristais
   Tipo: hidroxiapatita de cálcio, CPPD, oxalato de cálcio, urato monossódico
7. Osteomielite + artrite séptica
8. Necrose avascular (em até 40%)

Função renal anormal

A. TÚBULO PROXIMAL
   Reabsorve quase toda a glicose, aminoácidos, fosfato, bicarbonato
   - glicosúria (síndrome de Toni-Fanconi)
   - aminoacidúria (cistinúria)
   - fosfatúria (diabetes de fosfato, tiazidas)
   - perda de HCO_3^- (acidose tubular renal proximal)

B. TÚBULO DISTAL
   Absorve a maior parte da água
   - *diabetes insipidus*, secreta H^+
   - acidose tubular distal

Hipotensão arterial

Causa: hipovolemia intra-renal, vasoconstrição primária, filtração glomerular reduzida, depleção do volume urinário intratubular

◊ Pode ocorrer como reação ao contraste!

O urograma reverte para o normal após a reversão da hipotensão!

√ rins bilaterais pequenos e de contornos suaves (comparado com o tamanho nas radiografias preliminares)
√ nefrograma de densidade progressivamente maior
√ geralmente SEM opacificação do sistema coletor
√ inicialmente opacificação do sistema coletor se a hipotensão ocorre durante a injeção de contraste

Diabetes insipidus

1. <u>*Diabetes insipidus* hipotalâmico</u>
   = a produção de vasopressina é reduzida para < 10%
   Causa:
   (a) idiopática (27%)
   Como desordem rara familiar (autossômica dominante ligada ao X/desordem esporádica)
   Histo: núcleo supra-óptico atrófico
   - nunca associada à disfunção da hipófise anterior

   (b) destruição hipofisária por tumor/desordem infiltrativa (32%)
   <u>na infância:</u> glioma hipotalâmico, hamartoma do túber cinéreo, craniofaringioma, histiocitose, germinoma, leucemia, complicação de meningite
   <u>na vida adulta:</u> sarcoidose, metástase
   - em 60% associadas à deficiência orgânica pituitária anterior

   (c) destruição pituitária por cirurgia (20%)
   - sempre associada à deficiência orgânica pituitária anterior

   (d) trauma de crânio (17%)
   - em 20% associado à deficiência orgânica pituitária anterior

   ◊ Uma lesão na hipófise posterior NÃO produz *diabetes insipidus* porque é apenas o local de armazenamento para a vasopressina!

2. <u>Intoxicação hídrica psicogênica</u>
   = ingestão compulsiva de grande quantidade de líquido, que conduz à inibição da produção normal de vasopressina
   - teste de privação de água
3. <u>*Diabetes insipidus* nefrogênico primário</u>
   = rara desordem genética recessiva ligada ao sexo, com falta de resposta do túbulo + sistema coletor à vasopressina (em crianças + adultos jovens)
4. <u>*Diabetes insípidus* nefrogênico secundário</u>
   Causa: toxicidade por drogas, nefropatia por analgésicos, anemia falciforme, hipocalemia, hipercalcemia, nefropatia urêmica crônica, uropatia pós-obstrutiva, nefropatia de refluxo, amiloidose, sarcoidose

Hipercalcemia

Mnemônico: "SHAMPOO TAII"

Sarcoidose
Hiperparatireoidismo, Hipertireoidismo
Álcali-Leite (síndrome)
Metástases, mieloma
Paget
Osteogenese imperfeita
Osteopetrose
Tiazidas
Acidose tubular renal
Imobilidade
Intoxicação por vitamina D

Policitemia

Causa: níveis aumentados de eritropoietina (agindo nas células tronco eritróides), secundários a uma diminuição na PO_2; o precursor da eritropoietina é produzido nas células justaglomerulares epitelióides do rim + convertidas em sangue

<u>RENAL</u>

A. INTRA-RENAL
   1. Deterioração vascular
   2. Carcinoma celular renal (5%)
   3. Tumor de Wilms
   4. Fibroma benigno
   5. Cisto simples (14%)
   6. Doença policística do rim
B. PÓS-RENAL
   1. Uropatia obstrutiva (14%)

<u>EXTRA-RENAL</u>

A. DOENÇA HEPÁTICA
   1. Hepatoma
   2. Células hepáticas em regeneração

B. DOENÇA ADRENAL
1. Feocromocitoma
2. Aldosteronoma
3. Doença de Cushing

C. DOENÇA DO SNC
1. Hemangioblastoma cerebelar

D. GRANDES MIOMAS UTERINOS

NÃO em: trombose da veia renal, rim displásico multicístico, medular do rim em esponja

Infecção do trato urinário

= crescimento puro de > 100.000 organismos/ml de urina

Prevalência: 3% das meninas + 1% dos meninos durante os primeiros 10 anos de vida

Anomalia radiológica subjacente:
(1) Refluxo vesicoureteral = RVU (30%–40%)
(2) Uropatia obstrutiva (8%)
(3) Nefropatia de refluxo/formação de cicatriz (6%)
◊ A prevalência de uma anomalia radiológica subjacente depende da idade, sexo e freqüência de infecções prévias!

Objetivo do exame de imagem:
(1) Identificar os pacientes em risco para nefropatia de refluxo
(2) Detecção da nefropatia de refluxo/cicatrizes
(3) Detecção da uropatia obstrutiva
(4) Minimizar a dose de radiação, morbidez e custo

VCUG:
para crianças < 5 anos de idade com infecção; resultados normais em 60%–70%

Cintigrafia cortical renal (DMSA/gluco-haptonato):
Descobrir pielonefrite aguda (risco de formação de fibrose)/fibrose; com o RVU há risco duas vezes maior de ocorrência de defeitos corticais que sem o RVU

"Ficando urinado"

1. **Enurese**
= manifestação da imaturidade neuromuscular vesicouretral; M:F = 3:2
• diurese intermitente, normalmente à noite, durante o sono
• freqüentemente história positiva de enurese de um dos pais
• exame físico normal
√ nenhuma anomalia estrutural; urografia não indicada

2. **Epispadia**
= fusão incompleta da porção infravesical do trato urinário
• incontinência urinária por incompetência do colo vesical/esfíncter uretral incompetente
√ sínfise púbica anormalmente larga (> 1 cm)

3. **Agenesia sacral**
= defeito segmentar (abaixo de S2) com deficiência dos nervos que inervam a bexiga, uretra, reto, pés
◊ Crianças de mães diabéticas são afetadas em 17%!

4. **Ureter ectópico extravesical infra-esfincteriano**
Só afeta as meninas, pois os meninos não têm orifícios ureterais infra-esfincterianos
(a) ureter, drenando o pólo superior do sistema duplo, sai abaixo do esfíncter uretral (90%)
(b) ureter drenando sistema único com orifício extravesical ectópico (10%)

5. **Sinéquias vulvares**
= a fusão adesiva dos lábios menores direciona a urina principalmente para dentro da vagina, de onde pinga pós-miccionalmente

6. **Refluxo vaginal**
Em meninas mais velhas, obesas e com coxas gordas e lábios gordos

7. **Miscelânea**
Válvulas uretrais posteriores, constrição uretral, divertículo uretral

RIM

Esboço renal ausente no raios X simples

A. RIM AUSENTE
1. Ausência congênita
2. Nerectomia superseletiva

B. RIM PEQUENO
1. Hipoplasia renal
2. Atrofia renal

C. ECTOPIA RENAL
1. Rim pélvico
2. Ectopia fundida cruzada
3. Rim intratorácico

D. OBLITERAÇÃO DA GORDURA PERIRRRENAL
1. Abscesso perirrenal
2. Hematoma perirrenal
3. Tumores renais

Grande rim unilateral de contornos lisos

A. PRÉ-RENAL:
(a) arterial: infarto arterial agudo
(b) venoso: trombose aguda da veia renal

B. INTRA-RENAL:
(a) congênito: sistema pelvicaliciano duplicado, ectopia fundida cruzada, rim displásico multicístico, rim policístico do adulto (em 8% unilateral)
(b) infeccioso: nefrite bacteriana aguda
(c) adaptação: hipertrofia compensatória

C. PÓS-RENAL:
(a) sistema coletor: uropatia obstrutiva

Mnemônico: "AROMA "
Aguda (pielonefrite)
Renal (trombose da veia)
Obstrutiva (uropatia)
Miscelânea (hipertrofia compensatória, duplicação)
Arterial (obstrução, infarto)

Rins grandes bilaterais

Comprimento renal médio através do raios X: M = 13 cm; F = 12,5 cm

(1) DEPOSIÇÃO DE PROTEÍNA
Amiloidose, mieloma múltiplo

(2) ACUMÚLO INTERSTICIAL DE LÍQUIDOS
Necrose tubular aguda, necrose cortical aguda, infarto arterial agudo, trombose da veia renal

(3) INFILTRAÇÃO CELULAR
(a) <u>células inflamatórias</u>: nefrite intersticial aguda, nefrite bacteriana aguda
(b) <u>células malignas:</u> leucemia/linfoma

(4) DESORDENS PROLIFERATIVAS/NECROTIZANTES
   (a) glomerulonefrite (GN)
   Aguda (pós-estreptocócica) GN, GN rapidamente progressiva, GN membranosa idiopática, GN membranoproliferativa, GN lobular, nefropatia mediada por IgA, glomeruloesclerose, glomeruloesclerose relacionada ao uso de heroína
   (b) doença multissistêmica poliarterite nodosa, lúpus eritematoso sistêmico, granulomatose de Wegener, angiíte alérgica, glomeruloesclerose diabética, síndrome de Goodpasture (hemorragia pulmonar + glomerulonefrite), síndrome de Schonlein-Henoch (púrpura anafilactóide), púrpura trombótica trombocitopênica, glomerulonefrite focal associada à endocardite bacteriana subaguda

(5) OBSTRUÇÃO DO FLUXO URINÁRIO
   Hidronefrose bilateral: congênita/adquirida

(6) ESTÍMULO HORMONAL
   Acromegalia, hipertrofia compensatória, nefromegalia associada à cirrose/hiperalimentação/*diabetes mellitus*

(7) DESENVOLVIMENTO
   Duplicação bilateral do sistema, rim em ferradura, doença policística do rim

(8) MISCELÂNEA
   Nefropatia aguda por uratos, doença do armazenamento do glicogênio, hemofilia, doença de células falcêmicas, doença de Fabry, resposta fisiológica ao meio de contraste e diuréticos

Mnemônico: "FOG P"

Fluido = edema do rim: ATN, necrose cortical aguda

Outros: leucemia, acromegalia, anemia de células falcêmicas, duplicação bilateral, nefropatia aguda por uratos

Glomerular (doença) = glomerulonefrite aguda, poliarterite nodosa, *diabetes mellitus*

Proteína (deposição) = mieloma múltiplo, amiloidose

Rim pequeno unilateral

A. PRÉ-RENAL = VASCULAR
   1. Infarto lobar
   2. Infarto crônico
   3. Estenose da artéria renal
   4. Nefrite de radiação

B. INTRA-RENAL = PARENQUIMATOSO
   1. Hipoplasia congênita
   2. Rim displásico multicístico (em adulto)
   3. Atrofia pós-inflamatória

C. PÓS-RENAL = sistema coletor
   1. Nefropatia de refluxo = pielonefrite crônica atrófica
   2. Atrofia pós-obstrutiva

Mnemônico: "RIP R HIP"

Refluxo (atrofia de)
Isquemia (estenose da artéria renal)
Pós-obstrutiva (atrofia)
Radioterapia
Hipoplasia (congênita)
Infarto
Pós-inflamatória (atrofia)

Rins pequenos bilaterais

A. PRÉ-RENAL = VASCULAR
   1. Hipotensão arterial (aguda)
   2. Arteriosclerose generalizada
   3. Doença ateroembólica
   4. Nefroesclerose benigna & maligna

B. INTRA-RENAL
   1. Nefropatia hereditária: doença cística medular, nefrite crônica hereditária (síndrome de Alport)
   2. Glomerulonefrite crônica
   3. Amiloidose (tardia)

C. PÓS-RENAL
   1. Necrose papilar

D. CAUSAS DE RIM PEQUENO UNILATERAL ocorrendo bilateralmente

Mnemônico: " GANDHANA "

Glomerulonefrite crônica
Arteriosclerose
Necrose papilar
Doença embólica (secundária à aterosclerose)
Hipotensão
Alport (síndrome de)
Nefrosclerose
Amiloidose (tardia)

Depressão das margens renais

1. Lobação fetal
   √ entalhe entre os cálices normais
2. Impressão esplênica
   √ margem exterior superior do rim esquerdo aplainada
3. Pielonefrite atrófica crônica
   √ indentação sobre os cálices batidos
4. Infarto renal
   √ cálices normais
5. Isquemia renal crônica
   √ cálices normais

Ecogenicidade do córtex renal aumentada

= DOENÇA CLÍNICA RENAL
= aumento difuso na ecogenicidade cortical com preservação da junção corticomedular

Pat: deposição de colágeno/cálcio na doença intersticial, glomerular, tubular, vascular

√ ecointensidade do córtex maior que fígado/baço ± igual ao seio renal
√ tamanho renal pode ser normal; rins aumentados sugerem fase ativa de doença renal; rins pequenos sugerem doença crônica + freqüentemente doença renal em fase terminal
   (1) Glomerulonefrite crônica/aguda
   (2) Rejeição de transplante renal
   (3) Nefrite do lúpus
   (4) Nefrosclerose hipertensiva
   (5) Necrose da cortical renal
   (6) Insuficiência renal metemoglobulinúrica
   (7) Síndrome de Alport
   (8) Amiloidose
   (9) Nefrosclerose diabética
   (10) Necrose tubular aguda induzida por nefrotoxinas
   (11) Doença renal terminal

Pirâmides renais hiperecóicas em crianças

A. Nefrocalcinose
 (a) iatrogênica (causa mais comum): furosemida (Trat para "BPD"), vitamina D (Trat para raquitismo hipofosfatêmico)
 N.T.: nenhuma referência sobre a sigla "BPD"
 (b) não iatrogênica
  (1) Hipercalcemia idiopática
  (2) Síndrome de Williams
  (3) Hipercalcemia absortiva
  (4) Hiperparatireoidismo
  (5) Síndrome do leite-álcali
  (6) Síndrome de Kenny-Caffey
  (7) Acidose tubular renal distal
  (8) Tumores malignos
  (9) Glomerulonefrite crônica
  (10) Síndrome de Sjögren (ATR distal)
  (11) Sarcoidose
B. Doença metabólica
 1. Gota
 2. Síndrome de Lesch-Nyhan (urato)
 3. Síndrome de Fanconi
 4. Doença do armazenamento do glicogênio (ATR distal)
 5. Doença de Wilson (ATR distal)
 6. Deficiência de α_1-antitripsina
 7. Tirosinemia
 8. Cistinose
 9. Oxalose
 10. Doença de Crohn
C. Hipocalemia
 1. Aldosteronismo primário
 2. Síndrome pseudo-Bartter
D. Depósitos de proteína
 1. Desidratação infantil com proteinúria presumida de Tamm-Horsfall
 2. Síndrome do choque tóxico
E. Congestão vascular
 1. Anemia falciforme
F. Infecção
 1. Cândida/nefrite por CMV
 2. *Mycobacterium avium-intracellulare* associado à AIDS
G. Fibrose das pirâmides renais
H. Doença medular cística
 1. Rim em esponja medular
 2. Fibrose hepática congênita com ectasia tubular
I. Refluxo intra-renal
 1. Pielonefrite crônica

Aumento do compartimento do iliopsoas

A. INFECÇÃO
 (a) de órgãos retroperitoneais
  (1) Infecção renal
  (2) Pancreatite complicada
  (3) Infecção pós-operatória de enxerto aórtico
 (b) da coluna vertebral
  (1) Osteomielite/complicação pós-operatória de cirurgia óssea
  (2) Discite/complicação pós-operatória de cirurgia do disco
 (c) do trato GI
  (1) Doença de Crohn
  (2) Apendicite
 (d) outros
  (1) Doença inflamatória pélvica/infecção pós-parto
  (2) Sepse
B. HEMORRAGIA
 1. Coagulopatia e terapia anticoagulante
 2. Aneurisma aórtico roto
 3. Reparo pós-operatório de aneurisma/outra cirurgia/trauma
C. DOENÇA NEOPLÁSICA
 (a) extrínseca
  (1) Linfoma
  (2) Linfadenopatia metastática
  (3) Metástases ósseas com envolvimento de tecidos moles
  (4) Sarcoma retroperitoneal
 (b) intrínseca
  (1) Tumores musculares
  (2) Tumores do sistema nervoso
  (3) Lipoma/lipossarcoma
D. MISCELÂNEA
 1. Pseudo-aumento do músculo psoas comparado com a atrofia de fato do lado contralateral na doença neuromuscular
 2. Coleções líquidas
 urinoma, linfocele, pseudocisto pancreático, aumento da bursa do iliopsoas
 3. Trombose venosa pélvica
 √ edema difuso de todos os músculos (edema)

MASSA RENAL

Massas renais unilaterais

MASSAS SÓLIDAS

A. TUMORES
 (a) primário maligno: carcinoma celular renal (86%), tumor de Wilms (12%), sarcoma renal (2%)
 (b) secundário maligno: linfoma maligno/doença de Hodgkin, metástase, carcinoma invasivo celular transicional
 (c) benigno: adenoma, oncocitoma, coristoma (angiomiolipoma), tumor mesenquimal (lipoma, fibroma, osteoma, mioma, hemangioma)
B. MASSAS INFLAMATÓRIAS
 Nefrite bacteriana focal aguda, abscesso renal, pielonefrite xantogranulomatosa, malacoplaquia, tuberculoma

MASSAS CHEIAS DE LÍQUIDO

A. CISTO
 (a) cisto renal simples
 (b) doença cística herdada: doença renal displásica multicística (Potter Tipo II), nefroma cístico multilocular
 (c) hidronefrose focal
B. MALFORMAÇÃO ARTERIOVENOSA

◊ Lesões < 1 cm freqüentemente não podem ser claramente caracterizadas

◊ Lesões com 1–1,5 cm podem ser ignoradas, particularmente nos idosos/pacientes com outras doenças significativas

Nódulo renal hiperecóico

A. TUMOR MALIGNO
   1. Carcinoma celular renal
   2. Angiossarcoma
   3 Lipossarcoma
   4. Sarcoma indiferenciado
   5. Linfoma

B. TUMOR BENIGNO
   1. Angiomiolipoma
   2. Lipoma
   3. Oncocitoma
   4. Hemangioma cavernoso

C. INFARTO

D. HEMATOMA

Massas renais bilaterais

A. TUMOR MALIGNO
   1. Linfoma maligno/doença de Hodgkin
   2. Metástase
   3. Carcinoma celular renal
   4. Tumor de Wilms

B. TUMOR BENIGNO
   1. Angiomiolipoma
   2. Nefroblastomatose

C. CISTO
   1. Doença renal policística do adulto
   2. Doença cística do rim adquirida

Massa renal em neonato

A. UNILATERAL
   1. Rim multicístico (15%)
   2. Hidronefrose (25%)
      (a) obstrução da JUP
      (b) duplicação da metade superior
   3. Trombose da veia renal
   4. Nefroma mesoblástico
   5. Raro: tumor de Wilms, teratoma

B. BILATERAL
   1. Hidronefrose
   2. Doença policística do rim
   3. Rim multicístico + Hidronefrose contralateral
   4. Nefroblastomatose
   5. Rim multicístico bilateral

Massa renal em crianças mais velhas

A. MASSA ÚNICA
   1. Tumor de Wilms
   2. Nefroma cístico
   3. Hidronefrose focal
   4. Cisto traumático, abscesso
   5. Carcinoma celular renal
   6. Tumor rabdóide maligno
   7. Teratoma
   8. Sarcoma renal de células claras
   9. Neuroblastoma intra-renal

B. MASSAS MÚLTIPLAS
   1. Nefroblastomatose
   2. Tumores de Wilms múltiplos
   3. Angiomiolipoma
   4. Linfoma
   5. Leucemia
   6. Doença policística renal do adulto
   7. Abscessos

Massa avascular no rim

Mnemônico: "TACHE"
- **T**umor
- **A**bscesso
- **C**isto
- **H**ematoma
- **E**dema

Massa retroperitoneal de baixa densidade

1. Lipoma
   √ massa homogeneamente gordurosa, com margens nitidamente definidas
2. Linfangioma
   √ semelhante ao lipoma, se com bastante conteúdo gorduroso
3. Mielolipoma adrenal
   √ usualmente densidade entre gordura + água
   √ não homogênea, ocasionalmente com hemorragia ± calcificações
4. Angiomiolipoma renal
   √ componente intra-renal
   √ hipervascular, com grandes artérias nutrícias, aneurismas múltiplos, formando lagos sem *shunts*, vasos tortuosos circunferenciais, turbilhão parenquimatoso + fase venosa
5. Pielonefrite xantogranulomatosa
   √ rim não funcionante substituído por material de baixa densidade + cálculo *staghorn* (em chifre de veado) central
6. Tumores metastáticos retroperitoneais
7. Carcinoma celular renal
8. Fibrossarcoma, histiocitoma fibroso, sarcoma mesenquimal, teratoma maligno
   √ densidade próxima do músculo
9. Lipossarcoma

Padrão do crescimento dos tumores renais em adultos

A. CRESCIMENTO EXPANSIVO
   1. Carcinoma celular renal
   2. Oncocitoma
   3. Angiomiolipoma
   4. Tumor Justaglomerular
   5. Tumor metastático (isto é, linfoma)
   6. Tumor mesenquimal

B. CRESCIMENTO INFILTRATIVO
   1. Linfoma/leucemia
   2. Carcinoma transicional celular invasivo
   3. Tumor metastático
   4. Carcinoma celular renal

Protuberância local no contorno renal

A. CISTO
   1. Cisto renal simples

B. TUMOR
   1. Adenocarcinoma
   2. Angiomiolipoma
   3. Pseudotumor

C. INFECÇÃO
   1. Abscesso subcapsular
   2. PXG

D. TRAUMA
   1. Hematoma subcapsular

E. SISTEMA COLETOR DILATADO

Massa renal multiloculada

A. DOENÇA NEOPLÁSICA
1. Carcinoma celular renal multiloculado
2. Nefroma cístico multiloculado
3. Tumor de Wilms cístico
4. Tumores necróticos
   (a) nefroma mesoblástico
   (b) sarcoma de células claras

B. DOENÇA CÍSTICA RENAL
1. Doença cística renal localizada
2. Cisto septado
3. Rim multicístico segmentário
4. Cisto complicado

C. DOENÇA INFLAMATÓRIA
1. Equinococo
2. PXG segmentar
3. Abscesso
4. Malacoplaquia

D. LESÕES VASCULARES
1. Fístula AV
2. Hematoma organizando

Área focal de ecogenicidade renal aumentada

A. NÃO NEOPLÁSICA
1. Infarto renal crônico
2. Nefrite bacteriana focal aguda

B. TUMOR BENIGNO
1. Angiomiolipoma
2. Hemangioma renal cavernoso
3. Oncocitoma

C. MALIGNIDADE
1. Carcinoma celular renal
2. Angiossarcoma
3. Sarcoma indiferenciado
4. Metástase

Massa renal contendo gordura

1. Angiomiolipoma
2. Lipoma, lipossarcoma
3. Teratoma
4. Tumor de Wilms
5. Pielonefrite xantogranulomatosa
6. Oncocitoma engolfando a gordura do seio renal
7. Carcinoma celular renal
   (a) aprisionamento da gordura perirrenal
   (b) metaplasia intratumoral em medula gordurosa

Massa do seio renal

A. TUMORES
1. Carcinoma celular transicional
2. Linfoma
3. Metástase para linfonodos do seio renal
4. Tumor mesenquimal: lipoma, fibroma, mioma, hemangioma
5. Plasmocitoma
6. Metaplasia mielóide

B. MISCELÂNEA
1. Lipomatose do seio
2. Cisto parapélvico
3. Aneurisma sacular
4. Urinoma

Seio renal hipoecóico

A. SÓLIDO
1. Fibrolipomatose
2. Coluna de Bertin
3. Rim duplicado
4. CaCT/CaCR

B. CÍSTICO
1. Cistos do seio renal
2. Caliectasia
3. Veias dilatadas, variz
4. Aneurisma, malformação arteriovenosa

Pseudotumor renal

= anomalias da anatomia lobar que podem simular um tumor

A. PRIMÁRIO

1. **Grande coluna de Bertin**
   = grande septo/divisão de Bertin = divisão grande = hiperplasia cortical focal = resto cortical benigno
   = hipertrofia renal focal
   = persistência do córtex septal normal/excessiva invaginação do córtex usualmente na presença de duplicação parcial ou completa

   Localização: entre a porção superior e interpolar
   √ massa < 3 cm no maior diâmetro
   √ indentação lateral do seio renal
   √ "deformação" dos cálices adjacente + infundíbulo
   √ massa contínua com o córtex renal
   √ padrão de reforço como no córtex renal
   √ ecogenicidade semelhante ao córtex

2. **Corcunda de dromedário**
   = nódulo subcapsular = edema esplênico
   = secundária à pressão prolongada pelo baço durante o desenvolvimento fetal

   Localização: na porção média da borda lateral do rim esquerdo
   √ contorno triangular + alongamento do cálice mediano
   √ padrão de reforço como no córtex renal

3. **Lábio hilar**
   = abaulamento supra/infra-hilar = parte medial do rim sobre/debaixo do seio

   Localização: mais freqüentemente medial ao rim esquerdo logo acima da pelve renal (na varredura transaxial)
   √ padrão de reforço como córtex como na medula

4. **Lobação fetal**
   = lobação cortical persistente = *ren lobatus*
   14 lobos individuais com córtex centrilobar localizado ao redor dos cálices

5. **Dismorfismo lobar**
   Diminuto lobo completo, situado profundamente dentro da substância renal, com seu próprio cálice diminuto em sua porção central = cálice de parênquima juncional normal não reabsorvido entre os sub-rins superior + inferior

B. ADQUIRIDO
   1. **Hipertrofia compensatória nodular**
      Áreas de tecido inalterado na presença de cicatriz renal focal de pielonefrite atrófica crônica (= nefropatia de refluxo), cirurgia, trauma, infarto
      √ hipertrofia normalmente evidente dentro de 2 meses; menos provável ocorrer > idade 50

DD: baço adicional, lóbulo mediano do baço, esplenose, normal/intestino anormal, doença pancreática, vesícula biliar, anomalias adrenais

Dg: imagem estática com radionuclídeos/arteriografiarenal/CT

NEFROGRAMA ANORMAL

Rim não visualizado em urografia excretora

A. AUSÊNCIA DO RIM
   1. Agenesia
   2. Ectopia

B. PERDA DA PERFUSÃO
   1. Infarto crônico
   2. Trombose da veia renal unilateral
   3. Rim fraturado

C. OBSTRUÇÃO URINÁRIA
   1. Hidronefrose
   2. Obstrução da junção ureteropélvica

D. SUBSTITUIÇÃO DO PARÊNQUIMA RENAL NORMAL
   1. Rim displásico multicístico
   2. Doença policística renal unilateral
   3. Tumor renal (CaCR, CaCT, tumor de Wilms)
   4. Pielonefrite xantogranulomatosa

Nefrograma anormal devido à perfusão prejudicada

1. Reação hipotensiva sistêmica por reação ao meio de contraste/insuficiência cardíaca/desidratação
   Fisiopatologia: queda na pressão de perfusão após o contraste alcançar o rim leva ao aumento da reabsorção de sal + reabsorção de água e trânsito tubular reduzido
   √ nefrogramas densos bilaterais prolongados
      = nefrograma crescente persistente
      √ diminuição no tamanho renal
      √ perda do pielograma após a opacificação inicial
   MN (uso do agente de filtração glomerular [isto é, Tc-99 m, DTPA] de preferência):
      √ trânsito cortical prolongado + excreção reduzida

2. Perfusão prejudicada da artéria renal
   (a) na estenose da artéria renal
      √ opacidade nefrográfica diminuída + nefrograma renal
      √ hiperconcentração no sistema coletor
      √ entalhe ureteral
      NUC (agente de filtração glomerular [isto é, Tc-99 m DTPA] de preferência):
         √ perfusão diminuída com fase excretória prolongada
   (b) na oclusão da artéria renal (trombose, embolia)
      √ nefrograma ausente

3. Perfusão prejudicada das artérias pequenas
   Shunt de Trueta = redirecionamento transitório do fluxo de sangue do córtex para a medula
   Causas:
      (a) espasmo reflexo durante angiografia arterial secundário ao trauma pelo cateter/injeção por pressão do meio de contraste altamente concentrado
      (b) desordens renais crônicas (doença vascular do nefrosclerose maligna, glomerulonefrite crônica)
      (c) vasculite necrotizante (poliarterite nodosa, esclerodermia, nefrosclerose hipertensiva)
      CT, Angio:
         √ opacificação não homogênea do córtex
      PIV:
         √ nefrograma cortical = nefrograma manchado

4. Obstrução venosa aguda do fluxo de saída na trombose da veia renal
   √ nefrograma obstrutivo
   √ aumento progressivo na opacidade de todo o rim

Nefrograma anormal devido ao Trânsito Tubular Prejudicado

Causas:

A. EXTRA-RENAL: obstrução ureteral (isto é, cálculo) nefrograma obstrutivo
   MN:
      Antes da diminuição da função renal, uso do agente de filtração glomerular (isto é, Tc 99 m DTPA); com diminuição da função renal, o uso de agentes de fluxo de plasma (isto é, Tc 99 m MAG3/I-123 Hippuran) é preferido
      √ aumento contínuo na atividade renal
      √ dilatação do sistema coletor

B. INTRA-RENAL
   (a) segmentar: membro do sistema duplicado, obstrução calicial, edema intersticial
      √ nefrograma segmentar
   (b) precipitação de proteína: proteína de Tamm-Horstall (um produto mucoprotéico normal do néfron proximal), proteína de Bence Jones (mieloma múltiplo), precipitação de ácido úrico (nefropatia aguda por uratos), mioglobulinúria, estado hiperproteinúrico
      √ nefrograma estriado
      MN: antes da diminuição da função renal, uso do agente de filtração glomerular (isto é, Tc 99 m DTPA); com diminuição na função renal, uso de agentes de fluxo de plasma (isto é, Tc g9 m MAG3/I-123 Hippuran) de preferência
         √ tempo de trânsito cortical prolongado + fase excretória prolongada

Nefrograma anormal devido à Função Tubular Anormal

1. Necrose tubular aguda
   √ nefrograma imediato persistente (comum)
   √ opacidade crescente progressiva (raro)
2. Insuficiência renal induzida por contraste

Nefrograma da borda cortical

= a borda do córtex continua recebendo fluxo dos vasos capsulares

Causa:

(1) Oclusão total aguda da artéria renal principal
(2) Trombose da veia renal
(3) Necrose tubular aguda
(4) Obstrução urinária crônica severa

Nefrograma crescentemente denso

= nefrograma inicialmente indistinto, tornando-se progressivamente mais denso durante horas a dias

Mecanismo:

(a) *clearance* plasmático diminuído do meio de contraste
(b) vazamento do meio de contraste nos espaços intersticiais renais
(c) aumento no tempo de trânsito tubular

Causa:

A. VASCULAR = perfusão diminuída
  1. Hipotensão arterial sistêmica (bilateral)
  2. Estenose severa da artéria renal principal (unilateral)
  3. Necrose tubular aguda (em 33%): devido à nefrotoxicidade do meio de contraste
  4. Trombose aguda da veia renal

B. INTRA-RENAL
  1. Doença glomerular aguda

C. SISTEMA COLETOR
  1. Obstrução intratubular
     (a) cristais de ácido úrico (nefropatia aguda por urato)
     (b) precipitação da proteína de Bence Jones (nefropatia do mieloma)
     (c) Proteína de Tamm-Horstall (lactentes/crianças gravemente desidratadas)
  2. Obstrução extra-renal aguda: cálculo ureteral

Nefrograma urográfico estriado

= faixas lineares delgadas de lucências alternantes + densidade na área dos túbulos ductos coletores

(1) Hipotensão sistêmica
(2) Obstrução intratubular (proteinúria de Tamm-Horsfall)
(3) Nefrite/pielonefrite bacteriana aguda
(4) Contusão renal
(5) Rim de esponja medular
(6) Doença cística medular
(7) Doença policística renal infantil
(8) Trombose da veia renal
(9) Obstrução extra-renal aguda

Mnemônico: "CCHUTIN"

Contusão
Cística (doença): doença policística renal infantil, doença cística medular, rim esponjoso medular
Hipotensão (sistêmica)
Ureteral (obstrução)
Trombose da veia renal
Intratubular (obstrução)
Nefrite bacteriana aguda

Nefrograma angiográfico estriado

= densidades multifocais aleatórias que refletem a redistribuição do fluxo de sangue da vascularização cortical para os vasos retos da medula

(1) Doenças obliterativas da microvascularização renal: poliarterite nodosa, esclerodermia, angiite necrotizante, vasoespasmo induzido por cateter
(2) Nefrite bacteriana aguda
(3) Trombose da veia renal

Excreção do meio de contraste em segundo plano durante PIV

= meio de contraste biliar detectado radiograficamente após administração intravenosa do meio de contraste

Excreção do contraste normal:
< 2% da dose urográfica de diatrizoatos + iotalamatos são dirigidos através da excreção hepatobiliar

Fisiopatologia:
Aumento da ligação protéica devido ao contato intravascular prolongado + acidose

Causa:

(1) Uremia (redução na filtração glomerular + acidose associada à uremia)
(2) Obstrução unilateral aguda (aumento no tempo de circulação + acidose intracelular passageira)
(3) Extravasamento urinário espontâneo (contato vascular prolongado do meio de contraste)

Extravasamento espontâneo do contraste urinário

= FLUXO PIELORRENAL RETRÓGRADO ESPONTÂNEO

Etiologia:
Válvula "de segurança fisiológica" para trato urinário obstruído, com pressões do 80–100 mmHg no sistema coletor devido à obstrução ureteral ipsolateral por impactação distal de cálculo; a pressão é proporcional ao grau + duração da obstrução aguda + dose do meio de contraste

Incidência: 0,1%–18%; M > F (ureter masculino menos complacente)

Critérios:

(a) ausência de instrumentação ureteral recente
(b) ausência de cirurgia renal/ureteral prévia
(c) ausência de lesão destrutiva do trato urinário
(d) ausência de trauma externo
(e) ausência de compressão externa
(f) ausência de necrose por pressão devido a cálculo

Tipos:

(1) Fluxo retrógrado pielotubular
  = opacificação das porções terminais do ducto coletor (= ductos papilares = ducto de Bellini) como um fenômeno fisiológico (em 13% com baixa osmolalidade + em 0,4% meios de contraste com alta osmolalidade), erroneamente denominado "fluxo retrógrado"
  √ linhas em cunha pinceladas do cálice em direção à periferia
(2) Fluxo retrógrado pielossinusal
  = extravasamento do contraste dos fórnices rotos ao longo do infundíbulo, pelve renal, ureter proximal; forma mais comum
  Cp: urinoma, fibrose retroperitoneal
(3) Fluxo retrógrado pielointersticial
  = fluxo de contraste das pirâmides para dentro dos túbulos subcapsulares

(4) Fluxo retrógrado pielolinfático
= extravasamento de contraste para os linfaticos periforniceais + peripélvicos
√ visualização dos pequenos linfáticos drenando medialmente
(5) Fluxo retrógrado pielovenoso
= ruptura forniceal para dentro das veias interlobares/arqueadas; muito raro

SISTEMA COLETOR

Anomalias Caliceais

A. OPACIFICAÇÃO DO TÚBULO COLETOR
1. Fluxo retrógrado pielorrenal
2. Rim em esponja medular
B. CAVIDADE PAPILAR
1. Necrose papilar
2. Divertículo calicial
3. Tuberculose/brucelose
C. CALIECTASIA LOCALIZADA
1. Nefropatia de refluxo = pielonefrite crônica atrófica = Nefropatia de refluxo = pielonefrite crônica atrófica
2. Cálice composto
3. Hidrocálice
4. Megacálice congênito
5. Caliectasia pós-obstrutiva localizada
6. Tuberculose localizada/necrose papilar
D. CALIECTASIA GENERALIZADA
1. Atrofia pós-obstrutiva
2. Megacálices congênitos
3. Uropatia obstrutiva (hidronefrose)
4. Hidronefrose não obstrutiva
5. *Diabetes insipidus*

Sistema coletor alargado

Pielectasia fetal:
Diâmetro AP da pelve renal
< 5 mm com 20 semanas de amenorréia
< 8 mm 20–30 semanas
< 10 mm > 30 semanas de amenorréia

A. UROPATIA OBSTRUTIVA
1. Obstrução aguda
2. Obstrução crônica
3. Metade do pólo superior do sistema duplicado obstruído
B. ALARGAMENTO NÃO OBSTRUTIVO
(a) congênito
(1) Megacalicose
subdesenvolvimento das papilas, normalmente unilateral
(2) Megaureter congênito primário
ureter alargado com extremidade distal normalmente afilada
(3) Síndrome Megabexiga-megaureter
(4) Síndrome da "barriga em ameixa seca"
(b) volume de urina aumentado
(1) Estados de altos fluxos: *diabetes insipidus*, diurese osmótica, paciente desidratado que sofreu reidratação, rim unilateral
(2) Refluxo vesicoureteral
(c) atonia do sistema coletor renal
(1) Infecção: isto é, pielonefrite aguda
(2) Gravidez: Etiologia: obstrução por veias ovarianas/uterinas aumentadas?; diminuição no tônus ureteral induzido pela progesterona
Incidência: 3%–4% das mulheres grávidas
Tempo: ao final do primeiro trimestre, máximo no terceiro trimestre
Localização: direito (90%), esquerda (67%); ureter alargado somente até a borda pélvica
Prognóstico: resolução dentro de algumas semanas até 6 meses após o delivramento
(3) Fibrose retroperitoneal
(d) bexiga urinária distendida
(e) obstrução significativa prévia de longa data: dilatação permanece apesar do alívio da obstrução

Defeito de enchimento no sistema coletor

Mnemônico: "6Cs & 2Ps"
Coágulo
Câncer
Cisto
Cálculo
Cândida e outros fungos
Cistite cística
Pólipo
Papila (necrosada)

Massa intraluminal não opaca no sistema coletor

A. CÁLCULO NÃO OPACO
Ácido úrico, xantina, matriz
√ liso, arredondado, não fixo

B. NECROSE TECIDUAL
1. Necrose papilar
2. Colesteatoma
3. Bola de fungo
4. Restos estagnados ("muco-pus")

C. VASCULAR
1. Coágulo do sangue: história de hematúria
√ alteração no aspecto com o passar do tempo

D. MATERIAL ESTRANHO
1. Ar da bexiga por peristalse reversa, trauma direto, fístula renoalimentar
2. Material estranho

Massa mucosa no sistema coletor

NEOPLÁSICA
A. TUMOR BENIGNO
1. Papila aberrante = papilas sem cálice fazendo protrusão para dentro do infundíbulo principal
2. Endometriose
3. Pólipo fibroepitelial = pólipo fibroso
= **Fibroepitelioma** = pólipo fibroso vascular
= fibroma polipóide
= tumor mesodermal com estroma fibrovascular + epitélio normal de células transicionais
Idade: 20–40 anos
• dor intermitente abdominal/dor no flanco
• hematúria macroscópica (raro)
√ defeito de enchimento cilíndrico comprido com margens lisas
√ móvel com pedículo delgado

B. TUMOR MALIGNO
(a) tumores uroepiteliais
(1) Carcinoma celular transicional (85%–91%)
(2) Carcinoma celular escamoso (10%–15%)
Fatores predisponentes:
Cálculos (50%–60%), infecção crônica, leucoplaquia, abuso de fenacetina
√ infiltrante/disseminação superficial
(3) Adenocarcinoma mucinoso
= transformação metaplásica
(4) Sarcoma (extremamente raro)
(b) Metástase: mama (mais comum), melanoma, estômago, pulmão, cérvice, cólon, próstata

INFLAMAÇÃO/INFECÇÃO
1. Tuberculose
2. Candidíase
3. Esquistossomíase
4. Pieloureterite cística
5. Leucoplaquia
6. Malacoplaquia
7. Pielonefrite xantogranulomatosa

VASCULAR
1. Hemorragia submucosa: trauma, terapia anticoagulante, anticoagulantes circulantes adquiridos, complicação da cristalúria/microlitíase
√ impressões digitiformes com melhora progressiva
2. Entalhe vascular: varizes ureteropélvicas, oclusão da veia renal, oclusão da VCI, malformação vascular, veia renal esquerda retroaórtica, efeito do "quebra-nozes" à esquerda da veia renal entre a aorta e AMS
3. Poliarterite nodosa

PREGAS MUCOSAS PROEMINENTES
1. Pregas mucosas longitudinais redundantes da hidronefrose intermitente (obstrução da JUP, refluxo vesicoureteral) ou após o alívio da obstrução
2. Substância química/irritação mecânica
3. Urticária (Síndrome de Stevens-Johnson = eritema bolhoso multiforme)
4. Leucoplaquia (= metaplasia escamosa)
5. Diverticulose ureteral
= ruptura dos tetos dos cistos na ureterite cística

Sistema coletor apagado

A. COMPRESSÃO EXTRÍNSECA
1. Aumento unilateral/bilateral global do parênquima renal
2. Massas dos seio renais: hemorragia; cisto parapélvico; lipomatose do seio

B. ESPASMO/INFLAMAÇÃO
1. Infecção: pielonefrite aguda, nefrite bacteriana aguda, tuberculose aguda
2. Hematúria

C. INFILTRAÇÃO
Tumores uroepiteliais malignos

D. OLIGÚRIA
1. Estado antidiurético
2. Isquemia renal
3. Insuficiência renal oligúrica

DOENÇA RENAL CÍSTICA

Classificação de Potter

= qualquer condição renal associada à oligoidramnia severa
• fácies peculiar com olhos fixos largos, nariz "em bico de papagaio", orelhas baixas, fixas e flexíveis, queixo recuado

Tipo I	DRP infantil
Tipo II	doença multicística displásica do rim, nefroma cístico multilocular
Tipo IIa	rins de tamanho normal/aumentado
Tipo IIb	rins reduzidos em tamanho
Tipo III	DRP do adulto, esclerose tuberosa, rim esponjoso medular
Tipo IV	cisto corticais pequenos/displasia cística secundária à obstrução da junção ureteropélvica

Doença renal cística

A. CISTO RENAL SIMPLES
1. Intra-renal
2. Parapélvico

B. DOENÇA POLICÍSTICA RENAL
1. DRP do adulto
2. DRP infantil

C. DOENÇA MEDULAR CÍSTICA
1. Doença cística medular urêmica
2. Nefrofise juvenil
3. Rim em esponja medular

D. DISPLASIA RENAL
1. Rim displásico multicístico
2. Displasia renal focal/segmentário
3. Displasia renal familiar

E. DISPLASIA NEUROCUTÂNEA
1. Esclerose tuberosa
2. Síndrome de Von Hippel-Lindau

F. TUMORES CÍSTICOS
1. Nefroma cístico multilocular
2. Tumor de Wilms cístico
3. Carcinoma cístico da célula renal

G. DOENÇA CÍSTICA RENAL ADQUIRIDA
1. Doença cística adquirida da uremia
2. Cisto infeccioso (TB, equinococo, abscesso)
3. Necrose medular
4. Cisto pielogênico

Síndromes com cistos corticais múltiplos

1. Síndrome de Von Hippel-Lindau
2. Esclerose tuberosa
3. Síndrome de Meckel-Gruber
4. Síndrome de Zellweger = síndrome cérebro-hepatorrenal
5. Síndrome de Jeune
6. Síndrome de Conradi = condrodisplasia puntiforme
7. Síndrome orofaciodigital
8. Trissomia do 13
9. Síndrome de Turner
10. Malformação de Dandy-Walker

CALCIFICAÇÃO RENAL

Massa renal calcificada

◊ Uma massa renal calcificada é maligna em 75% dos casos!
◊ Lesões com:
(a) calcificações não periféricas são malignas em 87%!
(b) calcificações periféricas são malignas em 20%!

A. TUMOR
1. Carcinoma celular renal (calcifica em 8%–18%) calcificações geralmente não periféricas, às vezes ao longo da cápsula fibrosa
2. Tumor de Willms

B. INFECÇÃO
1. Abscesso
◊ Abscesso tuberculoso freqüentemente calcifica!
◊ Abscesso piogênico raramente calcifica!
2. Cisto equinocócico
Envolvimento renal em 3% das doenças hidáticas; 50% dos cistos equinocócicos calcificam
3. Pielonefrite xantogranulomatosa
√ cálculo obstrutivo grande em > 70%

C. CISTO
Calcificação relacionada à hemorragia anterior e infecção
(1) Cisto renal simples (calcifica em 1%)
(2) Rim displásico multicístico (em adulto)
(3) Doença policística renal do adulto
(4) Leite de cálcio (cisto, divertículo calicial, hidrocálice obstruído)

DD: resíduo de pantopaque usado na punção do cisto

D. VASCULAR
1. Hematoma subcapsular/perirrenal
2. Aneurisma da artéria renal
√ aspecto em "casca de ovo" rachada circularmente
3. Fístula arteriovenosa congênita/pós-traumática

Nefrocalcinose

= NEFROLITÍASE
= sais de cálcio no parênquima renal

Incidência: 0,1%–6%; M > F

Mnemônico: "MENGHA"
Medular (rim em esponja)
Excesso de álcali
Necrose medular/cortical
Glomerulonefrite crônica
Hiperoxalúria, hipercalcemia, hipercalciúria
Acidose tubular renal

Nefrocalcinose medular

= calcificações que envolvem os túbulos convolutos distais e nas alças de Henle

Incidência: 95% do todas as nefrocalcinoses

Causas:

A. HIPERCALCIÚRIA
(a) endócrino
(1) Hiperparatireoidismo em 5% (primário > secundário)
(2) Síndrome paraneoplásica do pulmão + rim primário (produção ectópica de paratormônio)
(3) Síndrome de Cushing
(4) *Diabetes insipidus*
(5) Hipertireoidismo

(b) alimentar
(1) Síndrome leite-álcali (excesso de cálcio + álcali = leite + antiácidos)
(2) Hipervitaminose D
(3) Envenenamento por Berílio

(c) ósseo
(1) Metástases ósseas, mieloma múltiplo
(2) Imobilização prolongada
(3) Osteoporose senil progressiva

(d) renal
(1) Acidose tubular renal (em 73% das ATR primárias)
(2) Rim em esponja medular
(3) **Desordem tubular da síndrome de Bartter** com perda de potássio + sódio, hiperplasia do aparato justaglomerular, hiperaldosteronismo, alcalose hipocalêmica e pressão sangüínea normal

(e) terapia por droga
(1) Furosemida (em crianças)
(2) Terapia prolongada com ACTH
(3) Vitamina E (oralmente)
(4) Cálcio (oralmente)

(f) miscelânea
(1) Sarcoidose
(2) Hipercalciúria idiopática
(3) Hipercalcemia idiopática

B. HIPEROXALÚRIA = OXALOSE
1. **Hiperoxalúria primária**
= Hiperoxalúria hereditária (mais comum)
= rara deficiência enzimática herdada autossômica recessiva da carboligase com deposição difusa de oxalato nos rins, coração, vasos sangüíneos, pulmão, baço, medula óssea

Tipo I = deficiência da α-cetoglutarato-glioxilato carboxilase
• acidúria glicólica

Tipo II = deficiência da D-glicerato-desidrogenase
• aciduril-glicérica

Idade: usualmente < 5 anos

Prognóstico: morte precoce na infância

2. Hiperoxalúria secundária
= Hiperoxalúria entérica (raro)

Causa: distúrbio do metabolismo dos ácidos biliares depois do *bypass* jejunoileal, ressecção ileal, síndrome da alça cega, doença de Crohn, ingestão aumentada (legumes verdes), deficiência de piridoxina, envenenamento por etileno glicol, anestesia com metoxiflurano

C. HIPERURICOSÚRIA
1. Rim gotoso
2. Síndrome de Lesch-Nyhan

D. ESTASE URINÁRIA
1. Leite de cálcio no divertículo pielocalicial
2. Rim esponjoso medular

E. CALCIFICAÇÃO DISTRÓFICA
1. Necrose papilar renal

Mnemônico: "HHONRA"
Hiperparatireoidismo
Hipercalcemia/hipercalciúria (sarcoidose, síndrome leite-álcali, hipervitaminose D)
Oxalose
Necrose papilar
Rim em esponja medular
Acidose tubular renal

√ rins de tamanho normal/ocasionalmente aumentados (rim esponjoso medular)
√ calcificações lineares/arredondadas agrupadas
√ calcificações pequenas mal definidas/calcificações granulares grosseiras grandes nas pirâmides renais

US:
√ ausência de estruturas papilares hipoecóicas (sinal precoce)
√ borda hiperecóica na junção corticomedular + ao redor e nas extremidades das pirâmides
√ focos solitários de hiperecogenicidade na extremidade da pirâmide próximos ao fórnice
√ ecogenicidade aumentada das pirâmides renais + sombreamento (nenhum sombreamento acústico com calcificações pequenas + claras)

DD com medula hiperecóica em recém-nascidos:
Oligúria com bloqueio tubular transitório por proteinúria de Tamm-Horsfall

Cp: freqüentemente seguido por urolitíase

Nefrocalcinose cortical

Incidência: 5% de todos as nefrocalcinoses

Causas:
(1) Necrose cortical aguda
(2) Glomerulonefrite crônica
(3) Síndrome de Alport = nefrite hereditária + surdez
(4) Oxalose congênita, hiperoxalúria primária
(5) Hipercalcemia paraneoplásica crônica
(6) Transplante renal rejeitado

Mnemônico: "COAG"
Cortical (necrose aguda)
Oxalose
Alport (síndrome)
Glomerulonefrite crônica

US:
√ ecogenicidade do parênquima renal aumentada homogeneamente do parênquima renal > ecogenicidade hepática

Calcificação Retroperitoneal

A. NEOPLASMA
1. Tumor de Wilms (em 10%)
2. Neuroblastoma (em 50%): finamente granular/pontilhada/amorfa
3. Teratoma: cartilagem/osso/dentes, pseudodígitos, pseudomembros
4. Hemangioma cavernoso: flebolitos

B. INFECÇÃO
1. Abscesso tuberculoso do psoas
2. Cisto hidático

C. TRAUMA
1. Hematoma antigo

DOENÇA RENOVASCULAR

Aneurisma renal

A. ANEURISMA EXTRA-RENAL (2/3)
1. Congênito
2. Aterosclerótico
3. Displasia fibromuscular
4. Micótico
2,5% de todos os aneurismas
Causa: bacteremia, EBS, extensão de inflamação perivascular
Organismo: estreptococo, estafilococo, pneumococo, salmonela
Localização: aorta torácica, AMS, ramos periféricos da artéria cerebral média, grandes artérias das extremidades, intra-renal (raro), em áreas de doença vascular preexistente
5. Neurofibromatose
6. Trauma + angioplastia da artéria renal

B. ANEURISMA INTRA-RENAL (1/3)
Interlobar e ramos mais periféricos
(1) Aneurisma renal congênito
Idade ao diagnóstico: 30 anos; M:F = 1:1
• hipertensão em 25% (pela isquemia renal segmentar)
√ aneurisma perto de bifurcações vasculares, pode calcificar
(2) Aterosclerótico (pode calcificar)
(3) Poliarterite nodosa
(4) LES
(5) Vasculite por abuso de drogas
Rim é o órgão mais comumente afetado
Causa:
(a) lesão imunológica por complexos antígeno-anticorpo hepáticos circulantes que produzem uma angiite necrotizante
(b) endocardite bacteriana
(c) relacionados à droga
(d) relacionado a impurezas
Drogas: metanfetamina, heroína, LSD
√ aneurismas pequenos múltiplos nos ramos interlobares próximos à junção corticomedular
√ nefrograma não homogêneo "manchado"
(6) Vasculite alérgica
(7) Neoplasma (carcinoma celular renal em 14%; tumor de Wilms do adulto)
(8) Hamartoma (angiomiolipoma em 50%)
(9) Granulomatose de Wegener
(10) Mixoma arterial metastático
(11) Rejeição de transplante
(12) Neurofibromatose

Cp:
(1) Hipertensão (incomum)
(2) Hemorragia retroperitoneal/perinéfrica
(3) Formação de fístula AV
(4) Embolização renal periférica
(5) Trombose

Hemorragia renal espontânea

A. TUMOR RENAL (57%–63%)
 (a) maligno (30%–33%):
  CaCR/CaCT da pelve renal, tumor de Willms, lipo, fibro, angiossarcoma
 (b) benigno (24%–33%):
  Angiomiolipoma, lipoma, adenoma, fibromioma, cisto hemorrágico roto
B. DOENÇA VASCULAR (18%–26%)
 Vasculite (isto é, poliarterite nodosa em 13%), malformação arteriovenosa, aneurisma roto, infarto renal segmentar
C. INFLAMAÇÃO/INFECÇÃO (7%–10%)
 1/2 com + 1/2 sem abscesso
D. COAGULOPATIA
 Terapia anticoagulante, diátese hemorrágica, hemodiálise a longo prazo

◊ A exploração cirúrgica deve ser considerada para descobrir um tumor renal pequeno, se a causa da hemorragia não é radiologicamente determinada!

Hematoma subcapsular

√ massa subcapsular com aplainamento do parênquima renal
√ reabsorção total/formação de pseudocápsula com calcificação

Angio:
√ massa avascular

Cp: rim de Page (isquemia, liberação de renina, hipertensão)

Hipertensão renovascular

= normalização da pressão sangüínea após nefrectomia/restabelecimento do fluxo sangüíneo renal normal (Diagnóstico feito em retrospecto)

Incidência: 1%–5% da população geral; segunda causa mais comum potencialmente curável de hipertensão

Fisiopatologia:
Usualmente > 50% estenose a qualquer nível no leito renovascular conduz à pressão ligeiramente reduzida na arteríola aferente glomerular (queda abrupta da pressão em > 80% de estenose); a pressão reduzida estimula a liberação de renina, seguida pela angiotensina II e aldosterona, causando:
 (a) constrição das arteríolas glomerulares eferentes
 (b) aumento na hipertensão sistêmica
 (c) retenção de sódio

Causas:
 (1) Aterosclerose (60%)
 (2) Displasia fibromuscular (35%)
 (3) Neurofibromatose
 (4) Feocromocitoma
 (5) Faixas fibrosas (estenose congênita, estenose da artéria pós-irradiação)
 (6) Arterite (poliarterite nodosa, doença de Takayasu, tromboangeite obliterante, arterite sifilítica)
 (7) Malformação/fístula arteriovenosa
 (8) Doença tromboembólica (isto é, fibrilação atrial, trombos de válvulas protéticas, mixoma cardíaco, êmbolos paradoxais, êmbolos ateromatosos)
 (9) Aneurisma da artéria renal
 (10) Compressão extrínseca (isto é, cisto renal, neoplasma, hematoma perirrenal)
 (11) Síndrome aórtica média, dissecção aórtica, dissecando, aneurisma dissecante da aorta
 (12) Trauma

◊ A estenose da artéria renal está presente em 77% dos pacientes hipertensos!
◊ A estenose da artéria renal está presente em 32%–49% dos pacientes normotensos!
◊ 15%–20% dos pacientes permanecem hipertensos depois da restauração do fluxo de sangue renal normal!

Trat.:
 (1) Alívio da estenose da artéria renal
 (2) Inibidor da enzima conversora da angiotensina

Hipertensão em crianças

Prevalência: 1%–3%

1. Fibrose grosseira do córtex renal (36%)
2. Glomerulonefrite (23%)
3. Coarctação da aorta (10%)
4. Doença renovascular (10%)
5. Doença policística renal (6%)
6. Síndrome hemolítico-urêmica (4%)
7. Excesso de catecolamina (feocromocitoma, neuroblastoma) (3%)
8. Tumor renal (2%)
9. Hipertensão essencial (3%)

Doppler renal

A. DOPPLER RENAL NORMAL
 √ índice de resistência (RI) de 0,70 = limite superior ao normal
 Elevação do RI:
 — significante hipotensão sistêmica
 — diminuiu marcante da freqüência cardíaca
 — coleção líquida subcapsular/perinéfrica
 — em neonatos + lactentes
B. DOENÇA MÉDICA RENAL
 Elevação do RI mais provável com processos vasculares/tubulointersticiais, menos provável com doença glomerular
 Pode ser útil na previsão do resultado clínico em:
 — síndrome hemolítico-urêmica
 — insuficiência renal aguda
 — pacientes não azotêmicos com doença hepática severa
C. ESTENOSE ARTERIAL RENAL
D. TROMBOSE DA VEIA RENAL

URETER

Divergência ureteral

A. URETER LOMBAR
 (a) divergência lateral (comum):
  (1) Hipertrofia do músculo do psoas
  (2) Aumento dos linfonodos paracavais/paraaórticos
  (3) Dilatação aneurismal da aorta
  (4) Tumores neurogênicos
  (5) Coleções líquidas (abscesso, urinoma, linfocele, hematoma)
 (b) divergência mediana:
  (1) Ureter retrocaval (somente do lado direito)
  (2) Fibrose retroperitoneal

B. URETER PÉLVICO
(a) divergência mediana:
(1) Hipertrofia do músculo ileopsoas
(2) Aumento dos linfonodos ilíacos
(3) Dilatação aneurismática dos vasos ilíacos
(4) Divertículo do bexiga na JUV (Hutch)
(5) Após cirurgia abdominoperineal + dissecção de linfonodos retroperitoneais
(6) Lipomatose pélvica
(b) divergência lateral com compressão extrínseca
(1) Massa pélvica (isto é, fibróides, tumor ovariano)

Constrição ureteral

A. CAUSA INTRÍNSECA
(a) mucoso
(1) Tumores ureterais primários
(b) mural
(1) Endometriose
desordem comum das mulheres em idade menstrual (1%–5%);
o envolvimento ureteral é raro e indica doença pélvica difundida
√ constrição lisa e abrupta de 0,5–2,5 cm de comprimento
√ envolvimento do retossigmóide ao EB
(2) Tuberculose, esquistossomíase
(3) Ureterolitotomia traumática, extração endoscópica de cálculos, histerectomia
(4) Amiloidose
√ constrição distal com calcificação da submucosa
(5) Não específica (rara)

B. CAUSA EXTRÍNSECA
1. Endometriose forma extrínseca:intrínseca = 4:1
2. Abscesso tubovariano, do apêndice, perissigmoidal
3. Doença inflamatória intestinal (isto é, doença de Crohn, diverticulite)
4. Fibrose pós-radiação
5. Metástase cérvice, endométrio, ovário, reto, próstata, mama, linfoma
6. Aneurisma da artéria ilíaca (com fibrose perianeurismática)

Mnemônico: "TREMEI"
Tuberculose, carcinoma celular Transicional, Trauma
Radioterapia, Retroperitoneal (fibrose)
Esquistossomíase
Metástases (extrínsecas/intrínsecas)
Endometriose + outros processos inflamatórios periureterais
Inflamação por cálculo

Megaureter

A. REFLUXO VESICOURETERAL
(a) refluxo vesicoureteral primário
(1) Refluxo primário do megaureter
Túnel ureteral anormal ao nível da JUV
(2) Síndrome "da barriga em ameixa seca"
(b) refluxo vesicoureteral secundário
(1) Bexiga neurogênica hipertônica
(2) Obstrução da saída da bexiga
(3) Válvulas uretrais posteriores

B. OBSTRUÇÃO
(a) obstrução primária
(1) Obstrução ureteral intrínseca (pedra, constrição, tumor)
(2) Ureter ectópico
(3) Ureterocele
(4) Duplicação ureteral: ureter dilatado e tortuoso na metade superior
(b) obstrução secundária
(1) Obstrução retroperitoneal: tumor, fibrose aórtica, aneurisma
(2) Massa mural vesical
(3) Obstrução da saída da bexiga: isto é, aumento prostático

C. MEGAURETER NÃO OBSTRUÍDO SEM REFLUXO
1. Megaureter primário congênito = megaloureter
2. Poliúria: isto é, *diabetes insipidus*, diurese aguda
3. Infecção
4. Ureter que permanece dilatado após alívio da obstrução

Mnemônico: "DURMO"
D*iabetes insipidus*
Ureterovesical (obstrução da junção)
Refluxo
Megaureter primário
Obstrução (recente/antiga)

GLÂNDULA ADRENAL

Hiperfunção adrenocortical

1. Síndrome de Cushing = hipercortisolismo
2. Síndrome de Conn = hiperaldosteronismo
√ adenoma adrenal unilateral solitário + glândula contralateral normal à CT pode ser devido a:
(a) adenoma adrenocortical produtor de aldosterona
(b) adenoma produtor de aldosterona responsivo à renina
(c) hiperaldosteronismo idiopático com adenoma dominante hiperplásico/adenoma não funcionante
3. Síndrome adrenogenital

Doença medular adrenal

1. Neuroblastoma
2. Ganglioneuroblastoma
3. Ganglioneuroma
4. Feocromocitoma

Doença cortical adrenal

1. Hiperplasia adrenal
2. Adenoma adrenocortical
3. Carcinoma adrenocortical
4. Síndrome de Cushing
5. Síndrome de Conn
6. Síndrome adrenogenital

Adrenais grandes e bilaterais

Mnemônico: "4Hs FM"
Hodgkin
Hiperplasia
Hemorragia
Histoplasmose
Feocromocitoma
Metástase

Massa adrenal unilateral

Mnemônico: "MALHAN FM"

Mielolipoma
Adenocarcinoma
Linfoma
Hemorragia
Adenoma
Neuroblastoma
Feocromocitoma
Metástase

Tumor adrenal unilateral pequeno

◊ Descoberta incidental de massa adrenal em 1% de todas as massas à TC!
(a) massa < 3 cm em diâmetro é provavelmente (em 87%) benigna
(b) massa > 5 cm em diâmetro é provavelmente maligna
(c) valores de atenuação à TC < 0 HU indicam adenomas não hiperfuncionantes

(1) Adenoma cortical (em 1%–9% das autópsias)
√ < 10 HU implica (em 96%) um adenoma

(2) Metástase (27% de todos os tumores): pulmão (40%), mama (20%), carcinoma celular renal, tumores gastrintestinais
melanoma
◊ 50% das massas adrenais em pacientes oncológicos representam adenomas não hiperfuncionantes benignos

(3) Feocromocitoma

(4) Hiperplasia assimétrica

(5) Doença granúlomatosa (tuberculose, histoplasmose)
√ aumento difuso/massa distinta
√ ± alterações císticas ± calcificação

(6) Mielolipoma: tumor benigno raro composto de células hematopoiéticas + gordura semelhante à medula óssea
• pode causar dor se grande
√ calcificados em 20%

Cp: hemorragia retroperitoneal

Grande massa adrenal sólida

1. Carcinoma cortical
2. Feocromocitoma
3. Neuroblastoma/ganglioneuroma
4. Mielolipoma
5. Metástase
6. Hemorragia
7. Inflamação
8. Abscesso (isto é, histoplasmose, tuberculose)

Massa adrenal cística

1. Hemorragia antiga
2. Cisto: pseudocisto pancreático, adenoma degenerado, cisto hidático, espaço cístico vascular revestido de endotélio
3. Neuroblastoma (raro)
4. Adenoma cístico

Calcificação adrenal

A. TUMOR
1. Neuroblastoma
2. Feocromocitoma
3. Adenoma adrenal
4. Carcinoma adrenal
5. Dermóide

B. VASCULAR
1. Hemorragia (neonatal, sépsis)

C. INFECÇÃO
1. Tuberculose
2. Histoplasmose
3. Síndrome de Waterhouse-Friderichsen

D. ENDÓCRINA
1. Doença de Addison (Tuberculose)

E. OUTROS
1. Doença de Wolman

BEXIGA URINÁRIA

Estreitamento bilateral da bexiga urinária

A. COM ELEVAÇÃO DO ASSOALHO DA BEXIGA
1. Lipomatose pélvica
2. Hematoma pélvico
Causa: trauma, terapia anticoagulante, ruptura espontânea dos vasos sangüíneos, discrasia sangüínea (raro), neoplasma sangrante (raro)
3. Cistite crônica

B. COM COMPRESSÃO SUPERIOR DA BEXIGA
1. Trombose da VCI
Causa: trauma, estados de hipercoagulabilidade (anticoncepcionais orais), extensão de trombos a partir da extremidade inferior, sepse abdominal, Síndrome de Budd-Chiari, compressão da VCI por neoplasma
√ colaterais através das veias gonadais, veias lombares ascendentes, plexo vertebral, veias retroperitoneais, veia porta (pelas veias hemorroidais)
√ entalhe do ureter distal pelas veias ureterais
2. Linfadenopatia pélvica
Causa: linfoma (freqüentemente)
√ compressão policíclica assimétrica da bexiga
√ deslocamento medial do segmento pélvico do ureter
√ deslocamento lateral da porção superior do ureter
3. Hipertrofia dos músculos ileopsoas
4. Massas pélvicas bilaterais
(a) linfocistos bilaterais (após cirurgia pélvica radical)
(b) urinomas bilaterais
(c) abscessos pélvicos bilaterais

BEXIGA URINÁRIA "EM PÊRA"

Mnemônico: "HALL"

Hematoma
Aneurisma (artéria ilíaca externa/bilateral comum)
Lipomatose
Linfadenopatia (pélvica)

Capacidade reduzida da bexiga

Causa:

A. Parede da bexiga fibrótica/espessada
1. Cistite intersticial

3. Cistite tuberculosa
2. Cistite cística
4. Esquistossomíase
5. Trauma: ressecção cirúrgica, radioterapia

B. Desuso da bexiga
- freqüência urinária
- elevação progressiva na pressão da bexiga durante o enchimento

√ complacência da bexiga reduzida
√ parede vesical espessada + diminuição do volume da bexiga
√ refluxo vesicoureteral

Espessamento da parede da bexiga

Espessura normal da parede da bexiga (independente da idade +gênero):

< 5 mm nas bexigas não distendidas
< 3 mm nas bexigas bem distendidas

A. TUMOR
1. Neurofibromatose

B. INFECÇÃO/INFLAMAÇÃO
1. Cistite

C. HIPERTROFIA MUSCULAR
1. Bexiga neurogênica
2. Obstrução da saída do bexiga (isto é, válvulas uretrais posteriores)

D. BEXIGA SUBDISTENDIDA

Calcificação da parede da bexiga

A. INFLAMAÇÃO
1. Esquistossomíase (50%)
   √ distensibilidade relativamente normal
2. Tuberculose
   √ bexiga notadamente contraída
3. Cistite pós-radiação
4. ITU bacilar (extremamente incomum)

B. NEOPLASMA
CaCT, carcinoma celular escamoso, leiomiossarcoma, hemangioma, neuroblastoma, sarcoma osteogênico

Mnemônico: "TIRE CC"
Tuberculose
Intersticial (cistite)
Radiação
Esquistossomíase
Carcinoma celular transicional
Citoxan

Massas extrínsecas à bexiga urinária

A. ÓRGÃOS NORMAIS/AUMENTADOS
1. Útero, útero leiomiomatoso, útero grávido
2. Retossigmóide expandido
3. Rim pélvico ectópico
4. Câncer de próstata câncer/HPB

B. TUMORES PÉLVICOS SÓLIDOS
1. Linfadenopatia
2. Tumor ósseo do sacro/cóccix
3. Massa rectossigmóidea
4. Artroplastia do quadril
5. Neoplasma neurogênico, meningomielocele
6. Lipomatose/lipossarcoma pélvico

C. LESÕES PÉLVICAS CÍSTICAS
(a) congênitas/evolucionárias
   (1) Cisto uracal
   (2) Cisto do ducto Mülleriano
   (3) Cisto do ducto de Gartner
   (4) Meningocele anterior
   (5) Hidrometrocolpo
(b) relacionadas ao trauma
   (1) Hematoma (isto é, hematoma da bainha do reto)
   (2) Urinoma
   (3) Linfocele
   (4) Abscesso
   (5) Aneurisma
   (6) Cisto do mesentérico
(c) cisto da genitália
   (1) Cisto prostático
   (2) Cisto da vesícula seminal
   (3) Cisto dos vasos deferentes
   (4) Cisto ovariano
   (5) Hidrossalpinge
   (6) Cisto vaginal
(d) cisto da bexiga urinária
   (1) Divertículo da bexiga
(e) cisto do trato GI
   (1) Cisto de inclusão peritoneal
   (2) Intestino cheio de líquido

Massas da parede da bexiga urinária

A. CONGÊNITO
1. Septo congênito
2. Ureterocele simples
3. Ureterocele ectópica

B. TUMORES DA BEXIGA

C. INFLAMAÇÃO/INFECÇÃO
1. Cistite: hemorrágica ~, abacteriana ~, bolhosa ~, edematosa ~, intersticial ~, eosinofílica ~, granulomatosa ~, enfisematosa ~, cistite cística, cistite relacionada à ciclofosfamida, cistite glandular (lesões pré-malignas com lesões vilosas na cúpula da bexiga pela proliferação na submucosa de "glândulas semelhantes as do intestino")
2. Tuberculose
3. Esquistossomíase
4. Malacoplaquia

D. HEMATOMA
Após instrumentação, cirurgia, trauma

DISFUNÇÃO DO ESVAZIAMENTO

A. INSUFICIÊNCIA PARA ARMAZENAR URINA
- freqüência urinária, urgência, incontinência

Causas vesicais:
1. Contrações involuntárias do detrusor
   (a) instabilidade do detrusor (idiopática/neurogênica)
   (b) hiperreflexia do detrusor (lesão da corda superior)
2. Complacência vesical ruim
   (a) hiperreflexia do detrusor
   (b) fibrose da parede da bexiga
3. Urgência sensorial
   (a) infecção, inflamação, irritação
   (b) neoplasia
4. Fístula vesicovaginal
5. Condição psicogênica

Causas esfincterianas:
1. Acentuada incontinência

2. Incontinência esfincteriana

Inserção ectópica extravesical do ureter em mulheres

B. FALHA NO ESVAZIAMENTO DA BEXIGA
- fluxo fraco, esforço, hesitação
- inabilidade para esvaziar completamente a bexiga

Causas vesicais:
(1) Arreflexia do detrusor (lesão do arco sacral)
(2) Contratilidade do detrusor prejudicada (miogênica)
(3) Condição psicogênica

Obstrução da via de saída da bexiga:
(1) Contração do colo vesical
(2) Aumento prostático
(3) Dissinergia do esfíncter do detrusor externo
(4) Fibrose por cirurgia/radioterapia
(5) Ureterocele ectópica
(6) Estenose uretral
(7) Angulação uretral (isto é, devido à cistocele)

Instabilidade do detrusor

= INCONTINÊNCIA DO DESEJO MOTOR = BEXIGA INSTÁVEL

A condição lembra aquela da bexiga imatura antes do treinamento

Grupos de pacientes:
(1) Sintomas de enurese noturna + freqüência/incontinência que remonta desde a infância
(2) Instabilidade idiopática que ocorre na meia-idade
(3) Obstrução do fluxo de saída comumente em homens
(4) Instabilidade degenerativa secundária à doença cardiovascular + doença neurológica tardiamente na vida

- freqüência, urgência, incontinência do desejo, ocasionalmente noctúria
- hesitação + dificuldade no esvaziamento pode ocorrer em homens sem hipertrofia prostática significante

√ contrações vesicais involuntárias sem relação com a distensão da bexiga
√ contrações progressivamente vigorosas durante o enchimento da bexiga
√ instabilidade postural limitada à posição vertical
√ peristalse retrógrada prejudicada devido à alta pressão da bexiga
√ fortes contrações tardias da bexiga após o esvaziamento

Cp: espessamento da parede da bexiga, divertículo vesical

Trat.: tratamento da obstrução, drogas anticolinérgicas, (oxibutinina), aumento funcional na capacidade da bexiga

Bexiga sensível (urgência sensorial)

Causa: cistite (complacência reduzida), alguns casos de incontinência de tensão (enchimento do colo vesical induz à urgência)

- freqüência, urgência, às vezes noctúria

√ paciente desconfortável com baixo enchimento da bexiga
√ nenhuma elevação anormal na pressão vesical

- esvaziamento vesical normal

Incontinência de estresse

= INCONTINÊNCIA POR FRAQUEZA DO ESFÍNCTER

Causa:
(a) mulheres: fraqueza congênita do colo vesical, gravidez, parto, envelhecimento (secundário a alterações anatômicas nas relações entre a uretra e base da bexiga)
(b) homens: prostatectomia com dano ao esfíncter distal

- freqüência, urgência (enchimento involuntário do colo vesical)

√ abertura do colo vesical durante a tosse
√ prejuízo do mecanismo de ordenha (= o esvaziamento retrógrado da uretra durante a interrupção da fase de esvaziamento não ocorre)
√ descida uretrovesical (nos tipos I + II)

Cistografia seqüencial:
√ ângulo uretrovesical posterior (= ângulo entre a uretra posterior + base do bexiga) aumentado > 100°
√ eixo uretral superior (= ângulo entre a uretra superior + linha vertical) aumentado > 35°

Obstrução prostática

= compressão uretral por tecido prostático hipertrófico

- dificuldade no esvaziamento
- redução da velocidade do fluxo

√ bexiga com alta pressão
√ fluxo lento + prolongado
√ aumento na capacidade da bexiga com contratilidade diminuída (tardio)

Dissinergia do esfíncter do detrusor

= superatividade do músculo do colo vesical com falha no relaxamento no início do esvaziamento

Causa: lesão medular espinhal/trauma acima do nível das raízes sacras

- dificuldade no esvaziamento + freqüência
- história de longa data de fluxo ruim

√ indentação "em colar" do colo vesical durante o esvaziamento (= estreitamento persistente/intermitente da uretra membranosa)
√ pode ter altas pressões de esvaziamento + fluxo reduzido
√ aprisionamento do contraste na uretra durante a interrupção do fluxo
√ refluxo maciço para dentro dos ductos prostáticos durante o esvaziamento (devido à alta pressão dentro da uretra prostática)
√ bexiga gravemente trabeculada "em árvore de Natal" + hidroureteronefrose bilateral

Trat.: incisão do colo vesical

Incontinência

1. Incontinência de estresse
2. Fístula vesicovaginal/ureterovaginal
3. Incontinência por sobredistensão (secundária a lesões da medula espinhal sacra/arco do reflexo sacro/obstrução importante da via de saída)
4. Reflexo de esvaziamento
   (a) lesão hiperreflexiva (lesão da medula espinhal superior)
   (b) desinibição vesical/bexiga instável
5. Incontinência do desejo
6. Gotejamento ininterrupto (terminação ectópica extravesical do ureter)
7. Incontinência psicogênica

Trauma vesical

1. Contusão vesical (lesão mais comum)

2. Lesão vesical intersticial (incomum)
   = ruptura vesical sem envolvimento seroso
3. Ruptura vesical
   (a) ruptura intraperitoneal (30%)
   (b) ruptura extraperitoneal
   (c) ruptura combinada intra-extraperitoneal (5%)

TRATO GENITAL MASCULINO

Calcificações do trato genital masculino

A. DUCTOS DEFERENTES
   1. *Diabetes mellitus*: na camada muscular externa
   2. Alterações degenerativas
   3. BK, sífilis, ITU não específica: intraluminal

B. VESÍCULAS SEMINAIS
   Gonorréia, BK, esquistossomose, bilharziose

C. PRÓSTATA
   Corpos amiláceos calcificados, tuberculose

Escroto agudamente sintomático

= edema escrotal agudo unilateral ± dor

Causa:

Epididimite:torção = 3:2 < 20 anos de idade
Epididimite:torção = 9:1 > 20 anos de idade

A. Torção
   1. Torção do testículo (20%)
      = mais comum processo agudo na idade pré-púbere
   2. Torção dos apêndices testiculares
      contribui com 5% da patologia escrotal; ambos localizados próximo ao pólo superior dos testículos
      Freqüência:
      apêndice testicular:apêndice epidídimo = 9:1
      √ fluxo sangüíneo para os testículos + epidídimo aumentado (simulando epididimorquite aguda)
   3. Necrose gordurosa escrotal
   4. Hérnia estrangulada

B. Infecção/inflamação
   1. Epididimite aguda
      = mais comum processo agudo na idade pré-púbere
   2. Orquite
      Etiologia:
      (1) Infecção bacteriana
      (2) Complicação de caxumba em 20%: nos adolescentes + adultos jovens; usualmente desenvolve-se 4–5 dias após; envolvimento unilateral em > 90%; a parotidite precede a orquite em 84%, simultânea em 3%, tardia em 4%, sem parotidite em 10%
      (3) Abscesso intra-escrotal

C. Hemorragia
   1. Trauma testicular
      Localização: hematoma na parede escrotal, entre as camadas da túnica vaginal (= hematocele), no epidídimo, no testículo
      √ rápida alteração na característica do eco com o tempo
      √ ruptura da túnica albugínea (= ruptura testicular)
   2. Hemorragia dentro de tumor testicular

Massa escrotal

Condições mais freqüentes:

1. Inflamação	(48%)
2. Hidrocele	(24%)
3. Torção	(9%)
4. Varicocele	(7%)
5. Espermatocele	(4%)
6. Cistos	(4%)
7. Tumor maligno	(2%)
8. Tumor benigno	(0,7%)

◊ A diferenciação sonográfica de massa intra de extratesticular é 80%–95% acurada!

A. MASSA INTRATESTICULAR
   1. Tumor maligno
   2. Processo inflamatório: orquite, abscesso
   3. Infarto testicular: torção, endocardite, trauma, leucemia, vasculite, êmbolo
   4. Tumor gonadal benigno
   5. Doença granulomatosa: sarcoidose
   6. Cisto testicular/cisto da túnica albugínea
   7. Defeito pós-biopsia
   8. Remanescentes de adrenal

B. MASSAS INTRATESTICULARES MÚLTIPLAS
   1. Tumor testicular primário
   2. Linfoma/leucemia
   3. Infecções crônicas
   4. Metástases
   5. Sarcoidose
   ◊ A prevalência de neoplasmas testiculares sincrônicos/metacrônicos é de 1%–3%!

C. MASSA EXTRATESTICULAR
   (a) coleção de fluido
      (1) Hidrocele, piocele, hematocele (cirurgia, trauma, neoplasia)
      (2) Varicocele
      (3) Espermatocele
         = cisto preenchido com líquido + espermatozóides + restos celulares
         • freqüentemente após vasectomia
         Localização: comumente na cabeça do epidídimo
         √ até alguns centímetros de tamanho ± septações
      (4) Cisto epididimal
         = cisto sem espermatozóides
         Localização: em qualquer lugar dentro do epidídimo
      5. Hérnia escrotal
   (b) lesão sólida
      (1) Tumor: tumor adenomatóide paratesticular, leiomioma, fibroma, restos de adrenal, cordão lipomatoso, colesteatoma, tumor maligno + metástases (muito raro)
      (2) Poliorquismo
      (3) Granuloma espermático
         Causa: extravasamento de esperma com formação de granuloma
      (4) Epididimite
      (5) Cálculo escrotal
         Causa: hidrocele de longa duração/após torção do apêndice do testículo ou epidídimo

Espessamento da parede escrotal

1. Edema escrotal agudo idiopático

Incidência: 20%–30% de todas as desordens escrotais agudas
Idade: 5–11 anos (variação 18 meses–14 anos)
- edema escrotal subcutâneo, eritema
- dor mínima, sem febre, eosinofilia periférica

2. Epidídimo-orquite
3. Torção testicular
4. Torção dos apêndices testiculares/epididimais
5. Trauma
6. Púrpura de Henoch-Schölein
7. Cp de *shunt* ventrículo peritoneal
8. Cp de diálise peritoneal (vazamento de líquido para dentro da parede abdominal anterior + dissecção para dentro do escroto)

Lesões císticas dos testículos

Incidência: 4%–10%

A. NÃO NEOPLÁSICA

1. **Cisto testicular**
   - não palpável

   Freqüentemente associado à: espermatocele
   Localização: relacionado à *rete testis* (em 92%)
2. **Cisto da túnica albugínea**
   - palpável

   √ cisto pequeno e solitário localizado marginalmente
3. **Ectasia tubular da *rete testis***
   Idade: meia-idade – idoso
   Freqüentemente associada à: espermatocele
   - não-palpável

   Localização: mediastino do testículo
   √ massa elíptica hipoecóica com estruturas tubulares ramificadas ± cistos
4. Displasia cística congênita do testículo (extremamente rara)

B. NEOPLÁSICA

◊ 24% de todos os tumores testiculares têm um componente cístico!
- palpável

√ em combinação com elemento sólido

DD: hematoma, inflamação, seminoma, tumor da célula de Leydig

Grande utrículo

1. Síndrome do ventre em ameixa
2. Ânus imperfurado do tipo alto
3. Síndrome de Down
4. Hipospádia
5. Valvas uretrais posteriores

Cistos prostáticos

1. **Cisto do ducto Mülleriano**
   Dos remanescentes do ducto paramesonéfrico (= mülleriano) o qual regride a partir do terceiro mês de vida fetal
   Idade: 3ª–4ª década
   - sintomas irritativos/obstrutivos do trato urinário
   - dor retal/suprapúbica
   - hematúria

   Localização: surge a partir da região de verumontano, levemente lateral à linha média
   √ grande cisto usualmente com extensão cefálica acima da próstata
   √ aspirado contém líquido seroso/mucoso marrom claro/verde, NUNCA espermatozóides
   √ raramente contém cálculos
   Cp: infecção, hemorragia, transformação carcinomatosa
2. **Cisto do utrículo**
   Secundário à dilatação do utrículo prostático (acredita-se, algumas vezes, que seja um remanescente do ducto mülleriano)
   Idade: 1ª-2ª década
   - gotejamento pós-miccional
   - sintomas irritativos/obstrutivos do trato urinário
   - dor retal/suprapúbica
   - hematúria

   Pode estar associado a: hipospádia, descida testicular incompleta, agenesia renal unilateral
   Localização: surge na linha média do verumontano
   √ cisto com 8–10 mm de comprimento geralmente sem extensão acima da próstata
   Dg: cateterização endoscópica com aspiração de líquido branco/marrom, ocasionalmente contendo espermatozóides
   Cp: infecção, hemorragia, metaplasia carcinomatosa
3. **Cisto do ducto ejaculatório**
   Causa: obstrução congênita/adquirida do ducto ejaculatório
   - dor perineal, disúria, dor ejaculatória
   - hematospermia

   Localização: ao longo do trajeto esperado do ducto ejaculatório
   √ cisto intraprostático dentro da zona central
   √ o aspirado contém espermatozóides com função testicular normal
   √ cistos geralmente contém cálculos
   √ dilatação cística da vesícula seminal ipsolateral
   √ a injeção de contraste dentro do cisto delimita a vesícula seminal
4. **Degeneração cística da HPB**
   Lesão cística mais comum da próstata
   Localização: zona transicional
   √ geralmente cistos pequenos dentro de nódulos de hiperplasia prostática benigna
5. **Cisto de retenção**
   = dilatação dos ácinos glandulares
   Causa: obstrução adquirida dos dúctulos glandulares
   Idade: 5ª-6ª década
   Localização: zona de transição/central/periférica
   √ cisto de 1–2 cm, unilocular, com paredes lisas
6. **Prostatite cavitária/diverticular**
   Causa: a fibrose da prostatite crônica estenosa o ducto levando à estagnação do exsudato + ruptura dos septos intra-acinares com formação de cavidade
   - história de processo inflamatório de longa duração

   √ próstata "em queijo suíço"
7. **Abscesso prostático**
   Idade: 5ª-6ª década
   - febre, calafrios
   - freqüência urinária, urgência, disúria, hematúria
   - dor perineal/dor lombar baixa
   - próstata focalmente aumentada e sensível

   √ massa hipo/anecóica com parede irregular + septações
8. Cisto parasitário (equinococo, bilharziose)
9. Carcinoma cístico

Lesão hipoecóica da próstata

1. Adenocarcinoma (35%)
2. Hiperplasia prostática benigna (18%)
   √ raramente pode se originar na zona periférica
3. Tecido prostático "normal" (18%)
   (a) grupos de cistos de retenção prostáticos
   (b) ductos ejaculatórios proeminentes
4. Prostatite aguda/crônica (14%)
5. Prostatite granulomatosa (0,8%); mais freqüentemente devido ao bacilo de Calmette-Guérin (BCG)
6. Atrofia (10%)
   - ocorre em 70% dos homens jovens e sadios
   ◊ Pode ser confundido histologicamente com o carcinoma!
7. Displasia prostática (6%)

Genitália ambígua

= genitália externa que não é claramente distinta de nenhum dos sexos
- criptorquidismo
- fusão labial
- clitoromegalia
- epi/hipospádia

Causa:
A. Níveis hormonais normais
   1. Hiperplasia adrenal congênita
   2. Passagem transplacentária de hormônios
   3. Hermafroditismo verdadeiro
B. Anomalias da genitália externa não mediadas hormonalmente (isto é, micropênis)

Sexo = o que a pessoa é biologicamente; atributo sexual baseado em (1) cariótipo (2) biopsia gonadal (3) anatomia genital

Gênero = o que a pessoa se torna socialmente

PSEUDO-HERMAFRODITISMO FEMININO

Causa: exposição excessiva aos androgênios no primeiro trimestre, freqüentemente associado à síndrome adrenogenital

Cariótipo: 46,XX
- genitália externa masculinizada

√ anatomia ovariana, uterina e vaginal normais

PSEUDO-HERMAFRODITISMO MASCULINO

= FEMINIZAÇÃO TESTICULAR

Causa: deficiência das secreções testiculares/desordem do receptor androgênio, o qual torna o corpo incapaz de responder à testosterona

Cariótipo: 46,XY
- genitália externa feminilizada/ambígua

√ testículos masculinos não descidos

DISGENESIA GONADAL MISTA

= vestígios testiculares + gonadais com cariótipo X0/XY

√ útero usualmente presente

HERMAFRODITISMO VERDADEIRO

= INTERSEXO VERDADEIRO

= condição caracterizada pela presença de ovoteste

Incidência: raro (500 casos na literatura mundial); < 10% de todas as condições intersexuais

Idade: diagnosticado dentro das duas primeiras décadas (75%)

Classificação:

Classe I: genitália feminina normal (80%)
Classe II: clitóris aumentado
Classe III: pregas labioescrotais parcialmente fundidas
Classe IV: pregas labioescrotais fundidas
Classe V: escroto hipoplásico + penoscrotal
Classe VI: genitália masculina normal

Cariótipo: 46,XX (> 50%)/46,XY
- hérnia inguinal
- dor abdominal baixa (devido à endometriose)
- tumor abdominal baixo (disgerminoma, útero miomatoso)

Criado com garoto:
- criptorquidismo
- pênis curto
- leve grau de hipospádia
- seio urogenital na base do pênis
- uretra peniana (extremamente rara)
- espermatogênese efetiva (rara)

Criada como garota:
- desenvolvimento de mamas
- hematúria (menstruação pela abertura do seio urogenital)
- órgãos femininos internos + fertilidade feminina
- amenorréia
- aberturas uretral + vaginal separadas (incomum)

Gônadas:

Ovoteste (64%): ovoteste bilateral em 20%/ovário de um lado e testículo do outro

Localização: na pelve (predominantemente tecido ovariano); no escroto/região inguinal (predominantemente tecido testicular)

√ ovoteste com aspecto heterogêneo devido à combinação de tecido testicular + folículos ovarianos

√ útero hipoplásico

ANATOMIA E FUNÇÃO DO TRATO UROGENITAL

Embriologia urogenital

Embriologia urogenital

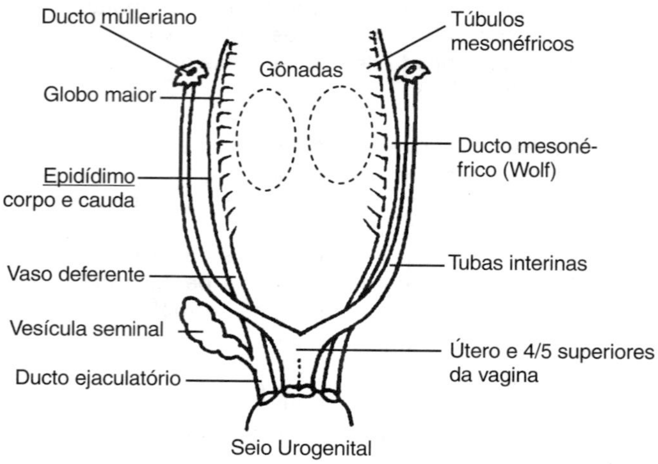

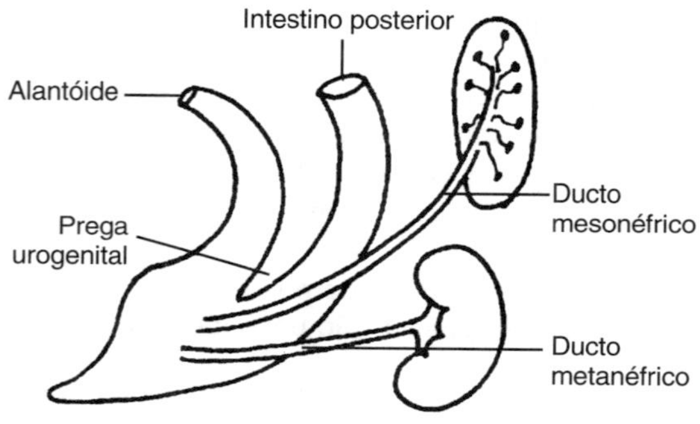

DUCTO MÜLLERIANO (cresce ao longo do ducto mesonéfrico)
- Homens: degenera, devido à produção do fator inibidor Mülleriano (MIF) dentro das gônadas em torno de 6 semanas de vida gestacional, os remanescentes originam o utrículo prostático + apêndice testicular
- Mulheres: útero, trompas de Falópio

PRONEFRO
- remanescente vestigial/completamente ausente

MESONEFRO degenera
- túbulos mesonéfricos: ductos eferentes (M); epinefrom (F)
- ducto mesonéfrico: vasos deferentes, ducto ejaculatório, vesículas seminais (M); desaparece (F)

METANEFRO (rim)
- (1) O ducto metanéfrico nasce do ducto mesonéfrico na quarta semana para formar o ureter, pelve, cálices, ductos coletores (10–12 gerações)
- (2) Vesículas metanéfricas formam-se em torno dos ramos terminais dos ductos coletores
  - ◊ Acredita-se que a doença policística renal seja uma falha no acoplamento!

RIM ADULTO
- — forma-se pela fusão dos sub-rins superior + inferior (= lobos metanéfricos); a linha de fusão corre obliquamente para frente e para cima
- √ separação dos grupos superiores + inferiores dos cálices
- √ indentação do contorno cortical + linha ecogênica (= septo interrenicular = defeito juncional parenquimatoso) delineia o parênquima juncional (freqüentemente referido como coluna hipertrófica de Bertin)
- — consiste de 20.000 lóbulos dentro de 14 lobos (renículos)

Renículo = lobo renal
- = zona central do tecido medular envelopado pelo
- (a) córtex centrilobar (= arco cortical) que cobre a base da pirâmide, subseqüentemente formando o córtex renal com perda dos sulcos
- (b) córtex mural que envelopa-se em torno dos lados da pirâmide e funde-se com o córtex mural do lobo adjacente para formar o septo renal (= coluna de Bertin)
- √ rim lobado (= sulcos interlobares na superfície), presente no feto + lactentes, raro na vida adulta

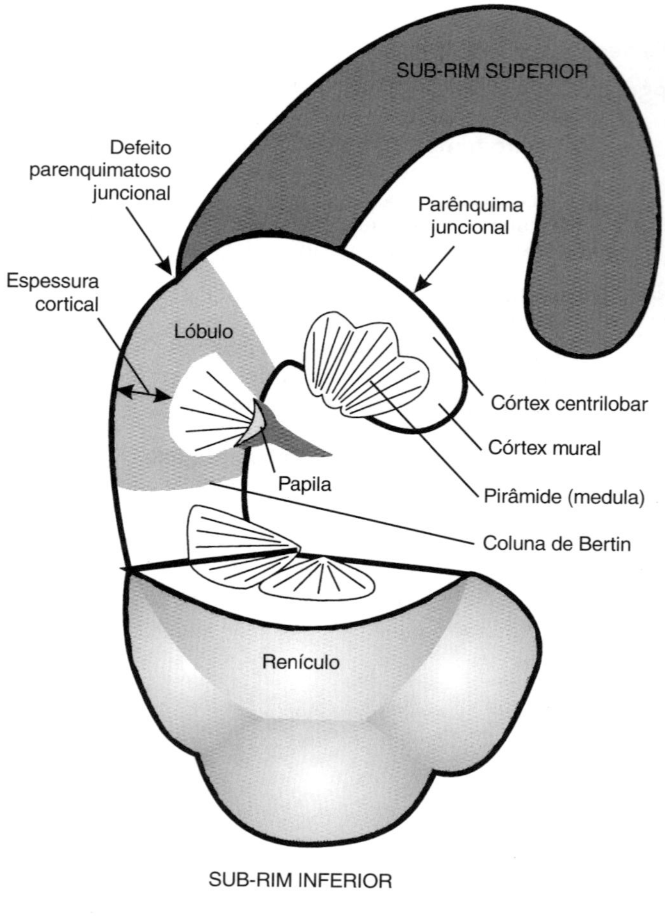

Anatomia vascular renal

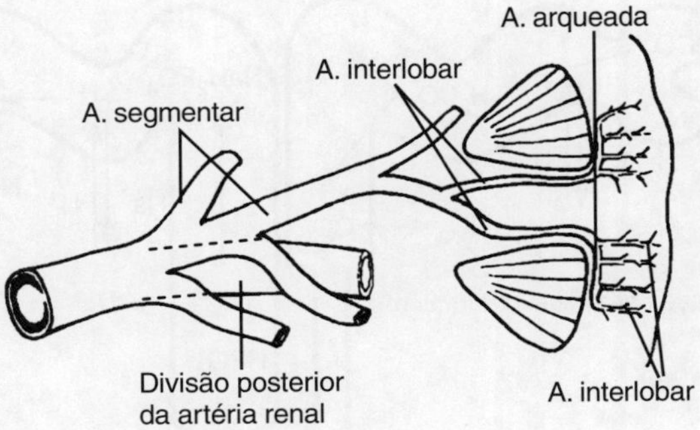

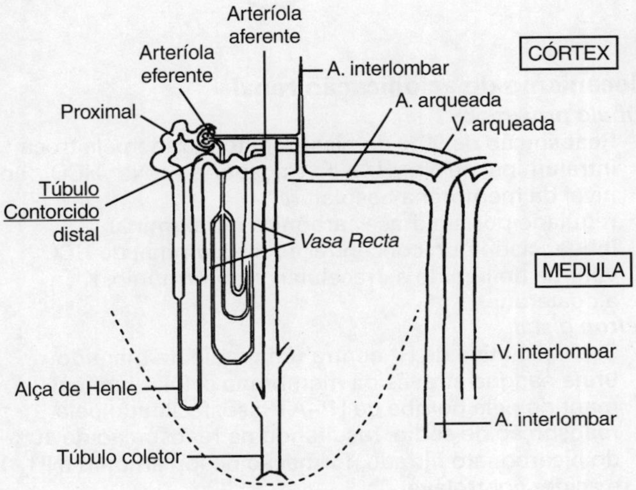

ECOGENICIDADE RENAL NORMAL

— neonato (até 6 meses de idade); o córtex pode ser mais ecogênico que o fígado/baço normal adjacente (os glomérulos ocupam uma porcentagem maior de córtex no neonato)

— adulto: fígado ≥ baço ≥ córtex renal > medula

— ecogenicidade do seio renal menos proeminente no neonato pela escassez de gordura

TAMANHO RENAL (cm)

— < 1 ano de idade: 4,98 + 0,155 idade (meses)

— > 1 ano de idade: 6,79 + 0,22 idade (anos)

— adulto: rim D 10,74 ± 1,35 (DP); rim E 11,10 ± 1,15 (DP); relação do comprimento renal (CR) com a distância entre os primeiros quatro processos transversos lombares (4PT) = 1,04 ± 0,22

Hormônio antidiurético (ADH)

Local de produção: núcleo supra-óptico do hipotálamo, transportado para a neuro-hipófise

Estímulo: perda de líquido com aumento na osmolalidade

Efeitos:

(1) Aumento em 10× na permeabilidade dos ductos coletores (= urina concentrada)

(2) Fluxo sangüíneo diminuído através dos vasos retos leva à hipertonicidade do interstício (= mecanismo multiplicador de contracorrente)

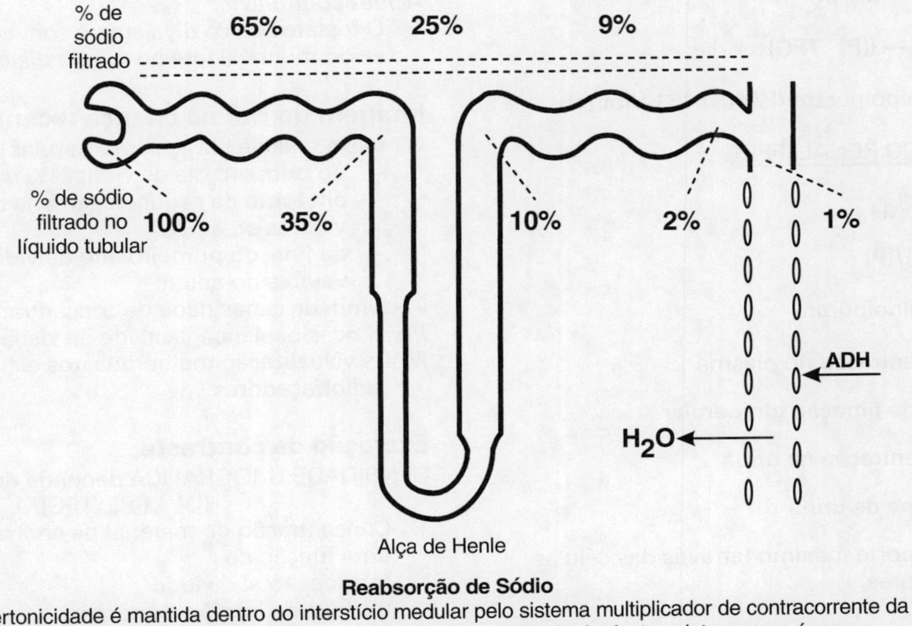

Reabsorção de Sódio

A hipertonicidade é mantida dentro do interstício medular pelo sistema multiplicador de contracorrente da alça de Henle e vasa recta; o ADH aumenta a permeabilidade do ducto coletor para a água.

Mecanismo renina-aldosterona

Os receptores do aparato justaglomerular registram a pressão hidráulica capilar intraglomerular, a qual é um dos principais determinantes da taxa de filtração glomerular (TFG); os receptores regulam a liberação de renina como um mecanismo regular de retroalimentação, para manter a pressão hidráulica intraglomerular; a renina medeia a conversão de angiotensina para angiotensina-I, que é, então, clivada por uma enzima conversora em angiotensina II;

Efeito da **angiotensina II:**

(a) constrição das arteríolas pós-glomerulares eferentes, a qual aumenta a pressão capilar hidráulica intraglomerular + TFG
(b) constrição arteriolar sistêmica (= mais potente vasoconstritor dos sistemas biológicos), a qual causa hipertensão arterial
(c) liberação de aldosterona, a qual aumenta a retenção de sódio pelos túbulos renais
  — leva a um aumento no volume sangüíneo + pressão se ambos os rins estão afetados
  — leva à natriurese compensatória se somente um dos rins é afetado

√ inibidores da enzima de conversão da angiotensina (Captopril) produzem uma dramática diminuição na pressão sangüínea!

Fisiologia renal

TAXA DE FILTRAÇÃO GLOMERULAR (TFG)

$[P]\ \ TFG = [U]\ \ U_{vol}$

$\mathbf{TFG = \{[U]\ \ U_{vol}\}/[P]}$ = 125 ml/min = 20% da FPR

Substrato: insulina; Tc-99 m DTPA

SECREÇÃO TUBULAR tm

$[U]\ \ U_{vol} = [P]\ \ TFG + tm$

$\mathbf{tm = \{[U]\ \ U_{vol}\} — \{[P]\ \ TFG\}}$

Substrato: p-aminoipurato (PAH); I-131 Hipuran

FLUXO PLASMÁTICO RENAL (FPR)

$[P]\ \ FPR = [U]\ \ U_{vol}$

$\mathbf{FPR = \{[U]\ \ U_{vol}\}/[P]}$

Substrato: p-aminoipurato

P	=	concentração no plasma
TFG	=	taxa de filtração glomerular
U	=	concentração na urina
U_{vol}	=	volume de urina
tm	=	transporte máximo (através das células tubulares)
FPR	=	fluxo plasmático renal

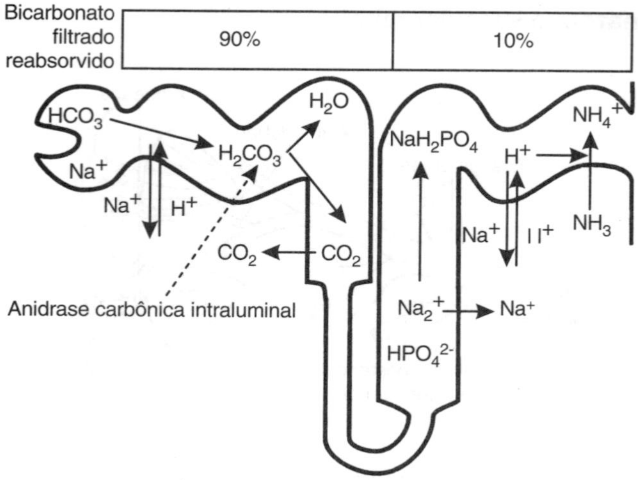

Mecanismo de acidificação renal

Túbulo proximal:

Reabsorção de 90% do bicarbonato filtrado pela troca intraluminal de Na^+/H^+ e co-transporte de Na^+/HCO_3^- ao nível da membrana basolateral
regulado por: anidrase carbônica intraluminal
influenciado por: concentração intraluminal de HCO_3^-, volume do líquido extracelular, paratormônio, K^+, aldosterona

Néfron distal:

Secreção ativa de H^+ contra um gradiente mantido urina-sangue através da membrana celular luminal mantido pela bomba de H^+–ATPase, facilitado pela reabsorção de sódio, resultando na reabsorção de 10% do bicarbonato filtrado, formação de íon amônio (NH_4^+) e acidez controlável

Excreção de amônia:

A amônia (NH_3) é formada no túbulo proximal como um produto do catabolismo da glutamina + outros aminoácidos; a combinação do H^+ secretado com o NH_4^+ tem lugar no nefron distal

Acidez controlável:

O fosfato básico divalente é convertido na forma de ácido monovalente no túbulo distal

Imagem do rim na criança recém-nascida

◊ baixa taxa de filtração glomerular (TFG):
  — no primeiro dia de vida: 21% dos valores do adulto
  — em torno da segunda semana de vida: 44% dos valores do adulto
  — ao final do primeiro ano de vida: próximo dos valores do adulto

◊ Limitada capacidade de concentrar a urina

PIV: √ ocasional incapacidade de visualização renal
MN: √ visualização melhorada nos estudos com radiotraçadores

Excreção de contraste

DENSIDADE UROGRÁFICA depende de:

$[U] = \{[P]\ \ TFG\}/U_{vol}$

1. Concentração do material de contraste no plasma [P] é uma função de
   (a) dose total de iodo
   (b) taxa de injeção do contraste
   (c) distribuição do volume

O rápido declínio na concentração do material de contraste nos vasos é devido a:

(1) Rápida mistura dentro do compartimento vascular
(2) Difusão para dentro do espaço de líquido extracelular extravascular (permeio capilar)
(3) Excreção renal

2. Taxa de filtração glomerular (TFG): 99% filtrada
3. Volume de urina (Uvol) isto é, atividade do ADH:
   (a) no estado desidratado com aumento da atividade do ADH, as concentrações do material de contraste são maiores
   A desidratação é considerada um potencial fator de risco para nefrotoxicidade!
   (b) no estado de expansão de volume com atividade do ADH diminuída, as concentrações do material de contraste são mais baixas
   Pacientes com ICC necessitam de doses mais altas do material de contraste!

<u>MEGLUMINA:</u> nenhuma metabolização, excretada somente por filtração glomerular

Efeito da meglumina na diurese osmótica:

(a) concentração mais baixa do iodo urinário por ml de urina
(b) maior distensão do sistema coletor

N.B.: evite a megluima em pacientes de "alto risco" (mais alta incidência de reações ao contraste que o sódio!)

<u>SÓDIO:</u> extensa reabsorção pelos túbulos com excreção retardada

Efeito do sódio na reabsorção:

(a) concentração aumentada do iodo urinário (visualização melhorada)
(b) menor distensão do sistema coletor (necessária a compressão ureteral)

ANOMALIAS RENAIS DO DESENVOLVIMENTO

A. ANOMALIA RENAL NUMERÁRIA
1. Rim supranumerário
2. Duplicação completa/parcial
3. Cálice abortivo
4. Rim unicaliceal (unipapilar)

B. MAU DESENVOLVIMENTO RENAL
1. Hipoplasia renal congênita
2. Agenesia renal
3. Disgenesia renal

C. ECTOPIA RENAL

Localização normal dos rins: 1ª-3ª vértebra lombar
Incidência: 0,2% (séries de autópsias)

1. <u>Ectopia longitudinal</u>
   Localização: nível pélvico, sacral, lombar inferior, intratorácico; E > D
   √ deve demonstrar artérias aberrantes
   DD: deslocamento através de hérnia diafragmática (não aberrante); rim hipermóvel

Rim pélvico

Incidência: 1:725 nascimentos
Pode estar associado a:
(1) Refluxo vesicoureteral
(2) Hidronefrose devido à inserção anormalmente alta do ureter na pelve renal
(3) Hipospádia (comum)
(4) Agenesia renal contralateral

2. <u>Ectopia cruzada</u>
   (a) fundida (comum)
   (b) separada (rara)
   √ artérias renais invariavelmente aberrantes
   √ ureter distal insere-se no trígono no lado da origem
3. <u>Fusão renal</u>
   = "massa, bolo, disco, ferradura"
   Cp: artérias aberrantes podem cruzar e obstruir o ureter
4. <u>Má rotação renal</u>
   √ as estruturas coletoras podem estar posicionadas ventralmente (mais comum), lateral (raro), dorsal (mais rara), transversa (ao longo do eixo AP)
   √ "cálices com aspecto estranho" = ectasia relacionada ao desenvolvimento, geralmente não obstrutiva

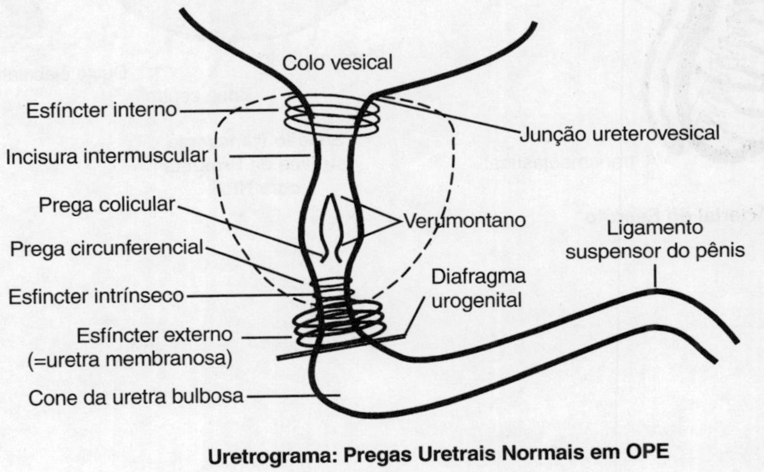

Uretrograma: Pregas Uretrais Normais em OPE

ANATOMIA ADRENAL

Da periferia para o centro:
(a) córtex adrenal externo dependente de renina-angiotensina:
zona glomerulosa = mineralocorticóide (aldosterona)
(b) córtex adrenal interno dependente de corticotropina:
zona fasciculada = cortisol
zona reticular = hormônios sexuais (androgênios, estrogênios)
(c) medula = noradrenalina, adrenalina

Mnemônico: "Razão da Filtração Glomerular Ganha Muitos Apontamentos"
Reticulose
Fascicular
Glomérulo
Glicocorticóides
Mineralocorticóides
Androgênios

Tamanho normal: 3–5 × 3 × 1
Peso normal: 3-5 g
Visualização pela TC: lado esquerdo 100%, lado direito 99%
Visualização pelo US: lado esquerdo 45%, lado direito 80%

ANATOMIA DOS CONTEÚDOS ESCROTAIS

Tamanho médio dos testículos: 3,8 × 3,0 × 2,5 cm (diminui com a idade)
Comprimento dos testículos: 3-5,5 cm (maduro); 1-1,5 cm (recém-nascido)
Tamanho do globo maior: 11 × 7 × 6 (diminui com a idade)
Espessura da parede escrotal: 2-8 mm (3-6 mm em 89%)

Hidrocele: pequena a moderada em 14% dos indivíduos normais

Cistos testiculares: em 8% dos indivíduos normais (tamanho médio de 2–3 mm), as medidas aumentam com a idade

Cistos epididimais: em 30% dos indivíduos normais (tamanho médio de 4 mm)

Calcificação epididimal: em 3%

ANATOMIA ZONAL DA PRÓSTATA

Peso normal: 20 ± 6 g

Tamanho normal: 2,8 cm (craniocaudal), 2,8 cm (ântero-posterior), 4,8 cm, (largura)

A. Exterior da glândula
1. Zona central: circunda os ductos ejaculatórios de suas entradas ao nível da base da próstata até o verumontano; 25% do tecido glandular
2. Zona periférica: estende-se da base da próstata até o ápice ao longo da superfície retal; 70% do tecido glandular

B. Interior da glândula
1. Zona de transição: em cada lado do esfíncter interno; 4% do tecido glandular; aumento com a HPB
2. Zona periuretral: circundando a uretra; 1% do tecido glandular

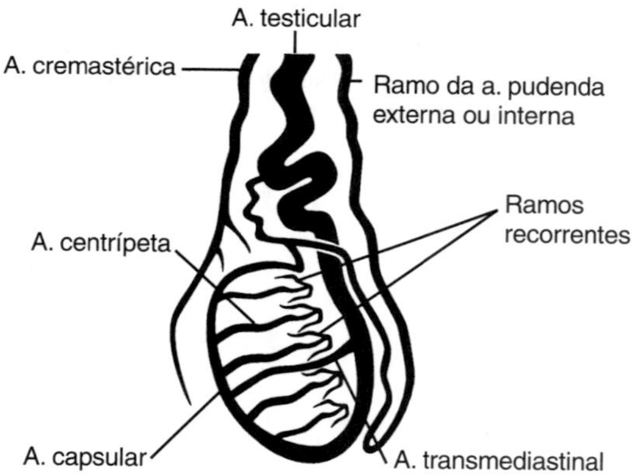

Suprimento Arterial do Escroto

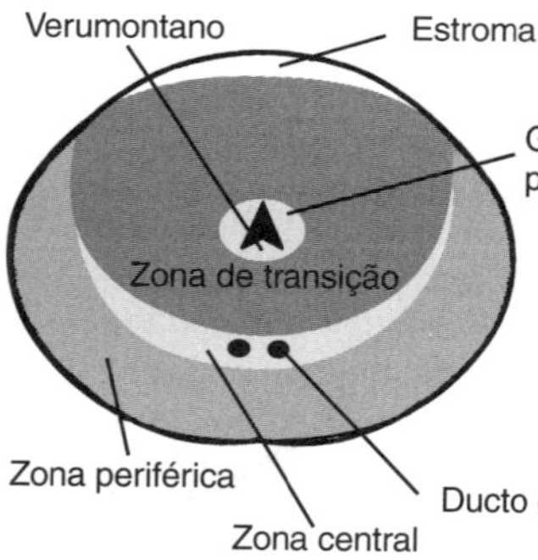

Secção Transversa através da Próstata com HPB

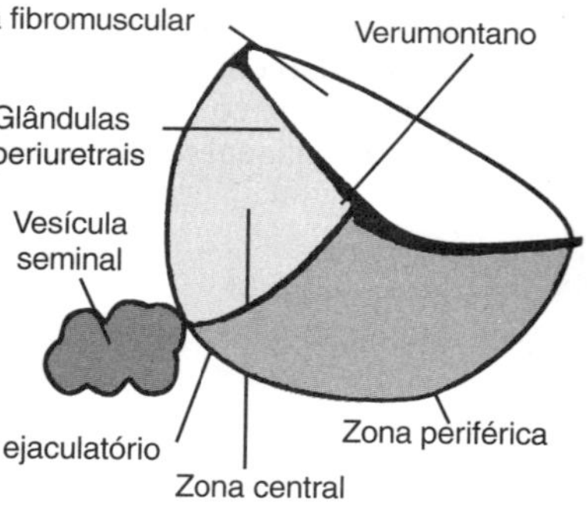

Secção Mediossaginatal através da Próstata Normal

DESORDENS RENAIS, ADRENAIS, URETERAIS, VESICAIS E ESCROTAIS

ABSCESSO ESCROTAL

Etiologia:

(1) Complicação de epididimorquite (freqüentemente em diabéticos), torção testicular não diagnosticada, tumor gangrenoso, hematoma infetado, orquite primária piogênica
(2) Infecção sistêmica: caxumba, varíola, febre escarlate, gripe, febre tifóide, sífilis, tuberculose
(3) Disseminação séptica de: sinusite, osteomielite, colecistite, apendicite

MN:

√ aumento marcante na perfusão, hemiescroto quente com área foto deficiente que representa o abscesso na varredura com Tc-99 m pertecnetato (DD: torção crônica)
√ aumento da captação escrotal com imagem leucocitária

US:

√ coleção fluida hipoecóica/complexa com ecos de baixo nível (possível a diferenciação do abscesso de localização intra do abscesso extratesticular)

Cp:

(1) Piocele
(2) Trato fistuloso para a pele

ABSCESSO RENAL/PERIRRENAL

= geralmente complicação de inflamação renal com liquefação; 2% de todas as massas renais

Via de infecção:

(a) ascendente (80%): associada à obstrução (JUP, ureter, cálculo)
(b) hematogênica (20%): infecção a partir da pele, dentes, pulmão, amígdalas (*S. aureus*), endocardite, viciados em drogas injetáveis

Organismos: E. coli, Proteus

• cultura de urina freqüentemente negativa

Abscesso renal

• EAS/cultura negativos (em até 20%)

PIV:

√ massa focal deslocando o sistema coletor

TC:

√ massa renal focal com parede espessa e captante de contraste + fáscia de Gerota espessada
√ densidade centralmente diminuída

US:

√ massa levemente hipoecóica (precocemente), hipo a anecóica (tardiamente) com margens irregulares + transmissão aumentada ± septações ± microbolhas de gás

MN (Ga-67 citrato/leucócitos marcados com In-111):

√ nódulo quente

DD: carcinoma cístico de células renais

Carbúnculo

= múltiplos abscessos intra-renais coalescentes
◊ O termo não deve ser usado em laudos radiológicos!

Abscesso perinéfrico

= extensão de abscesso renal através da cápsula

Predispostos: diabéticos (30%), urolitíase

√ perda da margem do psoas/obscurecimento do contorno renal
√ deslocamento renal
√ massa renal focal
√ escoliose côncava para o lado envolvido
√ imobilidade respiratória do rim
√ gás na fossa renal
√ excreção unilateral debilitada
√ derrame pleural

ACIDOSE TUBULAR RENAL

= síndrome clínica caracterizada por insuficiência tubular de reabsorver bicarbonato, excretar íon hidrogênio, ou ambos (= acidose metabólica sem intervalo aniônico)
• insuficiência no desenvolvimento

Acidose tubular renal proximal

= ATR Tipo 2
= capacidade prejudicada para absorver HCO_3^- no túbulo proximal leva à presença de bicarbonato na urina a abaixo dos níveis plasmáticos

Patogênese:

Co-transporte deficiente de $Na+/HCO_3^-$ na membrana basolateral; déficit da anidrase carbônica; hormônio da paratireóide ativa o AMP cíclico, que inibe a anidrase carbônica (hipocalcemia do hiperparatireoidismo + vários tipos de síndrome de Fanconi)

• acidose autolimitada (a perda de bicarbonato pára, uma vez que o limiar do bicarbonato de 15 mEq/l é alcançado)
• habilidade incólume para abaixar o pH da urina (pH 4,5–7,8 dependendo do nível de bicarbonato no plasma) pela excreção normal de íons hidrogênio
• hipocalemia (devido ao hiperaldosteronismo secundário à reabsorção proximal diminuída de NaCl)

√ raquitismo/osteomalacia

N.B.: NUNCA nefrocalcinose/nefrolitíase (devido à excreção urinária normal de citrato, baixo pH da urina, acidose menos severa autolimitada com menor liberação de cálcio do osso)

Dg: teste de titulação do bicarbonato, grande exigência de álcali para sustentar o nível de bicarbonato do plasma em 22 mmol/l

Trat.: administração de álcali + potássio + hidroclorotiazida

(1) ATR PRIMÁRIA PROXIMAL DO TIPO INFANTIL

Idade: diagnosticada dentro dos primeiros 18 meses de vida; pacientes geralmente do sexo masculino

• vômitos excessivos na tenra infância
• retardo do crescimento (< 3º percentil)
• acidose metabólica hiperclorêmica
• quantidades normais de excreção líquida de ácido

Prognóstico: tipo transitório com remissão espontânea

(2) ATR PROXIMAL SECUNDÁRIA

= defeito tubular da reabsorção de bicarbonato associado a outra deficiência orgânica tubular/doença generalizada

Causa:
— síndrome de Fanconi, cistinose, síndrome de Lowe, intolerância hereditária à frutose, doença do armazenamento do glicogênio, galactosemia, tirosinemia, doença de Wilson, síndrome de Leigh
— hiperparatireoidismo primário e secundário, deficiência de vitamina D, deficiência de mineralocorticóide, osteopetrose
— doença cística medular, transplante renal, acidente vascular do rim no período neonatal, mieloma múltiplo, amiloidose, síndrome nefrótica, cardiopatia congênita cianótica, síndrome de Sjögren
— intoxicação por cádmio, tetraciclina fora do prazo de validade, metilcromona, 6-mercaptopurina

Acidose tubular renal distal

= ATR TIPO 1 (primeiro tipo descoberto)
= habilidade prejudicada para secretar H^+ no túbulo distal apesar dos baixos níveis de bicarbonato no plasma (a urina não pode ser acidificada com pH invariavelmente alto em > 5,5–6,0)

Fisiopatologia:
Defeito primário da não acidificação da urina seguido por
(a) hipercloremia
a perda pequena e constante do bicarbonato de sódio sérico ($NaHCO_3$) sem perda concomitante de cloreto (retenção de NaCl) conduz à contração do volume do fluido extracelular
(b) acidose crônica severa + progressiva (devido à inabilidade de excretar o ácido não volátil usual produzido endogenamente) conduz à
— mobilização do cálcio + fosfato do osso (osteomalacia)
— retardo do crescimento
— hipercalciúria (+ hiperparatireoidismo secundário)
— perda de fosfato (osteomalacia/raquitismo)
(c) nefrocalcinose + nefrolitíase (devido à combinação de hipercalciúria + pH da urina elevado + redução marcante no citrato urinário)
(d) perda de potássio com hipercaliúria + hipocalemia (devido à pequena perda constante de bicarbonato de sódio pela urina, redução do espaço do fluido extracelular, hiperaldosteronismo secundário, aumento na troca de potássio e sódio no túbulo distal)

Pat: depósitos de cálcio acompanhados por nefrite intersticial crônica com infiltração celular, atrofia tubular, esclerose glomerular

- fraqueza muscular, hiporreflexia, paralisia (pela hipocalemia)
- dor óssea (devido à osteomalacia)
- poliúria (pela inabilidade de concentração urinária como resultado da nefrocalcinose + deficiência de potássio)
- bicarbonato plasmático baixo
- acidose do hiperclorêmica (pela habilidade prejudicada para excretar a carga endógena usual de ácido não volátil)
- urina alcalina (pH > 5,0–5,5)
- hipocalemia, perda de sódio
- hipercalciúria (mobilização contínua do fosfato de cálcio do osso devido à acidose metabólica)
- hipocitratúria (reabsorção tubular proximal aumentada de citrato)

Dg: teste da sobrecarga de ácido com cloreto de amônio (NH4Cl)

Trat.: administração de mistura de bicarbonato de sódio + bicarbonato de potássio

Cp: nefrite intersticial, insuficiência renal crônica (dano pela nefrocalcinose + pielonefrite secundária), lesões ósseas, nefrocalcinose, nefrolitíase

(1) ATR DISTAL PERMANENTE
= TIPO ADULTO DE ATR PRIMÁRIA DISTAL
= SÍNDROME DE BUTLER-ALBRIGHT

Genética: principalmente esporádica, pode ser autossômica dominante

Idade: crianças + adultos (usualmente não diagnosticada antes dos 2 anos de idade); F > M

- vômitos, constipação, poliúria, desidratação
- déficit no desenvolvimento, retardamento do crescimento, anorexia
- poliúria (devido ao defeito de concentração renal)
- perda de potássio que resulta em paralisia flácida
- dor óssea + fraturas patológicas nos adolescentes + adultos (pela osteomalacia)
- pH sérico baixo, baixa concentração de bicarbonato
- elevação do cloreto
- pH urinário de 6,0–6,5
- raquitismo/osteomalacia

√ idade óssea moderadamente retardada
√ nefrocalcinose/nefrolitíase medular (já em 1 mês de idade)

(2) ATR DISTAL SECUNDÁRIA
(a) condições sistêmicas:
— fome, desnutrição, doença de células falcêmicas
— hipertireoidismo primário + nefrocalcinose, hiperparatireoidismo primário + nefrocalcinose, intoxicação pela D, hipercalcemia idiopática, hipercalciúria idiopática + nefrocalcinose
— nefropatia por anfotericina B, toxicidade ao lítio, inspiração de tolueno
— cirrose hepática, intolerância à frutose com nefrocalcinose, síndrome de Ehlers-Danlos, síndrome de Marfan, eliptocitose
(b) condições renais: necrose tubular renal, transplante renal, rim em esponja medular, uropatia obstrutiva
(c) estados hipergamaglobulinêmicos (processo auto-imune?): hipergamaglobulinemia idiopática, hepatites crônicas ativas, púrpura hiperglobulinêmica, síndrome de Sjögren, crioglobulinemia, lúpus eritematoso sistêmico, hepatite lupóide, alveolite fibrosante

(3) (ACIDOSE TUBULAR RENAL DISTAL TRANSITÓRIA
= TIPO INFANTIL DE ATR DISTAL PRIMÁRIA
= SÍNDROME DE LIGHTWOOD
= forma infantil transitória e autolimitada [somente dentro o primeiro ano de vida] com fisiopatologia obscura, provavelmente devido intoxicação pela vitamina D)

ADENOMA ADRENOCORTICAL

A. NÃO HIPERFUNCIONANTE
caracterizado por:
(a) valores normais laboratoriais dos hormônios adrenais
(b) SEM desativação hipofisária da glândula contralateral
(c) atividade detectada nas varreduras com radionuclídeos NP-59
Incidência: achado incidental em 0,6%-1,5% dos exames de TC, em 3% à autópsia
√ TC evolutiva para confirmar a falta de crescimento
Trat.: remoção cirúrgica para massas de 3–5 cm, pois são neoplasmas com potencial maligno indeterminado
DD: metástases

B. HIPERFUNCIONANTES
1. Hiperaldosteronismo primário (= síndrome de Conn)
2. Síndrome de Cushing (10%)
3. Virilização
√ glândula atrófica contralateral (secundária à supressão pelo ACTH com adenoma autônomo)
√ foco unilateral de radioatividade do I-131 NP-59 + ausência contralateral de acúmulo de iodocolesterol (DD: hiperplasia [atividade bilateral])

√ massa com < 5 cm bem definida e margens agudas (tamanho médio 2,0–2,5 cm)
√ leve reforço homogêneo
√ o adenoma pode calcificar

TC:
√ densidade de tecido mole/densidade cística (mimetizado pelo alto conteúdo em colesterol) com pobre correlação entre o *status* funcional e o valor HU
√ pequenos adenomas < 1 cm freqüentemente continuam não detectados
√ glândula contralateral freqüentemente normal/atrófica

Angio:
√ rubor tumoral + neovascularização; ocasionalmente hipovascular
√ vazamento do meio de contraste
√ veia central aumentada com fluxo alto
√ deslocamento arqueado das veias intra-adrenais
√ amostra venosa adrenal bilateral em até 40% mal-sucedida na localização

RMN:
√ massa iso/hipointensa (raramente hiperintensa) em relação ao fígado em T2WI
√ reforço moderado + desaparecimento rápido ao estudo contrastado com Gd-dimeglumina
(*DD*: metástase tendem a ter intensidades de sinal mais altas [porém 20%–30% sobrepõem])

ADENOMA NEFROGÊNICO

= resposta metaplásica benigna incomum à lesão urotelial/irritação prolongada
Causa:
(a) trauma: acidente, cirurgia, instrumentação, transplante renal
(b) irritação: cálculos, infecção crônica
Idade: 3 semanas-83 anos; M:F = 3:1 (mais comum em mulheres < 20 anos de idade)
Pat: áreas papilares elevadas distintas/polipóides/projetando da superfície epitelial
Histo: número variável de pequenos túbulos + cistos + papilas enfileiradas com uma única camada de células cuboidais/colunares baixas
• hematúria, disúria
• assintomático
Localização: bexiga (72%), pelve renal, ureter, uretra; correlação forte entre localização + local do insulto ao urotélio
√ defeito de enchimento
Trat.: ressecção/fulguração
DD: lesões inflamatórias/lesões uroteliais malignas

ADENOMA RENAL

◊ Pequeno adenoma < 3 cm deve ser considerado um carcinoma de células renais com baixo potencial metastático = carcinoma limítrofe de células renais!
Incidência: em 7%–15%–23% dos adultos (autópsias); lesão cortical mais comum; aumento com a idade (em 10% dos pacientes com > 80 anos de idade); freqüência aumentada entre os fumantes + pacientes sob hemodiálise crônica
Idade: usualmente > 30 anos; M:F = 3:1
Tipos:
(1) Cistadenoma/papilar (38%)
(2) Adenoma tubular (38%)
(3) Adenoma do tipo misto (21%)
(4) Adenoma alveolar (3%) = precursor do CaCR
√ solitário em 75%, múltiplo em 25%
√ usualmente < 3 cm de tamanho; localização cortical subcapsular
√ impossível de diferenciar do carcinoma de células renais
Cp: potencial pré-maligno/maligno
Prognóstico: taxa de crescimento médio de 0,4 (variação de 0,2–3,5) cm/ano; tumores que crescem < 0,25 cm/ano raramente dão metástases; tumores que crescem > 0,6 cm/ano freqüentemente dão metástases

AGENESIA RENAL

Mecanismo:
(a) formação insuficiente
= falha na formação do broto ureteral
• ausência do hemitrígono ipsolateral e orifício ureteral
(b) defeito na indução
= defeito no crescimento do broto ureteral para induzir tecido metanéfrico
• ureter em fundo cego

A. <u>AGENESIA RENAL UNILATERAL</u>
Incidência: 1:600–1.000 gravidez; M:F = 1,8:1
Risco de recorrência: 4.5%
Freqüentemente coexistindo com outras anomalias:
(1) Anomalias genitais:
(a) no homem (10%–15%): vasos deferentes, vesícula seminal, ducto ejaculatório
(b) nas mulheres (25%–50%): útero, tuba uterina
(2) Síndrome de Turner, trissomia, anemia de Fanconi, síndrome de Laurence-Moon-Biedl
Localização: E > D
√ visualização de um único rim (DD: rim adicional em localização ectópica)
√ glândula adrenal ausente (11%)
√ vasos renais ausentes/rudimentares
√ o cólon ocupa a fossa renal
√ hipertrofia renal contralateral compensatória (50%)

B. AGENESIA RENAL BILATERAL (= síndrome de Potter)
Incidência: 1:3.000 a 1:10.000 gravidez; M:F = 2,5:1
Risco de recorrência: < 1%
- face de Potter = orelhas de implantação baixa, pele excessiva, nariz em "bico de papagaio", queixo retraído

√ oligoidramnio importante (após 14 semanas da data da última menstruação)
√ ausência bilateral dos rins (após 12 semanas)
√ forma achatada e discóide das adrenais (devido à ausência da pressão exercida pelos rins)
√ inabilidade para visualizar a urina na bexiga fetal (após 13 semanas); teste da furosemida negativo (20–60 mg/IV) não diagnóstico (fetos com grave retardo do crescimento intra-uterino podem não ser capazes de apresentar diurese)
√ tórax em forma de sino (hipoplasia pulmonar) na metade até o final do terceiro trimestre
√ deformidades de compressão das extremidades = pé torto congênito, contraturas em flexão, deslocamentos articulares (isto é, quadril)

Prognóstico: natimortos (24%–38%); invariavelmente fatal nos primeiros dias de vida (hipoplasia pulmonar)
DD: causa funcional de insuficiência renal intra-útero (isto é, CIUR)
Seqüência de Potter = mesmas anormalidades outras que agenesia renal, resultando de qualquer condição associada à grave oligoidramnia de longa duração outras que agenesia renal

AIDS

- Azotemia, proteinúria, piúria (em 38%-68% algumas vezes durante a doença)
- Insuficiência renal progressiva (10%)

1. **Nefropatia por HIV** (40%)
   = caracterizada por proteinúria na faixa nefrótica + insuficiência renal rapidamente progressiva, primariamente ocorrendo em pacientes negros
   Histo:
   Glomeruloesclerose focal + segmentar, infiltrados intersticiais esparsos, graves alterações tubulares degenerativas, ectasia microcística tubular intersticial contendo moldes proteináceos
   - leve hipertensão
   - insuficiência renal precoce + rapidamente progressiva com 100% de mortalidade dentro de 6 meses

   √ aumento global de ambos os rins
   US (melhor teste de triagem):
   √ ecogenicidade cortical aumentada (33%-68%)
   TC:
   √ hiperatenuação medular (14%)
   √ nefrograma estriado à TCCC
   RMN:
   √ perda da diferenciação corticomedular
   Prognóstico: morte dentro de 6 meses
2. Infecção renal com Pneunocystis carinii (8%)
   ◊ Mais freqüente desde a introdução da terapia com pentamidina aerossolizada estimulando a disseminação extra-pulmonar (< 1%) devido à distribuição sistêmica inadequada da droga!
   √ calcificações renais puntiformes confinadas ao córtex (DD: *Mycobacterium avium-in* cmv, *tracelluare*)
   √ calcificações associadas no baço, fígado, linfonodos e adrenais
3. Linfoma renal (3%-12%)
   Linfoma relacionado à AIDS:
   Linfomas de células B altamente agressivos (centroblástico, linfoblástico, imunoblástico); LNH > linfoma de Burkitt, doença de Hodgkin
   √ massas renais múltiplas bilaterais
   √ extensão direta de linfadenopatia retroperitoneal englobando o rim, seio renal e ureter
4. Cistite (22%)
   Organismos: espécies Gram-negativas de rotina, cândida, estreptococos β-hemolíticos, salmonela, CMV
   √ espessamento da parede vesical

AMILOIDOSE

= acumulação de substâncias eosinofílicas protéicas extracelulares
@ Envolvimento renal
Incidência: amiloidose primária (35%), amiloidose secundária (em > 80%)
√ rins normais a grandes com aumento na espessura parenquimatosa (fase precoce)
√ rins pequenos = atrofia renal (fase recente)
√ ocasionalmente sistema coletor atenuado
√ aumento na ecogenicidade cortical (deposição do amilóide nos glomérulos e interstício) + proeminência da junção corticomedular + obscurecimento das artérias arqueadas
√ densidade nefrográfica normal a diminuída
US:
√ ecogenicidade normal a aumentada
Cp: trombose da veia renal

ANGIOMIOLIPOMA

= tumor mesenquimal benigno do rim
= CORISTOMA RENAL (= tumor benigno composto por tecidos que normalmente não ocorrem dentro do órgão de origem)
= HAMARTOMA RENAL (nome impróprio, visto que gordura e músculo liso normalmente não ocorrem dentro do parênquima renal)
Histo: tumor composto por gordura, músculo liso, agregados de vasos sangüíneos de paredes espessas
Tipos:
(1) AML isolado (80%) = AML esporádico solitário + unilateral (em 80% no lado direito), NENHUM estigma de esclerose tuberosa; M:F = 1:2,3–12,5; comumente em mulheres entre 40–60 anos de idade
(2) AML associado à esclerose tuberosa (em 20%) em 80% dos pacientes com esclerose tuberosa; comumente bilateral + múltiplo; nenhuma predileção de sexo
- lesões pequenas são assintomáticas
- flanco agudo/dor abdominal (devido à hemorragia)
- choque (devido à hemorragia retroperitoneal volumosa)
- hematúria

√ freqüentemente componente grande do tumor extra-renal
√ calcificações (6%)

Raios X simples:
√ lucência de gordura (em < 10%)
TC:
√ densidade de gordura (diagnóstico)
US:
√ tumor intensamente ecogênico (devido ao alto conteúdo em gordura)
√ áreas menos ecogênicas devido à hemorragia, necrose, cálices dilatados
RMN:
√ áreas variáveis de alta intensidade de sinal T1WI (DD: cisto hemorrágico, tumor sólido)
Angio:
√ massa hipervascular (95%) com artérias nutrícias interlobares + interlobulares aumentadas, vasos tortuosos e irregulares dilatados aneurismaticamente (1/3), agrupamento venoso, aspecto em "raios de sol"/"turbilhão"/"casca de cebola", sem *shunt* AV

Cp: choque hemorrágico por sangramento dentro do angiomiolipoma ou para o retroperitônio
DD: lipoma renal/perirrenal ou lipossarcoma; tumor de Wilms (ocasionalmente contém gordura)

ATROFIA DE REFLUXO

Causa: pressão hidrostática aumentada da urina pelvocaliciana com atrofia dos néfrons, secundária ao refluxo vesicoureteral de longa duração
√ rim pequeno com perda da espessura do parênquima
√ sistema coletor alargado com papilas apagadas
√ estriações longitudinais da mucosa redundante quando o sistema coletor está colabado

NÃO confundir com a nefropatia de refluxo!

ATROFIA RENAL PÓS-INFLAMATÓRIA

= nefrite bacteriana aguda com isquemia irreversível como forma incomum de infecção bacteriana severa por Gram-negativo, em pacientes com estado alterado de resistência, apesar de terapia antimicrobiana apropriada

Histo: oclusão/vasoespasmo das artérias interlobares
√ rim pequeno e liso
√ necrose papilar na fase aguda

ATROFIA RENAL PÓS-OBSTRUTIVA

= atrofia papilar generalizada geralmente após a correção cirúrgica bem sucedida de obstrução do trato urinário e progredindo a despeito do alívio da obstrução
√ rim pequeno e liso, geralmente unilateral
√ cálices dilatados com papilas apagadas
√ córtex delgado

BEXIGA NEUROGÊNICA

Neuroanatomia: inervação vesical do músculo detrusor pelos nervos parassimpáticos S2-S4
Etiologia: congênita (mielomeningocele); trauma; neoplasia (espinhal, CSN); infecção (herpes, pólio); inflamação (esclerose múltipla, siringomielia); desordem sistêmica (diabete, anemia perniciosa)

A. BEXIGA ESPÁSTICA
Lesão do "neurônio motor superior" acima do cone medular
B. BEXIGA ATÔNICA
Lesão do "neurônio motor inferior" abaixo do cone medular

CÁLCULOS VESICAIS

Etiologia:
(1) CÁLCULOS POR CORPO ESTRANHO
Objetos auto-introduzidos, fragmentos ósseos penetrando a parede da bexiga, fragmentos prostáticos, material de sutura não absorvível, fragmentos de cateter de Foley, pêlos pubianos, presença de mucosa intestinal (no aumento da bexiga, canal ileal, exostrofia reparada da bexiga)
(2) ESTASE DE CÁLCULO
Na obstrução do fluxo para fora da bexiga, divertículo vesical, infecção do trato urinário inferior (em particular Proteus), cistocele, deficiência neuropática da bexiga
(3) CÁLCULO MIGRATÓRIO = cálculo renal passando espontaneamente para a bexiga
(4) CÁLCULO ENDÊMICO/IDIOPÁTICO/PRIMÁRIO no norte da África, Índia, Indonésia; em meninos jovens de baixa classe socioeconômica (deficiência nutricional?)

√ cálculo único em 86%

Taxa de recorrência depois da remoção: 41%

CÁLICE ABORTIVO

= anomalia do desenvolvimento, com evaginação em fundo cego da pirâmide, sem invaginação papilar

Localização:
(a) pelve renal
(b) infundíbulo (principalmente no pólo superior)

CÂNCER DE PRÓSTATA

Incidência:
8,7% dos homens brancos, 9,4% dos negros, aumentando com a idade; menos comum na população asiática; 200.000 novos casos nos EUA (1994); segunda malignidade mais comum nos homens (após o câncer de pulmão); em 35% dos homens > 45 anos de idade (autopsias)
◊ Um em cada 11 homens desenvolverá câncer de próstata!

Fatores de risco: idade avançada, presença de testículos, exposição ao cádmio, alimentação de origem animal
Histo: anaplasia nuclear + grandes nucléolos nas células secretórias, arquitetura desorganizada, crescimento invasivo

Alterações pré-malignas:
(1) Neoplasia intra-epitelial prostática (NIP) = lesão pré-maligna freqüentemente associada ao carcinoma invasivo próximo a ela/em qualquer lugar da glândula
(2) Hiperplasia adenomatosa atípica = proliferação de pequenos ácinos neoformados

Gradação (Escore de Gleanson 2–10):

1,2,3 glândulas circundadas por uma coluna de células epiteliais
4 completa ausência de formação de glândula
5 camadas de células malignas

Números mais baixos referem-se aos tipos bem diferenciados, números mais altos referem-se aos tumores anaplásicos; grau predominantemente primário (1–5) é adicionado à área secundária menos representativa com o mais alto grau de diferenciação (1–5)
◊ O escore de Gleason é somente 80% reproduzível!

- Categorias:
  (1) Carcinoma latente = geralmente descoberto na autópsia de um paciente sem sinais ou sintomas referentes à próstata (26%–73%)
  (2) Carcinoma incidental = descoberto em 6%–20% dos espécimes obtidos durante a ressecção transuretral para hiperplasia prostática benigna
  (3) Carcinoma oculto = encontrado à biopsia de lesão óssea/linfonodo metastaticamente envolvido num paciente sem sintomas de doença prostática
  (4) Carcinoma clínico = câncer detectado por exame retal digital baseado na enduração/irregularidade/nódulo
- Antígeno prostático específico (PSA) pode estar elevado
  (a) radioimunoensaio monoclonal (Hibratech®) mais comumente usado: valores normais de 0,1–4ng/ml
    ◊ Cânceres com níveis de PSA de < 10 ng/ml são geralmente confinados à glândula
    ◊ Cânceres com < 1 ml de volume geralmente não elevam o PSA!
  ◊ 20% dos cânceres de próstata têm níveis normais de PSA!
  (b) radioimunoensaio policlonal (Proscheck®, Abbott PSA®)
  (c) ELISA (*enzyme-linked immunosorbent assay*)

  Densidade do PSA = ajuste dos valores normais em relação ao volume da próstata (altura × largura × comprimento × 0,52):
  x 0,2 para Hibratech®, 0,11 para Proscheck®
  x 0,12 para Abbott PSA®
    ◊ Cada grama de tecido maligno prostático resulta em aproximadamente aumento de 10 vezes do PSA no soro comparado com seu equivalente benigno!
    ◊ Se a taxa de aumento anual do PSA for > 20%/ > 0,75 ng/ml, as chances para desenvolver um câncer aumenta nitidamente!

Estadiamento (Sistema da Associação Americana de Urologia, sistema de estadiamento de Jewitt-Whitmore modificado):

A	Sem lesão palpável
A_1	Tumor focal bem diferenciado < 1,5 cm
A_2	Tumor difuso mal diferenciado; > 5% das porções obtidas da ressecção transuretral contêm câncer
B	Tumor palpável confinado à próstata
B_1	Lesão < 1,5 cm em diâmetro confinado a um lobo
B_2	Tumor ≥ 1,5 cm/envolvendo mais de um lobo
C	Tumor localizado com envolvimento localizado
C_1	Invasão capsular
C_2	Penetração capsular
C_3	Envolvimento da vesícula seminal
D	Metástases a distância
D_1	Envolvimento dos linfonodos pélvicos
D_2	Linfonodos distantes envolvidos
D_3	Metástases ósseas/tecidos moles/órgãos

◊ Na apresentação inicial > 75% estão no estágio C + D!

Estagiamento (Junta Americana do Câncer):

T0	Nenhuma evidência de tumor primário
T1	Não visível não palpável, clinicamente inaparente
T1a	< 3 focos microscópicos de câncer/em < 5% de tecido ressecado
T1b	> 3 focos microscópicos de câncer/em < 5% do tecido ressecado
T1c	Tumor identificado em biopsia com agulha
T2	Tumor clinicamente presente + confinado à próstata
T2a	Tumor ≤ 1,5 cm, tecido normal nos três lados
T2b	Tumor > 1,5 cm/em > 1 lobo
T2c	Tumor envolve ambos os lobos
T3	Extensão através da cápsula prostática
T3a	Extensão extracapsular unilateral
T3b	Extensão extracapsular bilateral
T3c	Invasão das vesículas seminais
T4	Tumor fixo/invadindo estruturas adjacentes outras que a vesícula seminal
T4a	Invasão do colo vesical, esfíncter externo, reto
T4b	Invasão do músculo elevador do ânus e/ou fixo à parede pélvica
N	envolvimento dos linfonodos regionais
N1	Metástases para um único linfonodo ≤ 2 cm
N2	Metástases para um único linfonodo > 2 cm e < 5 cm/múltiplos linfonodos afetados
N3	Metástases para um linfonodo ≥ 5 cm
M	metástases a distância
M1a	Linfonodos não regionais
M1b	Osso
M1c	Outros locais

Acurácia do estadiamento para doença local/avançada: 46%/66% para o US, 57%/77% para RMN

A doença extracapsular é comum para um volume de tumor > 3,8 cm^3!

Metástases para linfonodos:
0% no estádio A1, 3%–7% no estádio A2, 5% no estádio B1, 10%–12% no estádio B2, 54%–57% no estádio C;
10% com grau Gleanson ≤ 5,
70%–93% com grau Gleanson 9/10

Localização: zona periférica (70%), zona de transição (20%), zona central (10%)

US (21% de valor preditivo positivo):
- √ lesão hipoecóica (61%)/mista (2%)/hiperecóica (2%); lesão isoecóica não detectável (35%)
- √ aumento assimétrico da glândula
- √ contorno deformado da próstata
- √ textura heterogênea

Tamanho versus taxa de detecção:
≤ 5 mm (86%), 6–10 mm (65%), 11–15 mm (53%), 16–20 mm (84%), 21–25 mm (92%), ≥ 26 mm (75%)

DD: de lesão hipoecóica: esfíncter externo, veias, feixe neurovascular, vesícula seminal, ducto dilatado, cisto prostático pequeno, prostatite aguda, hiperplasia prostática benigna, displasia, artefato sonográfico

Prognóstico: o aumento no volume tumoral aumenta a probabilidade de penetração capsular, metástases, desdiferenciação histológica

Mortalidade: 2,6% para os homens brancos, 4,5% para negros; 34.000 mortes/1992

Recomendações de rastreamento (Associação Americana de Urologia, Sociedade Americana do Câncer):
Medidas do nível de PSA + exame digital retal anualmente

Trat.:
(1) Observação
(2) Prostatectomia radical para doença confinada à cápsula + expectativa de vida > 15 anos
(3) Radioterapia para:
(a) doença confinada à cápsula, expectativa de vida < 15 anos
(b) doença fora da cápsula, nenhuma disseminação
(4) Terapia hormonal (orquiectomia, dietilestilbestrol, acetato de leuprolida) para doença amplamente metastática
(5) Criocirurgia
(6) Quimioterapia

CARCINOMA ADRENOCORTICAL

- 20% não funcionante
- 50% hiperfuncionante (em 10%–15% síndrome de Cushing)

Tamanho: usualmente > 5 cm (tamanho mediano 12 cm; em 16% < 6 cm)

√ massa freqüentemente heterogênea com margens irregulares
√ ocasionalmente calcificada
√ invasão da VCI
√ metástases para linfonodos regionais, fígado, pulmão, osso

TC:
√ áreas centrais de baixa atenuação (necrose do tumor)
√ reforço não homogêneo (focos de hemorragia + necrose central)

RMN:
√ hiperintenso em relação ao fígado em T2WI

Angio:
√ artérias adrenais aumentadas
√ neovascularização, ocasionalmente com parasitização
√ *shunt* AV; veias de drenagem múltiplas

MN:
√ não visualização normalmente bilateral com I-131 NP-59 (o lado carcinomatoso não visualiza porque a quantidade de captação é pequena para o tamanho da lesão; o lado contralateral não visualiza porque carcinoma está liberando hormônio suficiente para causar o desligamento da glândula contralateral pelo circuito de retroalimentação hipofisário)

Biopsia: pode parecer benigno histologicamente no adenocarcinoma bem diferenciado

Prognóstico: 0% de taxa de sobrevida em 5 anos

DD: metástase (intensidades de sinal similares à RMN)

CARCINOMA DE CÉLULAS RENAIS

= CaCR = ADENOCARCINOMA RENAL
= HIPERNEFROMA

Incidência: 80%–90% de todos os primários malignos em adultos; 1%–3% de todos os cânceres viscerais (freqüência aproximada da do câncer ovariano, câncer gástrico, câncer pancreático, leucemia)

Idade: 6ª–7ª década (geralmente > 40 anos); pico etário de 55 anos; pode ocorrer em crianças além da idade de 7 anos; M:F = 2–3:1

Pat:
Surge de células tubulares proximais; 30% encontrados incidentemente em exames de imagem;
Padrão de crescimento do tumor: papilar (melhor prognóstico); trabecular/tubular/cístico/sólido (pior prognóstico)

Histo: (baseado em critérios citosplasmáticos)
(a) célula clara = rico em glicogênio + conteúdo lipídico
(b) célula granular = intensamente eosinofílica devido às abundantes mitocôndrias
(c) misto (mais freqüente tipo de CaCR)
(d) sarcomatóide Predisposição:
(1) Tabaco; abuso de fenacetina
(2) Doença de von Hippel-Lindau (10%–25%): freqüentemente tumores intracísticos pequenos (hemangioblastoma, angioma retinal, cisto renais)
(3) Hemodiálise (em 1,4%–2,6%)
(4) Doença cística adquirida da uremia (3,3%–6,1%; risco aumentado em de 7 x)

Estágios:

I	tumor confinado à cápsula renal √ interface convexa nitidamente definida com gordura perirrenal
II	extensão para a gordura perinéfrica mas limitada à fáscia de Gerota = fáscia renal √ interface irregular entre tumor + gordura
IIIA	extensão para dentro da veia renal ou VCI
IIIIB	linfonodos positivos
IIIC	extensão para veia renal + linfonodos
IVA	extensão para órgãos adjacentes (outros que adrenal ipsolateral)
IVB	metástases distantes

acurácia do estagiamento: 84%–91% para TC; 82%–96% para RMN; ruim para o US

Extensão regional: para linfonodos (9%–23%); na veia renal principal (21%–35%); na VCI (4%–10%)

CaCR múltiplo: comumente na síndrome de von Hippel-Lindau; bilateral em 1%–3%

<u>Metástases:</u>
- dor óssea, tosse, hemoptise (como sintomas iniciais de doença metastática, presente em 9%)

◊ 28% dos pacientes têm metástases distantes múltiplas aparentes clinicamente!

Disseminação para:
Pulmão (55%); linfonodos (34%); fígado (33%); osso (32%); adrenais (19%); rim contralateral (11%); cérebro (6%); coração (5%); baço (5%); intestino (4%); pele (3%); ureter (raro)

Incidência da doença metastática:
(a) tumores < 3 cm: 2,6%
(b) tumores 3–5 cm: 15,4%
(c) tumores > 5 cm: 78,6%

• hematúria (56%), dor do flanco (36%), perda de peso (27%), febre (11%–15%)
• tríade clássica de dor no flanco + hematúria macroscópica + massa renal palpável (4%–9%)
• varicocele (2%)
• anemia normocítica normocrômica (28%–40%)
• síndrome de Stauffer (15%) = hepatopatia nefrogênica = hepatosplenomegalia + função hepática anormal na ausência de metástases hepáticas (hepatotoxina do tumor?)
• síndromes paraneoplásicas: eritrocitose (2%); hipercalcemia (paratormônio, prostaglandina, metabólitos da vitamina D)

√ freqüentemente massa lobulada, protuberância focal no contorno renal
√ aumento das partes afetadas do rim
√ calcificação (8%–18%): normalmente central + amorfa, periférica + curvilínea no CaCR cístico
√ compressão/deslocamento/invasão extrínseca da pelve renal + cálices
√ cistos:
  (a) tumor necrótico cístico (40%)
  (b) cistadenocarcinoma (2%–5%)
  (c) carcinoma celular renal na parede do cisto (3%) crescimento do tumor na veia renal/VCI (30%)

PIV:
  √ função diminuída (substituição parenquimatosa, hidronefrose)
  √ ausência de excreção do contraste (oclusão da veia renal)
  √ fluxo retrógrado pielotumoral = parte necrótica do tumor preenche-se com o meio de contraste

TC:
  √ reforço principalmente não homogêneo (devido às áreas císticas ou necróticas)
  √ + hemorragia subcapsular/perinéfrica

US:
  √ hiperecóico (50%–61%), principalmente nos tumores pequenos < 3 cm (78%), ocasionalmente em tumores grandes (32%)
  √ notadamente hiperecóico, isto é, isoecóico para gordura do seio renal, (4%–12%) nos tumores pequenos (DD: angiomiolipoma)
  √ borda anecóica (em 84% dos pequenos CaCR hiperecóicos), provavelmente devido à pseudocápsula de tecido renal comprimido (não visto no angiomiolipoma)
  √ isoecóico (30%–86%)/hipoecóico (10%–12%), principalmente em tumores maiores
  √ cístico com aumento na transmissão acústica (2%–13%) devido à extensa necrose por liquefação (DD: cisto complicado)
  √ desomogeneidade devido à hemorragia, necrose, degeneração cística

RMN (melhor modalidade para avaliar fases III + IV da doença):
  √ intensidade de sinal baixa a média em T1WI; áreas hiperintensas usualmente são geralmente devido à hemorragia
  √ intensidade de sinal heterogênea em T2WI

Angio:
  √ tipicamente hipervascular (95%) com estase do contraste + *shunt* AV ocasional
  √ vasos nutrícios aumentados e tortuosos pouco afilados
  √ neovascularização grosseira + formação de aneurismas pequenos
  √ parasitização dos ramos arteriais lombares, adrenais, subcostais e ramos da artéria mesentérica
  √ margens tumorais mal definidas

Prognóstico:
  ◊ Estádio do tumor + grau histológico são os fatores de prognóstico mais importantes!
  — as taxas de sobrevida em 5 anos para estádios I, II, III, IV são de 67%, 51%, 33%, 14%;
  — as taxas de sobrevida em 10 anos para os estádios I, II, III, IV são 56%, 28%, 20%, 3%;
  — 4,4% de taxa de sobrevida em 3 anos ano se não tratado;
  — carcinomas papilares têm prognóstico melhor que carcinomas não papilares!
  — presença células em fuso reduz a sobrevida!

Recorrência: em 11 % após 10 anos

Trat.: nefrectomia radical (2%–5% de mortalidade operatória)/parênquima conservando o procedimento dependendo do tamanho do tumor + estágio + grau

Carcinoma cístico de células renais

A. CaCR UNILOCULAR CÍSTICO (50%)
  = extensa necrose de um CaCR previamente sólido/crescimento cístico intrínseco de um cistadenocarcinoma
  √ massas cheias de líquido sem critérios de um cisto renal

B. CaCR MULTILOCULAR (30%)
  = crescimento intrínseco multilocular impossível distinguir de nefroma multilocular cístico

C. NÓDULO MURAL EM CaCR CÍSTICO (20%)
  (a) necrose tumoral cística assimétrica
  (b) tumor surgindo na parede de cisto preexistente
  (c) dilatação tubular com formação cística secundária pela obstrução do tumor

Carcinoma papilar de célula renal

Incidência: 5%–15% de todos os CaCR

Idade: 40–50 anos

√ tumor bem encapsulado de crescimento lento
√ calcificação periférica freqüente
√ usualmente hipovascular
√ pouco/nenhum reforço de contraste
• freqüentemente massa hipoecóica

Prognóstico: favorável (metástase tardia)

CARCINOMA URACAL

= tumor raro que surge do úraco (remanescente vestigial da cloaca + alantóide) dentro do espaço de Retzius

Incidência: 0,2%–0,34% de todos os cânceres da bexiga; 20%–40% de todos os adenocarcinoma primários da bexiga

Histo:
  (a) adenocarcinoma (90%) pela transformação maligna da metaplasia colunar, em 75% produção de muco
  (b) CaCT, sarcoma, carcinoma celular escamoso

Idade: 41–70 anos; M:F = 3:1

• massa suprapúbica, dor abdominal
• hematúria (71%)
• descarga de sangue, pus e muco do umbigo
• sintomas irritativos miccionais
• micção mucosa (25%)

Localização: supravesical, linha média, anterior (80%), no espaço de Retzius (ligado pela fáscia transversa ventralmente + peritônio dorsalmente)

√ massa ântero-superior à cúpula vesical com envolvimento predominantemente muscular/extravesical
√ invasão da cúpula da bexiga (88%)
√ massa de baixa densidade em 60% (muco)
√ freqüentemente calcificações psamomatosas periféricas (70%)
√ intensidade de sinal notadamente aumentado em T2WI

Prognóstico: 16% de taxa de sobrevida em 5 anos

CISTITE

= infecção bacteriana; mais comum em mulheres
• freqüência, disúria, hematúria
• capacidade da bexiga reduzida
√ cistograma insensível:

US:
- √ espessamento isoecóico focal/multifocal/circunferencial da parede vesical
- √ diminuição na espessura da parede vesical durante a distensão da bexiga (isto é, instilação de salina estéril por um cateter uretral)
- √ lesões bolhosas
- √ mucosa intata

Cistite cística

= CISTITE FOLICULAR = CISTITE GLANDULAR = CISTITE BOLHOSA
= processo inflamatório não específico da bexiga
√ múltiplas pequenas elevações mucosas císticas murais e arredondadas

Prognóstico: potencialmente maligna em adultos

Cistite enfisematosa

= infecção por organismo formador de gás relacionado à hiperglicemia

Raios X simples:
- √ anel translúcido de bolhas de ar na parede da bexiga

US:
- √ gás intraluminal (= pneumatúria primária)
- √ focos de sombreamento ecogênico dentro da área de espessamento mural vesical

Cistite hemorrágica

Causa: obscura
(a) não específica: cultura negativa
(b) bacteriana: *E. coli* (em 17%)
(c) viral (adenovírus em 19%): cultura negativa, exantema viral (d) citotóxico: ciclofosfamida (Cytoxan), em 15% dos pacientes durante o primeiro ano de tratamento

√ aglomerações móveis ecogênicas de material sólido (= coágulos sangüíneos intraluminais)

Cistite granulomatosa = cistite tuberculosa

√ bexiga hipertônica irritável com capacidade diminuída
√ o processo patológico usualmente começa ao nível do trígono e dissemina-se para cima e lateralmente
√ calcificação da parede da bexiga (raro)

Cistite intersticial

Idade: mulheres pós-menopausadas
• pseudo-ulceração rosa da mucosa da bexiga caracteristicamente no vértice da bexiga (= úlcera de Hunner)

Cistite por radiação

Edema bolhoso da parede da bexiga

Causa: contato interno contínuo com cateter de Foley, envolvimento da parede da bexiga por contato externo nas condições inflamatórias pélvicas (isto é, doença de Crohn, apendicite, diverticulite)

√ mucosa suavemente espessada/hipoecóica redundante polipóide

DD: neoplasia da bexiga, ureterocele, pseudo-ureterocele, neurofibromatose, proliferações pseudossarcomatosas miofibroblásticas

CISTO DA VESÍCULA SEMINAL

1. CISTO ADQUIRIDO DA VESÍCULA SEMINAL
2. CISTO CONGÊNITO VESÍCULA SEMINAL
   Associado às: anomalias do ducto mesonéfrico ipsolateral:
   (1) Inserção ectópica do ureter ipsolateral (92%) no colo vesical/posterior à uretra prostática/ducto ejaculatório/vesícula seminal
   (2) Disgenesia renal ipsolateral (80%)
   (3) Duplicação do sistema coletor (8%)
   Idade sintomática: 21–41 anos

• dor abdominal/flanco/pélvica/perineal exacerbada pela ejaculação
• disúria, micção freqüente
• epididimite em menino pré-púbere
• infecção recorrente do trato urinário

√ massa cística posterior à bexiga urinária (DD: cisto do ducto mülleriano)
√ ducto ejaculatório dilatado

CISTO RENAL

Cisto renal cortical simples

Lesão adquirida possivelmente secundário à obstrução tubular; contribui com 62% de todas as massas renais

Incidência: em 1%–2% de todos os urogramas; em 3%–5% de todas as autópsias

Idade: pico de incidência depois da idade de 30 anos; freqüência crescente com a idade (em 0,22% no grupo etário pediátrico, em 50% acima dos 50 anos)

Pode estar associado com: esclerose tuberosa, doença de von Hippel-Lindau, doença de Caroli, neurofibromatose,

√ grande e unifocal quando periférico
√ atenuação do focal + deslocamento do sistema coletor
√ nefrograma focalmente substituído com margem lisa, parede delgada e "sinal do bico"

US (90%–100% de acurácia do US & TC):
- √ forma esférica/ovóide
- √ anecóico sem ecos internos
- √ paredes claramente demarcadas
- √ reforço acústico além do cisto

TC:
- √ lesão com densidade próxima a da água (< 20–25 HU), parede fina, interface suave com o parênquima renal, nenhum reforço

Cistografia:
- √ parede lisa, aspirado claro com baixo conteúdo em desidrogenase láctica, nenhum conteúdo gorduroso

Cp:
(1) Hemorragia em 1–11,5%
(2) Infecção em 2,5%
(3) Tumor dentro do cisto em < 1%

Cisto renal atípico

Causa: hemorragia/infecção
- √ septos delicados (10%–15%)
- √ calcificação periférica + calcificação curvilínea (1%)

Cisto renal complicado

(1) Cisto hemorrágico
TC:
- √ densidade aumentada secundária à hemorragia/alto conteúdo em proteína (= cisto hiperatenuante com aproximadamente 50–80 HU)
- √ nenhum reforço com contraste

RMN:
- √ usualmente iso para hiperintenso em T1WI (devido à metemoglobina) + hiperintenso em T2WI (devido à lise das hemácias)
- √ variáveis intensidades de sinal (dependente da quantidade de hemorragia, hemoglobina, produtos de degradação, grau de lise da hemácia, conteúdo em proteína)
- √ efeito hematócrito (= as hemácias assentam-se no fundo do cisto)

(2) *Cisto infetado*
Média etária: 61 anos; em 94% mulheres
- história de nenhuma resposta ao tratamento antibiótico para pielonefrite aguda
- leucocitúria

US:
- √ parede do cisto irregular e espessada (22%)
- √ septações internas (11%)
- √ minúsculos restos tanto difusamente/nível líquido-líquido na porção pendente do cisto
- √ conglomerados sólidos amorfos
- √ lesão arredondada com margens nítidas

Dg: punção do cisto
DD: abscesso, hematoma, aneurisma da artéria renal, tumor cístico

Cisto do seio renal

= CISTO PERIPÉLVICO/CISTO PARAPÉLVICO = LINFANGIECTASIA PARAPÉLVICA = CISTO PARAPÉLVICO LINFÁTICO
= massas esféricas cheias de líquido aderidas à pelve renal sem conexão com o sistema pelvocalicial, surgindo tanto do seio renal como do parênquima

Incidência: 1,5% (autópsias); 4%–6% de todos os cistos renais
Etiologia: provavelmente canais linfáticos ectásicos pela obstrução linfática? extravasamento pós-traumático de urina/sangue? protrusão de cistos parenquimatosos dentro do seio? remanescente mesonéfrico? remanescente do corpo wolffiano? divertículo da pelve renal? anomalia de duplicação
Idade: principalmente durante a 5ª e 6ª décadas
- quase sempre assintomático
- dor (pela caliectasia obstrutiva)
- hipertensão vascular renal (compressão das artérias renais)
- líquido soroso claro com cor de palha
- √ densidade de tecido mole no seio renal
- √ deslocamento focal + apagamento do sistema coletor
- √ estiramento do sistema coletor quando generalizado (indistinguível da lipomatose do seio)
- √ calcificação raramente curvilínea da parede do cisto (4%)

US:
- √ massa(s) anecóica(s) com reforço acústico, forma irregular

Cp: caliectasia obstrutiva (raramente hidronefrose)
Trat.: ablação do cisto com álcool a 95% se sintomático
DD: hidronefrose

COLESTEATOMA

= bola do queratina = epitélio escamoso queratinizado invadindo lúmen
- história de ITU
- episódios repetidos de cólica renal

Localização: pelve renal > ureter superior
- √ defeitos de enchimento mosqueados/fibrosos no sistema coletor
- √ dilatação do sistema pelvocalicial (com obstrução)
- √ possível a calcificação do material queratinizado
- ◊ Não é uma condição pré-maligna!

CONTUSÃO VESICAL

= hematoma intramural (lesão mais comum da bexiga)
- √ nenhum extravasamento
- √ falta de distensibilidade normal
- √ defeito de enchimento em forma semilunar na bexiga distendida com contraste

DISGENESIA RENAL

= tecido indiferenciado do broto renal
Diagnóstico patológico, NÃO radiológico
- √ vasos renais normalmente ausentes; ocasionalmente pequenos canais vasculares

DIVERTÍCULO PIELOCALICIAL

= CISTO PIELOGÊNICO = CISTO PERICALICIAL = DIVERTÍCULO PERICALICIAL
= bolsa revestida de uroepitélio estendendo de um ponto periférico do sistema coletor para dentro do parênquima renal adjacente

TIPO I (cálice):
Mais comum; conectado à cúpula caliciana, usualmente ao nível do fórnice; forma bulbosa; infundíbulo contentor estreito de vários comprimentos; poucos milímetros de diâmetro; na região polar especialmente, pólo superior

TIPO II (pelve):
Região interpolar; comunica-se diretamente com a pelve; geralmente mais esférica e maior; colo curto e não facilmente identificável

Causa:
(1) Origem relacionada ao desenvolvimento, a partir de um remanescente do broto ureteral (obstrução de um "minicálice" periférico aberrante)
(2) Adquirido: refluxo, infecção, ruptura de cisto simples/abscesso, acalasia infundibular/espasmo, hidrocálice secundário à fibrose inflamatória de um infundíbulo

√ formação de cálculo único/múltiplos (50%) ou "leite de cálcio" (nível cálcio-líquido)
√ a opacificação pode ser tardia e continuar por período prolongado
√ efeito de massa sobre o sistema pielocalicial adjacente se grande o bastante

Cp: infecção recorrente
DD: cisto nefrogênico simples roto, abscesso evacuado/hematoma, necrose papilar renal, rim em esponja medular, hidrocálice devido ao estreitamento infundibular por tuberculose/cruzamento vascular/cálculo/carcinoma infiltrante

DIVERTÍCULO VESICAL

= cavidade formada por herniação da mucosa vesical através da parede muscular, unida à cavidade da bexiga por um colo constringido

Prevalência: 1,7% em crianças
Etiologia:
A. Primário/congênito/divertículo idiopático (40%)
 √ em 3% único divertículo
 (a) com refluxo vesicoureteral
  (1) Divertículo de Hutch na região paraureteral
 (b) sem refluxo vesicoureteral
B. Divertículos secundários (60%)
 √ em 50% divertículos múltiplos
 (a) estado pós-operatório
 (b) associados à obstrução da saída da bexiga
  (1) Válvulas uretrais posteriores
  (2) Constrição uretral
  (3) Grande ureterocele
  (4) Disfunção neurogênica
  (5) Próstata aumentada
  (6) Estenose do colo vesical
 (c) associados a síndromes
  (1) Síndrome "prune belly"
  (2) Síndrome do cabelo crespo de Menkes
  (3) Síndrome de Williams
  (4) Síndrome de Ehlers-Danlos tipo 9
  (5) Síndrome de Diamond-Blackfan

DIVERTÍCULOS MÚLTIPLOS EM CRIANÇAS
1. Disfunção neurogênica
2. Válvulas uretrais posteriores
3. Síndrome do ventre em ameixa

Idade média: 57 anos; M:F = 9:1
Locais: áreas de fraqueza congênita da parede muscular ao nível:
(a) do meato ureteral
(b) da parede póstero-lateral (divertículo de Hutch = paraureteral)

Cp:
(1) Carcinoma vesical em 0,8%–7% secundário à inflamação crônica (idade comum 66 anos)
(2) Obstrução ureteral
(3) Refluxo ureteral

DOENÇA CÍSTICA LOCALIZADA

= cistos múltiplos envolvendo somente uma porção do rim
• nenhuma história familiar

Histo: ductos e túbulos dilatados variando de tamanho de alguns milímetros a vários centímetros
Prognóstico: não progressivo

DOENÇA CÍSTICA MEDULAR

= NEFRONOPTISE

Histo:
Variável número de cistos medulares (100 μ a 2 cm) + fibrose progressiva periglomerular e intersticial + atrofia tubular com dilatação de alguns túbulos proximais

Tipos:
(1) DOENÇA CÍSTICA MEDULAR = INÍCIO NA VIDA ADULTA, autossômica dominante, em adultos jovens, rapidamente progressiva, evolução com uremia + morte em 2 anos
(2) NEFRONOPTISE JUVENIL = INÍCIO JUVENIL autossômica recessiva, em crianças com 3–5 anos de idade, duração média de 10 anos antes que a uremia e a morte ocorram

• perda de sal, poliúria, hipostenúria, polidipsia
• déficit no desenvolvimento, retardo de crescimento (no início da adolescência)
• uremia, anemia grave, sedimento normal, hipertensão (somente na fase tardia)

√ rins normais/pequenos com contornos lisos + córtex delgado

PIV:
 √ pobre opacificação do sistema coletor renal
 √ "nefrograma medular" = estriações medulares persistentes por até 2 horas; ocasionalmente substituídas por lucências múltiplas de paredes finas nitidamente definidas

Pielograma retrógrado:
 √ comunicação entre os cistos e sistema coletor

US/TC:
 √ ecogenicidade parenquimatosa aumentada + perda da junção corticomedular
 √ múltiplos cistos pequenos medulares/corticomedulares

DOENÇA DE ADDISON

= INSUFICIÊNCIA ADRENAL PRIMÁRIA
◊ 90% do córtex adrenal deve estar destruído!

Causa:
(1) Atrofia adrenal idiopática (60%–70%); provavelmente desordem auto-imune
(2) Doença granulomatosa: tuberculose, sarcoidose
(3) Infecção fúngica: histoplasmose, blastomicose, coccidioidomicose
(4) Hemorragia adrenal: terapia anticoagulante, sangramento, desordens da coagulação, sepse, choque
(5) Doença metastática bilateral (rara)

√ glândulas diminutas (na atrofia idiopática + inflamação crônica)
√ glândulas aumentadas (inflamação aguda, hemorragia aguda, metástases)

DOENÇA DE WOLMAN

= XANTOMATOSE FAMILIAR
= rara lipidose autossômica recessiva com acumulação de ésteres de colesterol e triglicerídeos nas células viscerais fagocitárias + vários tecidos

Etiologia: deficiência da lipase ácido lisossomal

- pobre desenvolvimento no período neonatal: carência para ganhar peso
- √ hepatosplenomegalia
- √ calcificações puntiformes bilaterais extensas ao longo das adrenais aumentadas (retendo a forma normal)
- √ osteoporose generalizada

Prognóstico: a morte ocorre dentro dos primeiros meses de vida

DOENÇA POLICÍSTICA RENAL

Doença renal policística autossômica dominante

= DOENÇA POLICÍSTICA RENAL DO ADULTO
= Potter tipo III
= doença lentamente progressiva com quase 100% de penetrância e grande variação na expressividade

Incidência: 1:1.000 pessoas trazem o gene mutante; terceira causa mais prevalente de insuficiência renal crônica

Risco de recorrência: 50%

Histo:

Taxa anormal de divisão dos túbulos (Potter tipo III) com hipoplasia das porções dos túbulos deixadas para trás como brotos ureterais; dilatação cística da cápsula de Bowman, alça de Henle, túbulo contorcido proximal, coexistindo com tecido normal

Média etária ao diagnóstico:

43 anos (início neonatal/infantil já foi publicado); M:F = 1:1

Início da formação dos cistos:

— 54% na 1ª década
— 72% na 2ª década
— 86% na 3ª década

Evidência morfológica em todos os pacientes em torno dos 80 anos de idade

Associada a:

(1) Cistos no: fígado (25%–50%), pâncreas (9%); raro no pulmão, baço, tireóide, ovários, útero, testículos, vesículas seminais, epidídimo, bexiga
(2) Aneurisma: aneurismas saculares "em amora" das artérias cerebrais (3%–13%)
(3) Prolapso da valva mitral

- sintomático com média etária de 35 anos (os cistos crescem com a idade)
- hipertensão (50%–70%)
- azotemia
- hematúria, proteinúria
- dor abdominal/lombar
- √ rins grandes bilateralmente com lesões esféricas multifocais; o aumento unilateral pode ser a primeira manifestação da doença
- √ os cistos podem calcificar de maneira anelar curvilínea/anelar puro
- √ sistema coletor alongado + distorcido + atenuado
- √ impregnação nodular do material de contraste nas imagens tardias
- √ nefrograma em "queijo suíço" = lesões múltiplas de vários tamanhos com margens lisas
- √ os rins policísticos atrofiam após o início da insuficiência renal, após o transplante ou durante a hemodiálise crônica

MN: função renal deficiente à varredura com Tc-99 m DTPA

- √ múltiplas áreas de atividade diminuída, atividade cortical somente em áreas de córtex não funcionante

US:

- √ múltiplos cistos na região cortical (geralmente não visualizados antes da adolescência)
- √ difusamente ecogênicos quando os cistos são pequenos (crianças)
- √ contorno renal pobremente demarcado

US-OB:

- √ grandes rins ecogênicos similares à doença policística renal infantil (geralmente no terceiro trimestre, diagnóstico sonográfico mais precoce em torno da 14ª semana), pode ser unilateral
- √ rara a presença de cistos macroscópicos
- √ quantidade normal de líquido amniótico/oligoidramnia (função renal geralmente não prejudicada)

Apresentação atípica rara:

(a) doença policística renal do adulto unilateral
(b) doença policística renal do adulto segmentar
(c) doença policística renal intra-útero/período neonatal

Cp:

(1) Morte por uremia (59%)/hemorragia cerebral (secundária à hipertensão ou ruptura de aneurisma [13%])/complicações cardíacas (média etária de 50 anos)
(2) Cálculos renais
(3) Infecção do trato urinário
(4) Ruptura do cisto
(5) Hemorragia

DD:

(1) Cistos simples múltiplos (menos difuso, nenhuma história familiar)
(2) Doença de von Hippel-Lindau (hemangioblastomas cerebelares, ocasionalmente feocromocitomas)
(3) Doença cística urêmica adquirida (rins pequenos, nenhuma função renal, transplante)
(4) Doença policística renal infantil (usualmente cistos microscópicos)

Doença policística renal autossômica recessiva

= DOENÇA POLICÍSTICA RENAL INFANTIL
  = DOENÇA POLICÍSTICA DA CRIANÇA
  = Potter tipo I

Incidência: 1:6.000 a 1:50.000 nascimentos vivos; F > M; freqüência do portador de 1:112

Pat:

@ Rim: proliferação anormal + dilatação dos túbulos coletores resultando em múltiplos cistos de 1–2 mm
@ Fígado: fibrose porta freqüentemente com proliferação anormal + dilatação dos ductos biliares
@ Pâncreas: fibrose pancreática

A. FORMA ANTENATAL (mais comum)
90% dos túbulos mostram alterações císticas
- início na insuficiência renal intra-útero
- seqüência de Potter
- √ oligoidramnia e distocia (grande massa abdominal)

Prognóstico:

Morte por insuficiência renal/insuficiência respiratória (hipoplasia pulmonar) dentro de 24 horas em 75%, dentro de 1 ano em 93%; uniformemente fatal

B. FORMA NEONATAL
60% dos túbulos mostram ectasia + mínima fibrose hepática + proliferação dos ductos biliares
• início da insuficiência renal dentro do primeiro mês de vida

Prognóstico:
Morte por insuficiência renal/hipertensão/insuficiência ventricular esquerda dentro do primeiro ano de vida

C. FORMA INFANTIL
20% dos túbulos renais envolvidos + fibrose periportal leve + moderada
• a doença surge em 3–6 meses de idade

Prognóstico:
Morte por insuficiência renal crônica/hipertensão arterial sistêmica/hipertensão portal

D. FORMA JUVENIL
10% dos túbulos envolvidos + fibrose hepática grosseira + proliferação dos ductos biliares
• a doença surge aos 1–5 anos de idade

Prognóstico: morte por hipertensão porta

◊ Quanto menos graves as manifestações renais mais graves as manifestações hepáticas!

@ Pulmão:
√ grave hipoplasia pulmonar
√ pneumotórax/pneumomediastino

@ Fígado
• hipertensão venosa porta
√ dilatação cística dos pequenos ductos biliares intra-hepáticos
√ aumento na ecogenicidade hepática (pela fibrose hepática congênita)

@ Rins
√ aumento renal grosseiro bilateral
√ nefrograma fraco + opacificação borrada nas imagens iniciais
√ nefrograma com densidade progressivamente mais densa
√ pobre visualização do sistema coletor
√ "nefrograma em raios de sol" = nefrograma estriado com faixas opacas radiantes persistentes (ductos coletores) nas imagens tardias
√ lobação fetal proeminente

TC:
√ fase corticomedular prolongada

US:
√ rins aumentados e hiperecóicos (dilatação cística/ectásica não resolvida de 1–2 mm dos túbulos renais; número aumentado de interfaces acústicas)
√ aumento da transmissão renal (conteúdo altamente líquido dos cistos)
√ perda da diferenciação corticomedular, pobre visualização do seio renal + bordas renais
√ ocasionalmente cistos macroscópicos distintos < 1 cm
√ sistema coletor comprimido/minimamente distendido

US-OB (diagnóstico tão precocemente quanto 17 semanas de gestação):
√ aumento renal progressivo com relação circunferência renal:circunferência abdominal aumentada > 0,30
√ parênquima renal hiperecóico
√ não visualização da bexiga urinária fetal (nos casos graves)
√ oligoidramnia (33%)
√ tórax fetal pequeno

Conduta obstétrica:
(1) Estudos cromossomiais para determinar se outras malformações estão presentes (isto é, trissomia do 13/18)
(2) Opção para o término da gravidez < 24 semanas
(3) Não intervenção para o sofrimento fetal se > 24 semanas e se houver presença de grave oligoidramnia

Risco de recorrência: 25%

DD: Síndrome de Meckel-Gruber, doença policística renal do adulto

DOENÇA RENAL CÍSTICA ADQUIRIDA

= DOENÇA CÍSTICA DA UREMIA ADQUIRIDA
= cistos renais em pacientes sob hemodiálise de longa duração (em 17% < 5 cistos por rim, em 40% nenhum cisto)

◊ O transplante bem sucedido previne a ocorrência de cistos/tumor!

Incidência: em 27%-47% após aproximadamente 3 anos; em 80% após 4 anos; 100% após > 5 anos

Etiologias propostas:
(a) comformação alterada da membrana basal tubular
(b) obstrução devido à proliferação local do epitélio tubular
(c) obstrução dos ductos por fibrose intersticial/cristais de oxalato
(d) toxicidade por metabólitos circulantes
(e) insuficiência vascular

Histo: cistos revestidos por epitélio cuboidal achatado/papilar

Em 13%-20% associada a:
(a) pequenos adenomas papilares/tubulares/sólidos de células claras com 1 cm de diâmetro
(b) carcinoma de células renais

√ rins pequenos em estágio terminal (<280 g)
√ múltiplos cistos bilateralmente com 0,5-2 cm (precocemente = pequenos, tardiamente = grande)

Cp: hemorragia espontânea dentro do cisto (macroematúria/hemorragia retroperitoneal pela ruptura do cisto)

DUPLICAÇÃO URETERAL

Duplicação completa

Incidência: 0,5%–10% dos nascimentos vivos; em 6% das urografias; M:F = 1:2; em 15%–40% bilateral

Risco do recorrência: 12% em parentes de primeiro grau

Embriologia: os ureteres desenvolvem de brotos ureterais separados que se originam de um único ducto Wolffiano

(1) <u>Metade do pólo superior</u>
Ureter ectópico insere abaixo e medial ao ureter ortotópico
Sujeito à OBSTRUÇÃO

(2) <u>Metade do pólo inferior</u>
Ureter ortotópico drena o pólo inferior e a porção interpolar + entra na bexiga no trígono
Sujeito ao REFLUXO VESICOURETERAL

√ dois seios renais separados ecodensos + pelves separadas por ponte parenquimatosa
√ sistema atrófico pode simular uma massa renal = sinal de Nubbin
√ metade do pólo superior obstruído com ureter dilatado e tortuoso
√ sistema coletor diminuto fracamente visualizado

√ escassez de cálices craniais
√ achatamento do pólo inferior
√ refluxo vesicoureteral no pólo inferior atrofiado

Duplicação parcial

√ ureter bífido (na ramificação precoce)
√ pelve bífida (na ramificação tardia)
peristalse em "ioiô" = a urina move-se para baixo pelo ureter cefálico + reflui para cima para o polo inferior do ureter
√ pólo inferior do ureter pode terminar cegamente (só visto em injeção retrógrada)

EPIDIDIMITE

Epididimite aguda

= EPIDÍDIMO ORQUITE AGUDA
mais comum processo patológico agudo na idade pós-púbere secundário à infecção ascendente (usualmente começando como prostatite)

Incidência: 634.000 casos/ano; < 10 anos em 0%; 20–30 anos em 72%

Organismo: E. coli + S. aureus (85%), *Gonococcus* (12%), BK (2%); < 35 anos de idade *Chlamydia trachomatis + Neisseria ghonorrheae*; > 35 anos de idade *Escherichia coli + Proteus mirabilis*; epididimite não específica em 20%

- febre
- dor de intensidade crescente com mais de 1–2 dias
- edema epididimal + sensibilidade
- piúria (95%)
- cultura de urina positiva
- leucocitose (50%)
- disúria + freqüência (25%)
- sensibilidade prostática (infreqüente)

Localização: pode ter envolvimento focal, como na epididimite focal (25%), freqüentemente na cauda do epidídimo, orquite focal (10%)

US:
√ epidídimo aumentado com ecogenicidade diminuída
√ hidrocele + espessamento cutâneo
√ cordão espermático aumentado contendo gordura hiperecóica

Doppler colorido:
√ número aumentado + concentração de vasos identificáveis na região afetada (= hiperemia)
√ pico de velocidade sistólica (PSV) > 15 cm/s com PSV relação > 1,9 comparou com lado normal
√ detecção do fluxo venoso

MN (taxa de positivos verdadeiros de 99%):
√ perfusão simétrica dos vasos ilíacos + vasos femorais
√ perfusão aumentada marcadamente através dos vasos do cordão espermático (artérias testiculares + deferentes)
√ atividade curvilínea aumentada lateralmente no hemiescro nas imagens estáticas (também centralmente se os testículos estiverem envolvidos)
√ atividade aumentada do conteúdo escrotal nas imagens estáticas (hiperemia + permeabilidade capilar aumentada)

Cp:
(1) Orquite focal/difusa (2%–40%)
(2) Abscesso epididimal (6%)/abscesso testicular (6%)
(3) Infarto (3%) por compressão extrínseca do fluxo de sangue testicular
(4) Atrofia testicular tardia (21%)

DD:
(1) Abscesso testicular (perfusão aumentada com captação centralmente diminuída)
(2) Hidrocele (perfusão normal, nenhuma captação)
(3) Tumor testicular (perfusão ligeiramente aumentada; captação aumentada/diminuída; nenhuma hiperemia epididimal associada ao IFC)

Epididimite crônica

US:
√ epidídimo hiperecóico aumentado

ESQUISTOSSOMÍASE

= BILHARZIOSE

Organismo: S. haematoblum (trato GU) > 95%; *S. mansoni* (trato GI) < 5%

Ciclo de vida: parasita fêmea descarrega ovos na urina + fezes; choca dentro de água fresca em miracídios; penetra o caracol (hospedeiro intermediário); desenvolve-se em cercárias; penetram a pele humana (usualmente pelo pé) + passam para os linfáticos; alojam-se nas veias portais + migram para o plexo venoso pélvico; ovos corroem a mucosa da bexiga

- freqüência, urgência, disúria, hematúria
- forte dor do flanco (pela hidronefrose)

√ calcificações: calcificação contínua linear na parede vesical (em 4%–56%), cálculo vesical (em 39%), calcificação ureteral distal (em 34%), calcificação em favo de mel das vesículas seminais
√ pseudopólipos inflamatórios múltiplos na bexiga + ureter secundário aos granulomas (= bilharziomas)
√ dilatação ureteral (atonia secundária à fibrose/perineurite) ureterite cística/ureterite calcinosa (= calcificações puntiformes)
√ constrição ureterais no terço distal (em 8%) (mais comumente na porção intravesical com configuração "em cabeça de cobra"
= pseudoureterocele); constrição de Makar = constrição focal ao nível de L3
√ refluxo vesicoureteral
√ bexiga fibrótica de paredes espessas e "teto aplainado" com alta inserção do ureter
√ bexiga com capacidade reduzida com significante resíduo pós-miccional (estágio fibrótico)
√ constrição uretral com fístulas perineais

Cp:
(1) Hipertensão porta
(2) Carcinoma escamoso celular da bexiga (calcificações descontínuas, defeito de enchimento irregular)

ESTENOSE DA ARTÉRIA RENAL

Responsável por 1%–2% das hipertensões arteriais sistêmicas

Significância hemodinâmica determinada por:
(a) níveis de renina elevados na veia renal do rim afetado ≥ 1,5:1
(b) vasos colaterais
(c) estenose maior que 70% com dilatação pós-estenótica
(d) gradiente de pressão transestenótica intra-arterial ≥ 40 mmHg
(e) diminuição no tamanho renal

√ A estenose da artéria renal está presente em 77% dos pacientes hipertensos!
√ A estenose da artéria renal está presente em 32%–49% dos pacientes normotensos!
√ 15%–20% dos pacientes continuam hipertensos após o restabelecimento do fluxo sangüíneo renal normal (= estenose da artéria renal sem hipertensão renovascular)!

Causas:
(1) Lesão ateromatosa (especialmente nos 2 cm proximais)
(2) Displasia fibromuscular

Histo: atrofia tubular e dos glomérulos
- dor abdominal/flanco
- hematúria
- hipertensão
- oligúria, anúria
- baixa concentração de sódio na urina

√ tamanho renal normal/diminuído (D 2 cm < E; E 1,5 cm < D) com contornos suaves
√ calcificações vasculares (aneurismas/aterosclerose)

PIV (60% de taxa de positividade verdadeira, 22% de taxa de falsos negativos):
√ impregnação tardia do material de contraste (filtração glomerular diminuída)
√ aumento da densidade do material de contraste (reabsorção de água aumentada)
√ retardo na lavagem do material de contraste (tempo de trânsito urinário prolongado)
√ ausência de distensão do sistema coletor
√ atenuação global da densidade do contraste, urograma pode ser normal com circulação adequada do contraste
√ impressão do ureter proximal (aumento dos vasos colaterais)

Angiografia:
(a) angiografia convencional = teste-padrão
(b) angiografia intravenosa por subtração digital: não avalia o significado hemodinâmico

MN (44% de sensibilidade, 95% de especificidade):
√ perfusão renal ausente/reduzida
√ visualização ruim/não visualização das imagens tardias

Renografia por radionuclídeos (de preferência Tc-99 m MAG3) com inibidor da enzima conversora da angiotensina I (ECA I)

Teste:
Usado como triagem para a hipertensão renovascular
(a) Captopril
Dose: 1 mg/kg VO para o paciente pediátrico, 25 ou 50 mg VO para o paciente adulto
Técnica: radiofármaco injetado 60 minutos antes da ingestão do Captopril
(b) Enalapril:
Dose: 0,04 mg/kg EV (máximo 2,5 mg)
Técnica: radiofármaco injetado 15 minutos após a injeção do Enalapril

√ alterações da curva do renograma cortical de 0/1 para 2 ou mais após o teste da ECA I (PATOGNOMÔNICO)
√ atividade residual cortical (= atividade restante em 20 minutos expressa como porcentual do pico) > 30% com aumento de 10% após o teste da ECA I

US com Doppler Duplex:
(1) sinais diretos = medida no local da estenose
√ pico de velocidade sistólico aumentado > 150 cm/s para ângulos < 60° ou 180 cm/s para ângulos > 70° (com muitos falsos positivos devido aos ângulos do Doppler subótimos)
√ relação entre o pico de velocidade da artéria renal e o pico da corrente central aórtica > 3,5 (para > 60% de estenose; 0%–91% sensível, 37%–97% específico)
√ alargamento espectral pós-estenótico ± reversão do fluxo
√ ausência de fluxo sangüíneo durante a diástole (para estenoses > 50%)

Problemas:
(a) exame tecnicamente inadequado (gás, obesidade, movimento respiratório) em 6%–49%; usualmente limitado a crianças + adultos magros
(b) múltiplas artérias renais em 16%–28%
(c) traçados "falsos" por causa de grandes vasos colaterais/segmentos reconstituídos da artéria renal principal
(d) necessidade para visualização de todo o comprimento da artéria renal
(e) transmissão das pulsações aórticas/cardíacas obscurece os registros da onda da artéria renal

(2) Sinais indiretos = medida dos segmentos arteriais distais
√ ΔRI > 5% entre ambos os rins (82% sensível + 92% específico para estenose > 50%, 100% sensível + 94% específico para estenose ≥ 60%)
√ padrão "*tardus-parvus*" = onda do Doppler lentificada + atenuada durante a sístole = atraso no tempo de aceleração ≥ 0,07 s (= tempo de elevação do pulso)+ diminuição no pico de velocidade sistólica
√ pico sistólico precoce ausente (PSP)
√ fluxo arterial segmentar detectável com oclusão arterial renal

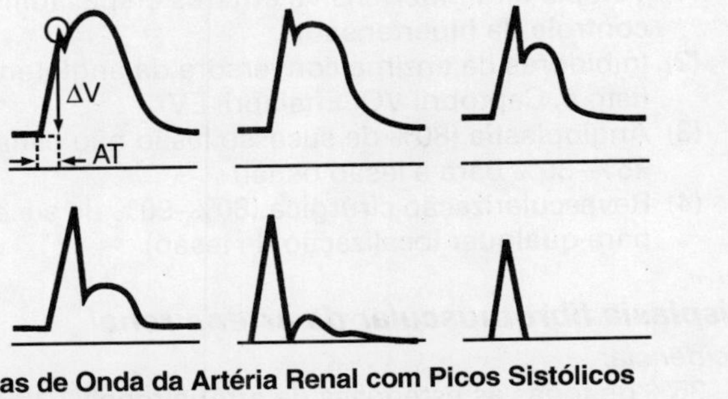

Formas de Onda da Artéria Renal com Picos Sistólicos Precocemente Normais
TA = tempo de aceleração; ΔV = diferença da velocidade entre a velocidade do pico sistólico precoce e a velocidade diastólica tardia; Índice de aceleração (IA) = ΔV/TA; 98% do PPV para exclusão de estenose da artéria renal com um traço espectral normal para cada pólo renal.

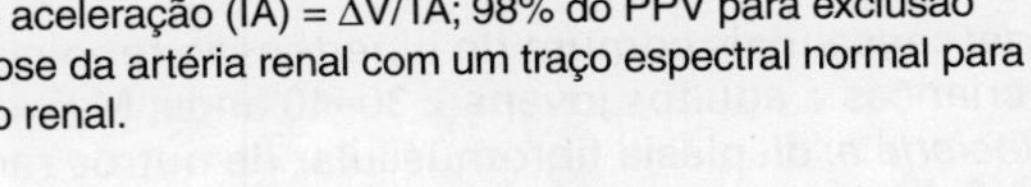

60-89% estenose > 90% estenose ou oclusão
Padrão Tardus-Parvus

Falso negativo: estenose na artéria renal acessória
Falso positivo: coarctação

Resultados para > 60% de estenose arterial renal:

	Sensibilidade	Especificidade	Acurácia
TA ≥ 0,07	81%	95%	91%
IA < 30 cm/s²	89%	86%	87%
PSP ausente	92%	96%	95%

Doença arteriosclerótica da artéria renal

Incidência: em até 6% dos pacientes hipertensos; causa mais comum de hipertensão secundária
Idade: > 50%; M > F
Pat: lesão primariamente envolvendo a íntima
- piora da hipertensão preexistente
- início abrupto de hipertensão severa > 180/110 mmHg
- sopro vascular em 40%–50% (presente em 20% dos pacientes hipertensos sem estenose da artéria renal)

Associada a: grave arteriosclerose da aorta, vasos cerebrais, coronários e artérias periféricas
Localização: artéria renal principal (93%) + estenose adicional de um ramo da artéria renal (7%); bilateral em 31%
√ estenose excêntrica nos 2 cm proximais da artéria renal, freqüentemente envolvendo o orifício
√ diminuição do comprimento renal com o tempo (= estenose arterial renal de alto grau com risco de oclusão)
Prognóstico: progressão para lesão arteriosclerótica (40%–45%) para atrofia renal, oclusão arterial, insuficiência renal isquêmica
Cp: azotemia com:
(a) estenoses bilaterais das artérias renais
(b) estenose unilateral da artéria renal + rim contralateral fracamente funcionante
◊ A azotemia reversível pode ser induzida pelo tratamento com inibidores da enzima conversora/nitroprussiato de sódio!

Trat.:
(1) Terapia anti-hipertensiva em três etapas (difícil controle da hipertensão)
(2) Inibidores da enzima conversora da angiotensina (isto é, Captopril VO, Enalapril EV)
(3) Angioplastia (80% de sucesso lesão não ostial, 25%–30% para a lesão ostial)
(4) Revascularização cirúrgica (80%–90% de sucesso para qualquer localização da lesão)

Displasia fibromuscular da artéria renal

Incidência:
35% de todas as estenoses da artéria renal: 1.100 pacientes publicados (até 1982) com envolvimento da artéria renal em 60% + artéria carótida extracraniana em 30%
Idade: causa mais comum de hipertensão renovascular em crianças + adultos jovens < 30–40 anos; M:F = 1:3
Associada a: displasia fibromuscular de outros ramos aórticos em 1%–2%; a. celíaca, a. hepática, a. esplênica, a. mesentérica, a. ilíaca, a. carótida interna
- hipertensão
- insuficiência renal progressiva

Locais: artéria renal principal distal e região média (79%), ramos da artéria renal (4%), combinação (17%); 1/3 proximal da artéria renal principal preservada em 98%; bilateral em 2/3; D:E = 4:1

(1) FIBROPLASIA DA ÍNTIMA (1%–2%)
Pat: tecido fibroso excêntrico/circunferencial entre a íntima lâmina elástica interna
Idade: crianças + adultos jovens
Local: artéria renal principal + ramos segmentares maiores; freqüentemente bilateral
√ banda radiolúcida anular estreita
√ dilatação fusiforme pós-estenótica
(2) FIBROPLASIA MEDIAL (60%–70%)
Pat: múltiplas cristas fibromusculares + grave adelgaçamento mural com perda do músculo liso + lâmina elástica interna
Local: terço médio + distal da artéria renal + ramos; geralmente bilateral
√ "colar de contas" = áreas alternantes de estenoses + aneurismas (constrições em malha)
(3) HIPERPLASIA MEDIAL (5%–15%)
Pat: hiperplasia do músculo liso dentro da média arterial
Local: artéria renal principal e ramos
√ longo estreitamento tubular liso
(4) FIBROPLASIA PERIMEDIAL (20%)
Pat: fibroplasia da metade externa da média substituindo a lâmina elástica externa
Local: artéria renal principal distal
√ estenoses irregulares longas, irregularidades
√ NENHUMA formação de aneurismas (não mais larga que o segmento afetado)
(5) DISSECÇÃO MEDIAL (5%–10%)
Pat: novo canal no terço externo da média dentro da lâmina elástica externa
Local: artéria renal principal + ramos
√ falso canal, aneurisma
(6) FIBROPLASIA ADVENTICIAL (< 1%)
Pat: proliferação adventicial + periarterial no tecido fibrogorduroso
Local: artéria renal principal + grandes ramos
√ longa estenose segmentar

Cp:
(1) Aneurisma gigante
(2) Fístula AV entre a artéria renal principal + veia (na fibroplasia medial)

Prognóstico: progressão das lesões em 20% causando declínio na função renal
Trat.:
(1) Ressecção do segmento doente e confecção de anastomose término-terminal
(2) Substituição por enxerto autógeno de veia, excisão + reparo com angioplastia
(3) Angioplastia transluminal com balão (90% de taxa de sucesso com taxa de reestenose muito baixa)

Neurofibromatose

A hipertensão na neurofibromatose é devido a:
(1) Feocromocitoma
(2) Estenose da artéria renal
◊ Envolvimento da artéria renal principalmente visto em crianças!

Tipos:
(a) displasia mesodérmica da parede arterial com transformação fibrosa (comum)

(b) estreitamento da artéria renal principal por neurofibroma periarterial (raro)

√ aneurisma sacular em forma de funil envolvendo a aorta/artéria renal principal

√ estenose nodular/lisa (neurofibroma mural/adventicial) na artéria renal proximal

√ aneurisma intra-renal (raro)

DD: displasia fibromuscular; estenose congênita da artéria renal

FEOCROMOCITOMA

= PARAGANGLIOMA ADRENAL

= tumor raro do tecido cromafim; responsável por 0,1% das hipertensões

Incidência: 0,13% nas séries de autópsias; ocorrência esporádica em 94%

Histo: células tumorais cromafins contendo cromogranina dentro dos grânulos secretórios; tumor tende a formar "Zellballen" (células em bola)

Idade: 5% na infância

Sintomatologia secundária ao excesso de produção de catecolaminas:

- assintomático (9%)
- cefaléia, suores, rubor, palpitações, ansiedade, tremor
- náusea, vômitos, dor abdominal, dor torácica
- hipertensão paroxística (47%)/mantida (37%)
  - (a) catecolaminas elevadas
  - (b) vasoconstrição renal funcional
  - (c) estenose da artéria renal (fibrose, proliferação intimal, englobamento pelo tumor)
- hipoglicemia durante as crises hipertensivas
- ácido vanilimandélico urinário elevado (VMA) em 54%; em até 22% de resultados falsos negativos porque nem sempre o VMA é secretado

Associado a:

(1) Neoplasia endócrina múltipla (MEN) em 6%:
- feocromocitoma assintomático em 50%

(a) síndrome de Sipple = MEN tipo II (= tipo 2A)
= carcinoma medular da tireóide + adenoma da paratireóide + feocromocitoma

(b) síndrome do neuroma mucoso = MEN tipo III (= tipo 2B)
= carcinoma medular da tireóide + ganglioneuromatose intersticial + feocromocitoma

(2) Desordem neuroectodérmica
(a) esclerose tuberosa
(b) doença de von Hippel-Lindau
(c) neurofibromatose

(3) Feocromocitose familiar

(4) **Síndrome de Carney** = paraganglioma + leiomiossarcoma epitelióide gástrico + condrose pulmonar

Mnemônico:

Von Hippel-Lindau
Endocrine neoplasia (MEA 2)
Inherited (Hereditário – feocromocitoma congênito)
Neurofibromatose

N.T.: não foi possível adaptar o mnemônico

Localização: em qualquer localização no sistema nervoso simpático, da região cervical ao sacro; subdiafragmático em 98%

(a) medula adrenal (85%–90%)

(b) extra-adrenal (10%–15% em adultos, 31% em crianças): cadeia simpática paraaórtica (8%), órgão de Zuckerkandl na origem da artéria mesentérica inferior (205%), gônadas e bexiga urinária (1%)

Multiplicidade:

10% nos casos adultos não familiares
32% nos casos infantis não familiares
65% nas síndrome familiares

REGRA DOS 10s:

10% bilateral/múltiplo
10% extra-renal
10% maligno
10% familiar

TC: localização precisa em 91% com tumor > 2 cm de tamanho; até 40% em localização extra-adrenal são perdidos pela TC; 93%–100% de sensibilidade

√ massa distinta redonda/oval com um tamanho médio de 5 cm (variação 3–12 cm)

√ massa complexa sólida/cística com áreas de baixa densidade secundárias à hemorragia/necrose

√ calcificações podem estar presentes

◊ A injeção de material de contraste iodado pode precipitar crise hipertensiva em pacientes que não estão sob tratamento com bloqueadores alfa!

MN: varredura com MIBG (metaiodo-benzilguanidida) I-131/I-123 (80%–90% de sensibilidade; 98% de especificidade)

Utilidade:

(a) com clara evidência clínica/laboratorial de anormalidade tumoral mas não adrenal à TC/RMN

(b) na detecção de feocromocitomas extra-adrenais pela cintigrafia de corpo inteiro

US:

√ tumor cístico com margens nítidas puramente sólido (68%)/complexo (16%)/cístico (16%)

√ tumor sólido homogêneo (46%)/heterogêneo (54%): isoecóico + hipoecóico (77%)/hiperecóico (23%) em relação ao parênquima renal

RMN:

√ isointenso/levemente hipointenso em relação ao fígado em T1WI

√ extremamente hiperintenso em T2WI

√ marcante reforço homo/heterogêneo

Angio: injeção intra-arterial CONTRA-INDICADA (induz crises hipertensivas)

√ amostragem de sangue venoso (em níveis diferentes da VCI)

√ localização por aortografia em > 91%

√ geralmente lesão hipervascular com intenso rubor tumoral

√ lenta "lavagem" do material de contraste

√ aumento das artérias nutrícias + neovascularização (padrão "em roda raiada")

√ parasitização a partir dos ramos perfurantes intra-renais

Cp: malignidade em 2–14%; metástases (podem ser hormonalmente ativas) para osso, linfonodos, fígado, pulmão

Trat.:

(1) Remoção cirúrgica curativa
(2) Bloqueadores alfa-adrenérgicos (fenoxibenzamina/fentolamina)
(3) Bloqueadores beta-adrenérgicos (propranolol)
(4) I-131 MIBG usado para o tratamento das metástases

DD: adenoma adrenal não funcionante, carcinoma adrenocortical, cisto adrenal

FIBROSE RETROPERITONEAL

= DOENÇA DE ORMOND = PERIAORTITE CRÔNICA

Pat: tecido fibroso duro e denso que envolve o retroperitônio com efeitos no ureter, linfáticos, grandes vasos

Causas:

A. FIBROSE RETROPERITONEAL PRIMÁRIA (2/3)
   Doença provavelmente auto-imune com anticorpos dirigidos contra o ceróide (produto da placa aórtica, a qual penetrou na média) levando à vasculite sistêmica;
   Associada à: fibrose fora do retroperitônio em 8%–15%
   Idade: 31–60 anos (em 70%); M:F = 2:1
   Trat.: responsivo aos corticóides

B. FIBROSE RETROPERITONEAL SECUNDÁRIA (1/3)
   (1) Drogas (12%): metisergida, fenacetina, hidralazina, ergotamina, metildopa, benzedrina, LSD
   (2) Tumor (8%): linfoma, metástases retroperitoneais, carcinóide, doença de Hodgkin
   (3) Trauma retroperitoneal, cirurgia, infecção
   (4) Aneurisma da aorta/artérias ilíacas (resposta desmoplásica)
   (5) Doença do tecido conjuntivo: isto é, poliarterite nodosa

Pico etário: 40–60 anos; M:F = 2:1

- insuficiência renal (50%–60%)
- dor forte no flanco, dorso, abdome (90%)
- hipertensão
- edema, febre, hidrocele (10%)

Localização: em torno da aorta + além da bifurcação da ilíaca comum, raramente estende debaixo da borda pélvica, pode estender para o mediastino

√ desvio medial do ureter no terço médio, tipicamente bilateral
√ hidroureteronefrose
√ ureterectasia ao nível L4/5 (interferência com a peristalse)
√ afilamento gradual do ureter (compressão extrínseca)

US:
√ massa homogênea hipoecóica

TC:
√ massa periaórtica com densidade semelhante a do músculo
√ pode mostrar reforço com contraste (inflamação ativa)

MN:
√ captação de gálio durante a inflamação ativa

Trat.:
(1) Retirada do possível agente causador
(2) Alívio cirúrgico da obstrução
(3) Corticosteróide

GANGLIONEUROBLASTOMA

= tumor do sistema nervoso simpático que é intermediário em maturidade celular entre o neuroblastoma e o ganglioneuroma; potencial metastático

Incidência: menos comum que o neuroblastoma/ganglioneuroma

Idade: tenra infância; M:F = 1:1

Localização: mediastino posterior, abdome

√ extensão através do forame neural para dentro do espaço epidural
√ compressão de raiz nervosa/medula espinhal

GANGLIONEUROMA

= crescimento neoplásico benigno do gânglio autonômico
= pode representar fase final de maturação de um neuroblastoma induzido por quimioterapia/ocorrendo espontaneamente

Histo: mescla de gânglio maduro + células de Schwann

Idade: 2ª + 3ª década; 60% < 20 anos; M:F = 1:1

Localização: mediastino posterior (25%–43%); glândula adrenal (20%); oral + ganglioneuromatose intestinal associado a MEN tipo IIb

- sintomas respiratórios, pressão local (40%)
- raramente hormonalmente ativo

√ grande massa esférica/elíptica encapsulada e bem definida de crescimento lento
√ grande massa em altere estendendo da região paraespinhal através do forame neural para dentro do espaço epidural
√ calcificações (8%–27%)

RMN:
√ isointenso com o músculo em T1WI
√ hiperintenso com o músculo em T2WI

DD: neurofibroma (nenhuma calcificação), schwannoma (sem calcificação), neuroblastoma (calcificado)

GLOMERULONEFRITE CRÔNICA

Causa: após glomerulonefrite pós-estreptocócica aguda

- apresentação tardia sem fase aguda prévia clinicamente aparente
- hipertensão
- insuficiência renal

√ rins lisos pequenos com parênquima atrófico
√ papilas normais + cálices
√ nefrograma multifocal com densidade diminuída do meio de contraste
√ calcificação cortical (incomum)

US:
√ ecogenicidade aumentada
√ rins pequenos, com lipomatose do seio correspondente

Angio:
√ redução marcante no fluxo de sangue renal + refluxo do meio de contraste para a aorta
√ artérias interlobares e arqueadas severamente cortadas + tortuosas
√ não visualização das artérias interlobulares
√ liberação retardada do contraste das artérias interlobares

HEMORRAGIA ADRENAL

Causa:

(a) RECÉM-NASCIDO
   Associada ao trauma de parto (fórcipe/delivramento pélvico), hipoxia (prematuridade), crianças de mães diabéticas, desordens hemorrágicas
   Idade: 1ª semana de vida
   Local: D > E; bilateral em 10%

(b) ADULTO
Após terapia anticoagulante, estresse causado por sépsis (síndrome de Waterhouse-Frderichsen), cirurgia, trauma (D > E, bilateral em 20%), tumor
√ massa deslocando o eixo renal
√ diminuição gradual no tamanho
√ calcificação periférica após 1 ano

US:
√ inicialmente ecogênico, tornando-se progressivamente hipoecóico (degeneração, lise)

TC:
√ massa com alta atenuação (50–90HU) no estágio agudo/subagudo

HIDROCELE

= coleção de líquido entre as camadas parietais e viscerais da túnica vaginal; tipo de coleção líquida mais comum no escroto

(A) PRIMÁRIA = HIDROCELE IDIOPÁTICA
sem lesão predisponente como defeito congênito de drenagem linfática

(B) HIDROCELE SECUNDÁRIA
(a) inflamação (epididimite, epididimorquite)
(b) tumor testicular (em 10%–40%)
(c) trauma/pós-cirúrgico
(d) torção, infarto

(C) HIDROCELE CONGÊNITA
= ascite no escroto por comunicação com a cavidade peritoneal (= processo vaginal aberto); pode ser associada à hérnia inguinal

(D) HIDROCELE INFANTIL
= hidrocele com extensão digitiforme para dentro do processo funicular, mas sem comunicação com a cavidade peritoneal

US:
√ anecóica, boa parede posterior, transmissão completa
√ com ecos de baixo nível + septações: hematocele/piocele/cristais de colesterol

HIDRONEFROSE

A. UROPATIA OBSTRUTIVA = HIDRONEFROSE
= dilatação das estruturas coletoras sem déficit funcional

B. NEFROPATIA OBSTRUTIVA = dilatação do sistema coletor com deterioração funcional renal

US:
<u>Sistema de graduação da hidronefrose:</u>

Grau 0	seio renal central homogêneo complexo sem separação
Grau 1	separação dos ecos do seio central com configuração ovóide; periferia do seio continuamente ecogênica; 52% de valor preditivo estimado para obstrução
Grau 2	separação dos ecos do seio central com configuração arredondada; cálices dilatados conectando com a pelve renal; continuidade da periferia ecogênica do seio
Grau 3	substituição das porções maiores do seio renal; descontinuidade da periferia ecogênica do seio

A quantidade de dilatação do sistema coletor depende de:
(a) duração da obstrução
(b) débito urinário
(c) presença de descompressão espontânea

◊ A quantidade de córtex renal residual é de significado prognóstico!

Hidronefrose aguda

Causas:
(1) Passagem de cálculo com locais de impactação das pedras nos pontos de estreitamento ureteral:
(a) junção ureterovesical (70%)
(b) junção ureteropélvica
(c) cruzamento dos vasos ilíacos

(2) Passagem de coágulo sangüíneo (de carcinoma, malformação AV, trauma, terapia anticoagulante), papilas necróticas

(3) Sutura no ureter

(4) Edema ureteral após instrumentação

(5) Cristalização de sulfonamidas na urina não alcalinizada

(6) Gravidez normal

- dor (50%)
- infecção do trato urinário (36%)
- náusea + vômitos (33%)

√ rim de tamanho normal com espessura parenquimatosa normal
√ nefrograma crescentemente denso
√ opacificação tardia do sistema coletor (diminuição da filtração glomerular)
√ nefrograma crescentemente denso com o passar do tempo ("nefrograma obstruído")
√ sistema coletor + ureter dilatados
√ alargamento dos ângulos forniceais
√ imagens tardias demonstram local de obstrução ao
√ fim de uma coluna persistente do meio de contraste em um sistema coletor urinário dilatado
√ excreção do contraste delegada para a vesícula biliar (incomum)

US:
√ jato ureteral não detectável/contínuo em baixo nível

<u>Falsos negativos:</u> cálculo que enche todo o sistema coletor, obstrução renal hiperaguda (sistema ainda não dilatado), descompressão espontânea da obstrução, paciente líquido depletado com obstrução parcial, neonato desidratado

<u>Falsos positivos:</u> bexiga cheia, fluxo de urina aumentado (super hidratação, medicamentos, após urografia, *diabetes insipidus*, diurese na azotemia não oligúrica) pielonefrite aguda, pós-obstrutiva/dilatação pós-cirúrgica, refluxo vesicoureteral

<u>Imagens enganadoras:</u> cistos parapélvicos, vasos sinusais, pelve extra-renal proeminente

Doppler Duplex:
√ RI médio de 0,77 + 0,05 (0,63 + 0,06 no rim não obstruído)
Precaução: RI freqüentemente normal na obstrução crônica; a doença renal não obstrutiva pode elevar o RI

√ diferença de ≥ 0,08 no RI na comparação direita-esquerda com obstrução unilateral

Cp: extravasamento urinário espontâneo (10%–18%) por ruptura forniceal/pélvica (= refluxo pielossinusal)

Hidronefrose crônica

= causa mais freqüente de massa abdominal nos primeiros 6 meses de vida (25% de todas as massas abdominais neonatais)

Causas:

(a) adquirida: tumores benignos + tumores malignos do ureter; constrições ureterais; hiperplasia prostática benigna; tumor retroperitoneal/fibrose; bexiga neurogênica; carcinoma cervical/carcinoma prostático; massa pélvica (linfoma, abscesso, ovariana), pólipos uretrais; neoplasma uretral, constrição uretral adquirida

(b) congênita

- curso insidioso

√ rim grande com parênquima atrófico
√ densidade nefrográfica diminuída (*clearance* diminuído)
√ sinal precoce da "margem" (faixa delgada de radiodensidade circundando os cálices)
√ opacificação tardia do sistema coletor
√ alargamento moderado a importante do sistema coletor
√ ureter dilatado e tortuoso

MN:

√ área fotopênica durante fase vascular
√ acumulação do radiotraçador dentro do sistema coletor do hidronefrótico nas imagens tardias

Cp: infecção sobreposta (= pionefrose)

Hidronefrose congênita

Malformação principalmente isolada

Incidência: 1:10–300 nascimentos

Risco de recorrência: 2%–3% para irmãos

Idade na apresentação: 25% em torno da idade de 1 ano, 55% em torno dos 5 anos de idade

Causas:

(1) Obstrução da JUP (22%–40%–67%)
(2) Válvulas uretrais posteriores (18%)
(3) Ureterocele ectópica (14%)
(4) Síndrome da barriga em ameixa seca (12%)
(5) Obstrução ureteral + junção ureterovesical (8%)
(6) Outras: refluxo vesicoureteral grave, obstrução do colo vesical, hipertrofia do verumontano, divertículo ureteral, constricções ureterais congênitas, valvas ureterais, estenose meatal

Pode estar associada: síndrome de Down (17%-25%)

- massa abdominal palpável
- dor intermitente no flanco + periumbilical
- atraso no desenvolvimento
- vômito
- hematúria, infecção

Localização: 70% unilateral

US-OB:

√ diâmetro AP da pelve renal >= 4mm entre 14-32 semanas, >= 7mm após 32 semanas
√ relação entre o diâmetro AP da pelve renal e o rim > 50%
√ distenção caliciana comunicando com a pelve renal

◊ Avaliação pós natal após 4-7 dias de idade (por causa da diminuição da taxa de filtração glomerular + desidratação relativa nos primeiros dias de vida)!

Prognóstico: atrofia parenquimatosa + insuficiência renal (dependendo da gravidade + duração)

Hidronefrose Focal

= HIDROCALICOSE = HIDROCALICE = obstrução da drenagem de uma parte do rim

Causas:

(1) Congênita: duplicação parcial / completa
(2) Constrição infecciosa: por exemplo, tuberculose
(3) Cálculo infundibular
(4) Tumor
(5) Trauma

√ massa unifocal, geralmente no pólo superior
√ grupo polar de cálices ausentes (precocemente)
√ grupo polar dilatado (tardiamente) com deslocamento dos cálices adjacentes
√ opacificação tardia do grupo obstruído
√ nefrograma focalmente substituído

US:

√ lesão cística anecóica com margens lisas

TC:

√ área focal com densidade de água com margens lisas e paredes espessas

HIPERPLASIA ADRENOCORTICAL

◊ Responsável por 8% da síndrome de Cushing e 10%–20% do hiperaldosteronismo!

Causa:

(1) Corticotrofina dependente (85%): causas pituitárias, produção ectópica de corticotrofina, produção de fator liberador da corticotrofina
(2) Hiperplasia adrenocortical nodular pigmentar primária
(3) Aldosteronismo primário (raro)

Incidência: 4 × aumentada em pacientes com malignidade

Idade: 70%–80% em adultos; 19% em crianças

Tipos:

(1) Hiperplasia lisa (comum)
  √ glândulas de tamanho normal bilateral
  √ glândulas alongadas + espessadas
(2) Hiperplasia nodular cortical (menos comum)
  √ glândulas normais ± configuração micronodular apreciável
  √ glândula espessada com configuração macronodular (nódulos com até 2,5 cm)

Angio:

√ venograma normal: pode mostrar glândula aumentada
√ hipervascularização minimamente aumentada
√ acúmulo focal do meio de contraste

MN:

√ captação assimétrica bilateral de NP-59 (relacionou a excreção urinária de cortisol) sem supressão pela dexametasona na síndrome de Cushing
√ focos bilaterais de captação de NP-59 com supressão pela dexametasona (não diagnóstica ≥ 5 dias)

HIPERTROFIA PROSTÁTICA BENIGNA

= HIPERPLASIA PROSTÁTICA BENIGNA

Prevalência: 50% entre as idades de 51 + 60 anos; 75%–80% de todos os homens > 80 anos de idade

Histo: nódulo fibromioadenomatoso (mais comum), muscular + fibromuscular + fibroadenomatoso + nódulos estromais

Idade: início do crescimento inicial com < 30 anos de idade; início dos sintomas clínicos aos 60 + 9 anos

- sensação de bexiga cheia, noctúria
- dificuldade para iniciar a micção
- diminuição do calibre da urina + força
- gotejamento ao término da micção

Localização: transição + zona periuretral proximal ao verumontano, formando "lobos laterais" (82%), "lobos medianos" (12%)

√ aumento oval (61%) ou arredondado (22%)/em forma de pêra (17%) do centro da glândula

√ deslocamento posterior + lateral da parte externa da glândula (= próstata propriamente dita) criando um plano de clivagem de tecido fibroso entre o tecido hiperplásico + tecido prostático comprimido (= cápsula cirúrgica), freqüentemente demarcado por calcificações intraductais deslocadas

Cp: obstrução do fluxo para fora da bexiga

Trat.:

(1) Cirurgia: prostatectomia aberta (glândulas > 80 g), ressecção transuretral da próstata = RTU (glândulas < 80 g);

◊ Só 4%–5% dos pacientes necessitam de tratamento cirúrgico!

(2) Drogas: bloqueadores alfa (para a hiperplasia estromal); privação de androgênios (supressão do LHRH/inibição da síntese de testosterona pelas células de Leydigg competição pelos locais de ligação do receptor de androgênio) + bloqueadores alfa (para hiperplasia glandular)

HIPOPLASIA RENAL CONGÊNITA

= miniaturização com redução no número de lobos renais, número de cálices e papilas, quantidade de néfron (+ pequenez das células)

VARIANTE: **"Rim em ponto de interrogação"** = hipoplasia aglomerular focal

√ rim pequeno unilateral

√ número de papilas + cálices diminuídas (5 ou menos)

√ rim contralateral hipertrofiado

√ artéria renal ausente

√ veias renais desorganizadas e hipoplásicas

IMPOTÊNCIA

= inabilidade para ter + manter uma ereção adequada para a relação sexual

Causa:

(1) Orgânica (maioria): diabete (2 milhões), doença vascular, cirurgia para o câncer, lesão medular, trauma pélvico, problemas endócrinos, esclerose múltipla, alcoolismo, impotência associada às drogas
 (a) defeito no iniciar (neurogênico)
 (b) defeito no engurgitamento (arteriogênico)
 (c) defeito no aramazenamento (venogênico)
 (d) doença do órgão terminal

(2) Psicogênico

Incidência: 10 milhões de americanos

Trat:

(1) Cirurgia vascular reconstrutora
(2) Farmacoterapia oral / intracavernosa
(3) Dispositivos de ereção a vácuo
(4) Substituição com prótese peniana
 (a) não hidráulica: semi-rígida, maleável, posicionável
 (b) hidráulica

INFARTO RENAL

Causas:

(1) Trauma: trauma abdominal fechado, traumático, avulsão da artéria renal, cirurgia

(2) Embolia:
 (a) cardíaca: doença reumática cardíaca com arritmia (fibrilação atrial), infarto do miocárdio, válvulas protéticas, trauma miocárdico, trombo mural/atrial esquerdo, tumores miocárdicos, endocardite bacteriana subaguda
 (b) catéteres: manipulação de cateter angiográfico, cateter da artéria umbilical acima do nível das artérias renais

(3) Trombose: arteriosclerose, tromboagiíte obliterante, poliarterite nodosa, doença sifilítica cardiovascular, aneurisma (aorta/artéria renal), doença de células falcêmicas

(4) Trombose súbita e complete da veia renal

Infarto renal agudo

√ rim normal/grande com contorno liso

√ espessura parenquimatosa normal/expandida

√ sistema coletor normal/atenuado, freqüentemente somente opacificado pela pielografia retrógrada

√ nefrograma ausente/diminuído com reforço da borda cortical, raramente estriações

US:

√ ecogenicidade diminuída (dentro < 24 horas)

√ ecogenicidade normal (ecos aparecem dentro de 7 dias)

MN (SPECT com Tc 99 m DMSA):

√ área fóton–deficiente

Infarto renal lobar

Sinais precoces:

√ atenuação focal do sistema coletor (edema tecidual)

√ nefrograma focalmente ausente (triangular com base no córtex)

Sinais recentes:

√ rins normais/pequenos

√ parênquima focalmente atrófico com linha interpapilar NORMAL (porção do lobo/lobo inteiro/vários lobos adjacentes)

TC:

√ área não perfundida que corresponde à divisão vascular, sinal da borda cortical

US:

√ ecogenicidade focalmente aumentada

Infarto renal crônico

Pat: todos os elementos do rim atrofiados com substituição por fibrose intersticial

√ rim normal/pequeno com contorno liso

√ parênquima globalmente atrófico
√ densidade diminuída/ausente do meio de contraste

US:
√ ecogenicidade aumentada (em torno de 17 dias)

Angio:
√ arquitetura venosa intra-renal normal
√ visualização tardia das artérias renais no aortograma abdominal

Doença renal aterotrombótica

= deslocamento de múltiplos êmbolos ateromatosos da aorta na circulação renal (abaixo do nível das artérias arqueadas)
√ rins normais/pequenos com contornos suaves ou depressões rasas
√ espessura parenquimatosa atrófica
√ densidade diminuída do meio de contraste

TC:
√ distribuição nefrográfica remendada

Angio:
√ oclusão embólica

Doença renal arteriosclerótica

= processo disseminado que envolve a maioria das artérias arqueadas + interlobares levando ao encolhimento uniforme do rim

Idade: geralmente acima dos 60 anos

Desenvolvimento acelerado em: esclerodermia, poliarterite nodosa, gota tofácea crônica

- freqüentemente associada à hipertensão (NEFROSCLEROSE)

√ rins normais/pequenos
√ contorno liso com depressões aleatórias rasas do contorno (infartos)
√ perda uniforme da espessura cortical
√ sistema coletor normal/apagado (proliferação gordurosa)
√ radiotransparência pélvica aumentada (proliferação gordurosa no seio)
√ calcificação das artérias intra-renais de médio tamanho

US:
√ possível aumento da ecogenicidade
√ tamanho aumentado dos ecos do seio renal (substituição gordurosa)

Nefrosclerose

Histo: espessamento + hialinização das arteríolas aferentes, endarterite proliferativa, arteriolite necrotizante, glomerulite necrotizante

- hipertensão arterial

(a) NEFROSCLEROSE BENIGNA
(b) NEFROSCLEROSE MALIGNA (rápida deterioração da função renal)

√ aspecto radiográfico semelhante ao rim arteriosclerótico

INFARTO TESTICULAR

Etiologia: torção, trauma, leucemia, endocardite bacteriana, poliarterite nodosa, púrpura de Henoch-Schönlein

√ testículos pequenos difusamente hipoecóicos
√ regiões hiperecóicas (hemorragia/fibrose)

LEIOMIOSSARCOMA RETROPERITONEAL

Incidência: segunda mais comum malignidade retroperitoneal primária (depois do lipossarcoma)

Origem:
(a) espaço retroperitoneal sem inserção aos órgãos
(b) parede da veia cava inferior

Idade: 5ª-6ª década; M:F = 1:6

- massa abdominal, dor, perda de peso, náusea, vômitos
- distensão abdominal, mudança dos hábitos intestinais edema da perna, dor no dorso/dor radicular, freqüência de micção
- hemoperitônio, sangramento GI, distocia, paraplegia

Metástase:
Freqüentemente hematogênica, menos comumente disseminação linfática
(a) locais comuns: fígado, pulmão, cérebro, peritônio
(b) locais raros: pele, tecidos moles, osso, rim, omento
◊ Metástases distantes presentes no momento do diagnóstico em 40%!

LEIOMIOSSARCOMA EXTRAVASCULAR (62%)

Pat: grande tumor extraluminal (= completamente extravascular) com necrose extensa

PIV:
√ grande massa de tecido mole com
(a) deslocamento do rim + ureter
(b) cólon ascendente/cólon descendente contendo gás
√ plano gorduroso bem definido entre a massa e o rim
√ obstrução do rim (envolvimento ureteral)
√ usualmente não calcificado

US:
√ massa sólida isoecóica em relação ao fígado/raramente hiperecóico
√ massa complexa com espaços císticos + paredes irregulares

TC:
√ massa lobulada freqüentemente > 10 cm de tamanho
√ grandes áreas císticas de necrose tumoral no centro da massa
√ áreas de alta densidade com hemorragia recente

RMN:
√ intensidade de sinal intermediária em T1WI com áreas de baixa intensidade correspondendo à necrose
√ intensidade intermédia não homogênea em T2WI

Angio:
√ tumor hipervascular com suprimento de sangue das artérias lombares, celíacas, mesentéricas e artérias renais
√ centro avascular circundado por cápsula hipervascular espessa

LEIOMIOSSARCOMA INTRAVASCULAR (6%)

Pat: massa intraluminal (= completamente intravascular) polipóide firmemente aderida à parede do vaso

Localização: entre o diafragma + veias renais, pode estender-se ao longo da VCI + dentro do coração

√ massa sólida pequena dentro da VCI
√ gradualmente dilatação/obstrução da VCI

√ vascularização intratumoral confirmado por Doppler
√ reforço irregular (TC com injeção em bolo)

Cp:
(1) Síndrome de Budd-Chiari (extensão para as veias hepáticas)
(2) Síndrome nefrótica (extensão para as veias renais)
(3) Edema das extremidades inferiores (extensão para a VCi sem colateralização adequada)
(4) Embolia tumoral para pulmão

LEIOMIOSSARCOMA EXTRA E INTRAVASCULAR (33%)
√ massa necrótica/sólido extraluminal não se originando de um órgão retroperitoneal com componente contíguo realçante intravascular (PATOGNOMÔNICO)

LEIOMIOSSARCOMA INTRAMURAL (extremamente raro)

DD:
(1) Lipossarcoma (conteúdo gordo)
(2) Histiocitoma fibroso maligno (não como necrótico)
(3) Linfoma (não necrótico, tende a envolver VCI + aorta)
(4) Tumor adrenal primário
(5) Trombo da VCI (nenhum aumento luminal, nenhuma neovascularização)

Trat.:
(1) Excisão completa (ressecável em 10%–75%)
(2) Ressecção parcial (redução no tamanho do tumor)
(3) Quimioterapia adjuvante/radioterapia

Prognóstico: recorrência local em 40%–70%; morte dentro de 5 anos em 80%–87% com tumores extraluminais

LEUCEMIA

◊ Causa maligna mais comum de aumento global renal bilateral!

Incidência: envolvimento renal em 63% das necrópsias
(a) acúmulo focal de células leucêmicas (raro): cloroma (=sarcoma granulocítico) da leucemia mieloblástica aguda, mieloblastoma, sarcoma mieloblástico
  • pode preceder as outras manifestações da leucemia
  √ massa unifocal no córtex renal/seio renal
(b) envolvimento difuso:
  As células leucêmicas infiltram o tecido intersticial + seio renal; os túbulos são substituídos (mais comum na forma linfocítica que na granulocítica); nenhuma relação com a contagem de leucócitos periféricos
  • insuficiência renal (pelo infiltrado leucêmico, hiperuricemia, septicemia, hemorragia)
  • hipertensão
  √ rins aumentados bilateralmente com contornos lisos
  √ densidade normal ou diminuída no nefrograma
  √ ocasionalmente sistema coletor atenuado (DD: lipomatose do seio renal)
  √ defeitos de enchimento não opacos no pielograma venoso (coágulo, ácido úrico)
  √ hemorragia renal/subcapsular/perinéfrica freqüente
  √ linfadenopatia retroperitoneal

US:
  √ perda de definição + distorção do complexo sinusal central
  √ ecos grosseiros normais a aumentados por todo o córtex renal + preservação da medula renal
  √ massas anecóicas focais múltiplas/única

DD: doença de Hodgkin, linfoma maligno, mieloma múltiplo

LEUCOPLAQUIA

= METAPLASIA ESCAMOSA QUERATINIZANTE/DISPLASIA = DISQUERATOSE

Causa: infecção crônica (80%)/cálculos (40%)

Histo: grandes áreas confluentes/áreas dispersas multifocais de metaplasia escamosa de epitélio celular transicional com queratinização + atipia celular nas camadas profundas

Pico etário: 4ª-5ª década; M:F = 1:1 (com envolvimento da pelve renal); M:F = 1:1 (com envolvimento da bexiga)
• hematúria (30%)
• ITU recorrentes
• passagem patognomônica de flocos arenosos, cálculos de tecidos moles, pedaços de tecido branco (camadas epiteliais queratinizadas descamadas), levando a cólicas renais, febre, calafrios

Localização: bexiga > pelve renal > ureter; bilateral em 10%
√ irregularidades corrugadas/estriadas das paredes pelvocaliceais, localizadas/generalizadas
√ massa intraluminal em placa com padrão "em pele de cebola" do material de contraste nos interstícios
√ caliectasia + pielectasia comuns (com obstrução)
√ formação de cunhas/defeitos de enchimento do ureter
√ associada a cálculos em 25%–50%

Cp: condição pré-maligna para o carcinoma epidermóide em 12% (controverso)

LINFOMA

Incidência: em 2,7%–6% de envolvimento renal

Tipos:
(1) LINFOMA NÃO-HODGKIN
Envolvimento renal detectado em 5% das tomografias abdominais, em 33%–65% das autópsias; ocorre usualmente tardiamente na evolução da doença
(2) DOENÇA DE HODGKIN
Envolvimento renal em 13% das autópsias

Padrão de envolvimento:
(a) linfoma renal primário (muito raro)
(b) disseminação hematogênica:
  — focos únicos/múltiplos
  — infiltração difusa
(c) extensão contígua a partir da doença linfomatosa pararrenal adjacente, geralmente extranodal
• clinicamente silencioso (50%)
• dor no flanco, massa palpável, perda de peso
• hematúria
• comprometimento da função renal (obstrução do trato urinário, compressão da veia renal, infiltração difusa do rim, infarto superposto, amiloidose, hipercalcemia)
√ unilateral: bilateral = 3:1
√ massas nodulares múltiplas (29%–61%)
√ invasão a partir da doença retroperitoneal (11%) com envolvimento por extensão transcapsular/transinusal
√ tumor único volumoso (7%), tumor solitário pequeno (7%–48%)
√ infiltração difusa (6%–19%), infiltração microscópica (7%)

TCCC:
- √ geralmente massas com margens mal definidas menos densas que o parênquima renal

US:
- √ massas única/múltiplas anecóicas/hiperecóicas
- √ aumento renal + ecos parenquimatosos diminuídos
- √ perda dos ecos do seio renal

Angio:
- √ neovascularização, englobamento, deslocamento vascular (ocasionalmente com configuração em paliçada)

LIPOMATOSE DO SEIO

= LIPOMATOSE PERIPÉLVICA
= FIBROLIPOMATOSE PÉLVICA
= PROLIFERAÇÃO GORDUROSA PERIPÉLVICA

Etiologia:
(1) Aumento normal com o envelhecer e obesidade
(2) Proliferação delegada do seio gorduroso com destruição/atrofia do rim (= lipomatose de substituição)
(3) Extravasamento de urina, que conduz à proliferação do tecido de granulação gorduroso
(4) Variante normal

Idade: 6ª–7ª década
- √ rim pode estar aumentado
- √ sistema pelvocaliciano alongado "aracneiforme"/"em trompete"
- √ infundíbulo organizado em " padrão de roda raiada"
- √ espessura parenquimatosa diminuída com doença subjacente
- √ ocasionalmente depósito focal de gordura com deformidade localizada do sistema coletor

Raios X simples:
- √ densidade diminuída do seio

TC:
- √ valores inequívocos de gordura

US:
- √ complexo do seio hipoecóico multifocal/ecodenso

LIPOSSARCOMA RETROPERITONEAL

= tumor de crescimento lento que desloca em lugar de infiltrar tecido circunvizinho e raramente dá metástases

Incidência: segundo tumor retroperitoneal primário mais comum (depois do histiocitoma fibroso maligno), 95% de todos os tumores retroperitoneais gordurosos

Histo:
Raramente surgindo do lipoma
(a) forma mixóide (mais comum): graus variados de tecido mucinoso + tecido fibroso + relativamente poucos lipídeos = diferenciação intermediária
  - √ radiodensidade entre a água + músculo
(b) forma lipogênica: lipoblastos malignos com grandes quantidades de lipídeos + matriz mixóide escassa = bem diferenciado
  - √ radiodensidade de gordura
(c) tipo pleomórfico (menos comum): pleomorfismo celular marcado, escassez de lipídeos + muco = altamente indiferenciado
  - √ radiodensidade do músculo

Idade: comumente 40–60 anos; M > F

Locais: extremidade inferior (45%), cavidade abdominal + retroperitônio (14%), tronco (14%), extremidade superior (7,6%), cabeça e pescoço (6,5%), miscelânea (13,5%)

TC:
- √ padrão sólido: massa infiltrante com margens pouco nítidas não homogênea com reforço ao contraste
- √ padrão misto: áreas gordurosas focais (40 a 20 HU) + áreas de densidade mais alta (+ 20 HU)
- √ padrão pseudocístico: massa com densidade de água (média do tecido adiposo + elementos do tecido conjuntivo sólido)
- √ calcificações em até 12%

Angio:
- √ hipovascular sem dilatação vascular/impregnação capilar/estagnação

Prognóstico: mais radiossensível dos sarcomas dos tecidos moles; 32% de taxa de sobrevida global em 5 anos

DD: histiocitoma fibroso maligno, leiomiossarcoma, tumor desmóide

MALACOPLAQUIA

= resposta inflamatória crônica incomum à infecção por Gram-negativo

Organismo: E. coli (em 94%)

Predisposto: diabetes mellitus

Histo: granulomas histiocíticos submucosos contendo células mononucleares espumosas (macrófagos de Hansemann) com corpos de inclusão intracitoplásmicos PAS-positivos (corpos de Michaelis-Gutmann), consistindo de bactérias *E. coli* incompletamente destruídas, circundadas por membranas lipoproteináceas

Pico etário: 5ª–7ª década; M:F = 1:4
- hematúria
- lesão amarelada elevada < 3 cm de diâmetro

Localização: bexiga > 2/3 inferior do ureter > ureter superior > pelve renal; multifocal em 75%; bilateral em 50%
- √ múltiplos defeitos de enchimento mural lisos em forma de domo
- √ aspecto recortado se as lesões são confluentes
- √ dilatação pelvoureteral (se obstrutiva)
- √ deslocamento do sistema pelvocalicial + complexo sinusal central destorcido
- √ massas parenquimais multifocais podem originar nefrograma diminuído/ausente

DD: pielonefrite cística

MALFORMAÇÃO ARTERIOVENOSA

(1) MAV congênita
(2) MAV adquirida: trauma, ruptura espontânea de aneurisma, neoplasma maligno muito vascular

Histo:
(a) cirsóide = múltiplos canais vasculares contorcidos, se agrupados em cachos; supridos por uma/mais artérias; drenagem em uma/mais veias
(b) cavernoso = artéria única bem definida que drenando em uma única veia (raro)

- √ grande massa unifocal
- √ sistema coletor focalmente atenuado e deslocado
- √ massa com reforço homogêneo
- √ calcificação curvilínea

US:
- √ estrutura tubular anecóica (*DD*: hidronefrose, hidrocálice)

MEGACALICOSE

= MEGACÁLICES CONGÊNITOS = dilatação caliciana não progressiva causada por pirâmides medulares hipoplásicas

Idade: qualquer idade; M > F

Pode estar associada ao: megaureter primário

- taxa de filtração glomerular normal

Local: todo o rim/parte do rim; unilateral/bilateral

√ rim geralmente aumentado com localização fetal proeminente

√ espessura parenquimatosa reduzida (medula afetada, NÃO o córtex)

√ arranjo em mosaico dos cálices dilatados (aspecto poligonal + facetado, NÃO globular como na obstrução)

√ número aumentado de cálices

√ AUSÊNCIA das cúpulas calicianas (configuração semilunar em vez da configuração piramidal das papilas)

√ NENHUMA dilatação da pelve/ureteres, excreção de contraste NORMAL

Cp:

(1) Hematúria
(2) Formação de cálculos

MEGAURETER

= MEGAURETER PRIMÁRIO CONGÊNITO = URETERECTASIA TERMINAL = ACALASIA DO URETER = OBSTRUÇÃO DA JUNÇÃO URETEROVESICAL

= dilatação congênita intrínseca do ureter ortotópico inferior justavesical

Causa: segmento aperistáltico justavesical (1,5 cm de comprimento) secundário à falha no desenvolvimento das camadas musculares do ureter (obstrução funcional, NÃO mecânica)

Incidência: todas as idades; segunda causa mais comum de hidronefrose no feto e no recém-nascido; M:F = 2–5:1)

Desordens associadas (em 40%):

(a) contralateral: obstrução da JUP, refluxo, ureterocele, duplicação ureteral, ectopia renal, agenesia renal
(b) ipsolateral: divertículo caliciana, megacalicose, necrose papilar

- assintomático (maioria)
- dor
- massa abdominal
- hematúria
- infecção

Localização: E:D = 3:1, bilateral em 15%–40%

√ dilatação proeminente e localizada do ureter pélvico (até 5 cm de diâmetro), geralmente não progressiva, mas pode envolver todo o ureter + sistema coletor

√ movimento vigoroso não propulsivo de vaivém no segmento dilatado

√ afilamento funcional progressivo do ureter intravesical

√ SEM refluxo, SEM estenose

METÁSTASE RENAL

◊ Mais comum tumor maligno do rim (2–3 vezes tão freqüente quanto os primários nos estudos de autópsia)!

◊ Quinto local de metástase mais comum (depois do pulmão, fígado, ossos e adrenais)!

<u>Primários mais comuns:</u> brônquio, mama, rim oposto, linfoma não Hodgkin, cólon

<u>Primários menos comuns:</u> estômago, cérvice, ovário, pâncreas, próstata, cloroma, mieloblastoma, sarcoma mieloblástico, melanoma (45% incidência), sarcoma osteogênico, coriocarcinoma (10%–50% de incidência), linfoma Hodgkin, rabdomiossarcoma

- normalmente assintomático

√ massas pequenas múltiplas e bilaterais (devido à sobrevida breve do paciente)

DD à CT: linfoma, CaCR bilateral, infartos renais múltiplos, nefrite bacteriana focal aguda, infiltrando CaCT

MICETOMA

= BOLA DE FUNGO

Organismo: tipicamente *Candida, Aspergillus, Mucor, Cryptococcus, Phycomycetes, Actinomycetes* principalmente micelial (forma M) ou ocasionalmente células de levedura (forma Y)

Predispostos: diabéticos, enfermidade debilitante, terapia antibiótica prolongada, leucemia, linfoma timoma, imunossupressão

- dor do flanco, passagem de tecido, hematúria (extremamente raro)
- candidíase renal associada com candidemia
- cistite por Candida precedida por candidíase vaginal

√ não visualização unilateral do rim (mais freqüente)

√ grande defeito de enchimento irregular que estende nos cálices dilatados (no estudo retrógrado com contraste)

√ papilite necrotizante pela nefrite por *Candida* (comum)

√ padrão "em laço" (no estudo anterógrado contrastado)

MICROLITÍASE TESTICULAR

Etiologia: formação de microlitos pela degeneração de células nos túbulo seminíferos

Prevalência: 0,05%–0,60%

Pode ser associada a: Síndrome Klinefelter, criptorquidismo, infartos testiculares, granulomas, subfertilidade, infertilidade, neoplasma testicular (40%), pseudo-hermafroditismo masculino, síndrome de Down, microlitíase alveolar pulmonar

- assintomático, achado incidental incomum

√ focos hiperecóicos de 1–2 mm difusos ao longo do parênquima testicular (PATOGNOMÔNICO)

DD: alterações pós-inflamatórias, cicatrizes, alterações granulomatosas, tumor adenomatóide benigno, hemorragia com infarto, tumor calcificante de grandes células da célula de Sertoli

MIELOMA MÚLTIPLO

◊ É essencial que a desidratação seja evitada!

Deterioração da função renal:

(1) Precipitação de proteínas anormais (Bence Jones ± moldes de proteína de Tamm-Horsfall) no lúmen do túbulo (30%–50%)
(2) Toxicidade da proteína de Bence Jones nos túbulos
(3) Fluxo de sangue renal prejudicado secundário ao aumento da viscosidade do sangue
(4) Amiloidose
(5) Nefrocalcinose por hipercalcemia

◊ Insuficiência renal induzida por contraste no mieloma múltiplo não é vista com freqüência grandemente aumentada!

- proteinúria de Tamm-Horsfall (secreção celular tubular)
- √ rins lisos normais a grandes (inicialmente), tornando-se pequenos com o tempo
- √ ocasionalmente sistema pélvivo-infundibular-caliciado atenuado
- √ densidade do meio de contraste normal a diminuída; crescentemente denso na insuficiência oligúrica aguda

US:
- √ ecogenicidade normal a aumentada

MN nacintigrafia óssea:
- √ atividade parenquimatosa não especificamente aumentada

NECROSE CORTICAL AGUDA

= rara desordem com necrose multifocal/global do córtex renal + estruturas contorcidas proximais, secundárias à distensão dos capilares glomerulares com hemácias de hemoglobulinizadas; medula e 1-2 mm do córtex periférico são poupados

Etiologia:
- (a) pacientes obstétricos (mais freqüentes): descolamento prematuro da placenta com hemorragia oculta (50%), aborto séptico, placenta prévia
- (b) crianças: desidratação grave + febre + infecção, síndrome hemolítico-urêmica, reação transfusional
- (c) adultos: sépsis, desidratação, choque, insuficiência cardíaca, queimaduras, picadas de cobras, cirurgia aórtica abdominal, rejeição hiperaguda de transplante renal

- oligúria protraída + severa/anúria

SINAIS PRECOCES
- √ rins difusamente aumentados
- √ nefrograma ausente/fraco

US:
- √ perda da região corticomedular normal com margem externa de córtex hiperecóico

MN:
- √ perfusão renal gravemente prejudicada

SINAIS TARDIOS
- √ rim pequeno (após alguns meses)
- √ calcificação em "linha de trem"/puntiformes ao longo das margens do tecido viável e necrótico (tão cedo quanto 6 meses)

US:
- √ córtex hiperecóico com sombreamento acústico

Prognóstico: poucas chances de recuperação

NECROSE PAPILAR

= PAPILITE NECROTIZANTE
= necrobiose isquêmica da medula (alças de Henle + *vasa recta*) secundária à nefrite intersticial (edema intersticial) ou obstrução vascular intrínseca

Causa:

N.T.: não foi possível a adaptação do mnemônico neste caso

Pielonefrite
Uropatia obstrutiva
Doença de células falcêmicas
Tuberculose, Trauma
Cirrose = alcoolismo
Coagulopatia
Nefropatia por analgésicos
Trombose da veia renal
Diabetes mellitus

Também: desidratação, diarréia infantil severa, hemofilia, doença de Christmas, necrose tubular aguda, reação ao transplante, estado pós-parto, urografia com altas doses, instilação intravesical de formalina, câncer de tireóide

Tipos:
- (1) Necrose *in situ* = a papila necrótica destaca-se, mas continua não extrusa dentro de seu leito
- (2) Tipo medular (necrose papilar parcial) = cavidade irregular única localizada concentricamente/excentricamente na papila, com o eixo longitudinal paralelo ao eixo longitudinal da papila + comunicando com o cálice
- (3) Tipo papilar (necrose papilar total)

Fases:
- (1) Aumento da papila (edema papilar)
- (2) Projeções finas de material de contraste ao longo do lado da papila (formação de tracto)
- (3) Cavitação medular/necrose completa da papila

- dor no flanco, disúria, febre, calafrios
  - cólica ureteral, hematúria
- insuficiência renal aguda oligúrica
- hipertensão
- proteinúria, piúria, hematúria, leucocitose

Localização:
- (a) localizada/difusa
- (b) distribuição bilateral (causa sistêmica)
- (c) unilateral (obstrução, trombose da veia renal, nefrite bacteriana aguda)

- √ rim normal ou pequeno (nefropatia analgésica)/grande rim (fulminante aguda)
- √ contorno renal suave/ondulado (nefropatia analgésica)
- √ densidade diminuída do material de contraste no nefrograma; raramente com intensidade mais densa progressivamente
- √ espessura parenquimatosa destruída
- √ fórnice alargado (encolhimento necrótico)
- √ cálice em forma de bastão (papila destacada)
- √ sistema coletor deslocado (córtex septal aumentado pelo edema)
- √ defeito de enchimento intraluminal (papila necrótica)
- √ calcificações: papilares/curvilíneas/anelares (aderidas à papila)

US:
- √ múltiplos espaços císticos circulares/triangulares na medula com reflexões ecóicas das artérias arqueadas na periferia dos espaços císticos

Cp: incidência mais alta de carcinoma celular transicional nos pacientes que abusam de analgésicos (8×); incidência mais alta de carcinoma celular escamoso

DD:
- (1) Atrofia renal pós-obstrutiva
- (2) Megacálices congênitos (função renal normal)

PARAGANGLIOMA

= raro tumor neuroendócrino surgindo do tecido paragangliônico encontrado entre a base do crânio e o assoalho da pelve; pertence ao sistema de consumo e descarboxilação do precursor amínico (APUD), caracterizado por vesículas citoplásmicas contendo catecolaminas

Tipos:

(1) Paraganglioma adrenal: surge da medula adrenal = feocromocitoma

(2) Paraganglioma aorticossimpático: associado à cadeia simpática + gânglios retroperitoneais

(3) Paraganglioma parassimpático: incluindo o quemodectoma branquiomérico, paraganglioma vagal + visceral autonômico

- hipertensão paroxística/permanente (pela secreção das aminas vasopressoras) com cefaléia, palidez, perspirações e palpitações
- o tumor pode secretar catecolaminas (= **paraganglioma funcional**); a proporção de tumores hormonalmente ativos é alta para os feocromocitomas, intermediário para paragangliomas aortossimpáticos, baixo para os paragangliomas parassimpáticos
- feocromocitomas secretam noradrenalina + epinefrina, paragangliomas extra-renais secretam somente noradrenalina, alguns paragangliomas secretam dopamina
- a determinação da noradrenalina livre é mais sensível com a cromatografia com gás/cromatografia líquida de alta pressão (HLPC), executada em amostras de urina de 24 horas

Localização dos paragangliomas funcionais:

(a) medula adrenal (> 80%)

(b) extra-adrenal intra-abdominal (8%–16%)

(c) extra-adrenal na cabeça, pescoço, tórax (2%–4%)

(d) múltiplos paragangliomas em até 20%, particularmente nas desordens hereditárias (síndromes de neoplasias endócrinas múltiplas, síndromes neuroectodérmicas)

Cp: transformação maligna em 2%–10%

NECROSE TUBULAR AGUDA

= redução marcante temporária e reversível na taxa de fluxo tubular

Etiologia:

(a) DROGAS: bicloreto de mercúrio, etileno glicol (anticongelante), tetracloreto de carbono, bismuto, arsênico, urânio, material de contraste urográfico (especialmente quando associado à glomeruloesclerose no *diabetes mellitus*), aminoglicosídeos (gentamicina, canamicina)

(b) ISQUEMIA: trauma importante, hemorragia maciça, hemorragia pós-parto, lesão por esmagamento, mioglobinúria, síndrome compartimental, choque séptico, queimaduras, reação à transfusão, desidratação grave, pancreatite, gastroenterite, transplante renal, cirurgia cardíaca, cirurgia biliar, ressecção aórtica

Fisiopatologia: profunda redução no fluxo sangüíneo renal devido à elevada resistência arteriolar

√ rins grandes e lisos, aumento especialmente no diâmetro AP > 4,63 cm (pelo edema intersticial)
√ opacificação diminuída/ausente do sistema coletor
√ nefrograma imediato persistente e denso (75%)
√ nefrograma progressivamente mais denso e persistente (25%)
√ calcificações difusas (raro)

US:

√ ecogenicidade da medula normal a diminuída
√ delineação aguda das pirâmides edemaciadas
√ ecogenicidade do córtex normal (89%)/aumentada (11%)
√ índice de resistência elevado ≥ 0,75 (em 91% excluindo pacientes com síndrome hepatorrenal); incomum na azotemia pré-renal

Angio:

√ árvore arterial normal, com esvaziamento retardado dos vasos intra-renais
√ opacificação venosa levemente retardada/normal

MN:

√ concentração pobre de Tc-99 m glucoheptonato/Tc-99 m DTPA
√ perfusão renal bem preservada
√ melhor visualização renal nas imagens renais pós-injeção que nas imagens retardadas
√ acúmulo parenquimatoso progressivo de I-131 Hipuran/Tc-99 m MAG3
√ nenhuma excreção

NEFRITE BACTERIANA DIFUSA AGUDA

= PIELONEFRITE SUPURATIVA AGUDA

= forma mais extensa e grave de pielonefrite aguda, que pode levar à necrose difusa (fleimão)

Organismos: Proteus, Klebsiella > E. coli

Predisposição: diabéticos (60%)

NEFRITE CRÔNICA HEREDITÁRIA

= SÍNDROME DE ALPORT = traço dominante provavelmente autossômico, com presença de macrófagos cheios de gordura ("células em espuma") na junção corticomedular e medula

(a) homens: insuficiência renal progressiva, morte usualmente com < 50 de idade

(b) mulheres: não progressiva

- poliúria
- anemia
- perda de sal
- hipostenúria
- surdez nervosa
- anomalias oculares (cataratas congênitas, nistagmo, miopia, esferofaquia)
- NENHUMA hipertensão

√ rins pequenos e lisos
√ densidade diminuída do meio de contraste
√ calcificações corticais

NEFRITE INTERSTICIAL AGUDA

= infiltração do interstício por linfócitos, células plasmáticas, eosinófilos, alguns PMN + edema

Causas: reação alérgica/idiossincrásica à exposição a drogas (meticilina, sulfonamidas, ampicilina, cefalotina, penicilina, anticoagulantes, fenindiona, difenil-hidantoína)

- eosinofilia (desenvolve-se 5 dias a 5 semanas após a exposição)

√ grandes rins de contornos lisos com parênquima espessado
√ densidade do contraste normal/diminuída

US:

√ ecogenicidade normal/aumentada

NEFRITE POR RADIAÇÃO

Histo: fibrose intersticial, atrofia do túbulo, esclerose glomerular, esclerose das artérias de todos os tamanhos, hialinização das arteríolas aferentes, espessamento da cápsula renal
Dose limiar: 2.300 rads em 5 semanas
- clinicamente lembrando glomerulonefrite crônica
√ rim pequeno/normal compatível com o campo de irradiação
√ espessura do parênquima diminuída (globalmente/focalmente; relacionada ao campo de irradiação)
√ densidade nefrográfica diminuída

NEFROBLASTOMATOSE

= restos nefrogênicos múltiplos/difusos (= células nefrogênicas anormalmente persistentes com potencial para formar tumor de Wilms)
Incidência: em 41% com tumor de Wilms unilateral, em 94% com tumor de Wilms metacrônico contralateral, em 99% com tumor de Wilms bilateral
Patogênese: tecido renal primitivo (blastema metanefrogênico) normalmente presente até 36 semanas de idade gestacional; o tecido renal embrionário no rim maduro após o nascimento retém potencial para formar nefroblastomatose/tumor de Wilms
Histo: contém somente linhagem celular epitelial primitiva, sem elementos mesenquimais (como visto no tumor de Wilms)
Idade: período neonatal, lactentes, infância
Associada a: hemi-hipertrofia, aniridia esporádica, síndrome de Klippel-Trenaunay, síndrome de Beckwith-Wiedemann, trissomia do 18, pseudo-hermafroditismo, agenesia esplênica com malformação hepática, síndrome de Drash
Local:
(a) na periferia do lobo renal = resto nefrogênico perilobar associado a um 1%–2% de risco para desenvolvimento do tumor de Wilms
(b) dentro do lobo renal = resto nefrogênico intralobar associado a 4%–5% de risco de desenvolvimento do tumor de Wilms

A. Nefroblastomatose multifocal (juvenil)
forma mais comum
= ilhas distintas de restos no córtex/colunas
√ pode escapar à detecção com imagem
√ ± deformação das estruturas pelvocaliceais
√ os rins podem estar aumentados

B. Nefroblastomatose superficial difusa (tardia infantil)
= anel periférico contínuo superficial de restos ao redor da medula normal + pirâmide
Idade: < 2 anos
√ nefromegalia
◊ Forte associação forte com tumor de Wilms!

C. Nefroblastomatose universal/panlobar (infantil)
Forma rara
= parênquima renal inteiro difusamente envolvido
- pode desenvolver insuficiência renal
√ aumento renal bilateral

US:
√ nódulos sutis subcapsulares hipoecóico/isoecóicos/hiperecóicos
√ nefromegalia com ecos parenquimatosos diminuídos

TCCC (estudo de preferência):
√ nódulos subcapsulares não captantes de contraste
√ separação + alongamento do sistema coletor

RMN (43% de sensibilidade, 58% de sensibilidade com contraste):
√ lesões hipointensas homogeneamente em T1WI
√ lesões hipointensas homogeneamente em T2WI para o tipo esclerosante/involutivo de nefroblastomatose
√ lesões isointensas em T2WI para o tipo hiperplásico/neoplásico de nefroblastomatose
√ lesões hipointensas em T1WI realçado

Cp: transformação maligna (aumento dos restos/desenvolvimento da massa)
Trat.: passível de quimioterapia

NEFROMA CÍSTICO MULTILOCULAR

= NCM = TUMOR DE PERLMANN = CISTO RENAL MULTILOCULAR = NEFROMA CÍSTICO = ADENOMA CÍSTICO/HAMARTOMA/LINFANGIOMA = CÍSTICO/NEFROBLASTOMA POLICÍSTICO = RIM PARCIALMENTE POLICÍSTICO = TUMOR DE WILMS POLICÍSTICO BEM DIFERENCIADO
= raro neoplasma benigno não hereditário, que origina-se do blastema metanéfrico com potencial maligno (mesma linhagem celular ancestral comum que no nefroblastoma)
Histo: elementos glomerulotubulares indiferenciados mesenquimais e primitivos
Idade: idade bifásica + distribuição de sexos: < 4 anos em 73% homens, > 4 anos em 89% mulheres
◊ 90% dos tumores no homem ocorre nos primeiros 2 anos de vida (pico 3–24 meses)!
◊ A maioria dessas lesões em mulheres ocorre entre idades de 4 e 20 ou 40 e 60!
- comumente assintomático
- hematúria

√ massa bem circunscrita, unifocal, unilateral (característica) usualmente no pólo inferior
√ tamanho médio de 10 cm (poucos cm–33 cm)
√ agrupamento de cistos não comunicantes "em favo de mel" de vários tamanhos separados por septos espessos
√ delgados vasos tortuosos cursando através dos septos
√ cápsula fibrosa espessa
√ calcificação da cápsula/septos: periférica/não periférica; curvilínea a flocular
√ líquido gelatinoso

PIV:
√ distorção dos cálices/hidronefrose secundária à massa não funcional
√ tendência para herniar para dentro da pelve renal (não-específico, também visto com o tumor de Wilms + CaCR)

US:
√ cachos de cistos separados por septos espessos (PADRÃO SUGESTIVO)
√ ocasionalmente caráter sólido (estrutura finamente cística com conteúdos gelatinosos + componentes sólidos)

Cp: evolução para nefroblastoma (em crianças)/sarcoma (em pacientes mais velhos)
Trat.: nefrectomia
DD: CaCR cístico; tumor de Wilms cístico

NEFROMA LOBAR

= NEFRITE BACTERIANA FOCAL AGUDA
= variante focal da pielonefrite aguda com área única/múltiplas de supuração + necrose

Organismos: E. coli > Proteus > Klebsiella
Predisposição:
Pacientes com defesas do hospedeiro alteradas (diabete [60%], [imunossupressão]), cateterização crônica, obstrução funcional/mecânica, trauma

• febre, dor no flanco, piúria

Local: geralmente envolve todo o lobo renal

√ área focal de nefrograma ausente/pielograma distorcido
√ artérias renais distorcidas, veias renais comprimidas
√ massa hipoecóica com margens mal definidas e ruptura da borda corticomedular, NENHUMA coleção de líquido
√ zona de baixa densidade com transição mal definida em relação ao parênquima circundante
√ captação de Ga-67
√ refluxo vesicoureteral amiúde presente

Cp: fibrose, abscesso

NEFROMA MESOBLÁSTICO

= HAMARTOMA RENAL FETAL = HAMARTOMA LEIOMIOMATOSO = TUMOR DE WILMS CONGÊNITO BENIGNO = HAMARTOMA FETAL BENIGNO = TUMOR MESENQUIMATOSO FETAL = TUMOR DE BOLANDE = FIBROSSARCOMA CONGÊNITO = FIBROMIXOMA
= massa fibromiomatóide benigna não familiar surgindo do tecido conjuntivo renal

Incidência: mais comum neoplasma renal no neonato; 3% de todos os neoplasmas renais nas crianças
Idade: média etária de 3 meses na apresentação; pode ocasionalmente passar não detectado até a maioridade; M > F
Histo: células musculares lisas + fibroblastos imaturos lembrando o leiomioma contendo ilhas aprisionadas de glomérulos embrionários, túbulos, vasos, células hematopoiéticas, cartilagem
Em 14% associado a: prematuridade, poliidramnia, malformação dos tratos GU + GI, neuroblastoma

• grande massa no flanco
• hematúria (20%)/hipertensão (4%), anemia

√ usualmente substitui 60%–90% do parênquima renal
√ sólido, mas pode produzir múltiplos espaços císticos
√ NENHUM plano de clivagem nítido com o parênquima normal, pode estender-se além da cápsula
√ calcifications (raras) NENHUMA extensão venosa (DD: tumor de Wilms)

PIV:
√ grande massa renal não calcificada com distorção do sistema coletor
√ usualmente NENHUMA herniação para dentro da pelve renal (DD com NCM)

US:
√ tumor uniformemente ecogênico com anéis concêntricos ecogênicos + anéis hipoecóicos que se assemelham a fibróides uterinos
√ massa complexa com hemorragia + formação de cisto + necrose

Angio:
√ massa hipervascular com neovascularização + deslocamento dos vasos adjacentes

Cp: transformação para sarcoma celular em fuso metastatizante (raro)
Trat.: ressecção completa
Prognóstico: excelente

NEFROPATIA ANALGÉSICA

= dano renal por ingestão de salicilatos em combinação com fenacetina/acetaminofen em uma dose cumulativa de 1 kg

Incidência: Estados Unidos (2%–10%), Austrália (20%)
Idade: meia-idade; M:F = 1:4

• hematúria macroscópica
• hipertensão
• cólica renal (passagem do tecido renal)
• insuficiência renal (2%–10% de todas as insuficiências renais em estado terminal)
• SÍNDROME ANALGÉSICA: história de terapia psiquiátrica, abuso de álcool + laxantes, cefaléia, dor na coluna cervical + lombar, úlcera péptica, anemia, esplenomegalia, arteriosclerose, envelhecimento prematuro

√ necrose papilar
√ fibrose do parênquima renal ("contorno ondulado"); bilateral em 66%, unilateral em 5%
√ atrofia renal
√ tumores uroteliais papilares nos cálices/pelve (principalmente CaCT/carcinoma celular escamoso), em 5% bilateral

NEFROPATIA DE REFLUXO

= PIELONEFRITE ATRÓFICA CRÔNICA
= infecção bacteriana ascendente do trato urinário secundária ao refluxo de urina infectada a partir de inflamação do trato inferior + inflamação tubulointersticial na infância (raramente acomete o rim adulto); causa mais comum de rim pequeno e fibrótico

Etiologia:
Três elementos essenciais:
(1) Urina infectada
(2) Refluxo vesicoureteral
(3) Refluxo intra-renal

Idade: usualmente adultos jovens (diagnóstico subclínico começando na infância); M < F

• febre, dor no flanco, urgência urinária, disúria
• hipertensão, insuficiência renal
• pode não ter história de sintomas significantes

Local: predominantemente afetando os pólos dos rins secundária à presença de cálices compostos, tendo ductos papilares de Bellini distorcidos (= papilas com grandes aberturas em vez de aberturas em fendas das papilas interpolares)

√ rim normal/pequeno; uni/bilateal; uni/multifocal
√ adelgaçamento focal parenquimatoso com depressão do contorno no pólo superior/inferior (mais papilas compostas no pólo superior), formação de cicatriz somente até a idade de 4 anos
√ papila retraída com cálice deformado subjacente à cicatriz
√ hipertrofia compensatória contralateral/focal (= pseudotumor)
√ ureteres dilatados (secundário ao refluxo) algumas vezes com estriações lineares (mucosa redundante/edematosa)

US:
- √ ecogenicidade dentro do córtex focalmente aumentada (cicatriz)

Angio:
- √ artérias intra-renais pequenas e tortuosas, amputação dos vasos intra-renais
- √ estenoses vasculares, oclusões, aneurismas
- √ fase nefrográfica não homogênea

MN (Tc-99 m gluvoheptonato/DMSA com SPECT é o método mais sensível)
- √ áreas focais/multifocais deficientes em fótons

Cp:
(1) Hipertensão
(2) Complicações obstétricas
(3) Insuficiência renal

NEFROPATIA POR CONTRASTE

= INSUFICIÊNCIA RENAL INDUZIDA POR CONTRASTE
= aumento na creatinina do soro de > 1 mg/dl+ 25%–50% do nível basal de creatinina após a administração intravascular do meio de contraste

Pacientes em risco:
(1) Insuficiência renal preexistente
(2) *Diabetes mellitus* insulinodependente
(3) Grande volume do meio de contraste
(4) Administração concomitante de outras drogas nefrotóxicas: aminoglicosídeos, agentes antiinflamatórios não esteróides
(5) Insuficiência cardíaca congestiva classe IV pela Associação Americana de Cardiologia
(6) Hiperuricemia

◊ Um nível sérico de creatinina de > 4,5 mg/dl causa insuficiência renal aguda em 60% dos não diabéticos + 100% dos diabéticos!

Fatores de risco previamente considerado mas já não mais aceitos:
Desidratação, hipertensão, proteinúria, doença vascular periférica, idade > 65 anos, mieloma múltiplo

Mecanismo:
Aumento na perfusão renal através de vasodilatação (via prostaglandina I2 ± E2), angiotensina II, vasopressina) seguida por vasoconstrição

Evolução temporal:
(a) elevação na creatinina sérica dentro de 1–2 dias
(b) pico em 4–7 dias
(c) retorno ao normal em 10–4 dias

- √ nefrograma persistente ao raios X simples
- √ atenuação cortical > 140 HU na TC com 24 horas de atraso:

Recomendação:
◊ Empregar meio de contraste não iônico!
√ não exceda a dose máxima permitida (fórmula de Cigarroa CHO):

$$\text{limite de contraste (ml) 60\% por peso} = \frac{5\text{ ml} \times \text{peso corporal (kg)}}{\text{creatinina sérica (mg/100 ml)}}$$

NEUROBLASTOMA

Massa abdominal sólida mais comum da infância (12,3% de todos os neoplasma perinatais), terceiro tumor maligno mais comum na infância (depois da leucemia + tumores do SNC), segundo tumor mais comum na infância (tumor de Wilms mais comum em crianças mais velhas), 7% de todos os cânceres da infância; 15% das mortes por câncer em crianças

Incidência: 1:7.100 a 1:10.000 nascimentos vivos; 500 casos por ano nos EUA; 20% hereditário

Origem: crista neural

Pat: massa lobulada irregular redonda com 50–150 g com áreas de hemorragia + necrose

Histo: pequenas células redondas ligeiramente maiores que os linfócitos com citoplasma escasso; rosetas de Homer-Wright
= uma/duas camadas de neuroblastos primitivos cercando uma zona central de emaranhados neurofibrilares

Idade: pico etário aos 2 anos; 25% durante primeiro ano do; 50% < 2 anos; 75% < 4 anos; 90% < 8 anos; ocasionalmente presente ao nascimento; M:F = 1:1

Pode ser associado a: aganglionose do intestino, cardiopatia congênita

- dor + febre (30%)
- massa abdominal palpável (45%–54%)
- dor óssea, marcha claudicante, inabilidade para caminhar (20%)
- mioclonia do tronco + extremidades
- ataxia cerebelar, nistagmo (20%)
- opsoclono = movimentos oculares espontâneos + caóticos (sinal de doença cerebelar)
- equimose orbital/proptose (12%)
- diarréia intratável (9%) devido ao aumento no peptídeo intestinal vasoativo (VIP)
- produção aumentada de catecolamina (75%–90%): em 95% excretados na urina como ácido vanililmandélico (VMA)/ácido homovanilíco (HVA)
  - hipertensão (até 30%)
  - encefalopatia cerebelar aguda
  - episódios paroxismos de rubor (vermelhidão) taquicardia, enxaquecas, sudorese
  - elevação na temperatura do corpo
  - hiperglicemia

Estádios

I	limitado ao órgão de origem
II	disseminação regional que não cruza a linha média
III	extensão através da linha média
IV	metastático para linfonodos distantes, fígado, osso, cérebro, pulmão
IVs	estágios I + II com doença limitada ao fígado, pele, medula óssea SEM evidência radiográfica de metástase esquelética

Metástase:
Osso (60%), linfonodos regionais (42%), órbita (20%), fígado (15%), intracraniana (14%), pulmão (10%)
◊ As metástase são a primeira manifestação em até 60%!

Síndrome de Hutchinson
(1) Neuroblastoma adrenal primário
(2) Metástases esqueléticas extensas, particularmente crânio
(3) Proptose
(4) Dor óssea

Síndrome de Pepper
(1) Neuroblastoma adrenal primário
(2) Hepatomegalia volumosa por metástases

Síndrome "blueberry muffin"
(1) Neuroblastoma adrenal primário
(2) Lesões cutâneas metastáticas múltiplas

◊ Aspirado de medula óssea positivo em 50%–70% no momento do diagnóstico inicial!
◊ 2/3 dos pacientes > 2 anos têm doença disseminada!
@ Metástases esqueléticas:
 √ reação periosteal
 √ foco osteolítico/lesões líticas multicêntricas
 √ linha metafisária horizontal translúcida
 √ faixas radiolúcidas lineares verticais na metadiáfise dos ossos longos
 √ fraturas patológicas
 √ colapso vertebral
 √ suturas cranianas alargadas (metástases auriculares subjacentes)
 √ lesões escleróticas com cicatrização
 DD: sarcoma de Ewing, rabdomiossarcoma, leucemia, linfoma
@ Metástases intracranianas + metástases maxilofaciais:
 Local: região auricular, substância cerebral
@ Metástases pulmonares:
 √ infiltrados nodulares
 √ erosão costal
 √ linfadenopatia mediastinal + retrocrural (comum)

Localização: em qualquer lugar dentro da cadeia simpática neural
@ Abdome
 (a) adrenal (36%): quase sempre unilateral
 (b) ambas as adrenais (7%–10%)
 (c) extra-adrenal na cadeia simpática (18%)
@ Tórax + mediastino posterior (14%):corpos aórticos
@ Pescoço (5%): gânglio carotídeo
@ Pelve (5%): órgão de Zuckerkandl
@ Crânio/estesioneuroblastoma do bulbo olfatório, cerebelo, cérebro (2%)
@ Outros locais (10%): isto é, intra-renal (muito raro)
@ Desconhecido (10%)
√ grande massa supra-renal com forma + margens irregulares (82%)
√ textura heterogênea com áreas de baixas densidade pela hemorragia + necrose (55%)
√ calcificações pontilhadas/grosseiras (36%–70%)
√ "sinal do lírio inclinado" = deslocamento do rim ínfero-lateralmente sem distorção do sistema coletor
√ hidronefrose (24%)
√ inseparável do rim ± invasão do rim (32%)
√ tendência para extensão para o canal espinhal através do forame neural com erosão do pedículo (15%)
√ extensão para a linha média (55%) (DD: tumor de Wilms)
√ adenopatia retroperitoneal/extensão contígua (73%)
√ adenopatia retrocrural (27%)
√ envolvimento da VCI + aorta, tronco celíaco, AMS (32%)
√ envolvimento caval = indicador de irressecabilidade
√ metástase hepáticas (18%–66%); invasão do fígado (5%)

Angio:
 √ massa hipo/hipervascular

US:
 √ massa hiper/hipoecóica com sombras acústicas

MN:
 √ captação focal de I-131/I-123 MIBG radioatividade (82% de sensibilidade; 88% de especificidade)
 √ captação do traçador na cintigrafia óssea (60%)

US-OB:
• sintomas maternos de excesso de catecolamina
√ massa mista cística + sólida na região adrenal
√ pode exibir sombreando acústico (calcificações)
√ hidropsia fetal (anemia severa secundária à metástase para medula óssea, compressão mecânica da VCI, hipersecreção de aldosterona)

Taxa de sobrevida em 2 anos versus *idade na apresentação:*
60% se idade do paciente < 1 ano
20% se idade do paciente entre 1–2 anos
10% se idade do paciente > 2 anos
◊ Pode reverter em ganglioneuroma benigno em 0,2%!

Taxa de sobrevida versus *estádio:*

80%	para estádio I
60%	para estádio II
30%	para estádio III
7%	para estádio IV
75%–87%	para estádio IVs

DD: tumor de Wilms exofítico, nefroma mesoblástico, rim multicístico, teratoma retroperitoneal, hemorragia adrenal, hamartoma hepático/hemangioma, seqüestro infradiafragmático

OBSTRUÇÃO DA JUNÇÃO URETEROPÉLVICA

Mais comum causa fetal/neonatal de hidronefrose

Causas intrínsecas: primariamente funcional com formação prejudicada de urina
(1) Substituição parcial do músculo da JUP por colágeno
(2) Arranjo anormal dos músculos da junção causando dismotilidade (69%)
(3) Inserção ureteral alta
(4) Pregas mucosas no ureter superior
(5) Ureterite eosinofílica
(6) Isquemia

Causas extrínsecas:
(1) Vasos aberrantes para o pólo inferior
(2) Faixas adventiciais
(3) Cisto renal
(4) PXG
(5) Aneurisma aórtico

Anomalias associadas (27%):
Refluxo vesicoureteral, duplicação ureteral bilateral, megaureter obstruído bilateral, rim não funcionante contralateral, agenesia renal contralateral, estenose meatal, hipospádia

M:F = 5:1

Localização: lado esquerdo > lado direito; bilateral (10%–40%)
√ grande pelve renal anecóica dilatada comunicando com os cálices, nenhuma dilatação do ureter

PIV:
 √ estreitamento nitidamente definido na JUP
 √ pelvocaliectasia sem ureteroectasia
 √ rotação anterior da pelve
 √ larga compressão extrínseca tangencial nitidamente definida (no cruzamento arterial)

√ estrias longitudinais da mucosa redundante (no estado desidratado)
√ alterações tardias: aumento renal unilateral, opacificação diminuída, perda da substância do rim

US-OB:
√ aumento da pelve renal + ramificação do infundíbulo + cálices
√ diâmetro ântero-posterior da pelve renal > 10 mm
√ grande coleção líquida unilocular (sistema coletor grandemente dilatado)

DD: rim displásico multicístico, urinoma perinéfrico

TESTES ADICIONAIS:
(1) Urografia excretora de diurese (Whitfield): preciso em 85%
(2) Renografia de diurese (Iodo-131 iodohipurato sódio/Tc-99 m DTPA)
(3) Estudo urodinâmico de fluxo e pressão (Whitaker)

Trat.: correção cirúrgica precoce pode ser necessária para preservar a função renal

ONCOCITOMA

= ADENOMA TUBULAR PROXIMAL = ADENOMA OXIFÍLICO BENIGNO

Prevalência: 1%–4%-13% dos tumores renais

Idade: pico etário na 6ª-7ª décadas (variação de 26–94 anos); M:F = 1.6:1

Pat: tumor castanho bem encapsulado de células tubulares proximais bem diferenciadas (adenoma benigno) + oncócitos

Histo: oncócitos = grandes células epiteliais com citoplasma granular oxifílico/eosinofílico (devido ao grande número de mitocôndrias); tumores oncocíticos similares vistos na tireóide, paratireóide, glândulas salivares e adrenais

• maioria assintomática, ocasionalmente hipertensão
√ massa renal com 6 cm de tamanho médio (0,1–26 cm)
√ tumor homogêneo com baixa densidade/hipoecogenicidade (> 50%)
√ bem demarcado com pseudocápsula
√ cicatriz central estrelada em 30% (nas lesões > 3 cm somente devido à organização de um infarto central + hemorragia após o crescimento tumoral ter ultrapassado o suprimento sangüíneo)

Angio:
√ configuração em "roda raiada" (80%), fase parenquimatosa homogeneamente densa (71%)
√ NENHUMA estase de contraste/*shunt* arteriovenoso/invasão da veia renal

MN:
√ área fotopênica (as células tubulares não funcionam normalmente) ao DMSA Tc-99 m

Dg: biopsia percutânea com agulha não confiável
◊ O diagnóstico patológico requer todo o tumor porque o carcinoma celular renal bem diferenciado pode ter características oncocíticas!

Trat.: ressecção local/heminefrectomia

Prognóstico: morte por malignidade após a cirurgia (em 3%)

PIELONEFRITE

= infecção do trato urinário superior com inflamação pélvica + calicial + parenquimatosa

◊ A Sociedade de Urorradiologia recomenda eliminar os termos (focal aguda) nefrite bacteriana, nefrite lobar, nefronia lobar, pré-abscesso, celulite renal, fleimão renal, carbúnculo renal

Pielonefrite aguda

= infecção bacteriana episódica dos rins com inflamação aguda, geralmente envolvendo o revestimento pielocalicial + parênquima renal centrifugamente ao longo das radiações medulares

Etiologia:
Urina infectada a partir do trato urinário inferior na idade adulta; em 5% há anomalia anatômica (obstrução, cálculo, estase);
(DD: pielonefrite atrófica crônica secundária ao refluxo vesicoureteral na infância)

Via de infecção:
(a) infecção bacteriana ascendente geralmente devido à *E. coli* P-fimbriada (as fímbrias facilitam a aderência a superfícies mucosas); colonização inicial do ureter em áreas de fluxo turbulento leva à paralisia da função músculo liso ureteral com dilatação + obstrução funcional do sistema coletor
(b) refluxo vesicoureteral + fluxo retrógrado pielotubular: a *E. coli* P-fimbriada não é necessária para a infecção
(c) disseminação hematogênica (12%–20%) com cocos Gram-positivos

Pat:
Cunhas/listras radiadas amarelas-brancas estendendo-se da ponta da papila à superfície cortical numa distribuição irregular + nitidamente demarcada do parênquima adjacente preservado

Histo:
Nefrite tubulointersticial = migração leucocitária do interstício para dentro do lúmen dos túbulos com destruição das células tubulares pelas enzimas liberadas, invasão bacteriana do interstício em 48–72 horas

Organismo: E. coli > Proteus > Klebsiella, Enterobacter, Pseudomonas

Idade: qualquer; M < F

• febre, calafrios, dor no flanco + sensibilidade
• leucocitose
• piúria, bacteriúria, cultura de urina positiva
• ± hematúria microscópica/bacteremia

Indicação para exame de imagem:
(1) Diabete
(2) Abuso de analgésicos
(3) Bexiga neuropática
(4) História de cálculos no trato urinário
(5) Organismo atípico
(6) Pobre resposta aos antibióticos
(7) Recorrências freqüentes

√ urograma normal em 75%!
√ rim(s) normal(is) liso/aumentado, envolvimento focal > difuso do rim
√ opacificação tardia do sistema coletor
√ compressão do sistema coletor (edema)
√ dilatação ureteral não obstrutiva (raro efeito de endotoxinas)
√ nefrograma denso imediato e persistente, raramente estriado
√ densidade nefrográfica diminuída (global/em forma de cunha/irregular)
√ não visualização do rim (na pielonefrite severa, rara)
√ "casca de árvore" = estriações mucosas (raro)

TC:
- √ aumento renal generalizado/edema focal
- √ atenuação normal; ocasionalmente atenuação mais baixa/mais alta (hemorragia)
- √ espessamento da fáscia de Gerota + septos-ponte espessados (= inflamação periéfrica)

TCCC:
- √ defeito nefroblástico hipoatenuante em listras/cunha, estendendo da papila à cápsula renal (= isquemia focal, túbulos obstruídos, inflamação intersticial)
- √ impregnação tardia do parênquima com o meio de contraste (nas varreduras em 3–6 horas)

US:
- √ a maioria dos rins parece normal
- √ rim edemaciado com ecogenicidade diminuída
- √ perda dos ecos do seio central
- √ zonas em cunha hipo/isoecóicas, raramente hiperecóicas (pela hemorragia)
- √ bandas corticomedulares espessadas sonolucentes
- √ perda da demarcação da junção corticomedular
- √ aumento localizado no tamanho + ecogenicidade da gordura perinéfrica ± gordura dentro do seio renal
- √ exsudato perinéfrico localizado
- √ espessamento da parede da pelve renal

Cintigrafia cortical renal (Tc-99 m DMSA):
- √ áreas focais de captação diminuída (em 90%)

Prognóstico:
(1) Rápida resposta ao tratamento antibiótico deixando cicatrizes
(2) O tratamento tardio da pielonefrite aguda durante os primeiros três anos de vida pode afetar severamente a função renal mais tarde na vida: diminuição na função renal, hipertensão (33%), doença renal em estágio terminal (10%)

Cp:
(1) Abscesso renal (lesão com densidade quase a da água sem reforço)
(2) Fibrose dos lobos renais afetados freqüentemente em crianças + em até 43% nos adultos

Pielonefrite enfisematosa

= infecção fulminante do rim + tecidos perirrenais com gás dentro e em torno de um rim aumentado e não funcionante + formação de abscessos

Organismo: E. coli > Proteus > Clostridia (raro)

Mecanismo: a pielonefrite leva à isquemia + baixa da tensão de oxigênio com metabolismo anaeróbio; organismos anaeróbios facultativos formam CO_2

Predispostos: pacientes imunocomprometidos, especialmente diabéticos (em 90% dos casos); rim obstruído (em 40%); F > M

- √ gás dentro do sistema coletor
- √ faixas/bolhas de gás no interstício do parênquima renal irradiando da medula para o córtex
- √ gás subcapsular/perinéfrico

Mortalidade: 40%–50% (71% para tratamento antibiótico, 30% para nefrectomia)

Trat.: pronta drenagem cirúrgica

Pielonefrite xantogranulomatosa

= infecção granulomatosa supurativa crônica na obstrução crônica (cálculo, estenose, carcinoma), originando-se na medula

Incidência: 681.000 casos cirúrgicos comprovados de pielonefrite crônica

Organismo: Proteus miriabillis, E. coli

Pat: substituição da junção corticomedular com nódulos macios amarelados; cálices preenchidos com pus e restos

Histo: infiltração difusa por células plasmáticas + macrófagos cheios de lipídeos (células xantomatosas)

Pico etário: 5ª-7ª década; todas as idades afetadas, pode ocorrer em lactentes; M:F = 1:3

- piúria (95%)
- dor no flanco (80%)
- febre (70%)
- massa palpável (50%)
- perda de peso (50%)
- hematúria macroscópica (50%)
- disfunção hepática reversível com elevação nas provas de função hepática (50%)

A. PXG DIFUSA:(83%–90%)
B. PXG FOCAL/SEGMENTAR: (10%–17%)
= forma tumefativa devido à obstrução de um único infundíbulo/metade do sistema duplo
DD: carcinoma de células renais

- √ rim globalmente aumentado (incomum o contorno suave)/massa renal focal
- √ pelve contraída com cálices dilatados
- √ nefrograma totalmente ausente/focalmente ausente
- √ cálculo central obstrutor: cálculo curariforme em 75%
- √ extensão da inflamação para dentro do espaço perirrenal, espaço pararrenal, músculo psoas ipsolateral, cólon, baço, diafragma, parede abdominal posterior, pele

Retrógrado:
- √ obstrução completa ao nível da junção ureteropélvica/infundíbulo/ureter proximal
- √ pelve renal contraída, formando cálices dilatados + defeitos de enchimento nodulares
- √ massas parenquimatosas irregulares com cavitação

TC:
- √ massas com baixa densidade substituindo o parênquima renal

US:
- √ cálices dilatados hipoecóicos com borda ecogênica
- √ massas hipoecóicas freqüentemente com ecos internos de baixa intensidade substituindo o parênquima renal
- √ perda da junção corticomedular
- √ calcificações parenquimatosas são incomuns

Angio:
- √ estiramento das artérias segmentares/interlobares em torno de grandes massas avasculares
- √ hipervascularização/rubor em torno da periferia das massas na fase arterial tardia (= tecido de granulação)
- √ englobamento + oclusão venosa

DD: hidronefrose, tumor avascular

PIELONEFRITE CÍSTICA

Indica infecção passada/presente do trato urinário
Causa: irritante crônico do trato urinário (cálculo/infecção)
Histo: numerosos pequenos cistos submucosos com revestimento epitelial, representando degeneração cística de ninhos de células epiteliais dentro da lâmina própria (ninhos celulares de von Brunn) formados pela proliferação em direção inferior dos brotos da superfície do epitélio que se tornaram destacados da mucosa
Organismos: E. coli > M. tuberculosis, Enterococcus, Proteus, esquistossomíase
Predisposição: diabéticos
Idade: 6ª década; mais prevalente em mulheres
- nenhum sintoma específico; ± hematúria

Localização: bexiga > 1/3 proximal do ureter > junção ureteropélvica; unilateral > bilateral
√ múltiplos defeitos pequenos suaves radiolúcidos com 1–3 mm de tamanho; espalhados/agrupados
√ persistem inalterados por anos a despeito da terapia antibiótica
DD:
(1) CaCT disseminante/multifocal
(2) Impressão ureteral vascular
(3) Múltiplos coágulos sangüíneos
(4) Múltiplos pólipos
(5) Urticária alérgica da mucosa
(6) Hemorragia submucosa (isto é, anticoagulação)

PIONEFROSE

= presença de pus no sistema coletor dilatado secundária à hidronefrose infectada
Pat: exsudato purulento composto de uroepitélio necrosado + células inflamatórias pela formação precoce de microabscessos + papilite necrotizante
Organismo: mais comumente *E. coli*
US:
√ ecos internos dispersos/pendentes dentro do sistema pelvocaliciano
√ nível urina-restos
√ densos ecos periféricos em localização não pendente + sombreamento (gás pela infecção)
Cp:
(1) Pielonefrite xantogranulomatosa
(2) Abscesso renal
(3) Abscesso perinéfrico
(4) Fístula para o duodeno, cólon, pleura

PRIAPISMO

= ereção peniana prolongada não associada à estimulação sexual
Tipos:
(1) <u>Forma venoclusiva</u> (comum)
Caracterizada por isquemia, estase venosa, inundação de sangue dentro dos corpos cavernosos
- ereção dolorosa

(2) <u>Forma de alto fluxo</u> (rara)
Caracterizada por influxo desregulado de sangue arterial dentro dos corpos cavernosos, geralmente devido à lesão arterial
- história de trauma perianal/peniano
- ereção indolor persistente subseqüente

Doppler US colorido:
√ rubor focal de fluxo intracavernoso anormal adjacente à artéria cavernosa de fístula artério-sinusoidal
Trat.: embolização transcateter percutânea

RABDOMIOSSARCOMA

Mais comum tumor do tecido mole na infância
Incidência: 4%–8% de todos os tumores malignos em crianças com < 15 anos de idade; 10%–25% de todas os sarcomas

Idade: 75% < 5 anos do idade; pico etário 2–6 anos; M:F = 2:1

Histo:
(a) rabdomiossarcoma embrionário (> 50%)
subtipo: forma poliploidal = sarcoma botrióides = em forma de uvas
(b) rabdomiossarcoma alveolar (pior prognóstico)
(c) rabdomiossarcoma pleomórfico (principalmente em adultos)
Localização: cabeça + pescoço (28%–36%), trígono + colo vesical (18%–21%), órbita (10%), extremidades (18%–23%), tronco (7%–8%), retroperitônio (6%–7%), períneo + ânus (2%), outros locais (7%)
Pontos de origem no rabdomiossarcoma genitourinário: trígono da próstata, vesículas seminais, cordões espermáticos, vulva, vagina, cérvice, útero (surgindo do mesênquima da crista urogenital)
- freqüência urinária
- disúria
- bexiga palpável
- hematúria (manifestação tardia)
- estrangúria (= desejo doloroso para micção sem sucesso)
- descarga vaginal/massa protrusa em forma de cacho de uva

√ obstrução do colo vesical com grande resíduo pós-miccional
√ massa tumoral lobulada em forma de uva com elevação do assoalho vesical
√ ecogenicidade homogênea semelhante ao músculo + áreas hipoecóicas (hemorragia/necrose)
√ aumento de linfonodo retroperitoneal

Angio:
√ vascularização tumoral difusa
Prognóstico:
(a) 14%–35% de sobrevida em 5 anos com a cirurgia radical
(b) 60%–90% de sobrevida em 3 anos com quimioterapia

REFLUXO VESICOURETÉRICO

A. REFLUXO CONGÊNITO = REFLUXO PRIMÁRIO
= incompetência da junção ureterovesical devido à tunelização anormal do ureter distal através da parede da bexiga
Prevalência: em 9%–10% das crianças caucasianas normais; em 1,4% das meninas escolares; em 30% das crianças com um primeiro episódio de ITU
- curto túnel ureteral submucoso (normalmente tem um relação de comprimento/largura de 4:1)
- grande orifício ureteral localizado lateralmente

Localização: uni/bilateral (freqüentemente envolve o pólo inferior do ureter na duplicação ureteral total)
√ cicatrizes renais em 22%–50%
Prognóstico: desaparece em 80%
Cp: atrofia/nefropatia de refluxo em 22%–50%; doença renal terminal em 5%–15% dos adultos

B. REFLUXO ADQUIRIDO = REFLUXO SECUNDÁRIO
1. Divertículo parauretérico = divertículo de Hutch
2. Duplicação com ureterocele
3. Cistite (em 29%–50%)
4. Obstrução uretral (válvulas uretrais)
5. Bexiga neurogênica
6. Ausência da musculatura abdominal (síndrome da barriga da ameixa seca)

Cp: cicatrizando renal com ITU (30%–60%)

GRAUS DE REFLUXO ("VCUG"):
Grau I: √ refluxo para os ureteres distais
Grau II: √ refluxo para o sistema coletor (sem dilatação calicial/abaulamento)
Grau III: √ todos as alterações acima + dilatação moderada da pelve e cálices
Grau IV: √ todas as alterações acima + dilatação moderada (deformação dos cálices)
Grau V: √ todas as alterações acima + tortuosidade severa do ureter

Prognóstico:
(a) grau I-III resolução com maturação da junção ureterovesical
(b) grau IV-V exige cirurgia para evitar fibrose renal + disfunção renal + hipertensão

Fibrose renal: > 20% de probabilidade para refluxos grau IV-V; 2%–3% de probabilidade para refluxos grau I-II

Cistografia com radionuclídeos:
◊ Dose mais baixa de radiação para as gônadas que na cistografia fluoroscópica (5 mrad)!

Avaliação do volume vesical no refluxo, volume de urina refluída, volume residual urinário, tempo de drenagem do refluxo ureteral
(a) indireto: Injeção IV de Tc-99 m DTPA
(b) direto: instilação de 1 mCi Tc-99 m pertecnetato (mais sensível para refluxo durante a fase de enchimento que ocorre em 20%)

US:
√ hidroureteronefrose intermitente = tamanho variável do sistema coletor
√ mucosa redundante causando espessamento aparente da parede pélvica renal
√ grande bexiga de paredes finas
√ distância da linha média ao orifício > 7–9 mm tem alta probabilidade de refluxo vesicoureteral

RIM DE PAGE

= hipertensão mediada por renina-angiotensina causada pela compressão renal em localização perinéfrica/subcapsular

Etiologia:
(1) Hematoma espontâneo (mais comum)
(2) Trauma fechado
(3) Cisto
(4) Tumor

√ estiramento + separação dos vasos intra-renais
√ lenta circulação arterial
√ distorção do contorno renal + adelgaçamento do parênquima renal
√ artéria capsular deslocada + aumentada

RIM DISPLÁSICO MULTICÍSTICO

= RIM DISGENÉTICO MULTICÍSTICO (RDM)
= RIM MULTICÍSTICO (RM) = Potter Tipo II
◊ Segunda causa mais comum de massa abdominal no neonato (depois da hidronefrose)!
◊ Forma mais comum de doença cística em crianças!

Incidência: 1:10.000 (para RDM bilateral); M:F = 2:1 (para RDM unilateral); mais comum entre crianças de mães diabéticas

Risco de recorrência: 2%–3%

Etiologia: (esporádica)
Obstrução/atresia extra-renal < 8–10 semanas de vida fetal conduz ao desenvolvimento aberrante dos ductos coletores e túbulos + insuficiência do desenvolvimento do néfron + expansão cística dos túbulo anormais (depois de 20 semanas da idade menstrual)

Histo: glomérulos + túbulos imaturos reduzidos em número + tecido mesenquimal turbilhonado, cartilagem (33%), cisto

• massa abdominal
• assintomático se unilateral (pode seguir não detectado até a maioridade)
• infecções do trato urinário recorrentes, dor abdominal intermitente, náusea + vômitos, hematúria, insuficiência no desenvolvimento
• fatal devido à hipoplasia pulmonar se bilateral

Localização:
1. Rim displásico multicístico UNILATERAL forma mais comum (80%–90%); E:D = 2:1 secundário à atresia pelvinfundibular
   Associado às: anomalias renais do lado contralateral em 20%–50%:
   (1) Obstrução da junção ureteropélvica (7%–27%)
   (2) Rim em ferradura (5%–9%)
   (3) Anomalias ureterais (5%)
   (4) Hipoplasia renal (4%)
   (5) Refluxo vesicoureteral
   (6) Má rotação
   (7) Agenesia renal
2. Displasia renal SEGMENTAR/displasia renal focal = "cisto multilocular": secundário a
   (a) obstrução de alto grau da metade superior do pólo no rim duplo pela ureterocele ectópica
   (b) infundíbulo único obstruído
3. Displasia cística BILATERAL na presença de obstrução severa no útero pelas válvulas uretrais posteriores/atresia uretral com oligoidramnia + hipoplasia pulmonar
   Forma fatal: RDM bilateral (4,5%–21%), agenesia renal contralateral (0%–11%)

Tipos:
(1) RIM MULTICÍSTICO (Potter IIa)
   √ grande rim com múltiplos grandes cistos + parênquima renal pequeno e visível
(2) FORMA HIPOPLÁSICA/FORMA DIMINUTA (Potter IIb)
   √ rim pequeno ecogênico

ASPECTO RELACIONADO AO LOCAL DA OBSTRUÇÃO
@ Junção ureteropélvica
   √ cisto único/alguns grandes/múltiplos de tamanho médio num rim grande
@ Ureter/uretra distal
   √ cisto pequeno/nenhum cisto no rim pequeno

ASPECTO RELACIONADO AO TEMPO DO INSULTO
- (a) início precocemente entre a 8ª e 11ª semanas
  - √ cálices + pelve renal pequenos/atrésicos
  - √ 10–20 cistos + perda do aspecto reniforme
- (b) recente início = FORMA HIDRONEFRÓTICA
  - √ grande cisto central (= pelve dilatada) comunicando freqüentemente com cisto
  - √ alguma função renal pode ser demonstrada

√ grande rim com contorno lobulado na infância
√ achado incidental de rim pequeno em adultos (secundário à parada no crescimento)
√ ureter ipsolateral atrésico
√ hipertrofia renal contralateral
√ calcificação: curvilínea/anelar na parede do cisto em 30% dos adultos, raramente em crianças

PIV + MN:
- ◊ Preferência pela MN à PIV no primeiro mês de vida, pois a habilidade concentrante mesmo no rim neonatal normal é subóptima!
- √ nenhuma função (acumulação do contraste raramente fraca)

US:
- √ arquitetura renal normal substituída
- √ cistos aleatórios com várias formas + tamanhos ("cachos de uvas") com cisto maior em localização periférica não medial (100% preciso)
- √ cisto separados por septos (100% preciso)
- √ seio central complexo ausente (100% preciso)
- √ nenhuma comunicação entre os múltiplos cistos (93% preciso)
- √ nenhuma identificação da borda parenquimatoso ou diferenciação corticomedular (74% preciso)
- √ os cistos começam a desaparecer na infância
- √ o rim pode ser pequeno + atrófico (tão pouco quanto 1 g)/normal/grande
- √ oligoidramnia no RDM bilateral/RDM unilateral + obstrução urinária contralateral

Angio:
- √ artéria renal hipoplásica/ausente; angiografia desnecessária, visto que um DD com rim não funcional de longa duração não é possível

Manejo obstétrico:
- (1) Cuidados antenatais de rotina + avaliação por urologista pediátrico após o delivramento se unilateral
- (2) Opção do término da gravidez se < 24 semanas de idade gestacional
- (3) Não intervenção para sofrimento fetal se > 24 semanas de idade gestacional

Cp:
- (1) Hipertensão renina-dependente (raro)
- (2) Malignidade em < 1:330

DD: hidronefrose

RIM EM FERRADURA

= dois rins unidos pelos pólos pelo istmo parenquimatoso/istmo fibroso

Incidência: 0,2%–1% (série de autópsia); M:F = 2:1

Associado a: anomalia cardiovascular, anomalia do esqueleto, anomalia do SNC, malformação anorretal, anomalia geniturinária (hipospádia, não descida dos testículos, útero bicornual, duplicação ureteral); trissomia do 18, síndrome de Turner em 50% com
- (1) Ectopia caudal
- (2) Refluxo vesicoureteral
- (3) Hidronefrose

√ fusão do rim D + rim E no pólo inferior (90%)/pólo superior (10%)
√ eixo renal longitudinal orientado medialmente
- √ istmo renal pré-aórtico em L4/L5
- √ pelves renais e ureteres anteriormente

Cp: cálculos renais

RIM ESPONJOSO MEDULAR

= dilatação cística displásica das porções papilares + medulares dos ductos coletores (primeiras gerações de ramificações dos ductos metanéfricos)

Incidência: 0,5%

Idade: adultos jovens a meia-idade; esporádico

Pode estar associado a: síndrome de Ehlers-Danlos, adenoma paratireóide, doença de Caroli

- • freqüentemente assintomático
- √ nefrocalcinose medular (40%–80%) com um/mais cálculos até 5 mm
- √ "ramalhete de flores" = feixes densos de material de contraste irradiando-se das pirâmides para a periferia, representando cistos papilares/ductos ectásicos (DD: denso rubor papilar nos indivíduos normais)
- √ pode ser unilateral em 25%
- √ pode envolver somente uma pirâmide/todas as pirâmides (25%)

Cp: urolitíase, hematúria, infecção

DD:
- (1) Variante normal ("rubor papilar" sem estriações distintas/nefrocalcinose/aumento das pirâmides)
- (2) Tuberculose renal (calcificações maiores e mais irregulares + cavitações + constrições + ulcerações)
- (3) Necrose papilar (papila necrosada + sinal do anel caliciano)
- (4) Nefrocalcinose medular (sem ductos ectásicos/cistos, calcificações além das pirâmides)
- (5) Doença policística juvenil (aumento renal bilateral + fibrose periportal hepática)
- (6) Divertículo caliciano (pequeno, solitário, localizado entre as pirâmides

RIM SUPRANUMERÁRIO

= divisão aberrante da corda nefrogênica em duas caudas metanéfricas (raro)

Associado a: rim em ferradura, atresia vaginal, uretra feminina duplicada, pênis duplicado

Localização: comumente no lado esquerdo do abdome caudal ao rim normal

√ o ureter supranumerário pode se inserir no rim ipsolateral/diretamente na bexiga/local ectópico

Cp: hidronefrose, pionefrose, pielonefrite, cisto, cálculo, carcinoma, cistadenoma papilar, tumor de Wilms

RIM UNICALICIADO (UNIPAPILAR)

Pat: OLIGOMEGANEFRONIA = número reduzido de néfrons e aumento dos glomérulos

Associado com: ausência de rim contralateral, outras anomalias

- • hipertensão
- • proteinúria
- • azotemia

RUPTURA DA BEXIGA

Cistografia:
Diagnóstico em > 85%
Falsos negativos se a ruptura torna-se selada por hematoma/mesentério

Ruptura extraperitoneal da bexiga (80%)

Causa: fratura pélvica (nítida espícula óssea) ou ruptura em avulsão nos pontos de fixação dos ligamentos puboprostáticos
Localização: usualmente próximo à base da bexiga ântero-lateralmente
Raios X simples:
√ bexiga "em forma de pêra"
√ perda dos planos gordurosos do obturator
√ íleo paralítico
√ deslocamento superior das alças ileais
Exame com contraste:
√ extravasamento do contraste em "chama de vela" para dentro da gordura perivesical, mais bem visto em filmes pós-miccionais, pode estender-se para a coxa/parede abdominal anterior
US:
√ "bexiga dentro de uma bexiga" = bexiga cercada por coleção líquida

Ruptura intraperitoneal da bexiga (20%)

Causas:
(a) usualmente como resultado de procedimento invasivo (cistoscopia), ferida por arma branca, cirurgia
(b) trauma fechado com elevação súbita na pressão intravesical (requer bexiga distendida)
Localização: usualmente na cúpula da bexiga
√ extravasamento do contraste nas goteiras paracólicas
√ contraste delineando as alças do intestino delgado
√ ascite urinífera

SARCOMA RENAL DE CÉLULAS CLARAS

= raro tumor renal da infância, altamente maligno, com predileção para metástases ósseas
Incidência: até 6% dos tumores renais em crianças
Histo: composto por células poligonais estreladas bem definidas com vacuolização, núcleos ovóides a arredondados, padrão capilar proeminente + tendência para formação de cisto separados por septos ligeiramente espessados
Idade: 1–6 anos; M:F = 1:1
• cintura abdominal aumentada + massa abdominal palpável
• letargia
• perda de peso
• hematúria
√ massas expansível (8–16 cm) com componente dominante de tecido mole
√ componente cístico de tamanho variado (alguns milímetros a 5 cm) + multiplicidade (58%)
√ calcificações amorfas/calcificações lineares (25%)
√ massa renal que cruza a linha média (58%)
US:
√ massa renal não homogênea, com densidade de tecido mole
√ área central hipoecóica bem definida (= necrose)
√ massa com espaços císticos cheios de líquido
TC:
√ reforço não homogêneo menos que o do parênquima renal normal
√ áreas de baixa densidade (= necrose)
√ áreas com densidade de água (= cisto)
Prognóstico: pior que o do tumor de Wilms
DD: forma cística do tumor de Wilms, nefroma cístico multilocular, displasia cística

SÍNDROME "DA AMEIXA SECA"

= SÍNDROME DE EAGLE-BARRETT
= desordem congênita multissistêmicas não hereditária; quase exclusivamente em homens
TRÍADE:
(1) Musculatura da parede abdominal ausente/marcantemente hipoplásica ("ameixa seca")
(2) Ureteres redundantes não obstruídos grandemente distendidos ± hidronefrose e grau variável de displasia renal
(3) Não descida dos testículos (criptorquidismo)
Etiologia:
(1) Defeito mesodérmico primário na 7ª-10ª semanas de gestação
(2) Distensão abdominal maciça secundária à dilatação ureteral maciça/ascite de urina/perfuração intestinal com ascite/massas abdominais císticas/síndrome megabexiga-microcólon-hipoperistalse intestinal, causa atrofia por pressão nos músculos da parede abdominal; a distensão vesical interfere com a descida dos testículos
Incidência: 1:35.000 a 1:50.000 nascimentos vivos; quase exclusivamente em homens
Grupos:
(1) Obstrução da uretra (mais comumente atresia uretral)
Associado com: má rotação (anomalia mais comum), atresia intestinal, ânus imperfurado, anomalias esqueléticas (meningomielocele, escoliose, peito em quilha/escavado, artrogripose, pé torto congênito, luxação do quadril, hemimelia do membro inferior, agenesia sacral, polidactilia), cardiopatia congênita (CIV, estenose da artéria pulmonar), doença de Hirschsprung, malformação adenomatóide cística congênita do pulmão
√ hipertrofia da parede vesical
Prognóstico: em 20% morte dentro de 1 ano; em 30% morte dentro de 2 anos
(2) Anomalia funcional do esvaziamento vesical (mais comum)
nenhuma anomalia associada
√ grande bexiga urinária flácida
√ grande remanescente uracal
Prognóstico: problemas crônicos do trato urinário
• aspecto flácido e pregueado da parede abdominal hipotônica com flancos abaulados (agenesia/hipoplasia dos músculos nas porções inferiores + mediais da parede abdominal)
• criptorquidismo bilateral
• ± prejuízo da função renal
@ Bexiga
√ grande bexiga urinária distendida com contornos bizarros
√ calcificações vesicais intramurais
√ persistência do remanescente uracal ± calcificação
√ colo vesical patente

@ Uretra
 √ uretra prostática alongada + dilatada (ausência de próstata)
 √ utrículo prostático dilatado (+ pequeno divertículo revestido de epitélio representando um remanescente das extremidades distais fundidas dos ductos müllerianos)
 √ obstrução uretral (estenose/atresia/cordas dorsais/valvas uretrais posteriores)
 √ megauretra
 (a) megauretra completa/fusiforme (rara)
= ausência completa/deficiência marcante dos corpos cavernosos + corpos esponjosos
 (b) megauretra incompleta/escafóide (comum)
 = ausência congênita/deficiência dos corpos cavernosos
@ Ureteres
 √ ureteres deslocados lateralmente, tortuosos e maciçamente dilatados
 √ alternância de segmentos ureterais dilatados + estenosados
 √ refluxo vesicoureteral
@ Rins
 √ assimetria do tamanho renal + contornos lobulados
 √ nenhuma/leve hidronefrose
 √ dilatação calicial ± divertículos
 √ calcificações renais
 √ displasia renal com alterações displásicas císticas, oligoidramnia, hipoplasia pulmonar (nos casos severos)
Cp: infecções respiratórias (tosse inefectiva)

SÍNDROME DE CONN

= HIPERALDOSTERONISMO PRIMÁRIO = ALDOSTERONISMO PRIMÁRIO = excesso de secreção autônoma do mineralocorticóide aldosterona com hipertensão + hipocalemia espontânea
= adenoma adrenocortical solitário (originalmente)
Incidência: 0,05%–2% da população hipertensa
Idade: 3ª–5ª década; M:F = 1:2
- hipertensão (secundária à hipernatremia)
- hipocalemia (80%–90%, induzida pela administração de grandes quantidades de cloreto de sódio durante 3–5 dias)
- depleção de magnésio
- alcalose metabólica
- excreção urinária aumentada de aldosterona + metabólitos
- elevação não supressível na concentração plasmática de aldosterona
  - níveis plasmáticos de renina suprimidos

Pat:
 (a) adenoma (65%–89%): aldosteronoma solitário (65%–70%); múltiplo (13%); microadenomatose (6%)
 (b) hiperplasia adrenal bilateral (11%–25%–30%): = hiperaldosteronismo idiopático = hiperplasia focal/difusa da zona glomerular acompanhado por nódulos micro/macroscópicos
 (c) carcinoma adrenocortical (< 1%)

√ aldosteronoma pequeno com 1,7 cm de tamanho médio (variação de 0,5–3,5 cm); E > D, bilateral em 6%
√ densidade de tecido mole/baixa densidade
√ geralmente hipervascular, raramente hipovascular
Venografia adrenal: 76% de acurácia
Amostra de sangue venoso adrenal: 95% de acurácia, 75% de sensibilidade
TC: 60%–80% sensibilidade
MN:
 √ I-131 NP-59 captação após supressão pela dexametasona
 √ visualização precoce bilateral (< 5 dias) implica hiperplasia adrenal
 √ visualização precoce unilateral implica adenoma
 √ visualização tardia bilateral (> 5 dias) pode ser normal

Dg: concentração de aldosterona no plasma elevada + atividade da renina plasmática suprimida

Testes endócrinos diagnósticos: teste de excitação postural, teste de infusão rápida de salina, concentração de 18 hidroxicorticosterona
Rx: adrenalectomia para neoplasma (75% de taxa de cura a longo prazo para hipertensão); tratamento médico para hiperplasia

SÍNDROME DE CUSHING

= HIPERCORTISOLISMO = secreção excessiva de cortisol
Etiologia:
 A. ACTH INDEPENDENTE
 1. Cortisol exógeno
 2. Anomalia adrenal primária (20%):
 (a) hiperplasia adrenocortical nodular pigmentar primária (crianças, adultos jovens)
 (b) adenoma adrenocortical (10%–20% do casos; 10% em adultos, 15% em crianças)
 (c) carcinoma adrenocortical (5%–10% do casos; 10% em adultos, 66% em crianças)
 B. DEPENDENTE DE ACTH
 = superprodução de corticofina com hiperplasia adrenal (em até 85%)
 (1) ACTH exógeno
 (2) Produção ectópica paraneoplásica de ACTH (20%): carcinoma do pulmão *oat-cell* (em grão de aveia – 8%), câncer hepático, câncer de próstata, câncer ovariano, câncer de mama, adenoma brônquico, carcinóide, tumor da ilhota pancreática (10%), carcinoma medular da tireóide, timoma, feocromocitoma
 ◊ Carcinóides bronquiais + carcinóide tímicos são freqüentemente < 1 cm quando produzem síndrome de Cushing!
 ◊ Tumores da ilhota celular são grandes + freqüentemente metastáticos até que produzam síndrome de Cushing!
 (3) Doença de Cushing
 = doença do SNC devido a adenoma hipofisário superativo basofílico/cromófobo
 (4) Disfunção hipotalâmica
 (5) Produção do fator liberador de corticotrofina (raro)
Incidência: 1:1.000 autópsias; M:F = 1:4
Idade: 3ª-4ª década ("incidência mais alta"); mais freqüentemente após a gravidez
- obesidade central, gibosidade, face em lua cheia
- estrias, acne
- tolerância à glicose prejudicada/*diabetes mellitus*
- hipertensão
- níveis do cortisol do plasma elevados

- excreção excessiva de 17 hidroxicorticosteróides urinários
- teste de supressão pela dexametasona/teste da metirapona

√ maturação óssea retardada
√ mais freqüentemente osteoporose axial
√ calota craniana pontilhada
√ dorso da sela desmineralizado
√ excessiva formação de calo

Cp:
(1) Fraturas patológicas das vértebras + costelas com formação excessiva de calo
(2) Necrose asséptica dos quadris
(3) Infartos ósseos
(4) Maturação retardada do esqueleto em crianças

SÍNDROME DE MECKEL-GRUBER

= doença autossômica recessiva caracterizada por encefalocele occipital, rins policísticos e polidactilia

Incidência: 1:12.000–50.000; mais comuns entre os judeus Yemenitas

Risco de recorrência: 25%; freqüência do portador de 1:56

- história de irmãos afetados

US-OB:
√ grandes rins policísticos contendo cistos de 2 a 10 mm
√ encefalocele occipital
√ polidactilia pós-axial
√ microcefalia
√ lábio e palato fendidos
√ oligoidramnia moderada a severa (início no segundo trimestre)
√ inabilidade de visualizar a urina dentro da bexiga fetal

Tratamento obstétrico:
(1) Análise cromossomial para excluir trissomia do 13 (se nenhuma história familiar prévia)
(2) Opção de término da gravidez < 24 semanas de idade gestacional
(3) Não intervenção pelo perigo fetal > 24 semanas de idade gestacional

Prognóstico: invariavelmente fatal ao nascimento devido à hipoplasia pulmonar + insuficiência renal

DD: trissomia do 13

SÍNDROME DE ZELLWEGER

= SÍNDROME CEREBROHEPATORRENAL autossômica recessiva

- hipotonia muscular
- hepatomegalia + icterícia
- dismorfismo craniofacial
- ataques apoplético, retardamento mental,

√ disgenesias cerebrais (lisencefalia, macrogiria, polimicrogiria)
√ cisto corticais renais

Prognóstico: morte na tenra infância

SÍNDROME HEMOLÍTICO-URÊMICA

= causa mais comum de insuficiência renal aguda em crianças que requerem diálise; caracterizada por microangiopatia trombótica com características típicas do CID

Causa:
(1) Infecção: *E. coli* enterotóxica, *Shigella dysenteriae, Streptococcus pneumoniae, Salmonella typhi*, vírus Coxsackie, vírus ECO, adenovírus
(2) Condição médica associada: gravidez, LES + outras doenças vasculares do colágeno, malignidade, hipertensão maligna
(3) Drogas: anticoncepcionais orais, ciclosporina mitomicina, 5-fluorouracil

Idade: usualmente nas crianças < 2 anos

Histo: microangiopatia inclusive edema endotelial + formação de trombo no glomérulo + arteríolas renais

TRÍADE CLÁSSICA:
- anemia hemolítica
- trombocitopenia
- insuficiência renal aguda

- episódio recente gastroenterite (comumente com *E. coli*)
- palidez súbita, irritabilidade
- diarréia sangrenta
- dispnéia (devido à retenção líquida, insuficiência cardíaca, derrame pleural)
- convulsões
- rápida elevação no nível de uréia acima da proporção do nível de creatinina plasmática (= resultado da lise celular)

@ Rim (às vezes único órgão envolvido):
√ rins de tamanho normal/ligeiramente aumentado
√ córtex hiperecóico
US Doppler:
√ fluxo diastólico ausente/invertido/reduzido (= aumento na resistência ao fluxo)
√ o retorno da forma das ondas ao normal antedata o retorno do débito urinário
Cintigrafia:
√ falta de perfusão renal

@ Fígado: hepatomegalia, hepatites
@ Coração: miocardite
@ Intestinos: perfuração, intussuscepção, colite pseudomembranosa
@ Cérebro (até 50%): sonolência, alterações da personalidade, coma, hemiparesia, crises epilépticas (até 40%)

Prognóstico: recuperação espontânea completa (em 85%)

SÍNDROME MEGABEXIGA-MICROCÓLON

= SÍNDROME DA HIPOPERISTALSE INTESTINAL-MEGABEXIGA-MICROCÓLON (HIMM)

= obstrução funcional da bexiga + cólon caracterizada por:
(1) Bexiga aumentada
(2) Cólon pequeno
(3) Intestino delgado marcadamente curto suspenso por um mesentério dorsal primitivo
(4) Rins hidronefróticos grandemente aumentados com pouco parênquima restante

Incidência: 26 casos publicados; M:F = 1:7

Pode estar associada a: hérnia diafragmática, DAP, dentes ao nascimento

- abdome distendido (bexiga dilatada + alças do intestino delgado dilatadas)
- incontinência por transbordamento
- pseudo-obstrução intestinal (pobre esvaziamento do estômago, NENHUMA atividade peristáltica do intestino delgado)

US-OB:
- √ quantidade normal de líquido amniótico/poliidramnia (a despeito da bexiga dilatada = "obstrução não obstrutiva")
- √ distensão vesical maciça + progressiva
- √ hidroureteronefrose bilateral (menos severa)
- √ sexo feminino

EB:
- √ microcólon (característica transitória do "cólon não utilizado") com reto + sigmóide estreitos
- √ má rotação/má fixação ou diminuição progressiva do intestino delgado

"VCUG" (*N.T.:* nenhuma referência sobre esta sigla)
- √ bexiga distendida não obstruída com função muscular fraca/ausente

Prognóstico: letal na maioria dos casos (poucos meses de vida)

SÍNDROMES ADRENOGENITAIS

A. TIPO CONGÊNITO
= síntese defeituosa de cortisol + aldosterona secundária a um defeito enzimático (22-hidroxilase/11-β-hidroxilase) com estimulação aumentada do ACTH através da glândula hipofisária (mecanismo de realimentação negativo)
M < F
- virilização do feto fêmea
- puberdade precoce no homem
- pseudo-hermafroditismo (hipertrofia do clitóris, genitália externa ambígua, seio urogenital)
- √ glândula adrenal simetricamente aumentada + espessada

B. TIPO ADQUIRIDO
M < F
(a) hiperplasia/adenoma/carcinoma adrenal
(b) tumor ovariano/tumor testicular
(c) tumor produtor de gonadotrofina: pineal, hipotalâmico, coriocarcinoma
- virilização
- síndrome de Cushing

TESTÍCULOS MAL POSICIONADOS

= TESTÍCULOS NÃO DESCIDOS
os testículos estão normalmente dentro do escroto em torno da 28–32 semanas de idade gestacional

Incidência:
Precocemente no terceiro trimestre em 10%; ao nascimento em 3,7% (nas crianças com > 2.500 g em 3,4%; nas crianças prematuras em 30%); além de 3 meses de idade em 1%

1. **Pseudocriptorquidismo**
= TESTÍCULOS RETRÁTEIS = músculo cremasteriano geralmente espástico
2. **Criptorquidismo**
= parada na descida dos testículos ao longo de seu trajeto normal
Incidência:
Associado a: síndrome do ventre em ameixa, síndrome de Noonan, trissomias do 13, 18, 21
Localização: alto escrotal, canal inguinal, abdome (20%); bilateral em 10%
√ ausência de visualização dos testículos dentro do escroto
√ testículos pequenos e atróficos com ecogenicidade generalizadamente diminuída
DD: anorquia (em 3%–5%)
3. **Testículos ectópicos**
= desvio do trajeto usual
Localização: intestinal (no músculo oblíquo), pubopeniano, perineal, triângulo femoral

Cp:
(1) Esterilidade
(2) Malignidade: mais comumente seminoma, risco de 48×, 4%–11% de todos os tumores testiculares encontrados no criptorquidismo
(3) Torção: risco de 10× para criptorquidismo

Sensibilidade dos testes:
US: 20–88% (*DD*: linfonodo)
TC: 95%
Venografia: 50%–90%

TORÇÃO TESTICULAR

= TORÇÃO DO CORDÃO ESPERMÁTICO
Desordem escrotal mais comum em crianças, 20% das patologias escrotais agudas

Incidência: 1:160, 10 × de risco no testículo não descido comparado com incidência anual normal de 1:4.000 homens

Etiologia:
(1) "Deformidade em sino e badalo" = inserção alta da túnica vaginal no cordão espermático
(2) Mesórquio anormalmente frouxo entre os testículos + epidídimo
(3) Torção extravaginal envolvendo o testículo + túnica vaginal devido à inserção frouxa das túnicas testiculares ao escroto durante o período intra-útero + período perinatal

Pico etário: período recém-nascido + puberdade (13–16 anos); < 20 anos em 74%–85%; > 21 anos em 26%; > 30 anos em 9%
- dor severa súbita em 100% (freqüentemente à noite)
- análise da urina negativa (98%)
- história de episódio semelhante no mesmo testículo/contralateral (42%)
- náusea + vômitos (50%)
- edema escrotal + sensibilidade (42%)
- leucocitose (32%)
- febre de baixo grau (20%)
- história de trauma/esforço extremo (13%)

Localização:
em 5% bilateral (suspensão anômala do testículo contralateral encontrado em 50%–80%)

Taxa de salvamento:
Versus intervalo de tempo entre início da dor e cirurgia

	80%–100%	< 6	horas
	76%	6–12	horas
	20%	12–24	horas
Aproximadamente	0%	> 24	horas

Destorção espontânea em 7%
◊ Testículos viáveis durante somente 3–6 horas!

Cp: atrofia testicular (em 33%–45%)

Torção testicular aguda

70% dos pacientes apresentam dentro das primeiras 6 horas de início da dor

US: (80%–90% sensibilidade):
√ aumento testicular + aumento epididimal com ecogenicidade diminuída
√ aumento em tamanho do cordão espermático
√ espessamento cutâneo escrotal
√ hidrocele (ocasionalmente)
√ perda do sinal do cordão espermático ao Doppler (sensibilidade 44%, especificidade 67%)

Doppler colorido (altamente preciso):
√ ausência do fluxo testicular + epididimal (DD: infarto testicular global) falso negativo: seqüência torção-destorção, torção incompleta < 360°

MN (98% acurácia):
Dose: 5-5 mCi Tc-99 m pertecnetato
Imagem: a intervalos de 2 a 5 segundos durante 1 minuto (fase vascular); a intervalos de 5 minutos para 20 minutos (fase do tecido)
√ perfusão diminuída/ocasionalmente normal
√ sinal de Nubbin = baque de atividade estendendo medialmente da artéria ilíaca denotando fluxo de sangue aumentado reativo no cordão espermático com terminação abrupta
√ área fria arredondada substituindo os testículos (requer conhecimento do lado + localização do testículo doloroso)

Torção testicular subaguda

= TORÇÃO TESTICULAR NÃO DIAGNOSTICADA
• sintomas apresentam durante > 24 horas
√ testículos aumentados/testículos de tamanho normal com textura heterogênea
√ angiograma com radionuclídeos normal/sinal de Nubbin
√ "sinal da rosquinha" = atividade testicular diminuída com borda de hiperemia da perfusão do dartos

RMN:
√ cordão espermático aumentado sem aumento na vascularização
√ padrão em remoinho de água (torção do cordão espermático)
√ nó do torção = foco de baixa intensidade de sinal no ponto de torção (deslocamento do prótons livres do epicentro da torção)

TRANSPLANTE RENAL

Freqüência: 8.000 transplantes por ano nos EUA
Complicações em 10%
◊ Período problemático entre 4 dias e 3 semanas depois da cirurgia!
• hipertensão em 50% (pela rejeição/estenose arterial)

Prognóstico: 7–8 anos de meia-vida para o transplante de rim de cadáver; 13–24 anos de meia vida para o transplante de doador vivo

Necrose tubular aguda no transplante renal

= não funcionamento primário com melhora ao passar do tempo (alguns dias–1 mês) secundário ao insulto isquêmico
— NTA mais freqüente em transplante de doador cadavérico que doador vivo
— NTA maior em transplantes com mais de uma artéria renal
— NTA relacionada à duração do intervalo isquêmico
• nenhum sintoma constitucional
• sódio urinário elevado
• a oligúria pode começar imediatamente depois do transplante/pode ser retardada por vários dias

US:
√ aumento passageiro do transplante
√ aumento passageiro no índice de resistência

Cintigrafia:
√ perfusão do transplante normal/levemente reduzida
√ captação do radiofármaco reduzida + retardada
√ excreção retardada/diminuída/ausente do Tc 99 m

DD: rejeição aguda (estudos renais consecutivos ajudam a diferenciar)

Rejeição do transplante renal

◊ Mais comum causa de insuficiência parenquimatosa!

(1) **Rejeição hiperaguda**
= rejeição com anticorpos circulantes presentes no receptor no momento do transplante, geralmente após o retransplante
Pat: arteríolas trombosadas + necrose cortical
Tempo do início: dentro de minutos depois do transplante
√ ausência completa de perfusão renal + função renal na varredura com Tc 99 m DTPA (DD: oclusão completa arterial/venosa)
Trat.: requer reoperação imediata

(2) **Rejeição aguda acelerada**
= combinação de rejeição mediada por anticorpos + células
Tempo de início: 2–5 dias depois do transplante

(3) **Rejeição aguda**
= rejeição celular predominantemente dependente da imunidade celular
Tempo de início: qualquer hora, tipicamente dentro de 5 dias a 6 meses; pico de incidência na 2ª–5ª semanas
Pat:
(a) rejeição intersticial aguda
= edema do interstício com infiltração linfocítica dos vasos capilares + linfáticos
(b) rejeição vascular aguda (rara)
= endovasculite proliferativa + trombose do vaso

• sódio urinário baixo, aumento na creatinina sérica
• hipertensão
• oligúria
• febre
• ingurgitamento do transplante
• ganho de peso

US (30%–50% de valor preditivo negativo):
√ gordura do seio renal reduzida com espessura cortical aumentada (mais preditivo)
√ ingurgitamento do transplante pelo edema
√ pirâmides distintas
√ espessamento pelvoinfundibular
√ ecogenicidade diminuída da gordura do seio renal

Doppler (acurácia mais alta que parâmetros morfológicos):
√ inicialmente diminuição no índice de resistência (mecanismo auto-regulatório?)
√ aumento no índice de resistência com o aumento da gravidade da rejeição
(a) ≤ 0,70 sem qualquer forma de rejeição (57% de valor preditivo negativo)

(b) > 0,90 (100% de valor preditivo positivo, 26% de sensibilidade)

MN:

√ pode mostrar perfusão + função renal diminuídas

√ inicialmente a perfusão pode ser normal com somente a função diminuída (DD com NTA pode não ser possível num único estudo)

√ exames subseqüentes (a intervalos de 1–3 dias) demonstrando a diminuição da perfusão renal

√ fase excretória prolongada

√ nefrograma pobre e não homogêneo

Angio:

√ afilamento + corte rápido das artérias interlobares

√ múltiplas estenose + oclusões

√ não visualização das artérias interlobulares

√ opacificação arterial prolongada (normalmente < 2 segundos)

(4) **Rejeição crônica**

= processo progressivo lento e inexorável que resulta em cicatrização intersticial + fibrose

Pat: proliferação endotelial nas artérias pequenas + arteríolas; lesões glomerulares (recorrência da glomerulonefrite original do paciente?)

Tempo de início: meses a anos após o transplante

√ rim pequeno

√ número diminuído de vasos intra-renais

√ poda/estenose/oclusões vasculares

Nefrotoxicidade da Ciclosporina

Ação: impede o processo da rejeição com janela terapêutica estreita

Histo:

(a) agudamente: dano aos túbulos, microtromboses do rim (secundário à ativação da cascata de coagulação)

(b) cronicamente: deposição hialina dentro das paredes arteriais

√ NENHUMA mudança no tamanho/índice de resistência renal

Problemas urológicos no transplante renal

(1) **Obstrução ureteral** (1%–10%)

(a) aguda: secundária a problemas técnicos

(b) tardia: secundária à isquemia ou extravasamento prévio

Causas:

Constrição (comumente na junção ureterovesical), flexão ureteral, edema na ureteroneocistostomia, fibrose ureteropélvica, cruzamento vascular, coágulo de sangue, linfocele, bola do fungo, cálculo

√ pielocaliectasia

√ índice de resistência normal fortemente fala contra obstrução, a menos que o vazamento ureteral esteja presente

DD: dilatação de baixa pressão secundária à desnervação (confirmada pelo teste de Whitaker)

(2) **Extravasamento de urina** (3%–10%)

Causas:

(1) Necrose ureteral distal secundária à interrupção do suprimento de sangue (precocemente)/insuficiência vascular devido à rejeição (tardiamente)

(2) Fístula pelo local da ureteroneocistostomia

(3) Fístula pelo local de fechamento anterior da cistostomia

(4) Infarto renal segmentar

• altos níveis de creatinina na coleção fluida

Prognóstico: morbidez alta + alta mortalidade (morte por infecção do transplante + septicemia)

(3) **Coleção líquida pararrenal**

Incidência: em até 50% dos transplantes

(1) Linfocele (10%)

surge dentro de 1 mês depois do transplante

• não contém creatinina

√ diâmetro médio de 11 cm

√ septos espessos (50%) + restos internos

Trat.: escleroterapia com povidona-iodo; drenagem a longo prazo com cateter/marsupialização cirúrgica

(2) Urinoma

√ raramente septado + menor que as linfoceles

(3) Abscesso, hematoma

√ região fotopênica com deslocamento/impressão do rim/bexiga urinária

Mnemônico: "HULA"

Hematoma

Urinoma

Linfocele

Abscesso

Problemas vasculares no transplante renal

A. PRÉ-RENAL

(1) **Estenose da artéria renal** (1%–12%)

Tempo de início:

Dentro de 3 anos; rim de cadáver > rim de doador jovem > rim de doador vivo

(a) estenose de segmento curto na anastomose: técnico (75%), uso da pinça/cânula, trauma, isquemia do vaso doador

(b) estenose de longo segmento: trauma durante a retirada do enxerto alográfico, falha na técnica operatória, rejeição crônica, aterosclerose, flexão, formação de cicatriz

• início recente de hipertensão

• deficiência orgânica renal

• sopro acima do local do enxerto (ocasionalmente)

√ aumento na freqüência máximo no local estenótico > 7,5 kHz (transdutor de 3 MHz) ou > 12,5 kHz (transdutor de 5 MHz): 94% de sensibilidade + 86% de especificidade

√ turbulência pós-estenótica grosseira (evidência encorajadora)

√ sinais amortecidos distais à estenose

√ aumento no tempo de aceleração (= elevação no tempo de pulso)

Angio:

√ teste padrão para a detecção da estenose arterial

Cp (0,5%–2,3%): hemorragia, retalho da íntima, fístula arteriovenosa

(2) **Trombose da artéria renal** (1%–5%)

Causa: rejeição, técnica cirúrgica defeituosa

Tempo de início: dentro do primeiro mês

Predisposição: enxertos com tamanho do vaso discrepante, anastomoses múltiplas, lesão intramural do vaso devido à falha na manipulação, rejeição
- início súbito e precoce de anúria
√ ausência global de perfusão, captação, excreção
√ infarto segmentar devido à oclusão da artéria polar
√ área hipo/hiperecóica + espessamento cortical
√ nenhum fluxo na área afetada

(3) **Pseudo-aneurisma**
Causa: biopsia percutânea com lesão vascular, técnica cirúrgica defeituosa, infecção perivascular
Localização:
(a) no local da anastomose: devido à ruptura da sutura, vazamento anastomótico, isquemia mural do vaso
(b) principalmente das artérias arqueadas dentro do enxerto: após biopsia com agulha, infecção micótica
√ massa hipoecóica
√ pulsações arteriais + pulsações venosas mistas dentro da massa
Prognóstico: regressão principalmente espontânea

(4) **Fístula arteriovenosa**
Causa: biopsia percutânea com lesão vascular, técnica cirúrgica defeituosa, infecção perivascular
- hipertensão, hematúria, insuficiência cardíaca de alto débito
√ fluxo de alta velocidade e baixa resistência na artéria nutrícia
√ arterialização da onda na veia de drenagem
√ turbulência + velocidade de alta freqüência
√ cor focal exagerada ao redor da lesão (= vibração perivascular dos tecido moles = sopro)

(5) **Necrose do enxerto renal**
= falta total de perfusão numa área do córtex renal associado a graus variáveis de necrose medular
Causa: rejeição, ligadura cirúrgica, lesão arterial preexistente, NTA grave, tempo prolongado de isquemia
Padrão:
(1) Pequena necrose focal
(2) Grande área isolada de infarto (oclusão arterial segmentar)
(3) Necrose cortical externa
(4) Necrose cortical com focos grandes
(5) Necrose cortical difusa
(6) Necrose cortical + necrose medular
(7) Necrose do rim inteiro (oclusão da artéria renal principal)

RMN:
√ ligeiramente hiperintenso (necrose isquêmica)/hipointenso (necrose hemorrágica)/área isointensa em T2WI
√ áreas hipointensas nas imagens com Gd-DTPA

US:
√ hipoecóico (necrose isquêmica)/áreas iso ou hiperecóico (necrose hemorrágica)
√ área edemaciada (edema provavelmente cortical)
√ ausência de perfusão arterial através do Doppler colorido (não sensível para pequenos infartos/necrose cortical superficial)
√ índice de resistência elevado + nenhum fluxo diastólico/fluxo invertido

B. PÓS-RENAL
Trombose da veia Renal/ilíaca (4,2%–5%)
Causa:
(a) imediatamente: lesão ao epitélio no local da anastomose da veia renal, compressão extrínseca por urinoma/hematoma/linfocele
(b) após a primeira semana: rejeição aguda, fluxo arterial intra-renal reduzido
- início abrupto de deficiência orgânica renal
- ingurgitamento do enxerto
- hematúria, proteinúria

√ aumento do transplante
√ tempo de trânsito arterial prolongado sem oclusões arteriais + espasmos arteriais
√ perfusão cortical reduzida
√ fluxo venoso ausente
√ reversão das ondas diastólicas em "U"/platô
√ tempo de elevação sistólica reduzido

ALTA IMPEDÂNCIA VASCULAR DO TRANSPLANTE RENAL
= Índice de pulsatilidade (A-B/média) ou índice de resistência (AB/B) dos sinais do Doppler maiores que 1,8 ou 0,75 indicam uma redução na velocidade do fluxo diastólico
Causas:
(a) obstrução vascular intrínseca
(1) Rejeição vascular aguda (fase mais recente)
(2) Obstrução da veia renal
(b) aumentado da pressão intraparenquimatosa
(1) NTA severa
(2) Pielonefrite severa: CMV, herpes, *E. coli*, *C. albicans*
(3) Compressão extra-renal: grande coleção, hematoma
(4) Obstrução urinária (improvável!)
(5) Pressão excessiva através do transdutor

Problemas gastrintestinais com transplante renal

Incidência: 40%
(1) Hemorragia gastrintestinal
(a) hemorragia do trato GI superior erosões gástricas, úlceras gástricas/duodenais Taxa de mortalidade: 2–3 do normal
(b) hemorragia do trato GI inferior hemorróidas, colite pseudomembranosa, úlceras cecais, pólipos colônicos
(2) Perfuração do trato GI (3%)
Causas: espontânea, impactação de antiácidos, abscesso perinéfrico, doença diverticular
Localização: cólon > intestino delgado > gastroduodenal
Taxa de mortalidade: aproxima-se de 75% (por causa do diagnóstico tardio)

Hipertensão com transplante renal

◊ Causa principal de morte em receptores de transplante renal!
Prevalência: até 60% 1 ano depois do transplante

Causa:

A. RELACIONADA AO TRANSPLANTE
   1. Rejeição aguda do transplante
   2. Rejeição crônica
   3. Toxicidade pela ciclosporina
   4. Obstrução ureteral
   5. Estenose da artéria renal
      (a) aterosclerose acelerada
      (b) fibrose pós-cirúrgica na anastomose

B. NÃO RELACIONADA AO TRANSPLANTE
   1. Produção de renina do rim nativo
   2. Doença renal original envolvendo o transplante
   3. Desenvolvimento de hipertensão essencial

Necrose asséptica com transplante renal

Complicação incapacitante a longo prazo mais comum; a cabeça femoral é o local mais comum; bilateral em 59%–80%

Freqüência: 6%–15%–29% dentro de 3 anos depois da cirurgia

Tempo do início: sintomas desenvolvem em 5–126 (média 9–19) meses depois do transplante

Fatores de risco:
Dose + método de administração do glicocorticóide, duração + qualidade da diálise antes do transplante, hiperparatireoidismo secundário, deficiência orgânica do enxerto, doença hepática, transplante prévio, sobrecarga de ferro, catabolismo aumentado de proteínas durante a diálise

Fisiopatologia da terapia com corticosteróides:
(1) Embolia gordurosa (glóbulos de gordura ocluem artérias terminais subcondrais)
(2) Aumento no volume da célula adiposa no espaço fechado da medula óssea (aumento na pressão intramedular leva à redução na perfusão)
(3) Osteopenia (aumentado da fragilidade óssea)
(4) Sensibilidade reduzida para dor (perda da proteção contra tensão excessiva)

Histo: fragmentação, compressão, reabsorção do osso morto, proliferação de tecido de granulação, revascularização, produção de novo osso

- 40% assintomático
- dor articular
- restrição do movimento

Locais: cabeça femoral, côndilos femorais (côndilo lateral > côndilo medial), cabeça umeral

√ reabsorção óssea subcondral
√ osteosclerose focal
√ colapso/fragmentação do osso
√ RMN com protocolo T1WI abreviado = teste de escolha!

Veja página 93. NECROSE AVASCULAR

Desordem linfoproliferativa pós-transplante

= proliferação anormal de linfócitos B fortemente associado à infecção pelo vírus Epstein-Barr (em 80%); até 11% pode surgir dos linfócitos T

Incidência:
0,6% depois do transplante de medula óssea,
1%–6% depois do transplante renal
(em 20% LNH, especialmente afetando SNC)
1,8%–20% depois do transplante cardíaco
◊ A prevalência do LNH é 35 × maior que na população geral!

Causa: seqüelas da imunossuppressão crônica com habilidade limitada para suprimir a atividade neoplásica

Tipos:
(1) Hiperplasia policlonal das células B (quase idêntica à mononucleose infecciosa)
(2) Linfoma não Hodgkin monoclonal

Tempo de início: tão precoce quanto 1 mês após o transplante, dependendo do regime imunossupressivo

Localização:
@ Linfonodos: amígdalas, linfonodos cervicais
@ Trato gastrintestinal
  Cp: perfuração visceral (freqüente)
@ Tórax
  √ nódulo solitário/múltiplos nódulos pulmonares bem circunscritos + linfadenopatia mediastinal (DD: criptococose, fungo, sarcoma de Kaposi)
  √ consolidação aérea focal (DD: edema, infecção, rejeição)

DD: Hiperplasia linfóide (resolução espontânea)

Trat.:
(1) Agentes antivirais (controverso)
(2) Redução/cessação dos agentes imunossupressivos
(3) Ressecção cirúrgica da massa do tumor (resolução completa em 63%)

TRAUMA RENAL

Classificação:

(1) Laceração cortical superficial (75%–85%)
  (a) hematoma subcapsular
    √ área lenticular + aplainamento do parênquima subjacente
  (b) contusão renal
    √ área de baixa densidade pobremente definida
  (c) pequena laceração cortical sem ruptura calicial
  Trat.: observação

(2) Laceração cortical completa/fratura comunicando com o sistema calicial (10%)
  √ extravasamento do meio de contraste
  √ separação dos pólos renais (= fratura)
  Trat.: requer julgamento clínico

(3) Rim fraturado/lesão no pedículo vascular renal (5%)
  √ múltiplos fragmentos renais separados (= rim fraturado)
  √ falta de reforço de parte/todo o rim
  √ ± "sinal da borda" (= reforço da periferia renal através de vasos capsulares/colaterais intactos)
√ extravasamento do meio de contraste
  Trat: cirurgia
  DD: artefato de movimento respiratório (área de baixa atenuação rim circunvizinho)

TRAUMA TESTICULAR

◊ A ruptura testicular é indicação para intervenção cirúrgica imediata!

Salvabilidade:
90% se o reparo cirúrgico ocorre < 72 horas depois do trauma;

55% se o reparo cirúrgico ocorre > 72 horas depois do trauma

√ áreas de ecogenicidade diminuída/aumentada (hemorragia + necrose)
√ parede escrotal espessada
√ visualização do plano de fratura
√ hematocele, pode mostrar espessamento + calcificação da túnica vaginal se crônico
√ hidrocele urinífera pela uretra bulbosa perfurada
√ região avascular no Doppler colorido

TRAUMA URETRAL

Incidência: em 4%–17% das fraturas pélvicas em homens, em < 1% das fraturas pélvicas em mulheres

Associado à: lesão da bexiga em 20%

Tipos:

I = separação do ligamento puboprostático com deslocamento cranial da próstata (menos comum)
  √ uretra alongada e estenosada
  √ elevação da bexiga (deslocamento pelo hematoma)

II = ruptura uretral na junção prostatomembranosa acima do diafragma urogenital
  √ extravasamento de contraste na pelve verdadeira

III = ruptura da uretra bulbosa proximal abaixo do diafragma urogenital (lesão mais comum)
  √ extravasamento do contraste no períneo + escroto

Cp:

(1) Constrição uretral (38%–100%)
(2) Impotência (em até 40%)
(3) Incontinência (30%)

TROMBOSE DA VEIA RENAL

Causas:

A. Intrínseco
  = o processo trombótico começa intra-renalmente dentro de pequenas veias intra-renais devido à acidose, hemoconcentração, coagulação intravascular disseminada e constrição arteriolar intra-renal que reduz o fluxo venoso

  (a) antenatalmente: deslocamento prematuro de placenta

  (b) recém-nascidos: idade materna avançada, glicosúria em crianças de mães diabéticas, desidratação por vômitos, diarréia, enterocolite, sepse, policitemia, trauma de parto, hemorragia adrenal esquerda, prematuridade

  (c) adultos: GN membranosa, pielonefrite, amiloidose, poliarterite nodosa, anemia falciforme, trombose da VCI, neoplasia renal (50%), estados de baixo fluxo (ICC, pericardite constritiva), nefropatia diabética, nefropatia do lúpus, sarcoidose, estados hipercoaguláveis, trauma

B. Cateterização da veia umbilical extrínseca, carcinoma da cauda pancreática invadindo a veia renal (em 75%), linfoma, metástase para retroperitônio (carcinoma broncogênico)

Mnemônico: "MEL e NATTA"
Membranosa (glomerulonefrite)
Enterocolite (desidratação)
Lúpus eritematoso sistêmico
Neoplasia
Amiloidose
Tromboflebite
Trauma
Anemia falciforme

O aspecto radiográfico varia com:
(1) Rapidez da oclusão venosa
(2) Extensão da oclusão
(3) Disponibilidade da circulação colateral
(4) Local da oclusão em relação às vias colaterais

Trombose aguda da veia renal

Pat: infarto renal hemorrágico por ruptura das vênulas + vasos capilares sem tempo para o efetivo desenvolvimento efetivo de colaterais

- hematúria grosseira, proteinúria
- massa no flanco
- trombocitopenia consumptiva
- anúria, hipertensão

√ aumento difuso do rim
√ diminuição da densidade radiográfica
√ pouca/nenhuma visualização pielocalicial
√ infarto hemorrágico focal + ruptura capsular

US:
  √ rim aumentado com ecotextura variável e alterada
  √ trombo dentro da veia renal/VCI se expandindo

US com Doppler:
  √ fluxo venoso presente nas veias segmentares + veias colaterais cobrindo o hilo renal mimetizando patência da veia renal principal
  √ fluxo venoso constante/menos pulsátil comparado com a veia renal principal contralateral
  √ veia renal principal não traçável até a VCI ao color Doppler
  √ índice de resistência elevado > 0,70 + fluxo arterial renal diastólico final revertido no rim nativo

TC:
  √ diferenciação corticomedular prolongada + exagerada
  √ hemorragia retroperitoneal

Angio:
  √ fluxo ausente da veia renal para a VCI
  √ trombo se estendendo para a VCI

MN:
  √ nenhum padrão característico em estudo funcional seqüente

Cp:
(1) Embolia pulmonar (50%)
(2) Atrofia renal severa (pode mostrar recuperação completa)

Trombose subaguda da veia renal

= boa drenagem colateral; função debilitada com estado fixo de recanalização

√ rim aumentado e edematoso
√ densidade nefrográfica ligeiramente diminuída/normal (pode aumentar com o passar do tempo)
√ compressão do sistema coletor ("cálices aracneiformes")

√ ecogenicidade cortical renal aumentada
√ veias colaterais permitem o efluxo venoso normalizando a onda arterial
√ veia renal principal parece pequena devido à recanalização

Trombose crônica da veia renal

= fase indolente
• 80%–90% assintomática
• síndrome nefrótica (proteinúria, hipercolesterolemia, anasarca)
√ urografia excretora normal em 25% (com circulação colateral boa especialmente se o lado esquerdo estiver afetado)
√ entalhe do ureter proximal
√ colaterais retroperitoneais dilatados
√ padrão intra-renal entrelaçado das calcificações

US:
√ calcificações lineares ramificadas (trombo calcificado)
√ rim ecogênico pequeno

TC:
√ trombo na veia renal + VCI (24%);colaterais perirrenais
√ diferenciação corticomedular prolongada
√ opacificação pielocalicial ausente retardada + sistema coletor atenuado
√ espessamento da fáscia de Gerota

TUBERCULOSE

O trato urogenital é o segundo local mais comum após o pulmão; quase sempre afeta o rim primeiro como um foco hematogênico do pulmão/osso/trato GI; evidência de tuberculose prévia ao em Rx T em 10%–15%; < 5% têm doença pulmonar ativa

Idade: usualmente antes da idade de 50; M > F
• hematúria microscópica/macroscópica
• piúria "estéril"
• freqüência, urgência, disúria
• história de tuberculose clínica prévia (25%)

@ SINAIS EXTRA-RENAIS NO RAIOS X SIMPLES ABDOMINAL
√ alterações ósseas/paraespinhosas da tuberculose (discite + abscesso do psoas)
√ granulomas calcificados no fígado, baço, linfonodos, adrenais

@ MANIFESTAÇÕES RENAIS
Envolvimento unilateral em 75% com disseminação hematogênica
√ deslocamento do sistema coletor secundário ao tuberculoma (infecção inicial)
√ calcificações amorfas distróficas em tuberculomas do parênquima renal (em 25%)
√ rim aumentado (precoce)/pequeno (tardio)/normal
√ "papilas manchadas" = irregularidades da superfície das papilas
√ cálice "comido por traça" = erosão calicial (alteração precoce)
√ formações de tratos irregulares dos cálices para as papilas
√ cavidades irregulares grandes com destruição extensa = necrose papilar
√ cálices dilatados (hidrocalicose) freqüentemente com estreitamento circunferencial nitidamente definido (constrição infundibular) em um/vários locais (achado mais comum)
√ cálculo renal (em 10%)
√ rim "empastado" = pionefrose tuberculosa pela constrição ureteral
√ autonefrectomia = rim pequeno encolhido e fibrótico não funcionante + calcificações distróficas
√ infecção pode se estender para os espaços peri/pararrenal + psoas

@ MANIFESTAÇÕES URETERAIS
Sempre com evidência de envolvimento renal a medida que se dissemina do rim
Localização: qualquer extremidade do ureter (comumente terço distal), normalmente assimétrico, pode ser unilateral
√ defeitos de enchimento ureterais (= granulomas mucosos)
√ "ureter em dentes de serra" = contorno dentado irregular secundário à dilatação + múltiplas ulcerações mucosas pequenas + edema mural (alterações precoces)
√ constrição (alterações tardias):
"ureter em rosário de contas" = áreas revezadas de constrição + dilatações
" ureter em parafuso" = tortuosidade marcada com constrição + dilatações
"ureter em tubo de encanamento
" = ureter aperistáltico, rígido, espesso, curto e reto
√ refluxo vesicoureteral através de orifício "fixo" aberto
√ calcificações ureterais incomuns (usualmente na porção distal)

@ MANIFESTAÇÕES VESICAIS
Infecção a partir de foco renal causando cistite intersticial
√ parede da bexiga espessa (= hipertrofia muscular + tuberculomas inflamatórios)
√ ulcerações da parede vesical
√ "bexiga encolhida" = bexiga fibrosada com capacidade diminuída
√ calcificações da parede vesical (raras)
Cp: fístula/trato sinusal

@ MANIFESTAÇÕES SEMINAIS VESICULARES + EPIDIDIMAIS
Infecção hematogênica (NÃO ascendente)
√ calcificações em 10% (o diabetes é a causa mais comum)
DD: brucelose, infecções fúngicas (quadro idêntico)

TUMOR DE WILMS

= NEFROBLASTOMA
◊ Mais comum neoplasma abdominal maligno em crianças entre 1–8 anos de idade (10%)!
◊ Terceira malignidade mais comum na infância (depois da leucemia + tumores cerebrais; neuroblastoma mais comum em infância)!
√ terceira massa mais comum de todas as massas renais na infância (depois da hidronefrose + rim displásico multicístico)!

Incidência: 1:10.000 nascidos vivos; 450 casos/ano nos EUA; familiar em 1%–2%; multifocal em 10%; bilateral em 4,4%–9%
Idade: pico etário aos 2,5–3 anos (variação de 3 meses a 8 anos); raro durante o primeiro ano; 50% antes dos 3

anos, 75% antes dos 5 anos; 90% antes dos 8 anos; raro em adultos; M:F = 1:1

Histo: surge do blastema metanéfrico indiferenciado como nefroblastomatose, recapitula o rim embrionário em desenvolvimento
(a) agregados de pequenas células blastemais
(b) nódulos neoplásicos
(c) células mesenquimais alongadas
◊ Nefroma cístico multilocular, nefroma mesoblástico e nefroblastomatose são relacionados aos tipos mais favoráveis do tumor de Wilms!

Em 14% associados a:
(1) Aniridia esporádica (= severa hipoplasia da íris)
(2) Hemi-hipertrofia: total/segmentar/cruzada (2,5%);
◊ Rim ipsolateral ou rim contralateral afetado!
◊ Incidência aumentada de todos os tumores embrionários!
(neoplasmas corticais adrenais, hepatoblastoma)
(3) Síndrome de Beckwith-Wiedemann = síndrome "EMG"
(esôfago, macroglossia, gigantismo) + hepatomegalia, hiperglicemia por hiperplasia da célula da ilhota
(4) Desordens geniturinárias (4,4%):
(a) síndrome de Drash (pseudo-hermafroditismo, glomerulonefrite, síndrome nefrótica)
(b) anomalias renais (rim em ferradura, rim duplo/solitário/fundido)
(c) anomalias genitais (criptorquidismo, hipospádia, genitália ambígua)

Estágios:
I tumor limitado ao rim
II extensão local para o tecido perirrenal/vasos renais fora do rim/linfonodos
III não totalmente ressecável (implantes peritoneais, outros linfonodos que os paraaórticos envolvidos, invasão de estruturas vitais)
IV metástases hematogênicas (pulmão, fígado, osso [raro], cérebro)
V envolvimento renal bilateral no diagnóstico (5%–10%)

- massa abdominal palpável (90%)
- hipertensão (47%–90%)
- dor abdominal (25%)
- febre (15%)
- hematúria maciça (7%–15%)
- hematúria microscópica (15%–20%)

√ tumor grande (tamanho comum de 12 cm)
√ margens nitidamente definidas com tecido renal comprimido = pseudocápsula
√ parcialmente cístico = hemorragia focal e necrose (71%)
√ calcificações curvilíneas/flebolíticas em 5% ao raios X simples, em 15% à TC (DD: calcificações pontilhadas regulares no neuroblastoma)
√ cálices torcidos e "esmurrados"
√ o tumor pode invadir a VCI/átrio direito (4%–10%)
√ tumor pode cruzar a linha média
√ tumor hipervascular: vasos tortuosos aumentados, neovascularização grosseira; pequenos aneurismas arteriais, lagos vasculares
√ parasitização do suprimento vascular

US:
√ massa nítida e uniformemente ecogênica
√ ± áreas anecóicas irregulares devido à necrose central + hemorragia

RMN:
√ sinal hipointenso em T1WI, variável em T2WI

MN:
√ rim não funcionante (10%)
√ hipo/iso/hiperperfusão na angiografia com radionuclídeos
√ ausência de acúmulo do radiotraçador nas imagens estáticas tardias
√ deslocamento do rim + distorção do sistema coletor

Prognóstico: 90% de taxa de sobrevida dependendo do padrão patológico, idade no momento do diagnóstico, extensão da doença

VARIANTE: **nefroblastoma cístico parcialmente diferenciado**
= combinação do NCM + elementos do tumor de Wilms
Incidência: M < F
√ múltiplos lóculos não comunicantes
√ massas polipóides dentro dos lóculos

TUMOR JUSTAGLOMERULAR

= RENINOMA = tumor muito raro originário das células justaglomerulares produtoras de renina

Incidência: < 30 casos publicados

Idade: idade média de 31 anos; 50% < 21 anos; M < F

Patologia: pequenos focos de hemorragia + pseudocápsula

Histo: tumor lembra hemangiopericitoma

- características típicas do reninismo primário
  - hipertensão
  - hiperreninemia
  - hiperaldosteronismo secundário
- cefaléias moderadas a intensas
- polidipsia, poliúria, enurese

Localização: logo abaixo da cápsula renal
√ massas renais geralmente de 2-3 cm de tamanho

US:
√ massa ecogênica ± áreas de necrose / hemorragia

TC: (cortes finos sobrepostos):
√ tumor isodenso na TC sem contraste, hipointenso na TC contrastada

Angio:
√ tumor angiograficamente hipo /avascular
√ amostragem de sangue venoso mostra altos níveis de renina no lado afetado

Diag: combinação de renina elevada sem lesão arterial renal + massa sólida renal hipovascular

DD da elevação da renina:
tumor de Wilms, hipernefroma, câncer de pulmão, tumor paraovariano, adenocarcinoma da tuba interina, hamartoma epitelial do fígado, hemangiopercitoma orbital, câncer pancreático, hiperplasia angiolinfóide

TUMOR TESTICULAR

Mais comum neoplasma nos homens entre as idades de 25–34 anos; 1%–2% de todos os cânceres nos homens; 4%–6% de todos os tumores genitourinários; 1,5% do todas as malignidades da infância;
quarta causa mais comum de morte por malignidade entre as idades de 15–34 anos (12%)

Incidência por ano: 3–5:100.000
Pico etário: 25–35 anos; anterior à puberdade: tumor do saco vitelino + teratoma
Fatores de risco:
(a) raça Caucasiana, religião judáica
(b) história familiar de câncer testicular, neoplasma testicular prévio
(c) defeito na descida/atrofia testicular (10 × de risco); lado abdominal afetado em 5%, lado inguinal afetado em 1,25%
- dor crônica, "peso", dor escrotal aguda (10%)
- testículos aumentados, massa
- ginecomastia, virilização

Estadiamento:
Estádio I limitado aos testículos + cordão espermático
Estádio II metástase para linfonodos abaixo do diafragma
IIA não palpável
IIB massa volumosa
Estádio III metástase para linfonodos acima do diafragma
IIIA limitado ao sistema linfático
IIIB metástases extranodais

Metástase: na apresentação em 4%–14% para pulmão, fígado, ossos, cérebro, linfonodos
Atividade do tumor: monitorizado por níveis de alfa-fetoproteína + beta-HCG

Doppler colorido:
√ tumor < 1,5 cm é hipovascular em 86%, > 1,6 cm hipervascular em 95%
(DD: orquite associada à hiperemia epididimal)
√ distorção dos vasos

Prognóstico:
> 93% de taxa de sobrevida em 5 anos para estádio 1;
85%–90% de taxa de sobrevida em 5 ano para estádio 2;
Remissão completa sob quimioterapia em 65%–75%;
Recaída em 10%–20% dentro de 18 meses

Tumores germinais (95%)

(a) um tipo histológico em 65%
(b) lesão mista em 35%
(1) Teratocarcinoma (= teratoma + carcinoma celular embrionário)
segundo mais comum depois do seminoma, pode sofrer ocasionalmente regressão espontânea
(2) Carcinoma celular embrionário + seminoma
(3) Seminoma + teratoma

Mnemônico: "YES CT"
Yolk sac tumor (tumor da vesícula vitelina)
Embryonal cell carcinoma (ca célula embrionária)
Seminoma
Choriocarcinoma (coriocarcinoma)
Teratoma

N.T.: Não foi possível adaptar o mnemônico.

A. **SEMINOMA** (40%–50%)
Tumor mais comum nos testículos não descidos
Pico etário: 30–40 anos
Disseminação: em 25% metastático na apresentação inicial, metástases pulmonares desenvolvem em 19%
- alfafetoproteína sérica geralmente normal
- elevação do beta-HCG em 10%–15%

√ usualmente uniformemente hipoecóico + confinado dentro da túnica albugínea
Trat.: sensível à radiação + quimioterapia
Prognóstico: taxa de sobrevida de 10 anos de 75%–85%

B. NÃO SEMINOMA
1. **Carcinoma celular embrionário** (20%–25%)
Componente mais comum dos tumores mistos testiculares
Pico etário: 2ª-3ª década e < 2 anos
Disseminação: tumor testicular mais agressivo, metástases viscerais
- ± elevação da alfafetoproteína

√ massa hipoecóica com áreas de ecogenicidade aumentada + áreas císticas (hemorragia/necrose)
√ pode mostrar invasão da túnica albugínea
Prognóstico: 30%–35% de taxa de sobrevida em 5 anos

2. **Teratoma** (4%–10%)
Segundo tumor testicular mais comum em meninos jovens
Histo: consiste em elementos de mais de uma camada celular germinal
Idade: benigno em crianças; pode transformar-se em malignidade na maioridade
- a alfafetoproteína sérica pode estar elevada

√ ecotextura mista com componentes sonolucentes + altamente ecogênicos (notadamente heterogêneos)
Prognóstico: metástase para linfonodos, osso, fígado em 30% dentro de 5 anos

3. **Coriocarcinoma** (1%–3%)
Pico etário: 20–30 anos
Disseminação: pode dar metástases rapidamente sem evidência de coriocarcinoma na lesão primária, metástase pulmonares desenvolvem em 81%
- beta-HCG do soro sempre elevado

√ ecotextura mista (hemorragia, necrose, calcificações)
Prognóstico: quase 0% de taxa de sobrevida em 5 anos

4. **Tumor do saco vitelino**
Equivalente ao tumor do seio endodérmico do ovário
Idade: infância
- alfafetoproteína do soro sempre elevada

5. **Cisto epidermóide do testículo** (< 1%)
= CISTO DE QUERATINA = teratoma benigno só componentes ectodérmicos
Idade: 20–40 anos; principalmente em brancos
Histo: cisto contém queratina, parede composta de tecido fibroso + revestido por epitélio escamoso
√ lesão redonda encapsulada nitidamente circunscrita com 0,5–10,5 cm de diâmetro

√ parede do cisto fibrosa e hiperecóica + sombreamento pelas calcificações
√ conteúdos do cisto hipoecóicos (= restos de queratina laminados)
√ pode ter centro ecogênico (= calcificação do conteúdo intraluminal)

RMN:
√ aparecimento do alvo com cápsula fibrosa de baixa intensidade de sinal em T1WI + T2WI, conteúdo do cisto com alta intensidade de sinal em T1WI + T2WI, calcificação central com centro de baixa intensidade de sinal

Tumores celulares estromais = tumores celulares intersticiais

(3% de todos os tumores testiculares, 10%–30% durante a infância)

- ginecomastia
- perda da libido
- virilismo precoce (crianças)
- impotência (adultos)

(1) Tumor da célula Leydig
Derivado das células intersticiais que formam o estroma fibrovascular benigno:maligno = 9:1
Pico etário: 3–6 anos
- pode secretar androgênios/estrogênios

√ nódulo normalmente hipoecóico

(2) **Tumor da célula de Sertoli**
Derivado da célula de Sertoli do túbulo seminífero benigno:maligno = 9:1
pico etário: primeiro ano de vida
- pode secretar estrogênios

√ nódulo normalmente hipoecóico
√ calcificações punctiformes em tumores calcificantes de grandes células da célula de Sertoli

(3) Tumor do estroma gonadal primitivo (excessivamente raro)

Metástases para testículos (0,06%)

(a) em adultos: próstata > pulmão > rim > trato GI, bexiga, tiróide, melanoma
◊ Mais comum que tumores germinais celulares em homens > 50 anos de idade!
(b) em crianças: neuroblastoma
√ massas freqüentemente múltiplas e bilaterais, principalmente hipoecóicas, ocasionalmente ecogênicas

Linfoma/leucemia dos testículos

Incidência: 6,7% de todos os tumores testiculares
Linfoma: mais comum tumor testicular em homens acima da idade de 50 anos; bilateral em 40%
Leucemia: 60%–92% de incidência de envolvimento testicular em autópsia, 8%–16% em exame clínico durante terapia, até 41% em exame clínico depois da terapia
◊ Tumor testicular oculto freqüentemente encontrado em pacientes em remissão de medula óssea ("barreira gonadal" para quimioterapia)
√ processo focal uni/bilateral difuso/de ecogenicidade diminuída

Tumor queimado

= TUMOR DE AZZOPARDI
= regressão espontânea de malignidade testicular (teratocarcinoma)
√ lesão focal altamente ecogênica ± sombreamento

SEGUNDO TUMOR TESTICULAR
Risco para segundo tumor no criptorquidismo:
15% para localização inguinal, 30% para localização abdominal
Risco para segundo tumor contralateral:
500–1.000×; bilateralidade em 1,1%–4,4%;
◊ Intervalo de desenvolvimento entre o primeiro e o segundo tumor: 4 meses-25 anos
◊ Detectado em 47% em 2 anos; em 60% em 5 anos, em 75% em 10 anos
◊ Tumor contralateral síncrono em 1%–3%
US: uma anomalia testicular é maligna somente em 50%!

TUMORES DA BEXIGA

Incidência: 3% de todos os neoplasmas; tumor mais comum tumor do trato genitourinário
- hematúria indolor (60%)

PIV: 70% de taxa de acurácia

ESTADIAMENTO

T_1	=	A	=	lesões envolvendo a mucosa + submucosa
T_2	=	B_1	=	invasão da camada muscular superficial
T_{3a}	=	B_2	=	invasão da parede muscular profunda
T_{3b}	=	C	=	invasão da gordura perivesical
T_4	=	D	=	extensão para órgãos perivesicais (vesículas seminais, próstata, reto)

Acurácia do estadiamento: 50% clinicamente; 32%–80% para TC; 73% para RMN
Superestadiamento devido a: edema após endoscopia/ressecção endoscópica, fibrose pela radioterapia

A. TUMORES EPITELIAIS (95%)
1. Carcinoma celular transicional (95%)
multicêntrico, corante de anilina
2. Carcinoma celular escamoso (4%)
pior prognóstico; secundário a desordens crônicas (infecção, constrição, cálculos), esquistossomíase, divertículo vesical
3. Adenocarcinoma (1%)
mais comum na exostrofia da bexiga, menos comum na cistite glandular + carcinoma do úraco (ao nível da cúpula da bexiga no remanescente do úraco)

B. TUMORES NÃO EPITELIAIS
(a) <u>tumores benignos primários</u>
(1) Leiomioma (mais comum)
- hematúria secundária à ulceração

Local: submucoso/intramural/subseroso
(2) Rabdomioma (raro)
(3) Hemangioma da bexiga (0,6%)
Idade: < 20 anos (em > 50%), M:F = 1:1
Pode ser associado à: síndrome de Klippel Trénaunay

- hematúria indolor macroscópica
- hemangiomas cutâneos sobre o abdome, períneo, coxas em 25%–30%
- √ massas compressíveis solitárias (2/3)/múltiplas (1/3) + flebolitos

(4) Neurofibroma
Neurofibromatose generalizada em 60%

(5) Adenoma nefrogênico
Associado à: cistite cística/cistite glandular

(6) Endometriose na parede posterior, sintomas urinários em 80%

(7) Feocromocitoma (0,5%) dos paragânglios da parede da bexiga; 7% são malignos
- ataque adrenérgico pós-miccional

(b) tumores malignos primários

(1) Rabdomiossarcoma

(2) Leiomiossarcoma raramente no trígono; principalmente > 40 anos do idade

(3) Linfoma primário
Segundo tumor mais comum não epitelial da bexiga urinária
Idade: 40 anos; M:F = 1:3
Localização: submucoso; na base da bexiga + trígono

(c) tumores secundários

(1) Linfoma
Na autópsia em LNH (15%); doença de Hodgkin (5%)

(2) Leucemia
Na autópsia em 22%; envolvimento microscópico

(3) Metástase
1,5% das malignidades da bexiga; nódulo solitário/múltiplos
melanoma > estômago > mama > rim > pulmão

(4) Extensão direta (comum) de próstata, reto, sigmóide, cérvice, ovário

TUMORES PARATESTICULARES

◊ Somente 4% de todos os tumores testiculares!

A. TUMORES BENIGNOS

1. Tumor adenomatóide (30%)
   = neoplasma benigno de crescimento lento dentro do epidídimo (particularmente no *globus minor*)
   Idade: 2ª e 4ª década
   √ massa com margens nítidas com ecogenicidade igual/maior que dos testículos
2. Poliorquidismo
3. Outros: carcinóide, cistadenoma papilar do epidídimo, leiomioma, fibroma, restos adrenais, colesteatoma, lipoma

B. TUMORES MALIGNOS

1. Sarcomas: rabdo, leiomio, fibro e sarcoma embrionário
2. Metástases

TUMORES URETRAIS

LESÕES BENIGNAS

1. **Pólipo Fibroepitelial**
   Em crianças/adulto jovem; epitélio celular transicional
   √ defeito de enchimento solitário, pedunculado digitiforme aderido próximo ao verumontano
   Cp: obstrução da saída da bexiga
2. **Papiloma celular transicional**
   Paciente mais velho; em prostáticos/uretra bulbomembranosa; freqüentemente associado aos papilomas da bexiga concomitantes
3. **Pólipo adenomatoso**
   Homens jovens; adjacente ao verumontano
   Histo: epitélio colunar do epitélio prostático aberrante
   - hematúria
4. **Papiloma escamoso peniano/condiloma acuminado**
   Em 5% dos pacientes com doença cutânea (glande do pênis)
   √ lesão verrucosa na uretra distal, raramente com extensão para a bexiga
5. Outros: carúnculo, prolapso mucoso uretral, máculas inflamatórias (nas mulheres)

NEOPLASMA MALIGNOS

Incidência: 6ª-7ª década, M:F = 1:5

(a) mulheres
- sangramento uretral
- sintomas obstrutivos
- disúria
- massa no intróito

(1) Carcinoma celular escamoso (70%): 2/3 distais da uretra
(2) Carcinoma celular transicional (8%–24%): 1/3 posterior da uretra
(3) Adenocarcinoma (18%–28%): das glândulas periuretrais de Skene

(b) homens
- massa uretral palpável
- abscesso periuretral
- sintomas obstrutivos
- fístula cutânea
- descarga sanguinolenta

Local: uretra bulbomembranosa (60%); uretra peniana (30%); uretra prostática (10%)

(1) Carcinoma celular escamoso (70%) secundário à uretrite crônica por doenças venéreas (44%) + constrições uretrais (88%)
(2) Carcinoma celular transicional (16%) parte de neoplasia urotelial multifocal, em 10% aposcistectomia para tumor da bexiga
(3) Adenocarcinoma (6%) na uretra bulbosa, originando das glândulas de Cowper/Littre
(4) Melanoma, rabdomiossarcoma, fibrossarcoma (raro)
(5) Metástase da bexiga/carcinoma prostático (raro)

TUMORES UROEPITELIAIS

Incidência: 6%–10% de todos os tumores renais malignos
Idade: 6ª década; M:F = 2:1

Carcinoma celular transicional

Incidência: 85% de todos os tumores uroteliais; 7% de todos os neoplasmas renais; 85% dos tumores pélvicos renais primários

Grupo de alto risco para desenvolvimento de CaCT do trato superior:
(1) CaCT da bexiga de alto grau e estádio adiantado
(2) Cistectomia para carcinoma *in situ*
(3) Abuso de analgésicos (8 de aumento no risco)
(4) Empregado em fábrica de tintura de anilina
(5) Paciente dos Balcãs

(6) Tumor vesical + refluxo vesicoureteral
(7) Exposição aos carcinógenos uroteliais (ciclofosfamida, fumaça de tabaco)

Local ureteral: 1/3 inferior (70%), 1/3 médio (15%), 1/3 superior (15%)

√ massa intraluminal (60%–70%): única/múltipla, papilar/base alargada
√ hidronefrose
√ massa parenquimatosa (CaCT invasivo)
√ aspecto pontilhado (meio de contraste aprisionado nos interstícios)
√ depósitos calcificados puntiformes grosseiros (0,7%–6,7%)

PIV:
- √ não opacificação do rim (no tumor avançado com perda da função)
- √ "sinal de goblet " = " sinal de Bergman " = ureter dilatado distal à massa obstrutiva (provavelmente secundário ao movimento peristáltico de vaivém da massa)
- √ "sinal do cateter enrolado" = enrolamento do cateter à cateterização retrógrada

US:
- √ divisão/separação do complexo do seio renal central
- √ massa volumosa hipoecóica (semelhante ao parênquima renal)

<u>CaCT SÍNCRONO</u>
(a) em 39% com CaCT ureteral primário
(b) em 24% com CaCT renal primário
(c) em 2% CaCT vesical primário

<u>CaCT METACRÔNICO NO TRATO SUPERIOR</u>
(a) em 12% com CaCT renal primário + CaCT ureteral após 25 meses
(b) em 4% CaCT vesical primário (2/3 dentro de 2 anos, até 20 anos)

<u>CaCT METACRÔNICO DA BEXIGA</u>
(a) em 23%–40% após CaCT renal primário após 15–48 meses
(b) em 20%–50% após CaCT ureteral primário após 10–24 meses

Carcinoma celular escamoso

Incidência: 15% de todos os tumores uroteliais
Pat: massa ulcerada plana + induração extensa
Associado a: infecção renal crônica prévia + cálculo (25%–60%)

√ constrição que pode simular causa extrínseca
√ obstrução da junção ureteropélvica (comum)
√ presença de cálculos facetados
√ espessamento da parede pelvocaliciano (com disseminação superficial sobre grandes áreas)
√ envolvimento arterial + oclusão + neovascularização
√ artérias pélvicas + artérias uretéricas aumentadas
√ oclusão da veia renal/ramos (41%)

Prognóstico: pobre devido às metástases precoces

URETER RETROCAVAL

= URETER CIRCUMCAVAL = anomalia na embriogênese da VCI com persistência anormal da veia subcardinal ventral direita ventral ao ureter (em vez da supracardinal direita, que é dorsal ao ureter direito)

Incidência: 0,07%; M:F = 3:1
• sintomas de obstrução ureteral direita
√ o trajeto ureteral cursa medialmente sobre o pedículo de L3/4 e passa atrás da VCI e saindo anteriormente entre a VCI e aorta, retornando à sua posição normal
√ graus variados de hidronefrose + hidroureteronefrose proximal

URETEROCELE

= ectasia cística do segmento subepitelial ureter intravesical

Ureterocele simples

= URETEROCELE ORTOTÓPICA = prolapso congênito do ureter distal dilatado + orifício para dentro da luz da bexiga na localização usual do trígono, tipicamente visto com único ureter

Apresentação: achado incidental em adultos; M:F = 2:3; bilateral em 33%

√ enchimento precoce do ureter terminal bulboso ("cabeça de naja")
√ halo radiolúcido (= parede ureteral + urotélio da bexiga adjacente)
√ defeito radiolúcido redondo/oval próximo ao trígono

Cp:
(1) Dilatação pielocalicial
(2) Prolapso para dentro do colo da bexiga/uretra causando obstrução (raro)
(3) Espessamento mural secundário a edema por impactação de cálculo/infecção

Ureterocele ectópica

= broto ureteral que surge em uma posição cefálica anormal do ducto mesonéfrico e caudalmente móvel, resultando em um orifício ureteral distal ao trígono dentro/fora da bexiga

Incidência: em 10% bilateral
(a) em único sistema não duplicado (20%)
M:F = 1:1
- • trígono ipsolateral hipoplásico/ausente
  - √ rim não visualizado/mal visualizado
  - √ rim pequeno/pouco funcionante

(b) na metade superior do ureter do rim duplo (80%)
M:F = 1:4

Regra de Weigert Meyer = a metade superior do ureter atravessa a parede da bexiga para se inserir inferior + medial abaixar à metade inferior do ureter abaixo do nível do trígono

LOCAL DA INSERÇÃO ECTÓPICA:
Homens: proximal ao esfíncter externo:
baixo na bexiga, colo vesical, uretra prostática, vasos deferentes, vesícula seminal (cisto vesical seminal), ducto ejaculatório
- • NENHUM GOTEJAR em homens, pois a inserção sempre é acima do esfíncter externo
- • epididimite no homem pré-adolescente
- • incontinência do desejo (inserção na uretra posterior)

Mulheres: inserção infraesfinctérica:
uretra distal, vestíbulo vaginal, vagina, cérvice, útero, tuba uterina, reto
- • GOTEJAR em mulheres se a inserção está abaixo do esfíncter externo
- • gotejamento intermitente/constante

METADE SUPERIOR DO URETER
= sujeito à obstrução ureteral pela inserção ectópica/cruzamento de artéria aberrante
√ hidroureteronefrose do pólo superior do rim duplo + função ruim
√ visualização pobre/não visualização do sistema coletor do pólo superior (filmes tardios)
√ aspecto do "lírio inclinado" = deslocamento do pólo inferior do sistema coletor
√ deslocamento lateral do pólo inferior do sistema coletor + ureter
√ pólo inferior do ureter dilatado tortuoso e dilatado
Cp:
(1) Obstrução da saída da bexiga (se ureterocele prolapsa para dentro do colo da bexiga/uretra)
(2) Obstrução ureteral contralateral (se ureter ectópico grande)
(3) Rim displásico multicístico (quanto maior o orifício do local normal da inserção mais displásico é o rim!)

METADE INFERIOR DO URETER
= sujeito ao refluxo vesicoureteral com atrofia do refluxo/pielonefrite crônica
√ deslocamento do orifício proximal para cima (o trajeto encurtado resulta em refluxo)
√ cistograma miccional pode mostrar refluxo (raro)
Cp: pólo inferior do rim duplo pode se atrofiar (em 50%) secundário à pielonefrite crônica = nefropatia de refluxo (pelo refluxo + infecção)
√ cálices deformados abaixo de cicatrizes focais

Pseudo-ureterocele

= obstrução de ureter intramural normal mimetizando ureterocele
Causas de mimetização de ureterocele:
(a) tumor: tumor de bexiga (mais comum em adultos), invasão através de câncer cervical, feocromocitoma do ureter intravesical
(b) edema: por cálculo ureteral impactado (mais comum em crianças), cistite de radiação, após instrumentação ureteral
√ halo espesso, irregular na bexiga urinária
√ aspecto em "cabeça de naja"/"cebola" do ureter distal
√ NENHUMA protrusão do ureter para o lúmen de bexiga (incidências oblíquas + cistoscopia normal)

URINOMA

= pseudocisto perirrenal urinífero secundário à ruptura do sistema coletor manutenção da função renal
Etiologia:
(a) não obstrutivo: trauma fechado/trauma penetrante, cirurgia, infecção, erosão por cálculo
(b) obstrutivo:
(1) Obstrução ureteral (cálculo, ligadura cirúrgica, neoplasma)
(2) Obstrução da saída da bexiga (válvulas uretrais posteriores)
◊ Aumentado por carga diurética súbita do meio de contraste do urográfico!
Pat: cavidade fibroblástica (em 5–12 dias), encapsulação do tecido conjuntivo denso (em 3–6 semanas)
√ extravasamento do meio de contraste
√ cavidade lisa de paredes finas (10 a +30 HU)
√ coleção em forma de foice = urinoma SUBCAPSULAR
√ massa cística no espaço perirrenal = urinoma PERIRRENAL LOCALIZADO (mais comum)
√ massa cística preenchendo todo o espaço perirrenal = urinoma PERIRRENAL difuso
√ massa cística intra-renal encapsulada e expansiva que separando fragmentos de tecido renal = urinoma INTRA-RENAL
√ freqüentemente associado à ascite de urina
Cp: fibrose retroperitoneal, constrição do ureter superior, abscesso perinéfrico
◊ Displasia renal do rim afetado em quase 100% quando descoberto intra-útero!
Dg: líquido aspirado com alta concentração em uréia
DD: linfocele, hematoma, abscesso, cisto renal, pseudocisto pancreático, ascite

UROLITÍASE

Teoria de Anderson-Carr-Randall da formação de cálculo renal: na presença de excreção anormalmente alta de cálcio excedendo a capacidade linfática, microagregados de cálcio (presente no rim normal) ocorram na medula, aumentam em tamanho, migram em direção ao epitélio calicial e rompem para dentro dos cálices para formar os cálculos
Teoria da formação:
(a) teoria da nucleação
= cristal/corpo estranho iniciam a formação na urina supersaturada com sal cristalizante
(b) teoria da matriz do cálculo
= matriz orgânica de proteínas urinárias + soro servem como matriz para a deposição de cristais
(c) teoria do inibidor
= pequena/nenhuma concentração dos inibidores de formação de cálculos (citrato, pirofosfato, glicosaminoglicanos, nefrocalcina, proteína de Tamm-Horsfall) resulta na formação de cristal
Prevalência: 1:1.000; M > F
◊ 12% da população desenvolve cálculos renais a partir dos 70 anos
√ 2%–3 % da população experimenta um ataque de cólica renal aguda durante suas vidas
◊ Pacientes com dor aguda do flanco têm cálculos ureterais em 67%–95%

Causas:
◊ 70%–80% do pacientes cálculos pela primeira vez têm uma desordem metabólica específica
(1) Urolitíase idiopática

(2) Cálculos de cálcio
• com hipercalcemia (50%): hiperparatireoidismo, síndrome do álcali do leite, hipervitaminose D, desordens neoplásicas, sarcoidose, síndrome de Cushing
• com normocalcemia (30%–60%): obstrução, infecção do trato urinário, divertículo vesical, rim em ferradura, rim esponjoso medular, imobilização prolongada, acidose tubular renal, hipercalciúria idiopática
(a) hipercalciúria absortiva
= absorção intestinal aumentada de cálcio
Causa: aumento nos níveis de 1,25 dihidroxivitamina D (50%)

(b) hipercalciúria renal
= perda anormal de cálcio renal
Causa: dieta alta em sódio, infecção do trato urinário (33%)
(c) hipercalciúria reabsortiva
= desmineralização óssea aumentada secundária ao hiperparatireoidismo sutil

(3) Hiperoxalúria
◊ 85% do oxalato urinário é produzido endogenamente no fígado!
◊ O ácido oxálico está presente em muitos alimentos mas pobremente absorvido em indivíduos saudáveis, resultando em aumento no oxalato urinário por somente 2%–3%!
(a) congênito = deficiência de uma enzima que conduz ao acúmulo de glicolato + oxalato
(b) adquirido = ingestão aumentada de oxalato/precursores de oxalato, excesso de absorção do oxalato no intestino em pacientes com ressecção ileal/doença inflamatória intestinal
◊ A hiperoxalúria tem uma correlação mais forte com a severidade da doença pelo cálculo que a hipercalciúria!

(4) Litíase por ácido úrico
• hiperuricosúria (15%–20%); os cálculos formam-se na urina ácida
(a) com hiperuricemia: gota (25%) pela ingestão excessiva de carne, peixes, aves, doenças mieloproliferativas, drogas antimitóticas, quimio/radioterapia, agentes uricosúricos, síndrome de Lesch-Nyhan
(b) com normouricemia: idiopático; ocorrência urina ácida concentrada (clima quente, ileostomia)
Trat.: elevação do pH urinário (citrato de potássio/bicarbonato de sódio)

(5) Cistinúria (forma cálculos em urina ácida)
= desordem autossômica recessiva na reabsorção tubular renal de cistina, ornitina, lisina, arginina
Idade de início: depois dos 10 anos
Trat.:
(1) Diminuição da ingestão de metionina
(2) Alcalinização da urina

(6) Xantinúria
= deficiência herdada autossômica recessiva da xantina oxidase (insuficiência da oxidação normal das purinas)

(7) Infecção do trato urinário
Causa: organismos clivadores da uréia (*Proteus mirabilis, P. vulgaris, Haemophilus influenzae, S. aureus, Ureaplasma urealyticum*) + ambiente alcalino (pH > 7,19)
Pode levar ao fosfato de amônio de magnésio
= cálculo de estruvita
Predisposição: mulheres (M:F = 1:2), bexiga neurogênica, *shunt* urinário, cateter de demora, disfunção do esvaziamento do trato urinário inferior
√ freqüentemente ramifica-se em cálculos curariformes
√ a maioria dos cálculos de estruvita é radiopaco, mas cálculos de matriz mineralizados não o são

8. Qualquer condição que causa nefrocalcinose

CÁLCULOS RADIOPACOS
Mnemônico: "EMAX"
Estruvita (raramente magnésio, fosfato de amônio)
Matriz (mucoproteína, mucopolissacarídeo)
Ácido úrico
Xantina

CÁLCULOS FREQÜENTEMENTE ASSOCIADOS COM INFECÇÃO
Mnemônico: "S and M"
Struvita (fosfato de amônio de magnésio + fosfato de cálcio)
Cálculo de **m**atriz (mucoproteína, mucopolissacarídeo)

		Composição Mineral	Opacidade
A.		Cálculos de Cálcio (90%)	
	1.	Monoidrato de oxalato de cálcio (= *whewellite*) + diidrato (*wedellite*) 34% pequeno, densamente opaco, mamilado (aspecto pontilhado)	+++
	2.	Oxalato de cálcio e apatita (34%)	+++
	3.	Fosfato de cálcio (= apatita) (5%–10%) raramente puro (= laminado), ocasionalmente forma-se em urina alcalina infectada	+++
	4.	Fosfato cálcico de hidrogênio (= *brushite*)	+++
	5.	Fosfato de magnésio amônio (= estruvita) (1%) laminado, resultante de organismos clivadores de uréia (geralmente *Proteus*) mais comum constituinte dos cálculos curariformes	++
	6.	Estruvita e fosfato de cálcio (7%–31%) associados à infecção	++
B.		Cistina (3%): levemente opaco	+
C.		Ácido úrico (5%–10%): radiolúcido	—
D.		Xantina (extremamente raro): não-opaco	—
E.		Matriz (mucoproteína/mucopolissacarídeo) (raro): não opaco	—

OBSTRUÇÃO AGUDA POR CÁLCULOS URETERAIS

US:

√ pelvocaliectasia unilateral (até 35% de falsos negativos, até 10% de falsos positivos)
√ índice de resistência > 0,7 no rim sintomático
√ jato ureteral ausente no lado afetado (pode estar presente com cálculo parcialmente obstrutivo)
√ visualização direta do cálculo pré-vesical pelo US transabdominal, transretal, transvaginal

Cp: pielonefrite xantogranulomatosa

Trat.:

(1) Hidratação (dentro de 3 horas após a refeição, durante atividade física estrênua, na hora de dormir) mantendo o débito urinário de 2–3 l/dia
(3) Dieta: restringir quantidades de proteína, sódio, cálcio
(3) Drogas: diuréticos tiazídicos (baixa o cálcio urinário), alopurinol (baixa a excreção de urato + oxalato)

Prognóstico:

(1) Passagem espontânea dos cálculos ureterais em 93%
(2) Sem tratamento, recorrência do cálculo é de 10% em 1 ano, 33% em 5 anos, 50% em 10 anos

VALVAS URETRAIS POSTERIORES

= pregas congênitas espessas da membrana mucosa localizadas na uretra posterior (porção prostática + membranosa) distal ao verumontano

Tipo I: (mais comum) pregas mucosas (vestígios do ducto de Wolf), estende-se ântero-inferiormente do aspecto caudal do verumontano, freqüentemente fundindo-se anteriormente num nível mais baixo

Tipo II: (raro) pregas mucosas estendendo-se ântero-superiormente do verumontano em direção ao colo vesical (variante normal não obstrutiva, provavelmente uma conseqüência da obstrução do fluxo de saída vesical)

Tipo III: membrana em forma de diafragma localizada abaixo do verumontano (= canalização anormal da membrana urogenital)

Incidência: 1:5.000–8.000 garotos; causa mais comum de obstrução do trato urinário + causa–líder de doença renal terminal entre os meninos

Momento da descoberta: pré-natal (8%), neonatal (34%), 1º ano (32%), 2–16 anos (23%), adulto (3%)

- infecção do trato urinário (febre, vômitos) em 36%
- sintomas obstrutivos em 32% (hesitação, esforço, gotejamento terminal [20%], enurese [20%])
- rins/bexiga palpáveis no neonato (21%)
- atraso do desenvolvimento
- hematúria

VCUG:

√ refluxo vesicoureteral, principalmente no lado esquerdo (< 50%)
√ distensão fusiforme + alongamento da uretra posterior persistindo durante o esvaziamento
√ defeito de enchimento transverso/curvilíneo na uretra posterior
√ diminuição no calibre uretral distal à obstrução severa
√ hipertrofia do colo vesical
√ trabeculação + saculação da parede vesical
√ grande resíduo vesical pós-miccional

US:

√ sexo masculino
√ oligoidramnia (relacionado à gravidade + duração da obstrução)
√ rim displásico hipoplásico/multicístico (se ocorrência precoce)
√ hidroureteronefrose bilateral (+ hipoplasia pulmonar)
√ a pelve renal dilatada pode estar ausente na displasia renal/ruptura da bexiga/atresia pelvouretérica
√ bexiga urinária superdistendida (megabexiga) em 30%
√ bexiga urinária de paredes espessas + trabeculações (mais bem visto após a desmopressão)
√ fístula urinária: urinoma, ascite de urina, urotórax
√ dilatação uretral posterior (na varredura perineal)
√ utrículo dilatado (varredura perineal)

Conduta obstétrica:

(1) Indução do parto tão logo seja estabelecida a maturidade pulmonar, se diagnosticada durante as últimas 10 semanas de gravidez
(2) *Shunt* vesicoamniótico pode ser contemplado se remoto da gravidez a termo (68% de sobreviventes) com bons parâmetros prognósticos de sódio urinário fetal
< 100 mEq/dl + cloro < 90 mEq/dl + osmolalidade < 210 mOsm/dl

Cp:

(1) Fístula urinária neonatal (ascite, urotórax, urinoma) em 13%
(2) Pneumotórax/pneumomediastino neonatal em 9%
(3) Síndrome "da ameixa seca"
(4) Displasia renal (se a obstrução ocorre precocemente durante a gestação)

Prognóstico:

Depende da duração da obstrução antes da cirurgia corretiva; prognóstico ruim se associado ao refluxo vesicoureteral; nefrectomia para o dano irreversível (13%)

DD:

(1) Obstrução da JUP
(2) Obstrução da JUV
(3) Megaureter primário
(4) Refluxo vesicoureteral maciço
(5) Síndrome megabexiga-microcólon-hipoperistalse intestinal

VARICOCELE

= dilatação + tortuosidade do plexo pampiniforme, secundário ao fluxo retrógrado para a veia espermática interna

Componentes do plexo pampiniforme:

(a) veia espermática interna (localização ventral) drenando testículos
(b) veia dos vasos deferentes (localização mediodorsal) drenando o epidídimo
(c) veia cremastérica (localização látero-dorsal) drenando a parede escrotal

Etiologia:
(1) Válvula incompetente/ausente ao nível da veia renal esquerda/VCI no lado direito
(2) Compressão da veia renal esquerda por tumor, artéria renal aberrante, veia renal obstruída

Incidência:
(a) varicocele clínica: em 10%–15% dos homens adultos, em 21%–39% dos homens inférteis
(b) varicocele subclínica: em 40%–75% dos homens inférteis

Causas teóricas para infertilidade:
(1) Aumento na temperatura local
(2) Refluxo de substâncias tóxicas da glândula adrenal (troca contracorrente de noradrenalina pelo refluxo de sangue venoso renal para o sangue arterial testicular ao nível do plexo pampiniforme)
(3) Alteração na função da célula de Leydig
(4) Hipoxia do tecido germinativo devido ao refluxo venoso resultando em hipertensão venosa + estase

- dor escrotal
- inchação escrotal
- espermatograma anormal (motilidade prejudicada, esperma imaturo, oligospermia)

Localização: lado esquerdo (78%), bilateral (16%), lado direito (6%)

Ultra-sonografia com Doppler bidirecional (de pé com respiração calma):
(1) TIPO *SHUNT* (86%): válvulas distais insuficientes permitem o refluxo espontâneo + refluxo contínuo da veia espermática interna (fluxo retrógrado) na veia cremastérica + veia do vaso deferente (na qual fluxo é ortógrado) via colaterais
  - qualidade diminuída do esperma
  - clinicamente plexo tipo (Grau II + III)
    = varicoceles de tamanho médio + grandes
  - √ refluxo contínuo durante a manobra de Valsalva

(2) TIPO PARADA/TIPO PRESSÃO (14%): válvulas intra-escrotais intactas permitem somente breve período de refluxo da veia espermática para o plexo pampiniforme sob a manobra de Valsalva
  - qualidade do esperma normal
  - clinicamente tipo central (Grau 0 + I)
    = varicocele subclínica + pequena
  - √ fase curta de fluxo retrógrado inicial

US: diâmetro da veia dominante em posição vertical no canal inguinal

Dg: documentação do refluxo venoso

Trat.:
(1) Procedimento de Ivanissevitch = cirurgia
(2) Oclusão transcateter da veia espermática

DIAGNÓSTICO DIFERENCIAL DAS DESORDENS OBSTÉTRICAS E GINECOLÓGICAS

OBSTETRÍCIA

Ultra-som obstétrico níveis I e II

= terminologia não mais aprovada AIUM/ACR; freqüentemente utilizada como justificativa para falta de conhecimento + desempenho inferior; todos os sonogramas devem, pelo menos, incluir os componentes descritos no Guia para Execução do Exame de Ultra-Som Obstétrico Anteparto independente da indicação

ULTRA-SOM OBSTÉTRICO NÍVEL I (final dos anos 70)

Indicação: AFP-SM (N.R.: alfafetoproteína no soro materno) > 2 múltiplos da média em duas ocasiões entre 14 e 18 semanas da data da última menstruação

Campo limitado de exame para identificar causa freqüente de elevação da alfafetoproteína (AFP) no soro materno:

(1) Erro na data da gravidez (18%)
(2) Gestação múltipla (10%)
(3) Morte fetal não detectada (5%)

ULTRA-SOM OBSTÉTRICO NÍVEL II (final dos anos 70)

= exame direcionado para responder questões específicas

Indicação: AFP no líquido amniótico > 3 desvios padrões acima da média

Motivo do exame:

(1) Defeito aberto do tubo neural: anencefalia, encefalocele, espinha bífida aberta, síndrome da banda amniótica resultando em defeito aberto do tubo neural
(2) Anomalia fechada do eixo neural: hidrocefalia, malformação de Dandy-Walker
(3) Defeito da parede abdominal: gastrosquise, onfalocele, gastropleurosquise pela síndrome da banda amniótica
(4) Obstrução do trato GI superior: atresia esofágica ± fístula traqueoesofágica, obstrução duodenal
(5) Higroma cístico
(6) Teratoma: sacrococcígeo, lingual, retrofaríngeo
(7) Anomalias renais: uropatia obstrutiva, agenesia renal

Alfafetoproteína

= glicoproteína como principal proteína circulatória no período fetal precoce

Origem: formada pelo saco vitelino (4–8 semanas + pelo fígado fetal + trato gastrintestinal)

Detectável no:

(a) líquido amniótico (AFP-LA) secundário ao vazamento do soro fetal (transudação através do epitélio imaturo, proteinúria fetal)
  • picos de concentração precocemente no segundo trimestre + declina à medida que a gravidez progride
(b) circulação materna (AFP - soro materno) secundário ao vazamento do líquido amniótico através da placenta
  • os níveis elevam-se a partir da 7ª semana, alcançam um pico na 32ª semana e declinam até o final da gravidez

Local da amostra	Nível aproximado (ng/ml)	Pico
Soro materno	30	32ª semana
Líquido amniótico	20.000	início do 2º trim
Plasma fetal	3.000.000	14ª semana

Alfa-fetoproteína elevada

• avaliação durante a 14ª-18ª semana
√ Pode predizer problemas obstétricos (parto prematuro, CIUR, natimorto) na ausência de anomalias fetais!

(a) elevação no SORO MATERNO (AFP-SM)

= definido como 2,5 múltiplos da média/equivalente ao 5º percentil ou 4,5 múltiplos da média para gestações múltiplas

Incidência:
1:500–600 crianças
1:100 para crianças de mães diabéticas; em 16% AFP no soro materno normal na repetição do teste

Múltiplos da média AFP no soro materno	Risco de DTN População geral	Diabéticos
1,2	1:4.641	1:1.202
1,4	1:2.578	1.650
1,5	1:1.955	1:484
2,0	1:566	1:113
2,8	1:110	
4,0	1:16	

(b) elevação no LÍQUIDO AMNIÓTICO (AFP-LA)

√ elevação de 3–5 múltiplos da média em 2–3:1.000; 1/4 dão à luz a crianças normais
√ elevação > 5 múltiplos da média em 1–2:1.000

Associado com:

A. ANOMALIAS FETAIS (61%)
1. Defeitos do tubo neural (51%): (anencefalia [30%], espinha bífida [18%], encefalocele [3%])
   Prevalência: 1,6 para cada 1.000 nascimentos nos EUA; 6 por 1.000 na Inglaterra
   ◊ Em 90% como evento de primeira vez!
   Risco de recorrência: 3% após uma criança afetada; 6% após duas crianças afetadas
2. Defeitos da parede ventral (21%) (gastrosquise, onfalocele): sensibilidade de 50%
3. Obstrução do trato GI superior (atresia esofágica/atresia duodenal)
4. Higroma cístico, teratoma
5. Anomalias placentárias (coriocarcinoma) + hemorragia peri e intraplacentária
6. Nefrose congênita de Finnish

7. Hemorragia fetomaterna
8. Síndrome da banda amniótica

B. DATAS ERRÔNEAS (18%); feto na realidade mais velho
C. GESTAÇÃO MÚLTIPLA (14%)
D. MORTE FETAL (7%)/sofrimento fetal/ameaça de aborto
E. LESÃO PLACENTÁRIA
   1. Infarto
   2. Corioangioma
   3. Hematoma
   4. Trombose intervilosa
F. BAIXO PESO AO NASCER
G. Gravidez normal + DESORDEM MATERNA
   1. Hepatite
   2. Hepatoma
H. Mistura de sangue fetal materno: coleta de amostras de AFP no soro materno após amniocentese

Mnemônico: "GEM MINER CO"

Gastrosquise
Esofágica atresia
Multiplas gestações
Mola
Incorretas datas menstruais
Neural (defeitos do tubo)
Erro (laboratório)
Renal – doença renal do feto. Doença policíotica renal autossômica recessiva, displasia renal, uropatia obstrutiva, nefrose congênita de Finnish)
Corioangioma
Omfalocele

Alfafetoproteína baixa

= AFP no soro materno ≤ 0,5/AFP no líquido amniótico ≤ 0,72 múltiplos da média

(1) Síndromes trissômicas (trissomias do 21 & 18)
   √ 20% dos fetos com trissomia do 21 são encontrados em mulheres com baixa AFP no soro materno após o ajuste da idade!
(2) Ausência de tecidos fetais (mola hidatiforme)
(3) Morte fetal
(4) Gravidez com data errada
(5) Gravidez normal
(6) Paciente não grávida

Uso do cariótipo

Freqüência: 11%–35% dos fetos com anomalias identificadas ultra-sonograficamente têm anomalias cromossomiais

A. ANOMALIAS FETAIS
   1. Anomalias do SNC: holoprosencefalia (43%–59%), malformação de Dandy-Walker (29%–50%), hipoplasia cerebelar, agenesia do corpo caloso, meningomielocele (33%–50%)
   2. Higroma cístico (72%): síndrome de Turner
   3. Onfalocele (30%–40%)
   4. Malformações cardíacas
   5. Hidropsia não imune
   6. Atresia duodenal
   7. CIUR severo e precoce: trissomia do 18, 13 e triploidia
   8. Hérnia diafragmática
   9. Intestino com densidade óssea (20%): trissomia do 21

B. FATORES DE RISCO MATERNO
   1. Idade avançada
   2. Alfafetoproteína baixa no soro
   3. Tripla avaliação sorológica materna anormal
   4. História de gravidez prévia cromossomialmente anormal (1% de taxa de risco de recorrência)

C. INTENSO PLANEJAMENTO INTRA-UTERINO

Anomalias fetais não associadas a anomalias cromossomiais

(1) Gastrosquise
(2) Anomalia renal unilateral
(3) Obstrução intestinal distal ao bulbo duodenal
(4) Fenda labial unilateral fora da linha média
(5) Teratoma fetal (sacroccocígeo/cervical anterior)
(6) Artéria umbilical única isolada

Útero grande para a data da gestação

1. Gravidez gemelar
2. História menstrual imprecisa
3. Fibróide
4. Poliidrâmnio
5. Mola hidatiforme
6. Macrossomia fetal

Sangramento no primeiro trimestre

◊ Acomete 25% de todas as gravidezes, das quais 50% terminam em aborto!

A. CONCEPTO INTRA-UTERINO IDENTIFICADO
   1. Embrião morto/gêmeos mortos
   2. Ameaça de aborto
   3. Sangramento de implantação
   4. Doença trofoblástica gestacional
B. CAVIDADE ENDOMETRIAL NORMAL
   (a) com nível de β-HCG > 1.800 mUI/ml
      (1) Aborto espontâneo recente
      (2) Gravidez ectópica
   (b) com nível de β-HCG < 1.800 mUI/ml
      (1) Gravidez intra-uterina precoce
      (2) Gravidez ectópica

Saco gestacional vazio

1. Gravidez normal entre 5–7 semanas da DUM (N.R.: Data da última menstruação)
2. Embrião morto

DD: Pseudo-saco de gravidez ectópica

VOLUME DO LÍQUIDO AMNIÓTICO

Produção:

(a) 1º trimestre: dialisado do soro materno + fetal através da pele fetal não cornificada
(b) 2º + 3º trimestre: urina fetal (600–800 cm^3/dia próximo ao termo), pulmões fetais (600–800 cm^3/dia próximo ao termo), membrana amniótica

Absorção:

Deglutição fetal + absorção GI, absorção pelos pulmões fetais

Avaliação do volume do líquido amniótico por:

(1) Avaliação subjetiva (método de "Gestalt"): rápido + eficiente, explica as variações no volume do líquido relacionados à idade gestacional, considerado o mais preciso se executado por operador experiente; o operador + intérprete podem ser os mesmos; nenhuma documentação; variações nas varreduras seriadas são difíceis de apreciar

(2) Profundidade do maior bolsão vertical: simples + rápido (usado em PB), cavidades com > 2 cm podem ser encontradas em fendas entre as partes fetais com oligoidrâmnio moderadamente severo, não justifica as variações relacionadas à idade gestacional

(3) Índice dos quatro quadrantes do líquido amniótico (ILA): mais ou menos rápido, correlaciona-se provavelmente melhor com o volume de líquido que qualquer medida isolada, pode não refletir precisamente o volume total de líquido, pode ser afetado pelo movimento fetal durante o registro

(4) Medida planimétrica do volume intra-uterino total

(5) Técnica da diluição de corante/para-amino-hipurato: 800 cm^3 na 34ª semana, 500 cm^3 > 34 semanas

Poliidramnia

= volume de líquido amniótico > 1.500–2.000 cm^3 no termo

Incidência: 1,1%–2%-3,5%

√ o feto não ocupa o diâmetro AP do útero

√ bolsa maior e única desprovida de partes fetais/cordão > 8 cm em direção vertical

√ ILA ≥ 20–24 cm

Prognóstico: 64% de mortalidade perinatal com poliidramnia severa

Etiologia:

A. IDIOPÁTICO (60%)
   Associada à macrossomia em 19%–37%
   Causa sugerida:
   (1) Fluxo vascular renal aumentado
   (2) Volumoso fluxo de água através da superfície do feto + cordão umbilical + placenta + membranas

B. CAUSAS MATERNAS (20%)
   1. Diabete (5%)
   2. Isoimunização (incompatibilidade Rh)
   3. Tumores placentários: corioangioma

C. ANOMALIAS FETAIS (20%–63%)
   (a) anomalias gastrintestinais (6%–16%)
   defeito na deglutição fetal (atresia esofágica em 3%); atresias intestinais altas/obstrução do duodeno/intestino delgado proximal (1,2%–1,8%), onfalocele, peritonite meconial
   (b) hidropsia não imune (16%)
   (c) defeitos do tubo neural (9%–16%)
   anencefalia, hidranencefalia, holoprosencefalia, mielomeningocele, ventriculomegalia, agenesia do corpo caloso, encefalocele, microcefalia
   (d) anomalias torácicas (12%)
   Hérnia diafragmática, malformação adenomatóide cística, atresia traqueal, teratoma mediastínico, hipoplasia pulmonar, sequestro extralobar, quilotórax congênito
   (e) displasias esqueléticas (11%)
   Nanismo (displasia tanatofórica, acondroplasia), cifoescoliose, platispondilia
   (f) anomalias cromossomiais (9%)
   Trissomia do 21, 18, 13
   (g) anomalias cardíacas (5%)
   CIV, tronco arterioso, ectopia cordis, rabdomioma septal, arritmia
   (h) malformações geniturinárias
   Causa: poliúria mediada hormonalmente?
   Obstrução unilateral da JUP, rim displásico multicístico unilateral, nefroma mesoblástico
   (i) miscelânea (8%)
   Higroma cístico, tumores faciais, lábio/palato fendidos, teratoma, síndrome da banda amniótica, cisto pancreático congênito

◊ Na poliidramnia, os esforços para a detecção de anomalias fetais devem ser direcionados para os fetos pequenos para a idade gestacional!

Mnemônico: "GRADI"
Gêmeos
Rh (incompatibilidade)
Anomalias fetais
Diabete
Idiopático

Oligoidramnia

= volume de líquido amniótico < 500 cm^3 no termo

√ bolsa de líquido única e maior desprovida de partes fetais/cordão ≤ 1–2 cm em direção vertical

√ ILA ≤ 5–7 cm

Etiologia:
Mnemônico: "DAR CPM"
Drogas (terapia com Motrim para a tocólise no parto pré-termo)
Anomalias renais bilaterais (produção inadequada de urina): agenesia/disgenesia renal, doença policística renal infantil, síndrome da barriga em ameixa seca, valvas uretrais posteriores, atresia uretral, anomalias cloacais
√ 20 vezes de aumento na incidência das anomalias fetais com oligoidramnia!
Ruptura prematura das membranas (mais comum)
CIUR (perfusão renal reduzida)
Pós-maturidade
Morte fetal

N.B.: a obstrução renal bilateral se combinada com a obstrução intestinal pode estar associada à poliidramnia

Cp: hipoplasia pulmonar, compressão do cordão
Prognóstico: 77%–100% de mortalidade perinatal com oligoidramnia no 2º trimestre

Cérvice dilatada

1. Aborto inevitável
2. Parto prematuro
   = início espontâneo de contrações uterinas palpáveis, de ocorrência regular entre a 20ª e 37ª semanas de idade gestacional
3. Cérvice incompetente
   = cérvice aberta usualmente desenvolve-se durante o 2º trimestre

Predisposição: trauma cervical ("D & C", cauterização), exposição ao dietilbestrol intra-útero com hipoplasia cervical, medicação com estrogênios

√ visualização das partes fetais/líquido amniótico dentro do canal endocervical dilatado (teste do estresse: paciente de pé com a bexiga vazia)

Prognóstico: da 14ª-18ª semanas é o melhor período para tratamento antes de dilatação cervical significativa

Membrana intra-uterina na gravidez

A. MEMBRANA DE ORIGEM MATERNA
1. Septo intra-uterino
   = reabsorção incompleta do septo sagital entre os dois ductos de Müller fundidos
2. Folheto/prega amniótica
   = pregueamento da membrana amniocoriônica em torno de sinéquia uterina
   √ sinéquia amiúde afina-se durante o estiramento uterino + desaparece à medida que a gravidez progride

B. MEMBRANA DE ORIGEM FETAL
1. Membrana intergêmeos
   = membranas em aposição na gravidez gemelar
2. Banda amniótica
   = fenda dentro do âmnio
3. Separação corioamniótica
   = fusão incompleta/separação hemorrágica do âmnio (= membrana interna) e cório (= membrana externa)
4. Hemorragia subcoriônica = elevação corioamniônica
   = separação da membrana coriônica da decídua
   • sangramento de implante do início da gravidez

Mnemônico: "SGDSS"
Separação (corioamniótica)
Gêmeos (membrana entre gêmeos)
Descolamento prematuro de placenta
Síndrome da banda amniótica
Sinéquia

Lesões do cordão umbilical

√ Cistos do cordão umbilical persistentes no 2º e 3º trimestres são freqüentemente acompanhados por anomalias fetais!

A. RELACIONADAS AO DESENVOLVIMENTO
1. **Hérnia umbilical**
   = protrusão da parede abdominal anterior com inserção normal dos vasos umbilicais
   Predisposição:
   Negros, crianças com baixo peso ao nascer, trissomia do 21, hipotireoidismo congênito, síndrome de Beckwith-Wiedemann, mucopolissacaridoses
   Prognóstico: fechamento espontâneo nos primeiros 3 anos de vida
2. Cisto ductal onfalomesentérico
3. **Cisto do alantóide**
   = remanescente da vesícula umbilical/alantóide, localizado próximo ao feto; geralmente degenera em 6 semanas
   Histo: revestido por camada única de epitélio achatado
4. **Cisto de inclusão amniótica**
   = epitélio amniótico aprisionado dentro do cordão umbilical
5. **Degeneração mucóide do cordão umbilical**
   = pseudocisto do cordão umbilical
   = liquefação/edema de geléia de Wharton
   √ espessamento focal da geléia de Wharton, geralmente próxima ao umbigo
   √ geralmente resolve-se em 12 semanas da DUM
   Associado geralmente com onfalocele
6. **Cordão "reto" não contorcido**
   Cordões umbilicais em sentido anti-horário:horário = 7:1
   Pessoas destras:canhotas = 7:1
   Incidência: 3,7%–5%
   √ ausência da tortuosidade vascular por todo o comprimento visível do cordão

Em risco para: morte intra-uterina (8%), natimorto, anomalias fetais (24%), prematuridade, desacelerações durante o parto da FC, sofrimento fetal, impregnação meconial

B. ADQUIRIDA
1. **Falso nó**
   = variz do vaso umbilical
   √ protrusões irregulares do cordão
2. **Nó verdadeiro**
   Incidência: 1% das gravidezes
   Causa: movimentos fetais excessivos
   Predispostos: cordão longo, feto masculino, multiparidade
   √ distensão localizada da veia umbilical
   √ tortuosidade do cordão ao nível do nó
   Cp: oclusão vascular + morte fetal intra-útero
   Conduta obstétrica: expectante
3. **Hematoma do cordão umbilical**
   = ruptura da parede da veia umbilical secundária ao trauma mecânico (torção, alças, nós, trações)/fraqueza congênita da parede do vaso
   Incidência: 1:5.505 a 1:12.699 partos
   Localização: próximo à inserção fetal do cordão umbilical (mais comum)
   √ massa hiper/hipoecóica com 1–2 cm de tamanho, múltipla (em 18%)
   Cp: ruptura para dentro da cavidade amniótica com exsanguinação
   Prognóstico: 52% de mortalidade fetal perinatal global
4. Neoplasma
   (a) angiomixoma/hemangioma
      Histo: múltiplos canais revestidos por endotélio benigno, circundados por edema + degeneração mixomatosa da geléia de Wharton
      Localização: mais freqüentemente em direção à extremidade placentária do cordão umbilical
      √ massa hiperecóica dentro do cordão
      √ pode estar associada com pseudocisto (= coleção localizada de edema)
      Cp: hidropsia não imune
   (b) outros tumores: mixossarcoma, dermóide, teratoma

5. Variz da veia umbilical
   Incidência: < 4% de todas as anormalidades do cordão umbilical
   Local: intra-amniótico, intra-abdominal
   √ dilatação fusiforme da veia umbilical
   Cp:
   (1) Trombose com subseqüente morte fetal
   (2) Trombose parcial com CIUR
   Prognóstico: geralmente nenhum significado clínico
6. Aneurisma da artéria umbilical

PLACENTA

Tamanho placental anormal

A. AUMENTO DA PLACENTA
   = > 5 cm em secções obtidas em ângulo reto em relação ao eixo longitudinal da placenta
   (a) doença materna
      (1) Diabete materna (= edema viloso)
      (2) Infeções intra-uterinas crônicas
      (3) Anemia materna (= histologia normal)
      (4) α-talassemia
   (b) doença fetal
      (1) Anemia hemolítica do recém-nascido (= edema + hiperplasia vilosa)
      (2) Obstrução da veia umbilical
      (3) Insuficiência cardíaca fetal de alto débito: grande corioangioma, fístula arteriovenosa
      (4) Malformação fetal: síndrome de Beckwith-Wiedemann, teratoma sacroccígeo, anomalia cromossomial, hidropsia fetal
      (5) Síndrome da transfusão gemelo-gemelar
   (c) hemorragia fetomaterna

   Mnemônico: "IH DDT"
   Infecção
   Hidropsia
   ***D**iabetes mellitus*
   Descolamento prematuro de placenta
   Triploidia

B. TAMANHO PLACENTÁRIO DIMINUÍDO
   1. Pré-eclâmpsia associada a infartos placentários em 33%–60%
   2. CIUR
   3. Infecção intra-uterina
   4. Anomalia cromossomial

Espaços vasculares da placenta

1. **"Cistos placentários"**
   = grandes veias fetais localizadas entre o âmnio + cório, anastomosando com a veia umbilical
   √ fluxo sangüíneo lentificado (detectado por observação em tempo real)
2. **Veias basais**
   = veias deciduais + uterinas
   √ malha de veias entrelaçadas sob a placenta
   DD: descolamento prematuro da placenta
3. **Lagos venosos intraplacentários**
   √ espaços sonolucentes intraplacentários
   √ padrão de movimento em turbilhão do fluxo de sangue

Lesões macroscópicas da placenta

1. **Trombose intervilosa** (36%)
   = áreas intraplacentárias de hemorragia
   Etiologia: rupturas nos capilares vilosos com sangramento dos vasos fetais
   √ lesões intraplacentárias irregulares e sonolucentes (tamanho de alguns milímetros a centímetros)
   √ o fluxo sangüíneo pode ser observado dentro da lesão
   Significado: hemorragia fetomaterna (sensibilização Rh, níveis elevados de AFP)
2. **Deposição perivilosa de fibrina** (22%)
   = coleção não laminar de deposição de fibrina
   Etiologia: trombose do espaço interviloso
   Significado: nenhum
3. **Cisto septal** (19%)
   Etiologia: obstrução da drenagem venosa septal por vilos edematosos
   √ cisto de 5–10 mm dentro do septo
   Significado: nenhum
4. **Infarto placentário** (25%)
   = necrose de coagulação do vilo
   Etiologia: desordem dos vasos maternos, hemorragia retroplacentária
   √ não visualizado, a menos que seja hemorrágico
   √ massa bem circunscrita com padrão ecóico hiperecóico/misto
   Significado: depende da extensão + associado à condição materna
5. **Deposição subcoriônica de fibrina** (20%)
   = coleção laminada de deposição de fibrina
   Etiologia: trombose do sangue materno no espaço subcoriônico
   √ área sonolucente subcoriônica
   Significado: nenhum
6. **Trombo subcorial maciço**
   = MOLA DE BREOS = HEMORRAGIA RETROPLACENTÁRIA

Tumor placentário

A. TROFOBLÁSTICO
   1. Mola hidatiforme completa
   2. Mola hidatiforme parcial
   3. Mola invasiva
   4. Coriocarcinoma
B. NÃO TROFOBLÁSTICO
   1. Corioangioma (em até 1% das placentas)
   2. Teratoma (raro)
   3. Lesão metastática (rara): melanoma, carcinoma mamário, carcinoma brônquico

DISPLASIA ESQUELÉTICA FETAL

= grupo heterogêneo de desordens do crescimento resultando em forma + tamanho do esqueleto anormais

Prevalência ao nascimento:
2,3:10.000–7,6:10.000 nascimentos para todas as displasias esqueléticas;
1,5:10.000 nascimentos para as displasias esqueléticas letais

Prognóstico:

51% letal devido aos pulmões hipoplásicos:

23% de natimortos, 32% de morte na 1ª semana de vida

	Prevalência ao nascimento	Mortes perinatais
Displasia tanatofórica	0,69:10.000*	1:246
Acondroplasia	0,37:10.000	nenhum
Acondrogenesia tipo I	0,23:10.000*	1:639
Acondrogenesia tipo II	0,25:10.000*	
Osteogênese imperfeita tipo II	0,18:10.000*	1:799
Osteogênese imperfeita	0,18:10.000	nenhum
Displasia torácica asfixiante	0,14:10.000	1:3.196
Hipofosfatasia	0,10:10.000*	
Condrodisplasia puntiforme, rizo	0,09:10.000*	
Displasia camptomélica	0,05:10.000*	1:3.196
Displasia condroectodérmica	0,05:10.000	
Displasia cleidocranial	0,05:10.000	
Displasia diastrófica	0,02:10.000*	

= *displasias letais

√ encurtamento dos ossos longos (característica comum)
  ◊ Comprimento femoral > 5 mm abaixo de 2 desvios padrões da média, sugere displasia esquelética!

Características do DD: mineralização, abaulamento, fraturas, número de dedos, movimento fetal, medidas torácicas, anomalias associadas, idade de início

Veja em NANISMO pág. 9.

ANOMALIAS FETAIS DO SNC

Incidência: 2:1.000 nascimentos (EUA); 90% como primeira ocorrência

Recorrência: 2%–3% após a primeira, 6% após a segunda

A. HIDROCEFALIA
  1. Estenose de aqueduto
  2. Hidrocefalia comunicante
  3. Malformação de Dandy-Walker
  4. Papiloma de plexo coróide

B. DEFEITO DO TUBO NEURAL
  Incidência: 1:500–600 nascimentos vivos
  Risco de recorrência: 3%–4%
  (1) Espinha bífida
  (2) Anencefalia
  (3) Acrania
  (4) Encefalocele (8%–15%)
  (5) Porencefalia
  (6) Hidranencefalia
  (7) Holoprosencefalia
  (8) Iniencefalia
  (9) Microcefalia
  (10) Agenesia do corpo caloso
  (11) Lisencefalia
  (12) Cisto aracnóide
  (13) Cisto do plexo coróide
  (14) Aneurisma da veia de Galeno

C. NEOPLASIA INTRACRANIANA
  1. Teratoma (> 50%): benigno/maligno
Localização: origina-se da base do crânio
  2. Gioblastoma
  3. Astrocitoma

Hipotelorismo

1. Holoprosencefalia
2. Anomalias cromossomiais: trissomia do 13
3. Microcefalia, trigonocefalia
4. Fenilcetonúria materna
5. Síndrome de Meckel-Gruber
6. Distrofia miotônica
7. Síndrome de Williams
8. Displasia oculodental

Hipertelorismo

1. Síndrome da fenda mediana: fenda labial/palatina
2. Craniossinostose: Síndrome de Apert/Crouzon
3. Síndrome de Pena-Shokeir
4. Encefalocele frontal/etmoidal e esfenoidal
5. Efeito da difenil-hidantoína

Ventriculomegalia fetal

Causa:

A. Obstrução do fluxo do LCR = hidrocefalia
B. Malformação cerebral = *ex vacuo*
  Mnemônico: "CHAD"
    Chiari
    Hidrocefalia (secundária ao sangramento)
    Aqueduto (estenose de)
    Dandy-Walker

Associada a: malformações concomitantes em 70%–80%
  (1) Espinha bífida (30%–65%)
  (2) Malformação de Dandy-Walker
  (3) Encefalocele
  (4) Holoprosencefalia
  (5) Agenesia do corpo caloso
  (6) Cariótipo anormal (10%–20%)
  (7) Infecção viral
  ◊ 20%–40% das anomalias concomitantes não são visualizadas pelo ultra-som!

√ plexo coróide "flutuante"
√ largura do átrio ventricular > 10 mm

Prognóstico:

21% de taxa de sobrevida; 50% com prejuízo intelectual; 80% com ventriculomegalia leve isolada (largura atrial > 10 e ≤ 15 mm), com função motora + intelectual normal ≥ 12 meses de idade

Lesão intracraniana cística

Mnemônico: "NA CHAPA"
  Neoplasia (teratoma cístico)
  Aracnóide (cisto)
  Cisto de plexo coróide
  Hidrocefalia, Holoprosencefalia, Hidranencefalia
  Agenesia do corpo caloso + dilatação cística do 3º ventrículo
  Porencefalia
  Aneurisma da veia de Galeno

Cisterna magna anormal

Tamanho normal entre 15 e 25 semanas de idade gestacional:
> 2 a < 10 mm (geralmente 4–9 mm) em 94%–97% dos fetos

A. CISTERNA MAGNA PEQUENA
1. Malformação de Chiari II (com mielomeningocele)
2. Encefalocele occipital
3. Hidrocefalia grave

B. CISTERNA MAGNA GRANDE
1. Megacisterna magna
√ cerebelo + verme continuam intactos
2. Cisto aracnóide
√ deslocamento em bloco do cerebelo + verme
3. Hipoplasia cerebelar
4. Síndrome de Dandy-Walker (com agenesia vermiana)

ANOMALIAS CERVICAIS FETAIS

1. Mielomeningocele cervical
2. Cefalocele occipital
3. Higroma cístico
4. Teratoma

Espessamento da pele nucal

= SONOLUCÊNCIA/PLENITUDE/EDEMA NUCAL
= espessamento cutâneo da região posterior cervical ≥ 6 mm, medido entre o calvário + margem cutânea dorsal durante o 1º trimestre
Plano de imagem: plano axial (levemente coronal ao plano da medida do diâmetro biparietal) que inclui a cavidade do septo pelúcido, tálamo e cisterna magna

Incidência: entre as anomalias mais comuns no 1º trimestre + início do 2º trimestre

Causas:

A. Variante normal (0,06%)
B. Desordens cromossomias: trissomia do 21 (em 45%–80%), síndrome de Turner (45 X0), síndrome de Noonan, trissomia do 18, síndrome XXX, síndrome XYY, síndrome XXXX, síndrome XXXXY, síndrome 18p, síndrome 13q
C. Desordens não cromossomiais:
1. Síndrome do pterígio múltiplo = síndrome de Escobar
2. Síndrome de Klippel-Feil (fusão das vértebras cervicais, cardiopatia congênita), surdez (30%), fenda palatina
3. Síndrome de Zellweger = síndrome cérebro-hepatorenal (fronte grande, fácies achatada, macrogiria, hepatomegalia, doença renal cística, contraturas das extremidades)
4. Síndrome de Roberts
5. Síndrome de Cummings

√ linfangiomas maiores com septações radiadas, geralmente encontradas na trissomia do 18
√ pequeno espessamento nucal visto na criança normal/trissomia do 21/trissomia do 13
√ freqüentemente revertendo para o normal em 16–18 semanas

Sensibilidade: 2%–75% para a detecção da trissomia do 21
Especificidade: 9% na população geral (excedendo 0,5% de risco na amniocentese)
Falsos positivos: 1%–2%

Conduta obstétrica: avaliação ultra-sonográfica completa em 18–20 semanas de amenorréia
DD: separação corioamniônica

Macroglossia

1. Síndrome de Beckwith-Wiedeman
2. Síndrome de Down
3. Retardo mental

Micrognatia

1. Síndrome de Pierre-Robin
2. Síndrome de Treacher-Collins
3. Síndrome de Goldenhar (microssomia hemifacial)
4. Síndrome de Seckel (nanismo com face de pássaro)
5. Síndrome do pterígio múltiplo
6. Síndrome de Pena-Shokeir
7. Síndrome de Beckwith-Miedeman
8. Artrogripose
9. Displasia esquelética
10. Trissomia do 13, 18, 9 (cariótipo anormal em 25%)

Prognóstico: 20% de sobrevida

Hipoplasia maxilar

1. Síndrome de Down
2. Drogas (álcool, fenitoína, valproato)
3. Síndrome de Apert/Crouzon
4. Acondroplasia
5. Fenda palatina/labial

ANOMALIAS TORÁCICAS FETAIS

Massa intratorácica

1. Hérnia/eventração diafragmática
2. Malformação adenomatóide cística
3. Seqüestro broncopulmonar
4. Cisto broncogênico com compressão brônquica
5. Atresia brônquica
6. Teratoma pericárdico
7. Hamartoma da parede torácica
8. Neuroblastoma

Massa torácica cística

1. Cisto broncogênico
2. Cisto entérico
3. Cisto neuroentérico
4. Malformação adenomatóide cística (Tipo I)
5. Anomalias diafragmáticas
6. Cisto pericárdico

Massa torácica complexa

1. Hérnia diafragmática complexa
2. Malformação adenomatóide cística (tipo I, II, III)
3. Seqüestro pulmonar
4. Cisto entérico complexo

Massa torácica sólida

1. Hérnia diafragmática
2. Malformação adenomatóide cística (Tipo III)
3. Seqüestro pulmonar
4. Pulmão obstruído por atresia brônquica, atresia laríngea, cisto broncogênico
5. Malformação broncopulmonar
6. Tumor pericárdico
7. Tecido cerebral heterotópico

Derrame pleural

1. Hidropsia fetal
2. Quilotórax (mais comum)
3. Anomalia cromossomial (trissomia do 21, monossomia do X)
4. Linfangiectasia pulmonar/higroma cístico
5. Malformação adenomatóide cística
6. Seqüestro broncopulmonar
7. Hérnia diafragmática
8. Hamartoma da parede torácica (incomum)
9. Atresia da veia pulmonar
10. Idiopático

Hipoplasia pulmonar

Causa:

(1) Oligoidramnia (20%–25%)
(2) Massa intratorácica
(3) DCC com lesão obstrutiva cardíaca do lado direito
(4) Displasia esquelética
(5) Anomalia neural com atividade respiratória fetal reduzida/ausente

√ circunferência torácica (CT) < 5º percentil
√ declínio da relação circunferência torácica/circunferência abdominal

ANOMALIAS CARDÍACAS FETAIS

Incidência: 1:125 nascimentos = 0,8% da população; mais comum anomalia congênita

◊ 90% ocorre como traços isolados multifatoriais com um risco de recorrência de 2%–4%
◊ 10% são associados com múltiplos defeitos de nascimento

Diagnóstico sonográfico antenatal para a pronta avaliação cardíaca:

A. ANOMALIAS NA POSIÇÃO CARDÍACA
B. SNC
  1. Hidrocefalia
  2. Microcefalia
  3. Agenesia do corpo caloso
  4. Encefalocele (síndrome de Meckel-Grubber)
C. GASTRINTESTINAL
  1. Atresia esofagina
  2. Atresia duodenal
  3. Anomalias de posição
  4. Hérnia diafragmática
D. DEFEITO DA PAREDE VENTRAL
  1. Onfalocele
  2. *Ectopia cordis*
E. RENAL
  1. Agenesia renal bilateral
  2. Rins displásicos
F. GÊMEOS
  1. gêmeos unidos

Fatores de risco para cardiopatia congênita

Fatores de risco pré-natal para a doença cardíaca congênita

A. FATORES DE RISCO FETAIS
  1. CIUR simétrico
  2. Arritmias
    (a) bradicardia fixa (50%)
    (b) taquicardia (baixo risco)
    (c) irregular: contratura atrial prematura, contratura ventricular prematura (baixo risco)
  3. Cariótipo anormal (DCC na síndrome de Down em 40%; na trissomia do 18/13 > 90%; na síndrome de Turner em 35%)
  4. Anomalias somáticas extracardíacas pelo US: onfaloceles (20%), atresia duodenal, hidrocefalia, espinha bífida, "VACTERL"
  5. Hidropsia não imune (30%–35%)
  6. Oligo/poliidramnia
B. FATORES DE RISCO MATERNOS
  1. Doença renal materna (10%)
  2. *Diabete melito* dependente de insulina (4%–5%)
  3. Fenilcetonúria (15% se a fenilalanina materna > 15%)
  4. Doença vascular do colágeno; LES
  5. Infecção: rubéola
  6. Drogas
    (a) fenitoína (em 2% EP, estenose aórtica, coarctação, DAP)
    (b) trimetadiona (em 20% transposição, tetralogia, coração esquerdo hipoplásico)
    (c) hormônios sexuais (em 3%)
    (d) lítio (7%): anomalia de Ebstein, atresia tricúspide
    (e) álcool (25% da síndrome fetal-álcool): CIV, CIA
    (f) ácido retinóico = isotretinoína (15%?)
  7. DCC paterna (risco incerto)
C. SÍNDROMES MENDELIANAS
  1. Esclerose tuberosa
  2. Síndrome de Ellis-van Creveld
  3. Síndrome de Noonan
D. FATORES DE RISCO FAMILIARES PARA RECORRÊNCIA DE DOENÇA CARDÍACA CONGÊNITA
  — incidência global: 6–8:1.000 nascimentos vivos
  — irmãos afetados: 1%–4% (risco duplicado)
  — pais afetados: 2,5%–4%

CARACTERÍSTICAS DE PROGNÓSTICO RUIM
  1. Insuficiência cardíaca intra-uterina (hidropsia)
  2. Trissomia grave (18, 13)
  3. Coração esquerdo hipoplásico + fibroelastose endocárdica
  4. Parto em centro sem cardiologia pediátrica

Detecção intra-útero de anomalias fetais

A. VISUALIZAÇÃO ANORMAL DAS 4 CÂMARAS
  1. Rabdomioma septal
  2. Defeito do coxim endocárdico
  3. Comunicação interventricular
  4. Anomalia de Epstein
  5. Ventrículo único
B. DESPROPORÇÃO VENTRICULAR
  1. Ventrículo direito/esquerdo hipoplásico
  2. Arco aórtico hipoplásico
  3. Estenose aórtica/subaórtica
  4. Coarctação da aorta
  5. Defeito do *ostium primum*
C. DIMENSÃO AUMENTADA DA RAIZ AÓRTICA
  1. Tetralogia de Fallot
  2. Tronco arterioso
  3. Ventrículo esquerdo hipoplásico com transposição

D. DIMENSÃO DIMINUÍDA DA RAIZ AÓRTICA
1. Coarctação da aorta
2. Ventrículo esquerdo hipoplásico

◊ 26%–80% das anomalias cardíacas sérias podem ser detectadas nas incidências de quatro câmaras!

√ sensibilidade aumentada a partir de > 20 semanas + pela inclusão das incidências para fluxo de saída!

Anomalias cardíacas estruturais + hidropsia fetal

1. Defeito septal atrioventricular + bloqueio cardíaco completo
2. Coração esquerdo hipoplásico
3. Estenose aórtica crítica
4. Tumor cardíaco
5. *Ectopia cordis*
6. Cardiomiopatia dilatada
7. Anomalia de Ebstein
8. Atresia pulmonar

Incidência cardiográficas fetais

A. INCIDÊNCIA DE QUATRO CÂMARAS
1. Posição do coração dentro do tórax
2. Número de câmaras cardíacas
3. Proporção ventricular
4. Integridade do septo atrial + ventricular
5. Posição + tamanho + incursão das valvas AV

B. INCIDÊNCIA DO EIXO LONGITUDINAL PARAESTERNAL
1. Continuidade entre o septo ventricular + parede aórtica anterior
2. Calibre do trato de fluxo aórtica de saída
3. Excursão dos folhetos da valva aórtica

C. INCIDÊNCIA DO EIXO CURTO DOS TRATOS DE FLUXO DE SAÍDA
1. Relação espacial entre a aorta + artéria pulmonar
2. Calibre dos tratos de fluxo de saída pulmonar + aórtico

D. INCIDÊNCIA DO ARCO AÓRTICO

ANOMALIAS FETAIS GASTRINTESTINAIS

1. Atresia esofágica ± fístula TE
2. Atresia duodenal
3. Peritonite meconial
4. Doença de Hirschsprung
5. Cisto do colédoco
6. Cisto mesentérico

Defeito da parede abdominal

1. Gastrosquise
2. Onfalocele
3. *Ectopia cordis*
4. Exostrofia cloacal
5. Exostrofia vesical
6. Complexo da "parede corpo-membro"

Não visualização do estômago fetal

◊ A deglutição fetal começa com 11 semanas de amenorréia

Incidência: 2% (o estômago é visualizado em quase todos os fetos normais em torno de 14 semanas + em todos os fetos normais em 19 semanas)

(1) Esvaziamento gástrico fisiológico/deglutição intermitente (repetir a varredura após 30 minutos)
(2) Diminuição do volume do líquido amniótico
(3) Anomalias do SNC que prejudicam a deglutição
(4) Anomalias do trato GI:
   (a) hérnia diafragmática congênita
   (b) atresia esofágica ± fístula TE
      ◊ Não visualização do estômago fetal com poliidramnia são vistos em 1 a 3 casos de atresia esofágica após 24 semanas de idade gestacional!
(5) Fenda palatina

Sinal da dupla bolha

= estômago + duodeno proximal cheio de fluido
(1) Atresia duodenal (em 30% devido à trissomia do 21), geralmente não vista < 24 semanas de idade gestacional
(2) Estenose duodenal
(3) Malha duodenal
(4) Pâncreas anular
(5) Veia porta pré-duodenal
(6) Bandas de Ladd
(7) Má rotação

Mnemônico: "LADD"
Ladd (bandas de) & má rotação
Anular (pâncreas)
Duodenal (atresia)
Duodenal (estenose)

Dilatação intestinal do feto

1. Íleo meconial
   √ todos os recém-nascidos com íleo meconial têm fibrose cística!
   √ 10%–15% dos recém-nascidos com fibrose cística apresentam-se com íleo meconial!
2. Atresia em "casca de maçã" do intestino delgado
3. Atresia jejunal
4. Síndrome da hipoperistalse intestinal megabexiga-microcólon
5. Aganglionose colônica = doença de Hirschsprung (pode estar associada com a síndrome de Down)
6. Atresia anorretal (associada a anomalias do SNC, parte do complexo "VACTERL")

Obstrução intestinal no feto

Etiologia: Atresia intestinal/estenose intestinal secundária a acidente vascular, vólvulo, íleo meconial, intussuscepção após organogênese

Incidência: ânus imperfurado 1:3.000; intestino delgado 1:5.000; cólon 1:20.000

Tipos patológicos:

I	um/mais diafragmas transversos
II	alças cegas conectadas com bandas fibrosas
III	separação completa das alças cegas
IV	atresia em "casca de maçã" do intestino delgado (oclusão do ramo da artéria mesentérica superior)

Associada a: anomalias GI em 45% (má rotação, duplicação, microcólon, atresia esofágica)
√ múltiplas alças intestinais distendidas > 7 mm de diâmetro
√ peristalse aumentada
√ poliidramnia (se a obstrução é acima do nível do médio jejuno; exceção é a atresia esofágica + fístula TE), devido à inabilidade fetal de reciclar o líquido amniótico pelo trato GI

Cp: peritonite meconial (50%)
DD:
(1) Outras massas císticas: atresia duodenal. hidronefrose, cisto ovariano, cisto mesentérico
(2) Diarréia clorêmica crônica

Intestino fetal ecogênico

Incidência: 0,6%–1,8% dos fetos
Causa: "constipação"(?) intra-útero devido à diminuição da deglutição, hipoperistalse, obstrução intestinal + aumento da reabsorção de líquido

(1) Variante normal de intestino pequeno (especialmente < 20 semanas de idade gestacional) com resolução no ultra-som de acompanhamento até o fim do 2º trimestre (55%–68%)

(2) Íleo meconial
◊ Ecogenicidade abdominal aumentada é vista em 60% dos fetos com fibrose cística!

(3) Peritonite meconial
Causa:
(a) atresia intestinal com perfuração
(b) infecção com CMV

(4) Anomalia cromossomial (16%–27%)
(a) síndrome de Down (5%–14%)
(b) trissomia do 13
(c) síndrome de Turner

(5) Grave CIUR (16%)

Prognóstico:
aumento de 5 vezes no risco para evolução fetal adversa (pela anomalia cromossomial, outras anomalias, descolamento prematuro de placenta, morte fetal, CIUR)
◊ 50% dos fetos com intestinos ecogênicos no 2º trimestre terão evolução desfavorável!

Calcificações intra-abdominais no feto

A. PERITONEAL
1. Peritonite meconial
2. Peritonite plástica associada hidrometocolpo

B. TUMORES
1. Hemangioma/hemangioendotelioma
2. Hepatoblastoma
3. Neuroblastoma metastático
4. Teratoma
5. Dermóide ovariano

C. INFECÇÃO CONGÊNITA
1. Toxoplasmose
2. Citomegalovírus

◊ Calcificações hepáticas isoladas são relativamente freqüentes + de nenhum significado clínico!

Massa cística no abdome fetal

A. METADE POSTERIOR DO ABDOME
1. Cistos de origem renal
2. Hidroureteronefrose
3. Rim displásico multicístico
4. Coleção paraneoplásica

B. QUADRANTE SUPERIOR DIREITO
1. Cisto hepático
2. Cisto do colédoco

C. QUADRANTE SUPERIOR ESQUERDO
1. Cisto esplênico

D. METADE ANTERIOR DO ABDOME
1. Cisto de duplicação gastrintestinal
2. Cisto mesentérico
3. Pseudocisto meconial
4. Intestino dilatado
5. Cisto uracal

E. ABDOME INFERIOR
1. Cisto anexial: cisto folicular (maioria), cisto do corpo lúteo, cisto teca luteínico, cisto paraovariano, teratoma, cistadenoma
Cp de grandes cistos: poliidramnia, distocia, torção, angústia respiratória
Prognóstico: 60% resolvem dentro dos primeiros 6 meses de vida
2. Hidrometocolpo
3. Meningocele
4. Teratoma sacrococcígeo

Ascite fetal

A. ASCITE FETAL + HIDROPSIA FETAL
1. Hidropsia imune
2. Hidropsia não imune

B. ASCITE ISOLADA
1. Ascite urinária
2. Peritonite meconial
3. Ruptura intestinal
4. Cisto ovariano roto
5. Hidrometocolpo
6. Doença do armazenamento do glicogênio

ANOMALIAS FETAIS DO TRATO URINÁRIO

Incidência: 1:1.000 nascimentos vivos (US-OB); 1:100–200 neonatos (pediatria)

1. Agenesia renal bilateral
2. Doença policística renal infantil
3. Doença policística renal do adulto
4. Rim displásico multicístico
5. Obstrução da junção ureteropélvica
6. Megaureter
7. Valvas uretrais posteriores
8. Síndrome da ameixa seca
9. Síndrome da hipoperistalse intestinal megabexiga-microcólon
10. Nefroma mesoblástico
11. Tumor de Wilms
12. Neuroblastoma

GINECOLOGIA

Puberdade precoce

= início precoce da puberdade
• telarca/adrenarca/menstruações prematuras

1. **Puberdade precoce verdadeira**
   = PRECOCIDADE ISOSSEXUAL VERDADEIRA = puberdade precoce completa
   = desenvolvimento precoce das gônadas + caracteres sexuais secundários com ovulação antes dos 8 anos de idade

   Causa:
   (1) Ativação idiopática do eixo gonadal hipotálamo-hipofisário (80%)
   (2) Lesão da glândula hipofisária/hipotálamo
   • níveis aumentados de estrogênio
   • aumento dos níveis de gonadotrofinas após a estimulação com LHRH
   • idade óssea avançada
   √ ovários de tamanho adulto (1,2–12 cm^3)
   √ dominância do corpo sobre o comprimento da cérvice
2. **Puberdade pseudoprecoce**
   = PRECOCIDADE PSEUDO-SEXUAL
   = puberdade precoce incompleta
   = alterações puberais ocorrendo independentemente da ação das gonadotrofinas hipofisárias, isto é, desenvolvimento precoce dos caracteres sexuais secundários sem ovulação

   Causa:
   Tumor ovariano (isto é, tumor da célula da teca granulosa, tecoma, coriocarcinoma), cisto ovariano, tumor adrenal produtor de estrogênios, hipotireoidismo, neurofibromatose, ingestão de estrogênios
   • baixos níveis de gonadotrofinas após o estímulo com LHRH
   • aumento nos níveis de estradiol
   √ útero + ovários pré-púberes
   √ aumento ovariano assimétrico (um ovário 2,4–7 cm^3) com macrocistos (> 9 mm)
3. **Telarca prematura isolada**
   = aumento da mama
   pode ocorrer sem anomalias endócrinas
   √ útero + ovários pré-púberes
4. **Adrenarca prematura isolada**
   = desenvolvimento dos pêlos pubianos pela ação dos andrógenos adrenais
   • níveis aumentados de andrógenos adrenais
   √ útero + ovários pré-púberes (0,1–1 cm^3)

Amenorréia primária

= ausência de menstruação aos 16 anos de idade
√ ovários ausentes/pequenos:
(1) Síndrome de Turner
(2) Lesão do SNC com liberação diminuída de gonadotrofina
√ útero ausente:
(1) Feminização testicular (insensibilidade do órgão-alvo à testosterona)
(2) Disgenesia Mülleriana (= Síndrome de Mayer-Rokitansky-Küster-Hauser)
√ útero pequeno
(1) Lesão hipofisária/hipotalâmica primária
(2) Lesão ovariana
(3) Síndrome de Turner
(4) Exposição intra-útero ao dietilbestrol
√ hidrometocolpo
(1) Membrana/septo vaginal
√ aumento ovariano:
(1) Doença policística renal (= síndrome de Stein-Leventhal)

Beta-HCG positivo sem gravidez intra-uterina

Mnemônico: "GATE"
Gravidez intra-uterina precoce
Aborto recente/incompleto
Tumor produtor de hCG
Ectópica (gravidez)

Líquido livre no fundo de saco

1. Ruptura folicular
2. Ovulação
3. Gravidez ectópica
4. Culdocentese
5. Neoplasma ovariano
6. Doença inflamatória pélvica

Calcificações do trato genital feminino

A. ÚTERO
1. Mioma uterino
2. Artérias arqueadas

B. OVÁRIOS
1. Cisto dermóide (50%)
2. Cistadenoma papilar (corpos psamomatosos)
3. Cistadenocarcinoma
4. Hemangiopericitoma
5. Gonadoblastoma
6. Torção ovariana crônica
7. Pseudomixoma peritoneal

C. TROMPAS DE FALÓPIO
1. Salpingite tuberculosa

D. PLACENTA

E. LITOPÉDIO

Freqüência das massas pélvicas

1. Cisto anexial benigno 34%
2. Leiomioma 14%
3. Cânceres 14%
4. Dermóide 13%
5. Endometriose 10%
6. Doença inflamatória pélvica 8%

Massas císticas pélvicas

A. MASSA ANEXIAL CÍSTICA

B. MASSA CÍSTICA EXTRA-ANEXIAL
1. Cisto de inclusão peritoneal
2. Cisto mesentérico
3. Linfocele
4. Divertículo vesical
5. Gestação ectópica
6. Intestino distendido com líquido
7. Abscesso pélvico loculado: apendicular, diverticular, pós-operatório

Massas pélvicas extra-uterinas

1. Massa anexial sólida
2. Doença metastática
3. Linfoma
4. Rim pélvico
5. Carcinoma retossigmóideo
6. Carcinoma de próstata
7. Hipertrofia prostática benigna
8. Carcinoma vesical
9. Tumor retroperitoneal
10. Gordura intraperitoneal
11. Massa/malformação vascular
12. Hematoma
13. Alça intestinal

ANEXOS

Massas anexiais

A. CÍSTICAS

1. Cisto ovariano fisiológico:
   — Folículo de Graaf: na metade do ciclo < 25 mm
   — Corpo lúteo: após a metade do ciclo < 15 mm
2. Cisto funcional/de retenção
   O folículo maduro não involui + continua a aumentar secundário ao desequilíbrio hormonal
   • pode causar dor (por pressão ou hemorragia)
   √ 4–10 cm de diâmetro
   √ tipicamente resolve-se em após 2 períodos menstruais
   — cisto folicular (do folículo pré-ovulatório): pode elaborar estrogênio, extremamente comum
   — cisto de corpo lúteo (do folículo pós-ovulatório) elabora progesterona causando atraso na menstruação/sangramento persistente
   — cisto do corpo albicante = do corpo lúteo após a regressão do tecido lúteo; nenhuma produção de hormônio
   — cisto da teca luteínica: no ovário hiperestimulado por drogas estimulantes ovarianas, gêmeos, doença trofoblástica; elabora estrogênio
      √ de paredes finas, multilocular, geralmente bilateral
   — cisto de superfície de inclusão epitelial: comum nas mulheres menopausadas
3. Endometrioma
4. Abscesso tubovariano
5. Cisto dermóide
6. Gravidez ectópica
7. Cisto paraovariano
8. Cistadenoma seroso/mucinoso
9. Cistadenocarcinoma seroso/mucinoso
10. Cistos de hiperestimulação
11. Cisto de inclusão peritoneal
12. Edema ovariano maciço
13. Hidrossalpinge

B. SÓLIDOS

1. Tumor ovariano
2. Torção ovariana
3. Ooforite
4. Ovários policísticos
5. Carcinoma da tuba uterina

(*DD:* mioma pedunculado)

Massa pélvica complexa

Mnemônico: "CHEETAH"

Cistadenoma/cistadenocarcinoma
Hemorrágico (cisto)
Endometrioma
Ectópica (gravidez)
Teratoma (dermóide)
Abscesso (por apendicite adjacente etc.)
Hematoma na pelve

Assinaturas das imagens de cisto ovariano

A. CISTO SIMPLES
   = parede nitidamente definida; SEM septações internas/nódulos murais
   US: √ índice de pulsatilidade > 1,0
   RMN: √ isointensa à urina em T1WI + T2WI

B. CISTO COMPLEXO
   = não satisfaz critérios para cistos hemorrágicos/endometrioma
   √ septações internas/nódulos murais/ecos internos
   √ intensidade de sinal mista, hiperintenso em T2WI

C. CISTO HEMORRÁGICO
   US:
   √ massa ecogênica
   √ padrão em turbilhão de ecogenicidade mista
   √ padrão em "vidro moído" = ecos difusos de baixa intensidade
   √ "configuração em rede de pescar" = delgadas septações entrelaçadas
   √ NENHUM sinal ao colorido Doppler
   RMN:
   √ intensidade de sinal em T1WI intermediária/alta
   √ hiperintenso com áreas centrais destacadas de hipodensidade em T2WI

Tratamento do cisto ovariano

A. PRÉ-MENOPAUSA

1. Cisto unilocular ≤ 2,5 cm ± hemorragia
   Trat.: nenhum acompanhamento a menos que em uso de anticoncepcionais
2. Cisto unilocular de paredes delgadas com 2,5–6 cm sem hemorragia
   Trat.: acompanhamento clínico/ultra-sonográfico em 1–2 meses ± adição de hormônios
3. Cisto unilocular com 2,5–6 cm com hemorragia

Trat.: acompanhamento ultra-sonográfico em 1 mês ± adição de hormônios

4. Cisto unilocular > 4 cm

N.B.: Todas as varreduras de acompanhamento devem ser realizadas durante o período pós-menstrual imediato, quando os cistos foliculares não devem estar presentes!

B. PÓS-MENOPAUSA
1. Cisto unilocular não septado de paredes delgadas < 3 cm
Incidência: 15%–17%
√ alto índice de resistência < 0,40 é suspeito para malignidade!)
Prognóstico: 56% diminui com o tamanho/desaparece; 28% continua inalterado por até dois anos
DD: cisto ovariano seroso, cisto peritubário, hidrossalpinge
Trat.: acompanhamento de seguimento
2. Cisto septado/cisto > 3 cm/cisto com baixo índice de resistência
◊ 18% dos cistos complexos são malignos!
Trat.: determinação de CA-125 + exploração cirúrgica

◊ Triagem de 1300 mulheres sintomáticas:
— em 2,5% anomalias ao US
— em 1,9% tumores ovarianos benignos
— em 0,15% cânceres ovarianos

Tumores ovarianos

- sintomas de compressão: desconforto abdominal, vômitos, flatulência, dispnéia
- dor aguda pela torção, hemorragia
- dor crônica por massa de crescimento lento, impactação, aderências
- irregularidade menstrual

Diretrizes radiológicas:
◊ As características de imagem dos neoplasmas ovarianos virtualmente nunca permitem um diagnóstico específico. Independentemente da diferenciação adicional, os pacientes sempre serão submetidos à cirurgia!

Sinais sugestivos de malignidade:
√ tumor ovariano sólido
√ muitos elementos de tecido sólido numa lesão complexa
√ espessura da parede > 3 mm
√ irregularidades na parede interna
√ septações espessas > 3 mm
√ aumento de ecogenicidade dentro do cisto

Idade: 13% dos neoplasmas malignos na menopausa; 45% dos neoplasma malignos na pós-menopausa

Cp:
(1) Torção (em 10%–20%)
(2) Ruptura (raro)
(3) Infecção

CLASSIFICAÇÃO
A. Tumores do epitélio de superfície (60%)
85%–95% de todos os cânceres ovarianos (embora a maioria dos tumores epiteliais seja benigna)
1. Tumor ovariano seroso
2. Tumor ovariano mucinoso
3. Tumor endometrióide
4. Cistadenofibroma
5. Adenocarcinoma de células claras
6. Tumor de Brenner
7. Carcinoma indiferenciado

B. Tumores germinais (30%)
40% dos tumores germinais são malignos
(a) benignos
(1) Cisto dermóide = teratoma maduro (mais comum)
(b) malignos
Compreendem 2/3 dos cânceres ovarianos na 1ª–2ª décadas de vida; < 5% de todos os neoplasmas ovarianos em ordem de freqüência:
(1) Disgerminoma
(2) Teratoma imaturo
(3) Tumor do seio endodérmico
(4) Carcinoma embrionário
(5) Coriocarcinoma

C. Tumores do estroma gonadal (5%)
(a) tumores do mesênquima do cordão sexual
(1) Tumor da célula granulosa
(2) Tumor da célula da teca
(3) Tumor da célula lútea
(4) Arrenoblastoma
(b) tumor do tecido conjuntivo
(1) Fibroma
(2) Fibrossarcoma
— tumores produtores de estrogênios: tumor da célula granulosa, tumor de célula da teca = tecoma
— tumores produtores de androgênios: arrenoblastoma, tumor da célula de Sertoli-Leydig, tumor de células claras

D. Tumores ovarianos secundários (5%)
Metástases de: órgãos pélvicos, trato GI superior, mama, brônquios, tumores reticuloendoteliais, leucemia

SUBCLASSIFICAÇÃO

	Adenoma	Limítrofe	Adenocarcinoma
Seroso	60%	15%	25%
Mucinoso	80%	10%	10%
Endometrióide			quase sempre
Células claras			quase sempre
Indiferenciado			sempre

TERMINOLOGIA
prefixo "cisto": componente cístico presente
sufixo "fibroma": > 50% componente fibroso
"tumor de baixo potencial maligno": limítrofe maligno

Tumor ovariano sólido

1. Fibroma
2. Tecoma
3. Tumor da célula granulosa
4. Tumor da célula de Sertoli-Leydig
5. Tumor de Brenner
6. Sarcoma
7. Disgerminoma
8. Tumor do seio endodérmico
9. Teratoma
10. Metástase
11. Endometrioma
12. Edema ovariano maciço

ÚTERO

Sangramento uterino

1. Atrofia endometrial
2. Hiperplasia adenomatosa endometrial
3. Pólipo endometrial
4. Carcinoma endometrial

Endométrio irregular e espessado

Espessura normal do endométrio: < 1 cm

(1) Pólipo endometrial
 = hipertrofia focal do estrato basal; em 20% múltiplo
 Histo: projeções das glândulas endometriais + estroma para dentro da cavidade uterina
 (a) pólipo hiperplásico lembrando hiperplasia endometrial
 (b) pólipo funcional lembrando endométrio circundante (menos freqüente)
 (c) pólipo atrófico
 √ glândulas dilatadas cisticamente
 √ massa bem definida intracavitária homogênea e hiperecóica
 √ textura heterogênea sugere infarto, alterações císticas, hemorragia
 Transformação maligna: em 0,4%–3,7%
(2) Hiperplasia endometrial
 Idade: mulheres peri/pós-menopausadas
 Causa: estimulação prolongada endógena/exógena sem oposição por estrogênios
 √ espessamento endometrial > 5–6 mm
 Tipos:
 (a) hiperplasia cístico-glandular (mais comum)
 Histo: glândulas dilatadas revestidas por epitélio colunar alto/cuboidal
 √ pequenos cistos dentro do endométrio homogeneamente ecogênico
 Prognóstico: NENHUMA condição pré-maligna
 (b) hiperplasia adenomatosa
 √ endométrio com áreas hipoecóicas irregulares
 Prognóstico: precursor do câncer endométrio
(3) Endometrite
(4) Carcinoma primário do endométrio
 Localização: predominantemente no fundo uterino; (24% na porção ístmica)
 √ endométrio irregular e heterogêneo
 √ espessura endometrial média de 18,2 mm
(5) Alterações endometriais relacionadas ao Tamoxifen
 = antiestrogênio não esteroidal pode agir com agonista estrogênio parcial com efeitos proliferativos no endométrio
(6) Carcinoma metastático:
 Ovário, cérvice, trompa de Falópio, leucemia
(7) Mola hidatiforme
 √ massa ecogênica com áreas sonolucentes irregulares
(8) Aborto incompleto
(9) Leiomioma da submucosa

Coleção de líquido dentro do canal do endométrio

Tipos: sangue, muco, material purulento

A. PRÉ-MENOPAUSA
 1. Lesão obstrutiva congênita: hímen imperfurado, septo vaginal, atresia vaginal/cervical
 2. Lesão obstrutiva adquirida: estenose cervical (após instrumentação/radiação), carcinoma cervical
 3. Hematométrio espontâneo nas desordens hemorrágicas
 4. Gravidez: intra-uterina, ectópica, aborto incompleto
B. PÓS-MENOPAUSA
 1. Estenose cervical
 2. Piométrio
 3. Pólipos
 4. Câncer endometrial/cervical/ovariano

Cistos endometriais

1. Atrofia cística endometrial
 Histo: Glândulas atróficas dilatadas cisticamente revestidas por única camada de epitélio cuboidal baixo/achatado
 √ endométrio muito fino de < 4–5 mm
2. Hiperplasia cística endometrial

Aumento uterino difuso

1. Leiomiomatose difusa
2. Adenomiose
3. Carcinoma endometrial (15%)

Massas uterinas

A. BENIGNAS
 1. Miomas uterinos (99%)
 2. Piométrio
 3. Hemato/hidrocolpo
 4. Contração uterina transitória (durante a gravidez)
 5. Útero bicorno
 6. Adenomiose
 7. Gravidez intra-uterina
 8. Lipoleiomioma (< 50 casos na literatura mundial)
B. MALIGNO
 1. Carcinoma cervical
 2. Útero septado
 3. Útero arqueado
 4. Mioma fúndico

Depressão/sulco

1. Útero bicorno
2. Útero septado
3. Útero arqueado
4. Mioma fúndico

ANATOMIA E FISIOLOGIA DO SISTEMA REPRODUTOR FEMININO

Gonadotrofina coriônica humana

= HCG = glicoproteína elaborada pelas células trofoblásticas placentárias, começando no 8º dia após a fecundação

A. Teste imunológico da gravidez
= teste de aglutinação indireta para a HCG na urina; possível reação cruzada com outros hormônios/medicações

Torna-se positivo com 5 semanas de idade gestacional

Vantagens: facilmente disponível, executado fácil e rapidamente

Desvantagens: freqüentemente resultados falsos negativos + falsos positivos

Sensibilidade:
(a) lâmina: 400–15.000 mUI/ml (teste de 2 minutos)
(b) tubo: 1000–3000 mUI/ml (tempo de teste de 2 horas)

B. Teste de gravidez por radioimunoensaio
= mede a subunidade beta do HCG no soro com uma sensibilidade tão alta quanto 1–2 mUI/ml

◊ A β-HCG sérica torna-se positiva em 3 semanas de amenorréia/7–10 dias após a concepção!

Padrões:
(1) Segundo Padrão Internacional (2º PI)
(2) Preparação de Referência Internacional (1ª PRI)

100 mUI/ml (2º PI) = 200 mUI/ml (PRI)
1 ng/ml
= 5–6 mUI/ml (2º PI)
= 10–12 mUI/ml (PRI)

Vantagens: específico para HCG, sensível

Desvantagens: requer laboratório especializado + 3–24 horas para o teste

Sensibilidade:
(a) qualitativa: 25–30 mUI/ml (tempo de teste de 3 horas)
(b) quantitativa: 3–4 mUI/ml (tempo de teste de 24 horas)

Elevação:
> 66% de aumento no nível inicial de β-HCG durante 48 horas
em 86% das gravidez normais
< 66% de aumento no nível inicial de β-HCG durante 48 horas
em 87% das gravidez ectópicas

◊ Os níveis de β-HCG duplicam a cada 2–3 dias durante os primeiros 60 dias de gestação!

β-HCG (PRI)	Padrões no US	Idade gestacional
1.000	saco gestacional	32 d (< 5 semanas)
7.200	vesícula vitelina	36 d (5 semanas)
10.000	embrião + movimentos cardíacos	40 d (< 6 semanas)

Coriodecídua

Córion = trofoblasto + mesênquima fetal com troncos vilosos protruindo para dentro da decídua; proporciona a nutrição para o embrião em desenvolvimento
(a) córion frondoso = porção adjacente à decídua basal, forma a placenta primordial
(b) folheto coriônico = porção macia do córion com vilos atróficos
(c) "placa coriônica" = membrana amniótica cobrindo a placa coriônica da placenta

Decídua
(a) decídua basal = entre o córion frondoso e o miométrio
(b) decídua capsular = porção protruindo para dentro da cavidade uterina
(c) decídua parietal = decídua verdadeira = porção que reveste a cavidade uterina em qualquer lugar

Saco gestacional

Surge do blastocisto, que implanta-se no endométrio secretório 6–7 dias após a ovulação, circundado por trofoblasto ecogênico

Visualização mais precoce: diâmetro médio do saco de 2–3 mm

TAMANHO DO SACO:
Crescimento linear
10 mm em torno da 5ª semana de idade gestacional
60 mm em torno da 12ª semana de idade gestacional

Preenche a cavidade coriônica em torno de 11–12 semanas de idade gestacional

VISUALIZAÇÃO DO SACO GESTACIONAL

A. Em relação aos níveis de β-HCG (2º PI)
(a) na varredura transabdominal:
em 100% com níveis de β-HCG de > 1800 UI/L
(b) na varredura transvaginal:
Em 20% com níveis de β-HCG de < 500 UI/l
Em 80% com níveis de β-HCG de 500–1.000 UI/L
Em 100% com níveis de β-HCG de > 1.000 UI/L

B. Em relação à AMENORRÉIA
(a) na varredura transabdominal:
5,0 ± 1 semana = 5–10 mm
5,5 ± 1 semana = 8,5–13 mm
6,0 ± 1 semana = 12–17 mm
(b) na varredura transvaginal:
5,0 ± 1 semana = 2 mm
5,5 ± 1 semana = 6 mm
6,0 ± 1 semana = 11 mm

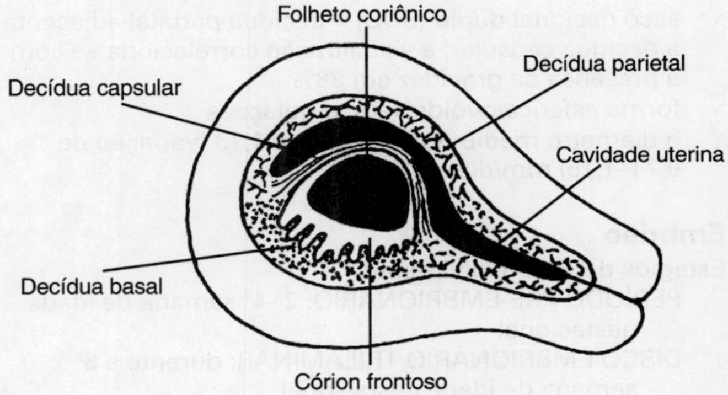

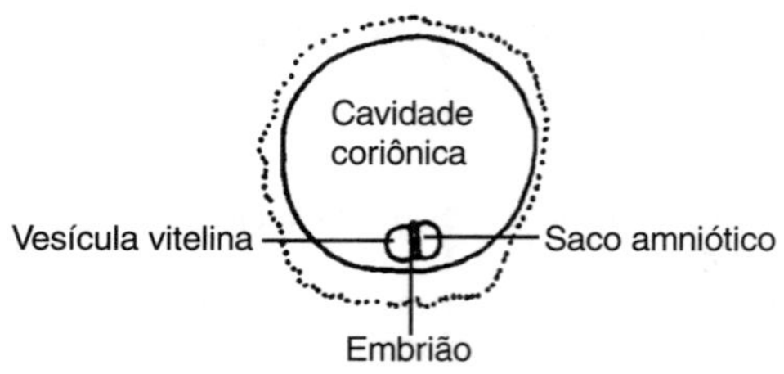

Estágio Simples de Cavidade Dupla

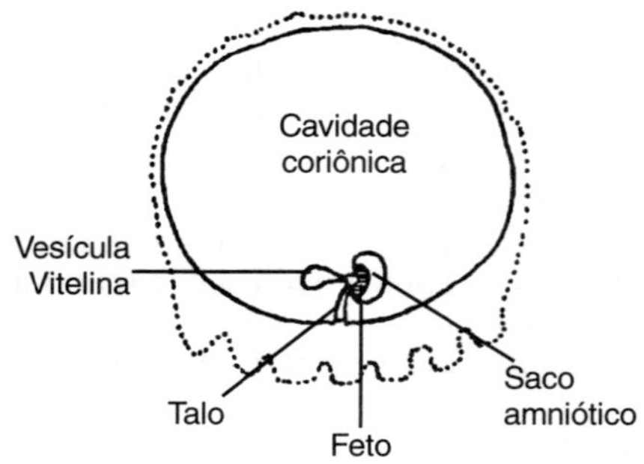

Dupla Cavidade + Saco Vitelino Separado

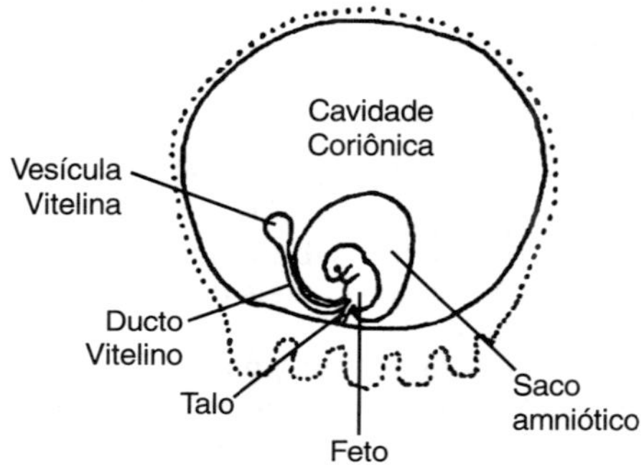

Dupla Cavidade + Ducto Vitelino

C. <u>Em relação ao EMBRIÃO</u>
   (a) na varredura transabdominal
      100% de visualização se o saco gestacional for ≥ 27 mm
   (b) na varredura transvaginal
      100% de visualização se o saco gestacional for ≥ 12 mm
      ◊ A varredura transvaginal não é necessária se, à varredura transabdominal, o saco gestacional for ≥ 27 mm sem evidência de embrião!

√ anel hiperecóico contínuo > 2 mm de espessura
√ saco decidual duplo (SDD) = decídua parietal adjacente à decídua capsular: a visualização correlaciona-se com a presença de gravidez em 98%
√ forma esférica/ovóide sem angulações
√ o diâmetro médio do saco cresce 1,13 (variação de 0,71–1,75) mm/dia

Embrião

Estágios do desenvolvimento:
   PERÍODO PRÉ-EMBRIONÁRIO: 2ª-4ª semana de idade gestacional
   DISCO EMBRIONÁRIO TRILAMINAR: durante a 5ª semana de idade gestacional
   PERÍODO EMBRIONÁRIO: 6ª-10ª semana de idade gestacional
   PERÍODO FETAL: 11ª semana de idade gestacional – termo

Taxa de crescimento médio:
   0,7 mm por dia/1,5 mm a cada 2 dias
   Crescimento curvilíneo, de 7 mm em 6,3 semanas de amenorréia a 50 mm em 12,0 semanas de amenorréia
   Visualização mais precoce: 5,4 semanas de amenorréia com comprimento cabeça-nádegas (CCN) de 1,2 mm

<u>VISUALIZAÇÃO DO EMBRIÃO em relação ao SACO GESTACIONAL em 100%:</u>
   (a) por varredura transabdominal:
      tamanho médio do saco gestacional ≥ 27 mm = 7,5 mm
   (b) por varredura transvaginal:
      tamanho médio do saco gestacional ≥ 12 mm = 5,3

<u>VISUALIZAÇÃO DA ATIVIDADE CARDÍACA em 100%:</u>
   (a) por varredura transabdominal: ≥ 9 mm de CCN = 6,9 semanas
   (b) por varredura transabdominal: ≥ 5 mm CCN = 6,2 semanas

<u>ATIVIDADE CARDÍACA</u>
   Em 65% dos embriões com um CCN de 2–4,9 mm
   O coração começa a contrair com um CCN de 1,5–3 mm = 6 semanas de amenorréia
   ◊ Perda de gravidez espontânea com < 8 semanas de gestação ocorre em 10%–17% dos embriões com atividade cardíaca!
   ◊ Não visualização da atividade cardíaca com CCN de 2–12 mm significa morte do embrião em 94%!
   ◊ A perda embrionária com freqüência cardíaca < 70 bpm em 100%, < 90 bpm em 80%!
   <u>Freqüência cardíaca normal</u>
      90–113 bpm em 6 semanas de amenorréia
      144–170 bpm em 9 semanas de amenorréia

Vesícula vitelina

= estrutura arredondada sonolucente (fora da cavidade amniótica)
  dentro do saco coriônico (= cavidade extracelômica) conectada ao umbigo por talo estreito; formado pela proliferação de células do endoderma em torno da quarta semana de amenorréia; parte do saco vitelino é incorporado nas vísceras ocas fetais; o restante persiste como um saco conectado ao feto pelo ducto vitelino

Função:
   (a) transferência de nutrientes do trofoblasto para o embrião antes do funcionamento da circulação placentária
   (b) formação precoce dos vasos sangüíneos + precursores do sangue na parede do vaso
   (c) formação das vísceras ocas primitivas
   (d) fonte de células germinativas primordiais

Tamanho médio:
   1,0 mm na 4,7 semanas de amenorréia; 2,0 mm em torno da 5,6 semana de amenorréia;
   3,0 mm em torno da 7,1 semana de amenorréia; 4,0 (2,2–5,3) em 10 semanas de amenorréia; desaparece em torno de 12 semanas de amenorréia

Visualização mais precoce:
Na varredura endovaginal em 4–5 semanas de amenorréia; em 100% com saco gestacional ≥ 8 mm

Prognóstico:
Em general, resulta em gravidez anormal (usando técnica endovaginal) se
(a) vesícula vitelina ausente com diâmetro do saco gestacional de ≥ 8 mm
(b) diâmetro da vesícula vitelina > 5,6 mm em < 10 semanas de amenorréia
(c) embrião visualizado sem demonstração da vesícula vitelina
(d) forma da vesícula vitelina persistentemente anormal

Membrana coriônica

= linha ecogênica curvilínea dentro do saco coriônico; preenche a cavidade coriônica na 11–12 semanas de amenorréia; funde-se com a membrana coriônica aproximadamente na 16ª semana de amenorréia para formar a placa coriônica

Freqüente a fusão incompleta com o córion (*DD*: hemorragia subcoriônica, aborto gemelar)

Medida fetal

O US é mais confiável que a data da última menstruação (DUM)/exame físico

IDADE FETAL
= IDADE GESTACIONAL (IG) = TEMPO DE AMENORRÉIA (DUM)
 = idade da gravidez baseada na data da última menstruação, regular da mulher (DUM) projetando a data estimada do término da gravidez em 40 semanas
◊ Note o uso clínico impreciso da "idade gestacional", a qual, em sentido estrito, refere-se à idade verdadeira da gravidez, contando a partir do dia da fecundação, enquanto "tempo de amenorréia" refere-se à idade verdadeira da gravidez + aproximadamente 2 semanas, contando do primeiro dia da última menstruação!
◊ Nas varreduras subseqüentes de idade gestacional (IG) = IG definida no primeiro US + número de semanas interpostas

Acurácia (95% de faixa de confidência):

Estágio	Baseado em	Acurácia (semanas)
1º trimestre		
(5–6 semanas)	marco US	± 0,5
(6–13 semanas)	CCN	± 0,7
2º trimestre		
(14–20 semanas)	DBP corrigido/PC	± 1,2
	DBP/CF	± 1,4
(20–26 semanas)	DBP corrigido/PC	± 1,9
	DBP/CF	± 2,1–2,5
3º trimestre		
(26–32 semanas)	DBP corrigido/PC/CF	± 3,1–3,4
	CF	± 3,1
(32–42 semanas)	DBP corrigido/PC/CF	± 3,5–3,8
	CF	± 3,5

SACO GESTACIONAL
= média de 3 diâmetros (craniocaudal, AP, transverso) do espaço anecóico dentro das paredes do saco
◊ Utilizado para datar entre 6–12 semanas de amenorréia
Acurácia: ± 1 semana
Identificado tão cedo quanto 5 semanas de amenorréia (na varredura transabdominal)

MARCOS ULTRA-SONOGRÁFICOS
√ saco gestacional com/sem embrião ou vesícula vitelina = 5,0 semanas
√ saco gestacional + saco vitelino com/sem embrião = 5,5 semanas
√ batimentos cardíacos ± embrião < 5 mm = 6 semanas
Acurácia: ± 0,5 semana

TAMANHO EMBRIONÁRIO PRECOCE
= comprimento do embrião < 25 mm na varredura transvaginal < 10 semanas de amenorréia
Idade gestacional (dias) = tamanho embrionário (mm) + 42
Acurácia: ± 3 dias

COMPRIMENTO CABEÇA-NÁDEGAS (CCN)
= comprimento do feto; útil até duas semanas de amenorréia
Regra prática: amenorréia (em semanas) = CCN (em cm) + 6
Geralmente identificado em 7 semanas de amenorréia (varredura transabdominal)

DIÂMETRO BIPARIETAL (DBP)
= medida de um lado da tábua externa ao outro da tábua calvariana no seu mais largo plano transaxial do crânio
= nível do tálamo + cavidade do septo pelúcido + fissuras silvianas
◊ Excelente meio de estimar a IG no 2º trimestre > 12 semanas de amenorréia
Acurácia da medida do DBP (= "entre o erro de ocasião"): 2 mm
◊ Mais acurado para a datação se combinado com PC, CA, CF, desde que as proporções corporais estejam normais!
◊ Menos confiável para a datação no 3º trimestre por causa do aumento da variabilidade biológica!

Diâmetro da cisterna magna medido da margem interna do occipital ao verme cerebelar: 2–10 mm

ÍNDICE CEFÁLICO (IC)
= DBP/DOF; a medida do DBP e diâmetro occipitofrontal (DOF) são ambas tomadas da borda da tábua externa do calvário
◊ Confirma o uso apropriado do DBP se a relação está entre 0,70–0,86 (2 DP)

DBP CORRIGIDO (DBPc)
= o DBP e DOF são usados para ajustar variações na forma da cabeça
DBPc = √DBP DOF (1.26

PERÍMETRO CEFÁLICO (PC)
Usado se a relação DBP/DOF, está fora de 0,70–0,86
$PC = ([DBP + DOF]/2) \times \pi$
Acurácia: levemente menor que DBP

CIRCUNFERÊNCIA ABDOMINAL (CA)
= medida ao nível da junção vascular da veia umbilical com a veia porta esquerda ("aspecto em taco de hockey"), onde está equidistante das paredes laterais num plano perpendicular ao eixo

longitudinal do feto; medido da borda externa à borda externa dos tecidos moles
◊ Permite a avaliação da desproporção crânio-corpo
◊ Melhor preditor do peso fetal que o DBP

COMPRIMENTO FEMORAL (CF)
= medida da diáfise femoral ossificada
Erro: "brilho" na extremidade distal incluído na medida (= reflexo da cartilagem do côndilo)

PESO FETAL ESTIMADO (PFE)
Baseado nas medidas do tamanho da cabeça (DBP/PC), tamanho abdominal (DA/CA) e comprimento femoral (CF)
Acurácia:

Parte do corpo usada	95% de intervalo de confiança
Abdome	± 22%
Cabeça + abdome	± 17%–20%
Cabeça + abdome + fêmur	± 15%

ASPECTO DOS CENTROS ÓSSEOS EPIFISÁRIOS
Em 95% de todos os casos
— epífise femoral distal (EFD): > 33 semanas de IG
— epífise femoral distal (EFD) > 5 mm: > 35 semanas
— epífise tibial proximal (ETP): > 35 semanas IG
— epífise umeral proximal (EUP): > 38 semanas IG

DATA PROVÁVEL DO PARTO DISCORDANTE pelo último período menstrual (UPM) e DBP:
(1) Erro metodológico na medida
(a) secção axial errada
(b) compressão craniana (gestação múltipla, apresentação pélvica, oligoidramnnia, dolicocefalia)
(2) Erro na data da última menstruação
outras medidas (CA, CF) correlacionar com o DBP
(3) Crescimento anormal da cabeça
(a) DBP menor que CA: microcefalia, macrossomia fetal
(b) DBP maior que CA: anomalia intracraniana, CIUR assimétrico

Perfil biofísico (Platt e Manning) = PB

= escore de Apgar intra-útero
Parâmetros normais (período de observação de 30 minutos):
(1) Cardiotocografia basal sem estresse (NST)
Não incluído na maioria das avaliações de perfil biofísico, diminuindo, desta forma, o escore máximo para 8!
(2) Movimento respiratório fetal (MRF):
√ ≥ 1 período respiratório por 60 (30) segundos
MRF tem um ritmo circadiano ocorrendo em períodos, logo após a ingestão materna de alimentos
estimulado por: glicose, catecolaminas, cafeína, inibidor da sintetase de prostaglandinas
suprimido por: barbitúricos, benzodiazepínicos, parto, hipoxia, asfixia, prostaglandina E2
(3) Movimento corporal fetal:
√ ≥ 3 movimentos definidos dos membros/tronco
Influenciado por: glicose, idade gestacional, período do dia, drogas maternas, ritmo intrínseco, parto
(4) Tono fetal
Membros superiores + inferiores geralmente fletidos com a cabeça no tórax; parâmetro de teste menos sensível
√ ≥ 1 episódio de extensão com retorno à flexão do membro (foco na mão)
(5) Volume do líquido amniótico
√ pelo menos bolsa ≥ 2 cm (critério original estrito de 1 cm foi substituído) no diâmetro vertical, em dois planos perpendiculares, sem conter alças do cordão
Escore: 2 pontos se normal; 0 pontos se anormal
Resultados:
8–10: escore máximo
6: equívoco
0–4: comprometimento fetal severo, parto indicado

Índice de líquido amniótico

= soma da profundidade vertical das maiores bolsas de líquido amniótico claro nos quatro quadrantes uterinos, medidos em mm
Método: paciente em posição supina, útero visualizado como quatro quadrantes iguais, transdutor perpendicular ao plano do assoalho + alinhado longitudinalmente com a coluna da paciente
Variação: 3,1% intra-observador, 6,7% interobservador
Resultado:
— 95º percentil: 185 mm em 16 semanas de IG, elevando para 280 mm em 35 semanas, declinando para 190 em 42 semanas de IG
— 5º percentil: 80 mm em 16 semanas, elevando para 100 mm em 23 semanas de IG, declinando para 70 mm em 42 semanas de IG

Testes de estresse

1. CARDIOTOCOGRAFIA BASAL – TESTE DE NÃO ESTRESSE (NST)
Monitorização externa por 20 minutos;
√ pelo menos 4 acelerações cardíacas fetais (> 15 bpm acima do ritmo basal por > 15 segundos) após movimento fetal > 34 semanas de IG
√ nenhuma aceleração cardíaca na imaturidade, durante o ciclo de sono, com uso de sedativos maternos
Acurácia:
Taxa de falsos negativos de 3,2/1000 (se executado semanalmente) ou 1,6/1000 (se executado quinzenalmente); 50% de taxa de falsos positivos para morbidade neonatal + 80% para mortalidade neonatal
2. TESTE DA CONTRAÇÃO DE ESTRESSE (CST)
Monitorização externa após injeção de ocitocina/estimulação da mama materna
√ > 3 contrações uterinas num período de 10 minutos
Acurácia: taxa de falsos negativos de 0,4/1.000; 50% de taxa de falsos positivos

Gradação placentária

De acordo com aspecto do eco na zona basal, placa coriônica, substrato placentário
◊ A calcificação fetal prematura está associada a tabagismo, hipertensão, CIUR
◊ Não considerada útil porque a gradação placentária é imprecisa para a datação fetal + para maturidade pulmonar fetal!

GRAU 0
√ placenta homogênea + em linha reta com a placa coriônica
Tempo: < 30 semanas de amenorréia

GRAU I
√ placa coriônica ondulada + ecos placentários brilhantes espalhados
Tempo: visto em qualquer período da gravidez; em 40% a termo
◊ Em 68% a relação L/S > 2,0

GRAU II
√ ecos brilhantes lineares paralelos à placa basal
√ ecos pontilhados confluentes dentro da placenta ± indentações da placa coriônica
Tempo: raramente visto em gestações < 32 semanas de amenorréia; visto em 40% no termo
Δ Em 87% a relação L/S > 2,0

GRAU III
√ septos intercotiledonários calcificados, freqüentemente circundando um centro sonolucente
Tempo: raramente visto em gestações < 34 semanas de amenorréia; em 15%–20% a termo
Δ Em 100% a relação L/S > 2,0 (= fortemente correlacionada com a maturidade pulmonar)

ENVELHECIMENTO PLACENTÁRIO PREMATURO
= placenta grau 3 vista em gestação < 34 semanas de amenorréia
√ em 50% sugestivo de hipertensão materna/CIUR

Amniocentese

A. AMNIOCENTESE DIAGNÓSTICA
1. Estudos genéticos: cariótipo, análise do DNA, ensaio bioquímico
Tempo: precoce (11–15 semanas), tardio (15–18semanas)
2. Defeito do tubo neural: alfafetoproteína, acetilcolinesterase
3. Isoimunização: Δ-OD 450
4. Maturidade do pulmão fetal
5. Infecção intra-amniótica
6. Confirmação de ruptura das membranas

B. AMNIOCENTESE TERAPÊUTICA
1. Poliidramnia
2. Síndrome da transfusão gêmelo-gemelar

Técnica:
√ evitar feto, placenta, cordão umbilical, contração uterina, mioma, grande vaso uterino
√ uso contínuo da orientação com ultra-som
√ injetar 2–5 ml de índigo carmim na primeira bolsa gemelar (líquido incolor assegura que a segunda bolsa foi penetrada)

Risco:
A. RISCO FETAL
1. Aborto espontâneo (< 1%)
2. Fístula de líquido amniótico
3. Corioamnionite
4. Lesão fetal: cicatriz cutânea, gangrena de membro, cisto porencefálico, hemotórax, laceração esplênica, anomalia ortopédica, síndrome da banda amniótica

B. RISCO MATERNO (raro)
1. Perfuração de alça intestinal
2. Hemorragia
3. Isoimunização

Vantagem sobre a biopsia do vilo coriônico (BVC):
(1) Margem de erro (< 1% *versus* 2%)
(2) Margem de falha na cultura (0,6% *versus* 2,2%)
(3) Taxa de perda fetal (0,6% *versus* 0,8%)

Biopsia do vilo coriônico (BVC)

= aspiração de células do córion frondoso para estudos genéticos (cariótipo, análise do DNA, ensaio bioquímico)
Δ BVC transabdominal para a rápida cariotipagem no 2º e 3º trimestres = biopsia placentária
Vantagem: resultados > 2 semanas mais cedo se comparado com a amniocentese
Tempo: 9–11 semanas
Abordagem:
(a) rota transcervical = cateter introduzido através da cérvice até o córion frondoso, mais fácil para a placenta de localização posterior; contaminação pela flora cervical possível;
Δ CONTRA-INDICADA nas infecções cervicais!
(b) rota transabdominal = agulha de calibre 20–22 inserida pela parede abdominal anterior; mais fácil para a placenta anterior/fundo; técnica estéril

Análise cromossomial:
(a) preparação direta = análise do citotrofoblasto (pode ter cariótipo diferente do feto)
→ a análise pode ser feita imediatamente
(b) cultura do vilo = células do centro mesenquimal (mesmo cariótipo que o feto)
→ cultura por alguns dias antes da análise

Erros (2%):
(1) Mosaicismo = a linhagem celular que forma o citotrofoblasto pode desenvolver cariótipo anormal, enquanto a linhagem fetal é normal
(2) Contaminação fetal = células da decídua materna podem sofrer supercrescimento em relação às células do centro mesenquimal

Riscos:
(1) Aborto espontâneo (1%)
(2) Perfuração do saco amniótico
(3) Infecção
(4) Teratogênese: defeito de redução dos membros

Cordocentese

= AMOSTRAGEM PERCUTÂNEA DO SANGUE DO CORDÃO UMBILICAL (APSCU)

A. CORDOCENTESE DIAGNÓSTICA
1. Hematócrito
2. Cariótipo
3. Imunodeficiência: doença granulomatosa crônica, grave imunodeficiência combinada
4. Coagulopatia: síndrome de von Willebrand, deficiência de fatores
5. Desordem plaquetária: púrpura trombocitopênica aloimune/idiopática
6. Hemoglobinopatia: anemia falciforme, talassemia
7. Infecção: toxoplasmose, rubéola, varicela, citomegalovírus, parvovírus
8. Hipoxia, acidose

B. CORDOCENTESE TERAPÊUTICA
1. Transfusão fetal intravascular
2. Liberação direta de medicamentos para o feto

Cp:
(1) Corioamnionite
(2) Ruptura das membranas
(3) Hematoma do cordão umbilical
(4) Trombose do cordão umbilical
(5) Sangramento no local da punção
(6) Bradicardia fetal

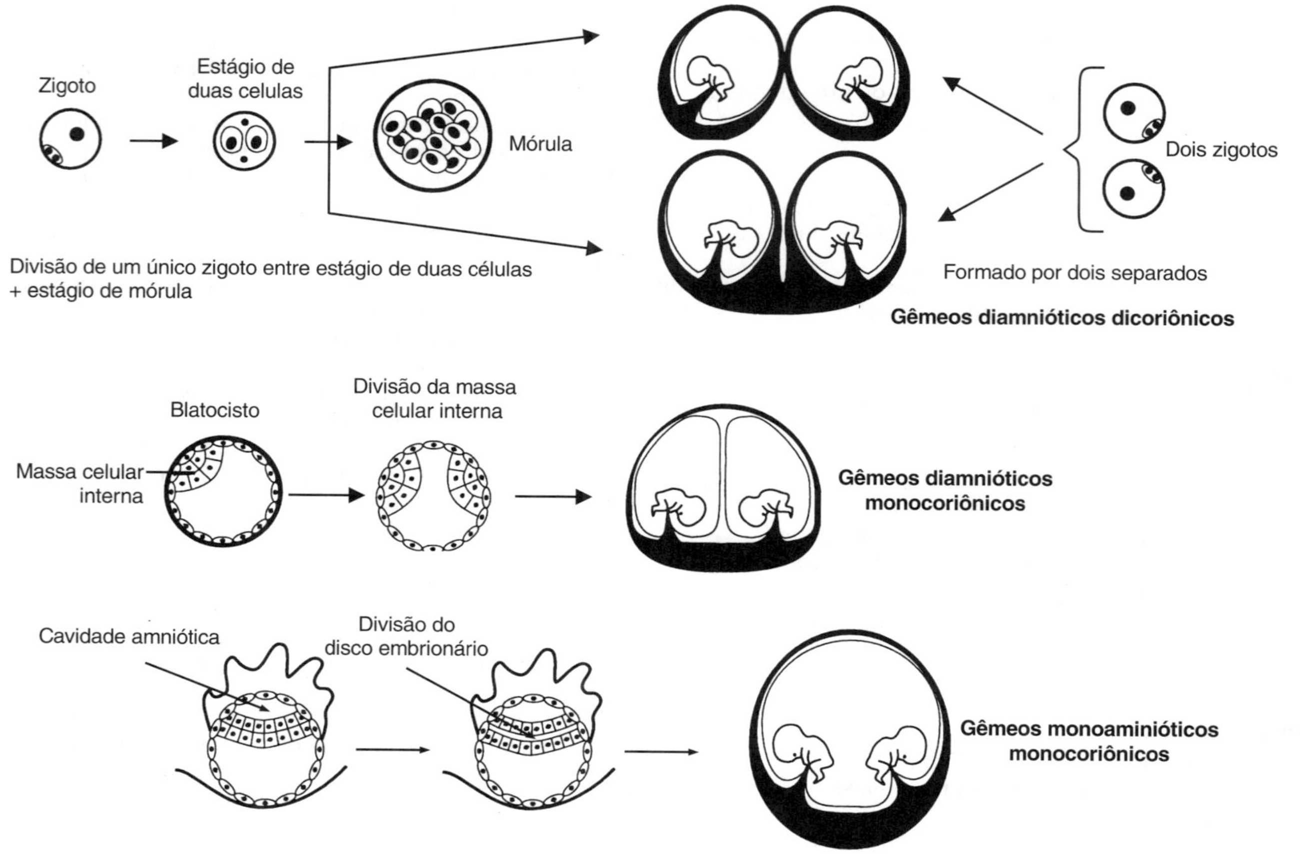

COMPRIMENTO CERVICAL

	Transabdominal	Transvaginal
1º trimestre (< 14 semanas)	53 ± 17	40 ± 8 mm
2º trimestre (14–28 semanas)	44 ± 14	42 ± 10 mm
3º trimestre (≥ 28 semanas)	40 ± 10	32 ± 12 mm

◊ A bexiga distendida melhora a visualização, porém distorce o comprimento cervical no US transabdominal!
◊ A diferença entre mulheres nuli e multíparas é de 10%!
- o exame físico tende a subestimar o verdadeiro comprimento da cérvice

GESTAÇÕES MÚLTIPLAS

Incidência: 1,2% de todos os nascimentos; em 5%–50% clinicamente não diagnosticada no termo

Ocorrência:

Gêmeos	em	1:85 gravidez (= 85^1)
Trigêmeos	em	1:7.600 gravidez (~85^2)
Quadrigêmeos	em	1:729.000 gravidez (~85^3)
Quíntuplos	em	1:65.610.000 gravidez (~85^4)

- útero grande para a data
- pode ter elevações dos níveis de hCG, HPL (lactogênio placentário humano), AFP

Gravidez gemelar

Zigoto = ovo fertilizado

1. **Gêmeos monozigóticos** (1/3)
   = "gêmeos idênticos"
   = divisão de um único ovo fertilizado durante os primeiros estágios da embriogênese (o córion diferencia-se 4 dias e o âmnio 8 dias após a fertilização)

   Incidência: 1:250 nascimentos (constante em todo o mundo)
   √ mesmo sexo + genótipo idêntico

   (a) GÊMEOS DIAMNIÓTICOS DICORIÔNICOS (30%)
   = separação durante o estágio de duas células (= blastômero), aproximadamente 60 horas após a fertilização
   √ duas placentas separadas fundidas/não fundidas
   √ membrana > 2 mm devido aos dois sacos coriônicos separados + dois sacos amnióticos separados (92% acurado para gêmeos diamnióticos dicoriônicos)
   √ sinal dos "dois picos" = projeção triangular do tecido placentário insinuado entre camadas da membrana intergêmeos

   (b) GÊMEOS DIAMNIÓTICOS MONOCORIÔNICOS (69%) (mais comum)
   = separação durante o estágio de blastocisto entre o 4º e 8º dia após a fertilização (córion já desenvolvido e separado do embrião)

√ 2 sacos amnióticos separados dentro de um único saco coriônico

◊ A placenta monocoriônica comum tem comunicação vascular em 100%!

Cp:

(1) Síndrome da transfusão gêmelo-gemelar

(2) Síndrome da embolização gemelar = coagulação intravascular disseminada do gêmeo sobrevivente pela transferência de tromboplastina; 17% de morbidade/mortalidade do sobrevivente após a morte fetal do gêmeo

(3) Acardia

(d) MONOCORIÔNICO MONOAMNIÓTICO (1%)

= divisão do disco embrionário entre o 8º e 13º dia após a fertilização (cavidade amniótica já desenvolvida)

√ saco amniótico + coriônico comuns; nenhuma membrana separadora

√ enovelamento dos cordões (o único sinal sonográfico positivo definitivo de monoamniocidade)

Cp: mortalidade perinatal dupla de até 45%

(1) Cordões umbilicais enovelados (70%)

(2) Nó verdadeiro do cordão

(3) Gêmeos unidos (cordão umbilical com > 3 vasos, órgãos fetais partilhados, contorno da pele fetal contínuo)

Prognóstico: 40% de taxa de sobrevida

(d) GÊMEOS UNIDOS

= divisão mais de 13 dias após a fertilização estar geralmente incompleta; M:F = 3:7

Incidência: 1:50.000 nascimentos

√ nenhuma membrana separadora demonstrável (monocoriônica, monoamniótica)

√ fetos geralmente de face um para o outro; mais comum são toracópagos + onfalópagos

Cp:

(1) Mortalidade perinatal 2,5 vezes maior que para os gêmeos dizigóticos

(2) Anomalias fetais 3–7 vezes mais alta que nos gêmeos dizigóticos/individuais (freqüentemente afetando somente um dos irmãos): anencefalia, hidrocefalia, holoprosencefalia, exostrofia vesical, síndrome VATER, sirenomielia, teratoma sacrococcígeo

2. **Gêmeos dizigóticos** (2/3)

= "gêmeos fraternais"

(a) fertilização de dois óvulos por dois espermatozóides separados durante duas ovulações simultâneas (ocorrendo tanto em ambos os ovários ou em um deles)

(b) superfetação = fertilização de dois óvulos por dois espermatozóides separados durante duas ovulações subseqüentes (freqüentemente desconhecidas)

(c) superfecundação = dois óvulos fertilizados por dois pais diferentes (muito raro)

Incidência: 1:80 a 1:90 nascimentos

√ fenótipos diferentes/sexos opostos

√ sempre diamnióticos, dicoriônicos

Fatores predisponentes:

(1) Idade materna avançada (aumentada até a idade de 35 anos)

(2) Agentes indutores de ovulação (gravidez múltiplas em 6%–17% com clomifene, em 18%–35% com Pergonal)

(3) História materna de gravidez gemelar (3 vezes tão freqüente se comparada com a população normal)

(4) Paridade aumentada

(5) Obesidade materna

(6) Raça com predisposição herdada para ovulações múltiplas (mais comum em negros)

Amnionicidade e corionicidade

EVENTOS EMBRIOLÓGICOS NOS GÊMEOS MONOZIGÓTICOS

Dias após a fertilização	Evento embriológico	Clivagem do resultado Córion	Âmnion
1–2	divisões celulares-mórula	di~	di~
3–4	diferenciação coriônica		
6	blastocisto implanta-se no endométrio	mono~	mono~
8	diferenciação amniótica	mono~	mono~
> 13	divisão do disco embrionário	mono~ mas não unido	mono~

REGRAS

◊ Somente os gêmeos monozigóticos podem originar gravidez monocoriônica + monoamniótica!

◊ Todos os gêmeos monoamnióticos devem ser monocoriônicos!

◊ Todos os gêmeos dizigóticos devem ser dicoriônicos + diamnióticos!

◊ 80% de todas as gravidez gemelares são dicoriônicas (isto é, todas dizigóticas [2/3 de todos os gêmeos], os quais igualam 10%)

SACOS GESTACIONAIS (< 10 semanas de amenorréia)

√ dois sacos gestacionais, cada um com um feto vivo, indica gêmeos dicoriônicos

√ saco gestacional único com dois fetos vivos é monocoriônico

GÊNERO FETAL

√ gêneros diferentes (em 25% das gravidezes gemelares) devem ser gêmeos dizigóticos e assim dicoriônicos!

(*DD*: feminização testicular demonstra genitália externa feminina com cariótipo 46 XY!)

LOCAIS PLACENTÁRIOS

√ duas placentas (em 45% das gravidez gemelares) indica gravidez dicoriônica diamniótica

√ uma placenta indica

(a) gravidez monocoriônica

(b) gravidez dicoriônica com placenta fundida (ocorre em 50% das gravidezes gemelares dicoriônicas)

√ "sinal do duplo pico" = (projeção triangular do tecido placentário insinuado entre as camadas da membrana intergêmeos) indica gravidez dicoriônica

MEMBRANA

√ membrana separadora confirma gravidez diamniótica, mas não distingue entre gravidez mono ou dicoriônica

√ a membrana dicoriônica (duas camadas de córion + duas camadas do âmnio) é mais espessa (> 2 mm) que a membrana monocoriônica (duas camadas de âmnio < 1 mm): 88%–92% de acurácia no 1º trimestre, 39%–83% de acurácia no 2º + 3º trimestres

√ TC-amniograma útil na avaliação de suspeita de monoamnionicidade

√ a não visualização da membrana não é evidência suficiente de monoamnionicidade!

CORDÃO

√ o aumento dos cordões é o único sinal positivo definitivo ultra-sonográfico de monoamnionicidade

Taxa de crescimento dos gêmeos

Os gêmeos devem ser visualizados a cada 3–4 semanas > 26–28 semanas de IG

√ gêmeos normais crescem na mesma velocidade que o feto único até 30–32 semanas de IG

√ ganho de peso combinado de ambos os gêmeos que de uma gravidez única

√ comprimento do corpo + tamanho da cabeça são pouco afetados

√ taxa de crescimento do DBP similar aos fetos únicos até 30–32 semanas de IG

CRESCIMENTO DISCORDANTE

= diferença de peso ao nascer > 25%

Causa:

(1) Síndrome da transfusão gêmelo-gemelar

(2) CIUR em um dos fetos

√ diferença no DBP > 5 mm (crescimento discordante em 20%–30%)

√ PC discordante aumenta a probabilidade de CIUR

√ a circunferência abdominal é o parâmetro mais sensível para CIUR

√ O PFE é o mais sensível conjunto de parâmetros para CIUR

Risco nas gestações múltiplas

1.	Descolamento prematuro de placenta	3×
2.	Anemia	2,5×
3.	Hipertensão	2,5×
4.	Anomalia congênita	2–3×
5.	Parto prematuro	12×
6.	Mortalidade perinatal	4–6×

◊ O risco aumenta com o número de fetos, monozigozidade, monocorionicidade

Risco para CIUR:

Monocoriônico-monoamniótico >
Monocoriônico-diamniótico >
Dicoriônico-diamniótico

Risco para mortalidade perinatal:

1% para único, 9% para gêmeos diamnióticos dicoriônicos, 26% para gêmeos diamnióticos monocoriônicos, 50% para gêmeos monoamnióticos monocoriônicos

Prognóstico:

(1) Mortalidade perinatal 5–10 vezes a de uma gravidez única (91–124:1.000 nascimentos)
— 9% para gêmeos dicoriônicos diamnióticos
— 26% para gêmeos monocoriônicos diamnióticos
— 50% para gêmeos monocoriônicos monoamnióticos
(a) parto prematuro com peso ao nascimento < 2.500 g
(b) CIUR (25%–32%; segunda causa mais comum de mortalidade + morbidade perinatal)
(c) infecção do líquido amniótico (60%)
(d) ruptura prematura das membranas (11%)
(e) síndrome da transfusão gêmelo-gemelar (8%)
(f) grande infarto placentário (8%)
(g) placenta prévia
(h) descolamento prematuro de placenta
(i) pré-eclâmpsia
(j) acidentes do cordão
(k) más apresentações
(l) inserção vilamentosa do cordão (7 vezes de aumento do risco comparada com a gravidez única)

(2) Morte fetal intra-útero (0,5–6,8%; 3× tão freqüente nas gestações monocoriônicas quanto na dicoriônicas)

(3) Risco aumentado para anomalias congênitas (23:1.000 nascimentos = duas vezes mais freqüentes que em gravidez única; 3–7 vezes mais freqüentes nos gêmeos monozigóticos que em gêmeos dizigóticos)

Circulação uteroplacentária

Em torno da 20ª semana de amenorréia o trofoblasto invade os vasos maternos e transforma as artérias espirais em vasos tortuosos distendidos = artérias uteroplacentárias

Histo:

(a) na porção decidual das artérias espirais: trofoblasto proliferante dos vilos em ancoramento invade o lúmen das artérias espirais + parcialmente substitui o endotélio

(b) na porção miometrial das artérias espirais: desintegração dos elementos musculares lisos (perda da lâmina elástica) leva ao desenvolvimento do sistema vascular facilmente distensível de baixa resistência

Fluxo e volume de sangue uterino:

— 50 ml/min logo após a concepção
— 500–900 ml/min a termo

Fluxo sangüíneo interviloso: 140 ± 53 ml/min (pela técnica do Xe-133)

Forma da onda ao Doppler:

√ altas velocidades na diástole similares como na sístole

√ o grau de fluxo diastólico aumenta à medida que a gravidez progride

√ fluxo altamente turbulento

Lesões de CIUR

= estreitamento do lúmen vascular através de:

(a) trombose dos segmentos da decídua das artérias uteroplacentárias

(b) falha no desenvolvimento dos segmentos miometriais das artérias uteroplacentárias

ANATOMIA E FUNÇÃO DOS ÓRGÃOS GENITAIS FEMININOS

Tamanho uterino

1. Útero neonatal:
   Estrutura tubular; comprimento de 2,3–4,6 cm (média de 3,4 cm)
   largura do fundo de 0,8–2,1 cm (média de 1,2 cm), largura cervical de 0,8–2,2 cm (média 1,4 cm)
   √ endométrio ecogênico + líquido endometrial (em 25%) secundário à estimulação hormonal materna
2. Útero infantil (infância até 7 anos de idade):
   Comprimento de 2,5–3,3 cm, largura do fundo de 0,4–1,0 cm, largura cervical de 0,6–1,0 cm
   √ a cérvice ocupa 2/3 do comprimento uterino
3. Útero pós-púbere:
   — nulíparo: 5–8 cm (comprimento); 1,6–3,0 cm (largura); 3 cm (diâmetro)
   — multíparo: adicione 2 cm para dimensões multíparas
   √ a cérvice ocupa 1/3 do comprimento uterino
   √ volume uterino médio de 90 cm^3
4. Útero pós-menopausa:
   A cérvice ocupa 1/3 do comprimento uterino: 3,5–6,5 cm (comprimento); 1,2–1,8 cm (largura); 2 cm (diâmetro)

Anatomia zonal uterina (em T2WI)

A espessura das zonas depende do ciclo menstrual + medicação hormonal

A. Endométrio
   √ alta intensidade de sinal similar à gordura
B. Zona juncional = camada mais interna do miométrio
   Histo: fibras musculares lisas compactas com aumento até 3× no número + tamanho do núcleo comparado com o miométrio mais externo
   √ baixa intensidade de sinal (menor conteúdo em água); visto em 40%–60%, pode não ser visível nas mulheres pré-menarca + pós-menopausadas
C. Miométrio
   √ intensidade de sinal intermediário, aumenta durante a fase secretória

ZONAS CERVICAIS
(a) faixa central de alta intensidade de sinal em T2WI
   Histo: secreções no canal cervical + mucosa cervical + pregas palmares
(b) camada média com baixa intensidade de sinal contínuo com a zona juncional do corpo do útero
   Histo: zona interna de estroma fibromuscular com porcentagem de área nuclear 2,5 vezes maior que na zona externa
(c) camada externa com intensidade de sinal intermediária
   Histo: zona externa de estroma fibromuscular

Endométrio

Δ Medidas referem-se ao diâmetro AP de ambas as camadas do endométrio em aposição (= dupla espessura), excluindo o líquido intra-uterino

1. Fase menstrual (usualmente dias 1–5): 1–3 mm de espessura
   √ delgada linha ecogênica interrompida da interface central
2. Fase proliferativa (dias 6–14): 4–6 mm de espessura
   √ linha ecogênica central brilhante (= bordas em aposição do canal endometrial)
   √ banda hipoecóica (= endométrio espessado)
   √ circundado por miométrio levemente mais ecogênico
3. Fase secretória (dias 15–28): 7–14 mm de espessura
   √ linha central brilhante
   √ endométrio espesso marcantemente ecogênico
   √ fino halo hipoecóico da zona miometrial interna
4. Pós-menopausa: < 8 mm de espessura em 81%
   a espessura pode aumentar 15 mm com a reposição hormonal (estrogênio não antagonizado, estrogênio + progesterona contínuos)
   √ endométrio < 5 mm está consistentemente associado à histologia com endométrio atrófico e inativo
   √ ondas do Doppler com índice de resistência < 0,7 sugere malignidade
   Trat.: biopsia/"D&C" se espessura endometrial > 8 mm

Ligamentos pélvicos

1. Ligamento largo
   Histo: 2 camadas de peritônio
   Origem: peritônio uterino
   Inserção: parede pélvica lateral
   — borda livre superior medial: formada pela tuba uterina
   — borda livre superior lateral: ligamento suspensor do ovário
   — margem inferior: ligamento cardinal
   Conteúdo (= paramétrio); tecido conjuntivo extraperitoneal, músculo liso, gordura, tuba uterina, ligamento redondo, ligamento ovariano, vasos sangüíneos uterinos + ovarianos, nervos, linfáticos, remanescentes mesonéfricos
2. Ligamento redondo
   Histo: banda de tecido fibromuscular
   Origem: fundo uterino ântero-lateral, logo abaixo + anterior ao ligamento ovariano
   Inserção: através do canal inguinal interno aos grandes lábios
3. Ligamento cardinal = ligamento cervical transverso = ligamento de Macknrodt
   Origem: cérvice + vagina superior
   Inserção: fáscia do músculo obturador interno
   Relações:
   — a artéria uterina corre ao longo de seu aspecto superior
   — forma a base do ligamento largo
4. Ligamento uterossacro
   Origem: cérvice póstero-lateral + vagina
   Inserção: corpo anterior do sacro em S2 ou S3
5. Ligamento ovariano = ligamento redondo do ovário
   Origem: aspecto medial do ovário
   Inserção: útero, imediatamente inferior + posterior à tuba uterina + ligamento redondo
6. Ligamento suspensor do ovário = ligamento infundibulopélvico
   Origem: aspecto ântero-lateral do ovário
   Inserção: tecido conjuntivo sobre o músculo psoas
   Conteúdo: artéria + veia ovariana

Anatomia ovariana

Fixação: parcialmente móvel com inserções na:
parede pélvica anterior pelo ligamento largo
corpo uterino pelo ligamento uterovariano
tuba uterina pelo ligamento tubovariano
parede pélvica lateral pelo ligamento infundibulopélvico

Embriologia:
Epitélio celômico (superfície) invagina-se para dentro da substância mesenquimal (= cordões sexuais primários) e incorpora células germinais primordiais, as quais diferenciam-se em folículos primordiais

Tamanho ovariano

Volume ovariano = comprimento × altura × largura × 0,523

No nascimento:	1,5 cm (C), 0,25 cm (A), 0,3 cm (L)
< 2 anos:	< 0,7 cm^3
Infância:	0,75–0,86 cm^3
6–11 anos:	1,19–2,52 cm^3
Após puberdade:	2,5–5 cm (C), 0,6–1,5 cm (A), 1,5–3 cm (L); 1,8–5,7 cm^3

MORFOLOGIA
- Neonato:
  - √ folículos ocasionalmente falham em involuir + sofrem crescimento
- < 8 anos
  - √ estruturas ovóides sólidas com textura finamente homogênea/heterogênea
  - √ até 70% dos ovários contêm folículos císticos (em 95% < 9 mm, em 5% > 9 mm)

VISUALIZAÇÃO DOS OVÁRIOS
Após a menopausa (início médio aos 50 anos):

< 5 anos após a menopausa:	em 78%
> 10 anos após a menopausa:	em 64%
— ambos ovários:	em 85%
— um ovário:	em 60%
Após histerectomia:	em 43%

Ciclo ovariano

1. Fase folicular = 1º–14º dia
   - • vários folículos primordiais imaturos começam a amadurecer em resposta ao FSH
   - √ múltiplos pequenos cistos (= folículos estimulados/não estimulados)
   - √ 2–3 folículos em cada ovário em torno do 4º dia, subseqüentemente aumentando para 10 mm
   - √ folículo único "ascendente"/"dominante" (folículo de graaf) surge no 10º dia, subseqüentemente aumentando em tamanho para 20–25 mm no 14º dia
   - √ fluxo diastólico progressivamente crescente no lado do folículo em maturação
2. Fase ovulatória = 14º dia
   - • "mittelschmerz" = dor no momento da ovulação (pressão do folículo de Graaf distendendo a cápsula ovariana)
   - √ diminuição súbita no tamanho folicular durante minutos/horas (= ruptura do folículo de Graaf com extrusão do óvulo)
3. Fase lútea = 15º–28º dia
   - √ cisto quase isoecóico de 16–24 mm com margens enevoadas + ecos internos esparsos (líquido folicular + sangue) = corpo lúteo da menstruação
   - √ cisto de 30–40 mm = cisto do corpo lúteo (líquido coletando no corpo lúteo/hemorragia adicional)
   - √ involução + atrofia do corpo lúteo em torno do 24º dia do ciclo = corpo lúteo atrésico

Folículo de Graaf

Tamanho do folículo de Graaf maduro: 17–29 mm

- √ taxa de crescimento de 3 mm/dia até as últimas 24 horas pré-ovulatórias, seguido por um aumento súbito no diâmetro
- √ *cumulus* = foco ecogênico mural com 1 mm projetando-se para dentro do antro do folículo + contendo o óvulo, seguido pela ovulação dentro das próximas 36 horas

SINAIS DE OVULAÇÃO:
- √ desenvolvimento de ecos sólidos dentro do folículo de Graaf
- √ diminuição no diâmetro/colapso súbito do folículo dominante 28–35 horas após o pico de LH
- √ estrutura "anelar" dentro do fundo uterino
- √ surgimento de líquido livre no fundo de saco de Douglas

SINAIS DE INSUFICIÊNCIA OVULATÓRIA:
- √ desenvolvimento de ecos internos antes de 18 mm de tamanho
- √ aumento cístico contínuo até 30–40 mm

Sinais ao Doppler ovariano

A. OVÁRIO NÃO FUNCIONANTE
- √ alta impedância da forma da onda

B. OVÁRIO FUNCIONANTE
- — dias 1–6:
  - √ onda com alta impedância com índice de resistência próximo a 1,0
- — dias 7–22 = fase mediofolicular a mediolútea = desenvolvimento do folículo dominante + ovulação + fase do corpo lúteo
  - √ fluxo diastólico contínuo com índice de resistência próximo a 0,5
- — dias 23–28 = fase lútea tardia:
  - √ alta impedância da forma da onda com índice de resistência próximo a 1,0

DESORDENS OBSTÉTRICAS E GINECOLÓGICAS

ABORTO

Taxa de abortos espontâneos:
- > 50% de todos os óvulos fertilizados (estimado)
- 31%–43% de todos os implantes (estimado)
- 10%–25% das gravidezes diagnosticadas clinicamente
- 2%–4% com atividade cardíaca normal
- diminui com o aumento da idade gestacional

◊ Maioria das gravidezes perdidas antes da 7ª semana de amenorréia!

Etiologia: geralmente devido a cariótipo anormal: trissomia autossômica (52%), triploidia (20%), monossomia (15%)

Aborto espontâneo incompleto

= PRODUTOS DA CONCEPÇÃO RETIDOS = porção de vilos coriônicos (tecido placentário)/tecido trofoblástico (tecido fetal) continuando dentro do útero
- sangramento prolongado
- infecção

US (acurácia global de 96%):

Achado	Produtos retidos
√ saco gestacional/coleção	100%
√ saco com feto morto	100%
√ endométrio > 5 mm de espessura	100%
√ endométrio 2–5 mm de espessura	43%
√ endométrio < 2 mm de espessura	14%

Cp: endometrite, miometrite, peritonite, choque séptico, coagulação intravascular disseminada (com retenção > 1 mês)

Aborto inevitável

= saco gestacional com feto tendo se descolado do local de implantação; levando ao aborto espontâneo dentro das próximas poucas horas

Tríade clínica:
- dor intensa
- contrações uterinas
- cérvice dilatada

√ saco localizado em posição baixa no útero
√ saco circundado por zona anecóica de sangue
√ cérvice dilatada

Ovo morto retido

= concepto morto dentro da cavidade uterina, ocorrendo entre 8–14 semanas
√ nenhuma atividade cardíaca num embrião bem definido com comprimento cabeça-nádegas > 9 mm (nas varreduras abdominais)/comprimento craniocaudal > 5 mm (nas varreduras transvaginais)
√ gestação não correspondente à última menstruação
√ saco > 25 mm em diâmetro sem embrião
√ saco distorcido com configuração angular
√ restos estriados dentro do saco gestacional (em 25%)
√ reação coriodecidual descontínua/irregular/delgada (2 mm)
√ nenhum saco decidual duplo
√ posição baixa do saco
√ coleção subcoriônica

Ameaça de aborto

= sangramento no 1º trimestre com um feto vivo

Incidência: 20%–25% de todas as gravidezes

Tríade clínica:
- sangramento leve
- cãibras
- cérvice fechada

Prognóstico: 50% desenvolve-se normalmente; 50% abortam

Fatores com prognóstico ruim:
√ bradicardia precoce
√ grande hematoma subcoriônico (DD: hemorragia de implantação)
√ relativa inatividade fetal

ACARDIA

= MONSTRO ACARDÍACO = SEQÜÊNCIA DE PERFUSÃO ARTERIAL GEMELAR REVERSA
= rara anomalia do desenvolvimento em gravidez gemelar monocoriônica, na qual um dos gêmeos desenvolve-se sem um coração funcionante

Incidência: 1:30.000–35.000 nascimentos; em 1% dos gêmeos monozigóticos

Fisiopatologia:
O gêmeo normal perfunde o gêmeo acárdico através de anastomoses artéria-artéria + veia-veia na placenta compartilhada; a circulação reversa altera as forças hemodinâmicas as quais são cruciais para a morfogênese cardíaca normal

Espectro:
(1) Holocardia = nenhum coração de fato
(2) Pseudoacardia = tecido cardíaco rudimentar

√ fluxo arterial reverso no cordão em direção ao gêmeo acárdico
√ placentas fundidas
√ polidramnia

A. GÊMEO DOADOR – "PUMP TWIN"
Em risco para morte fetal + parto prematuro
√ morfologicamente normal
√ sinais de sobrecarga cardíaca: hidropsia, CIUR. hipertrofia do ventrículo direito, hepatosplenomegalia, ascite

B. GÊMEO PERFUNDIDO = GÊMEO ACARDÍACO
Placenta monocoriônica (mesmo gênero), com anastomose vascular mantém a vida para o monstro acardíaco; com várias anomalias associadas
√ coração ausente/rudimentar (*acardius*)
√ torso superior pequeno ± extremidades superiores ausentes/deformadas
√ crânio diminuto/ausente (acéfalo)
√ marcante edema integumentar + higroma cístico

Prognóstico: mortalidade de 100% para o gêmeo perfundido, 50% para o gêmeo doador – *pump twin*

ADENOMIOSE

= ENDOMETRIOSE INTERNA
= invasão benigna difusa/focal do miométrio por endométrio ("ilhas endometriais" heterotópicas), a qual estimula a hiperplasia miometrial

Incidência: 15%–27% dos espécimes de histerectomia
Histo: glândulas endometriais (não funcionantes devido à resistência à estimulação hormonal, diferentemente da endometriose) + estroma dentro do miométrio circundado por músculo liso hipertrófico
Idade: mulheres multíparas > 30 anos durante a vida menstrual (anos reprodutivos tardios)
Associada a: endometriose (em 36%–46%)
- menorragia, dismenorréia

(a) ADENOMIOSE FOCAL
√ forma oval/alongada (DD: o leiomioma é redondo)
√ margens mal definidas (DD: margem aguda no leiomioma)
√ continuidade com a zona juncional (DD: os leiomiomas podem ocorrer em qualquer parte no miométrio)

(b) ADENOMIOSE DIFUSA
√ aumento uterino difuso (DD: leiomiomatose difusa)

IRM (modalidade de escolha):
√ massa miometrial com margens indistintas com intensidade de sinal primariamente baixa em todas as seqüências
√ alargamento difuso/focal da zona juncional > 5 mm em T2WI, imagens ponderadas em T2 SE, imagens realçadas com contraste T1WI
√ ocasionalmente focos centrais de alta intensidade em T1WI + T2WI correspondendo a áreas hemorrágicas (auxiliar)

US:
√ espessamento + assimetria das paredes miometriais anterior e posterior
√ ecotextura aumentada do miométrio
√ áreas com margens indistintamente heterogêneas no miométrio
√ aspecto do miométrio ocasionalmente "em queijo suíço"

Cp: infertilidade
DD:
(1) Leiomiomas (clinica + sonograficamente difícil de distinguir)
(2) Contração uterina

Trat: histerectomia

AGENESIA VAGINAL

Segunda causa mais comum de amenorréia primária
Incidência: 1:4.000–5.000 mulheres
- dor abdominal cíclica

Pode estar associada a:
(1) Agenesia uterina + tubária parcial (90%)
(2) Agenesia/ectopia renal unilateral (34%)
(3) Malformações esqueléticas (12%)
(4) Síndrome de McKusick-Kafman (hidrometocolpo + polidactilia + defeitos cardíacos)
(5) Síndrome de Ellis-van Creveld

ANOMALIAS UTERINAS

= anomalias da fusão do ducto paramesonéfrico (= ducto mülleriano) completada em torno da 18ª semana de vida fetal

Incidência: 0,1%–3%
◊ As anomalias uterinas são encontradas em 9% das mulheres com infertilidade/abortos espontâneos repetidos!
◊ 25% das mulheres com anomalias uterinas têm problema com fertilidade!

Associadas a:
Anomalias do trato urinário em 20%–50%; possivelmente ocorrência familiar aumentada de redução do membro

CLASSIFICAÇÃO
(as classes em parênteses referem-se à classificação da Sociedade Americana de Fertilidade)

A. <u>Parada do desenvolvimento do ducto mülleriano</u>
(1) Bilateral: **Agenesia/aplasia** uterina (classe I)
Incidência: 1: 5000
Freqüentemente associada à: agenesia/hipoplasia vaginal
Idade de detecção: menarca
(2) Unilateral: **Útero unicorno** = útero unicorno unicolo (classe II)
(a) com corno contralateral rudimentar
(b) sem corno rudimentar
Incidência: 3%–6%–13% das anomalias uterinas
Pode estar associada à: agenesia renal ipsolateral
- infertilidade em 5%–20%
- perda de gestação?

√ volume uterino reduzido
√ configuração uterina elipsoidal assimétrica
√ corno rudimentar pode conter endométrio + comunicar-se com a cavidade uterina principal
√ cavidade uterina solitária, fusiforme "em forma de banana", com desvio lateral dentro da pelve, terminado numa única tuba uterina à HSG

B. <u>Insuficiência total/parcial da fusão do ducto mülleriano</u> (75% das anomalias uterinas)
(1) **Útero didelfo** (classe III)
= duplicação completa com duas vaginas + duas cérvices + dois cornos uterinos
- geralmente assintomático

√ dois corpos uterinos amplamente espaçados, cada um com uma única tuba uterina
√ cornos uterinos separados e divergentes
√ grande fenda no fundo
√ duplicação cervical
√ septação da parte posterior da vagina
√ opacificação do único corno desviado à HSG

Cp: hidro/hematocolpo unilateral (se septo vaginal transverso presente)
Trat.: a cirurgia é raramente executada

(2) **Útero bicorno** = útero bicorno (classe IV)
= falta de fusão do corpo
(a) bicorno bicolo = completo com divisão para baixo até o óstio interno
(b) bicorno unicolo = parcial
√ contorno externo do fundo côncavo/em forma de coração devido a uma grande fenda no fundo > 1 cm
√ separação dos cornos uterinos com ângulo intercórneo de > 105° (demonstrado na fase lútea ao US em conjunção com a HSG)
√ forma fusiforme de cada corno uterino com margens laterais convexas

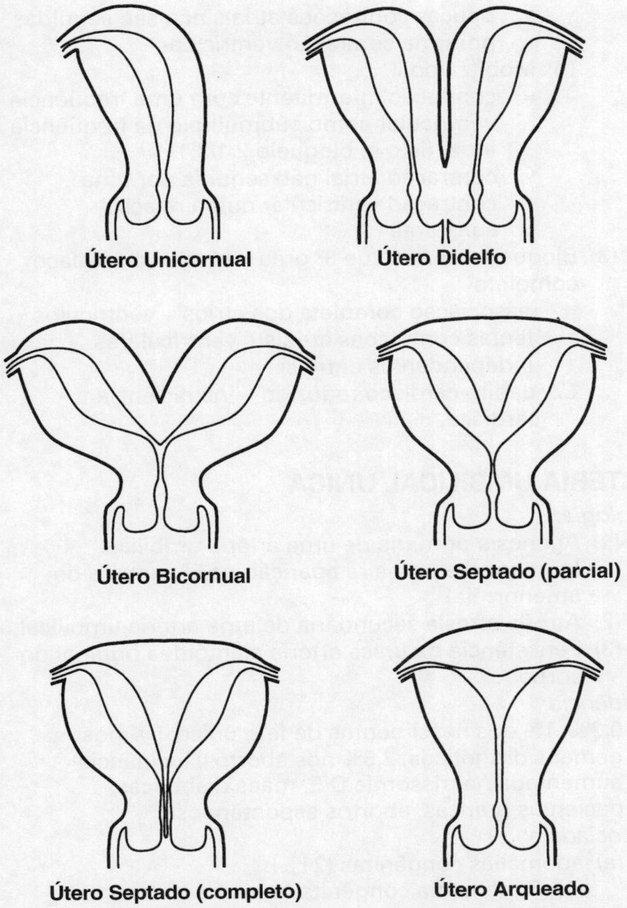

√ discrepância no tamanho dos dois cornos uterinos
√ alongamento + alargamento do canal cervical + istmo

Laparoscopia: típica indentação externa do fundo

Cp: abortos espontâneos repetidos (freqüentemente no 2º e 3º trimestres), ruptura prematura das membranas, parto prematuro, más apresentações persistentes (transversa), criança PIG

Trat.: cirurgia transabdominal para fundir os cornos uterinos

C. Não reabsorção do septo uterino sagital

1. **Útero septado** (classe V)

Anomalia mais comum (quase 50%) associada à dificuldade reprodutiva em 67%

Pat: o septo pode ser composto de tecido fibroso (baixa intensidade de sinal), miométrio (intensidade de sinal intermediária), ou ambas

√ contorno externo do fundo convexo/achatado/minimamente indentado (≤ 1 cm)
√ porção distal do septo hipoecóica ao miométrio (= tecido fibroso)
√ ângulo agudo de < 75° entre as cavidades uterinas
√ duplicação dos cornos uterinos à HSG

(*DD*: com o útero bicorno não confiável)

√ canais endometriais completamente separados por tecido isoecóico em relação ao miométrio, estendendo-se para dentro do canal endocervical

Tipos:

(a) útero septado
= septo completo estendendo para dentro do canal cervical

(b) útero subseptado
= septo parcial envolvendo o canal endometrial

Cp: 90% de taxa de aborto (pobre vascularização septal)

Trat.: metroplastia histeroscópica (= excisão do septo)

2. **Útero arqueado** (classe VI)

Anomalia mais comum associada à dificuldade reprodutiva

√ NENHUMA divisão dos cornos uterinos
√ contorno do fundo normal
√ leve indentação do canal endometrial do fundo
√ diâmetro transverso da cavidade uterina aumentado
√ canal uterino único com fundo em forma de sela à HSG

D. Estimulação hormonal inadequada durante o desenvolvimento fetal = anomalias ligadas ao DES

DES (= dietilestilbestrol)

- hormônio sintético usado nos anos 50 e 60 para impedir aborto
- pode causar morfologia uterina anormal (com fertilidade diminuída)
- aumento do risco para malignidade vaginal

(1) **Hipoplasia uterina**

Associada à exposição ao dietilestilbestrol (DES) intra-útero

√ volume uterino médio = 50 cm^3

(2) **Útero em forma de T**

Encontrado em 15% das mulheres expostas ao DES (dietilestilbestrol) intra-útero

√ baixo volume uterino
√ fundo uterino mais delgado que a cérvice
√ largura maior que a profundidade do corpo + fundo sobre a cérvice
√ luz em forma de T na histerossalpingografia

ARRENOBLASTOMA

Pico etário: 25–45 anos (variação 15–66 anos)

√ massa sólida com componentes císticos (hemorragia ± necrose)
√ unilateral (95%), até 27 cm de diâmetro

Cp: transformação maligna em 22%

ARRITMIAS CARDÍACAS FETAIS

freqüência cardíaca normal: 120–160 bpm

Contrações atriais prematuras

= CAP = anomalia benigna do ritmo mais comum
√ taquicardia transitória
√ bradicardia transitória (por bigeminismo atrial, se o outro batimento não é conduzido)

Cp: taquicardia supraventricular (não usual)

Trat.: suspender tabagismo, álcool, cafeína

Seguimento: ausculta quinzenal até que a arritmia desapareça

Taquiarritmia supraventricular

Incidência: 1:25.000; taquiarritmia mais freqüente em crianças
Etiologia: infecção viral, hipoplasia do trato sinoatrial
Patogênese:
(1) Automaticidade = descargas de focos ectópicos irritáveis em alta freqüência
(2) Reentrada = pulsos elétricos reentrando no átrio estimulando novas descargas
Tipos:
(1) Taquiarritmia supraventricular (TSV)
(a) taquicardia supraventricular paroxística
(b) taquicardia atrial paroxística
√ freqüência atrial de 180–300 bpm + resposta ventricular de 1:1
(2) Flutter atrial
√ freqüência atrial de 300–460 bpm + freqüência ventricular de 60–200 bpm
(3) Fibrilação atrial
√ freqüência atrial de 400–700 bpm + freqüência ventricular de 120–200 bpm
Hemodinâmica:
As freqüências ventriculares rápidas resultam em enchimento insuficiente das câmaras cardíacas + diminuição do débito cardíaco, sobrecarga do átrio direito, insuficiência cardíaca
Associada às: anomalias cardíacas (5%–10%):
CIA, doença congênita da valva mitral, tumores cardíacos, síndrome de Wolf-Parkinson-White, cardiomiopatia, tireotoxicose
US-OB:
√ ecocardiografia no modo M com visualização simultânea das contrações atriais + ventriculares permite a avaliação da seqüência de ativação ventricular
Cp: insuficiência cardíaca congestiva + hidropsia não imune
Trat.: cardioversão farmacológica intra-uterina (digoxina, verapamil, propranolol, procainamida, quinidina)

Bloqueio atrioventricular

Incidência: 1:20.000 nascimentos vivos; em 4%–9% de todas as crianças com cardiopatia congênita
Etiologia:
(1) Imaturidade do sistema de condução
(2) Conexão ausente do nodo AV
(3) Posição anatomicamente anormal do nodo AV
Associado a:
(1) Anomalias cardíacas estruturais (45%–50%): transposição corrigida, coração univentricular, tumor cardíaco, cardiomiopatia
(2) Doença materna do tecido conjuntivo: lúpus eritematoso
Tipos:
(1) Bloqueio cardíaco de 1º grau = atraso simples da condução
√ freqüência cardíaca normal + ritmo (não manifestamente diagnosticada intra-útero)
(2) Bloqueio cardíaco de 2º grau
(a) Mobitz tipo I
= prolongamento progressivo do intervalo PR finalmente levando ao bloqueio de um impulso atrial (fenômeno de Luciani-Wenckebach)
√ poucas contrações atriais não são seguidas por uma contração ventricular
(b) Mobitz tipo II
= condução intermitente com uma freqüência ventricular como submúltiplo da freqüência atrial (isto é, bloqueio 2:1/3:1)
√ contração atrial não seguida por uma contração ventricular numa relação constante
(3) Bloqueio cardíaco de 3º grau = bloqueio cardíaco completo
= dissociação completa dos átrios + ventrículos
√ lentas contrações atriais + ventriculares independentes entre si
Cp: débito cardíaco reduzido + insuficiência cardíaca

ARTÉRIA UMBILICAL ÚNICA

Etiologia:
(1) Agenesia primária de uma artéria umbilical (geralmente primeira aparição na 5ª semana de amenorréia)
(2) Atrofia/atresia secundária de uma artéria umbilical
(3) Persistência da única artéria alantóidea original do corpo
Incidência:
0,2%–1% dos nascimentos de feto único; 5% nos gêmeos dizigóticos; 2,5% nos abortos; incidência aumentada na trissomia D/E, mães diabéticas, pacientes brancas, abortos espontâneos
Associada a:
(a) anomalias congênitas (21%):
(1) Cardiopatia congênita (mais freqüente): CIV, anomalias conotruncais
(2) Abdome: defeito da parede ventral, hérnia diafragmática
(3) SNC: hidrocefalia, holoprosencefalia, espinha bífida
(4) GU: hidronefrose, rim displásico
(5) Atresia esofágica, higroma cístico, fenda palatina
(6) Polidactilia, sindactilia
(b) CIUR
(c) parto prematuro
(d) mortalidade perinatal (20%): natimorto (66%)
(e) inserção marginal (18%)/velamentosa (9%) do cordão umbilical
(f) anomalias cromossomiais (67%): trissomia do 18 > trissomia do 13 > síndrome de Turner > triploidia
Sítio: E > D
√ a visão axial do cordão mostra dois vasos
√ artéria umbilical única quase tão grande quanto a veia umbilical
√ encurvamento da aorta distal em direção da artéria ilíaca comum, no lado da artéria umbilical patente
√ artéria ilíaca comum ipsolateral hipoplásica
√ ausência da porção abdominal da artéria umbilical no lado ipsolateral da artéria umbilical ausente
√ as imagens de fluxo colorido permite um diagnóstico mais precoce (15–16 semanas) e mais confiável
Prognóstico:
(1) Aumento em 4× na mortalidade perinatal (14%), com grande anormalidade concomitante
(2) Artéria umbilical única isolada não afeta a evolução clínica

DD:

(1) Variante normal = duas artérias na extremidade fetal podem fundir-se próximo à extremidade placentária em uma única artéria umbilical (artérias umbilicais normalmente se unem coma artéria alantóidea próximo à inserção placentária

(2) Convergência arterial de 2 em 1 artéria umbilical

CÂNCER CERVICAL

Sexto câncer mais comum em mulheres; terceira malignidade ginecológica mais comum; 13.500 novos casos +4.400 mortes em 1989

Incidência: 12:100.000 mulheres por ano

Histo: carcinoma de células escamosas (95%), adenocarcinoma (5%), não usual adenocarcinoma de células claras em mulheres expostas ao dietilestilbestrol intra-útero

Fatores de risco: classe socioeconômica baixa, raça negra, casamento muito jovem, multiparidade, início precoce das relações sexuais, múltiplos parceiros sexuais, títulos positivos para herpes vírus tipo II

Estagiamento FIGO:

0	Carcinoma *in situ* (antes da invasão)
I	Confinado à cérvice
Ia	Microinvasão do estroma
Ib	Invasão confinada à cérvice
II	Extensão além da cérvice, mas não na parede pélvica/terço inferior da vagina
IIa	Invasão vaginal excluindo terço inferior
IIb	Envolvimento parametrial excetuando a parede lateral pélvica
III	Extensão para a parede pélvica/terço inferior da vagina
IIIa	Invasão do terço inferior da vagina
IIIb	Envolvimento paramentrial da parede pélvica
IVa	Envolvimento da mucosa da bexiga/reto
IVb	Disseminação para órgãos distantes (linfonodos paraaórticos/inguinais, metástases intraperitoneais)

Significado do tamanho tumoral:

> 4 cm: metástases linfonodais (80%), recorrência local (40%), metástases distantes (28%)

< 4 cm: metástases linfonodais (16%), recorrência local (5%), metástases distantes (0%)

Incidência das metástases linfonodais (77% de acurácia para a TC, 78% para a RMN):

0,3%	para estágios	0.Ia
16%	para estágio	Ib
33%	para estágio	IIa
37%	para estágio	IIb

Pico etário: 45–55 anos

- leucorréia ± sangramento vaginal (< 30%)
- sangramento pós-coito/metrorragia

√ volumoso aumento da cérvice (DD: fibroma cervical)

√ útero cheio de líquido (secundário à obstrução)

√ sinais de invasão parametrial: margem de > 4 mm de tecido mole estendendo da cérvice invadindo o paramétrio, ligamentos cardinal/sacrouterino, irregularidade das margens cervicais, aumento excêntrico parametrial, obliteração dos planos gordurosos

RMN (76%–83% de acurácia para o estadiamento, 82%–92% de acurácia para o envolvimento parametrial):

√ massa isointensa em T1WI

√ abaulamento focal hiperintenso/massa em T2WI (DD: alterações pós-biopsias, inflamação, cistos nabotianos)

√ apagamento + alargamento da zona juncional secundário à obstrução do óstio cervical (secreções retidas na cavidade uterina)

CÂNCER ENDOMETRIAL

Malignidade ginecológica invasiva mais comum; quarto câncer feminino mais prevalente em mulheres americanas

Incidência: 34.000 novos casos por ano com 3.000 mortes

Histo: adenocarcinoma (90%–95%), sarcoma (1%–3%)

Pico etário: 55–62 anos; 74% > idade dos 50 anos

Fatores de risco: nuliparidade, menopausa tardia, terapia de estrogênios não antagonizada, ovários policísticos, obesidade, hipertensão, *diabetes mellitus*

Estadiamento FIGO:

0	*In situ*
Ia	Tumor limitado ao endométrio
Ib	Invasão de menos da metade do miométrio
Ic	Invasão de mais da metade do miométrio
IIa	Envolvimento endocervical glandular somente
IIb	Invasão estromal cervical
IIIa	Invasão da serosa/anexos/metástases peritoneais
IIIb	Metástases vaginais
IIIc	Metástases para linfonodos pélvicos/paraaórticos
IVa	Invasão da bexiga/mucosa intestinal
IVb	Metástases distantes (pulmão, cérebro, ossos), incluindo linfonodos intra-abdominais/linfonodos inguinais

◊ O estadiamento com dilatação e curetagem é inacurado em até 51%!

Histo:

(a) carcinoma endometrióide (75% de todos os canceres)

(b) carcinoma seroso, mucinoso de células claras (menos comum): similar ao correspondente ovariano

(c) escamoso (raro): associado com estenose cervical, piométrio, inflamação crônica

(d) tumor mesodérmico misto: contém elementos de diferenciação epitelial + mesenquimal

Metástases para linfonodos: 3% com invasão superficial; 40% com invasão profunda

- sangramento pós-menopausa sem terapia hormonal

US:

√ útero de tamanho normal/aumentado

√ endométrio ecogênico > 5 mm de espessura em AP (100% de valor preditivo negativo, não muito específico)

√ ecotextura endometrial não homogênea com áreas hipoecóicas irregulares

√ índice de pulsatilidade < 1,5 (DD: endometrite, pólipo endometrial benigno)

RMN (82%–92% de acurácia para o estadiamento, 74%–87% de acurácia para a profundidade de invasão):
√ o câncer endometrial tem intensidade de sinal levemente mais baixa que o endométrio, porém mais alta que o miométrio em T2WI
√ espessura endometrial anormal se > 3 mm (mulheres pós-menopausadas)/ > 10 mm (sob reposição de estrogênios)

DD: coágulo sangüíneo, secreções uterinas, hiperplasia adenomatosa, leiomioma submucoso
√ ruptura/ausência da zona juncional (invasão miometrial)
√ áreas hiperintensas penetrando para dentro do miométrio (invasão muscular profunda; 74%–87% de acurácia)

CÂNCER OVARIANO

Oitava causa mais comum de câncer em mulheres; terceira malignidade ginecológica mais comum = 25% de todas as malignidades ginecológicas; causa líder de morte de todos os cânceres femininos (60%); quarta maior causa de mortes por câncer em mulheres; contribui com 50% das mortes por câncer do trato genital feminino

Etiologia:
O epitélio da superfície ovariana prolifera temporariamente para reparar o defeito após a ruptura do óvulo, o qual pode resultar em "cisto de inclusão"/"cistoma"; um erro na replicação do DNA dentro do corpo de inclusão pode ocorrer, resultando em inativação/perda do gene supressor tumoral

Incidência: afeta 1:2.000 mulheres; 50 casos por ano por 100.000 mulheres (33 casos por ano por 100.000 mulheres > idade de 50 anos); 24.000 novos casos +13.600 mortes em 1994

Pico etário: 55–59 anos (80% dos casos em mulheres > 50 anos)

Histo:
(1) Tumores epiteliais (60%–70%)
  (a) tumor seroso lembrando células colunares ciliadas das tubas uterinas (50%)
  (b) tumor endometrióide similar ao adenocarcinoma endometrial (15%–30%)
  (c) tumor mucinoso similar ao epitélio do canal cervical (15%)
  (d) carcinoma de células claras = tumor mesonefróide (5%)
  (e) tumor de Brenner (2,5%)
  (f) tumor indiferenciado (< 5%)
(2) Tumores germinais (15%–30%)
  Mais comum neoplasia ovariana em garotas + mulheres jovens
  Idade: 4–27 anos
  (a) teratoma maduro (10%) = a única variedade benigna
  (b) disgerminoma (1,9%)
  (c) teratoma imaturo (1,3%)
  (d) tumor do seio endodérmico (1%)
  (e) tumor maligno misto da célula germinal (0,7%)
  (f) coriocarcinoma (0,1%)
  (g) carcinoma embrionário (0,1%)
(3) Metástases (5%–10%)
(4) Tumores estromais (5%)

Risco aumentado:
Nuliparidade, menarca precoce, menopausa tardia, raça caucasiana, grupo socioeconômico mais alto, história familiar positiva para câncer ovariano (fator de risco 3 com um parente próximo, fator de risco de 30 com dois parentes próximos afetados pelo câncer ovariano), história de câncer de mama (fator de risco de 2)/câncer colorretal anterior (fator de risco de 3,5)
◊ Risco durante a vida para o câncer ovariano = 1:70 mulheres (1,4%)!

Risco diminuído:
Gravidez, uso de contraceptivos orais, amamentação

Estádio: (sistema FIGO) baseado na laparotomia estadiadora

I		Limitado ao ovário
	Ia	Limitado a um ovário
	Ib	Limitado a ambos os ovários
	Ic	+ lavagem peritoneal positiva/ascite
II		Limitado à pelve
	IIa	Envolvimento do útero/tubas uterinas
	IIb	Extensão para outros tecidos pélvicos
	IIc	+ lavagem peritoneal positiva/ascite
III		Limitado ao abdome = extensão intra-abdominal fora da pelve/linfonodos retroperitoneais/extensão intestinal/omento
IV		Doença hematogênica (parênquima hepático)/disseminação além do abdome

◊ 60%–75% dos pacientes têm a doença no estádio III/IV no momento do diagnóstico!

Disseminação: extensão direta, esfoliação de células tumorais para o espaço peritoneal (freqüentemente microscópica), disseminação linfática
- dor pélvico-abdominal ocasional
- constipação, freqüência urinária
- saciedade precoce
- ascite
- hipercalcemia paraneoplásica
- níveis séricos de CA-125 (= glicoproteína de alto peso molecular com nível normal de < 35 unidades/ml):
  — > 35 unidades/ml em 29% da doença em estádio I
  — > 65 unidades/ml em 21% da doença em estádio I

◊ Níveis de CA-125 elevados em 80% dos cânceres ovarianos (60% dos tumores mucinosos + 20% dos tumores não mucinosos)!
◊ Níveis elevados de CA-125 em 30% dos processos benignos (mioma, gravidez, menstruação, endometriose, "DIP", tumores ovarianos benignos, cirrose)!

US:
◊ A avaliação de rotina encontra cistos dos anexos em 1%–15% das mulheres pós-menopausadas; somente 3% dos cistos ovarianos < 5 cm são malignos!
√ sólidos/parcialmente de consistência sólida + papilas
√ volume ovarianos pós-menopausa > 9 cm^3
√ onda ao Doppler de baixa resistência (devido à falta de camada muscular da parede arterial nos neoplasmas) com muita sobreposição entre tumores benignos + malignos (PI de 0,77 ± 0,33 + RI de 0,5 ± 0,17 *versus* massas benignas com PI de 1,93 ± 1,02 + RI de 0,77 ± 0,22)
√ fluxo sangüíneo dentro de parede espessa, septos, projeções papilares, áreas sólidas não homogêneas
√ massas omentais/peritoneais
√ pseudomixoma peritoneal

√ metástases hepáticas
√ ascite

Trat.:
Estádio I: histerectomia total abdominal (HTA) + salpingo-ooforectomia bilateral (SOB) ± melfalan/P-32 intraperitoneal
Estádio > I: HTA/SOB + citorredução cirúrgica (*debulking**) + 6 ciclos de quimioterapia (ciclofosfamida + cisplatina)

*N.T.: *Debulking* significa ressecção para diminuição volumétrica do tumor sem ressecção total

Prognóstico (sem alteração nos últimos 60 anos):
20%–40% de sobrevida global em 5 anos, 5%–8% para estádio IV, 14%–30% para estádio III, 50% para estádio II, 80%–90% para estádio I

CARCINOMA DO OVÁRIO DE CÉLULAS CLARAS

= TUMOR MESONÉFRICO
= quase sempre carcinoma invasivo

Incidência: 5%–10% de todos os cânceres ovarianos

Histo: células claras (células cuboidais com citoplasma claro) + *hobnail cells* (células colunares com grandes núcleos projetando-se para dentro do lúmen dos elementos glandulares); similar ao carcinoma de células claras do endométrio, cérvice, vagina, rim

Não associado à: exposição intra-útero ao DES (como lesões da vagina + cérvice)

• 75% dos pacientes apresentam-se com a doença em estádio I

√ freqüentemente cisto unilocular + nódulo mural

Prognóstico: 50% de taxa de sobrevida em 5 anos

CARCINOMA ENDOMETRIÓIDE DO OVÁRIO

Incidência: 15% de todos os cânceres ovarianos; segundo mais comum neoplasma maligno ovariano (após o adenocarcinoma seroso)

Associado a: hiperplasia/carcinoma do endométrio uterino em 20%–33%

Histo: padrão glandular tubular com epitélio pseudo-estratificado lembrando adenocarcinoma endometrial/carcinoma de cólon metastático

√ tumor sólido/complexo (= cístico + sólido)
√ bilateral em 25%

Prognóstico: melhor que os carcinomas serosos/mucinosos

CISTADENOFIBROMA

= variante do cistadenoma fibroso, raramente maligno

Prevalência: quase 50% de todos os tumores benignos ovarianos serosos císticos; bilateral em 6%

Idade: 15–65 (média 31) anos

• pode produzir excesso de estrogênios

√ pequeno tumor cístico multilocular
√ agrupamentos de processos papilares curtos arredondados

CISTO DE INCLUSÃO PERITONEAL

Histo: cisto revestido por células hiperplásicas mesoteliais + tecido fibroglandular com inflamação crônica

Predispostas: pacientes com ovários ativos + extensas aderências pélvicas por cirurgias abdominais/doença inflamatória pélvica/endometriose prévia

Patogênese: absorção peritoneal inadequada do líquido normalmente produzido pelos ovários

√ cisto único/multiloculado contíguo com o ovário

Cp: infertilidade

DD: cisto paraovariano, neoplasma ovariano, linfangioma

CISTO DO CORPO LÚTEO

Tipos:

1. Corpo lúteo da menstruação
   Formado após a ruptura do folículo + aumenta em tamanho até o 22º dia do ciclo menstrual
   √ geralmente > 12–17 mm de tamanho
2. Corpo lúteo da gravidez
   Causado pela estimulação do hCG durante a gravidez
   √ tamanho usual de 30–40 mm, pode crescer até 15 cm de diâmetro
   √ alcança tamanho máximo após 8–10 semanas
   √ usualmente desaparece antes de 20 semanas de idade gestacional (12–15 semana), ocasionalmente persiste após o 1º trimestre

√ geralmente cisto unilateral de paredes finas
√ ecogênico (coágulo organizado)/sonolucente (sangue reabsorvido)
√ freqüente os ecos internos de baixa intensidade (= hemorragia)

Cp: ruptura com hemorragia intraperitoneal

CISTO DO DUCTO ONFALOMESENTÉRICO

Etiologia: persistência + dilatação de um segmento do ducto onfalomesentérico/vitelino juntando-se ao intestino embrionário e vesícula vitelina primária, o qual é formado durante a 3ª semana e fechado em torno da 16ª semana de gestação

Histo: cisto revestido por epitélio gastrintestinal secretor de muco
M:F = 3:5

Localização: geralmente em estreita proximidade com o feto

√ cisto do cordão umbilical com até 6 cm de diâmetro
√ abaixo da superfície amniótica do cordão

Cp:
(1) Compressão dos vasos umbilicais por cisto em expansão
(2) Erosão da veia umbilical por revestimento gástrico mucoso produtor de ácido

DD: cisto alantóico, hematoma do cordão umbilical

CISTO FOLICULAR

= folículo não roto/folículo roto que cicatrizou imediatamente (após contínua estimulação) = insuficiência na ovulação/involuído; sinal de ciclo anovulatório

Predisposição: pacientes durante a puberdade + menopausa; salpingectomia

√ cistos de paredes finas, uniloculares
√ tamanho usualmente > 2,5 cm/ocasionalmente até 10 cm de tamanho
√ usualmente múltiplos/pode ser único
√ ecos internos de baixa intensidade/nível líquido-restos/septações/predominantemente hiperecóicos = cisto hemorrágico (DD: teratoma, abscesso, torção, malignidade, gravidez ectópica)

Prognóstico: usualmente desaparece após 1–2 ciclos menstruais

CISTO PARAOVARIANO

= remanescente vestigial do ducto Wolffiano na mesossalpinge

Freqüência: 10% de todas as massas pélvicas

Embriologia:

Corpo Wolffiano (= mesonefro) consiste de:

(a) ducto mesonéfrico (= ducto Wolffiano)
na mulher degenera em estruturas vestigiais de cistos revestidos de epitélio (canais/ductos de Gartner)
Localização: na borda lateral do útero e vagina estendendo do ligamento largo para o vestíbulo da vagina

(b) túbulos mesonéfricos
na mulher degenera em estruturas vestigiais de
(1) Epoóforo (na parte lateral da trompa de Falópio)
(2) Paroóforo (na parte medial da trompa de Falópio)
Localização: entre a tuba e o hilo do ovário dentro das duas camadas peritoneais do ligamento largo

1. CISTO DO DUCTO DE GARTNER: cisto de inclusão; lateral à vagina + parede uterina
2. PARAOÓFORO: localização medial entre a tuba e hilo do ovário
3. EPOÓFORO: localização lateral entre a tuba + hilo do ovário
4. HIDÁTIDES DE MORGAGNI (= apêndices vesiculosos): mais lateral + extremidade mais externa do ducto de Gartner
   √ ≥ 1 vesícula(s) aderidas às fímbrias da trompa + preenchidas com fluido seroso claro

√ cisto unilocular de paredes finas, com até 18 cm de diâmetro

√ pode surgir fora da pelve (se pedunculado + móvel)

CISTO TECA LUTEÍNICO

- associado aos níveis anormalmente altos de hCG, secundário a:
  (a) múltiplas gestações
  (b) doença trofoblástica (mola hidatiforme, coriocarcinoma)
  (c) gravidez normal (incomum)

√ múltiplos cistos grandes septados e bilaterais

√ alguns centímetros em tamanho

√ involução após a remoção da fonte de gonadotropina

CORDÃO NUCAL (N.R.: CIRCULAR DE CORDÃO)

- achado comum, freqüentemente transitório, geralmente sem significado clínico

√ duas secções transversas adjacentes do cordão em visão longitudinal do pescoço (melhora do diagnóstico com o Doppler colorido)

Conduta obstétrica:

(1) Avaliar o bem-estar fetal (perfil biofísico quinzenalmente, carditocografia basal, crescimento fetal)
(2) Parto vaginal permissível sem evidência de comprometimento fetal
(3) Intervenção somente se existir sinais de sofrimento fetal

CORIOANGIOMA

= malformação vascular benigna de proliferação capilar (= hamartoma)

Incidência: 1:3.500 a 1:20.000 nascimentos

Localização: geralmente próximo ao local de inserção do cordão umbilical

√ massa intraplacentária bem circunscrita, com padrão ecóico complexo protruindo da superfície fetal da placenta

√ poliidramnia (em 1/3)

√ sinal arterial ao ultra-som com Doppler no corioangioma angiomatoso

Cp: hemorragia, hidropsia fetal, cardiomegalia, insuficiência cardíaca congestiva, CIUR, parto prematuro, morte fetal (com grande lesão)

CORIOCARCINOMA

5% de todas as doenças gestacionais trofoblásticas

Idade: idade fértil

Histo: excessiva proliferação trofoblástica sem estruturas vilosas

Precedida por

Mnemônico: "AMEN"

Aborto: em 2,5%
Mola hidatiforme: em 50%
Ectópica (gravidez): em 25%
Normal (gravidez): em 22,5%

- sangramento vaginal contínuo
- elevação contínua do hCG após a expulsão da gravidez molar/normal (25%)

√ padrão ecóico misto (hemorragia, necrose)

Disseminação:

(a) hematogênica (usualmente)
(b) linfática + extensão direta (ocasionalmente)
Metástases hemorrágicas + necróticas para o pulmão, vagina, rim (10%–50%), cérebro
√ massas pulmonares radiodensas com bordas enevoadas pela hemorragia
√ focos hepáticos hiperecóicos

Prognóstico: fatal, com disseminação para os rins + cérebro

DD:

Mnemônico: "CLAM PPP"

Coexistente (mola e feto)
Leiomioma degenerado
Aborto incompleto
Mola verdadeira
Placenta (degeneração hidrópica)
Proliferação endometrial
Produtos retidos da concepção

CORIOCARCINOMA OVARIANO PRIMÁRIO

= CORIOCARCINOMA NÃO GESTACIONAL

Incidência: extremamente raro; 50 casos na literatura mundial

Idade: < 20 anos

- hCG sérica elevada

√ tumor predominantemente sólido com áreas de hemorragia + necrose

DD: metástase para o ovário de coriocarcinoma gestacional (idade reprodutiva)

DERMÓIDE

= CISTO DERMÓIDE = TERATOMA CÍSTICO MADURO
= tumor congênito contendo tecidos maduros de todas as três camadas germinais, com predominância do componente ectodérmico

Incidência: 5%–11%–25% de todos os neoplasmas ovarianos; 66% dos tumores ovarianos pediátricos; neoplasma ovariano mais comum

Origem: autofertilização de uma única célula germinativa após a primeira divisão mitótica (= erro aleatório na meiose)

Histo: pode conter estroma ovariano, tumor carcinóide

Idade: vida reprodutiva (80%); pico etário 20–40 anos

- massa abdominal (2/3)
- dor devido à torção/hemorragia

Sítio: geralmente unilateral, bilateral em 8%–15%–25%

√ massa cística com diâmetro médio de 10 cm
√ "tampão dermóide" = nódulo/protuberância de Rokitanski = massa oval/redonda de tecido sólido (material sebáceo) de 10–65 mm projetando para dentro da luz do cisto

Radiografia simples (diagnóstica em 40%):
√ dente/osso
√ densidade de gordura (ESPECÍFICO)

TC
√ massa redonda de gordura flutuando na interface entre dois componentes de densidade de água (93%)
√ nódulo de Rokitanski = tampão dermóide (81%), geralmente único, pode ser múltiplo
√ nível gordura-líquido (12%)
√ calcificações globulares (dente)/anel de calcificação (56%)

US (sensibilidade de 77%–87%):
√ massa complexa contendo componentes ecogênicos (66%)
√ massa ecogênica (devido à mistura de sebo + cabelo) numa massa predominantemente cística (25%–44%) (DD: alça intestinal)
√ massa predominantemente sólida (10%–31%)
√ tumor puramente cístico (9%–15%)
√ foco ecogênico co sombreamento acústico (devido à calcificação)

RMN:
√ gordura hiperintensa dentro de líquido com baixa intensidade de sinal em T1WI
√ massa hiperintensa (gordura + líquido seroso ambos com alta intensidade de sinal) em T2WI
√ ± artefato químico

Cp:
(1) Degeneração maligna em 1%–3% (geralmente dentro do tampão dermóide)
(2) Torção (4%–16%)
(3) Ruptura com peritonite química (raro)
(4) Hidronefrose

DESCOLAMENTO PREMATURO DE PLACENTA

= *ABRUPTIO PLACENTAE*
= separação prematura da placenta do miométrio secundária à hemorragia materna para dentro da decídua basal entre a 20ª semana e o nascimento

Incidência: 0,5%–1,3% das gestações

Fatores de risco: mnemônico: "PLACENTA"
Prévia história de descolamento prematuro
Leiomioma
Anomalia (malformação fetal)
Cocaína
Enfermidade vascular + hipertensão
Não conhecido (idiopático)
Tabagismo
Acidente de trânsito (trauma)

Associado ao: infarto/hematoma intraplacentário

- sangramento vaginal (80%)
- dor abdominal (50%)
- coagulopatia de consumo = CID (30%)
- rigidez uterina (15%)

Sítio:
(a) marginal (local mais comum)
sangramento de baixa pressão devido a rupturas das veias marginais; associado ao tabagismo
(b) retroplacentário
sangramento de alta pressão devido à ruptura de artérias espirais; associado à hipertensão + doença vascular

√ hematoma hiperecóico/isoecóico (inicialmente difícil de distinguir da placenta)
√ coleção hipoecóica/complexa entre a parede uterina + placenta em 50% dentro de 1 semana (hematoma/infarto placentário)
√ coleção anecóica dentro de 2 semanas
√ separação/abaulamento da margem placentária
√ placenta anormalmente espessa + heterogênea (se o sangue for isoecóico)
√ elevação da membrana corioamniótica (DD: fusão corioamniótica incompleta, fusão durante o 2º trimestre, gêmeo morto)

Prognóstico:
(1) Somente grandes hematomas (ocupando > 30%–40% da superfície materna) resultam em hipoxia fetal
(2) Descolamentos com hematomas contidos têm pior prognóstico
(3) Responsável por até 15%–25% de todas as mortes perinatais
(4) Partos normais a termo em 27% dos hematomas detectados > 20 semanas de IG
(5) Parto normal em 80% dos hematomas intra-uterinos detectados < 20 semanas de IG

Cp:
(1) Mortalidade perinatal (20%–60%)
até 15%–25% de todas as mortes perinatais
(2) Sofrimento/morte fetal (15%–27%)
(3) Parto prematuro + delivramento prematuro (23%–52%) (aumento de 3×)
(4) Ameaça de aborto durante as primeiras 20 semanas
(5) Criança pequena para a idade gestacional (6%–7%)

DD:
(1) Veias basais de drenagem normais
(2) Tecido uterino normal
(3) Mioma retroplacentário
(4) Contração focal
(5) Corioangioma
(6) Mola coexistente

DISGERMINOMA

= homólogo do seminoma testicular, altamente radiossensível

Incidência: 1%–2%

Pico etário: 2ª-3ª década

- nenhuma elevação da AFP/hCG (em 5% presença de células sinciciotrofoblásticas gigantes, as quais elevam os níveis de hCG)

√ massa sólida hiperecóica, pode ter áreas de hemorragia + necrose
√ bilateral em 15%–17%
√ padrão pontilhado das calcificações (raro)

DISPOSITIVO CONTRACEPTIVO INTRA-UTERINO

√ linha ecogênica dupla com DIU plástico
√ ecos de reverberação com DIU metálico

Tipos de DIU:

(1) Alça de Lippes
  √ 4–5 pontos ecogênicos em incidência sagital
  √ linha/ponto horizontal em incidência transversa
(2) Mola Saf-T
  √ linha sólida ecogênica em incidência sagital
  √ série de ecos/pontos em incidência transversa
(3) Cobre 7/Cobre T/Progestasert
  √ ponto no fundo + linha sólida no corpo nas incidências sagitais
  √ linha sólida no fundo + ponto no corpo nas incidências transversas
(4) Anteparo de Dalkon (não mais produzido)

"DIU PERDIDO"

= dispositivo localizador não palpado

Causa:

(1) Expulsão do DIU
(2) Migração do fio
(3) Destacamento do fio
(4) Perfuração uterina pelo DIU

◊ Raios X simples abdominal indicado se o DIU não for identificado pelo US!

Cp: doença inflamatória pélvica (risco aumentado de 2–3 vezes comparado com as não usuárias de DIU)

DIU + GRAVIDEZ

√ o DIU pode não ser visualizado após o 1º trimestre (à medida que o útero cresce, o DIU é levado para dentro da cavidade)

Prognóstico: risco elevado de aborto séptico

Trat.: remoção precoce do DIU se o fio localizador continua na vagina

DOENÇA INFLAMATÓRIA PÉLVICA

= síndrome clínica aguda associada à disseminação ascendente de microorganismos ("disseminação canalicular") da vagina/cérvice ao útero, tubas uterinas e estruturas pélvicas adjacentes, não relacionada à cirurgia/gravidez

Incidência: 10% das mulheres em idade reprodutiva (17% em negras); 1 milhão de mulheres americanas/ano

Fatores de risco: idade de início precoce da atividade sexual, múltiplos parceiros sexuais, história de doenças sexualmente transmissíveis, duchas vaginais

Predispostas: casadas anteriormente > casadas > solteiras; dispositivo intra-uterino (1,5–4 vezes de aumento no risco)

Etiologia:

(a) bilateral: doenças sexualmente transmissíveis, DIU, aborto s/p
(b) unilateral = não ginecológico: ruptura do apêndice, divertículo, cirurgia pélvica s/p

Organismos:

(1) *Chlamydia trachomatis* + *Neisseria gonorrhea* (> 50% com prevalência da co-infecção) dano da barreira protetiva do canal endocervical com disseminação para as tubas (30%–50%), produzindo fibrose + aderências
(2) Aeróbios: *Streptococcus, E. coli, Haemophilus influenzae*
(3) Anaeróbios: Bacteróides, *Peptostreptococcus, Peptococcus*
(4) *Mycobacterium tuberculosis* (hematogênico)
(5) *Actinomycosis* nas usuárias do DIU
(6) Herpes vírus humano tipo 2, Mycoplasma

Pode estar associado a: síndrome de Fitz-Hugh-Curtis (= periepatite gonoréica)

- dor abdominal inferior geralmente bilateral (pela irritação peritoneal)
- descarga vaginal anormal/sangramento uterino
- disúria, dispareunia, náusea, vômito
- febre, leucocitose, VHS aumentado
- sensibilidade abdominal + anexos + movimento cervical

A. **Endometrite**
  √ proeminência endometrial
  √ pequena quantidade de líquido dentro da luz uterina
  √ reflexão do gás dentro da cavidade uterina (mais específico)
  √ dor sobre o útero

B. **Salpingite**

Não destacada pelas técnicas de imagem

- freqüentemente começando durante/imediatamente após a menstruação (devido à menor efetividade da barreira do muco cervical)

Salpingite Ístmica nodosa

Etiologia desconhecida, geralmente associada a doença inflamatória pélvica, infertilidade, gravidez ectópica

- espessamento nodular da porção istmica da tuba

√ irregularidade tubária + múltiplos divertículos/obstrução tubária na histerossalpingografia

C. **Hidro/piossalpinge**

= secreção contínua do epitélio tubário para dentro da luz de uma tuba uterina obstruída em dois locais

Localização: porção ampular/infundibular da trompa

√ estrutura tubular em localização extra-ovariana preenchida com líquido estéril/restos/pus
√ pregas longitudinais na porção ampolar

Cp: torção tubária

D. **Abscesso tubovariano**

Causa: doença sexualmente transmissível, DIU (20%), diverticulite, apendicite, cirurgia pélvica

Organismo: bactérias anaeróbias se tornaram dominantes

Localização: geralmente no fundo de saco posterior se estendendo bilateralmente

√ massa complexa multilocular freqüentemente com restos, septações, parede espessa e irregular
√ pode conter níveis líquido-líquido ou gás

Dg: clinico, laparoscópico

Cp:
(1) Infertilidade pela oclusão tubária (25%); 8% após episódio único, 20% após 2 episódios, 40% após ≥ 3 episódios
(2) Gravidez ectópica (6× tão freqüente)
(3) Dor crônica pélvica (pelas aderências pélvicas)

DD: apendicite aguda, endometriose, hematoma do corpo lúteo, gravidez ectópica, cisto paraovariano

DOENÇA TROFOBLÁSTICA GESTACIONAL

= grupo de desordens resultante de uma combinação de gametas masculinos + femininos, surgindo de elementos trofoblásticos do blastocisto em desenvolvimento, com tendência invasiva + síntese de hCG

Incidência: < 1% de todas as malignidades ginecológicas

Associada a: gravidez molar (maioria), pós-aborto, gravidez ectópica, gravidez a termo

Espectro:
(1) Mola hidatiforme benigna (90%)
(2) Mola invasiva (5%–8%)
(3) Coriocarcinoma (1%–2%)
(4) Tumor trofoblástico placentário

ECLÂMPSIA

= ocorrência de coma ± convulsões pré, pós ou intraparto não relacionadas à desordem neurológica coincidente em paciente pré-eclâmptica

Fisiopatologia:
(1) Teoria do vasoespasmo: super-regulação da resposta vasoconstritora cerebral + hipertensão severa, progredindo para vasoespasmo; vasoespasmo prolongado causa isquemia local, aumento da permeabilidade capilar, ruptura da barreira hematoencefálica, necrose arteriolar, levando ao edema + hemorragia cerebrais
(2) Teoria da dilatação forçada: com a hipertensão arterial severa o limite superior da auto-regulação cerebral é alcançado + iniciando vasodilatação arterial + ruptura da barreira hematoencefálica, resultando em edema cerebral

Início: segunda metade da gravidez na primípara; < 20 semanas de IG com doença trofoblástica

- grave cefaléia frontal pulsátil
- distúrbio visual: escotomas, amaurose, visão manchada
- cegueira cortical/retiniana
- hiper-reflexia, hemi/quadriparesia, confusão, coma
- crise epiléptica: geralmente tônico-clônica

TC (positiva em até 50%):
√ hipodensidades bilaterais, de preferência simétricas, sem reforço com contraste
√ ± edema cerebral com compressão dos ventrículos laterais
√ hipodensidades nos núcleos da base + cerebral corticais usualmente transitórias e completamente reversíveis (= lesões isquêmicas reversíveis)
√ infartação cerebral na isquemia prolongada
√ hemorragia intracerebral (maior causa de mortalidade em 10%–60%)

RMN:
√ intensidade de sinal em T2 transitoriamente aumentada no córtex cerebral + substância branca subcortical, freqüentemente nas áreas de transição dos hemisférios posteriores

ECTOPIA CORDIS

= defeito de fusão do parede torácica anterior/esterno/septo transverso antes da 9ª semana de gestação

A. Tipo torácico (60%) = coração fora da cavidade torácica protruindo através do defeito do esterno
B. Tipo abdominal (30%) = coração protruindo para dentro do abdome através de fenda no diafragma
C. Tipo toracoabdominal (7%) = na pentalogia de Cantrell
D. Tipo cervical (3%) = deslocamento do coração para dentro da região cervical

Associada a:
(1) Deformidades faciais
(2) Deformidades esqueléticas
(3) Defeitos da parede ventral
(4) Malformações do SNC: meningocele, encefalocele
(5) Anomalias intracardíacas: tetralogia de Fallot, TGV
(6) Síndrome da banda amniótica

Prognóstico: natimorto/morte dentro das primeiras horas/morte dentro dos primeiros dias de vida na maioria dos casos

EDEMA OVARIANO MACIÇO

= condição semelhante a tumor com aumento marcante de um/(ocasionalmente) ambos os ovários devido ao acúmulo de líquido de edema no estroma

Idade: 6–33 (média 21) anos

Causa:
(1) Torção parcial/intermitente (obstrução à drenagem venosa + linfática ovariana)
(2) Proliferação ovariana estromal com aumento do ovário suscetível à torção

Histo: estroma ovariano edematoso + extensa fibromatose circundando os folículos primordiais, células luteinizadas

- dor abdominal inferior aguda/intermitente por um mês
- masculinização (a fase crônica)

√ massa nos anexos sólida/cística
√ diâmetro ovariano de 5–40 cm (média de 11,5)

Trat.: ooforectomia/salpingo-ooforectomia/ressecção em cunha com suspensão ovariana

ENDOMETRIOSE

= epitélio endometrial funcional encistado + estroma em lado ectópico fora da cavidade uterina

Incidência: 1%–15% das mulheres pré-menopausadas
√ 30% das pacientes inférteis têm endometriose!
√ etiologia:
(1) Semeadura peritoneal por migração retrógrada das células através das tubas uterinas
(2) Transformação metastática do epitélio peritoneal em tecido endometrial
(3) Disseminação traumática (cirurgia uterina, amniocentese)

Idade: 3ª-4ª década; dependente da estimulação hormonal normal

- grave dismenorréia
- dor pélvica crônica (aderências peritoneais, sangramento)
- dispareunia

Localização:
(a) endometriose interna (dentro do útero)
= ADENOMIOSE

(b) endometriose externa
típico em: bolsa de Douglas, superfície do ovário + tuba uterina + útero, ligamento largo, septo retovaginal
raro em: umbigo, cicatriz de laparotomia, parede vesical (20%), pulmões, espaço pleural, membros

Tipos morfológicos:
(1) Massa pélvica distinta
√ tipicamente espaço cístico = endometrioma
= "cisto de chocolate" até 20 cm de diâmetro (geralmente 2–5 cm)
√ cisto anecóico
√ cisto hipoecóico com ecos homogêneos de baixa intensidade em "vidro moído" (= restos hemorrágicos)
√ pode conter material ecogênico (= coágulo) apresentando como um tumor sólido
√ pode mostrar estratificação dos restos
√ reforço acústico
(2) Forma difusa (muito mais comum)
√ freqüentemente NENHUMA anomalia detectável (quando lesões pequenas + espalhadas)
√ freqüentemente múltiplos cistos bilateralmente
√ parede espessada + perda da definição das bordas com os órgãos pélvicos

RMN (64%–71% de sensibilidade; 60%–82%) de especificidade; melhora com a adição de imagens de gordura saturada):
√ lesões hiperintensas em todas as seqüências de pulso em 47%, hipointensas em todas as seqüências de pulso em 27%
√ tipicamente hiperintenso em T1WI (similar à gordura) + hiperintensidade adicional (como urina) em T2WI, com múltiplas loculações e sombras internas

EB:
• alteração nos hábitos intestinais, dor retal/sangramento
Pat: hipertrofia muscular + fibrose relacionada aos depósitos endometriais na parede intestinal
Localização: margem inferior do cólon sigmóide + parede anterior do retossigmóide (80%); ocasionalmente lesões múltiplas
√ massa extramucosa única com padrão mucoso pregueado
√ massa intraluminal polipóide/lesão anular constritora (aspecto raro)

Raios X Tórax:
√ pneumotórax catamenial = pneumotórax espontâneo devido à endometriose do diafragma

Cp: infertilidade com envolvimento das tubas + ovários (aderências peritubárias causando distorção anatômica, limitação do movimento fimbrial, destruição/oclusão tubária)

Dg: laparoscopia

EXPOSIÇÃO AO DIETILESTILBESTROL

@ Vagina: adenose, adenocarcinoma de células claras, septos, cunhas
@ Cérvice: hipoplasia, estenose, deslocamento mucoso, pseudopólipos, aspecto encapuzado/crista de galo
@ Útero: hipoplasia, bandas, irregularidade do contorno, útero em forma de "T"
@ Tubas: deformidade, irregularidade, obstrução

FENDA FACIAL

Embriologia normal:
O primeiro arco branquial desenvolve-se em proeminências maxilares + mandibular; na 5ª semana, o estomodeo é circundado por cinco proeminências: frontonasal, maxilares pareadas e proeminências mandibulares pareadas; as fossas nasais são formadas pela invaginação dos placódios nasais em cada lado da proeminência frontonasal; as duas proeminências maxilares crescem medialmente para fundir com as duas proeminências nasais, formando o lábio superior; as proeminências nasais laterais formam as asas nasais

Classificação cirúrgica:
(1) Completa/incompleta
(2) Uni/bilateral
(3) Simétrica/assimétrica
◊ Fendas incompletas passam facilmente despercebidas ultra-sonograficamente e geralmente não detectadas até o 3º trimestre!

Fenda facial mediana

= falha na fusão das duas proeminências nasais mediais
Incidência: rara
Causa:
1. Síndrome da fenda facial mediana = displasia frontonasal
√ anomalias cerebrais raras
2. Holoprosencefalia
3. Síndrome de Majewski (costela curta, polidactilia, fenda mediana)

Fenda facial lateral

Causa: banda amniótica, drogas (difenil-hidantoína, valproato), síndrome de Roberts, teratógenos, trissomia do 13 (60% têm fendas), trissomia do 18 (40% têm fendas)
Incidência:
1,2–1,6:1.000 nascimentos vivos; 13% de todas as anomalias congênitas; segunda malformação congênita mais comum; mais comum malformação craniofacial
Associada a: 72 anomalias (em 56%–80%), anomalias cromossomiais (33%)

1. Fenda labial (25%): F > M
= falta de fusão da proeminência maxilar com a proeminência nasal medial (= segmento intermaxilar) em torno da 7ª semana de amenorréia
Anomalias associadas: mais freqüentemente pé torto congênito
√ defeito linear estendendo de um lado da fenda para dentro da narina
√ bilateral em 20%
2. Fenda palatina (25%)
= falta de fusão das massas mesenquimais dos processos palatinos bilaterais em torno da 8ª-9ª semanas de amenorréia
Anomalias associadas em 50%: mais freqüentemente pé torto congênito + polidactilia
√ freqüentemente não diagnosticada nas ultra-sonografias pré-natais

√ estômago fetal pequeno + poliidramnia (devido ao prejuízo na deglutição fetal)

3. Fenda labial + palatina (50%)
Anomalias associadas em 13%: mais freqüentemente polidactilia
Localização: lado E > D; em 25% bilateral
√ defeito linear se estende através da crista alveolar + palato duro alcançando o assoalho da cavidade nasal/órbita
√ massas ecogênicas paranasais inferiores ao nariz (= protrusão pré-maxilar do tecido mole + processo alveolar + estruturas dentais) na fenda labial + palatal bilateral

Risco de recorrência: 4% com um dos irmãos afetados, 17% com um irmão afetado + pais

FIBROMA OVARIANO

Incidência: 3%–4% de todos os tumores ovarianos; bilateral em < 10%
Idade: geralmente menopausa/pós-menopausa
• geralmente assintomático
• síndrome de Meigs (em somente 1%)
√ ascite (em 10%–15% dos tumores > 10 cm)
√ massa hipoecóica com atenuação ao som

GASTROSQUISE

= defeito de fusão paraumbilical geralmente do lado direito secundário à interrupção prematura da artéria onfalomesentérica direita (normalmente persiste como artéria mesentérica superior)/involução anormal da veia umbilical direita na 5ª semana de IG; pode envolver o tórax; o intestino é não-rodado e falta a fixação secundária à parede abdominal dorsal

Incidência: 1–2:10.000 nascimentos vivos, esporádico
Idade de ocorrência: 37 dias de vida embrionária
Anomalias associadas (5%):
Atresia/estenose intestinal (25%), *ectopia cordis*
• AFP sérica materna elevada em 77%
√ alças intestinais flutuando livremente e de paredes espessas fora do abdome fetal (falta de cobertura peritoneal)
√ intestino dilatado intra/extraperitoneal
√ defeito < 3–5 cm geralmente do lado direito da inserção do cordão
√ inserção normal do cordão umbilical
√ nenhuma ascite fetal
√ poliidramnia pode estar presente

Cp antes do nascimento:
(1) Obstrução/perfuração intestinal
(2) Retardo do crescimento fetal (38%–77%) secundário à perda nutricional pelo intestino exposto

Cp após o nascimento: prolongada disfunção da motilidade intestinal, atresia/necrose intestinal, enterocolite necrotizante, hepatite de hiperalimentação, síndrome do intestino curto

Taxa de sobrevida: 87%–100% após tratamento cirúrgico (durante o 1º dia de vida)

GÊMEOS UNIDOS

= divisão incompleta da massa celular embrionária nos gêmeos monozigóticos ocorrendo no 13º–16º dias de idade gestacional

Incidência: 1:52.000 nascimentos vivos; 1:600 nascimentos de gêmeos; M:F = 3:7

Tipos:
A. Conjunção inferior:
1. Diprosopos — duas faces + uma cabeça e um corpo
2. Dicéfalo — duas cabeças + um corpo
3. Isquiópago — unidos pelo sacro inferior + cóccix
4. Pigópago (20%) — unidos pelo sacro póstero-lateral e cóccix

B. Conjunção superior:
1. Dípigo — cabeça única, tórax, abdome + duas pelves e quatro pernas
2. Sincéfalo — fusão facial ± fusão torácica
3. Craniópago — (6%): unidos por porções homólogas da convexidade craniana

C. Conjunção média:
1. Toracópago (18%) — entre as paredes torácicas; corações reunidos (75%)
2. Onfalópago — (10%) unidos entre o umbigo + xifóide
3. Xifópago — unidos ao nível do apêndice xifóide
4. Toracoonfalópago (28%)

D. Duplicação incompleta (10%): duplicação de somente uma parte do corpo

US-OB (diagnóstico tão precoce quanto 12 semanas de IG):
√ placenta única sem membrana amniótica (monocoriônico, monoamniótica = marca registrada da gravidez gemelar monozigótica)
√ corpos fetais + contornos cutâneos inseparáveis
√ nenhuma alteração na posição relativa dos fetos
√ ambas as cabeças fetais persistentemente no mesmo nível (os fetos normalmente estão um de frente para o outro)
√ apresentação bipélvica (mais comum)/bicefálica (a apresentação cefálica-pélvica é a apresentação mais comum para o onfalópago)
√ poliidramnia (em quase 50%)
√ cordão umbilical único com > 3 vasos
√ flexão posterior da coluna cervical (na fusão anterior)
√ movimento cardíaco único (coração compartilhado)

Malformações associadas:
√ onfalocele
√ cardiopatia congênita

Prognóstico: 39% natimortos; 34% morrem dentro dos primeiros dias de vida

GRAVIDEZ ECTÓPICA

= implantação fora da cavidade endometrial

Incidência:
1,4% de todas as gravidezes (aumentando); 9,9:10.000 mulheres anualmente; 73.700 casos em 1986 nos EUA; 4%–15% das mortes maternas (diminuindo); coexistente com gravidez intra-uterina em 1:6.800–30.000 gravidezes (número maior de gravidez ectópica coexistindo com indução da ovulação)

Risco de ocorrência: 10%

Causa: atraso no trânsito do zigoto fertilizado secundário à angulação anormal do oviduto/aderências inflamatórias/trânsito tubário lentificado

Fatores de risco:
(1) Cirurgia tubária prévia/ligadura
(2) DIP prévia
(3) Indução da ovulação
(4) Endometriose

(5) Gravidez ectópica prévia (aumento de 10× no risco, 25% de chance de recorrência)
(6) Presença de DIU

◊ Se a gravidez não pode ser documentada como intra-uterina, a paciente deve ser considerada em risco!

Tempo de manifestação: geralmente 7ª semana de amenorréia

TRÍADE CLÁSSICA (> 50%)
- sangramento vaginal anormal (75%–86%)
- dor pélvica (97%)
- massa anexial palpável (30%–41%)

- amenorréia secundária (61%)
- sensibilidade cervical
- TIG positivo (50%)
- β-HCG não se eleva > 66% dentro de 48 horas (níveis mais baixos + elevação mais lenta e declínio comparado com gravidez intra-uterina)
  ◊ A maioria das gravidez ectópicas não exibe nível de β-HCG de > 6.500 ml U/ml (1º PRI) antes da sintomatologia!
  ◊ Um nível de β-HCG acima da zona discriminatória com ausência de gravidez intra-uterina sugere gravidez ectópica!

  Zonas discriminatórias do β-HCG (na qual uma gravidez intra-uterina deve ser visualizada):
  (a) por varredura transabdominal: ≥ 6.500 ml U/ml (1º PRI) com 100% de sensibilidade + 96% de especificidade
  (b) por varredura endovaginal: ≥ 2.000 a 3.000 ml U/ml (1º PRI)

Localização:
(a) tubária (95%)
  (1) Ectópica ampular
  (2) Ectópica ístmica (92%)
  (3) Ectópica intersticial (3%)
(b) outros (5%)
  (1) Ectópica abdominal
  (2) Ectópica ovariana
  (3) Ectópica interligamentar
  (4) Ectópica cervical (muito rara)

Espectro:
Tipo 1: ectópica viva não rota + batimentos cardíacos
Tipo 2: morte embrionária precoce sem ruptura/estruturas embrionárias/batimentos cardíacos
Tipo 3: ectópica rota sem sangue na pelve
Tipo 4: nenhum sinal sonográfico de ectópica

US transvesical (geralmente menos sensível que transvaginal):
√ ausência de gravidez intra-uterina (além de 6 semanas de amenorréia/com nível de β-HCG > 1.000–2.000 ml U/mL [PRI])
  (a) sem gravidez intra-uterina ao US transvesical = gravidez ectópica em 43%–46%
  (b) sem gravidez intra-uterina ao US endovaginal = gravidez ectópica em 67%
√ massa decidual = espessamento endometrial hiperecóico (50%)
√ saco pseudogestacional = reação decidual parietal + centro líquido anecóico pelo sangramento (10%–20%)
√ massa anexial ecogênica (42%) com pequeno centro anecóico = saco gestacional ± embrião ± batimentos cardíacos
√ embrião vivo nos anexos (6%–17%) = apenas achado sonográfico específico
√ líquido abdominal livre/coágulo hiperecóico no fundo de saco
√ hidro/hemossalpinge
√ corpo lúteo dentro do ovário em > 50% no lado da gravidez ectópica

US transvaginal (5%–26% de taxa de falsos-negativo):
√ massa extra-uterina de qualquer tipo (84%)
  √ massa anexial sólida/complexa = sangue livre coagulado na cavidade peritoneal/hematossalpinge (36%)
  √ saco gestacional extra-uterino sem embrião vivo (35%)
  √ batimentos cardíacos embrionários (12–28%)
√ líquido livre (40–83%): líquido ecogênico/particulado (= hemoperitônio) tem 93% de valor preditivo positivo para a gravidez ectópica (pequena quantidade de líquido anecóico encontrado em 10%–27% das gravidezes intra-uterinas)
√ massa decidual (21%)
√ cisto decidual = cisto de 1–5 mm no endométrio remoto em relação ao canal endometrial (14%)

US com Doppppler (baixo impacto diagnóstico):
√ fluxo de baixa velocidade e baixa impedância em torno da gestação extra-uterina (variação de até 4 kHz com transdutor de 3 MHz, com índice de Pourcelot de 0,38 ± 0,2)
√ ausência de fluido peritrofoblástico após 36 dias (variação de < 0,8 kHz com transdutor de < 1,3 MHz ou variação de < 1,3 kHz com transdutor de 5 MHz)

DD do fluxo de baixa impedância:
Cisto do corpo lúteo, abscesso tubovariano, fibroma

Probabilidade de gravidez ectópica na ausência de gravidez intra-uterina + sintomas clínicos de gravidez ectópica:
5% — varredura normal/cisto simples nos anexos
92% — massa complexa nos anexos
95% — anel tubário
100% — embrião livre fora do útero

Ectópica intersticial (cornual) (2%–4%)

◊ Ruptura freqüentemente tardia por causa da grande distensibilidade miometrial comparada com outras partes da tuba!
◊ Alta probabilidade de hemorragia catastrófica + morte devido ao abundante suprimento de sangue pelas artérias ovarianas + uterina!

Risco aumentado: salpingectomia ipsolateral prévia:
√ massa heterogênea excêntrica na região cornual (66%)
√ saco gestacional excentricamente posicionado (25%)
√ adelgaçamento do manto miometrial para < 5 mm (33%)
√ sinal da linha intersticial = fina linha ecogênica estendendo diretamente até o centro da gravidez ectópica (= canal endometrial/porção intersticial da tuba uterina) em 92%
√ grandes canais vasculares com fluxo peritrofoblástico
√ ausência do duplo sinal decidual

Prognóstico:
Sangramento maciço pela erosão das artérias + veias uterinas (a gravidez sobrevive somente 12–16 semanas de IG); mortalidade 2× comparada com outras ectopias tubárias

DD: gravidez dentro de corno de útero bicorno; mola hidatiforme; fibroma uterino em degeneração

Ectópica abdominal (1:6.000)

- entumescimento, dor abdominal (movimento fetal/irritação peritoneal pelas aderências)
- sangramento, hipotensão, choque

√ localização extra-uterina do feto + placenta
√ útero comprimido com linha da cavidade endometrial visível
√ ausência de parede uterina entre a gestação + bexiga/parede abdominal
√ anidramnia

Cp: obstrução/perfuração intestinal; erosão da gravidez através da parede abdominal

Litopédio

= "criança de pedra" = complicação obstétrica muito rara consistindo de feto morto desidratado + calcificado em gravidez extra-uterina, existente por > 3 meses sem infecção

Tipos:
(1) Litoquelifose = membranas fetais calcificadas
(2) Litoquelifopédio = feto + membranas calcificadas
(3) Litopédio verdadeiro = somente feto calcificado

Idade materna no diagnóstico: 23–100 anos de idade dentro de 4–10 anos da morte fetal

Localização: mais comum nos anexos

√ grande massa densamente calcificada no abdome inferior/pelve superior
√ a TC revela esqueleto fetal

DD: fibroma uterino, malignidade/cisto ovariano calcificado; sarcoma

Dg:
(1) Laparoscopia (quase 100% de acurácia)
(2) Culdocentese (alta probabilidade para ectopia com aspiração de sangue não coagulável com hematócrito > 15)

Cp: morte materna em 1:1.000; ruptura tubária (10%–15%)

DD:
(1) Corpo lúteo hemorrágico/hematoma
(2) Massa anexial: hidrossalpinge, endometrioma, cisto ovariano
(3) Alça de intestino delgado contendo líquido
(4) Saco gestacional excentricamente posicionado no útero bicorno/retrofletido/fibroma

HEMORRAGIA PLACENTÁRIA

Localização: subcoriônica, subamniótica, marginal, retroplacentária

Hemorragia pré-placentária

= MOLA DE BREUS = HEMORRAGIA SUBCORIAL

Incidência: em 4% de todos os descolamentos prematuros de placenta

Etiologia: congestão maciça + estase devido à extensa obstrução venosa

Risco de morte fetal: 67% global; 100% para hematomas > 60 ml

Hemorragia retroplacentária

= acúmulo de sangue atrás da placenta, a qual pode dissecar para dentro da placenta/miométrio secundária à ruptura das artérias espinhais

Incidência: 4,5%; 16% de todas os descolamentos prematuros de placenta

- sangramento externo

√ aspecto da placenta heterogênea e espessada (hematoma de ecogenicidade similar a da placenta)
√ margens placentárias arredondadas + sonolucências intraplacentárias

Cp:
(1) Delivramento precipitado
(2) Coagulopatia
(3) Morte fetal
(contribui com 15%–25% de todas as mortes perinatais);
risco para morte fetal com hematomas > 60 ml: 6% antes de 20 semanas de IG; 29% após 20 semanas de IG

HEMORRAGIA SUBCORIÔNICA

= separação da membrana coriônica da decídua com acúmulo de sangue no espaço subcoriônico (as membranas placentárias são mais facilmente descoladas do miométrio que da placenta)

Incidência: 81% de todos os descolamentos prematuros de placenta; em 91% antes de 20 semanas de amenorréia

- pode levar à hemorragia vaginal após a dissecção através da decídua

√ margem placentária descolada do miométrio adjacente (60%)
√ hematoma contíguo com a margem placentária (100%)
√ hemorragia predominante freqüentemente separada da placenta, mesmo no lado oposto da placenta

Prognóstico: provavelmente nenhum risco para morte fetal

HIDRO/HEMATOMETROCOLPOS

= acúmulo de líquido estéril (hidro~)/sangue (hemato~)/pus (pio~) dentro do útero (~metrio) + vagina (~colpos)

Incidência: 1:16.000 nascimentos femininos

Etiologia:

1. Obstrução congênita:
(a) seio urogenital persistente = única câmara de saída para a bexiga + vagina; orifício separado para o ânus; causado por virilização de feto feminino/anomalia intersexual/parada do desenvolvimento normal da vagina
Freqüentemente associado à: genitália ambígua
Idade: período neonatal
(b) malformação cloacal = orifício perineal único para a bexiga + vagina + reto; causada por parada precoce no desenvolvimento embriológico
Freqüentemente associada ao: trato genital duplo
Idade: período neonatal

(c) hímen imperfurado, septo vaginal transverso, atresia vaginal segmentar, cérvice imperfurada, corno cego de útero bicorno, síndrome de Mayer-Rokitanski-Küster-Hauser (= agenesia do útero + vagina com desenvolvimento uterino ativo)
- amenorréia primária = "menarca tardia"
- dor abdominal cíclica
- massa interlabial

Idade: puberdade

◊ Hematometrocolpo/hematocolpo são devido ao hímen imperfurado/septo vaginal transverso

◊ Hematométrio é devido à disgenesia cervical + agenesia vaginal/síndrome de Mayer-Rokitanski-Küster-Hauser/corno uterino obstruído

Pode estar associado a:
Ânus imperfurado, hidronefrose, agenesia/displasia renal, rins policísticos, duplicação da vagina + útero, hipoplasia sacral, atresia esofágica

2. Obstrução adquirida: obstrução neoplásica do canal endocervical/vagina, infecção pós-parto, tentativa de aborto, estenose do canal cervical após radioterapia, cicatriz pós-cirúrgica, contração senil

- vago desconforto pélvico
- dor durante a defecação/micção
- assintomático

√ útero ± vagina distendido em forma de pêra
√ conteúdos uterino ± vaginal anecóicos/ecogênicos
√ hemossalpinge ± endometriose

US-OB:
√ massa retrovesical ecogênica cística/meio-nível (secreções mucosas secundárias à estimulação por estrogênios maternos durante a vida fetal)
√ masssa cística ± nível líquido-restos (vagina distendida)
√ bexiga freqüentemente não identificada (compressão pela vagina distendida)

DD: cisto ovariano, cisto de duplicação, cisto meconial, cisto mesentérico, fístula retrovesical, meningocele anterior, tumor cístico

Cp: endometrite, miometrite, parametrite (= linfangite pélvica), abscesso pélvico, tromboflebite pélvica séptica, infecção do trato urinário

HIDROPSIA FETAL

Hidropsia não imune

= excesso de água corporal total evidente como acúmulo extracelular de líquido nos tecidos + cavidades serosas, sem anticorpos contra células vermelhas

Incidência: 1:1.500 a 1:4.000 partos

Causas:
(1) Anomalias cardíacas (40%):
(a) doença cardíaca estrutural (25%): defeito septal atrial, coração esquerdo hipoplásico, rabdomioma
(b) taquiarritmia (15%)
(2) Causas hematológicas: talassemia, hemólise, perda de sangue fetal
(3) Idiopático (25%–44%)
(4) transfusão gêmelo-gemelar (20%)
(5) Anomalias cromossomiais (6%): Síndrome de Turner
(6) Displasias esqueléticas: acondroplasia, acondrogênese, osteogênese imperfeita, nanismo tanatofórico, displasia torácica asfixiante
(7) Doença renal (4%): síndrome nefrótica congênita
(8) Infecções: toxoplasmose, CMV, sífilis, vírus *Coxsackie*, parvovírus
(9) Tumores cervicais: teratoma
(10) Massas torácicas: malformação adenomatóide cística, seqüestração extralobar, tumor mediastinal, rabdomioma do coração, hérnia diafragmática
(11) Massas abdominais: neuroblastoma, hemangioendotelioma do fígado
(12) Tumores placentários: corioangioma

Prognóstico: 46% de morte intra-útero; 17% de morte neonatal

Hidropsia imune

= ERITROBLASTOSE FETAL
= lise das hemácias fetais por anticorpos IgG maternos

Fisiopatologia:
Mulheres Rh-negativas (= sem antígeno D) podem se tornar isoimunizadas se expostas ao sangue Rh-positivo (= alotipo D presente); anticorpos maternos IgG desenvolvem-se inicialmente; mais tarde os anticorpos IgG com abilidade para cruzar a placenta (= passagem transplacentária)

Causa de isoimunização:
Hemorragia fetomaterna durante a gravidez/parto/aborto espontâneo ou eletivo

Em risco:
Brancos (15%), negros (6%), orientais (1%); ausência de antígeno D nos bascos

Determinação da extensão da doença por:
(1) Variação da densidade óptica em 450 nm (= delta OD 450) reflete a quantidade de bilirrubina no líquido amniótico
(2) Amostragem percutânea do sangue do cordão umbilical (PUBS = *percutaneous umbilical cord sampling*) (N.R.: cordocentese)

√ anasarca (= edema cutâneo)
√ ascite fetal
√ derrame pleural
√ aumento do diâmetro da veia umbilical
√ edema subcutâneo (espessura da pele > 5 mm)
√ poliidramnia (75%)
√ placentomegalia > 6 cm
√ derrame pericárdico
√ hepatosplenomegalia

Profilaxia:
Globulina imune Rh (RhoGAM®= anticorpo contra o antígeno D) bloqueia os locais dos antígenos nas células Rh-positivas na circulação materna, para impedir o início da produção materna de anticorpos; globulina imune Rh dada na 28ª semana para todas as mulheres Rh-negativas

INFERTILIDADE

= impossibilidade de concepção após 1 ano de relações sexuais não protegidas

Incidência: afeta 10%–15% dos casais

Etiologia:
(a) fatores femininos (55%):
Doença tubária (20%–40%); anomalias congênitas, exposição do DES, doença inflamatória pélvica, salpingite ístmica nodosa, endometriose, fatores pós-operatórios, pólipo, neoplasma, gravidez ectópica
Fatores uterinos (2%–5%): útero bicorno, útero septado, exposição ao DES, aderências intra-uterinas, inflamação/infecção endometrial, neoplasma uterino, complicações após a gravidez, leiomioma
Desordem ovulatória (10%–20%)
Fatores pélvicos (20%–25%)
Fatores cervicais (5%–10%)
(b) fatores masculinos (40%)
(c) combinação de fatores (15%–25%)
(d) causas desconhecidas (5%–10%)

Testes:
- história + exame físico
- testes laboratoriais (principalmente hormonal)
- medida da temperatura basal corporal
- teste pós-coito
- cultura uterina
- biopsia endometrial
- monitorização sonográfica dos ovários
- estudos de aglutinação do esperma
- teste *in vitro* de penetração do muco
- laparoscopia + histeroscopia
- histerossalpingografia

INSERÇÃO VELAMENTOSA

= inserção do cordão no folheto coriônico

Incidência: 0,09%–1,8%

Associada a: anomalias congênitas (em 5,9%–8,5%): atresia esofágica, uropatia obstrutiva, forma assimétrica da cabeça, espinha bífida, CIV, fenda palatina

Cp: (1) CIUR (2) parto pré-termo

LEIOMIOMA UTERINO

= FIBROMA = supercrescimento benigno do músculo liso + tecido conjuntivo; causa mais comum para aumento uterino após a gravidez

Histo: proliferação monoclonal de células musculares lisas (NÃO hiperplasia miometrial)

Dependência hormonal:
(1) Crescimento durante a gravidez em 15%–32% por um volume médio de 12% ± 6% durante o 1º trimestre (NÃO durante o restante da gravidez)
◊ Quanto maior o mioma maior a probabilidade de crescimento!
(2) Involução no puerpério + após a menopausa

Idade: geralmente > 30 anos
- assintomático em 70%–75%
- massa palpável
- dor pélvica (torção, infarto, necrose)
- hipermenorréia (= períodos muito prolongados)

Localização: especialmente no fundo + corpo; em 3% na cérvice
(1) Intramural (dentro dos limites do contorno uterino) em 95%
(2) Subseroso = exofítico
(a) fibroma parasítico = fibroma subseroso, o qual se tornou destacado secundário à oclusão circulatória dos vasos no pedículo; revitalizado através do suprimento sangüíneo omental/mesentérico
(b) fibroma intraligamentar
(3) Submucoso
(a) pólipo fibróide = extrusão parcial/completa do mioma pedunculado submucoso através do canal cervical

√ aumento uterino
√ distorção lobulada/nodular do contorno uterino + indentação da bexiga urinária
√ calcificação pontilhada/anelar/em "pipoca"
√ massa intramural de tecido mole, geralmente múltipla, solitária em 2%
√ distorção/obliteração do contorno da cavidade uterina

US (60% de sensibilidade, 99% de especificidade, 87% de acurácia):
√ distorção nodular do contorno uterino
√ massa sólida concêntrica hipoecóica (< 33%) (= prevalece componente muscular)
√ massa ecogênica (= prevalece componente fibroso)
√ características anecóicas (secundária à degeneração interna: degeneração atrófica, hialina, cística, mixomatosa, lipomatosa, calcária, carnosa, necrobiótica, hemorrágica, proteolítica)

TC:
√ massa hipo/isodensa/hiperdensa contendo áreas hiperecóicas mistas

RMN (86%–92% de sensibilidade, 100% de especificidade, 97% de acurácia; desejável para o planejamento da miomectomia):
√ área focal nitidamente demarcada e homogênea de intensidade de sinal baixa/intermediário em T1WI + T2WI
√ ocasionalmente alta intensidade de sinal não homogênea em T2WI (por hemorragia/degeneração hialina ou leiomioma altamente celular ou leiomioma com edema)

Histerossalpingografia (9% de sensibilidade, 97% de especificidade, 76% de acurácia)

Cp:
(1) Infertilidade em 35% (a) se a porção ístmica da trompa está envolvida (b) pelo acometimento do endométrio, interferindo com a implantação; as taxas de infertilidade são mais altas para leiomiomas submucosos
(2) Complicações na gravidez significativamente aumentadas para miomas > 200 cm^3
(a) freqüência aumentada de abortos espontâneos
(b) freqüência aumentada de CIUR
(c) parto prematuro em 7% + ruptura prematura das membranas
(d) discinesia uterina, inércia uterina durante o trabalho de parto

(e) distocia, obstrução do canal do parto durante delivramento vaginal (se próximo ao óstio interno)
(f) hemorragia pós-parto
(3) Hidroureteronefrose
(4) Transformação maligna (em 0,2%)

Trat.: leiomiomas submucosos podem ser tratados com miomectomia histeroscópica

DD do leiomioma necrótico:
(1) Massa ovariana (cisto ovariano, cisto hemorrágico, endometrioma, cisto dermóide, cistadenoma, malignidade)
(2) Gravidez intersticial ectópica
(3) Saco gestacional intra-uterino
(4) Coleção de líquido intra-uterino
(5) Mola hidatiforme
(6) Contração miometrial (dura de 15–30 minutos)
(7) Tumor cervical
(8) Hematoma do ligamento largo

DD: massa anexial (se subserosa)

LOBO SUCUNTURIADO DA PLACENTA

= LOBO ACESSÓRIO
= massa separada de vilosidades coriônicas conectadas à placenta principal por vasos dentro da membrana

Causa: atrofia de vilos placentários numa área de suprimento sangüíneo inadequado + prolifera em duas direções opostas (trofotropismo), com vasos fetais permanecendo no lado do local da atrofia vilosa

Incidência: 0,14%–3%

Cp:
(1) Retida intra-útero com hemorragia pós-parto
(2) Placenta prévia com hemorragia intraparto
(3) *VASA PREVIA* = vasos sucunturiado atravessando o orifício interno, que podem romper, resultando em perda de sangue fetal

MACROSSOMIA

= ACELERAÇÃO DO CRESCIMENTO FETAL
= feto grande para a idade gestacional (GIG) com PFE > 90º percentil para a idade/ > 4.000 g a termo
√ CA > 3 DP acima da média para a idade (medida mais confiável)
√ peso fetal estimado (PFE) incluindo cabeça fetal, abdome, comprimento fetal > 90º percentil (± 15% de acurácia)
√ baixa relação comprimento femoral:CA
√ baixa relação PC:CA
√ circunferência da coxa aumentada
√ baixa relação comprimento femoral:circunferência femoral

Risco: distocia do ombro, parto prolongado, aspiração meconial

MOLA HIDATIFORME

= GRAVIDEZ MOLAR

Histo: edema marcante + aumento dos vilos coriônicos; desaparecimento dos vasos sangüíneos vilosos + proliferação dos trofoblastos

Tipos:
(1) MOLA COMPLETA/CLÁSSICA
= fertilização de um "ovo vazio" (= ovo com nenhum material cromossomial ativo)

Histo: edema hidatiforme generalizado de todos os vilos + proliferação trofoblástica
• cariótipo diplóide, quase sempre cromossomos paternos XX
√ nenhuma parte fetal/nenhuma membrana coriônica

Prognóstico: em 80% benigno; em 20% maligno (coriocarcinoma)

(2) MOLA COMPLETA + FETO COEXISTENTE (2%)
= degeneração molar de um dos conceptos de uma gravidez gemelar idêntica, com o mesmo risco de degeneração maligna como na mola clássica

(3) MOLA PARCIAL
= áreas de alteração molar alternando com vilos normais + feto com anomalias congênitas significativas

Histo: edema leve a moderado de alguns vilos
• cariótipo triplóide (66% XXY; 33% XXX)
• início precoce de pré-eclâmpsia
√ estruturas fetais presentes (isto é, placenta)

Prognóstico: nenhuma associação com a transformação maligna
• eclâmpsia grave antes de 24 semanas
• útero grande para a idade gestacional
• sangramento no 1º trimestre
• elevação anormal da β-HCG
• passagem de vesículas em forma de uva pela vagina
√ útero grande para a idade gestacional (em 50%)
√ tecido intra-uterino hiperecóico intercalado com numerosas áreas hipoecóicas puntiformes = vilos hidrópicos
√ em 25% aspecto típico: grandes áreas hiperecóicas (coágulos sangüíneos) + áreas de degeneração cística lembrando o aborto incompleto
√ halo espesso hiperecóico em torno de zona central anecóica
√ cistos teca luteínicos bilaterais (18%–37%), os quais podem levar quatro meses para regredir após evacuação de uma gravidez molar

DD:
(1) Degeneração hidrópica da placenta (associada aos abortos completos/incompletos)
(2) Leiomioma uterino degenerado
(3) Aborto incompleto = produtos retidos com hemorragia
(4) Coriocarcinoma

MOLA INVASIVA

= CORIOADENOMA DESTRUTIVO

Histo: proliferação trofoblástica excessiva com presença de estruturas vilosas + invasão do miométrio
• história de gravidez molar prévia/ovo morto retido (75%)
• sangramento uterino contínuo
• níveis persistentemente elevados de β-hCG
√ tecido hiperecóico com lucências puntiformes
√ região hiperecóica focal irregular dentro do miométrio
√ cistos teca luteínicos focais, de 4–8 cm de tamanho

MORTE EMBRIONÁRIA

Incidência: 20%–71% de proporção de perda de um dos gêmeos < 10 semanas

Morte embrionária precoce/gravidez inviável

Na varredura endovaginal

- nível de β-HCG < 2–3 desvios padrões abaixo da média para um dado tamanho do saco gestacional/amenorréia/comprimento craniocaudal

A. MORTE DEFINIDA
√ ausência de atividade cardíaca com comprimento craniocaudal de ≥ 5 mm/ ≥ 6,5 semanas de IG (repetir varredura em 3 dias para a confirmação)

B. GRAVIDEZ PROVAVELMENTE INVIÁVEL
√ diâmetro médio do saco de ≥ 16 mm sem embrião
√ tamanho médio do saco de ≥ 8 mm sem vesícula vitelina (repetir varredura em 3 dias para confirmação)
√ > 1.000 ml U/ml (1º PRI) sem saco gestacional
√ 7.200 ml U/ml (1º PRI) sem vesícula vitelina
√ > 10.800 ml U/ml (1º PRI) sem embrião

C. ALTO RISCO PARA MORTE SUBSEQÜENTE
√ bradicardia severa < 80 bpm
√ saco gestacional pequeno para a média (diferença entre tamanho médio do saco e comprimento craniocaudal < 5 mm preditivo de aborto em 94%)

D. RISCO MODERADAMENTE ALTO DE MORTE
√ bradicardia de 80–90 bpm
√ grande hematoma subcoriônico elevando a maior parte da placenta
√ vesícula vitelina > 6 mm/forma anormal

√ tamanho médio do saco gestacional muito pequeno para a idade clínica ideal
√ crescimento do saco gestacional ≤ 0,7 mm/dia (taxa de crescimento normal de 1,13 mm/dia determina o intervalo de tempo apropriado para a varredura de acompanhamento, isto é, quando espera-se que o saco tenha 27 mm)
√ posição do saco no segmento uterino inferior/cérvice
√ restos lineares/granulares/nível líquido-líquido dentro do saco gestacional (= sangramento intra-saco)

Morte embrionária tardia

Na varredura endovaginal
√ membrana amniótica colapsada e pregueada
√ forma irregular distorcida do saco gestacional (DD: compressão pela bexiga, mioma, contração)
√ ausência do duplo saco decidual = reação coriodecidual irregular/delgada fracamente hiperecóica (2 mm)

MORTE FETAL INTRA-ÚTERO

= MORTE INTRA-UTERINA
= morte fetal durante o 2º + 3º trimestres

Sinais específicos:
√ movimentos cardíacos/somáticos ausentes

Sinais não específicos vistos não antes de 48 horas após a morte:
√ medida do DBP igual/diminuído comparado com exame anterior
√ desenvolvimento de dolicocefalia
√ "sinal de Spalding" = sobreposição dos ossos cranianos fetais
√ feto destorcido sem estruturas reconhecíveis
√ edema da pele (epidermólise) = maceração fetal
√ aumento da quantidade de ecos no líquido amniótico (= fragmentos de tecido fetal)
√ gás no sistema vascular fetal

"Gêmeo desaparecido"
= desaparecimento de um dos gêmeos intra-útero devido à completa reabsorção/gravidez anembrionária

Incidência: (13%–78%) média (21%) antes das 14 semanas de idade gestacional
Tempo: < 13 semanas de amenorréia
√ NENHUMA evidência sonográfica de gravidez gemelar tardia

"Feto papiráceo"
= compressão + mumificação do feto

Tempo: no 2º trimestre
Pat: reabsorção do líquido resultando em corpo fetal papiráceo + compressão contra membranas adjacentes
√ feto comprimido e mumificado emplastrado contra a parede uterina

Risco para o gêmeo sobrevivente:

A. Gestação dicoriônica (risco mínimo)
(1) Parto prematuro
(2) Obstrução do parto por feto macerado

B. Gestação dicoriônica
(1) CID em resposta à liberação de tromboplastina pelo feto degenerado
(a) na circulação materna
(b) no feto gêmeo através da circulação compartilhada (= síndrome da embolização gemelar)

ONFALOCELE

= persistência do talo corporal = defeito da linha média da parede abdominal anterior secundário à insuficiência das pregas mesodérmicas lateral + caudal + cefálica para formar o anel umbilical durante a 3ª a 4ª semanas de gestação, sem herniação dos conteúdos intra-abdominais para a base do cordão umbilical

Incidência: 1:4.000 a 1:5.500 gravidez

Idade: detecção mais precoce a 12 semanas de amenorréia

Alta incidência de ANOMALIAS ASSOCIADAS (45%–72%):
(1) Cromossomial (30%–58%): trissomia do 13, 18, 21, síndrome de Turner (13% com o fígado na onfalocele, 77% com o intestino na onfalocele), triploidia
(2) Genitourinário (40%): exostrofia vesical
(3) Cardíaca (16%–47%): CIV, CIA, tetralogia de Fallot, *ectopia cordis* na pentalogia de Cantrell, DORV
(4) Defeitos do tubo neural (4%–39%): holoprosencefalia, encefalocele, hipoplasia cerebelar
(5) CIUR (20%)
(6) Síndrome de Beckwith-Wiedemann (10%)
(7) Trato GI: atresia intestinal (comprometimento vascular): márotação; fixação anormal do fígado, atresia esofagiana, fenda facial, hérnia diafragmática
(8) Deficiência da parede corporal-membros: higroma cístico

- AFP no soro materno elevada em 40%

√ defeito da linha média
√ defeito sobre toda a parede abdominal ventral (tamanho médio de 2,5–5 cm)
√ cordão alargado onde ele se une à pele do abdome

√ inserção do cordão no ápice do defeito
√ herniação das vísceras abdominais na base do cordão umbilical: fígado (27%) ± estômago ± intestino
√ geléia de Wharton hipoecóica dentro do saco herniado
√ cobertura com membrana peritoneal-amniótica (pode romper-se em casos excessivamente raros)
√ poliidramnia (ocasionalmente oligoidramnia)

Mnemônico: "OMFALOCCele"
Outras anomalias (comum)
Membrana circundando víscera
Fígado geralmente herniado
Ascite
Linha média
O para "zero" complicações intestinais
Cromossomiais (anomalias, comuns)
Cardíaca, anomalias

Cp:
(1) Infecção, inanição
(2) Imaturidade (23%)

Taxa de mortalidade: 29%–55% devido à freqüência de malformações concomitantes + anomalia cromossomiais; 10% de mortalidade se anomalia isolada

PSEUDO-ONFALOCELE
1. Deformação do abdome fetal pela pressão do transdutor acoplado com orientação oblíqua da varredura, pode dar o aspecto de uma onfalocele
2. Herniação fisiológica do intestino médio para dentro do cordão umbilical entre a 8ª e 12ª semanas de gestação
   √ saco herniado nunca contém fígado
   √ saco herniado geralmente < 7 mm

OVO CEGO – "BLIGHTED OVUM"

= GRAVIDEZ ANEMBRIONÁRIA; pode ocorrer como um gêmeo morto
= saco gestacional > 2,5 ml sem embrião identificável
√ saco vitelino identificado sem embrião
√ saco gestacional vazio (> 6–8 semanas de lme)
√ saco gestacional muito pequeno para a data da gravidez
(a) por varredura transabdominal:
Saco gestacional geralmente não visualizado antes de 5–5,5 semanas de amenorréia; vesícula vitelina forma-se na 4ª semana de amenorréia, quando o saco gestacional é de 3 mm; embrião usualmente visualizado em 6 semanas de amenorréia
   √ saco gestacional > 20 mm de diâmetro médio sem vesícula vitelina
   √ saco gestacional > 25 mm de diâmetro médio sem embrião
   √ ausência de crescimento do saco gestacional documentado em varreduras repetidas 7–14 dias após
(b) pela varredura transvaginal
   √ saco gestacional > 8 mm de diâmetro sem vesícula vitelina
   √ saco gestacional > 16 mm de diâmetro sem embrião/atividade cardíaca

Cp: sangramento no 1º trimestre

PENTALOGIA DE CANTRELL

= anomalia esporádica muito rara
(1) Defeito abdominal da linha média supra-umbilical
(2) Defeito do esterno inferior
(3) Deficiência do pericárdio diafragmático
(4) Deficiência do diafragma anterior: a herniação dos órgãos intra-abdominais para dentro da cavidade torácica é rara
(5) Anomalia intracardíaca: defeito septal atrioventricular (50%), CIV (18%), tetralogia de Fallot (11%)
√ *ectopia cordis*

PLACENTA ACRETA

= decidualização mal desenvolvida com vilosidades coriônicas crescendo para dentro do miométrio

Incidência: 1:2.500–7.000 partos; em 5% das pacientes com placenta prévia

Risco de placenta acreta versus operação cesariana:
Em 24% após uma; em 48% em mais de dois partos cesáreos

Predisposição: áreas de fibrose uterina

Associada à: placenta prévia (20%)

Tipos:
1. PLACENTA ACRETA = vilosidades coriônicas em contato direto com o miométrio
2. PLACENTA INCRETA = as vilosidades invadem o miométrio
3. PLACENTA PERCRETA = as vilosidades penetram através da serosa uterina

√ adelgaçamento < 1 mm/ausência de zona miometrial hipoecóica entre a placenta + serosa uterina ecodensa/parede vesical posterior
√ adelgaçamento/irregularidade/ruptura focal da margem ecóica hiperecóica marginal (= interface entre a serosa uterina-parede vesical)
√ elevações focais volumosas/extensões de tecido placentário ecogênico além da serosa uterina
√ > 6 lacunas intraplacentárias irregulares (= espaços vasculares)

Cp:
(1) Retenção do tecido placentário
(2) Hemorragia com risco de vida no 3º estágio do parto, necessitando de histerectomia emergencial
(3) Sangramento pós-parto persistente
(4) Morte materna

PLACENTA EXTRACORIAL

= inserção das membranas placentárias pela superfície fetal da placenta em vez da margem placentária
   = placa coriônica menor que a placa basal, isto é, a transição do córion membranoso para o viloso ocorre numa distância da borda placentária que é menor que o raio da placa basal

1. PLACENTA CIRCUMARGINADA
   Incidência: até 20% das placentas
   • sem significado clínico
   √ margem placentária não deformada
2. PLACENTA CIRCUNVALADA
   = inserção das membranas fetais forma um anel pregueado espessado com fibrina + freqüentemente hemorragia subjacente
   Incidência: 1%–2% das gravidezes
   Cp: parto prematuro, ameaça de aborto, aumento da mortalidade perinatal, hemorragia marginal

PLACENTA MEMBRANÁCEA

= presença de vilosidades bem vascularizadas nas membranas periféricas

Causa:

Endometrite, hiperplasia endometrial, extensa vascularização de decídua capsular, dano endometrial prévio por curetagem?

- sangramento vaginal repetitivo estendendo durante o 2º trimestre + aborto após 20–30 semanas
- hemorragia pós-parto

√ contornos espessados sobre todo o saco gestacional (0,2–3,0 cm)

√ pode demonstrar disco distinto da placenta

PLACENTA PRÉVIA

= implante do embrião anormalmente baixo, com a placenta cobrindo toda/parte do orifício cervical interno

Incidência:

0,5% de todos os partos; em 7%–11% das mulheres com sangramento vaginal de 2º + 3º trimestre; 0,26% dos úteros não cicatrizados

Risco de placenta prévia vs. *operação cesariana:*

0,65% após uma cesariana, 1,8% após 2 cesarianas, 3% após 3 cesarianas, 10% após 4 cesarianas

Causa:

Vascularização decidual defeituosa em áreas de fibrose endometrial causando adelgaçamento placentário compensatório; a placenta ocupa uma grande superfície do útero, com aumento da probabilidade de obstrução do orifício interno

Predisposição:

(1) Incisão uterina prévia (operação cesariana, miomectomia)
(2) Mulheres mais velhas
(3) Mulheres multíparas

Tipos de exame clínico:

(1) Placenta prévia central (1/3) = cobertura completa do orifício interno
(2) Parcial prévia = orifício interno parcialmente coberto pela placenta
(3) Placenta de implantação baixa = borda placentária baixa sem extensão sobre o orifício interno; palpável pelo dedo examinador

- sangramento vaginal indolor em 93% (geralmente 3º trimestre/tão cedo quanto 20 semanas)
  ◊ 3%–5% de todas as gravidezes são complicadas por sangramento de 3º trimestre; destes, 7%–11% são devidos à placenta prévia!

US – FALSOS POSITIVOS (5%–7%):

(1) Migração "placentária"/rotação
  = taxas de crescimento diferentes entre o segmento uterino baixo + placenta
  ◊ 63%–93% terão implante normal a termo!
  — conversão para a posição normal: parede anterior > parede posterior do útero
  — NENHUMA conversão se a placenta implanta-se em ambas as paredes posterior + anterior
(2) Superenchimento vesical
  Compressão vesical induzida leva à aposição das paredes uterinas inferior anterior + posterior (comprimento cervical > 3,5–4 cm) simulando placenta prévia
(3) Contração miometrial focal (espessamento miometrial > 1,5 cm) na região do segmento uterino inferior

Mnemônico: "ABCDF"

A*bruptio* (descolamento prematuro pode mimetizar placenta prévia)
Bexiga (deve estar vazia)
Contração (pode precisar esperar 15–20 minutos)
Datas (pode variar na 1ª metade da gravidez)
Fibroma

US – FALSOS NEGATIVOS (2%):

(1) Obscurecimento pela cabeça fetal remediado pela posição de Trendelenburg/leve tração superior da cabeça fetal
(2) Posição lateral da placenta prévia; remediado pela obtenção de varreduras oblíquas
(3) Sangue na região do orifício interno pode ser confundido com líquido amniótico

Cp: (secundária ao descolamento prematuro da placenta do segmento uterino inferior)

(1) Hemorragia materna (sangue do espaço interviloso)
(2) Parto prematuro
(3) CIUR
(4) Morte perinatal (5%)

Trat.: impede o parto vaginal + exame pélvico

PRÉ-ECLÂMPSIA

= TOXEMIA DA GRAVIDEZ

Incidência: 5% de todas as gestações, tipicamente durante o 3º trimestre

Tríade clínica:

- hipertensão gestação induzida/agravada por
- proteinúria
- edema periférico + ganho de peso

Cp:

@ SNC
@ Fígado: hematoma, infarto
@ Rim

ECLÂMPSIA

- convulsões + coma

RETARDO DO CRESCIMENTO INTRA-UTERINO

= PEQUENO PARA A IDADE GESTACIONAL (PIG)

= processo resultando em nascimento de neonato com peso abaixo do 10º percentil para a idade gestacional; geralmente não detectável antes de 32–34 semanas de IG (tempo de máximo crescimento fetal)

<u>para gravidez gemelar:</u> peso discordante > 25%

◊ Peso fetal abaixo do 10º percentil para a idade classificará 7% dos fetos normais como retardo do crescimento

Prevalência: 3%–7% de todos os partos; em 12%–47% de todas as gravidezes gemelares; em 25% dos fetos após parto de irmão com retardo do crescimento

Etiologia:

A. INSUFICIÊNCIA PLACENTÁRIA (80%)

1. <u>Causas maternas</u>

√ CIUR assimétrico/CIUR simétrico (nos casos graves)

(a) suprimento deficiente de nutrientes: tabagismo, má nutrição materna, gestações múltiplas, anemia, vida em altas altitudes, abuso de álcool/drogas, anomalia uterina
(b) doença vascular materna (mais comum): diabete classe D-F, hipertensão crônica, doença

renal crônica, doença do colágeno (isto é, LES) (perfusão placentária inadequada)

2. Causas placentárias primárias
Infartos placentários extensos, separação crônica parcial, placenta prévia

B. CAUSAS FETAIS PRIMÁRIAS (20%)
= diminuição intrínseca do crescimento
√ CIUR simétrico
Cardiopatia congênita, anomalias geniturinárias, anomalias do SNC, anomalias cromossomiais (trissomia do 13, 18, 21), infecção viral (rubéola, CMV)

FENÓTIPOS

1. **CIUR puro simétrico** = CIUR pequeno
= redução proporcional de todas as medidas fetais devido a
(a) alteração intrínseca do potencial de crescimento (geralmente devido às anomalias cromossomiais)
(b) grave privação nutricional sobrepujando os mecanismos protetores cerebrais ocorrendo antes de 26 semanas de amenorréia + persistindo até o parto
√ peso fetal estimado < 10º percentil para a idade (na metade do 2º trimestre)

2. **CIUR assimétrico** = CIUR com estabilização tardia (75%)
= redução desproporcional das medidas fetais devido à insuficiência uteroplacentária, com desvio preferencial de sangue do cérebro fetal ocorrendo após 26 semanas de IG

Tempo efetivo para triagem: 34 semanas de amenorréia
Acompanhamento de rotina: a cada 4 semanas começando com 26 semanas de amenorréia
√ CA > 2 DP abaixo da média para a idade = altamente suspeito; CA > 3 DP abaixo da média para a idade = diagnóstico (a CA é a medida fetal isolada mais efetiva para a detecção do CIUR assimétrico)
√ altas relações PC/CA e comprimento femoral/CA (tamanho da cabeça + comprimento femoral menos afetado)
√ percentil do peso fetal útil para acompanhamento
√ maturidade placentária acelerada
√ volume de líquido amniótico diminuído
√ relação elevada da artéria umbilical "S/D"
◊ Comprimento femoral/CA + relação artéria umbilical "S/D" são as únicas técnicas efetivas para avaliação do CIUR num único exame com cuidados pré-natais no 3º trimestre!

PARÂMETROS DE CRESCIMENTO MORFOLÓGICO
◊ Os três parâmetros chaves para o diagnóstico do CIUR são:
(1) Baixo peso fetal estimado (PFE),
(2) Baixo volume de líquido amniótico (VLA),
(3) Hipertensão materna (HM)!

Critérios sonográficos para CIUR	"VPP"(%)	"VPN"(%)
Grau placentário avançado	16	94
Comprimento femoral/CA elevada	18–20	92–93
Onda "VA" (da artéria uterina) anormal	17–37	
Volume intra-uterino total baixo	21–24	92–97
DBP pequeno	21–44	92–98
Taxa de crescimento do DBP baixa	35	97
PFE baixo	45	99
Oligoidramnia	55	92
PC/CA elevada	62	98

Nenhuma menção sobre o significado de "PPV", "NPV" e "VA" pelo autor (contudo, segundo revisor, VPP, VPN e VA provavelmente significam, respectivamente, valor preditivo positivo, valor preditivo negativo e artéria uterina

PARÂMETROS FETAIS FISIOLÓGICOS
Seqüência de eventos na hipoxia fetal:
CST não reativo > ausência de respiração fetal > cardiotocografia basal não reativa > diminuição dos movimentos fetais > ausência de movimentos fetais > ausência de tono fetal

Perfil biofísico
Acurácia: taxa de falsos negativos 0,9/1000 gravidezes; 33% sensibilidade, 17% valor preditivo positivo

Estudos com Doppler
(1) Teste do não estresse (NST)
(2) Teste da contração de estresse (CST)
(3) Onda uterina + artéria umbilical
√ relação sistólica:diastólica elevada (indicando aumento da resistência vascular)
(4) Volume de fluxo aórtico fetal
√ diminuição no fluxo fetal < 185–246 ml/kg/min

Cp: risco aumentado para asfixia perinatal, aspiração de mecônio, desequilíbrio hidreletrolítico por acidose metabólica, policitemia, desordem genética/cromossomial (5%–15%)
Prognóstico: aumento de 6–8 vezes no risco para morte intraparto + morte neonatal
◊ 20% de todos os fetos natimortos apresentam crescimento retardado!
DD do PIG (feto pequeno para a idade gestacional):
(1) Feto constitucionalmente pequeno
(2) Insuficiência primária do crescimento associada às anomalias congênitas
(3) CIUR

RUPTURA PREMATURA DAS MEMBRANAS

= ruptura espontânea das membranas coriônicas antes do início do trabalho de parto
Tipos:
(a) ruptura prematura pré-termo das membranas (RPPM) < 37 semanas de IG
(b) ruptura prematura a termo das membranas (RPTM) > 37 semanas de IG
Incidência: global 2,1%–17,1%; RPPM 0,9%-4,4% em 29% de todos os partos pré-termo; em 18% de todos os partos a termo
Risco de recorrência: 21% das mulheres com RPPM
Causa: infecção das membranas?
Cp:
(a) RPTM:
— > 24 horas pode resultar em febre intraparto
— > 72 horas pode resultar em corioamnionite + natimorto
(b) RPPM: síndrome da angústia respiratória (9%–43%), sépsis neonatal (2%–19%)

RUPTURA UTERINA NA GRAVIDEZ

= ruptura de todas as camadas circundando o feto (membranas, decídua, miométrio, serosa)
DEISCÊNCIA UTERINA = miométrio somente

Prevalência: 3%–5% para a cesariana clássica
1%–2% para operações no segmento inferior

Classificação:
(1) Ruptura espontânea durante o trabalho de parto
(2) Ruptura traumática durante o delivramento
(3) Ruptura devido a cicatrizes/doenças miometriais

Predisposição:
Cirurgia uterina prévia, trabalho de parto prévio excessivamente longo/difícil

Localização:
(a) ruptura do corpo antes do início do trabalho de parto
(b) segmento uterino inferior durante o trabalho de parto, E > D

Cp: hipofibrinogenemia (disparada por perda excessiva de sangue, trauma, embolia de líquido amniótico)

Mortalidade: 2%–20% de mortalidade materna; 10%–25% de mortalidade fetal

SEPARAÇÃO CORIOAMNIÔNICA

(a) normalmente visto < 16 semanas
= fusão incompleta da membrana amniótica com a placa coriônica
(b) anormal > 17 semanas de amenorréia
= secundária à hemorragia

√ a membrana se estende sobre a superfície fetal + termina na origem do cordão umbilical
√ membrana elevada mais delgada que a membrana coriônica

Cp: a ruptura da membrana amniótica pode levar à síndrome da banda amniótica

DD: higroma cístico (move-se com o embrião)

SÍNDROME DA BANDA AMNIÓTICA

= SÍNDROME DA RUPTURA PRECOCE DO ÂMNIO
= ruptura do âmnio, expondo o feto ao ambiente hostil das bandas mesodérmicas fibrosas que emanam do lado coriônico do âmnio

Incidência: 1:1.200 a 1:15.000 nascimentos vivos

√ membrana muito delgada que flutua com o movimento fetal ou se adere ao feto
√ folhas/bandas anormais de tecido que aderem ao feto (*DD*: sinéquias uterinas, fusão amniocoriônica incompleta, separação amniocoriônica devido à hemorragia subcoriônica, depósitos de fibrina, lagos venosos, saco residual de gravidez gemelar necrosada, fragmentos do cordão umbilical)
√ restrição do movimento fetal secundário ao aprisionamento das partes fetais pelas bandas

Associada às deformidades fetais em 77%:
(1) Defeitos dos membros (múltiplos + assimétricos)
√ amputação/anéis constritores dos membros/dedos
√ sindactilia distal
√ pé torto congênito (30%)
(2) Defeitos craniofaciais
= defeitos não anatômicos assimétricos do crânio + cérebro
√ anencefalia
√ encefalocele lateral assimétrica
√ fenda facial do lábio/palato
√ microftalmia assimétrica
√ calcificação craniana incompleta/ausente
√ ± inserção da cabeça à parede uterina
(3) Defeitos viscerais
√ gastrosquise ± exteriorização do fígado
√ onfalocele
√ deformidade em giba da coluna

DD:
(1) Separação corioamniótica
(2) Sinéquias intra-uterinas

SÍNDROME DA EMBOLIZAÇÃO DO GÊMEO

= rara complicação da gravidez monocoriônica após a morte de um dos gêmeos

Fisiopatologia:
(1) Embolização de sangue tromboplastina enriquecido/rico em detritos do feto morto para o vivo, através de anastomoses vasculares na placenta
(2) Reversão aguda da transfusão do gêmeo no momento da morte com alterações isquêmicas no sobrevivente

Órgãos embolizados: SNC (72%), trato GI (19%), rim (15%), pulmões

√ ventriculomegalia, atrofia cortical, cisto porencefálico, encefalomalacia cística dentro de duas semanas da morte do gêmeo

SÍNDROME DA TRANSFUSÃO GÊMELO-GEMELAR

= TRANSFUSÃO GEMELAR MONOVULAR
= SÍNDROME PARABIÓTICA INTRA-UTERINA
= complicação da gravidez monozigótica com uma placenta ou uma placenta fundida de gêmeos mono/dizigóticos, resultando em desequilíbrio na mistura do sangue fetal na placenta comum

Incidência: 5%–18% das gestações gemelares; 5%–15% dos gêmeos monozigóticos; 15%–30% das gestações gemelares monocoriônicas

Causa: shunt intra-uterino não balanceado de sangue através da placenta compartilhada

Tempo de início: 2º trimestre

Pat: grandes comunicações subcoriônicas entre a circulação arterial de um dos gêmeos e a circulação venosa do outro gêmeo, através de *shunts* arteriovenosos (= distrito viloso comum)

√ volume de líquido amniótico discrepante (75%)
√ DBP discordante em > 5 mm (56%)
√ peso fetal estimado discordante > 25% (67%–100%)

A. GÊMEO DOADOR
= feto que transfunde o feto receptor
- anemia + hipovolemia
- insuficiência cardíaca de alto débito + hidropsia (raro)

√ oligoidramnia (75%–80%)/stuck twin = oligoidramnia severo (60%)
√ retardo do crescimento intra-uterino (comum) diagnosticado por peso fetal estimado discordante de > 25%
√ morfologicamente normal

B. GÊMEO RECEPTOR
- policitemia (hemoglobina mais alta)
- pletora (sobrecarga de volume)

√ poliidramnia (70%–75%) pela diurese fetal aumentada
√ hidropsia fetal (10%–25%): derrame pericárdico + pleural, ascite, espessamento cutâneo
√ organomegalia
√ feto papiráceo = feto morto macerado
√ inserção velamentosa do cordão (64%)

Cp: parto prematuro com 40%–87% de mortalidade perinatal
Trat.: término efetivo, amniocentese de grande volume do saco poliidramniótico, feticida seletivo, abrasão a *laser* das anastomoses vasculares
DD: CIUR de um dos gêmeos dizigóticos (duas placentas separadas, dois sexos diferentes)

SÍNDROME DE ASCHERMAN

= associação das sinéquias uterinas (= aderências consistindo de tecido fibroso ou músculo liso) com disfunção menstrual + infertilidade
Causa: seqüela de trauma endometrial (instrumentação vigorosa durante a dilatação e curetagem) geralmente durante o pós-parto ou período pós-aborto/grave endometrite
HSG:
√ defeitos de enchimento múltiplos/solitário
√ bandas de tecido atravessando a cavidade endometrial
√ irregularidade da cavidade uterina
√ obliteração parcial/quase completa da cavidade uterina (DD: exposição ao DES)

US:
√ endométrio espessado

SÍNDROME DE BECKWITH-WIEDEMANN

= SÍNDROME EMG (= **E**xonfalo = onfalocele, **M**acroglossia, **G**igantismo); autossômica dominante
Incidência: 1:13.700 nascimentos vivos
Constelação:
(1) Macroglossia
(2) Visceromegalia
(3) Onfalocele (10%–15%)
(4) Gigantismo natal/pós-natal
(5) Nefromegalia
(6) Nevo facial em flama
(7) Hepatomegalia
(8) Anomalias do lobo da orelha
(9) Hemi-hipertrofia
(10) Anomalias cardíacas
(11) Hiperplasia pancreática

@ Rim:
√ aumento renal
√ ecogenicidade renal aumentada (devido à glomeruloneogênese)
√ acentuação da definição corticomedular
- policitemia neonatal
- hipoglicemia neonatal (50%)

Cp: desenvolvimento de tumores malignos (em 10%): nefroblastoma, hepatoblastoma, tumor adrenal

SÍNDROME DE HIPERESTIMULAÇÃO OVARIANA

Incidência: grave SHO em 1,5%–6% sob terapia com Perganol
Etiologia:
(1) Induzida pela terapia com hCG com gonadotropina menopausal humana (Perganol), ocasionalmente com clomifeno (Clomid)
(2) Mola hidatiforme
(3) Corioepitelioma
(4) Gravidez múltipla

Pat: ovários aumentados, com múltiplos cistos foliculares, corpos lúteos, estroma edematoso (aumento do líquido secundário à permeabilidade capilar aumentada)
- dor abdominal (100%) + distensão (100%)
- náusea (100%), vômitos (36%)
- abdome agudo (17%)
- dispnéia (16%)
- tromboflebite (11%)
- hemoconcentração marcante
- lipotímia (11%)
- turvação visual (5%)
- anasarca (5%)
- hidrotórax
- fertilidade aumentada

√ ovário > 5 cm na maior dimensão contendo grandes folículos geometricamente impactados
√ cisto ovariano > 10 cm (100%); geralmente desaparecem após 20–40 dias
√ ascite (33%)
√ derrame pleural (5%)
√ hidroureter (11%)

Cp: (relacionada à depleção de volume)
(1) Hipovolemia + hemoconcentração
(2) Oligúria, desequilíbrio hidreletrolítico, azotemia
(3) Morte por hemorragia intra-abdominal/evento tromboembólico

SÍNDROME DE STEIN-LEVENTHAL

Incidência: 2,5% de todas as mulheres
Etiologia:
Atividade deficiente da aromatase (catalisadora da conversão do androgênio em estrogênio) resultando em excesso de androgênios; liberação pulsátil exagerada de LH estimula a secreção ovariana contínua de androgênio, às expensas do estradiol; a redução do estrogênio local prejudica a atividade do FSH; isto resulta em acúmulo de folículos atrésicos de pequeno a médio tamanho, sem maturação final em folículos de Graaf
Pat:
Ovários peroláceos, com múltiplos cistos abaixo da cápsula, os quais são revestidos por uma teca interna hiperplásica, mostrando pronunciada luteinização; células granulosas estão ausentes/degenerantes; ausência de corpo lúteo
Idade: final da 2ª década
Associada a: síndrome de Cushing, adenoma hipofisário basofílico, amenorréia pós-pílula, ovário virilizante/tumor adrenal
- amenorréia secundária/oligomenorréia
- fertilidade reduzida/esterilidade
- desconforto abdominal periódico
- obesidade
- leve hirsutismo facial/generalizado grave
- acne cística
- perda de cabelo cefálica

- níveis de LH elevados
- FSH normal/diminuído
- androstenediona/testosterona aumentados
- estrona/estradiol elevados

√ tamanho ovariano normal (em 30%)
√ ovários aumentados bilateralmente (70%), volume de 6–30 cm^3
√ número excessivo de folículos em desenvolvimento
  (a) múltiplos (mais de 5) pequenos cistos de 5–8 mm em localização subcapsular (40%)
  (b) ovários hipoecóicos (25%)
  (c) ovários isoecóicos (5%)

Cp: câncer de endométrio < 40 anos de idade (pela estimulação estrogênica crônica não antagonizada)
DD: ovários na hiperplasia adrenal congênita
Trat.:
  (1) Indução da ovulação com clomifeno (Clomid)/menotropina
  (2) Ressecção em cunha (efeito apenas transitório)

SÍNDROME HELLP (**H**emolysis, **E**levated **L**iver enzymes and **L**ow **P**latelet)

= Hemólise, Enzimas Hepáticas Elevadas e Plaqueta Baixa
N.T.: Impossível adaptar o mnemônico neste caso.
Prevalência: 4%–12% das pacientes com pré-eclâmpsia severa/eclâmpsia; mais alta em mulheres brancas (24%), com diagnóstico tardio de pré-eclâmpsia/parto tardio (57%), em pacientes multíparas (14%)

- dor epigástrica/quadrante superior direito (90%)
- náuseas + vômitos (45%), ocasionalmente icterícia
- cefaléia (50%)
- edema demonstrável (55%)

√ hepatomegalia dolorosa
√ infiltração gordurosa do fígado (pico na 35ª semana)
√ hematoma subcapsular do fígado + rim
√ necrose hepática
√ ascite + derrames pleurais
√ hemorragia vítrea

Cp:
  (1) Mortalidade perinatal (8%–60%)
  (2) Morte materna (3%–24%) por ruptura hepática, CID, descolamento prematuro de placenta, insuficiência renal aguda, sépsis

SÍNDROME PÓS-MATURIDADE

= inabilidade da placenta madura de suportar as demandas do feto
Incidência: em 15% de todas as gestações pós-termo

- líquido amniótico tingido com mecônio

√ placenta grau 3 (em 85%), grau 2 (em 15%), grau 1 (em 0%)
√ gordura subcutânea diminuída + pregueamento da pele
√ unhas longas
√ verniz diminuído

Cp: aspiração de mecônio, asfixia perinatal, instabilidade térmica

Feto pós-termo

= feto não delivrado a partir da 42ª semana de amenorréia
Incidência: 7%–12% de todas as gestações
Risco de mortalidade perinatal:
  2× em 43 semanas de amenorréia, 4–6× em 44 semanas de amenorréia

"STUCK TWIN" (GÊMEO "EMPERRADO")

= um dos gêmeos com CIUR contido dentro de um saco oligo/anidramniótico de uma gravidez gemelar diamniótica
√ âmnio invisível secundário ao estreito contato com as partes fetais
√ feto fixo em relação à parede uterina sem alteração, com mudanças de posição materna
√ movimento fetal diminuído/ausente
√ ausência de mescla das partes fetais entre os gêmeos
Prognóstico: morte fetal intra-útero

TERATOMA DA REGIÃO CERVICAL

= tumor germinal do pescoço
√ poliidramnia em 30% (pela obstrução esofágica)
√ massa complexa na região cervical
Cp: obstrução das vias aéreas
DD: higroma cístico, bócio, cisto da fenda branquial, meningocele cervical, neuroblastoma da região cervical, hemangioma da região cervical

TERATOMA DO OVÁRIO

= derivado imaturo dos três folhetos embrionários
Incidência: raro
Idade: infância/adolescência
√ massa cística/complexa (mais freqüentemente)
√ geralmente grande massa sólida com ecos internos

TERATOMA IMATURO DO OVÁRIO

= TERATOMA EMBRIONÁRIO = TERATOMA MALIGNO
= TERATOMA SÓLIDO
Histo: tecido imaturo lembrando aqueles do embrião; grau 0–3 reflete a quantidade de tecido neuroectodérmico imaturo
Pode estar associado à: gliomatose peritoneal = múltiplos implantes peritoneais de tecido glial maduro

- níveis de AFP elevados (50%)
- nenhuma elevação dos níveis séricos de hCG

√ tumor predominantemente sólido com numerosos cistos de vários tamanhos
√ calcificações esparsas (pela associação invariável com o teratoma maduro)

TORÇÃO DO OVÁRIO

= resulta na rotação do ovário sobre seu eixo, produzindo estase arterial, venosa e linfática
Idade: usualmente afeta garotas pré-púberes, pode ocorrer no pré-natal, risco aumentado durante a gravidez
Causa:
  (1) Ovário aumentado (grande cisto/tumor, cisto paraovariano)
  (2) Hipermobilidade dos anexos (mais freqüente nas crianças mais jovens + durante a gravidez), mesossalpinge excessivamente longa, espasmo tubário

- dor abdominal baixa intensa, náusea, vômitos, febre
- massa palpável em 50%

Localização: D:E = 3:1
US:
  √ massa na linha média marcantemente aumentada hipo/hiperecóica

√ múltiplos cisto periféricos (= transudação de líquido para dentro dos folículos) medindo 8–12 mm em diâmetro (64%–74%)
√ boa transmissão do som (ingurgitamento vascular + edema estromal)
√ líquido livre no fundo de saco (32%)
√ ausência de ondas ao Doppler (nem sempre confiável)
√ ± massa complexa (se secundário a cisto/tumor)

TC + RMN:
√ desvio do útero para o lado da torção
√ ingurgitamento dos vasos sangüíneos no lado da torção
√ pequena quantidade de ascite
√ obliteração dos planos de gordura em torno do ovário torcido
√ ausência de reforço

Prognóstico: a destorção espontânea é incomum (história prévia de episódios similares)

TRAUMA UTERINO DURANTE A GRAVIDEZ

Incidência: 6%–7% (70% devido a acidentes automobilísticos)
(1) Descolamento prematuro de placenta
(2) Injúria fetal (isto é, lesão cerebral)
(3) Morte fetal

TRIPLOIDIA

= 69 cromossomos

Incidência: 1% das concepções; 0,04 dos fetos de 20 semanas

NENHUM padrão óbvio!
√ grave e precoce CIUR assimétrico (CARACTERÍSTICA MAIS PROEMINENTE)
√ grande placenta hidrópica com espaços vasculares esparsos (mola hidatiforme parcial)
√ cardiopatia congênita: CIA, CIV
√ anomalias cerebrais: hidrocefalia, holoprosencefalia, defeito do tubo neural
√ fenda palatina/labial
√ sindactilia dos dedos
√ onfalocele
√ anomalias renais

Prognóstico: a maioria das gestações termina em aborto espontâneo

TRISSOMIA DO 13

Incidência: 1:5.000 nascimentos
@ OB: grave CIUR
@ SNC: holoprosencefalia, encefalocele posterior, defeito do tubo neural
@ Face: fenda labial mediana, probóscide, hipotelorismo, ciclopia
@ Esqueleto: polidactilia pós-axial
@ Coração: (cardiopatia congênita em 90%) CIV, cordas tendíneas ecogênicas, ventrículo hipoplásico, tetralogia de Fallot, transposição
@ Rim: rim policístico, rim em ferradura
@ GI: onfalocele (ocasionalmente)

Prognóstico: poucas crianças vivem mais que alguns dias/horas

DD: síndrome de Meckel-Gruber

TRISSOMIA DO 18

= SÍNDROME DE EDWARD

Incidência: 3:10.000 nascimentos
@ OB: retardo do crescimento intra-uterino, poliidramnia (ocasionalmente)
@ Mão: mão cerrada, com dedo indicador em sobreposição/extensão (ALTAMENTE CARACTERÍSTICO)
@ Braço: borda radial encurtada, antebraço deformado
@ Pé: pé torto congênito, pé com curvatura inferior
@ Coração: (cardiopatia congênita em 99%) CIV, canal AV completo, ventrículo direito com dupla saída
@ GI: hérnia diafragmática, onfalocele
@ Rim: rim em ferradura
@ SNC: cisto do plexo coróide (30%), cerebelo pequeno com cisterna magna proeminente

Prognóstico: geralmente parto cesáreo emergencial devido ao CIUR + sofrimento fetal, se não detectado no pré-natal

TROMBOSE DA VEIA OVARIANA

Etiologia:
(1) Disseminação bacteriana a partir de endometrite puerperal com trombose secundária (gravidez + puerpério são estados de hipercoagulabilidade)
= TROMBOFLEBITE PUERPERAL DA VEIA OVARIANA
(2) Doença inflamatória pélvica
(3) Cirurgia ginecológica
(4) Tumores malignos
(5) Quimioterapia

Incidência: 1:600–1:2.000 partos
• presente no 2º/3º dias pós-parto
• dor abdominal inferior/flanco (> 90%)
• massa abdominal em cordão palpável e sensível (50%)
• febre se há atraso no diagnóstico

Localização: veia ovariana direita (80%), bilateral (14%), veia ovariana esquerda (6%)

TC:
√ estrutura tubular na localização da veia ovariana com centro de baixa densidade + reforço periférico

Cp: trombose da veia cava inferior; embolia pulmonar (25%); septicemia; formação de abscesso metastático

Mortalidade: 5%

Trat.: antibióticos EV; ligadura do vaso envolvido no seu ponto mais proximal da trombose se não melhorar com o tratamento após 3–5 dias

DD: apendicite, fleimão/hematoma do ligamento largo, torção de cisto ovariano, urolitíase, pielonefrite, leiomioma pedunculado degenerado, celulite pélvica, abscesso pélvico/abdominal

TUMOR DA CÉLULA DE SERTOLI-LEYDIG DO OVÁRIO

Origem: das células hilares do ovário

Incidência: < 0,5%

Idade: qualquer idade; mais comum na 2ª-3ª décadas
• androgênico
√ massa hipoecóica simulando fibroma
√ pode conter cisto/degeneração hemorrágica

TUMOR DA CÉLULA GRANULOSA

Mais comum tumor do ovário estrogênico hormônio-ativo
Incidência: 1%–3% de todas as neoplasias ovarianas
Idade: puberdade (5%), idade reprodutiva (45%), pós-menopausa (50%)
- puberdade precoce
- sangramento vaginal + mamas entumecidas

√ cisto multilocular contendo líquido/sangue (mais freqüentemente)
√ tamanho de até 40 cm de diâmetro, principalmente unilateral
√ massa predominantemente hipoecóica simulando fibroma
√ hiperplasia glandular endometrial
Cp: a transformação maligna é rara

TUMOR DA TECA CELULAR DO OVÁRIO

= TECOMA
Incidência: 1%–2% de todos os neoplasmas ovarianos
Idade: > 30 anos (30%), pós-menopausa (70%)
- estrogênico

√ massa hipoecóica com atenuação do som
√ unilateral

TUMOR DE BRENNER

= tumor ovariano quase sempre benigno
Incidência: 1,5%–2,5%
Histo: células epiteliais transicionais dentro de estroma proeminente de tecido conjuntivo fibroso
Associado a: cistadenoma mucinoso/outros tumores epiteliais em 20%–30%
Pico etário: 40–70 anos
- pode ter atividade estrogênica

√ tumor sólido, homogêneo, usualmente hipoecóico, com parede posterior bem definida
√ na maioria 1–2 cm (até 30 cm) de diâmetro
√ ± calcificações extensas
√ bilateral em 5%–7%

TUMOR DE KRUKENBERG

= tumores ovarianos a partir de câncer do trato GI (cólon:estômago = 2:1), agora incluindo primários do pâncreas + trato biliar; 2% das mulheres com câncer gástrico desenvolvem tumores de Krukenberg
◊ Os tumores de Krukenberg antedatam a descoberta da lesão primária em até 20%!
Idade: qualquer idade, mais comum na 5ª-6ª décadas
√ em 80% massa bilateral hipo/hiperecóica ± degeneração cística

TUMOR DO SEIO ENDODÉRMICO DO OVÁRIO

= TUMOR DA VESÍCULA VITELINA
= tumor raro, porém altamente maligno
Histo: lembra os seios endodérmicos da vesícula vitelina do rato
(a) padrão papilar (mais comum): contém estruturas glomerulares com vaso central + manto periférico de células epiteliais (= corpos de Schiller-Duval)
(b) outros: reticular, sólido, polivesicular, vitelino
— reação do ácido periódico de Schiff
— glóbulos hialino-alfafetoproteína positivos
Incidência: < 1% de todos os carcinomas ovarianos
Idade: geralmente na adolescência
Pode estar associado a: teratoma, cisto dermóide, coriocarcinoma
- freqüentemente dor + aumento abdominal
- AFP sérica elevada (comum)

√ predominantemente tumor sólido ecogênico
√ áreas císticas (cisto com revestimento epitelial/cistos de um teratoma maduro coexistente/hemorragia/necrose)
√ bilateral em 1%
Trat.: cirurgia + quimioterapia combinada
Prognóstico: ruim

TUMOR GERMINATIVO DO OVÁRIO

= tumores (exceto para o teratoma maduro) ovarianos malignos de histologia variada
Idade: 14 anos em média
- dor + massa pélvica/abdominal
- alfafetoproteína elevada (60% no teratoma imaturo; 100% no tumor do seio endodérmico)
- β-HCG elevado (30% dos tumores do seio endodérmico)

√ diâmetro médio de 15 cm
√ unilateral, raramente bilateral
√ calcificações (40%)
√ homogeneamente sólido (3%), predominantemente sólido (85%), predominantemente cístico (12%)

TUMOR OVARIANO MUCINOSO

Incidência: 20% de todos os tumores ovarianos; segundo mais comum neoplasma epitelial benigno do ovário (após o adenoma ovariano seroso)
Histo: camada única de epitélio colunar alto não ciliado com citoplasma claro e alto conteúdo mucinoso (similar ao epitélio da endocérvice e intestino)
80% benigno, 10% limítrofe, 10% maligno
Idade: metade da vida adulta, raro antes da puberdade + após a menopausa
Cp: a ruptura pode levar ao pseudomixoma peritoneal

A. CISTADENOMA MUCINOSO
Prevalência: 20% de todos os neoplasmas benignos ovarianos
Idade: 3ª-5ª década de vida
√ cisto multilocular com numerosos septos delgados
√ os cistos freqüentemente possuem alto conteúdo em proteínas:
  √ ecos de baixa intensidade dentro dos cistos
  √ alta atenuação à TC
  √ hiperintenso em T1WI
√ usualmente unilateral, bilateral em 5%

B. CISTADENOCARCINOMA MUCINOSO
difícil de diferenciar da variedade benigna
√ áreas de tecido sólido: septos espessos + outros elementos de tecido mole dentro do cisto septado
√ geralmente unilateral, bilateral em 20%
√ infiltração capsular com perda de definição + fixação
Cp: pseudomixoma peritoneal

TUMOR OVARIANO SEROSO

Incidência: 30% dos tumores ovarianos
Histo: revestido por células epiteliais colunares altas (como nas tubas uterinas), preenchidas com fluido seroso, corpos psamomatosos (= calcificações microscópicas) em 30%
60% benignos, 15% limítrofes, 25% malignos

Idade: 20–50 anos (variedade maligna mais tarde)

A. CISTADENOMA SEROSO
Segundo mais comum do tumor benigno do ovário (após o cisto dermóide); 20% de todos as neoplasias ovarianas benignas
   √ cisto uni/multilocular de paredes finas com até 20 cm de diâmetro
   √ somente pequena quantidade de tecido sólido: septo/nódulo mural ocasionais
   √ bilateral em 7%–20%–30%

B. CISTADENOCARCINOMA SEROSO
   = 60%–80% de todos os carcinomas ovarianos
   √ cisto com grande quantidade de tecido sólido: excrescências papilomatosas dentro do cisto (= carcinoma seroso papilar)
   √ pode conter calcificações
   √ bilateral em 50%–70%
   √ perda de definição capsular + fixação tumoral
   √ ascite secundária ao implante na superfície peritoneal
   √ aumento de linfonodos (periaórticos, mediastinal, supraclavicular)

VASA PREVIA

= vasos fetais da placenta cruzando o óstio cervical interno
   (a) vasos conectando o lobo acessório à porção principal da placenta
   (b) vasos do cordão da inserção velamentosa do cordão (membranosa) de uma placenta com inserção baixa
   (c) vasos coriônicos aberrantes em associação com a inserção marginal do cordão, da placenta com inserção baixa

Cp:
   (1) Sangramento de vasos fetais rotos
   (2) Compressão do cordão pela apresentação durante o trabalho de parto
   (3) Prolapso do cordão

MEDICINA NUCLEAR

TABELA DE DOSE, ENERGIA, MEIA-VIDA E DOSE DE RADIAÇÃO

Órgão	Fármaco	Dose	keV	$T_{1/2}$ fisio	$T_{1/2}$ bio
Cérebro	Tc-99 m pertecnetato	10–30 mCi	140	6 h	
	Tc-99 m DTPA	10 mCi	140	6 h	
	Tc-99 m glucoheptonato	10 mCi	140	6 h	
	Tc-99 m Ceretec	20 mCi	140	6 h	
	I-123 Espectamina	3–6 mCi	159	13,6 h	
LCR	In-111 DTPA	500 μCi	173, 247	2,8 d	
	Tc-99 m DTPA	1 mCi	140	6 h	
Coração	Tl-201	1–2 mCi	71, 135, 167	73 h	
	Tc-99 m pirofosfato	15 mCi	140	6 h	
	Tc-99 m pertecnetato	15–25 mCi	140	6 h	
	Tc-99 m-hemácias marcadas	10–20 mCi	140	6 h	
	Tc-99 m sestamibi	25 mCi	140	6 h	
	Tc-99 m teboroxima	30 mCi	140	6 h	
	Tc-99 m enxofre coloidal	3–5 mCi	140	6 h	
Fígado	Tc-99 m DISIDA	4–5 mCi	140	6 h	
	Xe-127	5–10 mCi	172, 203	36,4 d	13s
	Xe-133	10–20 mCi	80	5,3 d	20s
	Kr-81 m	20 mCi	176, 188, 190	13 s	
	Tc-99 m MAA aerosol	3 mCi	140	6 h	8 h
Rim	Tc-99 m DTPA	15–20 mCi	140	6 h	
	Tc-99 m DMSA	2–5 mCi	140	6 h	
	Tc-99 m glicoeptonato	15–20 mCi	140	6 h	
	Tc-99 m mercaptoacetiltriglicina	10 mCi	140	6 h	
	I-131 Hipuran	250 μCi	364	8 d	18 min
	I-123 Hipuran	1 mCi	159	13,6 h	
Tireóide	Tc-99 m pertecnetato	5–10 mCi	140	6 h	
	I-123	50–200 μCi	159	13,6 h	
	I-125	30–100 μCi	27, 35	60 d	
	I-131	30–100 μCi	364	8 d	
Testículos	Tc-99 m pertecnetato	10 mCi	140	6 h	
Mucosa gástrica	Tc-99 m pertecnetato (NeE1)	50 μCi/kg	140	6 h	
Gálio	Ga-67 citrato	3–5 mCi	92, 184, 296, 388	78 h	
Leucócitos	In-111 oxina	550 μCi	173, 247	2,8 d	
	Tc-99 m Ceretec	10–20 mCi	140	6 h	

DOSE PEDIÁTRICA

As doses pediátricas podem variam em instituições diferentes, baseadas em dados empíricos. Em linhas gerais, utilize:

1. Regra de Clark (peso corporal): Dose ped. = peso corporal (em lbs)/150 × dose adulto
2. Regra de Young (crianças até idade de 12 anos): Dose ped. = idade da criança/(idade da criança +12)× dose adulto
3. Área de superfície: Dose ped. = (peso [em kg]^{0,7}/11)/1,73 × Dose adulto

DOSE DE RADIAÇÃO

	Órgão crítico	rad/mCi
I-131	Tireóide	1.000
I-125	Tireóide	900
In-111 oxina leucócitos	Baço	26
I-123	Tireóide	15
In-111 DTPA	Medula espinhal	12
Tl-210	Rim	1,5
Ga-67 citrato	Cólon	1,0
Tc-99 m MAA	Pulmão	0,4
Tc-99 m microesferas de albumina	Pulmão	0,4
Tc-99 m DISIDA	Intestino grosso	0,39
Tc-99 m enxofrecoloidal	Fígado	0,33
Yc-99 m pertecetato	Intestino	0,3
	Tireóide	0,15
Tc-99 m glucoheptonato	Rim	0,2
Tc-99 m pertecnetato (+perclorato)	Cólon	0,2
Tc-99 m pirofosfato	Bexiga	0,13
Tc-99 m fosfato	Bexiga	0,13
Tc-99 m-hemácias marcadas	Baço	0,12
Tc-99 m albumina	Sangue	0,11
Xe-133	Traquéia	0,015

CONTROLE DE QUALIDADE

◊ Os registros de controle de qualidade devem ser mantidos por 3 anos!

Radiofármacos

1. IMPUREZAS DO RADIONUCLÍDEO
   = quantidade (μCi) de radiocontaminantes por quantidade (μCi/mCi) de radionuclídeo desejado

   Teste de passagem de Mo-99:
   (a) contaminação permissível de 1:1.000 (= 0,15 μCi Mo-99 por 1 mCi de Tc-99 m)
   (b) < 5 μCi Mo-99 por dose administrada (NRC retirou esta exigência, porém em estados que não estão de acordo podem ainda requerê-la)
   Medido após a proteção plumbífera do vial (filtros 140 KeV, mas permite 452 KeV de Mo-99 passar através)
   Efeito da impureza:
   Dose de radiação aumentada, pobre qualidade de imagem

2. IMPUREZA RADIOQUÍMICA
   Registro preciso de compostos diferentes de Tc-99 m, por exemplo
   — Tc [TcO(OH)$_2$. H$_2$O] hidrolisado reduzido
   — pertecnetato livre [TcO^4]$^{-1}$
   Pode ser monitorizado por cromatografia em papel
   Efeito de impureza com Tc reduzido hidrolisado captação pelo SRE, pobre qualidade de imagem, dose de radiação aumentada

3. IMPUREZA QUÍMICA
   Os produtos químicos originados do processo de eluição são restritos em suas quantidades:
   Tc-99 m: < 10 μg Al por 1 ml eluidor se o radionuclídeo for originado de gerador de fissão;
   < 20 μg Al por 1 ml eluído se radionuclídeo originado de bombardeamento de nêutrons

   Teste de passagem do íon Alumínio
   Uma gota do gerador eluidor colocado sobre uma das extremidades do papel de teste contendo o reagente de alumínio; uma gota de tamanho igual de solução padrão de Al^{3+} (10 ppm) é colocada na outra extremidade da tira de papel; se a cor no centro da gota eluidor é mais clara que a da solução padrão, o eluidor passou o teste colorimétrico
   Efeito da impureza: degradação da qualidade de imagem

4. TESTE PIROGÊNICO
   (a) teste xx USP
   monitorize a temperatura retal de três coelhos escolhidos após a injeção do material na veia auricular
   Resultados aceitáveis: nenhum coelho apresenta elevação de > 0,6° C; elevação total de todos os três < 1,4° C
   (b) teste do lisado de amebócito de límulo (LAL) altamente específico para endotoxinas bacterianas Gram-negativas, sensibilidade 10× maior que o teste USO xx
   Amebócito = célula sangüínea primitiva do caranguejo ferradura (*Limulus polyphebus*); lisado formado pela hidrólise do amebócito
   Resultado positivo: na presença de quantidades diminutas de endotoxina, o LAL forma um gel opaco; resposta a outros pirogênios (contaminações particuladas, produtos químicos) duvidosa

Calibração

1. CONSTÂNCIA = PRECISÃO
   = reprodutibilidade com o tempo
   Freqüência do teste: diária
   Método: medida de uma fonte existente há muito tempo, geralmente um padrão Cs-137
   Avaliação: a medida devem cair dentro de ± 5% da atividade calculada

2. LINEARIDADE
   = medida acurada numa grande variedade de níveis
   Freqüência do teste: 4× por ano
   Método: a atividade de 1 mCi de uma fonte é medida a cada 4 horas por 10/mais medições (baixando até 10–100 (μmCi)
   Avaliação: as medidas devem cair dentro de 5% da curva de declínio físico calculado

3. ACURÁCIA
   Freqüência do teste: anualmente
   Método: medida de três padrões de atividade diferentes, cuja quantidade é controlada pelo National Bureau of Standarts (NBS); os valores padrões decaem matematicamente aos dados do calibrador
   Co-57: 123 keV, meia-vida de 270 dias
   Ba-133: 354 keV, meia-vida de 7.2 anos
   Cs-137: 662 keV, meia-vida de 30 anos
   Avaliação: a medição deve cair dentro da faixa esperada

4. GEOMETRIA
   = para assegurar que a medida não é dependente da localização do traçador dentro da câmara ionizadora, geralmente feita pelo manufaturador
   Freqüência do teste: na instalação/após reparo de fábrica/recalibragem
   Método: 0,5 ml de Tc-99 m (atividade de 25 mCi) é medido numa seringa de 3 ml; o conteúdo da seringa é, então, diluído com água até 1,0 ml, 1,5 ml e 2,0 ml e, a cada medida, o nível é rechecado; o teste é repetido com um frasco de vidro de 10 ml

Câmara de cintilação

Uniformidade de campo

= habilidade da câmara para reproduzir uma distribuição radioativa uniforme = variabilidade da densidade de contagem observada com um fluxo homogêneo
(a) uniformidade integral = desvio máximo
(b) uniformidade diferencial = taxa máxima de alteração por uma distância especificada (5 pixels)

Causas de não uniformidade:
(1) Alta tendência da kilovoltagem dos tubos fotomultiplicadores (FM)
(2) Dano físico do colimador
(3) Configuração imprópria do fotópico
(4) Contaminação

Freqüência do controle de qualidade: diária

A. TESTE DE UNIFORMIDADE INTRÍNSECA DO CAMPO (sem colimador)
1. Remova o calibrador + substitua com anel de chumbo (para eliminar concentração nas bordas)
2. Coloque uma fonte em ponta numa distância de, pelo menos, cinco diâmetros de cristal do detector (120–150 cm para o pequeno, 210–270 cm para grandes cristais)
3. A superfície em ponta contém 200–400 μCi de Tc-99 m para a mínima exposição do pessoal (evite a contaminação do cristal)
4. Regule a taxa de contagem para abaixo do limite do instrumento (< 30.000 contagens)
5. Ajuste o seletor de altura de pulso para configuração de janela normal, centrando a 140 keV com uma janela de 15% (apenas para estudos com Tc-99 m)
6. Utilize o mesmo dispositivo fotográfico
7. Adquira 1,25 milhão de contagens para um campo de 10″ de visão, 2,5 milhões para um campo de 15″ de visão
8. Registre a contagem, tempo, intensidade do TRC, configurações do analisador, iniciais do controler

B. TESTE DE UNIFORMIDADE EXTRÍNSECA DO CAMPO (com colimador)
1. O colimador é mantido em posição
2. Fonte da chapa/fluxo de 2–10 mCi de atividade é colocada no colimador
   (a) fluxos *fillable* (que preenche): misture completamente, evite bolhas de ar, cheque a superfície plana
   (b) *nonfillable* (que não preenche): fonte de Co-57 comercialmente disponível
3. Demais etapas conforme descrito acima

Avaliação:
(1) Compare imagens corretas com incorretas. Anote o tempo de aquisição!
(2) Armazene a correção de fluxo
(3) Registre novamente a imagem com fluxo corrigido + procura de uniformidade

Resolução/linearidade espacial

A. Resolução espacial
= parâmetro da câmara de cintilação que caracteriza sua abilidade para determinar precisamente a localização original de um raio gama no plano X, Y; medido em ambas as direções X e Y; expressa como largura completa na metade máxima (LCMM) da função da dispersão da linha em mm
(a) resolução espacial intrínseca
(b) resolução espacial do sistema

B. Linearidade espacial intrínseca
= parâmetro de uma câmara de cintilação que caracteriza a quantidade de distorção posicional, causada pela câmara com respeito aos eventos gama entrando no detector
(a) linearidade diferencial = desvio padrão da função de dispersão da linha separação de pico (em mm)
(b) linearidade absoluta = quantidade máxima de deslocamento espacial (em mm)

Freqüência do controle de qualidade: toda semana
(1) Cubra o detector até o campo de visão colimado (anel de chumbo)
(2) Um fantasma de chumbo é acoplado na frente do cristal
   (a) padrão de quatro quadrantes de barras (três tomadas cada uma após 90° de rotação para testar o cristal por inteiro)
   (b) espaçamento igual em linha paralela (*parallel-line equal line* — PLES) (duas tomadas)
   (c) teste do padrão do orifício ortogonal de Smith (*Smith orthogonal hole test pattern* — OHP) (uma tomada apenas)
   (d) fantasma de Hine-Duley (duas tomadas)
(3) Ajuste a janela analisador simétrica para a largura normalmente utilizada
(4) Coloque uma fonte emissora (1–3 mCi) numa distância fixa de, pelo menos, cinco diâmetros do cristal do detector, no eixo central (remova todas as fontes da área imediata de modo que a taxa de contagem de fundo seja baixa)
(5) Adquira 1,25 milhão de contagens para um campo pequeno, 2,5 milhões de contagem para um grande campo no mesmo meio usado para estudos clínicos
(6) Registre as contagens, tempo, intensidade do TRC, ajustes do analisador, iniciais do controlador

(Todas as novas câmaras são equipadas com um circuito de correção de distorção espacial)

Avaliação:
Avaliação visual de:
(1) Resolução espacial sobre todo o campo
(2) Linearidade

Resolução da energia intrínseca

= habilidade para distinguir entre os eventos gama primários e eventos esparsos; executada sem colimador; expressa como relação entre fotópico LCMM (largura completa na metade máxima — *full width at half maximum* — FWHM) e energia do fotópico (em %)

TRC-saída/dispositivo fotográfico

(1) Checagem para sujeira, manchas, marcas de queimadura nas placas de superfície do TRC
(2) Ajuste a escala de cinza + ajustes do contraste para adequação ao filme

Fontes de artefatos

A. Atenuador entre a fonte e o detector
   Materiais: cabos, marcador de chumbo, solda derramada dentro do colimador durante o reparo, fivelas de cinto/relógios/chave no paciente, colimador defeituoso
   (a) no momento da correção do procedimento de fluxo:
   √ mancha quente
   (b) após a correção do "procedimento de fluxo":
   √ mancha fria

B. Cristal quebrado
   √ banda branca com bordas quentes

C. Insuficiência do TFM + perda do acoplamento óptico entre o TFM e o cristal
   √ defeito frio

D. Problemas durante a exposição + processamento do filme
   1. Filme duplamente exposto
   2. Vazamento de luz em câmara de multiformato
   3. Linhas de água oriundas do processamento do filme
   4. Obturador congelado:
      √ parte do filme cortado
   5. Variações no processamento do filme

E. Configuração imprópria da janela
   1. Fotópico da janela ajustado muito alto:
      √ tubos quentes
   2. Fotópico da janela ajustado muito baixo:
      √ tubos frios

F. Administração do isótopo errado
   √ órgãos visualizados atipicamente

G. Quantidades excessivas de Tc-99 m pertecnetato livre
   √ captação muito alta no plexo coróide, glândulas salivares, tireóide, estômago

H. Técnica de injeção falha
   Por exemplo, coágulo de células sangüíneas marcadas inadvertidamente na seringa, levando ao embolismo pulmonar iatrogênico

I. Contaminação com radiotraçador
   Na pele do paciente, maca, colimador, cristal

J. Problemas com o tubo de raios catódicos
   1. Mancha de queimadura na fósforo do TRC
   2. Sujeira/poeira na superfície do TRC

Controle de quantidade do SPECT

Uniformidade

1. Matriz de 64 × 64 = fluxo de contagem de 30 milhões com colimador, orientação e aumento iguais para o estudo de pacientes
2. É necessária fonte de Co-57 com < 1% de variação de uniformidade
3. Matriz de 128 × 128 = fluxo de contagem de 120 milhões com colimador, orientação e aumento iguais para o estudo de pacientes

Freqüência do controle de qualidade: semanal

Centro de rotação (CR)

1. Fonte linear de Tc-99 m (5–8 mCi) posicionada 3–5 cm de distância do centro de rotação, enquanto mantendo a palheta de varredura fora do campo de visão
2. A direção de rotação deve ser a mesma usada para estudo de paciente
3. Número de etapas (32, 64 ou 128) deve ser a mesma para estudo de paciente
4. Tempo por etapas tal que pelo menos 100K contagens sejam adquiridas
5. O centro de rotação (CR) deve ser feito com o mesmo colimador, orientação e aumento utilizado em estudo de paciente

Freqüência do controle de qualidade: semanal

Fontes de artefatos

1. Palheta de varredura no campo de visão
2. Deslocamento do colimador + rotação na frente da câmara
3. Órbita não circular da cabeça da câmara
4. Insuficiência do tubo fotomultiplicador
5. Não acoplamento do tubo fotomultiplicador
6. Cristal quebrado
7. Pico impróprio da câmara

TOMOGRAFIA POR EMISSÃO DE PÓSITRONS

= PET = técnica que permite o exame in vivo não invasivo do metabolismo, fluxo sangüíneo, atividade elétrica e neuroquímica

Física:

Reação de aniquilação da matéria pósitron-antimatéria com um elétron resulta na formação de aniquilação de fótons, que são emitidos em direções exatamente opostas (511 keV cada); detectado por circuitos de coincidência através da chegada simultânea nos detectores (germanato de bismuto) nos lados opostos do paciente; colimador não necessário; reconstrução espacial similar a da TC de transmissão; resolução de aproximadamente 8 mm

Agentes ciclotrom produzidos:

(1) F-18 fluodeoxiglicose (FDG): meia-vida de 110 min; para varredura do metabolismo da glicose
(2) N-13 amônia (como NH3): meia-vida de 10 min; informação sobre a perfusão
(3) Outros
Radionuclídeos pósitron-emissores de:
— C-11: meia-vida de 20 min
— O-15 (como O_2, H2O, CO_2, CO): meia-vida de 2 min
— Ga-88, Rb-isótopos

Aplicações:

@ Cérebro:
(1) Epilepsia focal antes da cirurgia para as crises
√ captação interictal diminuída de FDG de > 20% no foco epiléptico (70% de sensibilidade);
hipermetabolismo dentro de 30 minutos da crise
√ medida da densidade do receptor opióide com carfentanil marcado com C-11 (= agonista opióide de alta afinidade) captação pelo receptor μ (encontrado no tálamo, estriado, substância cinzenta periaquedutal, amígdala), o qual medeia a analgesia e a depressão respiratória
(2) Gradação de glioma/avaliação de recorrência
√ gliomas de alto grau exibem captação hipermetabólica de FDG; relação entre a captação tumoral e captação cortical contralateral > 1,4 indica sobrevida média de 5 meses, com < 1,4, a sobrevida média é de 19 meses
√ captação diminuída de FDG na radionecrose
(3) Doença de Alzheimer
Captação global de FDG diminuída + captação severamente reduzida nos lobos temporais e parietais; poupa o córtex sensorial e motor + núcleos da base + tálamo
(4) Doença de Huntington, coréia senil
√ hipometabolismo nos núcleos da base
(5) Esquizofrenia
√ atividade da glicose anormalmente reduzida nos lobos frontais
√ elevação 3× o normal nos receptores de dopamina no caudado/putâmen
(6) Doença cerebrovascular, vasoespasmo cerebral
√ metabolismo do oxigênio + fluxo sangüíneo cerebral desacoplados

@ Coração
(1) Doença da artéria coronária
Sensibilidade de > 95%
√ miocárdio recuperável mostra perfusão diminuída (N-13 amônia), porém captação aumentada de FDG devido à glicólise

A. <u>FLUXO SANGÜÍNEO CEREBRAL REGIONAL</u>
(a) respiração de monóxido de carbono (C-11 e O-15), o qual concentra-se nas hemácias
(b) inalação de Xe-133/injeção na artéria carótida interna/injeção EV após diluição em salina; distribuição do volume é no espaço aquoso do cérebro; nenhuma correção para recirculação é necessária porque todo o Xe é exalado durante a passagem pelo pulmão, mas a correção para a atividade calvarial e escalpo torna-se necessária (para o método inalatório)
√ taxa de eliminação da substância cinzenta: substância branca = 4–5:1

B. <u>METABOLISMO DA GLICOSE</u>
Para a medida da taxa metabólica + mapeamento da atividade funcional
(a) C-11 glicose: rápida captação, metabolização e excreção pelo cérebro
(b) F-18 fluorodeoxiglicose: compete com a glicose pela fosforilação pela hexoquinase, a qual aprisiona o FDG-6-fosfato dentro da célula; a FDG-6-fosfato não entra nas principais vias metabólicas (isto é, glicólise; armazenada como glicogênio) e acumula-se; a FDG-6-fosfato pode ser defosforilada pela glicose-6-fosfatase para escapar da célula
Concentração órgão específica:
(a) coração, cérebro; contém pouca glicose-6-fosfatase resultando em altas concentrações de FDG
(b) fígado: abundância de glicose-6-fosfatase + baixos níveis de hexoquinase resultando em rápida eliminação de FDG
(c) neoplasias: glicólise aumentada com atividade aumentada de hexoquinase + outras enzimas

IMUNOCINTIGRAFIA

= imagem com anticorpos monoclonais (= população homogênea de anticorpos direcionada contra um único antígeno [isto é, célula cancerosa]), os quais são marcados com um radiotraçador

Técnica do hibridoma:

Linfócitos B produtores de anticorpos são extraídos do baço do rato, que foram imunizados com um tipo específico de célula cancerosa; linfócitos B são fundidos com células de mieloma imortais (= hibridoma)

Agentes:

Indio-111 satumomab pendetídeo = Indio-111 CYT-103 (OncoScint® (Cr/OV) = produto de anticorpo murino monoclonal derivado da marcação radioativa local-específica do anticorpo B27.3-GYK-DTPA conjugado com Indio-111

Uso: detecção e estadiamento de cânceres ovarianos e colorretais

Dose: 1 mg do anticorpo radiomarcado com 5 mCi de indio-111 injetado EV

Biodistribuição: fígado, baço, medula óssea, glândulas salivares, genitália masculina, sangue, rins, bexiga

Imagens: dois conjuntos de imagens, 2–5 dias após a injeção + 48 horas separadas

CINTIGRAFIA COM GÁLIO

Gálio-67 citrato

Ga-67n age como um análogo do íon férrico; usado com citrato de gálio (forma hidrossolúvel)

Produção: bombardeamento de alvos de zinco (Xn-67, Zn-68) com prótons (ciclotron); virtualmente carreador livre após o processo de separação
Declínio: pela captura de elétrons ao estado basal do Zn-67
Níveis de energia:
(a) utilizado: 93 keV (38%), 184 keV (24%), 300 keV (16%)
(b) não utilizado: 91 keV (2%), 206 keV (2%), 388 (8%)
Meia-vida física: 3,3 dias (= 78 horas)
Meia-vida biológica: 2–3 semanas
Dose do adulto: 3–6 mCi ou 50 μCi/kg

Dose de radiação:
0,3 rads/mCi para o corpo todo; 0,9 rads/mCi para o cólon distal (= órgão crítico); 0,58 rads/mCi para a medula vermelha; 0,56 rads/mCi para o cólon proximal; 0,46 rads/mCi para o fígado; 0,41 rads/mCi para o rim; 0,24 rads/mCi para as gônadas

Fisiologia:
Ga-67 é ligado aos locais fixadores de ferro de várias proteínas (ligação mais forte com a transferrina no plasma, lactoferrina no tecido); desaparecimento plasmático multiexponencial + lento; administração de ferro competitiva (Fe-citrato) realça a relação alvo/fundo pela excreção aumentada de Ga-67
SÍTIOS DE LIGAÇÃO:
(a) espaços líquidos
(1) Transferrina, haptoglobulina, albumina, globulinas no soro sangüíneo
(2) Espaço líquido intersticial (permeabilidade capilar aumentada e hiperemia na inflamação + tumor)
(3) Lactoferrina nos tecidos
(b) ligação celular
(1) PMN viáveis incorporam 10% do Ga-67 (liga-se à lactoferrina nos grânulos intracitoplásmicos)
(2) PMN não viáveis + seus exsudatos protéicos (proteínas ligadoras de ferro são depositadas em locais de inflamação; essas removem o ferro do espaço extracelular; o ferro não é mais disponível para o crescimento bacteriano)
(3) Linfócitos possuem receptores de superfície ligadores de lactoferrina
(4) Macrófagos fagocíticos engolfam complexos ferro-proteína
(5) Bactérias + fungos (sideróforos = lisossomos) têm mecanismo protéico transportador de ferro
(6) Receptor de transferrina associada à célula tumoral + transporte para dentro das células (linfócitos ligam Ga-67 menos avidamente que PMN; as hemácias não ligam Ga-67)

Mnemônico: "LFTS"
Lactoferrina (hemácias)
Ferritina
Transferrina
Sideróforos (bactérias)

CAPTAÇÃO:
Em 24 horas: mais intensa no SER, fígado, baço (4%), medula óssea (coluna lombar, articulações sacroilíacas), parede colônica (principalmente atividade colônica nas imagens tardias), córtex renal, mucosa nasal, glândulas lacrimais + salivares, sangue (20%), pulmão (< 3% = equivalente à atividade de fundo), mamas

Em 72 horas: atividade no fígado, esqueleto, cólon, mucosa nasal, occipital; atividade renal não mais detectável; glândulas lacrimais + salivares pode ainda ser proeminente

EXCREÇÃO
(a) via trato GI (10%–20%)
Via hepatobiliar + excreção pela mucosa colônica: enemas + laxativos promovem a eliminação da atividade intestinal
(b) via trato urinário (10%–20% dentro de 24 horas)
Nenhuma atividade nos rins + bexiga urinária após 24 horas
(c) via vários líquidos corporais
Isto é, leite humano (mandatório parar os cuidados por 2 semanas)

TEMPO PARA AQUISIÇÃO DAS IMAGENS: geralmente 6, 24, 48, 72 horas
◊ Melhor relação alvo/fundo geralmente em 72 horas
◊ Ótima relação alvo/fundo em 6–24 horas para abscesso
◊ Ótima relação alvo/fundo em 24–48 horas

FATORES DEGRADANTES DA IMAGEM
√ lesões < 2 cm não são detectáveis
√ dispersão do fóton dentro dos tecidos circunjacentes
√ alta atividade fisiológica do fígado, baço, ossos, rins, trato GI podem obscurecer a lesão

VARIANTES NORMAIS DA CAPTAÇÃO DE Ga-67
1. Mamas: captação aumentada sob estímulo da menarca, estrogênios, gravidez, lactação, fenotiazinas
2. Fígado: captação suprimida pelos agentes quimioterápicos/altos níveis de ferro circulante/irradiação/grave doença hepática aguda
3. Pulmão: captação proeminente após linfangiografia
4. Baço: captação aumentada na esplenomegalia
5. Timo: captação em crianças
6. Glândulas salivares: captação dentro dos primeiros 6 meses após a radioterapia na região cervical (pode persistir por anos)
7. Placas epifisárias em crianças
8. Terapia prévia com esteróides, quimioterapia e radioterapia podem diminuir a captação do Ga

INDICAÇÕES:

A. Infecção
O Gálio foi amplamente substituído pela técnica de imagem com hemácias marcadas mas pode ser utilizado nos casos de infecção crônica
1. Intestino inflamado/infectado (isto é, doença de Crohn)
DD: excreções intestinais normais (devem ser evacuadas com enema; patologia colônica mostra atividade persistente)
2. Captação pulmonar difusa
Sarcoidose, infecções difusas (tuberculose, CMV, PPC), metástases linfangíticas, pneumoconioses (asbestose, silicose), fibrose intersticial difusa (PIU), pneumonite induzida por drogas (bleomicina, ciclofosfamida, bussulfan), pneumonite aguda por radiação, contraste linfangiográfico recente
3. Envolvimento linfonodal
Sarcoidose, tuberculose, MAI, doença de Hodgkin
DD: NÃO visto no sarcoma de Kaposi, uma distinção útil em pacientes com AIDS e linfonodos hilares

B. Tumor:
A captação neoplásica é variável; captação proeminente é usualmente vista em:
1. Linfoma não Hodgkin (especialmente Burkitt)
2. Doença de Hodgkin
3. Hepatoma
4. Melanoma

Útil em:
— detecção de recorrência tumoral
— DD de lesões hepáticas focais frias à varredura com Tc-99 m enxofre coloidal

NENHUMA CAPTAÇÃO com Ga-67:
neoplasias mais benignas; hemangioma; cirrose; doença cística da mama, fígado e tireóide; linfadenopatia reativa; doença granulomatosa inativa

Gálio nas técnicas de imagem de osso

Atividade aumentada em:
(1) Osteomielite ativa (90% de sensibilidade é maior que para o Tc-99 m MDP)
(2) Sarcoma
(3) Celulite (varredura óssea seguida pela varredura com gálio)
(4) Artrite séptica, artrite reumatóide
(5) Doença de Paget
(6) Metástases (65% de sensibilidade, menor que para os agentes ósseos)

Gálio nas técnicas de imagem para tumor

Particularmente útil na avaliação da extensão de doença tumoral conhecida + na detecção da recorrência tumoral

A. CATEGORIA ÚTIL
1. Linfoma
(a) doença de Hodgkin: 74%–88% de sensibilidade
(b) linfoma não Hodgkin: a sensibilidade varia
— forma histiocítica: 85%–90% de sensibilidade
— linfocítica bem diferenciada: 55%–70% de sensibilidade

95% de sensibilidade para doença mediastinal, 80% de sensibilidade para lesões cervicais + superficiais; sensibilidade pobre abaixo do diafragma

2. Linfoma de Burkitt: quase 100% de sensibilidade
3. Rabdomiossarcoma: > 95% de sensibilidade
4. Hepatoma: 85%–95% de sensibilidade
5. Melanoma: 69%–79% de sensibilidade

B. POSSIVELMENTE ÚTIL
1. LNH: boa para lesões grandes + mediastinais
2. Metástases linfonodais de seminoma + carcinoma de células embrionárias: 87% de sensibilidade
3. Câncer de pulmão que não é de pequenas células: 85% de sensibilidade para primário de qualquer tipo histológico, 90% de probabilidade para captação em linfonodos mediastinais, 67% de probabilidade para captação nos linfonodos mediastinais normais, 90% de probabilidade para captação nas metástases extratorácicas

C. NÃO ÚTIL
Tumores de cabeça e pescoço, tumores GI (especialmente adenocarcinomas; 35%–40% de sensibilidade), tumor de mama (52%–65% de sensibilidade), tumores ginecológicos (< 26% de sensibilidade), tumores pediátricos

Gálio nas técnicas de imagem para pulmão

◊ Varreduras obtidas em 48 horas porque 50% dos indivíduos normais mostram atividade em 24 horas

A. CAPTAÇÃO FOCAL
1. Malignidade pulmonar primária (> 90% de sensibilidade)
2. Desordens benignas: granulomas, abscessos, pneumonia, silicose

B. CAPTAÇÃO MULTIFOCAL/DIFUSA
(a) infecção
(1) Tuberculose
√ captação intensa nas lesões ativas (97%)
= parâmetro de atividade
√ captação difusa na tuberculose miliar + rapidamente progressiva na pneumonia tuberculosa
(2) Pneumocystis carinii
√ captação aumentada no momento quando os sinais físicos, sintomas e alterações radiológicas são inexpressivas
(3) Citomegalovírus
(b) inflamação
(1) Sarcoidose
70% de sensibilidade para doença parenquimatosa ativa, 94% de sensibilidade para adenopatia hilar
= indicador de resposta terapêutica aos esteróides
(2) Doença pulmonar intersticial
pneumoconioses, fibrose pulmonar idiopática, carcinomatose linfangítica
(3) Estágio exsudativo da pneumonite por radiação
(c) drogas
(1) Toxicidade pela bleomicina
(2) Amiodarona
(d) linfangiografia por contraste (em 50%)

CAPTAÇÃO DE GÁLIO + RAIOS X DE TÓRAX NORMAL
1. Toxicidade pulmonar a drogas
2. Infiltração tumoral
3. Sarcoidose
4. *Pneumocystis carinii*

Gálio nas técnicas de imagem para rim

Captação anormal das imagens tardias em 48–72 horas

(a) tumor renal
1. Tumor renal primário (captação variável)
2. Linfoma/leucemia
3. Metástases (melanoma)

(b) Inflamação renal
1. Pielonefrite aguda (88% de sensibilidade):
   √ captação focal/difusa
2. Nefronia lobar
3. Abscesso renal

(c) Outros
1. Doença vascular do colágeno, vasculite, granulomatose de Wegener
2. Amiloidose, hemocromatose
3. Insuficiência hepática
4. Administração de drogas antineoplásicas

(d) Transplante
1. Rejeição aguda/crônica
2. Necrose tubular aguda

(e) Bexiga urinária: cistite, tumor

Mnemônico: "QUIMIOTERAPIAS"

Quimioterapia
Uso de drogas (Fe, drogas que causam ATN)
Insuficiência hepatorrenal, Hemocromatose
Metástase, Mieloma
Infecção aguda (Abscesso)
Obstrução
Transfusão, esclerose tuberosa
Edema, Necrose tubular aguda, nafronia lobular aguda
Renal, inflamação do parênquima (Pielofrite), Poliarterite nodosa
Amiloidose, Aloenxerto
Proliferação celular anormal (Neoplasia)
Invasão do sangue periférico (Linfoma)
Anemia imensa (Leveemia)
Sarcoidose

Imagem com gálio no linfoma

1. Doença de Hodgkin
   50%–70% de sensibilidade média, dependendo do tamanho, localização, técnica
2. Linfoma não Hodgkin
   30% de sensibilidade para o subtipo linfocítico, 70% de sensibilidade para o subtipo histiocítico
   Sensibilidade:
   90% para linfonodos mediastinais
   80% para linfonodos cervicais
   48% para linfonodos periaórticos
   47% para linfonodos ilíacos
   36% para linfonodos axilares

Imagem com gálio no melanoma maligno

TIPOS:
1. Lentigo maligno: baixa invasividade, baixo potencial metastático
2. Melanoma invasivo superficial: prognóstico intermediário
3. Melanoma nodular: mais letal

PROGNÓSTICO (nível de invasão *versus* sobrevida em 5 anos):

Nível I	(*in situ*)	100%
Nível II	(dentro da derme papilar)	100%
Nível III	(estendendo-se para a derme reticular)	88%
Nível IV	(invadindo a derme reticular)	66%
Nível V	(infiltração subcutânea)	15%

Ga-67:
> 50% de sensibilidade para locais primários + metastáticos: detectabilidade *versus* tamanho do tumor: 73% de sensibilidade > 2 cm; 17% de sensibilidade < 2 cm

Cintigrafia óssea, cerebral e hepática:
Mostra muito pequena chance de detecção de metástases no momento da avaliação pré-operatória e não são indicadas

AGENTES PARA INFLAMAÇÃO

1. **Ga-67 citrato**
   Sensibilidade global de 58%–100%; 75%–100% de especificidade (mais baixa para inflamação abdominal por causa da atividade abdominal problemática)
   Indicação:
   Inflamação crônica + não piogênica, infecção pulmonar + linfadenite com positividade ao HIV, doença granulomatosa (isto é, sarcoidose)
   Fisiopatologia:
   Vazamento de proteínas ligadas com o Ga-67 para o espaço extracelular, secundário à hiperemia + permeabilidade capilar aumentada; o Ga-67 liga-se preferencialmente aos PMN + macrófagos não viáveis
   (1) Incorporação de leucócitos (rico em lactoferrina)
   (2) Captação bacteriana (sideróforos quelantes de ferro)
   (3) Tecido inflamatório estimula a produção de lactoferrina

INFLAMAÇÃO ABDOMINAL CRÔNICA
67% de sensibilidade, 64% de especificidade, 13% de resultados falsos negativos, 5% de taxa de falsos positivos
Dose: 5 mCi
Imagens: rotina em 48–72 horas (após a eliminação da alta atividade de fundo); opcional em 6-24 horas (antes da excreção renal + gastrintestinal); imagens tardias são necessárias
√ captação difusa na peritonite
√ captação localizada no abscesso agudo piogênico, fleimão, colecistite aguda, pancreatite aguda, gastrite aguda, diverticulite, doença inflamatória intestinal, ferida cirúrgica, pielonefrite, abscesso perinéfrico

2. **Leucócitos marcados com In-111**
   = leucócitos autólogos marcados com In-111 oxina com 80% de sensibilidade; 97% de especificidade, 91% de acurácia (superior ao Ga-67-citrato); nenhuma atividade no conteúdo intestinal/urina
   Indicação:
   Sépsis oculta, infecção piogênica aguda, abscesso renal + abdominal, doença inflamatória intestinal, infecção não pulmonar com positividade ao HIV,

infecção de próteses/enxertos (próteses cardíacas/ósseas) infecção óssea/articular aguda + crônica complicadas

Técnica:

Retirada das células seguida por separação das hemácias e plaquetas + lavagem das proteínas plasmáticas; agentes quelantes (oxina-8-hidroxiquinolina/tropolona) usada para marcação; o complexo lipofílico oxina-indio penetra na membrana celular das células brancas; as proteínas intracelulares consomem o indio da oxina; a oxina difunde-se para fora da célula; requer 2 horas de tempo de preparação

Taxa de recuperação: 30% em 1–4 horas após injeção

Limitações: acesso com agulha EV calibre 19, leucopenia, quimiotaxia prejudicada, leucócitos anormais, crianças

Dose: 0,5 mCi

Meia-vida: 67 horas

Fotópicos úteis: 173 keV (89%), 247 keV (94%)

Dose de radiação:

13–18 rad/mCi para o baço; 3,8 rad/mCi para fígado; 0,65 rad/mCi para medula vermelha; 0,45 rad/mCi para todo o corpo; 0,29 rad/mCi para testículos; 0,14 rad/mCi para ovários (comparado com Ga-67, dose mais alta para o baço, dose mais baixa, porém, para todos os outros órgãos)

Biodistribuição: baço, fígado, medula óssea; meia vida do *clearance* sangüíneo de 6–7 horas

Imagens:

Melhor em 18–24 horas após injeção da preparação celular; opcional em 2–6 horas (isto é, na doença inflamatória intestinal); imagens tardias de acordo com o necessário; captação da medula óssea proporciona pontos de referência úteis

√ atividade focal maior que no baço é típica de abscesso (comparação baseada na atividade do fígado, baço, medula óssea)

√ atividade igual a do fígado (foco inflamatório significativo)

√ atividade abdominal é sempre anormal

Falsos positivos:

@ Tórax: ICC, SARA, células embolizadas, fibrose cística

@ Abdome: baço acessório, acumulação colônica, rejeição de transplante renal, hemorragia GI, vasculite, doença isquêmica colônica, após RCP, uremia, pós-radioterapia, granulomatose de Wegener, LLA

@ Miscelânea: injeção IM, linfoma histiocítico, infarto cerebral, artrite, metástases esqueléticas, tromboflebite, hematoma, prótese de quadril, carcinoma de ceco, pseudo-aneurisma pós-cirúrgico, tumores necróticos que consomem leucócitos

Falsos negativos:

Infecção crônica, enxerto aortofemoral, abscesso no quadrante superior esquerdo, hematoma pélvico infectado, abscesso esplênico, abscesso hepático (ocasionalmente)

3. **Leucócitos marcados com Tc-99 m**

Utilização ótima: osteomielite nas extremidades

Vantagens sobre a imagem com leucócitos marcados com In-111:

(a) fluxo de prótons melhorado
(b) imagens mais precoces

Desvantagens:

(1) A excreção biliar leva à atividade intestinal, a qual pode obscurecer abscessos abdominais, se não visualizados mais cedo
(2) Coração e sangue podem obscurecer a doença
(3) Acúmulo não específico no pulmão

Técnica:

Tc-99 m Ceretec liga-se com leucócitos autólogos e é reinjetado

Imagens:

30 minutos (ótimo para utilização para abdome), 60 minutos, 3–4 horas, 24 horas (opcional)

Falsos positivos:

Pode ser devido à não usual distribuição na medula óssea, correlação com varredura de medula óssea (enxofre coloidal) pode ser necessária

CINTIGRAFIA ÓSSEA

Agentes ósseos

A. POLIFOSFATOS = FOSFATOS LINEARES
= FOSFATOS CONDENSADOS
Primeiros agentes descritos; contém até 46 resíduos de fosfatos; a forma mais simples contém dois fosfatos = pirofosfato (PYP)

B. DIFOSFONATOS
Análogos orgânicos do pirofosfato caracterizado por pontes P-C-P; quimicamente mais estável; não suscetível à hidrólise *in vivo*; agentes mais amplamente utilizados:
(1) Etileno hidroxidifosfonato (EHDP)
= etano-1-hidroxil-1,1-difosfonato
(2) Metileno difosfonato (MDP)

C. IMIDODIFOSFONATOS (IDP)
Caracterizado por pontes P-N-P

Indicações:
(1) Imagem de osso, infarto do miocárdio/cerebral, calcificações ectópicas, alguns tumores (neuroblastoma)
(2) Trat para doença de Paget, miosite ossificante progressiva, calcinose universal (inibe a formação + dissolução dos cristais de hidroxiapatita)

Dose usual: 20 mCi (740 MBq)
Dose de radiação:
0,13 rad/mCi para bexiga (órgão crítico),
0,04 rad/mCi para osso,
0,01 rad/mCi para todo o corpo

Imagem:
@ Osso: 2–3 horas pós-injeção (fraturas podem não mostrou captação positiva até 3–10 dias, dependendo da idade do paciente)
@ Miocárdio: 90–120 minutos pós-injeção (tempo de imagem ideal de 1–3 dias pós-infarto)

Marcação: Tc (VII) é eluída como íon pertecnetato; redução química com Sn (II) cloreto; quelado num complexo de Tc-99 m (IV)-tin-fosfato

Controle de qualidade:
(1) < 10% Tc-99 m tin colóide/Tc-99 m pertecnetato livre (uma boa preparação é 95% ligado)
(2) O agente não deve ser utilizado antes de 30 minutos após a preparação
(3) Evite a injeção de ar na preparação de múltiplas doses (a oxidação resulta em fracas pontes de Tc)
(4) Vida do *kit* é de 4–5 horas após a preparação

Captação:
(a) rápida distribuição no líquido extracelular (78% da dose injetada com meia vida biológica de 2,4 minutos) diretamente relacionada ao fluxo de sangue + vascularização; a taxa de *clearance* sangüíneo determina a atividade do líquido extracelular (atividade de fundo) (em 4 horas 1% para difosfonatos, 5% para pirofosfato/polifosfato secundário ao maior grau de combinação protéica)
(b) absorve quimicamente em cristais de hidroxiapatita no osso + nos cristais de cálcio na mitocôndria: a concentração de MDP em 3 horas é diretamente proporcional ao conteúdo de cálcio nos tecidos (14%–24% do cálcio no osso, 0,005% do cálcio no músculo); 50%–60% (58% para MDP, 48% para EHDP, 47% para PYP) são localizados no osso por aproximadamente 3 horas, dependendo do fluxo de sangue + atividade osteoblástica; 2%–10% da dose está presente dentro de tecidos moles; a captação miocárdica depende, pelo menos, de alguma revascularização do músculo infartado

Excreção:
Via trato urinário em torno de 6 horas em 68% do MDP/EHDP, em 50% do PYP, em 46% dos polifosfatos
◊ Forçar líquidos + micção freqüente reduz a dose de radiação na bexiga!

VARREDURA ÓSSEA TRIFÁSICA
Sobre a área de interesse
(1) Estudo de fluxo de rápida seqüência (2–5 segundos/quadro)
= fluxo arterial precoce = 1ª fase
(2) Imagens pós-fluxo imediatas (1 milhão de contagens para o centro do corpo + 0,5 milhão de contagens para as extremidades)
= amostra de sangue = 2ª fase
(3) Imagens tardias (0,5–1,0 milhão de contagens) entre 3–4 horas após a injeção = 3ª fase

Agentes para medula óssea

Para avaliação de hematopoiese/fagocitose pelo SER

(1) Tc-99 m enxofre colidal (10% de captação na medula óssea)

(2) In-111 cloreto

(3) Tc-99 m MMAA (*mini-microaggregated albumin colloid* = não aprovado pelo FDA) para fígado, baço, medula hematopoiética
Tamanho da partícula: 30–100 microns
Dose: 10 mCi
Dose para medula óssea: 0,55 rad
Acumulação medular na primeira hora:
6× mais alta que para o enxofre coloidal
3× mais alta que para o antimônio-enxofre coloidal

Indicações:
(a) expansão da medula óssea hematopoieticamente ativa
(1) Desordens hematológicas para revelar a presença de expansão periférica da medula funcional
(b) defeito focal devido ao deslocamento por doença infiltrante
(1) Desordens que substituem a medula óssea: isto é, doença de Gaucher
(2) Infarto ósseo: isto é, anemia falciforme (DD com osteomielite)
(3) Necrose avascular em crianças

Superscan

A. Metabólico
1. Osteodistrofia renal
2. Osteomalacia
√ locais focais de intensa atividade distribuídos aleatoriamente
= Zonas mais fracas = pseudofraturas = fraturas de Milkman (mais características)
3. Hiperparatireoidismo
√ captação focal intensa corresponde ao local dos tumores marrons
4. Hipertireoidismo
taxa de reabsorção óssea mais alta que a taxa de formação (= diminuição na massa óssea)
• hipercalcemia (ocasionalmente)
• fosfatase alcalina elevada
√ NÃO visível nas radiografias
√ suscetível a fraturas

B. Lesões ósseas disseminadas
1. Metástases esqueléticas difusas (mais freqüentes) de tumores de mama, pulmão, próstata, bexiga, linfoma
2. Mielofibrose/mieloesclerose
3. Anemia aplástica, leucemia
4. Macroglobulinemia de Waldenström
5. Mastocitose sistêmica
6. Doença de Paget disseminada

√ atividade difusamente aumentada nos ossos: particularmente proeminente no esqueleto axial, calvária, mandíbula, junções costocondrais (= "rosário de contas"), esterno (= "esterno com nó"), ossos longos
√ atividade metafisária + periarticular aumentada
√ relação osso/tecido mole aumentada
√ "sinal do rim ausente" = pouca/nenhuma atividade nos rins
√ córtices femorais tornam-se visíveis

Captação de tecido mole

A. Fisiológico
1. Mama
2. Rim: captação acentuada com a desidratação, drogas antineoplásicas, gentamicina
3. Intestino: derivação cirúrgica do trato urinário

B. Artefatos oriundos de impurezas radioquímicas
(a) pertecnetato livre (TcO^{4-})
Causa: introdução de ar dentro do container de reação
√ atividade na boca (saliva), glândulas salivares, tireóide, estômago (células produtoras de muco), trato GI (secreção direta + transporte dos sucos gástricos), plexo coróide

(b) Tc-99 m MDP colóide
Causa: excesso de íons alumínio no gerador eluidor/ingestão pelo paciente de antiácidos; hidrólise do cloreto estanhoso em hidróxido estanhoso, excesso de tecnécio hidrolisado
√ atividade difusa no fígado + baço

C. Condições neoplásicas
(a) tumor benigno
(1) Calcinose tumoral
(2) Miosite ossificante
(b) neoplasma maligno primário
(1) Osteossarcoma esquelético/sarcoma de tecido mole: osso formador
(2) Neuroblastoma (35%–74%): tumor calcificante
(3) Carcinoma de mama
(4) Meningioma
(5) Carcinoma broncogênico (raro)
(6) Tumor pericárdico
(c) metástases com atividade extra-óssea
(1) Para fígado: carcinoma mucinoso do cólon, carcinoma de mama, câncer de pulmão, osteossarcoma
Mnemônico: "COMMO PE"
Cólon (carcinoma)
Célula curta **(carcinoma de células curtas)**
Melanoma
Mama (câncer de)
Osteogênico (sarcoma)
Pulmão (câncer de)
Esôfago (carcinoma)
(2) Para pulmão: 20%–40% dos osteossarcomas metastáticos para o pulmão demonstram captação de Tc-99 m MDP
(3) Derrame pleural maligno

D. Inflamação
1. Processo inflamatório (abscesso, infecção piogênica/fúngico):
(a) absorção para dentro de depósitos de cálcio
(b) ligação a proteínas desnaturadas, depósitos de ferro, colágeno imaturo
(c) hiperemia
2. Artropatia cristalina (isto é, gota)
3. Dermatomiosite, esclerodermia
4. Radiação: isto é, pneumonite por radiação
5. Enterocolite necrotizante
6. Pericardite difusa
7. Bursite

E. Trauma
1. Feridas de tecidos moles em cicatrização
2. Rabdomiólise: lesão por esmagamento, trauma cirúrgico, queimaduras elétricas, geladura, exercícios severos, abuso de álcool
3. Locais de injeções intramusculares: especialmente injeções de Imferon (= dextram de ferro) com resultante quimioabsorção; meperidina
4. Infarto intestinal isquêmico (captação tardia)
5. Hematoma: tecido mole, subdural
6. Ossificação heterotópica
7. Contusão miocárdica, desfibrilação, *angina pectoris* instável
8. Linfedema

F. Metabólico
   1. Hipercalcemia (isto é, hiperparatireoidismo):
      (a) captação realçada por ambiente alcalino no estômago (mucosa gástrica), pulmão (paredes alveolares), rins (túbulos renais)
      (b) captação com doença grave no miocárdio, baço, diafragma, tireóide, músculo esquelético
   2. Calcificações difusas intersticiais pulmonares: hiperparatireoidismo, estenose mitral
   3. Depósitos de amilóide

G. Isquemia com calcificações distróficas nos tecidos moles
   Tumor necrótico com calcificação distrófica
   @ Baço: infarto (anemia falciforme em 50%), microcalcificação secundária ao linfoma, talassemia maior, hemossiderose, deficiência de glicose-6-fosfatase desidrogenase
   @ Fígado: necrose hepática maciça
   @ Coração: infarto do miocárdio transmural, calcificação valvular, deposição de amilóide
   @ Músculo: lesão traumática/isquêmica do músculo esquelético
   @ Cérebro: infarto cerebral (dano da barreira hematoencefálica)
   @ Rim: nefrocalcinose

Lesões ósseas quentes

Mnemônico: "MATINA"
- **M**etástases
- **A**rtropatia
- **T**rauma
- **I**nfecção
- **N**eoplasia
- **A**sséptica (necrose)

Lesão óssea fóton-deficiente

= captação do radiotraçador diminuída
(a) interrupção no fluxo sangüíneo ósseo local
   = trauma do vaso ou obstrução vascular por trombo/tumor
   (1) Osteomielite precoce
   (2) Radioterapia
   (3) Necrose asséptica pós-traumática
   (4) Crise de células falcêmicas
(b) substituição do osso por processo destrutivo
   (1) Metástases (causa mais comum): esqueleto axial central > extremidade, mais comumente no carcinoma do rim + pulmão + mama + mieloma múltiplo
   (2) Tumor ósseo primário (excepcional)

Mnemônico: "CHANMT"
- **C**arcinoma de células renais
- **H**istiocitose X
- **A**naplásicos (tumores, sarcoma retículo celular)
- **N**euroblastoma
- **M**ieloma múltiplo
- **T**ireóide (carcinoma de)

Captação segmentar diafisária longa

A. BILATERALMENTE SIMÉTRICA
   1. Osteoartropatia pulmonar hipertrófica
   2. Tala de coxa/tíbia = entesopatia mecânica
   3. Doença de Ribbing
   4. Doença de Engelman = displasia diafisária progressiva

B. UNILATERAL
   1. Injeção arterial inadvertida
   2. Melorreostose
   3. Estase venosa crônica
   4. Osteogênese imperfeita
   5. Toxicidade pela vitamina A
   6. Osteomielite
   7. Doença de Paget
   8. Displasia fibrosa

Indicações pediátricas para varredura óssea

A. Dor na região dorsal
   1. Discite
   2. Defeito na porção interarticular: imagens com SPECT adicionam sensibilidade
   3. Osteoma osteóide: pode ser usado no intra-operatório para assegurar a remoção do nido
   4. Infecção sacroilíaca
B. Trauma não acidental

Lesões óssea benignas

A. NENHUMA CAPTAÇÃO DO TRAÇADOR
   1. Ilha óssea
   2. Osteopoiquilose
   3. Osteopatia estriada
   4. Defeito cortical fibroso
   5. Fibroma não ossificante

B. CAPTAÇÃO AUMENTADA DO TRAÇADOR
   1. Displasia fibrosa
   2. Doença de Paget
   3. Granuloma eosinofílico
   4. Melorreostose
   5. Osteoma osteóide
   6. Encondroma
   7. Exostose

Anormalidades incidentais do trato urinário

> 50% da dose injetada de Tc-99 m MDP é excretada em 3 horas

A. Captação aumentada difusa bilateral
   = captação maior que a captação pela coluna lombar
   (a) excesso de cálcio tecidual
      (1) Hiperparatireoidismo
      (2) Hipercalcemia
      (3) Osteossarcoma metastático para o rim
   (b) dano tecidual
      (1) Nefrotoxicidade induzida por drogas
         (a) quimioterapia (isto é, ciclofosfamida, vincristina, doxorrubicina, bleomicina, mitomicina-C, S-6-mercaptopurina, mitoxantrona)
         (b) aminoglicosídeos
         (c) anfotericina B
      (2) Radioterapia
      (3) Carcinoma necrótico de células renais (raro)
      (4) Metástases renais (raro)
      (5) Pielonefrite aguda
      (6) Necrose tubular aguda
      (7) Mieloma múltiplo
   (c) sobrecarga de ferro
      (1) Anemia falciforme
      (2) Talassemia maior

Mnemônico: "RICH CON"
Radioterapia do rim
Iron overload (sobrecarga de ferro)
Cytoxan, vincristine, doxorubicin (Quimioterapia)
Hiperparatireoidismo
Calcificação (metastática), Carcinoma
Obstrução (urinária)
Nefrite, variante normal

B. Captação renal diminuída bilateral
 (a) perda da função renal
  (1) Doença renal terminal
 (b) atividade osteoblástica aumentada (= superescam)

C. Captação renal diminuída focalmente
 (a) lesão que ocupa espaço substituindo o parênquima renal
  (1) Abscesso
  (2) Cisto
  (3) Neoplasia renal primária/metastática
 (b) cicatriz
  (1) Infarto
  (2) Pielonefrite crônica
  (3) Nefrectomia parcial

D. Captação focalmente aumentada uni-/bilateralmente
 (a) acumulação de urina
  (1) Pólo superior dos cálices normais (posição supina)
  (2) Derivação do trato urinário/conduto ileal
  (3) Uroinoma

E. Alteração na localização do rim
 (1) Anomalia congênita (isto é, rim pélvico)

CINTIGRAFIA CEREBRAL

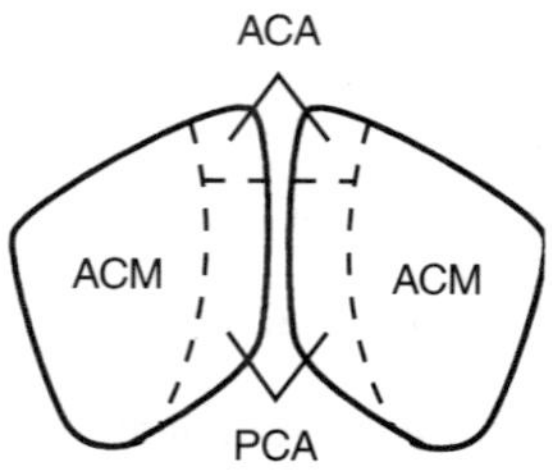

Visão Anterior

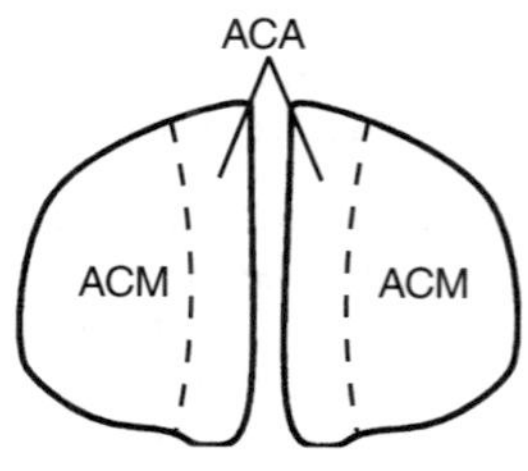

Visão Posterior

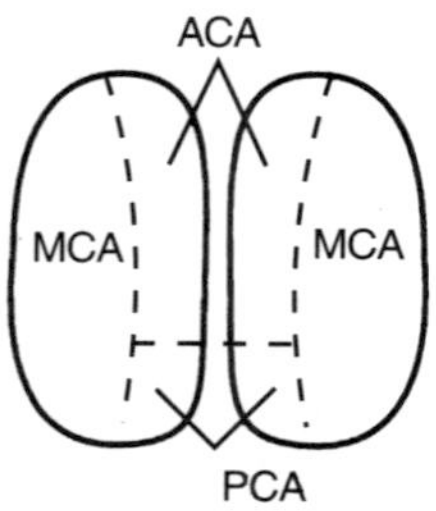

Visão Axial Alta

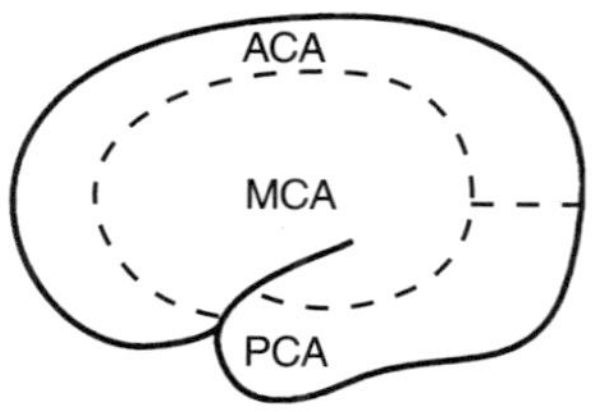

Visão Lateral Esquerda

Angiografia por radionuclídeos

Mecanismo de acumulação:
Ruptura da barreira hematoencefálica

Agentes:

A. Tc-99 m glucoheptonato
Injeções em bolo de 15–20 mCi em < 2 ml de salina; 30 imagens de fluxo de 2 segundos de duração; imagem estática de 1 milhão de contagens após 4 horas; imagens tardias após 24 horas (alta relação alvo/atividade de fundo que DTPA)

B. Tc-99 m DTPA

C. Tálio-201: melhor preditor para carga tumoral

√ perfusão aumentada em
(1) Tumor cerebral primário/metastático
(2) MAV, grande aneurisma, *shunt* tumoral
(3) Perfusão de luxo após infarto
(4) Infecções (isto é, encefalite pelo herpes simples)
(5) Lesões extracranianas: metástases ósseas, displasia fibrosa, doença de Paget, granuloma eosinofílico, fraturas, trepanações, defeitos de craniotomia

√ perfusão diminuída assimétrica na doença cerebrovascular aguda/crônica + lesões expansivas (tumor, hemorragia, hematoma subdural)

√ fenômeno do "flip-flop" (= perfusão diminuída na fase arterial, equalização da atividade na fase capilar, atividade aumentada na fase venosa) no acidente vascular cerebral secundário à chegada tardia do sangue via colaterais + lenta eliminação

√ fluxo ausente bilateral na morte cerebral

Imagem cerebral com Ceretec

Farmacocinética:
Radiofármaco lipofílico que se distribui através da barreira hematoencefálica funcional, proporcional ao fluxo sangüíneo cerebral; nenhuma redistribuição

Indicação:
Imagem do infarto cerebral agudo antes da evidência de patologia a TC/RMN; achados positivos dentro de 1 hora do evento

Imagem cerebral com I-123 spectamina

Farmacocinética:
Inicialmente distribui-se proporcionalmente ao fluxo sangüíneo regional, com fluxo aumentado para os núcleos da base e cerebelo; captação homogênea na substância cinzenta; atividade diminuída na substância branca; redistribuição com o tempo

√ atividade numa área de déficit inicial na retomada das imagens (após 4 horas), implica em melhor prognóstico

Crises epilépticas

Angiografia cerebral com radionuclídeos anormal dentro de 1 semana da atividade epiléptica, mesmo sem lesão orgânica subjacente

Etiologia:
(1) 35% tumores cerebrais (meningioma em 34%, metástase em 17%)
(2) Doença vascular cerebral (mais comum na idade > 50 anos)
(3) Trauma, inflamação, efeitos no SNC de doenças sistêmicas

√ hiperperfusão transitória do hemisfério envolvido

Tumor cerebral

Boa correlação entre a hiperperfusão e os vasos nutrícios aumentados

Etiologia:
(1) Meningioma (atividade aumentada em 60%–80%);
(2) Metástases (atividade aumentada em 11%–23%);
(3) Metástases vasculares, tireóide, célula renal, melanoma, tumores anaplásicos do pulmão/mama

Morte cerebral

Pressão intracraniana aumentada resulta em perfusão cerebral marcantemente reduzida, trombose, infarto cerebral total

Pat: edema cerebral severo, necrose de liquefação difusa

√ artérias carótidas visualizadas (= confirmação de um bolo adequado)

√ a atividade pára abruptamente na base do crânio

√ seio sagital não visualizado

√ atividade nas artérias da face + escalpo com sinal do "nariz quente"

DD pelo EEG:
intoxicação grave por barbitúricos pode produzir um EEG plano na ausência de morte cerebral

Estenose arterial

◊ Angiografia por radionuclídeos de limitado valor!
(1) Oclusão completa/ > 80% de estenose da ACI: sensibilidade de 53%–80%
(2) 50%–80% de estenose da ACI: 50% de sensibilidade
(3) < 50% de estenose da ACI: 10% de sensibilidade

Lesões problemáticas:
(1) Grau de estenose similar bilateralmente
(2) Oclusão da ACM + ACA unilateral
(3) Doença oclusiva vertebrobasilar (20% de sensibilidade)

Cisternografia por radionuclídeos

Indicações:
(1) Suspeita de hidrocefalia de pressão normal
(2) Rinorréia/otorréia oculta de LCR
(3) *Shunt* ventricular
(4) Cisto porencefálico, cisto leptomeníngeo, cisto de fossa posterior

Técnica:
(1) Medida da pressão do espaço subaracnóideo
(2) Amostra de LCR para análise
(3) Injeção subaracnóidea do radiotraçador

Estudo normal (completo dentro de 48 horas):
Atividade simétrica seqüencialmente das cisternas da base até as fissuras silvianas + comissura anterior, eventual ascensão até o córtex com concentração parassagital
√ visualize a região lombar imediatamente após a injeção para assegurar injeção subaracnóidea
√ atividade na cisterna basal em 2–4 horas
√ atividade no vertex em 24–48 horas
√ nenhuma/mínima atividade ventricular (pode ser transitória em pacientes idosos)

Agentes:
(1) Indio-111 DTPA
Meia-vida física: 2,8 dias
Fótons gama: 173 keV (990%), 247 keV (94%)
detectado com analisador da altura do pulso dual
Dose: 250–500 μ Ci
Dose de radiação: 9 rads/500 μ Ci para o cérebro + medula espinhal (em pacientes normais)
Imagens: a intervalos de 10 minutos/500.000 contagens até 4–6 horas; repita as varreduras em 24, 48, 72 horas

(2) Tecnécio-99 m DTPA
Não inteiramente adequado para imagens até 48–72 horas; o DTPA tende a ter velocidade de fluxo mais rápida que a do liquor; usado para avaliação de *shunt* + estudos de fístulas liquóricas, posto que a fístula aumenta a velocidade do fluxo do LCR
Dose: 4–10 mCi
Dose de radiação: 4 rads para o cérebro + medula espinhal

(3) Iodo-131 albumina sérica (RISA)
Agente protótipo: emissor beta
Meia-vida física:
8 dias; alta dose de radiação de 7,1 rads/100 Ci; não mais utilizado por causa das reações pirogênicas

(4) Yterbio-169 DTPA
Meia-vida física: 32 dias
Declínio gama: 63 keV; 177 keV (17%); 198 keV (25%); 308 keV
ajuste do analizador da altura de pulso dual para 177 + 198 keV
Dose: 500μCi
Dose de radiação: 9 rads/500 mCi para cérebro + medula espinhal (em pacientes normais)

Estudo de fístula liquórica

Propósito: localização da origem da fístula de LCR em paciente com rinorréia/otorréia liquórica

Causas de fístula dural:
(a) traumática: em 30% das fraturas basilares
(b) não traumáticas: tumores cerebrais, hipofisários e do crânio; infecções cranianas; defeitos congênitos

Localização da fístula dural:
Placa cribriforme > células etmoidais > seio frontal

Método:
(1) Tampões de algodão
(2) Tampões colocados por otorrinolaringologista nos turbinados anterior e posterior bilateralmente
(3) Radiofármaco injetado intratecalmente via punção lombar; visualização imediata pós-injeção da região lombar para assegurar da colocação intratecal
(4) Tampões removidos e pesados 4–6 horas após a injeção lombar
(5) Atividade do tampão contada + indexada ao peso
(6) Resultados comparados com 0,5 ml de amostras de soro retiradas no momento da remoção dos tampões
(7) Relação da contagem entre tampão e soro > 1,5 é evidência de fístula liquórica
(8) Com fístula ativa, o paciente deve ser colocado em várias posições, com várias manobras para acentuar a fístula

Hidrocefalia

A. Hidrocefalia de pressão normal:
√ reversão da dinâmica normal de fluxo liquórico = o traçador move-se das cisternas basais para dentro do 4º, 3º e ventrículos laterais
√ perda do sinal do "ω"

B. Hidrocefalia obstrutiva:
√ demora (até 48 horas) para o traçador circundar a convexidade + alcançar as vilosidades aracnóideas
√ sinal do "ω" positivo

CINTIGRAFIA DA TIREÓIDE E PARATIREÓIDE

VARREDURA DE SUPRESSÃO
= para definir a autonomia de um nódulo
√ supressão de um nódulo quente após a administração de T3/T4 é prova que a autonomia não existe

VARREDURA DE ESTIMULAÇÃO
= para demonstrar que o tecido tireoidiano é suprimido pelo nódulo hiperfuncionante
√ a administração de TSH documenta o tecido tireóide funcionante (raramente feito)

TESTE DE LAVAGEM COM O PERCLORATO
= para demonstrar o defeito de organificação
√ a medida repetida da captação do radionuclídeo após administração de perclorato potássico oral mostra valores inferiores, se o defeito da organificação estiver presente

Tc-99 m pertecnetato

Declínio físico: 10 mCi Tc-99 m decai $2{,}7 \times 10^{-7}$ mCi Tc-99
Meia-vida física: 2×10^5 anos
Meia-vida biológica: 6 horas
Declínio: por emissão de fótons de 140 keV

Controle de qualidade:
(1) < 0,1% Mo-99 (= 1 μ Ci/mCi), máximo de Mo-99 em 5(Ci
(2) < 0,5 mg de alumínio/10 mCi Tc-99 m
(3) < 0,01% de impurezas do radionuclídeo

Administração: oral/EV
Dose: 3–5 mCi administrada EV 20 minutos antes da tomada das imagens (100–300 mrad/mCi)

Farmacocinética:
Captação: na tireóide, glândulas salivares, mucosa gástrica, plexo coróide
Excreção: principalmente nas fezes, um pouco na urina

Captação na tireóide:
0,5%–3,7% em 20 minutos (tempo de captação máxima)
avaliação da função de captação apenas; NENHUMA organificação; pode ser quase que completamente descartada pelo perclorato

Comparação com o iodo:
(a) relação alvo/fundo menos favorável que com o iodo
(b) fluxo de fótons maior que com o iodo = detectabilidade de pequenas lesões tireoidianas (> 8 mm) torna-se melhor
(c) lesões com discordância iodo-pertecnetato (= quente ao Tc-99 m pertecnetato + frio ao radioiodo) são muito raras + devido ao câncer ávido por Tc-99 m

Imagem:
(a) colimador: geralmente com colimador de abertura puntiforme para aumento da imagem (orifício de 5 mm)
(b) distância: selecionada de maneira que o órgão ocupe 2/3 do campo de visão; ocorre significativa distorção da periferia do órgão se o detector é posicionado muito próximo
(c) contagens: 200.000–300.000 contagens são geralmente adquiridas dentro de 5 minutos após uma dose de 5–10 mCi de Tc-99 m pertecnetato
(d) as imagens devem incluir marcadores para escala + pontos de referência anatômicos + achados palpatórios

Iodo-123

◊ Agente de escolha para as imagens da tireóide!

Produção:
Em acelerador; contaminação com I-124 dependente da fonte (Te-122 em ~5%, Xe-123 em ~0,5%); contaminação com I-125 aumenta com o tempo gasto para a produção

Meia-vida física: 13,3 horas
Decaimento: por captura de elétrons com emissão de fótons a 159 keV (83% de abundância) + raios X de 28 keV (87% abundância)
Dose: 200–400 μ (Ci oralmente 24 horas antes da tomada das imagens (dose de radiação de 7,5 mrads/μ (Ci)
Captação: iodo facilmente absorvido do trato GI (10%–30% em 24 horas), distribuído primariamente nos espaços líquidos extracelulares; aprisionado + organificado pela glândula tireóide; captado pelo estômago + glândulas salivares
Excreção: via rins em 35%–75% durante as primeiras 24 horas + trato GI

Desvantagens comparadas com o Tc-99 m pertecnetato:
(1) Mais caro
(2) Menos disponível
(3) Consome mais tempo
(4) Alta dose para a tireóide (porém menos para todo o corpo)

Iodo-131

Indicação: estudo de captação da tireóide, imagem da tireóide, tratamento do hipertireoidismo, tratamento do câncer funcionante de tireóide, imagem de metástases funcionantes
Produção: por fissão nuclear
Meia-vida física: 8,05 dias (permite o armazenamento por longos períodos)

Decaimento: energia gama principal de 364 keV (82% abundância) + decaimento beta significativo, fração de energia média de 192 keV (92% abundância)

Dose: 30–50 μ (Ci (1,2 rad/μ μCi = 50 rad para tireóide)
Dose de radiação:
(90% por decaimento beta, 10% por radiação gama)
0.6 mrad/mCi para todo o corpo; 1,2 mrad/(Ci para tireóide (órgão crítico)
Farmacocinética: idêntica ao I-123

Desvantagens:
(1) Muito energético para câmara gama, bem adequado para *scanner* retilíneo com resolução limitada

(2) Altas doses de radiação proíbe seu uso para fins diagnósticos
(3) Tecido tireóideo ectópico tão bem detectado com I-123 ou Tc-99 m pertecnetato

Imagem de fluorescência de iodo

Técnica:
Feixe colimado de 60 keV de fótons gama de uma fonte Am-241 direcionado na tireóide, o qual resulta na produção de raios X com características K de 28,5 keV; os raios X são detectados por um detector semicondutor
Vantagens:
(1) Nenhuma interferência com a amostra de fluxo de iodo/medicação tireoidiana
(2) Mede o conteúdo do iodo total
(3) Baixa exposição à radiação (15 mrad), aceitável para crianças + mulheres grávidas
Desvantagens: necessário equipamento dedicado

Medidas da captação tireoidiana

Agentes: I-123/I-131 (mais fácil de usar), Tc-99 m pertecnetato (requer calibração)
Captação:
Medidas tanto em 4 e 24 horas impede a não detecção ocasional do paciente hipertireóideo com rápido metabolismo retornando ao normal em 24 horas; os valores de captação distingue diferentes causas de hipertireoidismo
(a) normal: > 25% em 4 horas, > 35% em 24 horas
(b) aumentado: na doença de Graves
(c) diminuído: na tireoidite subaguda
N.B.: Os valores de captação não diagnosticam hipertireoidismo, que é realizado com valores laboratoriais (T4, T3, TSH) e história clínica

CINTIGRAFIA PARATIREOIDIANA

Imagem com subtração por Tecnécio-Tálio

Sensibilidade: 72%–92% (dependendo do tamanho, o menor adenoma tinha 60 mg)
Especificidade: 43% (adenomas tireoidianos benignos, carcinomas, linfonodos também concentram tálio)
Método:
(1) Injeção EV de 1–3,5 mCi cloreto de Tl-201; imagens registradas por 15 minutos com colimador de orifício de 2 mm
√ concentra na tireóide normal + glândulas paratireóides aumentadas (extração proporcional ao fluxo sangüíneo regional + celularidade tecidual)
(2) Injeção EV de 1–10 mCi de Tc-99 m pertecnetato; imagens registradas a intervalos de 1 minuto por 20 minutos
√ o pertecnetato concentra somente na tireóide
(3) Subtração computadorizada
√ excesso focal/multifocal de Tl-201
Limitações:
(1) Dosimetria desfavorável + imagens de qualidade ruim do Tl-201 (até 3,5 mCi, fótons de 80 keV)
(2) Imobilização prolongada do paciente (artefato de movimento)
(3) Artefatos de processamento (isto é, super/subsubtração)
(4) Pobre captação tireoidiana de Tc-99 m por interferência de medicações/utilização recente de meios de contraste iodados
(5) Patologia paratireoidiana pode ser mimetizada por doença tireoidiana coexistente (isto é, adenoma não funcionante, bócio multinodular)
Indicação:
Localização de um/mais adenomas paratireoidianos (hiperplasia não visualizada), pode ser mais sensível que Tc/RMN na detecção de tecido paratireoidiano mediastinal e no contexto pós-operatório

Tecnécio-99 m sestamibi

= Tc-99 m MIBI
Sensibilidade: 88%–100% (o menor adenoma pesava 150 mg)
◊ Por razões desconhecidas, mesmo grandes tumores (2 g) podem não acumular suficiente MIBI para a detecção!
Farmacocinética:
MIBI concentra-se no miocárdio + tumores ricos em mitocôndrias, proporcional ao fluxo sangüíneo regional + atividade metabólica celular; o MIBI é eliminado rapidamente da tireóide, mas é retido nas paratireóides anormais
Método:
(1) Injeção EV de 20–25 mCi de Tc-99 m MIBI
(2) 10 minutos após a injeção, imagens cervicotorácicas anteriores (5 minutos/visão) com câmara de largo campo de visão equipada com colimador de orifício paralelo de baixa energia e alta resolução
(3) Repita a seqüência de imagens em 2 horas pós-injeção (10 minutos/visualização)
(4) Opcional a obtenção de imagens adjuntas com agente seletivo para tireóide, para subtrações ajudadas por computador
Vantagens (sobre o tálio):
A. Propriedades físicas:
— emissão gama ótima (140 keV)
— fótons abundantes (alta dose de 20 mCi)
— dosimetria favorável
— alta relação paratireóide-tireóide
— não afetado por medicações/contrastes iodados
B. Características técnicas:
— radiofármaco único facilmente disponível
— protocolo simples de obtenção de imagens precoces + tardias
— nenhuma imobilização prolongada do paciente
— nenhum estudo de subtração/processamento computadorizado
— possível SPEC/múltiplas projeções
C. Interpretação da varredura
— imagens nítidas
— clara visualização das glândulas paratireóides anormais
— locais ectópicos estudados

CINTIGRAFIA PULMONAR

Agentes de perfusão

Tc-99 m macroagregado de albumina (MAA)

Preparação:

Albumina sérica humana (ASH) desnaturada por calor + pH ajustado; cloreto de estanho adicionado precipita albumina em microagregados contendo estanho; a liofilização prolonga a estabilidade; TC-99 m pertecnetato adicionado é reduzido para SnCl2 e combinado em partículas MAA

Controle de qualidade (recomendações da United States Pharmacopeia - USP):

(1) 90% das partículas deve ter um diâmetro entre 10–90µ
(2) Nenhuma partícula deve exceder 150µ
(3) Deve ser pelo menos 90% pura (por cromatografia ascendente)
(4) Um banho de Tc-99 m MAA não deve ser usado > 8 horas após a preparação
(5) A preparação não deve ser misturada com sangue na seringa, causa "manchas quentes" nos pulmões

Meia-vida física: 6 horas
Meia-vida biológica: 6 horas

Dose:

Aproximadamente 4–6 mCi + > 60.000 partículas (número recomendado de 200.000 - 500.000 partículas para a adequada distribuição espacial + boa qualidade da imagem)

N.B.: reduza o número de partículas para 80.000 em:

(1) Pacientes criticamente doentes com grave DPOC, em prótese respiratória, documentada hipertensão arterial pulmonar; significativo *shunt* cardíaco esquerdo-direito necessita de redução no número de partículas, mas não de atividade puntiforme!
(2) Crianças até a idade de 5 anos necessitam de redução no número de partículas + atividade puntiforme (*tagged activity*)!

Dose de radiação (rads/mCi):

0,013 para todo o corpo, 0,25 para o pulmão (órgão crítico), 0,01 para as gônadas

FISIOLOGIA

90% das partículas MAA serão aprisionadas nos capilares pulmonares na primeira passagem; 0,22% dos capilares tornam-se ocluídos (= 2 de 1.000); a proteína é lisada dentro de 6–8 horas a captadas pelo SRE; partículas < 1(são aprisionadas pelo SRE no fígado + baço

IMAGENS

Câmara de cintilação com largo campo de visão + colimador de baixa energia com orifício paralelo

Incidências:

Anterior, posterior, posterior oblíqua (informação adicional em 50%), oblíqua anterior (informação adicional em 15%); incidências oblíquas reduzem os achados equívocos de 30% para 15%; os tempos de registro devem ser idênticos para as incidências correspondentes

Tc-99 m microesferas albumina humana

Tamanho da partícula: 20–30µ
Meia-vida biológica: 8 horas

Agentes ventilatórios

Xe-133, Kr-81 m, Xe-127, Xe-125, N-13, O_2-15, CO_2-11, CO-11

Xe-133

Produto da fissão do U-235

Decaimento:

Para o Cs-133 estável sob emissão de partícula beta (374 keV), raios gama (81 keV), raios X (31 keV); componente beta responsável por alta dose de radiação de 1 rad para o pulmão)

Meia-vida física: 5,2 dias
Meia-vida biológica: 2–3 minutos
Propriedades físicas: altamente solúvel em óleo + gordura, absorvido por seringa plástica
Administração: via peça bucal, com uma unidade respiratória descartável
Dose: 15 mCi

TÉCNICA

Estudo da ventilação preferencialmente realizado antes da varredura de perfusão para evitar interferência com Tc-99 m de mais alta energia (Compton scatter pelo Tc-99 m em fotópico mais baixo do Xe-133); possível, contudo, se a dose do Tc-99 m MAA for mantida abaixo de 2 mCi + concentração de Xe-133 for acima de 10 mCi/l do ar e se os tempos de aquisição das imagens com o Xe-133 de *washin*, equilíbrio e *washout* forem mantidas em torno de 30 segundos. Aquisição de imagens posterior é rotina

Fase 1:

= fase respiratória única = inalação de 10–20 mCi de Xe-133 até a capacidade vital em posição supina por 10–20 segundos (65% de sensibilidade para anomalias)

Fase 2:

= respiração corrente = respiração em alça fechada do Xe-133 + oxigênio por 3–5 minutos = fase de equilíbrio para o traçador penetrar áreas ventiladas; também funciona como um controle interno para vazamento de ar; imagens oblíquas anteriores melhoram a correlação com a varredura de perfusão

Fase 3:

= fase de "lavagem"/eliminação; a retenção do traçador em 3 minutos revela áreas de aprisionamento de ar; o X3–133 exalado é armazenado em filtros de carvão

√ pobre qualidade de imagem secundária à significativa dispersão

√ varredura anormal:

(a) penetração (*washin*) tardia (30 segundos iniciais de respiração corrente)
(b) acúmulo do traçador em incidências de equilíbrio (obstrução parcial com desvio

colateral do ar + difusão para dentro da área afetada via corrente sangüínea)

(c) eliminação (*washout*) tardio = retenção > 3 minutos

(d) retenção do traçador em regiões não vistas na incidência inicial de inspiração única

Xe-127

Ciclotron produzido com altos custos

Meia-vida física: 36,4 dias

Energias do fóton: 172 keV (22%), 203 keV (65%)

Vantagens:

(1) A alta energia do fóton permite o estudo ventilatório após o estudo de perfusão
(2) Dose de radiação diminuída (0,3 rad)
(3) Capacidade de armazenamento por causa da longa meia-vida física

Criptônio-81 m

Originado do gerador de Rb-81 (meia-vida de 4,7 horas)

Meia-vida física: 13 segundos

Meia-vida biológica: < 1 minuto

Principal energia do fóton: 190 keV (65% abundância)

Vantagens:

(1) Energia de fóton mais alta que a do Tc-99 m, de modo que a varredura de ventilação possa ser realizada após o estudo de perfusão
(2) Cada varredura de ventilação pode ser comparada com a varredura de perfusão sem mover o paciente
(3) Pode ser utilizado em pacientes no respirador (nenhuma contaminação em função da curta meia-vida)
(4) Baixa dose de radiação (durante a inalação contínua por 6–8 incidências 100 mrad são liberados)

Desvantagens:

(1) Altos custos
(2) Disponibilidade limitada (gerador disponível somente por um dia, de maneira que a disponibilidade no final de semana pode não ser possível
(3) Nenhuma imagem de eliminação (*washout*) devido à curta meia-vida

√ falta de atividade = área anormal (a atividade do traçador é proporcional à distribuição regional do volume corrente, por causa da curta meia-vida biológica, fase de eliminação não disponível)

Tc-99 m DTPA aerossol

= Tc-99 m dietilenetriaminapentaacético radioaerossol
= UltraVent®

Liberação através de um nebulizador durante a inspiração; menor indicador fisiológico da ventilação + submetido à técnica de nebulização

Traçador de dióxido de carbono

Dióxido de carbono marcado com O-15

Meia-vida física: 2 minutos (requer ciclótron no local)

FISIOLOGIA

Inalação do dióxido de carbono; rápida difusão através da membrana alveolar-capilar; eliminação do pulmão dentro de segundos

√ mancha fria devido à insuficiência da entrada do traçador nas vias aéreas
= doença das vias aéreas

√ mancha quente devido à eliminação tardia/ausente do traçador
= defeito na perfusão

87% de sensibilidade, 92% de especificidade

Indicações:

(1) Êmbolos podem ser detectados na doença cardiopulmonar preexistente
(2) Estudos ventilação/perfusão equívocos/indeterminados

Imagem quantitativa da perfusão pulmonar

Indicação:

Determinação da função pulmonar pós-ressecção quando combinado com testes de função pulmonar (VEF1)

Técnica:

(1) Adquira imagem de perfusão (MAA) anterior e posterior e calcule a média geométrica
(2) Separe em direita e esquerda e em duas zonas pulmonares iguais de cima para baixo, que fornecem quatro segmentos (superior, inferior, direito etc.)

Resultado:

A atividade em cada segmento é comparada com a atividade total, que fornece a porcentagem de perfusão para cada campo pulmonar

Perfusão pulmonar unilateral

Incidência: 2%

A. EMBOLIA PULMONAR (23%)

B. DOENÇA DAS VIAS AÉREAS
   (a) doença unilateral pleural/parenquimal (23%)
   (b) obstrução brônquica
      (1) Carcinoma broncogênico (23%)
      (2) Adenoma brônquico
      (3) Corpo estranho endobronquial aspirado

C. CARDIOPATIA CONGÊNITA (15%)

D. DOENÇA ARTERIAL
   1. Síndrome de Swyer-James (8%)
   2. Hipoplasia/estenose congênita da artéria pulmonar
   3. Procedimento de *shunt* para a artéria pulmonar (isto é, Blalock-Taussig)

E. PULMÃO AUSENTE
   1. Pneumectomia (8%)
   2. Agenesia pulmonar unilateral

Mnemônico: "SAFE POEM"

Síndrome de Swyer-James
Agenesia pulmonar
Fibrose
Derrame pleural
Pneumectomia, pneumotórax
Obstrução por tumor
Embolia pulmonar
Muco (tampão de)

Defeitos de perfusão

A. DOENÇA VASCULAR
   (a) embolia pulmonar aguda/prévia
      (1) Doença tromboembólica pulmonar
      (2) Embolia gordurosa
         √ defeito de perfusão não segmentar

(3) Embolia aérea
- √ aspecto característico de descorticação na porção mais superior na cintigrafia de perfusão

(4) Embolia por tumor/bola de algodão/balão para oclusão de MAV/obstrução por cateter de Swan-Ganz, outros corpos estranhos

(5) *Dirofilaria Immitis* (verme do coração do cão): novelos de vermes rompem a parede cardíaca + embolizam a árvore arterial pulmonar

(6) Doença de células falcêmicas

(b) vasculite

(1) Doença vascular do colágeno: sarcoidose

(2) Abuso de drogas EV

(3) Radioterapia prévia:
- √ defeito localizado no local do portal de irradiação

(4) Tuberculose

(c) compressão vascular

(1) Carcinoma broncogênico
- √ defeito de perfusão dependendo do tamanho do tumor + localização

(2) Linfoma/aumento de linfonodos

(3) Sarcoma da artéria pulmonar

(4) Mediastinite fibrosante por histoplasmose

(5) Fibrose pulmonar idiopática:
- √ pequeno defeito subsegmentar em ambos os pulmões

(6) Aneurisma aórtico (grande sacular/dissecante)

(7) Estômago intratorácico

(d) circulação pulmonar alterada

(1) Ausência/hipoplasia da artéria pulmonar

(2) Estenose periférica da artéria pulmonar

(3) Seqüestro broncopulmonar

(4) Hipertensão pulmonar primária
- √ redistribuição superior + grandes defeitos hilares
- √ múltiplos pequenos defeitos de perfusão periférica

(5) Doença venoclusiva pulmonar

(6) Doença da valva mitral
- √ predileção para o lobo médio + segmentos superiores dos lobos inferiores

Critérios de Interpretação para Varreduras Pulmonares de Ventilação/Perfusão

Probabilidade de TEP	*Critérios de Biello*	*Critérios PIOPED*
Normal	√ perfusão normal	√ perfusão normal
Baixa (~10%)	√ pequenas diferenças da ventilação/perfusão √ acoplamento focal da ventilação/perfusão correspondendo à anomalia ao raios X de tórax √ defeitos da perfusão substancialmente menor que a anomalia ao raios X- de tórax	√ pequenos defeitos na perfusão independente do número/achados das varreduras/raios X de tórax √ defeito de perfusão substancialmente menor que a anormalidade no raios X tórax; achados de ventilação irrelevantes √ acoplamento da ventilação/perfusão em ≤ 50% de um pulmão/ ≤ 75% das zonas pulmonares superiores/média/inferior; radiografia de tórax normal/quase normal √ defeito moderado único da perfusão com radiografia de tórax normal; achados de ventilação irrelevantes √ defeitos não segmentares da perfusão
Indeterminada (30%–40%)	√ obstrução grave e difusa das vias aéreas √ defeitos de perfusão acoplados + anomalias ao raios X de tórax √ diferença única moderada da ventilação/perfusão sem anomalia correspondente na radiografia de tórax	√ anormalmente não definido por baixa/alta probabilidade
Alta (~90%)	√ ≥ 2 grandes defeitos (segmentar) de perfusão substancialmente maiores que a anomalia ventilatória/radiológica correspondente √ ≥ 2 moderada/ ≥ 1 diferença ventilação/perfusão; nenhuma anomalia radiológica correspondente	√ ≥ 2 moderada (subsegmentar) + 1 grande defeito (segmentar) de perfusão; achados de ventilação + radiografia de tórax normais √ ≥ 2 grandes defeitos de perfusão (segmentar); varredura de ventilação + achados radiológicos normais √ ≥ 4 defeitos de perfusão moderados (subsegmentar); ventilação + radiografia de tórax normais

Segmentos Pulmonares

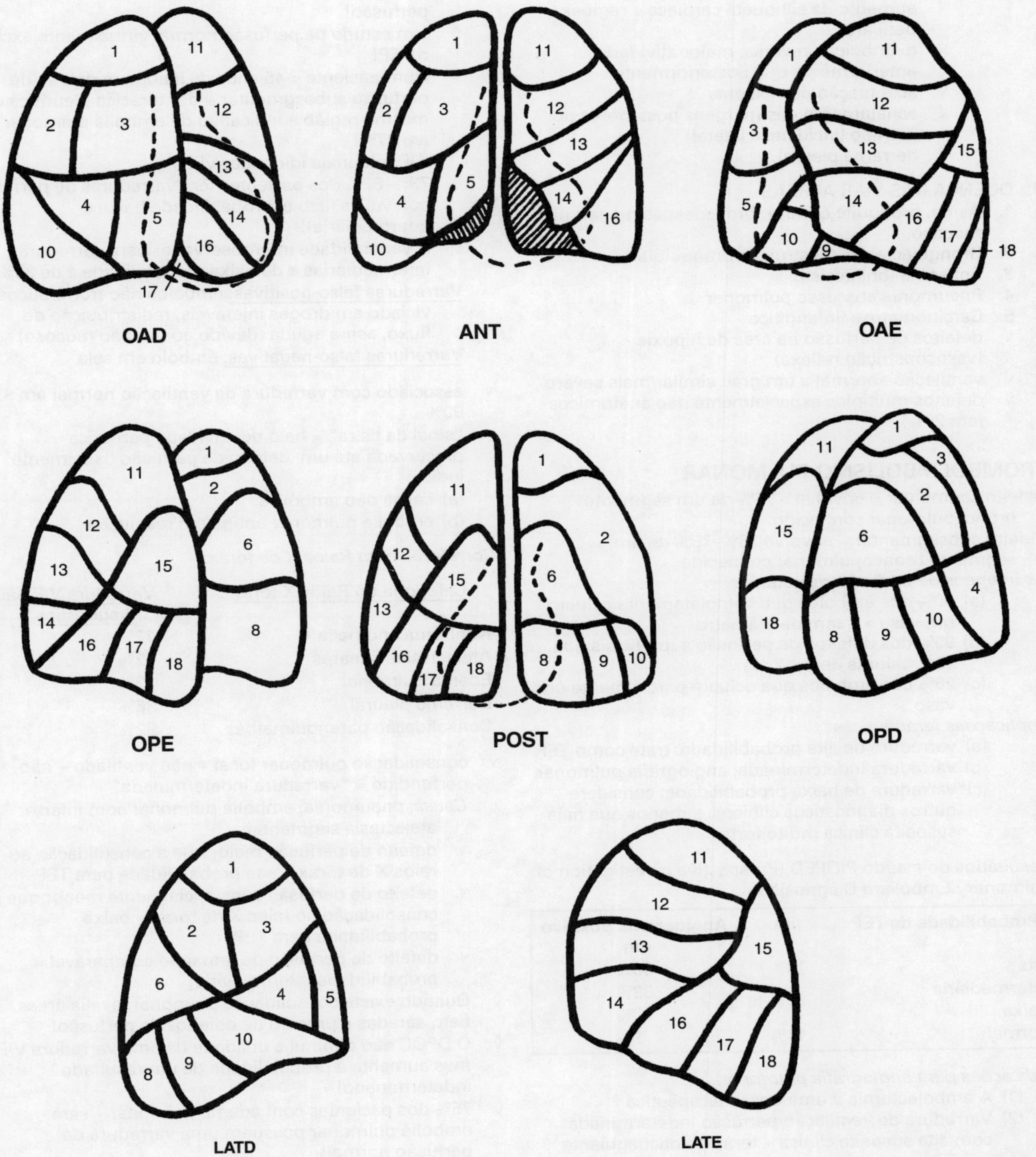

LSD	**LMD**	**LID**	**LSE**	**LIE**
1. apical	4. lateral	6. superior	11. apicoposterior	15. superior
2. posterior	5. medial	7. mediobasal	12. anterior	16. ântero-medial basal
3. anterior		8. póstero-basal	13. superior lingual	17. látero-basal
		9. látero-basal	14. inferior lingual	18. póstero-basal
		10. ântero-basal		

(7) Insuficiência cardíaca congestiva
- √ desbalanço difuso não segmentar na ventilação/perfusão
- √ aumento da silhoueta cardíaca + regiões periilares
- √ distribuição reversa: maior atividade anteriormente que posteriormente
- √ acentuação das fissuras
- √ achatamento das margens posteriores do pulmão (incidência lateral)
- √ derrame pleural

B. DOENÇA DAS VIAS AÉREAS
1. Asma, bronquite crônica, broncoespasmo, tampão mucoso
2. Bronquiectasias (destruição bronquiolar)
3. Enfisema (bolha/cisto)
4. Pneumonia/abscesso pulmonar
5. Carcinomatose linfangítica

- √ defeitos de perfusão na área de hipoxia (vasoconstrição reflexa)
- √ ventilação anormal a um grau similar/mais severo
- √ defeitos múltiplos especialmente não anatômicos (em 20%)

TROMBOEMBOLISMO PULMONAR

Defeito segmentar = envolve > 75% de um segmento broncopulmonar conhecido

Defeito subsegmentar = envolve 25%–75% de um segmento broncopulmonar conhecido

As imagens de perfusão detectarão:
- (a) 90% dos êmbolos que completamente ocluem um vaso > 1 mm de diâmetro
- (b) 90% dos defeitos de perfusão superficiais que são maiores de 2 × 2 cm
- (c) 26% dos êmbolos que ocluem parcialmente um vaso

Implicações terapêuticas:
- (a) varredura de alta probabilidade: trate como TEP
- (b) varredura indeterminada: angiografia pulmonar
- (c) varredura de baixa probabilidade: considere outros diagnósticos clínicos, a menos que haja suspeita clínica muito forte

Resultados do estudo PIOPED (Prospective Investigation of Pulmonary Embolism Diagnosis):

Probabilidade de TEP	em	Angiograma positivo em
alta	13%	88%
intermediária		33%
baixa		16%
normal	14%	9%

Indicações para angiografia pulmonar:
- (1) A embolectomia é uma opção terapêutica
- (2) Varredura de ventilação/perfusão indeterminada com alta suspeita clínica + terapia anticoagulante arriscada
- (3) Diagnóstico específico necessário para o manejo adequado do caso (vasculite, induzida por droga, câncer de pulmão com envolvimento vascular predominante)

Acurácia global:
68% para a varredura de perfusão somente,
84% para a varredura de ventilação/perfusão

- ◊ 100% de sensibilidade na detecção do TEP é devido à ocorrência de múltiplos êmbolos (geralmente > 6–8), pelo menos um deles causando um defeito de perfusão!
- ◊ Um estudo de perfusão normal virtualmente exclui o TEP!
- ◊ Num paciente < 45 anos de idade um defeito de perfusão subsegmentar + dor torácica pleurítica na mesma região é indicativo de embolia pulmonar em 77%!
(DD: pleurisia idiopática/viral)
- ◊ 73%–82% dos pacientes têm varreduras de perfusão equívocas (isto é, probabilidade baixa e intermediária)!
- ◊ A variabilidade interobservador para varreduras intermediárias e de baixa probabilidade é de 30%!

Varreduras falso-positivas: êmbolos não trombóticos, viciado em drogas injetáveis, redistribuição de fluxo, asma aguda (devido ao tampão mucoso)

Varreduras falso-negativas: êmbolo em sela

- √ associado com varredura de ventilação normal em > 90%
- √ "sinal da listra" = halo de atividade periférica preservada até um defeito de perfusão usualmente indica:
  - (a) causa não embólica
  - (b) embolia pulmonar antiga/em resolução

Correlação com Raios X de tórax:

Categoria do Raios X tórax	Varredura V/P não diagnóstica
Nenhuma anomalia	12%
Atelectasias lineares	12%
Edema pulmonar	12%
Derrame pleural	36%
Consolidação parenquimatosa	82%

- √ consolidação pulmonar focal + não ventilado + não perfundido = "varredura indeterminada"
  Causa: pneumonia, embolia pulmonar com infarto, atelectasia segmentar
  - √ defeito de perfusão maior que a consolidação ao raios X de tórax = alta probabilidade para TEP
  - √ defeito de perfusão substancialmente menor que a consolidação ao raios X de tórax = baixa probabilidade para TEP
  - √ defeito de perfusão de tamanho comparável = probabilidade intermediária
- ◊ Quando existe consolidação pulmonar, avalia áreas bem aeradas à procura de defeitos de perfusão!
- ◊ O DPOC não diminui a utilidade de uma varredura V/P, mas aumenta a probabilidade de um resultado indeterminado!
- ◊ 75% dos pacientes com edema pulmonar + sem embolia pulmonar possuem uma varredura de perfusão normal!

Influência da estimativa clínica:

Varredura V/P	Probabilidade clínica	TEP presente
Alta probabilidade	> 80%	96%
Baixa probabilidade	< 20%	4%
Indeterminado	TVP presente	93%

CINTIGRAFIA CARDÍACA

Escolha das imagens:
(1) Imagem PLANAR
(2) Imagem SPECT
melhora o contraste do objeto por remoção dos tecidos suprajacentes
(3) Análise QUANTITATIVA
= perfis circunferenciais = plotagem das contagens médias ao longo de raios eqüidistantes emanando do centro do VE torna a interpretação mais objetiva + reprodutível

Anatomia e projeções ventricular esquerda

A. AP
√ mostra a parede ântero-lateral, ápice, parede inferior
√ atividade diminuída no ápice do VE devido a adelgaçamento em 50%

B. LATERAL ESQUERDA
Mostra a parede inferior, parede anterior

C. OAE 40°/OAE 70°
√ Projeção mais freqüentemente utilizada; para todos os estudos de esforço
√ mostra o septo interventricular, parede posterior, parede inferior
√ melhor projeção para separar os ventrículos direito + esquerdo
√ melhor projeção para avaliar o movimento septal + parede posterior do VE

D. OAD 45°
√ mostra a parede ventricular anterior + inferior
√ útil nos estudos de primeira passagem com a separação temporal dos ventrículos

E. OPE 45° (raramente usada)
deslocamento 10° caudal minimiza a interferência pelo AE da região do VE
√ mostra a parede ventricular anterior + inferior
√ preferida sobre a OAD 45° porque o VE está mais próximo da câmara

F. OAE angulada (colimador *"slant-hole"*/deslocamento caudal)
√ separa a atividade atrial da ventricular
√ chama a atenção para as discinesias apicais

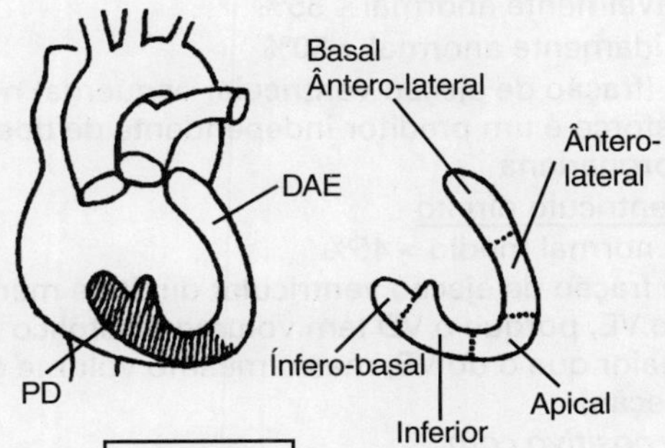

Anterior

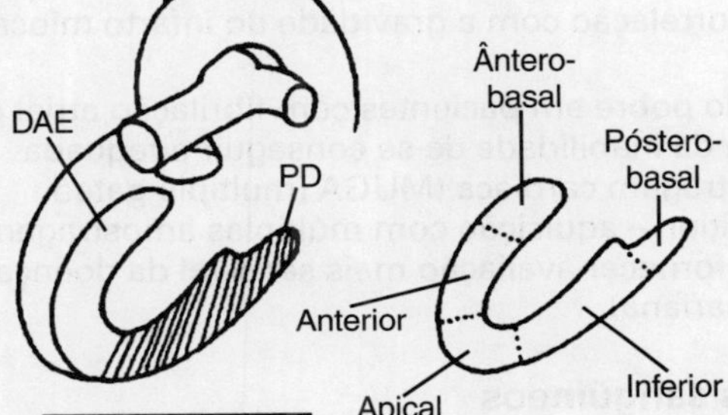

Lateral esquerda

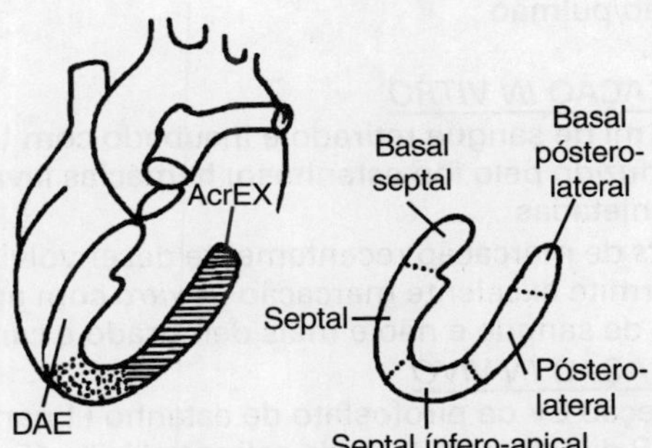

45°OAE

Fração de ejeção

Fração de ejeção (EF) = volume de ejeção (SV) dividido pelo volume diastólico final (EDV)

<u>volume de ejeção</u> = volume diastólico final (EDV) menos o volume sistólico final (ESV)

$$EF = [EDV - ESV]/[EDV]$$

$$[ED_{contagens} - ES_{contagens}]/[ED_{contagens} - FUNDO_{contagens}]$$

Indicador sensível da detecção de doença da artéria coronária:
(a) EF de esforço: 87% de sensibilidade; 92% de especificidade
(b) ECG de esforço: 60% de sensibilidade; 81% de especificidade

Descendente anterior esquerda (DAE) supre:
2/3 superiores do septo interventricular, parede anterior, parte da parede lateral

Artéria circunflexa esquerda (AcrEX) supre:
Porção posterior do ventrículo esquerdo, porção lateral do ventrículo esquerdo

Artéria coronária direita supre:
Terço inferior do septo interventricular, parede inferior do ventrículo direito e esquerdo

Interpretação:

@ Ventrículo esquerdo

Valor normal médio = 67% ± 8%

(aumento sob estresse normalmente para > 5%–7%)

Provavelmente anormal ≤ 55%

Definidamente anormal < 50%

FEVE (fração de ejeção ventricular esquerda) no pico de esforço é um preditor independente de doença coronariana

@ Ventrículo direito

Valor normal médio > 45%

(a fração de ejeção ventricular direita é menor que a do VE, porque o VD tem volume diastólico final maior que o do VE, mas o mesmo volume de ejeção)

Falso positivo com:

(a) exercício inadequado

(b) recente ingestão de alimentos

√ FE inalterada/diminuída na doença coronariana

√ novo movimento regional da parede anormalmente sob esforço, na doença coronariana

√ boa correlação com a gravidade do infarto miocárdico

Falha:

Estudo pobre em pacientes com fibrilação atrial por causa da inabilidade de se conseguir adequada amostragem cardíaca (MUGA [multiple gated aquisition – aquisição com múltiplas amostragens] pode fornecer avaliação mais sensível da doença coronariana)

Agentes sangüíneos

Tc-99 m-hemácias marcadas

= agente de escolha em função da boa relação coração/pulmão

Técnica:

(1) MARCAÇÃO *IN VITRO*

} 50 ml de sangue retirado e incubado com Uc-99 m reduzido pelo íon estanhoso; hemácias lavadas e reinjetadas

◊ *Kits* de marcação recentemente desenvolvidos permite excelente marcação *in vitro* com apenas 3 ml de sangue e não é mais demorado e caro

(2) MARCAÇÃO *IN VIVO*

} Injeção EV de pirofosfato de estanho (1 parte de PYP diluído com 2 ml de salina estéril = 15 mg de pirofosfato sódico contendo 3,4 mg de cloreto estanhoso anidroso)

} 15–30 minutos após a injeção de Tc-99 m pertecnetato (+7), o qual liga-se às hemácias "pré-estanhadas" (redução para Tc-99 m [+4])

◊ Método menos demorado e mais fácil!

◊ Pior eficiência de marcação (30% ligadas às hemácias + excretadas na urina)!

(3) MARCAÇÃO *IN VIVTRO*

= MÉTODO *IN VIVO* MODIFICADO

} 10 minutos após a injeção EV de 1 mg de pirofosfato estanhoso, 10 ml de sangue é retirado + incubado com Tc-99 m pertecnetato por 10–20 minutos, com pequena quantidade de heparina adicionada (técnica *3-way*)

◊ Método preferido por causa da alta eficiência de marcação com pouco pertecnetato livre!

N.B.: pobre marcação em:

(1) Paciente heparinizado

(2) Injeção através de acesso venoso (aderência à parede)

(3) Seringa lavada com dextrose no lugar de salina

Dose: 15–30 mCi (dose maior requerida para aquisição de múltiplos portões + pacientes obesos);

para crianças: 200(Ci/kg (dose mínima de 2–3 mCi)

Dose de radiação: 1,5 rad para o coração, 1,0 rad para o sangue, 0,4 rad para todo o corpo

Tc-99 m HSA

HSA = human serum albumin (albumina humana sérica)

Indicação: interferência de drogas com hemácias marcadas (isto é, paciente heparinizado)

Fisiologia:

(a) a albumina equilibra-se lentamente em todo o espaço extracelular

(b) relação coração/pulmão mais fraca que com as hemácias marcadas

Agentes para imagem de perfusão miocárdica

Potássio-43

Não adequado para uso clínico por causa de sua alta energia

Cloreto de Tálio-201

= cátion produzido em ciclotron a partir do Tl-203

Decaimento: por captura de elétrons em Hg-201

Espectro de energia: 71 keV de Hg-K raios X (98% abundância); 135 keV (3%) + 167 keV (10%) raios gama

Meia-vida física: 73 horas

Meia-vida biológica: 10 ± 2,5 dias

Dose: 1,5–3 mCi (a maior dose para SPECT)

Dose de radiação:

3 rad para rins (órgão crítico)(1,2 rad/mCi); 1,2 rad para gônadas (0,6 rad/mCi); 0,7 rad para coração + medula óssea (0,34 rad/mCi); 0,5 rad para todo o corpo (0,24 rad/mCi)

Controle de qualidade: deve conter < 0,25% Pb-203 < 0,5% Tl-202 (439 keV)

Indicações:

(1) INFARTO AGUDO DO MIOCÁRDIO

(2) DOENÇA DA ARTÉRIA CORONÁRIA

particularmente usado sobre o ECG em:

(a) distúrbios da condução (isto é, bloqueio de feixe de ramos, síndrome de pré-excitação)

(b) infarto prévio

(c) sob influência de drogas (isto é, digital)

(d) hipertrofia ventricular esquerda

(e) hiperventilação

(f) depressão ST sem sintomas

(g) se o ECG de estresse for impossível de se obter

Sensibilidade: como um todo 82%–84% para estresse Tl-201 (60%–62% para ECG de esforço)

(a) aumentado com:

(1) Gravidade da estenose (> 50%)

(2) Maior número de artérias envolvidas

(3) Estenose da principal esquerda > descendente anterior esquerda > coronária direita > circunflexa esquerda

(b) diminuído com:
(1) Presença de colateral
(2) Betabloqueadores
(3) Retardo de tempo para as imagens de esforço

Especificidade: global 91%–94% para Tl-201 estresse (81%–83% para ECG de esforço)

IMAGENS

1. EXTRAÇÃO DE PRIMEIRA PASSAGEM = imagem de esforço
= imagem de esforço com tálio
= mapa da perfusão regional obtida dentro de minutos após a injeção no pico do exercício; distribuição inicial proporcional ao fluxo sangüíneo miocárdico, concentração arterial de radioisótopo e massa muscular; 300.000–400.000 contagens/incidência (aproximadamente 5–8 minutos de tempo de amostragem), deve estar completa em 30 minutos
2. IMAGEM DE REDISTRIBUIÇÃO = imagem tardia
= equilíbrio entre a captação do radiotraçador e o efluxo dependendo do fluxo de sangue + massa de tecido viável + concentração de gradientes
= mapa de miocárdio viável isquêmico obtido em repouso após 2–6 horas; a meia-vida da eliminação do miocárdio é de 54 minutos
3. TÉCNICA DA REINJEÇÃO EM REPOUSO
= reversibilidade tardia prediz a melhor cintigráfica pós-intervenção
= reinjeção de tálio seguida por tomada das imagens após 18–72 horas, proporciona evidência de isquemia miocárdica regional + viabilidade não apreciada mesmo em imagens de redistribuição muito tardias (24–72 horas); a dose em bolo aumenta a concentração sangüínea do isótopo

Objetivo: 50% dos defeitos persistentes irreversíveis melhoram significativamente após a reinjeção

INTERPRETAÇÃO DAS IMAGENS DE ESTRESSE COM TALIO

Imagem imediata	Imagem tardia	Diagnóstico
normal	normal	normal
defeito	preenchimento	isquemia de esforço
defeito	persistente	cicatriz miocárdica
defeito	preenchimento parcial	cicatriz + isquemia persistente

1. Fase inicial = extração de primeira passagem
√ defeito temporário acentuado pelo exercício
√ defeito > 15% da superfície ventricular sugere > 50% de estenose da artéria coronária
2. Fase de redistribuição (em imagens de 2–4 horas)
√ lavagem em áreas normais + captação aumentada em zonas isquêmicas viáveis
√ defeito permanente = infarto miocárdico/fibrose
√ atividade pulmonar aumentada (= > 50% de contagem miocárdica) indicativa de:
(a) insuficiência ventricular esquerda devido à grave doença da artéria descendente anterior esquerda/infarto do miocárdio
(b) hipertensão venosa pulmonar devido à cardiomiopatia/doença de valva mitral
√ atividade no ventrículo direito devido a
(a) aumento da pressão sistólica ventricular
(b) aumento da pressão da artéria principal pulmonar média
(c) aumento da resistência vascular pulmonar total

TESTE DE TÁLIO FALSO-POSITIVO (37-58%)

A. Doença miocárdica infiltrante
1. Sarcoidose
2. Amiloidose

B. Disfunção cardíaca:
1. Cardiomiopatia
2. IHSS
3. Estenose valvular aórtica
4. Prolapso de valva mitral (raro)

C. Diminuição da perfusão cardíaca de causa diferente de infarto do miocárdio:
1. Contusão cardíaca
2. Fibrose miocárdica
3. Espasmo da artéria coronária (angina instável severa pode causar defeito após estresse + na distribuição das imagens, mas será normal no repouso)

D. Variante do normal:
1. Afinamento miocárdico atípico
2. Atenuação devido ao diafragma, mama, implante, marcapasso

Mnemônico: "EI SIC"
Estenose subaórtica hipertrófica idiopática
Infarto do miocárdio sem doença da artéria coronária
Sarcoidose, Espasmo, Cicatrização
Infiltrativa/metastática - lesão
Cardiomiopatia

TESTE DE TÁLIO FALSO-NEGATIVO

1. Sob influência de beta bloqueador (ex, propanolol)
2. "Isquemia balanceada" = doença de 3-vasos simétrica
3. Obstrução insignificante
4. Estresse inadequado
5. Fracasso em demonstrar imagens tardias
6. Má técnica

Mnemônico: "VEMDER LS"
Vasos sangüíneos colaterais (coronários)
Estenose não crítica
Medicações interferindo
Doença de 03 vasos (rara)
Exercício abaixo do máximo
Redistribuição (precoce/tardia)
Lesão coronária direita (isolada)
Superestimativa da estenose na angiografia

Desvantagens:
(1) Baixa energia torna a resolução difícil (melhor sucesso com SPECT)
(2) As imagens devem estar completadas em 45 minutos após a injeção ou ocorre redistribuição

Captação & distribuição de Tálio

Captação intracelular via Na/K-ATPase análoga ao íon potássio, mas menos prontamente liberada das células que o potássio; distribuição é proporcional ao fluxo sangüíneo regional; captação depende da qualidade da perfusão regional + integridade da bomba de sódio-potássio

@ Pool sangüíneo
 } < 5% se mantêm no pool do sangue 15 minutos após a injeção
@ Miocárdio:
 } Captação depende da perfusão miocárdica (a) massa miocárdica (b) integridade celular miocárdica (c)
 ◊ A eficiência da extração de primeira passagem é 88%!
 LEMBRE-SE: 90% em 90 segundos!
 } 4% da dose total localiza-se no miocárdio (fluxo sangüíneo miocárdico = 4% da saída total)
 } Pico de atividade miocárdica de 5 – 15 minutos após injeção
 } Captação pode ser aumentada em 1 – 2 % através de exercício / hipertrofia miocárdica
 } Coração direito mal visualizado durante o repouso (15% da perfusão para o lado direito); bem visto durante o teste de estresse, taquicardia, sobrecarga de volume / pressão
@ Músculo esquelético + esplâncnico:
 } Eficiência de extração de primeira passagem de 65%
 } Acumulação de 40% da dose da injeção
 } 4 – 6 horas de jejum + exercício diminui fluxo ao esplâncnico e aumenta a captação cardíaca
@ Pulmão:
 } 10% da dose total localiza-se no pulmão
 } < 5% de atividade sobre pulmão é normal
 } Aumento da extração pulmonar com disfunção ventricular esquerda, carcinoma broncogênico, linfoma do pulmão
@ Rim:
 } Acumula 4% da dose injetada
 } Excreção de 4 – 8 % dentro de 24 horas
@ Tireóide:
 } Aumento de captação > 1% na doença de Graves + carcinoma da tireóide
@ Cérebro:
 } Captação somente após o rompimento da barreira sangue-cérebro

Tc-99 sestamibi

Farmacocinética:

— clearance relativamente rápido da circulação dentro da alta captação miocárdica proporcional ao fluxo sangüíneo miocárdico
— tempo de retenção longo no miocárdio com pouca recirculação

Excreção:
Através da árvore biliar (dá-se leite após a injeção e antes da imagem para diminuir a atividade da vesícula)

Dose: 25 mCl (cardiolite)

Imagem: Imagens ótimas 01 hora após a injeção (pode ser vista até 03 horas)

Vantagens sobre o tálio:

(1) Melhor dosimetria relacionada à menor meia-vida permite maiores doses com menos radiação para o paciente
(2) Melhora da luminosidade do fóton significa imagens mais rápidas + permite janela cardíaca (cardiac gating)
(3) Maior energia de fóton significa menor artefato de atenuação de tecido mamário/diafragma + menos espalhamento
(4) SEM redistribuição
(5) Separação temporal da injeção e imagem permite a injeção durante infarto agudo do miocárdio quando o paciente pode não estar estável para a imagem; após a estabilização + intervenção (angioplastia/uroquinase) as imagens podem demonstrar o defeito pré-intervenção

Técnica:

Protocolo de 1 dia:
Melhora de detecção da reversibilidade comparada com o protocolo estresse-repouso

1. Imagens em repouso 60-90 minutos após injeção de 08 mCl Tc-99m sestamibi
2. Espera de 0-4 horas
3. Paciente em estresse seguido de injeção de 25 mCl Tc-99 sestamibi no pico de estresse (aumento de fluxo sangüíneo miocárdico significa aumento de captação miocárdica)
4. Imagem 30-60 minutos depois (ótimo tempo para imagem de defeitos induzidos por estresse)

Protocolo de 2 dias (protocolo estresse-repouso):

1. Imagens em estresse no primeiro dia: Tc-99 sestamibi dado no pico do estresse; Imagens após 30-60 minutos de espera permite diminuir atividade do fígado
2. Repetir no segundo dia se os achados em estresse são anormais

Tc-99m teboroxime:

Farmacocinética:

— tempo de clearance muito rápido da circulação (captação rápida pelo miocárdio com alta eficiência de extração)
— distribuição proporcional ao fluxo sangüíneo cardíaco ATÉ MESMO com altos níveis de fluxos sangüíneos (platô de sestamibi + tálio a altos níveis de fluxo)

Dose: 25 - 30 mCl (Cardiotec)

Imagem: deve ser imediatamente após a injeção devido à rápida eliminação; imagem em repouso pode ser realizada imediatamente após as imagens em estresse

Teste de Estresse

Racional:
Aumento da freqüência cardíaca revelara perfusão regional insuficiente secundaria à doença da artéria coronariana

Técnica:

} Exercício na posição ereta (pico de freqüência cardíaca menor se na posição supina) na esteira ou bicicleta; exercício de preensão com a mão isométrico aumenta menos a pressão sangüínea (mas é adequada para avaliação)
} Ponto de partida de carga de trabalho selecionada de acordo com resultados de exercícios preliminares (a uma media de 200 libras kilowatts)

} Aumento da carga de trabalho de 200 libras kilowatts até 85% da freqüência cardíaca máxima prevista (=220-idade)/exercício limitado por sintomas de dor no peito, dispnéia, fadiga, arritmia, ECG isquêmico (cardiologista com carrinho de parada deve estar disponível)

} Teste de estresse farmacológico = teste de estresse substituto (em pacientes que não podem se exercitar por causa da doença vascular periférica severa/artrite/dor):

(1) Infusão IV de dipiridamol a 0.15 mL/kg/min (= Persantine®= vasodilatador com 3-5 vezes de aumento do fluxo sangüíneo da artéria coronariana) por 04 minutos (efeito reversível através da administração de aminofilina)

(2) Infusão IV de adenosina a 0.14 g/kg/min (= Adenocard® adenoscan) por 06 minutos (meia-vida da droga de 15 segundos)

Pontos finais para descontinuar o exercício:

(a) *sintomas:* dor no peito, dispnéia, fadiga, câimbras nas pernas, tonteira

(b) *sinais:* queda na pressão sangüínea de 10 mm Hg abaixo do estágio anterior, taquicardia ventricular, corrida de 03 batidas ventriculares prematuras sucessivas

Problemas com imagens de exercício:

(1) Sensibilidade para detectar lesões isquêmicas diminui com exercícios subótimos (em particular para a população mais idosa)

(2) Mais testes falso-positivos em mulheres (artefatos do tecido mamário que se sobrepõe)

(3) Propanolol (beta bloqueador) interfere como teste de estresse, deve ser descontinuado 24 – 48 horas antes do teste

Aplicado ao:

1. IMAGEM DO TÁLIO (imagens de redistribuição após o teste de estresse):

   } Injeção de 1.5 – 2 mCI de Tl-201 durante o pico de exercício, continuação do exercício por 60 segundos adicionais antes de as imagens começarem

   Dicas para as imagens de estresse:

   √ miocárdio do ventrículo direito bem visualizado

   √ pouca atividade pulmonar de fundo

   √ pouca atividade no fígado, estômago e baço

   √ distribuição mais uniforme após estresse do que durante o repouso

   ◊ Grau de captação do fígado útil como medida direta do nível de exercício!

   Fontes técnicas de erros:

   Mnemônico: "ABCDE PE"

   Atenuação da mama que se sobrepõe/diafragma

   Subtração excessiva do fundo

   Campo da câmera não uniforme

   Drogas, imagens (excessivamente) tardias, infiltração da dose

   Exercícios entre estresse + imagens tardias / Alimentação

   Posicionamento variado entre estresse + imagens tardias

   Exercício abaixo do máximo

2. IMAGEM DE JANELA DE POOL SANGÜÍNEO (Resposta a FE)

   √ aumento da fração de ejeção de 63 – 93% nos normais

   √ aumento da movimentação da parede ventricular (anterolateral > posterolateral > septal)

Função ventricular

Ventriculografia de primeira passagem

= PRIMEIRO TRÂNSITO = gravação do tempo de transito inicial da administração intravenosa rígida do bolo de Tc-99m através do coração + pulmões; número limitado de ciclos cardíacos disponíveis para interpretação; projeções adicionais / estudos seriados necessitam de bolo de injeção adicional

Acurácia: boa correlação com ventriculografia com contraste

Agentes: pertecnetato, pirofosfato, albumina, DTPA, colóide de enxofre (quase qualquer Tc-99m chamado composto exceto partículas de varredura de pulmão), Tc-99m chamado de autólogos de hemácias (mais comumente)

Indicação:

(1) Somente são necessários 15 segundos de cooperação do paciente

(2) Cálculo do débito cardíaco + fração de ejeção (hemácias)

(3) Estudos subseqüentes de primeira passagem dentro de 15 – 20 minutos do estudo inicial possível (DTPA)

(4) Avaliação separada das câmaras cardíacas individuais na projeção RAO (separação temporal sem a sobreposição do átrio, artéria pulmonar, trato de saída aórtico), em geral, para a FE ventricular direita e shunts intracardíacos

Janela:

Imagens melhoradas obtidas pela seleção do intervalo de tempo correspondente somente à passagem pelo VD do bolo na média sobre várias batidas individuais (3-5); janela pode ser feita intrinsecamente ou com orientação do ECG

Imagens:

Região de interesse sobre a silhueta do VD na projeção RAO; atividade de fundo obtida através da parede ventricular em forma de ferradura; contagem em ROI mostrada como função do tempo; 25 quadros/segundo por 20-30 segundos

Avaliação de:

1. Obstrução na região VCS
2. Refluxo do AD na região da VCI
3. Estenose no trato de saída pulmonar
4. *Shunt* D-E
5. Contratilidade do VD
6. Batimento seqüencial do AD e AE

Imagens em equilíbrio

= "pool sangüíneo" na angiografia com radionucleotídeo = imagem após rigorosa mistura de Tc-99m com marcação radiofarmacêutica (HSA/hemácias) através do espaço vascular

} Aquisição das imagens durante porções selecionadas do ciclo cardíaco demonstrado pela onda R; cada imagem é composta de > 200.000 contagens (2–10 minutos) obtidas durante algumas centenas de ciclos, após o equilíbrio ter sido alcançado; as imagens de alta qualidade podem ser obtidas em diferentes projeções

} Aquisição de amostragem a partir de 16–24 subdivisões do ciclo R-R, permite a demonstração de imagens cinemáticas sincronizadas (reunidas para compor uma imagem de seqüência única) de todo o ciclo cardíaco
 √ pode ser demonstrada como curvas de atividade no tempo refletindo alterações nas contagens ventriculares por todo o intervalo R-R
  — índices funcionais medidos: período de pré-ejeção (PPE), tempo de ejeção ventricular esquerda (TEVE), tempo de enchimento rápido ventricular esquerdo (TERVE1), tempo de enchimento lento ventricular esquerdo (TELVE2), relação PPE/TEVE, taxa de ejeção + enchimento do ventrículo esquerdo

} Em repouso: densidade de contagem de 200–250 contagens/pixel

} Requer geralmente 7–10 minutos de tempo de aquisição para 200.000–250.000 contagens/quadro

} Durante o exercício: 100.000–150.000 contagens/quadro; requer um tempo de aquisição de 2 minutos

Avaliação de:
(1) Fração de ejeção ventricular esquerda
(2) Movimento regional da parede
(3) Regurgitação valvular

Interpretação:
(1) Insuficiência cardíaca: fração de ejeção diminuída, prolongamento do PPE, encurtamento do TEVE, taxa de ejeção diminuída
(2) Coração hipertensivo: índices sistólicos normais, fração de ejeção normal, tempo ventricular esquerdo prolongado
(3) Hipotireoidismo: PPE prolongado, fração de ejeção normal
(4) Estenose aórtica: leve redução da fração de ejeção, tempo de esvaziamento do ventrículo esquerdo prolongado, taxa de ejeção diminuída, taxa de enchimento normal

√ área de captação periventricular diminuída secundária a:
(a) derrame pleural > 100 ml
(b) hipertrofia ventricular

Amostragem sangüínea em bolo

= AQUISIÇÃO DE MÚLTIPLOS PORTÕES (MULTIPLE GATED AQUISITION [MUGA])

Registro de:
(1) Fração de ejeção (FE) do ventrículo esquerdo antes + após o esforço (> 6 milhões de contagens, 32 quadros)
(2) Movimento regional da parede das câmaras ventriculares (> 4,5 milhões de contagem, 24 quadros)
 (a) em repouso: infarto do miocárdio, aneurisma, contusão
 (b) durante o esforço: discinesia isquêmica (detectável em 63%)
(3) Índice regurgitante

Projeção:
(a) melhor incidência septal (usualmente OAE 45°) para a fração de ejeção; freqüentemente requer algum movimento cefálico da cabeça do detector
(b) duas incidências adicionais para a avaliação do movimento da parede (usualmente incidências anterior + lateral esquerda)

Imagem:
Gatilho fisiológico proporcionado pelo intervalo R-R do ECG (programa de rejeição do "batimento ruim" desejável)
(a) imagens controladas obtidas por 5 minutos
(b) tempo de 2 minutos para aquisição das imagens para cada estágio de esforço

PRÓS:
(1) Mais alta densidade de informação que o método de primeira passagem
(2) Possível a avaliação do efeito farmacológico
(3) Rejeição do "batimento ruim" possível

CONTRAS:
(1) Significativa atividade de fundo
(2) Inabilidade para monitorizar câmaras individuais em outras projeções que na OAE 45°
(3) Plano da valva AV difícil de identificar

Dose de radiação: 1,5 rad para o coração; 1,0 rad para o sangue, 0,4 rad para todo o corpo

INFARTO DO MIOCÁRDIO

Representação por maneira de calor

= REPRESENTAÇÃO ÁVIDA POR INFARTOS

Agente: Tc-99 m pirofosfato (padrão), Hg-203 clomerodrim, Tc-99 m tetraciclina, Tc-99 m glicoeptonato, fluoreto de sódio F-18, indio-111 antimiosina (anticorpos monoclonais murinos contra miosina)

Fisiopatologia do INFARTO DO MIOCÁRDIO:
Captação do pirofosfato para dentro da necrose miocárdica através da formação de complexos com depósitos de cálcio > 10–12 horas após o infarto; requer a presença de fluxo sangüíneo colateral residual; 30%–40% de acúmulo máximo nas células hipóxicas sob condições de fluxo de sangue diminuído

Captação pós-infarto:
— captação mais precoce em torno de 12–24 horas;
— pico de captação em 48–72 horas;
— captação persistente vista em até 5–7 dias, com retorno ao normal em 10–14 dias

Sensibilidade:
90% para o infarto transmural, 40%–50% para o infarto subendocárdico (não transmural)

Especificidade:
Tão baixa quanto 64%

Dose: 15–20 mCi EV (mínimo requerimento de contagem de 500.000/incidência)

Imagens: em 3–6 horas (60% absorvido pelo esqueleto dentro de 3 horas)

Indicações:
(1) Perda do padrão enzimático = paciente admitido em 24–48 horas após o infarto
(2) ECG equívoco + angina atípica
 (a) bloqueio de ramo ventricular esquerdo
 (b) hipertrofia ventricular esquerda
 (c) impossibilidade de executar o teste de esforço
 (d) paciente tomando digital

(3) Depressão ST sem sintomas
(4) Padrão enzimático + sintomas equívocos
(5) Cirurgia cardíaca S/P (no infarto perioperatório, as enzimas estão rotineiramente elevadas em 10%, ECG sempre anormal), requer estudo de base pré-operatório, pois 40% são no pré-operatório anormal
(6) Para detecção do infarto ventricular direito

NÃO ÚTIL:
(1) Na diferenciação de doença de múltiplos — um vaso
(2) Angina típica
(3) Teste de ECG de esforço normal + SEM sintomas

INTERPRETAÇÃO DA VARREDURA

Grau 2+ e acima são positivos
- Grau 0 nenhuma atividade
- Grau 1 + captação fraca
- Grau 2+ levemente menor que no esterno, igual às costelas
- Grau 3+ igual ao esterno
- Grau 4+ maior que o esterno

√ padrão "em rosquinha" = defeito frio central (necrose em grande infarto) geralmente em casos de grandes infartos de parede ântero-lateral + parede anterior
√ captação na parede inferior estendendo atrás do esterno (projeção anterior) sugere infarto do VD
√ as imagens com SPECT melhora a sensibilidade (elimina a sobreposição das costelas)
√ captação difusa pode ser vista na angina, cardiomiopatia, infarto subendocárdico, pericardite e compartimento sangüíneo normal (o sangue normal pode ser eliminado com as imagens tardias)

FALSOS POSITIVOS (10%)

A. Causas cardíacas:
1. Lesão recente: contusão miocárdica, ressuscitação, cardioversão, lesão por radiação, cardiotoxicidade pela adriamicina, miocardite, pericardite aguda
2. Lesão prévia: aneurisma ventricular esquerdo, trombo mural, angina instável, infarto prévio com captação persistente
3. Valvas cardíacas calcificadas/coronárias (raro) pericardite crônica
4. Amiloidose

B. Causas extra-cardíacas:
1. Captação de tecidos moles: tumor de mama/inflamação, lesão da parede torácica, queimaduras de placas de desfibriladores, dreno cirúrgico, tumor pulmonar
2. Ósseas: cartilagem costal calcificada (mais comum), lesões nas costelas/esterno
3. Aumento da atividade sangüínea secundária à disfunção renal/técnica ruim de marcação (melhora nas imagens tardias)

Mnemônico: "SAACI"
Sangue (atividade do)
Amiloidose
Angina instável
Cardiomiopatia/miocardite
Infarto subendocárdico

FALSOS NEGATIVOS (5%)
Metástases miocárdicas

VARREDURA PERSISTENTEMENTE POSITIVA (> 2 semanas)
= necrose miocárdica em desenvolvimento, indicando prognóstico ruim, pode progredir para aneurisma cardíaco, infarto repetido, morte cardíaca
— em 77% das anginas pectoris persistentes/instáveis
— em 41% das insuficiências cardíacas congestivas compensadas
— em 51% das evidências ECG de dissinergia ventricular

Prognóstico: quanto maior a área, pior a mortalidade + morbidade

Imagem fria

= IMAGEM NÃO ÁVIDA = estudo de perfusão miocárdica para infarto agudo do miocárdio

Agente: Tl-201 (em repouso)

Sensibilidade: após o início dos sintomas:
96% dentro de 6–12 horas, 79% após 48 horas, 59% no infarto remoto; sensibilidade para SPECT (tomografia com sete portais puntiformes) 94% > cintigrafia planar 75%
√ defeito fixo permanente no infarto agudo
√ defeito fixo permanente em repouso + nas imagens de estresse com tálio + imagens de redistribuição no infarto antigo
√ "defeito frio" em repouso pode representar isquemia transitória na angina instável

N.B.: o Tl-201 não pode distinguir entre infarto recente + remoto!

ISQUEMIA MIOCÁRDICA

Pode ser avaliada
(a) diretamente com imagem de estresse com Tl-201
(b) indiretamente com representação da reserva sangüínea controlada (movimento da parede, fração de ejeção)

LOCALIZAÇÃO DOS DEFEITOS DE PERFUSÃO
(1) Artéria coronária direita (ACD)
mais bem visto nas projeções lateral/AP
√ segmentos inferior + póstero-septal
(2) Ramo circunflexo da artéria coronária esquerda
mais bem visualizado na projeção OAE
√ segmento póstero-lateral
(3) Ramo descendente da artéria coronária esquerda
√ segmentos ântero-septal, anterior, ântero-lateral

N.B.: a atividade diminuída nos segmentos apical + posterior não é confiavelmente correlacionada com a doença de qualquer vaso!

***Shunts* intracardíacos**

Agentes administrados por injeção periférica: albumina macroagregada Tc-99m, Tc-99m pertechnetate, DTPA, colóide de enxofre, RBCs rotuladas

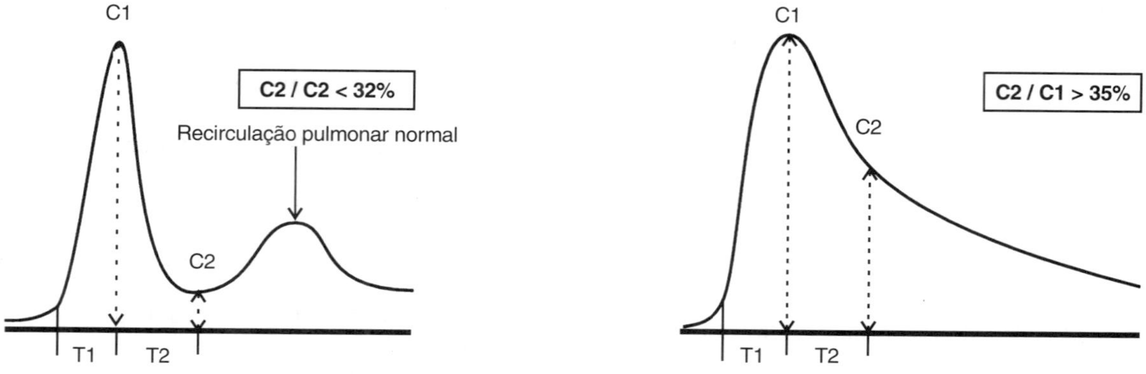

Curva de Atividade Pulmonar

Normal shunt E-D

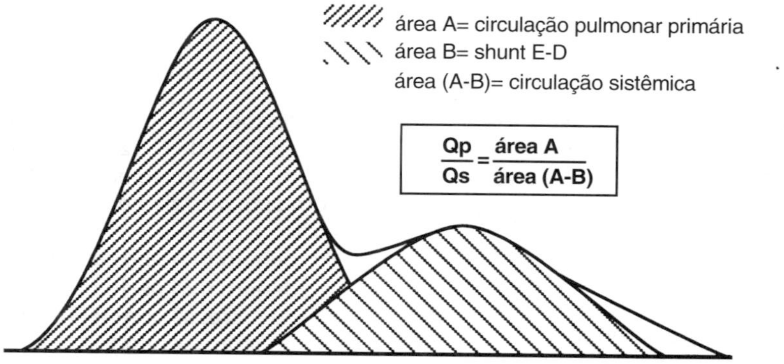

Método da Relação das duas Áreas

Método:

Método C2/C1 = mede o significado hemodinâmico de um *shunt*; dados obtidos da curva de atividade pulmonar (método variado gama, método da relação das duas áreas, método de contagem); a acurácia depende da forma do bolo de entrada (pico único com < 2 segundos de duração); medindo C1, C2, T1, T2

A. <u>NORMAL</u>
C2/C1 é 32%

B. <u>*SHUNT* E-D</u>
Indicação: CIA, CIV, canal AV, janela aortopulmonar, ruptura de seio de aneurisma de Valsalva

√ C2/C1 > 35% (área A = circulação pulmonar primária; área B = *shunt* E-D; área (A-B) = circulação sistêmica; Qp/Qs = área A/área (A-B) = 0,91)

C. <u>*SHUNT* D-E</u>
Indicação: Tetralogia de Fallot, transposição, tronco, anomalia de Ebstein

√ quase chegada do traçador no lado esquerdo do coração + aorta (método da primeira passagem) antes da chegada da atividade proveniente dos pulmões ao VE

√ quantificação possível somente pelo registro da soma da atividade de macroagregados aprisionados/microesferas no cérebro + rins

Causas de atividade anormal não relacionada a shunts:

(1) Quebra do radiofármaco
    √ atividade do pertecnetato livre nas glândulas salivares, mucosa gástrica, tireóide, fígado

(2) Cirrose hepática
    Canais vasculares pulmonares anormais contornando o pulmão (em 10%–70%)

(3) MAV pulmonar

CINTIGRAFIA HEPÁTICA E DO TRATO GASTRINTESTINAL

Análogos do Tc-99 m IDA

= Análogos do Tc-99 m ácido acetalinida iminodiacético (IDA)

Dependente da lipofilia da substância, existe uma variação entre a excreção renal + captação hepática (BIDA é mais lipofílico, HIDa o menos lipofílico)

1. HIDA (derivado 2,6-dimetil): (H = hepático) limiar de bilirrubina < 18 mg/dl; 15% de excreção renal
2. BIDA: (derivado parabutil): limiar de bilirrubina < 20 mg/dl
3. PIPIDA: (derivado paraisopropil): 2% de excreção renal
4. DIDA: (derivado dietil)
5. DISIDA: (derivado diisopropil) = Disida®, Disofen®, Hepatolite®: limiar de bilirrubina < 30 mg/dl
6. TMB-IDA (m-bromotrimetil IDA) = Mebrofenin®, Choletec®: T1/2 de captação é de 6 minutos, T1/2 de excreção é de 14 minutos em indivíduos normais

Controle de qualidade: o composto final deve conter:
- — 90%–100% de Tc-99 m IDA
- — < 10% de Tc-99 m estanho coloidal
- — < 10% de Tc-99 m sódio pertecnetato

Farmacocinética:

Corrente sangüínea: traçador ligado predominantemente à albumina, a qual diminui a excreção renal (excreção renal vista em todos os indivíduos normais); dissociação da albumina + Tc-99 m IDA ocorre lugar no espaço de Disse

Fígado: pico de atividade hepática de 5–10 minutos pós-injeção = fase hepática; 85% extraído pelos hepatócitos; o traçador entra na via do ânion da bilirrubina
- ◊ Captação hepática tardia implica na disfunção do hepatócito/ICC (menos provável)
- ◊ Procure por lesões hepáticas nas imagens precoces

Bile: secreção pelos hepatócitos sem conjugação; ducto biliar comum + ducto cístico visualizado dentro de 15 minutos (nem sempre visualizado em indivíduos normais); vesícula visualizada em 20 minutos
- ◊ Atividade na goteira paracólica direita/espaço intraperitoneal implica fístula biliar pós-operatória

Intestino: excreção para o duodeno em 30 minutos; intestino visualizado dentro de 1 hora; nenhuma recirculação enterohepática

Dose: 3–7 mCi para adultos (pode ser necessária dose mais alta para nível de bilirrubina mais alto + para traçador com limiar de bilirrubina mais baixo)

Dose de radiação: 2 rad para o intestino grosso; 0,55 rad para a vesícula; 3 rad/mCi para o intestino delgado; 0,01 rad/mCi para todo o corpo

Preparação do paciente:

(1) Narcóticos (opiáceos) + sedativos, os quais aumentam o tônus do esfíncter de Oddi, são suspensos 6–12 horas antes do exame

(2) Jejum de, pelo menos, 2–4 horas, porém < 24 horas

(3) Colecistoquinina-C-terminal octapeptídeo = Sincalide (injeção EV lenta de 0,02μ (g/kg de Kinevac®) pode ser usado para esvaziar a bexiga em torno de 30 minutos antes da injeção do traçador, nos pacientes em jejum prolongado (atonia vesicular + bile retida e estase secundária à produção endógena ausente de CCK)

Útil em:
- (a) paciente em jejum > 24 horas/em nutrição parenteral total
- (b) colecistite acalculosa

Efeito colateral: aumento do tempo de trânsito biliar-intestinal

Equipamento:

Câmara de cintilação com grande campo de visão com colimador LEAP; espectrômetro ajustado em 140 keV com janela de 20%

Programa de computador para análise deconvolucional permite a determinação do porcentual de fluxo venoso arterial hepático e venoso portal para o fígado (útil na avaliação de transplantes hepáticos)

Imagens:

A intervalos de 5–10 minutos por 60 minutos; se a vesícula não for visualizada pelo até 4 horas; projeções em lateral direita, OAD, OAE para confirmar a posição da vesícula
- ◊ Procure por refluxo enterogástrico como causa de gastrite biliar!

Sulfato de morfina EV (0,04μ (g/kg):

Contrai o esfíncter de Oddi + eleva a pressão intrabiliar com enchimento retrógrado da vesícula; efeito máximo em 5 minutos pós-injeção; encurta o tempo do estudo em 1 hora nos casos de não visualização da vesícula quando injetada 30–40 minutos no estudo; aumenta a acurácia de 88% para 98% e a especificidade de 83% para 100%

Normais:

Aspecto da vesícula dentro de 60 minutos (90% dentro de 30 minutos); visualização da vesícula dentro de 30 minutos após a administração de morfina; pequena atividade intestinal dentro de 90 minutos (80% dentro de 60 minutos)

Fração de ejeção vesicular (GBEF "gallbladder ejection fraction")

$$GBEF = [GB_{inicial} - GB_{posterior}] \div GB_{inicial}$$

Indicação:

(1) Aumentar a sensibilidade do estudo para a colecistite (acalculosa)

(2) Em pacientes com dor vesicular atípica e ausência de colelitíase

Técnica:

(1) Selecione a região de interesse em torno da vesícula

(2) Administre Sincalide na dose de 0,02 μg/kg peso EV durante 30 minutos (com bomba de infusão)

Resultado normal: > 30% GBEF

Varredura DISIDA falso positiva

Mnemônico:: "PF de JACA"

Pancreatite
Fígado (disfunção)
Jejum prolongado
Alimentação recente
Colangiocarcinoma do ducto cístico
Alcoolismo

Varredura DISIDA falso negativa

Mnemônico: "ADA"

Acalculosa (colecistite)
Divertículo duodenal simulando vesícula biliar
Acessório (ducto cístico)

Tecnécio-99 m enxofre coloidal

= VARREDURA FÍGADO-BAÇO

Indicações: fígado, baço, medula óssea, rejeição aguda no transplante renal, sangramento GI inferior, esvaziamento gástrico

Preparação:

O Tc-99 m pertecnetato e o trissulfato de sódio são aquecidos em banho-maria (95 ± 5º C) por 10 ± 2 minutos; os átomos de enxofre agregam-se para formar um "colóide" (tamanho médio das partículas de 0,1–1μ (com variação de 0,001–1μ; o colóide verdadeiro tem tamanho de partícula de 0,001–0,5μ (); gelatina é adicionada para prevenir crescimento adicional de partículas

Controle de qualidade:

(a) > 92% continuam na origem da cromatografia ascendente
(b) limite superior do tamanho da partícula é 1μ
— causa comum para preparação ruim é o aquecimento excessivo/prolongado ou pH > 7
— a preparação não deve ser usada > 6 horas (aglomeração das partículas com o passar do tempo)

Dose: geralmente 3–6 mCi (8 mCi para SPECT)

Dose de radiação: 0,3 rad/mCi para fígado (órgão crítico); 0,02 rad/mCi para todo o corpo; 0,025 rad/mCi para a medula óssea

Imagens: 15–30 minutos pós-injeção EV

Farmacocinética:

acumulação hepática (85%), baço (10%), medula óssea (5%); localização no pulmão é rara (presumivelmente secundária às endotoxinas circulantes + infiltração de macrófagos)

A. LOCALIZAÇÃO RETICULOENDOTELIAL
√ o colóide sai do fígado na disfunção hepática difusa/perfusão hepática diminuída
√ atividade aumentada da medula óssea na anemia hemolítica
√ atividade esplênica aumentada no hiperesplenismo da esplenomegalia/câncer/doença sistêmica

B. LOCALIZAÇÃO NA MEDULA ÓSSEA
O sistema hematopoiético estende-se nos ossos longos em crianças; retrocede nos fêmures e úmero, mantendo-se no esqueleto axial com a idade
√ A distribuição na medula óssea não pode ser utilizada para determinar locais de eritropoiese!

C. LOCALIZAÇÃO DE ABSCESSO
Enxofre colidal fagocitado pelos PMN + monócitos
Marcação:
(a) *in vivo*: pouca marcação
(b) *in vitro*: 40% de eficiência de marcação, porém preparação difícil + demorada

"Desvio coloidal"

A. Disfunção hepática
1. Cirrose
2. Hepatite
3. Congestão passiva crônica

B. Perfusão esplênica + medula óssea aumentada
1. Desordens hematopoiéticas
2. Terapia prolongada com corticosteróides

Lesão hepática focal quente

1. Obstrução da VCI/VCS
√ perfusão aumentada do lobo quadrado, localizada no aspecto posterior do segmento medial do lobo hepático esquerdo (via colateral pela veia umbilical)
2. Síndrome de Budd-Chiari
√ perfusão "aumentada" do lobo caudado (diminuição realmente da atividade em outras partes do fígado)
3. HNF (quantidade variável de células de Kupffer)
√ quente/frio/isoativo com o parênquima circundante
4. Nódulos de cirrose em regeneração

Defeitos na porta hepática

1. Variante normal (adelgaçamento do tecido hepático sobre as veias porta + vesícula biliar)
2. Causas biliares: dilatação dos ductos biliares, hidropsia da vesícula biliar)
3. Linfonodos portais aumentados
4. Metástases
5. Cisto hepático
6. Doença parenquimatosa hepática (pseudotumor)
7. Compressão hepática por massa extrínseca adjacente
8. Alterações pós-cirúrgicas após colecistectomia

Defeitos hepáticos focais

A. Neoplásicos
(a) tumor hepático primário: hepatoma, hemangioma, adenoma hepático, HNF
(b) metástases: 85% de sensibilidade, 75%–80% de especificidade (para lesão > 1–2 cm)
B. Doença infecciosa/abscesso
C. Cisto benigno
D. Trauma
E. Pseudotumor = variante normal

Mnemônico: "CHAMIL"

Cisto
Hematoma
Abscesso
Metástase
Infarto
Linfoma

Captação hepática multinodular

1. Cirrose
2. Hepatite aguda
3. Linfoma
4. Amiloidose
5. Doença granulomatosa (sarcóide, viral, fúngica, parasitária)
6. Quimio/radioterapia

CINTIGRAFIA ESPLÊNICA

1. Tc-99 m enxofre coloidal: 3–5 mCi
2. Tc-99 m eritrócitos desnaturados pelo calor

Indicação:
(1) Trauma esplênico
(2) Baço acessório + ectópico

Técnica:
20–30 minutos após a injeção de pirofosfato EV
15–20 ml de sangue são retirados + incubados com 2 mCi de pertecnetato; o sangue é aquecido a 49,5° C por 35 minutos e reinjetado
◊ A fragmentação das hemácias pelo superaquecimento aumenta a captação hepática!

Imagens: 20 minutos pós-injeção

Esofagograma com radionuclídeos

Preparação: 4–12 horas de jejum; imagem supina/posição ereta
Dose: 250–500µ Ci de Tc-99 m enxofre colidal em 10 ml de água retirada por pipeta
Imagem: ao iniciar a deglutição
√ tempo de trânsito normal: 15 segundos com três picos distintos progredindo aboralmente
√ tempo de trânsito prolongado: acalasia, esclerose sistêmica progressiva, espasmo esofágico difuso, desordens motoras não específicas, esôfago do "quebrador de nozes", divertículo de Zenker, constrição + obstrução esofágica

Interpretação difícil em: hérnia de hiato, refluxo GE, fundoplicação de Nissen

Refluxo gastroesofagiano

89% de correlação com o teste de refluxo de ácido

Causa:
(1) Pressão diminuída do esfíncter esofágico inferior
  (a) relaxamento transitório-completo do esfíncter esofágico inferior
  (b) baixa pressão de repouso do EEI
(2) Aumento transitório na pressão intra-abdominal
(3) Segmento esofágico intra-abdominal curto

Idade da população: geralmente 6–9 meses, até 2 anos
- pouco ganho ponderal
- vômito, aspiração, choque
- episódios asmáticos, estridor, apnéia

Detecção: exame com bário do trato GI superior, medidas da pressão do esfíncter esofágico distal, medida em 24 horas do pH no esôfago distal *(gold standard)*, exame com radionuclídeos
Preparação: jejum de 4 horas/durante a noite; esfigmomanômetro abdominal (para adultos)
Dose: 0,5–1,0 mCi Tc-99 enxofre coloidal em 300 ml de suco de laranja acidificado (150 ml de suco + 150 ml 0,1N de ácido hidroclórico), seguido por suco de laranja acidificado "frio"
Imagem: a intervalos de 30–60 segundos por 30–60 minutos, imagens tomadas em posição supina de frente; esfigmomanômetro inflado a 20, 40, 60, 80, 100 mmHg
Interpretação:
Refluxo (em %) = ([contagem esofágica-fundo)]/contagens gástricas) 100
√ até 3% de magnitude o refluxo é normal
√ evidência de aspiração pulmonar (de valor no grupo etário pediátrico)

Cp: esofagite de refluxo secundário a:
(a) tempo de *clearance* tardio da carga esofágica de ácido:
contrações esofágicas terciárias/repetitivas, posição supina do refluxor, aspiração de saliva, estimulação de fluxo salivar, membrana frenoesofágica estirada na hérnia de hiato
(b) retardo no esvaziamento gástrico:
pressão intragástrica aumentada (obstrução da via de saída gástrica), gastropatia viral, diabete

Prognóstico:
(1) Processo autolimitado, com resolução espontânea ao final da infância (na maioria dos pacientes)
(2) Sintomas persistentes até a idade de 4 anos (1/3 dos pacientes)
(3) Morte por inanição/pneumonia recorrente (5%)
(4) Causa de infecções respiratórias recorrentes, asma, falha no desenvolvimento, esofagite, constrição esofágica, perda crônica de sangue, síndrome da morte súbita infantil (SIDS = *sudden infant death syndrome*)

Trat.:
(1) Tratamento conservador:
evitar alimentos + drogas que diminuam a pressão do EEI, elevação da cabeceira durante o sono, neutralização ácida, cimetidina/ranitidina (redução da produção de ácido), metoclopramida/domperidona (aumento da pressão do esfíncter + promove o esvaziamento gástrico)
(2) Cirurgia anti-refluxo

Esvaziamento gástrico

Dose: 0,5–1 mCi
(a) Tc-99 m enxofre coloidal cozido com clara de ovo/patê de fígado como alimento sólido
(b) In-111 DTPA para a medida simultânea da fase líquida

Imagem: 1 minuto de imagens abdominais anteriores obtidas a 0, 10, 30, 60, 90 minutos em posição ereta, se estiver disponível a câmara *dual-head*; imagens anterior e posterior executadas com a atividade geométrica média calculada
Farmacocinética:
79% da atividade do traçador no estômago para a fase sólida em 10 minutos; 65% em 30 minutos; 33% em 60 minutos; 10% em 90 minutos
Resultado normal: 50% de atividade no estômago no tempo zero
deve esvaziar em 60 ± 30 minutos

√ esvaziamento agudamente retardado no estresse (dor, frio), drogas (morfina, anticolinérgicos, levodopa, nicotina, antagonistas betadrenenérgicos), íleo pós-operatório, gastroenterite viral aguda, hiperglicemia, hipocalemia

√ esvaziamento gástrico cronicamente retardado na obstrução da saída gástrica, pós-vagotomia, úlcera gástrica, pseudo-obstrução intestinal idiopática crônica, refluxo gastresofágico, esclerose sistêmica progressiva, dermatomiosite, trauma medular espinhal, miotonia distrófica, disautonomia familiar, anorexia nervosa, hipotireoidismo, *diabetes mellitus*, amiloidose, uremia

√ esvaziamento gástrico anormalmente rápido na cirurgia gástrica, síndrome ZE, doença ulcerosa duodenal, má-absorção (insuficiência exócrina pancreática/espru celíaco)

Sangramento gastrintestinal

Detecção depende de:

(1) Velocidade da hemorragia (≥ 0,05 ml min); medicina nuclear mais sensível que angiografia
(2) Sangramento contínuo *versus* intermitente (a maioria das hemorragias GI é intermitente)
(3) Local da hemorragia
(4) Características do agente radionuclídeo

ANGIOGRAFIA:

Requer uma taxa de sangramento de aproximadamente 0,5 ml/min; 63% de sensibilidade para o sangramento GI superior;
39% de sensibilidade para o sangramento GI inferior

1. Tc-99 m enxofre coloidal

Indicação: o sangramento deve ser ativo no momento da administração do traçador; a duração da imagem ativa pode ser aumentada pelo fracionamento da dose

— meia-vida de desaparecimento de 2,5–3,5 minutos (rapidamente retirado do sangue pelo sistema retículo endotelial + baixa atividade de fundo)
— locais de sangramento ativo detectados com taxas tão baixas quanto 0,05–0,1 ml/min
— não útil para o sangramento GI superior (interferência pela alta atividade do fígado + baço) ou sangramento próximo à flexura hepática/esplênica

Dose: 10 mCi (370 MBq)

Imagem:

Toda imagem deve ser adquirida com 500.000–1.000.000 de contagens com imagens oblíquas + laterais de acordo com o necessário

(a) a cada 5 segundos por 1 minuto ("estudo de fluxo" = angiograma com radionuclídeos)
(b) imagens de 60 segundos em 2, 5, 10, 15, 20, 30, 40, 60 minutos; terminar o estudo se não mostrar anomalias até 30 minutos
(c) imagens tardias em 2, 4, 6, 12 horas

√ extravasamento do traçador visto no sangramento ativo

Especificidade: quase 100% (raros falsos positivos devido ao tecido do sistema retículo endotelial ectópico)

Falsos positivos:

Rins transplantados, tecido esplênico ectópico, captação da medula óssea modificada, genitália masculina, enxerto arterial, aneurisma aórtico

2. Hemácias marcadas com Tc-99 m (marcação in vitro preferida)

Indicações: sangramento agudo/intermitente (0,35 ml/min)

— continua no sistema vascular por período prolongado
— a atividade do fígado + baço é baixa, permitindo a detecção da hemorragia do trato GI superior
— baixa relação alvo/fundo (alta atividade nos grandes vasos, baço, rins, estômago, cólon; provavelmente relacionada à fração de pertecnetato livre)

Dose: 10–20 mCi

Imagem:

(a) a cada 2 segundos por 64 segundos
(b) imagens estáticas por 500.000–1.000.000 de contagens em 2, 5 e a cada 5 minutos consecutivos até 30 minutos + cada 10 minutos até 90 minutos
(c) imagens tardias em 2, 4, 6, 12 horas até 36 horas

Localização do local de sangramento:

Pode ser difícil pelo rápido tempo de trânsito (motilidade intestinal reduzida com 1 mg de glucagon EV) ou intervalos de tempo muito espaçados; 83% de correlação global com a angiografia

√ aumento no acúmulo do traçador com o tempo em localização anormal
√ o local do sangramento corresponde à anatomia intestinal
√ alteração no aspecto com o tempo consistente com a peristalse intestinal

Sensibilidade: em 83%–93% local do sangramento corretamente identificado (50%–85% na 1ª hora, pode tornar-se positivo em 33% somente após 12–24 horas); coleções tão pequenas quanto 5 ml podem ser detectadas; superior ao enxofre coloidal

— 50% de sensibilidade para perda de sangue < 500 ml/24 horas
— > 90% de sensibilidade para perda de sangue > 500 ml/24 horas

Falsos positivos (5%): captação fisiológica no estômago + intestino, captação na pelve renal, hemangioma hepático, varizes, inflamação, processo vascular isolado (MAV, enxerto arterial/venoso)

Falsos negativos: 9% para sangramento < 500 ml/24 horas

3. Tc-99 m pertecnetato

Indicação: sangramento proveniente da mucosa gástrica funcional do divertículo de Meckel/duplicação intestinal; considere em adultos até a idade de 25 anos; independente da taxa de sangramento

Fisiopatologia: acúmulo do traçador nas células secretoras de muco

√ evite estudos GI baritados + endoscopia + preparação intestinal irritante antes do estudo!

Dose: 5–10,Ci (185–370MBq)

Imagem:

(a) angiograma com radionuclídeo 2–3 quadros/segundo pelo 1º minuto

(b) imagens seqüenciais a cada 5 minutos até 20 minutos com 5.000–1.000.000 contagens por imagem 19:08

Sensibilidade: > 80%

realçado por:

— jejum por 3–6 horas para reduzir a passagem de secreções gástricas para o intestino

— sonda nasogástrica para remover as secreções gástricas

— pré-medicação com pentagastrina (6μg/kg SC 15 minutos antes do estudo) para estimular a secreção gástrica de pertecnetato

— pré-medicação com cimetidina (300 mg 6/6 h por 48 horas) para reduzir a liberação de pertecnetato da mucosa

— esvaziamento imediatamente antes da injeção

Falsos positivos:

Esôfago de Barret, úlcera duodenal, colite ulcerativa, doença de Crohn, duplicação entérica, intestino curto, hemangioma, malformação AV, aneurisma, vólvulo, intussuscepção, obstrução urinária, rubor uterino

Falsos negativos:

Epitélio ulcerado

Patência de *shunt* de Levine/Devine

Técnica:

Injeção estéril de 0,5–1 mCi Tc-99 m MAA/enxofre coloidal via paracentese

Imagem:

Sobre o abdome (ou tórax) para detectar a captação no fígado (ou pulmão), o qual confirma a patência

CINTIGRAFIA RENAL E ADRENAL

Agentes renais

1.	Agentes para função renal:	Tc-99 m DTPA, I-131 Hippuran
2.	Agente cortical renal:	Tc-99 m DMSA
3.	Agente de combinação renal:	Tc-99 m glucoheptonato

Tc-99 m DTPA

= Tc-99 m ácido dietilenetriamina pentaacético

= agente de escolha para avaliação de:

(1) Perfusão

(2) Filtração glomerular = TFG relativa

(3) Uropatia obstrutiva

(4) Refluxo vesicoureteral

Farmacocinética:

Agente quelante; 5%–10% ligado às proteínas plasmáticas; extraído com 20% de eficiência em cada passagem pelo rim (= fração de filtração); excretado exclusivamente por filtração glomerular (similar à inulina) sem reabsorção/excreção tubular/metabolismo

Comportamento de tempo-atividade:

— aorta abdominal (15–20 segundos)

— rins + baço (17–24 segundos); fígado aparece mais tarde por causa do suprimento sangüíneo venoso porta

— atividade cortical renal (2–4 minutos): tempo de trânsito médio de 0,3 ± 5 minutos; imagens estáticas do córtex tomadas em 3–5 minutos

— atividade pélvica renal (3–5 minutos): pico em 10 minutos; *clearance* assimétrico da pelve renal em 50%; acelerado pela furosemida

Meia-vida biológica: 20 minutos

Dose de radiação: 0,85 rads/mCi para o córtex renal; 0,6 rads/mCi para o rim; 0,5 rads/mCi para a bexiga; 0,15 rads/mCi para as gônadas; 0,15 rads/mCi para todo o corpo

Adjunto:

Administração de lasix (20–40 mg EV) 20 minutos durante o exame permite avaliação do *clearance* pélvico renal, com acurácia igual ao teste de Whitaker (DD entre sistema pielocalicial dilatado, porém não obstruído)

[Tc-99 m glucoheptonato]

Amplamente substituído pelo Tc-99 m MAG3

Farmacocinética:

Rápido *clearance* plasmático + excreção urinária com excelente definição do sistema pielocalicial durante a 1ª hora; extraído por (a) filtração glomerular e (b) excreção tubular (30%–45% dentro da 1ª hora); 5%–15% da dose acumula-se nas células tubulares durante a 1ª hora; acúmulo cortical continua por 24 horas

Imagem:

(a) sistema coletor dentro dos primeiros 30 minutos

(b) parênquima renal após 1–2 horas (interferência da atividade no sistema coletor)

Meia-vida biológica: 2 horas

Dose: 15 (variação de 10–20)mCi

Dose de radiação: 0,17 rads/mCi para o rim; 0,008 rads/mCi para todo o corpo; 0,015 rads/mCi para as gônadas

Tc-99 m DMSA

= Tc-99 m ácido dimecaptosuccínico

= adequado para a imagem de massa cortical funcionante; pseudotumor *versus* lesão

Farmacocinética:

Alta ligação protéica + lento *clearance* plasmático; 4% extraído por passagem renal; 4%–8% de filtração glomerular dentro da 1ª hora e 30% em 14 horas; 50% da dose acumula-se nas células tubulares renais proximais + distais em 1 hora (= agente cortical)

Imagem: após 1–24 horas (ótimo em 34 horas); sensibilidade melhorada para defeitos estruturais com o SPECT

Meia-vida biológica: > 30 horas

Dose: 5–10 mCi

Dose de radiação: 0,014 rads/mCi para gônadas; 0,015 rads/mCi para todo o corpo

[I-131 OIH]

Amplamente substituído pelo Tc-99 m MAG3

= I-131 ortoiodohipurato (Hippuran®)

= bom para avaliação da função tubular renal/fluxo plasmático efetivo; agente com mais alta taxa de extração, sem ligação com o parênquima renal; visualiza o rim mesmo na vigência de insuficiência renal severa

Farmacocinética:

80% excretado pelos túbulos proximais; 20% filtrado pelos glomérulos; concentração renal máxima dentro de 5 minutos; tempo de trânsito normal de 2–3 minutos; aproximadamente 2% de iodo livre (solução de Lugol administrada para proteger a tireóide)

Imagem:

A intervalos de 15–60 segundos por 20 minutos; captação renal determinada pelas imagens obtidas em 1–2 minutos (paciente em posição supina para a eqüidistância dos rins à câmara)

Meia-vida biológica: 10 minutos (com função renal normal)

Dose: 200 (variação de 150–300)µCi

Dose de radiação:

0,06 rads/200µ Ci para bexiga;

0,02 rads/200µ Ci para o rim;

0,02 rads/200µ Ci para todo o corpo;

0,02 rads/200µ Ci para as gônadas

Tc-99 m mercaptoacetiltriglicina (MAG3)

= agente de fluxo plasmático renal similar ao OIH, porém com benefícios da marcação com o Tc-99 m (dosimetria melhorada)

Farmacocinética:

Correlaciona-se com o fluxo plasmático renal; *clearance* é menor que o do Hipuran

Dose: 10 mCi

Avaliação:

Fluxo plasmático renal verdadeiro = fluxo de MAG3 (obtida curva de renograma) multiplicada por uma constante (varia entre 1,4 e 1,8)

Renografia realçada com enalapril

Triagem para hipertensão renovascular com inibidor da enzima conversora da angiotensina (IECA)

Protocolo:

(1) Pressão sangüínea checada (para impedir o teste em pacientes excessivamente hipertensos) – 4 dias
(2) Suspender medicações anti-hipertensivas na noite anterior (exceto betabloqueadores) – 9 horas
(3) Jejum (líquidos são aceitáveis) – 4 horas
(4) Cateterismo vesical para monitorizar o débito urinário – 40 minutos
(5) Salina 1/2 normal em gotejamento EV a 75 ml/h – 30 minutos
(6) Lasix (= furosemida) EV – 5 minutos
20 mg se creatinina sérica < 1,5 mg/dl
40 mg se a creatinina sérica > 1,5 mg/dl,
60 mg se a creatinina sérica > 3,0 mg/dl (não exceder 1,0 mg/kg)
(7) 2,5 mCi Tc-99 m MAG3 EV para estudo basal
0 minutos
(a) fase de fluxo com 1 quadro/segundo por 60 quadros
(b) traçador de fase (dinâmica) cinética com 15 segundos/quadro por 120 minutos
(8) Reidratação com salina 1/2 normal mantendo um balanço hídrico negativo de 250–300 ml
+30 minutos
(9) Enalapril 0,04 mg/kg EV com aferição da pressão sangüínea + freqüência cardíaca a cada 5 minutos
+ 105 minutos
(10) Repetir lasix (= furosemida) EV (etapa 6)
+ 115 minutos
(11) 7.5 mCi de Tc-99 m MAG3 EV para o estudo realçado com enalapril + 120 minutos
(12) 10 mCi de Tc-99 m MAG3 EV dose única pós-estudo com enalapril para pacientes já sob terapia com inibidor da enzima converssora da angiotensina

√ alteração do estado basal grau o/1 por > 1 grau
= alta probabilidade para estenose da artéria renal
√ curva de base anormal sem alteração
= indeterminado para hipertensão renovascular
√ melhora funcional após o teste com IECA
= baixa probabilidade para hipertensão renovascular

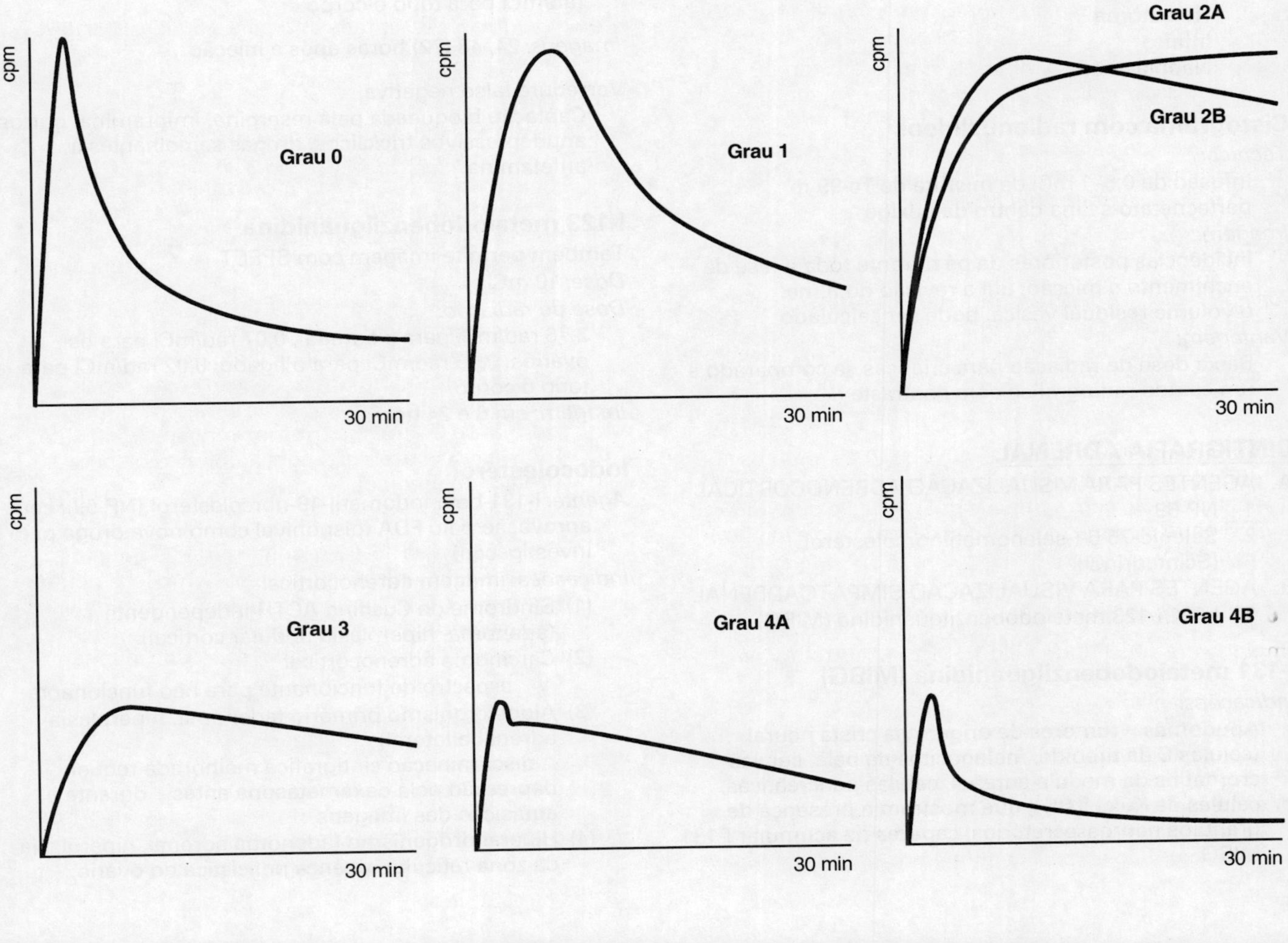

Função renal diferencial

Agentes:

(1) Tc-99 m DTPA
medida antes da excreção dentro dos primeiros 1–3 minutos; imagens tomadas a intervalos de 1,5 segundo por 30 segundos seguidos por imagens seriais nos próximos 30 minutos

(2) I-131 Hipuran:
medida antes da excreção dentro dos primeiros 1–2 minutos

Avaliação: geração de curvas tempo-atividade

√ curva para cima (= fase de acreção*)
*N.T.: fase de acúmulo de materiais particulados.
√ atividade de pico (fase de captação máxima)
√ descendente da curva (fase de excreção)

√ captação hepática + tecidos moles aumentada com função renal prejudicada
√ medidas usualmente não significativamente afetadas com as diferenças na profundidade renal
√ as medidas são acuradas na obstrução renal obtidas dentro de 1–3 minutos
√ previsão sobre a recuperação funcional não é possível após o alívio cirúrgico da obstrução

Defeito frio na varredura renal

Mnemônico: "ATCCHIN"

Abscesso
Tumor
Cicatriz
Cisto
Hematoma
Infarto
Neoplasma

Cistograma com radionuclídeos

Técnica:
Infusão de 0,5–1 mCi de mistura de Tc-99 m pertecnetato-salina dentro da bexiga

Imagem:
Incidências posteriores de pé durante toda a fase de enchimento e micção; útil a revisão do filme; o volume residual vesical pode ser calculado

Vantagem:
Baixa dose de radiação para crianças se comparado a um estudo radiográfico com contraste

CINTIGRAFIA ADRENAL

A. AGENTES PARA VISUALIZAÇÃO ADRENOCORTICAL
1. NP-59
2. Selênio-75 6-(-selenometilnorcolesterol (Scintadrin®)

B. AGENTES PARA VISUALIZAÇÃO SIMPATOADRENAL
1. I-131/I-123 metaiodobenzilguanidina (MIBG)

I-131 metaiodobenzilguanidina (MIBG)

Indicações:
Apudomas = tumores de origem na crista neural (células C da tireóide, melanócitos da pele, células cromafins da medula adrenal, células pancreáticas, células de Kulchitsky), que mostram a presença de grânulos neurossecretórios, capazes de acumular I-131 MIBG

(1) Feocromocitoma (80%–90% de sensibilidade, > 90% de especificidade); tumores tão pequenos quanto 0,2 g têm sido detectados
(2) Neuroblastoma, carcinóide, carcinoma medular da tireóide, tumor neuroendócrino retroperitoneal não funcionante, paranglioma do mediastino médio, metástases adrenais de coriocarcinoma, tumor de Meckel (pele)

Farmacocinética:
Quimicamente similar à noradrenalina, a qual é sintetizada por neurônios adrenérgicos + células da medula adrenal; localiza-se nos grânulos de armazenamento do tecido adrenérgico por meio de mecanismo de captação sódio e energético dependente; não metabolizado em nenhuma extensão apreciável

Atividade normal é vista no fígado, baço, bexiga, glândulas salivares, miocárdio, pulmões; 85% da dose injetada é excretada inalterada pelos rins

Método:
Solução de Lugol administrada oralmente (50 mg de iodo por dia) por 4–5 dias começando no dia antes da injeção (para bloquear a captação da tireóide do iodo livre)

Dose: 0,4 mCi (14,8 MBq) ou dose máxima de 0,5 mCi/1,73 m^2 de superfície corporal MIBG

Dose de radiação: 35 rad/mCi para a medula adrenal; 1,0 rad/mCi para os ovários; 0,4 rad/mCi para o fígado; 0,22 rad/mCi para todo o corpo

Imagens: 24, 48 (72) horas após a injeção

Varredura falso negativa:
Captação bloqueada pela reserpina, imipramina, outros antidepressivos tricíclicos, drogas semelhantes à anfetamina

I-123 metaiodobenzilguanidina

Também permite imagem com SPECT
Dose: 10 mCi
Dose de radiação:
2,76 rad/mCi para a adrenal, 0,07 rad/mCi para os ovários, 0,05 rad/mCi para o fígado, 0,02 rad/mCi para todo o corpo
Imagem: em 6 e 24 horas

Iodocolesterol

Agente: I-131-beta-iodometil-19-norcolesterol (NP-59); sem aprovação pelo FDA (disponível como nova droga para investigação)

Indicações: imagem adrenocortical

(1) Síndrome de Cushing ACTH-independente (adenoma, hiperplasia nodular cortical)
(2) Carcinoma adrenocortical
√ espectro de funcionante para não funcionante
(3) Aldosteronismo primário (adenoma, hiperplasia adrenal bilateral)
A discriminação cintigráfica melhorada requer depressão pela dexametasona antes + durante a aquisição das imagens
(4) Hiperandrogenismo (adenoma adrenal, hiperplasia da zona reticular, doença policística do ovário,

hiperplasia estromal ovariana, neoplasma ovariano secretor de androgênio)

(5) "Incidentaloma" (= massa adrenal)

√ localização de massa adrenal detectada à TC concomitante (= captação concordante), sugere adenoma hiperfuncionante

√ captação ausente/marcadamente diminuída (= captação discordante) ou captação simétrica (= não lateralização) sugere massa que ocupa espaço (isto é, cisto)/massa adrenal maligna

Farmacocinética:

NP-59 é incorporado nas lipoproteínas de baixo peso molecular (LDL), circula até o córtex adrenal, absorvido do complexo LDL por receptores de lipoproteínas de baixa densidade, esterificado no córtex adrenal; captação adrenocortical afetada por secretagogos adrenocorticais (corticotropina, angiotensina II);
A excreção enteroepática pode obscurecer as adrenais (é benéfica a administração prévia de laxantes)

Dose: 1 mCi (37 MBq) em injeção EV lenta

Dose de radiação:

26 rad/mCi para adrenais, 8,0 rad/mCi para os ovários, 2,4 rad/mCi para o fígado, 2,3 rad/mCi para os testículos, 1.2 rad/mCi para todo o corpo

Método:

Solução de Lugol administrada oralmente (50 mg de iodo por dia) por 4–5 dias começando na véspera da injeção (para bloquear a captação tireoidiana de iodo livre); laxante leve administrado para diminuir a atividade intestinal

Imagens:

(a) intervalo de 5–7 dias entre a injeção + aquisição das imagens

(b) intervalo de 3–5 dias entre a injeção + aquisição das imagens no caso de supressão pela dexametasona (1 mg 4 vezes/dia por 7 dias antes da injeção e durante 4–5 dias de intervalo de imagens pós-injeção

ESTATÍSTICA

Incidência = número de pessoas doentes por 100.000 da população por ano
Prevalência = número de casos existentes por 100.000 da população numa determinada data
Mortalidade = número de mortes por 100.000 na população por ano
Fatalidade = número de mortes por número de doentes

Matriz de decisões:

		PADRÃO			
T		*normal*	*anormal*	*subtotal*	
E	*normal*	TN	FN	T–	npV
S	*anormal*	FP	TP	T+	ppV
T					
E	*subtotal*	D–	D+		Total
		spec	sens		acc

TP = teste positivo em indivíduo doente
FP = teste positivo em indivíduo não doente
TN = teste negativo em indivíduo doente
FN = teste negativo em indivíduo não doente
T+ = resultado de teste anormal
T– = resultado de teste normal
D+ = indivíduo doente
D– = indivíduo não doente

Sensibilidade
= habilidade para detectar doença
= probabilidade de ter um teste anormal para uma dada doença
= número de testes positivos corretos/número com doença
= proporção de positivos verdadeiros = TP/(TP + FN) = TP/D+
• coluna D+ na matriz de decisão
◊ independente da prevalência

Especificidade
= habilidade para identificar a ausência de doença
= probabilidade de ter um teste negativo para um estado de não doença
= número de testes negativos corretos/número sem doença
= proporção de negativos verdadeiros = TN/(TN + FP) = TN/D-
• coluna D- na matriz de decisão
◊ Independente da prevalência

Acurácia
= número de resultados corretos em todos os testes
= número de testes corretos/número total de testes
= (TP + TN)/(TP + TN + FP + FN) = (TP + TN)/total
◊ Depende muito da proporção dos indivíduos doentes + não doentes na população estudada
◊ Sem valor para comparação de testes
Exemplo: mesma acurácia do teste de 90% para ambos os testes

Teste A

		PADRÃO		
T		*normal*	*anormal*	*subtotal*
E	*normal*	90	10	100
S	*anormal*	10	90	100
T				
E	*subtotal*	100	100	200

Teste B

		PADRÃO		
T		*normal*	*anormal*	*subtotal*
E	*normal*	170	20	190
S	*anormal*	0	10	10
T				
E	*subtotal*	170	30	200

Valor preditivo positivo (VPP)
= acurácia de teste positivo
= probabilidade de um resultado positivo de teste realmente identificar a presença de doença
= número de testes positivos corretos/número de testes positivos
= TP/(TP + FP) = TP/T+
• linha do T+ na matriz de decisão
◊ Dependente da prevalência
◊ VPP aumenta com o aumento da prevalência para uma dada sensibilidade + especificidade

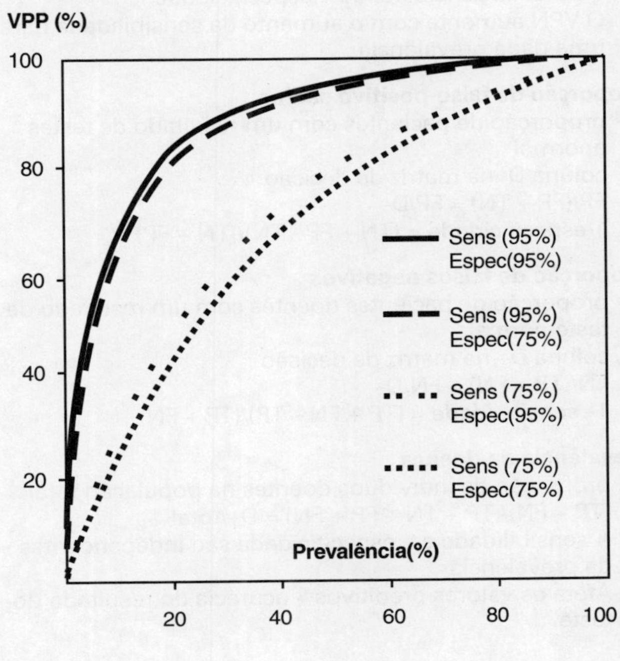

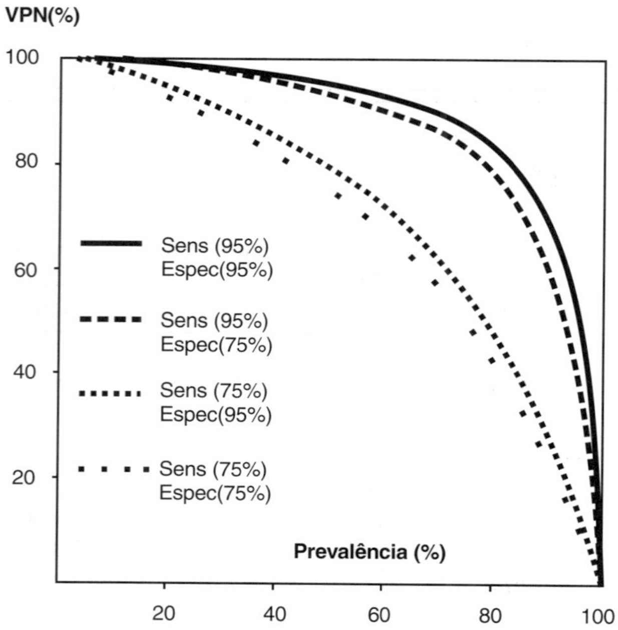

◊ VPP aumenta com o aumento da especificidade para uma dada prevalência

Valor preditivo negativo (VPN)

= acurácia de teste negativa
= probabilidade de um resultado de teste negativo realmente identificar a ausência de doença
= número de testes negativos corretos/número de testes negativos
= TN/(TN + FN) = TN/T-
• linha do T- na matriz de decisão
◊ Dependente da prevalência
◊ O VPN aumenta com a diminuição da prevalência para uma dada sensibilidade + especificidade
◊ O VPN aumenta com o aumento da sensibilidade para uma dada prevalência

Proporção de falso-positivo sadios

= proporção de pacientes com um resultado de testes anormal
• coluna D- na matriz de decisão
= FP/(FP + TN) = FP/D-
= 1-especificidade = (TN + FP - TN)/)TN + FP)

Proporção de falsos negativos

= proporção de pacientes doentes com um resultado de teste normal
• coluna D+ na matriz de decisão
= FN/(TP + FN) = FN/D+
= 1– sensibilidade = (TP + FN – TP)/(TP + FN)

Prevalência da doença

= proporção de indivíduos doentes na população total
= (TP + FN)/(TP + TN + FP + FN) = D+/total
◊ A sensibilidade e a especificidade são independentes da prevalência
◊ Afeta os valores preditivos + acurácia do resultado do teste

Exemplo:
Teste A: sensibilidade + especificidade de 90%

		PADRÃO		
T		*normal*	*anormal*	*subtotal*
E	*normal*	90	10	10
S	*anormal*	10	90	100
T				
E	*subtotal*	100	100	200

VPN = 90%
VPP = 90%

Teste B: prevalência de 10%, 90% de sensibilidade + especificidade

		PADRÃO		
T		*normal*	*anormal*	*subtotal*
E	*normal*	162	2	164
S	*anormal*	18	18	36
T				
E	*subtotal*	180	20	200

VPN = 90%
PP = 50%

Teste C: prevalência de 90%, sensibilidade + especificidade de 90%

		PADRÃO		
T		*normal*	*anormal*	*subtotal*
E	*normal*	18	18	36
S	*anormal*	2	162	164
T				
E	*subtotal*	20	180	200

VPN = 50%
VPP = 99%

Características operacionais do receptor (ROC = *receiver operating characteristics)*

= gráfico curvilíneo gerado pela plotagem da proporção TP como uma função da proporção FP, para um número de critérios diagnósticos diferentes (variando de definidamente normal ao definidamente anormal)
eixo-Y: proporção de positivos verdadeiros = sensibilidade
eixo-X: proporção de falsos positivos = 1-especificidade; revertendo os valores no eixo-X resulta numa "curva idêntica de sensibilidade-especificidade"

Uso:
Variações nos critérios diagnósticos são descritos como um continuum de respostas variando do definidamente anormal a equívoco, a definidamente normal, devido à subjetividade + tendência de cada radiologista individual

Interpretação:
◊ O aumento na sensibilidade leva à diminuição na especificidade!
◊ O aumento na especificidade leva à diminuição na sensibilidade!

◊ O ponto mais sensível é o ponto com a mais alta proporção TP
— equivalente à "supervalorização" pelo uso de critérios diagnósticos menos restritos (todos os achados lidos como anormais)
◊ O ponto mais específico é o ponto com a mais baixa proporção FP
— equivalente à "subvalorização" pelo uso de critérios diagnósticos mais estritos (todos os achados lidos como normal)
◊ A curva ROC mais próxima ao eixo-Y representa o melhor teste diagnóstico
◊ Não considera a prevalência da doença na população

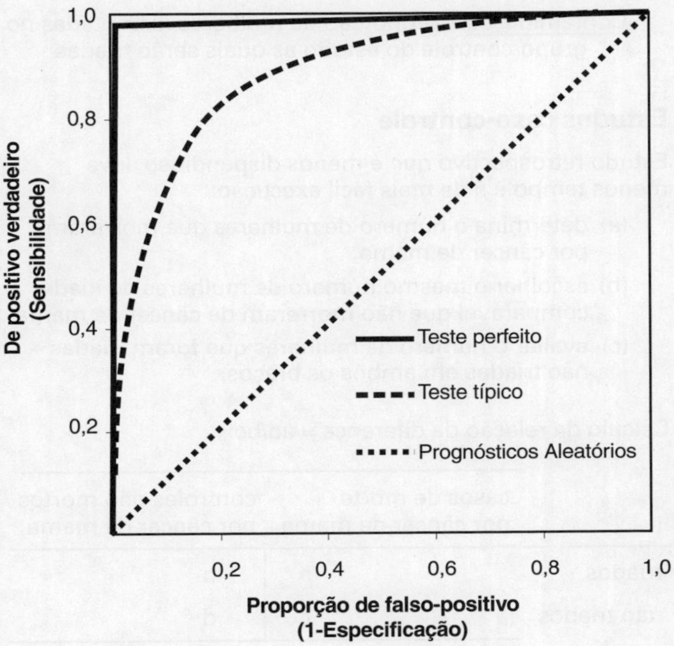

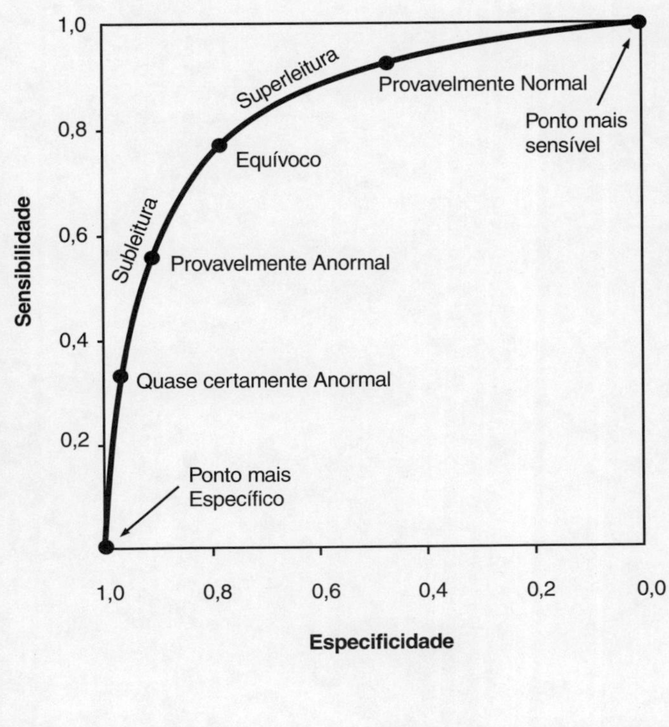

Kappa (κ)

Mede a concordância entre os resultados dos testes e o padrão bom
◊ Análogo ao coeficiente de correlação de Pearson (r) para dados contínuos!

	PADRÃO				
T	A_1	$M_2M^1_2$	$M_3M^1_3$	$M_4M^1_4$	M_1
E	$M_2M^1_1$	A_2	$M_2M^1_3$	$M_2M^1_4$	M_2
S	$M_3M^1_1$	$M_3M^1_2$	A_3	$M_3M^1_4$	M_3
T	$M_4M^1_1$	$M_4M^1_2$	$M_4M^1_3$	A_4	M_4
	M^1_1	M^1_2	M^1_3	M^1_4	N

$$p_O = \frac{\Sigma^4{}_1 A}{N} \qquad P_C = \frac{\Sigma^4{}_1 MM^1}{N_2}$$

$$\kappa = \frac{P_o - P_C}{- P_C}$$

Exemplo: k = 0,743

	PADRÃO				
T	18	3	0	0	21
E	2	20	5	2	29
S	1	4	20	3	28
T	0	0	5	17	22
E	21	27	30	22	100

Valor preditivo de k:
- 0,00 – 0,20 pouco ou nenhum
- 0,20 – 0,40 leve
- 0,40 – 0,60 grupo
- 0,60 – 0,80 algo individual
- 0,80 – 1,0 individual

Limite de coeficiente

= grau de certeza que a proporção calculada de uma amostra de um tamanho particular permanece dentro de uma variação específica (teorema binomial)
◊ Análogo à média ± 2 desvios padrões

EPIDEMIOLOGIA CLÍNICA

= aplicação dos princípios epidemiológicos + métodos para problemas encontrados na medicina clínica com o propósito de desenvolver + aplicar métodos de observação clínica, que levarão a conclusões clínicas válidas.

Epidemiologia = ramo da ciência médica que lida com incidência, distribuição e determinantes no controle da doença dentro de uma população definida.

Técnicas de triagem

Princípio da questão: pode a detecção precoce influenciar a história natural da doença de uma maneira positiva?

Medidas de resultado: a detecção precoce + terapia efetiva deveriam reduzir a morbidade + mortalidade, isto é, aumentar as taxas de sobrevida (estudo observacional)!

Tendências:

Tempo principal = intervalo entre a detecção da doença na triagem + tempo usual de manifestação clínica; o diagnóstico precoce parece sempre melhorar a sobrevida, pelo menos neste intervalo, mesmo quando o tratamento é ineficaz

Tempo de duração = diferenças nas taxas de crescimento de tumores:

(a) tumores de crescimento lento existem por um longo período de tempo antes da manifestação, aumentando, assim, a oportunidade para a detecção

(b) tumores de crescimento rápido existem por um período curto de tempo antes da manifestação, proporcionando menos oportunidade para a detecção na triagem

"cânceres de intervalos" = detectados clinicamente entre exames de rotina programados, são provavelmente tumores de crescimento rápido; pacientes com tumores detectados por meio de testes de rotina terão um melhor prognóstico que aqueles com cânceres de intervalos.

Auto-seleção = decisão de participar em programas de triagem; geralmente feitos por pacientes melhor educados + com melhor conhecimento + com mais consciência de saúde;
as taxas de mortalidade de causas não relacionadas ao câncer podem ser esperadas como sendo mais baixas que na população geral

Superdiagnóstico = detecção de lesões de malignidade questionável, isto é, cânceres *in situ*, os quais nunca poderiam ser diagnosticados sem exames de triagem + têm um excelente prognóstico.

Estudos randomizados

Design: dois braços consistindo de (a) grupo de estudo (b) grupo-controle com pacientes selecionados para cada braço, aleatoriamente

Ponto final: diferença nas taxas de mortalidade em ambos os grupos

Força: o estudo deve ser de tamanho + duração suficientes para detectar uma diferença, se existe alguma; análogo à sensibilidade de um teste diagnóstico

Impacto no tamanho efetivo dos grupos:

Comformação = proporção de mulheres distribuídas ao braço de triagem de um estudo, as quais serão triadas

Contaminação = proporção de mulheres distribuídas no grupo-controle do estudo as quais serão triadas

Estudos caso-controle

Estudo retrospectivo que é menos dispendioso, leva menos tempo e é de mais fácil execução:

(a) determina o número de mulheres que morreram por câncer de mama

(b) escolher o mesmo número de mulheres de idade comparável que não morreram de câncer de mama

(c) avaliar o número de mulheres que foram triadas + não triadas em ambos os braços

Cálculo da relação da diferença = ad/bc:

	casos de morte por câncer de mama	controles não mortos por câncer de mama
triados	a	b
não triados	c	d

MEIOS DE CONTRASTE HIDROSSOLÚVEIS

Monômeros iônicos

= sais monoácidos compostos de derivados do ácido benzóico, com três átomos de hidrogênio substituídos por átomos de iodo + átomos de hidrogênio substituídos por cadeias amida simples em solução: ácido orgânico forte completamente dissociado (ionizado) em íons/ânions negativamente carregados

Cátions conjugados:
(1) Sódio
(2) Metilglucamina (meglumina)
(3) Combinação dos acima

Concentração de iodo: até 400 mg/ml
Relação iodo/partícula: 3:2 ou 1.5:1
Osmolalidade: 1.400-2.100 mOsm/Kg = meio de contraste altamente osmolar (MCAO)

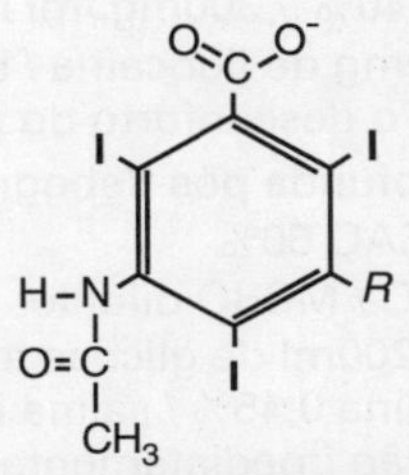

Monômero Iônico

O anel benzeno tridimensional é ligado ao grupo carboxil (coo) na posição do carbono 1 + conjugado com sódio/meglumina

Monômeros não iônicos

Construção:
grupo carboxil do ácido benzóico substituído por amida; as cadeias laterais são modificadas pela adição de grupos hidroxil na posição 5-6, os quais permitem a solubilidade em água
Concentração de iodo: até 350 mg/ml
Relação iodo-partícula: 3:1
Compostos: iohexol, iopamidol, loversol, iopental, iopromida, ioxilan
Osmolaridade: 616-796 mOsm/kg

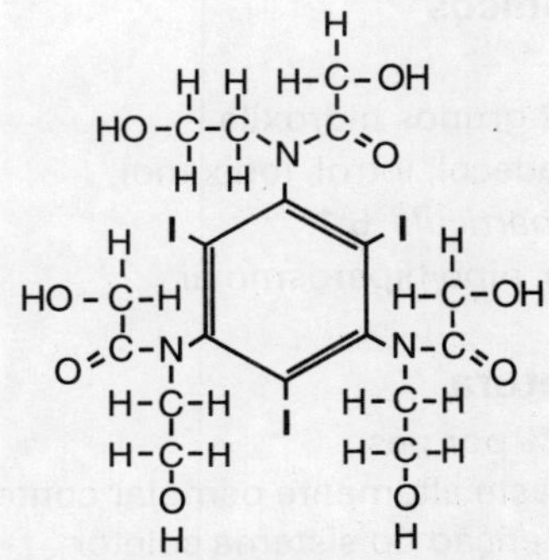

Monômero não Iônico

Iopamidol (Omnipaque) contém 6 grupos hidroxil (OH)

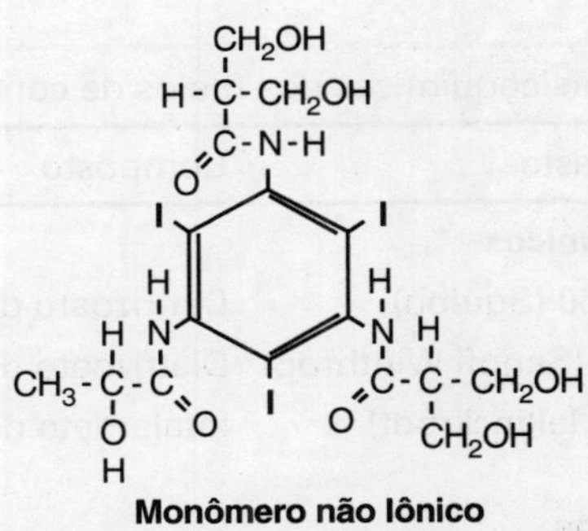

Monômero não Iônico

Iopamidol (Isovue) contém 5 grupos Hidroxil(OH)

Dímeros iônicos

Construção:
Dois anéis de benzeno iodados, um dos quais contém um grupo carboxil ionizante; os anéis de benzeno são conectados por uma cadeia lateral amida comum
Conjugação com: sódio + meglumina
Composto: ioxaglato (o único disponível)
Concentração de iodo: 320 mg/ml
Relação iodo/partícula: 6:2 ou 3:1
Osmolalidade: 600 mOsm/kg = meio de contraste de baixa osmolaridade (MCBO)

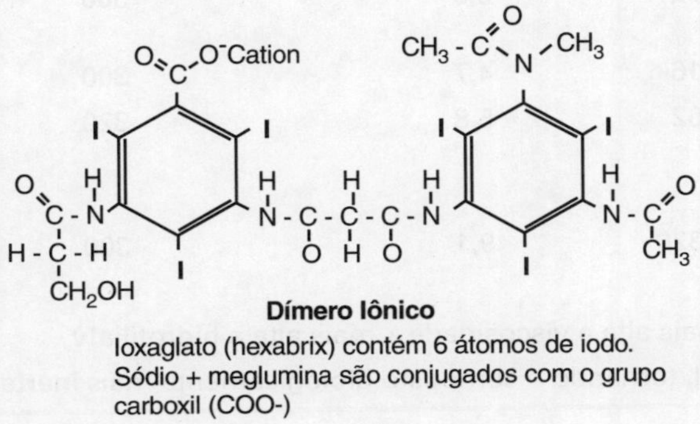

Dímero Iônico

Ioxaglato (hexabrix) contém 6 átomos de iodo. Sódio + meglumina são conjugados com o grupo carboxil (COO-)

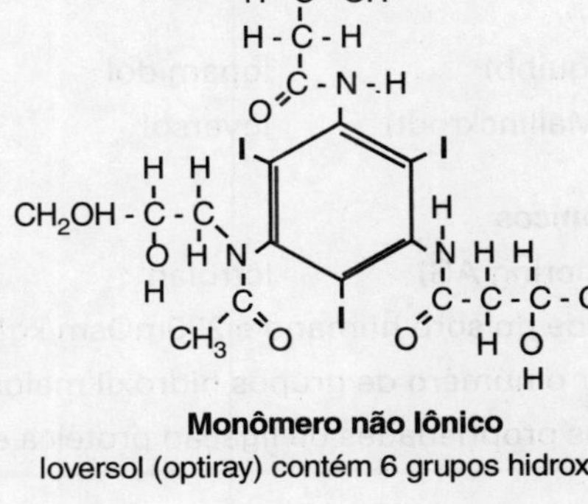

Monômero não Iônico

Ioversol (optiray) contém 6 grupos hidroxil (OH)

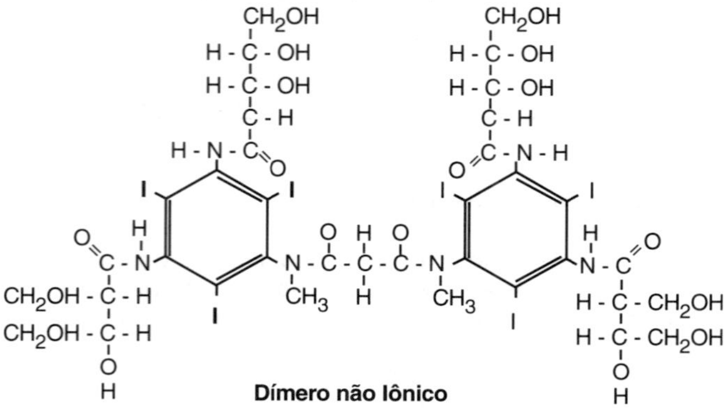

Iotrolan (Iotrol) contém 12 grupos hidroxil(OH)

Dímeros não iônicos

Construção:

Contém até 12 grupos hidroxila

Compostos: iodecol, iotrol, iodixanol

Relação iodo/partícula: 6:1

Osmolaridade: hipo/hiperosmolar

Urografia excretora

Concentração: 60% por peso

(a) meio de contraste altamente osmolar contendo sódio
 √ menor distenção do sistema coletor
 √ melhor distenção do sistema coletor (devido à redução da reabsorção tubular de água)
(b) meglumina somente – meio de contraste altamente osmolar (MCAO)
(c) meio de contraste de baixa osmolaridade – MCBO
 √ nefrograma menos denso + pielograma levemente mais denso que MCAO (devido à mais alta concentração tubular)

Angiografia

Sensação de queimação:

(a) intensa com concentrações de 60%-76% com MCAO
(b) reduzida com concentrações de <= 30%MCAO / MCBO

◊ Incidência global de reações adversas do tipo alérgico é (por razões desconhecidas) muito menor com o uso de meio de contraste intra-arterial que intravenoso!

Venografia

(1) Desconforto no pé / tornozelo ou pressão ou queimação
 (a) ~ 24% com MCAO 60%
 (b) ~ 5% com MCAO 40% / 300mg /ml MCBO
 ◊ A adição de 10-40mg de lidocaína / 50ml de meio de contraste diminui o desconforto do paciente!
(2) Trombose venosa profunda pós-flebografia
 (a) 26%-48% com MCAO 60%
 (b) 0%-9% com MCAO / MCBO diluído
 ◊ A infusão de 150-200ml de glicose a 5% em água / glicose 5% em salina 0,45% / salina heparinizada pelo local de injeção imediatamente após o exame reduz a probabilidade de ocorrência de trombose venosa profunda!

Propriedades fisicoquímicas dos meios de contraste rotineiramente utilizados

Meio de contraste	Composto	mOsm/Kg H_2O	Viscosidade (cp) a 37° C	Iodo mg/ml
Monômeros iônicos				
Renografin®-60 (Squibb)	Diatrizoato de Na-meglumina	1.420	4	292
Hypaque®-60 (Sanofi Winthrop)	Diatrizoato de Na-meglumina	1.415	4	282
Conray®-60 (Mallinckrodt)	Iotalamato de meglumina	1.500	4	282
Dímeros iônicos				
Hexabril®(Mallinckrodt)	Ioxaglato de Na-meglumina	600	7,5	320
Monômeros não iônicos				
Omnipaque®300 (Sanofi Winthrop)	Iohexol	672	6,3	300
Isovue®300 (Squibb)	Iopamidol	616	4,7	300
Optiray®320 (Mallinckrodt)	Ioversol	702	5,8	320
Dímeros não iônicos				
Iotrol®300 (Schering AG)	Iotrolan	~320	9,1	300

Δ A osmolalidade do soro humano é 290mOsm/kg!

Δ Quanto maior o número de grupos hidroxil maior o tamanho + mais alta a viscosidade + mais alta a hidrofilia!v Isto diminui as propriedades de ligação protéica e ligação tecidual, tornando o composto biologicamente mais inerte!

REAÇÕES ADVERSAS AO CONTRASTE

A. Reações não idiossincrásicas (= relacionadas a dose)
Causa: efeito direto quimiotóxico / hiperosmolar
- náusea, vômito
- arritmia cardíaca
- insuficiência renal
- edema pulmonar
- colapso cardiovascular

B. Reações idiossincrásicas (= anafilactóides)
Causa: desconhecida
- urticária, prurido
- edema facial / laríngeo
- broncoespasmo, colapso respiratório
- colapso circulatório

C. Reações tardias
- *rash* eritematoso, prurido
- febre, calafrios, sintomas gripais
- dor articular
- perda de apetite, distúrbio do paladar
- cefaléia, fadiga, depressão
- dor abdominal, constipação, diarréia

Condições médicas subjacentes significativas
(a) doença renal
(b) doença cardíaca
(c) discrasias sangüíneas
(d) feocromocitoma

Fatores de risco e incidência das reações adversas para os meios de contraste de alta e baixa osmolaridade

Tipo de reação	MCAO (%)	MCBO (%)
Incidência global		
Austrália (Palmer et al.)	3,80	1,20
Estados Unidos (Wolf et al.)	4,20	0,70
Japão (Katayama et al.)	12,70	3,10
Reações adversas graves	0,22	0,04
Alergias graves a drogas, alimentos etc.	23,40	6,90
Asma	19,70	7,80
Reação repetida a meio de contraste	16-44	4,1-11,2

◊ Aproximadamente 20%-40% da população está em risco para reações adversas aos meios de contraste!

◊ As taxas de mortalidade das reações aos meios de contraste são tão pequenas para ambos MCAO + MCBO para serem estatisticamente significativas!

ÍNDICE REMISSIVO

A

B

C

D

E

F

H

I

J

K

L

M

N

O

P

Q

R

S

T

U

V

W

X

Z